LEHRBUCH DER HYGIENE

VON

E. RODENWALDT UND R.-E. BADER
HEIDELBERG HEIDELBERG

MIT 102 ZUM TEIL FARBIGEN
ABBILDUNGEN

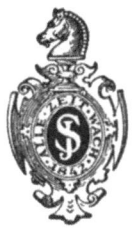

SPRINGER-VERLAG

BERLIN · GÖTTINGEN · HEIDELBERG

1951

ISBN-13: 978-3-642-87316-4   e-ISBN-13: 978-3-642-87315-7
DOI: 10.1007/978-3-642-87315-7

Vorwort.

Die Frage muß gestellt werden, ob heute ein „Lehrbuch der Hygiene" noch Daseinsberechtigung hat zwischen einer kurz gefaßten Einführung oder einer Darstellung ihrer Grundlagen und den großen Handbüchern, in denen die Sondergebiete der Hygiene und Seuchenlehre von ihren berufensten Vertretern eine erschöpfende Behandlung gefunden haben.

Besteht nicht die Gefahr, daß ein Lehrbuch, wenn versucht wird, in seinem Rahmen einen hohen Grad von Vollständigkeit der Berichterstattung zu erreichen, den Charakter eines Lexikons erhält, eines Nachschlagewerks mit dem Eigenwert eines solchen, aber ohne den Anspruch erheben zu können, den Leser persönlich anzusprechen?

Das aber zeigt die Erfahrung aus dem Unterricht in der Hygiene, daß sie dem Studenten, aber auch dem tätigen Arzt und dem Amtsarzt ein trockenes, lustlos begangenes Feld des Lernens und der Arbeit bleibt, wenn es dem Lehrenden nicht gelingt, den Lernenden davon zu überzeugen, wie tief sein ganzes Erleben und Tun und das seiner Schutzbefohlenen mit den Tatsachen und Problemen der Hygiene verknüpft ist.

Ist schon an sich das Lehrbuch nur ein unvollkommener Ersatz des lebendigen, werbenden Wortes, so würde es zum toten Buchstaben, wenn seine Lesbarkeit dem Inhalt, und sei er noch so reich, geopfert würde. Lesbar soll, meinen wir, ein Lehrbuch sein in dem Sinne, daß sein Leser oder der Leser seiner Einzelabschnitte mühelos eine klare, ihn befriedigende und ihm genügende Einsicht in die Tiefe und Breite der Hygiene oder ihrer Teilgebiete gewinnt, über die er Auskunft und Belehrung sucht. Zwar mit einer feuilletonistischen Plauderei ist ihm nicht gedient, aber Vollständigkeit der Darstellung wird er billigerweise nicht erwarten oder fordern. Schon 1889 urteilte FLÜGGE, Vollständigkeit der Darstellung sei im Rahmen eines Lehrbuchs nicht mehr zu erfüllen. Um der Lesbarkeit willen haben wir auch davon abgesehen, die Einzelabschnitte in der heute vielfach geübten Weise bis in Einzelheiten unter Sonderüberschriften aufzugliedern, oft ein vergewaltigendes Auseinanderreißen des Stoffes, und vorgezogen, dem Benutzer durch ein ausführliches Sachverzeichnis das Aufsuchen von Textstellen zu erleichtern.

Der Leser wird zu entscheiden haben, ob es uns gelungen ist, die gestellte Aufgabe zu erfüllen, den derzeitigen Wissensbestand der Hygiene in lebendiger Form darzustellen und damit zu werben für die Mitarbeit an ihren Problemen.

Es ist uns ein aufrichtiges Bedürfnis, Herrn Dr. FERDINAND SPRINGER an dieser Stelle dafür zu danken, daß er uns für den räumlichen Umfang der Darstellungen keine Beschränkungen auferlegt und uns volle Freiheit in dem Umfang und der Wahl, sowie der Form der Abbildungen gelassen hat.

Bei der Zusammenstellung des Schrifttums haben wir dankbar Gebrauch gemacht von den 3 Bänden „Hygiene" aus „Naturforschung und Medizin in Deutschland 1939—1946" (Wiesbaden 1948). Die darin gegebenen Darstellungen aus der Feder befugter Fachmänner sind begleitet von nahezu lückenlosen Angaben des deutschen Schrifttums aus den genannten Jahren. Aus dem älteren Schrifttum haben wir nur klassische Darstellungen aufgeführt oder solche über Sondergebiete, die späterhin nicht wieder zusammengefaßt und behandelt worden sind. Möglichst vollständig haben wir aber aus den beiden letzten Jahrzehnten die Werke genannt, die einen zusammenfassenden Überblick über das Sondergebiet geben und ausführliche Schrifttumsangaben bringen. Besonders berücksichtigt sind zusammenfassende

Darstellungen der Methodik. Denn es erschien uns unzweckmäßig, im Rahmen dieses Buches den Untersuchungsmethoden größeren Raum zu gewähren. Einmal fordert die Methodik heute, wenn sie dem Benutzer eines Buches Nutzen bringen soll, eine Breite der Darstellung, die für ein Lehrfach allzu belastend wäre. Zudem aber liegen Darstellungen der Methodik in den Handbüchern aller Sondergebiete der Hygiene und in den Handbüchern der Methodik vor, die, von Vertretern dieser Gebiete geschrieben, an Wert nur verlieren könnten, hätten wir versucht, sie in verkürzter Form wiederzugeben. Schließlich stehen wir vor der Tatsache, daß zur Zeit die Methodik in allen Sparten der Hygiene, besonders aber in der Mikrobiologie sich in so rascher Weiterentwicklung befindet, daß jeder Versuch ihrer Darstellung der Gefahr raschen Veraltens unterliegt.

Am Ende der einzelnen Kapitel sind jeweils die wichtigsten Bücher und Zeitschriften aufgeführt. Die für den betreffenden Abschnitt wichtigen darin enthaltenen Arbeiten sind mit dem Namen des Autors und dem Jahrgang genannt. Die zahlreichen wertvollen Arbeiten mit Titel, Erscheinungsjahr usw. einzeln aufzuführen, hätte eine allzu große Erweiterung des Schrifttumsverzeichnisses bedeutet. Wir hoffen so, dem Anspruch der Verfasser, zitiert zu werden, Genüge getan zu haben. Die Inhalts- und Sachverzeichnisse der Zeitschriften machen das Auffinden der betreffenden Arbeiten zu einer geringen Mühe. So sind besonders aus der Zeitschrift „Der Gesundheitsingenieur" und aus dem „Archiv für Hygiene" eine größere Zahl von Arbeiten nur in dieser Weise in das Schrifttumsverzeichnis aufgenommen.

Heidelberg, im Frühjahr 1951.

ERNST RODENWALDT.   RICHARD-ERNST BADER.

Inhaltsverzeichnis.

Seite

Einleitung 1

Allgemeine Hygiene.

Klima und Wetter 16

Sonnenstrahlung 19
Atmosphäre 21
   Schicksal der Strahlen in der Atmosphäre 23
   Streuung S. 23. — Absorption S. 24.
Temperatur 28
Luftbewegung 30
Luftfeuchtigkeit 35
Klimazonen und Klimatypen 37
Die warme Klimazone und ihre Untertypen 39
   Tropisches Tieflandklima S. 40. — Tropisches Höhenklima S. 41. — Tropisches und subtropisches Wüsten- und Steppenklima S. 42.
Das gemäßigte Klima 43
   Gemäßigt warmes Trockenklima S. 44. — Ozeanisches Klima S. 45. — Kontinentales Klima S. 48.
Das polare Klima 49
Klimaänderungen und -schwankungen 49
Bioklimatologie 50
   Strahlung S. 51. — Luftdruck S. 53. — Sauerstoffpartialdruck S. 54. — Temperatur, Feuchtigkeit, Bewegung S. 56. — Klimaschädigungen S. 62. — Akklimatisation S. 67.
Meteorobiologie 73
   Einflüsse der Jahreszeiten S. 73. — Wetterfronten und Föhn S. 75.
Schrifttum 77

Siedlung, Haus, Wohnung 77

Siedlung 77
Haus 87
Wohnung 103
Wohnraum 103
Lüftung 106
Heizung 118
   Herdheizung S. 122. — Ofenheizung S. 123. — Zentralheizungen S. 126. — Fernheizung S. 131. — Strahlungsheizung S. 131.
Beleuchtung 132
   Lichteinheiten S. 134. — Tageslichtbeleuchtung S. 136. — Künstliche Beleuchtung S. 140. — Schattigkeit S. 142. — Farbe des Lichts S. 142. — Wärme und Feuchtigkeit S. 143. — Gefahren der Beleuchtung S. 143.
Schulen 144
Krankenhausbau 152
Schrifttum 154

Wasser 155

Vorkommen und Vorräte 156
Art und Bewertung des Süßwassers 158
Meteorwasser 158
Oberflächenwasser 159
Kondenswasser 161
Grundwasser 161
Bedarf an Trink- und Gebrauchswasser 168
Wassermenge 168
Wasserpreis 170
Beschaffenheit 171
Temperatur 172

Seite

Härte und Kohlensäure 173
Eisen 175
Mangan 177
Öle 177
Arsen und Blei 178
Fluor 179
Jod 180
Organismen 181
Abbaustoffe 185
Erschließung 187
Ortsbesichtigung 188
Brunnen 190
Quellen 196
Oberflächenwasser 201
Aufbereitung des Trinkwassers 203
Langsamfiltration 203
Schnellfiltration 205
Kleinfilter 206
Chemische Desinfektion 207
Wasserentnahme 211
Schwimmbäder 214
Schrifttum 217

Ernährung 217

Milch 227
Verfälschungen 237
Zubereitungen der Milch und Milchprodukte 237
Sauermilch S. 238. — Magermilch S. 239. — Rahm S. 239. — Butter S. 239. —
Käse S. 241. — Molke S. 242. — Zentrifugenschlamm S. 242.
Milch verschiedener Säuger 243
Fleisch 243
Bereitung und Konservierung von Fleischnahrung 248
Fleischschäden und ihre Feststellung 250
Infektionen durch Protozoen, Metazoen und Bakterien . . . 253
Eier 253
Vegetabilische Nahrungsmittel 255
Zerealien 255
Hülsenfrüchte 260
Pflanzliche Fette 260
Knollenfrüchte 261
Gemüse und Obst 262
Zucker 264
Genußmittel 265
Gewürze 269
Schrifttum 270

Abwasser und Abfall 271

Grubensysteme 272
Schwemmkanalisation 274
Kläranlagen 287
Verrieselung 290
Verregnung 291
Weiträumige Landbewässerung 292
Fischteiche 293
Oxydationskörper 294
Belebtverfahren 297
Schlammverarbeitung 299
Chemische Klärung 301
Gewerbliche Abwässer 302
Abwasserschäden 303
Müll 307
Beseitigung und Verwertung von Tierkadavern 310
Schrifttum 311

Seite

Bestattung 312
      Beerdigungsfrist S. 314. — Leichenschau S. 314. — Einsargung S. 315. —
    Leichentransport S. 316. — Ausgrabung von Leichen S. 317. — Bestattungsplätze
    S. 317. — Feuerbestattung S. 319. — Schrifttum S. 321.

Kleidung 321
  Schrifttum 332

Lebensführung 333
  Säugling und Mutter 334
  Kleinkind 340
  Schulkind 342
  Jugendalter 350
  Berufsalter 353
    Schlaf 354
    Ernährung 356
    Körperpflege 359
    Leibesübungen 360
    Sexualität 361
  Alter 363
  Schrifttum 365

Arbeitshygiene 366
  Berufliche Gliederung 369
  Körperliche Voraussetzungen 370
  Arbeitsumwelt 379
    Lüftung S. 381. — Heizung S. 382. — Beleuchtung S. 382. — Nebenräume
    S. 383. — Arbeitssitz und Arbeitstisch S. 385.
  Arbeitsgang 386
  Arbeitszeit 389
    Pausen 391
    Nachtarbeit 393
    Urlaub 394
  Rationalisierung der Arbeit 395
  Arbeitsschäden und ihre Vorbeugung 399
    Unfälle 399
    Physikalische Schädigungen 405
      Strahlende Energie S. 405. — Thermische Schädigungen S. 406. — Elektrizität
      S. 409. — Luftdruck S. 411. — Lärm S. 412. — Erschütterungen S. 416. — Staub
      S. 417.
    Infektionen 426
    Gewerbliche Gifte 428
      Blei S. 431. — Arsen S. 433. — Kohlenoxyd S. 435. — Chlor S. 436. — Organi-
      sche Gifte S. 437. — Pflanzliche und tierische Gifte S. 440.
    Ernährungsschäden 441
  Anwohnerschutz 442
  Schrifttum 443

Epidemiologie und Bekämpfung der Infektionskrankheiten.

Grundlagen der allgemeinen Epidemiologie 443
  Schrifttum 457

Grundzüge der bakteriologischen Diagnose 457
  Schrifttum 473

Bakterien- und Pilzkrankheiten 473
  Salmonellosen 473
    Akute Gastroenteritis 482
    Typhus abdominalis, Paratyphus A, B und C 484
  Akute Gastroenteritis durch Staphylokokken und andere Bakterien . 495
  Bakterienruhr 496
  Cholera 503
  Diphtherie 508

Seite

Brucellosen 522
  Maltafieber 522
  BANGsche Krankheit 526
  Schweinebrucellose 531
Krankheiten durch anaerobe Sporenbildner 531
  Gasbrand 533
  Tetanus 537
  Botulismus 540
Tuberkulose 544
Lepra 554
Pest 559
Tularämie 568
Milzbrand 572
Malleus 580
Melioidosis 582
Rotlauf 583
Rattenbißkrankheit 584
Krankheiten durch Staphylokokken und Streptokokken 585
Meningitis epidemica 590
Gonorrhoe 591
Ulcus molle 592
Granuloma venereum 592
Aktinomykose, Madurafuß 593
Dermatomykosen 595
Coccidioidomykose 596
Schrifttum 597

Spirochätosen 597
  Fusospirochätosen 597
    Angina PLAUT-VINCENTI 597
    Noma 599
    Ulcus tropicum 599
  Syphilis 600
  Frambösie 603
  Pinta 605
  Leptospirosen 606
    WEILsche Krankheit 606
    Stuttgarter Hundeseuche 611
    Kurzfristige Leptospirosen 611
  Rückfallfieber 614
    Europäisches Rückfallfieber 614
    Andere Rückfallfieber 618
  Schrifttum 621

Protozoenkrankheiten 621
  Malaria 621
  Schlafkrankheit 645
  Chagas-Krankheit 651
  Leishmaniosen 653
    Kala Azar 653
    Orientbeule 655
    Espundia 656
  Amöbenruhr 657
  Coccidiose 662
  Oroyafieber, Verruga peruana 663
  Schrifttum 665

Viruskrankheiten 665
  Rickettsiosen 669
    Fleckfiebergruppe 670
      Epidemisches Fleckfieber S. 670. — BRILLsche Krankheit S. 679. — Endemische
    Fleckfieber S. 680.
    Fünftagefieber 686
    Queenslandfieber 687

Seite

Grippe 688
Psittakose 689
Encephalitis 690
Poliomyelitis 691
Tollwut 692
Lähmungswut 696
Pseudowut 696
Pocken 696
Alastrim 704
Hepatitis epidemica 704
Gelbfieber 710
Leichte Sommerfieber der warmen Länder 716
    Pappatacifieber 717
    Denguefieber 719
    Rifttalfieber 720
Lymphogranuloma inguinale 721
Schrifttum 721

Helminthenkrankheiten 722
Enterobius vermicularis 726
Hymenolepis nana 728
Ascaris lumbricoides 729
Trichuris trichiura 731
Ankylostoma duodenale 731
Strongyloides stercoralis 734
Taenia solium, Taenia saginata 734
Echinococcus 737
Trichinella spiralis 737
Dracunculus medinensis 738
Bilharzien 739
Filarien 741
Diphyllobothrium latum 742
Opisthorchis felineus, Clonorchis sinensis 744
Paragonimus westermani 745
Fasciola hepatica, Dicrocoelium lanceatum 745
Fasciolopsis buski 746
Schrifttum 746

Ungeziefer 746
Schrifttum 750

Keimhemmung und Keimtötung 750
Physikalische Einflüsse 752
    Temperatur 752
    Filtration 764
    Strahlende Energie 765
    Trocknung 765
Chemische Mittel 766
    Säuerung 766
    Konservierungsmittel 767
    Desinfektionsmittel 768
Seuchendesinfektion 771
Schrifttum 774

Öffentlicher Gesundheitsdienst 774
Schrifttum 789

Medizinische Statistik 790
Schrifttum 801

Sachverzeichnis 802

Einleitung.

Die Aufgabe der Hygiene ist, den Menschen eine lebenaufbauende, leben-erhaltende und lebenfördernde Umwelt zu sichern, d. h. ihnen aus ihr, in ihr und mit ihr alle Voraussetzungen zu schaffen, die für die Entwicklung, Erhaltung und Förderung ihrer von ihren Vorfahren ererbten Anlagen notwendig sind, alles Fehlende zu ergänzen, alle Störungen und Hemmungen zu beheben und alle Schäd-lichkeiten abzuwehren, die der Erfüllung dieser Aufgabe hinderlich sind. All dies gilt für Körper und Seele.

Ihre Aufgabe ist nicht beschränkt auf die Aufklärung und Beseitigung der Krankheitsursachen und auf Abwehr und Bekämpfung von Seuchen. Ihr Ziel ist nicht allein, dem Menschen ein gesundes Leben und das Erreichen eines hohen Lebensalters zu sichern. Sie sieht ihre größten Erfolge nicht nur in der Senkung der Sterbeziffern, sondern sie will das Leben der Menschheit, von Völkern, Sippen und Familien und des einzelnen so fördern, daß sie zu höchsten Leistungen innerhalb der Kulturen fähig werden und fähig bleiben, auch wenn mit der Entwicklung dieser Kulturen ihr Dasein neuen Belastungen und Schädi-gungen ausgesetzt ist.

Dies ist die Aufgabe, deren Erfüllung die Menschen von der *Hygiene* erwarten und fordern als einer *angewandten Wissenschaft* in ihrer Auswirkung auf die Erhaltung und Förderung der Volksgesundheit. Dazu wird sie nur fähig sein, indem sie unablässig als *reine Wissenschaft* die Umwelt des Menschen auf alle Faktoren durchforscht, die je nach seinen Erbanlagen und nach den Umstän-den, in denen er lebt, Gefahren für seine Entwicklung und seine Gesundheit bergen.

In diesem Sinne ist die ,,*Hygiene als Wissenschaft* (FLÜGGE) *derjenige Teil der medizinischen Wissenschaft, welcher sich mit der gewohnheitsmäßigen Umwelt des Menschen beschäftigt und diejenigen Momente zu entdecken sucht, welche Störungen im Organismus zu veranlassen und seiner Entwicklung zu höchster Leistungsfähigkeit entgegenzuwirken imstande sind''*.

Die *Hygiene* hat also die Aufgabe, als *naturforschende Wissenschaft* zu ergründen und zu erkennen, als *angewandte Wissenschaft* zu handeln. Es wird im besonderen Wesen des Hygienikers liegen, ob er vorwiegend als Forscher Bausteine zu dem Gebäude seiner Wissenschaft zusammenträgt und seine Errichtung fördert, oder ob er als Mensch einer ,,vita activa'' die der Forschung verdankten Ergebnisse in die Tat umsetzt.

Als angewandtes Wissen mit einer schmalen und dürftigen Grundlage an Erfahrung und Erkenntnis treffen wir in der *menschlichen Geschichte* auf hygienisches Handeln.

Mit der Entwicklung der Kultur, mit dem Zusammenschluß der Menschen zu engeren oder weiteren, einfachen oder mannigfaltigen Kulturverbänden sind die ältesten Vorschriften verknüpft, die Menschen zu hygienischer Lebensführung anzuhalten. *Die Wurzeln der Hygiene liegen im Kultischen, im religiösen Gesetz.* Wo der Mensch überirdischen Schutz erflehte vor drohendem Unheil, wo er die Macht böser Mächte abzuwehren hoffte, mußte er bereit sein, dem Rat, den Geboten und Verboten seiner Priester zu folgen. Zwei solcher Gesetze sind uns in ihrem Wortlaut erhalten, das jüdische Gesetz in der *Bibel*, in den Büchern Leviticus und Deuteronomion (Mose 3 und 4), übernommen aus Vorschriften ägyptischer Kulte oder im Gegensatz zu ihnen aufgestellt (Verbot der Inzestehe), und in der *Scheria*, dem Gesetz des Islam, seinerseits in vielem abgeleitet aus dem jüdischen Gesetz, beide aber mit ihren Wurzeln tief hinabreichend zu uraltem semitischen Animismus (Blutscheu, Steinkulte). Aber auch die Kulte der asiatischen Kulturvölker enthalten hygienische Vorschriften, und selbst in den Kulten der Primitiven finden sich Beschwörungsformeln, die den Einfluß böser Geister bannen sollen, aus alter Erfahrung abgeleitete Gebote und Verbote (Totemvorschriften), zwar nicht kodifiziert, aber nicht minder in einer festen Sittenordnung verankert und zwingend.

Dem Erkenntnisbesitz der Zeiten und dem Wesen der Völker entspiechend umgaben mystische Deutungen und magische Formeln selbst richtig erkannte Tatbestände, Vorgänge und richtiges Handeln. Sie standen und stehen an Stelle einer vom europäischen Kausalitätsbedürfnis geforderten lückenlosen Erklärung und beweisgestützter Forderungen daraus als Grundlage jedes zweckvollen Tuns.

Der Jäger des Tarbagatai, der aus dem erlegten Murmel die Vorderarm- und Leistendrüsen entfernt, weil der Tarbagan ursprünglich ein Mensch gewesen und in seinen Drüsen noch ein Rest des zu essen verbotenen Menschenfleisches erhalten sei, bewahrt unter dieser magischen Vorstellung die Erfahrung, daß eine unter den Tarbaganen ausbrechende *Drüsenpest* auch den Menschen Verderben bringen kann.

Die Priester jener alten Zeiten und primitiver Kulturen hatten eines vor dem modernen Hygieniker voraus, sie bedurften keiner Propaganda. Sie beriefen sich bei ihren Geboten und Verboten auf den Willen Gottes, den sie aus dem Stande der Gestirne, dem Fluge der Vögel, den Eingeweiden der Opfertiere, aus dem Aufsteigen des Opferrauchs und in der Trancewirkung berauschender Stoffe erdeuteten. Und nicht nur bei primitiven Völkern und in uns wesensfremden Kulturen fordert der Gott noch heute manches mit unseren Vorstellungen Unvereinbare — etwa auf der Südseeinsel Sumba unsinnige, grausame Quälereien der Wöchnerin —, auch innerhalb hoher Kulturen erhofft das durch einen Seuchenausbruch geängstete Volk durch Gebete und Bittgänge Hilfe zu erreichen, wo menschliches Handeln, auch die Leistung des Hygienikers, zu versagen scheinen. Es bewirkt dann durch die Zusammendrängung vieler Menschen auf engem Raum oft gerade die Ausbreitung der Seuche (MANZONI: In „Promessi sposi" die Schilderung der Pest in Mailand).

Nur ein hohes Maß von Toleranz und Takt kann diese Gegensätze überbrücken zu den auf wissenschaftliche Ratio begründeten Forderungen des Hygienikers und ihnen Geltung verschaffen. Die Autorität des Hygienikers selbst aber kann nur gegründet sein auf das Vertrauen und die Kritik der anderen und auf die eigene Überzeugung, die korrigiert sein muß durch Skepsis und Selbstkritik.

Was aus jenen alten religiösen Gesetzen sich am nächsten mit der modernen Hygiene berührt, sind die Vorschriften über *kultische Reinheit*.

Im mosaischen Gesetz und in der Scheria gehen sie weit hinaus über das, was wir heute fordern. Sicherlich aber sind sie aus der Erfahrung erwachsen, welche Gefahren von menschlichen Ausscheidungen, von verunreinigtem Wasser, vom Aas gefallener Tiere ausgehen können bei einer zahlreichen, auf enger Scholle und in Städten zusammenlebenden Bevölkerung und in Ländern, in denen übertragbare Krankheiten bakteriellen oder parasitären Ursprungs und ihre Überträger häufig sind, wie wir das für Ägypten und Vorderasien seit jeher voraussetzen müssen. Der im letzten Kriege für die Truppen in Nordafrika empfohlene „Spatengang" — später als für Kriegsverhältnisse nicht geeignet wieder verboten —, das sofortige Abdecken der Faeces mit Erde auf einem vor dem Lager dafür bestimmten Platz, ist schon im Deuteronomion geboten.

In skrupelvoller Weise erstreckte die Gesetzgebung des vorderen Orients die Begriffe „Reinheit" und „Unreinheit" auch auf die Nahrung. Strenge *Speisegesetze* verboten den Ägyptern und Juden, verbieten den Muslimin und den Indern den Genuß bestimmter Säugetiere und bestimmter Vogelarten, verboten den Genuß von Aas, und selbst für das Opferfleisch schrieb das mosaische Gesetz vor, daß es am dritten Tage nicht mehr genossen werden dürfe.

Die Auffassung davon, was „rein" und „unrein" sei, schied die Menschen verschiedener Kulte, Kasten und Rassen durch eine Kluft und entschied über ihr Verhalten zueinander.

Der indische Sepoyaufstand kam in Gang, als Patronen ausgegeben waren, deren Kartuschen eingefettet waren und vor dem Laden abgebissen werden mußten. Den mohammedanischen Soldaten wurde erzählt, das Fett sei Schweinefett, den Hindusoldaten, es sei Rinderfett. Beide hätten sich versündigt, wenn sie den Befehl befolgten. Noch im letzten Kriege hat die englische Armeeintendantur für die mohammedanischen und hinduistischen Truppenteile gesondert Konserven ausgegeben, die durch einen amtlichen Stempel verbürgten, daß ihr Genuß keinen Verstoß gegen die Speisegesetze bedeute. In Kaschmir unterwarf sich auch der englische Beamte der strengen Landessitte, daß kein Rindfleisch genossen und auch in Form einer Konserve nicht eingeführt werden darf.

Ob das Verbot des Genusses von Schweinefleisch für Juden und Mohammedaner auf das Erleben von Trichinoseepidemien bezogen werden kann, läßt sich heute nicht mehr erweisen. Ebensowenig ist es bisher gelungen, eine stichhaltige Erklärung für den Ursprung der Beschneidung zu finden. Aber der Genuß von Aas und von Speiseresten, die 2 Tage alt waren, gründete sich sicherlich auf Erfahrungen mit der raschen Verderbnis, der Lebensmittel in warmen Ländern ausgesetzt sind. Das Gebot des Spatengangs beruhte vielleicht auf der Erfahrung, daß von den Ausscheidungen Krankheiten übertragen werden können, wenn sich auch noch keine Andeutung dafür findet, daß die *Fliegenplage* jener Länder für die Übertragung von Keimen verantwortlich zu machen sei. Dem Verbot des Genusses von Fett der Opfertiere dürfte die Erfahrung zugrunde liegen, wie wenig bekömmlich dem Menschen in warmen Ländern der Genuß von reinem Fett ist.

Auch daß der Aussatz ansteckend ist und daß Ansteckungsstoff an Kleidern haften kann, war den Gesetzgebern bekannt, so wunderlich die Vorstellung in der Bibel uns anmutet, das Kleid selbst könne aussätzig sein.

Von tiefem Verständnis für ein psychophysisches Bedürfnis zeugt das Gebot der Sabbatheiligung, aus dem die christliche Sonntagsruhe sich entwickelt hat, möge auch das antike Judentum selbst darin in eine Starrheit der Buchstabengerechtigkeit verfallen sein, die übrigens auch einigen christlichen Gemeinschaften nicht fremd geblieben ist, von der aber der Islam sich ganz frei gehalten hat.

Die diesseitige Daseinsfreude und Lebensbejahung der Hellenen bestimmte sie dazu, die Pflege und Ausbildung des Körpers zum sittlichen und ästhetischen Ideal zu machen, mochten auch trotz hippokratischer Erkenntnisse ihre Vorstellungen von der Krankenheilung noch von magischen Vorstellungen beherrscht sein (Tempelschlaf im Asklepieion). Keine Zeit hat dem Badewesen und der Gymnastik einen so breiten Raum und so große Mittel zur Verfügung gestellt wie die Griechen und nach ihrem Vorbild die Römer. Eine Druckwasserleitung versorgte im 3. Jahrhundert v. Chr. den Burgberg von *Pergamon* und seine Gymnasien. Die Sorge für gutes Wasser im Überfluß und Abwasserbeseitigung durch öffentliche Aborte und durch Kloakensysteme stand im Mittelmeergebiet in der Antike im Gegensatz zur Bescheidenheit der Behausungen auf einer Höhe, die erst jetzt wieder in wenigen Hauptstädten jener Länder und auch dort noch nicht in gleicher Vollkommenheit erreicht ist. Hinter ihr ist die heutige Provinz noch überall im Rückstand. Weither geführte Aquädukte leiteten Quellwasser den Städten zu. *Rom* zählte ihrer 14. In riesigen Brückenbauten, wie dem „Pont du gard" bei *Nimes* und der „Teufelbrücke" von *Segovia* überquerten sie tiefe Täler, sicherlich kein Teufelswerk.

Volksbäder, Spülklosetts und Kanalisation sind schon in den Industädten *Mohenjudaro* und *Harappa* gefunden worden, deren Blüte in das 3. Jahrtausend v. Chr. datiert wird. An technischer Sorgfalt der Ausführung standen die Leitungen des Altertums hinter den technischen Leistungen unserer Zeit nicht zurück. Die Sorgfalt der Verkittung ihrer Tonrohrteile hat sie Jahrtausende überdauern lassen. Im Vertrauen auf die Güte der Arbeit waren in *Priene* Wasserleitungsrohre quer durch Kloaken geführt.

Aber auch große Sanierungswerke im Kampf gegen Gesundheitsschäden kannte das frühe Altertum. Der Mythos von *Herakles* berichtet von der Schwemmkanalisation des Augiasstalles. Die Bekämpfung der lernäischen Hydra war ein Malariasanierungswerk großen Stils am Golf von Argos. Der Ringkampf mit dem stierhäuptigen Dämon Acheloos im Tiefland von Ätolien bedeutete die Trockenlegung eines großen Auffüllungsdeltas und seine Umwandlung in Fruchtland. Als Hüter der Quellen erscheint Herakles auf vielen frühen Statuen.

Empedokles eröffnete durch einen großen Bergdurchstich den kühlen Nordwinden den Eingang in die vom Schirokko erhitzte Bergmuschel von *Agrigent* ein Ventilationswerk von genialer Erfindung und großartiger Ausführung. In *Selinunt* gebot er einer Malariaepidemie Halt durch Einleiten von Süßwasser in einen Brackwassersumpf, den Brutplatz der übertragenden Mücken, also durch etwas, was wir eine „Speciesassanierung" nennen würden, eine für uns erst aus der Erforschung der Biologie der Anophelen gewonnene Erkenntnis.

Ein Zurückgehen auf die Ursachen, so nicht auf ihre Erforschung, liegt schon vor in der hippokratischen Schrift „περὶ ἀέρων, ὑδάτων, τόπων".

Es war ein Rückschritt, wenn das Christentum im Gegensatz zum jüdischen Gesetz lehrte, was aus dem Menschen ausgehe, verunreinige den Menschen nicht. Abkehr vom Irdischen, hohe Bewertung der Askese bis zur Ablehnung und Verachtung jeder Pflege des sündigen Leibes, das Aufgeben jeder Reinheitsforderung, die Betrachtung des Diesseits als einer Übergangszeit zweifelhaften Wertes waren nicht geeignet, das hygienische Erbe der Antike in das Mittelalter hinüberzuretten, selbst wenn nicht die Stürme der Übergangszeiten die großen Kulturwerke der Alten zerstört hätten, wie die Belagerungen *Roms* seine großen Wasserleitungen, die Trajana, die Claudia, die Aqua virgo.

Das Baden gestatteten die Regeln der Orden den Gesunden und Jüngeren nur unter vielen vorsichtigen Vorbehalten und zu seltenen Anlässen.

Worin das christliche Altertum und Mittelalter der Antike aber nicht nachstanden, sie sogar übertrafen, war das echt christliche Gefühl der Verantwortung für Kranke und Sieche. Mit der Errichtung von Wohlfahrtsanstalten aller Art, besonders von Spitälern für Aussätzige, diente die Kirche im Mittelalter *indirekt* auch der Hygiene. Aber Hygiene im Sinne ihrer *vorbeugenden, die Gesundheit erhaltenden Aufgaben, ein Zurückgehen auf die Ursachen der Erkrankungen* war es nicht, wenn die Diener der Kirche, das Gebot der Liebe erfüllend, dem Leidenden das Geschick erleichterten, das ihm nach ihrer Auffassung ein unerforschlicher Wille auferlegt hatte.

Die Menschen lebten in den nie endenden Kriegszeiten des Mittelalters in ihren Städten und Burgen, auch wenn ursprünglich der Befestigungsgürtel weiträumig bemessen gewesen war, auf allmählich immer enger werdendem Raum, in immer höher gebauten Häusern an schmalen Gassen zusammengedrängt. Der Schutz gegen feindlichen Überfall ging allem anderen vor. Sie kannten eine hygienische Wasserversorgung, eine Abfallbeseitigung ebensowenig wie heutigen Tages eine asiatische Eingeborenenstadt, in der Brunnen und Latrine, beide schlecht gebaut und schlecht unterhalten, auf engem Raum, mitunter im Keller des Hauses selbst, eng beieinander liegen. Ihre Behausungen wurden zu Brutstätten endemischer Infektionskrankheiten. Ungeziefer aller Art, Mäuse und Ratten nisteten in ihnen. Die Bevölkerung unterlag schutzlos dem Einbruch von Epidemien und unausrottbaren Endemien. Die Pestzüge des 14. Jahrhunderts, das „Leutsterben", rafften Millionen hinweg.

Alle diese Mißstände der Behausung und Lebenshaltung standen in widerspruchsvollstem Gegensatz zu dem außerordentlichen Aufwand an Mitteln und Arbeit für den Bau herrlicher Kirchen, stattlicher Rathäuser und prächtiger Häuser des Patriziats. Die Schönheit dieser

Monumente, die allein die Zeiten überlebten, täuscht uns heute über den Zustand der Umwelt, in deren Mitte sie einst sich erhoben.

Nur eine Form des Badewesens, wie sie der Norden Europas von jeher gepflegt hatte, die Dampfbäder — sie lebt fort in der finnischen Sauna —, bot dem mittelalterlichen Menschen die Möglichkeit der Körperpflege. Aber auch diese schwand, als die zunehmende Entwaldung die Holzzufuhr stocken ließ und als die Syphilis die Badestuben zu Quellen der Infektion machte.

Wie noch heutigen Tages der Zwang der Not, das böse Prinzip in Gestalt eines Seuchenausbruchs, den Forderungen des Hygienikers Nachdruck verleiht, wo eine Behörde zögert, die Mittel zur Abstellung von Mißständen und für Vorbeugungsmaßnahmen zu gewähren, so waren es im Mittelalter die Seuchen, die Pest, die Lepra, die Pocken und die endemischen Fieber, Rückfallfieber und Fleckfieber, die das Volk Hungertyphus nannte, die dazu zwangen, Krankenhäuser und Asyle zu errichten.

Fast alle mittelalterlichen Städte hatten ihr Pestspital unter dem Schutze des Heiligen Geistes und vor den Toren ein dem hl. Georg geweihtes Aussätzigenspittel. Hygienische Grundsätze kamen in ihnen noch kaum zur Geltung. Sich darin aufnehmen zu lassen oder eingewiesen zu werden, war eher gefürchtet als beliebt, eine ultima ratio, wenn die Pflege des Kranken im Hause unmöglich war.

Wenn aber länderüberziehende, pandemische Seuchen hereinbrachen, erwiesen sich christliche Hilfsbereitschaft der Orden und die Fürsorge der Obrigkeit als das, was sie in der Tat nur waren, als ein sich Wehren mit unzulänglichen Mitteln gegen Symptome, deren Ursachen unbekannt waren und daher unangreifbar blieben.

Die Härte, mit der das Ausstoßen der „Miselsüchtigen", der Leprösen, der „guten Leute", aus der Gemeinschaft erzwungen wurde, bezeugt die Angst des mittelalterlichen Menschen vor der unheimlichen Krankheit. Der Gedanke, der Ausbreitung einer Seuche durch Isolierung der Erkrankten vorzubeugen, war damit zu einem hygienischen Prinzip geworden.

Die großen Handelsstädte des Mittelmeerraums und einige italienische Staaten, führend Venedig, waren es, die als erste versuchten, dem Eindringen der auf den Handelswegen aus dem Orient eingeschleppten Seuchen durch ein rigoroses *Quarantänesystem* einen Wall entgegenzusetzen, keineswegs immer mit Erfolg. 40 Tage — denn 40 Tage hatten sich Mose und Christus in der Wüste abgesondert — hatte der zu Schiff aus der Levante Zureisende gleich hinter der Lagunenpforte von Venedig auf der Insel St. Maria di Nazareth auszuharren, bis ihm, wenn er gesund blieb, der Weg freigegeben wurde. Diese Quarantänestation wurde später S. Lazaro genannt.

Was sonst geschah, wenn die Seuche eingebrochen war, primitive Versuche der Desinfektion durch Räucherungen, stinkende oder aromatische Dämpfe, mit denen man das in der Luft vermutete Krankheitsgift, das „*Miasma*", abzutöten hoffte, Absperrungen, formloses Verscharren der Leichen in Massengräbern, war ebensowenig von wirklicher Einsicht in die Ätiologie geleitet, wie Beschwörung der Heiligen, die Ausstellung der Reliquien, die Bittgänge, die Aburteilung von Hexen und Juden, die die Brunnen vergiftet haben sollten. Denn, wenn nicht in der Luft, dann konnte vielleicht im Wasser das Gift verbreitet sein. Sicher mögen die Brunnen der mittelalterlichen Städte an mancher Ausbreitung von Typhus und Ruhr ihren Anteil gehabt haben, aber nicht weil Gifte in sie geschüttet waren, sondern weil mit Abwasser Krankheitskeime in sie eingedrungen waren. Daß die Enge des Zusammenlebens die Ausbreitung der Seuchen begünstigte, erkannte auch der Laie. Aber auch die Anstellung von Stadtärzten konnte an der Struktur des städtischen Lebens jener Zeit und der Ungunst der Umweltlage der Bewohner nichts ändern.

Seuchen erloschen, nicht weil jene hilflosen Versuche der Abwehr Erfolg gehabt hätten, sondern wenn die Zahl der Empfänglichen, etwa der pockenfähigen Kinder, zu gering geworden war, oder wenn aus anderen Gründen der „*Genius epidemicus*" sich änderte. Noch heute brauchen wir, wenn auch mit Vorsicht, dieses Wort, wo uns eine restlose Aufklärung der ätiologischen Zusammenhänge im Charakter und Ablauf einer Epidemie nicht gelingt. Noch heute birgt ja für uns das Kommen und Gehen und die Ausbreitung vieler Seuchen manche Rätsel. Lückenlose Kausalreihen zu gewinnen, ist nur für einige von ihnen gelungen. Die Kenntnis der Erreger, *einer* ihrer Ursachen, hat uns nur *eine* Frage beantwortet und zahlreiche neue Fragen gestellt.

Ein *öffentliches Gesundheitswesen*, wenn man die unvollkommenen Ansätze behördlicher Initiative zur Behebung der schlimmsten Mißstände so nennen will, hatte also seinen Wirkungsbereich in der ersten Hälfte des zweiten Jahrtausends unserer Zeitrechnung so gut wie ausschließlich in Krankenfürsorgemaßnahmen. Zum ersten Ausgangspunkt einer planmäßig *vorbeugenden Hygiene* wurde das Bedürfnis, das *Nahrungswesen* gesetzlich zu regeln.

Das Mittelalter hatte den Begriff der rituellen Reinheit nicht mehr gekannt. Was in den Kulten des Orients den zweiten Rang einnahm, eine *Nahrungsmittelgesetzgebung*, verwirklichte hier ein auf ursächliches Denken gestütztes Handeln. Selbstverständlich, denn von schlechter Nahrung erfährt der Mensch unmittelbar Schaden an seiner Gesundheit. Nahrungsmittelverordnungen und -verfügungen sind es, mit denen die *Hygiene* des Mittelalters beginnt. Auch hier war es das enge Zusammenwohnen, der Bezug der Nahrung nicht mehr aus eigener Produktion und aus erster Hand, sondern die Versorgung durch Verteilungsstellen und Handel, die Gefahr der Verfälschung, die zu hygienischer Gesetzgebung nötigten. Seit dem 14. Jahrhundert erließen das Reich, die Regierungen der Länder und Städte Europas Gesetze und Verordnungen über das Schlachtwesen, über Fleischbeschau, Verbote des Schlachtens zu jungen Viehes, über die Verwertung von Fleisch gefallener Tiere, über die zulässige Aufbewahrung von Schlachtfleisch und Wildpret sommers und winters. Gegen den Verkauf von Milch, Butter und Käse kranker Tiere und gegen die Verfälschung von Milch und Butter wurde in Verfügungen vorgegangen, die bis zur Androhung der Todesstrafe gingen. Auch die Gefahr der Verwendung kupferner und bleierner Gefäße zum Aufbewahren von Milch war erkannt. Bis auf Einzelheiten, wie das Verbot der Düngung von Gemüse mit Schweinemist, auf Hühnerzucht, auf Backordnungen, erstreckten sich diese Verfügungen (s. J. P. FRANK: System der Med. Polizey Bd. 7).

Ganz modern mutet es an, wenn J. P. FRANK den Mißstand tadelt, daß in Preußen Dysenteriekranke auf den gleichen Wagen ins Lazarett übergeführt wurden, auf denen sonst das Brot den Soldaten zugeführt wurde. Aus dem ersten Weltkrieg wissen wir, daß LÖFFLER gleich zu Beginn den Zusammenhang zwischen Typhuserkrankungen und Feldbäckereikolonnen nachwies, weil beim Lagern und beim Transport des Brotes nicht vorgesorgt war, daß die Stiefel der Fahrer und Bäcker mit der frischen Brotkruste, einem guten Nährboden für Darmkrankheitskeime, in Berührung kamen.

Selbst mit den dem Mittelalter so teuren und vor der Einführung der Kartoffel so notwendigen Spezereien beschäftigten sich die Behörden, und ganz besonders eifert J. P. FRANK gegen die Neigung der Regierungen, das Salz zu monopolisieren.

Ein planmäßiges hygienisches Handeln auf breiterer Basis bringt erst die dem mittelalterlichen Denken sich entziehende Aufklärungszeit des 18. Jahrhunderts. Der Obrigkeitsstaat des Absolutismus erkannte aus der Erwägung des Wertes des Menschen für den Staat und aus dem erwachenden Gefühl der Verpflichtung den „Unterthanen" gegenüber die Notwendigkeit, durch polizeiliche Verordnungen Schädigungen des Gesundheitszustandes der Bevölkerung, auch schon bestimmter Gewerbe, zu verhüten und durch Anzeigepflicht und Absperrung der Ausbreitung der Seuchen entgegenzuwirken. 1719 begründete Friedrich Wilhelm I., König in Preußen, ein *Collegium sanitatis* mit der Aufgabe der Seuchenabwehr. Das von seinem Großvater, dem Kurfürsten Friedrich Wilhelm, 1685 gegründete *Collegium medicum* hatte sich nur mit dem Heilwesen zu befassen gehabt. Dem König ging es darum, Lehren zu ziehen aus der Entvölkerung Ostpreußens durch die Pest.

Dem Collegium wurde auch die Kontrolle des Lebensmittelhandels übertragen. Der Unabhängigkeit Friedrichs des Großen von den eingefahrenen Gleisen des Denkens seiner Zeit entsprach es, daß er zum erstenmal anstatt eines Juristen einen Arzt an die Spitze dieser Körperschaft stellte.

Ein Impfverfahren gegen die Pocken, die *Variolisation*, aus dem Orient stammend, wurde in der ersten Hälfte des 18. Jahrhunderts in England von Staats wegen geprüft und empfohlen.

Es entspricht der damals überall in Europa geltenden Staatsform, daß die erste umfassende Darlegung hygienischer Forderungen und Maßnahmen, das seit 1779 erscheinende Werk JOHANN PETER FRANKs (geb. 1745 zu Rodalben in der Pfalz) den Titel trägt: „System der Medizinischen Polizey", ein Lehrbuch, wie FRANK selbst es nannte, einer „Verteidigungskunst", einer Lehre, „die Menschen und ihre tierischen Gehülfen wider die nachteiligen Folgen größeren Beysammenwohnens zu schützen, aber deren körperliches Wohl auf eine Art zu fördern, nach welcher solche, ohne zu vielen physischen Übeln unterworfen zu sein, am spätesten dem endlichen Schicksal, welchem sie untergeordnet sind, unterliegen mögen".

Trotz seiner klaren Einsicht, der „Polizey" dürfe kein Umstand aus der Naturgeschichte gleichgültig sein, wenn er eines Einflusses auf das Gesundheitswohl oder auf die Sicherheit des Menschen fähig sei, war FRANK noch weit entfernt von einer wissenschaftlichen Erforschung der Ursachen unhygienischer Umweltumstände. Erstaunlich aber ist die Klarheit, mit der er das *Fehlerhafte in der menschlichen Lebensführung* seiner Zeit und dessen Untergründe sah und Forderungen, besonders auf dem Gebiet der *Bevölkerungspolitik*, aufstellte, die ganz modern anmuten.

Aus reiner Empirie erwuchs auch die Einführung der hygienischen Maßnahme, die die *Bedeutung einer Zeitenwende* gewann, der *Kuhpockenimpfung* durch EDWARD JENNER 1796. Sie gab den Anstoß für die ersten erfolgreichen Abwehrgesetze gegen eine Seuche, die Pocken, der die Menschheit bis dahin hilflos ausgeliefert gewesen war und die nun aufhörte, die Biologie der Völker Europas und dann fast der ganzen Erde störend zu hemmen.

Noch aber war das Verständnis für das Wesen der Infektion durch einen belebten Krankheitskeim nicht hinreichend vertieft — nur vortastend war seit einigen Jahrhunderten versucht worden, miasmatische und kontagiöse Krankheiten zu unterscheiden —, um aus jener, auf einer alten Volkserfahrung begründeten Schutzmethode beispielgebenden Antrieb zu weiterer Forschung zu gewinnen. Es bedurfte der großen Entdeckungen des 19. Jahrhunderts über die spezifischen Krankheitserreger, ehe aufs neue, über 75 Jahre später, durch LOUIS PASTEUR, ROBERT KOCH und ihre Schüler der gleiche Weg eingeschlagen wurde, zu dem JENNER die Tür geöffnet hatte, Seuchen durch Impfung mit ihren abgetöteten oder abgeschwächten Erregern vorzubeugen.

J. P. FRANK hatte in den Vordergrund hygienischer Betrachtung gestellt, was schon das Mittelalter an furchtbaren Menschenopfern durch Seuchen zu erfahren gehabt hatte, daß das *Zusammenleben der Menschen auf engem Raum* ihnen verhängnisvoll wurde. Das 19. Jahrhundert sollte diese Gefahr vervielfältigen.

Der Segen, den die Pockenschutzimpfung brachte, hatte eine nicht voraus-
gesehene Auswirkung. Ein Drittel bis die Hälfte der heranwachsenden Kinder
waren seit Jahrhunderten der *wahllosen Ausmerze* der Pockenzüge zum Opfer
gefallen. Die Ausschaltung der Pocken wurde zu einer der Ursachen, vielleicht
zur Hauptursache, einer in der Geschichte der europäischen Völker bis dahin
nie erlebten raschen Vermehrung. In Deutschland verdreifachte sich in der Zeit
von 1816—1933 die Einwohnerzahl auf der gleichen Flächeneinheit. Seit dem
Abschluß der Völkerwanderung bis zum Ausgang des 18. Jahrhunderts hatte
sie sich in etwa 50 Generationen nur vervierfacht. Diese rasche Volksvermehrung
beruhte nicht auf einer Zunahme der Geburten, sondern auf einem raschen
Sinken der Sterbeziffern. Die Seuchenabwehr hatte daran den Hauptanteil.

Das offene Land aber behielt seinen Überschuß an Menschen nicht. Der
Bevölkerungsdruck trieb sie den Städten zu. Stärker und stärker, gleichzeitig
mit der zunehmenden Industrialisierung, der es die Arbeitskräfte stellte,
strömte das wachsende Volk einzelnen Zentren zu. Diese Zusammenballung
großer Menschenmassen in rasch wachsenden Großstädten hatte zur Folge die
Verelendung großer Menschengruppen. Das war die Kehrseite einer an ein
Wunder grenzenden Entwicklung der technischen Zivilisation, die zu einer
Vervielfältigung der Menschenkraft, zur Überwindung des Raumes und zu einer
Verkürzung allen Zeitaufwandes führte. Sie gewährte weder dem Einzelnen
noch der Masse einen Anteil an Gewinn und Segen dieser Entwicklung. *Sozio-
logische und biologische Schäden* verbanden sich zu neuen schweren Umwelt-
bedrohungen, die denen der umwallten Städte des Mittelalters kaum nachstanden.

Sie wirkten sich auf das verhängnisvollste aus, als zu Beginn des 19. Jahrhunderts eine bis dahin unbekannte Seuche von Asien nach Europa hereinbrach,
die Cholera.

In *Amerika* schrieb MCCREDY, ein Mann, der seiner Zeit weit voraus war,
1837 über den Einfluß von Handel, Beruf und Beschäftigung auf die Entstehung
von Krankheiten. In dem führenden Industrieland Europas, in *England*, wurde
in der ersten Hälfte des 19. Jahrhunderts erkannt, wie unheilvoll die sich rasch
entfaltende Blüte der technischen Zivilisation die Biologie der Menschen beeinflußte, die ihr dienten. Die weitaus höhere Sterblichkeit, die geringere
Lebenserwartung der städtischen Bevölkerung im Vergleich mit der Landbevölkerung forderten auf zur Prüfung der Schäden in den großen Städten für
ihre Einwohner und dazu, Mittel zu ihrer Behebung und damit zur Einschränkung
der Krankheiten zu suchen.

In England bildeten die „Public Health Act" von 1848 und die Einrichtung
eines „General Board of Health" den Ausgangspunkt modernen gesetzgeberischen
Handelns zur Behebung *aller* Schäden, die aus der Zusammendrängung der Menschen entstanden waren.

Die geringe Wasserführung der Flüsse Englands führte in den an ihren Ufern gelegenen, in schneller Entwicklung wachsenden Industriezentren zu einem
so furchtbaren Zustand der Wasserläufe, daß die öffentliche Verantwortung
und das erwachende hygienische Gefühl der Bevölkerung Abhilfe für diese
unhaltbaren Mißstände gebieterisch forderten.

Mit großartiger Folgerichtigkeit hatte die englische Gesundheitsgesetzgebung
in die dem englischen Volke so teuren Rechte der kommunalen Selbstverwaltung
und in die private Lebenshaltung eingegriffen. Für zentrale Wasserleitungen,
Schwemmkanalisation, Abwässerbeseitigung, Nahrungsmittelkontrolle, für Auflockerung der Wohngebiete wurden reichliche öffentliche Mittel zur Verfügung
gestellt. Und mögen auch heute noch Arbeiterviertel englischer Industriestädte
weit von einem Ideal der Wohnungshygiene entfernt sein, wie es die Hygiene

für menschenwürdige Unterbringung und Lebenshaltung auch in psychischer und ästhetischer Hinsicht fordert, eine so trostlose Zusammendrängung von Menschen, wie sie in den Arbeitervierteln des Kontinents in vielstöckigen Miets- kasernen und geschlossenen Häuserblocks auf engstem Raum entstand, erlebte England nicht. Es hielt am Prinzip des Einfamilienhauses fest, so einförmig und jeder Harmonie und Ästhetik bar auch die Häuserreihen in den Arbeiter- vierteln seiner Industriestädte wirken mögen. Dabei half mit, daß die Groß- grundbesitzer des Landes, denen der größte Teil des Bodens der Großstädte gehörte, bei weitem nicht so ungehemmt Bodenwucher trieben wie die Grund- besitzer in den Städten des Kontinents und nach ihrem schlechten Beispiel die Gemeinden selbst, nachdem sie den Grund an der Peripherie der Städte an sich gebracht hatten. Erst im letzten Jahrzehnt des 19. Jahrhunderts erhob DAMASCHKE in Deutschland den Ruf nach einer Bodenreform mit dem Ziel der Verhinderung des Spekulierens mit dem Boden.

Die englischen Reformen hatten den Erfolg, daß die Sterblichkeitsziffern sanken, daß die endemischen Krankheiten zurückgingen, Seuchen selten wurden, daß auch die Choleraausbrüche in England begrenzter blieben als auf dem Kontinent, alles die unbestreitbare Folge der Behebung der *sichtbaren* Schäden in der Umwelt der in Großstädten zusammengedrängten Volksmassen und der Erziehung des Volkes zur Reinlichkeit.

Aber wie im Altertum und im Mittelalter Maßnahmen oft ihr Ziel verfehlten, die auf grobsinnliche Erfahrung und auf wissenschaftlich nicht gestützte Hypo- thesen gegründet waren oder darüber hinausgingen, so fehlten auch dieser ersten eindrucksvollen Periode einer modernen, vom Staat gelenkten Hygiene die Grund- lagen einer exakten Ursachenforschung. Die Erreger der Infektionskrankheiten waren unbekannt. Damit war auch die Frage ihrer Verbreitung und ihres An- griffs auf den Menschen noch unlösbar. Allein darauf konnte eine rationale Abwehr begründet werden.

Nicht alles, was unternommen wurde, war zweckmäßig, vieles verfehlt, so manches in der Wasserversorgung und Abwasserbeseitigung. Hygienischen Maßnahmen, die sich, wie einst die Forderungen der kultischen Hygiene, auf Empirie und unsichere Voraussetzungen stützen, vor allem, wenn sie mit Energie und aus dem Bewußtsein besten Wollens heraus durchgeführt werden, haftet oft der Fehler an, daß zu viel gefordert wird, daß Mittel verschwendet werden, daß dem Einzelnen wie der Gemeinschaft Forderungen auferlegt und Fesseln angelegt werden, die sich ihrerseits als hemmend und schädigend auswirken und die, als Last empfunden, passiven Widerstand auslösen. Ihre Durch- führung wird damit zweifelhaft. Auch für die Hygiene gilt die Regel, man befehle nichts, dessen Befolgung nicht gesichert werden kann. Nichts erschüttert eine Autorität mehr als undurchführbare, unerfüllbare Forderungen.

Unsere erfahrensten Hygieniker haben als Ergebnis eines der Forschung und ihrer Anwendung gewidmeten Lebens zum Ausdruck gebracht, stets müsse erwogen werden, wieweit hygienische Forderungen gehen dürften, ohne den Boden der praktischen Hygiene zu verlassen, d. h. es müßten die Forderungen der Erhaltung der Gesundheit mit der Wirklichkeit des wirtschaftlichen Lebens in Einklang gebracht werden (SPITTA).

Die Entwicklung der modernen Hygiene, die immer mehr sich verfeinernde Ursachenforschung, zeigt uns das Bild einer verantwortungsvollen, meisterhaften Beschränkung und der Einschränkung zu weitgehender Forderungen, einer Milderung unnötig beengender Bestimmungen, eines Verzichts auf alles nicht unerläßlich Notwendige, ja selbst die Einkalkulierung eines gewissen Risikos — wenigstens für normale Friedenszeiten —, alles in allem eine sinnvolle Eingliederung der Hygiene und ihre Anpassung an die Eigenrechte und Entwicklung von Wirtschaft und Kultur, damit auch an die seelische Einstellung der Menschen. Wir stellen nicht vom engen Gesichtspunkt des Faches aus 100%ige Forderungen ohne Rücksicht darauf, welche Belastung ihre Erfüllung dem Staat und der Wirtschaft auferlegt. Wir erzwingen Eingriffe in die Lebenshaltung des Einzelnen nur, wenn sein Leben und das Wohl der Allgemeinheit es verlangen. Wir impfen gegen Seuchen nur in Zeiten und in Zeitabständen, in denen nach wissenschaftlicher Erfahrung und auf Grund statistischer Tatsachen der Schutz der Allgemeinheit oder einzelner Gruppen und Altersklassen verbürgt werden *muß*. Wir geben ohne Zögern die Mittel für die Durchführung eines dem Stande der Forschung entsprechenden Volksgesundheitswesens, aber wir verteuern die Lebenshaltung des Volkes nicht, indem wir uns *decken* durch Aufstellung von Projekten, die zwar wünschenswert sind, aber den Haushalt von Staat und Gemeinden belasten und damit vielleicht die Erfüllung anderer Kulturaufgaben in Frage stellen.

Keine Seuchengesetzgebung fordert mehr eine „Quarantäne", eine Isolierung von *Kranken, Krankheitsverdächtigen und Ansteckungsverdächtigen* für 40 Tage, sondern nur noch eine Isolierung, die im Einklang ist mit der Inkubationszeit der Krankheit. In keinem Lande fordert das Gesetz eine mehr als zweimalige Pockenschutzimpfung. Selbst die strengen Vorschriften zur Abwehr der Pest sind in den beiden letzten Jahrzehnten einer Revision unterzogen worden. Längst streben wir die *Nutzung* der menschlichen Ausscheidungen für die Landwirtschaft an, anstatt sie vergeudend in die Vorfluter oder in die See abzuführen, bloß, um uns ihrer zu entledigen.

Beides aber, die *Entwicklung* und moderne *Grenzziehung* im Bereich der Hygiene wurden erst möglich, nachdem eine *wissenschaftliche Ursachenforschung* die Grundlagen für Planung und Handeln geschaffen hatte. Für Deutschland ist diese Forschung geknüpft an den Namen PETTENKOFERs.

Wie groß bis dahin die Lücke war, die bestand zwischen hygienischem Wollen auf Grund von Hypothesen und hygienischem Handeln aus wissenschaftlicher Erkenntnis heraus, das zeigen mit großer Deutlichkeit die gewissenhaft alle Umweltumstände erörternden Darlegungen von A. HIRSCH in seinem in letzter Auflage 1880 erschienenen Handbuch der historisch-geographischen Medizin. Davon ist heute vieles überholt, vor allem das meiste, was über die Erreger der Infektionskrankheiten dort gesagt ist. Aber fast ebensoviel wird von der Zukunft der Forschung noch zu ergründen sein. Diese aber stützt sich auf *Experiment* und *Statistik* oder auf beides. PETTENKOFER verdanken wir die Grundlagen der *wissenschaftlichen Experimentalhygiene*.

Die unter seinem Einfluß einsetzende zukunftsreiche Entwicklung zu einer allumfassenden Umweltforschung erfuhr einen tragisch zu nennenden Stillstand dadurch, daß der Hygiene auf einem *Teilgebiet* ihrer Forschung eine unerhört reiche, allen bisherigen Gewinn überschattende Ernte zufiel, auf dem Gebiet der Infektionskrankheiten durch die Entdeckung ihrer *spezifischen Erreger*.

Schon seit dem 16. Jahrhundert war, unter anderem von FRACASTORO (1546), die Vermutung geäußert worden, nicht nur Miasmen, sondern auch belebte Infektionsstoffe seien die Erreger vieler Infektionskrankheiten. Mit einer seiner Zeit weit vorausgreifenden Einsicht — die, beinahe möchte man sagen erst heute in ihrer ganzen umfassenden Tragweite erkannt wird — erklärte dann PLENCIZ (1767) die Seuchen als Folgeerscheinungen der *Infektion mit einem spezifischen Mikroorganismus*, der *Disposition des Wirtsorganismus* und *örtlicher und zeitlicher Einflüsse*.

Daß die Krätze auf dem Befall durch eine Milbe beruhte, war bereits im 17. Jahrhundert festgestellt worden. 1834 wurde der Befund erneut bestätigt.

Was nur Annahme gewesen war, wurde zu gesichertem Wissen durch die Entdeckung eines Pilzes, des Achorion Schoenleinii (SCHÖNLEIN 1839), als Erreger des Favus und in kurzer Folge darauf durch die Entdeckung weiterer Hautpilze.

1840 hatte JAKOB HENLE formuliert, ein Keim könne als Erreger einer Infektionskrankheit nur anerkannt werden, wenn er *bei einem erkrankten Lebewesen konstant nachzuweisen sei, wenn es gelänge, ihn außerhalb des erkrankten Organismus rein zu züchten und mit der Reinkultur die Krankheit wieder zu erzeugen.* Diese Forderung HENLEs, die später auch als KOCHsche Trias bezeichnet wurde, nach dem Forscher, der sie verwirklichte, ist bis heute nur für wenige Infektionskrankheiten nicht erfüllt. Daß wir dennoch belebte Keime als ihre Erreger ansprechen, dazu berechtigen uns Analogieschlüsse.

Von der Notwendigkeit, belebte Keime als Krankheitserreger vorauszusetzen, war ein Mann wie SEMMELWEIS so fest überzeugt, daß er die Händedesinfektion bei Entbindungen forderte. 20 Jahre nach ihm begründete LISTER die Antisepsis bei Operationen.

Zwischen 1850 und 1860 war gefunden worden, daß für mehrere schwere Leiden Eingeweidewürmer verantwortlich seien, in deren Entwicklungskreis der Mensch eingeschaltet ist, das Ankylostoma duodenale (GRIESINGER), das Schistosoma haematobium (BILHARZ). Durch ZENKER war 1860 die Trichinella spiralis als Krankheitserreger erkannt worden, nachdem schon 1850 HERBST ihren Entwicklungsgang geklärt hatte.

LOUIS PASTEUR hatte durch jahrelang (1857—64) durchgeführte konsequente Forschung bestätigt, was CAGNIARD DE LA TOUR und SCHWANN unabhängig voneinander 1837 gefunden hatten, daß Hefen die Ursache der alkoholischen Gärung seien. J. LIEBIG hatte es mit seiner ganzen Autorität bestritten. Nun stellte PASTEUR fest, daß nicht nur die Gärung, sondern auch bestimmte Fäulnisvorgänge, vor allem Störungsvorgänge bei der alkoholischen Gärung, durch andere Hefen und Mikroorganismen bedingt seien, und daß es Keime gäbe, die bei Luftabschluß zu wachsen imstande sind (Anaerobier). Er zeigte, daß es möglich ist, Gärungsvorgänge durch Erhitzung auf 45—60°, d. h. durch Abtötung der Keime zum Stillstand zu bringen. Verfahren dieser Art werden nach ihm benannt (Pasteurisieren).

Für die Pebrine, eine Seuche der Seidenraupen, die eine blühende Industrie Südfrankreichs mit Untergang bedrohte, fand PASTEUR 1865 als ätiologisches Agens ein Mikrosporidium, klärte die epidemiologischen Zusammenhänge restlos auf und wies die Wege zur Tilgung der Seuche.

1868 sah OBERMEIER bei einem Rückfallfieberkranken zum erstenmal einen belebten Krankheitserreger im menschlichen Blut, die Spirochaeta recurrentis. Erst 1873 veröffentlichte er seinen Befund. Er fand kaum Beachtung.

In Milzbrandorganen hatte schon 1849 POLLENDER Stäbchen gesehen und als Erreger gedeutet. Auch anderen Untersuchern war dieser Nachweis gelungen. Aber Beweiskraft kam dieser Deutung nicht zu.

Der Beweis der Erregernatur dieser Stäbchen war erst erbracht, als ROBERT KOCH in den 70er Jahren in mühevollen, von Stufe zu Stufe gewissenhaft fortschreitenden Studien über·den Milzbrandbacillus eine vollständige Analyse seiner Biologie in ihrer Auswirkung auf die Epidemiologie durchführte und damit für diesen Krankheitserreger die Forderung HENLEs erfüllte. Er zeigte den Weg zur Bekämpfung des Milzbrandes bei Tier und Mensch und schuf im weiteren Verfolg seiner Arbeiten die Grundlagen der bakteriologischen Methodik, als

Wichtigstes die Reinkultur der Krankheitskeime, die unerläßliche Voraussetzung der Beweise ihrer Spezifität. Erst damit wurde möglich, die in dem Jahrzehnt zuvor von verschiedenen Untersuchern bei Wundinfektionen gesehenen Mikroorganismen als spezifisch zu identifizieren, rein zu züchten und ihre Eigenschaften zu analysieren.

In rascher Folge gelang KOCH und seinen Schülern die Entdeckung der Erreger der Cholera, der Tuberkulose, des Typhus abdominalis, der Diphtherie, der Pest, des Tetanus. Rasch wurde die neue Methodik Allg»meingut der internationalen Forschung. PASTEUR baute in ihrem Verfolg eine Schutzimpfung gegen Milzbrand auf.

Die Bakteriologie wurde zu einer Sonderwissenschaft mit stetig sich verfeinernden Methoden. Die Werkzeuge ihrer Entwicklung, die ohne sie nicht denkbar gewesen wäre, hatten Physik und Chemie zur Verfügung gestellt. ATHANASIUS KIRCHER hatte mit seinem Mikroskop Würmer als Krankheitsprodukte zu erkennen gemeint. ANTONY VAN LEEUWENHOEK hatte mit seinen Linsen „dierkens", Tierchen — unzweifelhaft Bakterien —, in Infusionen gesehen, ohne auf den Gedanken zu kommen, sie könnten zu Krankheitsvorgängen in Beziehung stehen. Nun waren durch die moderne optische Wissenschaft und Technik, durch ABBÉ das apochromatische Mikroskop und die homogene Immersion entwickelt worden, die Vergrößerungen über das 1000fache erlaubten. AUGUST HOFFMANN und HENRY WILLIAM PERKINS hatten 1869 die Anilinfarben hergestellt, mit denen WEIGERT seit 1870 Bakterien zu färben begonnen hatte und mit denen weiterhin Differentialfärbungen der Mikroben möglich wurden. Die Chemiker fanden die Reihen der Zucker, an denen die biologischen Eigenschaften der gezüchteten Keime erforscht wurden und mit denen ihre Differenzierung gelang. Die Eiweißchemie erschloß die Möglichkeit, Vorstellungen zu gewinnen über die Bindung von Toxinen und Antitoxinen an bestimmte Eiweißkörper und generell über Beziehungen zwischen Antigenen und Antikörpern.

Wie zu Beginn des technischen Zeitalters in der zweiten Hälfte des 18. Jahrhunderts jeder Fortschritt die Resultante zusammenwirkender Faktoren gewesen war, so vereinigten sich auch hier die aus verschiedenen Gebieten der Forschung heraus wirkenden Kräfte zu einer Stoßkraft, die das Problem der Infektion aus der Spekulation löste und zu einer Wissenschaft machte. Der Sieg schien gesichert, wenn man nur unbeirrt auf dem neu gebahnten Wege vordrang und alle Kräfte auf dies Vordringen gerade in dieser Richtung konzentrierte.

Die Kenntnis der morphologischen und physiologischen Eigenschaften der Krankheitserreger und der Reaktion des Körpers auf ihr Eindringen schien von so überragender Bedeutung für das Krankheitsgeschehen beim Einzelnen und für die Epidemiologie zu sein, daß der Umwelt, soweit sie nicht selbst unmittelbar Träger und Verbreiter der Keime war, als Nahrungsmittel, als Wasser oder Abwasser, nur eine untergeordnete Rolle zuzufallen schien. Klima und Boden, noch 1880 in HIRSCHs Handbuch Gegenstand tiefschürfender Erörterungen, schienen zu sekundären Faktoren geworden zu sein. Daß PETTENKOFER festhielt an der Annahme eines Einflusses des Bodens und seines Grundwasserstandes auf das Zustandekommen von Epidemien, erschien als ein unbegreifliches Beharren auf etwas unzweifelhaft Überholtem.

Die Lager der *Lokalisten* und *Kontagionisten* bekämpften sich mit einer Schärfe der Diskussion, die sich nicht immer in den Grenzen des guten Geschmacks hielt. Kompromißlos wurden Auffassungen als unvermeidbare Gegensätze einander gegenübergestellt, zwischen denen wir heute breite Wege der Verständigung geschlagen sehen, sobald sie ihres dogmatischen Charakters entkleidet sind und deren beider wir uns in der Analyse des Seuchengeschehens bedienen.

Mit der Auffindung der Bakterientoxine und ihrer Gegenkörper, damit der Erschließung der Möglichkeit einer Serumtherapie (ROUX, v. BEHRING, WERNICKE) und der Schutzimpfung mit abgeschwächten oder abgetöteten Keimen (PASTEUR, PFEIFFER, KOLLE) schien das Ziel einer Beherrschung der Seuchenbewegung nahe, wie sie keine Zeit zuvor gekannt und zu erhoffen gewagt hatte.

Gerade aber für eine der verhängnisvollsten Seuchen, für die Tuberkulose, blieb die Frage unbeantwortet, die *König Wilhelm I.* dem großen Entdecker des Tuberkelbacillus nach der denkwürdigen Sitzung im Langenbeckhaus (24.3.1882) gestellt hatte, ob er nun mit der Entdeckung des Keims auch den Weg zur Bekämpfung der Tuberkulose eröffnet habe. Denn die Anwendung des Tuberkulins 1890/91 brachte eine tiefe Enttäuschung, und seitdem hat weder aus der Biologie des Erregers selbst, noch aus einer Einwirkung auf ihn sich eine Handhabe finden lassen, die Seuche zu tilgen. Ob moderne Versuche, chemotherapeutisch oder antibiotisch den Keim anzugreifen, Erfolge haben werden, muß die Zukunft lehren.

Die Grenzen, die der bakteriologischen Methodik für die Analyse der Infektionskrankheiten gezogen sind, zeichneten sich bald ab, als die ätiologische Forschung *Protozoen* als Erreger schwerer, weitverbreiteter Infektionskrankheiten feststellte. Schon 1880 hatte LAVERAN ein Protozoon als Erreger der Malaria entdeckt. 1897 klärte RONALD ROSS den Entwicklungskreis der Malariaparasiten in seiner Verflechtung mit einem tierischen Überträger, einer Mücke, auf. Zur gleichen Zeit hatte GRASSI die epidemiologische Korrelation zwischen Malaria und der örtlichen Dichtigkeit des Vorkommens von Mücken der Gattung Anopheles nachgewiesen.

Die Notwendigkeit der Umweltforschung war aufs neue in unabweisbarer Weise gegeben, als, ebenso wie für die Malaria, auch für andere schwere Seuchen, Schlafkrankheit, Gelbfieber, Rückfallfieber, Fleckfieber, Insekten als Überträger erkannt wurden, als für andere Seuchen Metazoen als Erreger festgestellt worden waren und als nunmehr auch bei ihnen Entwicklungszyklen den Gang der Infektion und den Krankheitsverlauf erklärten. Mochten in diese Zyklen Wirte oder Zwischenwirte eingeschaltet sein oder sich das Leben der Parasiten zeitweise in der Außenwelt abspielen, so oder so war die Biologie der Parasiten und ihrer Überträger an Boden und Klima gebunden und das epidemiologische Geschehen konnte ohne deren Einbeziehung in die Forschung nicht analysiert werden. Die Erforschung der Biologie der Überträger und damit ihrer Umwelt wurde um so notwendiger, als bei einem Teil dieser Seuchen die als sicher vorauszusetzenden Erreger im Mikroskop nicht sichtbar zu machen waren, bakteriendichte Filter passierten und auch, als für einige von ihnen die Sichtbarmachung gelang, sie sich nach den Methoden der Bakteriologie nicht züchten ließen. Das sind die Erreger, die man heute unter dem *Sammelbegriff Viren* zusammenfaßt.

Fast erscheint es absurd, daß gerade das, was in der Hochblüte der bakteriologischen Entdeckungen der größte Gewinn gewesen war, die Erfüllung der HENLEschen Forderung, die Auffindung des Erregers, seine Züchtung außerhalb des tierischen Körpers, also seine Morphologie und Physiologie, fast bedeutungslos zu werden schien, falls man nur den Überträger kannte und wenn festgestellt werden konnte, wie lange Zeit in ihm das ultravisible und filtrable *Virus* dazu bedurfte, seine Entwicklung zu vollenden, womit der Überträger infektionsfähig wurde.

Die erneut als unerläßlich erkannte Umweltforschung im weitesten Sinne erlaubte auf den Arbeitsgebieten der pathogenen Protozoen und Metazoen und der Viren — hauptsächlich handelt es sich um Seuchen der warmen Länder — die

Aufstellung lückenloser Kausalreihen, wie wir sie für die meisten der durch Bakterien verursachten Seuchen in dieser Vollkommenheit nicht besitzen. Die Epidemiologie der bakteriellen Darminfektionen, um nur eine Gruppe zu nennen, birgt der Rätsel noch viele. In pointierter Form hat E. MARTINI diesen Tatbestand charakterisiert mit den Worten, im Hinblick auf die Aufklärung der Epidemiologie sei nicht mehr Afrika, sondern Europa der dunkle Erdteil.

Schon seit langem hatte die Klinik der Infektionskrankheiten darauf hingewiesen, mit der Feststellung des Krankheitserregers oder mit einem negativen Untersuchungsergebnis allein sei weder eine Diagnose gesichert, noch der Krankheitsverlauf restlos erklärbar. Nicht nur die Kliniker, auch einige Hygieniker neigen heute dazu, der klinischen Diagnose einiger Infektionskrankheiten (Diphtherie, Ruhr) den Primat einzuräumen. Die Hygieniker konnten sich aber auch der Einsicht nicht entziehen, daß die Kenntnis der Morphologie und Physiologie der Erreger nicht ausreiche, das Kommen und Gehen der Epidemien zu erklären. Für die Individuen wandte sich die Forschung der *Disposition und Konstitution* zu, für die Umweltforschung war wiederum die Frage nach den Umwelteinflüssen gestellt. *Boden, Klima und Wetter*, der Boden in seiner Morphologie, seiner Statik und Dynamik, nicht nur in Beziehung auf Wasser und Abwasser, die Luft im Hinblick auf normale und abnormale Befunde und Vorgänge in der Atmosphäre sind aufs neue Gegenstand hygienischer und klinischer Analyse geworden.

Inzwischen aber hatten die praktischen Aufgaben der Hygiene zur Verbesserung der Lebensumstände in der täglichen Umwelt des Kulturmenschen, seiner Wohnung, Nahrung, des Wassers, des Abwassers, der Arbeitsprozesse, der Kleidung, nie aufgehört, Untersuchung und Planung zu fordern. Die Entwicklung der technischen Zivilisation komplizierte das Leben in allen Schichten der Bevölkerung. Der Wasserhygiene und der Abwasserbeseitigung hatte die Bakteriologie die rationellen Grundlagen geschaffen. Es wurde selbstverständlich, daß eine chemische Untersuchung des Wassers nicht allein über seine Güte entscheiden könne. Die Technik entwickelte ihre eigenen Methoden technischer Hygiene, die zu einem Sonderfach der Forschung und Lehre an technischen Hochschulen wurde. Es ist müßig, darüber zu streiten, wem ein größeres Recht auf dieses Arbeitsgebiet und seine stetige Ausbreitung zukomme, der Technik oder der aus der Medizin kommenden Hygiene.

Von keinem Hygieniker kann heute mehr ein technisches Wissen und Können in Fragen des Baues von Wasserversorgungsanlagen und Abwasserbeseitigungsanlagen erwartet werden. Selbst auf dem Gebiet der Nahrungsmittelhygiene haben heute der Chemiker und der Physiologe mehr zu sagen als der Hygieniker. Aber, um es kurz auszudrücken, *ob ein Wasser trinkbar ist, ob von Abfallstoffen eine Gefahr ausgehen kann, ob ein Nahrungsmittel gefahrlos genossen werden kann, diese Fragen zu beantworten wird immer die Pflicht und die Aufgabe des Arztes, des Hygienikers sein.* Auch die Beurteilung der vielfachen Gefahren, die mit den Arbeitsprozessen verbunden sind, gehört zu seinem Pflichtenbereich. In dem Abschnitt über „Wasser" wird im einzelnen zu erörtern sein, wie nur die *Querverbindung zwischen den Fächern der Geologie, der Technik und der Hygiene*, nur ein enges Zusammenarbeiten zwischen ihren Vertretern, ein unaufhörlicher Austausch von Erfahrungen und ein Ausgleichen und Angleichen verschiedener Auffassungen frommen können. Das gleiche gilt für viele andere Aufgaben der Hygieniker. Es gibt kaum ein Spezialgebiet der Naturwissenschaften, aus dem sie sich nicht Rat holen und daher wissen müssen, was dort im Werden und Entwickeln vor sich geht. Aber auch, wenn der Hygieniker unterläßt, Einsicht zu nehmen in die Arbeit der *Psychologie*, besonders der Völkerpsychologie, wird er viele Mißgriffe begehen.

Alles aber, was die Hygiene an Erkenntnis gewann und an stolzen Fortschritten zu verbuchen hatte, kam nicht einmal im Bereich der Hochkulturen allen Schichten der Bevölkerung zugute. Ihre Segnungen haben die Länder primitiver Lebenshaltung noch kaum erreicht und auch wenn es so wäre, wären ihre Aufgaben noch nicht gelöst.

Denn innerhalb der Hochkulturländer hat das Tempo ihrer Entwicklung, wenn wir von der Senkung der Sterbeziffern absehen, mit der fortschreitenden Komplizierung der Lebenshaltung nicht Schritt gehalten. So viel Lebenschädigendes ist neu in die Umwelt des Menschen eingetreten, in seinen Arbeitsprozeß mit der gesteigerten Beanspruchung des Nervensystems durch Arbeit und Verkehr und seines Seelenlebens durch die Vielfalt und Mannigfaltigkeit der Eindrücke und Ansprüche. Es bedarf unausgesetzter Arbeit auf allen Teilgebieten der Hygiene im umfassendsten Sinn, um diese neuen Umweltschäden zu kompensieren und, soweit möglich, auszuschalten.

Hier liegt ein großer Teil des Aufgabenbereiches, der als *Sozialhygiene* bezeichnet wird und der sich mit der Lebensführung innerhalb der Gesellschaft beschäftigt. Seine Abgrenzung ist schwer, denn im Grund beschäftigt sich die gesamte Hygiene mit dem Zusammenleben der Menschen innerhalb ihrer Societas. Eines ihrer Sondergebiete aber ist unzweifelhaft die Fürsorge für alle Glieder der Gesellschaft, die benachteiligt und Schädigungen ausgesetzt sind, die Vorbeugung, daß solche Schädigungen überhaupt wirksam werden, beides mit dem Ziel, die Lebenshaltung für *alle* gefahrlos zu machen und zu heben.

So ist die Hygiene über die einfachen Forderungen der Sorge für die Verbesserung der Lebenslage durch Bereitstellung einwandfreier Lebensmittel, gesunder Behausung, guten Wassers, der Beseitigung der Abfallstoffe für die Abwehr und Bekämpfung der Infektionskrankheiten fortgeschritten zu der Aufgabe, die gesamte Umwelt des Menschen, den ganzen Bereich seines Lebens, seine Lebensführung einschließlich seines Seelenlebens, bessernd zu beeinflussen und damit auch denjenigen Krankheiten vorzubeugen, die als *Abnutzungskrankheiten* aufzufassen sind. Sie sucht damit jenes alte Ziel J. P. FRANKs zu verwirklichen, ,,das körperliche Wohl auf eine Art zu fördern, nach welcher die Menschen am spätesten dem endlichen Schicksal, welchem sie untergeordnet sind, unterliegen mögen'', gleichzeitig aber auch die Leistung aufs höchste zu steigern und damit über die Erfolge der technischen Zivilisation hinaus das kulturelle Leben des Menschen zu größerer Vollkommenheit zu erheben.

Wie alle Kultur und Technik des Abendlandes entstanden sind aus dem Zusammenspiel der Nationen europäischer Rassen, so auch die Hygiene. Was auch jedem Hygieniker und seinem Volk Namen bedeuten mögen, wie SEMMELWEIS, LISTER, OBERMEIER, PASTEUR, KOCH, MANSON, ROSS, GRASSI, STRONG, NOGUCHI, CARREL u. a., und so verständlich es ist, daß in der wissenschaftlichen Literatur jedes Landes die Arbeit des eigenen Volkes eingehender bewertet und ausgewertet, manchmal auch überbewertet wird, eines ist sicher, daß schon seit langem jeder Fortschritt in der Hygiene nur die Resultante vieler konvergierender Kräfte ist, die in den verschiedenen Ländern entbunden wurden und zu denen jedes Volk je nach seiner Begabung und seinem besonderen Wesen entsprechend die Exponenten gestellt hat, Frankreich die Kühnheit mancher Ideen, Deutschland die systematische Gründlichkeit des Ausbaues, Amerika die statistische Bewertung und technisch-praktische Auswertung in für den Menschen des Tages ansprechender Form, England die kritische Beschränkung auf das wesentlich Notwendige im Rahmen des Zusammenlebens. Unmöglich, sinnlos wäre es, an diese Fortschritte und Persönlichkeiten vergleichende und wertende Maßstäbe anzulegen.

Man überschaue nur einmal den Entdeckungsweg der Vitamine darauf, aus wie vielen Quellen der heute so breit daher fließende Strom unseres Wissens zusammengeflossen ist, von EIJKMANs und GRIJNS Entdeckungen über die Polyneuritis gallinarum über McCALLUM, CASIMIR FUNK, P. G. JANSEN, GOLD-BERGER, WINDAUS bis zu der unübersehbaren Schar der Physiologen und Kliniker, die heute in allen Ländern an diesen Problemen und der praktischen Auswertung der Ergebnisse der Forschung arbeiten.

Programme und Ergebnisse der internationalen Kongresse über Hygiene und Mikrobiologie haben gezeigt, daß bei aller spezifischen Art der Problemstellung und -behandlung, die jedem Land und Volk eigen sind, das Gesamtwollen des Hygienikers vorbehaltlos auf den *Dienst an der Menschheit* gerichtet ist. Auf keinem Arbeitsgebiet hat der Völkerbund so Fruchtbares geleistet wie in den internationalen Übereinkünften über gemeinsames Handeln gegenüber Infektionskrankheiten und in der Standardisierung von Seren, Vaccinen und Heilmitteln. Dankbar und willig haben viele Staaten und Völker sich der reichen Mittel und des Rates der Rockefeller-Foundation bedient.

Auch die Kriege haben, soweit nicht Fronten den Verkehr unterbanden, die Zusammenarbeit nicht lähmen können. Die Lösung der Forschungsprobleme, die sie in ihrem Verlauf stellten, ist der einzige Gewinn, den Kriege der Menschheit gebracht haben.

Höher als alle Gegensätze, auch als alle Gegensätze der persönlichen Einstellung, steht das Gefühl der gemeinsamen Verpflichtung, Leben zu erhalten und zu fördern in einer Welt, in der mit Vernichtung von Leben und Gut ein Ausweg aus unlösbar erscheinenden politischen Verwicklungen gesucht wird.

Der Hygiene ist der Unsegen erspart geblieben, der auf der Entwicklung der Technik lastete, ihre Mittel in den Dienst des Völkerhasses stellen zu müssen. Die Wiederherstellung der internationalen Zusammenarbeit auf dem Gebiet der Hygiene wird daher am ehesten und am leichtesten erreichbar sein. Die Zusammenarbeit an ihren unzweifelhaft hohen und edlen Zielen wird aber auch wie nichts anderes geeignet sein, die Klüfte zu überbrücken, die die Menschen durch die politischen Gegensätze unserer Zeit voneinander trennen.

Allgemeine Hygiene.

Klima und Wetter.

Der gesamte Komplex unserer anorganischen und organischen *Umwelt* und wir in ihr, mit allen darin sich vollziehenden Wirkungen und Gegenwirkungen, stehen unter dem Einfluß eines anderen machtvollen Komplexes von in der Atmosphäre wirkenden *meteorischen Kräften*, dessen Abwandlungen wiederum von jenem mitbestimmt sind. Beide sind miteinander untrennbar verknüpft und bilden, *wenn und wo* sie zusammenwirken, das, was wir *Klima* nennen.

Nur auf den meteorischen Komplex bezieht sich die berühmte Definition ALEX. v. HUMBOLDTS, wenn er als Klima in seinem „*allgemeinen Sinn*" bezeichnet „*alle Veränderungen in der Atmosphäre, die unsere Organe merklich affizieren, nämlich Temperatur, Feuchtigkeit, Veränderungen des barometrischen Druckes, den ruhigen Luftzustand oder die Wirkung ungleichnamiger Winde, die Größe der elektrischen Spannung, die Reinheit der Atmosphäre oder ihre Vermengung mit mehr oder minder schädlichen gasförmigen Exhalationen, endlich der Grad habitueller Durchsichtigkeit und Heiterkeit des Himmels, welcher nicht bloß wichtig ist für die vermehrte Wärmestrahlung des Bodens, die organische Entwicklung der*

Gewächse und die Reifung der Früchte, sondern auch für die Gefühle und die ganze Seelenstimmung des Menschen".

Zusammenfassender aber auch einseitiger ist die Definition HANNs des Klimas als *„der Gesamtheit der Erscheinungen, welche den mittleren Zustand der Atmosphäre an irgendeiner Stelle der Erdoberfläche kennzeichnen"*, oder die Definition BÜTTNERs des Klimas als *„der Gesamtheit der Witterungseinflüsse, welche den Organismus beeinflussen"*. Dieser Definition steht eine Definition HELLPACHs nahe, welcher als Klima den *„Witterungscharakter einer Erdgegend"* bezeichnet. Noch mehr bezieht sich auf den Einfluß der Atmosphäre auf die Erde die Definition von KÖPPEN: *„Das Klima ist die Gesamtheit atmosphärischer Bedingungen, die einen Ort der Erdoberfläche mehr oder weniger für den Menschen, Tier und Pflanze bewohnbar macht."*

Unverkennbar liegen diesen Definitionen drei verschiedene Tendenzen der Betrachtungsweise, meteorologische, biologische und geographische, zugrunde. Alle aber definieren das Wetter als einen *Komplex meteorischer, atmosphärischer Kräfte,* und zwar insofern mit Recht, als es solche Kräfte sind, in denen der Einfluß des Klimas *wirksam* wird.

Irrig aber wäre, daraus zu schließen, diese Kräfte *entstammten allein der Atmosphäre.* Jene Definitionen sind so lange unvollständig, als sie den Anteil außer acht lassen, den die *Erdoberfläche* selbst mit allem, was auf ihr lebt, am Klima hat.

Ihrem *ursächlichen Anteil an der Entstehung des Klimas* trägt in engster, gedrängter Form die WEBERsche Definition des Klimas Rechnung als der *„Kombination der meteorischen Verhältnisse mit den in Wechselwirkung zu ihnen stehenden Verhältnissen der Erdoberfläche".* Einer gleichen Erwägung entspringt die HELLPACHsche Auffassung, zur Charakteristik des Klimas gehöre außer den *„Atmosphärilien"* auch der *Boden.* Bei der Beobachtung des *Wetters* beschränke man sich auf die *Atmosphärilien,* für das *Klima* könne man die Hinzunahme der *„Tellurien"* nicht entbehren.

Jede Bezeichnung verschiedener *Klimazonen* und *Klimatypen* trägt den Stempel dieser Wechselwirkungen. Fast alle sind von *Bodenbezeichnungen* abgeleitet. Das *Wüstenklima* wird ebensosehr bestimmt von der Wüste selbst, wie von den Zuständen und Vorgängen im Luftraum über ihr. Die riesigen Urwälder der Tropen bestimmen das *Urwaldklima* ebensosehr wie die Wetterelemente der tropischen Zone. *Seeklima* und *Kontinentalklima* beruhen auf einer Wechselwirkung von küstennahen und küstenfernen Gebieten zu den meteorischen Kombinationen über ihnen. Niemand wird annehmen, nur die meteorischen Faktoren hätten das Klima der Stadt geschaffen oder das Kleinklima unserer Wohnung und Kleidung, wohl aber sind *Stadtklima, Wohnklima* und *Kleidungsklima* eine notwendige Folge vielfältiger Wechselwirkungen mit meteorischen Faktoren.

Sowohl die Werte der atmosphärischen Elemente, wie die Schwankungen dieser Werte werden dauernd, täglich bis jährlich, durch die geographische Breite, durch kontinentale und maritime, sowie durch Höhenlagen und durch die Zustände auf der Erdoberfläche in diesen Lagen beeinflußt. Es ist daher der Vorschlag gemacht worden, die atmosphärischen Elemente, die auf der ganzen Erde gleich sind, als *Witterungs-* oder *Wetterelemente* zu bezeichnen, als *Klimaelemente* die Faktoren, die auf die Gestaltung der verschiedenen Klimate Einfluß haben. Damit ist die Bedeutung der tellurischen Faktoren für die Erfassung des Klimas deutlich betont (FLECHTNER).

In einer erweiterten Formulierung der WEBERschen Definition wäre also zu sagen: *Klima in jeder seiner Formen, des großräumigen Klimas, des Kleinklimas*

und des Mikroklimas, ist die Resultante aus den Einwirkungen aller meteori-
schen Faktoren auf die Erdoberfläche und den daraus folgenden Reaktionen der
Erdoberfläche, beide einander bedingend und in steter Abhängigkeit voneinander,
und zwar einschließlich eines großen Teils der Reaktionen der organischen Welt,
vor allem der Reaktionen der Pflanzenwelt auf die meteorischen Faktoren, die unter
ihrem Einfluß abgewandelt werden (Wald, Wetter und Klima).

Ein Primat kommt den atmosphärischen Faktoren nur insofern zu, als sie die räumlichen
und zeitlichen *Grenzen des Lebens* bestimmen, dieser rätselhaften Erscheinung, daß auf der
Oberfläche unseres Planeten Atome zu Molekülen aufgebaut werden können, die der zwingenden Gewalt der Schwerkraft nicht absolut unterworfen sind. Sowohl Bewegung, wie
Assimilation, wie Fortpflanzung sind dem absoluten Zwange der Schwerkraft entzogen. Die
aus den Molekülen bestehenden Organismen, je höher sie entwickelt sind, sind in um so
größerem Umfange befähigt zu Bewegungen entgegen der Schwerkraft, und erst ihr Abbau, der Tod, unterwirft ihre Bausteine wieder diesem Gesetz.

Die Hygiene erforscht die Klima- und Wetterelemente, weil das menschliche
Leben von der primitiven Erhaltung seiner Existenz bis zur höchsten Entfaltung
der menschlichen Kultur aufs engste mit ihnen verknüpft und von ihnen abhängig ist. ,,Es gibt keine Lebensbetätigung, die sich klimatischen Umständen
entziehen könnte. Sie haben Anteil an der Mitgestaltung aller Lebenserscheinungen, auch der geistigen, aber eben nur ihren Anteil. Es ist wichtig, ihn zu
erkennen, ebenso wichtig, ihn zu begrenzen.'' (HELLPACH.)

Diesen Anteil der atmosphärischen Kräfte an unserem Leben richtig und
ganz zu erfassen, ist das Arbeitsgebiet der *Bioklimatik*. Soweit unser Leben
abhängt von statischen Verhältnissen der Erdoberfläche und ihres Klimas, von
der geographischen Breite, von Höhenlagen und der Beschaffenheit der Erdoberfläche, d. h. von *Zuständen*, sprechen wir von *Klimatobiologie*, soweit wir
uns abhängig fühlen und abhängig sind von atmosphärischen *Vorgängen*, von
Jahreszeiten und vom Wetter, von *Meteorobiologie* (DE RUDDER).

Wir haben den Weg der Analyse zu beschreiten, um aus den Mosaiksteinchen
von Teilbestimmungen der Klima- und Wetterelemente ein Gesamtbild zusammenzufügen, eine Diagnose zu gewinnen aus den Symptomen. Hier liegen Grenzen
der Exaktheit. Die Zusammenfassung zu einem Ganzen wird zu einer schöpferi-
schen Leistung, die ihre Parallele hat auf vielen Gebieten des geistigen Lebens
und der Kunst.

Die Aufgabe, zu einer *Synthese* des Begriffs Klima zu gelangen in Hinblick
auf seine Einwirkung auf unsere Lebensvorgänge, ist erschwert durch die Tatsache, daß hier zwei Komplexe zusammentreffen, von denen der eine überwiegend physikalisch, der andere überwiegend biologisch bedingt ist, der eine
in seinen Komponenten exakt meßbar, der andere zu großem Teil nur statistisch
zu erfassen. Das Zusammenspiel der meteorischen Wetterelemente untereinander
und mit der anorganischen Materie der Erdoberfläche, noch mehr mit der auf
ihr lebenden Pflanzenwelt, ist überaus komplizierter Art. Schon allein für die
atmosphärischen Wetterelemente besitzen wir keine *Summengröße*. Selbst die
Zusammenfassung so einfacher, gut meßbarer Elemente wie *Wärme, Feuchtigkeit*
und *Bewegung der Luft* stößt auf Schwierigkeiten und ist nur in engen Grenzen
möglich. Alledem steht gegenüber das nicht minder verwickelte Zusammenwirken und Ineinandergreifen der Reaktionsnormen unseres Leibes.

Die heute angestrebte Betrachtung unseres Körpers als einer Ganzheit verfügt über keine meßbare Größe. Es ist bezeichnend und verständlich, daß eine
nach Ganzheitsbetrachtung strebende medizinische Forschung im vegetativen
Nervensystem etwas zu finden hofft, was einer Summenformel etwa analog zu
setzen wäre. Aber schon die Unsicherheit, mit der der Begriff ,,Disposition''

gehandhabt wird, gerade auch in Hinblick auf Klima- und Wetterwirkungen —
Akklimatisationsbeschwerden, Wetterfühligkeit —, zeigt, wie weit wir noch von
der Möglichkeit einer synthetisierenden Betrachtung entfernt sind.

An sich bietet die messende Einzelbetrachtung der meteorischen Faktoren
nur insofern Schwierigkeiten, als die Forschung auf einigen Gebieten, besonders
auf dem der Strahlung, in raschem Fortschritt begriffen ist. Vorläufig ist nicht
abzusehen, wie bald neue Erkenntnisse, etwa auf dem Gebiet der *Höhenstrahlung*,
zur Revision bisheriger Auffassungen nötigen werden. Exaktes Wissen hat uns
die Forschung übermittelt über die mittelbare und unmittelbare Wirkung der
Sonnenstrahlen, ihr Schicksal in der Atmosphäre, ihre Reflexion, Streuung
und Absorption, über die Wärmewirkungen in ihrem Gefolge, über deren Einwirkung auf die Lufthülle der Erde, in deren unterster Schicht wir leben, über
den Druck der Atmosphäre und ihre chemischen Eigenschaften, über ihre
Feuchtigkeit und die Bewegungen der Luft, sowie über alle jene Eigenschaften,
die schon ALEX. V. HUMBOLDT, seiner Zeit weit vorauseilend, als für uns und
unsere Umwelt bedeutungsvoll genannt hatte. Damit ist uns immerhin die
Möglichkeit gegeben, zu einer Abgrenzung der *Klimazonen* und innerhalb dieser
von *Klimatypen* zu gelangen. Zu den wichtigsten Erkenntnissen auf diesem
Wege der Analyse gehört die Feststellung, daß innerhalb der großen Klimabereiche
mit *Untergruppen*, mit *Kleinklima* verschiedener Abstufungen und selbst mit
Mikroklima gerechnet werden muß, die für die biologischen Reaktionen der
Lebewelt nicht weniger bedeuten als das Makroklima.

Weiter ist die Möglichkeit eröffnet worden, die *Witterung* innerhalb der verschiedenen Klimatypen, das *Wetter* in seinem Ablauf, zu verstehen und damit
die Vorgänge in der Atmosphäre im Wechsel der Jahreszeiten und die Schwankungen des Wetters in Beziehung zu setzen zu unserem körperlichen und seelischen Verhalten.

Seit alten Zeiten wird von Laien wie Ärzten vermutet, unser körperliches
Wohlbefinden sei ebenso abhängig vom Wetter wie unsere Stimmung. Durch
die exakte Erfassung seiner Elemente und seiner Dynamik muß überprüfbar
gemacht werden, ob es sich dabei um ein zufälliges oder überzufälliges Zusammentreffen handelt.

So verlangt also der Arbeitsgang der bioklimatischen Forschung, die Klima-
und Wetterelemente, soweit sie voneinander unterscheidbar, einer Betrachtung
zugänglich oder zusammenfaßbar sind, zu messen und die Ergebnisse solcher
Aufnahmen in Korrelation zu setzen zueinander und zu meßbaren Zuständen
oder Vorgängen unseres Leibes und unserer Seele, wobei nicht vergessen werden
darf, daß auch eine positive Korrelation noch nicht mit Sicherheit auf einen
kausalen Zusammenhang schließen läßt.

Sonnenstrahlung.

Seit Menschen so etwas wie ein Lebensgefühl innerhalb ihres Daseins empfanden, seit sie über den Ursprung des Lebens sich Gedanken machten, haben
sie ihre Abhängigkeit von der Sonne als der Spenderin und Erhalterin alles
Lebens gefühlt und ihr göttliche Kräfte zugeschrieben. Der Pharao Amenophis IV.
sah mit der Konzeption eines großartigen Monotheismus in der Sonne, im „Aton",
den Inbegriff göttlicher Allmacht. Der Sonnenhymnus Echenatons ist das
Edelste und Erhabendste, was je zum Preise der Sonne von Menschen gesagt
worden ist.

Die Sonne zu preisen sind die Menschen nie müde geworden. Über eine
„unbarmherzig brennende Sonne" beklagen sie sich nur, wenn die Wirkung

anderer belastender Faktoren unter den Strahlen der Sonne allzu fühlbar wird. Unter Gepäck in feuchter Tropenluft marschierende holländische Soldaten fluchten ihr als einem „Messingschurken" (kopere ploert).

Dem aus den Tropen heimkehrenden Europäer, dem doch die Heimat die ganze Last der feuchtwarmen Atmosphäre abnimmt, fällt nichts beim Wiedereinleben so schwer, als daß er darauf verzichten muß, fast jeden Tag mit einem Sonnenmorgen zu beginnen.

Die einer Messung unzugängliche Wirkung des Sonnenlichtes auf unser Gemüt wird als etwas *Magisches* Geltung haben und ebenso unmeßbare Antriebe auslösen, auch wenn der Forschung gelungen sein sollte, die letzten physikalischen und chemischen Vorgänge zu analysieren, mit denen die Strahlung der Sonne abläuft und wirkt.

Mächtig und entscheidend wirkt die von der Sonne ausgehende Strahlung auf die Erde und ihre Atmosphäre als eine *kosmische Kraft*. Sie wirkt unmittelbar als Klimaelement, noch mehr dadurch, daß sie innerhalb der Atmosphäre und aus den lebenden und toten Elementen der Erdoberfläche alle weiteren Kräfte entbindet, durch deren Zusammenwirken Klima und Wetter bedingt sind.

Unmittelbar und mittelbar hat alle Strahlung, die uns trifft, wenn wir von der radioaktiven Strahlung absehen, ihren Ursprung in der Sonne. Selbst die Strahlung unserer Heizungen ist Sonnenstrahlung, die aus einem Ruhestadium nach mehrfachem Energiewechsel wieder entbunden wird. Der Einfluß jeder Strahlung anderer Gestirne ist eine zu vernachlässigende Größe. Ob eine Ultraviolettstrahlung aus dem Weltraum auf unsere Lebensprozesse einwirkt, ist noch ein Problem der Forschung. Die Strahlung, die von dem heißen Kern der Erde ausgeht, wird durch die feste Erdkruste so stark abgeschirmt, daß sie nicht zur Wirkung gelangt. Nur die Strahlung, die von radioaktiven Mineralien ausgeht, kann damit arbeitende Menschen schädigen. Erörtert wird die Möglichkeit, daß in Gebieten, in denen die Erdkruste radioaktive Mineralien in Anhäufung enthält, solche Strahlen wirksam werden, besonders auf unter Tage arbeitende Bergleute. Dagegen hat sich für die Annahme irgendwie entstandener und irgendwie einwirkender „Erdstrahlen" keinerlei wissenschaftlicher Anhalt ergeben.

Im Perihel ist die Sonne 152 Mill. km, im Aphel 147 Mill. km von der Erde entfernt. Die Wärme ihrer Oberfläche wird auf 5600—6000⁰ geschätzt.

Auf der Erde würden davon, wenn man annimmt, die Lufthülle wäre nicht vorhanden, am 21. Juni 1,88 cal/cm²/min, am 21. Dezember 2,01 cal/cm²/min, im Durchschnitt 1,94 cal/cm²/min, also rund 2 cal/cm²/min anlangen. Diese Wärmemenge wird als *Solarkonstante* bezeichnet.

Die Strahlung der Sonne, eine Wellenbewegung des Äthers, durchläuft den Abstand von der Sonne zur Erde in rund 8 min. Sie ist nicht einfacher Natur, sondern zusammengesetzt aus Strahlen sehr verschiedener Wellenlänge, von denen für das Leben auf der Erde nur Strahlen von einer Länge von 210 mμ bis zu 3000 mμ wirksam werden.

In dieser Wellenskala nehmen die Wellenlängen, die wir als sichtbares Licht wahrnehmen, die Wellenlängen von 780 mμ bis zu 320 mμ, nur einen winzigen Ausschnitt ein. Dieser sichtbare Teil der Wellenskala löst sich beim Durchgang durch ein dreieckiges Glasprisma auf in ein Farbband von rot über gelb, grün zu blau und sichtbar violett. Jenseits dieser Grenzen liegen in der Richtung der langen Wellen die ultraroten Strahlen von 780—3000 mμ Länge, auf die die Temperaturstrahlung folgt, in Richtung der kürzeren Wellen das kurzwelligste Licht von 320 mμ, Ultraviolett und dann die Röntgen- und Gammastrahlen.

Die Energie der einzelnen Wellenlängen ist verschieden, verschieden auch ihre Bedeutung für das Leben auf der Erde. Die Wellenlänge stärkster Energie liegt bei 475 mμ. Die Wellenlänge, für die das menschliche Auge eine maximale Empfindlichkeit besitzt, liegt jener sehr nahe, bei 550 mμ, an der Grenze von Grün und Blau.

Die Einengung der Strahlenskala beruht auf ihrer *Abschwächung* und *Umwandlung* durch die *Atmosphäre*, durch die *Luft*, durch etwas *Materielles*.

Dreierlei Möglichkeiten bestehen, wenn *Strahlung und Materie* zusammentreffen, 1. der Strahl wird *reflektiert*, 2. er *geht hindurch*, 3. er wird *absorbiert*. Bei der Reflexion wird der Strahl von der Materie zurückgeworfen, und zwar stets unter dem gleichen Winkel, in dem er einfiel. Wie beim Billiardball sind Einfall- und Ausfallwinkel gleich. Absorbierte Strahlung wirkt durch Umsetzung der Energie als *chemisches Agens*, als *Wärme* und als *Ionisierung*. Aber auch ein durchgehender Strahl kann, wie es im Prisma geschieht, abgelenkt werden. Hier wie bei der Reflexion wirkt die Materie *streuend*.

Die Abschwächung der Sonnenstrahlung durch die Materie beruht daher im wesentlichen auf *Streuung* und *Absorption*. Beide Vorgänge verlaufen sowohl unabhängig nebeneinander wie miteinander gekoppelt. Die uns angehende Materie, an der sich Streuung und Absorption vollziehen, ist die Erde und ihre Atmosphäre.

Atmosphäre.

Aus Beobachtungen an *Polarlichtern*, als den am weitesten entfernt gelegenen Reaktionen der Lufthülle der Erde auf Strahlenwirkungen der Sonne, sind Höhen der Lufthülle bis 1200 km errechnet worden. Die obere Grenze ist damit aber noch nicht bestimmt. Messungen des Radioechos erlauben die Annahme von Höhen bis zu 1600 km. Das sind also Höhen, die weit hinausgehen über frühere Annahmen etwa einer Höhe von 80 km auf Grund von Beobachtungen leuchtender Nachtwolken und der Wolken vulkanischen Staubes aus den Eruptionen des Krakatau (1883) und Montpelée (1902) oder der Annahme einer Höhe von 300 bis 600 km, auf die aus dem Aufleuchten von Sternschnuppen und Meteoren geschlossen wurde.

Die gesamte atmosphärische Luft *umschwebt nicht den Erdball, sondern lastet auf ihm*, der Schwerkraft gehorchend, mit der *Kraft* eines *Druckes*, der mittels *Barometern* (Quecksilberbarometer, Aneroidbarometer) gemessen wird. Dieser *Luftdruck* nimmt mit zunehmender Entfernung von der Erde ab, ein Ausdruck von Verminderung der Dichtigkeit der Luft und damit einer Mengenabnahme des Gemisches der gasförmigen Stoffe, die wir an der Erdoberfläche einatmen. Wie rasch ihre Dichte nach der Höhe abnimmt, erweisen wenige Zahlen. Dem Gewicht der Luftmasse, dem Luftdruck in Meereshöhe auf 1 cm², hält eine Quecksilbersäule des Barometers von 760 mm das Gegengewicht. In 3000 m Höhe sind es noch 505 mm, in 10000 m Höhe nur noch 176 mm.

Der Gesamtdruck, entsprechend 760 mm Quecksilberhöhe, wird als der *Druck 1 Atmosphäre* bezeichnet.

Das Glasrohr des Quecksilberbarometers hat einen Querschnitt von 1 cm² und das Gewicht einer Quecksilbersäule von 760 mm Höhe ist 1033 g.

Da uns am Luftdruck in erster Linie die *Kraft* etwas angeht, die sich in ihm auswirkt, ist es richtiger, ihn nicht in einem Längen- oder Gewichtsmaß auszudrücken, sondern in einem *Kraftmaß*, wie man ja auch den Index der Körperfülle nicht ausdrückt, indem man die Körperhöhe, ein Längenmaß, in Beziehung setzt zum Gewicht, sondern das Verhältnis berechnet zwischen dem Quadrat der Körperhöhe und dem Gewicht des Körpers. Das ist der Sinn des in der Meteorologie gebräuchlichen Maßes für den Luftdruck in *Millibar* (mb).

Die Kraft, die einer Masse von 1 g die Beschleunigung von 1 cm/sec verleiht, wird als 1 *Dyn* bezeichnet. Ein Grammgewicht ist gleich 980,6 Dyn. 1033 g sind also 1013250 Dyn. Eine Million Dyn wird als 1 *Bar* bezeichnet. Ein Luftdruck von 760 mm, also einer Atmosphäre, bzw. von 1033 g/cm² entspricht somit 1013250 Bar. Der tausendste Teil davon ist ein *Millibar*. Dies ist das Maß, das von den Meteorologen heute, unter anderem auf den Wetterkarten, zur Bezeichnung des Luftdrucks verwendet wird. Eine Atmosphäre ist gleich 1013, 25 Millibar (mb). Eine Millibar entspricht etwa einer Quecksilbersäule von ³/₄ mm, so daß also ein Druck von 1020 mb einem Luftdruck von 765 mm Quecksilber entspricht.

Durch Feststellung des Siedepunktes destillierten Wassers, der mit sinkendem Luftdruck abnimmt, wird umgekehrt die Höhe eines Orts oder der Luftdruck innerhalb eines Raumes oder Behälters bestimmt. Bei 100⁰ siedet das Wasser in Meereshöhe bei 760 mm Luftdruck, bei 84⁰ siedet es in der Höhe des Montblanc (4800 m) bei 417 mm Luftdruck.

Nicht nur unter dem Einfluß der Höhendifferenzen, auch unter dem Einfluß der Sonnenstrahlung auf die gesamte Oberfläche der Erde und die dadurch ausgelösten Reaktionen innerhalb der Atmosphäre stehen die verschiedenen Gebiete

der Erde unter verschiedener, in einigen Erdgebieten oft und rasch wechselnder
Höhe des Luftdrucks. Der graphischen Darstellung dieser Druckverschieden-
heiten dienen die *Isobaren.* So nennt man die Verbindungslinien aller Punkte
gleichen Luftdrucks, durch deren Einzeichnung in eine Karte Gebiete niedrigeren
Luftdrucks, „Minima", „Tiefs", und Gebiete hohen Luftdrucks „Maxima",
„Hochs", abgegrenzt und umschlossen werden (s. Karte S. 47).

Die Luftdruckdifferenz, bezogen auf 111 km Entfernung, der Entfernung von einem
Breitengrad der Erde zum anderen, wird als *Luftdruckgradient* oder einfach als *Gradient*
bezeichnet, ein Maß zu Vergleichszwecken. Denn das *Luftdruckgefälle* von einer Isobare
höheren Drucks zu einer niedrigeren Drucks wird natürlich um so größer sein, je näher sie
zueinander liegen. Die Geschwindigkeit der Luftbewegungen, die sich zwischen Orten höheren
und niedrigeren Druckes vollziehen müssen, ist daher von der Größe des Gradienten abhängig. Es liegt nicht anders als beim Strömen des Wassers bei geringem oder starkem
Gefälle, bei Höhenunterschieden bei geringer oder größerer Entfernung.

Die Lufthülle der Erde enthält *Sauerstoff* zu 20,95%, Stickstoff zu 78,09%,
Argon zu 0,93%, geringe Mengen anderer Edelgase, unter anderem Helium und
Kohlensäure zu 0,03%. Diese Stoffe sind überall innerhalb der Atmosphäre
enthalten, nicht aber überall in jenem Mischungsverhältnis und in gleicher Dichte.
Eine ältere Auffassung, die Luft enthielte in den oberen Lagen der Atmosphäre
nur die leichteren Gase, etwa nur Helium, hat sich als irrig erwiesen. Auch in
den allerhöchsten Höhen konnten durch Registrierballons Sauerstoff und Stickstoff festgestellt werden. Der Anteil aber des *Sauerstoffs* am Gesamtdruck der
Atmosphäre, sein *Teildruck*, ist in Meereshöhe 150 mm, in Höhen von 5500 m
nur noch die Hälfte, ein Zeichen starker Abnahme der Dichtigkeit der Luft mit
zunehmender Höhe.

Angenommen wird, daß unter dem Einfluß von Durchmischungsvorgängen, z. B. durch
Winde, bis zu einer Höhe von 20 km über dem Erdboden eine Luftschicht lagert, die der
obigen Zusammensetzung entspricht. Es folgt dann von 20—50 km eine Zone der Ent-
mischung. Ihr folgt eine neue Mischungszone von 50—250 km Höhe und dann wiederum eine
Entmischungszone. Von dieser atmosphärischen Schichtung ist wichtig zu wissen, daß in
Höhen von 17—40 km der Sauerstoff in der Form des *Ozon,* O_3, überwiegt, in stärkster Anhäufung in Höhen von 22—24 km.

Die bioklimatische Forschung hat erwiesen, daß, entgegen früheren Annahmen, dem *Gesamtdruck der Atmosphäre keine wesentlichen biologischen Wirkungen* zugeschrieben werden können, daß aber der *Partialdruck des Sauerstoffs
von großer Bedeutung* für die Erhaltung der Lebensfunktionen ist.

Die Atmosphäre enthält nicht nur die *Moleküle* des Sauerstoffs, O_2, bzw. in
bestimmten Schichten von Ozon, O_3, des Stickstoffs, N_2, und der Kohlensäure,
CO_2, sowie die *Atome* der Edelgase, sondern zahlreiche *Beimengungen* in Form
der *Kondensationskerne,* schwebender Teilchen in einer Größenordnung von
10^{-16} g, die in sehr verschiedener Menge in der Luft schweben, über dem Ozean
und in Höhenlagen etwa 100 in 1 cm³, über dem Lande 1000, in Industriezentren
und Städten 10000 bis zu einigen Millionen. Ihre Menge gilt als ein Maß der
Reinheit der Luft. Sie bestehen aus Salzpartikelchen, aus Verbrennungspro-
dukten, aus Spuren nitroser und schwefliger Gase und wirken *hygroskopisch.*
Etwa die Hälfte von ihnen ist elektrisch geladen und wird als *Großionen* bezeichnet. Indem AITKEN die Kondensation an ihnen künstlich herbeiführte,
gelang es ihm, sie zu zählen.

Außer den *Kernen,* diesen ultramikroskopischen Beimengungen der Luft,
enthält sie *Teilchen organischer und anorganischer Natur,* die ihrer Größe wegen,
nachdem sie als *Staub* aufgewirbelt wurden, sich zwar einige Zeit in der Luft
halten, aber schließlich niedersinken. Dazu gehören als kleinste die sog. „Sonnenstäubchen", dann alle Formen von Staub, darunter die schweren Stäube der
Sandstürme, Rußteile, Industriestaub und auch organische Stoffe, Blütenpollen,

Bakterien und andere kleine Lebewesen. Diese Staubteile sind auf verschiedene Weise meßbar, am einfachsten mit dem ZEISSschen *Konimeter*.

In sehr große Höhen gelangen feine Staubmassen bei Vulkanausbrüchen und halten sich dort jahrelang schwebend, ebenso kosmischer Staub, wie er beim Zerfall von Meteoren entsteht.

Bakterien und ihre Sporen sind bei einer Stratosphärenfahrt weit oberhalb einer Höhe von 11 km festgestellt worden.

Fast alle bisher genannten Eigenschaften und Bestandteile der Atmosphäre, abgesehen von den organischen Beimengungen und dem Ozon, wären vorstellbar ohne unmittelbare Einwirkung der Sonne. In den Bereich ihres Einflusses gelangen wir angesichts der Tatsachen, daß mit zunehmender Höhe die Temperatur bis zu einer gewissen Konstanz abnimmt, und daß die Atmosphäre auch erhebliche Mengen Wasser enthält. Beides beruht *auf der Wirkung der Sonnenstrahlung auf die Atmosphäre und auf die Erdoberfläche.*

Schicksal der Strahlen in der Atmosphäre.

Von den 700 cal, die im Laufe eines Tages je Quadratzentimeter einstrahlen, werden 294 cal (42%) von der Atmosphäre zurückgestrahlt in den Weltenraum, reflektiert, 105 cal (15%) absorbiert die Atmosphäre selbst, 112 cal (16%) gelangen als diffus gestreute Strahlung bis zur Erdoberfläche und nur 189 cal (27%), mit den diffus gestreuten Strahlen zusammen also 301 cal, noch nicht die Hälfte der eingestrahlten Strahlen, erreichen die Erdoberfläche. Die Atmosphäre wirkt also als Ganzes und, wie wir sehen werden, in ihren einzelnen Schichten als eine *Schutzschicht* gegen eine Strahlendichte von einer Stärke, die Leben in seiner irdischen Form unmöglich machen würde, oder anders ausgedrückt, es gibt auf der Erde überhaupt nur Leben in dieser Form, weil die Atmosphäre nur diesen Anteil an Sonnenstrahlung hindurchläßt.

Streuung. Von den von der Atmosphäre reflektierten, nicht in den Weltenraum zurückgestrahlten Strahlen wird ein Teil durch weitere Reflexion nach allen Richtungen *zerstreut* und gelangt zur Erde als *diffuses Himmelslicht*. Hoch in der Atmosphäre sind die streuenden Teilchen, die Moleküle, sehr klein im Verhältnis zur Wellenlänge des einfallenden Lichtes. Dort gelangen nach dem RAYLEIGHschen *Gesetz* die kurzwelligen Strahlen, das violette und blaue Licht, stärker zur Streuung als die langwelligen. Daher erscheint uns der Himmel blau. Für größere Teilchen, also etwa die Trübungsteilchen tieferer Schichten der Atmosphäre, aber gilt das RAYLEIGHsche Gesetz nicht. An ihnen erfolgt die Streuung für alle Wellenlängen ungefähr gleichmäßig.

Die Schwächung der Sonnenstrahlung durch die Trübungsteilchen beträgt aber ein Mehrfaches der Streuungsschwächung. Der *Trübungsfaktor*, der dies Mehrfache ausdrückt, liefert ein von der Sonnenhöhe unabhängiges Maß für die Luftreinheit. Es ist festgestellt worden, daß der mittlere Trübungsfaktor für trockene kontinentale Polarluft 2,4 ist, für feuchte, tropische Luft 3,7, ein Ergebnis, das insofern überraschte, als man für die Tropen mit einer besonders starken Einstrahlung gerechnet hatte.

Auf die Ultraviolettstrahlung hat der Trübungszustand der Luft viel Einfluß. Das macht sich besonders in den unteren Luftschichten großer Städte bemerkbar, wo die Schwächung bis zu 30% betragen kann. Aber schon auf den Dächern der Städte, oberhalb der stärksten Dunstschicht, ist die Ultraviolettstrahlung im Sommer ebenso stark wie an der Seeküste. Häuser, Bäume, Bergwände rufen Ultraviolettschatten hervor. Enge Höfe werden selbst im Hochsommer durch Ultraviolettstrahlen nicht erreicht.

Die nicht oder wenig abgelenkten langwelligen Strahlen müssen uns, da das blaue Licht bereits durch die Streuung herausgenommen ist, als gelblich oder rötlich erscheinen. Somit steht für uns eine gelbe Sonne an einem blauen Himmel. Bei längerem Weg durch die Atmosphäre werden auch die langwelligen Strahlen durch Kohlensäure und Wasserstoff absorbiert, so daß schließlich nur die sehr langwelligen roten Strahlen der Streuung entgehen. So wird die Morgensonne eine „rosenfingrige Eos", und die Sonne sinkt als roter Ball hinter dem Horizont.

Beide Erscheinungen haben die menschliche Seele zu allen Zeiten stark bewegt.

Auf jeden Fall vermindert die Streuung durch Ablenkung eines Teils der zerstreuten Strahlung in den Weltenraum die einfallende Strahlung der Sonne weiter um einen erheblichen Anteil, der nicht auf die Erde gelangt.

Absorption. Ein weiterer Teil der Sonnenstrahlung erreicht die Erde nicht, weil er von der Atmosphäre *absorbiert* wird. Die Umsetzung der Energie bei dieser Absorption ist verschieden nach der Länge der Wellen. Die ultravioletten Wellen wirken chemisch, die ultraroten erwärmend. Die Strahlen, deren Wellenlänge kürzer ist als die der ultraroten, wirken reflektiert als Licht, absorbiert sowohl als Wärme wie chemisch. Aber schon die langen roten Lichtstrahlen haben kaum chemische Wirkung, wie aus der photographischen Dunkelkammer wohlbekannt.

Die Strahlen verschiedener Wellenlängen werden durch die Luftmoleküle nicht gleichmäßig absorbiert. Es findet eine Selektion statt. Ein großer Teil der Absorption erfaßt den kurzwelligen Anteil des Spektrums. Sie ist für Strahlen von einer Wellenlänge unter 300 mμ so vollständig, daß das Sonnenspektrum für uns bei etwa 290 mμ abreißt. Diese Absorption findet wahrscheinlich in einer Höhe von 100 km statt, und zwar zunächst für Wellenlängen von 150—350 mμ durch Sauerstoff und Ozon, innerhalb der Ozonschicht aber nicht vollständig, so daß geringe Teile von Ultraviolettstrahlen dieser Wellenlänge auf die Erde gelangen. Das Maximum der Ozonabsorption liegt bei 250 mμ. Die *Ozonschicht* wirkt also *sperrend* für diese kurzwelligen Strahlen. Über dem Äquator befindet sich weniger Ozon als über nördlichen und südlichen Breiten. Die Ultraviolettstrahlung ist daher zum Äquatorialgebiet hin stärker.

Da den Ultraviolettstrahlen eine starke chemische Wirkung zukommt, bedeutet ihre *Abbremsung* durch die Sauerstoff-Ozonschicht für das Leben auf der Erde einen *Schutz gegen ein „Zuviel"*. Die verringerte Ultraviolettstrahlung, die auf die Erde gelangt, aber hat eine stark positive, fördernde Wirkung auf unser Leben. Ihre Ausschaltung, ein *Leben im Ultraviolettschatten*, entbehrt einer wichtigen Triebkraft des Lebens. Ein Übermaß von Ultraviolett schadet.

Absorbiert werden in tieferen Schichten der Atmosphäre ferner die langen Strahlen durch *Kohlensäure* und *Wasserdampf*. Diese Absorption ist nicht ausreichend, um die Luft nennenswert zu erwärmen. Die 105 von der Luft absorbierten Calorien würden nur ausreichen, die Luftsäule um $1/_2{}^0$ C zu erwärmen. Darum bedarf es zu höherer Erwärmung der Luft der Mitwirkung der Erde.

Die 301 cal strahlender Wärme, die, von der Streuung und Absorption in der Atmosphäre hindurchgelassen, die Erde erreichen, werden dort in Wärme umgesetzt, aber ebenfalls nur zum Teil. Ein Teil wird von der Erde reflektiert, und zwar verschieden stark, je nach dem Zustand der Erdoberfläche, von dunklen Böden schlecht, von hellen Flächen stark, am stärksten von Schneeflächen, wie die Erscheinungen des Gletscherbrandes und der Schneeblindheit erweisen.

Der nicht reflektierte Teil der Strahlung dringt in die Erde ein, wird absorbiert und in Wärme umgesetzt. Er erwärmt die Erdoberfläche nur in einer Schicht bis zu 1 m Tiefe, selbst in den Tropen nicht tiefer, aus gleichen Gründen, warum aus dem glühenden Innern der Erde heraus keine Strahlung ihre Hülle durchdringt (zu geringe Wärmedurchlässigkeit fester Körper).

Indem die Erde sich erwärmt, wird sie wärmer als die über ihr lagernde Luft, die durch Absorption der Strahlung ja nur eine Erwärmung um $1/2^0$ C erfahren hatte. Da jeder erwärmte Körper zu strahlen beginnt, wenn seine Temperatur höher ist als die seiner Umgebung, wird ein Teil der Energie wiederum in Strahlung umgesetzt, nun aber ausschließlich in langwellige *Temperaturstrahlen*. Die Erde entsendet also langwellige Temperaturstrahlen in die Atmosphäre, womit für sie die Möglichkeit eines erheblichen *Wärmeverlustes* gegeben wäre.

Es widerfährt aber den Temperaturstrahlen der Erde das gleiche Schicksal wie einem Teil der langwelligen Strahlen, die von der Sonne her in die Atmosphäre eindringen. Sie werden großenteils absorbiert von Kohlensäure und Wasserdampf. Damit erklärt sich die sog. „Glashauswirkung" der Atmosphäre. Die langwelligen Temperaturstrahlen der Erde werden von der Atmosphäre aufgefangen und gelangen als „Gegenstrahlung" zur Erde zurück, genau wie das Treibhausglasdach zwar die kurzwelligen Lichtstrahlen hindurchläßt, den langwelligen Temperaturstrahlen aus dem Innern heraus aber den Ausgang verwehrt.

Auch hier handelt es sich um eine *Schutzwirkung*. So wird verhindert, daß die Erde an den Weltenraum zu viel Strahlung verliert, deren die Lebewelt bedarf. Wo auf der Erde diese Glashauswirkung eingeschränkt ist, wie z. B. unter der trockenen Luftschicht über einem Wüstengebiet, ist dieser Strahlungsverlust so stark, daß am gleichen Ort, wo über Tag eine glühende Hitze herrschte, des Nachts die Temperatur auf 0^0 und darunter absinkt.

Auch wir selbst als Körper mit einer Durchschnittstemperatur von $36,5^0$ C strahlen Wärme aus und empfinden *extreme* Gegensätze zu unserer Umgebung als höchst lästig. Ist die Temperatur unserer Umgebung weitaus niedriger als die unsere, wie etwa die Wände eines ungeheizten Raumes, so frösteln wir, ist sie weitaus höher, wie auf städtischem Pflaster oder an sonnenbestrahlten Häuserwänden, so werden wir von außen angestrahlt und können unseren eigenen Überschuß an Wärme durch Abstrahlung nicht abgeben.

Kein Teil der umgesetzten Energie der Strahlung ist wichtiger für das Leben auf der Erde als der schließlich übrigbleibende, in Wärme umgewandelte Anteil. Er ist selbst wichtiger als das Licht, denn ohne Licht ist die Erhaltung des Lebens möglich, nicht aber ohne Wärme. Die Wirkungen der Wärme, umgesetzt in Bewegung der Luft, auf die Atmosphäre, auf das Wasser, auf die Welt der Organismen, umfassen alles, was sich im Bereich dessen abspielt, was wir Klima und Wetter nennen.

Da die auf der Erde in Wärme umgesetzte Strahlungsenergie nur zum Teil wieder in Strahlung umgesetzt wird und da sie viel davon als Gegenstrahlung zurückempfängt und nur ein Teil davon ihr verlorengeht, bleiben verfügbar 133 cal. Sie dienen dazu, die Luft zu erwärmen durch *Leitung* von der Erdoberfläche auf die auf ihr lagernde Luftschicht und durch *Konvektion*, weil die durch Leitung erwärmten Luftteilchen leichter werden, aufsteigen und dabei die Wärme mit sich führen (Konvektion = Mitführung) und zwar bis zu etwa 1000 m Höhe. Gleichzeitig sinken die spezifisch schwereren, kühlen Luftteilchen herab und werden ihrerseits durch Leitung erwärmt, womit also ein *Kreislauf von aufsteigender und absteigender Luft zwischen Erdoberfläche und Atmosphäre* eingeleitet ist, mit dem Enderfolg einer Erwärmung der Luft bis zu einer gewissen Höhe.

Sichtbar wird uns die Konvektion mitunter mit der flimmernden Luft über sehr warmen Bodenflächen (Autobahnen).

Durch Konvektion werden aber nicht nur Luftteilchen in die Höhe getragen, sondern auch die Beimengungen der Luft, Trübungsteilchen, so daß, je nach der Stärke des Luftkreislaufs, der *Trübungsfaktor* täglichen Schwankungen unterliegt.

Bei ihrem Aufsteigen gelangt die erwärmte Luft in größere Höhen und damit unter geringeren Druck. Wie jedes Gas dehnt sie sich daher dort aus und verbraucht dazu Wärme, d. h. sie kühlt sich ab. Dies ist die *adiabatische Abkühlung*, die bei einer Erhebung um 100 m *in trockener Luft* 1° C beträgt, unter den Kondensationsverhältnissen feuchter Luft aber nur 0,4—0,6° C. Nur um so viel kühlt sich die Luft im Mittel des Jahres ab, wenn wir von der Erde um 100 m in die Höhe steigen. Für die Tropen kann man eine adiabatische Abkühlung um 0,5° je 100 m Höhe als einen ziemlich konstanten Faktor ansehen. Im gemäßigten Klima können Umkehrungen durch sog. *Inversionen* stattfinden. So nennt man Ablagerungen kalter Luftmassen in Tälern oder Mulden, die durch wärmere Nebel- oder Wolkenschichten nach oben hin abgeschlossen werden.

Die adiabatische Abkühlung — es gibt umgekehrt auch eine adiabatische Erwärmung beim Absinken kühler Luft in größere Tiefen (Föhn) — hat die Wirkung, daß mehr Wärme in den unteren Luftschichten verbleibt, als der Fall wäre, wenn jene Ausdehnung der Luft mit ihrer abkühlenden Wirkung nicht gegeben wäre. Dann würde sich mit Hilfe der zur Verfügung stehenden 133 cal unsere Luftsäule nur um $3\frac{1}{2}$—4° gleichmäßig erwärmen, tatsächlich aber können wir mit weit höheren Temperaturen rechnen.

Die Atmosphäre kühlt sich also mit zunehmender Höhe ab.

Anders als auf den Boden wirkt die Strahlung ein, wenn sie eine Wasseroberfläche trifft, welcher Größenordnung sie auch sei, vom Ozean bis zur kleinsten Ansammlung von Wasser oder auch, wo Wasser oberflächlich in feuchtem Boden ruht oder durch die Pflanzenwelt aus der Tiefe gehoben wird. Einmal wirft jede Wasseroberfläche durchschnittlich einen größeren Teil der Strahlung reflektierend zurück als die Erdoberfläche. Dann dringt die Strahlung in das Wasser tiefer ein. Die gleiche Strahlenmenge erwärmt also Wasser weniger stark als die entsprechende Fläche festen Bodens. Das Land wird stärker erwärmt als die See. Ein großer Teil der Wärmestrahlung, das ist das wichtigste, aber wird für die *Verdunstung* des Wassers verbraucht. Verdunstung erfolgt auch im Bereich des festen Bodens, soweit er feucht und vor allem, wenn er begrünt ist.

Aus dem Wasser lösen sich unter dem Einfluß der Strahlung Wassermoleküle aus ihrem Verband los, je wärmer das Wasser wird, um so leichter und um so mehr, und gelangen als farbloses Gas, als Wasser in Gasform, als Wasserdampf aufsteigend, in die Atmosphäre. Jede Erhöhung der Wassertemperatur durch die Strahlung erhöht auch den Grad der Verdunstung, während für die Erwärmung des Wassers selbst nur ein Strahlenanteil zur Verfügung steht, ein weiterer Grund dafür, daß Wasser kühler bleibt als Boden, und daß feuchter und begrünter Boden in der Sonne kühler ist als eine trockene, dürre Erdoberfläche. Wir spüren diesen Unterschied am stärksten, wenn wir von einem Asphaltpflaster in der Mittagssonne im Sommer auf eine Rasenfläche schreiten oder aus dem Lager im Dünensand uns ins Wasser stürzen. Wie stark der Wärmeverbrauch bei jeder Art von *Verdunstung* sein kann, weiß der Arzt von der Anwendung des Chloräthyls zu lokaler Anästhesie. Die Verdampfungswärme, die nötig ist, um Wasser von 0° C ohne Temperaturerhöhung zu verdunsten, in Gasform überzuführen, beträgt 600 cal.

Das gasförmig gewordene Wasser, der Wasserdampf, steigt auf und mischt sich der Luft bei. Die Aufnahmefähigkeit der Luft für Wasserdampf aber hat *Grenzen*, die durch die Temperatur der Luft gezogen sind. Mit jedem Grad an Erhöhung der Temperatur ist die Luft imstande, mehr Wasserdampf aufzunehmen. Wird aber jene Grenze, die für jeden Temperaturgrad feststeht, überschritten, so muß der überschüssige Wasserdampf wieder flüssig werden, und dabei wird die Wärme wieder frei, die nötig gewesen war, um das Wasser zu Wasserdampf zu verdunsten. Es erfolgt eine *Kondensation* und mit ihr eine Erwärmung der Luft bis zu den Höhen hinauf, wo als sichtbares Symptom der Kondensation sich Wolken bilden.

Zu dem Kreislauf aufsteigender und absteigender Luft gesellt sich also, weil die Erde große Mengen von Wasser an ihrer Oberfläche birgt, ein *zweiter Kreislauf von Verdunstung und Kondensation*, die in enger Wechselwirkung zueinander stehen.

Diese beiden Kreisläufe vollziehen sich in der Schicht der Atmosphäre, welche auf der Erdoberfläche lagert und als *Troposphäre* bezeichnet wird. Ihre Höhe beträgt im Polargebiet 8—9 km, in Mitteleuropa 10—11 km und im Bereich der inneren Tropen und Subtropen 16—18 km. In ihr kommt es zu der geschilderten adiabatischen Abnahme oder Zunahme der Temperatur. *In ihr allein vollziehen sich alle Wettervorgänge, und die Zustände in ihr bestimmen das Klima.*

Über dieser Schicht lagern die *Stratosphärenschichten*, eingeteilt in die Substratosphäre, auch *Tropopause* genannt, die *Stratosphäre*, die *Hochtroposphäre* und die *Hochstratosphäre*, Schichten, in denen Mischungen und Entmischungen der Luftbestandteile miteinander abwechseln.

In diesen Stratosphärenschichten liegen die Schichten, in denen diejenige Absorption der Sonnenstrahlung sich vollzieht, die als Ionisierung bezeichnet wird.

In ihnen werden unter dem Einfluß bestimmter Strahlen der Sonne einzelne Elektronen aus den Atomen herausgeschleudert, so daß sie und die Moleküle, an deren Zusammensetzung sie Anteil haben, eine positive Ladung erhalten. Die freigewordenen Elektronen dringen, wo dazu die Möglichkeit besteht, in andere Atome ein, damit in deren Moleküle, und laden sie negativ elektrisch.

In mehreren Schichten der Stratosphäre, deren untere, die E- oder KENELLY-HEAVYSIDE-Schicht, in 100 km Höhe, und deren obere, die APPLETON- oder F-Schicht in etwa 250 km Höhe liegt, vollzieht sich die Ionisierung der Luftteilchen. Außerdem werden in der äußeren Ionisierungsschicht von der Sonne

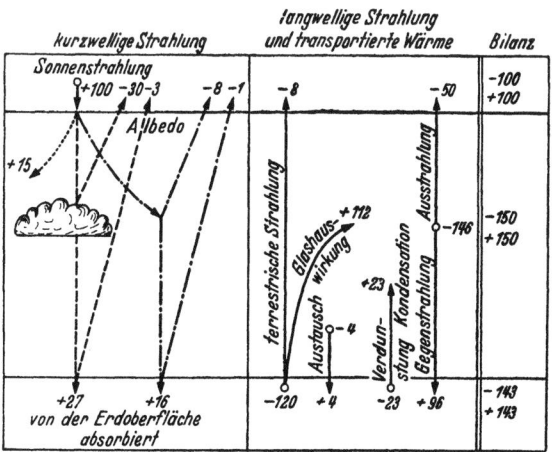

Abb. 1. Gesamtbilanz aller Strahlungsvorgänge. (Nach BAUR-PHILIPPS aus WEICKMANN.)

ausgesandte freie Elektronen, Corpuscularstrahlen, abgefangen. Sie sind die Ursache für das in hohen Schichten der Atmosphäre auftretende Nordlicht.

Auch diese Ionisierungsschichten haben wahrscheinlich eine Schutzwirkung, indem sie uns schädliche Strahlen abbremsen, die ihrerseits diese Schichten erst entstehen lassen.

Ob und welche Wirkung die natürliche Ionisierung der Luft auf uns hat, ist nicht bekannt.

Bei Einatmung künstlich unipolar geladener Luft in einer Versuchskammer sind deutliche Wirkungen teils meßbarer, teils subjektiver Art bei Gesunden und Kranken beobachtet worden. Die Ionenkonzentration bei solchen Versuchen betrug aber das 1000—10000fache der Ionenkonzentration in der Atmosphäre, so daß daraus auf eine Wirkung der natürlichen Ionenkonzentration nicht geschlossen werden kann. Eine physiologische Wirkung natürlicher Luftionisierung ist aber damit nicht auszuschließen, daß sie bisher nicht nachweisbar ist.

Aus allen diesen Einwirkungen der Strahlung und den Reaktionen darauf, sowohl von der Sonne auf die Atmosphäre, wie von der Erde auf die Atmosphäre und von beiden untereinander und in bezug auf den Weltenraum, läßt sich eine *Strahlenbilanz* aufstellen, die getrennt für die kurzwellige und langwellige Strahlung in Abb. 1 nach BAUR-PHILIPPS dargestellt ist. Sie ist im Mittel für längere Zeit ausgeglichen, schwankt aber unter dem Einfluß aller mit der Erdbewegung zusammenhängenden Vorgänge auf der Erdoberfläche, im Wechsel von Tag und Nacht, Sommer und Winter, unter der Wirkung der durch die Luftmassen bewirkten Wärmetransporte.

Temperatur.

Auch wenn die Erde eine Scheibe wäre, wie es die Alten sich vorstellten, ja selbst wenn über ihr die Sonne fest im Zenith stünde, gäbe es Klimaunterschiede. Die verschiedene Reaktion von Wasser und Land, von trockenem und begrüntem Boden, von Höhenunterschieden und Höhlenbildungen würden Unterschiede des Wirkungsgrades der Strahlung und Abwandlungen der Kreisläufe von Luft und Wasser bedingen.

Weit eingreifender aber und klimabildend werden diese Zustände und Vorgänge beeinflußt und abgewandelt durch die Tatsache, daß die Erde eine Kugel ist, die sich in einer kreisähnlichen Ellipse im Laufe eines Jahres um die Sonne bewegt, indem sie selbst eine rotierende Eigenbewegung um eine zu ihrer Bahn in einem Winkel von 23° geneigte Achse, die Ekliptik, vollführt, ohne daß die Stellung dieser Achse sich ändert. Damit sind die einzelnen Gebiete der Erdoberfläche zu jeder Stunde jedes Tages und an jedem Tag jedes Jahres verschiedener Stärke der Strahlung ausgesetzt, am Äquator am stärksten, an den Polen am geringsten, mit allen Folgen dieser Verschiedenheiten auf ihre in der Atmosphäre wirkenden und auf der Erdoberfläche durch die Strahlung entbundenen Kräfte. *Hier liegt eine der Grundursachen der tatsächlich bestehenden Klimaunterschiede und des Wechsels der Witterung.*

Ihre erste Folge ist, daß die Nordhalbkugel der Erde im Sommer am 21. Juni, die Südhalbkugel im Winter am 21. Dezember ein Maximum der Sonnenstrahlung erhalten.

Das einfachste, aber ein grundlegendes Klimaelement ist daher die *Sonnenscheindauer.* Im Äquatorialgebiet, innerhalb der Wendekreise — eine Bezeichnung aus einer Zeit, als eine Bewegung der Sonne um die Erde angenommen wurde —, ist sie zu allen Jahreszeiten unverändert 12 Stunden. Sie nimmt im Sommer nach dem Nordpol, im Winter nach dem Südpol hin zu, bis innerhalb der Polgebiete, im Sommer um den Nordpol, im Winter um den Südpol, innerhalb der Bereiche nördlich und südlich der 66°-Breite, ein 24stündiger Tag herrscht, im Winter um den Nordpol, im Sommer um den Südpol eine 24stündige Nacht. Je näher den Polen, um so extremer sind die Schwankungen in der Länge der Tage und Nächte im Ablauf des Jahres.

Schroffe Übergänge würden Tag und Nacht trennen, bewirkte nicht die *Streuung* in der Atmosphäre, das *Himmelslicht,* einen Ausgleich durch die *Dämmerung.* Sie ist zeitlich um so ausgedehnter, je weiter der Weg ist, den die Strahlung in der Atmosphäre durchlaufen muß, am kürzesten in den Tropen (23—24 min in den Tropen, 35—45 min bei 50° Breite, ein Unterschied, der dem Europäer in den Tropen stark bewußt wird).

Die Sonneneinstrahlung wird aber nicht allein durch Tageslänge, durch Jahreszeiten und durch geographische Breite bestimmt, sondern auch durch alle die Strahlung abschirmenden Einengungen der Höhe des Horizontes, durch Berge, Bäume, Häuser, vor allem aber durch den Einfluß atmosphärischer Vorgänge, durch die Bewölkung, d. h. durch meteorische Faktoren. Sie kann daher nichts Konstantes sein. Es bestehen große Unterschiede einzelner Gebiete und entsprechend den Unterschieden der Witterung auch Unterschiede der Jahre. Der Hundertsatz *wahrer Sonnenscheinstunden* liegt in der Regel weit unter den astronomisch möglichen und überschreitet selbst in Höhenorten Europas wie *Davos* nur in günstigen Jahren 50%, sinkt aber in „verregneten" Jahren bis auf 25% herab, selbst auf Bergen. Nur in dem von Wüsten umringten Oberägypten ist er fast 100%.

Für die Höhe der Temperatur an den verschiedenen Orten der Erdoberfläche entscheidet *die Ausnutzung der Sonnenscheindauer.* In den Äquatorialgebieten erreichen die Strahlen der Sonne die Erde im Laufe der Jahreszeiten in senkrechter Richtung, durchschreiten die Atmosphäre auf dem kürzesten Wege und verteilen sich auf engstem Raum. Nach den Polen zu treffen sie die Erde in immer schrägerem Winkel bis zur Tangente, müssen einen größeren Abstand innerhalb der Atmosphäre durchmessen und bestrahlen eine größere Fläche. Große Unterschiede in der Erwärmung der Erde und damit der Lufttemperatur sind die Folge.

Will man die *wahre Lufttemperatur* feststellen, so muß die Einwirkung der Strahlung auf das Meßinstrument, auf das Thermometer, ausgeschaltet sein. Was in den *Thermometerhütten* unserer Wetterstationen, weißgestrichenen Jalousiekästen in 2 m Höhe über dem Erdboden, gemessen wird, ist unabhängig von der Strahlung. Die so erhaltenen Werte besagen, daß die Lufttemperatur in der Sonne und im Schatten gleich ist, weil eben die Einwirkung der Strahlung auf das Thermometer fortfällt.

Nur durch langjährige Beobachtungen an vielen meteorologischen Stationen können die mittleren Lufttemperaturen der Orte bestimmt werden. Sie werden für den Tag gewonnen aus drei Beobachtungsterminen um 7, 14 und 21 Uhr mittlerer Ortszeit. Die gewonnenen Durchschnittsdaten werden in Landkarten eingetragen und die Orte gleichen Wertes durch Linien verbunden, die *Isothermen*, und zwar jeweils für bestimmte repräsentative Daten des Jahres. So gewinnt man mit der kartographischen Darstellung etwa der *Januar-* oder *Juliisotherme* und der *Jahresisotherme* unentbehrliche Grundvorstellungen für die Kennzeichnung des Klimas.

Für die Gesamtbetrachtung der Erde werden die *Isothermen* auf Meereshöhe reduziert; nur muß man sich darüber klar sein, daß damit alle feineren klimatischen Unterschiede, die durch Höhenlagen bedingt sind, verschwinden. Für alle feineren bioklimatischen Fragen im einzelnen müssen daher die *wahren Isothermen* eines engeren Gebietes zu Rate gezogen werden. Da aber der überwiegende Teil der Menschheit in Tieflandgebieten der Erde lebt, sind die *reduzierten Isothermen* für die Abgrenzung von Großklimazonen maßgebend.

Die Betrachtung der *reduzierten Isothermen* für den ganzen Erdball zeigt auf das deutlichste, daß auf der an Wasser so viel reicheren, daher gleichmäßiger erwärmten Südhalbkugel der Erde die Isothermen annähernd den Breitengraden parallel verlaufen. Nur im Gebiet der auf sie übergreifenden Südteile der großen Kontinente und Australiens zeigen sie Ausbiegungen nach Norden. Ebenso folgen sie im Äquatorialgebiet annähernd den Breitengraden. Auf der nördlichen Halbkugel aber mit ihren großen Landmassen weisen sie starke Ausbiegungen auf, besonders im Winter, Zeichen starker Verschiedenheiten des Temperaturverlaufs. Aber auch auf der nördlichen Halbkugel drückt sich die gleichmäßigere Erwärmung der Wassermassen in einer Verlagerung der Isothermen in deren Bereich nach Norden, in ihrem annähernd den Breitengraden parallelen Verlauf aus, am deutlichsten im Stillen Ozean. Zugleich aber wirkt sich die stärkere Erwärmung der Landmassen der nördlichen Halbkugel im Sommer gegenüber dem Überwiegen des Wassers auf der südlichen darin aus, daß der *Wärmeäquator der Erde nicht mit dem mathematischen Äquator übereinstimmt* und daß eine Übereinstimmung auch nicht für die Wendekreise vorliegt.

Die Zone *tropischen Klimas*, auf die Temperatur bezogen, fällt also nicht mit dem Erdbereich zwischen den Wendekreisen des Steinbocks und des Krebses zusammen, sondern ist nach Norden verlagert, derart, daß große Gebiete nördlich des Wendekreises des Steinbocks noch durch Isothermen höherer Temperatur umfaßt werden oder, wie man sich ausdrückt, die tropische Zone in die gemäßigte hineinreicht, während auf der südlichen Halbkugel auch im Südsommer die Bereiche höchster Temperaturen nicht wesentlich den Wendekreis des Krebses nach Süden überschreiten, im Südwinter weit nach Norden verlagert sind. Mit anderen Worten, die gemäßigte Zone reicht auf der Südhalbkugel weit in die tropische Zone hinein. Das ist einer der Faktoren, der mit entscheidend ist für die Frage der Besiedelungsfähigkeit einiger Tropengebiete für europäische Menschen, d. h. für die Möglichkeit ihrer Akklimatisation.

Was in den Isothermen sich ebenfalls ausdrückt, ist die Ausgeglichenheit der Temperaturen im Bereich der Meere und an ihren Küsten und die starken

Schwankungen im Innern großer Landmassen, wenn man die Januar- und Juliisothermen miteinander vergleicht. So findet sich am Baikalsee eine Jahresschwankung von 40°C, während die Jahresschwankung nahe dem Atlantischen Ozean, in Lissabon, nur 8°C beträgt. Die tiefste Temperatur überhaupt mit — 70°C ist im Innern Sibiriens im Januar gemessen worden, und auch die höchsten Temperaturen wurden im Innern der Kontinente festgestellt, bis zu 50,6° in subtropischen Wüsten.

Hier liegen die Ursachen für die wesentlichen Klimaunterschiede zwischen *maritimem und kontinentalem Klima.*

Wie stark das Meer die Isothermen beeinflußt, zeigen die weite Verlagerung der 0°-Isotherme nach Norden im Januar und im Jahresmittel auf der nördlichen Halbkugel unter dem Einfluß des Golfstroms und ähnliche Verlagerungen der 20°-Isotherme an den Westküsten Südwestamerikas und Südwestafrikas. Hier kühlen im Bereich der Tropenzone kalte Polarströmungen und sog. kaltes Auftriebwasser die von Westen herwehenden Seewinde ab, so daß sie, ihrer Feuchtigkeit entledigt, in das wärmere Land einströmen und ihm so wenig Regen bringen können, daß weite Teile wüst liegen und für andere Gebiete alljährlich die Frage an das Schicksal ist, ob so viel Regen fallen wird, um dem Weidevieh das Leben zu erhalten.

Vergleicht man eine Karte wahrer Isothermen mit einer Karte reduzierter Isothermen, so fällt sofort die Wirkung der adiabatischen Abkühlung der Luft in höheren Lagen auf. Als Inseln niedriger Temperatur liegen Berge, Gebirge und Hochflächen im Bereich von Isothermen höherer Temperatur. Die niedrige Temperatur solcher Höhenlagen im Bereich der tropischen Zone hat vielfach zu der irrigen Annahme Anlaß gegeben, das Klima solcher Lagen wäre somit dem gemäßigten Klima von gleichem Jahresmittel der Temperatur gleichzusetzen, in solchen Gebieten fände der Europäer alle Bedingungen leichter Akklimatisation. Diese Annahme ist irrig. Die Temperatur ist nur *eines* der klimabestimmenden Elemente und für die tropische Zone noch nicht einmal das entscheidende.

Überhaupt ist die Lufttemperatur in den für die bewohnte Erde in Betracht kommenden Extremen für den Menschen niemals allein bestimmend für Leben und Gesundheit, sondern stets nur in ihrer Kombination mit Luftbewegung und Luftfeuchtigkeit.

Luftbewegung (Winde).

Die aufsteigende Bewegung, die der Luft durch ihre Erwärmung und die dadurch bewirkte Konvektion gegeben wird, und die Bewegung des Absinkens sich abkühlender Luft, dieser *Kreislauf der Luft* erfährt unter dem Einfluß der Erde, ihrer Form und ihrer Bewegung, eine vielfältige Umformung aus der vertikalen in horizontale Richtung oder zu Resultanten beider. Wo erwärmte Luft aufsteigt, wo sich dadurch ihr spezifisches Gewicht verringert, muß der Luftdruck abnehmen, es entsteht ein barometrisches Minimum, ein „Tief".

Dieses Vakuum wird angefüllt durch kalte Luftmassen, die ihm seitlich zuströmen. Deren Bewegung ist der *Wind.* Die Geschwindigkeit, mit der sich die Luftmasse bewegt, die *Windgeschwindigkeit,* ist abhängig von der Größe des *Druckgefälles,* des sog. *Gradienten,* zwischen einem Gebiet hohen und einem Gebiet niedrigen Drucks. Sie wird nach einer von dem englischen Admiral BEAUFORT angegebenen Skala von 0—12° gemessen (0 = Windstille, 12 = 130 km/h). Der Wind selbst wird bezeichnet nach der Richtung, aus der er weht, auf Wetterkarten durch einen Pfeil, an dem eine Befiederung seine Stärke angibt (s. Karte S. 47).

Die Umdrehung der Erde bedingt, daß die Winde sich nicht geradlinig in der Richtung des Druckgefälles bewegen, sondern nach rechts abgelenkt werden. Ein schwebender Luftballon umkreist nach rechts abgelenkt den warmen Dunstdom einer Großstadt.

Eine andere Regel ist, daß die Stärke des Windes nach der Höhe zunimmt, weil die Erdbodenreibung fortfällt. Seine Stärke verdoppelt sich bis zu 100 m Höhe. Wo eine wesentliche Erdreibung fehlt, wie an der See, hat ein von der See landeinwärts wehender Wind meist eine größere Stärke. Wo auf- und absteigende Bewegungen der Luftsäule miteinander im Austausch stehen, kommt es infolge der großen Horizontalgeschwindigkeit, die die absteigenden Luftteilchen mitbringen, zu der sog. „Böigkeit" des Windes, d. h. einem dauernden Schwanken des Windes um eine mittlere Stärke, einem wichtigen Wetterfaktor.

Solche ungeordneten Vertikalbewegungen sind auch die Ursache, daß die gröberen Beimengungen der Luft, Fremdkörper, Staub usw., die an sich ihrer Größe nach im Laufe eines Tages selbst aus einigen hundert Meter Höhe absinken müßten, immer wieder emporgetragen werden. Das ist keineswegs ein Nachteil. Würden nicht große Mengen solcher Luftbeimengungen in Industriegebieten durch vertikalen Luftmassenaustausch immer wieder emporgetragen, so würden sie sich in lebenbedrohender Weise in den unteren Luftschichten der Großstädte und Industriegebiete anhäufen.

Ein berühmt gewordenes Beispiel eines Falles, wo der vertikale Austausch unterblieb, weil eine warme dichte Nebelschicht über einer Masse kalter Bodenluft lagerte, wo also eine sog. „Inversion" bestand, war die Nebelkatastrophe im belgischen Industriegebiet des Maastals 1930. Die kalte Bodenluft wurde mit Abgasen der Industrie so stark angereichert, daß mehrere hundert Menschen schwer erkrankten und 63 schon am ersten Tage starben.

Örtlich unterliegt die Windstärke täglichen Schwankungen. Am Erdboden besteht sommers und winters am Tage ein Maximum, nachts ruht der Wind. In Höhenlagen ist es an heiteren Tagen umgekehrt.

Der Wind fördert auch, wenn er auf eine Wasserfläche trifft, durch Durchmischung der Wasserteilchen eine weit stärkere Wärmezufuhr zum Wasser als sie bei gleicher Luftbewegung auf festem Boden allein durch Wärmeleitung möglich ist. Das ist der Anteil des Windes an den Unterschieden zwischen Land- und Seeklima.

Die Abgrenzung der *Großklimazonen* ist weitgehend abhängig von den *großen Kreisläufen der Luftströmungen*, die als eine Auswirkung der ungleichen Verteilung der Strahlen auf die Erde und ihre Atmosphäre zustande kommen.

Drehte sich die Erde nicht um ihre Achse, so stiege am Äquator dauernd erwärmte Luft auf, staute sich dort an und strömte zu den Polen ab, stiege an ihnen herab und flösse abgekühlt dem Äquator wieder zu. Der Äquator selbst wäre ein Ort der Windstille, wenn im Gang der Jahreszeiten nicht diese Zone des Aufsteigens warmer Luft sich verlagerte. Immerhin liegt um den *Äquator* im Bereich der großen Meeresflächen ein *Gebiet geringer Windbewegungen*, die sog. *Kalmen*.

Dieser Kreislauf wird durch die Drehung der Erde wesentlich abgeändert und in seiner Ausdehnung eingeschränkt. Wenn die am Äquator aufsteigenden und polarwärts abfließenden Luftteilchen, dem Gesetz der Trägheit folgend, ihre Anfangsgeschwindigkeit auch in Gebieten geringerer Erdgeschwindigkeit beibehalten, werden sie nach *Osten* abgelenkt. *In der Höhe* weht also auf der Nordhalbkugel ein *Südwestwind*, auf der Südhalbkugel ein *Nordwestwind* vom Äquator her. Diese Ablenkung nach Osten wird aber schon in einer Breite von 35⁰ so erheblich, daß dort, in den sog. *Roßbreiten*, die Luftströmung, ganz nach Osten abgelenkt, zu einem Westwind wird, wobei gleichzeitig in diesen Breiten eine Aufstauung der wandernden Luftmasse stattfindet, die ihr Herabsinken herbeiführt.

Damit wird die abgekühlte Luft verfügbar, um das am Äquator dauernd neu entstehende Vakuum anzufüllen. Sie strömt also zu ihm zurück, nunmehr aber unter der Auswirkung ihrer geringen Geschwindigkeit im Verhältnis zu der unter ihr sich nach Osten drehenden Erde, nach *Westen* abgelenkt.

Die auf der *Erdoberfläche* auf der Nordhalbkugel aus Nordosten, auf der Südhalbkugel aus Südosten stetig wehenden Winde, für die Segelschiffahrt einst die bedeutungsvollsten Kräfte ihrer Bewegung, sind die *Passate*. Ihre Gegenströmungen in der Höhe der Atmosphäre werden *Antipassate* genannt (Abb. 2 u. 3).

An den Polen, als den am wenigsten von der Sonnenstrahlung beeinflußten Teilen der Erdkugel, muß die kälteste Luft sich ansammeln, und auch diese gerät in südlicher Richtung ins Strömen, kommt aber etwa bei 60° nördlicher oder südlicher Breite zu *relativer* Ruhe. Diese kalten Winde werden auf der Erdoberfläche nach Westen abgelenkt. Ihnen entsprechende wärmere Höhenwinde strömen den Polen östlich abgelenkt zu.

Zwischen diesen beiden Kreisläufen, deren Nord- bzw. Südgrenze etwa bei dem 35. und 60. Breitengrad auf jeder der beiden Halbkugeln liegt, bewegt

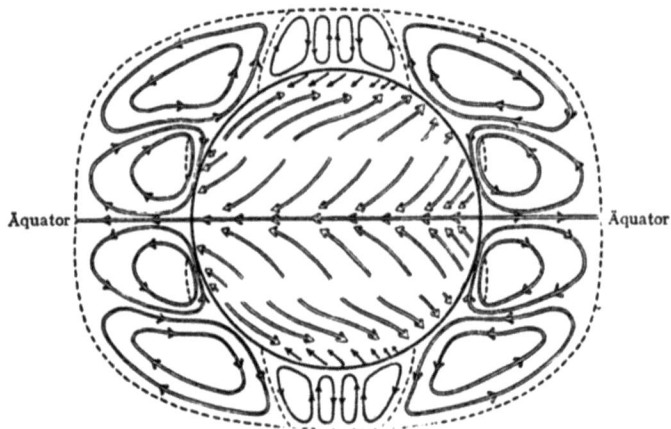

Abb. 2. Schema der allgemeinen Zirkulation der Atmosphäre. (Nach BJERKNES.)

sich warme Luft, die vom Äquator über die Roßzone herüberdringt, in überwiegend *westlichen Winden*, wobei es notwendigerweise zwischen diesen warmen Luftströmen von sog. „*Tropikluft*" und der kalten Luftströmung von den Polen

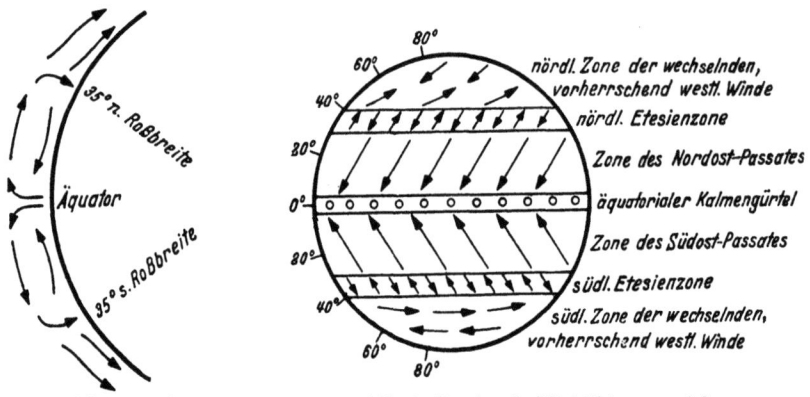

Abb. 3. Die äquatorialen Luftströmungen.

Abb. 4. Vorwiegende Windrichtungen auf der Oberfläche der Erde.

her, der sog. „Polarluft", zu einer Auseinandersetzung kommen muß. Das drückt sich aus in einer *Unstetigkeitszone* innerhalb der Breiten, wo sie sich berühren. Die Unstetigkeit bedingt ihre Wetterhaftigkeit. Die Klimazustände und Wettervorgänge in ihnen sind es, deren Auswirkungen das Hauptthema der *Bioklimatologie* und *Meteorobiologie* bilden (s. Abb. 4).

Diese Breiten mit ihrer Unstetigkeitszone sind es, in denen sich auf der nördlichen Halbkugel das Leben des überwiegenden Teiles der Menschheit abspielt. In ihnen liegen die heutigen großen Kulturzentren. An einem Zusammenhang zwischen Kultur und Klima kann kein Zweifel bestehen.

Aus dem Zusammentreffen der konträren Luftbewegungen in dieser Zone ergeben sich vielfach wechselnde Vorgänge im Luftraum. Aber auch in anderen Gebieten der Erde verlaufen die Luftbewegungen nicht nach der strengen Regel eines Schemas.

Die Erde ist zwar zum größeren Teil mit Wasser bedeckt, auf der nördlichen Halbkugel aber beherrschen große Landmassen das klimatische Bild. Nur wenn das Wasser die ganze Oberfläche der Erde bedeckte, würden jene Kreisläufe der Luft und die mit ihnen verbundenen Bewegungen sich in einer dem geschilderten Schema entsprechenden Regelmäßigkeit vollziehen. Tatsächlich wehen aber nur in der Breite des Atlantik und im Äquatorialgebiet des Stillen Ozeans die Passate so regelmäßig. Überall sonst auf der Erde werden die Luftbewegungen abgeändert durch Einflüsse des Druckgefälles, die sich aus der Ungleichmäßigkeit der Erwärmung von Meer und Land ergeben müssen.

Im *kleinen* wirkt sich die Ungleichmäßigkeit der Erwärmung von Wasser und Land *täglich an jeder Küste* aus mit den sog. *See-* und *Landwinden.* Zweimal innerhalb 24 h wechseln die Luftströmungen. Vormittags strömt als *Seewind* vom Meer her kühle Luft dem sich rasch erwärmenden Lande zu, über dem die warme Luft aufgestiegen und, dem Druckgefälle folgend, in der Höhe meerwärts abgeflossen ist. Nachts wehen aus dem rasch erkaltenden Lande kühle Luftmassen als *Landwind* dem auf relativ konstanter Temperatur bleibenden Meer zu, das in der Höhe warme Luft dem Lande zusendet und damit den Druck auf dem Lande erhöht.

Mit großer Regelmäßigkeit setzt an den Küsten der *warmen Länder* vormittags zwischen 10 und 11 Uhr der Seewind, abends zwischen 20 und 21 Uhr der Landwind ein, beide alltäglich sehnlich erwartet, denn in den Stunden der Windstille lastet die Schwüle des feuchtwarmen Klimas auf dem Menschen. Erst die einsetzende frische Brise des Vormittags weckt die Lust zu energischem Schaffen, erst das Einfallen des Landwindes verspricht ein ungestörtes Einschlafen. An Frische und Stärke ist der Seewind dem Landwind überlegen. Dessen Stärke wird gemindert durch die Reibung der Erdoberfläche, und das Land belädt seine Luft mit nicht immer erwünschten Beimengungen.

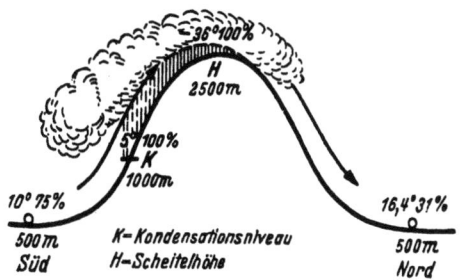

Abb. 5. Schematische Darstellung der Vorgänge bei Föhn. (Nach WEICKMANN.)

Auch der Seewind kann enttäuschen. Weht er über bei Ebbe austrocknende Korallenriffe oder über einen Mangrovengürtel hin dem Lande zu, so trägt er die fauligen Gerüche absterbenden Seegetiers mit sich. Sie galten als die Träger der Fiebermiasmen, bis die Malariaforschung erkannte, daß gerade hier keine Fiebermücken brüten können.

Ähnliche, durch ungleiche Erwärmung hervorgerufene Druckgefälle lassen *Berg-* und *Talwinde,* die sog. *Hangwinde* entstehen. Sobald die Hänge sich stärker erwärmen und die Luft über ihnen sich verdünnt, vormittags, weht Wind aus dem Tal herauf. Kühlen sie sich abends rascher ab als das Tal, weht ein Bergwind von den Höhen herab. Nicht immer liegt es so einfach, aber auch alle kleinen Kreisläufe beruhen auf dem gleichen System wie alle großen, nur nicht der *Föhn.* Er steht unter anderen Bedingungen als jene nächtlichen Fallwinde, nicht unter dem Kreislaufsystem. Föhne kommen keineswegs allein als Südföhn vor und sind nicht an das Alpengebiet gebunden. Sie entstehen, wenn Luftmassen, an einem Gebirge angestaut, sich beim Aufsteigen adiabatisch abkühlen und durch Kondensation sich ihrer Feuchtigkeit entledigen (Föhnmauern aus Wolkenbänken). Nach Überschreiten des Gebirges oder einer Hochebene sinken sie als *Fallwinde* herab, erwärmen sich im Fall adiabatisch und erreichen als trockener, warmer Wind die Täler oder die Ebene jenseits des Gebirges (s. Abb. 5). Nur wenn in Tälern kalte Luftmassen lagern, die dem Heruntersinken des warmen Windes Halt gebieten, ziehen sie über sie hinweg; es bilden sich *Inversionen* und über ihnen sog. *freier Föhn.*

Kommt Föhn von nicht allzu hoher, sehr kalter Hochfläche, wie die *Bora* Istriens und Dalmatiens oder der *Mistral* der Provence, so ist zwar seine Windstärke groß, aber die adiabatische Erwärmung reicht nicht aus, sie zu wirklich warmen Winden zu machen.

Die physiologischen und pathologischen Einflüsse des Föhns, auch des freien Föhns, sind seit langem Gegenstand wissenschaftlicher Erörterung, die noch nicht als abgeschlossen anzusehen ist.

Zu den großen Kreislaufsystemen der Luft gehören *See- und Landwinde riesigen kontinentalen Formates, Winde der Jahreszeiten*, die zwischen See und Land wechseln, die sog. *Monsune*. Sie treten im Bereich der großen Landmassen der nördlichen Halbkugel und ihrer angrenzenden Meere zum Teil an die Stelle der *Passate*, die sich mit ihnen und mit denen sie sich auseinanderzusetzen haben

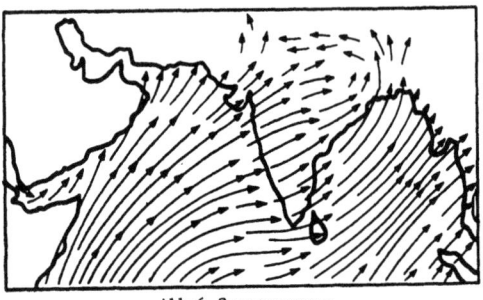

Abb. 6. Sommermonsun.

indem sie sich gegenseitig beeinflussen. Sie können, die Passate verstärken, aber auch abschwächen, sich mit ihnen vereinigen und sie ablenken. Es gibt Erdgebiete, wo sie fast allein entscheiden, so im Bereich der Landmassen um den Indischen Ozean. Dort, wo die primitive Segelschiffahrt der Südasiaten sich der Regelmäßigkeit ihres Wehens seit Urzeiten bediente, haben ihnen die Menschen jenen Namen gegeben, den die Kolonialseefahrer der beginnenden Neuzeit, die ebenso auf sie angewiesen waren, übernahmen (s. Abb. 6 u. 7).

Bei dem *klassischen Monsun* des Indischen Ozeans ist es die starke Erhitzung der großen Landmasse der vorderindischen Halbinsel südlich des Himalaya im Sommer, die über den Indischen Ozean her feuchte kühle Luft anzieht. Selbst über den Äquator hinaus wirkt diese Saugkraft, so daß Teile des Südostpassats der südlichen Hemisphäre mit in diese Bewegung, in die Nordostrichtung des Monsuns, einbezogen werden. Er, als ein von Süden her wehender Wind, muß ja die Richtung eines Antipassats haben.

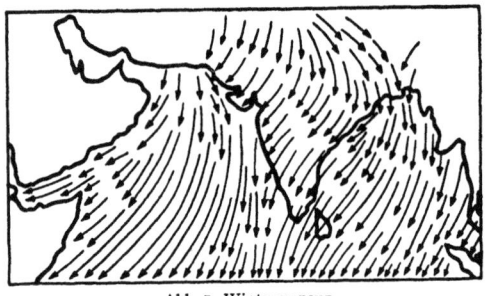

Abb. 7. Wintermonsun.

Im Südsommer ziehen dagegen die Landmassen des östlichen Afrika und der südostasiatischen Inselwelt und Australiens kühle Luftmassen von Norden, von Asien her an. Sie wehen nach Süden hin.

So entstehen die Südwestmonsune Vorderindiens und Ostafrikas, die Südostmonsune Indonesiens und ihre Gegenspieler beim Wechsel der Jahreszeiten.

Immer sind die Sommermonsune Seewinde. Sie bringen Regen, trübes Wetter, aber auch, von kühlen Meeren kommend, Temperaturerniedrigung. Die Wintermonsune sind Landwinde, daher trocken. Sie bringen heiteres Wetter, erhöhen die Temperatur und sind um so trockener, je trockener der Kontinent ist, von dem sie herwehen. In der Inselwelt Ostasiens bedeutet jeder Breitengrad näher zu Australien hin eine größere Trockenheit des Südostmonsuns.

Bleibt aber durch noch unerklärte Störungen, was zum Glück selten eintritt, ein Sommermonsun aus, bringt er nicht die genügende Feuchtigkeit ins Land hinein, so versagt die Ernte, die Flüsse trocknen aus und in ihren Lachen nisten sich malariaübertragende Mücken ein. Unter der doppelten Last einer Hungersnot und einer hereinbrechenden Malariaepidemie kommt es zu einer Seuchenkatastrophe, wie der Malariaepidemie auf *Ceylon* im Jahre 1934. Sie ergriff $1^1/_2$ Millionen Menschen und kostete fast 80000 Menschenleben, einzig und allein die Folge eines aussetzenden Südwestmonsuns.

Im Wesen verdanken die *monsunartigen Winde* anderer Erdteile, mögen sie auch nicht mit gleicher Regelmäßigkeit einsetzen und sich durchsetzen, keinen anderen Kräften ihren Ursprung als der Verschiedenheit der Erwärmung der Kontinente und Meere in den *Jahreszeiten.* Hierher gehören der *Harmattan* Westafrikas, ein heißer trockener Wüstenwind, der *Ghibli* Nordafrikas und der *Schirokko* Siziliens und Italiens, vielfach abgewandelt durch die Gebiete, über die sie wehen.

Auch die verhältnismäßig kleine Landmasse Europas übt entgegen den beherrschenden Westwinden der gemäßigten Zone eine monsunerzeugende Wirkung aus, indem im Winter der Kontinent kalte Luft nach den umgebenden Meeren abströmen läßt, im Sommer vom Meer her kalte Luft einströmt, Ursache der sog. „*Eisheiligen*" und der „*Julikälte*".

Im Gegensatz zu den wetterhaften Gebieten Europas, wo kaum ein Mensch im täglichen Leben nach der Windrichtung fragt — er weiß, daß die Westwinde, wenn sie überwiegen, schlechtes Wetter bringen, daß bei Ostwind der Himmel aufklart —, ist die Regelmäßigkeit des Wehens der See- und Landwinde und die Regelmäßigkeit der Jahreszeitenwinde in den warmen Ländern eine Lebensfrage für die dort lebenden Menschen, für den Kolonialeuropäer das wichtigste, erleichternde Element seiner Akklimatisation.

Luftfeuchtigkeit.

Ohne diese regelmäßigen Luftströmungen wäre der hohe Grad des Dampfdrucks der Atmosphäre in den Tropen, eine Folge der starken Verdunstung durch die Bestrahlung feuchter Böden und tiefgelegener Gebiete, für den Europäer auf die Dauer unerträglich.

Der Kreislauf der Verdunstung und Kondensation in ihrer Wechselwirkung mit der Temperatur, dessen Folgen dort, in den warmen Ländern, unmittelbar die Biologie des Menschen ernstlich beeinflussen, ist im gemäßigten Klima in der freien Luft für uns fast gleichgültig. Um so *abhängiger* ist *unser Wohlbefinden* von einem richtigen Verhältnis von Temperatur und Feuchte im Bereich unseres *Wohnungsklimas.* Eine feuchtwarme Raumluft hat den gleichen ungünstigen Einfluß auf unseren Wärmehaushalt wie die Luft der feuchtwarmen Tropenniederungen. Der Ungunst beider Lagen uns zu entziehen oder sie wenigstens zu mildern, ist das Ziel der Schaffung eines künstlichen Raumklimas, der *Klimatisierung* (s. S. 116).

Extrem verschieden ist auf der Erde die Auswirkung der *Kondensation* der Feuchtigkeit in Wolkenbildung und Regen.

In den Tropen scharfe Begrenzung von Trocken- und Regenzeiten, Regen häufig das erlösende Element nach unerträglich gewordener Austrocknung der Erde und ihrer Pflanzendecke und ihrer Erhitzung durch monatelange Trockenheit oder nach einem schwülen Tag. Über den trockenheißen Wüsten und Steppengebieten das Fehlen aller Kondensation, nicht weil es der Atmosphäre dort ganz an Feuchtigkeit fehlte, sondern infolge des Fehlens von Kondensationskernen. Im gemäßigten Klima aber ist Regenwetter *schlechtes* Wetter. Ein verregneter Sommer bringt die Menschen um einen erhofften Teil der Freude am Leben, oft auch um die Frucht ihrer Arbeit. Aber ebenso gefahrvoll für Wachstum und Ernte ist ein zu trockenes Jahr. Der Gegensatz zwischen der *geringen Wetterhaftigkeit der Tropen* und der *Unberechenbarkeit der Witterung* im Laufe des Jahres *in den gemäßigten Zonen* beruht auf den Verschiedenheiten der Luftfeuchtigkeit und der Wahrscheinlichkeit ihrer Kondensation unter dem Einfluß der vielfach wechselnden Luftbewegungen und Strahlungsverhältnisse im

Ablauf der Jahreszeiten in diesen Zonen. *Unser Wohlbefinden, unsere Stimmung, unsere Arbeit und ihr Erfolg wird in den Tropen abhängig vom Klima, in den gemäßigten Breiten vom Wetter.*

Das Verhältnis der Luftfeuchtigkeit zur Höhe der Temperatur und seine Schwankungen bis zur Höchstgrenze werden bestimmt durch die Feststellung der *maximalen Feuchtigkeit, der absoluten Feuchtigkeit, der relativen Feuchtigkeit und des Sättigungsdefizits.*

Welche Wasserdampfmenge die Luft überhaupt bei 760 mm Luftdruck bei jeder Temperatur aufnehmen kann, ausgedrückt in g-Gewicht im Kubikmeter oder als Dampfdruck in Millimeter Hg, kann in Tabellen eingesehen werden *(maximale Feuchtigkeit).*

Der nachstehende Auszug aus einer solchen Tabelle zeigt die großen Unterschiede der Aufnahmefähigkeit der Luft bei verschiedener Temperatur:

Druck des gesättigten Dampfes in Millimeter Quecksilber.

Temperatur. . .	$+50^0$	$+40^0$	$+30^0$	$+20^0$	$+10^0$	$\pm0^0$	-10^0	-20^0
Dampfdruck . .	92,5	55,3	31,8	17,5	9,2	4,6	2,1	0,9

Mit sinkender Temperatur erreicht auch eine nicht gesättigte Luft den Sättigungszustand Das weitere Überschreiten dieses ,,*Taupunktes*'' wird sichtbar in den verschiedenen Formen der Kondensation, als Tau, Nebel, Wolken, Schnee usw., in Räumen als Niederschlag von Feuchtigkeit an den Wänden oder auf Gegenständen. Trocknen kann man feuchte Räume nur, indem man die Raumtemperatur über den Taupunkt der Außenluft erhöht.

Die *absolute Feuchtigkeit*, d. h. die aktuell in 1 m³ enthaltene Wassermenge, kann bestimmt werden durch Absorption aus einer abgemessenen Menge Luft, die man über wasserbindende Stoffe, z. B. H_2SO_4, hinwegsaugt, um dann die Gewichtszunahme festzustellen. In der Regel werden jedoch zwei Thermometer benutzt, bei deren einem die Quecksilberkugel mit einem feuchten Läppchen umgeben ist. Wird diese Kombination eines trockenen und feuchten Thermometers, ein *Psychrometer*, einem Luftstrom ausgesetzt, so ist aus dem Temperaturunterschied des trockenen und feuchten Thermometers, dessen Temperatur durch die Verdunstung gesenkt wird, die absolute Feuchtigkeit zu errechnen, wobei aber der Barometerstand in die Berechnung einzubeziehen ist. Tabellen erlauben die Ablesung.

Solche Psychrometer werden in einfacher Form als *Schwingungspsychrometer* verwendet: in der Luft herumgeschwungene Thermometer. Für meteorologische Beobachtungen ist das gegen Strahlung durch eine Metallkapsel geschützte *Assmann*sche *Psychrometer* in Gebrauch, bei dem die Luft durch einen Propeller mit 2—3 Metersekunden an den Quecksilberkugeln der Thermometer vorbeigetrieben wird.

Die Feststellung der absoluten Feuchtigkeit liefert den Grundmaßstab für die hygienisch wichtige Differenz zwischen maximaler und absoluter Feuchtigkeit, das *Sättigungsdefizit* oder ihr Korrelat, die *relative Feuchtigkeit*, d. h. die *absolute Feuchtigkeit, ausgedrückt im Hundertsatz der maximalen Feuchtigkeit.* Beide Faktoren sagen aus, wieviel Wasserdampf die Luft bei gegebener Temperatur noch aufzunehmen imstande ist, auf den Menschen bezogen, wieviel Feuchtigkeit wir durch Verdunstung und Ausatmung noch an die umgebende Luft abgeben können, um das Gleichgewicht unseres Wärmehaushalts zu wahren.

Die *relative Feuchtigkeit* kann aus der mit dem Psychrometer bestimmten absoluten Feuchtigkeit errechnet werden. In der Regel erfolgt jedoch die Bestimmung mit dem *Haarhygrometer*. Ein entfettetes blondes Frauenhaar zieht sich bei trockener Luft zusammen, wird länger in feuchter Luft. Es bewegt dabei in dem Apparat den Zeiger über einer Skala, an der der Hundertsatz unmittelbar abgelesen wird. *Durch nichts kann die Bedeutung der relativen Feuchtigkeit für alles organische Leben besser belegt werden als durch die Verwendung einer organischen Materie als Reagens.*

Das *Sättigungsdefizit*, die Differenz zwischen maximaler und absoluter Feuchtigkeit, gibt an, in Gramm/Kubikmeter Wasser oder in Millimeter Dampfdruck, wieviel Wasser 1 m³ Luft noch bis zur Sättigung aufzunehmen imstande ist, mit anderen Worten, wie stark die *austrocknende Wirkung der Luft* ist. Für den Menschen handelt es sich darum, wieviel die Luft von der Feuchtigkeit aufnehmen kann, die er mit der Atemluft oder durch die Verdunstung von seiner Haut abgeben *muß*, um sich behaglich zu fühlen, d. h. ohne daß *das warnende Gefühl der Schwüle* anzeigt, daß seine Wärmeregulierung gefährdet ist.

Ein weiteres Maß der Luftfeuchtigkeit ist die *äquivalente Temperatur*. Sie beruht darauf, daß bei der Kondensation von Dampf wieder Wärme frei wird. Denkt man sich die gesamte Dampfmenge eines Raumes in Tropfenform umgewandelt und die freiwerdende Wärme dazu benutzt, die Lufttemperatur zu erhöhen, so erhält man als Endwert die äquivalente Temperatur. Bei einer Luft von 20° wahrer Temperatur und 70% Feuchtigkeit besitzt beispielsweise die äquivalente Temperatur einen Wert von 45°. Unsere Ausatmungsluft hat eine Temperatur von 32° und eine relative Feuchtigkeit von 100%, ihre äquivalente Temperatur beträgt mehr als 100°. Man kann das feststellen, wenn man mit fest angepreßtem Munde gegen poröse Anzugsstoffe haucht. Durch die Kondensation wird innerhalb des Gewebes die angehauchte Stelle heiß. So vermittelt die Äquivalenttemperatur in physikalisch einwandfreier Weise die Kombination der beiden Elemente Temperatur und Feuchtigkeit (WEICKMANN). Sie ist unter anderem ein Maß für die Ausatmungstemperatur, die bei niedriger Luftwärme merklich sinkt. Im feuchtheißen Tropenklima ist schon die Äquivalenttemperatur der Einatmungsluft so hoch, daß eine wesentliche Entwärmung durch Ausatmung nicht erfolgen kann, sondern durch die Haut bewirkt werden muß. Ihr aber sind ebenfalls durch das niedrige Sättigungsdefizit Grenzen gezogen. Beide Ventile sind unzureichend.

Nur in feuchten, heißen, schlaflosen Juli- und Augustnächten, in denen kein Wind durch das Fenster hereinweht, in der drückenden Schwüle eines ungelüfteten, menschenerfüllten Raumes oder in der Tiefe eines feuchtwarmen Bergwerks wird dem Europäer bewußt, wie nahe ihm die Grenze liegt, jenseits derer eine unbewegte Luft von hoher relativer Feuchtigkeit, von geringem Sättigungsdefizit, den Ablauf lebenswichtiger Funktionen seines Leibes stört. Auch kurzdauernde Zustände abnormer Art beeinträchtigen seine erbliche Anpassung an das Klima seiner Zone. In der feuchtwarmen Luft der warmen Länder aber lastet auf ihm zu jeder Stunde und am schwersten, wenn der Wind zum Erliegen kommt, dieses Zusammenwirken von hoher Temperatur und hoher Grade der Luftfeuchtigkeit, an die er sich akklimatisieren muß, will er dort leben und arbeiten.

Über die Verteilung der atmosphärischen Feuchtigkeit auf der Erde ein gleich klares Bild zu gewinnen, wie es die Isothermen liefern, ist trotz der Ermittlung der Mittelwerte der relativen Feuchtigkeit nur sehr unvollkommen möglich. Der Wasserdampfgehalt der Luft steht zwar in den untersten Schichten der Atmosphäre in engster Beziehung zur Temperatur, in manchen Gebieten aber, z. B. in den Wüsten, kann bei dem geringen Überschuß an flüssigem Wasser das Sättigungsverhältnis der Luft dem Temperaturgang nicht folgen. Über dem *Meer* vom Äquator bis zu den Polen besteht fast überall eine relative Feuchtigkeit von 80%. Über den Kontinenten nimmt im Sommer in höherer Breite die relative Feuchtigkeit von der Küste landeinwärts ab. Schwankungen geringen Grades treten überall auch im Verlaufe eines Tages auf, wobei die relative Feuchte einen zur Lufttemperatur umgekehrten Gang zeigt, so daß Orte, die am Tag trocken sind, nachts so feucht sein können, daß es zu Taubildung kommt.

Daß die *adiabatische Erwärmung* absteigender Luft Trockenheit bringt, dafür sind die *Wüsten* im Bereich der Roßzonen der Beweis im großen.

Klimazonen und Klimatypen.

Auch wenn man nur die meteorischen Faktoren betrachtet, wird unmittelbar deutlich, daß eine Einteilung nach Klimazonen nicht der mathematischen Einteilung des Erdballs schematisch folgen kann. Daß der Wärmeäquator der Erde nicht mit dem mathematischen Äquator zusammenfällt, ist nur eine besonders einleuchtende Feststellung.

Gewiß lehrt auch die oberflächlichste Beobachtung, daß die Tages-, Monatsund Jahresmittel der Temperatur zunehmen, je mehr wir uns dem Äquator nähern, und ein auf Grund exakter Messungen durchgeführter Vergleich, wie ihn Abb. 8 wiedergibt, zwischen dem jährlichen Temperaturgang von *Batavia, Wien* und *Spitzbergen* beweist eindeutig die Abhängigkeit der Temperatur von der *geographischen Breite*. Aber schon Abb. 9 belehrt darüber, daß gleich große Gegensätze des Temperaturgangs auch bestehen zwischen Orten, die annähernd auf gleicher Breite liegen, *Valencia, Potsdam, Irkutsk*. Die Ursache ist hier nicht ein Unterschied der Breite, sondern die zunehmende *Kontinentalität*.

Zu den beiden Klimaelementen der geographischen Breite und der Kontinentalität treten aber weitere Klimaelemente, die Höhenlage, die Beschaffenheit der Erdoberfläche und ihrer Bodenarten, ihr Wassergehalt und ihre Pflanzenwelt. Ihnen gesellen sich die Wetterelemente zu, Luftdruck, Temperatur, Feuchtigkeit, Luftbewegung, die ihrerseits wieder jene Elemente beeinflussen und von ihnen beeinflußt werden.

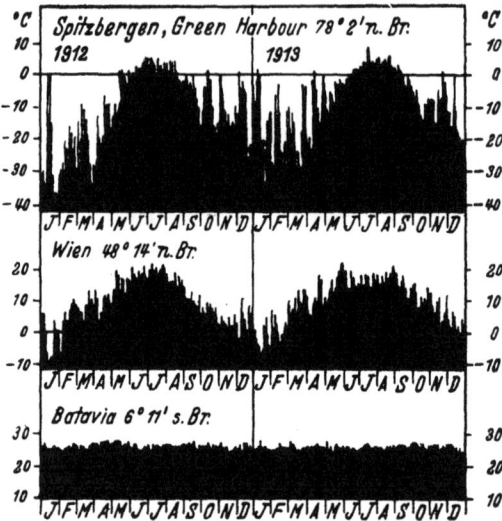

Abb. 8. Breiteneffekt im jährlichen Gang der Temperatur (Batavia, Wien, Spitzbergen). (Nach Weickmann).

Eine Aufgliederung der Erdoberfläche nach Klimazonen im Sinne einer Abgrenzung und Umgrenzung durch Isobaren oder Isothermen wäre nur möglich, wenn es gelänge, die durch vielfache Korrelationen miteinander verknüpften Werte der Klimaelemente in Summenformeln zusammenzufassen. Das ist aber schon für die Wetterelemente, für Temperatur, Feuchte und Luftbewegung, nur unvollkommen und nur in engen Grenzen gelungen. Am verwertbarsten haben sich noch die engen Beziehungen zwischen Temperatur und Feuchtigkeit erwiesen.

Entschließt man sich also, angesichts der eindrucksvollen Temperaturunterschiede vom Äquator bis zum Pol, von Klimazonen nach der geographischen Breite, von *tropischer, gemäßigter* und *Polarzone* zu sprechen, so muß man sich dessen bewußt sein, daß diese vereinfachende Einteilung der Erdkugel in jeder dieser *Klimazonen* alle jene anderen Klimafaktoren, in erster Linie die Kontinentalität, die Höhenlage und außerdem alle meteorischen Elemente mit umfaßt, und daß damit zahlreiche zum Teil fließende Übergänge und viele Varianten, eben *Klimatypen*, gegeben sind.

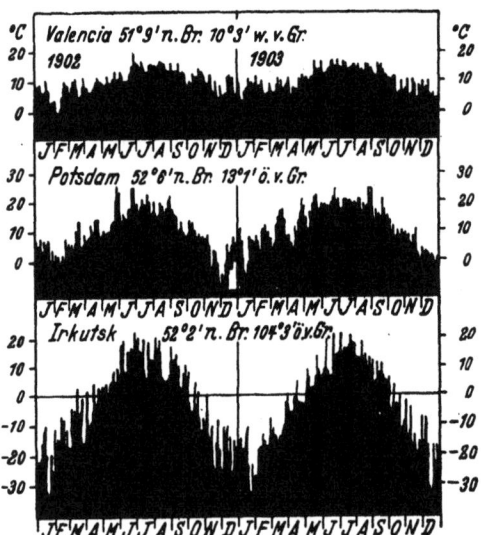

Abb. 9. Effekt zunehmender Kontinentalität im jährlichen Gang der Temperatur (Valencia, Potsdam, Irkutsk). (Nach Weickmann).

Trotz dieser Vielfalt der Kombinationsmöglichkeiten, aus denen heraus fast jedem Ort sein eigenes Sonderklima zukommt, ist aber immer wieder der Versuch gemacht worden, *Klimazonen* abzugrenzen und *Klimatypen* aufzustellen, weil die Menschen wissen müssen, welche Räume der Erde geeignet oder ungeeignet sind, ihnen Heimat und Wirkungsmöglichkeit zu geben. Worüber einstens das harte Gesetz der Anpassung und Auslese entschied, das zu entscheiden, wird heute von der Wissenschaft erwartet.

„Alle Klimaklassifikation hat ja für uns nur einen Sinn im Hinblick auf den Menschen und seine Lebensbedingungen, und dabei sind *Wärme* und *Wasser* entscheidend, ihre Menge und ihre Verteilung über Jahr und Tag, und zwar so, daß in höheren Breiten die Wärme, in niederen das Wasser den Ausschlag gibt." (Weickmann.)

Ein gewisser Primat kommt also der Wärme und der Feuchte für die Klimazonen-einteilung zu, vor allem ihrem gegenseitigen Verhältnis. Rasch aber gelangt man innerhalb der Zonen zur Aufgliederung nach Klimatypen, sobald man nicht nur die Mittelwerte jener beiden Elemente berücksichtigt, sondern ihre Veränderlichkeit, ihre Beziehungen zu den Luftbewegungen, und dazu die Strahlungseinflüsse und andere atmosphärische Zustände, z. B. die Beimengungen der Atmosphäre, einbezieht. Vergessen darf auch nicht werden, daß alle Temperaturmessungen und Feststellungen der relativen Feuchtigkeit in den Wetter-stationen in Höhe von 2 m über dem Erdboden getroffen werden. Damit gelten alle aus ihnen gezogenen Schlüsse nicht ohne weiteres für die bodennahe Luftschicht und nicht ohne weiteres für die verschiedenen Arten des Kleinklimas und Mikroklimas, z. B. auch nicht für ein Stadtklima und ein Wohnungsklima (s. Abschnitt Siedlung, Haus, Wohnung).

Die warme Klimazone und ihre Untertypen.

„Tropische Hitze", dies Klischee-Wort ist kennzeichnend dafür, was der Euro-päer sich als das wesentlichste Klimaelement der warmen Zone vorstellt. Er ist erstaunt, wenn er erfährt, daß die Lufttemperatur tropischer Orte, auch wenn ihr Jahresmittel 26⁰ C beträgt, so gut wie nie die Temperatur eines heißen Juli- und Augusttages in Europa, 35—36⁰ C, überschreitet, und daß, trotz der geringen Tagesschwankung, dort selten Nächte so drückend heiß sind, wie sie es an schwülen Sommertagen in den Häuserblocks unserer Großstädte sein können.

Dennoch besteht zunächst keine andere Möglichkeit, zu einem Abgrenzungs-kriterium zu kommen, als die auf zahllosen Wetterstationen der Erde auf-genommenen Temperaturen und den Temperaturgang an Tagen, in Monaten und im Laufe eines Jahres zum Maßstab zu nehmen. Hiernach gilt als *warme Zone* die Gesamtheit der Gebiete nördlich und südlich des auf 10⁰ nördlicher Breite liegenden Wärmeäquators, die durch die 20⁰ Jahresisothermen abgegrenzt werden (SUPAN). Innerhalb dieses Gürtels erlaubt ein weiteres Temperatur-kriterium eine Unterteilung, indem man das Gebiet innerhalb der *Isochimenen* von 20⁰ C, Linien, die ein Gebiet begrenzen, in dem auch die kältesten Monats-mittel nicht unter 20⁰ C liegen, als eigentliche *Tropenzone* bestimmt, die außer-halb davon gelegenen Gebiete als *Subtropen*. In klimatischem Sinne liegen damit die Tropen mit dem größten Teil ihres Gebietes auf der nördlichen Hemi-sphäre, weil deren Landmassen sich stärker erwärmen als die Wassermassen der südlichen.

Gemeinsam sind diesen Gebieten, wenn auch abgestuft gemäß der Zunahme der Breite nach Süden und Norden und dem damit verknüpften Wechsel des Sonnenstandes innerhalb der Wendekreise, die geringen Unterschiede der Dauer von Tag und Nacht, die kurze Dämmerung, der steile oder relativ steile Einfall der Sonnenstrahlung, ihr Reichtum an Ultraviolettstrahlung, das Fehlen wesent-licher jahreszeitlicher Temperaturschwankungen und einer kalten Jahreszeit überhaupt. Es fehlen die für die gemäßigte Zone bezeichnenden *unperiodischen Wechsel* zwischen warmen und kalten Tagen, und es fehlt die Wetterhaftigkeit dieser Zone. Ihr Fehlen beruht auf der die warme Zone, besonders ihre Küsten-gebiete, kennzeichnenden Regelmäßigkeit der Luftbewegungen.

So stellt sich das Klima der warmen Zone im Vergleich mit dem der gemäßigten dar als ein Klima von großer *Einförmigkeit* der kosmischen und meteorischen Einflüsse. Sie ist für den Europäer keineswegs etwas Günstiges, sondern erlegt ihm neben der physischen Beanspruchung noch eine erhebliche seelische Belastung auf. Die physische Belastung beruht auf dem zweiten Wetterfaktor, der zur Abgrenzung dienen muß, der *Luftfeuchtigkeit*. Es ergibt sich, daß innerhalb der warmen Zone keineswegs überall jene Gleichmäßigkeit der Temperatur und die geringen Ausschläge in ihrem Gange gegeben sind und daß der Feuchtigkeits-faktor eine Aufteilung der Zone in mehrere Klimatypen geradezu erzwingt.

Durch die Rolle, die das Wasser für die Nutzbarkeit der Länder für den Menschen spielt, scheiden sich innerhalb der warmen Klimazone *drei Haupttypen*, mögen sie auch vieler Orten durch fließende Übergänge verbunden sein, das *tropische Tieflandklima*, das *tropische Höhenklima* und das *tropische Trockenklima*, in seinen Abwandlungen als Steppen- und Wüstenklima.

Der Typus des tropischen Tieflandklimas. Das tropische Tieflandklima ist es, das durch seinen Reichtum an Bodenprodukten als Siedlungsraum des Menschen innerhalb der warmen Zone die stärkste Bevölkerungsmenge beherbergt und in dem aus dem gleichen Grunde der Europäer, wenn er dort arbeiten und gewinnen will, seinen Sitz nehmen und mit dem er sich auseinandersetzen, dem er sich zu akklimatisieren versuchen muß.

Unter der Einwirkung des Strahlungsüberflusses erlaubt der Wasserreichtum des tropischen Tieflandes eine starke Verdunstung. Nirgends auf der Erde ist der Kreislauf von Verdunstung und Kondensation und damit die Rückgabe des verdunsteten Wassers durch die Atmosphäre so ausgiebig und so regelmäßig ausgebildet, nirgends sonst enthält die Atmosphäre so reichlich verdunstetes Wasser. Die relative Feuchtigkeit sinkt selten unter 80—90%. Diesem Wasserreichtum der Luft, dieser *Treibhausluft*, verbunden mit den *geringen Schwankungen der Temperatur in Tages-, Monats- und Jahresmitteln*, verdankt das tropische Tieflandklima seinen Reichtum und die Üppigkeit der Vegetation seiner Urwälder. Aber unabänderlich ist diese Gunst des Klimas nicht. Greift der Mensch unverständig in sein Walten ein, entblößt er durch Raubbau die Erde ihrer natürlichen Pflanzendecke, so kann die strahlende Wärme der Sonne anstatt eines Helfers zu einem Feinde werden, der auf dem durch „soil erosion" entblößten Boden keine Frucht mehr gedeihen läßt. Steppe und langsam vordringende Wüste treten an die Stelle fruchtbaren Landes und eine Änderung des Klimas bildet sich aus, von der es kein Zurück mehr gibt. Solche Abänderungen des Klimas haben auch die Südteile der gemäßigten Zone noch in historischer Zeit erfahren, wo der Mensch die Erde ihrer Wälder beraubte (Griechenland, Italien, Kleinasien, Nordafrika).

Wo solche *Versteppungen* im Innern eines großen Kontinents, wie z. B. Afrikas, Raum gewonnen haben, gewinnt das Klima kontinentalen Charakter, zwar nicht in so ausgesprochener Form wie im Bereich der gemäßigten Zone, aber auch gekennzeichnet durch stärkere Schwankungen der Temperatur, die größere Extreme erreicht, und durch Abnahme der relativen Feuchtigkeit. Käme es nur auf diese Faktoren an, so könnten solche Gebiete dem physischen Dasein des Menschen wenigstens für große Teile des Jahres günstigere Bedingungen bieten als das Küstentiefland der Tropen. Viehzüchtende Stämme gedeihen in solchen Gebieten.

Der größte Teil des tropischen Tieflandes liegt im Bereich *regelmäßiger Luftbewegungen*. An der Küste steht es unter dem Einfluß des täglichen Wehens der See- und Landwinde, die bis zu 30 km weit in das Land wirken können. Mit den Jahreszeiten wechseln die Passate oder ihre Ablenkungen in mosunartige Winde oder die Monsune selbst. Unterschiede in Art und Stärke der kontinentalen Winde selbst bestehen für die West- und Ostseite der großen Kontinente und beeinflussen die Jahresmittel der Temperaturen und die Feuchtigkeit. Für die vorderindische Halbinsel kann man von einem besonderen *Monsunklima* sprechen.

Eine einheitliche Gegebenheit ist also auch das tropische Tieflandklima nicht, und Analysen der klimatischen Gunst und Ungunst jedes Siedlungsraums sind unentbehrlich.

Unter dem Einfluß der Regelmäßigkeit der Winde stehen die *Jahreszeiten* der warmen Zone. Sie sind nicht gekennzeichnet durch *Winterkälte* und *Sommerwärme*, sondern durch *Regen-* und *Trockenzeiten*. Sie bedeuten ganz andere, aber nicht minder gegensätzliche Unterschiede im Ablauf des Jahres als die Jahreszeiten der gemäßigten Zone. Mindestens 1 Monat lang fallen schwere Regen, deren Menge $^2/_3$ m und mehr beträgt. Zwei Regenzeiten beherrschen die Zone der Kalmen. Mit abnehmendem Abstand von ihnen nach Norden und Süden rücken unter dem Einfluß der Sonnendurchgänge die Regenzeiten näher zusammen und verschmelzen schließlich zu einer großen Regenzeit. So ist es z. B. im nördlichen Vorderindien. In den Trockenzeiten verdorrt der oberflächliche Bewuchs der Erde, der Boden speichert unter dem Einfluß der starken Sonnenstrahlung große Wärmemengen an. Seine Rückstrahlung wird lästiger als die Strahlung der Sonne. Aber auch hier kennt das Land ein Wiedererwachen der Pflanzenwelt aus ihrer Trockenruhe, eine Art Frühling, wenn die ersten Regen nach oft monatelanger Dürre einfallen, die Erde sich begrünt und die kühlende Verdunstung wieder in Gang kommt. In der Trockenzeit ist im tropischen Tiefland die Sonne reich an Trübungen, so daß die Strahlung nicht die Intensität gewinnt, wie in der an Kondensationskernen armen Atmosphäre über den Wüsten. Neuere Forschungen haben gezeigt, daß der Europäer in den Tropen irrte, wenn er meinte, der Sonnenstrahlung sich soviel wie möglich entziehen zu müssen und ein Ablegen des Tropenhelms bedeute eine unmittelbare Gefahr. Die Strahlung von der Erde her war in der Trockenzeit für ihn weitaus lästiger als die Sonnenstrahlung, vergleichbar der intensiven reflektierten Strahlung von Schneeflächen.

Nicht die Strahlenfülle ist es, die den Europäer in den Tropen belastet, nicht die Höhe der Temperatur, sondern ihre Verbindung mit dem hohen Feuchtigkeitsgehalt der Luft, das geringe Sättigungsdefizit, das seinen Wärmehaushalt gefährdet.

Der Typus des tropischen Höhenklimas. Ein weit verbreiteter Irrtum, der auch in wissenschaftliche Darlegungen Eingang gefunden hat, ist es, Höhengebiete der Tropen wären gewissermaßen Inseln gemäßigten Klimas im warmen Luftozean des tropischen Tieflandklimas. Auch diese Auffassung fußt auf einer Überschätzung des Temperaturfaktors. Richtig ist, daß in den Tropen mit jedem Aufstieg um je 100 m die mittlere Temperatur um 0,5° abnimmt, daß also, wenn man als mittlere Jahrestemperatur eines tropischen Küstenplatzes etwa 26° C annimmt, mit einer Höhe von 1200 m die 20° Jahresisotherme überschritten wird.

Es ist auch richtig, daß die adiabatische Abkühlung noch größer wäre und 1° C erreichen würde, würde nicht durch Kondensation der Luftfeuchtigkeit Wärme freigemacht. Aber diese mit der Höhe zunehmende Kondensation reicht keineswegs aus, die relative Feuchtigkeit so weit zu senken, daß in tropischen Höhen auch nur annähernd so niedrige Grade der relativen Feuchtigkeit erreicht werden wie im gemäßigten Klima.

Diese Höhenlagen haben ihr Sonderklima. Die Temperaturen schwanken in größeren Ausschlägen als im Tiefland. Die abendliche Abkühlung verstärkt die Kondensation, der Taupunkt ist rasch erreicht, die Feuchtigkeit schlägt sich auf Gegenständen, auf Kleidern und Wäsche nieder. Die Behaglichkeit, die von dem Sinken der Temperatur erwartet wurde, wird durch ein Gefühl der Klammheit beeinträchtigt. In den Morgenstunden lagern Nebel um die Höhen. Bergwälder wirken als *Kondensationszentren*. Schon in den frühen Nachmittagsstunden vieler Tage sammeln sich um die Gipfel starke Wolkenmassen und bringen schwere abendliche Regen. In der Tagesmitte wirken Strahlung und Luftfeuchtigkeit kaum anders zusammen als im Tiefland, so daß körperliche schwere Arbeit für den Europäer nicht weniger beschwerlich ist als im Tiefland.

An der *Einförmigkeit* der großen Klimaelemente und ihren seelischen Einflüssen ändert auch die Höhenlage nichts. Wenn der Europäer dennoch in den

Tropen Erholung in Höhenlagen sucht, so geschieht es allein um der Temperatur, um der kühlen Nächte willen und zu allererst in der Trockenzeit, um der doppelten Wirkung von Boden- und Sonnenstrahlung zu entgehen.

Gebiete aber, an die sich Menschen der hellen Rassen mühelos akklimatisieren könnten, sind auch die Höhenlagen der Tropen über 1200 m Meereshöhe nicht. Die physischen Bedingungen zu körperlicher Arbeit sind für sie dort nicht erfüllt. Wie stark auch dort der hohe Feuchtigkeitsgehalt der Luft auf das Wohlbefinden einwirkt, hat sich bei dem verfehlten Versuch gezeigt, Lungensanatorien dort, wie in Europa, in große Höhen zu legen. Das Befinden der Kranken verschlechterte sich in einer Atmosphäre, in der die Morgennebel und die abendlichen Regen einen großen Teil des Tages beherrschen, der in europäischen Höhenkurorten der Luftkur der Kranken zu dienen hat. Und wenn auch solche täglichen Schwankungen im Wetter an die Wetterhaftigkeit des gemäßigten Klimas erinnern und für den Gesunden bedeutungslos sind, so fehlt doch für den Europäer jeder Anstoß zu den jahreszeitlichen Reaktionen, zu denen ihn das Klima der Heimat nötigt, die ihm gemäß sind, und deren Reizwert ihm die starken seelischen Antriebe gibt, ohne daß er sich dessen bewußt zu sein braucht. Erst wer lange in den Tropen lebt, weiß, wieviel energieentbindende Kräfte jene Antriebe in sich tragen.

Der Typus des tropischen und subtropischen Wüsten- und Steppenklimas. Die absteigenden trockenen Antipassate, die in den Roßzonen niedersinken, können der Erde keinen Regen bringen. Auf der südlichen und nördlichen Halbkugel liegen in ihren Breiten die Länder wüst oder tragen nur den spärlichen Pflanzenwuchs einer Steppe. Nur wo die Passate oder Monsune gegen Gebirge anstoßen, kommt es zu Kondensation und zu starken Niederschlägen. Randgebirge großer Fruchtbarkeit stoßen an Wüsten und an dürre Ebenen. Bis an die Küsten der Ozeane reichen die Wüsten in Westafrika und in West-Südamerika in diesen Zonen, dort, wo kalte Meeresströmungen und kaltes Auftriebwasser die Luft vor Erreichen der Küste ihrer Feuchtigkeit entledigen, ehe sie ins Land hineinweht.

Die Luft über den Wüsten und Steppen ist arm an Kondensationskernen, die Strahlung der Sonne nicht durch Trübungen gehemmt. Aus ihrem Zusammenwirken mit der Bodenerhitzung entstehen weit höhere Lufttemperaturen als im tropischen Tieflandklima, höher als die Temperatur des menschlichen Körpers. Der Wind hört auf, für ihn ein Abkühlungsfaktor zu sein. Er wird ein Feind, dessen man sich zu erwehren hat, weil er den *Körper von außen anwärmt*, anstatt ihm bei der Entwärmung zu helfen. Wo in den Wüsten die glühendheißen, trockenen Sandwinde in großer Stärke über das Land hinwehen, ist das Leben gefährdet. In den Nächten strahlt das Land ungehemmt seine Wärme in die reine Atmosphäre aus, aus der es keine wesentliche Gegenstrahlung zurückempfängt. *Die Glashauswirkung fehlt* (s. S. 25). So schwanken die Temperaturen unter dem gleichzeitigen Einfluß der kontinentalen Lage und der Lufttrockenheit und Austrocknung in äußersten Extremen von über 40° am Tage bis zu Nachttemperaturen unter dem Gefrierpunkt.

All das gilt, in gemildertem Maße, auch für die kontinentalen Steppengebiete der großen Kontinente in der Richtung nach dem Äquator. Hier liegen Übergangsgebiete von der Steppe zum tropischen Tieflandklima, die für einige Monate des Jahres durch die Trockenheit der Luft dem Europäer günstige Lebensbedingungen bieten.

Hier, im Innern der Kontinente werden Gebiete angetroffen, die in einigen Monaten des Jahres in extremster Ausformung dem einen Klimatyp angehören, zu anderen Zeiten einem anderen, so daß man geneigt sein könnte, angesichts dieser Gegensätzlichkeit von einem besonderen Klimatyp der tropischen Zone kontinentaler Art zu sprechen.

Wo überhaupt innerhalb der Wüsten und Steppen ein Pflanzenleben sich entwickelt, handelt es sich um Formen, die durch schützendes Haarkleid oder Wachsmäntel oder durch wasserspeichernde Organe der starken Austrocknung widerstehen können. Solche wasserspeichernden Pflanzen, z. B. die Tsamas-Melonen Südafrikas, sind für den Menschen oft die einzige Wasserquelle.

Dennoch haben die meisten dieser Gebiete die potentielle Möglichkeit, unter dem Einfluß der Strahlung und der hohen Jahresmittel der Temperatur überall dort reiche Frucht zu liefern, wo ihnen Wasser zugeführt werden kann, sei es, daß es aus tiefstem Quellhorizont aus der Tiefe emporquillt in einer Oase, sei es, daß ein starker Fluß es von fernen Gebirgen herbeiführt, wie der Nil, wo der Mensch es in Kunstwerken über das Land verteilt, wie es die Römer in Nordafrika taten und wie es heute wieder dort versucht wird, oder wo das spärlich zusammengeronnene Wasser kurzer, aber wasserreicher Regentage in Stauwerken gespeichert wird wie in Südafrika.

Die Vernichtung der Wälder als erste Ursache, dann die Vernachlässigung solcher Werke und die Unterlassung der Ausnutzung von der Natur angebotener Hilfen, haben im Laufe der beiden letzten Jahrtausende der Wüste Raum gegeben. Arabien und Nordafrika haben aufgehört, Kornkammern zu sein. Die Entwaldung der nach dem Äquator zu gelegenen Gebiete hat den Steppengürtel verbreitert, dessen Ränder allmählich dem Wüstwerden anheimfallen.

Das gemäßigte Klima.

Einen nicht geringen Anteil hat auch die Hand des Menschen, der in die Waldbedeckung der Erde verwüstend eingriff, an den Unterschieden, die in der gemäßigten Zone mehrere Klimatypen bedingen. Besonders gilt das für den südlichen dieser Klimatypen.

Gemeinsam sind ihnen erhebliche Schwankungen der Temperatur im Tagesablauf und starke Gegensätze der Jahreszeiten, bedingt durch die Unterschiede der Sonnenscheindauer im Ablauf des Jahres und damit das Vorhandensein *einer kalten Jahreszeit*, eines echten *Winters*. Trotz weitaus geringerer Niederschlagsmenge im Vergleich mit den feuchtwarmen Tropen, trotz viel geringerer Luftfeuchtigkeit bewirkt die Unregelmäßigkeit der Luftbewegungen viele *unperiodische Wetterschwankungen* innerhalb der Jahreszeiten. Sie kurzfristig und langfristig vorauszusagen, ist das stete Bemühen der Meteorologen, während in den Tropen jeder Laie ganze Monate hindurch mit Sicherheit voraussagen kann, ob es morgen regnen wird oder nicht. Damit verbunden ist eine erhebliche Einschränkung der Sonnenstrahlung durch wechselvolle, aber selten ganz fehlende Vorgänge in der Atmosphäre, durch Wolkenbildung und Trübungen. Gering ist die Möglichkeit, die Sonnenscheindauer berechnend auszunutzen.

Die Gesamtzone wird mit ihrer mittleren Jahrestemperatur durch die 20⁰ Jahresisotherme im Süden und die 0⁰ Jahresisotherme im Norden abgegrenzt, Linien, die über Meer und Land in weiten Ausschlägen die Breitengrade überschneiden, im Bereich des Golfstroms weit in die mathematische Begrenzungslinie der Polarzone hineingreifen.

Über die Bewohnbarkeit der Gesamtzone durch den Menschen besteht kein Zweifel, seit er sich domestiziert, seit er Haus und Kleidung entwickelt und Nahrung für lange Zeit vorsorgend zu bewahren gelernt hatte. Ohne dies würde er im größten Teil der Zone kaum einen Winter überdauern. Darüber hinaus verlangt das Klima der Zone eine unaufhörliche, wachsame Einstellung auf die ihm eigenen Schwankungen und Extreme, eine Reaktionsbereitschaft zu Umstellung und Anpassung, die nur in jahrtausendelangen Ausleseprozessen erworben werden konnte, damit aber zur Ausbildung eines Menschentypus von einer Variationsbreite seiner Reaktionsmöglichkeiten geführt hat, wie ihn keines der Völker der warmen Zonen besitzt.

Deutlich grenzen sich innerhalb Europas, aber auch auf anderen Erdteilen und auf der südlichen Halbkugel *drei Klimatypen* innerhalb der gemäßigten Zone ab. In Europa scheidet sich der eine von ihnen, ein *gemäßigt warmes Trockenklima*, durch große, westöstlich verlaufende Gebirgszüge von den nördlichen Typen ab. Hier sinken die mittleren Temperaturen keines Monats unter 0⁰ C.

Unter ähnlichen Temperaturbedingungen, aber ganz anderen Witterungsverhältnissen steht das *ozeanische Klima* der gemäßigten Zone. In beinahe allen
Faktoren von beiden verschieden ist das aus dem ozeanischen Klima in langsamem, fast unmerklichen, aber stetigen Übergang sich entwickelnde *kontinentale Klima*, das in seiner ausgeprägten Form den Osten Europas und die
gemäßigte Zone des asiatischen Kontinents beherrscht.

Der Typus des gemäßigt warmen Trockenklimas. Mit trockenen Sommern
stehen die dem Äquator zugewendeten Teile der gemäßigten Klimazone noch
den subtropischen Klimatypen nahe, aber die Ursachen dafür sind andere.

Im Sommer und Frühherbst wirken auf die Südteile Europas und die entsprechenden Gebiete anderer Erdteile noch die Passate oder ihre Ablenkungen
ein, im Winter und im Frühjahr stehen sie unter dem Einfluß der feuchten
Westwinde des eigenen Zonengürtels. Sie sind zwar vom Hochsommer bis in
den Herbst hinein einbezogen in den Kreislauf der Passatluftbewegung, d. h.
sie stehen unter der Einwirkung herabsinkender Trockenluftmassen der Roßzonen, zugleich aber werden sie beeinflußt durch die sog. *Etesien*. Das sind
kräftige Nordwest- und Nordostwinde von großer Konstanz, die im Sommer
von dem in den nordafrikanischen und vorderasiatischen Landmassen entstehenden Tief aus den kühlen Hochdruckgebieten des Nordens auf deren Ostseite angesogen werden (s. Abb. 4). Sie werden für so bezeichnend für diesen
Klimatyp gehalten, daß man auch von einer *Etesienzone* gesprochen hat.

Ihre Herkunft aus kühleren Gebieten besagt nicht, daß diese Winde immer kühle Luft
mit sich führen. Sie sind warm, wenn sie aus einem stark erwärmten Gebiet Mitteleuropas herwehen. Dann kann bei geringerem Temperaturunterschied ihrer Luftmassen
von der Temperatur des Tiefs im Süden der Sog möglicherweise nicht stark genug sein. Es
kommt dann zu einer Aufstauung warmer Luftmassen in den Talebenen der südeuropäischen
Halbinseln. Diese läßt dort die Temperatur hoch ansteigen, besonders wenn dazu noch eine
Föhnwirkung tritt, wenn nämlich aus Nordwesten wehende Winde sich über den Gebirgsketten ihrer Feuchtigkeit entledigen und als trockener Föhn auf ihrer Ostseite niederfallen.
Solche Vorgänge beherrschen das Klimabild Griechenlands und zum Teil Kleinasiens.

Im Winter sind die Mittelmeerländer weitgehend der mitteleuropäischen
Wetterlage mit vorherrschenden westlichen Winden und den daraus sich ergebenden atmosphärischen Vorgängen angeschlossen. Kälteeinbrüche aus dem
Norden, die sogar gepaart gehen können mit kurzdauerndem Schneefall, sind
gebunden an die atmosphärischen Störungen des ozeanischen Klimatyps, die
in *Zyklonen* ihren Ausdruck finden. Mehrere Zugstraßen der Zyklonen ziehen
aus nordwestlicher Richtung kommend, in das östliche Mittelmeergebiet hinein (s. S. 46).

Die atmosphärischen Einflüsse aber wirken auf Länder ein, die sich nicht
mehr in einem naturgewordenen Zustand ihrer Oberflächenbeschaffenheit befinden, sondern durch die Hand des Menschen tiefgehend umgestaltet sind.
Sie sind fast vollständig ihrer Waldungen beraubt, ihre Gebirge und Hochflächen
sind entblößt von Humus, sie sind verkarstet. Die Einwirkung der Strahlung
wird durch keinerlei Bodenfeuchtigkeit in den Gebirgen gemildert. Die reich
gegliederten Küsten Südeuropas haben wenig unter Windstille zu leiden. Im
Bereich der Gebirge und der von ihnen umschlossenen oder an ihrem Fuß liegenden Ebenen kommt es trotz der niedrigen Jahresmittel der Temperatur zu starken Schwankungen und je weiter nach Osten zu Extremen, die bereits kontinentalen Charakter tragen.

Selbstverständlich sind alle diese Gebiete für die weiße Rasse bewohnbar.
Ihre Nutzbarkeit ist zwar örtlich begrenzt, aber von großer Ergiebigkeit. Im
Verhalten der Bevölkerung aber zeigt sich in sehr eindrucksvoller Weise, von
Norden nach Süden zunehmend, der lähmende Einfluß der Nachbarschaft der

Subtropen auf die seelische Haltung. Ein „dolce far niente" in Süditalien, der „keef" im vorderen Asien treten als Erfüllung körperlichen und seelischen Wohlbehagens an die Stelle der unruhvollen Beweglichkeit der Menschen des nördlichen Klimatyps der ozeanischen Zone. Diese Zone beherbergt in den in ihr lebenden Völkern, die viele Wandlungen der Zeiten leidend überstanden haben, den Menschentyp, der hier durch Anpassung und Auslese werden *mußte*.

Der ozeanische Klimatyp. Das ozeanische Klima hat seine Ursache in der wärmehaltenden Eigenschaft der Wassermassen der Ozeane. Sie erwärmen sich nicht so stark wie das Land, halten aber die tiefer in sie eindringende Wärme länger fest. Die Schwankungen der Lufttemperatur über ihnen sind geringer als über den Landmassen und sie selbst wirken bremsend auf die Schwankungen ein, die unter den atmosphärischen Einflüssen über den Landmassen entstehen müssen, an die sie grenzen.

Wo also der Einfluß des Meeres durch die Westwinde der gemäßigten Zone tief in die Kontinente hineinwirkt, wo nicht durch abriegelnde Gebirge ihr Eindringen behindert wird, wo der Kontinent nach Westen sich öffnet, wie Europa, herrscht dieser Klimatyp verhältnismäßig milder Winter und kühler Sommer vor. Die ungehemmt hereinwehenden Westwinde haben „feuchte Schwingen", sie bringen viel Feuchtigkeit mit sich. Es kommt zu reichlicher Wolkenbildung zu allen Jahreszeiten, zu häufigen Niederschlägen, im Winter zur Ausbildung von Schneedecken beschränkter Dauer. Das Zusammenwirken des ausgleichenden Zustandes über den Ozeanen selbst mit den Zuständen auf dem Festland, wie sie dort durch den wechselnden Stand der Sonne und die gegensätzlichen Auswirkungen der Strahlung bedingt sind, äußert sich bei diesem Klimatyp in einer *reichen Aufgliederung des Jahresablaufs*. Die Menschen dieser Zone haben von jeher *vier*, ihrem Wesen nach *verschiedene Jahreszeiten* unterschieden. Jede besitzt für sie eine Sonderbedeutung für alle ihre Lebensverhältnisse und für ihr Seelenleben, wohl der größte und von allen Menschen dieses Klimas am stärksten empfundene Gegensatz zu der tropischen Zone.

Zu diesem *Wechsel der Jahreszeiten*, der von dem Europäer fast ohne Einschränkung als *etwas Positives* eingeschätzt wird, gesellen sich als zweiter, das Wesen dieses Klimatyps beherrschender Faktor die *zyklonalen Vorgänge* in der Atmosphäre und als ihre Folge die *Wetterhaftigkeit* dieses Klimas. Sie wird keineswegs immer als eine Gunst des Klimas gewertet, oft eher als eine Störung und Belastung empfunden, die sie auch zu Zeiten sein kann. Sie ist aber wahrscheinlich eine, vielleicht die Hauptenergiequelle der weißen Rasse. Bewußt wird sich dessen der Europäer erst, wenn er genötigt ist, in der Einförmigkeit tropischer Klimate Jahre hindurch zu leben.

Die *Zyklonen*, deren Entstehen und deren Bewegung die Wetterhaftigkeit bedingen, die das ozeanische Klima beherrscht, beruhen auf dem Vorhandensein von Luftmassen von extrem verschiedenen atmosphärischen Eigenschaften, die in ihrem Berührungsbereich, an ihrer „*Frontalzone*", zu einer Auseinandersetzung miteinander kommen müssen.

Die kalten Polarluftmassen aus dem thermischen Hoch der Polarzone werden durch Ostwinde bewegt, die warmen atlantischen Luftmassen (Tropikluft) durch Westwinde (Abb. 2). Aus jenem gewaltigen Polarhoch drängen sich Kaltluftmassen nach Süden vor, aus dem Süden Warmluftmassen nach Norden. In dieser Zone der Unstetigkeit bilden sich Wellenbewegungen. Sie führen bei Erhöhung der Ausschläge zu Wirbelbildungen, deren Luftbewegung infolge der Ablenkung des Windes nach rechts im Gegenzeigersinn stattfindet. Ihr Zentrum bildet ein „Tief" mit einer warmen Luftmasse, der *Warmluftsektor* der Zyklone.

Das Zentrum der für uns wirksamen Zyklonen ist das „*Islandtief*". Dort stößt an der Ostküste Grönlands die Polarluft aus dem Norden, deren Winde sich an der Eishochfläche

Grönlands aufstauen, mit der von Süden mit dem Golfstrom heraufgeführten, von ihm angeheizten Warmluft zusammen. Hier muß sich regelmäßig ein Tief bilden. Damit wird das Gebiet um Island zum *Aktionszentrum* für die Zyklonen und für das Wetter Europas. Es wird um so wirksamer, je mehr es seinerseits durch ein *zweites Aktionszentrum* beeinflußt wird, ein Hochdruckgebiet in den Roßbreiten, das *Azorenhoch*. Je stärker es ist, um so kräftiger werden die Luftmassen über dem Golfstrom nach Norden vorgetrieben, in um so stärkerem Gegensatz treffen sie sich mit den kalten Massen der Polarluft. „Je höher das Azorenhoch, um so tiefer das Islandtief" (FLECHTNER).

Die Westwinde führen eine um Island oder südlich davon mit dem Vordringen der Kaltluft nach Süden entstehende Zyklone in östlicher Richtung fort. Wo ihre Vorderfront auf kalte Luftmassen stößt, schiebt sie sich als *Warmfront* an ihnen aktiv empor. Das Barometer sinkt, die in schwach geneigter Ebene allmählich *aufgleitende* feuchte Warmluft kommt zur Kondensation in aufeinander folgenden Wolkenbildungen, die einen kräftigen Landregen auslösen. Noch ist die Temperatur niedrig, aber mit dem Aufhören des Regens folgt eine kurzdauernde Zeitspanne warmer Luft mit Barometeranstieg und klarem Himmel.

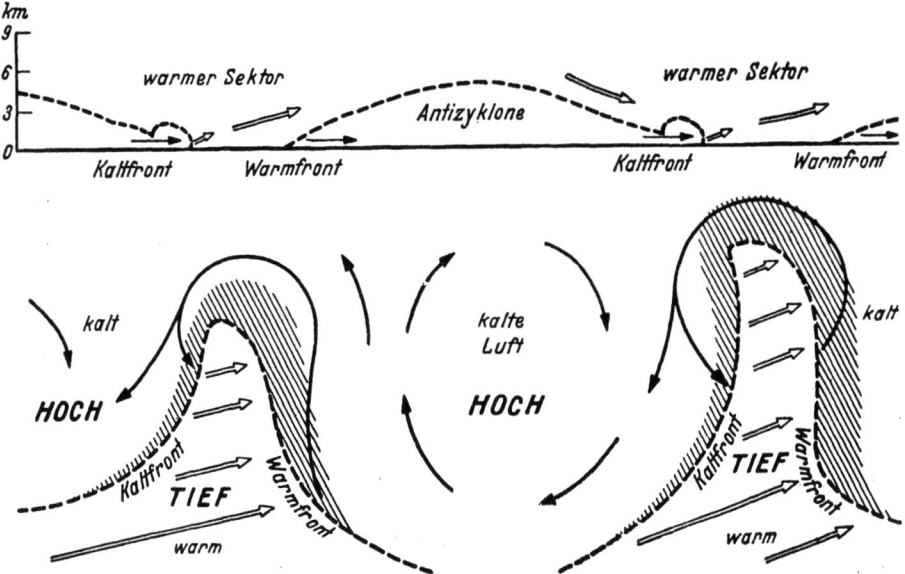

Abb. 10. Schematischer Grund- und Aufriß zweier aufeinanderfolgender Zyklonen. (Nach WEICKMANN, vereinfacht.)

Dann unterläuft auf der Rückseite der Zyklone vordringende Kaltluft die warme Luftmasse des Warmluftsektors der Zyklone, treibt sie steil empor und wirbelt sie zu großen Höhen auf, häufig unter elektrischen Entladungen. Mit dem Einbruch dieser *Kaltfront* setzen daher böige Winde ein. Starke kurze Regenfälle, im Sommer Gewitter, manchmal auch im Winter, berauben die Warmluft rasch ihrer Feuchtigkeit. Der Kaltfront folgt ein Kälteeinbruch mit Hochdruck und schönem wolkenlosen Wetter. Im Winter setzt bei dem Fehlen einer Wolkendecke und damit einer Gegenstrahlung starker Frost ein (s. Abb. 10).

Da die kalten Luftmassen im Wirbel der Zyklone in der Regel schneller bewegt werden als die warmen, engen sie den Warmsektor bald ein und heben die *Warmluftschale* empor. Die Kaltfront erreicht die Warmfront. Die Zyklone wird von der Erdoberfläche in die Höhe verlagert, *okkludiert*, und allmählich aufgelöst. Aber andere Zyklonen folgen aus neu sich entwickelnden „Tiefs" in Island oder südlich davon — man spricht von Zyklonenfamilien —, bis die Kaltluftmassen die Passatzone erreicht haben. Sie ziehen thermisch oder landschaftlich, etwa durch Gebirge, beeinflußt, auf bestimmten *Zugstraßen* in den Kontinent hinein, bis sie an den Grenzen des *dritten großen Aktionszentrums* über der zentralen Landmasse Asiens nach ihrer *Okklusion* sich auflösen. Diese *Zugstraßen* verteilen sich vom Mittelmeergebiet bis zum hohen Norden. Einige von ihnen gabeln sich, andere verschmelzen miteinander. Dann kann es zu gewaltigen, tagelang anhaltenden Regen kommen, die Überschwemmungen herbeiführen. Meist erreichen die Zyklonen die zentralen Teile Mitteleuropas erst in okkludierter Form, so daß in Deutschland Warm- und Kaltfronten oft nicht mehr scharf voneinander geschieden sind, wohl aber bis zur völligen Auflösung der Okklusion langdauernde

Regen fallen. Anhaltende Niederschläge können auch fallen, wenn die Geschwindigkeit des Fortschreitens der Zyklonen gering ist, eine Folge geringer Druckunterschiede innerhalb der Durchzugsgebiete (s. Abb. 11).

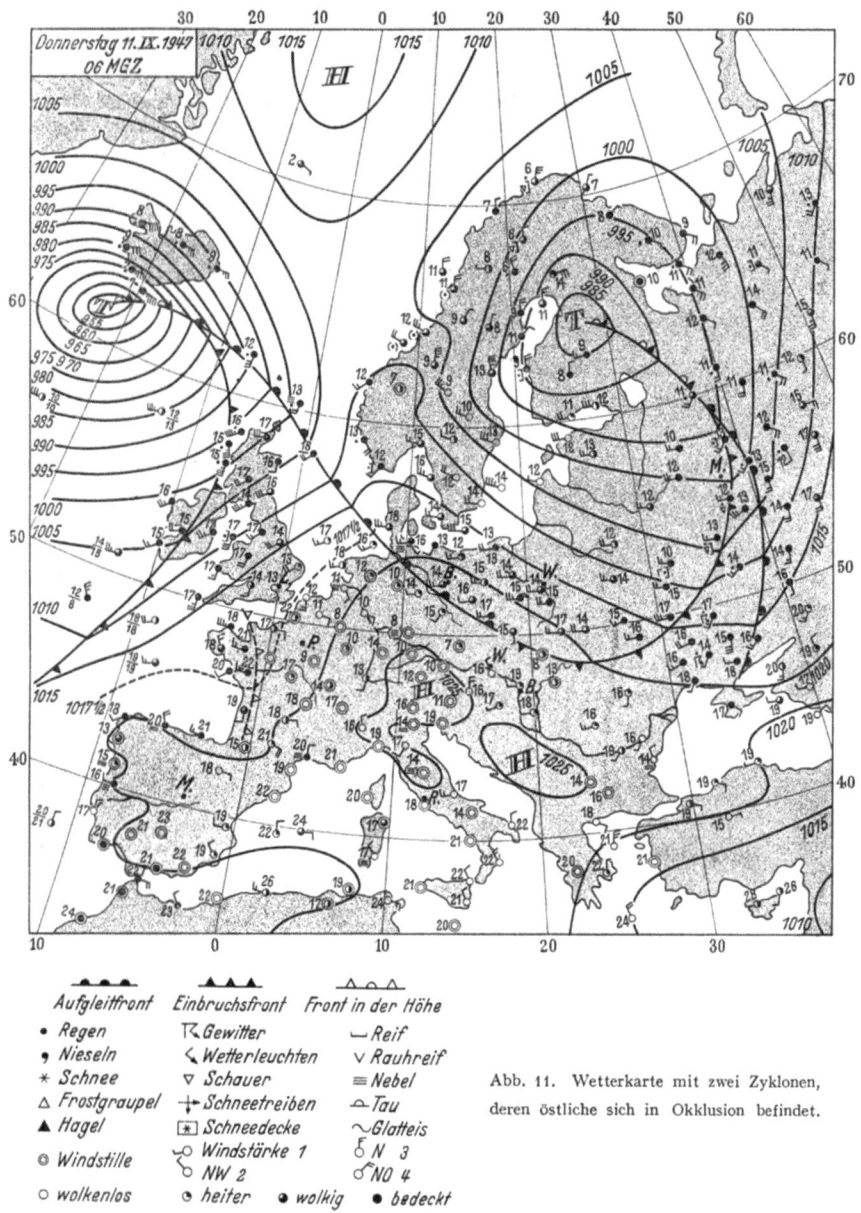

Abb. 11. Wetterkarte mit zwei Zyklonen, deren östliche sich in Okklusion befindet.

Die Hochdruckgebiete, die sich als Ergebnis der Gleichgewichtsstörungen des Luftdrucks zwischen den Zyklonen bilden müssen, kalte Luftmassen, Zungen von *Kaltluft*, die sich mit den Zyklonen bewegen, werden *Antizyklonen* genannt. Aber auch die Gegenspieler der Polarluft, Hochdruckgebiete im Bereich der Roßbreiten, wie das Azorenhoch, aus denen die Warmluftmassen herströmen, die den Kampf an der Frontalzone entfesseln, werden als Antizyklonen bezeichnet. Diese *warmen Antizyklonen* kommen mitunter in nordöstlicher

Richtung ins Wandern und sind sehr stabil, so daß sie durch Zyklonen nicht abgebaut werden, sondern diese zu Umwegen zwingen.

Das erwähnte *dritte Aktionszentrum* liegt im Innern der Landmasse des asiatischen Kontinents. Seine Erhitzung im Sommer macht ihn dann zu einem großen Tiefdruckgebiet, in das warme Luft vom Süden, die Monsune, einströmt, seine starke Abkühlung im Winter zu einem großen Hochdruckgebiet, aus dem Kältemassen in seine westlichen und südlichen Grenzgebiete abfließen. Das sind die östlichen Kälteeinbrüche in strengen Wintern Europas.

Schließlich übt auch ein *viertes Aktionszentrum* Einfluß auf unser Wetter aus. Es ist ein zeitweise südlich der Alpen entstehendes Tiefdruckgebiet, die *Mittelmeerdepression*. Von dorther kommt der *Föhn* unserer Alpengebiete. Die warme feuchte Luft dieses Tiefdruckgebietes steigt an den Alpenwänden empor, kondensiert sich zu den Wolkenbänken der *Föhnmauern* und stürzt am Nordrand der Alpen, sich adiabatisch erwärmend, als trockener Föhn in die Täler und Ebenen nördlich der Alpen (s. Abb. 5). Wandert Warmluft von südlich der Alpen auf den dort liegenden Zugstraßen mit einer Zyklone nach Osten ab, so verursacht sie starke Regen und Überschwemmungen im Osten Deutschlands, besonders im Odergebiet.

Unter wesentlich anderen Einflüssen bilden sich auch innerhalb des Tropengürtels Zyklonen, dort in sehr konzentrierter Form als Wirbelstürme mit eng um einen Kern gelagerten Isobaren, deren Druckunterschiede bei dem starken Druckgefälle gewaltige Windstärken entfesseln. Ihre zerstörende Wirkung im Land oder auf das Land in Sturmfluten, wenn sie eine Küste treffen, ihr Toben auf See als Taifune oder Hurrikane beherrschen das Wetterschicksal einiger Gebiete der Grenzzone der Passate und Kalmen.

Der kontinentale Klimatyp. Die gleiche geographische Lage, das Vorhandensein einer großen zusammenhängenden Landmasse, die das Innere des asiatischen Kontinentes zu einem meteorologischen Aktionszentrum macht, ist auch die Ursache des kontinentalen Klimas der großen Erdteile. In der Tropenzone, im Innern des afrikanischen Kontinents, stellt es sich dar als ein allmählich in die Wüste übergehendes Steppenklima, in Asien und Nordamerika als das, was im Gegensatz zum ozeanischen als das *kontinentale Klima der gemäßigten Zone* bezeichnet wird.

Es ist gekennzeichnet durch starke Temperaturschwankungen, Hitzeextreme im Sommer, Kälteextreme im Winter, geringe Luftfeuchtigkeit und geringe sommerliche Niederschläge, deren Maxima sich je nach der Lage gegen den Frühsommer oder gegen den Herbst verschieben. Es fallen Regen, die dem Aufsteigen und der Kondensation feuchter Luft ihre Entstehung verdanken, *Konvektionsregen*, im Gegensatz zu den vom Meer her herbeigeführten *Advektionsregen* des ozeanischen Klimas.

Sehr kalte Winter mit monatelang liegenbleibender Schneedecke werden abgelöst von trockenen, heißen Sommern. Wo im Sommer mehr Wasser verdunstet als der Himmel wiedergibt, entstanden im Süden der Zone hochgelegene Wüsten (Gobi).

Der winterliche Hochdruck der Atmosphäre wird durch sommerlichen Tiefdruck abgelöst. *In allem fehlt der mildernde, ausgleichende Einfluß des Meeres und der westlichen Winde.*

Je weiter man aus dem ozeanischen Klima in Gebiete des kontinentalen Klimatyps fortschreitet, schon in Mitteleuropa, machen sich diese Extreme geltend, und zwar um so stärker, je mehr durch eine nicht vorsichtig genug gelenkte Bodenkultur der einzige mildernde, ausgleichende Faktor ausgeschaltet wird, *der Wald*. Seine *wasserhaltende Wirkung*, sein Einfluß auf den Grundwasserstand, auf die gleichmäßige Wasserführung der Wasserläufe, seine hemmende Wirkung auf die Winde, wirken der Ausbildung allzu großer Extreme entgegen. Entwaldetes Land verfällt der Versteppung und Bodenerosion und geht der Kultur verloren, es verliert seine Bewohnbarkeit.

Auswirkungen des kontinentalen Klimas im Hinblick auf die Ausbildung von Extremen machen sich auch noch in den Ostgebieten der großen Kontinente geltend, an den Ostküsten Nordamerikas und Ostasiens, über die die Westwinde der gemäßigten Zone meerwärts hinwegwehen (heiße Augusttage in New York und Shanghai).

Es ist das Klima, in dem zahlreiche Tierarten die Unbilden des langen und harten Winters durch einen Winterschlaf überdauern. Dem Leben der Menschen haben die Gegensätze der Jahreszeiten ein besonderes Gepräge gegeben. Sie äußern sich auch in schroffen Gegensätzen im Seelenleben der Menschen.

Das polare Klima.

Die Grenze der polaren Zone liegt an der $+10^0$ C Isotherme des wärmsten Monats. Ein dauernder Tag kennzeichnet den Polarsommer, eine dauernde Nacht den Polarwinter. Die geringe Strahlungswärme erlaubt selbst im Sommer, trotz unverhältnismäßig starker Temperaturzunahme nahe dem Boden, nur das Auftauen der oberen Bodenschichten und bewirkt dann bei der niedrigen Temperatur der Luft und hoher relativer Feuchtigkeit viel Bildung von Bodennebeln. Die Polargrenze wird von hochstämmigen Bäumen nicht überschritten. Zwerggewächse, die kriechenden Moose und Flechten der Tundren, bieten kümmerlichen Ersatz für den fehlenden Feldbau.

Das Grenzgebiet zur gemäßigten Zone nimmt noch Teil an den Schwankungen des Luftdrucks und den Wechseln der Luftmassen, damit an seiner Wetterhaftigkeit, weiter polarwärts nehmen die Schwankungen ab und ruhen die Winde.

Zwar hat der Mensch auch im Klima der arktischen Zone, nicht in der Antarktis, noch die Möglichkeit seiner Lebenserhaltung gefunden. Besondere Rassen sind dort entstanden, die dem beengten Nahrungsspielraum und der Härte der atmosphärischen Lebensbedingungen angepaßt sind. Die im Mittelalter versuchte Ansiedlung von Wickingern an den Küsten Grönlands hat zu raschem körperlichen Verfall und Aussterben geführt.

Klimaänderungen und Klimaschwankungen.

Die umwälzenden Veränderungen der Klimate, die die Erde in vergangenen Jahrmillionen erfahren hat, sind durch die Ergebnisse der paläontologischen und für die letzten 500000 Jahre der prähistorischen Forschung belegt. Noch die Eiszeiten haben tiefgreifende Umwandlungen der Erdoberfläche bewirkt, die bis heute bestimmend sind für die Hydrologie und damit auch für das Klima und seine biologischen Einflüsse. Ihr Entstehen wird auf Änderungen in der Lage des Nordpols bezogen.

Aus historischer Zeit ist die Ausbreitung der Wüsten und Steppen Nordafrikas und Vorderasiens bekannt mit ihren schwerwiegenden Folgen an Verlust fruchtbaren und bewohnbaren Bodens. Unzweifelhaft beruht die heutige klimatische Lage des Mittelmeergebietes und großer tropischer und subtropischer Landflächen zu großem Teil auf ihrer Entwaldung. Die sog. „soil erosion" entzieht vor unseren Augen große Landstrecken Afrikas und Nordamerikas der Kultur.

Mit großer Besorgnis sieht man in Europa die seit dem Mittelalter stetig fortschreitende Abnahme der Wasservorräte in Zusammenhang mit der Verminderung der Waldflächen. Selbst von der an sich wirtschaftlich wünschenswerten Trockenlegung von Sumpf und Moor, d. h. von der Verminderung großer Verdunstungsflächen, wird nicht ohne Grund eine Klimaänderung befürchtet. Das Wort, Mitteleuropa gehe einer „*Versteppung*" entgegen, fällt in der technischen und biologischen Literatur immer häufiger. Für Europa würde das eine Zunahme der Kontinentalität des Klimas bedeuten.

Der Einfluß des Menschen als Gestalter — oder Verunstalter — der Erde (Fels) darf nicht unterschätzt werden. Daß die Folgen der Entwaldung je wieder behoben werden könnten, ist nicht zu erwarten.

Viel diskutiert werden seit Jahrzehnten *periodische Klimaschwankungen* in längeren oder kürzeren Zeiträumen. Als unbestritten gilt eine 11jährige Schwankungsperiode, die in Beziehung gesetzt wird zu dem 11jährigen Rhythmus im Auftreten der Sonnenflecken. Durch sie werden sehr komplizierte Vorgänge in der Atmosphäre, vor allem in der Ionosphäre, ausgelöst, zurückgehend auf Veränderungen in der Corpuscularstrahlung der Sonne.

Hingewiesen wird gern auf die in der Stärke der Jahresringe der Bäume sich bekundende, an sich nicht anzuzweifelnde Periodizität. Sie sollen mit den Sonnenfleckenschwankungen zusammenfallen. Ganz so sicher, wie das oft dargestellt wird, scheint dieser Beweis nicht zu sein. Die Nachzählung an den Jahresringen einer jahrhundertalten in Sanden der Lebadüne in Pommern gefundenen Kiefer zeigt, daß die verstärkten Ringe nur durch 7—9 schwächere voneinander getrennt sind.

Die 11jährigen Perioden sollen in Beziehung stehen zu verminderter Sonnenstrahlung und erhöhten Niederschlägen, also auch das Wetter solcher Jahre beeinflussen. Schwankungen der Sterblichkeit sind ebenfalls dazu in Parallele gestellt worden. Parallelität mit dem Auftreten von Infektionskrankheiten hat sich für einige solcher Krankheiten gar nicht nachweisen lassen, für andere schien sie in dem einen Lande zu bestehen, aber in anderen Ländern zu fehlen.

Wenn dann, wie des öfteren in der medizinischen Literatur, in bezug auf das Auftreten von Seuchen in Zusammenhang mit der 11jährigen Periode von Postponieren oder Anteponieren gesprochen wird, falls ein echtes Zusammentreffen nicht nachweisbar ist, so wird die Basis recht schwach.

Das gilt besonders auch hinsichtlich der 35jährigen BRÜCKNERschen und einer 16jährigen Schwankungsperiode, an die auch beim Eintreten von Seuchenkatastrophen (Malaria auf Ceylon) gedacht worden ist, ohne daß man den Eindruck hätte, daß ein wirkliches Zusammenfallen der Termine vorläge. Übrigens fehlen für die Erörterung eines Zusammentreffens von Epidemien mit langfristigen Klimaperioden meist alle zuverlässigen Daten aus älteren Zeiten (KISSKALT).

Eindrucksvoll ist der unzweifelhaft seit einigen Jahrzehnten zu beobachtende Rückgang der Gletscher in den Alpen und auf Island. Es gilt aber als voreilig, hieraus Schlüsse zu ziehen. Eine Zunahme der Temperatur in Europa in Zusammenhang mit einer Erhöhung der Meerestemperatur, besonders mit der Temperatur des Golfstroms, beruht nach SCHERHAG auf einer 110jährigen Klimaperiode. Mit dieser Zunahme der Meerestemperatur im Bereich des Golfstroms soll dann eine Erhöhung des Azorenhochs und Vertiefung des Islandtiefs zusammenhängen, mit allen Folgen für das Wettergeschehen Europas.

Bioklimatologie.

Viel von dem, was die Erforschung der Klima- und Wetterfaktoren und die Analyse ihrer Zusammenhänge und Verflechtungen gelehrt hat, harrt noch der Auswertung für die Biologie des Menschen. Bioklimatologie und Meteorobiologie sind junge Wissenschaften, mögen sie auch an alte Erfahrungen der Menschen anknüpfen. Ihr Forschungsgebiet erstreckt sich von der Aufklärung der Einwirkung einzelner atmosphärischer Elemente und komplexer Einflüsse von Klima und Wetter auf physiologische und pathologische, körperliche und seelische Zustände und Vorgänge unseres persönlichen Daseins bis zu weiten historischen Rückblicken auf die Entwicklung der Menschheit und zu weiter Vorausschau auf die ihr bestimmte Zukunft.

Immer muß man sich bestimmter Ausgangstatsachen bewußt sein. So ist das Klima zwar unzweifelhaft ein Teil unserer Umwelt, aber seine Komponenten sind nicht unmittelbar materiell greifbar. Soweit sie durch Messungen erfaßbar sind, stehen ihre Wechselwirkungen mit der materiellen Umwelt und mit den lebenden Organismen unter vielfachen, variablen Einflüssen. Wohl scheint das einzelne, isoliert betrachtete Klimaelement in einzelnen Fällen eine isolierte Wirkung auf ein oder mehrere bestimmte Organe auszuüben, immer aber ist der Mensch als Ganzes betroffen, und immer greifen physikalische und biologische Vorgänge ineinander, von denen jene kausal bedingt sind, diese in innigen, nicht der Kausalität unterliegenden Verflechtungen miteinander stehen. Sie sind nicht wie jene exakter Messung zugänglich, sondern müssen nach der Wahrscheinlichkeit ihres Eintretens bewertet werden. Nur, wenn die *Überzufälligkeit* des Eintretens als erwiesen angesehen werden kann, kann von Gesetzmäßigkeit gesprochen werden. Gesetzmäßige Zusammenhänge sind in der Medizin beschämend häufig angenommen worden, wo nur der Zufall gewaltet hatte (Krebshäuser, Wirkung von Erdstrahlen). Wie lange ist die Höhe des Luftdrucks für Wirkungen verantwortlich gemacht worden, die nur auf den Partialdruck des Sauerstoffs bezogen werden dürfen!

Dennoch kann der Weg auch hier nur über die Analyse der isolierten Einwirkung eines Klimaelements auf möglichst nur ein Organ gehen, um durch die Erforschung des Einzelvorgangs zu einem Verständnis weiterer Verknüpfungen und schließlich ganzer Komplexe zu gelangen. Jedoch kann nur große Vorsicht in den Schlußfolgerungen vor Irrwegen bewahren.

Strahlung. Die Absorption der Strahlen durch die menschlichen Organe, in erster Linie durch die Haut, kann nur die Form einer Umwandlung ihrer Energie in Wärme und chemische Wirkungen haben. Es ist festgestellt worden, daß die Haut in ihren verschiedenen Schichten auf die Strahlen verschiedener Wellenlänge eine selektive Wirkung ausübt. Die *ultravioletten Strahlen* werden von der Epidermis so stark absorbiert, daß nur ein Bruchteil dieser sehr stark chemisch wirkenden Strahlen, nur etwa 20—30%, in tiefere Schichten gelangt und die Lederhaut überhaupt nicht durchdringt. Die Haut stellt also in dieser Hinsicht ein starkes *Schutzorgan* dar, nachdem schon die Atmosphäre uns vor einem „Zuviel" an Ultraviolettstrahlung bewahrt hatte.

Vom *sichtbaren Licht* wird ein sehr großer Teil an der Hautoberfläche reflektiert, alle Strahlen aber, die eindringen, gelangen bis ins Unterhautzellgewebe, d. h. in Gebiete der Blutversorgung und werden dort absorbiert.

Ultrarote Strahlen wiederum werden in der Oberhaut stark absorbiert. Soweit sie aber darüber hinaus eindringen, gelangen auch sie bis in das Unterhautzellgewebe.

Trotz aller Schutzvorrichtungen der Atmosphäre und der Haut bleibt die *Ultraviolettstrahlung* für uns *ein sorgfältig zu dosierendes Klimaelement*, einem nicht indifferenten Medikament vergleichbar. Sie ist förderlich, bis zu einem gewissen Grade unentbehrlich, aber nicht ohne Gefahren bei Überschreiten der zuträglichen Dosis.

Die häufigste, selten zu wirklicher Gefahr führende Überschreitung der Dosis äußert sich im *Sonnenbrand* und in *Schneeblindheit*, beides ausschließliche Folge der chemischen Wirkung der Ultraviolettstrahlen. Der Sonnenbrand ist wohl zu unterscheiden von dem durch *Wärmestrahlen* hervorgerufenen *Sonnenerythem*, einer vorübergehenden, auf vermehrte Durchblutung der Haut einsetzenden, aber auch ebenso rasch ohne irgendwelche Folgen verschwindenden Rötung der Haut. Die chemische Tiefenwirkung der Ultraviolettstrahlen manifestiert sich erst nach einer Inkubationszeit von mindestens 1 h und hält bis zu 3 Tagen an. Sie hinterläßt je nach der erblichen Veranlagung eine mehr oder minder starke Pigmentierung. Ihre Wirkung kann von einer vorübergehenden Rötung, Schwellung und Erhöhung der Hauttemperatur gehen bis zu Blasenbildung. Eine Zellschädigung tritt ein durch Bildung von Histamin oder histaminähnlichen Stoffen. Die Zerstörung von Zelleiweiß und seine Resorption äußert sich, ähnlich wie bei echten Verbrennungen, mitunter durch schwere Allgemeinerscheinungen, Fieber und Schüttelfrost. Die Wiederherstellung der Haut erfolgt unter Abschuppung und Abstoßen von Hautfetzen.

Wir leben in einer Zeit der *Überschätzung des „Ultraviolettgenusses"* und einer *modehaften* Bewertung der Hautpigmentierung, die kritiklos als ein äußerer Beweis von Gesundheit angesehen wird.

Daß die *Mode*, sich stundenlang mit entblößtem Körper der vollen Sonnenstrahlung auszusetzen, nicht ohne Gefahr ist, hat das Wiederaktivwerden ausgeheilter tuberkulöser Herde gezeigt. Auch inkretorische Störungen sollen bei Frauen unter dem Bilde von Menstruationsstörungen beobachtet worden sein.

„Die Ultraviolettempfindlichkeit der Haut ist weder eine Konstante für die Gattung Mensch noch eine Konstante für das Einzelindividuum" (DE RUDDER). Sie wirkt verschieden, je nach der natürlichen Pigmentierung. Hellhäutige, blonde Menschen sind besonders empfindlich, 40—170% empfindlicher als Pigmentreiche. Neger sind nur $1/_{10}$ so empfindlich wie Weiße. Außerdem bestehen Empfindlichkeitsunterschiede nach dem Geschlecht; das weibliche Geschlecht ist um 20% unempfindlicher. Ferner haben Lebensalter, vegetatives Nervensystem und die Jahreszeit Einfluß auf die Empfindlichkeit.

Unbestritten aber kommt dem Ultraviolettgenuß eine biologisch fördernde Wirkung zu. Die Mode der Sonnenbäder hätte nicht die große Ausdehnung erfahren, wäre nicht die Besonnung mit einem ausgesprochenen Wohlgefühl verbunden, das lange nachwirkt. Die Freudigkeit und geringe Ermüdbarkeit bei Höhenwanderungen könnte unter anderem auf Ultraviolettstrahlung zurückzuführen sein.

Über solche nur zu vermutenden biologischen Ultraviolettwirkungen hinaus ist die Unentbehrlichkeit der Ultraviolettstrahlung erkannt worden durch die Feststellung, daß ein Leben im *Ultraviolettschatten* in Wintermonaten und ganz besonders in Behausungen, denen jede unmittelbare Sonnenbestrahlung fehlt, mit physischen Nachteilen verbunden ist.

Die längst bekannten Tatsachen, daß bei Völkern der warmen Zone die Rachitis nicht vorkommt, daß andererseits nirgends die Rachitis schwerer auftrat als in den lichtlosen Wohnungen der Arbeiterbevölkerung in Mietskasernen, haben ihre Erklärung damit gefunden, daß Ultraviolettgenuß und Ultraviolettmangel aufs engste verknüpft sind mit der Anwesenheit oder Nichtanwesenheit des D-Vitamins, dessen Fehlen die Ursache der Rachitis ist.

Durch Ultraviolettbestrahlung entsteht D-Vitamin in der Haut aus Ergosterin einem dem Cholesterin verwandten Sterin. Die viel der Sonne ausgesetzten Kinder der Tropenvölker verfügen über die für die Wachstumsvorgänge der Knochen notwendigen Mengen davon, dem im Ultraviolettschatten aufwachsenden Großstadtkinde fehlt dieser Wachstumsfaktor.

Abgesehen von der Gewinnung von D-Vitamin aus tierischen Organen wird es heute daher aus bestrahltem Ergosterin gewonnen und unter dem Namen ,,Vigantol'' überall dort an die Bevölkerung ausgegeben, wo in der gemäßigten Zone mit der Mitwirkung einer ausreichenden Ultraviolettstrahlung für die heranwachsenden Kinder nicht gerechnet werden kann.

Auch die heilsame Wirkung der Höhensonnenbestrahlung bei Rachitis belegt jenen Zusammenhang. Aus Rattenexperimenten ist geschlossen worden, daß die Wirkung des D-Vitamins und der Ultraviolettstrahlung gesteuert wird durch die Schilddrüsenfunktion, vielleicht auch noch durch andere innersekretorische Organe.

Diese Erfahrungen lassen vermuten, daß möglicherweise die jahreszeitlichen Schwankungen in der Intensität der Ultraviolettstrahlung im Bereich der gemäßigten Zone, ihre starke Verminderung im Winter biologisch bedeutsam sein und vielleicht in Beziehung stehen könnten zu der sog. Frühjahrskrise. Das Einsetzen stärkerer Ultraviolettstrahlung im Frühjahr kann aber nicht einseitig als Vorteil angesehen werden. So ist z. B. die Vermutung geäußert worden, das Heraustreten aus dem Ultraviolettschatten stehe in Beziehung zum Auftreten der Frühjahrsrezidive der Malaria, womit ebenfalls ein komplizierter Verlauf der Einwirkungen vorauszusetzen wäre (GITTER unpubl.). Wenn es richtig ist, daß im Frühjahr eine stärkere Adrenalinausschüttung ins Blut erfolgt, so wäre damit vielleicht ein weiteres Glied in der Kausalkette gegeben.

Ob die Ultraviolettstrahlung oder die Strahlung des sichtbaren Lichtes verantwortlich zu machen ist für das, was man ,,*Sonnenstich*'', ,,*Insolation*'', nennt, ist ungeklärt, um so ungeklärter, weil dieser Begriff nicht scharf genug abgegrenzt ist gegen den Begriff ,,*Hitzschlag*''. Unstreitig aber werden in warmen Ländern, auch dort, wo die Voraussetzungen für einen Hitzschlag fehlen, aber auch bei uns im Sommer, Zustände beobachtet, die nur durch Reizung der Hirnhäute erklärt werden können, wenn Sonnenstrahlung lange ungehemmt den ungeschützten Kopf getroffen hat. Kopfschmerzen und Erbrechen werden besonders bei europäischen Kindern in den Tropen beobachtet, wenn sie ohne längere Gewöhnung viel der Sonne ausgesetzt waren. Auch hier mag die Disposition viel bedeuten. Man denke an die Erzählung *Herodots* von den Schädeln der Ägypter und Perser, die er auf dem Schlachtfeld von Pelusium sah. Sie waren leicht voneinander zu unterscheiden. Die dicken, mit starker Diploe versehenen Schädelkapseln der Ägypter, die von Kindheit ab mit geschorenem Kopf der starken Strahlung im Niltal ausgesetzt waren, waren unzerbrechlich, die Schädel der beturbanten Perser zerfielen auf den leichtesten Schlag.

Was wir von der *Wirkung des sichtbaren Lichtes wissen*, liegt weniger auf physiologischem, als *auf psychologischem Gebiet*. Bei aller physischen Belastung, die die Schwüle des tropischen Tieflandes dem Europäer auferlegt, wird niemand, der einmal dort gelebt hat, die Sehnsucht los an seine Sonnenmorgen. Wie niederdrückend die monatelange Sonnenlosigkeit der Polarnacht auf das Seelenleben wirkt, darüber berichten eindrucksvolle Schilderungen. Es muß sich zeigen, ob eine Vermutung zu Recht besteht, daß die positiven seelischen Reaktionen auf das Sonnenlicht in Korrelation stehen mit Vorgängen physiologischer Art, etwa mit nervösen Beziehungen zwischen Lichtperzeption und Hormonproduktion.

So angenehm die Anwärmung des Körpers durch die ihn treffende Strahlung der Sonne empfunden wird, so lästig wird uns oft die *Temperaturstrahlung*, die von festen Körpern ausgeht, selbst wenn wir von den im Arbeitsgang mancher Betriebe ausgestrahlten hohen Temperaturen absehen. Ein glühender eiserner Ofen bringt ein Unbehaglichkeitselement in ein Zimmer. Stark erwärmte Asphaltstraßen, die erhitzten Wände der Häuser in der Großstadt, in den Tropen in der Trockenzeit die nicht mehr begrünten und nicht mehr verdunstenden Böden oder der Boden der Wüste üben durch ihre *Anstrahlung* eine Wirkung aus, die sich bei den meisten Menschen in einem Spannungsgefühl äußert, das auch bei trockener Luft kaum anders gedeutet werden kann als ein *warnendes Gefühl*, analog dem warnenden Gefühl der Schwüle. Überall auf der Erde sehen wir die Menschen bemüht, sich dieser Anwärmung des Körpers von außen durch die Art ihres Wohnungsbaues und ihrer Kleidung zu entziehen oder, wo das nicht möglich ist, den Aufenthalt im Freien unter solchen Umständen abzukürzen. Denn Luftbewegung gewährt gegen *diese* Form der Strahlung keinen Schutz. Es wird noch zu erforschen sein, ob über den Einfluß dieser Anstrahlung auf den Wärmehaushalt hinaus, worüber bereits ziemlich klare Einsichten gewonnen sind, ihr noch weitere Wirkungen auf nervöse Funktionen und möglicherweise auf den Kreislauf zukommen.

Luftdruck. Da die *Temperatur* als das eindrucksvollste atmosphärische Element leicht *meßbar* ist und ihre Einflüsse *anscheinend* sich als leicht erklärbar erwiesen, war es natürlich, daß man auch von dem zweiten einer Messung zugänglichen Element, dem *Luftdruck*, erwartete, aus ihm möchten sich viele unerklärte Wirkungen ableiten lassen, deren Ursache man in der Atmosphäre voraussetzte.

Diese Auffassung hat sich zu größtem Teil als irrig erwiesen. Die körperlichen und seelischen Vorgänge, die bei Abnahme des Luftdrucks mit zunehmender Höhe über See beobachtet werden, müssen nicht auf ihn, sondern auf die *Abnahme des Sauerstoffgehalts der Luft* bezogen werden, oder, anders ausgedrückt, auf den mit abnehmendem Luftdruck gleichzeitig *verminderten Sauerstoffpartialdruck* der Luft, auf die Verarmung der Luft an diesem für uns lebenswichtigen Stoff. Darüber sind wir durch die Ergebnisse exakter Forschungen gut unterrichtet. Ob daneben doch gewisse Einflüsse eines verringerten Luftdrucks vorhanden sind, die sich in unmeßbaren körperlichen Allgemeingefühlen und seelischen Reaktionen bekunden, ist wohl noch nicht endgültig entschieden. Das Wohlgefühl bei Aufenthalt in gewissen Höhenlagen, die geringere Ermüdbarkeit bei Höhenwanderungen gegenüber Wanderungen in der Ebene können nicht allein durch einen negativen Faktor, die Verminderung

des Sauerstoffpartialdrucks, aber auch kaum allein aus seelischen Ursachen
erklärt werden.

Nach dem derzeitigen Stand unseres Wissens sind die *Änderungen des Luftdrucks*, seine
oft recht raschen *Schwankungen, nicht* an den Wirkungen beteiligt, die beim Wechsel von
Hochdruck- und Tiefdruckgebieten festgestellt werden. Sie sind Symptome, aber nicht die
Ursache der atmosphärischen Vorgänge, die wir Wetter nennen. Gegenüber der irrigen
Annahme von vielumfassenden, ursächlich als entscheidend zu bewertenden Luftdruck-
wirkungen können nur Einflüsse des Luftdrucks auf persönlich oder örtlich begrenzte Lagen
festgestellt werden. So werden uns unmittelbar fühlbar Änderungen des Luftdrucks bei
raschem Ansteigen zu großer Höhe, fast noch mehr bei raschem Absinken aus Höhenlagen,
bei Fahrten mit einer Bergbahn, bei Flügen im Freiballon oder bei Flugzeugfahrten, bei
Einfahrt oder Ausfahrt im Bergwerk. Nur durch fortdauerndes Schlucken kann das taube
Gefühl im Ohr, das mitunter in einen bohrenden Schmerz übergeht, behoben werden. Indem
wir durch den Schluckakt das uns mit der Eustachischen Trompete gegebene Ventil in
Aktion setzen, gleichen wir die lästig werdenden Druckunterschiede zwischen dem Mittelohr
und der Außenluft aus.

Viel vorsichtiger muß verfahren werden, wenn Menschen im Arbeitsbetrieb starken
Druckunterschieden ausgesetzt werden, wie die Caissonarbeiter. Hier kann nur langsames
Durchschleusen unter allmählichem Ausgleich des Drucks schweren Schädigungen der
Gewebe vorbeugen.

Ähnlich dem in der Paukenhöhle entstehenden Überdruck kann bei raschem Aufstieg
zu großen Höhen ein Überdruck der Darmgase und damit Ausdehnung der Darmschlingen
entstehen, die dann unter Hochdrängung des Zwerchfells Atmung und Zirkulation behindern.

Bei allen Bauvorhaben muß darauf Bedacht genommen werden, daß bei
sinkendem Luftdruck die Bodenluft und in ihr vorhandene Gase zum Entweichen
gelangen können. Zwar sind wir heute nicht geneigt, schädigende Wirkungen
eines solchen Emporsteigens der Bodenluft an sich auf unsere Gesundheit anzunehmen. Dafür fehlen alle experimentellen Beweise. Wohl aber kann bei schlecht
abgedichteten Kellerräumen Gas aus undicht gewordenen Leitungen in das Haus
eindringen. In Bergwerken kann das Austreten von Methan aus den Flözen
die Gefahr von schlagenden Wettern heraufbeschwören.

Die Entwicklung der Luftfahrtmedizin und besonders die Notwendigkeit, mit dem Flugzeug in großen Höhen zu arbeiten, hat ein umfangreiches Schrifttum über das physiologische
und pathologische Verhalten des Menschen bei rasch sinkendem Luftdruck entstehen lassen,
auf das hier nur verwiesen werden kann.

Sauerstoffpartialdruck. Ein umfangreiches Schrifttum enthält die Berichte über
die vor und besonders während des letzten Krieges durchgeführten Versuche
über die Wirkungen der Abnahme des Sauerstoffpartialdrucks in zunehmender
Höhe bei vermindertem Luftdruck. Die Ergebnisse wurden überwiegend gewonnen durch Arbeiten mit Unterdruckkammern. Dabei konnte eine weit
raschere Verminderung des Luftdrucks herbeigeführt werden, als sie bei allen
Möglichkeiten des Erreichens großer Höhen stattfindet, und so wurden Luft-
druckverminderungen erzielt, wie sie auch in den größten Berghöhen der Erde
nicht eintreten können.

Bei einem Barometerstand der Luft von 760 mm Hg entfällt auf den Partialdruck des
Sauerstoffs, der nur $^1/_5$ des Volumens der Luft ausmacht, ein Druck von 150 mm Hg. Infolge
der Vermischung der eingeatmeten Luft mit der Reserve- und Residualluft der Lunge,
die bereits Kohlensäure und Wasserdampf enthalten, die auch schon Sauerstoff abgegeben
haben, ist der Sauerstoffpartialdruck in der Lunge bei dem obigen Atmosphärendruck nur
110 mm Hg. Er ist also niedriger als der Sauerstoffpartialdruck der Außenluft, aber von
ihm abhängig.

Die Sauerstoffsättigung des Hämoglobins ist von dem Teildruck des Sauerstoffs abhängig.
Zwar sinkt sie bei seiner Verminderung nicht in gleichem Verhältnis ab, bei einer Abnahme
um $^1/_2$ oder $^1/_4$ nur um etwa $^1/_{10}$—$^2/_{10}$. Aber schon eine Abnahme der Sauerstoffsättigung
des Hämoglobins auf noch 80% äußert sich bereits in sehr deutlichen Erscheinungen des
Versagens der Körperfunktionen.

Die Ergebnisse der obengenannten Untersuchungen und die Beobachtungen
im Flugzeug selbst haben ergeben, daß bis zu einer Höhe von 3000 m keine

nennenswerten Funktionsstörungen auftreten. Das trifft zusammen mit der Erfahrung, daß die meisten Menschen bei solchen Flughöhen ohne alle Beschwerden bleiben. Wer in solchen Höhen sich nicht wohlfühlt und erbricht, ist „seekrank" infolge der Schwankungen des Flugzeugs, aber nicht „höhenkrank".

Eine *Reaktionsschwelle* liegt bei 3000 m. Von hier bis zu 4500 m treten Reaktionen auf, die als Ausdruck vollständiger Kompensation bewertet werden, Zunahme der Atemzüge und ihre Vertiefung, also Beförderung einer größeren Luftmenge in die Lunge. Das Minutenvolumen des Herzens steigt an. Einige Reflexe sind schwerer auslösbar. Aber „alle Maßnahmen, die hier der Körper ergreift, sind nichts anderes, als gesunde physiologische Reaktionen gegen den spurenweise einsetzenden Sauerstoffmangel" (STRUGHOLD).

In Höhen zwischen 4500 und 5000 m wird eine *Störungsschwelle* erreicht. An dieser *Integritätsgrenze*, bei der sich der Hämoglobin-Saurstoff-Sättigungswert der kritischen Schwelle von 80% nähert, gelingen die Kompensationen nicht mehr, und zwar mit weiterem Steigen immer weniger.

Zu Beginn sind die Symptome der Höhenkrankheit sehr subjektiver Art. Ein starkes Gefühl des Unbehagens kann abgelöst werden von dem eines ausgesprochenen Wohlbehagens. Es tritt aber eine Verminderung sowohl der körperlichen wie der geistigen Leistungsfähigkeit ein. Aufmerksamkeit und Willenskraft, die Empfindlichkeit der Sinnesorgane lassen nach, mit der Folge einer raschen Verschlechterung der Qualität der Leistung. Handlungsfähigkeit und Entschlußkraft sind gehemmt. Die Schrift wird ungeregelt und verworren. Einfache Aufgaben werden ncht mehr gelöst. Beim Erreichen großer Höhen stellt sich eine unüberwindliche Müdigkeit ein, die in einen Zustand von Teilnahmslosigkeit, schließlich in einen narkoseähnlichen Zustand übergeht. Unter Ansteigen der Pulsfrequenz und Verkleinerung des Herzminutenvolumens tritt *Höhenkollaps* ein. Zwischen 6000 und 7000 m liegt die *kritische Schwelle*, mit deren Überschreiten der Gesamtzustand sich in lebengefährdender Weise verschlechtert, wenn nicht künstlich Sauerstoff zugeführt wird. Jenseits einer Höhe von 7000 m wird die Zone des *Höhentodes* erreicht.

Mit gutem Grunde werden aber heute die Störungen, die bei Bergbesteigungen beim Erreichen großer Höhen oder beim Aufenthalt in ihnen bekannt sind, von der *Höhenkrankheit* der Flieger als *Bergkrankheit* unterschieden. Verursacht wird auch sie ohne Zweifel zu großem Teil durch die Verminderung des Sauerstoffpartialdrucks, aber in den Erscheinungen selbst und in dem Zeitpunkt ihres Eintritts, auch hinsichtlich der Höhen, in denen sie einsetzen, bestehen sehr wesentliche Unterschiede. Um nur den eindrucksvollsten zu nennen, so sind bei Expeditionen im Himalaya von Bergsteigern Höhen von über 8000 m ohne Anwendung von Sauerstoffgerät erreicht worden.

Das ist um so auffallender, als diese Leistungen zwar zustande kamen nach langem Training und längerer Gewöhnung an große Höhen, aber doch nur unter großer körperlicher und seelischer Anspannung. Überhaupt ist zu betonen, daß Bergkrankheitserscheinungen einerseits schon in niedrigeren Höhen auftreten können als die Höhenkrankheit, daß andererseits auch in größeren Höhen die genannten Reaktionen noch fehlen können. Der Zeitfaktor, die Langsamkeit des Aufstiegs, wirkt unzweifelhaft im Sinne einer Anpassung. Dem steht aber die erhebliche körperliche Beanspruchung durch das Steigen und seine Begleiterscheinungen, das Schwitzen und die Exposition dem Sonnenlicht und der Ultraviolettstrahlung gegenüber. Bei dieser erhöhten physischen Belastung im Vergleich zu dem ruhigen Verhalten im Flugzeug sollten eher verstärkte Symptome von Sauerstoffmangel erwartet werden. Im Gegenteil aber wurde auf einer der Expeditionen eine Pulsbeschleunigung, die in der Unterdruckkammer schon bei 4000 m Höhe eintrat, in Bergeshöhe erst bei 6500 m festgestellt (HARTMANN).

Anscheinend äußern sich Unterschiede der individuellen Empfindlichkeit bei der Bergkrankheit noch stärker als bei der Höhenkrankheit, wo sie experimentell nachgewiesen sind. Bei Fahrten mit Bergbahnen sind bei einzelnen Reisenden schon in Höhen von 2400—3000 m

Krankheitssymptome beobachtet worden. Bei Hypertonikern können schon bei Seilbahn-
fahrten von nur einigen hundert Metern Höhe Apoplexien eintreten.

Diese individuelle Empfindlichkeit ist wohl auch Schwankungen unterworfen und kann
sich ändern, etwa beim Leben in einem anderen Klima. So treten Symptome von Bergkrankheit, Schwindel, starkes Unbehagen, Erbrechen, Pulsbeschleunigung, in den Tropen
gelegentlich — nicht immer — schon in 1200—1600 m Höhe bei Menschen auf, die in Europa
beschwerdelos weit größere Höhen bestiegen haben. Dort ist auch der Eintritt der Symptome
mitunter verzögert; sie treten erst nach Stunden, mitunter erst am nächsten Morgen nach
dem Erreichen der Höhe auf, schwinden aber sofort, wenn der Abstieg erfolgt. Solche Ver-
zögerungen sprechen gegen die alleinige Wirkung des Sauerstoffmangels.

Es dürfte eine allzu vereinfachende Betrachtungsweise sein, die Bergkrankheit — vielleicht auch die Höhenkrankheit — nur auf *einen* Faktor, den
verminderten Sauerstoffpartialdruck zu beziehen. Temperatur- und Luft-
feuchtigkeitsunterschiede, das Sättigungsdefizit der Luft, die Strahlungsverhältnisse und andere Faktoren mögen einen Komplex bilden, über dessen Anteile und
Verknüpfungen es noch verfehlt wäre, Vermutungen zu äußern.

Lufttemperatur, Luftfeuchtigkeit und Luftbewegung. Kein anderes Klimaelement wirkt in seinem Einfluß auf den menschlichen Körper so innig zusammen
mit anderen Klimaelementen wie die Lufttemperatur. Ihre Wirkung ist ohne
deren Mitwirkung nur in seltenen, extremen Fällen isoliert erkennbar. Jede Steigerung der Strahlung verstärkt, jede Schwankung der Luftfeuchtigkeit und der
Luftbewegung ändert die von ihr ausgehenden Wirkungen. Im gemäßigten
Klima allerdings fällt das dem Laien so wenig auf, daß er schon mit einem
Blick auf das Thermometer, durch die einfache Feststellung der Höhe der Temperatur, ein ausreichendes Urteil zu gewinnen meint.

Für eine Analyse der physiologischen und pathologischen Wirkungen der
Lufttemperatur ist eine Betrachtungsweise unfruchtbar, die sie aus ihrem Zusammenhang mit anderen Elementen herauslöst. Am deutlichsten wird das, wenn
die Temperatur auf ungewöhnlich niedrige Grade absinkt, gegen die Haus und
Kleidung keinen vollständigen Schutz mehr gewähren, aber ebenso auch bei
den beiden Kombinationen hoher Lufttemperaturen mit Feuchtigkeit und Luftbewegung im feuchtwarmen und trockenheißen Klima, und auch, wenn im
künstlichen Klima des Hauses, des Arbeitsraumes oder der Kleidung die Bedingungen jenen Kombinationen ähnlich werden.

Der Wärmehaushalt unseres Körpers, diese zentrale Funktion unseres Lebens,
steht in größter Abhängigkeit nicht von der Lufttemperatur allein, sondern von
ihren Verknüpfungen mit Luftfeuchtigkeit und Luftbewegung. Unsere Körpertemperatur entsteht als ein unvermeidliches Produkt chemischer Vorgänge der
inneren Verbrennung. Von ihr hängen Zelltätigkeit und Leben ab. Ein Erwachsener von 60 kg Körpergewicht bildet in nüchternem Zustand und in völliger
Ruhe an Wärme in 24 h rund 1600 kgcal (Grundumsatz). Seine Wärmeproduktion
steigt bei mittlerer Arbeitsleistung bis zu 3000 kgcal, bei schwerer körperlicher
Arbeit bis zu 4000 kgcal und mehr, d. h. auf ein Mehrfaches des Ruhewertes.

Als Optimum für den Ablauf unserer Lebensfunktionen wird eine Körpertemperatur von 37,5° C (Kerntemperatur) angenommen. Ihr entspricht, wenn
der Mensch sich behaglich fühlt, eine Hauttemperatur von 33°. Dieses Optimum
der Eigentemperatur kann nur erhalten bleiben, wenn eine Unterkühlung oder
eine Überwärmung des Körpers vermieden wird. *Die durch die innere Ver-*
brennung entstehende Wärme muß unter allen Umständen abgegeben werden, wenn
nicht ein unaufhaltsames Steigen der Körpertemperatur einsetzen soll. Eine solche
„Hyperthermie" kann schon bei geringer Erhöhung über das Optimum zu sehr
ernsten Störungen Anlaß geben. Bei einer Körpertemperatur von 41,5° verläuft die Hälfte aller Fälle von Wärmestauung tödlich, bei einer Hyperthermie
von über 43,5° alle.

Folgende Wege stehen der Wärme offen, den Körper zu verlassen:
1. Strahlung, Leitung und Konvektion;
2. Atemluft;
3. Verdunstung von der Haut.

Alle diese Wege der physikalischen Wärmeregulation sind abhängig von dem *Temperaturgefälle* zur umgebenden Luft. Diese ist in der Regel kühler und die Abgabe erfolgt bei mittlerer Außentemperatur mühelos und unmerklich, bei Kälte im Übermaß. Bei hohen Außentemperaturen ist sie behindert.

Im ersten Falle verläuft das Leben störungslos, im zweiten kommt es zu Kälteschäden, im dritten zu Wärmestauung. Gegenüber einer erhöhten Außentemperatur hat der Körper nur zwei Gegenregulationsmöglichkeiten, vermehrte Oberflächenstrahlung und Schweißsekretion. Beides bedeutet starke Mehrdurchblutung des Herzens. Damit ist die Wärmeregulation in erster Linie ein Kreislaufproblem.

Gegen eine *unerwünschte Abgabe von Wärme* schützt uns eine Verringerung des Gefälles durch unsere Kleidung oder das Aufsuchen eines warmen Raums. Außerdem gilt als gesichert, daß der Mensch imstande ist, bei niedriger Außentemperatur die Gefahr der Unterkühlung hinauszuschieben. Er kann durch chemische Wärmeregulation, d. h. durch Steigerung des inneren Verbrennungsprozesses, die Erhaltung des Optimums, eine Anpassung, herbeiführen.

Ein Übermaß von Wärmeverlust durch Abstrahlung wird uns schon fühlbar, wenn wir ein Zimmer mit kalten, feuchten Wänden betreten. Ein Übermaß an Leitungs- und Konvektionsverlust wird verursacht, um ein eindeutiges Beispiel zu nennen, von einem gewissen Temperaturgrade ab durch langes Verbleiben im kalten Wasser. Alle drei Faktoren wirken bei tiefen Kältegraden in freier Luft zusammen, wenn der Schutz der Kleidung versagt und die Erzeugung zusätzlicher Verbrennungswärme, unwillkürlich durch Zittern und Schlottern, willkürlich durch Bewegungen, aufhört. Tritt die von Erfrierungen bekannte unwiderstehliche Müdigkeit und Schlafsucht ein, so endet auch diese Widerstandsreaktion.

Gesteigert wird die Gefahr einer *Kälteschädigung*, wenn die niedrige Temperatur gleichzeitig mit Feuchtigkeit und Wind einwirkt. Ableitung der Wärme auf feuchte oder durchnäßte Kleidung, starke Verdunstung mit ihrer wärmezehrenden Wirkung steigern sowohl im Raum (Trockenwohner), wie im Freien die Kältewirkung. Feuchtigkeit und Wind sind es, deren Kombination mit niedriger Temperatur die natürliche Reaktion auf den Kältereiz, eine noch ausreichende Durchblutung der Haut, einschränken. Trockene Kälte wird weitaus leichter ertragen als feuchte. Leichter und gefahrloser werden selbst sehr tiefe Temperaturen ausgehalten bei Windstille. Winde von erheblicher Stärke können Erfrierungen verursachen, auch wenn die Temperatur noch erheblich über 0⁰ liegt. Jede Windbewegung steigert die Erfrierungsgefahr, besonders, wenn durch ein Angehen gegen kalten Wind Ermüdung eintritt.

Die reflektorischen Vorgänge, die die Temperatur der Hautoberfläche bestimmen, je nachdem das Temperaturgefälle größer oder geringer ist, genügen zu einer ausreichenden Regelung der Temperaturabgabe, soweit diese durch Abstrahlung, Leitung und Konvektion bei mittleren Temperaturgraden zustande kommt. Stärkerer Zustrom von Blut zur Haut erhöht ihre Temperatur und damit die Abgabe, Gefäßzusammenziehung schränkt sie ein. Die Zusammenziehung der Haut mit Aufrichtung der feinen Hauthärchen, die sog. Gänsehaut, schafft einen geringfügigen Wärmeschutz, indem durch Einschränkung der Luftzirkulation an der Hautoberfläche ein wärmeres Mikroklima der Hautoberfläche entsteht (DE RUDDER).

Unvermeidlich ist die Wärmeabgabe durch die Atemluft. Sie wird deutlich sichtbar durch die Kondensation der zu 100% gesättigten Ausatmungsluft bei kühler Außentemperatur. Die Menge der abgegebenen Wärme hängt ab von der Außenluft, sie ist um so größer, je niedriger die Außentemperatur ist. Der

Wärmeverlust ist also dann am größten, wenn er für den Körper am unerwünschtesten ist.

In das viel umstrittene Gebiet der *Erkältungskrankheiten* ist eine Reihe von Krankheiten einbezogen, Rheuma, Neuralgien, Nierenentzündungen, Schnupfen, Grippe, Angina, von denen insofern mit Wahrscheinlichkeit eine Beziehung zur Temperatur angenommen wird, als sie gehäuft in Jahreszeiten auftreten, in denen Abkühlungen häufiger sind als in anderen, und weil die individuelle Beobachtung zu beweisen scheint, daß sie sich an Abkühlungen oder Durchnässungen der ganzen oder von Teilen der Körperoberfläche anschließen.

Sicherlich handelt es sich in vielen Fällen von Erkrankungen der Atemwege um die irrige Annahme eines kausalen Zusammenhangs; dann nämlich, wenn sie mit gleicher Wahrscheinlichkeit auf Tröpfcheninfektion bezogen werden können. Das sind sog. Erkältungen nach Aufenthalt innerhalb großer Menschenmengen in einem Raum oder in freier Luft. Schwerere Fälle von Angina dürften überwiegend nicht auf Erkältung, sondern auf reine Tröpfcheninfektion zu beziehen sein.

Schroffe Übergänge von hohen zu niedrigen Temperaturen wirken nicht erkältend. Die Beendigung eines heißen Bades durch eine kalte Dusche beugt geradezu einer Erkältung vor. Die finnische Sauna, wie überhaupt jedes Dampfbad mit einer abschließenden kalten Applikation, erfreuten sich nicht ihrer Beliebtheit, stünde nicht fest, daß die kräftige Reaktion der durchbluteten, erweichten Haut auf den Kältereiz nicht nur erfrischend, sondern auch gefahrlos ist. In den arktischen Gebieten sind Erkältungen selten.

Gerade *nicht* große Temperaturunterschiede, die die ganze Körperoberfläche treffen, sondern ge.ingere, aber rasch und plötzlich einsetzende, wenn auch mitunter kaum merkliche Unterschiede, wie ein leiser „Zug" und Abkühlung von Teilen der Körperoberfläche, auch einseitige Teilabkühlungen, scheinen es zu sein, durch die unerwünschte Gefäßreflexe, mitunter in entfernten Gefäßbezirken ausgelöst werden, z. B. nach Abkühlung der Füße in Schleimhautbezirken der Atmungsorgane. Das Vorhandensein solcher Kältereflexe hat sich durch Messungen der Temperatur im Bereich dieser Schleimhäute nachweisen lassen. Bei einer vorhandenen „Disposition" werden Schädigungen verursacht oder ihnen der Boden bereitet. Etwa bereits auf den Schleimhäuten lagernde Keime können damit eine Angriffsmöglichkeit gewinnen. Solche Kältereflexe stehen in ihren Ausmaßen mitunter in keinem Verhältnis zur auslösenden Abkühlung (DE RUDDER). Aus der Klimatechnik ist bekannt, daß Temperatursprünge zwischen einem klimatisierten Raum und nicht klimatisierten Räumen sorgfältiger Abstufung bedürfen (s. Wohnung).

Die Verflechtung der biologischen Vorgänge mit den physikalischen Einwirkungen in Fragen des Zustandekommens von Erkältungen ist so groß, daß von einer experimentellen Untersuchung von Einzelfaktoren nicht allzuviel Aufschluß erwartet werden darf, daß aber auch eine Statistik nur dann Ergebnisse liefern könnte, wenn es einer kritischen klinischen Sichtung gelänge, deutlich voneinander geschiedene Gruppen von Krankheitsbildern aufzustellen, bei deren einer eine Erkältung als Ursache anzunehmen, bei der anderen auszuschließen wäre.

Der Gefahr zu großen Wärmeverlustes in der Kälte steht diametral gegenüber die Gefährdung des Wärmehaushalt durch *nicht ausreichende Entwärmung*, die Gefahr der *Wärmestauung*.

Ungünstig wirkt hier zunächst das Gegenteil jenes oben erwähnten Wärmeverlustes durch die Atemluft, wenn nämlich bei hoher Temperatur und gleichzeitig relativ hoher Luftfeuchtigkeit im feuchtwarmen Tropenklima die Gesamtabgabe der Wärme über die Atemluft sehr klein wird und die Entwä.mung so gut wie vollständig durch die Haut erfolgen muß. Sie aber ist im feuchtwarmen Klima an sich stark behindert. *Beide Ventile des Wärmeabflusses versagen.*

Die Erschwerung der Wärmeabgabe durch die Atemluft in feuchtwarmer Luft dürfte es sein, die das Gefühl schweren Atmens in solcher Luft erzeugt, die Erleichterung der Wärmeabgabe in trockener Luft das Gefühl, die Luft ströme leicht und ungehemmt, erfrischend in die Lungen ein.

Im gemäßigten Klima sind sich die Menschen der Bedeutung von Luftfeuchtigkeit und Luftbewegung selten bewußt. Sie beziehen irrigerweise ihre
Gefühle von Kälte und Hitze ausschließlich auf die Temperatur und sind sich
nicht darüber im klaren, warum bei schwüler Luft schon ein leichter Luftstrom
erfrischt, oder gar über die widersinnig erscheinende Tatsache, daß man sich bei
schwüler Luft in voller Sonne behaglicher fühlen kann als im Schatten. Nur
extreme Grade von Feuchtigkeit oder Trockenheit der Luft werden empfunden.

In den feuchtwarmen Tropen beherrscht das Gefühl der *Schwüle* die ganze
Lebenshaltung des Europäers. Dies *warnende Gefühl* zeigt an, daß er sich dauernd
in einer atmosphärischen Gefahrenzone der Wärmestauung befindet.

Die Wärmeabgabe durch Ausscheidung von Wasser durch die Haut, seine
Verdunstung, vollzieht sich bei den mittleren Temperaturen des gemäßigten
Klimas überwiegend, ohne daß man sich dessen bewußt wird (perspiratio
insensibilis). Erst bei hohen Außentemperaturen und bei starker körperlicher
Anstrengung stellt sich bei geringem Temperaturgefälle oder vermehrter Wärme-
produktion oder bei beiden zugleich eine stärkere Wasserausscheidung in der
Form von Schweiß ein, ein vom Wärmezentrum regulierter Sekretionsvorgang.
Aber nur wenn er verdunstet, entzieht der Schweiß dem Körper Wärme; ab-
tropfender Schweiß nur insofern, als er, durch Leitung an der Körperoberfläche
angewärmt, sie verläßt.

Der für die Wärmeabgabe bei hoher Temperatur entscheidende Faktor ist
also das *Sättigungsdefizit* der Luft, die Differenz zwischen maximaler und absoluter Feuchtigkeit, von dem es abhängt, wieviel Wasserdampf die Luft bei
gegebener Temperatur noch aufzunehmen imstande ist, wieviel Feuchtigkeit
wir also durch Verdunstung und Ausatmung an die umgebende Luft abgeben
können.

Bei einer relativen Luftfeuchtigkeit von 30—80% und mittlerer Temperatur
wird die Luft als behaglich empfunden. Aber schon ein Ansteigen der relativen
Luftfeuchtigkeit über 80% wirkt in warmen Räumen auf viele Menschen be-
klemmend, erschlaffend, drückend und löst Schwindelzustände, mitunter selbst
Ohnmachtsanfälle aus.

Im Freien werden solche Feuchtigkeitsgrade leichter ertragen und die oben erwähnte,
anscheinend paradoxe Tatsache, daß man sich bei feuchtwarmer Luft in der Sonne behaglicher
fühlen kann als im Schatten, erklärt sich mit der Vergrößerung des Sättigungsdefizits bei
gleichem Feuchtigkeitsgehalt, aber höherer Temperatur.

In den feuchtwarmen Tropen ist es das zentrale Problem für die Akklimatisation des Europäers, ob er, ohne an Leistungsfähigkeit nachzulassen und gesundheitlich zu leiden, die
dauernde Einschränkung seiner Hautverdunstung durch das geringe Sättigungsdefizit der
zu ungefähr 90% gesättigten Luft dieses Klimas ertragen kann. Einer individuellen Veranlagung, leicht zu schwitzen, wird dabei aus praktischer Erfahrung heraus viel Bedeutung
zugemessen.

Ein Sicherheitsventil ist aber auch reichliches Schwitzen nicht. Je höher der Feuchtigkeitsgehalt der Luft, desto schlechter ist die Abkühlung durch Schweiß, desto höher die
Körpertemperatur, desto reichlicher (durch eine nicht sehr zweckmäßige Maßnahme) wiederum
das Schwitzen, das aber nutzlos ist, wenn der Schweiß nicht verdunstet werden kann
(SCHÄFER).

Das Zusammenwirken der beiden Klimaelemente Temperatur und Feuchtigkeit
wird nun aufs stärkste beeinflußt durch die Luftbewegung, durch den Wind.
Dasselbe Klimaelement, der *Wind*, das bei niedriger Temperatur das Auftreten
von Kälteschäden begünstigt, das bei mittleren Temperaturgraden ein fast
gleichgültiger Faktor ist, wird bei hohen Temperaturen und geringem Sättigungsdefizit zu einem unentbehrlichen *Helfer und Freund*. Schon die geringste Bewegung der Luft führt die auf der Hautfläche dauernd sich ausbildende und
ansammelnde Dunstschicht gesättigter Luft hinweg und gibt der Haut die

Möglichkeit, ein auch geringes Sättigungsdefizit auszunutzen. Windbewegungen
bestimmen in den feuchtwarmen Tropen die klimatische Gunst oder Ungunst
der Tagesstunden. Arbeitslust, Leistung und Schlaf sind gebunden an das
Wehen der Seewinde und Landwinde, der Berg- und Talwinde. Die Intensität
der Gesamtarbeitsleistung im Jahr und das Wohlbefinden sind aufs stärkste
beeinflußt durch die jahreszeitlichen Windströmungen. Daran hat die Temperatur nur insofern Anteil, als in Trockenzeiten das Verdorren der Vegetation
und die Erhitzung des Bodens zwar mit einer Erweiterung des Sättigungsdefizits
verbunden sind, gleichzeitig aber eine Anwärmung des Körpers von außen durch
erhöhte Lufttemperatur und verstärkte Anstrahlung einsetzt, die ihrerseits der
Entwärmung entgegenwirken.

Die gleiche ungünstige Vereinigung von hoher Temperatur mit hoher Luftfeuchtigkeit, die bei fehlender Luftbewegung das Belastende des feuchtwarmen
Tropenklimas charakterisiert, ist auch der gemäßigten Zone an heißen Sommertagen nicht fremd und wirkt hier um so schädlicher, als sich die Menschen dieses
Klimas ihrer Schädlichkeit nicht so bewußt sind wie der Tropeneuropäer, der
sich in seiner ganzen Lebenshaltung darauf einstellt und sich hütet, die Gefahrenzone zu weit zu überschreiten. Kommt es im Hochsommer in Europa in besonderen Lebenslagen, in unventilierten Häuserblocks der Großstädte, aber
auch im Freien, wenn unter erschwerten Umständen in unzweckmäßiger Kleidung
schwere Arbeit geleistet wird, zu der gleich ungünstigen Vereinigung der beiden
Faktoren, so schreitet eine Wärmestauung oft rasch bis zu gefahrbringenden
Graden fort, bis zum Hitzschlag in seinen verschiedenen Formen.

Wie es in unserem Klima heiße, schwüle, windlose Nächte mit hoher Luftfeuchtigkeit sind, die uns für eine kurze Zeitspanne in eine tropische Klimalage
versetzen, so sind es jene obengenannten Perioden extremer Austrocknung
des Bodens, die in den Tropen, besonders im Innern der Kontinente, kurzdauernd
oder auch für Wochen eine Klimalage erzeugen, die wir aus unserem Klima
nicht kennen, das *trockenheiße Klima* der tropischen Steppen und subtropischen
Wüsten, das auf ganz andere Weise, durch *Fehlen der Luftfeuchtigkeit, aber
durch extrem hohe Lufttemperaturen* die Entwärmung behindert. Dann wird der Wind
anstatt eines Helfers und Freundes zu einem Feinde, dessen man sich zu erwehren
hat, will man der Gefahr einer Wärmestauung begegnen.

Trockenheiße Steppen- und Wüstengebiete, wie sie weite Gebiete der Subtropen
einnehmen, liegen in großen Teilen des Jahres unter dauernder, wenig durch
Lufttrübung eingeschränkter Sonnenstrahlung. Das Fehlen von Kondensationskernen in der Atmosphäre ist die Ursache, daß es, obwohl es an Verdunstung nicht
fehlt, nicht zu nennenswerter Wolkenbildung kommt.

Die Strahlungswärme der Sonne vereinigt sich mit einer sehr starken Boden-
strahlung. Beide verursachen Lufttemperaturen, die zeitweise am Tage weit über
der Körpertemperatur liegen. Es besteht ein Temperaturgefälle zum Körper hin.
Hohe Temperatur hat auch die bewegte Luft, der Wind. Er wirkt also nicht
abkühlend, sondern *anwärmend* auf die Haut, eine Erfahrung, die man gelegentlich
im Auto auch in Europa auf einer asphaltierten Autostraße macht. Die Durchquerung der westlichen Sahara wird daher nur in geschlossenem Auto durchgeführt. Der Wüstenbewohner schützt sich trotz der hohen Umgebungs-
temperatur gegen den heißen Wind durch weite, mehrfache Gewänder (Burnus)
und teilweise Verhüllung des Gesichts. Die Erhitzung des Bodens versucht er
einzuschränken, indem er sein Zelt weit und niedrig aufbaut. Die Straßen der
Städte dieser Zone werden so eng wie möglich gehalten und überdacht oder mit
Tüchern überspannt, um der Sonne keine Möglichkeit zu geben, den Boden
zu heizen. Die Häuser schließt man nach außen ab und öffnet sie nur nach

einem engen Binnenhof, in dem durch Pflanzenwuchs oder Wasserverstäubung ein gewisser Grad von Luftfeuchtigkeit erzeugt wird. Die Häuser werden grell-weiß gestrichen, um ein Maximum von Reflexion der Sonnenstrahlen zu erzielen. In den Nachtstunden nutzt man die rasch sinkende Temperatur durch Aufenthalt auf dem Dach aus.

Eine Gefährdung des Wärmehaushaltes würde trotz dieser hohen Lufttemperaturen nicht bestehen, wäre die Verdunstung von der Haut, ausreichende Wasserzufuhr vorausgesetzt, unbegrenzt. Auch eine warme Luftbewegung müßte dann zur Entwärmung beitragen. Unter der Einwirkung hoher Wärmegrade kann die Abgabe von Schweiß sehr groß sein. Beobachtet wurde ein Schweißverlust von 8 Litern in 3,20 h Arbeitszeit, am Tage bis zu 10 Litern.

Aber schon solche Wasserverluste zu ersetzen, wird in trockenheißen Gebieten nicht immer leicht möglich sein. Außerdem muß unbedingt der Kochsalzverlust ersetzt werden. Denn wer durch bessere Schweißsekretion vor dem Hitzschlag bewahrt bleibt, gerät durch die Kochsalzverarmung in die Gefahr des *Hitzekrampfes* (s. unten). Dessen Ursache ist entweder die osmotische Komponente der Salzverarmung oder eine Verschiebung des Ionengleichgewichts. Entschieden ist das noch nicht, aber beide bedingen eine Übererregbarkeit von Nerven und Muskeln. Alles bei körperlichen Anstrengungen in warmen Ländern bei starken Schweißverlusten reichlich aufgenommene Getränk bedarf daher eines Zusatzes von Kochsalz (Marschgetränk der Truppe). Der Instinkt rät gut. Solch Getränk schmeckt erfrischender.

Nun kommt es aber im trockenheißen Klima mindestens ebenso häufig zu *Hitzschlag* wie im feuchtwarmen Klima oder unter ähnlichen Bedingungen, wie sie dort gegeben sind, obwohl bei der niedrigen relativen Luftfeuchtigkeit und bei dem großen Sättigungsdefizit die Aufnahmefähigkeit der Luft für verdunstendes Wasser unbegrenzt ist, auch gerade in bewegter Luft, obwohl also der wichtigsten Thermoregulation (neben Kreislauf und Atmungsänderungen) eine *physikalische* Grenze *nicht* gezogen ist. Wohl aber ist eine *physiologische* Grenze gezogen für die Möglichkeit der Abgabe von Schweiß und damit für die Abkühlung durch Verdunstung. Ist diese Grenze erreicht, so *muß* die Kerntemperatur ansteigen. Nach BÜTTNER erreicht die Verdunstung maximal 0,33 cal/cm²/min. Möglicherweise kann diese Grenze für kurze Zeit durch trainierte Menschen überschritten werden, wie die obengenannten Zahlen vermuten lassen. Auf die Dauer und in der Ruhe aber wird das nicht möglich sein. Vermutlich wird auch die Leistungsfähigkeit des Kreislaufs versagen, teils, weil dieser das Wasser nachbringen muß, teils wegen der dabei auftretenden Erhöhung des Minutenvolumens (SCHÄFER).

Die Möglichkeiten, der Wärmestauung entgegenzuwirken, sind beschränkt. Nach neueren Forschungen scheint auf chemischem Wege durch die sog. II-Wärmeregulation eine Einschränkung des Stoffwechsels in der Hitze möglich zu sein (HILDEBRAND), indem also der Körper automatisch eine Regulierung einschaltet. Die Einschränkung erfolgt anscheinend auf humoralem Wege. Alles Grundlegende ist aber noch unsicher. Wahrscheinlich wird der Effekt dieser Einschränkung geringer sein als die willkürliche Einschränkung des Stoffwechsels, die der Europäer in warmen Ländern instinktmäßig oder bewußt sich aufzuerlegen pflegt, indem er seine Nahrungsaufnahme vermindert. Es stellt sich eine physiologisch zu nennende Appetitlosigkeit ein, der mitunter sogar durch pikante Speisen entgegengewirkt werden muß, damit sie nicht zu einer unerwünschten Abnahme des Körpergewichts Anlaß gibt. Selten findet sich in den Tropen bei Europäern die in der Heimat fast regelmäßig einsetzende Erhöhung des Körpergewichts in mittleren Jahren. Außerdem besteht ein ausgesprochener Widerwille gegen calorienreiche Nahrung, besonders gegen Fett in reiner Form. Der Zustand und das Verhalten der deutschen Soldaten in Nordafrika im zweiten Weltkrieg hat diese Beobachtungen vieltausendfach bestätigt.

Die Physiologie trennt heute von dem Begriff *Hitzschlag* ab die Hitzewirkung, die auf Versagen des Kreislaufs beruht, als *Hitzeerschöpfung*, die auf Versagen der Wasser- und Salzbilanz beruhende als *Hitzekrampf*. Die Hitzeerschöpfung gehört ins Gebiet der Arbeitshygiene, der Hitzekrampf kann im trockenheißen Klima als Folge der Salzverarmung des Körpers auftreten.

Die klimatisch bedeutungsvollste Hitzeschädigung ist der eigentliche *Hitzschlag*, dessen Wesen ein Versagen der Thermoregulation, ein *Ansteigen der Kerntemperatur*, eine Wärmestauung ist, die sich besonders in cerebralen Reizsymptomen äußert. Als pathognomonisch für echten Hitzschlag gelten erhebliche psychische Veränderungen, Somnolenz, Halluzinationen, aber auch Delirien und Aufregungszustände und Symptome schwerer Schädigungen des Zentralnervensystems, Ohnmachten, tiefer Bewußtseinsverlust, Krämpfe von zuweilen epileptischem Typ.

Warnende Symptome sind Ansteigen der Körpertemperatur, Blutandrang zum Kopf, Kopfschmerzen, Erschöpfungsanzeichen, Hörstörungen, Augenflimmern. Durch beschleunigte Atmung sucht der Körper die Wärmeabgabe zu steigern. Ein Ansteigen der Temperatur bis 47⁰ ist beobachtet worden. Solche Fälle verlaufen immer tödlich.

Seit einigen Jahrzehnten hat sich die Erkenntnis durchgesetzt, daß die hohe *Sommersterblichkeit der Säuglinge*, besonders in Großstädten, die Todesfälle durch *Brechdurchfall*, der als Cholera der Kinder bezeichnet worden war, überwiegend auf Wärmestauung beruhen. Die Erhitzung ungelüfteter Wohnungen, die Sättigung der Luft durch Wasserdampf von der Küche her, nicht zum wenigsten die unausrottbare Ansicht, ein Säugling müsse unter allen Umständen bekleidet sein, womöglich eingewickelt in allmählich feucht werdende, feste Tücher, schaffen Bedingungen, die denen des feuchtwarmen Tropenklimas an windlosen Tagen nicht nachstehen.

Es mag sein, daß ein Bruchteil der Sommerdurchfälle der Kleinkinder auch durch bakterielle Zersetzung unsorgfältig bereiteter künstlicher Nahrung verursacht wird. Ein eindeutiger Beweis der Auslösung von schweren Hitzschlagsymptomen bei Kindern, vom Säuglingsalter bis zum Alter von 10 Jahren, in einer Lage, wo von einem Nahrungsschaden keine Rede sein konnte, war die Erkrankung von über 80 Kindern an Bord eines Schiffes, welches, aus dem kühlen Mittelmeer kommend, nach Passieren des Suezkanals in die feuchtigkeitsgesättigte Atmosphäre des Golfs von Suez hineinfuhr. Der Temperaturunterschied von 16⁰ im Mittelmeer und über 35⁰ im Roten Meer hatte das Eisenschiff, das den Wind ausfuhr, zu einem Brutkasten gemacht (eigene Beobachtung).

Die heutige Beratung der Mütter und die Säuglingsfürsorge haben diesen Anteil an der Säuglingssterblichkeit seit der Jahrhundertwende auf den 5.—6. Teil absinken lassen.

Klimaschädigungen. Sollte man überzeugendes statistisches Material über Klimaschäden beibringen, so wäre dieser Auftrag nicht leicht zu erfüllen. Mit schwerer Krankheit und Tod endende Schädigungen durch Klimaelemente sind nichts Alltägliches. Für Erfrierungen und Hitzschlag, beide nicht selten mit tödlichem Ausgang, ist ihr Zusammenhang und ihre Abhängigkeit von klimatischen und Wetterfaktoren klar, sie sind aber eben doch nur Ausnahmen gegenüber der Überzahl von Fällen, wo sich Menschen extremen Klimaeinflüssen und Klimaunterschieden aussetzen, ohne nachweisbaren Schaden zu erleiden.

Und doch ist bis in die neueste Zeit das Wort „mörderisch" ein fast untrennbares „Epitheton", wenn auch nicht „ornans" des tropischen Klimas gewesen. Soviel allerdings war längst erkannt, daß nicht das Klima mordend sei, sondern die Krankheiten, aber sie wurden doch nach wie vor dem Klima auf die Rechnung gesetzt, und die Frage: „Wie ist das Klima?" war immer die erste, die gestellt wurde, wenn jemand in jene Zone verreisen oder dorthin übersiedeln wollte. Es blieb also die Frage offen, ob die Krankheiten nur deshalb mordend seien, weil sie die Menschen in jenen klimatischen Umständen anfielen. Hier nun ist die gegensätzlichste Auffassung zu jenem Epitheton ausgedrückt in der These des australischen Hygienikers CILENTO von dem „conquest of climate". Das Wort soll besagen, einen schädigenden Einfluß des Klimas gebe es überhaupt nicht, sobald es gelungen sei, die in dem betreffenden Klima herrschenden Krankheiten zu besiegen.

Dahingestellt, ob dieser Sieg je vollständig sein kann, so viel ist sicher, daß die Einengung der tropischen Seuchen der epidemiologischen Forschung und Praxis bis zu dem Grade gelungen ist, daß heute Europäer selbst in den früher gefürchtetsten Gebieten 10—20 Jahre leben können, ohne je an einer dieser Seuchen zu erkranken.

Ist also tatsächlich anzunehmen, der vollständige Sieg würde uns physiologisch und psychologisch unabhängig vom Klima machen, oder, ganz weit gefaßt, ist es so, daß dann nicht nur die Tropen „White mans land" sein können, sondern daß überhaupt auf der Erde, in jeder Zone, in der überhaupt Leben auf die Dauer möglich ist, praktisch also überall, außer im Innern der Polarzone, Menschen leben und schaffen können, ohne in ihrer Gesundheit und im Leben ihrer Rasse Schaden zu erleiden, Europäer in den Tropen, Neger und Malayen im hohen Norden?

Jenem Wort CILENTOs aber steht gegenüber die These des Anthropologen Frh. v. EICKSTEDT, die aus weit überschauender Betrachtung der Anthropobiologie abgeleitet ist, keine Hominidenform verlasse *ungestraft* ihre angestammte Umwelt. Und mag man auch mit HELLPACH sie für allzu pessimistisch ansehen, sie wird „verantwortbar", wenn man an Stelle des „ungestraft" ein „ungefährdet" setzt.

Zu erörtern ist zunächst, inwieweit die in verschiedenen Klimaten vorkommenden Krankheiten überhaupt etwas mit der Bioklimatologie des Menschen zu tun haben.

Unzweifelhaft sind manche Krankheitserreger und noch mehr ihre Überträger in ihrem Vorkommen und ihrer Angriffsfähigkeit auf den Menschen klimagebunden. Das aber gehört zur Epidemiologie und zur Geomedizin, nicht aber zur Bioklimatologie des Menschen, wohl zur Bioklimatologie der Erreger selbst und ihrer Überträger. Darum aber geht es hier nicht. Wenn eine Beziehung des Menschen besteht zu einem Krankheitserreger und seinem Überträger und eine Beziehung dieses Erregers und seines Überträgers zum Klima, so stehen Mensch und Klima in einer gemeinsamen Beziehung zu der dritten Größe, eben zu dem Krankheitserreger. Die Korrelation ist also eine Scheinkorrelation, so eindrucksvoll und real sie erscheinen mag.

Die Malaria hat als menschliche Krankheit mit dem Klima an sich gar nichts zu tun. Sie wird durch kein einziges Klimaelement verursacht, sondern kommt innerhalb der 17^0 Juliisotherme vor, weil die Anophelen innerhalb dieses Erdraums ihre Lebensbedingungen finden und weil darin den Malariaparasiten die Temperaturen gegeben sind, die die Entwicklung der Plasmodien in der Mücke erlauben.

Die Schlafkrankheit brauchte durchaus nicht an das Klima Afrikas gebunden zu sein. Sie könnte in jedem ähnlichen Klima Amerikas oder Asiens vorkommen. Sie ist aber eben nicht klimabedingt, sondern durch die Tatsache, daß nur in Afrika die übertragenden Fliegen, die Glossinen, vorkommen.

Die Beispiele ließen sich beliebig vermehren. Die Pest, die Leishmaniosen, das Gelbfieber, die Dengue, das Pappatacifieber aber auch viele nicht durch Insekten übertragene Krankheiten, wie die zahlreichen Wurmkrankheiten der warmen Länder, schließlich auch zahlreiche bakterielle Seuchen sind klimabedingt, aber nicht im Sinne von Klimaeinflüssen auf den Menschen. Das gilt auch, obwohl es bis heute nicht gelungen ist, die Abhängigkeit zu analysieren, für das überwiegende Vorkommen des Paratyphus A in warmen, des Paratyphus B in kühlen Ländern, das Vorkommen des Paratyphus C nur in beschränkten Räumen. Nirgends liegt ein Beweis dafür vor, daß auf den Menschen unmittelbar einwirkende Klimaelemente für die Erkrankungen oder ihr Fehlen verantwortlich seien.

Denn auch das *Fehlen* einiger Krankheiten hat Anlaß gegeben, ihre Gebundenheit an das Klima, d. h. an Klimafaktoren, anzunehmen. Die *Tatsache* ist nicht anzuzweifeln, daß die Diphtherie, die Scarlatina und die Poliomyelitis in warmen Ländern selten sind, obwohl die Erreger zweifellos vorhanden sind und weitergegeben werden. Es ist aber nichts anderes als eine *Vermutung*, für die bisher jeder epidemiologische Beweis oder Gegenbeweis fehlt, das seltene Vorkommen der drei Krankheiten dort sei auf Einwirkung von Klimaelementen auf die menschliche Erkrankungsbereitschaft zu beziehen. Solche Vermutungen sind z. B., die Epidemiologie dieser an sich kosmopolitischen Seuchen werde beeinflußt entweder durch niedrige oder hohe Temperaturen oder durch geringere oder stärkere Ultraviolettstrahlung. Hier sei verwiesen auf die kritischen Darlegungen DE RUDDERS zu diesem Problem, in denen er die mit diesen Annahmen vereinbaren Tatsachen den unvereinbaren gegenüberstellt und fordert, man müsse vorerst diese interessanten krankheitsgeographischen Tatsachen als solche hinnehmen und auf sie eine streng induktive Forschung aufbauen. Dann würden sich eines Tages auch die Begründungen geben lassen.

Nur für zwei Krankheiten liegt eine unmittelbare Beziehung zu einem Klimaelement, zur Sonnenstrahlung, und zwar zur Ultraviolettstrahlung, vor, für die *Rachitis* und die *Osteomalacie*. Dies sind echte Klimakrankheiten, insofern, als ihr Vorkommen auf Ausfallen der Ultraviolettstrahlung beruht. Ein solcher durch exakte Forschung erbrachter Beweis für die Wirkung des Ultraviolett ist sehr eindrucksvoll, er darf aber keine Veranlassung sein, dem Ultraviolett alle möglichen weiteren Einflüsse zuzuschreiben.

Inzwischen werden diese Probleme richtiger im Rahmen der Epidemiologie behandelt, wo die Analyse der Zusammenhänge, gerade im Gebiet der Tropenkrankheiten, so weit fortgeschritten ist, daß es möglich wurde, lückenlose Kausalketten aufzustellen. In diesen mag vielleicht an irgendeinem Schäkel der Kette auch ein Klimaelement stehen, wie z. B. der ausfallende Westmonsun bei der Malariaepidemie auf Ceylon 1934/35 oder der klimatische Einfluß der Entwaldung der Gebirge für die Entstehung von Sümpfen. in denen Mücken brüten, die Malaria und Filariasis übertragen. Aber damit sind diese Krankheiten noch keine durch Klimaeinflüsse hervorgerufene Krankheiten geworden und der Mensch steht, wenn er von ihnen befallen wird, nicht unter dem schädigenden Einfluß eines Klimaelements. Um solche Einflüsse aber geht es, wenn man von einer Bioklimatologie des Menschen spricht.

Und doch können wir nicht blind sein gegenüber dem durch Tausende von Jahren menschlicher Geschichte belegten Tatbestand, daß es Menschen der weißen Rassen als *Völkern* nicht gelungen ist, in warmen Ländern weiter zu bestehen.

Immer wenn Menschen des gemäßigten Klimas erobernd in die warmen Südländer vorstießen, über deren Bewohner ihnen eine jahrtausendelange harte Selektion die Überlegenheit gegeben hatte, irrten sie, wenn sie glaubten, als Völker in dem verlockenden, reichen, milden Klima eine neue Heimat zu finden.

Ob es den Ariern, die vor Jahrtausenden sich in den Besitz Indiens setzten, je zu Bewußtsein gekommen ist, daß sie dort als Rasse hinschwanden, wissen wir nicht.

Die Hethiter, die Mitani, die Kossäer, Meder, Perser der Antike sind schon in frühen Zeiten verschwunden, nachdem ihre überlegene Kriegskunst sie lange zu Herren Vorderasiens gemacht hatte, wo sie zu Trägern großer Kulturen geworden waren. Nicht anders ist es den indogermanischen und germanischen Völkern ergangen, die im Laufe der Völkerwanderungen um 1200 v. Chr. und in den Jahrhunderten der Völkerwanderungen des 1. Jahrtausends n. Chr. ins Mittelmeergebiet eindrangen. Ihr im Laufe weniger Jahrhunderte, oft sehr viel schneller sich vollziehender Untergang ist ihnen kaum bewußt geworden. Mit Recht aber sind die Mittelmeerländer ein „Todesraum" der germanischen Völker genannt worden (HELLPACH).

Das historische Argument muß mit Vorsicht gehandhabt werden. Das gilt nicht nur für die Seuchenbewegung in früheren Jahrhunderten, sondern für die gesamte Anthropobiologie. Politische, soziale, kulturelle Tatbestände sind uns mit leidlicher Gewißheit überliefert, biologische nur selten registriert, meist nur sekundär aus jenen abzuleiten. Wir wissen fast nichts über die zahlenmäßige Stärke, mit der die Siedler oder Eroberer in die ihrer Rasse fremden Klimagebiete eindrangen. Kamen sie, wie es meistens war, als Eroberer, so verfielen sie oft rasch den schwächenden Einflüssen gehobener wirtschaftlicher Lage, durch Haremswirtschaft der Rassenmischung, durch schädliche Auswirkung des Feudalismus der Ausmerze durch endlose Fehden und Kämpfe. Den Unterworfenen wird das Wort in den Mund gelegt: „Die fremden Eroberer kommen und gehn, wir leiden, aber wir bleiben bestehn". Blieben sie *nur* bestehen, weil sie dem Klima ihrer Scholle angepaßt waren, und gingen die Fremden *nur* zugrunde, weil dies Klima ihnen nicht adäquat war? So eindrucksvoll der tragische Untergang hochbegabter Völker ist, gesicherte Beweise für den biologischen Anteil sind nur spärlich zu erbringen, es sei denn, daß man die Rassenmischung dafür verantwortlich macht. Aber dann handelt es sich ja schon nicht mehr um ein Verhältnis von Menschen der gleichen Rasse zum Klima.

In ihrer vollen Schwere wurden die Auswirkungen klimatischer Unterschiede offenbar, als die Europäer den Weg über die Weltmeere unmittelbar in die tropische Zone gefunden hatten. Deren Besitz fiel ihnen mühelos zu. Aber rasch erfuhren sie, daß diese Länder, in denen die Eingeborenen ihr Leben ungefährdet führten, für sie selbst ein ungesundes „mörderisches" Klima hatten. Wenige kehrten ungeschädigt zurück und Nachkommen hinterließen sie dort nur, wenn sie sich mit Frauen fremder Rasse verbanden. Aber sie wußten, daß sie ihr Leben einsetzten. Noch bis in die neueste Zeit war es nicht anders, bis es gelang, den Einfluß der tropischen Seuchen für den Europäer einzudämmen. Einiges wissen wir über die Siedlungen Weißer in den warmen Ländern aus den letzten Jahrhunderten. Sorgfältig gesammeltes Material hat ergeben, daß von den vielen Versuchen von Europäern, im warmen Klima eine neue Heimat zu finden, nur ganz wenigen Erfolg beschieden gewesen ist, dann auch nur in Höhenlagen (El Towar, Espirito Santo). Und diese bescheidenen Erfolge bestehen besten Falles in physischer Anpassung ohne körperliche Entartung, vielleicht auch in einigem wirtschaftlichen Gedeihen. Was ihnen fehlt, ist das kulturelle Äquivalent zu einer Entwicklung, zu der ihnen die alte Heimat die Möglichkeit geboten hätte. Sie blieben kulturell stehen.

Wenden wir uns zu den unmittelbaren Erfahrungen am Individuum, so gilt es zunächst, den Schutt von Vorurteilen und vorgefaßten Meinungen fortzuräumen. Durch die Literatur erben sich, kritiklos übernommen, Behauptungen fort, die Europäerin altere in den Tropen früh, sie leide an Menstruationsstörungen, Fehlgeburten seien häufig, die Geburt sei erschwert, noch mehr die Aufzucht der Säuglinge, die 3. oder 4. Generation werde meistens steril, die Entwicklung der europäischen Kinder in den Tropen sei erschwert und behindert, schickte man sie nicht rechtzeitig zurück in die Heimat. All das hat sich als unrichtig, eben als Behauptungen auf Grund von Einzelfällen, von „Eindrucksstatistik" erwiesen, seit man das Leben europäischer Familien in normalen sozialen Lebensumständen beobachten kann (Niederl. Ostindien).

Richtig ist, daß sich europäische Familien in 3. oder 4. Generation in den Tropen nur selten nachweisen lassen, aber nicht, weil sie ausstarben, sondern weil sie sich mit den Eingeborenen vermischten.

Spärlich und bisher wenig aufschlußreich sind exakte Untersuchungen darüber, ob das physiologische Verhalten des Europäers in den Tropen ein anderes ist als in Europa und ob es sich von dem der Eingeborenen des Landes unterscheidet. Nur die Einrichtung physiologischer Institute in den verschiedenen Klimatypen könnte Aufschlüsse liefern. Dazu sind kaum die ersten Anfänge vorhanden. Untersuchungen, die in *Nord-Queensland* durchgeführt wurden und mit zur Stütze jener These CILENTOS dienten, haben keine allgemeine Gültigkeit. Sie beziehen sich auf Menschen, die in einem unter besonders günstigen meteorologischen und geologischen Bedingungen stehenden Gebiet der Subtropen leben.

Lange angenommene Verschiedenheiten anatomischer Art gegenüber den Eingeborenen haben sich selbst an dem für die Thermoregulation so wichtigen Organ, der Haut, bisher trotz sorgfältiger neuerer Untersuchungen nicht nachweisen lassen. Studien darüber, ob etwa bestimmte Konstitutionstypen unter den Einflüssen des rassefremden Klimas mehr leiden als andere, sind in den ersten Anfängen.

Eines steht fest, *zu schwerer körperlicher Arbeit ist der Europäer im feuchtwarmen Klima nicht fähig*. Das gilt auch für die Mischlinge der 1. und 2. Generation, wie praktische Versuche gezeigt haben, auch nicht in Höhenlagen. Gewiß, auch der Eingeborene pflegt vormittags gegen 11 Uhr die Arbeit einzustellen, aber der Europäer kann selbst in den Morgenstunden eine *anhaltende* körperliche Arbeitsleistung nicht durchführen.

Der Klimaeinfluß, der ihn daran hindert und ihn belastet, der rasch zu Schädigung führt, wenn er sich körperliche Arbeit abfordert, ist die oben dargestellte Erschwerung der Thermoregulation in einer Luft mit hoher relativer Feuchtigkeit und geringem Sättigungsdefizit. Stets befindet sich der Europäer in solcher Lage auf dem ersten Schritt zum Hitzschlag (s. S. 62).

Bekannt sind aber auch Symptome von Wärmestauung bei völliger Ruhe und Fehlen jeder Anstrengung. Dazu gehören wahrscheinlich die sog. Akklimatisationsbeschwerden, Pulsbeschleunigung, Kopfschmerzen, Schwindel, beklemmende Gefühle in der Herzgegend und besonders bei Frauen und Kindern das häufig zu beobachtende „low fever", eine nur geringe, aber anhaltende Erhöhung der Körpertemperatur, die bei längerer Dauer erschöpfend wirkt. Nach neueren Erfahrungen soll das „low fever" schwinden, wenn die Schlafräume klimatisiert werden oder wenigstens um das Bett herum durch einen Raumkühler Temperaturerniedrigung geschaffen wird (s. S. 117).

Mit der Erschwerung der Thermoregulation, daran ist nicht zu zweifeln, wirken Klimafaktoren in einer Kombination ein, der die Menschen gemäßigter Zonen nicht angepaßt sind und denen sich diese *akklimatisieren* müssen, wenn sie im warmen Klima leben und arbeiten wollen. Vorläufig ist diese Kombination von Wärme und Luftfeuchtigkeit der einzige klimatische Belastungsfaktor, über dessen Wirkung wir im klaren sind. Ob daneben noch Strahlungseinflüsse mitwirken, ist noch unerforscht.

Noch weniger ist darüber bekannt, ob außer der Erschwerung der Thermoregulation noch andere Klimaeinflüsse im trockenheißen Klima schädigend einwirken. Herrscht dort eine Temperatur, die die Körpertemperatur nicht übersteigt, so wird das trockenheiße Klima von Europäern leichter ertragen. Solche Orte liegen diesseits der Schwülegrenzen. Steigt aber die Temperatur über 38⁰, so tritt er auch dort in die Gefahrenzone des Hitzschlags, und nun gerade dann, wenn durch kräftige Winde die Anwärmung des Körpers von außen gesteigert wird (s. S. 60).

So gut wie nichts wissen wir darüber, ob das kühle Klima der gemäßigten Zone schädigende Einflüsse auf Menschen der warmen Länder, auf Menschen farbiger Rassen, hat. Daß zahlreiche malayische Studenten in Europa an Tuberkulose erkranken, könnte auf dem Einfluß erhöhter Exposition beruhen von Menschen, deren Rasse bisher einer auslesenden Wirkung hinsichtlich der Disposition nicht unterworfen war. Das gleiche gilt für die hohen Erkrankungsziffern bei farbigen Soldaten in den beiden Weltkriegen.

Die Negerrasse als Volk hat sich in Nord- und Südamerika allmählich bis weit in die gemäßigte Zone fortbewegt und scheint ihren Einflüssen nicht weniger gut gewachsen zu sein als die rote Varietät der Mongoliden, die Indianer.

Der einzige, vorsichtige Schluß, der heute gezogen werden kann, ist, daß die Völker des gemäßigten Klimas in einer bestimmten Erdperiode, vielleicht unter dem Einfluß der Domestikation, sehr weitgehend und relativ einseitig ausdifferenziert worden sind. Wie v. EICKSTEDT annimmt, vollzog sich im Spätdiluvium Eurasiens in eng begrenztem Lebensraum z. B. die Depigmentation bis zu Blondheit und Blauäugigkeit, ein Mutationsergebnis, dessen Elemente sich gegenüber Farbigkeit recessiv verhalten.

Wenn die Rassenelemente der Mongoliden und der farbigen Rassen gegenüber den Farbenelementen der Europiden sich dominant verhalten, so besagt das ja nichts anderes, als daß deren Differenzierung und Spezialisierung weiter fortgeschritten ist, während jene noch über Reaktionsnormen verfügen, die diesen verlorengegangen sind. Farbigkeit ist im gemäßigten Klima kein physischer Nachteil, Hellhäutigkeit und Blauäugigkeit im Sonnenklima der Tropen von zweifelhaftem Wert.

Wir stehen sogar vor dem eigenartigen Tatbestand, daß die pigmentreiche Haut des Farbigen durchaus keinen Wärmeschutz bietet, denn sie erhöht, da sie weniger reflektiert als die helle

Haut des Weißen, die Wärmezufuhr zum Körper durch Einstrahlung. Und dennoch erträgt der Farbige mit entblößtem Körper die stärkste Sonnenbestrahlung, gegen die sich der Europäer schützen muß, und ist viel leichter imstande, seinen Wärmehaushalt im Gleichgewicht zu erhalten.

Akklimatisation. Entbehrt es aller wirklichen Begründung, ist es *nur* ein Bild, wenn es von einem Menschen heißt, er sei in der Heimat „verwurzelt", er sei „ein bodenfester Mensch", von einem anderen, er sei „wurzellocker", „entwurzelt", er könne in einer neuen Heimat „nicht Boden fassen"?

Welch ein Gegensatz doch, die Standortgebundenheit der Pflanze und die unbeschränkte Bewegungsfreiheit des Menschen!

Aber auch beim Tier spricht man von *Standortvarietäten*.

Der abartende Einfluß der Aufspaltung der Menschheit in körperlich und seelisch verschiedene Rassen, so eindrucksvoll sein Gewinn für einen Teil dieser Rassen erscheint, war verbunden mit Verlusten aus dem Gesamtbestand an *Reaktionsnormen*, die der Art, wenn auch vielleicht nur in ihren Plusvarianten, zu Gebote gestanden hatten, und in deren Besitz sie das Wagnis unternehmen konnte, die gesamte Erdoberfläche zu ihrem Siedlungsraum zu machen, soweit sie ihr überhaupt einen *Nahrungsspielraum* bot. Mit welchen Opfern durch harte Auslese diese Expansion trotz des Besitzes des Feuers und der Fähigkeit, sich Haus und Kleidung zu schaffen, erkauft wurde, ermißt niemand. Mit ihnen aber war die Rechnung nicht beglichen. Die menschlichen Rassen gelangten zu einer sehr vollkommenen Anpassung an die Umwelt, in der sie schließlich zur Siedlung gelangten, aber ihre Anpassungsfähigkeit an andere Erdprovinzen, und damit ein Teil ihrer Bewegungsfreiheit, die Fähigkeit, sich anderen Erdprovinzen anzupassen, ging ihnen verloren. Auch die Rassen der Menschheit wurden zu *Standortvarietäten*. Das ist der Zustand, in dem sich die Menschheit heute befindet und der wahrscheinlich unabänderlich ist, weil sich, wie wir beim heutigen Stande unseres Wissens um die Evolution annehmen, jene Aufspaltung und Anpassung auf dem Wege des Auftretens von Mutanten und der auf sie einwirkenden Auslese vollzogen haben wird, ein Weg, auf dem es ein „Zurück" nicht gibt. Es ist nicht *nur* ein Bild, wenn man von pflanzenhafter Verwurzelung des Menschen in der Scholle seiner Geburt spricht.

Akklimatisiert zu sein heißt, allgemein gefaßt, der Gesamtheit aller Anforderungen seiner Umwelt entsprechen zu können, ohne körperlich oder seelisch zu versagen, in engerer Fassung des Begriffs, die Fähigkeit, auf die Klimafaktoren der Umwelt so zu reagieren, daß Erhaltung und Förderung des Lebens nicht in Frage gestellt sind.

In diesem Sinne sind die Menschen verschiedener Rasse ihrer Standortprovinz akklimatisiert, die Rassen der gemäßigten Zone der ihren, die Rassen der warmen Länder der ihren; selbst die in arktischen Gebieten lebenden Menschen sind ihnen angepaßt.

So lange der Mensch innerhalb des Bereichs der Scholle lebt, der geographischen Provinz, in der er geboren wurde und in der seine Vorfahren gelebt haben, ist das Klima etwas für ihn ein für allemal Gegebenes, womit er in körperlichem und seelischem Gleichgewicht ist und wovon er sich nicht wesentlich beeinflußt fühlt. Das Klima seines Landes ist ihm eine Selbstverständlichkeit, nichts, womit er sich auseinanderzusetzen hätte. Er weiß es gar nicht oder denkt wenigstens nicht darüber nach, daß dies Klima ihm adäquat ist. Das Akklimatisiertsein an das Klima der Heimat ist für ihn kein Problem.

Es wird zu einem Problem, wenn von ihm gefordert wird, sein Leben fortzusetzen unter klimatischen Bedingungen, denen er bisher nicht ausgesetzt gewesen war und die er unmittelbar als etwas Fremdes, vielleicht alsbald auch als etwas Belastendes, Schädliches empfindet. Erst hier kommt ihm zu Bewußtsein, daß seiner Anpassungsfähigkeit Grenzen gezogen sind.

In der fremden Umwelt bedeutet für ihn aber die Akklimatisation nicht nur die Möglichkeit physischer Existenz und seines Wohlergehens unter neuen Lebensbedingungen, unter anderen atmosphärischen Einflüssen. Mindestens ebenso bedeutsam ist, ob er seelisch derselbe bleiben kann, wenn ihm auferlegt wird, seine gesamte Lebensweise und seine Lebensgewohnheiten in einem anderen Klimabereich zu ändern. Denn an jeder Umwelt hat das Klima einen entscheidenden Anteil. Mit allem, was in ihr lebt, ist es verknüpft. Sie ist überwiegend klimageschaffen und klimagebunden.

Es wäre erstaunlich, wären die Menschen jedem der Typen des Großklimas der gemäßigten Zone unbedingt angepaßt, dieses Klimas mit seinem häufigen Wechsel der Luftmassen, in dem sie, je nach der Lage der einzelnen Gebiete zum Meere sowohl in der Ebene, wie in den Höhenlagen im Laufe jedes Jahres in gewissem Maße extreme Klimaunterschiede erleben. Gerade in dieser Zone, deren Klimafaktoren selten lebenbedrohend sind, soweit der Mensch sich der Mittel seiner Zivilisation bedienen kann, empfinden viele Menschen einen Wechsel ihres Wohnortes als störend, mitunter bis zu Unerträglichkeit belastend, der anderen gar nichts bedeutet. Menschen, die an sich in ihren Reaktionen labil sind, empfinden auch geringe Unterschiede der Luftfeuchtigkeit, der mittleren Temperatur oder ihrer örtlichen Extreme, Unterschiede der Wetterhaftigkeit als beschwerend. Hier ist die Landschaft zu beengt, zu feucht, zu warm, dort ist sie zu weiträumig, zu windbewegt, hier ist die Luft zu drückend, hier zu reizend, hier ist zu viel Sonne, dort der Himmel zu oft in Wolken gehüllt. Wie groß der psychische Anteil an den körperlichen Reaktionen ist, die hauptsächlich im Gebiet des Nervösen liegen, ist oft schwer zu entscheiden. Von klimagebundenen Allergien, Heuschnupfen, Asthma, bis zu rheumatischen und nervösen Beschwerden reichen die dem Klima zur Last gelegten Störungen des Wohlbefindens. Das Klima „bekommt" dem Betroffenen nicht. Helfen kann nur die Rückkehr in die gewohnte Umwelt.

Groß ist der Anteil des Seelischen. Die erste Generation der Salzburger, die nach Ostpreußen kamen, der Hugenotten, die aus dem milden Seeklima Frankreichs in die schon stark kontinentale Klimalandschaft Mitteldeutschlands verpflanzt wurden, werden schwer an dem Umweltwechsel getragen haben. Ganz werden die Menschenmillionen, die in unserer Zeit überall in der alten Welt umgesiedelt worden sind, in ihrer ersten Generation nicht zu neuer „Verwurzelung" gelangen.

Das Heimweh ist aber keine Sondereigenschaft der Menschen hoher Kultur und Zivilisation. Daß es dem Großstadtmenschen fast ganz fehlt, ist nur eines der Symptome seiner Entfremdung von der Natur. Die holländische Regierung mußte auf der Insel Bali Sondergefängnisse einrichten. Die Entfernung des Bestraften aus der Heimat hätte sein Zugrundegehen bedeutet.

Die Klimaforschung hat in ihrem Fortschreiten bald erkannt, daß die klimatischen Einwirkungen auf unsere Biologie keineswegs nur auf die großräumigen Einflüsse des Makroklimas beschränkt sind, sondern daß sie auch für engen Raum, für die bodennahe Luftschicht, für Haus, für Kleidung gelten. Die Zusammendrängung eines großen Teils der Bevölkerung der nördlichen gemäßigten Zone in dem engen Raum ihrer Großstädte bedeutet einen gefahrvollen Schritt ihrer weiteren Entfernung aus dem Bereich der natürlichen Klimaumstände des Landes und stellt neue Anforderungen an ihre Fähigkeit, sich einer abgeänderten Umwelt anzupassen. Es ist eines der ernstesten Probleme unserer Zeit, ob die Menschen dazu noch fähig sind, ob die Plastizität ihres Erbguts grundsätzliche Anpassungen noch möglich macht, oder ob sie, der Gefahr weichend, eine neue, weniger gefährdende Form der Siedlung wählen müssen (s. DE RUDDER und LINKE: Biologie der Großstadt. 4. Frankfurter Konferenz. Dresden u. Leipzig 1940).

Für die Befähigung der Menschheit, auch der Menschen rezenter Rassen, sich *allen* Klimaten anzupassen, wird auf die Besiedelung Amerikas vom höchsten Norden bis zum weitesten Süden durch die rote Variante der Mongoliden hingewiesen. Ihre Einwanderung aber liegt um Zehntausende von Jahren zurück und könnte in einer Zeit erfolgt sein, als dieser Rasse noch ein starkes Vermögen zur Umformung eignete, zumal ihre Domestikation wahrscheinlich noch in ihren Anfängen stand. Zudem dürfte die Durchdringung des Gesamtkontinents sich in Zeiträumen vollzogen haben, die kaum geringer waren als die Zeiträume, in denen die Rassen der alten Welt zu ihrer spezifischen Anpassung gelangten.

Wenn für Ostasien auf die große Anpassungsfähigkeit der Chinesen an südliche Klimate hingewiesen wird, so darf nicht vergessen werden, daß die Ostküste des asiatischen Kontinents bis zu den Breitengraden hinauf, die wir zum gemäßigten Klima rechnen, sich wenigstens in Teilen des Jahres nicht so stark klimatisch vom warmen Klima unterscheidet, wie Europa von Afrika, daß gerade die wanderlustigsten Teile der chinesischen Population aus den Südgebieten des Reiches stammen, die zum Teil subtropischen Charakter haben, und daß die Chinesen zudem dazu neigen, sich rasch mit den Völkern zu vermischen, unter denen sie leben.

Die Inselvariante der Mongoliden aber, das japanische Volk, ist trotz seines starken Einschlags an Blut südlicher Rassen noch weniger anpassungsfähig an fremdes Klima als der Europäer. Der Japaner wurzelt weder im asiatischen Kontinentalklima noch im Inselklima der Tropen.

All jene von individueller Veranlagung bestimmten Schwierigkeiten der Verwurzelung in einer neuen Umwelt des eigenen Großklimas, auch der Übergang von Landleben zum Stadtleben, so einschneidend und so schwer zu ertragen sie sein mögen für Empfindliche und Empfindsame, ändern nichts an der Tatsache, daß die Menschen ihrem eigenen Großklima angepaßt sind. Wenn es sein *muß*, können sie ihr Leben in jedem Typ dieses Klimas *ungefährdet* fortführen und ihre Nachkommen können es auch.

Anders beim Übergang in ein anderes Großklima, wobei es sich so gut wie immer um das feuchtwarme Tieflandklima der Tropen handelt. Die Menschen, die dorthin gehen, wissen, daß ihnen die Anpassung an eine Umwelt ganz anderer Lebensverhältnisse auferlegt sein wird. Es sind Menschen, die mit dem Entschluß hinausgehen, sich durchzusetzen, wenn möglich, sich eine neue Heimat, auch für ihre Kinder und Kindeskinder, zu schaffen.

Es ist nicht so, wie nach einem viel zitierten Wort von MEREDITH TOWNSEND über Britisch-Indien, wo die Engländer seit 300 Jahren ihren Einfluß ausgeübt haben, es gehe dorthin „nicht *ein* weißer Mann, der die Absicht gehabt hätte, dort zu bleiben". Das mag für die Engländer mit ihrer starken Traditionsgebundenheit an ihr Land gelten. Holländer, Deutsche, Schweizer, Franzosen, die Angehörigen der Mittelmeervölker sind zu vielen Tausenden in tropische Gebiete gewandert, um dort zu bleiben. Die Möglichkeit einer europäischen Bauernsiedlung in tropischen Hochländern ist jahrzehntelang erörtert worden, auch nachdem sich der „Weizen" durchaus nicht als die „Leitpflanze" für die Wahrscheinlichkeit einer erfolgreichen europäischen Niederlassung erwiesen hatte. Denn auch in den Hochländern der Tropen kann der Europäer nur als Organisator, als Leiter eines Kulturunternehmens arbeiten, nicht aber körperlich.

Im feuchtwarmen Klima liegt nun einmal unabänderlich jene Kombination von Klimafaktoren, von Temperatur und Luftfeuchtigkeit vor, die dem Europäer nicht adäquat ist, an die sich anzupassen ihm niemals vollständig gelingen wird, und der sich zu entziehen einen nicht geringeren Aufwand an Energie und wirtschaftlichem Einsatz erfordert, als im gemäßigten Klima der Aufwand zum Schutz gegen die Unbilden des Winters. Nur führt hier, im heimischen Klima. dieser Aufwand zu *vollem Erfolg*, im feuchtwarmen Klima nur zu einem *Teilerfolg*,

Dieser Teilerfolg kann unter Zwangsumständen erstaunlich groß sein, ein Zeichen, daß der heutige Europäer das stolze Wort des Sophokles aus der Antigone nicht vergessen hat: „Vieles Gewaltige lebt, doch nichts ist gewaltiger als der Mensch." Das haben die Leistungen europäischer Truppen in den Kriegen gezeigt, die im feuchtwarmen Klima geführt werden *mußten*. Im Ablauf einiger Jahre wurde, wenn auch unter Ausfall eines großen Hundertsatzes der eingesetzten Menschen, fast Übermenschliches geleistet, und diese Leistung war durchaus nicht immer gefolgt von einer langdauernden körperlichen Schädigung.

Daran hat die Einengung der Tropenkrankheiten, die Möglichkeit des persönlichen vorbeugenden Schutzes gegen die Malaria, die Schlafkrankheit, die Dysenterie und die Typhuskrankheiten einen großen Anteil. Der medizinischen Forschung ist zu danken, daß die tägliche Bedrohung durch die Tropenkrankheiten fortgefallen ist. Aber ausgerottet sind sie nicht, und es ist zweifelhaft, ob je über sie ein vollkommener Sieg errungen werden wird.

Was geblieben ist und was der Europäer vom ersten Tage an als Belastung fühlt, was von Jahr zu Jahr als belastender und lähmender empfunden wird, ist der Einfluß jener Klimakombination, die bei Tag und in der Nacht und in jedem Monat des Jahres einwirkt, der Wirkung der nie auszuschaltenden *Erschwerung der Thermoregulation*,, die bei jeder stärkeren körperlichen Beanspruchung die Gefahr der Wärmestauung heraufbeschwört.

Für das, was an physischer Belastung an einem bestimmten Standort zu erwarten ist und überhaupt für die Beurteilung der Gunst und Ungunst seiner klimatischen Bedingungen, liefern die in neuerer Zeit aufgestellten *Klimagramme* (SEMMELHAK, MARNER) wertvolle Hinweise.

Das *Klimagramm* (s. Abb. 12) zeigt für einen ostafrikanischen Platz (Kilossa), daß er für einen Teil des Jahres unter dem Einfluß einer feuchtwarmen Koppelung steht, daß für einen anderen Teil des Jahres aber die dann herrschende Trockenheit eine große Erleichterung gewährt.

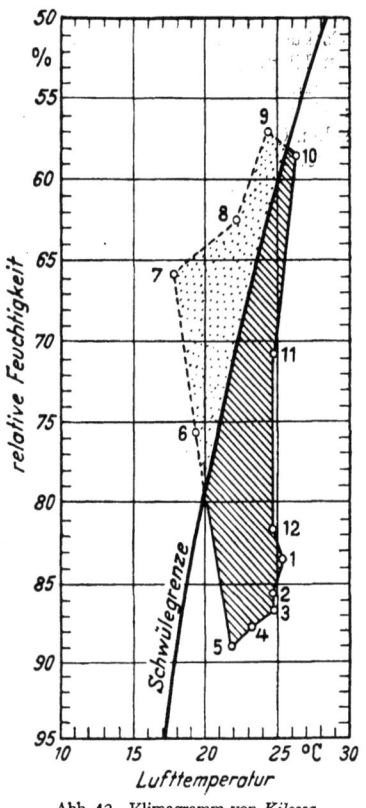

Abb. 12. Klimagramm von *Kilossa*.
(Nach MARNER.)

In einem Diagramm ist die sog. LANCASTER-CASTENsche *Kurve* als *Schwülegrenze* angegeben innerhalb eines Koordinatensystems, dessen Abszisse die Lufttemperatur, dessen Ordinate die relative Feuchtigkeit angeben. Für jeden Monat ist eingetragen, ob in ihm dasjenige Verhältnis der beiden Faktoren örtlich vorhanden ist oder fehlt, bei dem, experimentell festgestellt, das Gefühl der Schwüle eintreten kann. Leider ist es nicht möglich, in diese Darstellung auch die Luftbewegung mit einzubeziehen, die ja für bestimmte Tagesstunden und in bestimmten Monaten durch ihr Vorhandensein oder Fehlen die Lage erheblich beeinflußt.

Auch ist die Schwülegrenze nicht als eine mathematische Kurve zu bewerten, vielmehr als ein *Saum* von gewisser Breite. Sie gilt auch zunächst nur für den ruhenden, leicht bekleideten Menschen in unbewegter Luft. Einstrahlung, Kleidervermehrung, Luftbewegung verschieben ihre Lage. Höheres Alter, Alkoholgenuß, angestrengte körperliche und geistige Arbeit, reichliche Flüssigkeits- und Nahrungszufuhr, aber auch persönliche Veranlagung können die Schwülegrenze in der Richtung nach der Behaglichkeitszone verlagern, d. h. den Schwülebereich vergrößern. Umgekehrt tritt eine Verschiebung in der anderen Richtung ein bei Luftbewegung, auch bei Kleiderverminderung, erhöhter Ausstrahlung, Gewöhnung und seelischer Hochstimmung (s. S. 111).

Die Erfahrungen der letzten Jahrzehnte der modernen Kolonialarbeit haben als sicher erwiesen, daß eine *individuelle* Akklimatisation für Jahre, selbst für Jahrzehnte, für den Gang einer Lebensarbeit möglich ist, selbst bis zu dem Endziele eines geruhsamen Lebensabends in einer angenehmen Höhenlage des tropischen Landes. Aber diese Akklimatisation ist eine *relative*. Sie ist abhängig von vielen Voraussetzungen. Die erste ist eine intakte Gesundheit, die mitgebracht werden muß, und eine geschlossene, ausgeglichene Gesamtpersönlichkeit, die zweite eine Lebensführung sparsamen Wirtschaftens mit den eigenen Lebensreserven, eine streng geregelte Lebensführung mit *Vermeidung aller Exzesse* und Einstellung der Arbeitsleistung auf die klimatische Gunst oder Ungunst der Tagesstunden und Monate.

An diesen in der Persönlichkeit liegenden Voraussetzungen und der daraus sich ergebenden Haltung hat es in früheren Zeiten des Kolониallebens oft gefehlt. Zu einer Lebensführung, wie sie für die Erhaltung der Tropendienstfähigkeit gefordert werden muß, waren Menschen oft nicht bereit, die in den Kolonien gerade das Freisein von den Bindungen und engen Grenzen der heimischen Gesellschaftsordnung zu finden wünschten.

Die gleiche Umwelt, die charaktervollen Persönlichkeiten den Weg freiließ zu Höchstleistungen, für die die Heimat den Spielraum nicht geboten hatte, wurde für Menschen mangelnden seelischen Gleichgewichts, die „draußen" zu allererst das Ungewöhnliche, Abenteuerliche gesucht hatten, zu einer Quelle schwerer Enttäuschung. Die Einsamkeit auf abgelegenen Stationen, auf anderen die Eintönigkeit des Klublebens, in dem man im Trunk eine Lösung von der Unlust des täglichen Einerlei suchte, Unregelmäßigkeiten der Ernährung, das Fehlen eines geordneten Haushalts, körperliche und seelische Belastung zugleich, führten zu einer Aufhebung von sittlichen Hemmungen, die sich in der Form des sog. „Tropenkollers" äußerte. Das war keine geistige Erkrankung, sondern ein Abgleiten in eine primitive Form gewalttätigen Reagierens. Es waren Herrschsuchtsexzesse, wo bereits jede herrenhafte Haltung verlorengegangen war.

Aber all das gehört der Vergangenheit an. Die heutige Kolonialwelt, eingebunden in Weltwirtschaft und Weltverkehr, fordert eine volle Arbeitsleistung, sie bietet aber auch die Möglichkeit eines europäischen Familienlebens und damit alle Sicherheiten gegen ein Absinken des kulturellen Niveaus.

Voraussetzung ist ferner eine gehobene Lebenshaltung mit einer dem Klima angepaßten Behausung, mit einer Ernährung, die erlaubt, dem oft darniederliegenden Appetit die nötigen Anreize zu bieten, mit der Möglichkeit, zur Erholung einmal im Jahr kühle Höhenlagen aufzusuchen und nach spätestens 5 bis 6 Jahren einen längeren Heimaturlaub zu nehmen und reichlicher Hilfskräfte an Bedienung, die alle gröberen und anstrengenden Arbeiten übernimmt. Denn die notwendige körperliche Ausarbeitung kann nur im abendlichen Sport gesucht werden. Auch er ist sorgfältig zu dosieren und auf Lebensalter und Konstitution einzustellen.

Diese unerläßliche Einstellung auf eine sorgfältig geregelte Lebenshaltung verbindet sich mit der Regelmäßigkeit des Tagesablaufs von 12 Tages- und 12 Nachtstunden und der Regelmäßigkeit, mit der lange Trockenzeiten in bestimmten Monaten von Regenzeiten gefolgt werden, mit dem regelmäßigen täglichen Wehen der See- und Landwinde und dem regelmäßigen Wehen der Jahreszeitenwinde.

All das bedeutet ein Leben in einer Umwelt von großer *Einförmigkeit*. Der Reiz der neuen Umgebung mit fremdartigen Menschen, Pflanzen und Tieren verblaßt bald. Auch dort ist das Leben nach kurzer Zeit beherrscht von der

Alltäglichkeit. Diese Alltäglichkeit aber ist unendlich viel einförmiger als die der Heimat. Die Wetterhaftigkeit, die Jahreszeiten in dem Sinne, wie der Europäer sie empfindet und erlebt, fehlen. Das Wechselvolle des heimatlichen Klimas und die stets neugeforderte Einstellung auf seine nie vorauszusehenden Schwankungen in Temperatur, Lichtgenuß und auf die häufigen Wechsel unregelmäßig wehender Winde machen doch einen Teil seines Lebensgefühls und seiner Lebensfreude aus. Ein „ermüdendes Gleichmaß der Tage" ist zu ertragen von Menschen, denen ein solches Leben schon in der Heimat als eine „Bürde des Daseins" erschien.

Trotz Rundfunk und sorgfältiger Erhaltung von Briefwechseln ist es schwer, sich das Mitleben mit der Kulturwelt des eigenen Volkes zu erhalten. Die langsam abnehmende körperliche und geistige Spannkraft wird dieser Aufgabe nicht immer gerecht. — Keine Krankheit macht heute häufiger tropendienstunfähig als die Neurasthenie.

Das Problem der physischen Akklimatisation stand unter der Herrschaft der Tropenkrankheiten so stark im Vordergrund, daß die psychische Akklimatisation fast übersehen wurde. Und doch hat sie über das Individuelle hinaus vielleicht den Hauptanteil daran, daß es eine Akklimatisation auf Generationen hin für den Europäer im feuchtwarmen Tropenklima wahrscheinlich niemals geben wird.

Von ganz wenigen Ausnahmen abgesehen, hat es sie bisher auch nicht gegeben, so theoretisch die Forderung auch sein mag, von einer echten Akklimatisation dürfe erst gesprochen werden, wenn drei Generationen hintereinander, ohne Vermischung mit der Rasse des Landes und ohne Zuzug frischen Blutes aus der Heimat, gesund gelebt hätten. Die wenigen Beispiele von Europäersiedlung in tropischen Hochländern — gerade auch deutsche Siedlungen sind darunter — haben keine ermutigenden Ergebnisse gehabt. Es ist hier nicht so wie innerhalb der gemäßigten Zonen, wo eine erste Generation von Auswanderern und Siedlern schwer an dem Los der Umsiedlung trägt, aber die nächste wieder zu physischem und seelischem Gleichgewicht in der neuen Heimat gelangt, sondern nach allem, was wir übersehen, ändert sich für Menschen aus den gemäßigten Zonen auch in den folgenden Generationen nichts an dieser Unfähigkeit, in dem rassefremden Klima „Boden zu fassen". Wo aber Weiße in tropischen Tiefländern als körperlich arbeitende Menschen angetroffen werden, handelt es sich um die sog. „poor whites". Angesichts dieser unglücklichen Menschen wird niemand von Akklimatisation sprechen.

Die Aufgabe der Europäer in den warmen Ländern ist, durch Organisation, durch wissenschaftliche Forschung, durch Beratung, Anleitung und Führung der Völker jener Zone dazu beizutragen, daß der Reichtum ihrer Länder an Schätzen der Erde aller Art zum Besten jener Völker und der Menschheit richtig genutzt wird.

Dazu ist er befähigt, wenn er sich seine persönliche Leistungsfähigkeit in dem seiner Rasse fremden Klima erhält, indem er sich in seiner Lebenshaltung darauf einstellt und sich die Voraussetzungen schafft, die belastenden Elemente der fremden Umwelt, die physischen und psychischen zu ertragen. Verwurzelt aber muß er bleiben in dem Großklima seiner Geburt und in der Kultursphäre seiner Heimat.

Unter solchen Bedingungen ist auch ein europäisches Familienleben in den Tropen möglich, ja es ist sogar die beste Garantie dafür, daß jene Voraussetzungen erfüllt werden. Die Europäerin erträgt das Tropenklima ebenso gut und ebenso schlecht wie der europäische Mann. Auch der Aufzucht der Kinder, selbst über die Pubertätsjahre hinaus, stehen keine ernsthaften Bedenken entgegen, wenn das Land die notwendigen Bildungsmöglichkeiten bietet.

Aber keine zweite Generation „individuell und relativ" angepaßter Europäer wird in den Tropen „ungefährdet" arbeiten können, wenn nicht die wichtigsten Jahre der geistigen Entwicklung in der Heimat, in der physischen und kulturellen Umwelt des eigenen Volkes durchlebt und dort die Charakterbildung abgeschlossen wird. Solche Generationen von Kolonialeuropäern besitzt England, besitzen die Holländer, Franzosen und hätte auch Deutschland entwickeln können.

Meteorobiologie.

Einflüsse der Jahreszeiten. In allen Zonen, deren Klima durch das Vorhandensein ausgesprochen gegensätzlicher Jahreszeiten und häufiger Wetterwechsel charakterisiert ist, wissen die Menschen seit jeher, daß bestimmte Krankheiten in der einen Jahreszeit häufig, in der anderen selten sind, daß manche Seuchen nur in bestimmten Jahreszeiten ausbrechen, in anderen zurückgehen oder ganz fehlen. Das gilt nicht nur für die gemäßigte Zone mit ihren großen Gegensätzen von Sommer und Winter, sondern auch dort, wo nur Regen- und Trockenzeiten sich einmal oder zweimal im Laufe des Jahres ablösen.

Aus der Epidemiologie der Pest ist bekannt, daß sie gebunden ist an die feuchtwarme Jahreszeit, daß sie in der Trockenzeit fast völlig für Wochen und Monate verschwinden kann. Die Forschung aber hat ergeben, daß die Beziehung zu den beiden Jahreszeiten nur etwas Mittelbares ist. An den immer feuchten Gebirgshängen hält sich die Pest auch in der Trockenzeit. Denn sie ist abhängig von der Biologie des Pestflohs und der Nager. Nur in feuchter Atmosphäre wird der Floh infektiös und bleibt es eine Zeitlang. Die Bergbewohner aber kommen bei der Ernte in ihren Erntehütten in enge Berührung mit den Bergratten, in denen die Pest ein dauerndes Virusreservoir hat.

Die Pest diene hier als ein besonders eindrucksvolles Beispiel dafür, daß viele ältere Auffassungen eines *unmittelbaren Zusammenhangs* von Jahreszeiten und Seuchen einer zureichenden Grundlage entbehren. Die große Mehrzahl der an bestimmte Jahreszeiten gebundenen Infektionskrankheiten tritt eben dann auf, wenn ihre Erreger und deren Überträger ihre biologisch günstigen Bedingungen haben, wenn die Möglichkeit der Übertragung durch die jahreszeitlichen Verhältnisse gegeben ist oder weil die menschliche Tätigkeit in dieser Jahreszeit die Voraussetzungen dafür schafft.

Für viele Infektionskrankheiten sind die kausalen Zusammenhänge solcher Art geklärt, für die Tularämie durch die Feststellung der Beziehungen des Menschen zu den Nagern, dem Virusreservoir der Krankheit, in bestimmten Zeiten des Jahres, für die bacilläre und Amöbendysenterie durch den Kontakt, durch Nahrungsmittelverderb in der Wärme und Übertragung durch Fliegen in den Sommer- und Herbstmonaten. Ähnlich steht es mit den Typhuskrankheiten. Auch die Herbstgipfel der Poliomyelitis dürften heute erklärt sein, seit bekannt wurde, daß das Virus durch die Faeces ausgeschieden wird. Daß die Malaria im Mittelmeergebiet in jedem Jahr mit einer Tertianaepidemie beginnt, der die Tropicaepidemie folgt, ist gebunden an die Biologie der übertragenden Mücken. Das gleiche gilt für fast alle durch Insekten übertragenen Krankheiten, wie Pappatacifieber, Denguefieber, Gelbfieber, Schlafkrankheit, Leishmaniosen, Filariosen. Das Gebundensein des Fleckfiebers an die Winter- und Frühjahrsmonate, sein Zurückgehen und Schwinden im Sommer, stehen nicht unter jahreszeitlichem Einfluß, sondern unter dem Einfluß der *in* diesen Jahreszeiten sich ändernden sozialen Lage und Lebenshaltung in bezug auf den Befall mit Läusen. Die Häufung von Masern und Diphtherie in der gemäßigten Zone beider Hemisphären im Winter erklärt sich zum Teil durch das engere Zusammenleben der Menschen in umschlossenen Räumen.

Alle diese Zusammenhänge, *soweit der Gang der Infektion in Betracht kommt*, gehören in das Forschungsgebiet der Epidemiologie. Sie gehören zur Bioklimatologie der Erreger und ihrer Überträger, nicht zur Bioklimatologie des Menschen.

Nicht anders ist es bei einigen Krankheiten, denen der Mensch nur im Sommer verfallen *kann*, weil die auslösende Ursache nur im Sommer gegeben ist, wie bei einigen Allergien, z. B. dem Heuschnupfen.

Wohl aber muß die Frage aufgeworfen werden, ob unter dem Einfluß der Jahreszeitenwechsel und -schwankungen eine *Mitwirkung* des Menschen für das Haften der Infektion und für den Krankheitsverlauf vorhanden ist, ob auch hier das Wort Geltung hat: „Der Mensch ist ungleich, ungleich sind die Stunden." Denn *am* Menschen greift das epidemiologische Geschehen an als an einem in das Klima seiner Umwelt hineingestellten, von ihm unzweifelhaft abhängigen Wesen, und es ist daher sehr wahrscheinlich, daß Veränderungen der klimatischen Lage im Wandel der Jahreszeiten seine Disposition nicht unabgeändert und unbeeinflußt lassen werden.

Eines der sprechendsten Beispiele dafür ist die sog. *Frühjahrswelle der Malaria*, das Auftreten des Fiebers nach im Herbst erworbener, im Winter latent gebliebener Infektion im Frühjahr, gerade in der Zeit, wo die malariaübertragenden Mücken zu fliegen beginnen, teleologisch betrachtet eine vollkommene Abstimmung der Beziehungen zwischen Malariaparasit, Mensch und Mücke. Jahreszeitlich bedingt scheint somit zu sein, daß sowohl viele Malariainfektionen, die im Herbst erworben wurden, in dieser Jahreszeit *nicht* zur Erkrankung führen, wie es jahreszeitlich bedingt ist, daß die Infektion sich erst im Frühjahr manifestiert. Unzweifelhaft *muß* hier eine Dispositionsschwankung vorliegen, die den Parasiten einmal hemmt, ihm dann aber wieder den Angriff ermöglicht.

Das auslösende Moment dieser Spätmanifestationen und der Frühjahrsrezidive (s. Abschnitt „Malaria") kennen wir noch nicht. Es ist an das Heraustreten aus dem Ultraviolettschatten des Winters gedacht worden (GITTER, unpubl. s. S. 52).

Zahlreiche Hinweise aus der Physiologie und fast noch mehr aus der Psychologie stützen die Annahme des Vorhandenseins von solchen Schwankungen. Menstruationsstörungen der Frau sollen einen Sommergipfel haben, der auf innersekretorisch gesteuerte Vorgänge bezogen wird. Welche Bedeutung der Ultraviolettmangel im Winter für das Auftreten der Rachitis hat, wurde schon besprochen. Dieser Zusammenhang, dessen Analyse so vollkommen gelungen ist, ist so eindrucksvoll, daß eine gewisse, vielleicht nicht allzu begründete Neigung besteht, auf das Fehlen von Ultraviolettstrahlung oder auf reichlichen Ultraviolettgenuß allzuvieles zu beziehen.

Vorläufig verfügen wir nicht über klare Einsichten in das, was sich in unserem Körper im Ablauf des Jahres vollzieht, aber daß uns körperlich wie seelisch jedes Jahr so etwas wie eine Geburt, ein Reifen, ein Altern und Neugeborenwerden, ein „Stirb und Werde" beschert wird, das erlebt jeder und erfährt der Arzt und Epidemiologe bei der Beobachtung des Kranken und der Seuchen. Viel von dem seelischen Erleben der Frühjahrs- und Herbstmonate, das durch die Dichtung verklärt worden ist, wird mit körperlichen, etwa mit innersekretorischen Vorgängen gekoppelt sein. Wo die Steigerung der Sexualität im Frühjahr dazu führt, daß die Grenzen sittlichen Handelns überschritten werden, sucht man gern eine Erklärung aus physiologischer Wurzel.

Seit die Bedeutung der Vitamine für den Stoffwechsel, auch des Gesunden, erkannt ist, liegt der Gedanke nahe, Schwankungen in der Disposition auch auf die durch die Jahreszeiten bedingte Änderung der Ernährung, etwa auf das Fehlen oder die Einschränkung des Genusses von Vitamin C in der Winternahrung, zu beziehen. Auch Hypovitaminosen, die an sich keine Krankheitserscheinungen auslösen, könnten eine Krankheitsbereitschaft schaffen.

Es sind statistisch Jahreszeitenrhythmen für das Vorkommen von Scharlach und Diphtherie, Häufung ihres Auftretens im Herbst und Frühwinter, festgestellt worden, für die eine erschöpfende Erklärung noch aussteht.

Die Forschung steht vor der Aufgabe, den Anteil der jahreszeitlich bedingten Dispositionsschwankungen am Haften der Infektion und am Krankheitsverlauf, vor allem am Hereinbrechen und Schwinden von Epidemien aus dem epidemiologischen Gesamtkomplex herauszuschälen, um damit vielleicht neue Wege der Vorbeugung zu erschließen. Ohnehin wird es eine Lösung des Problems des Kommens und Gehens der Seuchen nicht geben, bevor unser Wissen um den Anteil der Disposition des Einzelnen und ganzer Populationen nicht weiter gefördert sein wird als bisher.

Wetterfronten und Föhn. Viele Menschen haben das Vermögen, Wetterwechsel vorauszusagen. Sie sind nicht darum zu beneiden, daß ihr *vegetatives Nervensystem* ein so leicht ansprechbarer „Empfänger" ist für die Auswirkungen der atmosphärischen Vorgänge, die sich beim Wetterwechsel vollziehen. Denn wer am Vormittag das Kommen eines Gewitters für die Abendstunden voraussagen kann, ist dabei nicht hochgestimmt, sondern fühlt sich bedrückt, in seiner Leistungsfähigkeit gehemmt, und erst das Ausbrechen des Wetters erlöst ihn von seiner inneren Spannung. Noch weniger beneidenswert sind der Rheumatiker und der Gichtiker, denen jeder Wetterwechsel eine Vermehrung ihrer Schmerzen bringt, und die vielen, deren Narben, Knochenbrüche und Amputationsstümpfe zu schmerzen beginnen, wenn das Wetter umschlägt. Für Wunden, die bei Wetteränderungen, bei „wederwondlonga", schmerzende Narben hinterließen, mußte nach altfriesischem Recht eine schwerere Buße vom Täter erlegt werden (DE RUDDER).

In den Bereich wissenschaftlicher Erforschung sind die Zusammenhänge von Wetter und Schmerz, nun aber auch mit vielen anderen Krankheitssymptomen, erst in den beiden letzten Jahrzehnten gezogen worden durch DE RUDDER und die ihm auf dies anziehende Forschungsgebiet gefolgten Forscher. Durch breit angelegte statistische Untersuchungen ist festgestellt worden, daß das Zusammentreffen von Frontdurchgängen (s. S. 46) mit *alarmierenden* Krankheitssymptomen, mit Lungenblutungen, Lungenembolien, mit Harnbluten, Apoplexien, Koliken, Croup, nicht zufällig ist. Auch für das Einsetzen der ersten Krankheitserscheinungen bei einigen Infektionskrankheiten, bei Poliomyelitis und Angina, konnte ein Zusammenhang mit Kälteeinbrüchen als gesichert nachgewiesen werden. Für andere Infektionen, z. B. für Diphtherie, für die ein Zusammenhang vermutet wurde, konnte er nicht bestätigt werden. Umstritten ist auch noch die Abhängigkeit der Eklampsie, der traumatischen Epilepsie und des Glaukoms von Frontdurchgängen. Ebenso hat sich eine Wetterabhängigkeit für Appendicitiserkrankungstermine nicht feststellen lassen. Dagegen ist für die Selbstmordhäufigkeit eine Korrelation mit Fronttagen nachweisbar (THOLUCK).

Die statistische Behandlung des Materials nach der von DE RUDDER vervollkommneten sog „n-Methode", einer einwandfreien Zählmethode, erlaubt mit großer Sicherheit, den unerläßlichen Beweis der „Überzufälligkeit" des Zusammenfallens der pathologischen bzw. biologischen Ereignisse mit meteorischen Vorgängen und Abläufen zu führen.

Was aber bisher nicht gelungen ist, ist der Nachweis, ob ein bestimmtes einfaches Wetterelement als auslösendes Agens zu den Krankheitserscheinungen in Beziehung stehe, etwa Luftdruck, Temperatur, Luftfeuchtigkeit, Luftbewegung, Ionisation der Luft. Es ist also vorläufig nur ein Hilfsbegriff, wenn von einem „biologischen Frontfaktor" gesprochen wird.

Wertvoll aber ist die allgemeine Feststellung (DÜLL), daß eindeutige, statistisch erfaßbare Änderungen der menschlichen Reaktionszeit zusammenfallen mit barometrischer Unruhe, mit hohen Werten des Depressionscharakters, mit der atmosphärischen Aktivität über Mitteleuropa und mit Sturmtagen. Besonders sollen „Aufgleitvorgänge" in der Atmosphäre biologisch wirksam sein. Auch hier könnte an die damit verbundenen

Druckänderungen gedacht werden. Weiter ist an großem Beobachtungsmaterial gefunden worden (WELKER), daß plötzliche Titerschwankungen der Isoagglutinine beobachtet werden, wenn sich das Wetter in entscheidender Weise ändert, an Tagen, wo eine Schönwetterperiode endet, vor allem, wenn Gewitter auftreten. Die Schwankungen traten schon ein, bevor der Wetterumschlag fühlbar wurde, eine physiologische Parallele zu dem „Vorfühlen" eines Wetterumschlags durch wetterfühlige Menschen. Bei einigen Bakterien sollen Wettereinflüsse auf ihr Wachstum in der Kultur beobachtet sein.

Die Feststellung jener Korrelationen ist nicht etwa, wie DE RUDDER kritisch bemerkt, so zu bewerten, als wären die Frontendurchgänge als *die* Ursache der Krankheitssymptome oder Erkrankungen aufzufassen. Zu den sich summierenden Einflüssen, die das Krankheitsgeschehen bedingen, tritt der meteorische Faktor als ein letztes, auslösendes Moment.

Daß für die als „Fronten" bezeichneten Wettervorgänge neuerdings andere Deutungen ihrer Genese gesucht werden, ändert an der Feststellung ihres Zusammenfallens mit dem Krankheitsgeschehen zunächst nichts. Es ist aber möglich, daß eine feinere Aufspaltung von Wettertypen auch für die Meteorobiologie neue Probleme aufwerfen wird (DE RUDDER).

Nicht durch Wetterfronten, wohl aber durch einen eindeutigen atmosphärischen Vorgang bedingt sind die biologischen Wirkungen des Absinkens warmer, trockener Luftmassen in der Erscheinungsform des *Föhns*, für uns am häufigsten zu beobachten in dem Gebiet nördlich der Alpen, eine lästige Plage vieler Menschen, die dort leben. Die Föhntage bringen ihnen, je nach ihrer Veranlagung, eine gereizte oder gedrückte Stimmung, eine unbezwingliche Müdigkeit, Lähmung ihres Leistungswillens, sie verschlechtern krankhafte Zustände. Selbstmorde, Gewalttaten häufen sich an Föhntagen.

Über den atmosphärischen Vorgang der Föhnentstehung besteht kein Zweifel, aber die biologisch wirksamen Elemente sind bisher ebensowenig herausgeschält wie bei den Frontdurchgängen. Luftelektrische Verhältnisse, Ionisation, sind es nicht, aus, denen die Föhnsymptome abzuleiten wären. Eine Theorie, die Wirkung des Föhns sei zu erklären durch die Herabführung von Stickstoffoxydul aus großen Höhen, hat sich als ebenso irrig erwiesen wie die Annahme von Sauerstoffschwankungen in der Luft. Als wahrscheinlichster Faktor werden auch hier Druckschwankungen, und zwar unter Inversionsschichten, angenommen. Eine befriedigende Erklärung des merkwürdigen Phänomens, dem Ortsfremde mehr unterliegen als Einheimische, von dem aber eine große Anzahl von Menschen gar nichts zu bemerken pflegt — im Gegensatz zu dem alle gleichmäßig bedrückenden Schirokko, Ghibli und Harmattan —, ist bisher nicht gelungen. Bemerkenswert sind aber Beobachtungen von ECKARD, FLOHN und JUSATZ, daß innerhalb von Inversionen in breiten Tälern, über die in der Höhe Föhn hinwegstreicht, Grippeepidemien deutlich durch diesen sog. „freien Föhn" beeinflußt werden, nicht daß eine Epidemie dadurch ausgelöst würde, aber daß im Ablauf der Epidemie deutlich neue Schübe auftreten.

Die Bioklimatologie und Meteorobiologie des Menschen sind junge Forschungsgebiete. Man muß sich der Mahnung ihres Hauptvertreters in Deutschland, DE RUDDERs, stets bewußt sein, es müßten Einseitigkeit, voreilige Verallgemeinerungen und voreilige Schlüsse aus unbelegten Zusammenhängen vermieden werden. Die Einbeziehung von Faktorenkomplexen in die Ursachenforschung, deren Elemente unseren Sinnen nicht unmittelbar zugänglich sind, ist aber nicht minder bedeutungsvoll als die Erforschung unserer sichtbaren und tastbaren Umwelt. Selbst kritische Betrachtung muß zugeben, daß ein Ansprechen unserer Körperlichkeit auf diese Komplexe nachgewiesen worden ist, das ein Anrecht darauf hat, innerhalb der Gesamtansprechbarkeit unseres Körpers, eben der Disposition, gewertet zu werden.

Schrifttum.

Bücher.

BERG, H.: Allgemeine Moteorologie. Bonn 1948. — BÜDEL, A.: Wetterkunde leicht gemacht München 1949 — BÜTTNER, K.: Bioklimatologie. In Naturforschung und Medizin in Deutschland 1939—1946. Wiesbaden 1948. — Physikalische Bioklimatologie. Leipzig 1938. — GEIGER, R.: Das Klima der erdnahen Luftschichten. Braunschweig 1942. — GROBER, J.: Die Akklimatisation. Jena 1936. — Der weiße Mensch in Afrika und Südamerika. Jena 1939. — HANN, J.: Handbuch der Klimatologie. Stuttgart 1908. — HAUDE, W: Wetter und Klima. Hannover 1948. — HELLPACH, W.: Geopsych. Leipzig 1935. — Mensch und Volk der Großstadt. Stuttgart 1939. — KONRICH, FR.: Hygiene der Luft, des Klimas und des Bodens. In FLÜGGES Grundriß der Hygiene. Berlin 1940. — MARNER, J.: Die klimatischen Bedingungen für die Siedlung von Nordeuropäern in den Tropen. Arch. dtsch. Seewarte 1940. — MÜLLER, R.: Lehrbuch der Hygiene. München 1949. — RODENWALDT, E.: Geomedizin. In Naturforschung und Medizin in Deutschland 1939—1946. Wiesbaden 1948. Medizinische Geographie. Wiesbaden 1948. — Tropenhygiene. Stuttgart 1944. — DE RUDDER, B.: Grundriß einer Meteorobiologie des Menschen. Wetter- und Jahreszeiteinflüsse. Berlin 1938. — DE RUDDER, B. u. F. LINKE: Biologie der Großstadt. 4. Konferenz für med.-naturwiss. Zusammenarbeit. Dresden u. Leipzig 1940. — VOIGTS, H.: Wetter, Klima, Leben. Hildesheim 1949. — WAGNER, A.: Klimaänderung und Klimaschwankungen. Braunschweig 1940. — WOLTEREK, H.: Klima, Wetter, Mensch (E. BREZINA, W. HELLPACH, R. HESSE, E. MARTINI, B. DE RUDDER, A. SCHITTENHELM, A. SEYBOLD, L. WEICKMANN). Leipzig 1938.

Zeitschriften.

Balneologe. — Bioklimatische Beiblätter. — Gesundheitsführung. — Tropenhygienische Schriftenreihe. — Wärme- und Kältetechnik.

Archiv für Hygiene: SCHARLAN [1941, 1942], WEISS [1925].

Gesundheitsingenieur: LIESE [1939], TER LINDEN [1941], SÜPFLE [1940], V. ZUYLEN [1940, 1941].

Siedlung, Haus, Wohnung.

Siedlung.

In schwer zugänglichen Urwaldgebieten der Tropen leben noch heute Menschen, die kein Haus besitzen, Pygmäenstämme Afrikas, die Kubu Sumatras, die Senoi Hinterindiens. Sie stehen still auf der niedrigsten Stufe menschlicher Kultur, sie sind Sammler. Aber sie leben.

In der nördlichen Hälfte der gemäßigten Zone unserer Erdhalbkugel überlebte kein Mensch einen Winter, hätten nicht seine Ahnen, die, dem jagdbaren Wilde folgend, nach Norden vordrangen, sich mit *Kleidung, Haus* und *Feuerentfachung* ein *künstliches Klima* geschaffen. Sie wurden die Schöpfer von Kulturen, die in ihrer Entwicklung nicht stillstehen.

Polare Gegensätze! Dort ein Leben in der *Gunst eines Klimas*, in dem ein physischer Schutz entbehrt werden kann, verbunden mit *Kulturlosigkeit*, hier ein nie endender Aufwand von Kraft, Zeit und Erfindung, um in der *Ungunst des Klimas* das Leben zu erhalten, verbunden mit *stetiger Entwicklung zu höheren Formen kulturellen Lebens*.

Mit der „*Domus*", die er sich suchen oder schaffen mußte, von der Höhle bis zum steingefügten Bau, mit dem Mikroklima, womit er sich den Einflüssen des Makroklimas entzog, tat der Mensch einen Schritt seiner Entwicklung, der ihn unaufgehalten emporführte, ihn zum Herrn und Nutznießer fast der ganzen Oberfläche der Erde machte, zugleich aber auch ihm den *Zwang* auferlegte zum Schaffen von Werten weit über das primitive Bedürfnis der Nahrungsbeschaffung hinaus.

In Jahrtausenden der Entwicklung waren die Fortschritte so groß, daß die Menschheit einseitig darin nur ihr Heil sah. Unbewußt blieb ihr, daß sie sich durch diese „*Domestikation*" neuen, in der freien Natur nicht unmittelbar gegebenen Einflüssen ihrer selbst geschaffenen Umwelt unterwarf, die nicht ohne Einwirkung auf ihre Anlagen und deren Vererbung blieben. Hinein in dieses künstliche Klima folgten dem Menschen seine Haustiere und neue führte er hinein. Sie nahmen teil an dessen Schutz und an seinem abwandelnden Einfluß. Erst in neuester Zeit aber ist erkannt, daß der Mensch nicht minder domestiziert ist als seine Haustiere.

Unbewußt ist auch den Menschen bis in unsere Tage geblieben, daß die künstliche Umwelt, die er sich schuf, durch die nie endende Notwendigkeit, sie zu erhalten und zu entwickeln, zwar zu einem der mächtigsten *Kulturantriebe* und damit zu einem reichen Gewinn wurde, daß aber die Übersteigerung dieser Entwicklung der Domestikation, dieses sich immer weiter Entfernen vom Stande des naturbedingten Lebens schließlich zu einer Einengung der Reaktionsfähigkeiten seines Leibes und seiner Seele führen könne.

Wie die Domestikation auf dem Wege der Mutation und der Selektion abändernd, entwickelnd oder abartend auf die Menschheit gewirkt hat, ist das Forschungsziel der *Anthropobiologie*. Nur Untersuchungen, die große Zeiträume und eine große Vielfalt kultureller Entwicklungen durchforschen, können hier Klarheit bringen.

Was aus einer *Übersteigerung* und *Fehlentwicklung der Domestikation* an Schädigungen für den Menschen folgen kann, das zu erfassen ist Aufgabe der Hygiene, und ihr Ziel ist, die nun einmal für die Menschheit unabänderlich gegebene Domestikation ihrer Schäden zu entkleiden und alle in ihr liegenden förderlichen Faktoren physischer und psychischer Art zu verstärken.

Das *Haus* allein, der überdachte und von der Außenwelt abgeschlossene Raum als Schutz gegen die Unbilden der Witterung oder, auf Pfählen über die Erde erhoben, zur Abwehr von Ungeziefer und des Angriffs wilder Tiere, ist es nicht, was über seinen Wert hinaus als Wohnung und Vorratsraum dem primitiven Menschen unmittelbar Schaden bringt, wenn sein Leben durch die Umwelt der freien Natur, seine Bewegung, seine Arbeit in ihr überwiegend bestimmt bleibt. Noch heute ist das fast überall so, wo Menschen vereinzelt leben.

Es ist die *Form der Siedlung*, in enger Gemeinschaft mit anderen Menschen, sein Zusammenwirken oder seine Gegensätze zu ihnen, alles, was in Beziehung steht zu Wirtschaft und Politik, was dem Menschen zwar neue und große Fortschritte seines kulturellen Lebens und seiner Zivilisation bringt, ihm aber auch physische und seelische Belastungen auferlegt und ihn Gefahren aussetzt, bis zu dem Grade, daß die Wohltat dem Enkel zur Plage wird.

Zweifelhaft ist geworden, ob die Gefahr für das physische Leben wirklich schwerer wog als aller Gewinn, als die Menschen sich hinter Wall, Mauer und Graben zusammendrängten, um vor Feinden gesichert zu sein, als sie im sumpfigen Delta eines Flusses siedelten, weil dort Handel und Wandel blühten, oder wenn sie, angezogen von der Möglichkeit raschen Erwerbs und des Anteils an verlockenden Genüssen des Lebens, einem Zentrum zuströmten, ohne viel zu fragen, welcher Alltag des Wohnens ihrer wartete.

Die Menschheit des Mittelmeergebietes konnte in der „Pax romana" in den 200 Jahren nach dem Tode des Augustus die reiche Fülle ihrer Kultur genießen, weil keine Mauern die Städte zu umschließen brauchten — erst Aurelian umgab die Hauptstadt der Welt mit einem Mauerring —, weil kein Zwang sie auf engem Raum zusammendrängte. Noch bis in den Beginn des 19. Jahrhunderts lebte nur ein Bruchteil der europäischen Menschheit in geschlossenen Städten. Ihr

Umfang und ihre Menschenzahl war, gemessen an heutigen Groß- und Mittel-
städten, gering. So eng hinter den Mauern der mittelalterlichen Stadt der
Lebensraum des Einzelnen bemessen war, der Weg ins Freie lag nahe vor dem
Tor und viel vom Berufsleben und Tagesablauf der Bewohner unterschied sich
wenig von dem des Landmanns. Zwar war das Wohnen in den Städten seit dem
Ausgang der Antike unhygienisch geworden, es war schwer belastet durch die
immer drohende Gefahr der Seuchen, aber das betraf nur einen Bruchteil des
Gesamtvolkes und Reiche und Arme in gleicher Weise. Vorteile und Nachteile
hielten einander die Waage. Die niederziehenden Gewichte herauszuheben,
fehlte das Wissen um die Ursachen und das technische Können. Man war ein
Bürger, stolz, es zu sein, und trug als unabänderlich und schicksalgegeben, was
das Leben in der Stadt neben allem, was es schenkte, auch forderte.

Von der Bedeutung einer *Zeitenwende* war es, von der aus eine neue Zeitrechnung hätte beginnen können, als mit dem Eintritt in das 19. Jahrhundert
eine bis dahin ungekannte *Vermehrung* der *Volkszahl* in den Kulturländern
Europas zusammenfiel mit einer *Entwicklung der Industrie*, wie sie keine Zeit
zuvor erlebt hatte.

Beides, der zunehmende *Bevölkerungsdruck*, der nur zu kleinem Teil als
Ventil die Auswanderung wählte, und die *Entfaltung der Industrie* vollzogen
sich in einem so ungewöhnlichen und überstürzten Tempo, daß damit die
Beobachtung der begleitenden, bedenklichen und warnenden Symptome nicht
Schritt hielt. Als sie erkannt wurden, war eine Umkehr zunächst kaum möglich,
zumal die Staatsleitung seit 1890 sich als Ziel setzte, Deutschland dürfe nicht
mehr Menschen exportieren, sondern Waren, ein Ziel, das auch erreicht wurde.

Die zweite Hälfte des 19. Jahrhunderts ist in Deutschland charakterisiert
durch die *Landflucht*. Ihr Endergebnis war, daß von 1870—1910, in nur
40 Jahren, die städtische Bevölkerung von 36 auf 60% zunahm, die ländliche Bevölkerung von 64 auf 40% absank. Und diese Bewegung kam
damit keineswegs zum Stehen, so daß um 1925 nur noch ein Drittel des Volkes,
nicht viel mehr als 22 Millionen, auf dem Lande lebten und arbeiteten.

Die Landflucht beruht auf zahlreichen ineinandergreifenden soziologischen, ebensosehr
auch sozialpsychologischen Ursachen. Sie war nur möglich durch den rasch steigenden
Bedarf der Industrie an Arbeitskräften. Mit der Kraft eines Magnets zog der im Vergleich
zu der Entlohnung der Landarbeit scheinbar hohe Stundenlohn der Industrie die einfachen
Menschen an, die für sich und die ihren auf dem Lande keinen Aufstieg zu sehen meinten.
Von diesen Löhnen mußte doch bestimmt ein Leben im Mitgenießen der Vorzüge der Großstadt und ein Aufstieg in der Lebenshaltung, auch ein Fortschritt für die Zukunft der Kinder
zu erwarten sein. So rechneten die Menschen, oder vielmehr sie rechneten nicht, jedenfalls
war ihre Rechnung falsch.

Auf ihr Zusammenströmen in den rasch wachsenden Groß- und Mittelstädten war die
bevölkerungspolitische Einsicht der Staatsführung nicht vorbereitet. Als Fortschritt erschien,
was tatsächlich nach wenigen Jahrzehnten fast den Charakter einer Erkrankung des Volkskörpers annahm und zur Quelle schwerer innerpolitischer Spannungen, aber auch physischer
und sittlicher Schäden wurde.

Das Privatkapital, bestrebt, eine möglichst hohe Rente zu erzielen, bemächtigte
sich dieser einzigartigen Konjunktur. Es erbaute unter ganz unzureichender
Aufsicht der Behörden Wohnviertel nach Wohnviertel fünfstöckiger *Mietskasernen*.
Der Boden der Stadt wurde zu einem Objekt der Spekulation, die nicht mit
Unrecht den Namen „*Bodenwucher*" erhielt. Die Vorstadtbauern wurden reiche
Leute. Noch mehr verdienten die Spekulanten, die ihre Äcker geschickt aus-
schlachteten. Auch die Städte selbst beteiligten sich zur Sanierung ihrer
Finanzen an diesem asozialen Geschäft. Die Bodenpreise erreichten rasch eine
solche Höhe, daß jeder Quadratmeter Boden sorgfältig ausgenutzt werden
mußte, wenn die gewünschte Rente erzielt werden sollte. Und doch konnten

selbst bei verantwortungslosester Herstellung des Wohnraums keine Bauten mit niedrigen Mietpreisen erstellt werden. Zusammenbrüche der Häuserspekulanten, „Häuserkrachs", waren an der Tagesordnung.

Den Höhepunkt hatte diese Fehlentwicklung in Deutschland erreicht in der sog. *Gründerzeit* der 70er Jahre des vorigen Jahrhunderts. Sie hinterließ Häuserblocks, in denen, nur durch enge Höfe getrennt, Hinterhaus hinter Hinterhaus angeordnet war, dazwischen schluchtenartige Höfe, in die kein Sonnenstrahl mehr hinabdrang, Häusertypen, in denen Klosetts ohne Fenster und Lüftung auf den Stockwerken gemeinsam für mehrere Familien angeordnet waren, in denen selbst in den für den Mittelstand bestimmten Wohnungen die Dienstboten auf lichtlosen *Hängeböden* schliefen und der größte Raum der Wohnung, das sog. „*Berliner Zimmer*", der schlechtest beleuchtete Raum der Wohnung war (Abb. 13 u. Abb. 14).

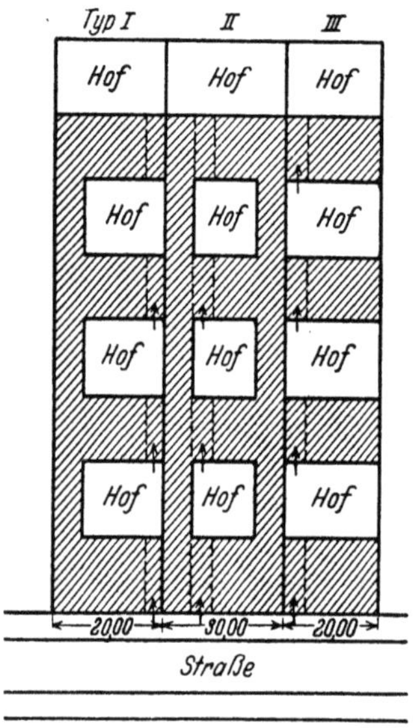

Abb. 13. Typen von Berliner Mietskasernen.

In den dennoch teuer erstellten Bauten der Arbeiterviertel drängte sich ein Volk zusammen, das auf dem Lande zwar einfach, aber unter gesunden Bedingungen gelebt hatte, die wenigen Räume mit Menschen überfüllt, keine Trennung der Geschlechter, ein bedenkliches Schlafburschenwesen, um die Höhe der Mietausgaben zu mindern.

Findige Unternehmer — auch sie verspekulierten sich oft genug — vermieteten das Haus, das eben noch im Rohbau gestanden hatte und durch und durch feucht war, zu billigeren Mietpreisen. Die Mieter wohnten es mit ihrer Heizung trocken, mußten aber in ihrer Eigenschaft als „*Trockenwohner*" weichen, sobald der Zweck erreicht war und die Miete damit ihre normale Höhe erreichte.

In dieser Enge der lichtlosen und jeder frischen Luftbewegung entzogenen Häuserschluchten wuchs eine neue Generation blaßgesichtiger Kinder auf, geistig früh geweckt, zu früh, physisch benachteiligt. An schwülen Sommertagen fiel in den ungelüfteten Wohnungen viel kindliches Leben der Wärmestauung zum Opfer. Die Rachitis, in ihrer Ursache noch nicht erkannt, war die Folge eines sonnenlosen Daseins.

Der noch unentwickelte Verkehr ins Freie hinaus, die spärlichen öffentlichen Parks und Plätze machten die Berührung mit der Natur zum seltenen Erlebnis. Zwar die Straßen der Stadt waren nicht mehr, wie in den Jahrhunderten zuvor, an Regentagen Moräste, aber der auf Steinplatten, Pflaster und Asphalt lebende Mensch war damit auch vollständig vom Mutterboden der Erde getrennt. Was in der Natur vorging, erfuhr das Großstadtkind der Arbeiterviertel nicht mehr. Auf die Frage, was aus dem Schnee würde, antworteten die Kinder: „Sand". Sie sahen nur, daß der Schnee schließlich zu Straßenschmutz wurde.

Deutschland hatte versäumt und keine Zeit gefunden — kannte allerdings auch nicht die Konzentration großen städtischen Grundbesitzes in wenigen Händen —, dem englischen Beispiel zu folgen, seine Arbeiterviertel auf das Einfamilienhaus einzustellen und gleichzeitig den Städten einen Bruchteil der Natur zu erhalten durch einen erheblichen Anteil der Grundfläche einnehmende öffentliche, jedem zur Benutzung freigegebene Parks. In Deutschland waren in den spärlich bemessenen Parks die Rasenflächen mit niedrigen Gittern umgeben, die zu übersteigen auch Kindern „verboten" war, und die Anlagen waren „dem Schutz des Publikums empfohlen", d. h. nur zum Ansehen da.

Noch 25 Jahre, nachdem man die Unhaltbarkeit der Wohnungszustände erkannt hatte, um 1905, wohnten in Berlin in einem Gebäude durchschnittlich 77,5 Menschen, in anderen deutschen Großstädten nur etwa die Hälfte, in England aber in städtischen Bezirken nur 5,4 Menschen. An dieser „Behausungsziffer" hat sich bis in die neueste Zeit nicht allzuviel ändern lassen. Ihre Höhe war in einem Krieg, der mit Bomben geführt wurde, die Ursache für die rasche Vernichtung vieler Menschenleben.

Die Umkehr begann in den 90er Jahren des vorigen Jahrhunderts, seitens des Staates aus seiner nun klar erkannten Verpflichtung der sozialen Fürsorge, an einigen Stellen der Großindustrie aus der Einsicht, daß nur gesunde

Lebensumstände den Arbeiter auf die Dauer an das Werk fesseln können, im kleinen aus der persönlichen oder genossenschaftlichen Initiative.

Trotz der Machtmittel, die er besaß, hat der Staat an der einmal gewordenen Siedlungsform der deutschen Großstadt nur sehr schrittweise etwas ändern können. Mietskasernen, in denen Millionen von Menschen wohnten, konnten nicht in kurzer Frist durch eine aufgelockerte Siedlung ersetzt werden. Was geschah, war Flickwerk. Die Höhe der Mieten blieb, damit die Zusammendrängung der Menschen auf engem Raum, trotz aller Verordnungen über Minimalluftraum, trotz Unbewohnbarkeitserklärung für tief gelegene Kellerwohnungen und Dachräume. Die Wohnraumherstellung hielt nicht Schritt mit dem nicht stockenden Zustrom von Menschen vom Lande herein. Mit dem Ausbruch des ersten Weltkrieges kam jede Bautätigkeit zum Stocken. Zuvor behördlich verbotene Räume wurden wieder belegt, enger als vorher. Das Ende des Krieges steigerte die Wohnungsnot in einem nie gekannten Maß.

Die Notwendigkeit, rasch Wohnraum für die angestiegene Bevölkerungsmenge nach dem Kriege zu schaffen, traf zusammen mit dem Zwang, billig zu bauen. So entstanden hygienischen Ansprüchen keineswegs entsprechende umfangreiche Siedlungen kleiner Ein- und Zweifamilienhäuser auf unbebautem Gelände aus Gemeindegrundbesitz. Eine Zeitlang schien es, als würde dem Kleinhausbau in Einzel- oder Reihenhäusern in offener Bauweise, der sog. „*Stadtrandsiedlung*", die Zukunft gehören. Holland schuf in Reihenhaussiedlungen für seine Arbeiterviertel Vorbildliches und wurde führend in ihrer Planung und Ausführung.

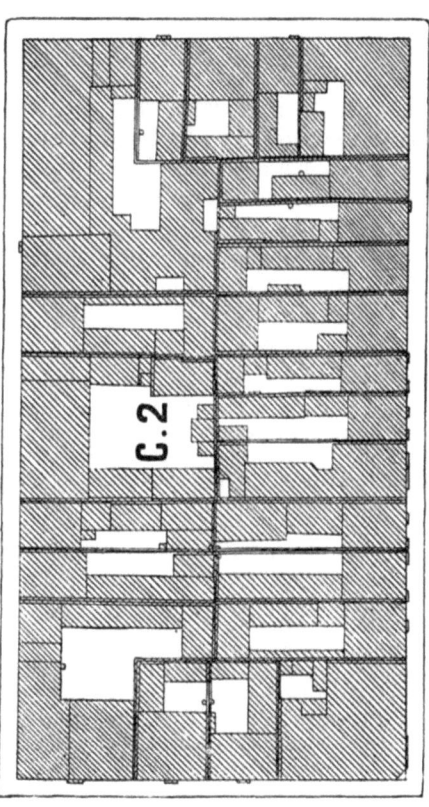

Abb. 14. Übermäßige Bebauung im Bereich eines älteren Stadtteils einer süddeutschen Großstadt.

In Mitteleuropa, in Deutschland und Österreich, aber wurde bald erkannt, daß im unmittelbaren Bereich der Städte nicht genug Bodenfläche verfügbar war, um eine völlige Auflockerung durchzuführen. Auch die Entwicklung unseres Verkehrswesens erlaubte uns nicht, eine Lösung zu suchen, die in Amerika durch das Auto möglich geworden war.

Was aber von nun an an *Geschoßbauten* neu gebaut wurde, waren nicht mehr die dicht aneinander und um enge Höfe herum gebauten Mietskasernen, sondern freistehende, unter Verzicht auf Querflügel und Hinterhäuser von allen Seiten der Luftbewegung erschlossene Häuserblocks an breiten, mit Bäumen bepflanzten Straßen oder innerhalb weit bemessener Grünflächen mit Ruheplätzen, Spielwiesen und Planschbecken. Mit den Einrichtungen der neuzeitlichen technischen Hygiene, mit Wascheinrichtungen und Klosettanlagen, Duschraum oder Volksbadewanne ausgestattet, bei richtiger Ausnutzung der Beleuchtungs- und Belüftungsmöglichkeiten durch zweckmäßige Gestaltung der Fenster und Türen, durch zweckmäßige Beheizungsmethoden, stehen moderne Geschoßbauten in hygienischer Hinsicht dem Wohnen in kleinen Einzelbauten keineswegs nach, in manchem sind sie ihnen überlegen. In Bebauungsplänen auf lange Sicht und im Hinblick auf alle Möglichkeiten weiterer Ausdehnung der Städte wurde hygienischen Anregungen und Forderungen ein breiter Raum gewährt.

Die völlige Auflösung der Großstadt ist ein utopischer Gedanke, nicht einmal ein erstrebenswertes Ziel. Sie kann als *politisches und kulturelles Kraftzentrum* nicht entbehrt werden. Eine Standardstadt von 20000 Einwohnern ist ein Produkt der Phantasie. Jedoch haben solche Erwägungen Anlaß gegeben zu einer wissenschaftlichen Erforschung der *Grundlagen der Stadterweiterung*. Als Unterlagen haben die Eingemeindungsgutachten rasch wachsender Städte gedient (BECK). Dabei muß gerechnet werden mit der *zu erwartenden Bevölkerungszunahme, der Binnenwanderung, dem zukünftigen Wohnungsbedarf und den Einkommensverhältnissen*. Aus diesen Prämissen ist der zukünftige *Flächenbedarf* und die *Flächenaufteilung nach Wohnflächen, nach Geschäfts-, Industrie-, Verkehrs-* und *Freiflächen* zu errechnen. Dabei muß hygienischen Anregungen und Forderungen ein maßgebender Einfluß eingeräumt werden. Die Herauslegung der Industrie auf das Land und die Ansiedlung der Arbeiterschaft in Gartenstädten (Satellitenstädten) in der Nähe der Werke wird ein immer stärker angestrebtes Ziel.

Denn, was in den Häuserblockbauten trotz aller Fortschritte in der Grundrißplanung und in der technischen Ausführung nicht behoben wird, ist die *Enge*. Ganze Häuserblocks wurden in $2^1/_2$-Zimmerwohnungen eingeteilt. Diese Wohnung schien der beste Ausweg. Sie kam der Tendenz der rasch zunehmenden Geburtenbeschränkung entgegen. Für kinderreiche Familien, die nirgends gern als Mieter aufgenommen wurden, war das Finden einer Wohnung zu erträglichen Mietpreisen nach wie vor schwer. Theorie ist auch bis heute die Forderung der *Vierraumwohnung* geblieben, enthaltend eine Wohnküche, ein Elternschlafzimmer und zwei Schlafräume für Kinder verschiedenen Geschlechts, mit Bodenfläche zwischen 36 und 60 m². Durch das preußische Wohnungsgesetz vom 18. 3. 1918 war bestimmt, daß innerhalb der Bebauungspläne in ausgiebiger Zahl und Größe Plätze, Gartenanlagen, Spiel- und Erholungsplätze vorzusehen, daß für die Wohnviertel Baublöcke in angemessener Tiefe und Straßen mit geringer Breite zu schaffen seien und daß bei der Festsetzung der Fluchtlinien Baugelände entsprechend dem Wohnbedürfnis erschlossen werden solle. In der Folge der nächsten 20 Jahre sind zahlreiche Verordnungen über die Aufschließung von Wohngelände und die Baugestaltung erlassen worden. Das Reichssiedlungsgesetz vom 11. 8. 1919 hat aus den in der Folge gemachten Erfahrungen und den Ergebnissen der Siedlungs- und Bauforschung viele Ergänzungen erhalten.

Neben diesem gesetzgeberischen Planen, ja lange schon vor ihm, lief seit Jahrzehnten die *Selbsthilfe der Bevölkerung* in Form von Kleingärten, den *Schrebergärten*. Der Mann, der Pachtgärten auf städtischem Grund und Boden vorgeschlagen hatte, Dr. SCHREBER (um 1850), war längst tot. Das Volk der Großstadt aber hatte in den letzten Jahrzehnten des vorigen Jahrhunderts ein sicheres Gefühl für das, was ihm fehlte, was es verloren hatte, als es den Städten zuströmte, die *Berührung mit der Natur*.

Breite Gürtel der sog. Laubenkolonien begannen sich um die Großstädte herum zu entwickeln. Und mag auch errechnet sein, daß die Bearbeitung dieser meist viel zu klein bemessenen Bodenflächen unwirtschaftlich, daß selbst der Ertrag an zusätzlicher Nahrung geringfügig war, so mag sich im Bereich der Schrebergärten manches abgespielt haben, was das Licht des Tages scheute, unbestreitbar wurden die mit rührender Liebe zusammengebastelten Lauben und Häuschen, die heranwachsenden Bäumchen und Fruchtsträucher, der kleine Gemüsegarten, auch wohl ein wenig Kleinviehhaltung zu einer Quelle echter Lebensfreude für die damit an Abendstunden und Sonntagen den Steinkästen ihrer Häuser entronnenen Menschen, eine Ablenkung vom Wirtshausbesuch, eine „Rückkehr zur Scholle".

Ende 1938 besaß Berlin 114569 solcher Kleingärten, die fast 5000 ha einnahmen und noch viel mehr Gelände hätten einnehmen müssen, wenn den Kleingärtnern so viel Bodenfläche zur Verfügung gestellt worden wäre, um *rentabel* Gemüsebau zu treiben, 300—400 m². Sicherheit wurde aber hier erst geschaffen, als festgelegt wurde, daß die Pacht dieser Gelände nicht willkürlich auf kurze Frist aufgehoben werden konnte, um das Land etwa dem Hochbau zu erschließen. Früher war damit oft mit einem Schlag vernichtet worden, was mit viel Aufwand an Arbeit und Hingabe geschaffen worden war. Begrüßenswert ist die neueste Entwicklung gewesen, wenn aus diesen Kleingärten mit ihren Lauben durch freiwillige Zusammenlegung kleiner Anteile und Erbauung fester Kleinbauten eine richtige *Klein-siedlung* sich entwickelte, die etwas organisch aus sich selbst heraus Gewordenes darstellte, frei von der Einförmigkeit so mancher lieblos in der Zeit zwischen den beiden großen Kriegen ins Gelände hineingestellten, schematisch erbauten Siedlungen, die keine Zierde unseres Landschaftsbildes geworden sind.

Erst kurz vor Ausbruch des zweiten Weltkrieges wurde ein Anfang dazu gemacht, die nun wieder stark propagierte und staatlich geförderte neue Kleinsiedlung nicht mehr rein nach Nützlichkeitsgrundsätzen mit Zeichenbrett und Lineal zu entwerfen und eben dorthin zu stellen, wo zufällig Grund und Boden verfügbar war, sondern sie vorhandenen älteren Niederlassungen, den Vororten alter Städte und Dörfer organisch anzugliedern oder bei Neugründungen durch richtige Grundrißplanung ein Bild dörflicher Lebensgemeinschaft mit einem natürlichen Zentrum in Gemeindehaus, Kirche und Kirchplatz und dorthin konvergierenden Straßen zu schaffen. Die bei großen Industrieunternehmungen und in der Nähe des Vorortverkehrs einiger Großstädte entstandenen *Gartenstädte* gaben dafür gute Vorbilder. Sicherlich ist es anzustreben, daß dabei ohne kitschige Imitation in den alten Bauformen der Landschaft gebaut wird und ästhetische Wirkungen gewonnen werden können, ohne die technisch-hygienischen Grundsätze zu gefährden. Aber jede Zeit hat ihre Eigenrechte, und die Erfahrungen, die mit solchen Anpassungen an das Vergangene gemacht worden sind, waren nicht immer ermutigend.

Wenn auch wahrscheinlich der große Häuserblock mit mehreren, bei uns bis zu fünf Geschossen, in dem viele Familien zusammenwohnen, auch in Zukunft in den Städten Mitteleuropas nicht entbehrt werden kann, so sollte doch auch der Kleinsiedlung in Einzelhäusern, sei es auch in der Form des Doppelhauses oder Reihenhauses, möglichst viel Raum gewährt werden. Einer ethischen Begründung für eine solche Erfüllung berechtigter Wünsche jeder Familie bedarf es nicht, sie liegt auf der Hand.

Das *Kernproblem* jeder vorstädtischen Siedlung ist, wieviel Flächenraum für jede Familie von etwa 5 Köpfen benötigt wird, wenn zur Ersparung weitläufiger Kanalisationsanlagen und zur Vermeidung von Bodenverseuchung mit der Unterbringung des Abwassers im Grundstück selbst und zugleich mit landwirtschaftlicher Nutzung gerechnet werden soll.

Die viel genannte Grundzahl von mindestens 600 m² ist eine Minimumzahl, war aber übrigens nur auf rohe Schätzung begründet. Inzwischen haben Untersuchungen über die Belastbarkeit verschiedener Bodenarten stattgefunden, wobei die Anzahl der Bewohner in Beziehung gesetzt wurde zur Durchlässigkeit des Bodens. Es ergab sich, daß jene Minimalzahl nur gilt für gut durchlässige Böden aus Sand und Kies, daß aber bei Böden mit zunehmender Beimischung von Ton oder Lehmteilen und wenn die Größe der Familie fünf Köpfe übersteigt, mit Flächen von 800—1000 m² und selbst mehr gerechnet werden muß.

Dazu muß die Voraussetzung gemacht werden, daß die Kellersohle mindestens 20 cm über den höchsten Grundwasserstand zu liegen kommt und der Keller entwässerbar oder völlige Wasserdichtigkeit gegen Grundwasser geldlich und technisch erreichbar ist.

Die *Durchlässigkeitsziffer* des Untergrundes ist für die Einbringung des Abwassers und für die landwirtschaftliche Nutzung entscheidend. Hierüber liegen zuverlässige landwirtschaftliche Untersuchungen vor.

An Bodenqualität werden eine Tiefe der Ackerkrume von 30 cm und ein Humusgehalt von 2%, ein Kalkgehalt von 0,3% und bestimmte Korngrößen für notwendig gehalten. Und trotz Erfüllung aller dieser Bedingungen kann von der Düngung mit Kleinviehdung und dem Inhalt der Abwassergruben bei weitem nicht der Ertrag wie bei Stallmistdüngung erwartet werden, so sorgfältig auch errechnet worden sein mag, wieviel Bodenfläche für die Haltung von Kleinvieh, von Ziegen, Geflügel und Kaninchen, abgeteilt werden kann.

Zu erwägen bleibt daher auch, ob nicht für Siedlungen vorzuziehen ist, an Stelle von Grundstückeinzelkläranlagen — die Grube wird immer eine primitive Lösung sein — sorgfältig geplante Sammelkläranlagen vorzusehen, die z. B. bei Verwendung von Erdbecken als durchflossenen Klärbecken eine Ersparung an Baustoffen und Baukosten erlauben.

Sich über die Wirtschaftlichkeit der Kleinsiedlung Illusionen zu machen, wäre falsch. Ihre *Berechtigung* und ihr *sittlicher Wert* finden ihre Begründung *in den Zielen der psychischen Hygiene*.

Wenn auch das Ziel, jeder Familie ein Eigenheim zu geben, in weiter Ferne zu liegen scheint, vielleicht niemals erreichbar ist, so bedeutet es doch eine Entwicklung in einer Richtung, der die Hygiene jede Anempfehlung angedeihen lassen muß, die *Aufteilung der Großstadt in Geschäfts-, Industrie-* und *Wohngebiete*. Sie ist in Amerika bereits weit gefördert.

Für moderne Tropenstädte ist diese Trennung schon seit Dezennien als eine Notwendigkeit vollzogen, dort leicht durchführbar, weil nur kleine Menschengruppen zu versorgen sind (Batavia-Weltevreden, Rio de Janeiro-Petropolis u. v. a.). Die weitest mögliche Auflockerung ist in den *feuchtwarmen Tropen* sowohl für die Geschäftsstadt wie für die Wohnbezirke eine hygienische Notwendigkeit. Nur die Luftbewegung erleichtert dem Europäer das Ertragen der feuchten Wärme. Im Gegensatz dazu fordert in den *trockenheißen Ländern der Randtropen* die Abwehr heißer Winde und die Vermeidung der Bodenerhitzung dichtes Zusammenbauen der Häuser an schmalen, dem direkten Sonnenlicht entzogenen Gassen.

Über das Stadtgebiet hinaus muß geplant werden, wo in Industriegebieten die Weichbilder sich zu überschneiden beginnen. Nur durch Vorausdenken über Jahrzehnte möglicher Entwicklung, die in Rechnung gestellt werden muß, kann hier einer schädlichen Zusammendrängung vorgebeugt werden. Es geht dabei um grundsätzliche Entscheidungen, wie mit dem verfügbaren Raum hauszuhalten ist, so daß sich die Bildung von *Landesplanverbänden* zur Regelung der Siedlung für solche Gebiete als notwendig erwiesen hat. Einer späteren Zukunft wird obliegen, in *Länderplanverbänden* für das ganze Gebiet des Staates planvoll über die Besiedlung zu entscheiden.

Hygienische Stadtplanung war schon eine Aufgabe der Antike. Das Planungssystem des großen milesischen Städteerbauers *Hippodamos*, das in Milet, in Knidos, im Piräus und vielen Städten des Hellenismus, dann auch in den weströmischen Gebieten (Pompeji) verwirklicht wurde, ein Schachbrettsystem, rechnete in der Einteilung des Stadtgebietes und der Anlage der Straßen nach ihrer Breite und Richtung genauestens mit den vorherrschenden Windrichtungen und den Belichtungsverhältnissen. In den jeweils vier Grundstücke umfassenden *Insulae* des hippodamischen Systems lag jedes Grundstück an zwei Straßen, einer breiten vom Winde durchlüfteten Verkehrsstraße und einer schmalen, dem Sonnenlicht entzogenen Straße, einem Fußgängerweg.

Die mauerumgürteten Städte des Mittelalters kannten solche Planung nicht. Die Notwendigkeit, den engen Raum zu nutzen, die Stockwerke womöglich über die Straße vorzutragen, erlaubte keine hygienischen Erwägungen, selbst wenn man sie hätte anstellen wollen. Das planlose, nur durch unmittelbarste Bedürfnisse bedingte Werden ihrer Straßenzüge und Häusergruppen läßt jeder Grundriß der Zentren unserer älteren Städte erkennen. Sie waren malerisch, aber unhygienisch.

Dem Malerischen kann heute bei der *Straßenführung* kein Zugeständnis gemacht werden. Es geht um Luft und Licht. Zwar läßt sich auch bei einer Straßenführung von Ost nach West oder von Nord nach Süd bei geschickter Grundrißbildung der Häuser erreichen, daß den Wohnräumen jeder Straßenseite die gleichen Anteile an Licht und Sonne zukommen. Weit leichter ist das aber zu erreichen, wenn die Straßen in der Nordost-Südwest- oder in der Nordwest-Südostrichtung geführt werden. Bei den bei uns überwiegend reinen West- und Ostwinden ist diese Linienführung jeder anderen vorzuziehen. Für isoliert stehende Häuserblocks, deren Wohnungen nach verschiedenen Richtungen liegen, kann, je nach ihrer Grundrißgestaltung, die Nord-Südrichtung vorzuziehen sein.

Für unser Klima gilt als Regel die Formel, die *Höhe der Häuser* solle gleich sein der Straßenbreite, grundsätzlich solle sie die Straßenbreite nicht überschreiten. Nur für unser Klima. In den feuchtwarmen Tropen können die Abstände gar nicht groß genug sein, in trockenheißen Ländern sind die Abstände der Bodenerhitzung wegen so klein wie möglich zu bemessen und dafür die Häuser nach begrünten Innenhöfen zu öffnen.

Die Haushöhe soll bis zur Dachtraufe gerechnet werden, es sei denn, daß das Dach eine steilere Neigung hat als 45°.

Hierin wird man heute einen Unterschied machen zwischen Geschäftsgegenden und Wohngegenden. Manhattan besteht aus Häuserschluchten, und die Entwicklung auch in Europa geht darauf hinaus, in Geschäftsgegenden höher zu bauen als in der Vergangenheit. In den Wohngegenden aber muß für die Straßenbreite entscheidend sein, daß jedes Wohnzimmer direktes Himmelslicht mindestens bis zur Hälfte erhält. Es ist auch möglich, wo dichte Bebauung um der Ausnutzung der Bodenfläche willen wünschenswert ist, schmale Straßen von nur 6—9 m Breite anzulegen, vorausgesetzt, daß nur niedrige Häuser gebaut werden. Auch auf diese Weise können große Menschenmengen hygienisch auf relativ enger Bodenfläche untergebracht werden.

Die schlechteste *Pflasterung der Straßen* ist die sog. Makadamisierung. Sie liefert große Sandmassen in die Kanalisation und staubt, wenn sie nicht regelmäßig mit bituminösen Stoffen durchtränkt wird. Bei Regen ist sie schlammig. Das alte Kopfsteinpflaster Norddeutschlands aus den „Katzenköpfen" der Findlinge verursachte viel Lärm. Im Vergleich mit ihm schnitt am besten ab das aus England eingeführte Pflaster aus mit Teer ausgefugten Hartholzklötzen. An die Stelle jenes Kopfsteinpflasters sind gut behauene Steine aus Granit, Basalt oder Kunststein (Schlackensteine) getreten, auch diese oft mit Teer ausgefugt. Aber alle gepflasterten Straßen liefern Schliff und Staub. Viel weniger ist das der Fall bei Asphalt- und Betonstraßen.

Alle die Oberfläche der Erde vollständig abschließenden *Beläge* bedürfen im Sommer der *Besprengung*. Sie erhitzen sich unter der Sonnenstrahlung zu hohen Temperaturgraden. Ihre dunkle Wärmestrahlung wirkt lästiger als eine noch so hohe Lufttemperatur. Der trockene, aufwirbelnde Staub ist lästig und kann Reizungen der Atemorgane und Infektionen begünstigen.

Die *Bepflanzung der Straßen mit Bäumen*, vor etwa 50 Jahren in unseren Großstädten in ausgedehntem Maße als Ersatz für Parks durchgeführt, sollte nur an breiten Straßen beibehalten werden. Den weiten Vorsprung Englands, wo auf jeden Einwohner von London 5,3 m² Grünfläche kommen, hat Berlin mit seinen 2,2 m² für den Kopf der Bevölkerung damit nicht einholen können. Wenn die Bäume wirklich über ein kümmerliches Dasein hinaus sich entwickelten, nahmen sie den unteren Stockwerken das Licht. Um des gleichen Grundes willen sollen Vorgärten nur mit niedrigem Buschwerk bepflanzt werden.

So wünschenswert es scheint, zur Behebung der Einförmigkeit und zur Vermeidung zu starker Windeinflüsse den Straßen Biegungen und Knicke zu geben so sehr widersetzt sich dem das moderne *Verkehrswesen*. Der Kraftwagenverkehr fordert viele Opfer. Die Erziehung zu Straßendisziplin und die Verkehrsregelung durch Lichtsignale oder Verkehrspolizei ist mit Sicherheit in den Hauptverkehrsgebieten nur an graden Straßen oder gleichmäßig geführten Ringstraßen durchzuführen. Denn für die Geschäftsbezirke der modernen Großstadt ist eine wichtige hygienische Forderung die *Lösung des Verkehrsproblems*. Zahlreich sind die zum Teil geistvollen Vorschläge, Fußgängerstraßen und Stege ganz vom Fahrzeugverkehr aller Art zu trennen, womöglich gesondert in Höhe des ersten Stockwerks der Häuser zu führen und durch Brücken die Verkehrsstraßen zu überkreuzen. Die trotz aller Regelungen steigende Zahl der Verkehrsunfälle fordert solche Vorschläge. Neben klugen, ausführungsfähigen Plänen stehen phantastische Entwürfe.

Die Entleerung der großen Geschäfts- und Bürohäuser, in Amerika der Wolkenkratzer, nach Schluß der Geschäftsstunden ist ein zeitraubender, nervenzermürbender Vorgang, so daß schon wegen der Notwendigkeit ihrer Regelung die Zweckmäßigkeit der Hochbauten angezweifelt wird.

Für das gesundheitliche Wohlergehen des Großstadtmenschen aber ist das weitaus Wichtigste die Planung der Wohnbezirke auf weite Sicht von

Jahrzehnten und dabei das Anstreben größter Weiträumigkeit, vor allem von *Parks* und *Grünflächen*.

Sie sind zwar *keine „Lungen der Großstadt"*, wie man lange meinte, ihre Funktion besteht nicht in einer Verbesserung der chemischen Zusammensetzung der Luft an Sauerstoff und Kohlensäure, sondern liegt auf physikalischem Gebiet. Sie vermindern den Staubgehalt der Luft, beschatten den Boden und erhöhen die Luftfeuchtigkeit; das wichtigste, sie sind die Stätten seelischen Ausgleichs für den aus dem Jagen des Geschäftslebens Heimgekehrten. Daß die Entwicklung der modernen Verkehrsmittel diese Weiträumigkeit des Bauens erlauben wird, indem sie die Anmarschzeit zur Arbeitsstätte immer weiter verkürzt, unterliegt kaum einem Zweifel.

Mit einer Aufschließung der Großstadt in weiträumig angeordneten Geschoßbauten und Kleinsiedlungen würde sich auch eine Erörterung darüber erübrigen, ob das *Klima der Großstadt* schädigenden Einfluß auf die darin lebenden Menschen haben könne. Daß ein Unterschied zwischen Stadt- und Landklima besteht, ist nicht zu bezweifeln.

Durch exakte meteorologische Beobachtungen wurde festgestellt, daß die Durchschnittstemperatur der Großstadt höher liegt als die ihrer ländlichen Umgebung, um etwa $1^1/_2$—2^0 C, eine Folge der Speicherung der Sonnenstrahlung als Wärme in den Häusermassen und dem gepflasterten Boden. Asphalt erhitzt sich bis zu 70^0 C. Die Verbrennungseinrichtungen erzeugen Wärme, auch der Mensch selbst.

Über „Backofentemperatur" beklagt sich der Städter an sommerlichen Abendstunden. Es sind aber weniger die Lufttemperaturen, die ihn belästigen, als die aus den Wärmespeichern der Häuserblocks allerseits auf ihn eindringende *Wärmestrahlung*.

Vermindert ist die *Windgeschwindigkeit*. Der in die Stadt hinein- oder über sie hinwegwehende Wind tritt in Beziehung zu thermischen, lotrechten Windströmungen im Häuserwald, besonders in abgeschlossenen Höfen. Untersuchungen haben aber ergeben, daß lotrechte thermische Strömungen nur zustande kommen, wenn die Windgeschwindigkeit unter 1 m/sec liegt. Dennoch entsteht bis zur Höhe der Häuser eine *Überwärmung* des Stadtgebietes. Die Luft über der Stadt ist noch in 300 m Höhe im Sommer rund 1^0 wärmer als die Kaltluft des umgebenden Landes. Jeder fühlt, wie viel stärker ihn der Wind faßt, wenn er den schützenden Umkreis der Häuser verläßt.

All dies belegen die banalen Tatsachen, daß im Winter der Schnee in der Stadt später zu einer festen Decke wird als in der Umgebung und schon zum Schmelzen kommt, wenn ringsum das Land noch im weißen Kleide liegt, und dies, obwohl die Stadt mehr Schneefälle hat als das Land.

Auch daß über den Großstädten ein *Dunstdom* lagert, sieht jeder, der sich ihnen anreisend nähert. Er beruht auf einer Verunreinigung der Luft, ihrer Beladung mit schwebenden Teilchen, *Kernen*, die kondensationsfördernd die Neigung zu Nebelbildung erhöhen, Rußteilchen und kleinste Tröpfchen, die zum Teil konzentrierte Salz- und Säurelösungen darstellen. Die berüchtigten Nebel küstennaher Großstädte, von London und Hamburg, finden neben den geographisch-klimatischen Faktoren darin ihre Erklärung. Die Häufigkeit des Eintretens dieser Nebel vermindert sich in London, seit durch Ausdehnung der Zentral und Gasheizung mit ihren vollkommeneren Verbrennungen die Rauchbildung vermindert wird. Schuld trägt ein Teil dieser Kerne auch an den Zerstörungsvorgängen am Steinmaterial der Bauten. Am Chor des Kölner Doms ist kaum ein Stein mehr alt.

Dieser Großstadtdunst, der erhebliche Verluste der Sonnenstrahlung bedingt, wird um so stärker sein, je mehr industrielle Werke noch innerhalb der Stadt selbst bestehen, ein Grund mehr zur Verlegung der Industrie auf das Land. Die von ihr ausgehende Rauchentwicklung ist einer der Gründe für den allgemeinen „Zug nach dem Westen" in unseren Großstädten. Die bei uns überwiegend wehenden Westwinde verschieben den Dunstdom nach Osten.

Die Strahlungsintensität der Sonne wird dadurch herabgesetzt. Es ist aber irrig, anzunehmen, dadurch würde eine wesentliche Beeinträchtigung der an sich überschätzten *Ultraviolettstrahlung* bewirkt. Unterschätzt aber darf nicht werden der Einfluß trüber Nebelmorgen auf die Arbeitsfreudigkeit und die Stimmung des Großstadtmenschen überhaupt.

Auf die stärkere Füllung der Luft mit *Kondensationskernen* ist auch eine allerdings geringe Steigerung der mittleren Niederschlagsmenge zu beziehen, und daß stärkere Regen und Schnee im Stadtgebiet häufiger fallen als auf dem Lande. Sie ist aber keineswegs so bedeutend, um mit einem Schlagwort von dem „biologischen Dunkel" der Großstadt zu sprechen.

Die Unterschiede bedeuten soviel, daß das *Klima der Großstadt milder und reizärmer* ist und damit ihren Einwohnern die kräftigen Reaktionen auf die klimatischen Faktoren unserer Zone vorenthält, die uns gemäß sind. Man geht ins Freie, um sich „mal einen frischen Wind um die Nase wehen zu lassen".

Seitens der Meteorologen werden jene Unterschiede nicht als wesentlich angesehen. Gegenüber den Einflüssen der geographischen Lage auf das Klima der Großstadt, die ja sehr häufig trotz der Ungunst einer solchen Lage eben dort entstanden ist und sich notwendig dort weiter entwickeln mußte, fallen sie kaum ins Gewicht.

Daß auch kleine Temperaturunterschiede für unser Wohlbefinden viel bedeuten *können*, ist aus den Tropen bekannt, wo jede auch nur geringe Höhenlage mit ihrer Erniedrigung der mittleren Tagestemperatur ausgenutzt wird, um sich, wie die Holländer sagen, „eine kalte Nase zu holen". In unserem so weit wetterhafteren Klima dürften sie nur wenig bedeuten.

Gegenüber dem Einfluß des *künstlichen Klimas des Hauses*, das nach dessen Lage und Bauart auf dem Lande und innerhalb einer eng gebauten Großstadt extrem verschieden sein kann, tritt das Stadtklima als solches ganz zurück und wird in Zukunft vielleicht ganz bedeutungslos werden.

Haus.

Daß der *Boden* befragt werden müsse, ob es ratsam sei, auf ihm ein Haus zu errichten, ist keine Erkenntnis der modernen Hygiene. Der Chinese beginnt den Bau nicht, ohne die geomantische Gunst oder Ungunst der Lage festgestellt zu haben, in die das Haus hineingestellt werden soll. Das geoman-

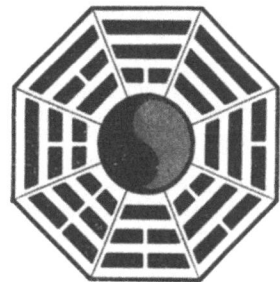

Abb. 15. Fung-Schui.

tische Symbol des Fung-Schui, das Verhältnis des roten, warmen, guten, himmlischen, männlichen Prinzips zu dem schwarzen, kalten, schlechten, irdischen, weiblichen Prinzip, umgeben von den 8 Pat-kwa, ist über der Haupttür jedes chinesischen Hauses angebracht (s. Abb. 15).

Diese uns ungewohnte Art der Ursachenerkundung darf uns nicht verleiten, anzunehmen, die Menschen dieses klugen Volkes seien sich nicht mit gesundem Menschenverstand und mit ihrer jahrtausendelangen Erfahrung im Steinbau sehr wohl über die Bedingungen klar gewesen, die ein Boden besitzen muß, um sicher und gesund auf ihm zu bauen.

Diese Bedingungen sind mit wenigen Worten genannt. Die wichtigste, wünschenswerteste Eigenschaft ist, daß der *Untergrund* möglichst nicht feucht, daß er *trocken* und *durchlässig* ist. Sein Grundwasserstand soll so tief sein, daß die Kellersohle noch mindestens $1/_2$ m über den Grundwasserstand zu liegen kommt. Dafür sind unter anderem die *Porosität* und die *Korngröße* des Bodens entscheidend. Bei allen Bauten, deren Grundmauern auf durchfeuchtetem Boden stehen, dringt Feuchtigkeit in die porösen Baumaterialien ein und steigt capillar in ihnen auf. Die Mauerfeuchtigkeit alter Häuser, alter Bauernhöfe, ist damit erklärt. Mit dem Wasser steigen auch gelöste Stoffe organischer Natur mit auf und machen das Mauerwerk hygroskopisch (sog. Mauersalpeter).

Der Boden soll weiter möglichst *keine* noch im Abbau befindlichen *organischen Substanzen* enthalten, vor allem keine menschlichen und tierischen Abfallstoffe. Er soll rein sein, sonst dünstet er aus und seine Tragfähigkeit ist zweifelhaft.

Zwar hat die Annahme eines krankmachenden Einflusses „siechhaften" Bodens (PETTENKOFER) bisher keine gesicherte experimentelle Begründung gefunden. Aber daß auf- und niedergehende Bewegungen der Bodenluft durch Luftdruckschwankungen, durch

Temperaturunterschiede zwischen Tag und Nacht, auch unter Einfluß von Wind und Regen
ausgelöst werden, ist sicher. Wo organische Substanzen im Boden abgebaut werden, enthält
die Bodenluft Kohlensäure, die den Gehalt freier Luft daran (0,03—0,04%) um ein Vielfaches
übersteigen kann. Dazu kommen die Gerüche von Stoffwechselprodukten, die mit emporsteigen.

Die Abdichtung der Kellergeschosse ist daher nicht nur zur Abwehr der Feuchtigkeit,
sondern auch zur Abdämmung der Bodenluft wünschenswert. Wissenschaftlich abgelehnt
aber werden die eine Zeitlang in der Laienwelt viel diskutierten schädlichen Einwirkungen
von sog. *Erdstrahlen* oder der Einfluß unterirdisch fließender *Wasseradern*, die durch die
Wünschelrute nachweisbar sein sollen, auf das Wohlbefinden der darüber wohnenden oder
schlafenden Menschen (geopathische Zonen, Reizstreifen).

Diese hygienisch wesentlichen Eigenschaften, die jeder Baugrund haben
sollte, ehe man daran denkt, ihn zu nutzen, sind nach den geographischen,
klimatischen, geologischen und hydrologischen Verhältnissen sehr verschieden
zu beurteilen und zu bewerten.

Wo nicht auf vieljährige Erfahrungen anderer zurückgegriffen werden kann oder örtliche
Besichtigung eindeutige Klarheit schafft, müssen spezielle Untersuchungsmethoden angewendet werden, Bodenproben müssen mit Erdbohrern (FRENKENscher Erdbohrer) entnommen
werden. Die *Korngröße*, das *Porenvolumen*, die *Permeabilität für Wasser und Luft, der Grundwasserstand* müssen bestimmt werden, nötigenfalls muß auch eine chemische und bakteriologische Untersuchung vorgenommen werden.

Leider liegt es in der Wirklichkeit so, daß keineswegs immer nach Grundsätzen so solider
Art, auf Grund einwandfreier Ergebnisse sorgfältiger Untersuchungen, der Baugrund ausgewählt und bebaut werden kann. Die meisten Menschen bauen nicht, wo sie es wünschen,
sondern wo sie müssen. Die Entscheidung fällt auf wirtschaftlichen oder politischen Zwang.

Die meisten großen Zentren der Menschheit liegen dort, wo sie liegen, auf Grund geo-
politischer Notwendigkeit, *Amsterdam* und *Venedig*, auch *Leningrad*, im Schlamm von
Aestuaren, *Konstantinopel* auf wasserlosem Gestein, *Berlin* in seinen zentralen Teilen im
Sumpfgebiet des vielarmigen Flusses eines Urstromtals.

Sicherheit gegen feindliche Bedrohung, vorteilhafte Lage für Handel und Verkehr, Zu-
gänglichkeit zum Wasser waren entscheidender als die Eigenschaften des Bodens.

Überwiegend liegt es also so, daß nicht festgestellt werden muß, ob der Boden
jene guten, erfreulichen Eigenschaften besitzt, sondern wie man sich mit den
bereits bekannten, unerwünschten der Ortslage abzufinden und sich ihnen anzupassen hat.

So ist in allen Tieflandgebieten der Tropen die Unterkellerung des Hauses
ausgeschlossen, weil auch bei tiefem Grundwasserstand die Bodenfeuchtigkeit
des fast immer sehr feinporigen Bodens (Laterit) weitaus zu hoch ist. In allen
Gebieten junger Kalkformationen, z. B. über gehobenen Korallenriffen, arbeitet
der Boden im Laufe der Jahre. Nur durch dauerndes Feuchterhalten der Grundmauern durch Befeuchtungsgräben rundherum kann verhütet werden, daß die
Mauern reißen oder sich neigen.

Mit den Grundmauern bis auf den *gewachsenen Fels* herabzugehen, wie es
VITRUV für alle großen Steinbauten forderte, dafür ist nicht an vielen Orten die
Möglichkeit gegeben, wie z. B. in *Manhattan*. Auf dessen Gneisklotz konnten
Hochbauten emporschießen wie die Krystalle einer gewaltigen Druse.

Durch technische Erfahrung und Leistung haben die Menschen verstanden,
in Schlick- und Sumpfboden auf *Pfahlrosten* Städte mit mächtigen Bauten zu
errichten, heute vielfach so, daß ganze Pfahlkomplexe durch darauf ruhende
und sie umfassende Betonkörper vereinigt werden, um eine hohe Belastung
sicher zu tragen. Solche Bauten sind für Jahrhunderte gesichert, so lange, als
ihre Pfahlroste von Ebbe und Flut täglich umspült werden oder der Grundwasserstand nicht gesenkt wird. Tritt dies ein, so faulen die Pfähle und können
ihre Last nicht mehr tragen.

Lange muß abgewartet werden, bevor aufgeschüttete Gelände bebauungsreif
werden. Enthält der Schutt auch Abfall aus organischem Material, so verlaufen

darin jahre- bis jahrzehntelang Gärungsprozesse. Darauf verlegte Fußböden werden aufgetrieben und die Standfestigkeit der Mauern ist gefährdet. Dennoch wird in der Umgebung unserer Großstädte überwiegend auf aufgeschüttetem Gelände gebaut. Jede Stadt wächst aus dem Boden empor, zu ihren alten Bauten steigt man hinab. In den *Tels* des vorderen Orients liegen die Schichten von Niederlassungen aus Jahrtausenden übereinander. In *Troja* sind erst 7, dann 32 übereinander liegende Stadtburgen festgestellt worden.

Viel an der Ungunst der örtlichen Lage kann durch moderne technische Mittel behoben werden. Durch *Drainage*, vorausgesetzt, daß das nötige *Gefälle* vorhanden ist, kann und muß der Grundwasserstand gesenkt werden. Ist das nicht möglich, so können die Fundamente und ganze Keller durch abdichtende Mittel, Asphalt und andere bituminöse Stoffe, gegen das Eindringen von Wasser gesichert werden. Zugleich wird damit auch dem Eindringen von Bodenluft und dem Eindringen vagierender Gase aus undicht gewordenen Leitungen vorgebeugt.

In Gebieten, wo das Grundwasser fast dauernd in Höhe der Erdoberfläche steht und in Gebieten, die durch Überschwemmungen bedroht sind, ist das Volk seit alten Zeiten gewöhnt, seine Höfe und Behausungen auf künstliche Lehmhügel, Warften, zu verlegen. Auf abschüssigen Geländen, Hängen, muß das Eindringen oberflächlich herabrinnenden Wassers durch Auffanggräben behindert werden.

Das Bauen auf leicht geneigten Hängen hat in unserem Klima manche Vorteile, weil die Erdoberfläche nach Regen rasch trocknet, ebenso in den feuchten Tropen, dort auch, weil eine Überhöhung der Häuser im Gelände jedem die wünschenswerte Luftbewegung sichert.

Bau des Hauses. Das Bauwesen unserer Zeit befindet sich in unruhigem Wandel. Neue Möglichkeiten der technischen Zivilisation treffen sich mit gesteigerten und vielfältigen Bedürfnissen an Raum und seiner Gestaltung. Ihren objektiven Wert in hygienischer Hinsicht zu beurteilen, ist nicht immer leicht. Die Tatsache, daß beim Bauen in den meisten Fällen große Kapitalien investiert werden, bringt mit sich, daß die *Werbung* mit stark suggestiven Mitteln bestrebt ist, neue Baumaterialien, neuartige Verarbeitungsweisen des Materials, neue Methoden und Typen der Installationseinrichtungen und ihres Einbaues jeweils als das Beste, Vorgeschrittenste und Sicherste, auch als das Hygienischste, Dauerhafteste und die Zukunft Verbürgendste anzupreisen. Die Voraussetzungen aller Art, vom Bedürfnis bis zum Rohstoff, die wirtschaftliche Lage und damit die Erstellungskosten aber wandeln sich rasch. Rasch wird das Bessere des Guten Feind und das Neueste ist binnen Kürze veraltet. Für kostspielige Einrichtungen sind oft schon nach kurzer Frist keine Ersatzteile mehr zu bekommen.

Hier wird nur behandelt werden, was an grundsätzlich Bewährtem innerhalb dieses Wandels bestehen geblieben, was unzweifelhaft als gesicherter Fortschritt anzusehen, zu einem nicht mehr fortzudenkenden Bestandteil der Wohnungszivilisation und -kultur geworden ist, und was an Neuem mit hinreichender Sicherheit als für die Zukunft bedeutungsvoll angesehen werden kann.

Der wichtigste Fortschritt liegt im Bereich der von der technischen Forschung durch sorgfältige und ausgedehnte Untersuchungsreihen gewonnenen modernen *Meßergebnisse* am Baumaterial und seinen physikalischen Eigenschaften. Sie erschöpfend darzustellen, würde den Rahmen eines Lehrbuches sprengen.

Bis vor wenigen Jahrzehnten beherrschte das Kulturelle den Häuserbau. Jahrhundertelang hatten Stilformen neben landschaftlichen und volklichen Eigenarten den Ausschlag gegeben. Den individuellen Wünschen war dennoch weiter Spielraum gelassen. Von dem vielen ästhetisch Befriedigenden, kulturell

Wertvollen des Häuserbaues unserer alten Stadtviertel aber hält nur wenig einer
modernen hygienischen Kritik stand. Wohnen wollten auch alte Patrizierfamilien
nicht mehr in ihren Stammhäusern.

Als mit der Umweltforschung der zweiten Hälfte des vorigen Jahrhunderts diese Kritik
einsetzte, weil mit der zunehmenden Zusammendrängung der Menschen auf zu engem Raum
die hygienischen Schäden der alten Bauweise unerträglich wurden, folgte eine lange, unerfreuliche Zeit unsicheren Bemühens, die alten kulturellen Formen in Stil und Wohn-
gewohnheiten zu konservieren und sie mit den Anforderungen und Erfolgen der modernen
Technik, so gut es eben ging, zu verschmelzen. Aber eingestanden oder uneingestanden
überwogen die Belange der Wirtschaft. Es entstanden die Häuser mit ,,allem zeitgemäßen
Komfort" im Stil lange vergangener Jahrhunderte. Mit billigem Material wurden selbst
in den Vierteln der Mietskasernen Scheinwirkungen erzielt, die über das Unsolide, Unzuverlässige hinwegtäuschen sollten.

In gewissen Grenzen gelang es dort, wo große Mittel zu Verfügung standen, im Villenbau, mitunter, Vollkommenes zu schaffen. Im Großstadthaus entstanden Karikaturen und
wurden Kompromisse geschlossen, die teilweise eher einen Rückschritt bedeuteten. Auf dem
Gebiet des Volkswohnungsbaues wirkten sich hygienische Erkenntnisse gegenüber der
spekulativen Ausnutzung des Hauses nicht aus.

Der hygienische Fortschritt im Bauwesen unserer Zeit beruht unzweifelhaft
auf den Leistungen der modernen Technik. Sie erst eröffneten neue Wege für
die Forderungen einer Gesellschaftsordnung, in denen das wachgewordene soziale
Gewissen der Staaten seinen Ausdruck fand. Es ist daher notwendig, sich ihren
Forderungen an rationeller Wahl und Nutzung des Baumaterials anzuschließen
und, anstatt auf den Traditionen einer älteren Bau- und Wohnungskultur zu
beharren, anstatt alte Stilformen zu imitieren, entschlossen das Recht einer neuen
Zeit zu vertreten mit dem gesunden Ziel, das technisch Zivilisatorische im
Wohnungsbau durch einen neuen kulturellen Formgehalt zu ergänzen und zu
erfüllen.

Zu diesem anscheinend Neuen gehört für die Unterbringung des größten
Teils der Bevölkerung die *Normierung im Wohnungsbau.*

Seit einigen Jahrzehnten wird viel von einer Normierung beim Häuserbau
gesprochen. Normungsausschüsse beschäftigen sich seit über 25 Jahren damit.
Tausende von Normen (DIN) sind aufgestellt. Normierung von Türen, Fenstern,
aller technischen Einrichtungen wird gefordert. Siedlungen werden erbaut in
einem sorgsam errechneten Häusertyp, Haus an Haus nebeneinandergestellt.
Uns erscheint das als etwas sehr Modernes, auch manchem von uns so, als müßten
wir vom kulturellen Reichtum unseres individuellen Lebens etwas aufopfern,
wenn solche einförmigen Einheitstypen geschaffen würden. Tatsächlich ist es
nur die Rückkehr zu einem Bauwesen, das alle auf einfacher Zivilisationsstufe
stehenden Völker seit jeher üben und worin sie uns gerade in diesem Punkt
kulturell nicht nachstehen.

Mit einem in der islamischen Welt geltenden Wort für Sitte und Gebrauch spricht man
vom *Adat Haus* eines Volkes, wo ein bestimmter Bautyp mit nur ganz geringen Abwandlungen
maßgebend ist für jedes Haus, das ein solches Volk sich erbaut. Ob in Afrika, ob in Südostasien, selbst in den Kulturländern Asiens hat jedes Volk, jede Landschaft ihr Adat-
Haus, das nach bestimmten Normen gebaut ist und an dessen Errichtung auch fast immer
die Gemeinschaft helfend mitwirkt. Jeder weiß, aus was für Teilen ein Haus, *das* Haus besteht und wie sie zusammengefügt werden müssen.

Kennt man die Adat-Häuser der Batakvölker und der Minangkabauer von Sumatra, um
die schönsten zu nennen, die Häuser der Javanen, der Buginesen und Toradja von Celebes,
die Bienenkorbhäuser von Alor, kennt man das Haus des japanischen Bürgers, der den
größten Teil seines Hauses auf dem Markt einkaufen kann, so stellt man fest, daß das Europa
der modernen Zivilisation noch ein Stümper ist, daß ihm vor allem eines bisher nicht gelungen
ist, seine normierten Häuser ebenso harmonisch in die Landschaft einzufügen, wie es die
naturnahen Menschen jener Länder konnten und immer wieder können.

Zweifelhaft ist, ob der Europäer zu seinen normierten Häusern die seelische Verbundenheit
gewinnen wird, die die Eingeborenen jener Länder mit ihrem Adat-Haus verknüpft.

Auch wir besaßen einmal diese Fähigkeiten. Der Bauernhof der Stammländer Deutschlands im Norden wie im Süden, in Friesland, in Westfalen, im Schwarzwald wie in den Alpen, war normiert, und Normen beherrschten auch das Bauwesen der Kolonisation der Deutschen im Osten in Stadt und Land.

Was bei uns heute wirtschaftlicher Zwang und nüchterne Überlegung fordern, das ist beim Haus der Eingeborenen, welcher Kulturstufe auch, ein Ausdruck nicht nur seines Ethos, sondern auch seines Magethos. Ihm geht es nicht allein um die Wirtschaftlichkeit seines Hauses, verbunden mit der Notwendigkeit der gegenseitigen Hilfe, es geht ihm auch um die tiefe Überzeugung, daß nur auf einem nach diesen Normen erbauten Haus der Schutz der Götter ruhen könne. Grundpfeiler des Aufbaus müssen aus bestimmten Hölzern gefertigt sein. Die Art ihrer Bearbeitung in allen Teilen, rund oder achteckig etwa, die Zusammenfügung und das dazu benutzte Material, die Anbringung bestimmter Zierformen, bedeutet das Herbeirufen oder die Abwehr von Geistern. Besondere Räume und mühevoll hergestellte Dachformen sichern dem Hause den Besuch gütiger Geister oder dienen der Familiengottheit zum Sitz. Eng damit verbunden ist die Regelung des Bewohnens, die Bestimmung der Schlafplätze, auch im Falle von Krankheit und Wochenbett, und wo ein Toter aufzubahren ist.

Ärmlich ist gegenüber diesem Reichtum der Kultur an seelischer Verbundenheit mit dem Hause was an Resten magischen Denkens in den Donnerkeilen oder den Pferdehäuptern auf dem First unserer Bauernhöfe und in den Märchen von den Heinzelmännchen uns verblieben ist.

Irrig wäre, in diesen magischen Eigenschaften des Hauses und seiner Teile nur einen Ausdruck religiöser Bedürfnisse zu sehen. Magisch umgedeutet und ausgedeutet, damit der Obhut höherer und stärkerer Mächte wird eben anvertraut, was klare Erkenntnis des Zweckmäßigen einmal im Werden der Kultur geschaffen hatte. Wie der alte friesische oder westfälische Bauernhof, so ist auch das Adat-Haus der meisten primitiven Völker, gemessen an den Maßstäben der modernen Hygiene, gewiß nichts Vollkommenes, aber ihren Lebensbedürfnissen besser angepaßt und besser gegen Umweltschäden gesichert, als Haus und Wohnung des europäischen Großstadtmenschen es bis heute sind.

Die Normierung wurde in der Zeit nach dem 1. Weltkrieg stark propagiert. Sie wurde damals als der einzige Ausweg aus den Bauschwierigkeiten dargestellt. Das Bauwesen aber kam rasch wieder davon ab. Ob sie sich in einer Zeit noch weit größeren Wohnungsmangels, wie sie der zweite Weltkrieg am stärksten in Deutschland, aber auch in anderen Ländern herbeigeführt hat, durchsetzen wird, muß die Zukunft lehren.

So wenig dem Individualismus des Europäers eine Uniformität der Häusertypen liegt, so dürfte doch kein Zweifel sein, daß sich z. B. mit normierten Fenstern, je nach ihrer Anordnung einzeln, nebeneinander oder auch übereinander gestellt, ästhetische Wirkungen ebenso erzielen lassen, wie wenn die verschiedensten Fensterausmaße gewählt werden. Mit der Normierung der Dachkonstruktionen, von Türen, Treppen, von Zwischendecken und Fußböden und fast aller Installationen, vor allem mit der Einführung weniger Typen von Normalküchen und Wascheinrichtungen und durch die fabrikmäßige Herstellung dieser Bauteile wird eine Verbilligung der Bauten schon bei der Erstellung, aber auch die Verwirklichung hygienischer Mindestforderungen zu erreichen sein. Den persönlichen Neigungen und ästhetischen Bedürfnissen würde die Ausgestaltung der Innenausstattung noch hinreichenden Spielraum lassen. Zu warnen ist nur, falls sich die Normierung gerade ihrer bemächtigen sollte, vor *Ersatzbauweisen*, die nach dem ersten Weltkrieg, mit einem Übermaß an *Werbung* angepriesen, sich in der Folge wenig bewährt haben. Das Experimentieren mit vielfachen neuen Baumaterialien hat schließlich nur das eine Ergebnis gehabt, daß *einzelne*, als wertvoll erkannte und bewährte Materialien und Konstruktionen im Ziegelbau, zu dessen Grundelementen man fast überall wieder zurückkehrte, Verwendung gefunden haben.

Der Willkür des Einzelnen setzen die *Bauordnungen* und *Wohnungsordnungen der örtlichen Polizeibehörden*, also der Gemeinden, Grenzen. Sie bestimmen, abgesehen von Sicherungen des Baues gegen Einsturz- und Feuergefahr, welcher Hundertsatz eines Grundstücks überbaut werden darf, bei zweigeschossigen Bauten 60%, bei dreigeschossigen 50%, welche Fluchtlinien, welche Abstände bei offener Bauweise innezuhalten sind, welche Höhe des Hauses im Verhältnis zur Straßenbreite zulässig ist. Sie geben Vorschriften über Bauart, über baulichen Zustand der Wohnung und die Art ihrer Benutzung und Behandlung.

Für große Städte haben sich *Zonenbauordnungen* als notwendig erwiesen, da nicht die gleichen Bestimmungen anwendbar sind für Zonen mit hohen Mietshäusern an breiten Straßen, für Zonen mit kleinen Mietshäusern an engen Straßen und für Einfamilienhäuser oder Arbeiterhäuser in offener Bauweise.

So wohl durchdacht und auch hygienisch gut begründet diese Bau- und Wohnungsordnungen sind, jedem praktischen Hygieniker wird bei ihrem Durchlesen auffallen, wie viel darin verordnet ist, was sich schwer überwachen und durchsetzen läßt, dessen Befolgung also zweifelhaft wird. Dazu gibt die deutsche Neigung zum Reglementieren bis ins Einzelne mitunter den örtlichen Baubehörden das Recht, aus angeblich ästhetischen Gesichtspunkten die Baugenehmigung an kleinliche, durchaus diskutable Bedingungen, etwa die Form des Daches oder die Verwendung bestimmter Baumaterialien, zu knüpfen, die mit Hygiene nichts zu tun haben, womit die Genehmigung gelegentlich von den höchst persönlichen Auffassungen eines Dezernenten abhängig wird.

Zwischen einer fast völligen Willkür und Baufreiheit, wie sie in einigen europäischen Ländern den Randbezirken der Großstädte ein unerfreuliches Aussehen geben, und einer solchen Einschränkung persönlicher Gestaltungswünsche sollte, soweit dabei nicht gegen hygienische Grundsätze verstoßen wird, ein vernünftiger Mittelweg gesucht werden.

Der aus Lehm gebrannte *Ziegelstein*, an Größe in den verschiedenen Ländern nicht gleich, auch bei uns im Laufe der Jahrhunderte nicht gleich geblieben, heute in verschiedene Formen gepreßt, mit Hohlräumen versehen, überall aus dem leicht zu gewinnenden Rohstoff herzustellen, wird voraussichtlich als Material für das Mauerwerk des Hauses auch in Zukunft überwiegend verwendet werden.

Wenn er frei von hygroskopischen Substanzen hergestellt ist, keinen Mergel, keinen Gips, keinen Salpeter oder ähnliche Salze enthält, wenn er die geforderte Tragfähigkeit von 7 kg auf 1 cm², als Klinker bis zur Sinterung gebrannt eine Tragfähigkeit von 14 kg auf 1 cm² besitzt, oder wenn er als ,,Verblender'' undurchlässig glasiert ist, hat er durch seine Porosität alle wünschenswerten Eigenschaften für die Wärmeansprüche eines Hauses in *jedem* Klima.

Für *Kalksandsteine, Schlackensteine, Schwemmsteine* und *Betonklötze* verschiedener Formen sind das Rohmaterial und die Herstellungsmöglichkeiten begrenzter. Die großen Formate mancher dieser Bausteine haben den Vorteil raschen Verlegens, dem aber manche hygienische Mängel gegenüberstehen. Ihnen allen ist der Ziegel überlegen.

Begrenzt ist auch, wenn eine richtige Vorratswirtschaft des Waldbaues innegehalten wird, die Möglichkeit, den *Holzbau* mit seinen vielen günstigen Eigenschaften, vor allem im Hinblick auf Wärmefragen, für ausgedehnteren Gebrauch zu entwickeln. Ähnlich liegt es mit dem Fachwerkbau, dessen Wanddicke ohnehin für unsere klimatischen Verhältnisse, wenn keine zusätzliche Verschalung der Innen- oder Außenwände angebracht wird, nicht ausreicht. Enttäuschen wird auch jede Art von Holzbau, wenn das Holz nicht außerhalb der Saftzeit geschlagen und nicht sorgfältig getrocknet ist.

Haustein als ausschließliches Baumaterial steht in hygienischer Hinsicht dem Ziegelbau wegen seines zu starken Wärmeleitungsvermögens nach.

Das Bauen aus ungebranntem *Lehm*, sei es aus lufttrockenen Ziegeln, Patzen, oder als Lehmschichtenbau, ist eine billige, zwar lange mißachtete und zurückgestellte Bauweise, die aber bei technisch richtiger Ausführung und Erhaltung des Bauwerks unstreitige Vorzüge besitzt und an Dauerhaftigkeit anderen nicht nachsteht. Als der antike Reisende Pausanias um 150 n. Chr. in Olympia im Tempel der Hera den Hermes des Praxiteles sah, den man an jener Stelle in Lehm eingebettet bei der Ausgrabung wiederfand, standen die Lehmmauern des Tempels seit über 6 Jahrhunderten. Sie flossen erst auseinander, als der durch Tonkästen beschirmte hölzerne Dachstuhl ausbrannte.

Ein nicht allzu bedeutsamer Nachteil des Lehmbaues ist seine geringe Luftdurchlässigkeit. Sein ungünstiges Verhalten zum Wasser, seine Empfindlichkeit gegen Schlagregen kann durch die nötige Höhe des Unterbaues und Verputz leicht aufgewogen werden. Das tat schon die Antike mit den *Orthostaten*, und die Architektur, die konservativste aller Künste, behielt den hohen Orthostaten bei, als schon längst nicht mehr in Lehm gebaut wurde.

Ganzmetallhäuser aus Stahl oder Kupfer sind rasch, aber nur in Verbindung mit Leichtbauplatten zu erstellen.

Solche *Leichtbauplatten* aus den verschiedensten Mischungen von Zement mit Stroh, Holzfasern und Holzabfall allerlei Art, unter den verschiedensten Namen (Heraklit, Solomit, Tekton, Ampasit u. a.) hergestellt, haben für den Innenbau eine steigende Bedeutung. Für die Außenwände sind sie in unserem Klima kein vollwertiger Ersatz für massives Mauerwerk.

Technische Eigenschaften, die vom Baumaterial verlangt werden, Festigkeit gegen Druck, Zug und Biegung, Wetterbeständigkeit und Feuersicherheit, zu beurteilen, ist Sache von Materialprüfungsämtern.

Uninteressiert ist die Hygiene aber nicht an Fragen der *Standfestigkeit* des Hauses. Denn alles Entstehen von Rissen in Mauerwerk und Verputz kann Anlaß geben zu Staub- und Schmutzeinlagerung und als deren Folge zu Bakterienwachstum und zum Einnisten von Ungeziefer. Wo in Hügel- und Berggeländen gebaut wird, ist ein Arbeiten des Baues nie ganz zu vermeiden. Im Laufe der ersten Jahre entstehen feine oder gröbere Risse, die sich im Verputz öffnen. Sie müssen sofort wieder abgedichtet werden. Unschädlich aber sind die in Erdbebengegenden des Orients in die Stukkaturen von Decken *hineingemalten Risse*, eine captatio benevolentiae an das Schicksal.

Das für die Hygiene wichtigste Gebiet, seit Jahrzehnten in allen seinen Konsequenzen durchforscht, ist das *Porenvolumen* des Baumaterials und die sich daraus ergebenden Folgerungen, seine *Aufnahmefähigkeit für Wasser und Luft* und die damit eng verbundenen Probleme des Wärme- und Schallschutzes. Ein reiches Material an sorgfältig mit verschiedenen Methoden durchgeführten Untersuchungen liegt vor, deren Ergebnisse allerdings nicht alle übereinstimmen.

Porenlos ist kein Baumaterial aus Stein. Zementsteine und Ziegel sind besonders porös. Die capillare Steighöhe in ihnen — am stärksten im Ziegel, in $^1/_2$ Std bis zu 9 cm, nach $1^1/_2$ Std bis zu 16 cm, nach $4^1/_2$ Std bis zur völligen Durchtränkung, nicht viel geringer beim Zementstein — macht es notwendig, die untersten Schichten des *Fundaments* eines Hauses in Haustein oder Beton zu verlegen und das aufgehende Ziegelmauerwerk durch eine durchlaufende, horizontale Lage von wasserabwehrenden Stoffen, Asphalt, Dachpappe, Betonlagen, ausgleichenden Schichten aus Klinkern (glasierten Steinen), Bleiplatten, gegen das Aufsteigen der Bodenfeuchtigkeit zu sichern.

Auf jeden Fall müssen die Fundamente bis zu einer Tiefe von 1—$1^1/_2$ m, die in unserem Klima *Frostfreiheit* verbürgt, herabgeführt werden.

Ein überwiegender Teil der hygienischen Eigenschaften eines Hauses, der Wärmeschutz, den es bieten soll, der Behaglichkeitsgrad in den Wohnräumen, auch das Freibleiben von gesundheitsschädlichem und materialzerstörendem Befall mit Bakterien und Schimmelpilzen, hängt ab von dem *Feuchtigkeitsgehalt* des Mauerwerkes.

Ihn schon bei der Bauausführung so gering wie möglich zu machen, ihn, soweit er unvermeidlich ist, so rasch wie möglich herabzusetzen und jede weitere Durchfeuchtung der Wände zu verhüten, ist die Aufgabe.

Nicht zu verhindern ist das Einbauen großer Mengen von Wasser beim Mauern durch Anfeuchten der Ziegel und durch den *Mörtel*, ganz gleich, ob sog. *Luftmörtel* aus Kalk, Lehm oder Gips oder *Wassermörtel* aus hydraulischem Kalk, Zement oder Traß (Puzzolaner Erde) verwendet wird. Ein Trockenbauverfahren, die *Novadom-Trockenbauweise*, enthusiastisch als die Arbeitsweise der Zukunft empfohlen, bei der der Mörtel durch Holzwolleleichtbauplatten von 10 cm Stärke

ersetzt ist, hat sich nicht eingebürgert, obwohl es auch in bezug auf Wärmetechnik und Schallschutz Vorteile versprach.

Auf 500 m³ Mauerwerk an Ziegeln werden 90—100 m³ mechanisch beigemengtes und
6 m³ chemisch gebundenes Wasser eingebaut. Viel davon wird unmittelbar wieder aus-
gepreßt und verdunstet rasch; im Sommer kann bei einem Rohbau von der üblichen Wandstärke von 38 cm, 1¹/₂ Ziegel, damit gerechnet werden, daß der Bau in 6—10 Wochen aus-
trocknet. Dieser Prozeß kann, wenn in Regenperioden oder im Winter gebaut werden mußte,
oder sonst eine Abkürzung der Austrocknung angestrebt wird, durch künstliche Verfahren,
Aufstellen von Koksöfen, verkürzt werden. Das muß geschehen zu einer Zeit, wo das Haus
zwar regensicher überdacht, aber die Mauern noch nicht verputzt und Fenster noch nicht
eingesetzt sind.

Die überhastet fertiggestellten Häuser der Gründerzeit waren es, in denen die Kosten
und Nachteile einer verzögerten Austrocknung den „Trockenwohnern" aufgebürdet wurden.

Je luftdurchlässiger ein Mauerwerk ist, um so rascher verläuft dieser Austrocknungsvorgang,
damit die Erhärtung des Mörtels, und um so rascher gewinnt der Bau seine volle Festigkeit.

Beim Erhärten des Mörtels tritt Wasser aus, der Mörtel bindet mit dem zuvor ins Wasser
getauchten Backstein. Allmählich verwandelt sich unter dem Einwirken der Luftkohlensäure
das Calciumhydroxyd in Calciumcarbonat und die entstehende krystalline Masse verkittet
Stein und Sandmaterial zu einem immer fester werdenden Verband.

Daß dieser Prozeß viele Jahre, wahrscheinlich Jahrhunderte hindurch langsam aber
stetig fortschreitet, zeigte sich bei der Bombenzerstörung unserer Städte. Er war noch bei
weitem nicht zum Stillstand gekommen. Der Mörtelstaub, der die Luft erfüllte, enthielt
noch reichlich Calciumhydroxyd, das, eingeatmet, Reizungen der Schleimhäute verursachte.
Die Festigkeit sehr alter Bauten aus der Römerzeit beruht also nicht, wie man lange vermutete,
auf dem Geheimnis einer besonderen Mörtelmischung, es sei denn, wo Traß benutzt wurde.

Der Bestimmung der Mörtelfeuchtigkeit in verschiedenen Stadien des Baues und an
fertigen Bauten dienen zahlreiche Methoden und Apparaturen. In alten ausgetrockneten
Häusern beträgt sie nur noch 0,5%. Hiernach gelten Werte von 1—2% als zulässig, solche
von 4—5% als zu beanstanden. Dieser Trocknungsgrad aber wird je nach Klima, Jahreszeit
und Baumaterial und bei großen Mauerstärken oft erst etwa nach Ablauf eines Jahres erreicht.
Bewohnbar aber wird ein Neubau schon, wenn der Feuchtigkeitsgrad unter 4% gesunken ist.
Verzögert wird die Austrocknung des Hauses durch frühzeitiges Verputzen, das erneut zu
reichlicher Anfeuchtung des Hauses führt. Für den Verputz der Innenwände wird daher ein
schnell trocknender Gipsmörtel verwendet, der zudem geglättet und poliert werden kann.
Da er nicht wetterbeständig ist, kann er für Außenwände nicht benutzt werden.

Je stärker ein Bau unter dem Einfluß des ozeanischen Seeklimas steht,
um so stärker wirken die feuchtigkeitsbeladenen, kräftigen Seewinde auf seine
Außenseite ein. Bei uns sind es die Westwinde. Die nach Westen gelegenen
Hauswände müssen vor ihrem Einfluß durch wasserdichten Verputz, durch
Anbringung von hängenden Ziegeln, von Schiefer- oder Zinkplatten, durch
Holzverschalung oder Verschindelung geschützt werden.

Eine lästige und den Bestand des Hauses gefährdende Folge von Feuchtigkeit
in Wänden und Böden ist der *Hausschwamm*, die Ansiedlung von Pilzen der
Basidiomycetengruppe im Holzwerk. Sie wird möglich, wenn die Verlegung der
Dielen bereits erfolgt ist, ehe die Austrocknung des Hauses weit genug fortgeschritten ist, falls sekundär durch capillares Aufsteigen von Bodenfeuchtigkeit
oder durch die Einwirkung angrenzender Stallungen die Mauern hygroskopisch
geworden sind, wenn die Wetterwand des Hauses, ungeschützt, Wasser aufgenommen hat oder wenn durch unverständige Wohnweise, Waschen in gedielten
Räumen, die Zwischendecken durchfeuchtet sind. Die Pilze selbst sind ihrerseits
hygroskopisch. Sie scheiden auf der Oberfläche ihrer Fruchtkörper Wasser-
tröpfchen aus. Der gebräuchlichste Name für den Hausschwammpilz, *Merulius
lacrimans*, leitet sich davon ab.

Fast mit jedem Holz werden die durch den Wind weitverbreiteten Sporen
der Hausschwammpilze in das Haus mit eingebaut. Manche Hölzer werden schon
auf dem Lagerplatz oder während des Baues durch *Vorerkrankung*, durch Infektion mit anderen Holzpilzen (Coniophorenfäule) disponiert. Zur Entwicklung
kommen die Sporen aber nur, wenn die begünstigende Feuchtigkeit vorhanden

ist, daher mitunter erst spät, wenn alte Häuser sekundär feucht geworden sind. Die für ihre Entwicklung günstige Temperatur finden sie in jedem bewohnten Hause.

Die Bezeichnung *Merulius lacrimans* umfaßt drei Meruliusarten, *M. domesticus*, den gefährlichsten Zerstörer, *M. silvestris und M. minor*. Noch ein anderer Holzpilz, *Polyporus*

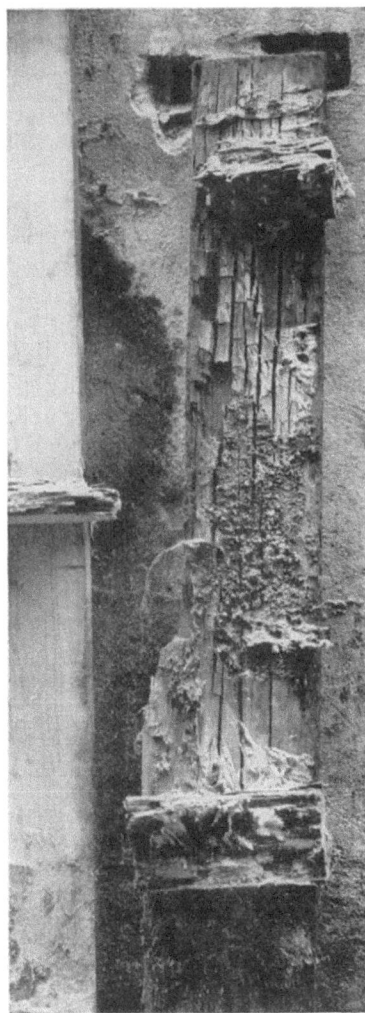 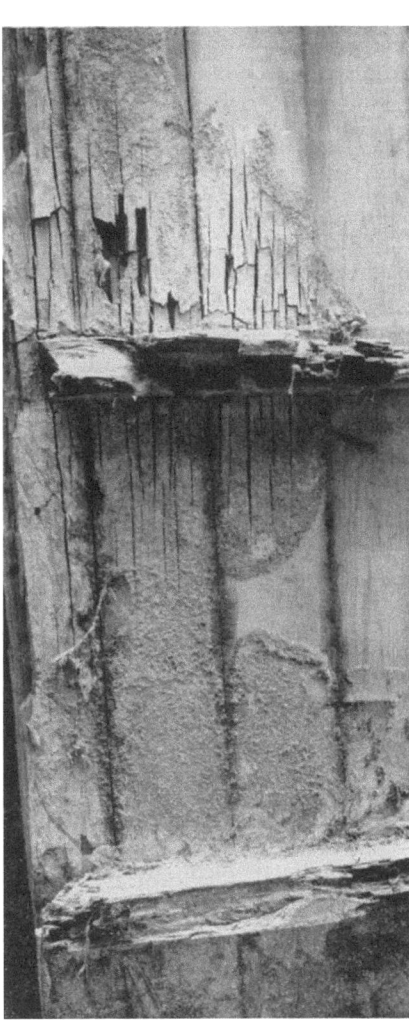

Abb. 16. Holzzerstörung durch Hausschwamm.

vaporarius, der Erreger der sog. Trockenfäule, kommt an Zersetzungskraft dem M. domesticus nahe. Mauerwerk wird von den Pilzen nicht angegriffen, obwohl es hinter hölzernen Wandbekleidungen oft dicht mit Pilzfäden und -netzen übersponnen ist und von ihnen, wenn es porös ist, durchwachsen wird.

Wie die Termiten der warmen Länder üben diese Zerstörer ein lichtscheues Gewerbe. Ist es so weit, daß die weißgrauen Pilzrasen zwischen Fugen des Fußbodens und aus Spalten des Holzwerks herauswachsen, oberflächlich, flächenhaft sich ausbreiten und darauf als brauner Staub ihre Sporen erscheinen, so sind die unsichtbaren Teile des Holzes bereits weitgehend zerstört. Die Vernichtung durch Fermente, die das Lignin und die Cellulose

des Holzes zersetzen, geht überwiegend im Dunkeln vor sich. In leichten, früh erkannten
Fällen ist nur die Unterseite der Planken oberflächlich angegriffen.

Mit dem Aufreißen der Dielen und der Wandverkleidung enthüllt sich das Bild der Zerstörung. Echter Holzschwamm ist dann leicht zu erkennen. Die Planken und Balken sind
flächenhaft bedeckt mit aus Fasern und *Strängen* zusammengeflochtenem Pilzgewebe, das
mitunter wie von Pflanzenwurzeln durchwachsen erscheint, ältere Beläge schmutzig grau,
wie verfaulendes Papier, jüngere hellweiß. Feucht lassen sie sich in ganzen Lappen abziehen, ausgetrocknet hängen sie in eingerollten oder halb abgelösten Fetzen herab. Das
darunter liegende *Holz ist quer zur Faserrichtung geborsten*. Mit den klaffenden Längsspalten
zusammen bilden diese Risse rechteckige dunkelbraune Blöcke, die so mürbe sind, daß sie
sich leicht in ein wie Kakao aussehendes Pulver zerreiben lassen (s. Abb. 16).

Unmittelbaren Gesundheitsschaden verursacht der Befall eines Hauses mit Hausschwamm
nicht, aber ein übler, muffiger, modriger Geruch beeinträchtigt die Bewohnbarkeit. Dies
und die fortschreitende Zerstörung des Holzwerks geben bei nachgewiesenem Befall mit
Holzschwamm das Recht zur Aufhebung eines Kaufvertrags. Die gutachtliche Äußerung
des Hygienikers stützt sich außer auf das geschilderte Aussehen der zerstörten Holzteile
auf den mikroskopischen Nachweis von Strangfasern von mehr als 4 μ Dicke.

Eine gewisse Sicherheit kann geschaffen werden, wenn für Baulichkeiten,
bei denen eine sekundäre Feuchtigkeitsentwicklung nicht mit Sicherheit ausgeschlossen werden kann, das verwendete Holz mit imprägnierenden Schutz-
mitteln behandelt wird (Gemische von Fluornatrium, Dinitrophenolnatrium,
Kieselflußsäure, Magnesium, Sublimat und andere unter verschiedenen Patent-
namen auf den Markt gebrachte Mittel).

Durch Feuchtigkeitsgehalt der Hauswände werden auch ungünstig mitbestimmt, und zwar erhöht, die Faktoren, von denen der *Wärmeschutz* abhängt,
der von den verwendeten Baustoffen erwartet werden kann, das sind die *Wärmeleitzahl* und die *Wärmeübergangszahl*. Beide werden durch die Mauerfeuchtigkeit
erhöht, bei sog. „Normalfeuchte" von 1% nur geringfügig, schon bei 2,6%
(Neubau) aber nicht unerheblich. Ungünstig beeinflußt wird auch die sog. *„gleichwertige Vollziegelstärke"*.

Mit diesem Begriff rechnet die Technik unter der Voraussetzung, daß dieser gebräuchlichste Baustoff seine Bedeutung behalten wird. Er gilt als Standardbaustoff. Die „gleichwertige Vollziegelstärke" ist die Stärke einer Ziegelwand, die den gleichen Wärmeschutz
verleiht wie eine andere Wandbauweise im *Dauerzustand der Wärmeströmung*. Technische
Zahlentafeln geben darüber Aufschluß. Um nur einige extreme Gegensätze zu nennen, so
entspricht einer Materialstärke von 1 cm Kork eine „gleichwertige Vollziegelstärke" von
25,5 cm, hingegen einer Stärke von 1 cm Kiesbeton nur 0,6 cm gleichwertige Vollziegelstärke.

Der Vorteil, daß eine 2 cm starke Korkplatte von nur 3 kg/m² Gewicht einem Vollziegel-
mauerwerk von 50 cm Stärke gleichwertig ist, das 900 kg/m² wiegt, erfährt aber eine Einschränkung. An *Wärmespeicherungsvermögen*, z. B. hinsichtlich der Kühlhaltung der
Räume in der Sonne, ist die Ziegelmauer der Korkwand weit überlegen. Durch Einlagen
von Kork in Ziegelmauern lassen sich aber beide guten Eigenschaften vereinigen.

Die für die Eigenschaften des Stoffes maßgebende Größe ist die *Wärmeleitzahl*.
Sie ist der Ausdruck für die Wärmemenge, gemessen in kcal, die in der Zeiteinheit
zwischen zwei gegenüberliegenden Flächen eines Würfels aus dem betreffenden
Stoff mit einer Kantenlänge von 1 m ausgetauscht wird, wenn die Temperaturen
dieser Gegenflächen sich um 1⁰ unterscheiden. Dabei ist angenommen, daß
die übrigen Flächen des Würfels gegen Wärme vollkommen geschützt sind.

Die Bedeutung der *Wärmeleitzahl* (λ) beruht darauf, daß eine Wand um so weniger
Wärme ableitet, je niedriger diese Zahl ist. Ist sie hoch, so erkalten die Wände rasch und
aus feuchter Raumluft schlägt sich Wasser auf die Wände nieder und durchfeuchtet sie
allmählich. Jede Wanddurchfeuchtung aber erhöht wiederum die Wärmeleitzahl. Solche
Räume sind also schwer zu erheizen.

Für den Übergang der Wärme von einem Körper auf den anderen, sei es eines festen
auf einen anderen oder von Flüssigkeiten oder Luft aufeinander oder auf feste Körper gilt
die *Wärmeübergangszahl* ($\varkappa$), die also bei einem Bauwerk bestimmend ist für den Wärmeübergang von der Innenluft auf die Wand und von der Wand auf die Außenluft oder umgekehrt, sowie für den Wärmeübergang zwischen verschiedenen in derselben Wand vereinigten

Materialien. Sie gibt in koal die Wärme an, die auf 1 m² eines anderen Körpers übertragen wird, wenn zwischen ihnen eine Temperaturdifferenz von 1⁰ C besteht.

Für die Berechnung des Heizaufwandes nach wirtschaftlichen Gesichtspunkten wird die *Wärmedurchgangszahl (x)* gebraucht. In ihr sind alle drei Werte, die *gleichwertige Vollziegelstärke*, die *Wärmeleitzahl* und die *Wärmeübergangszahl* eingeschlossen. Sie bezeichnet diejenige Wärmemenge, die in der Stunde je 1 m² Wandfläche verlorengeht, wenn zwischen Raumluft und dem Freien ein Temperaturunterschied von 1⁰ C besteht.

Durch umfangreiche Untersuchungen nach verschiedenen Methoden und mit verschiedenen Instrumenten sind diese Werte, berechnet auf das Raumgewicht vieler Baustoffe, festgestellt worden und in übersichtlichen Tabellen für den Gebrauch vereinigt. Obwohl nicht für alle Werte Übereinstimmung herrscht, hat doch mit ihrer Feststellung nicht nur vieles aus der Praxis Bekannte seine exakte Begründung erfahren, es ist auch ein hohes Maß von Sicherheit über den Wert und die Verwendbarkeit vieler Baustoffe hinsichtlich des Wärmeschutzes damit gewonnen worden.

Abgesehen von der schon erwähnten unerwünschten Erhöhung der Wärmeleitzahl in einer feuchten Wand, bei Ziegel z. B. von 0 59 kcal/m h⁰C auf 0,84 kcal/m h⁰C, hat sich gezeigt, wie viel günstiger die Wärmeleitzahl bei der *Verwendung organischen Baumaterials*, von Holz, Kork, Torf, bituminösen Stoffen, am günstigsten bei dem leichten *Balsaholz* der Tropen ist, wie günstig bei Ziegeln, Schlackensteinen und leichten porösen Betondielen ihre Porosität wirkt. Günstig kann sich auch die Einschaltung von abgeschlossenen Hohlräumen im Mauerwerk oder im Verputz von Ziegelmauerwerk oder seine Kombination mit Kork- oder Torfleichtplatten auswirken. Hohlräume einzubauen ist aber nur dann unbedenklich, wenn sie waagrecht angeordnet und nicht durchgehend sind. Senkrecht angeordnet wirken sie wie Kamine und heben den Wärmeschutz auf. Ganz ist ohnehin noch nicht geklärt, ob sie ihn wesentlich vermehren. Außerdem kann es darin durch Schwitzwasserbildung zum Entstehen von Mauerfeuchtigkeit kommen. Wenn man sie nicht durch Schotten abteilen will, so sollen sie mit schlechten Wärmeleitern, Koksasche, Schlacken, Lehm, trockenem Sand, Glaswolle usw., ausgefüllt werden. Gegenüber Ziegeln und Lehmsteinen mit ihrer Wärmeleitzahl um 0,7 kcal/m h⁰C bei „Normalfeuchte" schneiden Kiesbeton, Eisenbeton, Fliesen und Kacheln, vor allem aber dichtes Naturgestein, Granit, Quarz, Syenit, Schiefer, selbst poriges Gestein, wie weiche und sandige Kalksteine, wesentlich ungünstiger ab. Ihre Wärmeleitzahl liegt zwischen 1,5 und 2,5 kcal/m h⁰C und, soweit sie porig sind, halten sie Feuchtigkeit zu lange fest. Dem entsprechen die Wärmedurchgangszahlen.

Die Erhaltung einer klimatisch günstigen, behaglichen Raumtemperatur, im gemäßigten Klima die Warmhaltung der Räume im Winter, ihre Kühlhaltung im Sommer, in feuchtwarmen und trockenheißen Ländern die Kühlhaltung der Räume, hängt ab von dem *Wärmespeicherungsvermögen* der Außenmauern und von den *wärmedämmenden* Eigenschaften mancher Baumaterialien.

Für die Berechnung des Wärmespeicherungsvermögens ist neuerdings der Begriff der „gleichspeichernden Ziegeldicke" eingeführt worden. Sind *gleichspeichernde und gleichdämmende Ziegeldicke* in einer beliebigen Wand bekannt, so können damit Wärmebedarf und Temperatur im eingeschlossenen Raum berechnet werden.

Eine Wohnraumaußenmauer muß nach diesen Berechnungen, die in Zahlentafeln niedergelegt sind, eine gleichspeichernde Ziegeldicke von 20 cm (einschließlich des Verputzes) als Mindestwert gewährleisten. Nur in Sonderfällen müssen höhere Werte verlangt werden. Jedoch schwanken die für ein und dasselbe Baumaterial gegebenen Zahlen ihres Wärmespeicherungsvermögens noch in so weiten Grenzen, daß weitere Untersuchungen erforderlich sind.

Die Grundregel ist, daß mit zunehmender Porosität das Wärmespeicherungsvermögen zunimmt, die Wärmeleitungsfähigkeit abnimmt. Poröse Mauern halten im Winter die Wärme längere Zeit und geben sie nur langsam an die Außenwelt ab, während im Sommer die Raumerwärmung durch sie hindurch nur langsam erfolgt.

In einem Klima, das für über die Hälfte des Jahres (rund 225 Tage) eine Beheizung des Wohnraums notwendig macht und in Zeiten, wo mit dem Bau- und Heizmaterial vorsichtig gewirtschaftet werden muß, ist somit die *Auswahl der Baustoffe* und die *richtige Bemessung der Wandstärke* von lebenswichtiger

Bedeutung. Die wirtschaftlich günstigsten Wandstärken im Hinblick auf die für die Heizung aufzuwendenden Kosten lassen sich auf Grund dieser Zahlen errechnen, damit auch das theoretisch günstigste, sparsamste Verhältnis zwischen Bauweise und Heizaufwand. Unter anderem hat sich gezeigt, daß Doppelfenster für Deutschland *wirtschaftlich* günstig sind, auch wenn sie nur in der Form des „Verbundfensters", d. h. mit zwei innerhalb einer Fassung in nahem Abstand angeordneten Scheiben verwendet werden.

Es ist *wirtschaftlich grundfalsch*, um der Ersparung von *Baukosten* willen an Wandstärke, Material und Konstruktion zu *sparen*. *Wirtschaftlich* ist, vorzusorgen, daß die *Bauunterhaltungskosten* und die *Benutzungskosten niedrig bleiben*. Jede durchlässige Wand belastet den Benutzer des Hauses *auf die Dauer* mit hohen Heizkosten. Eher können Ersparnisse gemacht werden durch geringere Stärke der Innenwände und der Decken, vorausgesetzt, daß die Schallabwehr dadurch nicht verschlechtert wird.

Auch hier ein Beispiel: Die schematische Vorschrift einer $1^1/_2$ Stein starken Ziegelmauer von 38 cm Dicke als Minimum gilt zwar für große Teile Deutschlands, und zwar ebenso für Süd- wie für Norddeutschland; ein kleiner Teil unserer nordwestlichen Gebiete aber kann, wie Holland, mit einer Mauerstärke von 25 cm auskommen, für Teile von Ost- und Mitteldeutschland und den größten Teil Bayerns aber müssen Mauerstärken von 40 cm für die Außenmauern verlangt werden.

Für ein vierstöckig erbautes Haus muß, wenn für den 3. und 4. Stock eine Ziegelstärke von 38 cm angenommen wird, im Erdgeschoß die Wandstärke 62 cm, im 1. und 2. Stock 50 cm betragen.

Verständlich wird damit auch, daß nordische Länder und Länder des Kontinentalklimas mit tiefen Wintertemperaturen dem Holzhaus den Vorzug geben, auch Hochgebirgsgebiete daß aber die weit wärmeren Gebiete des Mittelmeerbeckens von jeher den Steinbau geübt haben.

Vor der Emporführung der Hausmauern entscheidet sich, welche *Geschoßhöhen* innegehalten werden, wie die *Treppen* angeordnet, welche Ausmaße *Fenstern* und *Türen* gegeben werden müssen, zugleich aber auch, welche Bauweise angewendet werden muß, um den Schall der Außenwelt, den *Luftschall*, dem Haus fernzuhalten und die Übertragung von Schall des Hauses, den *Körperschall* im Hause selbst, möglichst einzuschränken.

Die Ansichten der Hygieniker stimmen nicht völlig überein. Sie schwanken zwischen der Zulässigkeit von 25—40 Phon und 50—55 Phon für Arbeitsräume, in denen geistige Arbeit geleistet werden soll und die gegen jeden Lärm geschützt sein sollen. Bei dem unaufhaltsamen Zunehmen des Lärms in den zentralen Teilen der Großstädte ist das nicht leicht, trotz Hupendisziplin und Ausschaltung des Motorengeräuschs, besonders des Auspuffgeräuschs.

In Deutschland wird für Fragen der Schallabwehr zweckmäßig das *Phon* als Lautstärkemaß zugrunde gelegt. Es ist physikalisch eine für die Normalfrequenz von 1000 Hz festgelegte Größe, aber das Maß für *eine physiologische Empfindung*. Es ist gleich der kleinsten noch eben wahrnehmbaren Geräuscheinheit. Aber nicht alle lästigen Geräusche lassen sich nach ihrer Phonstärke beurteilen. Als Meßinstrument dient das *Thorybometer* von DOLD und THIELE: Ein Thoryb = 1 Phon × 1 min. Die technischen Forschungs- und Prüfungsstellen bedienen sich für ihre Arbeit nach amerikanischem Vorbild einer *physikalischen Maßeinheit*, des *Decibel* (db), durch welche das Verhältnis des Schalldrucks (p) im Raum vor und hinter dem zu untersuchenden Bauelement wiedergegeben wird. Umrechnungswerte von Phon/db können für die Praxis aus Zahlentafeln abgelesen werden.

„Alle baulichen Maßnahmen gegen Schallübertragung bestehen im Grunde darin, daß man den Schall zwingt, auf seinem Wege abwechselnd harte und weiche Schichten zu treffen. Der Einschluß von Luftschichten wirkt nur dann schalldämmend, wenn die beiden Wandteile sich nirgends berühren und wenn die Luftschicht dicker als 4—5 cm ist" (SÜPFLE und HOFFMANN).

Leider sind die meisten unserer modernen Baustoffe, vor allem der für Großstadtbauten viel verwendete *Eisenbeton*, sehr gute Schalleiter. Die starren Betonwände schwingen als

Ganzes und sind daher in hohem Maß „hellhörig". Aber das gilt überhaupt für jeden Steinbau, auch für Ziegelbau. Denn alle unsere gewöhnlichen Baustoffe sind schon für Umgangssprache durchlässig, Gipsdielen sogar für Flüstersprache. Überhaupt sind die Schwierigkeiten, den Schall abzudämmen, größer bei Verwendung von Baumaterialien von leichtem Gewicht, selbst bei statisch einwandfreier Bauweise. Der oft geringe Schallschutz der Fenster, auch von Doppelfenstern, beruht darauf, daß die Fensterfalze nicht sorgfältig genug abgedichtet sind.

Schalleitung und Wärmeleitung unterliegen nicht den gleichen Gesetzen. Während für den Wärmeschutz dämmende Materialien das wesentliche sind, überwiegt beim Schallschutz die Bedeutung konstruktiver Lösungen.

Die Luftschalldämmung der Wände beruht in erster Linie auf ihrem Gewicht. In den Richtlinien für den Schallschutz im Hochbau (DIN 4109) wird ein Mindestgewicht von 450 kg/m³ gefordert, wahrscheinlich ist aber ein Minimum von 350 kg/m³ als zulässig anzusehen. Stets aber sind noch zusätzliche Maßnahmen für die *Trittschalldämmung* notwendig, für die es an ausreichenden Berechnungen noch fehlt. Bei Leichtbauweisen wird eine Luftschalldämmung nur erreicht durch einwandfreie Doppel- und Mehrfachwände aus Sperrholz, Dachpappen, Matten aus Pflanzenfasern u. a., mit Lufträumen, „Luftpolstern", dazwischen. Hierbei ist es eine grundsätzliche Fehlanschauung, man könne Schalldämmung durch Ausfüllung solcher Lufträume mit den gleichen Mitteln erreichen, wie sie zur Wärmedämmung verwendet werden, also etwa mit Glaswolle usw. Sie wären in solchem Falle konstruktiv falsch angewendet. Die Dicke des Luftraumes ist es, die hier entscheidet und in Rechnung gestellt werden muß.

Durch schalldämmende Wandbeläge und Isolierschichten — schon Zementmörtel ist schalldämmender als Kalk- und Gipsmörtel —, wofür eine große Zahl von Fabrikaten unter verlockenden Namen wie „Absorbit" und „Antivibrit" auf den Markt gebracht werden, kann eine gewisse Abdämmung erreicht werden, auch durch Einlagen von Filz oder Asbest an Fenstern und durch doppelte und gepolsterte Türen.

Unvermeidliche Schalleiter in jedem Hause sind Schornsteinrohre, Lüftungsleitungen und vor allem Rohrleitungen. Das Wasserversorgungsgeräusch kann stark vermindert werden, wenn der Wasserdruck möglichst niedrig gehalten wird. Heizkörper geben oft noch in oberen Stockwerken das Geräusch des Kohlenschippens im Keller wieder.

Die Überleitung des *Bodenschalls*, d. h. der Erschütterungen, die vom Straßenverkehr, wenn die Pflasterung unmittelbar an das Haus heranreicht, auf das Haus übertragen werden und sich in ihm in *Luftschall* umsetzen, kann durch Vorgärten abgefangen werden.

Wenn der Mensch der Großstadt heute im allgemeinen den Straßenlärm, der für ihn ja auch der Ausdruck eines ihm nützlichen Verkehrswesens ist, mit einem gewissen Fatalismus als unvermeidlich hinnimmt, so ist er um so empfindlicher, wenn er in seinen Muße- oder häuslichen Arbeitsstunden durch Schall im Haus gestört wird. Für den geistigen Arbeiter kann Lärm im Haus zu einer lähmenden Qual werden. Viel kann hier durch *Wohnungsdisziplin*, beispielsweise durch nicht zu lautes Anstellen des Radios, wozu der Rundfunk immer wieder mahnt, erreicht werden. Allzuviel ist aber mit der Rücksichtnahme der Mitmenschen nicht zu rechnen.

Durch amerikanische Untersuchungen ist ein Einfluß des Lärms auf Blutdruck, Arbeitsleistung, Schlaf usw. nachgewiesen worden. Ganz allgemein ist Lärm als schädlich anzusehen für das Nervensystem und die von ihm gesteuerten Organe.

Zwischendecken. Das wichtigste ist daher für alle von mehreren Familien bewohnten Häuser eine möglichst *trittschallsichere* Herstellung der *Zwischendecken*. Sie sind die Hauptvermittler allen Hauslärms.

An sich sind die hygienischen Anforderungen, die an den Einbau der Zwischendecken gestellt werden, nicht schwer zu erfüllen: Verlegung der Balkenköpfe im Mauerwerk so, daß sie luftzugänglich bleiben, sonst verfallen sie trockener Fäulnis oder Stockung. Anstrich mit Kreosot und Naphthalinüberzug beugen dem weiter vor.

Erst nach vollständiger Austrocknung des Hauses, nachdem also das Dach schon längst errichtet ist, dürfen die Fußböden verlegt werden. Fußböden aus gut getrocknetem Holz, gefalzt, gefedert oder gespundet, fest verlegt, lassen keine Fugen aufklaffen, in die Schmutz und Feuchtigkeit eindringen und die damit zur Niststätte von Ungeziefer, Motten- und

Flohlarven werden und das Auskeimen der Hausschwammsporen begünstigen können. Holzböden sind fußwarm, leicht zu reinigen und werden in unserem Klima als am wohnlichsten empfunden. Für die Tropen sind schon wegen der Termitengefahr nur Fußböden aus Zement, aus Fliesen oder Steinplatten verwendbar.

Eine gut verputzte Decke, unter den Balkenlagen angebracht, ist als Wärmeschutz nicht zu entbehren, so anheimelnd eine Balkendecke auch aussehen mag.

Die Füllung des Zwischenraums zwischen Fußboden und Decke soll rein, trocken eingeschüttet und unverbrennbar sein. Bauschutt oder Holzabfall zu verwenden ist polizeilich verboten. Geglühte Infusorienerde, Hochofenschlacke, Kalktorf wirken zugleich wärme- und schallisolierend und verhindern den Luftaustausch zwischen den Geschossen.

Decken aus anorganischem Material, deren Wärmeschutz Holzdecken überlegen sein kann, sind für Kellerwohnungen, für nicht unterkellerte Räume und unter den Dachräumen anzuraten, im Kellergeschoß jedoch nicht ohne gut isolierten Dielenfußboden. Ihnen sind für alle Wirtschaftsräume und für Bad und Klosett abwaschbare Böden aus Terrazzo, Fliesen, Steinplatten, besser noch aus einer der vielen gut bewährten Steinholzmassen (Durament, Xylolith), hergestellt aus kaustisch gebranntem Magnesit und Holzmehl, Sägespänen und anderen grobfaserigen Pflanzenteilen, vorzuziehen. Holzbeton oder unter Verwendung von Kunstharz hergestellte Böden sind ebenfalls gut verwendbar. Wesentlich ist, daß alle Fußböden, die ausschließlich aus Mineralstoffen, d. h. aus anorganischem Material bestehen, sowohl schall- wie wärmetechnisch ungünstig sind. Überall stoßen wir auf diese Überlegenheit organischen Materials über das anorganische. Alle diese Kunststoffe erleichtern eine hygienisch günstige Verlegung der Böden mit Ausrundung der Kanten und Ecken, die die Reinigung erleichtert.

Der *Trittschall* (Körperschall) wird am wirksamsten durch Einschaltung einer *elastischen Schicht* in die Decke oder den Estrich vermieden, die aber nicht in starrer Verbindung mit dem Fußboden stehen darf. Ein solcher elastischer Stoff ist z. B. Kork, der zudem fußwarm ist. Noch mehr leisten Fußbodenbeläge aus Stoffen und Teppiche und die in neuerer Zeit für viel begangene Flure und Treppen verwendeten, allerdings kostspieligen Gummifliesenbeläge. Sie tragen sehr wesentlich zu Verminderung des Trittschalls bei, verhindern übrigens auch das Ausgleiten, weshalb sie auch für die Innenräume von Passagierschiffen der beliebteste Fußbodenbelag geworden sind.

Da reine Eisenbetondecken jeden Trittschall hindurchlassen, sind zur Erhöhung des Wärmeschutzes und der Schallabdämmung zahlreiche Deckenkonstruktionen aus den verschiedensten Kombinationen von isolierenden Lagen mit den tragenden Teilen mit oder ohne Holzauflage angegeben. Die gebräuchlichste, auch über Holzböden verwendet, ist der Linoleumbelag mit Korkschrotzusatz. Solange aber unseren Hausfrauen und Oberschwestern der Wahn nicht auszureden ist, Linoleum müsse mit Bohnerwachs gefüttert werden, um leben zu bleiben, werden die blankgewichsten Böden und Treppenbeläge nach wie vor zahllose Unfälle durch Ausgleiten, Knochenbrüche und Gehirnerschütterungen, verursachen. Mit warmem Wasser und Seife sind sie ebensogut sauber zu halten.

Als schalldämmende Füllung leisten Lehmlagen, Strohlehm mit Sandauflage, Gutes. Wo an Stelle von Holzbalken Eisenträger zur Ausbildung der Decken verwendet werden können, ist die Zahl der Varianten an massiven und halbmassiven Decken unter Kombination von Platten aus organischen und anorganischen Materialien oder aus Hohlsteinen groß.

Zur Sicherung gegen Schalleitung müssen an sich gut schalldämmend verlegte Massivdecken so eingebaut werden, daß ihre Auflageträger von der aufgehenden Wand durch Korkfilz oder ähnliche Stoffe isoliert werden, wie auch zwischen Belag und Tragekonstruktion durchgehende Isolierschichten verlaufen sollen. Auch dürfen die massiven Decken nebeneinander liegender Räume nicht in unmittelbarem Materialzusammenhang stehen. Allzuviel darf aber hiervon nicht erwartet werden, da der Trittschall unmittelbar durch die Decke geht. Dies ganze Arbeitsgebiet bedarf noch weiterer gründlicher, experimenteller Untersuchungen.

Dach. Das Strohdach unserer Altvordern würde noch heute in technischer Hinsicht, übrigens auch an Dauerhaftigkeit, für Kleinbauten das beste Dach sein. Es erfüllt die Aufgaben, die von einem guten *Dach* erwartet werden, *Schutz gegen alle Witterungseinflüsse* und vor allem die *Grundforderung, das Haus im Winter warm, im Sommer kühl zu halten.* Für Erdbebengegenden ist es die sicherste Form der Bedachung. Gewisse Nachteile, die Möglichkeit des Einnistens von Ungeziefer, spielen neben diesen Leistungen keine große Rolle. Trotz der Verwendung von feuersicherem Imprägnierungsmaterial und der Kombination mit Lehmdecken, die für das Haus selbst einen guten Feuerschutz gewähren, hat es sich aber nicht wieder eingeführt, es sei denn im Villenbau (Holland). Zu viele baupolizeiliche Bedingungen werden an seine Zulassung geknüpft.

Abgesehen von dem Schutz gegen Wind und Wetter erfüllen unsere Ziegel-, Schiefer- und Kunststeindächer, auch in den neuesten Ausgestaltungen des Materials, jene Grundforderung so wenig, daß die Benutzung von Dachräumen zu Wohnzwecken nur durch Anbringen von gut wärmedämmenden Isolierschichten möglich ist. Das gilt auch für die in Frankreich von *Mansard*, dem Baumeister Ludwigs XIV., um 1700 aus dem steilen gotischen Dach entwickelten, nach ihm benannten *Mansarden*.

Ähnliches wie Stroh leisten aber auch andere Beläge aus *organischem Material*, Schindeln verschiedener Holzarten, die zugleich den Vorteil bieten, die Dachkonstruktion leicht gestalten zu können.

Decken aus mit bituminösen Stoffen getränkten Dachpappen und ähnlichem Material, die wenig Wärmeschutz bieten, selbst wenn sie weiß gekalkt werden, werden auch in den Tropen heute bei Wohnbauten zugunsten der Ziegeldächer aufgegeben. Das schlechteste Bedeckungsmaterial ist das Wellblech. Es entspricht in seiner wärmetechnischen Wirkung der Vorstellung, die man sich von den „*Bleidächern Venedigs*" macht. Leider gehört es zu den „Kulturbeiträgen" Europas zum Bauwesen der E ngeborenen der Kolonialländer, deren zum Teil so schöne Adat-Häuser, wenn sie mit Wellblechdächern, anstatt mit alten, aus Pflanzenmaterial gemachten Dächern ausgestattet sind, zu grotesken Zerrbildern von durch Europa verschuldetem Kulturzerfall werden.

Als eine *Modeerscheinung* wurde nach dem ersten Weltkrieg das *flache Dach* in das Bauwesen Deutschlands auch beim Wohnungsbau einzuführen versucht.

Der Ursprung dieser Bewegung lag einerseits in der Technik mit ihren vielen neuen Möglichkeiten konstruktiver Verwertung neuartiger Baustoffe, andererseits in einer neuen künstlerisch-ästhetischen Betrachtungsweise, die in der kubischen Gestaltung des Baukörpers einen neuen Weg sah, einen Weg, der im Bau von Geschäftshäusern, Fabriken und beim öffentlichen Repräsentationsbau unstreitig auch zu erstrebenswerten Zielen geführt hat.

Unzweifelhaft ist die Technik imstande, Flachdächer herzustellen, die allen Ansprüchen der Wetterlagen unseres Klimas standhalten. Die Wärmedämmung bereitet keine Schwierigkeiten. Holzzementdächer gelten als unbegrenzt haltbar. Das gleiche gilt für gute Metallbleche, Kupferbleche, Kupferbronze, Bleiplatten. Aber alle diese Bedachungen sind teurer als die gewohnten Dachkonstruktionen mit Ziegeln und anderen Belägen. Billigere Flachdecken aus Pappe in Verbindung mit bituminösen Stoffen aber bedürfen sorgfältigen Unterhalts, wenn sie ausdauern sollen. Auch dieser ist teuer.

Als Vorteil wurde die Begehbarkeit des Daches gepriesen, die Möglichkeit des Anbringens von Dachgärten, die das Dach zu einer Erholungsstätte machen sollten.

Für hochgebaute Geschäftshäuser im Zentrum großer Städte, auch für über dem Dunst der Straße liegende Gaststätten bietet im Sommer ein Flachdach viele Vorteile. Die gute Ausnutzbarkeit flachgedeckter Bauten für Fabrikanlagen und Gewerbebetriebe ist außer Zweifel.

Für das Mietshaus jeder Form und Größe aber, vor allem für das Kleinwohnhaus, wiegen diese Vorteile wenig, selbst wenn damit kubischer Wohnraum unter dem flachen Dach gewonnen wird. Dringlicher ist in ihnen das Bedürfnis nach Bodenraum für die Hauswirtschaft als Trocken- und Abstellraum.

Bei großen Häuserblocks, die einzelbeheizte Wohnungen enthalten und um abgeschlossene Höfe herumliegen, sind bei Flachdachbauweise lästige Wirbelluftströmungen festgestellt worden, die den Betrieb der Feuerstätten störten.

Im Sommer wird auch in unserem Klima die Temperatur der Räume unter dem Flachdach zu hoch, wenn nicht sehr gute Lüftungsmöglichkeiten bestehen.

An eine Ausnutzung der Flachdächer in der gleichen Weise, wie dies in trockenheißen Gegenden stattfindet, um in Abend- und Nachtstunden die durch die Ausstrahlung zum Firmament hin entwickelte Nachtkühle zu genießen oder Nachtlagerstätten in offener Halle auf dem Dach einzurichten, hat sich unsere Bevölkerung nicht gewöhnen können, nicht einmal Ansätze dazu gemacht, ein deutlicher Beweis, daß eine für eine bestimmte geographische Provinz und ihr Klima, z. B. für die östlichen und südlichen Teile des Mittelmeerbeckens, historisch entwickelte Bauweise nicht in unser Klima übertragen werden kann. Hygienische Vorzüge besitzt das flache Dach für unser Klima nicht.

Für das Großwohnhaus muß eine Maximalzahl der *Stockwerke* vorgeschrieben werden, weil statistisch nachgewiesen ist, daß ein Wohnen in hohen Stockwerken die Zahl der Fehl- und Frühgeburten erhöht. Wo Stockwerkhöhen über 4 entwickelt werden, wie das in neuerer Zeit z. B. in Belgien und Frankreich, vor allem in Amerika geschieht, ist das nur möglich, wenn die Häuser mit leicht zu bedienenden Aufzügen ausgestattet werden. Befürchtungen, die Häufigkeit der Unfälle könne dadurch zunehmen, sind bei der heutigen technischen Vollkommenheit in der Ausführung der Aufzüge und bei ihrer leichten Bedienbarkeit nicht mehr begründet. Die Menschen gewöhnen sich rasch daran, *richtigen Gebrauch* zu machen von solchen technischen Neuerungen. Von den Fortschritten der technischen Zivilisation *Gebrauch zu machen*, ist ohnehin weder ein Zeichen kultureller Höhe noch hoher Intelligenz. Erstaunlich ist, wie rasch auch die Angehörigen primitiver Eingeborenenstämme den Gebrauch des Motors erlernt haben.

Leicht gangbare *Treppen*, deren Ersteigung nicht ermüdet, bedeuten für die Gesundheit der Bewohner mehrstöckiger Häuser viel. Die Treppen der Barockzeit mit ihren niedrigen, breiten Stufen sind das Entzücken eines jeden, der nur die relativ steilen Treppen unserer modernen Häuser kennt. Leider erlauben uns die Raum- und Höhenverhältnisse unserer Wohnhäuser diesen Luxus nicht. Über eine Stufenhöhe von 20 cm sollte aber in mehrstöckigen Häusern nicht hinausgegangen werden.

Die Ausnutzung des Raumes erzwingt manche Treppenausbildung, die nicht erwünscht ist, wie Wendeltreppen oder Treppen, bei denen gerade und gewendelte Stufen wechseln, ein Moment der Unsicherheit. Anzustreben sind gerade emporlaufende, zweiläufige Treppen mit nicht mehr als 10—15 Stufen mit Ruhepodesten, wo ein Aufzug im „Treppenauge" angeordnet ist, mit einem Zwischenlauf von einigen Stufen.

Alles, was zum Treppenhaus in Beziehung steht, seine Wände, das Stufenmaterial, muß feuersicher sein. Massive Konstruktionen aus Stein und Beton sind vorzuziehen, hölzerne Treppen durch Verputz an der Unterseite zu sichern. Gegen Verqualmung vom Keller her muß Schutz durch Abschluß des Kellers bestehen.

Gegenüber der früher weit verbreiteten Unsitte, dem Treppenhaus nur schlecht beleuchtete oder ganz umbaute Teile des Baukörpers einzuräumen, ist eine so gute Beleuchtung vorzusehen, daß die Benutzer beim Auf- und Absteigen das Gefühl der Sicherheit jedes Schrittes haben. Auch bei Abendbeleuchtung muß es so sein.

Selbstverständlich ist an jeder freien Seite einer Treppe die Anbringung eines Geländers mit Handläufen in einer Höhe von 80—90 cm, bei dunklen, einläufigen Kellertreppen auch einer Handleiste an der Wand. Die Geländer dürfen das Durchschlüpfen von Kindern nicht zulassen, und der Neigung der Kinder, die Handläufe als Rutschbahnen zu benutzen, muß durch unterbrechende Knöpfe oder Aufsätze vorgebeugt werden.

Die Treppenstufen und Podeste mit schalldämpfendem Material zu belegen, ist zu empfehlen. Nur darf Linoleum hier ebensowenig blank gebohnert werden, wie auf Fußböden. Auch das Bohnern einer Holztreppe ist vom Übel.

Wohnung.

Anordnung und Ausmaße von *Fenstern* und *Türen*, damit alle Fragen der
Lüftung, Beleuchtung und *Heizung*, sind aufs engste mit der *Grundrißbildung
der Einzelwohnung* verknüpft. Die Bedürfnisse, durch die sie bedingt wird,
die Möglichkeiten, die dafür bestehen, sind so vielfältig, die Auffassungen über
das Notwendige und Wünschenswerte haben innerhalb weniger Jahrzehnte so
starken Wandel erfahren und werden sich weiter wandeln, daß im Rahmen
einer zusammenfassenden Darstellung nur das hygienisch Grundsätzliche herausgehoben werden kann.

Die ganze Unruhe einer in ihren Lebensgrundlagen erschütterten Kultur
offenbart sich in den widerstreitenden Ansichten über die Ausgestaltung eines
so unentbehrlichen Lebenselements, wie es die Wohnung ist. Noch bis vor
einem Jahrzehnt galt z. B. die *Wohnküche* als die wünschenswerteste Form der
Raumersparnis, verbrämt mit einem Einschlag von Romantik: Die Familie
um den Herd versammelt! Heute wünscht man *aus guten hygienischen Gründen*
die Wohnräume frei zu halten von den ihre Trockenheit gefährdenden Einflüssen
von Dampfentwicklung und Wasserspülung und den luftverschlechternden
Dünsten der Küche und strebt an Stelle dessen eine Kleinküche an mit einem
Minimummaß von 6—8 m², die bei richtiger technischer Installation die Arbeits-
inanspruchnahme der Hausfrau schon durch das Vermeiden des Hin- und Her-
gehens erheblich vermindert.

Normalküchen dieser Art (Frankfurter Küche) sind schon vor Jahrzehnten entworfen
und gebaut worden. Aus der Zusammenarbeit von Ingenieur und Haushaltsberaterin liegen
Entwürfe zu „Idealküchen“ vor, in denen alles an Leitungen anzuschließende Gerät an eine
Installationswand verlegt wird, in die zugleich eine Doppelwandheizung zur Warmwasser-
versorgung eines benachbarten Wasch- und Duschraums eingebaut wird. Eine durchaus
moderne Forderung ist es, den Wohnungsgrundriß so zu gestalten, daß alle Installationseinrichtungen von Küche, Speisekammer, Bad und Abort möglichst nahe beieinander geschlossen sind, eine „*Installationszelle*“ innerhalb der Wohnung bilden. Das ist aus wirtschaftlichen Gründen, um der Baukosten, der Bedienung der Installationen, ihrer Benutzung und
Erhaltung willen ebenso wichtig wie die Einrichtung einer *Installationszentrale* für ein
öffentliches Gebäude.

Wohnraum.

Nachdem in den 20er Jahren die 2¹/₂-Zimmerwohnung als den Verhältnissen
der klein gewordenen Familien am besten angepaßt erschien, forderte das letzte
deutsche Wohnungsprogramm eine Grundfläche von 74 m². Zwischen dieser
Zahl, die ein Programm geblieben ist, und einer Grundfläche von 38 m² als einer
noch gerade vertretbaren unteren Grenze bewegen sich in ihren Berechnungen
und Plänen die vielfachen Vorschläge für den Grundriß einer Wohnung für
eine Familie von 4—5 Köpfen. Eine mittlere Richtzahl von 60 m², in neuester
Zeit als hygienischen Ansprüchen genügend anerkannt, wurde auch in einer
Zeit von Mangel an Wohnung und Baumaterial für Neubauten als wünschenswert
bezeichnet. Englische Arbeiterwohnungen sollen 63 m² umfassen.

Auf solche Flächen müssen verteilt werden drei Schlafzimmer, ein Eltern-,
zwei Kinderschlafzimmer für Kinder verschiedenen Geschlechts über 12 Jahre,
ein Wohnraum, Küche, Abort, Badraum und Flur.

Bei einer Mindesthöhe von 2,4 m vom Fußboden bis zur Decke ist auf den
genannten Flächen ein Wohn- und Schlafrauminhalt von mindestens 15 m³ für
den Erwachsenen und von 5—10 m³ für Kinder zu erzielen. Jede Erhöhung
dieser Raummaße durch Erweiterung der Grundfläche ist zu begrüßen. Kein
Wohnraum sollte eine geringere Bodenfläche als 15 m² haben, wie überhaupt
nach neueren Auffassungen die Bodenfläche bedeutsamer ist als der Luftkubus,

bei dem geringere Ausmaße durch zweckmäßige Lüftungsmöglichkeiten ausgeglichen werden können. Weniger wichtig ist daher, eine größere Höhe der
Räume anzustreben. Früher wurde weitaus zu hoch gebaut, eine Verschwendung
vor allem im Verbrauch an Brennmaterial. Die hohen Räume, ein Erbe des
18. Jahrhunderts, bedeuteten für unser Klima nur eine Verschlechterung des
Temperaturgefälles in den Räumen mit dem Ergebnis, daß trotz reichlicher
Heizung die Füße sich in kühler Luft befanden.

Es wird hier davon abgesehen, Notlösungen zu behandeln, wie sie die Zeit nach dem
zweiten Weltkrieg in Deutschland erzwingt. In einer Zeit, die erst einmal verlangt, *Wohnraum* zu schaffen, bevor der Bevölkerung wieder *Wohnungen, d. h. abgeschlossene Einheiten
von Wohnraum, Küche, Bad und Abort* zur Verfügung gestellt werden können, hat das Wort
des Hygienikers wenig Klang. Solche Zeiten müssen überwunden werden und ändern an
den Grundsätzen gut begründeter Wohnungshygiene eines Kulturlandes nichts.

Nur liegt aller Grund vor, eine bei früheren Berechnungen stark vernachlässigte Frage
zu beantworten, wie für *Einzelpersonen* und *kinderlose Ehepaare* eine angemessene, bescheidene
Wohnungsform in entsprechenden Ausmaßen geschaffen werden kann, soweit nicht ihre
Unterkunft in *Gemeinschaftsheimen* angestrebt werden wird, vielleicht die wünschenswerteste
Lösung, wenn es sich um ältere Menschen mit nicht mehr voller Arbeitskraft handelt. Wenn
hier aber als äußerstes Minimum eine Wohnung von 20 m² (15,5 m² für Wohnraum, 3 m² für
den Flur, 1,5 m² für den Abort, genannt wird, womit also Schlafen, Wohnen und Kochen
in den einen genannten Wohnraum verlegt werden, so kann von einer hygienisch vertretbaren
Unterkunft nicht mehr gesprochen werden.

Jede Senkung der Baukosten und des Mietzinses bewirkt eine Erweiterung
des Wohnraumes, jede Erhöhung eine Einschränkung. Diese Erwägungen müssen
bestimmenden Einfluß haben bei allen Entscheidungen in Sachen der Boden-
politik des Staates und der Gemeinden und für die Frage, ob durch Normierung
im Wohnungsbau und bei der Auswahl des Baumaterials Ersparnisse erzielt werden
können, vorausgesetzt, daß sie nicht etwa durch erhöhte Ausgaben bei der Woh-
nungsbenutzung, z. B. durch höhere Heizungskosten, wieder aufgewogen werden.

Wie auch das Haus im Gelände zu den Himmelsrichtungen stehen möge,
immer soll durch die Grundrißbildung der Wohnungen angestrebt werden, daß
die Schlafräume nach Osten, die Wohnräume nach Süden und Westen, alle
Nebenräume, einschließlich der Küche, falls es nicht eine Wohnküche ist, nach
Norden zu liegen kommen. Das gilt für alle Klimate, entsprechend abgeändert
auch für die südliche Halbkugel.

Ungünstig für die Lüftung der Räume ist es, wenn die Wohnung nicht
von einer Hauswand zur gegenüberliegenden durchgeht, was unvermeidlich ist,
wenn z. B. drei anstatt zwei Wohnungen ihren Ausgang zum gleichen Treppenpodest haben (sog. Dreispännersystem).

Ganz der Vergangenheit muß angehören, daß mehrere Haushalte auf die
Benutzung eines gemeinsamen Klosetts auf dem Treppenpodest angewiesen
werden. Nur der eigene Abort wird sich in zuverlässig hygienischem Zustand
befinden. Er soll an einer Außenwand der Wohnung liegen und soll durch ein
normales Fenster beleuchtet und belüftbar sein.

Sehr viel hat Europa von Amerika zu lernen in bezug auf den Einbau von
Bademöglichkeiten in jeder, auch der kleinsten Wohnung. Amerika übertrifft
an Wasserverbrauch seiner Großstädte Europa um das 3—4fache. Ein Duschraum, bei moderner technischer Installation leicht in Beziehung zu den Heizeinrichtungen der Küche anzuordnen, oder eine Sitzbadewanne (Volksbadewanne)
sind auch auf engem Raum unterzubringen. Das ist besser, als wenn sie mit
dem Klosett in einem größeren Raum vereinigt werden. Der gemeinsame Wasch-
raum der Familie ist jeder Anbringung gesonderter Wascheinrichtungen in den
Schlafzimmern vorzuziehen. Eine übermäßige Verteuerung entsteht durch
diese hygienisch so wichtigen Einrichtungen nicht.

Ohne Abstellraum, sei er auch noch so eng bemessen, wird in einer Wohnung Ordnung und Sauberkeit schwer zu erhalten sein. Ebenso können Wohnhäuser für zahlreiche Familien nicht ohne ausreichende gemeinschaftliche Waschküche, Trockenboden und ohne Zuteilung von Boden- und Kellerraum für jede Familie auskommen.

Von der vom individuellen Geschmack diktierten Ausstattung der Wohnräume hat die Bedeckung der Wand hygienische Bedeutung. Die Behinderung der Luftdurchlässigkeit durch Beläge aller Art kann je nach den sonstigen physikalischen Verhältnissen der Wand Vorteile und Nachteile haben, die bekannt sein müssen.

Der Eindruck geht dahin, als habe sich die *Papiertapete* überlebt. Sie war ohnehin nur ein Surrogat, das an Stelle der vornehmen Leder- und Stofftapeten früherer Jahrhunderte, deren Stoff- und Gobelinmuster sie mehr oder weniger glücklich imitierte, snobistischem Schein diente. Gefahren aus der Verwendung giftiger Farben (Arsen) waren allerdings schon seit langer Zeit abgestellt. Auch daß es falsch sei, Schlafzimmerwände mit unruhigen Tapeten auszustatten, hatte man eingesehen. Einen Kranken konnten sie seelisch quälen. Daß helle Farben, vor allem gelbliche Töne, der Wohnung innere Sonne und Freundlichkeit geben, hat sich durchgesetzt. Die letzten Auswirkungen der „altdeutschen" Stilmode, das Absperren des Lichtes durch schwere Vorhänge und durch dunkle Töne des Wohnungsinneren, sind geschwunden. Helligkeit der Räume aber läßt sich ohne Tapeten ebensogut durch moderne glatte oder rauhe Anstriche in zum Teil abwaschbaren Farben erzielen. Wandschmuck und Bilder kommen besser zur Wirkung, wenn sie nicht mit einem aufdringlichen Tapetenmuster in Konkurrenz stehen. Für alle Wirtschaftsräume, Küche, Abort, Bad, ist die wasserdichte, abwaschbare Wand das Wünschenswerte, wenn nicht durch Kachelbelag, so durch einen guten Anstrich mit Ölfarben.

Leider ist es eine Utopie, die Menschen des hastenden europäischen Lebens zu der hygienisch überlegenen Lebensform des Orients zu erziehen, vor Betreten der Wohnräume das Straßenschuhwerk mit weichen Hausschuhen zu vertauschen und sie dadurch frei zu halten von Straßenschmutz. Dem Japaner ist das selbstverständlich, und kein kultivierter Orientale würde die Barbarei begehen, schöne Teppiche mit schmutzigen Stiefeln zu betreten und dadurch die Lebensdauer dieser oft so kunstvoll hergestellten Gewebe zu verkürzen. Der Staubsauger, immerhin ein Stromverbraucher, muß diesem Mangel unserer Wohnkultur abhelfen. Das Teppichklopfen ist, hygienisch gesehen, eine Ungeheuerlichkeit.

Ebenso wichtig wie die Erstellung hygienisch einwandfrei geplanter und ausgeführter Wohnungen ist die Art, wie sie *bewohnt* werden. Eine *Wohnungsordnung*, die die Wohnungspolizei zu einer Wohnungsaufsicht über Wohnungen bis zu 4 Räumen ermächtigt, hat sich als unentbehrlich erwiesen. Das Unterlassen der Lüftung im Winter ermöglicht zwar eine geringfügige Ersparung der Heizkosten, bringt aber für die Erhaltung der Wohnung, die dann feucht wird, und damit auch für Bewohner erhebliche hygienische Nachteile. Das muß durch Beratung allmählich aberzogen werden. Der Unverstand, die Schlamperei und Verantwortungslosigkeit, mit der oft mit Wohnungen umgegangen wird, die mit großen behördlichen Zuschüssen erbaut und billig vermietet wurden, wie verwahrlost und mißbraucht die hygienischen Installationen waren, zeigte sich, wenn z. B. Kleinvieh bis zur Ziege hinauf in Badewannen gehalten oder die Wanne als Stapelplatz für Kartoffeln benutzt wurde. Waschen und Wäschetrocknen in der Wohnung, aus Bequemlichkeit, obwohl dafür Gemeinschaftsräume zur Verfügung stehen, ist eine fast unausrottbare Gewohnheit und Ursache von Wohnungsfeuchtigkeit mit allen ihren schädlichen Folgen.

Jedoch wäre es grundfalsch, nun zu resignieren und deshalb auf die Entwicklung und Ausnutzung der technischen Möglichkeiten der Wohnungseinrichtung zu verzichten. Ihre richtige Benutzung und Erhaltung muß durch hygienische Propaganda und Erziehung erreicht werden. Die Erfahrung der beiden letzten Jahrzehnte in Kolonialländern hat gezeigt, wie mit richtiger Propaganda sogar die primitivsten Lebensgewohnheiten so weit geändert werden können, daß sich selbst gefahrvolle Volksseuchen, die Hakenwurmkrankheit, die Pest, durch Änderungen in Wohnungsbau und Wohnungsaufsicht, nicht zum wenigsten aber durch unablässige Belehrung bannen lassen. Es wäre ein Zeichen geringen Vertrauens zu den kulturellen Fähigkeiten eines europäischen Volkes, die Fortschritte der technischen Hygiene im Belang der Volksgesundheit nicht auszuwerten und auszunutzen. Als Grenze kann hier nur die wirtschaftliche Unmöglichkeit anerkannt werden, ihre Ausführung zu verwirklichen.

Lüftung.

Die *Lüftung*, d. h. die *Lufterneuerung* und *Luftverbesserung* in wandumschlossenen Aufenthaltsräumen aller Art, in Wohnungen, in menschenerfüllten Büro-, Arbeits- oder Theaterräumen, in vollgepferchten Schutzräumen, in Eisenbahnwagen, in Omnibussen oder Flugzeugen ist *das Domestikationsproblem kat' exochen*.

Seine *zentrale Bedeutung* liegt in der Notwendigkeit, eine durch den Aufenthalt im *Mikroklima* des umschlossenen Raumes gefährdete Lebensfunktion des Menschen, seine *Entwärmung*, im Rahmen physiologischer Breite zu halten. Das gilt für jedes Klima, je nach seinen Sonderbedingungen in anderer Form. Grundsätzlich aber wird immer das gleiche gefordert, die Folge der Entwärmung, den Wasserdampf, der sich durch Atmung und Hautausdünstung, dazu durch Kochen, Waschen, Wäschetrocknen usw. im Wohnraum ansammelt, zu entfernen und die Luft so weit *zu erneuern und zu verbessern*, daß sie den weiteren Fortgang der Entwärmung der sich darin aufhaltenden Menschen nicht einengt und erschwert. Das ist erreicht, wenn die relative Feuchtigkeit des Raumes 70% nicht überschreitet.

Weniger bedeutsam, lange in ihrer Wirkung auf die Gesundheit überschätzt, aber als *Maßstab für Luftwechsel und Luftverschlechterung* noch heute wertvoll, ist die durch die Veratmung der Raumluft verursachte Abnahme ihres Sauerstoffgehaltes und Zunahme ihres Kohlensäuregehaltes. Ihre Werte erreichen in Wohnräumen, auch in Büro- und Arbeitsräumen mit freier, „natürlicher" Lüftung selten Werte, die als gesundheitsgefährdend gelten müssen.

Das ergibt sich aus folgenden Zahlenwerten: Bei freier, „natürlicher" Lüftung, d. h. wenn die Lufterneuerung nur durch Fugen der Fenster und Türen und durch Ritzen erfolgt — die Lufterneuerung durch poröse Wände spielt demgegenüber eine geringe Rolle, sie wird auch z. B. durch Tapeten weitgehend aufgehoben —, findet in Wohn- und Büroräumen bei der üblichen Bauweise durchschnittlich ein 0,7facher Luftwechsel in der Stunde statt. Nur wenn die Abdichtung, z. B. bei gut abgedichteten Stahlfenstern, gründlicher ist, sinkt dieser Wert auf 0,3.

Der Luftbedarf des Erwachsenen ist $1/2$ m³/h. Die atmosphärische Luft enthält 21% Sauerstoff und 0,03% Kohlensäure. Ausgeatmet enthält sie 16—17% Sauerstoff, jedoch etwa 4,6% Kohlensäure. Dieser Sauerstoffgehalt ist noch so hoch, daß diese Luft noch einmal veratmet werden könnte. Erst bei Absinken des Sauerstoffgehaltes auf 13% äußert sich der geringere Gehalt durch Ansteigen der Atmung. Selbst bei einem Gehalt von 11% aber besteht noch keine Gefahr. Ein Sauerstoffmangel kann also bei freier Lüftung niemals entstehen.

Luft mit einem Kohlensäuregehalt von 2,5% kann noch stundenlang ohne Beschwerden geatmet werden. Erst bei einem Gehalt von 3% wird die Atmung verstärkt und vertieft. Von 4% an treten Beschwerden auf, Ohrensausen, Kopfschmerzen, Herzklopfen, Haut- und Schleimhautreizungen und bei 8—10% Bewußtlosigkeit. Bei einem Gehalt von 30% tritt der Tod blitzartig ein. Das kommt vor bei Einstieg in kohlensäurehaltige Brunnenschächte und ist die Ursache von Unglücksfällen in Grotten oder sog. Todestälern in vulkanischen Gebieten.

Aber solche Hundertsätze werden auch in stark belegten Räumen nicht erreicht. Dort sind nur Hundertsätze bis 1,5% festgestellt worden.

Von praktischem Wert ist die Bestimmung des Kohlensäuregehaltes der Luft nach der einfachen und bewährten Methode nach PETTENKOFER, um die „natürliche" Lufterneuerung zu *messen*, indem man in einem *geschlossenen Raum* eine Kohlensäurekonzentration von 3—10⁰/₀₀ erzeugt, die Raumluft gut durcheinander mischt und anschließend in Abständen von 15 min die durch den Luftwechsel eintretende Änderung des Kohlensäuregehaltes mindestens 1 h lang feststellt. Inzwischen wird der Kohlensäuregehalt der Außenluft und der angrenzenden Räume geprüft. Aus den gewonnenen Werten ist die Menge der eingedrungenen Frischluft zu errechnen (SEIDELsche Formel). Beispielsweise wurde so in einem geschlossenen Raum von einer Größe von 82 m³ bei einer Versuchsdauer von ³/₄ h eine Lufterneuerung von 33,07 m³/h festgestellt.

Die übliche Berechnung des Lüftungsbedarfs geht davon aus, daß nach einer von PETTENKOFER aufgestellten Forderung der Gehalt der Wohnungsluft an Kohlensäure auf höchstens 1⁰/₀₀, womöglich darunter erhalten werden soll.

Hinsichtlich des Menschen ergibt sich der Betrag aus folgender Rechnung. Ein Erwachsener liefert im Mittel stündlich 22,3 Liter Kohlensäure. Diese im Wohnraum stündlich abgegebene Menge an Kohlensäure soll sich auf ein so großes Luftquantum verteilen (= x Liter), daß der Gehalt an Kohlensäure nur 1:1000 beträgt. Da die zugeführte Luft bereits einen gewissen Kohlensäuregehalt mitbringt, nämlich 0,3⁰/₀₀ (also 0,0003 Liter in jedem Liter Luft), so lautet die Gleichung

$$\frac{22,3 + x\ 0,0003}{x} = \frac{1}{1000}$$

und wir finden in dieser Weise $x = 32000$ Liter oder 32 m³. Diese Luftmenge von 32 m³ muß also stündlich je einem Menschen zugeführt werden, falls der Kohlensäuregehalt in dem allein von ihm bewohnten Raum niemals über 0,3⁰/₀₀ steigen soll (FLÜGGE).

PETTENKOFER hat jene Forderung, die Luft von Wohn- und Arbeitsräumen dürfe nicht mehr als 1⁰/₀₀ Kohlensäure enthalten, aufgestellt unter dem Gesichtspunkt, daß dann bereits andere, zum Teil nicht analysierbare Luftverunreinigungen, Gerüche, Industriegase, auch der Staubgehalt als *Luftverderbnis* empfunden würden. Er wollte damit lediglich einen Parallelismus des Kohlensäuregehalts der Luft und der übrigen Faktoren der Luftverschlechterung darlegen, ohne damit über eine etwaige gesundheitsschädliche Wirkung jener Faktoren etwas auszusagen.

Ein solcher Parallelismus ist aber nur für die Entwicklung belästigender Gase gegeben, für die im Raume entwickelte Wärme nur selten, für den Gehalt der Luft an Staub und Infektionskeimen niemals. Die Berechnung des Lüftungsbedarfs auf Grund der Kohlensäurewerte hat daher nur eine beschränkte Geltung. Denn physische Schäden verursacht auch nicht, was uns zu allererst als Zeichen ihrer Verbrauchtheit und Verderbnis gilt, die Verschlechterung der Luft durch *riechende, gasförmige Stoffe*, die vom Menschen infolge Zersetzung von Haut- oder Schleimhautsekreten abgegeben werden, durch die Produkte unvollkommener Verbrennung von Beleuchtungs- und Heizmaterial, durch Verschwelung des Staubes auf Heizkörpern oder durch gasförmige Stoffe, die aus Nachbarräumen oder anderen Stockwerken durch poröse Wände oder auf andere Weise Eingang finden. So weit sie nicht unmittelbar reizend auf die Schleimhäute wirken, sind sie aber meist ekelerregend, damit seelisch belastend, so daß ihre Entfernung eine unabweisbare Aufgabe ist. Für die Entstehung von Atemgiften, *Kenotoxinen* ist ein wissenschaftlicher Nachweis nie geführt worden.

Leider ist ihre Behebung durch einfache Lüftungsmaßnahmen schwer zu erreichen. Die „natürliche" Lüftung leistet es nicht. Der „Mief" von Kasernen und anderen Massenunterkünften haftet fest an den Räumen. Selbst Krankenhäuser sind von spezifischen, unangenehmen Gerüchen nicht frei. Körperliche Sauberkeit der Benutzer der Räume und Freihalten von Arbeitskleidung, richtiger Einbau der Installationseinrichtungen und ihre Pflege, abdämmende Wände können viel verbessern, wenn es gelingt, ein sinngemäßes Verhalten der Benutzer und sinngemäßen Gebrauch zu erreichen.

Abgelehnt wird fast allgemein heute die früher mit viel Werbung angepriesene *Ozonisierung* der Luft. Zwar heben schon geringe Ozonmengen von 0,015 mg/m³ den Körpergeruch

auf, aber sie maskieren ihn nur. Nimmt man den Ozon fort, so ist er wieder da. Die eigentliche
Verschlechterung der Luft wird also nicht geändert. Wohl aber können selbst so geringe
Mengen Ozon, um wie viel mehr die empfohlenen Mengen von 0,05—0,06 mg/m³ bei empfind-
lichen Menschen eine sehr erhebliche Reizung der Schleimhäute hervorrufen. Dabei sind solche
Ozonmengen ohne jede Wirkung auf etwa im Staub der Luft enthaltene Bakterien, obwohl
der Staub den Ozon begierig an sich zieht. Auch die sog. ,,belebende'' Wirkung beruht auf
Illusionen. Der Volksmund hat also ganz recht: ,,Lieber warmer Mief, als kalter Ozon.''
      Noch ganz ungeklärt ist, ob luftelektrische Veränderungen einen Einfluß auf unser
Wohlbefinden haben können. Naturwissenschaftlichen Feststellungen überwiegend negativen Ergebnisses stehen ethnographische, historische und persönliche Angaben und Klagen
völlig normaler Personen über den Einfluß des Wetters gegenüber, die irgendwelchem physikalischen und chemischen Geschehen in der Atmosphäre zugeschrieben werden. Ionisierung
der Luft hat sich noch nicht als ein verwendbares Verfahren für die Praxis der Raum-
bewetterung erwiesen. Wenn wirklich eine gewisse Wirkung der Ionen besteht, so ist sie
jedenfalls bedeutend geringer als die der Temperatur, Feuchtigkeit und Luftbewegung auf
die Gesundheit und die Behaglichkeit des Menschen (MoM).

Staub wird durch die üblichen Lüftungseinrichtungen, wenn nicht eine erhebliche Luftgeschwindigkeit erzeugt wird, nicht entfernt. Wenn nicht besondere
Entstaubungsanlagen eingebaut sind, wie bei modernen Klimaanlagen, so muß
in der Wohnung durch Verhindern des Einschleppens von Schmutz und die
üblichen Sauberkeitsmaßnahmen, auch durch den Staubsauger der Ansammlung
von Staub vorgebeugt werden. Das Staubtuch als Symbol einer guten Hausfrau
muß verschwinden.

Wesentlich wichtiger ist die Unschädlichmachung von schwebenden Staub-
partikelchen in Krankenräumen, sowohl im Privathaus wie im Krankenhaus.
Man spricht von *Aeroplankton*. Infektionskeime oder mit ihnen beladene Staubteilchen erfüllen die Luft solcher Räume und verursachen die Übertragung von
Infektionen vom Kranken auf Pflegepersonal oder umgekehrt und von einem
Kranken auf den anderen. In Krankenhäusern haftet Infektionsmaterial zäh
an Böden und Wänden und wird beim Fegen der Räume aufgewirbelt. In der
alten Charité in Berlin, die bis 1905 bestand, war es die Regel, daß jeder junge
Arzt und jede neu eintretende Schwester an *,,Charité-Angina''* erkrankte, einer
bösartigen Streptokokkeninfektion, die des öfteren ernste Nierenleiden nach
sich zog.

Wir sind recht genau darüber unterrichtet, welche Bakterien und welche Viren gegenüber
der Eintrocknung im Staub beständig sind, welche nicht. Unter den beständigen Bakterien
befinden sich gefährliche Krankheitserreger, alle Sporen, die hämolysierenden Streptokokken,
Pneumokokken, Tuberkelbacillen und vielleicht Brucellen, unter den Viren das Variola-,
und das Vaccinevirus und die Viren der Psittakose und Poliomyelitis.
      Nicht beständig sind die Keuchhustenbacillen, alle Salmonellen, die Dysenterieerreger
und die Choleravibrionen, von den Viren die Influenzaviren und die Viren der Masern und
Röteln.
      Als ausgesprochen durch die Luft übertragene Erreger gelten die Tuberkelbacillen und
die Streptokokken, sowie wahrscheinlich die Diphtheriebacillen.
      In der Luft schwebende Keime werden auch durch die Luftbewegung, unter anderem
durch Ventilationskanäle, im Haus, sogar bis zum dritten Stock emporgetragen. So wurde
im Nat. Inst. of Health in Washington festgestellt, daß Psittakosevirus vom Erdgeschoß
zu den oberen Fluren emporgeführt worden war (McCoy 1934).

Der Bekämpfung der *,,crossinfection''* (s. S. 773) ist besonders in England
im letzten Jahrzehnt große Aufmerksamkeit und organisatorische Arbeit gewidmet worden. Durch Verstäubung von Aerolsolen, durch staubfixierende Behandlung
der Fußböden und der Bettwäsche und durch Ultraviolettschleier will man der
Hausinfektionen Herr werden.

Das *Kernproblem* der *Lüftung*, das hat FLÜGGE auf Grund seiner und seiner
Schüler Arbeiten festgelegt, ist, *daß Wärme, Feuchtigkeit und Bewegung der Luft*
im allgemeinen für unser Wohlbefinden von erheblich größerer Bedeutung sind
als chemische Luftreinheit.

Mühelos und unbewußt vollzieht der Mensch in der freien Luft *unseres Klimas* die mit seinem Leben, einem inneren Verbrennungsprozeß, verbundenen Funktionen der Abgabe von Wärme, Feuchtigkeit und Kohlensäure an die Umgebung, die zur Erhaltung seines Wärmegleichgewichts notwendig sind. Wir sind unserem Klima angepaßt, weil es die uns adäquaten Bedingungen bietet.

Anders im wandumschlossenen Raum. Hier wird die Abgabe von Wärme durch Leitung und Verdunstung in steigendem Maße bei längerem Aufenthalt behindert und damit eine Wärmestauung möglich gemacht. Andererseits ist bei ruhigem Aufenthalt im Zimmer eine körperliche Reaktion gegen ein Absinken der Raumtemperatur durch Bewegung, d. h. durch Muskeltätigkeit kaum möglich. Große Schwankungen der Temperatur im bewohnten Raum sind daher sowohl im Sommer wie im Winter unerwünscht.

Technisch ausgedrückt ist der Körper eine Verbrennungsmaschine, die am besten bei optimalen Bedingungen arbeitet. Sobald aber das im Körper eingestellte Gleichgewicht zwischen Wärmezugang und Wärmeverlust durch zu hohe oder zu tiefe Lufttemperaturen gestört wird, treten physiologische Veränderungen ein.

Ob dieser erwünschte Zustand optimaler Bedingungen gegeben ist, dafür besitzt der Mensch ein sehr sicheres *Gefühl*, das der *Behaglichkeit*, über das, bei allen individuellen Verschiedenheiten, die Menschen *mit einiger Sicherheit* übereinstimmende Aussagen machen können.

Subjektiv ist dies Gefühl allerdings immer, und „die subjektiven Empfindungen und objektiv nachweisbaren Reaktionen des menschlichen Körpers auf hohe Temperatur und Feuchtigkeit sind individuell verschieden und schwanken in ziemlich erheblichen Grenzen, verlaufen auch nicht immer parallel. Der eine Mensch reagiert auf 24° Wärme und 75% relativer Feuchtigkeit schon mit Kopfschmerzen und Schwindel, während der andere in den Tropen Temperaturen von 28—34° bei der gleichen Feuchtigkeit spielend erträgt" (BÜRGERS).

Auch die Gewöhnung spielt eine gewisse Rolle, wenn auch oft nur für eine gewisse Zeitspanne und nicht immer in zunehmendem Maße. In den Tropen wird vom Europäer bei längerem Aufenthalt die klimatische Ungunst von Jahr zu Jahr als belastender empfunden.

Übrigens sind in menschenerfüllten Räumen die auftretenden Beschwerden (z. B. Ohnmachten) nicht allein auf Wärmestauung zu beziehen, sondern auch andere luftverschlechternde Faktoren mitverantwortlich.

Dennoch benutzt auch unsere an exakte Messungen gewöhnte Zeit dieses *Behaglichkeitsgefühl*, um die Grenze bzw. die Grenzen festzulegen, innerhalb und außerhalb derer die Eigenschaften der umgebenden Luft als angenehm oder unangenehm, als störend bis belastend und schließlich als unerträglich empfunden werden.

So ist sowohl in Amerika wie in Europa durch Massenbeobachtung empirisch festgestellt worden, bei welchen *Temperaturen* ein gewisser Hundertsatz, etwa 50%, der Versuchspersonen die gleichen Angaben über Behaglichkeitsgefühl macht. Voraussetzung ist ein 3stündiger Aufenthalt im Beobachtungsraum. Neuerdings wird mit einer Empfindungsskala von 7 Ziffern, 1: viel zu warm, 2: zu warm, 3: behaglich warm, 4: behaglich, 5: behaglich kühl, 6: zu kalt, 7: viel zu kalt, gearbeitet. Innerhalb der für unser Klima geltenden mittleren Temperaturgrade sind Aussagen über die *Feuchtigkeit* der Luft von einiger Sicherheit nicht zu gewinnen. Jenseits einer Feuchtigkeitsgrenze von 70%, in den Tropen z. B., ist das wohl der Fall.

Das praktisch brauchbarste Ergebnis dieser experimentellen Untersuchungen ist die sog. „effektive Temperatur" (E T) der amerikanischen Ingenieure. Mit ihr wird versucht, die klimatischen Elemente Temperatur, Feuchtigkeit und Windbewegung in einer *Summengröße* zu erfassen. Ihre Anwendung hat sich auch in Europa eingebürgert, obwohl sie einen weiteren wichtigen klimatischen Faktor, die Sonneneinstrahlung, nicht erfaßt.

Die Behaglichkeits*zone (average comfort zone)* der E T umfaßt die Zustände, in denen sich 50% oder mehr der Versuchspersonen behaglich fühlen. Ferner wurde die wirksame Temperatur festgestellt, bei der der Anteil an Versuchspersonen, der den Zustand behaglich fand, am größten war *(comfort line)*. Für Amerika gelten für den Sommer für die *Zone* 23—18,9°, für die *Linie* 21,7°, für den Winter für die *Zone* 21,7—17,3°, für die *Linie* 18,9°, alles unter der Voraussetzung, daß der Feuchtigkeitsgehalt der Luft zwischen 30 und 70% liegt.

Für Deutschland sind die entsprechenden Werte für den Sommer 22,5—17,5°, sowie 20°, für den Winter 20,5—15° angegeben worden.

Bei der Festlegung der effektiven Temperatur hat sich der Einfluß der *Luftbewegung* gezeigt. Ist die Luft in Ruhe und genügt sie im übrigen allen Forderungen in bezug auf Temperatur, Feuchtigkeit und Staubfreiheit, so wird sie doch als unangenehm empfunden, wenn die verunreinigte Luft in der Nähe des Körpers nicht durch gute Luft der Umgebung ersetzt wird. Luftbewegung ist also unbedingt erforderlich. Aber über das Maß der Luftbewegung gehen die Forderungen erheblich auseinander. Als Grenzen gelten 2,5 und 25 cm/sec und als günstigste Geschwindigkeiten solche von 7,5—15 cm/sec. Als zulässig sind aber auch Geschwindigkeiten von 1 m/sec genannt worden, obwohl nach anderen Angaben bei 0,4 bis 0,5 m/sec Luftbewegung schon Zugerscheinungen festgestellt sein sollen, wenn die Temperatur der Luft etwas schwankt.

Zahlreich sind weiter die Bemühungen, unter Aufwand experimenteller, physiologischer und physikalischer Untersuchungen einen bestimmten errechenbaren Wert für den *Behaglichkeitswert* der uns umgebenden Luft und damit die Grenzen festzulegen, bei der dies Gefühl durch die *warnenden Gefühle* der Schwüle und des *Klammseins* abgelöst wird.

Das könnte nur eine *Summengröße* sein, mit der die Lufttemperatur, Wind, Strahlungstemperatur, Sonnen- und Himmelsstrahlung und Luftfeuchte erfaßt werden, um dann festzustellen, wie Wärmesinn und Wärmegefühl darauf ansprechen.

Abgesehen von der Messung der Temperatur und der Luftfeuchtigkeit ist dabei besonders die *Abkühlungsgröße*, der Calorienverlust eines gewissen physikalischen Körpers von gegebener Oberfläche, Temperatur und Größe, herangezogen worden. Sie erfaßt die Lufttemperatur und die Luftgeschwindigkeit. Die dazu überwiegend benutzten Instrumente sind das HILLsche Katathermometer und das Davoser Frigorometer (DORNO). Nach einem anderen Prinzip arbeitet der Frigorigraph von PFLEIDERER und BÜTTNER, ein Instrument, das bei möglichster Angleichung auch der Oberflächenverhältnisse des Gerätes an die Haut gute Vergleichswerte mit zahlreichen Kurven im Freien ergibt.

Zur Bestimmung der Behaglichkeit ist vor allem Gebrauch gemacht worden von der *Stirntemperatur*, gemessen mit einem Thermoelement, und der an der Stirn gemessenen Abkühlungsgröße, gemessen mit dem Katathermometer.

Die Abkühlungsgröße soll hier in einem bestimmten Verhältnis zum Behaglichkeitszustand liegen, wobei als Maß der Behaglichkeit der Quotient: Lufttemperatur durch Abkühlungsgröße benutzt wird. Die *Behaglichkeitsziffer* wird hiernach mit 3—4,5 angegeben, wenn die Abkühlungsgröße, der Katawert trocken an der Stirn, bei 5—5,5 liegt, bei einer Lufttemperatur von 17,5—18,5°.

Werte von 5—6 bezeichnen Wärme, 2—2,5 kühle Zustände.

Dieses Maß verliert aber an Sicherheit im Zustand des Schwitzens.

Ein behaglicher Zustand soll bestehen bei einer Stirntemperatur von 30,0—31,5° und bei einer Lufttemperatur von 16—22°, z. B. bei einer Stirntemperatur von 31,5 und 18,8° Lufttemperatur. Das gilt für schwache Luftströmung (HEYMANN und KORFF-PETERSEN).

Für den bekleideten Körper liegen die Werte bei 29—31°, für den nackten bei 31,5—33,5°; im Schlaf liegen sie bei 34°. Bei einer Stirntemperatur von 28° wird die Umgebung bereits als sehr kalt empfunden. Aber auch hier besteht keine Übereinstimmung.

Bei einem Wert von 34°, der auch als zulässig angegeben worden ist (BEDFORD), sind bereits Wärmestauungserscheinungen beobachtet worden. Ein wesentlicher Einfluß der Feuchtigkeit auf das Behaglichkeitsgefühl ist nur gegeben bei sehr hohen und sehr niedrigen

Hundertsätzen der Feuchtigkeit. Über die Breite der dazwischen liegenden Zone stimmen die Angaben aus verschiedenen Ländern ebenfalls nicht überein. Jedoch gelten als globale Grenzen 30 und 70% relative Feuchtigkeit, unabhängig von der Temperatur. Für Deutschland sind Zahlen von 25—50% genannt, für Frankreich (MISSENARD) 50%, für die Niederlande 40—70%, dort mit ausdrücklicher Berufung darauf, daß eine Luft mit einer relativen Feuchtigkeit von unter 40% als zu trocken und unangenehm empfunden werde.

Bei einer Lufttemperatur unter 20⁰ erfolgt der größte Teil der Wärmeabgabe durch *Strahlung* und *Leitung*. Oberhalb von 20⁰ und einer gewissen Luftfeuchtigkeit ist die *Wasserverdunstung* so wesentlich für die Entwärmung, daß eine Summenzahl den Wassergehalt mit enthalten muß.

Nach amerikanischen Untersuchungen sinkt bei dieser Temperatur, wenn sie mit einer Luftfeuchtigkeit von 80% kombiniert ist, die geistige Leistungsfähigkeit wesentlich ab.

Mit dem Überschreiten dieser Temperatur nähert der Mensch sich der Zone und innerhalb dieser Zone der Grenze, wo bei einer gewissen relativen Luftfeuchtigkeit das *Sättigungsdefizit*, die *Differenz zwischen maximaler und absoluter Luftfeuchtigkeit*, so gering wird, daß die Entwärmung durch Verdunstung gefährdet wird und das *Gefühl der Schwüle* anzeigt, daß wir uns auf dem Wege befinden, der über leichte, individuell verschieden stark sich äußernde Beschwerden infolge von Wärmestauung bis zum Hitzschlag führen kann. Es ist die Luft, die wir als „*Treibhausluft*" bezeichnen.

Das ist die Luft des feuchtwarmen Tieflandklimas der Tropen, des wesentlichsten Faktors des Akklimatisationsproblems. Er muß dort entscheidend sein für den Bau des Hauses und seine Lüftung. Aber auch für das gemäßigte Klima bedeutet diese Kombination von hoher Luftfeuchtigkeit und hoher Lufttemperatur und das daraus resultierende geringe Sättigungsdefizit in ungenügend durchlüfteten Schlafräumen für manche Juli- und Augustnächte Schlaflosigkeit. Für Räume in Mietskasernen eng gebauter Stadtviertel, die der Luftbewegung ganz entzogen sind, verschuldet sie den Tod von Kindern durch Wärmestauung, durch Hitzschlag.

Eine für praktische Zwecke brauchbare Festlegung der *Schwülegrenze*, an der die Behaglichkeitszone nach der warmfeuchten Seite hin überschritten wird, stellt die LANCASTER-CASTENsche *Kurve* dar (s. S. 70).

Die Punkte, aus denen sie sich innerhalb eines Koordinatensystems von Temperatur und relativer Feuchtigkeit zusammensetzt, legen diejenigen Kombinationen fest, bei denen nach experimentellen Feststellungen das Gefühl der Schwüle einsetzt.

Obwohl die so zustande gekommene Linie sehr viele schwer oder gar nicht zu ermittelnde Begleitumstände nicht erfaßt, vor allem nicht die individuelle Verfassung — sie gilt z. B. nur für den ruhenden, leicht bekleideten Menschen in ruhender Luft —, obwohl ein wesentlicher Faktor, die *Luftbewegung*, in ihr nicht zum Ausdruck kommt, hat sie sich als praktisch brauchbar erwiesen, weil die darin ermittelten Festpunkte *durchschnittlich* nach zahlenmäßigen Werten die Schwülegrenze angeben, die für Menschen unserer Rasse und unseres Klimabereiches gelten können. Von noch größerer Bedeutung ist sie für die Beurteilung der klimatischen Gunst und Ungunst der örtlichen Lage tropischer Niederlassungen (SEMMELHAK, MARNER).

Sie gilt aber nur unter ganz bestimmten Bedingungen. Sie kann abgeändert werden durch Einstrahlung, Kleidervermehrung, durch Alkoholgenuß, angestrengte körperliche Arbeit reichliche Flüssigkeits- und Nahrungsaufnahme und wird dann nach der Richtung der Behaglichkeitszone verschoben, bei Luftbewegung und Kleiderverminderung und bei erhöhter Ausstrahlung, Gewöhnung und seelischer Hochstimmung nach der anderen Richtung. Sie darf daher nicht als eine Linie, sondern muß als *ein Saum*, als *eine Grenzzone* aufgefaßt werden, deren Schwankungsbereich von allen solchen Faktoren abhängig ist.

Der Aufenthalt im tropischen Klima, das Bewohnen des Hauses in den Tropen, die zahlreichen Klimagramme, die auf Grund der Kurve für tropische Örtlichkeiten aufgestellt worden sind, belegen ihre praktische Brauchbarkeit.

Der Aufenthalt in den Tropen belehrt auf das eindringlichste über den wichtigsten Faktor, der die Auswirkung der *Einschränkung des Sättigungs-*

defizits, behebt, das ist die *Luftbewegung*. Denn bei ruhender Luft bleibt auf unserer Hautoberfläche eine zu 100% mit Feuchtigkeit beladene Luftschicht lagern. Jede, *auch die geringste Luftbewegung* aber entfernt dauernd diese Schicht und erlaubt dem Körper, durch Verdunstung auch ein nur kleines Sättigungsdefizit auszunutzen.

Daher kann in den Tropen eine ausgiebige Querventilation der Häuser durch breite Fenster nicht entbehrt werden, besonders, wenn aus Gründen der Malariaabwehr das Haus eingedrahtet werden muß und damit die Luftbewegung eine erhebliche Einbuße erfährt. Deshalb kann eine tropische Wohnung die Windfächer nicht entbehren. In Europa aber werden die traurigen Fälle kindlichen Hitzschlages aufhören, wenn keine Häuserblocks mehr gebaut werden, in denen nicht jeder Wohnraum der natürlichen Luftbewegung zugänglich ist.

Wird die Grenze der relativen Luftfeuchtigkeit von 70% bei niedriger Raumtemperatur, z. B. in feuchten Kellern oder in Räumen mit nassen Wänden bei unzureichender Heizung, überschritten, so tritt keine Wärmestauung ein, sondern im Gegenteil ein nicht minder unangenehm empfundener und schädlicher Wärmeverlust durch übermäßige Abstrahlung und Strömung (Konvektion), gekennzeichnet durch das Gefühl des *Klammseins*. Was in unserem Klima unter normalen Verhältnissen eine Ausnahme darstellt, was mit dem Trockenwohnersystem der Vergangenheit angehören muß, was wir in Alpenhütten als eine zwar nicht angenehme, aber nicht ernst zu nehmende Zufälligkeit hinnehmen, ist in Höhenlagen der Tropen einer der Gründe, warum der Europäer auch bei erträglicher Lufttemperatur dort nicht ein adäquates Klima für seine Akklimatisation vorfindet, und warum z. B. Sanatorien für Tuberkulöse dort nicht in größere Höhen als 900 m über See verlegt werden können.

Daß es gelingen könnte, für die Extremzustände der feuchtwarmen Schwüle der Tropen, für die trockene Hitze vieler subtropischer Gebiete und für die das Klammsein bewirkenden Zustände unseres Klimas oder tropischer Höhenlagen, diese lebensbeeinträchtigenden Zustände, eine *alle Faktoren konzentrierende Klimasummenzahl* zu finden, ist nicht wahrscheinlich.

Nun bedeuten *in unserem Klima* für Wohnungen aller Art, auch für mäßig belegte Arbeitsräume, selbst für Schulräume alle jene Werte nicht, daß dafür Lüftungsanlagen technischer Art geschaffen werden *müßten*. Die *natürliche Lüftung*, unterstützt durch sinngemäße Fensterlüftung, sichert solchen Räumen die Erhaltung einer Raumluft, die keinerlei Gesundheitsgefahren birgt. Die fast unbelüftbaren Räume in den unteren Stockwerken dicht aneinander gebauter Mietskasernen, deren Steinmasse im *Hochsommer* unter dem Einfluß tagelanger Sonnenbestrahlung zu einem großen Wärmespeicher wird, wo Temperaturen von über 30° C erreicht werden, werden hoffentlich der Vergangenheit angehören. Nicht nur mit der Hitzschlaggefahr für die Säuglinge, auch mit der Verderbnis der Lebensmittel und dadurch verursachten Darminfektionen mußte hier gerechnet werden.

Anders ist das in allen Gebäuden, in denen sich auf engem Raum eine große Zahl von Menschen stundenlang aufhält und besonders, wenn sie durch ihre Tätigkeit, schwere körperliche Arbeit, den Feuchtigkeitsgehalt der Luft rasch erhöhen oder in denen die Art der Arbeit zu einer Verschlechterung der Luft beiträgt. Hier beginnt das Aufgabengebiet der *künstlichen Lüftung* und in neuerer Zeit der *Klimaanlagen* (Bewetterungsanlagen), deren Bedeutung dauernd zunimmt.

Die *Luftströmungen*, durch die der Luftwechsel im Raum zustande kommt, beruhen auf *Temperaturunterschieden* zwischen *Innen-* und *Außenluft* und *Windeinwirkung*. Von beiden kommt der Windeinwirkung der weitaus größere Einfluß zu (KISSKALT).

Kommt der Luftwechsel durch diese beiden Einwirkungen zustande, unterstützt dadurch, daß der Luftbewegung durch zeitweilige Öffnung des Raums Eintritt gewährt wird, so liegt „freie" oder „natürliche" Lüftung vor. Wird der Luftwechsel herbeigeführt durch besondere technische Maßnahmen, durch *Belüfter* (Lüfterbetrieb), so spricht man von „künstlicher", „erzwungener Lüftung" und unterscheidet hier je nach der Arbeitsweise *Drucklüftung* (Pulsionslüftung) und „*Sauglüftung*" (Aspirationslüftung), sowie *Kombinationslüftung* und *Umluftverfahren*.

Die *freie Lüftung*, die beim geschlossenen Raum durch Ritzen und Spalten, durch undichte Fensterfalze, durch Türschlösser, in geringerem Maße — außer bei starkem Winddruck — durch Poren des Mauerwerks sich vollzieht, ist in gewissem Sinne der Ausdruck unvollkommener Bauweise. Bei modern konstruierten Stahlfenstern sinkt ihr Wert auf einen Bruchteil. Für Gebiete mit starken Winden, wie England, Holland, die Bretagne, ist das wünschenswert.

Die spezifisch leichtere, wärmere Luft steigt im Raum auf, die kühlere ruht auf dem Boden. Daraus folgt, daß in jedem Raum, der einem Temperaturausgleich zwischen außen und innen unterliegt — und das ist in jedem Klima, auch in den Tropen, der Fall —, falls dieser Temperaturausgleich sich *gleichmäßig durch die gesamte Raumumschließungsfläche* vollzieht, sich ein Gleichgewichtszustand ausbilden muß,

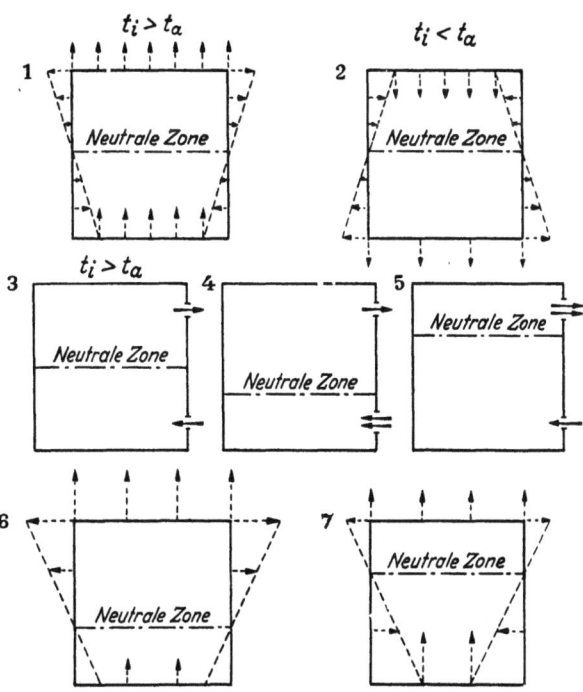

Abb. 17. Einstellung der neutralen Zone (nach SCHACHNER).
t_i Temperatur innen; t_a Temperatur außen.

ganz gleich, ob die Innenluft kälter oder wärmer ist als die Außenluft. Eine *neutrale Zone* kommt dabei in halbe Raumhöhe zu liegen. Bei wärmerer Innenluft strömt oberhalb der neutralen Zone durch Überdruck im Raum warme Luft aus, unterhalb durch Überdruck außerhalb des Raums kalte Luft ein. Bei kälterer Innenluft als außen ist es umgekehrt. Die neutrale Zone verschiebt sich nach unten, wenn in den unteren Raumteil größere Luftmengen durch größere Öffnungen eintreten, oder wenn hier größere Luftmengen eingedrückt werden, als im oberen Teil austreten können. Umgekehrt wird die neutrale Zone nach oben verlagert, wenn im oberen Raumteil durch größere Öffnungen mehr Luft abströmen kann oder mehr Luft abgesaugt wird, als im unteren Raumteil eintritt (s. Abb. 17).

So sehr dieses Regelverhalten durch vielfach variierende Umstände beeinflußt wird — da ja der ideale Zustand eines Raumes mit einer gleichmäßig porigen Umgebung selten gegeben sein wird und der Windanfall einseitig abändernd wirkt —, muß diese Regel überall berücksichtigt werden, wenn bei künstlicher Belüftung die richtige Anbringung von Zu- und Abluftöffnungen für den Winter und Sommer erforderlich ist.

Den Eintritt der Frischluft auch bei freier Lüftung zu regeln wird angestrebt durch zweckmäßige *Fensterkonstruktionen*, indem man z. B. einen Teil des Fensters als *Kippfenster* so ausbildet, daß der Frischluftstrom schräg gegen die Decke sich richtet, indem man den Luftstrom zwischen den beiden Teilen eines *Doppelfensters* über einen Heizkörper einleitet, oder durch Verwendung von *Schiebefenstern*, die das Einstellen eines oberen und unteren Spaltes von beliebiger Breite für das Ein- und Ausströmen der Luft erlauben. Soll ein rascher Luftwechsel erreicht werden, öffnet man die Fenster ganz. Das ist im Sommer in Wohnräumen allgemein üblich, im Winter nur möglich, wenn der Raum während des Lüftens verlassen wird, z. B. in Pausen des Schulunterrichts oder der Arbeit.

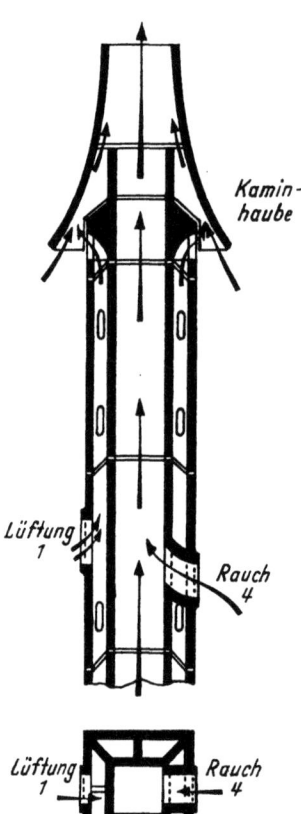

Kamin-
haube

Lüftung
1

Rauch
4

Lüftung
1

Rauch
4

Abb. 18. Schoferkamin.

Am wirksamsten ist diese *Fensterlüftung*, wenn es sich um *Querlüftung* handelt, d. h., wenn die frische Luft auf der einen Seite des Raums eintritt, die verbrauchte Luft auf der gegenüberliegenden Seite ausströmt. Der Luftwechsel vollzieht sich rascher, vollständiger und störungsloser als bei Diagonallüftung.

Vor allem treten dann weniger die gefürchteten *Zugwirkungen* ein. Über den Begriff „Zug" herrscht wenig Klarheit. An der See wohnende Völker pflegen „Zug" jede Luftbewegung innerhalb eines Gebäudes zu bezeichnen, bei der eine unangenehme Kühlwirkung empfunden wird, ein höchst subjektives Gefühl.

Windbewegung in freier Luft wird niemals als „Zug" bezeichnet. Es gibt neben den vier Winden keinen fünften, der „Zug" heißt. „Zug" ist also ein Begriff, der am *umwandeten Raum* haftet. Hier beruht das Gefühl des Unangenehmen höchstwahrscheinlich auf der Inkongruenz der Temperatur der eintretenden Luftströmung mit der Raumluft, sofern eine gleichmäßige Durchmischung beider nicht stattfindet, und auf raschen und starken Änderungen der Luftgeschwindigkeit auf engen Abständen. Jene Inkongruenzen sind am geringsten bei Querdurchlüftung und bei dieser fast aufgehoben, wenn die Durchmesser der Eintrittsöffnung und Austrittsöffnung annähernd gleich sind (Fenster, Türen, Flurfenster), groß dagegen, wenn stoßartig windige Luft hereindrängt, sich aufstaut, um dann an engen Austrittsöffnungen mit verstärktem Druck in einen anderen Raum auszutreten (zugige Korridore). Starke, auf engen Raum beschränkte Unterschiede des Winddruckes, mangelhafte Durchmischung der Luft und Temperaturdifferenzen sind daher verantwortlich für die schädliche Wirkung von „Zug". Daß der plötzliche Übergang von einer Raumtemperatur in eine andere gerade auch bei nur geringen Unterschieden schädlich sein kann, ist von den Klimatisierungen bekanntgeworden und hat Anlaß dazu gegeben, bezüglich solcher plötzlichen geringen Temperaturgefälle sehr vorsichtig zu sein. Das wird auch durch alle Erfahrungen aus den Tropen bestätigt, wo trotz nur geringer Temperaturschwankungen und bei im allgemeinen hoher Temperatur Erkältungen keineswegs seltener sind als in Europa.

Eine wesentliche Unterstützung der natürlichen Lüftung, ohne daß dafür maschinelle Antriebe in Anspruch genommen und wesentliche Betriebskosten verursacht würden, wird erreicht durch über das Dach hinaus geführte Abluftschächte, aus denen zu warme oder verbrauchte Luft austritt. Lockflammen in ihnen beschleunigen die Luftströmung. Neuerdings ist mit Geschick eine Kombination der Abluftleitungen mit den Kaminen des Hauses hergestellt worden durch die „*Schoferkamine*", bei denen das zentrale, eigentliche Kaminrohr in ein und demselben Werkstück von aus den einzelnen Räumen kommenden Luftkanälen umgeben ist (s. Abb. 18).

Eine Abdrosselung des Luftstroms durch gut schließende Klappen muß möglich sein. Auch müssen die Luftkanäle sehr sorgfältig ausgeführt sein und dürfen keine Unebenheiten und Undichtigkeiten enthalten.

Die Wirkung dieser Abzüge ist aber unzuverlässig bei starken Windbewegungen, mitunter völlig aufgehoben, selbst umkehrbar, auch wenn über Dach *Saugköpfe* angebracht sind.

Der schwache Punkt dieser Art von Ablüftung, wenn nicht besondere Zuluftöffnungen angebracht werden, um die Zuluft damit der Kontrolle zu unterwerfen, liegt darin, daß auch unerwünschte Luft angesogen werden kann. Günstig ist, die Frischluft so zu führen, daß sie sich, über Heizkörper hinstreichend, erwärmt.

Zur gleichmäßigen Entlüftung und Belüftung des Raumes ist erwünscht, daß mehrere Einlaßöffnungen vorhanden sind, daß sie nahe dem Boden angebracht werden, die Auslaßöffnungen nahe der Decke und daß alle Öffnungen an die Kurzwand des Raums verlegt werden.

Bei den allseitig geöffneten Tropenhäusern kann durch im obersten Teil des Daches nach allen Himmelsrichtungen sehende Öffnungen unter Ausnutzung des Windes eine sehr gute Absaugung der warmen Hausluft erzielt werden. Zahlreiche Eingeborenenvölker haben empirisch den Nutzen solcher Dachkonstruktionen gefunden.

Auch in unserem Klima wird eine *Firstbelüftung*, die allerdings in der Regel nur zwei Windrichtungen erfaßt, besonders beim Bau von stark belegten Wohnbaracken, bei Fabrikräumen und Ställen zweckmäßig angewendet.

Weit weniger wird erreicht durch Ventilatoren, die in die Windrichtung gedreht werden, um auf diese Weise frische Luft durch Preßköpfe in die Räume *hineinzudrücken*, die alte Methode, um auf See die Schiffsräume, vor allem den heißen Raum vor den Kesseln, zu belüften. Solange überhaupt Wind weht, solange das Schiff bei Windstille durch seine Bewegung selbst in den Ventilatoren einen Luftstrom erzeugt, ist ein Erfolg da, fährt das Schiff aber den Wind aus, so fehlt jede Belüftung des Schiffsrumpfes. Auf einem Passagierschiff erkrankten unter solchen Bedingungen im nördlichen Teil des Roten Meeres alle Kinder unter 10 Jahren, fast hundert, an ernsten Wärmestauungserscheinungen.

Die Luft des Raumes, wenn er allseitig abgeschlossen oder nur unzureichend belüftet ist, lediglich durch elektrisch betriebene Ventilatoren zu bewegen, etwa durch propellerartige Fächer an der Decke oder schiffsschraubenähnliche, stehende Fächer im Raum, wird im allgemeinen abgelehnt. Eine Verbesserung der Luft können sie ja nicht bewirken. Man spricht von einem „Miefquirl". Dennoch sind sie in den Tropen und in nicht klimatisierten Schiffsräumen unentbehrlich, weil sie bei geringem Sättigungsdefizit immerhin durch dauernde Fortnahme der mit Wasser gesättigten Luftschicht auf der Haut eine kühlende Wirkung erzielen.

Die Leistungsfähigkeit der natürlichen Lüftung findet ihre Grenzen, wenn der Luftkubus für die Person in einem stark mit Menschen besetzten Raum zu klein ist, wenn dadurch oder durch die im Raum ablaufenden Arbeitsvorgänge eine rasche Verschlechterung der Luft eintritt, denen auch Abzugs- und Zuluftkanäle nicht abhelfen können.

Dann bedarf es *kraftbetriebener Ventilatoren*, in Form von Schiffsschrauben oder als Schaufelräder gestaltet, die sowohl als *Absauger* verbrauchter Luft, wie zum *Eindrücken von Frischluft* verwendet werden. Welche Arbeitsweise angewendet wird, hängt von vielen örtlichen Umständen ab.

Beide Verfahren setzen voraus, daß die Herkunft guter Frischluft gewährleistet ist und die abgeführte unreine Luft nicht zu Belästigungen Anlaß gibt. Ferner müssen die Zufuhr- und Abfuhröffnungen so angebracht werden, daß eine möglichst vollkommene Durchlüftung der bewohnten Teile der Räume erfolgt, daß aber Belästigungen durch Zugluft ausbleiben, schließlich, daß die Belüfter ausreichend und abstufbar sind.

Absaugen von Luft ist nicht anzuraten, wenn dabei luftverschlechternde Stoffe aus innerhalb der Räume arbeitenden Anlagen (Gießereien) in den Raum hineingesogen werden können. Vermieden werden muß unter allen Umständen das Ansaugen von Luft aus Abort und Küche in andere Wohnräume hinein. Nötigenfalls sind für die Lüftung der Aborte und

Küchenräume besondere Exhaustoren anzubringen. Unbedingt notwendig ist das, wo giftige und schädliche Stoffe an einem Arbeitsplatz entstehen. Sie müssen bereits am Ort des Entstehens abgesaugt und auf kürzestem Wege abgeleitet werden.

Dem Absaugen der Luft gegenüber bietet die *Drucklüftung* die Vorteile, daß man in der Wahl der Entnahme der Frischluft sicherer ist, daß man sie durch Luftfilter entstauben, daß die Schnelligkeit der Zufuhr gut geregelt werden kann und daß die eingeführte frische Druckluft die verbrauchte Luft aus den Räumen herausdrückt, vorausgesetzt, daß nicht etwa nur einzelne Räume dem Überdruck ausgesetzt und dann aus ihnen Gerüche, Staub und Infektionskeime mit der Luft in andere Räume gedrückt werden. Für alle Räume, in denen solche Verunreinigungen der Luft entstehen, ist also auch bei allgemeiner Anwendung des Druckluftsystems die Absaugung durchzuführen.

Sowohl bei den Absauge- wie bei den Druckverfahren sind daher unter bestimmten Umständen *Kombinationen* der beiden Verfahren oder jedenfalls verschiedene Regelungen vorzusehen.

Für eine ausreichende Vorwärmung der eintretenden Luft muß gesorgt sein, wenn nicht Klagen über „Zug" geäußert werden sollen.

Wird angesogene Luft ganz oder gemischt mit Frischluft, nötigenfalls nach Aufbereitung, dem Raum wieder zugeführt, so spricht man von *Umluftverfahren*.

Druckluftsysteme und Umluftsysteme werden häufig mit *Luftheizung* verbunden und in Betrieben, die besonders feuchter Luftverhältnisse bedürfen, z. B. Textilbetrieben oder Tabakfabriken, auch mit Befeuchtung der Luft.

Beide Verfahren erlauben bei richtig konstruierter und eingebauter Anlage die genaue Innehaltung eines den Räumen und ihrer Verwendung, unter anderem ihrer durchschnittlichen Besetzung, angepaßten Luftwechsels.

Ein neuer Weg der Belüftung wurde eingeschlagen, als man sich nicht mehr damit begnügte, frische, entstaubte und nötigenfalls angewärmte und befeuchtete Luft den Räumen unter Druck zuzuführen, sondern sich dazu entschloß, die Räume so vollständig wie möglich gegen die Außenwelt abzuschließen, damit auf die „natürliche" Lüftung ganz zu verzichten und statt dessen die Räume mit einer *aufbereiteten Luft von beliebig einstellbarer Temperatur und Feuchtigkeit*, von *vollständiger Reinheit* von Staub und von *erwünschter Luftbewegung* zu beliefern, zu „*bewettern*" und dabei die eingestellten Temperatur- und Feuchtigkeitsgrade *selbsttätig innerhalb enger, dem Behaglichkeitsgefühl entsprechenden Grenzen konstant zu erhalten.*

Das Raumklima wird damit vollständig unabhängig gemacht von dem Außenklima und dem zufällig herrschenden Wetter. *Die Domestikation ist bis zu ihrer äußersten Konsequenz getrieben*, ohne daß deshalb zu sagen wäre, damit würden neue, bedenkliche Einflüsse eingeschaltet. Im Gegenteil damit werden Belastungen aufgehoben, die in jedem Klima mit der Domestikation verbunden sind und möglicherweise bisher zwar kaum merkbare, aber nicht immer günstige Einflüsse auf unsere Biologie gehabt haben.

Die *Klimatisierung, Bewetterung* der Räume gewinnt zur Zeit eine immer stärkere Verbreitung, vor allem in den USA. mit ihren hohen Sommertemperaturen bei hoher Luftfeuchtigkeit, dort auch für öffentliche Verkehrsmittel, Eisenbahnwagen und Omnibusse. Von dort wird über nennenswerte, durch medizinische Fachleute bestätigte Abnahme der Erkältungskrankheiten berichtet. Eine zweckmäßig befeuchtete Luft soll das Widerstandsvermögen der Nasen- und Rachenschleimhaut vergrößern. Auch soll die Arbeitsleistung in klimatisierten Räumen um 20% gesteigert sein. In Deutschland, dessen Klima wesentlich ausgeglichener ist als das amerikanische, geht die Entwicklung langsamer vor sich. In Abwandlungen von kleinsten Ausmaßen (Raumkühler) selbst für Teile von Räumen ausgebildet, sind Klimaanlagen auch für die Tropen, dort vor allem für Schlafräume empfohlen und ausgeführt worden.

Das Anziehende und Bestechende dieser alle gesundheitswichtigen Faktoren der Raumluft erfassenden Belüftungsmethode, die dauernd neue Aufgaben stellt und Entwicklungsmöglichkeiten eröffnet, beherrschen zur Zeit die technische Literatur und beschäftigen zahlreiche Fachmänner des Belüftungs- und Heizungsfaches. Es handelt sich aber um ein Gebiet, auf dem die Werbung das Urteil der öffentlichen Meinung sehr stark beeinflußt und die Kritik einengt. Überall, wo bei öffentlichen Bauten, Versammlungsräumen, Theatern, Konzertsälen, Kinos, Schulen, Krankenhäusern, auch bei großen Passagierschiffen finanzielle Gesichtspunkte bei Neubauten nicht ausschlaggebend sind, entscheidet man sich gern dafür.

Unzweifelhaft ist hier ein großer Schritt vorwärts getan zu einer hygienisch wünschenswerten Lufterneuerung und -erhaltung in solchen Räumen, wo mitunter der „Luftkubus"
für die Person nur einige Kubikmeter beträgt und die Luftverschlechterung bei starker
Besetzung der Räume rasch zunimmt, auch in Fabrikräumen, wenn die Art der Arbeit einen
gleichmäßigen Klimazustand verlangt.

Damit darf aber nicht übersehen werden, daß es von der Besetzungsdichte der Räume,
von den Witterungsverhältnissen der geographischen Provinz, von der Sonnenstrahlung,
von den in den betreffenden Räumen zu erwartenden Wärme- und Feuchtigkeitsmengen
abhängt, ob nicht eine reine Lüftungszulage genügt, oder ob wirklich eine Klimaanlage
erforderlich ist.

Für Wohnräume, auch in den Tropen, haben Berechnungen ergeben, daß, auch wenn
ein Haus auf den Einbau einer Klimaanlage hin erbaut wird, auch wenn nur wenige Räume,
etwa die Schlafzimmer, klimatisiert werden, die Betriebskosten vorläufig sehr hoch sind,
falls nicht sehr billiger Strom zur Verfügung steht.

Mit der Notwendigkeit, den klimatisierten Raum gegen die Außenwelt abzuschließen,
Fenster und Türen dauernd geschlossen zu halten, meldet sich auch ein psychischer Faktor
zum Wort. Vielen Menschen in Europa, noch viel mehr aber in den Tropen, ist die unmittelbare Berührung mit der Außenwelt, mit der „frischen Luft", der „lebendigen Luft" (DORNO),
ein Lebenselement, das sie nicht missen
wollen. Die Entbehrung der Reizwirkung der Luft im Freien, in der man
auch der Strahlungswirkung der Hauswände sich entzieht, ist ja der wesentlichste Einwand gegen die städtische
Lebensweise.

Dieses ganz überwiegend im Seelischen
liegende Hindernis wird für alle, die nicht
grundsätzlich auf alles Neue, Moderne eingestellt sind, der Einführung der Klimatisierung im europäischen Wohnraum auch
dort, wo wirtschaftliche Gegengründe
außer acht bleiben können, entgegenstehen. Eine hygienische Notwendigkeit
der Klimatisierung besteht bei Wohnungen
in unserem Klima ebensowenig, wie für
den Einbau einer Saug- oder Drucklüftung.

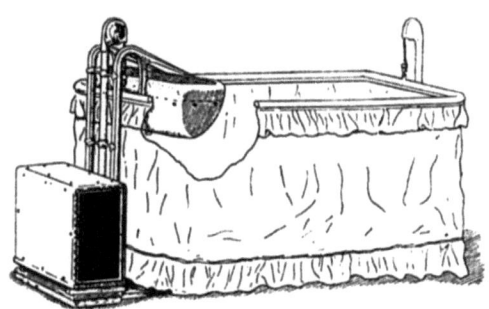

Abb. 19. Raumkühler für ein Bett. (Nach MOM.)

Sicherlich aber bedeutet für den größten Teil der genannten Räume, in denen viele
Menschen dauernd oder zeitweise auf engem Raum zusammenkommen, die Klimatisierung
einen von der Hygiene nicht genug zu begrüßenden Fortschritt. Jedoch betont noch ein
in den letzten Jahren erstattetes Gutachten einer Kommission der Americ. Med. Association,
daß der Unterschied zwischen Landluft und der Luft klimatisierter Räume noch nicht behoben sei und daß auch Ionisation, Ozonisierung und andere Maßnahmen und Materialien den
behaupteten Effekt nicht gehabt hätten. Der klimatisierten Luft haftet immer noch die
Qualität des „Künstlichen" an.

Die Verschiedenheit der Entwicklung der Apparaturen je nach den gestellten Anforderungen an Klimatisierung ist groß, von Anlagen für ganze Häuserblocks mit Büro- und
Versammlungsräumen bis zu einem im Tropenhaus nur um ein Bett herum aufgestellten
dichten Vorhang, innerhalb dessen der Tropeneuropäer mit seinem Bett wie in einer mit
kühler Luft erfüllten Wanne schläft (s. Abb. 19).

In den Grundzügen, unter Fortlassung oder Hinzufügung der einen oder anderen
Apparatur, enthalten alle Klimaanlagen die gleichen Elemente. Wenn die angesogene
Frischluft schwer zu entfernende Rauchbestandteile, z. B. „fetten" Ruß, enthält, so ist ein
Luftfilter, meist als *Ölfilter* ausgebildet, nicht zu entbehren. Die Luft, gegebenenfalls gemischt
mit einem bestimmten Hundertsatz von Umluft, passiert einen *Vorwärmer* und tritt dann
in einen *Luftwäscher* ein, in welchem sie je nachdem befeuchtet oder getrocknet wird. Das
erfolgt mittels Spritzdüsen oder berieselten Füllgutschichten, auch durch *Silikagel*, einen
stark hygroskopischen, aber durch Erwärmen leicht von seinem Wassergehalt wieder zu
befreienden Stoff.

Wird nur Umluft verwendet, so leistet ein Luftwäscher bereits eine vollständige Entstaubung. Bei trockener Arbeitsweise ist auch hier ein Luftfilter notwendig.

Die Luft passiert dann weiter einen Nachwärmer, der ihr eine Temperatur verleiht, die
den für den Raum gewünschten Temperaturgrad gewährleistet und wird dann in den Raum
durch Lüfter in der Form von Drucklüftung eingeführt.

Dabei ist vorzusorgen, daß Geräusche von der Apparatur her nicht fortgeleitet
werden, etwa das zischende Geräusch der Spritzdüsen, das Rauschen der Berieseler oder

Motorengeräusch. Abgesehen von körperschallsicherer Aufstellung ist daher auch Einbau von Schalldämmung in den Zuluftkanälen vorzusehen.

Einer der größten Vorteile der Klimaanlagen ist, daß durch Einbau von *Thermostaten* (Wärmefühlern) und *Hydrostaten* (Feuchtigkeitsfühlern) entweder im Raum selbst oder an repräsentativer Stelle der Anlage eine selbsttätige *Steuerung aller Einzelelemente* und der Luftzuführung möglich gemacht ist, so daß damit die Erhaltung des gewollten Temperatur- und Feuchtigkeitsgrades und der gewünschten Luftbewegung gesichert ist.

Als Minimalmenge der zuzuführenden Luft wird für die Person 20 m³/h, in Räumen, wo geraucht wird, 30 m³/h angenommen. Die Angaben über die Grenzwerte für Temperatur und Feuchtigkeit stimmen wenig überein. Als Mindesttemperaturen werden genannt 21⁰, als Höchsttemperatur 26⁰, als Grundtemperatur 22⁰, für den Winter auch etwas niedrigere Temperaturen, als mindeste relative Feuchte 40%, als höchste 60%, als Grundwert 40%, bezogen auf einen Luftdruck von 760 mm.

Für die Bemessung von Klimaanlagen sind drei Zustandswerte maßgebend, der verlangte Luftzustand im Raum, der zu seiner Herstellung notwendige Zustand der klimatisierten Zuluft und der Zustand der zur Klimatisierung benutzten Außenluft.

Je höher die Temperatur der Außenluft ist, desto trockener *muß* die klimatisierte Luft sein, je niedriger sie ist, um so feuchter *darf* die klimatisierte Luft sein. *Stets* aber, sowohl im Sommer, wie im Winter, muß die Zuluft eine niedrigere absolute Feuchtigkeit haben als der verlangte Zustand im Raum, in dem die darin befindlichen Menschen dauernd Feuchtigkeit an die Raumluft abgeben.

Eine sehr wesentliche Bedingung bei der Klimatisierung von Wohnräumen ist, daß ein *Temperatursprung* von mehr als 7⁰ zwischen verschiedenen Räumen vermieden werden muß. Übrigens soll er auch in den Tropen 5⁰ nicht übersteigen.

Ganz allgemein ist zu sagen, daß die Regelung des *Winterklimas*, wo es lediglich um Reinheit, Erwärmung und Befeuchtung der Luft geht, am einfachsten und am wenigsten kostspielig ist, daß aber die Herstellung eines behaglichen *Sommerklimas* von erwünschtem Trockenheitsgrad, z. B. in den Tropen, wesentlich schwieriger ist. Die hier nötige Kühlung der Luft, die der Entfernung der durch die Besetzung der Räume entstandenen Feuchtigkeit oder des Feuchtigkeitsgehalts der Außenluft dient, wird dann durch das zur Verfügung stehende Kühlwasser aus Brunnen, selbst aus Tiefbrunnen, nicht immer erzielt, und kann daher nur durch die Einschaltung von Kältemaschinen mit den damit verbundenen Kosten erreicht werden. Die erzeugte Kälteeinheit ist teuer. Aber schon bei kleinsten Raumkühlanlagen kann diese Kälteerzeugung im Spritzdüsenraum, etwa durch Einlegen von Eisblöcken in natura, nicht entbehrt werden.

Heizung.

Je kälter die mittlere Jahrestemperatur eines Landes der gemäßigten Zone ist, je größer die Anzahl der Tage, an denen die Gebäude künstlich erwärmt werden müssen, um so mehr haben die Menschen an Arbeit und Mitteln dafür aufzuwenden, sich den Unbilden des Klimas zu entziehen, das ihre Vorfahren eroberten, indem sie sich gleichzeitig seinen Gesetzen unterwarfen.

In den Südgebieten Europas und im vorderen Orient lohnt es ihnen nicht, um der wenigen Winterwochen willen ihre Häuser mit teuren Heizeinrichtungen zu versehen. Sie behelfen sich mit Kohlenbecken und primitiven Öfchen und finden frierend sich mit deren Unvollkommenheiten ab. Im Innern der europäisch-asiatischen Landmasse mit den Extremen ihres kontinentalen Klimas, mit der Härte ihrer Winter, lähmt die Notwendigkeit, die ganze Existenz auf die Erarbeitung einer lebenerhaltenden Raumtemperatur einzustellen, für die Wintermonate alle Initiative.

In West- und Mitteleuropa und den Ländern gleicher Breite Amerikas mit ihren zwischen 5 und 7⁰ schwankenden Jahrestemperaturen aber ist die Möglichkeit, mit tragbarem Aufwand an Mitteln *den Gang des Lebens ohne Hemmung und Unterbrechung auch im Winter fortzusetzen,* zu einem der mächtigsten Antriebe der technischen Zivilisation, aber auch des kulturellen Lebens geworden. Arbeitsleistung und Erfindungskraft haben sich hier verbunden, um immer vollkommenere Verfahren des Wärmeschutzes der Häuser und der Erwärmung von Wohn- und Arbeitsräumen zu entwickeln.

Noch heute wissen die Menschen der Tropen von der „Himmelskraft", dem Feuer, keinen besseren Gebrauch zu machen, als in primitiver Weise damit ihre Nahrung zu bereiten. Noch heute verschwenden die Völker des östlichen Europa und Innerasiens das *Holz* ihrer Wälder, diesen *unwirtschaftlichsten aller Brennstoffe,* in riesigen gemauerten Öfen. Die Kulturvölker Europas aber hat der erste, unmittelbarste Zwang, der mit ihrer Domestikation auf ihnen lastete, ein wärmeerhaltendes Haus zu errichten und in etwa 225 Tagen des Jahres darin ein *künstliches Klima* zu schaffen, dazu getrieben, das Feuer in immer vielseitigerer Weise in Dienst zu nehmen und seine Quellen so vorsichtig, aber auch so ausschöpfend zu nutzen, daß die Belastung der Lebenskosten dadurch so gering wie möglich wird.

Das Ziel jeder Heizung muß sein, in den Räumen einen Zustand zu schaffen, der dem gleicht, bei dem wir uns in freier Luft am behaglichsten fühlen. Das ist der Fall, wenn eine milde Sonnenstrahlung unsere eigene Abstrahlung — eine notwendige Folge der Verbrennungsvorgänge in uns — so weit einschränkt, daß das Gefühl des Fröstelns nicht aufkommt, anderseits sich die notwendige Entwärmung unter leichtem, unregelmäßigen Luftstrom bei günstiger Temperatur vollzieht (KOLLMAR). Daraus folgt, daß den Primat für die Lösung aller Heizungsfragen nicht die Erwärmung der Wohnräume hat, sondern die unter allen Umständen notwendige Einhaltung der hinlänglich bekannten Entwärmungsgröße des menschlichen Körpers (LIESE) oder, mit anderen Worten, es handelt sich darum, durch Beheizung die Entwärmung des Körpers bei üblicher Bekleidung auf das zuträgliche Maß zu beschränken (MEYER).

Jede Raumheizung hat zu tun mit drei physikalischen Faktoren, mit *Leitung, Konvektion* und *Strahlung.* Von ihnen sind die ersten beiden an den *Stoff* gebunden, die dritte nicht.

Geleitete Wärme geht durch Berührung von Teilchen zu Teilchen über. Der Stoff ändert seinen Platz nicht. Bei der *Konvektions*heizung erwärmt die Luft an den Heizkörpern und dehnt sich aus, wird leichter und wird durch die spezifisch kältere Luft emporgedrückt. Die kalte Luft strömt über den Fußboden zu den Heizkörpern. Der damit geschlossene Kreis stellt also eine *Heizung von oben her nach unten* dar. Die *Stoff*teilchen der Luft führen die Wärme mit sich (Mitführung = Konvektion).

Bei der *Strahlung* wird die Wärme des abstrahlenden Körpers in Strahlungsenergie umgewandelt und beim Auftreffen auf feste Körper durch Absorption wieder in Wärme zurückverwandelt. Bei der Strahlungsheizung wird daher die Wärme unmittelbar zwischen dem Heizkörper und den festen Gegenständen der Umgebung ausgetauscht. Die Raumluft selbst ist dabei, im Gegensatz zur Konvektionsheizung, nicht beteiligt.

Von den drei Faktoren kommt der Leitung nur ein sehr geringer Anteil zu, so daß man, je nachdem, ob Luftströmungen oder Strahlung den beherrschenden Einfluß haben, von *Konvektionsheizung* oder von *Strahlungsheizung* sprechen kann.

Im praktischen Fall greifen diese Faktoren natürlich ineinander. Niemals wird nur einer der Faktoren allein wirksam sein. Auch werden im praktischen Fall bei unseren klimatischen Verhältnissen selten die reinen Bedingungen von Versuchsanordnungen zu erfüllen sein, weil nicht immer der Wärmeschutz der Gebäude groß genug ist, um nicht Strömungen infolge des Temperaturunterschiedes zwischen Außen- und Innenluft zuzulassen.

Auch die beste Heizung hat schlechte Ergebnisse bei mangelhafter Bauausführung.

Ist aber ein möglichst großer Wärmeschutz durch die Umfassungswände des Hauses gegeben, so sind damit die besten Voraussetzungen für jede Form von Heizung erbracht, denn dadurch werden für Einzelheizungen wie für Zentralheizungen die unerwünschten vertikalen Temperaturunterschiede im Wohnraum vermindert. Wärmeisolierung verringert den Wärmebedarf, verkleinert damit die Anlage- und Heizkosten und erlaubt niedrigere Heizkörper- und Oberflächentemperaturen.

Alle diese Fragen sind im Fluß. Wirtschaftliche Momente, die Kosten von Heizmaterial und Strom und die Kosten der Anlagen, auch Werbung und Geschäftsinteressen beeinflussen das Urteil über den Wert der Heizsysteme stark. Vom hygienischen Standpunkt ist zu sagen, daß jedem der verschiedenen Systeme bestimmte Vorteile und Nachteile anhaften, daß nicht jedes für jeden Aufgabenbereich geeignet ist, daß wir aber jedenfalls heute in der Lage sind, für die Beheizung von Wohnungen die Wahl zwischen annähernd gleichwertigen Systemen zu treffen und daß uns auch für Beheizung von Großräumen, von Versammlungs-, Büro- und Arbeitsräumen Heizungssysteme zur Verfügung stehen, die, richtig angewendet, allen billigen hygienischen Forderungen genügen.

Die hygienischen Forderungen, die erfüllt sein sollen, sind im wesentlichen die folgenden:

1. *Die Temperatur soll im Raum gleichmäßig verteilt sein.*

Die populäre Form, in die diese Anforderung an eine Heizung gekleidet wird, ist das Wort:

„Kopf kühl, Füße warm,
Macht Arzt und Apotheker arm!"

In vollkommener Form wird das im geschlossenen Raum bei fast allen zur Zeit gebräuchlichen Heizmethoden nicht erreicht, denn stets wird warme Luft emporsteigen, weil sie von der spezifisch schwereren kalten Luft hinaufgedrängt wird. Kühle Luft wird niedersinken. Stets wird also ein *Temperaturgefälle* von der Decke zum Boden vorhanden sein, das je nach Art der Heizung groß oder klein sein kann. Das ist also umgekehrt als der ideale Zustand in der freien Natur bei als angenehm empfundener sommerlicher Witterung, wo die Erdbodenwärme stets erheblich höher ist als die umgebende kühlere Luft, in der wir uns bewegen.

Das Temperaturgefälle so gering wie möglich zu machen, muß das Ziel jeder guten Heizung sein. Denn, auch wenn in einer Höhe von 1,50 m über dem Boden, wo die Messung der Lufttemperatur vorgenommen werden soll, der erwünschte Temperaturgrad festgestellt wird, so ist doch die höhere Temperatur im oberen Teil des Raumes als Verlust zu verbuchen.

Nun bestehen sehr wesentliche Unterschiede zwischen einem sehr starken Temperaturgefälle und einem Zustand der Raumtemperatur, der annähernd jene populäre Forderung erfüllt. Der wesentlichste Unterschied ist der zwischen einer *Herdheizung* (Einzelheizung), bei der die Zirkulation der Luft stets ein unerwünschtes Temperaturgefälle bewirkt, oder einer *Zentralheizung mit Heizkörpern im Raum*, bei der das Temperaturgefälle schon bedeutend geringer, die Raumtemperatur also viel gleichmäßiger verteilt ist und einer *Zentralheizung* mit *Erwärmung der Umwandung*, also mit *Strahlungsheizung*, womit man dem Ziel schon sehr nahekommt.

2. Da wir unsere Körperwärme zu 44% durch *Strahlung* abgeben, muß durch eine entsprechend hohe Oberflächentemperatur der Begrenzungswände *einer zu starken Entwärmung durch Abstrahlung zu kalten Wänden hin vorgebeugt* werden.

Die Erfahrung hat bestätigt, daß wir nicht nur in einem kalten oder naßkalten Raum frieren, sondern daß wir uns auch in einem im übrigen gut geheizten Raum mit ausreichend hoher Lufttemperatur so lange nicht wohlfühlen, als die Wände noch kalt sind. Das ist in eben erst angeheizten Räumen oft der Fall.

3. *Die Temperatur der Raumluft soll wegen der großen Schwankungen der Außentemperatur in unserem Klima leicht und möglichst rasch regulierbar sein und die Luft soll einen angemessenen Feuchtigkeitsgehalt haben.*

Sobald die Außentemperatur unter ein gewisses Maß sinkt, leben wir in unserem Haus in dem Dilemma, durch Kleidung und Erwärmung des Raumes, d. h. durch Heizung, verhüten zu müssen, daß wir eine zu starke Abkühlung erfahren, daß aber die nötige Entwärmung unseres Körpers nicht behindert werden darf. Nur dann fühlen wir uns *behaglich.* Es geht also nicht darum, unserem Körper Wärme zuzuführen, sondern durch Erwärmung des Hauses zu verhindern, daß wir übermäßig viel Wärme durch *Abstrahlung, Strömung* und *Leitung* verlieren. Es muß im Gegenteil vermieden werden, daß durch eine übermäßig hohe, unsere Körpertemperatur übersteigende Raumluftwärme eine *Anwärmung* unseres Körpers von außen her erfolgt. Wir selbst erzeugen ja Wärme und können auf engstem Raum damit haushalten, indem wir ein eiskaltes Bett ohne Fremdheizung erwärmen. Dennoch ist es ein Irrtum, kalt zu schlafen sei gesund. Starkes Zudecken mit Federbetten in kaltem Schlafzimmer behindert die Ausdünstung des Körpers.

Die Lufttemperatur soll so kühl sein, als vereinbar ist mit der Behaglichkeit. Die Luftbewegung soll eher variabel als dauernd uniform und monoton sein, denn der Körper wird stimuliert durch dauernde Veränderung in der Umgebung. Es sollen also geeignete strudelnde Luftbewegungen erzeugt werden.

Es gehört zu den Grundproblemen der Heizung, wie ein zu großer Wärmeverlust am wirksamsten und mit dem geringsten Aufwand von Mitteln vermieden wird, ohne daß der Körper selbst in seiner Wärmeabgabe gehemmt wird.

31% unserer Körperwärme geben wir ab durch *Strömung (Konvektion)* und *Leitung* durch die Luft und durch den Fußboden. Um diese Abgabe in Grenzen zu halten, muß die Lufttemperatur auf entsprechender Höhe gehalten werden und das Wärmeleitungsvermögen des Fußbodens niedrig sein.

Der Anteil der Körperwärme, den wir durch *Verdunstung* abgeben, 21%, ist zunächst für die Heizung selbst ohne Bedeutung. Er kann aber hinderlich werden, weil einmal durch die Wasseraufnahme unserer hygroskopischen Kleidung der Wärmeverlust durch *Leitung* ansteigt, dann, weil ein hoher Wassergehalt der Luft vermieden werden muß wegen der zu befürchtenden Wasserniederschläge durch Kondensation an den Wänden, schließlich, weil eine wesentliche Unterdrückung der Verdunstung von unserer Haut nicht stattfinden darf, wenn nicht Wärmestauungserscheinungen auftreten sollen. Eine Erhöhung der relativen Luftfeuchtigkeit auf über 70% ist zu vermeiden. Das Optimum liegt unter 50%. Eher zulässig ist ein hoher Grad von Trockenheit, selten unter 20%. Denn die Klagen über sog. „zu trockene Luft" beziehen sich in der Regel auf die Beladung der Raumluft mit Staub und brenzlichen Produkten, die bei seiner Verschwelung auf Heizkörpern aller Art entstehen können.

4. Es ist wesentlich, daß die Raumluft rein ist und daß als Ersatz für die Luft, die im Raum durch den Atmungsbedarf der darin befindlichen Menschen oder durch den Heizbetrieb verbraucht wird, eine reine Luft zugeführt wird, vor allem eine Luft, die selbst keinen Staub enthält. Auch im Raum selbst soll die Entwicklung von Staub, z. B. bei der Beschickung von Öfen, und eine zu starke Zirkulation der Luft, die Staubteilchen schwebend erhält und fortträgt, vermieden werden. Das gelingt nur in gewissen Grenzen, wie schon allein die schwarzen Streifen hinter Heizkörpern an den Zimmerwänden erweisen, wohin sie durch aufsteigende Luftströme getragen und abgelagert werden.

5. Überall, wo Verbrennungsprozesse stattfinden, also in Heizungsapparaten, Öfen, die im Raum aufgestellt sind, entwickeln sich als *Verbrennungsprodukte* Gase, Kohlensäure, Stickstoff, Kohlenwasserstoffe und als ein sehr giftiges Produkt Kohlenoxyd. Sie *sind schädlich und sollen auf schnellstem Wege aus dem Raum entfernt werden.* Selbst auf den Heizkörpern der Zentralheizungen, wenn ihre Temperatur 70^0 übersteigt — was bei Warmwasserheizung unbedingt zu vermeiden ist —, entwickelt sich Kohlenoxyd durch Erhitzung und trockene Destillation von Staub. Glühendes Gußeisen eines Kanonenofens ist für Kohlenoxyd durchgängig. Kopfschmerzen als Symptom leichter Kohlenoxydintoxikation durch unrichtig bediente, d. h. nicht außerhalb des Raumes zur völligen Glut erhitzte Holzkohlenbecken, sind im vorderen Orient im Winter etwas Selbstverständliches. Aus einer richtig angelegten, bedienten und arbeitenden Feuerung ziehen die Gase mit dem Rauch vollständig durch den Schornstein ab, wenn man sie nicht durch *Ofenklappen* daran hindert. Daß man damit vielleicht dem Raum etwas mehr Wärme erhält, aber auch eine Gefahr heraufbeschwört, ist heute bekannt und eine Abdrosselung des Abzugs durch genaue Bestimmungen eingeengt. Der Gang des Verbrennungsprozesses wird an modernen Öfen *vor* der Feuerung geregelt.

6. Je vollkommener die Verbrennung in den Heizungsanlagen stattfindet, um so weniger werden Rußbestandteile durch den Schornstein abgeführt und die Luft der Umgebung dadurch verschlechtert. Durch Auswahl der richtigen Brennmaterialien und die richtige Leitung des Verbrennungsprozesses muß das erreicht werden.

7. Je vollkommener die Verbrennung stattfindet, um so wirtschaftlicher wird sie sein.

8. Je einfacher die Konstruktion der Anlage, um so einfacher wird ihre Bedienung sein, um so gefahrloser wird sie arbeiten.

9. Daß eine Heizanlage geräuschlos arbeitet, hängt nur zum Teil von ihrer Konstruktion, weit mehr vom Bau des Hauses und seinen wärmedämmenden Eigenschaften ab.

Herdheizung.

Das in der Mitte eines Raumes auf einer *Herdstelle* entzündete und dauernd unterhaltene Feuer in der Hütte des Primitiven, das seit Jahrtausenden bis heute in weiten Gebieten der Erde gebräuchliche *Kohlenbecken*, im alten Rom und im heutigen Orient in edlen Kunstformen gestaltet, der *Feuerkamin*, in Wahrung mittelalterlicher Tradition in Frankreich und England noch weit verbreitet und eine Zierde des Wohnraums, haben alle das gemeinsam, daß dabei überwiegend die *strahlende Wärme* des offenen Feuers ausgenutzt wird und damit nur eine höchst mangelhafte Ausnutzung des Brennmaterials stattfindet.

Welches Material es auch sei, der Wirkungsgrad der Kaminheizung ist nur 20%. Viel unverbrauchtes Heizgut gelangt in den Abfall, der größte Teil der entwickelten Wärme entweicht mit der im Kamin aufsteigenden Luft, die mit Rauch beladen, die Schuld an Dunst und Nebelbildung trägt.

Tradition, Geschmack und Gemüt, tief in unseren kulturellen Gewohnheiten, auch in unserer Literatur verankert — „Plaudereien an französischen Kaminen" — üben eine Suggestion, die stärker ist als verstandesmäßiger Kalkül und erweisen sich selbst stärker als unmittelbar empfundene Nachteile.

Denn wer könnte sich der Beobachtung entziehen, daß auch am glühenden Mangal (Kohlenbecken) der Levante, selbst am lodernden Kaminfeuer, zwar alle Teile unseres Körpers, die der Glut und den Flammen zugewandt sind, sich gut, mitunter viel zu stark erwärmen, daß aber die Kälte des Raumes auf alle dem Feuer abgewendeten Teile unvermindert einwirkt.

Es kann nicht anders sein, da die Wärmestrahlung mit dem Quadrat der Entfernung von der abstrahlenden Stelle abnimmt und die Zwischenluft, ihre Temperatur, Feuchtigkeit und Bewegung unbeeinflußt bleiben. Die Erwärmung der Wände, so notwendig für ein Behaglichkeitsgefühl im Raum, kommt nicht zustande.

Zweifellos sind die hochlehnigen Stühle und Sessel nur erfunden worden, um die strahlende Wärme einzufangen und die Rücken der „gemütlich" um den Kamin Sitzenden zu erwärmen.

Nur in klimatisch begünstigten Ländern des europäischen Seeklimas, in Frankreich und England, hält sich die Kaminheizung und wird dort erst verdrängt werden, wenn die allgemeine Einführung einer Heizung möglich sein wird, die das Aufstellen von Heizkörpern im Raum unnötig macht. Ihm widerstrebt die allgemeine ästhetische Einstellung in jenen Ländern. Diese Möglichkeit besteht in einer vollendeten Form der Raumheizung, der *Strahlungsheizung* (s. S. 131).

Ofenheizung.

Ein entscheidender Fortschritt auf dem Gebiet der Herdheizung gegenüber der Strahlungsheizung von einer eng begrenzten Wärmequelle her sind die *örtlichen Heizungen durch im Raum stehende Öfen.* Zwar zieht auch bei den *Kachelöfen* und *eisernen Öfen* ein großer Teil der durch die Verbrennung erzeugten Wärme durch den Schornstein ungenutzt ab, aber bei ihnen allen, wie bei den *Gas- und elektrischen Öfen*, wird die gewünschte Erwärmung des Raumes und seiner Begrenzungen durch eine günstige *Zusammenwirkung von Strahlungs- und Konvektionswärme* erzielt. Bei richtiger Aufstellung erlauben einige Konstruktionen auch noch ihre Ausnutzung für die Belüftung des Raumes mit Frischluft,

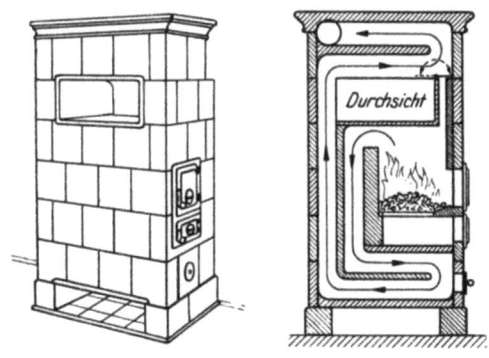

Abb. 20. Kachelofen.

die, nahe beim Ofen durch Zuluftkanäle angesogen und durch ihn erwärmt, in den Raum eintritt (Ventilationsöfen).

Alle bieten den Vorteil, die Räume unabhängig voneinander zu heizen und so mit dem Heizmaterial sparsam umzugehen, besonders in der Übergangszeit. Anlage und Betrieb sind wesentlich billiger als bei Zentralheizungen, obwohl die Ausnutzung des Brennmaterials nur begrenzt ist. Auch lassen sich rasch Änderungen vornehmen, wenn sich Mängel herausstellen.

Der Heizbetrieb aber ist umständlich durch die Notwendigkeit, das Brennmaterial heranzuschaffen und im Raum selbst zu verheizen. Verschmutzung durch Staub, Kohle und Asche ist unvermeidlich.

Die Aufstellungsmöglichkeiten sind insofern begrenzt, als die wünschenswerteste Aufstellung, nahe einer Fensternische, nicht möglich ist und daher eine rasche Erwärmung gerade der kältesten Wand, der Außenwand, nur langsam stattfindet. Flure und Nebenräume bleiben kalt.

Über den Häusern einer Stadt mit vielen Einzelheizungen verschlechtern die unvollkommenen Verbrennungsprozesse die Luft durch Rauch und Ruß. Sie verschlechtern die Luft weit mehr als Zentralheizungsanlagen.

Von den örtlichen Heizungen hat der *Kachelofen* (s. Abb. 20) eine lange und verdiente Reputation in den Übergangsländern zwischen dem Seeklima des Westens und dem Kontinentalklima des Ostens, also auch in Deutschland. Er war für

Deutschland, was der Kamin für England ist. Wenn er in neuerer Zeit durch den eisernen Ofen vielfach verdrängt worden ist, so liegt das in erster Linie an dem verhältnismäßig großen Raumbedarf, den er hat, und daran, daß er infolge seines hohen Wärmespeicherungsvermögens schwer regulierbar ist. Er ist nicht rasch anzuheizen, gibt aber die Wärme nur langsam ab. Die Erwärmung der Zimmerwände erfolgt nur langsam, weil seine abstrahlende Wärme sie nur langsam und in geringer Intensität erreicht. Auch hier sind die Plätze nahe dem Ofen begehrt.

Dem gegenüber stehen große Vorteile, eine niedrige Oberflächentemperatur mit milder Abstrahlung, die Möglichkeit, mit einmaligem Anheizen für den Tag die nötige Wärme zu speichern, bei ästhetisch befriedigender Ausführung ihn zu einer Zierde des Raumes zu machen. Niedrige, breite Kachelöfen, nur aus glatten Kacheln ohne staubfangende Zieraten gefügt, haben bei gleicher Wärmeleistung sich als günstiger erwiesen als hohe, schmale Kachelöfen.

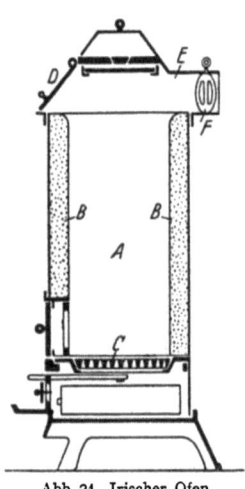

Abb. 21. Irischer Ofen.
A Füllschacht.
B Chamotteauskleidung.
C Von außen drehbarer Rost.
D Fülltür.
E Kaminansatz.
F Klappe.
(Nach Liese.)

„Durchsichten" (populär „Ofenröhren" genannt) erlauben die Herstellung von Warmwasser und das Warmhalten von Speisen. Bratäpfel aus der Ofenröhre gehörten zur Biedermeier-Lebenshaltung.

In die aneinanderstoßenden Ecken zweier oder dreier Zimmer eingebaut, erlauben Kachelöfen die gleichzeitige Erwärmung mehrerer Wohnräume. Wird bei solcher Anordnung die Heizung mit einem in den Ofen eingebauten Dauerbrandeinsatz in den Vorraum verlegt, so wird Schmutz- und Staubentwicklung im Raum vermieden und annähernd der Vorteil einer Etagenheizung erreicht.

Die in der Barockzeit zuerst aufkommenden *eisernen Öfen* dienten bis gegen Ende des vorigen Jahrhunderts fast nur zur Aushilfe, wenn es darum ging, einen Raum möglichst rasch anzuheizen, wenn provisorische Heizeinrichtungen für begrenzte Zeit aufgestellt werden mußten, und wenn erwünscht war, die Heizkörper leicht versetzbar zu machen. In ihrer einfachen Form als *Kanonenöfen* stehen sie dem Kachelofen weit nach. Da ihnen jede Speicherwirkung fehlt, ist nach dem Erlöschen der Glut die Heizwirkung sofort aufgehoben. Die Unterhaltung der Heizung fordert dauerndes „Nachlegen" von Brennmaterial. Heizt man sie zu stark an, um in kurzer Zeit wenigstens in den Begrenzungswänden möglichst viel Wärme zu speichern, so wird die Abstrahlung durch die mitunter ins Glühen geratenden Ofenwände äußerst lästig. Noch lästiger ist die an ihrer Außenwand und Bedeckung rasch einsetzende Staubverschwelung.

Diese Nachteile sind zu großem Teil, keineswegs vollständig, behoben durch die *Dauerbrandöfen* verschiedenster Konstruktion (irische und amerikanische Dauerbrandöfen). Bei beiden ist es möglich, in einen Füllschacht oder Fülltrichter eine große Menge Heizmaterial der für den betreffenden Ofen geeigneten Art einzubringen, so daß bei geschickter Bedienung eine einzige Füllung am Tage ausreichen kann. Beim irischen Ofen (s. Abb. 21) wird außerdem eine Wärmespeicherung durch Auskleidung der Innenwand mit Chamottesteinen erzielt. Man kann das auch durch reumütige Rückkehr zur Kachel erreichen, indem man den Ofen mit Kacheln ummantelt. Bei amerikanischen Füllöfen (s. Abb. 22) und ähnlichen Modellen wird eine gleichmäßige und rasche Raumerwärmung bewirkt, indem der eigentliche Heizofen mit einem Mantel umgeben wird. Dadurch wird einmal eine lästige Strahlungswirkung vermieden und außerdem durch die zwischen Mantel und Ofen aufsteigende, vom Boden her angesogene, sich darin erwärmende Luft der Raum durch kräftige Konvektionswirkung rasch erwärmt.

Beliebt sind die Dauerbrandöfen auch, weil auf ihrer Deckplatte nicht nur Speisen warm gehalten, sondern auch in kleinem Maßstabe gekocht werden können. Es sind denn auch allerhand Übergänge von eisernen Öfen und kleinen Zimmerkochherden konstruiert worden. Alle diese Öfen aber bedürfen einer sehr sorgfältigen Freihaltung von Staub. Ihre Nachteile hinsichtlich der Ausnutzung des Brennstoffs sind kaum geringer als bei den anderen Öfen.

Der Heizung durch *Gasöfen* stand lange das Vorurteil entgegen, man laufe dabei die Gefahr der Gasvergiftung. Bei modernen Konstruktionen wird sie durch deren *mehrfache Sicherungen* stark eingeschränkt. Je nachdem mehr Wert auf Strahlungs- oder Konvektionswirkung gelegt wird, ist das Modell zu wählen. Wünscht man rasche, kurzdauernde Heizwirkung, so sind Gasöfen mit reflektierender Fläche vorzuziehen. Auch Kombinationen von reflektierenden Öfen und solchen mit Radiatoren sind gebaut worden. Alle Nachteile der Beschaffung und des Hantierens mit Brennmaterial fallen fort, damit auch alle Staubentwicklung. Die Heizung ist mühelos angestellt und leicht regulierbar. Den geringen Anlagekosten stehen aber hohe Betriebskosten gegenüber. Auch ist das Aufstellen großer Gasöfen im Raum nicht ohne Anbringen eines Abzugs für die Abgase möglich, die nicht nur an sich, sondern vor allem durch *starke Feuchtigkeitsentwicklung* lästig werden.

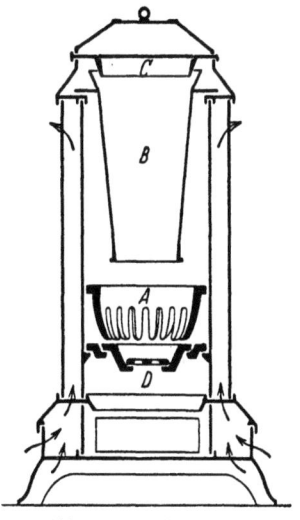

Abb. 22. Amerikanischer Dauerbrandofen.

A Kochrost.
B Fülltrichter.
C Füllplatte.
D Schüttelrost.
(Nach LIESE.)

Ebenso bequem zu bedienen und ohne alle Nachteile der Ofenheizung und der Gasheizung ist die *elektrische Heizung*, deren Wirkungsgrad, da keinerlei Verbrennungswärme ungenutzt abgeführt wird, 100 % beträgt. Verbrennungsgase und Feuchtigkeit entwickeln sich nicht. Die Schnelligkeit der Wärmeerzeugung, die Regulierbarkeit, die beliebige Aufstellung im Raum, die gleichmäßige Wirkung durch Strahl ung, die durch Reflektoren verstärkt werden kann (Sonnen), und durch Konvektion, neuerdings auch die Speicherung der Wärme in keramischen Körpern, machen diese Form der Herdheizung zu der vollkommensten, die wir besitzen. Aber sie ist weitaus die teuerste im Betrieb und wird daher fast nur als *Aushilfsheizung in der Übergangszeit* oder *als Zusatzheizung* angewendet.

Nur zur Aushilfe und als Zusatz sind geeignet *Petroleum-* und *Spiritusöfen.* Sie sind leicht im Raum versetzbar, bedürfen keiner Ableitung der Verbrennungsgase, entwickeln aber große Mengen von Wasserdampf. Ihre Heizwirkung ist nur auf engen Raum begrenzt.

Das Verwendungsgebiet der Herdheizung liegt in der Kleinwohnung, in nicht zu großen Räumen in kleinen Volksschulen und kleinen Krankenhäusern, außerdem überall, wo mit Einrichtungsmitteln gespart werden muß. Für alle größeren Räume, Versammlungsräume, große Arbeitsräume vermögen sie eine gleichmäßige und regulierbare Erwärmung des Raumes nicht zu erzielen, und sind, gemessen an ihrer Leistung im Verhältnis zum Raum, unwirtschaftlich.

In kleineren, mittels Herdheizung erwärmten Räumen, besonders, wenn der Wärmeschutz der Umfassungswände zu wünschen übrigläßt, ist das senkrechte *Temperaturgefälle groß.* Der Unterschied zwischen Fußboden- und Deckentemperatur beträgt bis zu 10°, bei mangelhafter Bauausführung noch mehr. Damit bleibt die populäre, richtige Forderung eines fußwarmen Raumes unerfüllt und die ungenutzte Wärme im oberen Teil des Raumes bedeutet eine weitere Verminderung der Wirtschaftlichkeit dieser Heizungen.

Zentralheizungen.

Alle Unannehmlichkeiten, die mit der örtlichen Heizung im Raum verbunden sind, falls nicht Gas oder Elektrizität zu Gebote stehen, sind behoben durch die Beheizung von Räumen von einer Zentrale aus, sei sie nun im Hause selbst angebracht oder entstamme die zur Verteilung gelangende Wärme einer weitab gelegenen Quelle ihrer Erzeugung, wie bei der Fernheizung und der elektrischen Zentralheizung. Selbst wenn die Zentrale im Keller des Hauses gelegen ist, bietet eine der Anheizungsmöglichkeiten, die *Heizung mit Öl*, sogar die Möglichkeit, im gleichen Raum eine Plättstube einzurichten.

Im Interesse der Gesamtwirtschaft liegt die weitaus *bessere Ausnutzung des Brennmaterials*, welcher Art und Herkunft es auch sei.

Die *Aufstellung der Heizkörper im Raum*, soweit überhaupt Heizkörper, Radiatoren, in Frage kommen, kann *nach wärme- und lüftungstechnisch richtigen Gesichtspunkten* erfolgen, bei Radiatoren in der Regel innerhalb der Fensternischen. Die *Regulierbarkeit* ist bei allen Zentralheizungen günstiger als bei örtlichen Heizungen, vorausgesetzt, daß nicht aus Nachlässigkeit oder Unachtsamkeit die Apparaturen falsch bedient werden oder unausgenutzt bleiben. Nur müssen Regulierungen, die unmittelbar auf die Heizquelle wirken, im Raum richtig angebracht sein, d. h. nicht unmittelbar an einer stark wärmespeichernden Wand, durch die sie beeinflußt werden.

Überall, wo die Baukosten keiner engen Beschränkung unterliegen, für größere Wohnungen in Einfamilien- oder Mietshäusern, für öffentliche Gebäude, Versammlungsräume, Theater, Konzerträume, Kinos, Schulen, Krankenhäuser ist heute der Einbau von Zentralheizungen zur Selbstverständlichkeit geworden. Es handelt sich nur um die Wahl des Systems, und hierin bestehen unter den technischen Sachverständigen recht erhebliche Gegensätze der Auffassungen hinsichtlich der Leistungsfähigkeit und Wirtschaftlichkeit. Die *Anlagen* sind erheblich teurer als alle Einzelheizungsanlagen. Sie betragen zwischen 5—10% der Bausumme, gegenüber 2—6% bei Ofenheizung. Der Betrieb aber verbraucht bei richtiger Bedienung einiger Systeme nicht mehr Brennmaterial bei besserer Ausnutzung. Das ist ein Vorteil, kann aber auch zum Nachteil werden, denn damit ist die Möglichkeit des Sparens im Betriebe gegeben. Sie wird oft zur Ursache eines nie endenden Kriegszustandes zwischen den Mietern und einem allzu wirtschaftlich eingestellten Vermieter oder Verwalter des Hauses. Das gilt besonders für Übergangszeiten, in denen ohnehin gewisse Schwierigkeiten hinsichtlich der Stärke des Anheizens bestehen.

Die **Luftheizung**, die älteste Form der Zentralheizung, erfanden die Römer. Denn die *Heizkanäle*, die sie unter den Fußböden ihrer Häuser zu den Zimmerecken hinführten, oder das aus vielen kleinen Ziegelpfeilern gebildete *Hypokaustum* als Träger des Fußbodens, waren nicht, wie lange angenommen, Fußbodenheizungen. Dazu war der Estrich des römischen Hauses viel zu wärmedämmend. Die durch Heizung außerhalb oder in einem Seitenkeller des Hauses erzeugte warme Luft zog durch die Abzugsleitungen in die Ecken und Wände der Räume, erzeugte hier auch vielleicht etwas abstrahlende Wärme. Hauptsächlich aber diente der Erwärmung der Räume die Luft, die sich in den Kanälen oder an den erhitzten Ziegelpfeilern des Hypokaustum erwärmt hatte und durch besondere Einlaßöffnungen, die zu öffnen oder zu schließen waren, dem Raum zugeführt wurde.

Die Luftheizung mittels jedem einzelnen Raum zugeleiteter Warmluft erfreut sich trotz mannigfacher Vorteile nicht allzu großer Beliebtheit.

Sie ist zwar, wenn sie im Neubau unmittelbar mit eingebaut wird, in der Anlage billig, später aber nur schwer einzubauen. Die Wärme läßt sich auf verschiedene Weise, durch Feuerluftheizung, durch Rauchgase, auch durch Dampf oder Heißwasser erzeugen. Neben der grundsätzlichen Verwendung von frischer *Zuluft* und Abführung der *Abluft* ins Freie, läßt sich mittels Lüftern auch eine *Umluftheizung* durchführen. Das ist zweckmäßig und sparsam, weil ja bei einer Frischluftheizung zunächst die kalte Außenluft angeheizt werden muß. Ohne Frischluft wird aber eine hygienisch einwandfreie Luft im Raum auf die Dauer nie zu erzielen sein, so daß zwar für die Anheizung gern ausschließlich Umluft verwendet wird, dann aber zur Zufuhr von angewärmter Frischluft oder eines Gemisches von Frischluft mit Umluft übergegangen wird. Die Zuluftkanäle sollen sich in $2^1/_2$ m Höhe der Raumwand öffnen. Die Temperatur darf beim Eintritt in einen Wohnraum nicht mehr als 40⁰, beim Eintritt in einem Großraum nicht mehr als 60⁰ betragen.

Ein Nachteil liegt in der mangelhaften Reinigungsmöglichkeit für die Kanäle, die sich besonders bei Verwendung von Umluft lästig geltend macht und nur durch Luftfilter eingeschränkt werden kann.

Die Abhängigkeit von den Wetterbedingungen der Außenluft wird durch Einbau von Lüftern aufgehoben. Da im Raum keine Wärme durch Strahlung abgegeben wird, findet keine Wärmespeicherung in den Wänden statt. Bei Abstellung der Heizung kühlt sich daher der Raum rasch ab.

Alle Vorteile der Luftheizung, die rasche Erwärmung des Raumes, besonders, wenn mit Umluft angeheizt wird, die Raumersparnis durch den Fortfall von Heizkörpern, die gute Regulierbarkeit, haben sie zur *gegebenen Form der Heizung gemacht in Verbindung mit Klimaanlagen*, und zu deren notwendigen Ergänzung für die Wintermonate. Die Nachteile der Luftheizung aber kommen bei dieser glücklichen Ehe ganz in Fortfall, weil die Unabhängigkeit von den Wetterverhältnissen zum Wesen der Klimaanlagen gehört, weil die Filtration der Luft ein Element jeder Klimaanlage ist, weil die geringe horizontale Ausdehnung einer einfachen Luftheizung durch die künstliche Belüftung ohnehin behoben wird, weil die Frage des Temperaturgefälles hier an Bedeutung gering wird und weil schließlich der für die Luftheizung aufzuwendende Anteil nur einen Bruchteil des an sich hohen Aufwandes für eine Klimaanlage darstellt. Zugleich aber liegt natürlich darin die Begrenzung ihrer Verwendungsmöglichkeiten.

So geeignet die Luftheizung vor allem in Verbindung mit einer Klimaanlage, daher für alle großen, von vielen Menschen in zeitlicher Begrenzung benutzten Räume ist, so wenig geeignet ist sie für Wohnungszwecke, keinesfalls für Kleinwohnungen.

Warmwasserheizung. Von allen Zentralheizungen ist zur Zeit die *Warmwasserheizung* die eingeführteste. Sie ist einer *Heißwasserheizung* weit überlegen, die für alle Wohnräume wegen der hohen Temperatur der Heizkörper und der dadurch verursachten Staubverschwelung sich als nicht zweckmäßig erwiesen hat. Bei der niedrigen Temperatur, auf der bei der Warmwasserheizung die Heizkörper (Radiatoren) gehalten werden, meist erheblich unter 70⁰, bei guter Wasserzirkulation am besten zwischen 35 und 40⁰, unterbleibt jede Staubverschwelung bei der üblichen Reinhaltung und auch die Abstrahlung der Heizkörper ist nie so groß, daß es nötig wäre, sie abzuschirmen. Im Gegenteil, jede Abschirmung, wie sie aus ästhetischen Gründen, z. B. durch Metallplattengehänge, vorgenommen worden ist, vermindert nur die Heizleistung.

Die Aufstellung der Heizkörper in den Fensternischen fördert die Zirkulation der Luft, so daß bei sorgfältiger Bauweise *ein bedeutend geringeres, daher günstiges Temperaturgefälle* besteht, als wenn anderswo im Raum Öfen aufgestellt sind. Für die Strahlungswirkung der Radiatoren spielt ihr Anstrich und die Farbe der hinter ihnen liegenden Wand eine große Rolle. Helle Farben sind günstig, aber nicht helles Metall. Blanker Nickelbelag vermindert die Abstrahlung, noch mehr Aluminiumanstrich.

Die Einstellung der gewünschten Temperatur ist durch die *Regulierbarkeit* der Heizkörper befriedigend erreichbar. Die Wärmespeicherung an der nahe liegenden Wand behindert die Regulierung etwas, bedeutet übrigens auch gleichzeitig einen Wärmeverlust an die Außenwand.

Die *Anfeuchtung der Raumluft* wurde früher als ein integrierender Faktor jeder Radiatorenheizung angesehen. Zahlreiche einfache (Tonkästen) und komplizierte, an oder auf den Radiatoren anzubringende Apparaturen wurden dafür mit viel Aufwand an Werbung als hygienisch unentbehrlich anempfohlen. Meist waren sie zwecklos und leisteten nicht, was versprochen war. Inzwischen ist erkannt worden, daß die Anfeuchtung überflüssig ist, wenn nur die Temperatur in vernünftigen Grenzen gehalten wird und durch die nötige Sauberhaltung der Radiatoren die Luftverschwelung verhindert wird.

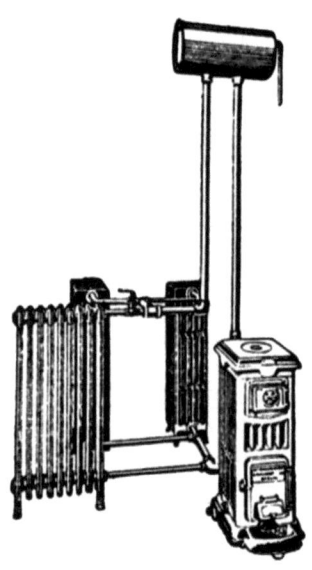

Abb. 23. Kleinheizung „Narag“.
(Aus RIETSCHEL-GRÖBER: Heiz- und Lüftungstechnik, 11. Auflage.)

Was für den hygienischen Zustand der Wohnung als Ganzes gilt, daß die richtige Art, sie zu bewohnen, dafür entscheidend ist, das gilt ganz besonders von der Bedienung und Ausnutzung einer Zentralheizung. Die beste Heizung wird Nachteile haben, wenn von der irrigen Meinung ausgegangen wird, „schlecht heizen“ bedeute „wenig heizen“, und daher unnötig viel „eingekachelt“ wird. Wo die Radiatoren nicht reguliert werden, wo sie nicht sauber gehalten werden, darf man sich nicht über „trockene, kratzige Luft“ beklagen und sie der Zentralheizung zur Last legen.

Der Betrieb einer Warmwasserheizung soll von allen Zentralheizungen der wirtschaftlichste sein. Dadurch sollen die hohen Anlagekosten reichlich kompensiert werden. Diese beruhen darauf, daß die Verlegung des an sich teuren Rohrsystems sehr sorgfältig erfolgen muß. Sie müssen gut gegen Wärmeverluste geschützt sein, ebenso gegen Einfrieren, eine Gefahr, die durch Unachtsamkeit leicht herbeigeführt werden kann, wenn Leitungsteile zu nahe der Außenwand oder in ihr verlegt sind. Wasserbrüche sind in kleineren Häusern mit Warmwasserheizung in abnorm kalten Wintern an der Tagesordnung.

Durch Einbau des Heizkessels in den Küchenherd oder Benutzung eines als Heizkessel ausgebildeten eisernen Ofens lassen sich Radiatoren in mehreren Zimmern einer Wohnung mit Warmwasser beheizen. Solche *Etagenheizung* (s. Abb. 23) macht den Mieter zwar unabhängig von Willkür und Illoyalität des Vermieters, hebt aber auch einen der größten Vorzüge der Zentralheizung, das Freihalten der Wohnung von allen Mißhelligkeiten des Heizbetriebs wieder auf. Falls hier nicht mit Gas gefeuert werden kann, muß zum mindesten ein Aschenschacht die mühelose Entfernung des Mülls erlauben.

Das System der üblichen Warmwasserheizung mit in jedem Raum aufgestelltem Heizkörper erläutert Abb. 24. Das im Kessel erhitzte spezifisch leichtere Wasser, dessen Temperatur durch einen Regler begrenzt wird, wird zu einem Ausdehnungsgefäß emporgedrückt. Der Druck innerhalb des Röhrensystems kann also niemals höher werden als eine Atmosphäre. Durch ein Röhrensystem von bestimmtem Gefälle der waagerecht verlaufenden Stränge gelangt das warme Wasser in die Radiatoren, in die es von oben oder von unten eintreten kann — beides hat seine Vorteile und Nachteile — und von dort durch ein zweites Rohrsystem zum Kessel zurück. Bei einer Variante sind die Radiatoren seitlich einem einzigen Rohrsystem angeschlossen. Reichen die Schwerkraftwirkungen innerhalb des Warmwasserröhrensystems nicht aus, so müssen in die Warmwasserheizung Pumpen eingeschaltet werden. Man spricht dann von *Pumpenheizung*.

Der Erzeugung von Warmwasser für eine Warmwasserheizung, übrigens auch der Erwärmung von Luft für eine Luftheizung, wird neuerdings eine Erfindung nutzbar gemacht, deren Grundprinzip Lord KELVIN 1852 gefunden hatte. Sie dient sowohl der Erzeugung von Kälte, wie von Wärme: Es handelt sich hier um die *Wärmepumpe.*

Läßt man eine geeignete chemische Substanz — es werden verflüssigbare Gase verwendet — in dem *geschlossenen Röhrensystem* einer Apparatur zirkulieren und verdampft sie in einer Abteilung dieser Apparatur, in dem *Verdampfer* (A), so nimmt sie beim Übergang in den dampfförmigen Zustand Wärme aus diesem Raum und seinem Inhalt auf. Der Dampf speichert die Wärme und führt sie bei weiterer Zirkulation mit sich fort. Wird er durch einen motorgetriebenen *Verdichter* (Kompressor) (C) in einem anderen Raum, dem *Verflüssiger* (B), zur Kondensation gebracht, so muß er die Wärme wieder abgeben und erwärmt so diesen zweiten Raum und seinen Inhalt, dabei unterstützt durch die Wärme, die im Verdichter durch Umsetzung der elektrischen Energie in mechanische und aus dieser in Wärme entsteht, ein Anteil, der aber nicht groß ist. Beim Weiterströmen erreicht die entstandene Flüssigkeit ein *Druckverminderungsventil* (D), worauf eine erneute Verdampfung stattfindet.

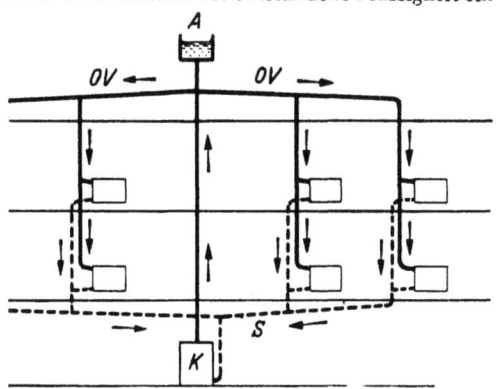

Der erste Vorgang wird seit langem benutzt für die Konstruktion von *Kühlschränken* und zur Eiserzeugung, der zweite erst in neuerer Zeit als *Wärmepumpe.*

Sie erlaubt die Ausnutzung von Wärme, die in einem Wärmeträger von niederer Temperatur (Wasser oder Luft) vorhanden ist, aber infolge ihres geringen Wärmegrades unverwendet und unausgenutzt geblieben ist. Ihm wird diese ungenutzte Wärme im *Verdampfer* entzogen, durch den Dampf dorthin fortgeführt, wo sie genutzt werden kann, zum *Verflüssiger*, und dort wieder abgegeben zur Aufheizung von Wasser oder Luft. Mit der Wärmepumpe wird also die Wärme ausge-

Abb. 24. Warmwasserheizung, obere Verteilung.
K Kessel; *A* Ausdehnungsgefäß; *S* Rücklauf.
(Nach LIESE.)

nutzt, die im Kühlschrank bei der Kondensation des Kühlmittels entstand, aber unbeachtet blieb. In der Praxis handelt es sich darum, daß das kühle Wasser von Seen oder Flüssen oder Grundwasser, deren geringe Wärmegrade keine Nutzung erlaubten, nun als *Wärmespender* benutzt wird. Zwei bisher unausgenutzte Wärmequellen werden vereinigt · und damit ausnutzbar (s. Abb. 25).

Wasser wird somit von seiner ursprünglich niedrigen Temperatur zu einer hohen nutzbaren Temperatur *hinaufgepumpt. Der Wärmespender, ein Wärmeträger von niedriger Temperatur, wird damit zu einem Wärmeträger höherer Temperatur.*

Als Arbeitsstoffe, denen mit Hilfe eines *Druckminderungsventils* Gelegenheit zur Verdampfung gegeben und die durch einen *Kompressor* (Verdichter) zur Kondensation gezwungen werden, werden im allgemeinen heute Freon (Dichlordifluormethan) eine geruchlose, ölartige Flüssigkeit, Ammoniak oder schweflige Säure verwendet.

Mit der dem Wasser im Verdampfer entzogenen und mit dem Gas fortgeführten Wärme wird bei der Kondensation des Gases im Verflüssiger Wasser oder Luft zu den Temperaturen aufgeheizt, die für den gewollten Zweck, eine Warmwasser- oder Luftheizung oder für die Erwärmung von Badewasser, erforderlich sind.

Geeignet ist die Wärmepumpe überall dort, wo keine allzu hohe Temperatur gefordert wird, also für Decken-, Wand- und Fußbodenheizung, für Luftheizung, oder wenn die Temperatur des Wassers eines Schwimmbades beim Umwälzen nur um wenige Grade gehoben zu werden braucht. *Wirtschaftlich* ist nur, wenn die erforderliche Arbeitsleistung für den Antrieb des Motors für den Verdichter billig ist, z. B. in Form von Abfallenergie, oder wenn im Sommer für Kühlzwecke ohnehin eine Kühlmaschine vorhanden sein muß, die im Winter als Wärmepumpe ausgenutzt werden kann, oder wenn die Anlage gleichzeitig zum Heizen und zum Kühlen (Eiserzeugung) verwendet wird.

Von den **Dampfheizungen** ist die *Niederdruckdampfheizung*, bei der ein Sicherheitsrohr von 5 m Länge einen Überdruck von höchstens $^1/_2$ Atm. verbürgt, die einzige überhaupt für Wohnräume in Betracht kommende Form einer Dampfheizung.

Ideal ist sie nicht. Ihre Wirkung besteht darin, daß in den Radiatoren der Dampf zur Kondensation kommt, dabei Wärme frei wird zur Abgabe an den Raum und das Kondenswasser abfließt. Die Regulierung ist hier nur in engen Grenzen möglich. Bei Schwankungen im Druck entstehen durch die Kondensationsprozesse im Röhrensystem lästige Klopfgeräusche. Ungünstig ist im Hinblick auf die zu starke Strahlungswirkung die hohe Oberflächentemperatur der Heizkörper, bei der auch Staubverschwelung nicht ausbleiben kann. Durch richtig konstruierte Heizkörper, in denen aus Düsen ausströmender Dampf erst Wasser erwärmt, kann dieser Nachteil vermindert werden. Vorzüge sind

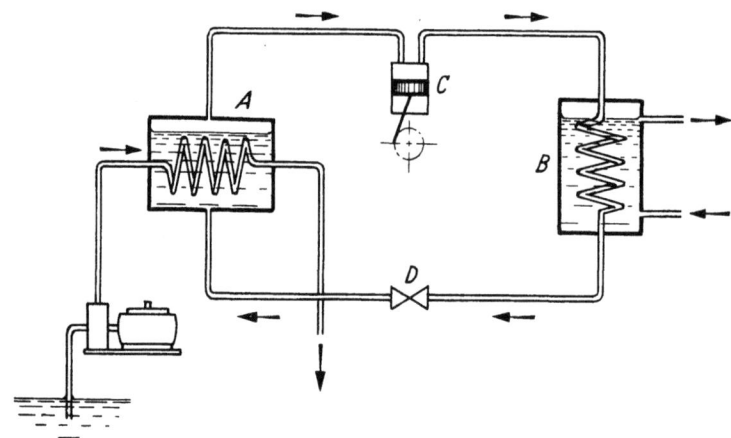

Abb. 25. Wirkungsweise einer Wärmepumpe.

A = das Verdunstungsgehäuse; es enthält einen Kühlstoff (Ammoniak, Freon usw.), der bereits bei niedriger Temperatur siedet. Flußwasser wird in Spiralröhren durch das Verdunstungsgehäuse gepumpt und gibt Niedrig-Temperatur-Wärme ab, die das Ammoniak zum Sieden bringt.

B = der Kondensator, durch den das zur Heizung des Gebäudes verwendete Wasser hindurchgepumpt wird; es kommt mit einer Temperatur von 43° C aus den Heizkörpern im Gebäude an. Die Röhren im Kondensator enthalten den gasförmigen Kühlstoff, der nun von der Pumpe komprimiert und damit auf 82° C gebracht worden ist.

C = ein Kompressor, der den Druck im Verdunstungswasser verringert und das nun gasförmige Ammoniak, das die dem Flußwasser entzogene Wärme enthält, herauspumpt.

D = das Ausdehnungsventil, durch das der wieder abgekühlte und zur Flüssigkeit kondensierte Kühlstoff in das Verdunstungsgehäuse *A* zurückkehrt, nachdem er seine Wärme bei *B* abgegeben hat.

die schnelle Anheizmöglichkeit und die ebenso schnell mögliche Abschaltung der Heizung, auch in ihrer Wirkung auf den einzelnen Heizkörper. Das sind die Eigenschaften, die die Niederdruckdampfheizung geeignet machen für Räume, für die nur eine zeitbegrenzte Heizung verlangt wird, für Versammlungsräume aller Art und Arbeitsräume. Sie ist überall dort zu empfehlen, wo in einem industriellen Betrieb Dampf sonst ungenutzt verlorenginge.

Hochdruckdampfheizung, bei der im Heizkörper ein Druck von bis zu 3 Atm. entsteht, hat hygienisch keine Vorzüge, dafür aber alle Nachteile der Niederdruckdampfheizung. Für Wohnräume scheidet sie aus. Das Entstehen von lästigen Geräuschen ist häufiger als bei jener. Darüber hinaus kann auch bei bestem Material die Gefahr von Zerknall nicht ausgeschlossen werden. Der Vorteil unbeschränkter horizontaler Ausdehnung wiegt für Wohngebäude nicht schwer.

Die Gefahren fallen fort bei der *Vakuumheizung*, bei der der Druck unterhalb einer Atmosphäre gehalten wird. Aber auch diese Form der Heizung hat die erwähnten Nachteile. Wie die Hochdruckdampfheizung dient sie in erster Linie der Ausnutzung von Dampf, der entweder im Betrieb ohne weiteres zur Verfügung steht oder sonst ungenutzt bliebe.

Alle Dampfheizungsanlagen mit einem Druck über 0,15 atü sind genehmigungs-
pflichtig, ihre Anlage und ihr Betrieb an die Erfüllung besonderer Vorschriften
gebunden.

Fernheizung. Immer weitere Verbreitung gewinnt in neuerer Zeit die *Fernheizung.* Sie wird als die Heizung der Zukunft bezeichnet.

Sowohl als Warmwasserheizung wie als Dampfheizung ausgebildet, unterscheidet sie sich im Prinzip nicht von beiden. Nur mit der Ausdehnung des
Wirkungsbereiches einer einzigen Heizungsanlage auf eine große Anzahl von
Gebäuden oder auf ganze Stadtteile ist ein neuer Weg eingeschlagen. Die hohen
Kosten der Anlage sind bedingt durch die Notwendigkeit, den Fernleitungen
eine sehr gute Wärmeisolierung zu geben. Sollen große Röhrenquerschnitte
vermieden werden, so müssen bei Warmwasserheizung Pumpen eingeschaltet
sein, die dem Warmwasser eine Geschwindigkeit von 2—3 m/sec verleihen. Im
Betrieb soll durch geringeren Verbrauch an Brennmaterial eine Ersparnis von
5—25% erzielt werden, die aber zum Teil durch hohe Verwaltungskosten wieder
aufgehoben werden. Wie bei der zentralen Wasserversorgung ist auch hier die
Frage noch nicht gelöst, wie die Kosten zu verteilen sind, etwa durch Feststellung
des Verbrauchs an Wärme durch Wärmezähler oder durch Pauschalvergütungen.

Der Untersuchung des Effekts einer Heizanlage dienen die üblichen Meßgeräte
für Temperatur und Feuchtigkeit. Die Vorschrift, die Bestimmung der Raumtemperatur solle in 1,50 m Höhe über dem Fußboden erfolgen, ist dahin zu
ergänzen, daß bei Fußbodenheizung bereits in 50 cm Höhe die gleichmäßige
Raumtemperatur festzustellen ist. Über etwa vorliegendes Temperaturgefälle
können nur Messungen an verschiedenen Stellen der Außen- und Innenwände
und in verschiedenen Höhen des Raumes Aufschluß geben. Einmalige Feststellung hat bei der Beeinflußbarkeit vieler Räume durch die Außentemperatur
nur bedingten Wert.

Zur Feststellung der „mittleren Oberflächentemperatur" der Wände, deren
Abstrahlung einen so wesentlichen Einfluß auf das Wohlbefinden ausübt, wird
das Katathermometer verwendet.

Strahlungsheizung. Ganz neue Möglichkeiten haben sich für die Warmwasserheizung erschlossen durch die Entwicklung der Strahlungsheizung, einer *großflächigen Wandbeheizung,* als Decken-, Wand- und Fußbodenheizung [Strahlungs-
heizung (Radiant heating), auch Flächenheizung (Panel heating) genannt], eine
Entwicklung, die seit 1909 ihren Ausgangspunkt davon nahm, daß der angel-
sächsische Geschmack das Aufstellen von Heizkörpern im Raum ablehnt. In England und Amerika hat seit Ende der 20er Jahre die Deckenheizung und Wandheizung vielfache Anwendung gefunden und sich unzweifelhaft bewährt. Entweder
kann ein Rohrsystem im Fußboden verlegt oder in die Decke einbetoniert werden,
wo es bei geeignetem Rohrmaterial selbst als tragendes Element mitwirken kann.
Eine dritte Möglichkeit ist die Anbringung großflächiger Heizkörper, von Platten-
heizkörpern in den Wänden. Schließlich kann noch bei der sog. „AKO-Heizung"
sowohl der untere Teil der Wand beheizt werden, wie die Deckenheizung eines
Raumes für die Erwärmung des Fußbodens des darüber liegenden Raumes
durch geringe Isolierung von dessen Bodenbelag ausgenutzt werden kann.

Diese Heizungsarten sind nichts anderes als eine verfeinerte Anwendung der
Strahlungswärme, wie sie das offene Kaminfeuer in anziehender, aber einseitiger
Form liefert. Hier werden nicht, wie bei allen anderen Heizungsarten, die Wände
durch die Raumluft erwärmt, sondern die Wände selbst werden zu Heizflächen
gemacht. Damit wird die immer als Mißstand empfundene Abstrahlung des
menschlichen Körpers an zunächst kühle Wände durch den Empfang der Wärme

von den Wänden her ersetzt, somit ein Zustand erreicht, der im Freien bei milder Sonnenstrahlung gegeben ist.

Die Wärme wird dem Raum bei Deckenheizung ausschließlich durch *Strahlung* zugeführt. Bei Wand- und Fußbodenheizung wirkt neben der Abstrahlung von den großen Heizflächen auch etwas Konvektion mit. Die sehr großen Heizflächen erlauben, die Heizungstemperatur niedrig zu halten, daher die abstrahlende Wärme in milder Form abzugeben und dadurch eine sehr gleichmäßige Raumtemperatur zu erzeugen. Ihr größter, nicht bestrittener Vorteil ist, daß durch die gleichmäßige Raumtemperatur und die Tatsache, daß im wesentlichen die *Heizung von unten nach oben* erfolgt, ein Zustand entsteht, der dem *normalen Temperaturgefälle* der Außenwelt sehr nahekommt, falls nicht etwa infolge Durchlässigkeit der Außenwand, z. B. in der Nähe der Fenster, örtliche Störungen auftreten. Aber auch solche Mängel lassen sich abstellen.

Die Diskussion über die Vorzüge der einen oder anderen Anbringungsart, leidenschaftlich in technischen Kreisen geführt, ist noch nicht abgeschlossen. Es hat den Anschein, als gewinne die Fußbodenheizung nach praktischen Erfahrungen mehr Freunde als die Deckenheizung, die allerdings wieder den Vorteil hat, daß in der heißen Jahreszeit anstatt warmen Wassers, kaltes zu Kühlzwecken durch die Röhren gedrückt werden kann. In diesem Falle wirkt die Anlage nicht durch Strahlung, sondern durch Konvektion. Die warme Raumluft kühlt sich an der Decke ab, sinkt herab und wird durch aufsteigende warme Luft ersetzt.

Subjektiv werden die *milde, strahlende Wärme*, das Fehlen allen verschwelenden Staubes, die relativ niedrige Lufttemperatur, die nicht durch Unachtsamkeit gesteigert werden kann, als besonders angenehm empfunden. Auch Blumen gedeihen in so gewärmten Räumen.

Als ein Nachteil der Fußbodenheizung wird angeführt, schon eine Erhöhung der Fußbodentemperatur von 25 auf 30⁰ führe zu Unbehaglichkeit und Fußmüdigkeit, höhere Grade zu Wundsein der Füße. Von Schwestern in Krankenhäusern, die viel herumgehen müssen, ist darüber geklagt worden. Aber die Forderung, die Temperatur dürfe an der Fußbodenoberfläche 25⁰ nicht übersteigen, eine Temperatur, bei der schon 50 cm höher die durchaus erwünschte Lufttemperatur von 18⁰ sich einstellt, ist bei der guten Regulierbarkeit dieser Heizungen leicht zu erfüllen.

Bei der Deckenheizung werden Temperaturen von 30⁰ bis höchstens 50⁰ als angemessen und angenehm vorgeschrieben. Dann ist eine günstige Temperaturverteilung im unteren Teil des Raumes gesichert, weil der Fußboden die Strahlung verschluckt und unmittelbar wieder Wärme abgibt, während die Luft unbeeinflußt bleibt. Im Gegensatz zu jeder Heizung mit im Raum aufgestellten Heizkörpern, bei der die Fußbodentemperaturen immer um 1⁰ geringer sind als die Luft in 1 m Höhe, ist es hier umgekehrt. Die Forderung „warme Füße, kühler Kopf" ist erfüllt. Man atmet kühle Luft mit ihrem natürlichen Wassergehalt. Klagen sollen nur gelegentlich von Leuten mit Glatze geäußert worden sein.

Technisch, was die Qualität und den Einbau des Röhrensystems angeht, kann das Problem als gelöst gelten. Dieser Form der Warmwasserheizung dürfte eine starke Ausbreitung beschieden sein, ihr und der hier schon zu erwähnenden *großflächigen elektrischen Heizung*. Bei dieser treten an die Stelle der Warmwasserröhren metallische Gewebe oder Leiter als Träger von Strom niederer Spannung von etwa 42 V, die gefahrlos unmittelbar unter dem Linoleum des Fußbodens breitflächig verlegt oder an der Decke auf Sperrholzplatten aufgetragen werden. Hier gilt als Vorzug, daß kein Verlust durch Wärmeumformung eintritt.

Von diesen Arten der Großflächenheizung mittels Warmwasser oder elektrischem Strom ist die elektrische nur tragbar, wenn Räume mit kürzerer Heizdauer am Tage, Schulen, Kirchen, Büroräume usw., beheizt werden müssen. Je länger die tägliche Heizzeit ist, also in Wohnungen, in Krankenhäusern, in Heimen, um so teurer wird sie im Verhältnis zu anderen Heizungsarten. Die Kosten sind 50% höher als bei Verwendung von Dampf. Die elektrische Heizung vermeidet aber durch die Art ihrer Verlegung unmittelbar unter einer dünnen, nicht dämmenden Schicht jede Wärmespeicherung, durch die die Raumtemperatur sekundär beeinflußt werden würde.

Beleuchtung.

Das *Bedürfnis*, viel Tageslicht in das Haus hereinzulassen und seine Räume künstlich zu beleuchten, hat nicht immer bestanden. Die *Möglichkeit* einer dem Tageslicht gleichwertigen Beleuchtung hat erst die neueste Zeit geschaffen.

In die Häuser der Menschen primitiver Kultur der Tropen dringt wenig Licht, direktes Sonnenlicht fast gar nicht, nicht weil es unmöglich wäre, sie durch Fenster der Außenwelt zu öffnen, sondern weil das völlig geschlossene Haus am besten Schutz verleiht gegen das Eindringen der draußen umgehenden bösen Geister.

In den eng aneinander gebauten Häusern der antiken Städte des Mittelmeergebietes sollte die Sonne möglichst keinen Raum unmittelbar erreichen. Nur im Atrium sah der Bewohner den Himmel. Die Erhitzung des Bodens ist im trockenwarmen Klima gefürchteter als die unmittelbar wirkende strahlende Wärme der Sonne. Noch heute baut man so in Nordafrika. Die Goldelfenbeinbilder des Zeus in Olympia und der Athena Parthenos empfingen nur unbestimmtes, reflektiertes Licht vom Marmorboden vor der Türschwelle der Cella.

Abgedämpftes Licht gehörte zu der ihm gemäßen Umwelt des mystisch eingestellten mittelalterlichen Menschen. Die Gotik öffnete die ganze Wandfläche ihrer Kathedralen. Ein Lichtstrom hätte sie durchfluten können. Das farbige Fenster wehrte ihm den Eintritt.

Dem zur Klarheit des Erkennens dringenden Menschen aber waren Räume zuwider, „wo selbst das liebe Himmelslicht trüb durch gemalte Scheiben bricht". Erst wenn die Menschen

„Aus niedriger Häuser dumpfen Gemächern,
Aus dem Druck von Giebeln und Dächern,
Aus der Straßen quetschender Enge,
Aus der Kirche ehrwürd'ger Nacht"

in Feld und Wald hinausgingen, waren sie „ans Licht gebracht".

Wenn in der engen Zelle „die Lampe freundlich wieder brennt" ist dem Denker Helligkeit im Herzen und Klarheit der Vernunft wiedergegeben.

Nur ein erkennender Mensch an der Grenze zweier Zeiten, wie Goethe es war, konnte das Unzulängliche einer Zeit, die des Lichtes sich nicht zu bedienen wußte, so tief erfassen und zugleich, wie sehr es die Quelle des Lebens sei. Mephisto ist ihm der Feind des Lichtes schlechthin. Er verhöhnt es und wünscht seinen Untergang.

Sehr langsam haben die Menschen des nördlichen Teils der gemäßigten Zone sich von der Auffassung gelöst, es sei notwendig für die Gesundheit, dem Hause die mühsam erzeugte Heizwärme zu erhalten. Die frische Luft, die aus breiten, geöffneten Fenstern hereindringt, war schädlicher Einwirkung verdächtig. Lieber verzichtete man auf das Licht, indem man sie klein und geschlossen hielt.

Erst die Barockzeit erlernte, Licht durch weite Öffnungen mit großen Glasscheiben anstatt schmaler, niedriger, mit Butzenscheiben oder mit gemalten, in Blei gefaßten Glasbildern in den Raum einströmen zu lassen, auch in den Räumen selbst durch helle Farben der Wände ein starkes Reflektieren des Lichtes zu erzeugen, deshalb auch die Häuserfronten hell zu färben.

Wunderlicherweise erlebte das ausgehende 19. Jahrhundert mit einer maskeradenhaften Anempfindung an mittelalterliche Ästhetik einen Rückfall im „altdeutschen Stil". Die Butzenscheiben feierten eine Auferstehung, die Fensterflächen wurden künstlich mit schweren Vorhängen verkleinert, die Wände mit dunklen Tapeten verkleidet. Dämmerige Stimmung im Raum galt dieser Zeit irrenden Geschmacks als kultiviert.

Die technische Zivilisation unserer Zeit entwickelte sich rasch an dieser Verirrung vorbei, und heute gilt *Helligkeit der Wohnräume* für ebenso notwendig, wie die *Helligkeit von Arbeitsräumen und jedes Arbeitsplatzes* in ihnen, ohne daß damit der Anspruch aufgegeben wäre, darin die Kultur unserer Zeit zum Ausdruck zu bringen.

Forderungen der physischen und psychischen Hygiene stehen nebeneinander. Schädigungen der Gesundheit durch Überanstrengung des Sehorgans sollen vermieden werden. So umstritten es sein mag, ob die *Myopie* durch ungünstige Beleuchtungsverhältnisse verursacht werden könne oder nicht (Schulmyopiefrage), so wird doch mit Recht angenommen, daß durch mangelhaftes, durch zu starkes und durch blendendes Licht Refraktions- und Adaptionsstörungen und Erkrankungen der lichtbrechenden Medien des Auges entstehen können. Wenn betont wird, im Gewerbebetriebe liege es im Interesse des Unternehmers, die Arbeitsplätze gut zu beleuchten, weil dadurch die Arbeitsleistung gesteigert würde, so liegt darin nur scheinbar eine kalte Berechnung. Tatsächlich beruht diese bessere Leistung großenteils darauf, daß das Gefühl, bei gutem Licht zu arbeiten, die *Arbeitsfreudigkeit* erhöht. Eine Wohnung aber ist stimmungsvoll, wenn ihre Räume ein abgewogenes, gleichmäßiges ruhiges Licht empfangen. Darin liegt es, daß heute einer reflektierenden Deckenbeleuchtung durch Deckenstrahler oder verdeckt angebrachte Soffittenlampen gern der Vorzug gegeben wird und warum in Museumsräumen mit Oberlicht wir uns besonders aufnahmefähig fühlen für den durch nichts abgelenkten und eingeschränkten Genuß der Kunstwerke.

Diese Entwicklung, die von der Hygiene auf Grund der stichhaltigsten Argumente der Physiologie und der Umweltforschung gefordert wurde, wäre aber nicht zu ihrem heutigen Stande gelangt, hätte nicht die Beleuchtungstechnik in weniger als einem Jahrhundert durch Erfindungen, von denen die eine die andere rasch überholte, ungeahnte Möglichkeiten der künstlichen Beleuchtung geschaffen.

Jahrtausende hindurch hatte das *Öllämpchen*, nur abgewandelt im Größenmaß und der Anzahl der Flammen, im Norden der *Kienspahn* und die *Fackel* der Raumbeleuchtung gedient, später bis in die neueste Zeit abgelöst durch die *Kerze*, dann durch die *Rüböllampe*. Die *Petroleumlampe* galt als ein revolutionärer Fortschritt, den die ältere Generation der Mitte des vorigen Jahrhunderts wegen zu grellen, „unnatürlichen" Lichts ablehnte. Die *leuchtende Gasflamme* wurde bald durch das *Gasglühlicht* ersetzt. Die Verbilligung der Carbidgewinnung gab das *Acetylen* zum weiteren Gebrauch frei.

Alles überholte in den vielfachen Formen seiner Ausnutzung der elektrische Strom. Heute dient er auch zur Normierung der Stärke des Lichtes, das er erzeugt, und des Tageslichtes.

Mit diesem gewaltigen Fortschritt der Beleuchtungstechnik ist die Spanne zwischen einer *Tageslichtbeleuchtung* und *künstlicher* Beleuchtung auf ein geringes herabgesetzt, ja es kann für bestimmte Arbeitsaufgaben und unter verschiedenen hygienischen Gesichtspunkten die künstliche Beleuchtung wegen ihrer größeren *Gleichmäßigkeit* und *Abstufbarkeit* nicht nur als zweckmäßiger, sondern auch als hygienisch günstiger angesehen werden. Dazu kommt, daß die Bestimmung der lichttechnischen Daten bei künstlichem Licht mit größerer Sicherheit durch *einmalige* Messung stattfinden kann, als bei dem unter vielfachen Einflüssen wechselnden direkten oder reflektierten Tageslicht. Das hat dazu geführt, daß in allerdings bisher seltenen Fällen für klimatisierte Räume auf Tageslicht ganz verzichtet worden ist.

Lichteinheiten.

Die für Lichtmessungen gebräuchlichen Einheiten, wie sie den von der „*Deutschen Lichttechnischen Gesellschaft*" herausgegebenen Normen (DIN 5034, 5035) zugrunde liegen, sind *keine international vereinbarten Einheiten*. Für Deutschland gelten folgende Maßeinheiten:

1. Als Einheit der *Lichtstärke*, von der die anderen Einheiten abgeleitet werden, gilt die *Hefnerkerze* (HK), die Lichtstärke einer Amylacetatlampe von 8 mm Dochtdurchmesser und 40 mm Flammenhöhe, welche unter Normalbedingungen 9,6 g Amylacetat stündlich verbrennt und die ihr Licht in *horizontaler Richtung* ausstrahlt. Eine Hefnerkerze stimmt nahezu überein mit der internationalen Einheit *Neue Kerze* (NK), 1,09 HK = 1,0 NK.

2. Der von ihr ausgestrahlte *Lichtstrom*, als „Lumen" (lm) bezeichnet, ist die Einheit, die erhalten wird, wenn eine Lichtquelle von der Stärke einer Hefnerkerze die Lichtstärke gleichmäßig in die Einheit des Raumwinkels ausstrahlt.

3. Aus ihr errechnet sich als weitere Einheit die „Lumenstunde" (lmh), für die *Lichtmenge*, die erhalten wird, wenn eine Lichtquelle den Lichtstrom 1 lm während 1 h ausstrahlt.

4. Die Einheit, die *hygienisch an Bedeutung weitaus überwiegt*, ist das „Lux" (lx), die *Beleuchtungsstärke*. 1 lx wird erhalten, wenn der Lichtstrom 1 lm auf die Fläche 1 m² eingestrahlt wird.

5. Schließlich wird als „*Stilb*" (sb) bezeichnet die *Lichtdichte* (Flächenhelle, Glanz). 1 sb wird erhalten, wenn die Lichtstärke von 1 Hefnerkerze von einer ebenen Fläche von 1 cm² in senkrechter Richtung ausgestrahlt wird.

Die Lichtdichte ist abhängig von dem diffusen *Reflexionsvermögen* eines Körpers, der *Albedo*, womit das Verhältnis des zurückgeworfenen zum auffallenden Licht bezeichnet wird.

Die *Beleuchtung* einer Fläche ist lediglich von dem auftreffenden Lichtstrom abhängig, nicht von der Farbe oder der sonstigen Beschaffenheit der Fläche. Die *Albedo* ist insofern von hygienischer Bedeutung, als für die *Wahrnehmung* von Gegenständen oder Zeichen aber auf einer Fläche mit dem Auge die von der Fläche *reflektierte* Lichtmenge, mithin die *Beschaffenheit der Fläche* selbst, entscheidend ist. Blaue Schrift auf gelbem Grund soll von Schulkindern schneller und mit weniger Anstrengung gelesen werden als weiße auf schwarzem Grund. Mit kanariengelber Farbe, deren Reflexion mit 70% der blanker Metalle gleichkommt, gestrichene Zimmerwände wirken so, als erhalte der Raum Sonnenlicht. Für den Hygieniker ist die Albedo also wichtig bei der Auswahl von Druck- und Schreibpapier und bei der Begutachtung von Innenanstrich für Arbeitsräume. Ein Körper wird weiß genannt, wenn er alle Strahlen des ihn treffenden Sonnenlichtes reflektiert, schwarz, wenn er keine reflektiert. Er erscheint gefärbt, wenn er nur Strahlen bestimmter Wellenlänge reflektiert, grau, wenn er von allen Strahlen einen bestimmten Bruchteil reflektiert.

Nur von einem verhältnismäßig kleinen Wellenbereich des elektromagnetischen Spektrums, von den Strahlen von einer Wellenlänge von etwa 0,8 μ (äußerstes Rot) bis zu 0,4 μ (äußerstes Violett) wird unser Sehnerv physiologisch gereizt.

Allen diesen Strahlen kommt *Wärmewirkung* zu. Das Maximum der Energie liegt im sichtbaren Spektrum bei 0,6 μ.

Leuchtend für unser Auge infolge hoher Temperatur (thermoaktine Strahlung) sind alle unsere gebräuchlichen Lichtquellen, bei denen entweder feste Körper sich durch eine Flamme entzünden lassen und weiterbrennen, indem sie in Gasform übergehen und in ihrer Flamme Teile dieser Körper ins Glühen geraten. Das sind pflanzliche und tierische Öle, Fette, Petroleum, Stearin. Dann sind es Gase, die in leuchtender Flamme brennen, Leuchtgas, das auch in verflüssigter, ungiftiger Form als „Propan" zur Verfügung steht, und Acetylen, schließlich feste Körper oder Gase, die durch nichtleuchtende Gasflammen oder durch den elektrischen Strom zum Glühen gebracht werden. Bei leuchtender Flamme ist es der Kohlenstoff, der aus dem zersetzten Brennstoff entsteht, bei den Glühstrümpfen eine feste Masse aus Thoroxyd mit etwas Ceroxyd, die in der heißen, nicht leuchtenden Flamme glüht, beim elektrischen Strom ein zum Glühen erhitzter Kohlen- oder Metallfaden. Beim Bogenlicht glühen die Enden der Kohleelektroden infolge der Erhitzung der zwischen ihnen befindlichen Luftstrecke.

Die allen Strahlen zukommende chemische Wirkung wird nachweisbar auf der photographischen Platte.

Die sog. *allaktine Strahlung*, bei der die Temperatur nur eine verhältnismäßig geringe Bedeutung hat, wird als *Luminescenz* bezeichnet (Leuchtkäfer).

Phosphorescenz (Nachleuchten) und *Fluorescenz* (Mitleuchten) wird vorwiegend durch ultraviolette Strahlen bewirkt.

Vorwiegend ultraviolette Strahlen bewirken auch elektrische Entladung und Ladung von Metallen.

Die für hygienische Forderungen und Aufgaben wichtigste Einheit ist die *Beleuchtungstärke*, gemessen in Lux.

Die älteren komplizierten Methoden ihrer Bestimmung mit dem WEBERschen *Photometer* und anderen auf Vergleich der zu messenden Beleuchtungsstärke mit einer bekannten beruhenden Methoden sind heute ersetzt durch *lichtelektrische Beleuchtungsmesser* (Luxmeter), sehr vollkommene Konstruktionen, die ohne Berechnung unmittelbar das Ablesen der Luxzahl an einer Skala erlauben. Diese Geräte arbeiten mit einer für alle hygienischen Zwecke der Beurteilung von Tageslicht und künstlicher Beleuchtung ausreichenden Genauigkeit.

Sie beruhen auf der Tatsache, daß zwischen einem elektrischen Halbleiter (Selen) und Metallen sich eine Sperrschicht bildet, die den elektrischen Strom nur in einer Richtung durchläßt, bei Belichtung aber selbst Strom erzeugt, welcher durch ein Milliamperemeter registriert wird, das in Lux geeicht ist.

An *Tageslicht* und *künstliche Beleuchtung* können nicht die gleichen Forderungen gestellt und an sie nicht die gleichen Maßstäbe angelegt werden.

Tageslichtbeleuchtung.

Die *Tageslichtbeleuchtung* wird beherrscht von einem Faktor, der von unserem Einfluß ganz unabhängig ist, dem *Himmelslicht*, das sich aus dem *Sonnenlicht* und dem von der Atmosphäre ausgestrahlten, *zerstreuten Himmelslicht* zusammensetzt. Beide sind in unseren Breiten einem fast dauernden Wechsel unterworfen. Das Himmelslicht wirkt im Raum als unmittelbar eingestrahltes, als innen reflektiertes und von außen reflektiertes Licht. Auf diesen Komplex wechselnder Faktoren müssen Fenstergröße, Raumtiefe, sowie Arbeitsplatzanordnung eingestellt werden. Immer, mit Ausnahme einer Oberlichtbeleuchtung, wirkt es als Seitenlichtbeleuchtung, die in vielen Hinsichten künstlicher Raumbeleuchtung unterlegen ist. *Maßgebend* für die *Güte* einer Tageslichtbeleuchtung aber ist zu allererst *das lichtspendende Himmelslicht*. Ihm müssen alle Beleuchtungsweisen angepaßt sein.

Die starken Schwankungen der natürlichen Beleuchtung zwischen sonnigen, wolkigen und trüben Tagen und Stunden, in unseren Breiten auch infolge des mit den Jahreszeiten stark wechselnden Hochstandes der Sonne und den längeren und kürzeren Lichttagen, machen es notwendig, die erforderliche Beleuchtungsstärke bei Tageslicht auf einen *Minimalwert* zu beziehen. Als solcher wird angenommen, daß im Raum die nötige Beleuchtungsstärke vorhanden sein muß, wenn die *Horizontalbeleuchtung im Freien* (auf einem hochgelegenen flachen Dach festgestellt) *unter den ungünstigsten Verhältnissen, bei bedecktem Himmel im Dezember*, 3000 lx beträgt. Diese Beleuchtungsstärke wird im Monatsmittel im Dezember vor 9^{15} Uhr und nach 14^{45} Uhr, im Jahresmittel vor 6^{30} Uhr und nach 17^{30} Uhr nicht erreicht. Sie umfaßt aber die Hauptzahl der Arbeitsstunden.

Eines der Kriterien für die Beleuchtungsstärke im Raum ist der sogenannte „*Tageslichtquotient*" (Tageslichtkennzahl, T). Bei ihm wird die Beleuchtungsstärke eines Platzes im Raum ins Verhältnis gesetzt zu der *Horizontalbeleuchtungsstärke im Freien*, festzustellen durch zwei zu vergleichende photometrische Aufnahmen und zu errechnen nach der Formel:

$$T = \frac{\text{Beleuchtungsstärke an einer bestimmten Raumstelle} \times 100}{\text{horizontale Beleuchtungsstärke im Freien}}.$$

Nur bei bedecktem, gleichmäßig beleuchteten Himmel ergeben sich für T konstante Beziehungen, nahezu konstante Werte, zwischen der Helligkeit eines Arbeitsplatzes und der sie bedingenden Himmelshelligkeit. Bei der Annahme, daß die Himmelshelligkeit 3000 lx betrage, würde bei einem T von 1,0% die Beleuchtungsstärke an dem betreffenden Arbeitsplatz 30 lx betragen. Ein reflektierender Wandanstrich ändert daran nur wenig. Bei klarem

Himmel übersteigt die Beleuchtungsstärke im Freien den als Minimalwert angenommenen Wert von 3000 lx erheblich, die Schwankungen von T sind aber dann sehr groß.

Es wird angenommen, daß, wenn $T = 2\%$, daher die Beleuchtungsstärke der Meßstelle im Raum 60 lx beträgt, für eine Arbeitsstelle die „erwünschte" Beleuchtungsstärke für Lesen und Schreiben und mittelschwere Arbeit gegeben ist. Es genügen aber, in Hinblick darauf, daß die Beleuchtungsstärke im Freien in der überwiegenden Zahl der Arbeitsstunden größer ist als 3000 lx, auch geringere Werte. So wurde z. B. durch Versuche in einem großen staatlichen Amt festgestellt, daß im Winter an den Arbeitsplätzen erst bei einem Sinken der Beleuchtungsstärke unter 30 lx das Bedürfnis bestand, die künstliche Beleuchtung einzuschalten. Selbst für Lesen und Schreiben und natürlich für alle gröbere Arbeit genügen Beleuchtungsstärken von 40 lx, wohingegen für feine und sehr feine Arbeit bis zu 300 lx ($T = 10\%$) gefordert werden. Einigkeit besteht aber über diese Forderungen nicht, besonders nicht, wenn es sich um feine und feinste Arbeit handelt. Selbst 70—100 lx werden noch als „wünschenswert" bezeichnet. Bei Sehfehlern ist eine Erhöhung notwendig. Persönliche Unterschiede in der Empfindlichkeit des Sehorgans und die Vielfalt der Arbeitsweisen machen es so gut wie unmöglich, allgemeingültige Beleuchtungsstärken festzulegen.

Was die Bestimmung des Tageslichtquotienten anlangt, so hat sich gezeigt, daß es möglich ist, an Stelle der schwierig gleichzeitig mit der Aufnahme im Raum zu bestimmenden Horizontalbeleuchtungsstärke auf einem hochgelegenen flachen Dach, die Feststellung der Himmelsbeleuchtung auch mit einem 50 cm außerhalb des Fensters oder innerhalb des Fensterrahmens gehaltenen Beleuchtungsmesser vorzunehmen, vorausgesetzt, daß dabei das halbe Himmelsgewölbe erfaßt wird. (SELTER).

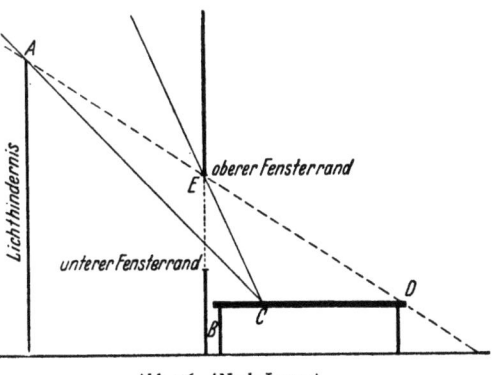

Abb. 26. (Nach LIESE.)

Entscheidend für die Beleuchtungsstärke an einem Arbeitsplatz im Raum ist die *Größe des Himmelsstücks*, das ihn beleuchtet und seine *Erhebung über den Horizont*.

Daraus ergibt sich unter anderem, daß *kein Raum als Tagesarbeitsraum geeignet ist, der überhaupt kein unmittelbares Himmelslicht, sondern nur reflektiertes Licht empfängt.* Solche Räume sollten auch nicht Menschen zu dauerndem Aufenthalt angewiesen werden. Das reflektierte Licht, sei es von gegenüberliegenden Gebäuden, von Straßenflächen oder aus der Reflexion im Raume selbst, kann das Himmelslicht nie ersetzen, kann aber, wenn z. B. ein gut reflektierender Wandanstrich (kanariengelb) gewählt wird, als Zusatzlicht erwünscht sein. Alle Plätze im Raum, an denen in Tischhöhe kein Stück des freien Himmels sichtbar ist, sind für jede feine Arbeit ungeeignet und bedürfen künstlicher Beleuchtung.

Das für einen Arbeitsplatz wirksame Himmelslicht wird bestimmt durch drei Faktoren, durch den *Öffnungswinkel*, den *oberen Neigungswinkel* und den *,reduzierten Raumwinkel'*.

Worum es sich handelt, zeigt Abb. 26, in deren Mitte eine Hauswand mit dem darin angebrachten Fenster und rechts von ihr ein Tisch $B\,D$ von 1 m Höhe dargestellt ist, links ein Hindernis für das Himmelslicht, etwa die Wand eines gegenüberliegenden Hauses. Dann stellt die Linie $A\,E\,D$ die Grenze des unmittelbaren Himmelslichtes dar, der Winkel $A\,C\,E$, gebildet von der Linie $E\,C$ vom oberen Fensterrand zum Arbeitsplatz und der Linie $A\,C$ vom Arbeitsplatz zur oberen Kante des Lichthindernisses, den *Öffnungswinkel*. *Er soll nicht geringer sein als* 4^0. Der Winkel zwischen der Linie $E\,C$ und der Tischfläche $C\,B$ ist der *obere Neigungswinkel*, auch Elevationswinkel genannt. *Er soll mindestens* 27^0 *betragen,*

A C B ist der *untere Neigungswinkel.*

Als *mittlerer Neigungswinkel* wird der Winkel zwischen der Halbierungslinie des Öffnungswinkels und der Tischplatte bezeichnet.

Ein oberer Neigungswinkel von 27⁰ gilt als zulässig, sofern die *Zimmertiefe* nicht größer ist als das Doppelte der Fensterhöhe, gemessen von der Tischplatte bis zum Fenstersturz, womit gleichzeitig gesagt ist, daß es zweckmäßig ist, in Arbeitsräumen den Fenstersturz so hoch wie möglich nach oben zu verlegen.

Ist das Zimmer wesentlich tiefer, so wird der Einfall der Lichtstrahlen zu schräg und, wenn überhaupt Himmelslicht durch den dann sehr groß werdenden Öffnungswinkel sichtbar wird, blendet es.

Die genannten Maße berücksichtigen aber nur die senkrechte Ausdehnung des Himmelsstücks, das im Fenster sichtbar wird, während die *Lichtgüte* von seiner Ge-Gesamtgröße abhängt. Zwar ist die Höhe des schmalen Rechteckes, als welches das Himmelsstück im Fenster vom Zimmer her erscheint, bedeutungsvoller als seine Breite und zwar je mehr man sich vom Fenster entfernt. Auch beeinflußt die Höhe des Stockwerks nur den Öffnungswinkel, nicht aber den Breitenwinkel. Wesentlich ist aber, daß die Helligkeit, die von den Lichtstrahlen auf einer Fläche hervorgerufen werden, proportional ist dem Sinus des Neigungswinkels.

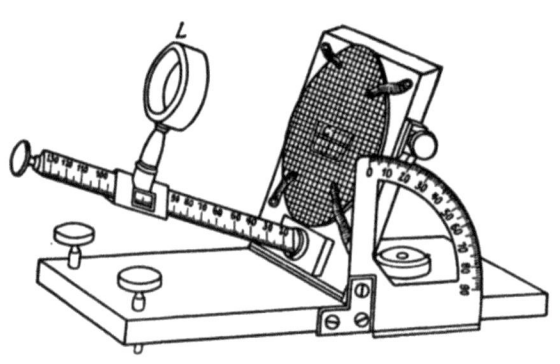

Abb. 27. WEBERscher Raumwinkelmesser.

Es ist daher genauer, statt mit dem bloßen Öffnungswinkel mit dem *reduzierten Raumwinkel* zu arbeiten, der auch die flächenhafte Ausdehnung des Himmelslichtes berücksichtigt.

Diesem Zweck dient die Feststellung der *Quadratgrade* des reduzierten Raumwinkels mittels des WEBERschen Raumwinkelmessers. Als Minimum gelten 50 Quadratgrade, nach neueren Auffassungen werden 100 Quadratgrade gefordert. (Das ganze Himmelsgewölbe hat 41 253 Quadrate von 1⁰ Seitenlänge.)

Bei dem WEBERschen Apparat wird mittels einer Linse von 11,45 cm Brennweite auf Papier mit feiner Quadrierung, in der jedes Quadrat einer Himmelsfläche von 1⁰ Seitenlänge entspricht, ein Bild des im Fensterrahmen erscheinenden Himmelslichtes scharf eingestellt. Die Zahl der hellen Quadrate gibt den Raumwinkel an. Indem die Papierplatte mit der auf einem Arm angebrachten Linse so lange geneigt wird, bis das Bild des Himmelsgewölbes gleichmäßig um den Mittelpunkt verteilt ist, wird an dem seitlich angebrachten Gradmesser der Neigungswinkel abgelesen.

Aus der Anzahl der Quadrate, multipliziert mit dem Sinus des Neigungswinkels, ergibt sich der reduzierte Raumwinkel (s. Abb. 27).

Je nach dem Zweck eines Gebäudes, ob es um Wohnräume geht mit wenigstens einem Arbeitsplatz am Fenster und einer im übrigen ausreichenden Helligkeit, ob um Schulen, Büroräume, Krankenhäuser usw., werden die Anforderungen verschieden sein und müssen bei der Bauplanung sorgfältig in Betracht gezogen werden. Viele Werte lassen sich an Hand der Baupläne berechnen. Für Wohnräume gilt als Norm, daß in Höhe von 1 m über dem Boden auch an einem vom Fenster am weitesten abgelegenen Platz eine Horizontalbeleuchtung von 30 lx, am Fensterplatz eine solche von 40—50 lx vorhanden sein soll. Ob das erreicht wird, dafür sind Berechnungstafeln ausgearbeitet und Maßstäbe festgelegt worden, die allerdings nicht übereinstimmen und über deren Gültigkeit die Meinungen auseinandergehen.

An zweckmäßiger Tageslichtbeleuchtung wird nach einer von KÜSTER aufgestellten „*Lichtformel*" verlangt, daß in Räumen, die zum dauernden Aufenthalt von Menschen bestimmt sind, unter der Annahme der höchst zulässigen Bebauung der gegenüberliegenden Baufluchtlinie oder der Nachbargrenzen, die *Hälfte der Fußbodenfläche vom Himmelslicht getroffen* sein muß; nur für Ausnahmen wird diese Forderung auf $1/3$ ermäßigt.

Die zulässige *Raumtiefe* wird nach der „Lichtformel" ermittelt:

$$L = B \frac{S}{H - F - S}, \text{ worin ist:}$$

L = Tiefe des Lichteinfalls am Fußboden, von der Front aus in der Richtung des Lichtstrahls,

B = Breite der Straße bis zur gegenüberliegenden Bauflucht oder Hoffläche in der Richtung des Lichtstrahls gemessen,

H = größte zulässige Höhe der Bauflucht- oder Grenzbebauung oder Höhe gegenüberliegender Gebäude auf dem Baugrundstück,

F = Fußbodenhöhe über Bürgersteig oder Hoffläche,

S = Sturzhöhe des Fensters über Fußboden.

Der errechnete Wert L ergibt mit dem Faktor 2 bzw. 3 multipliziert, die zulässige Raumtiefe.

Andere Berechnungen machen es möglich, die erforderliche *Fenstergröße* auf Grund etwa derselben Bedingungen zuverlässiger zu errechnen, als die üblichen „Faustregeln" besagen, nach denen die Fenstergröße $1/10$—$1/8$ der Fußbodenfläche betragen solle, oder die Vorschrift, auf 30 m³ Raum sei 1 m² Fensterfläche anzunehmen oder die Fensterfläche solle 0,2 × der Bodenfläche betragen.

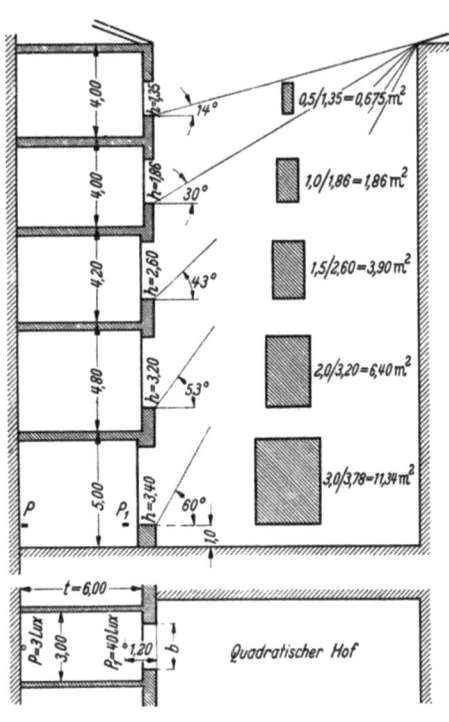

Abb. 28. [Aus BÜNING: Zbl. Bauverw. **55**, 684 (1936).]

Die Abhängigkeit der Fenstergrößen von dem Abstand zur Höhe der umliegenden Baukörper liegt auf der Hand. Wie verschieden sie je nach diesen Umständen zu bemessen sind, zeigt eindrucksvoll Abb. 28.

Auch bei ausreichender Größe der Fensterfläche wird, daran ist nicht zu zweifeln, die Beleuchtung am günstigsten sein, wenn das Fenster möglichst hoch angeordnet und der Fenstersturz bis an die Decke herangeführt oder höchstens 30 cm unterhalb von ihr gehalten wird. Auch dürfen hochgezogene Jalousien den oberen Teil des Fensters nicht verdunkeln. Jeder einfache Versuch zeigt, wie auch nur ein geringes Herablassen der Jalousien die Helligkeit des Raumes vermindert. Aber diese Regeln gelten nur für Arbeitsräume. Bei aller *Lichtfreudigkeit* unserer Zeit werden in Wohnräumen sehr hohe, bis zur Decke reichende Fenster im Sommer als blendend, im Winter als kalt empfunden und breiten, niedrigen Fenstern, womöglich einer Auflösung der Wand in eng nebeneinander gestellte, niedrige Fenster der Vorzug gegeben, wie ja auch große Zimmerhöhen unserem heutigen Raumgefühl nicht entsprechen. *Auch die Hygiene findet eine Grenze im Zeitgeschmack.* Es wäre wichtig, festzustellen, inwieweit eine Auflösung der Wand in die Breite den Verlust der Fensterhöhe zu kompensieren imstande ist. Die mittelalterliche Stadt hat in engen Gassen sich dieses Mittels, das Licht einzufangen, viel bedient.

Der Fortfall breiter Zwischenwände zwischen den Fenstern, hell gestrichenes, knapp bemessenes Rahmenwerk, am günstigsten Stahlfensterfassungen, helfen dazu, den Lichteinfall möglichst wenig zu behindern. Große, ungeteilte, das ganze Fenster einnehmende Scheiben, womöglich in Schiebefenster eingelassen, sind ein Ideal, auch als Verbundfenster sehr zweckmäßig, aber teuer.

Stark von übertriebener Werbung beeinflußt war die Empfehlung, Fensterglas zu verwenden, das für ultraviolettes Licht durchlässig ist. Vor 20 Jahren wurde es geradezu als strafwürdige Unterlassung angesehen, Kinderzimmern und Krankenräumen diese Wohltat nicht angedeihen zu lassen. Inzwischen ist man von dieser Überschätzung der biologischen Wirkung der Ultraviolettstrahlung stark abgekommen. Übrigens wird die Anbringung solcher Gläser nur wirksam bei Einwirkung von viel direktem Sonnenlicht. Auch soll die Durchlässigkeit dieser kostspieligen Gläser mit der Zeit abnehmen.

Jede Einschränkung des Lichteinfalls durch farbige Gläser wird heute abgelehnt. Möglichst klares, gleichmäßig durchlässiges Glas sichert die beste Beleuchtung, vorausgesetzt, daß die Fenster regelmäßig geputzt werden.

Unzweckmäßig sind tiefe Fensternischen. Wo sie unvermeidlich sind, müssen sie abgeschrägt werden.

Künstliche Beleuchtung.

Bei aller Vervollkommnung der künstlichen Beleuchtung, vom Kienspahn bis zum elektrischen Licht, bei aller Vereinfachung ihrer Bedienung, von der dauernden Notwendigkeit, die Kerze zu putzen bis zum ‚Knipsen‘ des Schalters, müssen von ihr, nicht weniger als bei der Ausnutzung des Himmelslichtes, bestimmte Forderungen erfüllt werden und sind auch ihrer Anwendung bestimmte Grenzen gezogen.

Wie wenig diese Forderungen allein schon hinsichtlich der *Beleuchtungsstärke* übereinstimmen, zeigt die nachstehende Aufstellung von Zahlen, die für die *Mindestbeleuchtungsstärke* durch eine internationale Beleuchtungskommission und in einigen Ländern genannt sind (nach LIESE).

Tabelle 1. *Mindestbeleuchtungsstärken.*

Raumart	Internationale Beleuchtungs-Kommission lx	Deutschland lx	Amerika lx	England lx
Nähräume	100	150	120	80
Zeichensäle.	100	150	120	80
Räume für feine Arbeiten . . .	100	150	120	80
Klassenräume, Studienräume. .	80	75	95	50
Bibliotheken	80	75	95	50
Laboratorien	80	75	95	50
Hörsäle, Versammlungsräume .	30	40	35	30
Flure, Treppen	20	10	25	10
Durchgänge	20	10	25	10
Toiletten.	20	10	25	—

Zudem haben diese Forderungen in den verschiedenen Ländern in der kurzen Zeit von 10 Jahren erhebliche Änderungen erfahren und dürften noch nichts Endgültiges darstellen.

Die moderne Beleuchtungsweise mit Gas und elektrischem Strom hatte gegenüber der älteren Petroleumbeleuchtung anfangs den Nachteil, daß die Lichtquellen unbeweglich, meist an der Decke der Räume angebracht waren und daher zwar eine *Allgemeinbeleuchtung*, aber keine gesonderte *Beleuchtung des Arbeitsplatzes* erlaubten.

Was bei der Gasbeleuchtung nur schwer zu erreichen war, dafür bot die elektrische Beleuchtung bald in zahlreichen Modellen alle erdenklichen Möglichkeiten, Arbeitslampen jeder Form und Größe an beliebiger Stelle des Raumes durch Steckdosen anzuschließen.

Stets, in Wohnräumen wie in Arbeitsräumen, soll aber nicht die eine oder die andere Beleuchtungsart ausschließlich zur Anwendung kommen, sondern *Arbeitsplatzbeleuchtung bei gleichzeitiger Allgemeinbeleuchtung*, weil es nicht wünschenswert ist, wenn zwischen örtlicher und Raumbeleuchtung ein zu starker Kontrast besteht. Dem Tageslicht sichern wir einen möglichst ungehinderten Zutritt zum Raum. Bei der künstlichen Beleuchtung müssen wir darauf bedacht sein, große Lichtstärkenunterschiede im Raum zu vermeiden, weil die *Adaption* von „Hell" auf „Dunkel" oder umgekehrt eine Zeitspanne einschaltet, in der das Sehen ungewiß ist. Diese Erscheinung ist individuell verschieden. Mit zunehmendem Alter aber verschlechtert sich das Adaptionsvermögen, besonders bei Adaption von „Hell" auf „Dunkel". Das wird als unangenehm empfunden und kann in Betrieben Anlaß geben zu Unfällen.

Nichts ist bei der künstlichen Beleuchtung unerwünschter, als wenn das Licht in seiner Stärke schwankt oder flackert. Die rasche Einführung des Glühlichtes an Stelle des oft zuckenden Lichtes der leuchtenden Gasflamme beruhte in erster Linie auf der *Gleichmäßigkeit* seines Lichtes. Flackerndes Licht kann Sinnestäuschungen verursachen und ist von Charlatanen zu allen Zeiten bewußt dazu ausgenutzt worden.

Die moderne Versorgung mit elektrischem Strom vermeidet diese kurzfristigen Störungen der Gleichmäßigkeit des Lichtes, aber von Schwankungen in der Lichtstärke ist auch er in Zeiten von Erzeugungsschwierigkeiten nicht frei.

Wenn eine *Lichtquelle von hoher Lichtdichte in der Mitte unseres Sehfeldes oder in seiner Nähe* erscheint, so *blendet* sie. Durch Überstrahlung findet eine Reizung der Netzhaut statt. Die *Blendung* ist um so stärker, je größer der Gegensatz zwischen der Lichtdichte der Beleuchtungsquelle und der Beleuchtungsdichte im übrigen Gesichtsfeld ist und je größer die gesehene Fläche der Beleuchtungsquelle ist. Blendung vermindert die Sicherheit des Sehens, behindert damit jede Arbeit. Die aufgewendete Lichtmenge ist vergeudet. Das Auge ermüdet rasch.

In der Außenwelt können wir uns der Blendung in der Regel durch Bewegung, durch Aufsuchen von Schatten oder durch abblendende Mittel, Kopfbedeckung, lichtabblendende Gläser (Umbralgläser), ziemlich leicht entziehen. Im Innenraum und bei der Arbeit sind diese Möglichkeiten begrenzt, zumal die Notwendigkeit, für bestimmte Arbeiten über eine hohe Beleuchtungsstärke zu verfügen, dazu nötigt, der Lichtquelle eine hohe Lichtdichte zu geben.

Wir entgehen der Blendung auch nicht ganz, wenn wir nur reflektiertes Licht verwenden. *Reflektiertes Sonnenlicht* blendet annähernd so stark, wie wenn wir direkt in die Sonne sähen. Im Innenraum aber wird kein Licht als angenehmer, beruhigender, befreiender, gleichmäßiger empfunden, als wenn eine weiße Decke von unten her durch Deckenstrahler oder aus einem die Lichtquellen abschirmenden, umlaufenden Konsol angestrahlt wird. Solch *reflektiertes Deckenlicht* ist behaglich, weil jede Blendung ausgeschlossen ist und der Blick, durch nichts behindert, in alle Richtungen gehen kann. Beleuchtung durch an der Decke angebrachte Beleuchtungskörper zwingt den Blick in die Horizontalebene und nach unten. Ein im Bett liegender Kranker wird durch einen Leuchtkörper an der Decke beunruhigt und belästigt. Schon lange ist man daher dazu übergegangen, Glühlampen nur noch mit mattiertem Glas zu verwenden und außerdem, wie in der Zeit der Petroleumlampe durch die Mattglasglocke, Lichtquellen, die sich in *Augenhöhe befinden*, durch Abschirmung soweit abzublenden, daß der Lichtstrom zwar voll den Arbeitsplatz, aber nicht das Auge trifft.

Die Notwendigkeit, dauernd unmittelbar stark beleuchtete Objekte zu betrachten, unter anderem z. B. im Mikroskop bei starker Beleuchtung, kann zu

Schädigung des Auges und frühem Einsetzen von Akkommodationsschwierigkeiten führen. Plötzliche starke Blendung kann Tränen des Auges hervorrufen und ähnliche Schmerzempfindungen, wie sie etwa durch plötzliche Drucksteigerung bei raschem Sinken eines Flugzeugs im Ohr erzeugt werden.

Schattigkeit.

Ebenso wie die Blendungsmöglichkeiten im Raum im allgemeinen größer, schwerer vermeidlich und lästiger sind als im Freien, so wird auch die Verteilung von Licht und Schatten, die *Schattigkeit*, erst im umschlossenen Raum zu einem Problem der Beleuchtungshygiene. Im Freien sorgt selbst bei grellstem Sonnenlicht das zerstreute Himmelslicht und die starke Reflexion alles Körperlichen auf der Erdoberfläche dafür, daß zwischen dem beleuchteten Körper und dem von ihm geworfenen Schatten nicht so große Unterschiede bestehen, daß damit die Erkennung von im Schatten liegenden Gegenständen verhindert wird.

Anders im umschlossenen Raum. Wie stark die kleinen, an engen Ort gebundenen Lichtquellen der Vergangenheit die *Schattigkeit* beeinflußten, dafür zeugt, seit der Renaissance, die Portraitmalerei in der Wiedergabe starker, tiefer Schlagschatten, eine Darstellungsweise, die mehrere Jahrhunderte hindurch die Malerei beherrschte. Die Einsicht der Unzulässigkeit der Übertragung von Lichtverhältnissen des Raumes auf das Freie, führte die Landschafter wieder in die freie Natur hinaus und gab schließlich den Anstoß zur „plein air"-Malerei.

Nur wenige Arbeiten bedürfen völliger Schattenlosigkeit. In Räumen, in denen Karten gelesen werden sollen, müssen die Tische von allen Seiten her gleichmäßig und stark bestrahlt werden. Für alle Arbeiten, bei denen mit Körpern, welcher Art auch, gearbeitet wird, würde Schattenlosigkeit das Erkennen des Körperlichen aufheben, jeden Griff unsicher machen und rasche Ermüdung verursachen. Das gleiche würde aber auch die Folge sein, wenn die Schlagschatten so tief werden, daß sie das Erkennen dessen verhindern, was in ihrem Bereich liegt. Die Beleuchtungsstärke in ihrem Bereich soll daher mindestens 20%, aber nicht mehr als 80% der ohne Beschattung an dieser Stelle vorhandenen Beleuchtungsstärke betragen. Diese Forderung wird am besten durch eine gleichmäßige *Allgemeinbeleuchtung* des Raumes bei gleichzeitiger Sonderbeleuchtung des Arbeitsplatzes erfüllt.

Zur richtigen Anordnung eines Arbeitsplatzes zur Lichtquelle gehört auch, daß keine feststehenden oder bewegten Gegenstände den Einfall des Lichtes behindern. Daher die Notwendigkeit, daß der Schreibende sein Licht von links empfängt und daß der eigene Körperschatten nicht auf die Arbeitsebene fallen darf.

Farbe des Lichtes.

Der Farbe des Lichtes wurde in den Zeiten des Übergangs von älteren zu neuen Beleuchtungsverfahren viele Erörterungen gewidmet. Das Rüböllicht und das Licht der Wachskerze galten als warm, das Licht der Petroleumlampe und der Stearinkerze als kalt. Noch heute wird für den Weihnachtsbaum dem Wachslicht der Vorzug gegeben. Auch das elektrische Licht wurde anfangs von vielen nicht mit Enthusiasmus begrüßt.

Die modernen Lichtquellen liefern ein Licht, das dem Tageslicht in seiner Strahlenzusammensetzung ähnlicher ist als das Licht der älteren Lichtquellen, in denen der violette Strahlenbezirk weniger stark vertreten war. Darin soll insofern ein Vorteil liegen, als gerade die blaue Lichtkomponente für Sehschärfe und Lesegeschwindigkeit weitaus günstiger sein soll als rotes Licht.

Die Beurteilung von Licht, bei dem eine Farbe stark überwiegt, ist individuell sehr verschieden, wie ja überhaupt die Vorliebe für bestimmte Farben nicht nur dem persönlichen Geschmack unterliegt, sondern auch bei Völkern und Rassen verschieden ist.

Einer Reizung des Auges durch ultraviolette Strahlen, die besonders in Bogenlampen und Quecksilberdampflampen, aber auch im Glühlicht und in Acetylenlampen reichlich entstehen, muß durch Abblendung oder durch besondere Schutzmaßnahmen vorgebeugt werden (s. Arbeitshygiene).

Wärme und Feuchtigkeit.

Die Abgabe von *Wärme* und *Feuchtigkeit* waren wesentliche Nachteile der älteren Beleuchtungsarten, weil bei ihnen wegen ihrer geringen Beleuchtungsstärke die Lichtquelle dem Arbeitenden oft sehr nahe gerückt werden mußte. Das galt auch noch für die offen brennende Gasflamme. Das Glühlicht und die elektrische Glühlampe erlauben die Einschaltung einer hinreichenden Entfernung von der Lichtquelle, um direkte Belästigung durch Wärme zu vermeiden. Dennoch können die im künstlichen Licht, auch im elektrischen Licht viel reichlicher als im Sonnenlicht enthaltenen Wärmestrahlen die Temperatur eines Raumes erheblich beeinflussen, und, wenn sich darin viele Menschen gleichzeitig aufhalten, daran mitwirken, ihre Entwärmung zu erschweren. Dieser Mißstand wird dadurch verstärkt, daß von einigen Beleuchtungsquellen, besonders von der Stearinkerze und von der Leuchtgasflamme außer erheblichen Wärmemengen auch viel Wasserdampf abgegeben wird, der das Sättigungsdefizit des Raumes vermindert. Diese Auswirkungen der Gasbeleuchtung waren es, die früher den Aufenthalt in Schulklassen im Winter am Morgen und in späten Nachmittagsstunden so unbehaglich machten und zu Klagen über „verdorbene Luft" Anlaß gaben. Mit der zunehmenden Verbreitung des elektrischen Lichtes wird zwar die Wärmebildung noch weiter eine Rolle spielen, nicht aber mehr die Entwicklung von Feuchtigkeit. Auch die Abgabe von Kohlensäure und kleinen Mengen von Kohlenoxydgas, die bei allen anderen Beleuchtungsarten unvermeidlich war, fällt hier fort.

Gefahren der Beleuchtung.

Durch Einbauen von Sicherungen an den Gasgeräten und Gashähnen wird dem Ausströmen von Gas heute vorgebeugt. Durch Undichtigkeiten im Rohrnetz und besonders, wenn Gasgeräte mit dem Rohrsystem durch Gummischläuche verbunden sind, auch durch Defekte an Lampen und Heizgerät kann es zum Ausströmen von Leuchtgas und damit zu gefährlicher Anhäufung von Kohlenoxydgas in der Raumluft kommen. Leuchtgas enthält 5—15% Kohlenoxyd.

Nun verrät sich eine Beimischung von Leuchtgas zur Raumluft durch seinen Gehalt an Schwefelkohlenstoff und Naphthalin schon bei 0,02%, aber nicht jede Nase ist dafür hinreichend empfindlich. Wenn Leuchtgas aus Undichtigkeiten der Hauptleitungen oder Zweigleitungen im Boden entweicht, was durch Erdbewegungen, Erdbeben, durch Korrosion, auch durch Rattenfraß zustande kommen kann, und die Fundamente des Hauses für Gas durchlässig sind, so kann das Einströmen des Gases in das Haus unbemerkt bleiben, weil die Riechstoffe im Boden absorbiert werden.

Ein Gefahrenfaktor ist somit mit der Verwendung des Gases in Wohnräumen ebenso verbunden, wie mit dem Gebrauch offener Kohlenbecken im Orient. Er ist aber nicht mehr allzu groß. Unfälle sind fast immer nur in Schlafzimmern vorgekommen. In ihnen sollte überhaupt jede Verwendung von Gasbeleuchtung aufgegeben werden.

So lange in Räumen offene Flammen brannten, war *Feuersgefahr* immer gegeben. Zimmer- und Wohnungsbrände sind erheblich seltener geworden seit der Einführung des elektrischen Stroms in den Haushalt.

Dafür kannte die ältere Zeit den Begriff des *Zerknalls* nicht. Erst die Einführung des Petroleums brachte Explosionen mit sich, aber nur bei unverständigem Gebrauch, beim Eingießen von Öl ins offene Feuer oder wenn man eine Tischlampe unter eine Hängelampe gestellt hatte. Mit einem gläsernen Becken war die Petroleumlampe ein gefahrloses Gerät.

Gasexplosionen können erfolgen, wenn der Gasgehalt eines Raumes 5% übersteigt. Bei weniger als 5% und mehr als 25% tritt keine Explosion ein. Verrät beim Betreten eines Raumes der Geruch die Beimengung von Gas, so darf man in ihm kein Licht entzünden und auch den elektrischen Schalter nicht betätigen, in dem Funken überspringen. Zuvor muß durch Erzeugung von Zugluft eine Verdünnung des Gases bis zum Verschwinden des Geruchs bewirkt werden.

Die Gefahr von Brand als Folge von *Kurzschluß* ist durch das heutige System von Sicherungen so gut wie behoben. Immer aber bleibt *der Strom selbst eine Gefahrenquelle*, selbst bei einer Spannung von 110 V. Auch bei dieser niedrigen Spannung kann, wenn hinreichender *Erdschluß* besteht, d. h. wenn ein nur geringer Widerstand eingeschaltet ist, falls ein Leiter berührt wird, den Körper, eine Ampèremenge durchfließen, die das tödliche *Kammerflimmern* hervorruft. Es sind Fälle bekannt, wo eine im Bade sitzende Person, die also mit ihrem ganzen Körper durch das Wasser und das Rohrsystem geerdet war, durch Berührung der defekt gewordenen Fassung einer Glühbirne getötet wurde. Niemals ist man sicher, ob nicht durch feuchte Strümpfe und Schuhe und gleichzeitig feuchten Boden ein hoher Grad von Erdschluß gegeben ist. Irgendwelche Arbeiten an der Hausinstallation, Auswechslung der Sicherung in einer Steckdose, Aus- und Einschrauben von Glühlampen und Arbeit am Heizgerät, sollen daher nicht vorgenommen werden, ohne den Stromkreis durch Entfernung der ihm entsprechenden Sicherung oder Abstellen des Hauptschalters auszuschalten. Jede Arbeit nicht ganz einfacher Art ist dem Fachmann zu überlassen.

Für die Planung umfangreicher Lichtanlagen bedarf man der Beratung durch einen erfahrenen Lichttechniker. Die Art der Raumbenutzung und des Lichtbedarfs in Schulen, Krankenhäusern, Büro- und Arbeitsräumen ist so verschieden, daß nicht schematisch verfahren werden kann. Die Wirtschaftlichkeit der Anlage hängt von der richtigen Planung ab, aber nicht von ihr allein.

Es handelt sich nicht allein darum, daß *viel Licht* zur Verfügung gestellt werden muß, sondern *gutes Licht*, ein Licht von einer Stärke und in einer Anordnung, daß jeder Arbeitsplatz die zweckmäßigste Beleuchtung erhält, die jedem Arbeitenden das mühelose Erkennen jeder Einzelheit seiner Arbeit erlaubt und ihm damit das Gefühl gibt, über das bestmögliche Licht zu verfügen, das ihm seine Sehkraft erhält und ihn vor Unfällen sichert.

Die Versorgung von Räumen mit einer ausreichenden und zweckmäßigen Beleuchtung macht heute keine Schwierigkeiten mehr. Sie ist eine Geldfrage. Das Geld aber darf nicht entscheidend sein, sondern die Güte des Lichtes. Das beste Licht ist auch das wirtschaftlichste.

Schulen.

Die heute noch lebende älteste Generation bewahrt an die Schulgebäude ihrer Kindheit die Erinnerung an öde, düstere, zugige, kalte Flure, an Klassenzimmer von liebloser Einförmigkeit mit Anstrich in trübseligem Grau, im Sommer heiß und schwül, im Winter entweder kalt oder überhitzt. An Regentagen und im Winter erfüllte von den an den Wänden ringsum aufgehängten Mänteln her ein feuchter, schlecht riechender Dunst den Raum, des Nachmittags taten die Schnittbrenner der Gasbeleuchtung, mit denen der Raum dürftig genug erhellt war, ein übriges, um die Luft durch Entwicklung von Feuchtigkeit schwül, drückend und ermüdend zu machen.

Das war keine anheimelnde Umwelt, in die ein Kind mit Freuden eintrat und in der es sich froh und geborgen fühlte. Nur die Gewöhnung an die Alltäglichkeit nahm ihr allmählich das Bedrückende und gab den geistigen Werten der Schule ,,trotzdem" das Übergewicht.

Mit einer gewollten Askese war aus den Schulräumen alles verbannt, was vom ,,Ernst des Unterrichts" hätte ablenken können. Kein Bild, keine Skulptur schmückte Klassenzimmer oder Flure, es sei denn hie und da die arg verstaubte Gipsbüste des Landesherrn oder in katholischen Gegenden ein Kruzifix.

Und doch hatte schon 150 Jahre zuvor J. P. FRANK in dem ,,System der mediz. Polizey" dargelegt, wie sehr die Gesundheit des Kindes vom Schulhaus und seiner Einrichtung abhänge, hatte Schulzimmer gefordert in einer Lage, Bauart und Einrichtung, wie sie erst heute selbstverständlich geworden sind. Weit seiner Zeit vorausschauend erörterte er, wie die Schulzimmer zu beleuchten, wie sie zu belüften, wie der Staub zu bekämpfen sei, wie durch gute Sitze und gute Haltung schädlichen Folgen des stundenlangen Stillsitzens von bewegungsgewohnten Kindern vorgebeugt werden müsse.

Als in den 90er Jahren des vorigen Jahrhunderts mit jener Tradition der Askese gebrochen wurde, als Erzieher und Unterrichtsbehörden einsahen, die Schule müsse etwas anderes sein als eine *Lernkaserne*, schlug das Pendel einseitig aus in die Richtung der Architektur. Die mit dem zunehmenden Wohlstand des Staates und der Gemeinden reichlicher fließenden Mittel kamen in die Hände der Architekten. Der Snobismus jener Zeit sah einen Fortschritt in repräsentativen, dem Stadtbild zur Zierde dienenden Bauten an auffallender Stelle. Selbst bei den Berliner Bauten LUDWIG HOFFMANNS mit ihren mit gemütvollem Bildwerk geschmückten Fassaden und Eingängen lag das Übergewicht auf der architektonischen Wirkung. Ihr hatte sich die Raumgestaltung des Innern unterzuordnen. Ihr zu Liebe lagen die Räume nicht nach der für den Unterricht zweckmäßigen Himmelsrichtung. Ihre Fenster blickten dorthin, von wo das Bauwerk gesehen werden sollte. Dazu wurden die Gebäude nach Grundsätzen der Symmetrie und nach akademisch-architektonischen Grundsätzen errichtet, ohne Rücksicht auf Bedürfnis und Zweckmäßigkeit des Schulbetriebs und die Verkehrsverhältnisse im Haus. In teurem Baumaterial und Bildwerk wurde ein allzu großer Bruchteil der Bausumme angelegt und der Inneneinrichtung entzogen.

Noch für lange wird sich das deutsche Schulwesen mit diesen Bauten — manche von ihnen waren wahre ,,Schulpaläste" — abzufinden haben. Erst kurz nach dem ersten Weltkrieg begannen hygienische Forderungen für die Baugliederung und die Inneneinrichtung sich durchzusetzen. Als über die Notwendigkeit, ihnen den Primat einzuräumen, kein Zweifel mehr bestand, nach dem ersten Weltkrieg, waren wir arm. Von 1914—26 wurde kaum ein Schulhaus gebaut. Wo aber etwas neu entstand, stand es im Zeichen einer neuen Gesinnung im Sinne der Einstellung alles Baulichen auf die Belange der Gesundheit von Lehrern und Schülern. Nur glaubte dann der nationalsozialistische Staat seine Mittel für notwendigere Staatszwecke aufwenden zu müssen. Seine vielseitigen Verordnungen über den Betrieb der Schule und den schulärztlichen Dienst stießen bei dem Bestreben, sie zu verwirklichen, auf die nicht mehr abzuändernden Unvollkommenheiten und offenbaren Fehler der älteren Schulbauten. So ist der Stand der Dinge noch heute. Neben wenigen wirklich modern im Sinne der Schulhygiene erbauten Land- und Stadtschulen schleppt Deutschland in seine karge Zukunft hinein eine Überzahl ganz unvollkommener Bauten des vorigen und alle Fehlkonstruktionen des ersten Jahrzehnts dieses Jahrhunderts. Es *kann* ein Segen darin liegen, wenn das Bauwesen des Staates und der Gemeinden nun gezwungen sein wird, allen Scheinwirkungen, allem Repräsentativen der Schulbauten, zu entsagen und alle Mittel gesammelt einzusetzen für das, was Pädagogik und Hygiene als für das Schulkind unentbehrlich erachten. Die Hygiene des Schulbaues wird bei dieser erzwungenen Sparsamkeit, wenn sie richtig ausgewertet wird, nur gewinnen können.

Für die an den Baugrund zu stellenden Anforderungen und für die bautechnische Ausführung des Gebäudes gelten alle auf S. 77 ff. vertretenen Grundsätze. Hier werden nur die Sonderansprüche an ein Schulgebäude behandelt.

Anstatt das Schulgebäude in einen Blickpunkt der Öffentlichkeit zu stellen, darf die Baustelle für ein hygienisches Schulgebäude nur gewählt werden nach den Gesichtspunkten einer ruhigen Lage, abseits vom Lärm des Verkehrs, unbelästigt durch Rauch und riechende Dünste von Gewerbebetrieben, so, daß *gute Luft und Licht* ungehindert Zutritt finden, und doch möglichst nahe dem Einzugsgebiet der die Schule besuchenden Kinder. Die Schulen dürfen also nicht an Hauptverkehrsstraßen liegen, nicht an Knotenpunkten des Verkehrs, und, wenn diese Forderung unerfüllbar ist, nicht, wie zur Zeit noch allgemein üblich, mit dem Hauptgebäude an der Straße, ihr womöglich mit allen Klassenfenstern zugekehrt, Spiel- und Turnhof dahinter in ruhiger Lage, sondern in möglichst großem Abstand von der Straße. Der Flächenraum dazwischen, auch wenn er nicht als Spielplatz genutzt würde, brauchte nicht verloren zu sein. Ein Schulgarten, in dem die Kinder spielend zum Gemüsebau angeleitet werden, würde pädagogischen Wünschen entsprechen.

Jahrelang hat sich die Erörterung darüber hingezogen, nach welcher Himmelsrichtung die Klassenzimmer orientiert sein sollen. Auch die Ansichten der Hygieniker gingen auseinander. Einigkeit hat stets nur darüber bestanden, die Zeichensäle müßten nach Norden liegen, Physikräume nach Süden. Seit sich die Auffassung durchgesetzt hat, daß alle *Unterrichtsstunden grundsätzlich in den Vormittagsstunden* liegen müssen, wird der Lage der Klassenzimmer nach Westen, und von hygienischer Seite besonders nach Nordwesten und Norden, der Vorzug gegeben. Es bedarf dann während der Unterrichtsstunden keiner Abblendvorrichtungen, keiner staubfangenden Vorhänge. Die erhofften keimtötenden Wirkungen der frühen Morgensonne und Abendsonne kommen den Räumen vor oder nach dem Unterricht zugute.

Klimatische Verhältnisse eines Landes können andere Lösungen verlangen. So ist in der Schweiz die Lage der Zimmer nach Süden, Osten oder Südosten vorgeschrieben, in Frankreich wird die Nordlage verlangt.

Nicht immer erlauben die Baumittel und die Größe des Baugeländes *die grundsätzlich beste Baulösung* durchzuführen, die *Anordnung der Klassenzimmer längs eines Seitenflurs*, die sog. „einbündige" Anlage. Muß eine *Mittelfluranlage* gewählt werden, so wird selten möglich sein, nur die Klassenzimmer auf die eine Seite des Flurs, Zeichensaal, Lehrerzimmer und andere Räume auf die andere Seite zu verlegen. Dann stößt die Forderung der reinen Westlage auf Schwierigkeiten. Wie bei der Anlage von Siedlungen wird dann die Wahl einer der Schrägachsen, von NW nach SO oder von NO nach SW alle Klassenzimmer vor einer zu einseitigen natürlichen Beleuchtung bewahren.

Als *Größenmaße der Klassenzimmer* wird heute allgemein, überwiegend aus Gründen der Beleuchtung und Lüftung, eine Tiefe von 6 m, eine Länge von 9 m als äußerste Grenze für die Beanspruchung der Stimme des Lehrers auf die Dauer, eine Höhe von 4 m als Norm angesehen. Dabei ist gerechnet mit einer Klasse von 50 Schülern. Es darf aber nicht unbeachtet bleiben, daß diese Schülerzahl von erfahrenen Pädagogen als zu hoch angesehen wird, als Höchstzahl die von 35 Schülern gefordert wird. Läßt sich das durchführen, so könnten auch die genannten Maße vermindert werden, vielleicht zugunsten der natürlichen Beleuchtung zu allererst die Tiefe und zugunsten der künstlichen Beleuchtung die Höhe.

Bei den Normalmaßen von 9:6:4 m stehen bei Klassen von 50 Schülern etwa 1 m² Bodenfläche und etwas über 4 m³ Luftraum für das Kind zur Verfügung, wie sie äußerstenfalls als zulässig angesehen werden. Über 5 m³ Luftraum hinauszugehen, wie es in einigen Ländern geschieht, liegt jedoch kein Anlaß vor. Jede Verringerung der Schülerzahl ist aber zu begrüßen.

Das Breitenmaß der *Flure* wird bei Seitenfluren auf 2,5 m, bei Mittelfluren mit 3—4 m als auskömmlich betrachtet. Für die Begrenzung dieser Maße nach unten ist mitbestimmend, wie die *Türen* der Klassenräume angebracht sind. Sie müssen, wie in allen Zimmern eines Schulgebäudes, wie auch die doppelflügeligen Türen der Eingänge und der Aula, *nach außen aufzuschlagen* sein, um bei Feuer oder einer Panik kein Hindernis zu bieten. Jede Tür aber, die, geöffnet, schräg in den Flur hineinsteht, ist ein Hindernis, ist Beschädigungen ausgesetzt und kann Verletzungen verursachen. Eine Konstruktion, die sich bewährt hat, ist eine nach außen aufschlagende Tür, die sich glatt in eine ausgesparte Nische der Wand einlegt.

Treppen und Flure müssen aus feuersicherem Material erbaut sein, die Breiten der Treppen müssen mindestens 1,4 m betragen, beiderseits müssen Handleisten angebracht sein, auf denen offen liegende Knöpfe das Herabrutschen unmöglich machen. Schulen mit mehr als 300 Schülern sollen zwei Treppenhäuser haben. Auf 10—12 Stufen soll ein Treppenabsatz folgen, die Stufenhöhe nicht mehr als 15 cm betragen.

In den Klassenzimmern ist ein *Fußboden* aus gut gefugtem Hartholz oder mit Linoleum belegt, für Flure und Treppen ein Belag mit Linoleum oder einer der zahlreichen Holzzementarten empfehlenswert. Für die *Wände der Treppen und Flure* wird Plättchenbelag einer Holztäfelung vorzuziehen sein, besonders wenn die Flure, wie es sein soll, der *Kleiderablage* dienen. Denn in die Klassenzimmer gehören die Kleider nicht mehr hinein, mag das auch einmal in Notzeiten in Kauf genommen werden müssen. Ihre Wirkung auf das Raumklima macht die besten Lüftungseinrichtungen zunichte. Der Möglichkeit von Entwendungen dürfte am besten vorgebeugt sein, wenn in allen Schulen an den Kleiderhaken Ketten angebracht werden, die durch einen Ärmel gezogen und durch ein eigenes Hängeschloß des Kindes angeschlossen werden, eine Einrichtung, die sich seit langem in Hochschulen bewährt hat.

Graue Farbe als *Wandanstrich* hat aus den Schulzimmern zu verschwinden. Reines Weiß hat sich als unzweckmäßig erwiesen und ist nur für Deckenanstrich, der Reflexion wegen, erwünscht. Wie für alle Arbeitsräume setzt sich heute die Auffassung durch, daß ein *lichtes Kanariengelb*, ohne jeden Zusatz von Grau *in nicht spiegelnder Farbe* aufgetragen, Sonne in den Raum hineinbringt. Abwaschbarkeit ist für die Reinlichkeit, besonders in Epidemiezeiten, notwendig. Eigenartigerweise wählen die Baubehörden gerade die Erneuerung der Anstriche mit Vorliebe zum Objekt ihrer Sparsamkeit, eine falsche Wahl, denn das reflektierte Licht der Wände hat seinen Anteil an der Beleuchtung.

Schmucklos und kahl, wie die Wände der Schulen des vorigen Jahrhunderts, können die Flure und Klassenzimmer einer modernen Schule nicht mehr bleiben. Unzweckmäßig aber sind gemalte Schmuckbänder. Sie sind zu sehr dem Geschmack und der Mode unterworfen. Von den Lehrern wird ein den Raum wohnlich, eben zum Wohnraum machender, geschmackvoll angeordneter *Bilderschmuck* in angemessener Größe der Bilder, etwa der der bekannten Künstlerlithographien, vorgeschlagen, für die untersten Klassen Märchenbilder, für die mittleren Bilder aus der Heimat, aus dem Tier- und Pflanzenleben, für die oberen Klassen kulturhistorische Bilder und Bilder aus der Technik. Holländische Schulen sind mit mustergültigen Tafeln ausgestattet. Die Zeit, als die Lehrerschaft eine Beeinträchtigung des Unterrichts durch eine ablenkende Wirkung der Bilder annahm, sind vorbei. Die täglich und monatelang gesehenen Bilder sind eine seelische Bereicherung des Kindes für eine lange Lebensspanne wie ein erlerntes Gedicht. Sie kommen der überwiegend visuellen Anlage der heutigen Generation entgegen und fördern ihre für viele praktische Berufe nützliche Entwicklung.

Die oben erwähnte Bevorzugung der West- und Nordlage der Klassenzimmer wird begründet mit der Notwendigkeit einer *ruhigen, gleichmäßigen, die Augen schonenden Beleuchtung*. Die für die Schulen, wie für alle Arbeitsräume geltenden Grundsätze der Beleuchtung sind auf S. 138 ff. dargelegt. Im Schulzimmer müssen alle *Fenster links von den Kindern* liegen, um die Schattenwirkung der Hand auszuschalten. Ob drei oder vier Fenster, ist gleichgültig, wenn sie nur so hoch wie möglich zur Decke hinaufgeführt und oben gradlinig abgeschlossen sind, und die Zwischenpfeiler so schmal wie möglich gehalten werden oder ganz fortfallen. Für den Lichteinfall gleichgültig ist es auch, wie hoch die Fensterbank liegt. Jedenfalls ist es besser, sie bis zu 1,50 m emporzuziehen und dadurch die Kinder am unerwünschten Hinaussehen zu behindern, als die unteren Scheiben mit Anstrichen zu versehen.

Mindestens muß die *Fensterfläche* $^1/_3$ der Bodenfläche betragen, nicht nur $^1/_5$, wie früher oft angegeben. Jedem Sitzplatz müssen 50 Quadratgrade des reduzierten *Raumwinkels* zukommen. Der Öffnungswinkel darf nicht geringer sein als 4⁰. Jeder Platz soll eine Helligkeit von mindestens 50 lx haben, nach internationalen Grundsätzen sogar bis 80 lx (s. S. 135).

Von manchen Hygienikern und Pädagogen wird als die ideale Form der Beleuchtung der *Lichteinfall durch Oberlicht* oder schräg von einem Sheddach (s. S. 383) her angesehen. Abgesehen von einigen Räumen wird die Durchführung in der Praxis auf unüberwindliche Schwierigkeiten stoßen. Bei der *künstlichen Beleuchtung* kann aber eine dem Oberlicht gleichkommende Beleuchtung durch die indirekte oder halbindirekte Ausnutzung der Lichtquellen erreicht werden, wenn eine weiße Decke oder große Reflektoren ein wenig schattengebendes Licht herabsenden. Diese Art der Beleuchtung ist aber nur anwendbar bei elektrischem Licht. Dies hat ja zudem den unschätzbaren Vorteil, daß jede Verschlechterung des Raumklimas vermieden wird. Ist elektrischer Strom nicht erreichbar, heute ja schon eine Ausnahme, so muß als Lichtquelle den verschiedenen Formen des hängenden Glühlichts vor allen offen brennenden Flammen der Vorzug gegeben werden.

Außer Licht zu spenden haben die Fenster der Klassenzimmer noch die Aufgabe eines wichtigen Organs für die *Lüftung* der Räume. Sie sind mit Oberklappen zu versehen, die bei ruhiger Lage der Schule während fast des ganzen Sommers geöffnet bleiben können. Sie und die Tür werden geöffnet während der Pausen, um eine Querdurchlüftung zu erzielen. Diese wird aber unvollkommen bleiben, wenn die Querschnitte beiden Öffnungen ungleich groß sind und besonders, wenn die Zimmer an einem Mittelflur liegen. Der Luftwechsel ist dann mit erheblichen Zugwirkungen verbunden. Die Ideallösung tropischer Schulen, deren Zimmer nach dem Flur zu nur halbhohe Wände haben, ist für gemäßigtes Klima ausgeschlossen. Für die Lüftung wird aber das gleiche erreicht, wenn den Klappen der Fenster Klappen gleicher Flächengröße an der Wand nach dem Flur und ebenso an den Flurfenstern entsprechen und alle drei Gruppen gleichzeitig geöffnet werden. Die Lüftung würde sich dann in wenigen Minuten vollziehen. Zudem wäre damit die von einigen Hygienikern gestellte Forderung erfüllt, daß die Klassenzimmer auch von der den Fenstern gegenüberliegenden Wand wenigstens reflektiertes Licht empfangen sollen.

Querdurchlüftung ist wegen der unvermeidlichen Staubentwicklung für die Turnhalle notwendig, womit ein erhebliches Bedenken gegen den Einbau der Turnhalle in den Baukörper des Schulhauptgebäudes gegeben ist.

Der Ableitung verbrauchter Luft dient heute meist ein in 0,2 m Höhe angebrachter Abluftkanal von 30:40 cm Querschnitt, der im Dachboden ausmündet. Viel Fürsprecher aber haben diese Abluftkanäle nicht. Sie gelten als Staubsammler und ihre Wirkung ist gering gegenüber der Fensterlüftung. Mit ihr wird, wenn die Radiatoren einer Zentralheizung an den Fenstern angebracht sind, der erforderliche *dreimalige Luftwechsel in der Stunde* erreicht. Ein häufigerer Luftwechsel käme nur bei Einbau einer kostspieligen Drucklüftung zustande (s. S. 115). Zu einer Klimatisierung (s. S. 116) aller Räume eines Schulgebäudes werden wohl auf absehbare Zeit keine Mittel bereitgestellt werden können. Sie würde eine Ideallösung darstellen.

Für die *Heizung* gelten keine anderen Grundsätze als die auf S. 118 dargelegten. *Ofenheizung* mit allen ihren Nachteilen an Staubentwicklung und ungünstigem Temperaturgefälle ist für ländliche Schulen und kleinere Schulen vorläufig noch die einzig mögliche Form der Heizung. Für alle großen, öffentlichen Schulen ist seit längem die *Zentralheizung* in den Formen der Warmwasserheizung und der Niederdruckdampfheizung in Gebrauch. Beide haben ihre Vorteile und Nachteile. Der Niederdruckdampfheizung wird im allgemeinen wegen des raschen Erzielens der erwünschten Temperaturhöhe der Vorzug gegeben. Die Radiatoren stehen unter den Fensterbänken, ohne jede staubfangende Verkleidung. Nur dann werden sie zuverlässig gereinigt und damit das Entstehen von Gerüchen durch verschwelenden Staub ausgeschlossen.

Beide Heizungsarten sind hygienisch einwandfrei, beide erlauben die Regulierung der Temperatur am Radiator selbst, und bei richtiger Bedienung wird eine Überhitzung der Klassen vermieden, also die wünschenswerte Raumtemperatur von 18⁰ erhalten.

. Für ländliche Schulen gelten alle Regeln für die Anlage eines einwandfrei gebauten *Brunnens* (s. S. 191). Städtische Schulen werden meist an eine zentrale Wasserleitung angeschlossen sein. Wasser muß in der Schule reichlich und bequem erreichbar und verfügbar sein für Feuerlöschzwecke, zum Trinken, zum Waschen, zur Hausreinigung und für die Aborte.

Darüber ist man sich einig, daß ein Trinken aus zu gemeinsamem Gebrauch aufgehängten Bechern nicht zulässig ist. Jedem Kind einen eigenen Becher zu geben, ist schon der Aufbewahrung wegen nicht möglich. Nicht weniger abzulehnen ist es, wenn die Kinder am Wasserhahn Wasser absaugen. Die einzig hygienisch einwandfreie Lösung sind die sog. „Springler", bei denen durch Auslösung eines Ventils mit der Hand das Aufsteigen eines Wasserstrahls von etwa 15 cm Höhe bewirkt wird, zugleich aber die Berührung der Düse mit dem Munde oder durch die Hand verhindert wird. Die Kinder erlernen das Trinken vom Strahl rasch.

Für in den Fluren oder in besonderen *Waschräumen* und im Vorraum der Aborte angebrachte *Wascheinrichtungen* ist und bleibt *das ungelöste Problem die Handtuchfrage.* Jedes gemeinsam gebrauchte Handtuch ist ein Keimüberträger, selbst wenn durch mehrmaligen Wechsel am Tage eine gewisse Sauberkeit angestrebt wird. Auch das Rollhandtuch ist ganz und gar abzulehnen. Zu viele Kinder machen nur die Hände naß und reiben den Schmutz dann am Handtuch ab. Auf das Händewaschen soll aber nicht verzichtet werden, es soll gefördert werden. Denkbare Lösungen wären einmal die Ausgabe von nach dem Gebrauch fortzuwerfenden Papierhandtüchern oder, die beste, dort, wo elektrischer Strom zu tragbarem Preis zur Verfügung steht, das Aufstellen von Warmlufttrocknern.

Im reichlich optimistischen Vertrauen auf die modernen technischen Möglichkeiten der Einrichtung von *Aborten* werden heute in großen Schulgebäuden die Aborte auf den Stockwerken eingebaut. Zu lange Wege zum Abort und Erkältungsmöglichkeiten werden gegen die Verlegung der Aborte in abgetrennte Gebäude angeführt. Wenn die Aborte im Zentrum des Hauses und an seiner der Windrichtung abgewendeten Seite angeordnet werden, soll jede Geruchsbelästigung fehlen. Die Erfahrung lehrt, daß das nicht stimmt. Noch ist es bisher unmöglich gewesen, ein mit tragbaren Mitteln hergestelltes Pissoir geruchfrei zu machen, trotz Verwendung von Torfitplatten und Öl. Aber auch sonst ist die Abortfrage ein ungelöstes Problem. Wahrscheinlich erschwert man sich die Lösung, was die Kosten angeht, unnötig durch die Forderung, es müßten für je 15 Mädchen und je 30 Knaben ein Sitz, außerdem das Pissoir vorhanden sein. Erfahrungsgemäß benutzen die Kinder die Schulaborte gar nicht regelmäßig, zu einer gewissen Ästhetik erzogene Kinder möglichst überhaupt nicht. Begreiflicherweise, denn in einem anziehenden Zustand sind auch die technisch besteingerichteten Schulaborte fast nie. Der *Sitz* eines öffentlichen Aborts, er möge konstruiert sein wie er will und aus den besten Materialien hergestellt sein — freistehende Sitze aus Steingut mit eingelassenen Holzbacken etwa —, ist nun einmal nur sauber zu halten, wenn er nach jeder Benutzung auf

Sauberkeit besichtigt und gesäubert wird. Das ist in einer Schule undurchführbar. Ungelöst ist die Papierfrage.

Es würde sich lohnen, den Versuch zu machen, für Schulaborte die *Hocklatrine* der romanischen Länder und des Orients einzuführen. Es liegen höchst zweckmäßige Konstruktionen in Steingut- oder emaillierten Eisenwannen vor, die eine leichte Reinigung durch einen Wasserstrahl erlauben, selbst wenn einmal die Spülung versagen sollte. Ihre Benutzung ist eine sehr einfache Sache der Übung für ein Kind.

An der Vorschrift, daß in den Aborträumen die Zwischenwände der Zellen 20 cm hoch den Boden frei lassen müssen, damit der ganze Raum einheitlich durchgespült werden kann, und an den übrigen, für jede Abortanlage geltenden Regeln ändert sich nichts. Das Waschbecken im Vorraum ist nicht mehr als eine schöne Geste, wenn die Frage der Händetrocknung ungelöst bleibt.

Die Verlegung der Aborte in einen vom Haupthaus getrennten Anbau, auf dem Lande in ein Sonderhäuschen, ist zweifellos dem Einbau in das Schulhaus selbst vorzuziehen. Nur sollen gedeckte, geschlossene Gänge dorthin führen.

Für die Lehrerschaft sind gesonderte Aborte vorzusehen.

Wo das *Abwasser* der Schule nicht einer *Kanalisation* zufließt, ist unzweifelhaft die beste Lösung seiner Beseitigung die *Faulkammer*. Die Anzahl der hintereinander zu schaltenden Kammern richtet sich nach der Schülerzahl (s. S. 277).

Für Schulhof und Spielplatz muß eine Fläche von 3 m² für das Kind vorgesehen werden. Es hängt von den örtlichen Verhältnissen, von der verfügbaren Grundfläche ab, ob ein besonderer Turnplatz eingerichtet werden kann, wie es von solchen Voraussetzungen auch abhängt, ob die Turnhalle innerhalb des Haupthauses, unter der Aula oder im Dachgeschoß eingebaut werden muß anstatt in einem Sonderbau.

Anstatt ein Schulhaus zu unterkellern, wird heute vorgezogen, ein *Sockelgeschoß* zu errichten. Die darüberliegenden Klassenräume des ersten Obergeschosses gewinnen dadurch an Luft und Licht. Im Sockelgeschoß aber finden, außer den technischen Einrichtungen, bestimmte Arbeitsräume und Nebenräume, vor allem aber das höchst wünschenswerte *Schulbad* seinen Platz.

Das Schulbad kann nur ein *Duschbad* sein. Auf dem Lande und in kleinen Gemeinden können die Kosten seines Betriebes gesenkt werden, indem es in den schulfreien Stunden als Volksbad ausgenutzt wird. Für seinen Gebrauch fehlt es noch an der Anwendung badephysiologischer Grundsätze. Ihnen widerspricht die Vorschrift, die Temperatur des Duschwassers sei während des Gebrauchs von etwa 35 auf 24° zu senken. Jeder warmen Prozedur muß eine kalte folgen, um die eine Erkältung verhütende kräftige Hautreaktion zu verbürgen. Das lehren aus uralter Erfahrung die Sauna, aber auch die Lehren der WINTERNITZschen Schule.

Am besten wird das erreicht, wenn die Kinder nach dem Gebrauch der warmen Dusche zwangsmäßig einen schmalen Gang passieren müssen, in dem kalte Duschen herabstrahlen.

Hier gilt ein Wort v. DRIGALSKIS: „Wann erkälten wir uns am meisten? Dann, wenn wir uns erhitzen!"

Jahrzehntelang stand im Mittelpunkt aller schulhygienischen Fragen das Thema, welche Eigenschaften eine hygienisch richtig konstruierte Schulbank haben müsse. So viel Vorschläge, so viel Modelle. So wenig gelang es, darüber eine Übereinstimmung herbeizuführen, daß im Jahre 1909 der Verein für Schulgesundheitspflege die Diskussion darüber aus seinen Versammlungen verbannte.

Seit Mitte der 20er Jahre sind an ihre Stelle *zwei* Losungen getreten: Hie Schulbank! Hie Gestühl! Gemeint ist, genauer ausgedrückt, entweder *Schulbänke*, in Reihen unbeweglich aufgestellt, mit fester Verbindung zwischen Tisch und Sitz, oder *Tische* und *Stühle*, frei beweglich in beliebiger Anordnung aufstellbar.

Die Schulhygiene ist zunächst an einem *Teil* dieses Problems, an der Frage der Aufstellung, interessiert. Ihr muß daran gelegen sein, daß der Boden des Schulzimmers ohne Schwierigkeit zuverlässig gereinigt werden kann. Das ist bei beweglichem Gestühl gesichert, ist aber auch nicht behindert, wenn die Schulbänke, wie seit langem anerkannt und durchgeführt, nicht mehr auf Schwellen stehen, sondern entweder aufklappbar oder auf Schienen beweglich sind.

Im Zentrum der Diskussion aber stand immer, ob die Schulbänke, indem sie eine schlechte Haltung verursachten, Schuld trügen an der Entwicklung von Anomalien im Körperbau, rundem Rücken, hoher Schulter, Skoliosen usw. und an der Entstehung oder Verschlimmerung von Myopie. Alles galt als Folge von falscher Konstruktion der Bänke oder wenn nicht für jedes Kind die seiner Größe entsprechende Bank vorhanden sei.

Aufgegeben hatte die Pädagogik schon seit 50 Jahren ihre Forderung, das Kind müsse in der Schule stets in tadellos grader Haltung in der Reihe sitzen, und die Kinder müßten in einem einheitlichen Banksystem nach ihren Leistungen gesetzt werden. Kein Zweifel und Einigkeit bestand denn auch darüber, es müßten in jeder Schule 6—8 verschiedene Größenklassen von Schulbänken vorhanden sein und jeder einzelnen Klasse müßten verschiedene Größenmuster zugewiesen werden. Hiernach ist auch verfahren worden.

Welches Bankmodell nun aber das günstigste sei, welches eine am wenigsten schädliche Haltung verbürge, darüber entbrannte eine mit einem gewissen Fanatismus geführte Polemik, an der ebenso Hygieniker wie Schulmänner teilnahmen. Hauptsächlich ging es um zwei Maßbegriffe, die *Distanz* und die *Differenz*. Ist es am vorteilhaftesten, wenn der Vorderrand der Bank vor der Tischkante zurücktritt, *Plusdistanz*, oder daß sie in eine Vertikale fällt, *O-Distanz*, oder daß die Tischkante den Vorderrand der Bank überragt, *Minus-Distanz*? Eine Einigung ist nicht erzielt worden. Noch heute gibt es feurige Verfechter der Plus- und der Minusdistanz und kompromißgeneigte Anhänger der O-Distanz. Diese und die Minusdistanz haben sich in der Praxis allmählich durchgesetzt, nachdem der Einwand gegen sie behoben war, sie verhinderten das Aufstehen des Kindes in der Bank. Die Einführung von Zwillingsbänken, deren bekannteste und empfohlenste die RETTIG-*Bank* ist, erlaubt dem Kinde, beim Aufstehen aus der Bank herauszutreten. Aber auch dieser Banktyp, der durch Umklappen eine bequeme Reinigung des Raumes erlaubt, ist nicht unangefochten geblieben.

Ebenso ernst genommen wurde die Frage, wie groß die *Differenz*, der Abstand zwischen Tischplatte und Bank sein müsse, in zweiter Linie, welche Breite die Sitzfläche haben müsse und wie die Rücklehne auszubilden sei, um in jeder Haltung dem Kinde die angemessene Stütze zu geben.

Das Ergebnis aller dieser widerstreitenden Meinungen ist gewesen, daß es noch heute Schulen gibt, in denen eine Vielzahl von Modellen nebeneinander in Gebrauch sind. Es hat an einer klaren Entscheidung über einen Einheitstyp gefehlt.

Der Hauptübelstand der *Schulbank* liegt in der Unabänderlichkeit des Abstandes von Sitz und Tisch, welche Distanz man auch wähle. Sie ist unphysiologisch, weil sie dem natürlichen Bedürfnis nach häufigem Wechsel der Haltung keinen Raum gibt, der beim Kinde noch viel größer ist als beim Erwachsenen. Die Schulbank paßt sich einem müden oder ermüdenden Körper nicht an. Die Erfahrung zeigte, daß die Kinder in den besterdachten Bänken die unmöglichsten Haltungen einnehmen, bloß um der Starrheit der Haltung zu entgehen.

Tritt an die Stelle der Schulbank der Tisch und der von ihm losgelöste Stuhl, so fallen alle Bedenken gegen eine Zwangshaltung fort. Auf dem Stuhl kann das Kind die Haltung beliebig wechseln. Es kann natürlich auch eine schlechte Haltung annehmen und sich an sie gewöhnen. Ernstliche Einwände können aber nicht gemacht werden, wenn Tische und Stühle in entsprechenden Durchschnittsmaßen für jede Klasse vorhanden sind. Außerdem wird verlangt, daß die Tische die Schrägstellung der Platte zum Schreiben möglich machen.

Die Verwendung von Gestühl an Stelle der Schulbank erlaubt freie Gruppierung der Schüler im Unterricht, sowohl ein Zusammensitzen um einen durch Zusammenstellen der Tische hergestellten Mitteltisch oder um ein Hufeisen, aber auch in kleinen Gruppen, auch das Zusammenstellen nur der Stühle auf engem Raum. Wohl ist der Raumbedarf bei Verwendung von Gestühl etwas größer, etwa 1,3 m² für das Kind. Die Auflockerung der Klasse, die damit verbunden ist, und die größere Unruhe verlangen vom Lehrer mehr.

Befürwortet aber wird von pädagogischer Seite das Gestühl, weil nur damit die moderne Form des Unterrichts sich verwirklichen lasse. Und damit ist die Frage ,,Schulbank oder Gestühl?" ganz überwiegend zu einer pädagogischen und sehr viel weniger zu einer hygienischen geworden. Denn seit langem wird von ärztlicher Seite gegenüber der vorwiegend von Laien angenommenen, angeblich schädigenden Wirkung der Schulbank betont, es sei keineswegs erwiesen, daß die Schulbank an den befürchteten Skelettveränderungen schuld sei. Diese entstünden auf Grund konstitutioneller Voraussetzungen und würden sich entwickeln auch ohne Sitzen in der Schulbank und wahrscheinlich auch bei Verwendung von Stühlen. Selbst die Ophthalmologen stellen sich auf den Standpunkt, die Myopie sei überwiegend erblich bedingt und erfahre im Schulunterricht auch bei Benutzung von schlechten Bänken keine Verschlimmerung. Wenn etwas für sie bedeutungsvoll sei, so sei es die Beleuchtung. Beipflichten muß der Arzt vom physiologischen Standpunkt der Argumentation, die Forderung der starren Haltung, ja selbst der Grad, in dem sie durch die Schulbank erzwungen würde, belaste das Kind, ermüde es unnötig und schädige daher seine Leistungsfähigkeit.

Ein vom hygienischen Standpunkt zu begrüßendes Bestreben geht dahin, an günstigen Sommertagen den Unterricht ins Freie zu verlegen. Von Schularchitekten sind zahlreiche beachtenswerte Vorschläge gemacht worden, entweder die Öffnung der Außenwand des Klassenzimmers als Ganzes möglich zu machen oder vor jedes Klassenzimmer eine Terrasse zu legen, kostspielige, kaum zu verwirklichende Projekte. Mehr Aussicht besteht, die seit mehr als drei Jahrzehnten angestrebte engere Verbindung von ganzen Schulen oder Schulteilen mit der Natur zu verwirklichen durch Errichtung von Waldschulen in Flach- oder Pavillonbau in aufgelöster Anordnung auf Rasenflächen oder im Walde. Das Ziel ist, gesonderte Waldschulen zu schaffen für kranke Kinder, für schwächliche Kinder, schließlich auch für gesunde Kinder.

Krankenhausbau.

In den beiden letzten Jahrzehnten des vorigen Jahrhunderts galt für größere Krankenhäuser das *Pavillonsystem* unumstößlich als das Ideal für die Unterbringung der Kranken, für die aus hygienischen Gründen erwünschte Trennung der einzelnen Stationen, für das Behandlungssystem, für die gesamte Wirtschaft und Verwaltung eines Krankenhausbetriebes. Alle älteren *Korridorsysteme* mit einseitig oder beiderseits eines Ganges angeordneten Krankenzimmern galten als endgültig überholt und schienen nur noch für kleine Einrichtungen, Privat- und Kreiskrankenhäuser Existenzberechtigung zu haben.

Nach dem viel bewunderten Vorbild des *Eppendorfer Krankenhauses* in Hamburg entstanden überall in Deutschland Anstalten, bei denen beiderseits eines zentralen Ganges, der Mittelachse des ganzen Komplexes, Baracken oder Pavillons, zunächst grundsätzlich einstöckige Bauten, angeordnet wurden. In der Front der Anlage stand das Verwaltungsgebäude. Operationssäle, alle anderen Behandlungsbauten und alle Wirtschaftsgebäude wurden am Ende der Zentralachse oder irgendwo seitlich angeordnet. Sämtliche Gebäude waren in der Regel verbunden durch überdeckte, aber offene Gänge.

Schon um die Jahrhundertwende aber hatte man sich davon überzeugen müssen, daß diese Auflösung des Krankenhauses in Sondereinheiten aus vielerlei Gründen unzweckmäßig und unwirtschaftlich war. Unter anderem wurde dem Personal durch die Weitläufigkeit der Gänge nutzlose Arbeitsleistung durch Lauferei aufgebürdet. Der Transport Schwerkranker bei Verlegungen, auf dem Wege zum Operationssaal oder zu Behandlungsstationen war unbequem und für die Kranken unzuträglich. Der große Krankensaal von 20—40 Betten in einzelnen Pavillons rechts und links eines Mittelgangs, verbunden mit einem kleinen Behandlungsraum, Teeküche, Abort und Bad, hörte bald auf, als eine Ideallösung zu gelten. Denn trotz der Teeküchen bot die Verteilung der Verpflegung über das weitläufige Gelände hin lästige Schwierigkeiten. Auch die Einsicht, die großen Krankensäle böten zwar für Aufsicht und Behandlung gewisse Vorteile, würden aber dem Seelenzustand der Kranken nicht gerecht, drängte sich im Lauf der Zeit auf.

Eine Übergangslösung war die Aufstockung der Pavillons und schließlich die nach dem gleichen System gewählte Anordnung größerer Stationsbauten, wie etwa beim Rudolf-Virchow-Krankenhaus in Berlin, wobei aber die meisten wirtschaftlichen Schwierigkeiten bestehen blieben.

Der moderne Krankenhausbau hat mit diesem System vollständig gebrochen. In den meisten europäischen Ländern werden heute die Stationen der großen Krankenhäuser, selbst die gesamten Kliniken und Medizinischen Institute einer Universität, in *einem Baukörper* vereinigt, der, kubisch oder in gerundeter Linie erbaut, mit seinen Querbauten oder Flügeln, auch in H-Formen oder Hufeisenform gegliedert, eine *Einheit* darstellt, deren wirtschaftliche Einrichtungen aller Art von einer Zentrale aus bedient werden. Trotz einer aus wirtschaftlichen oder hygienischen Gründen notwendigen Trennung der einzelnen Kliniken wird die Erhaltung bequemer Kommunikationsmöglichkeiten durch geräumige Aufzüge und ins Untergeschoß verlegte Verbindungsgänge gesichert. Die Verbindung aller Behandlungsräume, von Operations- und Röntgenabteilungen, auch der Bäder, mit den auf sie angewiesenen Klinikbereichen wird durch richtige Aufteilung des Baukörpers nach den Himmelsrichtungen erreicht: alle Behandlungsräume nach Norden, alle Krankenräume nach Süden und Westen. Selbst die Polikliniken einer Medizinischen Fakultät werden zweckmäßig in die unteren Geschosse der Nordflügel verlegt.

Mustergültige Planungen dieser Art sind z.B. in Gent, in kleinerem Umfang in Kolmar und vielerorts in Europa und den USA verwirklicht worden. Immer mehr ist man davon abgekommen, die Kranken in großen Sälen zu lagern, auch wenn nicht die Möglichkeit der „crossinfection", des gegenseitigen Übertragens von Krankheitskeimen, besteht. Für Kinder-Krankenstationen wird ein Boxensystem angestrebt. Selbst wenn man auf ein solches System verzichtet, wünscht man heute Schwerkranke nur zu 1—2, die übrigen Kranken nur zu 4—6 in einem Krankenzimmer unterzubringen. Damit kommt der seelische Anteil des ärztlichen Handelns zu seinem Recht. Die erhöhten Schwierigkeiten der Versorgung und Überwachung der Kranken müssen in Kauf genommen werden. Damit ist man fast überall zum Korridorsystem zurückgekehrt, allerdings bei so gut wie ausschließlicher Wahl einer einbündigen Bauweise.

Die Formen, die heute bevorzugt werden, sind kubische Baukörper mit flachen Dächern, die als Terrassen ausgenutzt werden können, vielfach außerdem mit breit vorgelagerten Terrassen, gelegentlich treppenartigem Aufbau, mit Zurücktreten der oberen Stockwerke, um ihnen Terrassen vorzulegen.

Seit etwa 1920 bestehen für alle Länder Deutschlands Vorschriften und Richtlinien für Anlage, Bau und Einrichtung von Kranken-, Heil- und Pflegeanstalten, sowie von Entbindungsanstalten und Säuglingsheimen.

Die in diesem Kapitel dargelegten Grundsätze für die Anforderung, die an gesundheitsgemäßes Bauen gestellt werden müssen, gelten, angepaßt an die besonderen Zwecke der Anstalten, auch für den Krankenhausbau. Sonderforderungen beziehen sich auf den Flächenbedarf des Bauplatzes. 75 m² werden für jedes Krankenbett, ein Abstand von 14 m von jedem anderen Gebäude oder Gebäudeteil für die Krankenräume gefordert. Der Garten soll dem einzelnen Kranken 10 m² Raum bieten. In mehrbettigen Zimmern sollen 25 m³ Luftraum für das Bett gestellt werden, in Einzelzimmern 35 m³, dazu nach modernen Auffassungen betreffend die Wohnraumgröße entsprechend 7,5 m² und 10 m² Bodenfläche. Für Kinder werden 15 m³ Luftraum und 5 m² Bodenfläche als ausreichend angesehen. In Tagesräumen sollen jedem Kranken 2 m² Bodenfläche zur Verfügung stehen.

Die Fensterfläche soll bei mehrbettigen Zimmern mindestens ein Siebentel der Bodenfläche betragen, in Einbettzimmern 2 m². Terrassenbauten werden mit Vorliebe gewählt, um die Möglichkeit zu schaffen, bei schönem Wetter fast die ganze Fensterwand zu verschieben oder herauszunehmen.

Sehr genaue Vorschriften bestimmen die Anzahl der Treppen auf eine bestimmte Zahl von Kranken, ihre Breite und feuerfeste Bauart. In einigen modernen Bauten hat man sogar Rampen zwischen den Stockwerken eingebaut, um den Kranken im Bett ohne Benutzung eines Aufzugs mühelos befördern zu können. Vorgeschrieben ist auch die Breite der Flure und Gänge. Alle Räume des Hauses einschließlich der Treppen und Flure müssen gleichmäßig beheizbar sein.

Zum Innenausbau gehören glatte, abwaschbare Wände und abgerundete Ecken und Kanten an allen Begrenzungen der Räume. Linoleum- oder Holzzementfußböden werden Holzriegelfußböden vorgezogen. Die Wände werden in ruhigen, nicht zu stark reflektierenden Farben gehalten, am besten in einem lichten Gelb, das Sonne in die Räume hereinbringt. Wandbelag aus stark reflektierenden weißen Kacheln wird heute abgelehnt. Für Behandlungsräume, besonders für Operationsräume, werden matte Kacheln in grauen oder bläulichen Tönen oder Plattenbelag aus Naturstein in gedämpften Farben bevorzugt.

Eine indirekte Deckenbeleuchtung hat in Krankenzimmern einen beruhigenden Einfluß auf die Patienten. In keinem Fall darf eine direkte Deckenbeleuchtung in der Saal- oder Zimmermitte die Augen der Patienten belästigen. Vermieden wird dies durch Anbringung der Beleuchtung an der Wand über den Betten, vorausgesetzt, daß die Betten nur auf der einen Seite des Zimmers angeordnet sind.

An Aborten sind je ein Abort für 15 männliche und für 10 weibliche Patienten vorgesehen. Hier dürfen Waschgelegenheit und elektrische Warmlufttrockner nicht fehlen.

Die Lüftungsanlagen müssen allen modernen Anforderungen entsprechen. Die Auffassungen gehen noch darüber auseinander, ob für bestimmte Räume, z. B. für Operationsräume, die Klimatisierung ein unbedingt anzustrebendes Ziel ist. Bei einbündiger Bauweise und beim Korridorsystem vermeidet die richtige Wahl der Wanddurchbrechungen, wie in den Schulen (s. S. 148), die eine Querdurchlüftung erlauben, daß Zugwirkungen entstehen.

In Infektionsabteilungen, besonders in Kinderabteilungen, müssen alle Möglichkeiten gegeben sein für die leichte und vollständige Durchführung von Maßnahmen gegen die „crossinfection".

Das Wohlbehagen der Patienten hängt in hohem Maße davon ab, daß der Betrieb sich mit einem *Minimum von Geräusch* abwickelt. Dazu dienen in erster Linie Doppeltüren, die nötigenfalls mit schallabdichtendem Material belegt sind. Alle Klingelgeräte werden zweckmäßigerweise durch ein Lichtsignalsystem ersetzt.

Die Krankenhausverwaltung haftet der Berufsgenossenschaft gegenüber dafür, daß in den Sterilisationsräumen und in den Wirtschaftsanlagen, in Küche, Wäscherei, Plätterei, an den elektrischen Aufzügen, alle modernen Sicherungseinrichtungen eingebaut sind, die die gefahrlose Bedienung dieser Geräte, unter anderem des Fleischwolfs, von Knet- und Schälmaschinen, von Brot- und anderen Schneidemaschinen, von Zentrifugen, Heißmangeln und Nähmaschinen verbürgen.

Schrifttum.

Feder, G.: Die neue Stadt. Berlin 1939. — Gistl, R.: Einführung in die Biologie des Bauens. Stuttgart 1946. — Gottstein, A.: Schulgesundheitspflege. Leipzig 1926. — Grober: Das deutsche Krankenhaus. 1932. — Kliewe, H.: Die Hygiene der Kleinwohnung. In Weichardts Ergebnisse der Hygiene usw. 1931. — Korff-Petersen, A.: Die Untersuchung der Beleuchtung. In Gotschlichs Handbuch der hygienischen Untersuchungsmethoden. Jena 1929. — Liese, W.: Forderungen der Wohnungshygiene. Zbl. Bakter. 1949. — Hygiene der Siedlung und Wohnung. In Flügges Grundriß der Hygiene. Berlin

1940. — Zur Kritik des Tageslichtquotienten. Gesundh.-Ing. 1936. — LIESE, W., u. H. WEIGMANN: Wohnung. In GOTSCHLICHS Handbuch der hygienischen Untersuchungsmethoden. Jena 1929. — SCHUMACHER, F.: Probleme der Großstadt. Leipzig 1043. — SCHWARZ, L.: Wohnungshygiene. In Naturforschung und Medizin in Deutschland 1939—1946. Wiesbaden 1948. — SELTER, H.: Handbuch der deutschen Schulhygiene. Dresden u. Leipzig 1914. — SPITTA, O.: Grenzen der hygienischen Anforderungen in der öffentlichen Gesundheitspflege. Gesundh.-Ing. 1932. — SÜPFLE, K., u. P. HOFFMANN: Die Methoden der Wohnungshygiene. In ABDERHALDENS Handbuch der biologischen Arbeitsmethoden, Abt. IV, Teil 2. 1934. — THIELE-HOLZBERG: Lärmmessung mit dem verbesserten Lärmzähler von DOLD und THIELE. Z. Hyg. 122, 125 (1939). — VICK, F.: Hausbau in den Tropen. Tropenhygienische Schriftenreihe, Heft 1, 3, 4, 7, 8, 9.

Zeitschriften.

Gas- und Wasserfachmann: MEYER, G. [1942], SPITTA, O. [1940]. — VDI-Lüftungsregeln. VDI-Verlag Berlin. — Wärme- und Kältetechnik.

Archiv für Hygiene: FEHRER u. WEILAND [1933], LIESE [1930].

Gesundheitsingenieur: BRAND [1937], BÜRGERS [1927], CAMMERER [1936], DORZEKAT [1941] GÖTZ, [1947], HENDRIKS, [1948], JASPERS [1938], JUSATZ [1936], KEMPER [1948], KLIEWE, [1934, 1936], KOLLMAR [1948, 1949], KÖRTING [1941], LIESE [1936, 1939, 1944, 1948, 1949], TER LINDEN [1938, 1940], LUDWIG [1940], MOM [1938], RYBKA [1934], SCHILLING [1940], SELTER [1932], SETTELE [1935], WIERZ [1936].

Wasser.

Tief lebt im Menschen das Gefühl der Gebundenheit seines Lebens an das Wasser. Es ist ihm heilig. Geweihtes Wasser hat seinen Platz im Formenschatz vieler Kulte. Als ein Symbol tiefer Lebensbedeutung ist es in der Taufe Sinnbild eines Bundes mit Gott. Durch eine Besprengung mit Wasser wurde der große König Indiens Asoka zum Könige geweiht. Der hohe römische Beamte entsühnte sich durch Waschen seiner Hände. Mit Bad oder Waschung wurde und wird in vorderasiatischen Kulten die verlorengegangene rituelle Reinheit wiedergewonnen, Vorbereitung jeder heiligen Handlung, jedes Gebetes. Der katholische Christ bekreuzigt sich beim Betreten der Kirche mit der in geweihtes Wasser getauchten Hand. Was dem Christen ein Fläschchen Jordanwasser, ist dem Muslim das aus Mekka von der Wallfahrt, dem Hadj, mitgebrachte Gefäß mit Wasser vom Brunnen Zemzem, dessen Trunk Ismail vor dem Dursttod errettete, ist dem Balier das geweihte Wasser eines heiligen Quells, mit dem er das Gesicht seiner Toten vor der Verbrennung benetzt. Nichts ist Allah wohlgefälliger als die Stiftung von Brunnenanlagen.

Daß es überhaupt Leben gibt in dem Sinne, wie wir es verstehen, und die Eigenart seiner Entwicklung auf der Erdoberfläche beruhen auf der Tatsache, daß in einem bestimmten Zeitpunkt der Abkühlung unseres Planeten in seiner Atmosphäre Sauerstoff und Wasserstoff sich verbanden, während Stickstoff ungebunden blieb. Es bildeten sich die großen Wassermassen, die den größten Teil der Erdoberfläche mit Weltmeeren bedecken. Nach dem Aufsteigen von Landmassen entstanden auf dem Wege über die Kondensationsvorgänge in der Atmosphäre die oberirdischen und unterirdischen Süßwasser. Denkbar ist, daß Bindung von Sauerstoff und Wasserstoff noch heute in der Erdtiefe sich vollzieht und daß daher Wasser als sog. *juveniles Wasser* fortdauernd innerhalb des Erdballs neu entsteht. Was es bedeutet für die Hydrologie der Erdoberfläche, ist nicht zu erkennen und zu entscheiden, viel kann es nicht sein. Vielleicht hat es Anteil an den großen vulkanischen Explosionskatastrophen (Krakatau, Tambora) und an den aus der Erdtiefe unter hohem Druck herausgetriebenen Fumarolen.

Vorkommen und Vorräte.

Die Gesamtmenge des Wassers auf der Erde wird sehr global geschätzt auf 1300 Milliarden Kubikmeter an Oberflächenwasser und ebensoviel Kubikmeter an unterirdischem Wasser.

Näher der Wirklichkeit ist die Schätzung, daß bei einer jährlichen Niederschlagshöhe von im Durchschnitt 600 mm die Gesamtniederschlagsmenge für *Deutschland* 250 Milliarden Kubikmeter beträgt. Davon kehren aus offenen Gewässern 50% durch Verdunstung in die Atmosphäre zurück, 8% werden von der Vegetation in Anspruch genommen. Eine Errechnung der in Lebewesen jeweilig vorhandenen Wassermenge ist kaum möglich.

Der Rest von 105 Milliarden Kubikmetern versickert zur Bildung von Grund- und Spaltenwasser in der Erdkruste oder fließt als Oberflächenwasser in Bächen und Flüssen dem Meere zu.

Nutzbar gemacht werden von diesem Wasser etwa 2500 Millionen Kubikmeter, etwa 1% der Niederschlagsmenge, und zwar als Quellwasser 9% = 225 Millionen Kubikmeter, an Grundwasser 77% = 1925 Millionen Kubikmeter, als Oberflächenwasser14% = 350 Millionen Kubikmeter (SIERP).

„Ewig wechselnd" bewegt sich Wasser von der Erdoberfläche zur Atmosphäre und kehrt zu ihr zurück. *Was bei diesem Wechsel und Austausch sich vollzieht, entscheidet über den hygienischen Wert des Wassers.* „Ewig wechselnd" wird es von Lebewesen aufgenommen und zurückgegeben. Denn das Leben nahm im Wasser seinen Ursprung und kein Leben kann ohne Wasser bestehen.

Die Menschen des Paläolithicum, die keine wasserdichten Gefäße kannten, mußten nahe dem Wasser leben. Die großen Kulturen des Altertums entwickelten sich in den Talauen großer Flüsse, die chinesische am *Hoang-Ho*, die Kultur von *Mohenjodaru* und *Harappa* am Indus, die mesopotanische zwischen *Euphrat* und *Tigris*, die ägyptische am *Nil*.

Denn sehr unregelmäßig an Verbreitung und Menge ist auf der Erdfeste und innerhalb ihrer Kruste das Süßwasser verteilt, woran das Leben gebunden ist und das unmittelbar aus dem Seewasser zu gewinnen, nur meerbewohnende Geschöpfe befähigt sind. Seine Verteilung entscheidet über die Besiedelungsmöglichkeit eines Gebietes und über die Dichtigkeit dieser Besiedelung. — Jede Niederlassung, und sei es eine für den kurzen Aufenthalt einer Expedition oder einer militärischen Einheit, ist an die Frage gebunden, ob trinkbares Wasser in ausreichender Menge vorhanden und nahe erreichbar ist.

Hunger erträgt der Mensch wochenlang, dem Durst erliegt er in wenigen Tagen. Die längste beobachtete Zeit des Durstens war 11 Tage. Was bei normaler Lebenshaltung ein in angenehmer Weise zu befriedigender Trieb ist, der Durst, wird zur furchtbaren, bis zum Wahnsinn führenden Qual, wenn jede Flüssigkeitszufuhr ausbleibt. Für Reliktenvölker in Steppen und Wüsten ist die Sorge um Wasser ihre Lebensfrage.

Der Buschmann der Kalahari zieht von Wasserstelle zu Wasserstelle und wenn sie am Ziel der tagelangen Durststrecke ausgetrocknet ist und der Boden kein Wasser hergibt, auch wenn er es mit dem Rohr seines Pfeiles aus der Erde zu saugen versucht, ist er verloren. Für Expeditionen und kriegerische Unternehmungen entscheidet die rechtzeitige Beschaffung von Wasser über Leben oder Untergang. Das Heer des Kambyses verscholl auf dem Zug durch die Lybische Wüste zur Oase des Ammon. Aus unserer Zeit gibt H. GRIMM eine meisterhafte Schilderung, wie eine Durststrecke überwunden werden muß, von dem Zuge v. Estorfs gegen Morenga in dem Buch „Volk ohne Raum". In der Gefahr des Verdurstens wird auch der Hygieniker ein Wasser trinken, selbst wenn er wüßte, daß es Typhusbakterien enthält.

Beide, die Natur und die Hand des Menschen haben ihren Anteil an der Ungleichmäßigkeit der Verteilung des Süßwassers auf der Erde. Die Eigenart der klimatischen Bedingungen und mancher geologischer Formationen machen manche Gebiete der Erde wasserlos und unbewohnbar, andere sind im Überfluß damit versehen. Regenlos liegen weite Landschaften im ganzen Verlauf des Jahres tagein tagaus unter den Strahlen der Sonne. In anderen strömen monatelang

lang täglich große Regenmassen herab. Dieser Regenzeit folgen Trockenzeiten von gleicher Dauer. Gleichmäßig über das Jahr verteilen sich die Niederschläge in den gemäßigten Zonen. Unverkennbar aber ist, daß in den Vorgängen an der Erdoberfläche eine Tendenz liegt, die Süßwasservorräte so nicht zu verringern, so doch schwerer erreichbar zu machen. Daher bedürfen die Grundwasservorräte der dichtbevölkerten Gebiete Europas, auch Deutschlands, pfleglicher, schonender Behandlung. „Wasser ist ein Sparstoff, der nicht dem Zugriff jeder Interessentengruppe schrankenlos preisgegeben werden darf. Die Quantität des für eine Nation zur Verfügung stehenden Wassers kann nicht vermehrt werden. Sie kann nur bei planvoller Bewirtschaftung in Hinsicht auf die Wasserbeschaffenheit (Qualität) ausreichen" (WELDERT).

Neben den Wasserwirtschaftsämtern des Staates unterziehen sich große Verbände, wie die Verbände des Ruhrgebiets und der Elsterverband, dieser Pflicht.

Noch in den für uns übersehbaren Zeiten der Erdgeschichte haben sich Klimaänderungen vollzogen, wodurch Länder von hoher Bodenkultur zu verlassenen Einöden wurden, so Teilgebiete Arabiens und Nordafrikas. Die Ruinen einst volkreicher Städte liegen heute inmitten der Wüste, *Timgad, Tebessa, Leptis magna, Sabratha.*

Wieweit der Mensch durch sein Eingreifen in die natürliche Gestalt der Erdoberfläche und ihr Pflanzenleben Anteil hat an Klimaveränderungen, ist in unserer Zeit zum Gegenstand sorgenvoller Erörterungen und der Forschung geworden. Wo der *Wald* schwindet, da schwinden auch die Wasservorräte des Landes. Dem widerspricht auch nicht die Tatsache, daß der Wald selbst viel Wasser verdunstet und den Grundwasserstand senkt. Denn er ist ein *Bodenhalter* und damit ein *Wasserspeicher.* Seine Wurzeln verhindern die Abschwemmung des Bodens. Humus, Laubdecke und Moose regeln das Versickern des Wassers.

Daß der Mensch durch sinnlose Eingriffe in die Waldbestände der Gebirge die Wasserarmut großer Teile der Erde und die Vernichtung riesiger, ursprünglich fruchtbarer Landschaften durch Erosion verschuldet hat, dafür zeigen die tropischen Zonen, für uns am eindrucksvollsten aber die Mittelmeerländer, abschreckende, trostlose Bilder.

In den Pfahlrosten der Paläste *Venedigs,* in den Planken seiner Galeeren verschwanden die Eichenwälder Istriens und Dalmatiens. Wasserloser Karst nimmt ihre Stelle ein. Das istrische Wort „Karst" wurde zum Terminus technicus für den Zustand, in dem sich viele Gebirge der Balkanhalbinsel, Griechenlands, Albaniens, Kretas, auch Kleinasiens befinden. Nie wieder wird eine fruchtbare Humuslage sie bedecken, nie mehr werden sie Wälder tragen, die den Ebenen eine reichliche, gleichmäßig strömende Wasserzufuhr sichern. Im Harz beobachtet man zur Zeit als Folge eines übersteigerten Holzeinschlags und der Schaffung großer Kahlflächen nach dem Kriege ein Versagen der Quellen. *Der Wald ist die segensreichste Wohlfahrtseinrichtung, die die Natur dem Menschen schenkte.* Dieser hat sie zu allen Zeiten mißbraucht, indem er dem Waldbestand unheilbare Wunden schlug.

Nur in ganz seltenen Fällen kann der Holzarmut entwaldeter Gebirge, etwa der fruchtbaren Hänge tropischer Vulkane, durch Aufforstung wieder behoben werden.

Mit Aufwand von vielen Millionen gelingt es hie und da (Tennessee valley) der Zerstörung Halt zu gebieten. In den meisten Gebieten der Tropen und in den Mittelmeerländern stehen die Mittel für so große Kulturwerke nicht zur Verfügung. Meist ist die Entblößung der Gebirge von Verwitterungskrume so vollständig, daß eine nicht wiederherstellbare Lage geschaffen ist. Die Regenmassen der feuchten Monate, die nicht mehr in den natürlichen Wasserhaltern der Wälder aufgesogen und von ihnen in stetigem Fluß abgegeben werden, reißen nicht nur alle, eben wieder durch Verwitterung entstehende Krume hinab, sie zerreißen in ihren jähen Abstürzen die Flanken der Gebirge (Rhodope) in tiefen Erosionsrinnen, sie schütten an ihrem Fuß weite Schuttkegel über fruchtbares Land, sie schleppen Erosionsmaterial in kurzdauerndem, aber reißendem Abströmen in See und bauen Delten und Lagunennetze auf, die, mit brakigem Wasser erfüllt, zu Brutplätzen der Malariamücke werden. In der regenlosen Zeit kann das entwaldete und verkarstete Gebirge kein Wasser mehr spenden.

Die Flüsse und Bäche trocknen aus, die Felder verdorren, die Brunnen versiegen, weil kein Grundwasserstrom sie mehr speist, und auch hier brütet in den überbleibenden Tümpeln und Lachen die Fiebermücke.

Art und Bewertung der Süßwässer.

Die Begriffe *Oberflächenwasser* (Tageswasser) und *Grundwasser*, die lange als für den Hygieniker gültige Gegensätze aufgestellt wurden, genügen nicht, um die Arten der Süßwässer zu kennzeichnen. Aber auch mit den Begriffen *oberirdisches* und *unterirdisches* Wasser sind die Gegensätze nicht voll erfaßt, mit denen der Hygieniker zu tun und zu rechnen hat.

Zwar über die Beurteilung oberirdischen Wassers werden für ihn keine Zweifel bestehen. Selbst wenn es aus der Tiefe großer, ruhender Becken entnommen werden kann, ist es nicht unbedenklich für den Gebrauch als Trinkwasser. Seine Beschaffenheit ist um so bedenklicher, je dichter die Besiedelung des Gebietes ist.

Die Verwendbarkeit unterirdischen Wassers aber für Trinkwasserzwecke hängt davon ab, ob es als „echtes" Grundwasser in gut filtrierenden Bodenschichten lagert oder fließt, in denen es keinen Verunreinigungen durch Zustrom unfiltrierten Oberflächenwassers oder von Abwasser ausgesetzt ist. Bildet es Seen in unterirdischen Hohlräumen oder strömt es durch unterirdische Spalten, Klüfte und Höhlen, so unterscheidet es sich in seiner Qualität selten wesentlich von oberirdischem Wasser, von dem es dann meist unmittelbar ohne jede Filtration gespeist wird.

Anstatt sich an Begriffe zu klammern, kommt man sicherer zu richtiger Bewertung des Wassers, wenn man dem *Schicksal* nachgeht, das ihm auf der Erdoberfläche und innerhalb der Erdkruste widerfährt, nachdem es als *Meteorwasser* in Form von Regen, Schnee oder Hagel auf die Erde gelangt ist oder sich infolge von Kondensation feuchter Luft auf kalten Flächen der Erdoberfläche oder in oberflächlichen Schichten niedergeschlagen hat.

Meteorwasser.

Niederschläge sind, wenn sie die Erdoberfläche erreichen, nicht mehr frei von Verunreinigungen. Sie haben während ihres Falls aus den unteren Schichten der Atmosphäre, besonders in Industriegebieten, wasserlösliche Gase, salpetrige Säure, Ammoniak, u. a. auch etwas Kohlensäure, aufgenommen und aus den erdnahen Schichten Staubteile, Mikroorganismen, an Seeküsten auch Salzbestandteile. Ihr Wasser nimmt dabei an Lösungsvermögen zu. Regenwasser ist also durchaus nicht destilliertem Wasser gleichzusetzen. Es beginnt, aufgespeichert, bald zu faulen, selbst wenn es rein aufgefangen wird. Das ist selten der Fall.

Mühevoll und doch in einer Weise, die niemals hygienisch befriedigen kann, speichern die Menschen in süßwasserarmen Gebieten das Regenwasser für die regenarmen Monate. Es ist wenig bekannt, daß auch in Deutschland 10 000 km² auf Regenwasser angewiesen sind.

Auffangdächer (Auftreffflächen) in hygienischem Zustand zu erhalten, ist so gut wie unmöglich. Dächer sind Ablagerungsstätten für Bestandteile aller Art, für Mikroorganismen und für die Ausscheidungen von Vögeln und anderem Getier. Auch sinnreich erdachte Kippkästen, die die ersten Teile der Niederschläge ablaufen lassen, bevor das Wasser einem Behälter oder einer Zisterne zuströmt, ändern daran wenig.

Was in Gebieten, in denen der Boden nur Salzwasser hergibt, auf den Halligen der Nordseeküste, in einer Lagunenstadt wie Venedig oder im Bereich anderer Ästuare, ein von der Natur diktiertes, unvermeidliches Behelfsmittel ist, die Speicherung des Wassers in mit Lehm ausgeschlagenen Teichen *(Fehtingen)*, in Tanks oder Zysternen, dazu zwingen den Menschen in den Ländern der Entwaldung die Missetaten seiner Vorfahren gegen den Wald. Niemals kann das von flachen Dächern oder gepflasterten Höfen in den Zysternen zusammengeronnene Wasser die Güte eines Quellwassers oder gehobenen Grundwassers ersetzen, so bewundernswert die Erfindungskraft der Menschen ist, die solche Werke, wie die hundertsäulige Zysterne von Byzanz schuf, sinnreiche Systeme für das Ausfaulen des Regenwassers in getrennten Wasserkammern für Festungswerke erfand, oder die kunstvollen Zysternen Venedigs erbaute (Abb. 29).

Verschieden ist die Bewertung des Regenwassers. Als Trinkwasser genießt es seines faden Geschmacks willen keine Wertschätzung, selbst wenn es sauber aufgefangen oder einem Reinigungsprozeß unterworfen war. In Gebieten aber, wo nur hartes Wasser zu Gebote steht, sammelt die Hausfrau das weiche Wasser für die Wäsche, um Seife zu sparen und Hülsenfrüchte leichter weich kochen zu können. Auch die Gärtnerei bevorzugt das weiche und meist luftwarme Regenwasser zum Bewässern. Der Hygieniker aber hat Bedenken wegen seiner bleilösenden Eigenschaften.

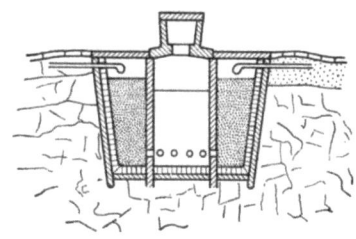

Abb. 29. Venetianische Zysterne.

Wieviel vom Meteorwasser in die Erde eindringt, hängt von der Art und Gestalt ihrer Oberfläche ab. In waldarmen Gebirgen und von Vegetation entblößten Lateritflächen fließt fast alles Regenwasser in reißenden *Gerinnen* oder flächenhaften *Wasserschichten* rasch und vollständig ab. In Wäldern wird es aufgesogen und gespeichert. Über aufnahmefähigen Böden fließen nach einer *sehr rohen Schätzung* $^2/_3$ des Wassers ab oder verdunsten, $^1/_3$ versickert. Schwache Regen aber begünstigen eine stärkere Versickerung.

Oberflächenwasser.

Die primitivste Beobachtung zeigt, wieviel bedenkliche Stoffe das zusammenrinnende Regenwasser auf der Erdoberfläche mitnimmt, während es den Wasserläufen zufließt, deren Wasser sich alsbald trübt. Viel Anteil haben daran anorganisches Erosionsmaterial, aber auch reichlich organische Substanzen und unter ihnen, je nach der Dichte der Besiedelung, die Menge des Abfalls und Abwassers. Die Menge der Industrieabwässer, mit denen viele Vorfluter belastet worden sind, ist stetig angestiegen und ist eine Bedrohung der für den menschlichen Gebrauch erforderlichen Wasservorräte.

Ob es sich in Seen mit ruhendem Wasserspiegel sammelt, ob in Teichen oder Lachen, ob es in Talsperren aufgestaut wird oder sein Spiegel in der Tiefe eines offenen Schachtbrunnens sichtbar wird, ob es sich als Strom, Fluß oder in Bächen und Rinnsalen fortbewegt, *immer ist Oberflächenwasser unsauberer Zuflüsse verdächtig*. Wie der Mensch dazu beiträgt, es zu verunreinigen, dessen sind wir an den Ufern der Seen und Flüsse und auf dem Lande täglich Zeuge, und sei es auch nur, indem er mit der Hand den Eimer an einem unsauberen Strick in den offenen Ziehbrunnen hinabläßt und emporzieht.

Die Menschen der antiken Kultur waren sich über die Minderwertigkeit von Oberflächenwasser für menschlichen Genuß durchaus im klaren. Die römische

Kultur hinterließ in ihren Aquädukten, die Quellwasser bis fast zu 100 km herbeiführten, ihre großartigsten Bauten.

Dennoch genießen Millionen von Menschen auch Oberflächenwasser als Trinkwasser. In menschenarmen Gebieten tun sie es meist ungestraft, und in primitiven Zuständen *können* sie es tun, weil sie die gefährlichen Darmseuchen schon als Kinder durchgemacht haben, eben infolge des Genusses solchen Wassers. Damit ist aber nichts bewiesen für seine Ungefährlichkeit, selbst wenn es für grobsinnliche Betrachtung als klar, geruch- und geschmacklos erscheinen sollte, also Eigenschaften hätte, die wir von einem Trinkwasser verlangen.

Den üblichen Einwänden des Besitzers eines vernachlässigten Schachtbrunnens, seit Dezennien hätten er und seine Familie dies Wasser ohne Schaden getrunken oder des Bürgermeisters eines Städtchens, noch nie habe es geschadet, wenn in der trockenen Jahreszeit die zurückgehende Leistung der zentralen Quellwasserleitung des Orts durch ein Stichrohr aus dem nahen Fluß oder Bach ergänzt worden sei, muß der Hygieniker entgegenhalten, daß sie dann eben bisher von einem jener *bösen Zufälle* verschont geblieben seien, daß die Ausscheidungen eines Typhuskranken oder eines Dauerausscheiders zu dem Wasser Zugang gefunden hätten. Jahrzehnte möge es gut gegangen sein, trete aber der böse Zufall ein, und das sei täglich möglich, so koste es Menschenleben.

Was, wenn das Schicksal es will, die Einführung unfiltrierten Flußwassers in die Leitungen einer großen Stadt bedeuten kann, darüber hat Europa durch die Choleraepidemie in Hamburg 1892 eine eindringliche Belehrung erhalten. Und jedesmal, wenn im ersten Jahrzehnt dieses Jahrhunderts die Cholera ihre letzten Vorstöße nach Westen machte, waren es die Flußschiffer auf Weichsel und Oder, die ihr Wasser aus dem Strom schöpften, bei denen sie sich zuerst manifestierte. Keinen eindringlicheren epidemiologischen Beweis aber gibt es für die Gefahr, die von Oberflächenwasser ausgeht, woher es auch genommen werden mag, als die Tatsache des steilen Abfalls im Vorkommen des Typhus abdominalis und verwandter Darmseuchen in allen Städten, nachdem sie sich mit einer zentralen Wasserleitung aus Quellen oder Tiefbrunnen versorgt hatten.

Dennoch können wir einer Verwendung des Oberflächenwassers nicht entraten und je dichter die Besiedlung der Kulturländer wird, um so notwendiger wird sie werden. Denn die Grundwasservorräte der Erde sind örtlich begrenzt und an Menge beschränkt. In Deutschland wird nur ein Drittel des Wasserbedarfs aus echtem Grundwasser gedeckt. Die küstennahen Großstädte Hollands, die sich einer Wasserversorgung mit vorzüglichem Dünengrundwasser erfreuen, werden mit dessen begrenztem Vorkommen und beschränktem Vorrat auf die Dauer nicht auskommen. In Deutschland ist $^1/_7$ der zentralen Wasserversorgungen auf Oberflächenwasser angewiesen und diese Zahl wird steigen bei Zunahme der städtischen Bevölkerung und bei einer so verkehrten Waldwirtschaft, wie sie in der Nachkriegszeit erzwungen worden ist.

Die Einsicht, daß fast jedes Oberflächenwasser nur durch kostspielige *Aufbereitung* zu gefahrlos zu genießendem Trinkwasser gemacht werden kann, ist der Grund, warum von seiner Verwendung für zentrale Wasserversorgungen nur Gebrauch gemacht wird, wenn andere Möglichkeiten der Wassererschließung nicht bestehen oder wenn wirtschaftliche Vorteile bedeutender Art seine Ausnutzung unter bestimmten Voraussetzungen (Seetiefen, Talsperren) erfordern. Es ist auch der Grund, warum das Bestreben des öffentlichen Gesundheitsdienstes sein muß, auch für die Kesselbrunnen auf dem Lande Ausführungen zu fordern, die ihr Wasser des Charakters als Oberflächenwasser entkleiden, indem sie von der Erdoberfläche her vollständig unzugänglich gemacht werden.

Kondenswasser.

Eine der Theorien, die die Entstehung des Grundwassers erklären sollten, war, es entstünde zum Teil durch *Kondensation* feuchter Luft im Boden. Das Urteil über diese Theorie ist noch nicht abgeschlossen. Aber gewonnen werden kann in der Tat Kondenswasser, wo gleichmäßig wehende Seewinde feuchte Luftmassen gegen steile, kühle Felswände treiben. Dadurch, daß man die der Chinesischen See zugewendeten Steilwände der wasserlosen Felseninsel Hongkong mit schräg verlaufenden Parallelrinnen versah, gelang es, ausreichende Wassermengen zu gewinnen, um damit die Zysternen der Insel zu füllen. Auch dieses Wasser hat den Charakter von Oberflächenwasser. Die *künstlichen Quellen*, die im Bereich der Küste des Schwarzen Meeres in Gebrauch sind, große Hügel groben Gesteins, in denen die feuchte Seeluft zur Kondensation kommt, liefern ebenfalls nicht ein Wasser der Güte von Grundwasserquellen. Quellen in sehr großer Berghöhe dürften ihren Wasservorrat, wenn er sich bei ihnen auf einer wasserundurchlässigen Schicht ansammelt, zum Teil der Kondensation von Bergnebeln und Nachttau verdanken (Rhönkuppen, KNORR).

Grundwasser.

Das in den Boden versickernde Wasser *kann* zu Trinkwasser werden, wenn es die dafür nötigen Bedingungen im Boden vorfindet. *Aber nicht jedes Grundwasser ist Trinkwasser.*

Nach Durchsickern der obersten, von organischem Leben erfüllten Bodenschichten besitzt das versickernde Wasser keine besseren, eher schlechtere Eigenschaften als das über der Erdoberfläche abfließende. Es belädt sich mit festen und löslichen Stoffen, auch mit Abfall- und Abbaustoffen, mit zahllosen Keimen und nimmt aus der Bodenluft *Kohlensäure* auf, ein Produkt der Bakterientätigkeit in der Humusschicht.

Fließt Wasser durch Spalten und Klüfte ab, so behält es alle schlechten Eigenschaften von Oberflächenwasser, es sei denn, die Risse und feinen Spalten seien, wie meist beim Granit, mit Einlagerungen von filtrierenden Eigenschaften gefüllt. Wenn es dann irgendwo als Quelle zutage tritt, hat sich daran nichts geändert. Am Entstehen solcher Spalten und Klüfte hat in Gebirgen die Kohlensäure einen wesentlichen Anteil. Indem sie auf die Silicate des Bodens, besonders Feldspat, einwirkt, verwittert dieser. Die Kohlensäure löst die basischen Bestandteile, Kalk, Magnesia und Eisenverbindungen, Kieselsäure und Ton bleiben zurück. Auch Teile der Kieselsäure gehen in Lösung. In den meisten Grundwässern, auch in Oberflächenwässern, findet sich gelöste Kieselsäure als kolloidale Kieselsäure wie als Calciumsilicat (Kieselbrunnen). Ein hoher Gehalt an Kieselsäure soll bei Menschen mit empfindlicher Haut Reizungen verursachen. Die gleichen Vorgänge der Lösung von Bodenmineralien aber, in engen Grenzen bleibend, geben dem Wasser einen angenehmen Geschmack, der an die Stelle des faden Geschmacks des Regenwassers tritt.

Von der größten, entscheidenden Bedeutung für die Güte eines unterirdischen Wassers aber ist die Einwirkung der Kohlensäure und ihrer lösenden Eigenschaften in Kalkgebirgen. Ihre stetige Arbeit kanalisiert das Gestein. Das Wasser durchläuft diese Klüfte unfiltriert oft auf große Entfernungen. Es bringt Höhlenbildungen zustande, die, wenn sie in *Dolinen* oder *Erdfällen* einstürzen, für jede Wassererschließung bedenkliche Kennzeichen möglicher Verunreinigung durch Oberflächenwasser sind (s. Abb. 32).

Als Ergebnis der Kohlensäurewirkung auf die Bodenmineralien kann eine starke Beladung mit Calcium- und Magnesiumcarbonaten oder Sulfaten dem Wasser eine große *Härte* verleihen, die für vielerlei menschliche Gebrauchszwecke nachteilig ist.

Binden aber keine Bodenmineralien die Kohlensäure, wie in Urgestein und in plutonischem Gestein, in Graniten oder Eruptivgesteinen, so bleibt das Wasser weich, bleibt aber auch Träger der Kohlensäure, die ihm zwar einen angenehmen, frischen Geschmack gibt, aber für die technischen Teile der Leitungen als sog. *aggressive Kohlensäure* sehr nachteilig werden kann.

Die Schichten, die das versickernde Wasser verunreinigen, wirken aber in ihren tieferen Lagen mit an seiner Reinigung, einer biologischen Reinigung durch Bakterientätigkeit im Humus und durch Adsorption, also durch ähnliche Vorgänge, wie sie sich in der Filterhaut eines Sandfilters bei Langsamfiltration vollziehen. Farbstoffe und gelöste eiweißhaltige Substanzen werden zurückgehalten. Völlig steriler Boden ist ein schlechter Filterkörper (SIERP).

Von der geologischen Beschaffenheit der Bodenschichten, ihrem „Durchlässigkeitswert", d. h. ob sie aus feinporigem Boden oder aus gröberem Gerölle oder Kies bestehen, welcher Art und Form die Körner sind, aus denen sie sich zusammensetzen, wie ihre Lagerungsverhältnisse sind, hängt es ab, ob *trinkbares Grundwasser* durch *langsame Filtration durch feinporige Schichten* entsteht.

Das Wasser der Niederschläge sinkt in durchlässigen, von Poren durchsetzten, daher wasserführenden Schichten so lange in die Tiefe, bis ihm durch

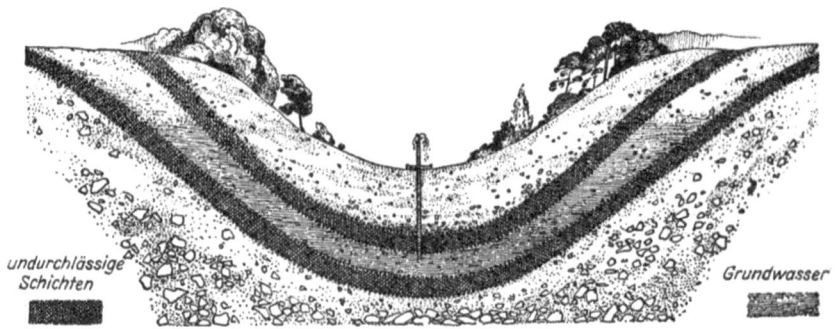

undurchlässige Schichten   Grundwasser

Abb. 30. Gespanntes Grundwasser.

eine wasserundurchlässige Schicht von Lehm oder Ton, durch einen *„Wasserträger"* (wassertragende Sohle, Wasserstauer, Wassergerinne) Halt geboten wird. Es paßt sich dabei der *gleichmäßig niedrigen Temperatur* des Bodens an. In einer Tiefe von 8—10 m ist es dem Einfluß der äußeren Temperatur ganz entzogen. Wo ihm Wege offen stehen, dringt es bis zu weiteren tieferen Schichten vor, mit dem Ergebnis, daß oft mehrere *Wasserhorizonte, Wasserstockwerke*, übereinander gelagert sind, deren Ergiebigkeit sehr verschieden sein kann.

Nur wo die wasserundurchlässige Schicht völlig eben ist oder eine Mulde bildet, ruht das Grundwasser innerhalb der Poren des Bodens wie in einem unterirdischen Reservoir. Wo die Schichten abfallen, fließt es je nach der Stärke des Gefälles und der Feinporigkeit des Bodens langsamer oder schneller im Boden ab. Seine Geschwindigkeit ist aber im allgemeinen gering, sie beträgt selten mehr als 1 m je Tag.

Wo Grundwasser zwischen zwei wasserundurchlässigen Schichten gewissermaßen eingespannt ist, steht dies *gespannte Grundwasser* bei abfallenden oder in einer Mulde eingebogenen Schichten unter hydraulischem Druck und steigt, bohrt man die obere Schicht an, im Brunnenrohr als *artesisches Wasser* auf, soweit das Gesetz der kommunizierenden Röhren es zuläßt (s. Abb. 30).

Aus je feinkörnigerem Material die wasserführenden Schichten zusammengesetzt sind, je geringer ihre *Porengröße* ist, um so stärker ist ihre Filtrationswirkung, d. h. die natürliche Reinigung durch den Boden. Nur wenige Meter von einem tropischen Fluß, dessen Wasser viele Millionen von Keimen in

1 cm³ enthält, wird aus einem dort am Ufer niedergebrachten Brunnen ein fast keimfreies Wasser gewonnen. So stark ist die Filterwirkung des feinen tropischen Lehms, des Laterits.

Unter *Porenvolumen* versteht man die Summe aller Porenvolumina, bezogen auf das gesamte Bodenvolumen.

Ein gut filtrierender Boden hält alle ungelösten Bestandteile und alle Mikroorganismen zurück. In einer Tiefe von 4 m solchen Bodens ist das Wasser keimfrei. Gelöste Stoffe, Chloride und die in Nitrite und Nitrate übergeführten Produkte des Eiweißabbaues, aber gelangen mit in die Tiefe und sind Anzeichen und Gradmesser dafür, inwieweit die überlagernden Schichten mit Schmutzstoffen beladen sind. Ein reichlicher Gehalt des Grundwassers an diesen gelösten Stoffen deutet auf lange und dichte Besiedelung des Gebietes und auf mit Schmutzstoffen übersättigten oder stark verunreinigten Boden. Zwar ist entscheidend für die Verwendbarkeit des Grundwassers sein Freisein von Mikroorganismen oder jedenfalls das Freisein von Keimen, die auf seine Verunreinigung durch menschliche oder tierische Ausscheidungen schließen lassen (Bact. coli). Dennoch kommt der Feststellung jener chemischen Bestandteile die Bedeutung wichtiger *Indikatoren* zu, deren Feststellung ihren Anteil haben muß an der Bewertung des Wassers für Trinkzwecke.

Viel weniger gesichert ist ein unterirdisches Wasser, das in raschem Absinken durch gröbere, großporige Schichten in die Tiefe gelangt, und sich in solchen Schichten bewegt. Selbst Kiesschichten von großer Mächtigkeit leisten an Filterwirkung nicht, was eine viel geringere Schicht feinporigen Bodens leistet. Die filtrierende Kraft von Kies darf deshalb nicht überschätzt werden. Die großen zylinderförmigen Kiesmäntel, die den Brunnenschacht der Zysternen Venedigs umgaben (s. Abb. 29), auch die Kiesmäntel unserer Schüttbrunnen, haben nur bedingten Wert. Die Zurückhaltung von Bakterien, auch von pathogenen Keimen, ist nicht gewährleistet.

Nach Niederschlägen nehmen in so mangelhaft gefiltertem Grundwasser aus großporigen Schichten die Menge der Schmutzbestandteile und die Keimzahl rasch zu. Störungen der Schichtenlage durch die Hand des Menschen, z. B. bei unsachgemäßem Brunnenbau, Gesteinsspalten, Kanalisierung durch ausgefaulte Baumwurzeln, aber auch Risse in trockenen Lehm- oder Tonschichten können verunreinigtem Oberflächenwasser den Weg zum Grundwasser bahnen und seine Qualität dauernd oder zeitweise verschlechtern.

Wo Grundwasser erschlossen werden kann, dafür haben in wasserarmen Gebieten die Menschen ein feines Auge. Bestimmte Pflanzen, Süßgras, Schachtelhalme, Binsen, Vergißmeinnicht und Bäume, in den Tropen die schlanke Arecapalme, der Lieferant der Betelnuß, deuten auf hohen Grundwasserstand. Über den Nachweis von Wasser durch die Wünschelrute werden die Meinungen schwerlich je in Übereinstimmung gebracht werden können, noch weniger über die phantastischen Vorstellungen von der Wirkung unterirdischer *Wasseradern* auf physiologische oder pathologische Vorgänge im Körper darüber lebender Menschen. Für die meisten Grundwasservorkommen ist die Vorstellung verkehrt, es bewege sich im Untergrund in Form von *Wasseradern*.

Keineswegs ist es so, daß der „*kühle, klare Quell*", der zu allen Zeiten zum Motiv der Dichtung wurde, dessen Spender gütige Quellgötter und Nymphen waren, als deren Schützer der Heros Herakles ein Füllhorn im Arm trägt, gutes gefahrloses Trinkwasser liefern *muß*.

„Jede Quelle ist ein Einzelwesen für sich" (PRINZ).

Wasser bricht in der Form von Quellen aus der Erde hervor, wo eine wasserführende Schicht an einem Hang sich öffnet oder wo unter Druck stehende gestaute Wässer zum Aufsteigen oder Überlaufen genötigt sind (s. Abb. 31). Tritt Grundwasser in einer Niederung unter solchem Druck zutage, so spricht man von *Grundwasseraufstößen*. Große Quellen dieser Art finden sich häufig am Fuß von Vulkanen.

„Die Quelle ist die natürliche Entlastungs- bzw. Zapfstelle eines unterirdischen Wasservorrats" (PRINZ).

Eine Quelle *kann* einem unterirdischen Wasserlauf entstammen, also Wasser liefern, das sich von Oberflächenwasser nicht unterscheidet. Wenn *Erdfälle, Dolinen*, in ihrem Einzugsgebiet erkennbar sind, besteht darüber kein Zweifel. Sie kann

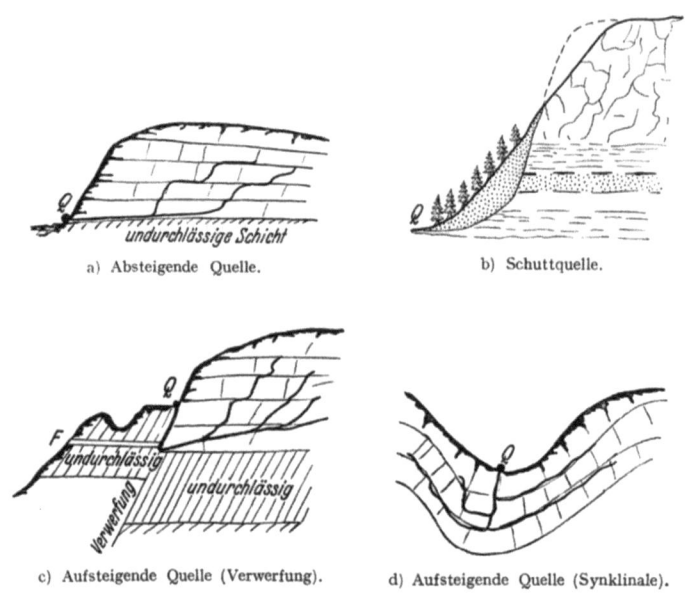

a) Absteigende Quelle.   b) Schuttquelle.

c) Aufsteigende Quelle (Verwerfung).   d) Aufsteigende Quelle (Synklinale).

Abb. 31 a—d. Quellen verschiedenen Ursprungs. (Nach PRINZ.) Q = Quelle, F = Fassung.

aus Klüften und Spalten, aus mangelhaft filtrierenden Schichten herkommen oder oberirdische Zuflüsse haben. Nur dann ist sie verläßlich, wenn sie aus tiefen, gut filtrierenden Schichten herausquillt.

In Gebirgen, in denen Kalkformationen überwiegen, sinken Regen wie Oberflächenwasser in große Tiefen hinab. Als starke unterirdische *Wasserläufe* brechen sie aus Felsentoren oder in mächtigen Quellen am Fuße der Gebirge aus diesen hervor (Abb. 32). Aber diese Wässer sind nicht etwa einwandfrei, wie die starken Quellen, die am Fuße großer Vulkane, durch deren Tuffe gut gefiltert, austreten, sondern von ebenso zweifelhafter Güte, wie jedes Oberflächenwasser, weil sie in den Spalten, Klüften und Höhlen der Kalkgebirge keine Filtration erfahren haben. Ähnlich steht es mit den sog. *Flußschwinden* (Abb. 33). Aus ihnen strömt das Wasser durch Bodenschichten hinweg, ohne daß eine Filtration stattfände.

Das Wasser eines in höher gelegenem Gebiet fließenden Stroms schwindet in einem Teil seines Bettes, indem es nach einem niedriger gelegenen Gebiet hin durch einfallende, durchlässige Schichten abfließt, um dort als starke Quelle, oft aus einem Felsentor, wieder zum Vorschein zu kommen. Meist sind es Kalkgebirge, in denen solche Flußschwinden angetroffen werden. Die junge *Donau* schwindet in der Nähe von Immendingen und strömt nach einem unterirdischen Lauf von 70 km nach dem Hegau ab. Dort tritt sie als starker Fluß aus einer Kalkwand bei *Aach* heraus und trägt fernerhin diesen Namen. Die Donau entwässert also an dieser Stelle nach der Nordsee anstatt nach dem Schwarzen Meer. Wie in einem kleinen Modell findet sich eine Flußschwinde quer durch eine Kalkbank bei *Erbach* (Erdbach) im Odenwald.

In den Geröllbetten wasserarmer Flüsse oder Bäche versickert in der Trockenzeit das Wasser bei niedriger Wasserführung an einer durchlässigen Stelle des Bettes und tritt nach einigen Kilometern stromabwärts als scheinbare Quelle wieder zutage. In der Regel kann im groben Geröll von einer Filtration keine Rede sein, so klar das Wasser aussehen mag.

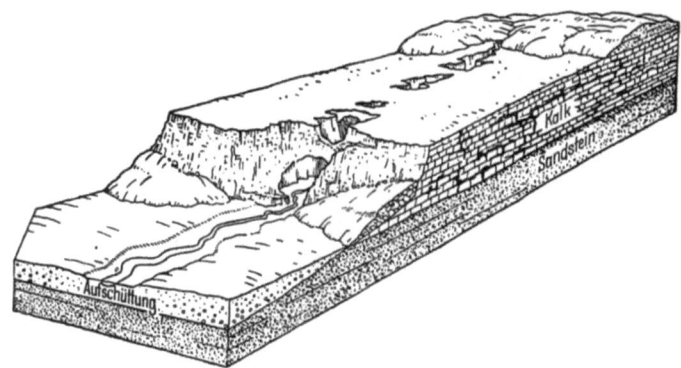

Abb. 32. Unterirdischer Wasserlauf mit Dolinen. (Nach WAGNER.)

Es könnte verhängnisvoll sein, sich darüber zu täuschen, daß es hier nur um Oberflächenwasser geht.

Eine einfache Faustregel erlaubt, ohne besondere Untersuchungsmethoden ein vorläufiges Urteil über die Güte einer Quelle zu gewinnen:
Ungenügender Filtration verdächtig ist jede Quelle, die

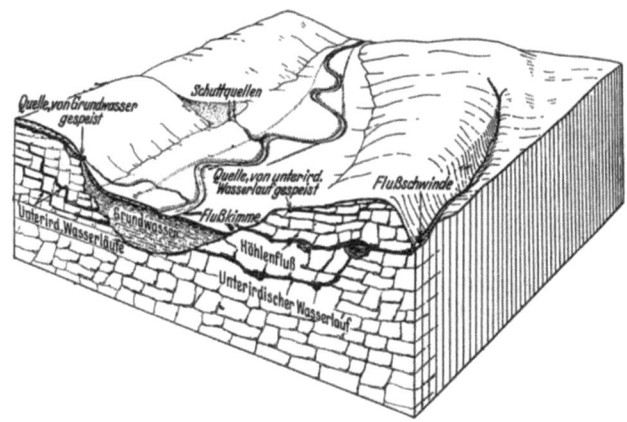

Abb. 33. Quellen verschiedenen Ursprungs und Flußschwinde. (Nach PRINZ.)

1. in ihrer Schüttung entsprechend den Niederschlägen stark wechselt („Mitgehen" mit dem Regen!);

2. sich nach Niederschlägen oder bei Schneeschmelze trübt;

3. in ihrer Temperatur mit der Lufttemperatur der Jahreszeit mitgeht.

Die größten Vorräte an Grundwasser und meist gerade die wertvollsten lagern und fließen in tieferen Schichten des Diluviums und Alluviums (Haufwerken), in ganz besonders guter Qualität in den tiefen Sandbetten alter Urstromtäler oder in den von Erosionsmaterial ausgefüllten Mulden und

Trögen von Grabenbrüchen der Erdoberfläche, auch in den vorgelagerten breiten Schutthalden der Gebirge. Gering ist die Wahrscheinlichkeit, süßes Grundwasser zu erschließen im Bereich von Ästuaren und an den Küsten sinkenden Landes. Dort gibt der Boden in der Regel nur salziges und brakiges Wasser her. Darin liegt die Schwierigkeit der Wasserversorgung auf den Inseln und Halligen der Nordseeküste und in den der See abgerungenen Poldern und Kögen.

Niederungen und Erosionsrinnen ehemals mehr Wasser führender Flüsse — alle unsere Flüsse hatten in Zeiten dichterer Bewaldung eine stärkere Wasserführung — enthalten in ihren Alluvien reichliche Mengen von Grundwasser, das durch Versickerung von Wasser aus dem Flußbett Zuwachs erhält. An Menge ist dieser Zuwachs beschränkt, wenn die Sohle eines langsam strömenden Flusses mit schlecht durchlässigen Lagen von Schlamm und kolloidalen Teilen ausgekleidet ist, aber er ist dann gut filtriert.

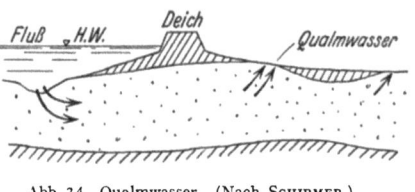

Abb. 34. Qualmwasser. (Nach SCHIRMER.)

Der Grundwasserstrom in der Tiefe bewegt sich in solchen Fällen durchaus nicht immer parallel zur Stromrichtung der Flüsse, sondern kreuzt ihn oft in schräger Richtung. Weit größer ist die Menge, wenn das Flußbett aus Geschieben, Sanden, Kiesen und Geröllen besteht. Diese aber filtrieren weniger gut, und wird bei Hochwasser der Schlamm in ihnen fortgespült und tritt gleichzeitig ein erhebliches Ansteigen des Wasserlaufs über Mittelwasser ein, so wird das Grundwasser angestaut. Steigt das Wasser noch weiter an, so bewegt sich verunreinigtes Flußwasser, ungenügend filtriert, landeinwärts. Die *Uferfiltration* wird damit, wenn es sich nicht um sehr feinporige Schichten

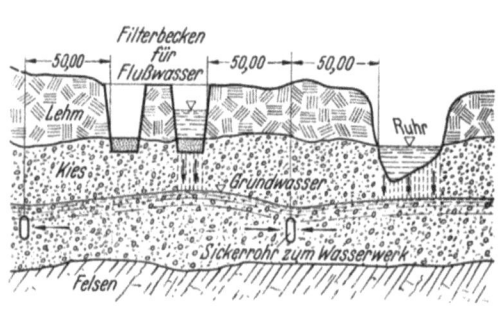

Abb. 35. Infiltrationsbecken. (Nach SIERP.)

handelt, erheblich beeinträchtigt. Auch ein Ausufern des Flusses bei Hochwasser kann bei grobkörnigen Böden ohne Lehmabdeckung eine langdauernde Verschmutzung des Grundwasser bewirken. Sind die oberen Bodenschichten angeschnitten oder sonstwie gestört, durch menschliche Arbeit oder durch Wühltätigkeit von Getier, so versickert das Flußwasser, ohne daß eine wesentliche Filtration stattfände. *Nach allen stärkeren Hochwassern muß der Gesundheitsdienst eines Landes für Wasserversorgungsanlagen innerhalb des Hochwassergebietes diese Möglichkeiten im Auge behalten.*

Tritt Flußwasser eines zwischen Deichen hoch dahinfließenden Flusses unter dem Deich in niedriger gelegenes Land über, so spricht man von „*Qualmwasser*". Seine Güte hängt von dem Durchlässigkeitswert der Schichten ab, durch die es hindurchgedrückt wurde (s. Abb. 34).

Wo die natürlichen Grundwasservorräte bei dichter Besiedelung innerhalb eines Flußgebietes nicht mehr ausreichen, ist man dazu übergegangen, das *uferfiltrierte Grundwasser anzureichern.* Wasser, das dem Flusse entnommen wird, wird, wenn nötig nach Vorklärung und Zusatz von Fällungsmitteln, in nahe dem Flusse gelegene *Infiltrationsbecken* (Anreicherungsbecken) geleitet, in denen es durch filtrierende Sandschichten in das Grundwasser eintritt (s. Abb. 35). Vom Fluß aus in seine Umgebung geführte Seitengräben sollen auf einfachere Weise das gleiche erzielen.

Allen solchen mit allen technischen Mitteln im Kampf gegen die zunehmende Beladung eines Flusses mit Abwasser dem Boden abgerungenen Grundwässern haftet etwas Bedenkliches an.

Auch wenn man von der ekelerregenden Herkunft aus dem noch kurz zuvor mit Abwasser beladenen Flußwasser absieht, sind viele Störungsmöglichkeiten gegeben. Auch der Durchtritt mancher chemischer Substanzen wird nur unvollkommen verhindert. Sehr unangenehme Folgen treten ein, wenn der *Durchtritt von Phenolen* oder Phenolverbindungen erfolgt. An sich wären sie bei starker Verdünnung bedeutungslos. Bei der aber allgemein für solche Wässer angewendeten Chlorierung bilden sich *Chlorphenole*, die selbst in der größten Verdünnung dem Wasser einen üblen Geschmack, den sog. Jodoform- oder Apotheken-

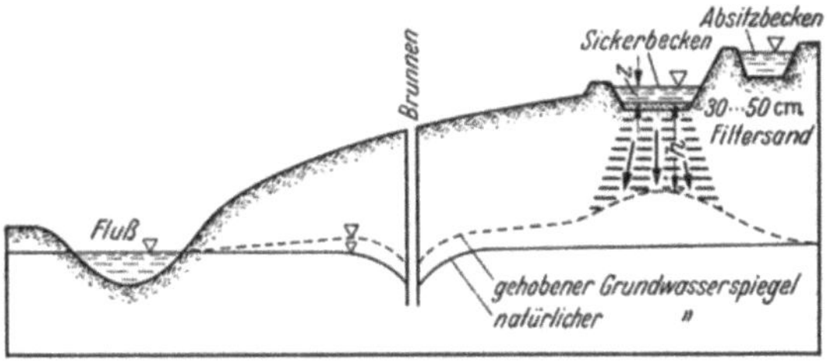

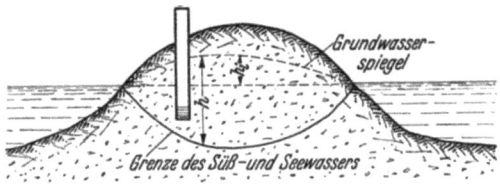

Abb. 36. Gewinnung künstlichen Grundwassers.

geschmack verleihen. Durch die Absorptionskraft von aktiver Kohle gelingt es, geringe Mengen von Phenol dem Wasser zu entziehen.

Absolute Gewißheit, daß bei langsamer Filtration im Infiltrationsbecken das Filtrat völlig frei von Krankheitserregern ist, falls sie im Rohwasser vorkommen, ist nicht gegeben. Neuere Erfahrungen mit ZSIGMONDY-Filtern scheinen das zu bestätigen. Die Aufbereitung solcher angereicherter, uferfiltrierter Grundwässer, vor allem ihre Chlorierung, kann nicht unterlassen werden, bevor sie zum Genuß als Trinkwasser ausgegeben werden.

Abb. 37. Dünenwasser. (Nach SIERP.)

Künstliches Grundwasser bester Qualität ist in den letzten Jahrzehnten in an natürlichem Grundwasser armen Gebieten geschaffen worden, indem Oberflächenwasser oberhalb gut filtrierender Schichten zur Versickerung gebracht und unterhalb wiedergewonnen wurde (s. Abb. 36).

Grundwasser sehr guter Qualität, wenn auch in begrenzter Menge, sammelt sich in Dünenländen nahe der See (s. Abb. 37). Sie bestehen aus sehr feinporigen Sandschichten von mitunter großer Mächtigkeit, die meist nur von einer dünnen Vegetationsschicht überlagert sind. Das gut filtrierte Dünengrundwasser lagert über dem Salzwasser des Untergrundes, welches nachdringt, wenn der auf ihm lagernde Vorrat an Süßwasser abgepumpt ist. Eine ähnliche Ausnutzung auf Salzwasser schwimmenden Süßwassers kannte schon die Antike. Die Römer entnahmen auf der aus flach gelagerten Kalkbänken gebildeten Insel *Brioni* bei Pola das in diesen Bänken gespeicherte Süßwasser durch einen tiefen Brunnen am Hange des zentralen Berges der Insel und speisten von dort aus die Zysternen ihrer in den Tälern und an den Seebuchten der Insel gelegenen Villen, so lange, bis Seewasser in die Kalkschichten nachdrang.

Bedarf an Trink- und Gebrauchswasser.

Zwischen dem Minimum an Wasser, mit dem der Mensch wasserarmer Gebiete oder der Seemann auf Segelschiffen haushalten muß und der Fülle vorzüglichen Wassers, das dem Großstadtmenschen der Kulturländer von der Verwaltung seiner Stadt geboten wird, klafft ein ebenso großer Gegensatz wie zwischen den bescheidenen Ansprüchen des primitiven Menschen an sein Trinkwasser, wenn es nur leidlich klar und sauber ist — an sein Gebrauchswasser stellt er überhaupt keine Ansprüche —, und der gedankenlosen Selbstverständlichkeit, mit der der Kulturmensch voraussetzt, daß aus dem Hahn der städtischen Wasserleitung ein *kühles, klares, farbloses, geruch- und geschmackloses*, ein *appetitliches Wasser* strömen wird, von dem er weiß, daß es sicher *nicht ekelerregender Herkunft* ist, daß es *nicht zu hart* ist, *kein Eisen, kein Mangan* enthält, daß es sicher *frei* ist *von Giften und krankmachenden Keimen*.

Er verlangt aber auch, daß es ihm in der gleichen Güte sowohl als Trinkwasser wie als Gebrauchswasser zur Verfügung steht und er hat für diese Forderung die volle Zustimmung des Hygienikers. Denn nichts ist mißlicher, als wenn neben dem Trinkwasserhahn noch Wasserhähne zu finden sind mit den Aufschriften „Kein Trinkwasser!", oder „Nur Gebrauchswasser!". Immer deuten sie an, daß dies Wasser von zweifelhafter Beschaffenheit ist. Wo nicht zwingende Notstände keinen anderen Ausweg lassen als solche Trennung nach Güte des Wassers, sollten sie nicht mehr zugelassen werden, am wenigsten an öffentlichen Orten, in Krankenhäusern, Schulen, Gaststätten, Hotels usw.

Selbst für Industriewasser wird diese Forderung erhoben, denn einmal kann für viele Industrien ohnehm die Aufbereitung des Wassers, Klärung, Entkeimung, Entsäuerung, Enteisenung, nicht entbehrt werden, sodann würde die Verlegung besonderer Leitungen unnötige Ausgaben bedeuten, vor allem wäre nie gesichert, daß nicht in Fällen von Schwierigkeiten, Rohrbrüchen usw. die Arbeiterschaft doch von dem zweifelhaften Wasser Gebrauch machen würde.

Selbstverständlich ist natürlich die Forderung, das Wasser müsse überall da von einwandfreier Beschaffenheit sein, wo es in Beziehung steht zum Lebensmittelverkehr, also das Gebrauchswasser auf Schlachthöfen, von Milchzentralen, von Konservenfabriken, Limonaden- und Selterwasserfabriken. Daß die gleiche Forderung auch an Eisfabriken gestellt wird, versteht sich ebenfalls von selbst, verhindert aber leider nicht, daß bei der Betriebsweise der Eisfabriken und der Verteilung des Eises sekundäre Verunreinigungen gerade auch durch die Hand des Menschen fast die Regel sind. *Eine gefährliche Unsitte ist es daher, Getränke durch Hineinwerfen von Eisstücken zu kühlen.*

Dem naiven Volksdenken und auch den Behörden will es oft nicht eingehen, daß zwar erlaubt ist, in Flüssen und an Seeufern frei zu baden, daß aber der Hygieniker für das Wasser von Hallenschwimmbädern oder gemauerten Freibädern die Qualität von Trinkwasser verlangt. Übersehen wird, daß in diesen Bädern an Tagen starken Besuches eine beschränkte, nur geringem Austausch unterliegende Wassermenge von vielen Menschen gleichzeitig benutz wird. Vergessen wird auch, daß eine Verwaltung, die ein Schwimmbad gegen Entgelt zur Verfügung stellt, damit auch haftet für die Ungefährlichkeit seiner Benutzung, während der in Fluß und See Badende dies auf eigenes Risiko tut.

Wassermenge.

Unser Körper enthält zu etwa 80 % Wasser. Er verliert davon durchschnittlich täglich mit der Atemluft, durch Schweiß und Verdunstung, mit Kot und Harn

8,5 Liter, in Prozent etwa 6,2, die notwendig ersetzt werden müssen. Bei körperlicher Arbeit und unter bestimmten klimatischen Bedingungen, etwa in trockenerer Wüstenluft durch Schweiß, steigert sich die Abgabe bis 11,2% auf 15,5 Liter.

Als ein durchschnittliches Minimum dessen, was als Ersatz für den rein körperlichen Bedarf zur Verfügung stehen muß, werden auf Schiffen 4 Liter täglich angenommen.

Mit dem Ersatz des Wasserverlustes durch dieses Minimum durch Getränke und Nahrung ist aber der Wasserbedarf des Menschen nicht gedeckt. Selbst der primitive Mensch bedarf des Wassers zu Koch- und Reinigungszwecken und für seine Lebenshaltung. Ein Wasserbüffel geht zugrunde, wenn ihm keine Suhle geboten wird.

Mit zunehmender Entwicklung des kulturellen Lebens tritt als Verbraucher die Lebensgemeinschaft als solche mit Sonderforderungen auf, die in moderner Zeit wesentlich auch hygienische Forderungen sind. Wasch-, Bade- und Gebrauchswasser für die verschiedensten Zwecke, Wasser für die Gewerbe, für die Viehhaltung, Spülwasser für Kanalisation, Sprengwasser für Straßenreinigung, für Unterhaltung von Grünflächen und Gärten, lassen den Bedarf zu großer Höhe ansteigen. Über den noch vor wenigen Jahrzehnten als ausreichend angesehenen Verbrauch von 150 Liter auf den Kopf und für den Tag in einer großstädtischen Bevölkerung sind die Verbrauchszahlen dauernd im Ansteigen und in Amerika auf der Höhe von bis über 1000 Liter je Kopf und Tag angelangt (Chikago).

Der Wasserbedarf der *öffentlichen Wasserwerke Deutschlands* vor dem Kriege betrug nach einer Berechnung von REICHLE jährlich 2,4 Milliarden Kubikmeter, den Bedarf der Industrie dazugerechnet 4—5 Milliarden. Davon waren 33% echtes Grundwasser, 55% uferfiltertes oder künstliches Grundwasser, 12% Oberflächenwasser, und zwar 5% Talsperrenwasser und 7% Flußwasser. Das Ruhrgebiet allein mit $3^1/_2$ Millionen Einwohnern verbrauchte im Jahre 1938 850 Millionen Kubikmeter.

So verschieden die Anforderungen nach den örtlichen wirtschaftlichen Verhältnissen und dem Klima des Ortes sein mögen, so gelten doch für die Berechnung des Bedarfs bestimmte Grundzahlen. Man rechnet für das Haupt Großvieh 50 Liter, für das Stück Kleinvieh 15 Liter, für den Menschen 30 Liter für den Tag. Erwogen muß aber auch werden für die Kapazität einer zentralen Wasserversorgung, daß der Stundenbedarf stark wechselt nach den Wasch- und Badezeiten und nach den Tränkzeiten des Viehs. Zwei Drittel des Bedarfs werden zwischen 8 und 18 Uhr verbraucht. Auch der Sommer- und Winterbedarf unterscheiden sich erheblich. Wesentlich aber wechselt auch die Ergiebigkeit von Quellen und Brunnen nach den Monaten des Jahres. Stets muß bei der Planung mit dem Maximalbedarf und mit der möglichen Minimalleistung der Entnahmestellen gerechnet werden und dazu mit der wahrscheinlichen Steigerung des Bedarfs durch Bevölkerungszunahme und des Bedarfs an Betriebswasser.

Mindestens $^1/_{10}$ des mittleren Tagesbedarfs soll das Rohrnetz einer zentralen Wasserversorgung in der Stunde mit Sicherheit liefern können. Der Jahresbedarf eines Großstädters fordert ein Niederschlagsgebiet von $275\,\text{m}^2$ (BRIX und HEYD).

Die mögliche Bevölkerungszunahme wird nach der Formel $E = G\left(1 + \dfrac{p}{100}\right)^n$ berechnet,

wenn E die Bevölkerungszahl nach n Jahren, G die derzeitige Bevölkerungszahl und p der bisherige Bevölkerungszuwachs in Prozent ist.

Jede Verknappung des Wassers führt zu wirtschaftlichen Schwierigkeiten und zu menschlichen Gegensätzen. Wo Wasser, wie in Südtirol, nach Wasserstunden auf die Grundstücke der Anlieger verteilt werden muß, kann das Messer locker werden, wenn ein Nachbar dem andern heimlich „das Wasser abgräbt".

Die Erinnerung an alte Kämpfe um gutes Trinkwasser hat ihren Niederschlag gefunden in der Fabel vom „Wolf und Schaf".

Eine Gemeindeverwaltung befindet sich in einem bösen Dilemma, wenn in einem trockenen Jahr die Schüttung der Quellen oder die Ergiebigkeit der Brunnen ihrer zentralen Wasserleitung nachlassen. Ein gewissenhaft nachprüfender Hygieniker stellte noch vor einigen Jahren fest, daß an nicht wenigen Stellen Deutschlands Wasserwerke sich der Schwierigkeit entzogen hatten, indem sie mit sog. „Stichrohren" unfiltriertes Oberflächenwasser aus nahe liegenden Wasserläufen in das Rohr hineinsogen.

Muß gespart werden, so ist die Frage, ob für Stunden ganz abgesperrt werden, oder ob nur der Druck vermindert werden soll. Im ersten Fall werden meistens schlechte Erfahrungen mit dem sozialen Denken der Menschen gemacht. Für die Sperrstunden wird dann zuvor rücksichtslos in Bütten oder Badewannen Wasser gehamstert, um nachher ungebraucht fortgeschüttet zu werden, statt Ersparnis eine Vergeudung. Selbst in wasserarmen Ländern vergeuden die Menschen oft sinnlos das kostbare Naß, indem sie einen artesischen Brunnen dauernd ablaufen lassen, meist in der verkehrten Annahme, er könne versiegen, wenn er einen Verschluß erhielte.

Wasserautomaten haben sich bisher nicht eingeführt, obwohl ihre Konstruktion keine Schwierigkeiten bietet.

Wasserpreis.

Auch dadurch muß der Vergeudung des Wassers vorgebeugt werden, daß jedes Wasser, das die öffentliche Hand ausgibt, es sei denn an laufenden und Trinkbrunnen, bezahlt werden muß. Eine völkerpsychologische Erfahrung, unter anderem z. B. von Polikliniken in primitiven Ländern, lehrt, daß der Mensch das nicht zu schätzen weiß, wofür er nicht eine Gegenleistung hat aufbringen müssen.

Wohl läßt die Lebensnotwendigkeit des Wassers keinen sozialen Gedanken selbstverständlicher erscheinen, als daß die zentralen Wasserleitungen es dem Unbemittelten kostenlos zu liefern hätten. Seine Verwirklichung wäre aber erst möglich, wenn alle Menschen so sozial zu denken gelernt hätten, daß ihnen der egoistische oder gedankenlose Mißbrauch von Wasser als Vergehen gegen die Gemeinschaft bewußt geworden wäre.

Die Erfahrung hat allerwegen gezeigt, daß, wo Wasser kostenlos ausgegeben wird, die Hähne offen gelassen werden, undichte Hähne wochenlang unrepariert bleiben, auch in Zeiten der Knappheit nicht daran gedacht wird, zu sparen. Es kostet ja nichts! Eine allgemeingültige Lösung ist noch nicht gefunden worden. Zähluhren anzubringen ist teuer, ihre Kontrolle kostet Beamtengehälter. Pauschalbeträge nach Größe der Grundstücke, nach Zahl der Benutzer, nach Zahl der Viehhäupter sind Lösungen, die keine zu großen Unbilligkeiten in sich schließen.

Aber das Wasser soll so billig sein wie möglich! Die Höhe des Wasserzinses sollte niemals abhängig sein von den Betriebskosten des Wasserwerks. Unsozial handelt eine Gemeinde, die aus ihm einen gewinnbringenden Betrieb macht oder andere Betriebe daraus mitfinanziert.

Der Wasserzins darf nie eine Höhe erreichen, selbst wenn das Wasserwerk ein Zuschußbetrieb werden sollte, daß das Reinlichkeitsbedürfnis der Bevölkerung dadurch beschränkt wird oder daß sie dazu verleitet wird, an Stelle hygienisch einwandfreien Wassers als Gebrauchswasser Oberflächenwasser zu verwenden.

Unter keinen Umständen darf aus finanziellen Gründen an die Güte des Wassers ein geringerer Maßstab angelegt werden.

Wo ergiebige Quellen in Privatbesitz sich befinden, muß der Behörde das Recht zustehen, die kostenlose Abgabe überschüssigen Wassers an die Umgebung zu fordern, nötigenfalls unter Zuschuß zu den Förderungs- und Unterhaltungskosten.

Beschaffenheit.

Der Mensch der modernen Zivilisation ist verwöhnt. Er stellt an die Beschaffenheit seines Trinkwassers hohe Anforderungen und ist schnell bereit zu Beschwerden, wenn sie nicht erfüllt werden. Überall wo bei der Aufbereitung des Wassers Chlor verwendet wird und dies der Bevölkerung bekannt ist, fehlt es nie an Nörglern, die den Geschmack beanstanden. Deshalb wird auch nie eine Bevölkerung mit Trinkwasser Genüge nehmen, das erst durch sorgfältige Aufbereitungsverfahren aus einem Wasser bereitet werden muß, dessen Urzustand von dem des Abwassers nicht weit entfernt ist. Leider stehen wir in den dichtbesiedelten Industriegegenden mitunter nahe vor der Notwendigkeit, ein Wasser ekelerregender Herkunft zu verwenden.

Klarheit, Farblosigkeit, Fehlen von Geruch und Geschmack, kühle Temperatur verbürgen *allein* nicht die Güte eines Wassers, aber auch Trübung und Färbungen *allein* sind keine Zeugen schädlicher Beschaffenheit. Ein infolge der Beimengung kolloidaler Lehmpartikel *opaleszierendes* Wasser kann ganz einwandfrei sein; Eisen- und Manganflöckchen, die das Wasser beim Stehen an der Luft trüben, bedeuten nichts für die Genußfähigkeit, wenn solche Eigenschaften des Wassers bekannt sind. In Moorgebieten hat ein an sich einwandfreies Wasser meist einen gelblichen Ton bis zur Kognakfarbe. Die Huminstoffe, die diese Färbung hervorrufen und sich manchmal auch durch moorigen Geruch und Geschmack erkennbar machen, sind nicht gesundheitsschädlich. Sie sind Schönheitsfehler, an die die Bevölkerung gewöhnt ist.

Verdächtig aber schädlicher Beimengungen infolge ungenügender Filtration oder unreiner Zuflüsse ist jedes stärker getrübte Wasser und besonders, wenn ein sonst klares Wasser unter dem Einfluß von Niederschlägen und Schneeschmelze sich trübt.

Einen leichten *Geruch* nach Schwefelwasserstoff hat oft das eisenhaltige Wasser der norddeutschen Tiefebene, in dessen Grundwasser er sich durch Umsetzung von Schwefeleisen entwickelt. Er verschwindet rasch bei Belüftung des Wassers und ist hygienisch bedeutungslos. Manche Oberflächenwässer, besonders wenn sie aus planktonreichen Flüssen der Tropen entnommen sind, verlieren auch nach sorgfältigster Aufbereitung einen fauligen, fischigen Geruch und Geschmack nicht ganz. Sie sind einwandfrei, aber nicht appetitlich. Auch für solche Gerüche muß aber die Regel gelten, daß man einem Wasser mißtrauen muß, welches fremdartig und unangenehm riecht, wenn man seine Herkunft nicht kennt.

An den tintigen *Geschmack* eisenhaltigen Wassers sind fast alle Menschen, die in Norddeutschland auf dem Lande leben, so gewöhnt, daß sie ihn vermissen, wenn er fehlt. Es ist auch nicht dieser Geschmack, der dazu zwingt, das Wasser zentraler Versorgungsstellen einer Enteisenung zu unterziehen, sondern die schädigende Wirkung des ausfallenden Eisenhydroxydes auf die Wäsche. Eisenhaltigen Mineralwässern, sog. Stahlquellen, werden sogar Heilwirkungen zugeschrieben.

Die für den Geschmack des Wassers empfindliche Zunge des Orientalen, des Muslim, die nicht durch Alkoholgenuß abgestumpft ist, weiß feine Nuancen zu unterscheiden. In der Türkei spricht man von „süßem Wasser", „tatly ssu". Die Reisenden in der Bahn unterhalten sich, wie bei uns über Weinjahrgänge und -lagen und über Biere, in enthusiastischer Weise darüber, daß auf der oder jener Bahnstation ein besonders gutes Wasser zu erwarten sei, das dann in Krügen mitgenommen wird. Selbst verschickt werden dort für unseren Geschmack ganz gleichgültige Wässer, selbst solche, die für unser Auge keineswegs verlockend aussehen, weil kolloidale Lehmteilchen sie opaleszieren lassen.

Sehr empfindlich sind wir gegen Geschmack oder Nachgeschmack von Wasser, das mit Petroleum, Benzin oder Teerprodukten in Berührung war. Selbst die geringsten Spuren solcher Stoffe, die einem Gefäß noch anhaften, machen das Wasser für uns widerlich. Gefürchtet ist das Auftreten von Chlorphenolen, wenn phenolhaltiges Wasser chloriert werden muß.

Eigenartig ist, daß der Geschmack im Dienst eines Instinkts steht, der in heißen Ländern, nach großen Schweißverlusten, den Ersatz der Körpersalze fordert. Ein Wasser mit einem Kochsalzzusatz, etwa einer 0,1%igen Lösung entsprechend, wird als besonders erfrischend empfunden, ohne daß der Salzgehalt überhaupt verspürt würde. Im Marschgetränk einer Truppe in solchen Gebieten darf der Salzzusatz nicht fehlen.

Temperatur.

Dem Zauber des viel besungenen, erfrischenden Trunks aus kühlem Quell liegt die banale Tatsache zugrunde, daß ein Wasser uns besonders mundet, wenn wir es bei einer Temperatur von 7—12° C genießen. So quillt es aus tieferen Schichten der Erde (mindestens 8—10 m tief), in langsamem Fluß deren gleichmäßigen Temperatur angeglichen, heraus, oder wird aus tiefem Brunnenschacht gehoben. Die Temperatur ist es, die über die Schmackhaftigkeit entscheidet. Es ist ein Vorurteil, gekochtes Wasser schmecke fade. Auf niedrige Temperatur gebracht, in den Tropen im Kühlschrank „frappiert", schmeckt es genau so gut wie Quellwasser.

Aber auch an Wasser wärmerer Temperatur, wie an alle wärmeren Getränke, gewöhnen wir uns. Auch sie stillen den Durst, wenn *dauernd* keine kühleren erhältlich sind, vorausgesetzt, daß wir dies Gewohntsein nicht durch den Genuß gekühlten Wassers unterbrechen. Nur wird ein Nebengeschmack und besonders ein leichter Geruch bei wärmerem Wasser leichter bemerkt als bei kühlem.

Bedenklich ist die von Amerika ausgehende, immer weiter um sich greifende Sitte, eisgekühltes Wasser und Eisgetränke gewohnheitsmäßig und oft am Tage zu sich zu nehmen. Ganz abgesehen von der Förderung übermäßiger Transpiration in der warmen Jahreszeit und in den Tropen — dort wird sie zur Hauptursache einer lästigen Hautreizung, des sog. „roten Hundes" —, hat die Aufnahme großer Mengen von Eiswasser viel gegen sich. So kaltes Wasser passiert den Magen sehr rasch und kann, im Dünndarm angelangt, zur Ursache von Verdauungsstörungen werden. Wer, längere Zeit kalter Getränke ungewohnt, bei erster Gelegenheit eisgekühltes Getränk heruntergießt, kann mit Durchfällen von dysenterischem Aussehen darauf reagieren, Symptom einer akuten hämorrhagischen Diathese. Aber auch Infektionskeime werden mit eisgekühltem Wasser rasch in den Darm heruntergespült. Freiheit von Keimen solcher Art verbürgt ja auch das kühlste Wasser nicht. Nicht unwahrscheinlich ist, daß der gewohnheitsmäßige Abusus des Trinkens von Eiswasser seinen Anteil hat an der Zunahme der Ulcuserkrankungen.

In Gebieten, wo nur Wasser erhältlich ist, dessen Temperatur der der Luft angeglichen ist, Oberflächenwasser im Sommer und Brunnenwasser in den Tropen, bedeutet schon eine Erniedrigung der Temperatur um wenige Grade viel für die Schmackhaftigkeit. Sie läßt sich, wenn kein Eis zu Gebote steht, erreichen, wenn das Wasser in *unglasierten Tontöpfen* an windiger Stelle aufgestellt wird. Die Verdunstungskälte der Wand des Gefäßes teilt sich dem Wasser mit. Beim Wehen heißer, trockener Winde (Schirokko, Harmattan) gelingt eine Senkung der Temperatur um 6—8° C. Eine in einen nassen Wollstrumpf gesteckte Flasche mit Wasser, an einem Baumast hängend dem Nachtwind ausgesetzt, liefert am Morgen ein erfrischendes Getränk. Auch die Cocosnuß enthält, am frühen Vormittag frisch aus der Krone herabgeworfen, ein durch Verdunstung gekühltes Getränk.

Ein vermeidbarer Mißstand ist, wenn beim Häuserbau aus Ersparnisgründen Kaltwasserrohre unmittelbar neben schlechtisolierte Rohre einer Zentralheizung oder Warmwasserleitung verlegt werden. Das kühle Leitungswasser wird auf diese Weise miterwärmt, auch ein Anlaß zu Wasservergeudung, weil der Verbraucher den Hahn so lange laufen läßt, bis kühles Wasser nachströmt.

Allein entscheidend für die Temperatur eines Quellwassers ist die Tiefe der Schicht nicht, der es entstammt. Auch die geologische Lage des Einzugsgebietes, die Menge und Stärke der Niederschläge, die Bewaldung und Kultivierung, auch die Höhenlage üben einen Einfluß aus. In südlicher Himmelsrichtung ausströmende Quellen sind wärmer als solche an nördlichen Hängen. Quellen im Walde sind kühler als Feldquellen. Von Grundwasser gespeiste Quellen schwanken dennoch selten um mehr als 2—3° in ihrer Temperatur. Quellen aus unterirdischen Wasserläufen aber sind deutlich abhängig von der Jahreszeit.

Härte und Kohlensäure.

Aus Kalkgebirgen oder aus Kalkmineralien enthaltenden Schottern stammende Wässer sind hart. Sie enthalten in verschiedenem Grade Calcium- und Magnesiumcarbonate und -sulfate. Diese Salze stammen aus Gipslagern und Lagern von kohlensaurem Kalk, aus denen sie sich lösen oder durch Einwirkung von Kohlensäure als Bicarbonate gelöst werden. Werden solche Wässer erwärmt und gekocht, so fallen infolge Verdunstung der lösenden Kohlensäure Calcium und Magnesium als Monocarbonate wieder aus. Damit verliert das Wasser diese sog. „vorübergehende Härte". Die schwefel- und salpetersauren Salze bleiben in Lösung. Sie stellen die sog. „bleibende Härte" dar.

Für die Härte des Wassers gibt es kein internationales Maß. Ein deutscher Härtegrad (1 DH) entspricht 10 mg CaO, ein französischer 10 mg $CaCO_3$, ein amerikanischer (USA) 1 mg $CaCO_3$, sämtlich bezogen auf 1 Liter Wasser, ein englischer 10 mg $CaCO_3$ bezogen auf 0,7 Liter Wasser. In Deutschen Härtegraden (DH) werden als „sehr weich" bezeichnet Wässer von 0—4, als „weich" von 4—8, als „mittelhart" von 8—12, als „ziemlich hart" von 12—18, als „hart" von 18—30, als „sehr hart" von über 30 Härtegraden.

Mit einem harten Wasser von etwa 20 DH ist überall dort zu rechnen, wo Wasser aus Alluvien und Diluvien (Schottern) gewonnen wird, die reichlich Kalkgestein enthalten. Dagegen ist das Wasser von Flüssen und Seen in der Regel weich, infolge allmählichen Ausfallens der Carbonate.

Daß hartes Wasser besser oder schlechter schmecke als weicheres oder weiches Wasser, hat sich durch Schmeckproben selbst bei großen Unterschieden des Härtegrades nicht erweisen lassen. Unentschieden ist, ob das Fehlen von Kalk Nachteile haben könne. Für die Entwicklung des Knochengerüstes und der Zähne scheint die Härte des Wassers bedeutungslos zu sein. Vermutet wird, das sehr weiche Wasser vulkanischer Gebirge löse allergische Störungen aus, so daß die tägliche Aufnahme von milchsaurem Kalk empfohlen wird.

Viele Bedenken aber bestehen gegen die Verwendung harten Wassers in Haushalt und Technik.

Jede erfahrene Hausfrau fügt zum Kochen von Hülsenfrüchten Natron oder Soda einem harten Wasser zu, weil sie sich sonst schwer weichkochen. Die Pektinstoffe der Zellwand der Leguminosen werden durch Calciumsalze unlöslich, lösen sich aber in Alkalien. Tee oder Kaffee, in hartem Wasser angesetzt, verlieren an Wohlgeschmack.

Noch lästiger, weil die Haushaltskasse sehr belastend, ist der Hausfrau ein hartes Wasser, weil darin erst erhebliche Mengen von Seife zu unlöslichen Ca- und Mg-Seifen gebunden werden, die weder schäumen noch reinigen, bevor eine wirksame Lauge entstehen kann. 1 m³ Wasser mit 1 DH verbraucht 160 g gute Kernseife, ehe es zur Schaumbildung kommt, die für den Waschprozeß entscheidend wichtig ist. Die chemische Industrie arbeitet dauernd daran, Präparate herzustellen, die diesen Übelstand beheben.

Eine Reihe von Industrien, z. B. die Lederindustrie, kann nur mit weichem Wasser arbeiten und verlegt ihre Fabriken daher in Gebiete der Urgebirge oder plutonischer Formationen (krystallinischer Odenwald). Brauereien, Konservenfabriken, chemische Fabriken aller Art haben Schwierigkeiten, wenn nur hartes Wasser zur Verfügung steht.

Wirtschaftliche Nachteile entstehen durch Inkrustation mit Calciummonocarbonat, wenn hartes Wasser die Kaliber von Rohren rasch so stark vermindert, daß Strömungsstörungen in den Leitungen eintreten, unter anderem ein Grund dafür, daß die Temperatur des Wassers in Zentralheizungen möglichst nicht über 60° erhöht werden soll.

Eine Gefahr, die Gefahr von Kesselexplosion, liegt in der Bildung von Kesselstein, dem Niederschlag der ausfallenden Monocarbonate an den Wandungen von Dampfkesseln. Diese müssen mit einem „Mannloch" versehen sein, damit der Kesselstein ausgeklopft werden kann.

Ein starker Gehalt des Wassers an *Magnesiumsulfat*, wie es im Untergrund alter Ausfüllungsdelten und in Gebieten ehemaliger Seeböden vorkommt, macht das Wasser ungenießbar wegen seiner stark abführenden Wirkung.

Die Möglichkeit der *Enthärtung* des Wassers mit Soda im kleinen, im Haushalt bei der Wäsche und beim Kochen wird im großen durch das *Kalksodaverfahren* ausgenutzt. Ein weiteres Verfahren verwendet *Permutite*, künstliche durch Schmelzen von Aluminium-Alkali-Silicaten hergestellte sog. *Zeolithe*. Das durch Brocken dieses Gesteins hindurchsickernde, kalkhaltige Wasser tauscht dabei sein Calcium gegen Natrium aus. Der Permutit wird durch vergälltes Kochsalz wieder regeneriert. Im großen, für ganze Versorgungsbezirke, wird in Amerika Wasser in dieser Weise enthärtet.

Von anderen in neuerer Zeit entwickelten Verfahren ist ein *Elektroosmoseverfahren* zu nennen. Erörtert wird die Möglichkeit der Enthärtung des Wassers durch *Ultraschall*. Eine starke Abnahme der Carbonathärte soll damit zu erreichen sein, nicht der Sulfathärte. Überhaupt verspricht man sich von der Anwendung von Ultraschall viel für die Wasserreinigung. Die technisch- praktische Bedeutung ist aber noch nicht abzusehen.

Im Gegensatz zu der Notwendigkeit, das Wasser zu enthärten, kann es oft nötig sein, weichem Wasser einen gewissen Grad von Härte künstlich zu geben, um die darin vorhandene Kohlensäure zu binden, wenn es sich um sog. „*aggressive Kohlensäure*" handelt.

Jedes Wasser, welches Carbonate mit sich führt, *muß* eine bestimmte Menge Kohlensäure enthalten, die die Kalksalze in Lösung hält. Das ist die sog. „*zugehörige Kohlensäure*". Jedes Mehr an Kohlensäure, die „nichtzugehörige", „*Nichtcarbonatkohlensäure*" ist in ihrer Auswirkung frei und „aggressiv" (p_H unter 7).

Diese Kohlensäure gibt zwar dem Wasser unstreitig einen erfrischenden Geschmack, ist aber durch ihren korrodierenden Einfluß eine der wichtigsten Ursachen schädigender Wirkung auf die Werkstoffe der Wasserleitungen.

Öffnet man die Hähne einer Leitung, die solches Wasser führt, nachdem sie einige Zeit verschlossen waren, so entströmt zunächst braunrotes Rostwasser, ein Zeichen, daß das Eisen des Rohrs angegriffen wurde. Laien befürchten dann leicht einen Rohrbruch. In gewissem Grade rostet jedes Eisenrohr, in dem sich Luftbläschen ansammeln, wenn das Wasser darin längere Zeit stagniert, bei saurem Wasser tritt dies Rosten aber schon nach kurzem Abstellen der Hähne ein. Bei längerem Fortgang solcher Korrosionswirkungen können in der Tat Leckagen und Rohrbrüche und damit Verunreinigungen des Wassers eintreten.

Auch Bleiteile einer Leitung werden bei Sauerstoffzutritt und durch Einwirkung sauren Wassers, z. B. bei Leerlaufen oder Abstellen einer Leitung angegriffen und können unmittelbar Gesundheitsschäden verursachen.

Zwar inkrustieren sich solche Leitungen allmählich, infolge des selten ganz fehlenden Kalkgehalts, mit einem natürlichen Schutzbelag, der den weiteren Angriff auf das Rohr verhütet. Aber dieser Schutzbelag kann sich wieder lösen. Verzinken und Asphaltieren der Rohre bieten nur kurzdauernden Schutz.

Im Belang jeder Verwaltung liegt es daher, wenn sie nicht einen frühen Verschleiß der Leitungen riskieren will, ein aggressives Wasser *zu entsäuern*. Das geschieht durch Belüftung, Verregnung, Zerstäubung, vor allem aber durch Verrieselung. Man bindet die überschüssige Kohlensäure an Kalk, indem man das Wasser durch Bettungen von Marmorkies in Erbsengröße leitet oder durch Magnofilter. Diese Filter, „Magno-Dol", „Dolomit" oder „Magno-Syn" haben zum Teil durch einen Gehalt an Kupfersalzen gleichzeitig eine oligodynamische Wirkung auf Keime. Schließlich kann der Säuregehalt auch durch Kalkzusatz (Kalkhydratverfahren) herabgesetzt werden. Mörtel und Zement der Quellkammern und Reservoire bedürfen eines Schutzes gegen die zerstörende Wirkung der aggressiven Kohlensäure durch Asphaltierung.

Metalle werden auch durch andere im Wasser vorhandene Säuren korrodiert. Chlorid-, nitrat- und sulfatreiche Wässer greifen Metalle an, Wasser von hohem Gehalt an Magnesiumverbindungen, z. B. Seewasser, auch Beton.

Eisen.

Der tintige Geschmack eines eisenhaltigen Wassers, auch die beim Stehen an der Luft sich einstellende Trübung und Opalescenz eines solchen Wassers und die Bildung gelbbräunlicher Flocken darin beeinträchtigen seine Güte als Trinkwasser nicht. An seinen Geschmack gewöhnt man sich und gesundheitsschädlich ist sein Genuß nicht. Seine Minderwertigkeit als Gebrauchswasser und die Schäden, die es im Leitungsnetz anrichten kann, sind es, die dazu nötigen, bei allen größeren Versorgungsanlagen das Wasser von seinem Eisengehalt durch *Enteisenung* zu befreien.

In fast jedem Wasser, welches Eisen enthält, und das ist bei vielen Grundwässern der norddeutschen Tiefebene der Fall, findet es sich in der Form von doppeltkohlensaurem Eisenoxydul (Ferrobicarbonat), das im Boden aus Eisenoxydverbindungen unter der Wirkung reduzierender organischer Substanzen, von Braunkohle, vermoderndem Holz, Moor, Humus, bei fehlendem Sauerstoffzutritt und Anwesenheit von Kohlensäure entsteht.

Unmittelbar aus dem Boden gefördert ist solches Wasser klar, durchsichtig, farblos und kann übrigens alle Eigenschaften guten Grundwassers haben. Sobald es aber in größerer Oberfläche mit der Luft in Berührung kommt, schon im Eimer und in der Waschschüssel, entsteht unter der Einwirkung des Luftsauerstoffs durch Abspaltung und Entweichen der Kohlensäure Eisenoxydhydrat, das bei schwachem Eisengehalt das Wasser trübt und opalescierend macht, bei stärkerem Eisengehalt in gelben, sich braun färbenden Flocken (Eisenocker) ausfällt und niederschlägt, ein unappetitlicher Anblick für den, der diesen Vorgang zum erstenmal kennenlernt.

Wo auf dem Lande Brunnen nur eisenhaltiges Wasser liefern, nimmt man daran kaum Anstoß und genießt das Wasser, das sich beim Stehenlassen bald wieder klärt, ohne Bedenken und ohne Schaden. Auch daß es den Wohlgeschmack mancher Getränke, von Tee oder Kaffee u. a., beeinträchtigt, wird in Kauf genommen, aber die Hausfrau hütet sich, dieses Wasser für ihre *Wäsche* zu ver-

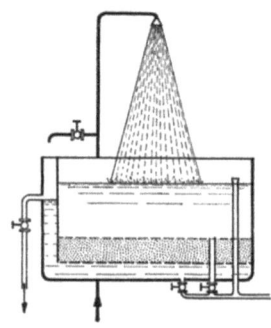

wenden und sammelt dafür Regenwasser an. Denn schon relativ geringe Mengen des Eisenoxydhydrats, das beim Waschen durch das Schütteln und Erhitzen des Wassers weiter ausfällt, verleihen der *Wäsche* eine häßliche *Gelbfärbung* und verursachen *Rostflecken* und *Löcher*.

Wo Wasser in großen Mengen bewegt wird, wie im Betrieb zentraler Wasserversorgungen, bereiten Verschlammung, Ablagerungen, selbst Verstopfung im Rohrnetz große Schwierigkeiten. Sie entstehen zum Teil und werden verstärkt durch das Wachstum von Eisenalgen, sog. Eisenbakterien, fadenförmigen, weißen

Abb. 38. Offene Enteisenungsanlage. (System Östen nach Sierp.)

oder durch Einlagerung von Eisen sich braun färbenden Keimen (Crenothrix, Leptothrix, Gallionella), die nur in eisenhaltigem Wasser gedeihen und darin dicke, verstopfende Pilzrasen bilden, übrigens auch ihrerseits das Wasser trüben und unappetitlich machen.

Der Hygieniker ist in der günstigen Lage, für die Enteisenung nur die Vorgänge benutzen und verstärken zu brauchen, die sich in der Natur nach der

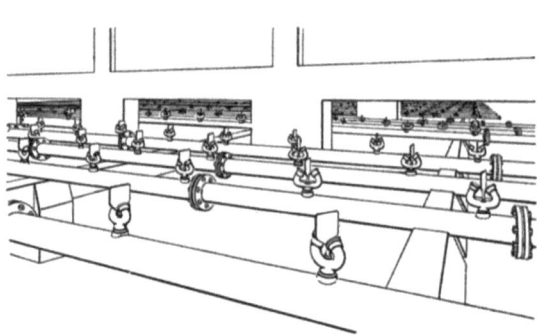
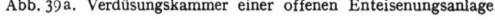
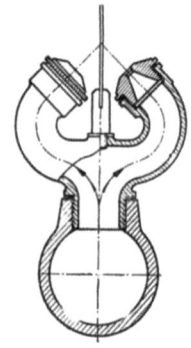

Abb. 39a. Verdüsungskammer einer offenen Enteisenungsanlage.   Abb. 39 b. Zweistrahlspritzdüse.

Förderung des Wassers aus seiner unterirdischen Lage spontan vollziehen. Denn alle Enteisenungsverfahren beruhen auf dem einfachen Prinzip einer möglichst starken *Belüftung des Wassers* und der *Entfernung der entstehenden Niederschläge* durch *Kies- oder Sandfilter*.

In primitiver Form, für den Haushalt, wird das durch die von Dunbar angegebene Anordnung erreicht, bei der das Wasser mittels einer Dusche in ein Faß eingesprüht wird, um darin eine Sandschicht von 30 cm und einer Korngröße von 1—1$^{1}/_{2}$ mm Dicke zu durchlaufen, die mit einem 1 mm dicken, fein durchlochten Zinkblech bedeckt ist. Der allmählich verschlammende Sand wird alle 2—4 Monate durch Rückspülung und Aufrühren gereinigt.

Zahlreiche Enteisenungsanlagen (Östen) arbeiten im Prinzip nach dem gleichen Verfahren, Wasser aus Duschen auf durchlochte Bleche herabfallen zu lassen, unter denen es durch Sandfilter hindurchsickert und entschlammt wird (s .Abb. 38). Eine noch feinere Verteilung und ausgiebigere Belüftung wird erreicht durch Verspritzen aus Düsen, auch dadurch, daß zwei scharfe Wasserstrahlen gegeneinander gerichtet und so fein versprüht werden, oder durch Spritzen eines Wasserstrahls auf einen Prallteller (s. Abb. 39). Auch durch Rieselung des Wassers über Koksbetten, Backsteinbrocken usw. erfolgt eine ausreichende Belüftung, bei der gleichzeitig auch Schwefelwasserstoff frei wird. Jedoch muß dem Wasser nach der Belüftung eine einstündige Reaktionszeit (Kontaktzeit) gewährt werden.

Schließlich kann die Luft in geschlossene Behälter mittels Kompressoren eingepreßt werden, ein Verfahren, das zwar hygienisch einwandfreier ist als die offen arbeitenden Verfahren, aber den Nachteil hat, daß dabei frei werdende, unerwünschte Gase, wie Kohlensäure und Schwefelwasserstoff, nicht entweichen. Die mit der eingepreßten Luft in großer Menge hineingelangenden Keime, die auch bei einwandfreiem, keimarmen Rohwasser eine sog. „unsterile Phase" bei diesem Verfahren verursachen, werden vom Eisenschlamm durch Adsorption an kolloidales Eisen wieder abgefangen. Das Effluens ist wieder keimfrei. Geringe Mengen von Mangan werden bei allen diesen Verfahren mit ausgeschieden.

Die Vereinigung der Belüftung mit Filtration verlangt immerhin für größere Werke die Bereitstellung großer Räume und Spüleinrichtungen für das Reinigen des Filterkieses und -sandes. Die Kosten sind kaum geringer als die der Filtration von Oberflächenwasser. Der Vorteil ist, daß mit einwandfreiem Rohwasser gearbeitet wird.

Verlangt wird die Herabsetzung des Eisengehaltes auf mindestens 0,1 mg/l FeO_3.

Schwierig und nur durch chemische oder Permutitverfahren erreichbar ist die Enteisenung von Wässern, die das Eisen nicht als Ferribicarbonat, sondern in organischer Bindung als Humate, als Chloride oder Sulfate enthalten, was bei moorigem Untergrund der Fall sein kann, oder wenn Ferrosulfat aus Schwefeleisen (Schwefelkies, Pyrit) in tiefen Bodenschichten (Grubenwässer), auch in Schlickschichten von Flußtälern, gebildet wird. In diesem Fall findet es sich oft gleichzeitig mit *Mangan*.

Mangan.

Mangangehalt im Wasser ist ebensowenig gesundheitsschädlich wie Eisengehalt. Aber noch schwerer als durch Eisen wird die Wäsche durch manganhaltige Wässer geschädigt. Nicht zu tilgende Flecken entstehen, besonders, wenn die Wäsche mit Chlorpräparaten behandelt wurde, durch Bildung von Braunstein. An ihrer Stelle reißt das mürbe Gewebe ein. Im Rohrnetz treten ähnliche Verschlammungen wie in eisenhaltigem Wasser unter Mitwirkung von Crenothrixarten (Manganbakterien) auf.

Über die Umstände, unter denen ein Manganeinbruch in das Wasser erfolgen kann, wurden 1906 in Breslau bittere Erfahrungen gemacht mit schweren Schädigungen des Rohrnetzes und als die Stadtverwaltung hohe Entschädigungen für beschädigte Wäsche und an geschädigte Betriebe, Färbereien und Papierfabriken, zu zahlen hatte. Durch starke Absenkung des Grundwasserspiegels im Bereich der Oderniederung durch ein neues Wasserwerk waren Schlickschichten ausgetrocknet, in denen nunmehr das Mangan zu Mangansulfat umgewandelt wurde. Als jetzt ein schweres Hochwasser das Gebiet über diesen Schichten überströmte und darin versickerte, wurde dies Mangansulfat im Grundwasser in großer Menge gelöst und mit ihm in das Wasserwerk gepumpt.

Soweit das Mangan nicht mit Eisen gemeinsam durch Lüftung und Filtration entfernt wird, ist *Entmanganung* nicht leicht. Permutite können verwendet werden. Die gleiche Wirkung wird erzielt durch Behandlung des Filtersandes mit $KMnO_4$-Lösung oder Zusatz von Braunstein in Substanz oder als „eingearbeiteter" Filtersand.

Öle.

Öle und Fette aller Art gelangen in zunehmendem Maße in unsere Wasserläufe durch Fabrikwässer, durch den Automobilverkehr und durch die Schifffahrt und verunreinigen sie mehr und mehr, so daß nicht nur Schwierigkeiten für die Gebrauchswässer, sondern auch für die Gewinnung von Trinkwasser entstehen. Filter können verstopft und ihre biologische Wirkung gestört werden.

Auch die Fischerei wird geschädigt. Selbst Grundwasser kann in seiner Güte leiden. Durch mechanische Entölung durch die Absorptionskraft von mit Aluminiumhydroxyd erzeugten Gelen, auch durch elektrolytische Verfahren mit Eisenelektroden, an denen absorbierendes Eisenhydroxyd ausflockt, wird jenen Schädigungen vorgebeugt.

Arsen, Blei.

Brunnenvergiftung anzunehmen und die Juden dieses Verbrechens anzuschuldigen, war einer der Erklärungsversuche des Mittelalters für den Ausbruch von Seuchen. Auch in den Kriegen unseres Jahrhunderts ist der Gedanke immer wieder erörtert worden, der Feind könne beim Rückzug Gift oder infektiöses Material in die Brunnen schütten. Beweise dafür sind nie erbracht worden. Nur die mögliche Vergiftung von Brunnen durch hineingelangte moderne *Gaskampfstoffe* war Gegenstand ernster Besorgnisse.

Zwei Gifte sind es, die in normalen Zeiten aus dem Trink- und Haushaltungswasser ferngehalten werden müssen, *Arsen* und *Blei*, soweit das möglich ist. Denn völlige Freiheit der Wasser von ihnen läßt sich selten erreichen. Arsen ist ja praktisch überall, auch in unseren Nahrungsmitteln, in Spuren anwesend[1].

Schon ein *Arsengehalt* von 0,7 mg/l aber, wie ihn die Mineralwässer von Dürkheim und Levico enthalten, erlaubt nur, das Wasser therapeutisch zu verwenden. Wo Arsen aus gewerblichen Abwässern, von Anilinfabriken, aus Färbereien und Gerbereien, aus arsenhaltigen Abraumhalden in Grundwasser oder Oberflächenwasser gelangt, können akute oder chronische Vergiftungen unter den Verbrauchern die Folge sein. Die Überwachung derartiger Abwässer und ihre gefahrlose Ableitung ist eine Aufgabe der Wasserbauämter und der Arbeitshygiene.

Als zulässige Grenzzahl wird für Arsen 0,15 mg/l bzw. 0,2 mg/l für arsenige Säure betrachtet.

Häufiger und allgemeiner ist die Gefahr des Übergangs von *Blei* in Trinkwasser, weil um ihrer Biegbarkeit willen Bleirohre in den Hausleitungen verlegt wurden. Dies wurde erst neuerdings verboten. In der Antike wurde es für alle Rohrleitungen benutzt, die einen erheblichen Druck auszuhalten hatten. Aber schon für die Druckwasserleitung von Pergamon wurde Bronze verwendet.

Die Bleiaufnahme wird gefördert, wenn das Wasser der Leitung weich und sauer ist, d. h. aggressive Kohlensäure enthält, wenn es Luftsauerstoff enthält, der in aufbereitetem Wasser meist reichlich vorhanden ist, und wenn der Angriff auf die Rohre durch Stagnieren des Wassers darin oder durch Entleeren der Rohre, etwa wegen Wasserknappheit oder wegen der Gefahr des Einfrierens, begünstigt wird. Besonders neue, frisch verlegte Rohre sind so lange angreifbar, als sich in ihnen noch nicht durch Niederschlag von Calciummonocarbonat an den Wandungen eine *Schutzschicht* gebildet hat.

Hier liegt also eine weitere Veranlassung vor, Wasser, das aggressive Kohlensäure enthält, durch Härtung zu entsäuern und gleichzeitig damit die Bildung einer Schutzschicht zu erzielen.

Wo nicht die Sicherheit besteht, daß beim Verlegen der Hausleitungen und -anschlüsse kein Bleirohr verwendet wurde, sollte zur Haushaltsregel werden, des morgens die erste Portion Wasser aus den Hähnen der Leitung ungenutzt ablaufen zu lassen. Denn auch durch Kochen des Wassers kann sein Bleigehalt nicht ohne weiteres ausgeschieden werden.

Bei der Schwierigkeit, die Symptomatologie der chronischen Bleivergiftung zu beurteilen, können bei lange fortgesetzter Aufnahme auch nur geringer Bleimengen ernste chronische Bleivergiftungen entstehen.

---

[1] Leitsätze zur Trinkwasserhygiene. Veröff. Med.verw. **38** (1932).

Im Preußischen Landesgesundheitsrat einigte man sich 1929 nach einem Vorschlag von Bürger in bezug auf einen Entwurf von Reichsleitsätzen der Trinkwasserhygiene dahin, daß als „allenfalls noch zulässig Mengen von 0,3 mg Blei in 1 Liter Wasser nach 9stündigem Stehen — etwa einer Nacht — in einem längere Zeit bereits durchflossenen Bleirohr von üblicher Weite angesehen werden. Ausnahmen sind nur in besonderen Fällen nach sorgfältiger Prüfung der Verhältnisse zulässig".

Sollte es bei dem Verbot der Verwendung von Bleirohr für Wasserleitungen bleiben, und das Handwerk sich an einwandfreies Material (Eisen) gewöhnt haben, so wäre damit dem Vorkommen von Bleivergiftung durch Trinkwasser ein für allemal vorgebeugt.

Fluor.

Eindeutige Klarheit über den Einfluß eines bestimmten Fluorgehaltes im Wasser ist noch nicht gewonnen. Nur so viel scheint sicher zu sein, daß er als ein nicht mehr zu vernachlässigender Faktor in der Trinkwasserversorgung angesehen werden muß.

Fluor ist so weit in der Natur verbreitet, daß die Aufnahme kleiner Mengen unvermeidlich ist, wie beim Arsen, vielleicht eine Notwendigkeit.

Fluoride sind allgemeine Protoplasmagifte. Über ihren Wirkungsmechanismus ist wenig bekannt. Die Menge der Aufnahme dürfte entscheiden, ob stimulierende oder schädigende Wirkungen von ihnen ausgehen.

Feststeht, daß bei Rindern und Schafen in der Umgebung von Fabriken, in deren Abwässern Fluoride reichlich vorkommen, Zahnveränderungen beobachtet werden und sich Exostosen ausbilden, die Steifheit und Krümmung des Rückens verursachen.

Über Zahnerkrankungen, in der Form von Schmelzbildungsdefekten während der Zahnentwicklung, sog. „mottled enamel", wurde dann besonders aus Amerika von Gegenden berichtet, in denen der Gehalt des Wassers an Natriumfluorid 30 mg/l betrug. Aus Deutschland ist hierüber nichts bekanntgeworden.

Quelle der Beladung des Wassers mit Fluorverbindungen sind Fluorpräparate, die als Insekticide für Früchte und Gemüse verwendet werden, Cryolithe und Bariumfluoridverbindungen, ferner der Abbau und die Verarbeitung von Phosphatgestein als Superphosphat zu Düngemitteln. Bei der Verarbeitung des 4% enthaltenden Phosphatgesteins werden etwa 25% des Fluors in die Atmosphäre verflüchtigt. Eine weitere Quelle sind Abwässer, die beim Schmelzen von Stahl und Aluminium und bei der Produktion von Glas, Email und in Ziegelbrennereien entstehen.

Das Ergebnis der sehr ausgedehnten Untersuchungen in den angelsächsischen Ländern, besonders in Nordamerika und in Südafrika, bei denen Gebiete geringeren und stärkeren Vorkommens von Fluorsalzen im Wasser verglichen wurden, unter anderem Gebiete rechts und links eines Flusses mit im übrigen ganz gleichen Umweltumständen, ist, daß offenbar ein Minimumgehalt von Fluor im Wasser, weniger als 1:1 Million, notwendig ist. Bei Verabreichung eines solchen Wassers ging die Zahl der Zahncarieserkrankungen in einem Gebiet um $1/_3$ bis auf die Hälfte zurück, gegenüber Gebieten, deren Wasser gar kein Fluor enthielt (Michigansee, Mississippi, Gebiete in England und Südafrika). Die Zähne brauchen also offenbar Spuren von Fluor für ein Optimum der Zahngesundheit. Es ist daher auch schon empfohlen worden, Wasser mit Natriumfluorid bis zu einem Gehalt von 0,8—1:1 Million anzureichern.

Ein Gehalt von über 1:1 Million aber verursacht das Auftreten von „mottled enamel" und ein langdauernder Genuß von Wasser höheren Gehaltes an Fluoriden führt zur Entstehung von Osteosklerose. Die Menge der täglichen Aufnahme an Fluor Jahre hindurch, die zu Osteosklerose führen kann, wird auf 25 mg geschätzt. Fluornatrium wird für toxischer gehalten als Fluorcalcium.

Die Erkrankung äußert sich in einer Verdickung der Knochenschale, besonders der Wirbel, Verstärkung der Dichtigkeit des Knochenschattens im Röntgenbild, Calcifikation der Ligamente. Bei jüngeren Menschen kommt es zu Wachstumshemmungen. Eine etwa auftretende Anämie wird auf Verdrängung des Marks bezogen. Begünstigend sollen schlechte Ernährungszustände und das Fehlen von Vitamin C in der Nahrung wirken.

Wie aber in der Kropffrage wird es noch vieljähriger, auf große, aber vergleichbare, volkreiche Gebiete ausgedehnter Untersuchungen und ihrer *exakten statistischen Auswertung* bedürfen, um festzustellen, ob die angeführte *Korrelation* zwischen Fluorgehalt des Wassers und Caries, „mottled enamel" und Osteosklerose in der Tat zu Recht angenommen wird. Bisher stehen anscheinend sehr eindeutigen positiven Ergebnissen auch ebenso eindeutig negative, widersprechende Beobachtungen gegenüber. So wurden in Südafrika in 8 Gebieten mit einem Fluorgehalt von 8:1 Million im Wasser kein Fall von „mottled enamel" festgestellt.

Von nicht geringer Bedeutung für die Entwicklung einer *Osteosklerose* dürften auch individuelle Empfänglichkeit und mancherlei äußere Lebensumstände sein, unter anderem, wenn dem Fluor die angenommene Wirkung in der Tat zukommt, die Gewohnheit, viel oder wenig zu trinken. Jedenfalls können, wie festgestellt wurde, unter Verbrauchern des gleichen Wassers solche gefunden werden, bei denen erhebliche Fluormengen im Knochensystem nachweisbar waren, während andere ganz frei waren von Osteosklerose.

Jod.

Unter den zahlreichen seit Jahrzehnten leidenschaftlich diskutierten Theorien über die Entstehung des endemischen Kropfes hat die meiste Zustimmung erfahren und zu umfangreichen, staatlich gelenkten Maßnahmen die Annahme Anlaß gegeben, der *endemische Kropf* beruhe auf *Jodmangel im Trinkwasser*.

Die Theorie stützt sich auf die Tatsache der weitaus größeren Häufigkeit des Kropfvorkommens überall auf der Erde in Gebirgsgegenden, unabhängig von ihrer geologischen Formation, und darauf, daß der Jodgehalt des Bodens, des Trinkwassers und der Pflanzen in den Gebirgen geringer ist als in der Ebene, wo die Jodsalze im Boden festgehalten und gespeichert werden. Es wird auch angenommen, der Rückgang des Kropfes in mitteldeutschen Gebirgsgegenden stehe in Zusammenhang mit der Einfuhr des stark jodhaltigen Chilesalpeters und des Guanos als Düngemittel, wodurch seit Jahrzehnten eine Anreicherung von Jod in den Äckern stattgefunden habe. Auch soll die Einfuhr jodhaltiger Nahrungsmittel, von Seefischen und Citrusfrüchten, in einigen Gebieten einen Rückgang des Kropfes bewirkt haben.

So viel scheint an solchen Beobachtungen richtig zu sein, daß die Zuführung kleiner Jodmengen vorbeugend wirkt. Ein Beweis für die Ätiologie des Kropfes durch Jodmangel ist damit bisher nicht erbracht. Ein Heilmittel beweist nichts für die Ursache einer Krankheit. Ein Beweis wäre nur zu führen durch Jahrzehntelang durchgeführte Paralleluntersuchung an zwei großen, unter möglichst gleichen geographischen Bedingungen und Lebensumständen lebenden Bevölkerungsgruppen in Gebieten endemischen Kropfes, indem der einen Jod in der erforderlichen Tagesmenge von 40—100 γ zugeführt werden müßte, der anderen nicht.

Solche Verabreichung von mit Jod angereichertem Salz an die Bevölkerung einzelner Landschaften, an andere nicht, war in Niederl. Ostindien eingeleitet. Über die Ergebnisse ist bisher nichts bekanntgeworden.

Seit so kurzer Zeit laufende Maßnahmen, wie die Ausgabe von Jodsalz (0,5 g Jodkali in 100000 g NaCl), sog. „Vollsalz", in der Schweiz, in Österreich, in Bayern, in Nordamerika an die *Gesamtbevölkerung* seit Beginn der 20er Jahre können vorläufig noch nicht zu einer Klärung beitragen. Bei Erwachsenen, die bereits Kröpfe haben, ist kein Erfolg festzustellen. **Bei** Jugendlichen soll der Kropf seltener geworden sein und das Wachstum von Kröpfen soll sich verlangsamt haben. Auch die Notwendigkeit von Kropfoperationen soll sich verringert haben.

Inzwischen ist noch fraglich, ob wir überhaupt aus anorganischen Jodpräparaten Schilddrüsenhormon aufzubauen imstande sind. Die Ausgabe hinreichender Mengen organischer Jodpräparate aber ist nicht möglich.

Die Kropfkrankheit ist in den Gebieten ihrer Verbreitung eine ernste Belastung der Volksgesundheit. Nicht nur durch die Schwächung der Arbeitskraft der Erwachsenen, sondern weil sie unzweifelhaft in Korrelation steht zu Kretinismus und Idiotie. Für die Schweiz ist errechnet worden, daß etwa 5000 Kretinen das Land jährlich 3,6 Millionen Franken kosten und als Arbeitskraft vollständig ausfallen.

Selbst wenn wir mit der Möglichkeit rechnen müssen, daß die Forschung eines Tages die Jodmangeltheorie des Kropfes widerlegen könnte — man spricht von der Möglichkeit, Radiumemanation könne in Betracht kommen —, so wäre angesichts dieses menschlichen Elends und dieser wirtschaftlichen Belastung beim jetzigen Stande der Forschung durchaus zu vertreten, wenn Staaten, die Salz monopolistisch bewirtschaften, es nur mit einem Zusatz von Jodkali in den Verkehr bringen. Für England ist errechnet worden, daß bei einem Zusatz von 1 g Jodkali auf 100000 g Kochsalz die Kosten auf den Kopf der Bevölkerung 4 penny im Jahr betragen würden, also einen Betrag von einigen Pfennigen.

Pathogene Organismen.

Mit zunehmendem Mißtrauen betrachtet der hygienisch erzogene Mensch der modernen technischen Zivilisation das Wasser, das er trinkt.

Weitaus der größere Teil der Menschheit aber genießt bedenkenlos Wasser aus Flüssen, Seen, offenen Brunnen und ungefaßten Quellen wie von jeher und verläßt sich auf sein naives Gefühl und Urteil über die grobsinnlich festzustellende Güte. Er hat nicht einmal allzu unrecht damit, denn unzweifelhaft ist es eine Übertreibung, wenn eine hygienische Propaganda *sicherheitshalber* die Chlorierung *jedes* Trinkwassers fordert.

Die Forderung, unser Trinkwasser dürfe *keine pathogenen Organismen* enthalten, stützt sich nicht darauf, daß jedes Oberflächenwasser, jeder offene Brunnen, jede nicht oder schlecht gefaßte Quelle solche Organismen enthält, sondern daß sie sie enthalten *können*. Ihr Vorkommen darin ist nicht die Regel, sondern eine Sache des *Zufalls*. Aber dieser Zufall erreicht einen *hohen Grad von Wahrscheinlichkeit*, je dichter die Menschen beieinander wohnen, je mehr sie die natürliche Beschaffenheit der Erdoberfläche verändern und je mehr sie sie mit ihren Ausscheidungen beladen und verunreinigen. Denn der pathogene Organismus entstammt nur in Ausnahmefällen der unbeeinflußten Umwelt. In der Regel kehrt er, wenn er nicht unmittelbar oder durch Überträger von Mensch zu Mensch übergeht, auf dem Wege über Boden und Wasser zum Menschen zurück, wenn Menschen ihn ausschieden.

Da die pathogenen Organismen mit wenigen Ausnahmen für das bloße Auge unsichtbar sind, da ein bei grobsinnlicher Beurteilung vortrefflich aussehendes und schmeckendes Wasser jahre- oder jahrzehntelang genossen werden kann, ohne je zu einer Erkrankung Anlaß zu geben, bis einmal der *böse Zufall* Krankheitskeime darin ausstreut, ist es die nicht leichte, aber unabweisbare Aufgabe des Hygienikers, die Menschen von der Möglichkeit des Eintretens eines solchen Zufalls zu überzeugen und von der Notwendigkeit, ihm durch die Ausführung von Werken vorzubeugen, die einen mehr oder minder großen Aufwand an Kosten verlangen.

Im kleinen, bei der Beurteilung des Brunnens eines Privatmannes, ist das oft schwieriger als bei einer großen Gemeinschaft. Denn Städte, Gemeinden und

Verbände können sich schon seit langem, seit den großen Entdeckungen der Mikrobiologie, nicht mehr der Kraft der Beweise entziehen, die das explosive Auftreten von Wasserepidemien oder die Höhe der Zahlen des Vorkommens von Typhus und anderen Infektionen in Orten schlechter Wasserversorgung erbracht haben für die Notwendigkeit einer Versorgung mit Trinkwasser, das die Möglichkeit des Eintretens einer Verunreinigung mit pathogenen Organismen mit Sicherheit ausschließt.

Bei diesem Problem hat die Sicherheitsforderung des Hygienikers mit wirtschaftlichen Möglichkeiten einen Pakt zu schließen. Zu weitgehende Forderungen laufen Gefahr, unerfüllt zu bleiben. Das zeigt schon allein die auf Grund jahrzehntelanger Erfahrungen unter Zustimmung erfahrenster Hygieniker aufgestellte *Kompromißzahl*, daß eine Keimzahl bis zu 100 im Kubikzentimeter für Trinkwasser als zulässig erklärt wird, vorausgesetzt, daß kein *Bact. coli* darin ist, und die praktische Übung, daß ein *gelegentliches* Auftreten von Bact. coli in 1 cm³ des Wassers einer sonst einwandfrei liefernden Trinkwasserleitung *zwar eine ernstliche Warnung* darstellt, aber noch kein Grund ist, die Leitung sofort abzusperren und damit die Bevölkerung unnötig zu beunruhigen.

Die Menge der Wasserprobe, in der noch Bacterium coli festgestellt wird, wird als *Colititer* bezeichnet. Als einwandfrei gilt ein Wasser, welches auch in 100 cm³ kein Bacterium coli enthält. Wasser mit einem Colititer von 100,0 cm³, auch noch von 10,0 m³, erlaubt die Annahme, daß es verbesserungsfähig ist. Ein Wasser mit einem Colititer von 1,0 cm³ und weniger sollte niemals in ungekochtem Zustande genossen werden und wird in der Regel — Initialverunreinigungen ausgenommen — selten in einen für den menschlichen Genuß tauglichen Zustand gebracht werden können.

Der Befund von bei 37⁰ und bis 46⁰ wachsendem Bact. coli ist ein Indikator für fäkale Verunreinigung, aber nicht ohne weiteres für den Zutritt pathogener Keime. Das muß festgehalten werden, wenn man nicht zu falschen Bewertungen von Befunden kommen will. Es wird überhaupt bezweifelt (BÜRGERS), ob es für die Praxis Sinn hat, Grenzzahlen aufzustellen, „da alle Werte nur unter Berücksichtigung der örtlichen Verhältnisse und der übrigen Untersuchungsverfahren mit Sicherheit beurteilt werden können".

Denn das zweite bakteriologische Kriterium, die Bestimmung der *Keimzahl* als Indikator für eine von der Erdoberfläche stammende Verunreinigung, ist von zahlreichen, schwer zu beurteilenden Faktoren abhängig. So besagt z. B. eine niedrige Keimzahl im Winter nichts, wenn der Colibefund nicht einwandfrei ist.

Pathogene Metazoen, Protozoen und *Bakterien* und *Viren* können durch Trinkwasser auf den Menschen übertragen werden.

Durch Trinkwasser gelangen nur wenige *pathogene Metazoen* in den Körper des Menschen, wohl aber verursachen aus Oberflächenwasser unmittelbar in die Haut eindringende Larven von Metazoen schwere, seuchenhaft verbreitete Infektionen.

Die früher in Lehrbüchern der Hygiene vertretene Ansicht, Infektionen mit den kosmopolitischen Würmern, mit dem *Spulwurm* (Ascaris lumbricoides), dem *Peitschenwurm* (Trichuris trichiura), mit dem *Hakenwurm* (Ankylostoma duodenale und Necator americanus) und mit *Bilharzien* (Schistosoma) kämen durch Trinkwasser zustande, trifft, wenn überhaupt, nur für seltene Ausnahmen zu. Die beiden ersten sind Fäkalinfektionen, vermittelt durch Schmutz oder unsaubere Nahrung, bei den beiden anderen erfolgt die Infektion durch die unverletzte Haut, beim Hakenwurm durch freilebende Larven, bei den Bilharzien durch larvenhaltiges Oberflächenwasser.

Getrunken aber wird die Infektion mit dem *Medinawurm* (Dracunculus medinensis), dessen Larven sich in Cyclopskrebschen entwickeln und mit ihnen in unsauberem Oberflächenwasser verschluckt werden.

Ohne jede pathogene Bedeutung sind gelegentlich auch in einwandfreien Entnahmestellen vorkommende Nematoden, darunter der *Brunnendrahtwurm* *(Phreoryctes menkeanus)*, ein bis 30 cm langer Wurm, der sich durch feuchten Sandboden hindurchbohren kann. Er und ein anderer Wurm von rötlich-brauner Farbe, *Gordius aquaticus*, ferner *Gordius chilensis* werden mitunter von ängstlichen Gemütern den Untersuchungsämtern zugeschickt, Zufallsbefunde ohne Bedeutung.

Verschluckt werden im vorderen Orient zu Nachtzeiten gelegentlich aus offenen Schöpfstellen rinnender Brunnen *Blutegel* verschiedener Arten. Sie saugen sich alsbald im Rachenraum fest und können lebensgefährliche Erstickungsanfälle durch Glottisödem verursachen.

Die Infektion mit den pathogenen *Darmprotozoen* erfolgt überwiegend durch Aufnahme von Fäkalpartikeln unmittelbar oder mit Speisen, auch unter Mitwirkung von Fliegen. Unzweifelhaft aber können die *Cysten* der pathogenen Amöbe *(Entamoebe histolytica)* und der Darmflagellaten, deren Pathogenität noch diskutiert wird, der *Trichomonas hominis, Chilomastix mesnili* und *Lamblia intestinalis*, im Wasser ungeschädigt bestehen und durch Trinkwasser unsauberen Ursprungs aufgenommen werden. In primitiven Gebieten der Tropen beobachtet man, wie eine Epidemie von Amöbendysenterie sich vom Oberlauf eines Flusses stetig von Niederlassung zu Niederlassung stromabwärts ausbreitet, auch wenn sie keinen Verkehr miteinander haben. Ob Infektionen mit *Trichomonas vaginalis* im Wasser von Volksbädern zustande kommen können, ist zweifelhaft.

Die neuerdings häufiger beschriebene Infektion mit *Coccidien* (Isospora belli) dürfte ebenfalls neben Fäkalinfektion mit den Cysten durch Wasser zustande kommen.

Apathogene Protozoen, Organismen des „Saprobiontensystems" (KOLKWITZ) sind in jedem Oberflächenwasser im Plankton zu finden, in dem sie die Voraussetzungen für Leben und Vermehrung im Vorhandensein organischer Nährstoffe finden. Diese Nährstoffe und die Bakterien, die sie aufnehmen, sind keineswegs immer unappetitlicher Herkunft. Wo aber ein Oberflächenwasser reich an solchen Nährstoffen ist, und das ist in jedem Vorfluter der Fall, in den Abwässer eingeleitet werden und wo die Protozoen das ihnen zusagende Milieu, Temperatur, Sauerstoffgehalt und p_H-Wert, finden, vermehren sie sich häufig zu großen Mengen. Einige Formen von ihnen, besonders Flagellaten, finden sich regelmäßig im Bodensatz abgelassener Schwimmbäder. Sie sind nicht pathogen, sind im Gegenteil rastlose Bakterienvernichter. In Schwimmbädern tragen sie erheblich zur Keimverminderung bei. *Auf* und *in* der Filterhaut von Sandfiltern tun sie das gleiche. In der Sandschicht des Filters sind sie nicht mehr zu finden, wie sie auch durch die Bodenfiltration zurückgehalten werden und daher in einem gut filtrierten Grundwasser nicht vorkommen.

Sie gehören in großer Anzahl der Gattungen und Arten als sog. Poly- und Mesosaprobier den Familien der Rhizopoden, Flagellaten und Ciliaten an. In jedem Plankton eines Gewässers kann man sie in der Vielfältigkeit ihrer Formen und ihres Lebens beobachten (KOLKWITZ). In Cystenform können sie lange Trockenperioden überdauern.

Wo der Verdacht auf Zufluß von Abwässern begründet ist und sie in großer Menge gefunden werden, müssen sie als Indikatoren der Unappetitlichkeit des Wassers gelten, besonders wenn man sie im Zentrifugat des Wassers zusammen mit unzweifelhaften Abfallstoffen, wie Fleischfasern, Wurmeiern usw., feststellt.

Reines Wasser bietet Diatomeen und chlorophyllhaltigen Algen die Möglichkeit der Entwicklung. In stark besonnten offenen Filteranlagen und in Freibädern kann die Algenentwicklung erhebliche Schwierigkeiten machen, Fischigkeit des Filtrats verursachen und zu unzulässiger Trübung des Badewassers beitragen.

Es ist eine Überschätzung des Wassers als Überträgers bakterieller Infektionen, wenn sich unter dem Eindruck großer Epidemien, bei denen das Wasser die Infektionsquelle war, Epidemien von *Cholera* und *Typhus abdominalis*, in der angelsächsischen Literatur für die Darminfektionskrankheiten die Bezeichnung „waterborn diseases" eingebürgert hat. Mit solchen Bezeichnungen, wie auch der Bezeichnung „airborn diseases" wird die Epidemiologie allzusehr schematisiert.

Ein großer Teil der Infektionen mit Cholera- und Typhusbakterien kommt durch unmittelbaren Kontakt oder über Nahrungsmittel (Milch) zustande, noch mehr ist das bei den Paratyphuserkrankungen der Fall; für die Enteritiserkrankungen scheidet das Wasser als Infektionsquelle überhaupt aus, und bei der bacillären Dysenterie überwiegt die Kontakt- und Fäkalinfektion bei weitem.

Darüber aber kann kein Zweifel herrschen, daß große, ausgebreitete Typhusepidemien durch Ausstreuung der Keime im Wasserfeld einer größeren oder kleineren Wasserversorgungsanlage entstehen können. Es wird angenommen, daß von 650 Typhusepidemien, deren Gang zwischen 1870 und 1900 verfolgt wurde, 70% durch Genuß bakterienhaltigen Trinkwassers entstanden.

Es ist aber durchaus nicht so, daß die pathogenen Keime der Salomonellagruppe im Wasser besonders günstige Daseinsbedingungen fänden. Sie unterliegen im Gegenteil im Wasser leicht dem Konkurrenzkampf mit anderen Keimen, auch verwandten Keimen, oft so rasch, daß z. B. der Nachweis von Typhusbakterien im Wasser einer zentralen Wasserversorgung oder in einem Brunnen, auch wenn unzweifelhaft von ihnen die Ausstreuung der Keime und eine ausgedehnte Epidemie ausgegangen sind, nicht mehr gelingt, sobald die ersten Krankheitsfälle die Aufmerksamkeit auf die Quelle der Infektion gelenkt haben. Hier liegt einer der Gründe vor für den immer wieder gelegentlich erhobenen Einwand gegen die Annahme einer Wasserepidemie

Der Choleravibrio ist an ein saprophytisches Leben in Oberflächenwasser angepaßt. Unzweifelhaft sind *Choleraepidemien* an das Leben der *Vibrionen* im Oberflächenwasser gebunden, ohne daß deshalb den Kontaktinfektionen geringere Bedeutung zukäme. Schon bei der Entdeckung des Choleravibrio wurde das festgestellt und der Nachweis der Vibrionen im Wasser ist bei großen Epidemien, unter anderem bei der Hamburger Epidemie von 1892, geführt worden.

So vorübergehend das Erscheinen der pathogenen Darmbakterien im Wasser im einzelnen Falle sein mag, so schwierig ihr Nachweis. Wir verfügen über einen Indikator, der in jedem Falle vor der Gefahr warnt, die von einem Wasser ausgehen *kann*, das ist der Nachweis darin von *Bacterium coli*.

Wo dieser normalerweise im Darm aller Warmblüter, aber auch von Kaltblütern vorkommende Keim im Wasser eines Brunnens, einer Quelle oder im Bereich einer zentralen Wasserversorgung gefunden wird — im Oberflächenwasser fehlt er nie —, da zeigt er mit Sicherheit an, daß tierische Ausscheidungen, sei es auch nur in Spuren, in dieses Wasser auf irgendeinem Wege hineingelangt sind. Dieser gleiche Weg aber steht auch menschlichen Ausscheidungen offen, und wo menschliche Ausscheidungen Zugang gefunden haben, da *können* auch die Ausscheidungen eines Kranken oder eines Dauerausscheiders ihren Weg ins Wasser finden.

Von den äußeren Umweltumständen, zu allererst von der *Dichte der Besiedelung* hängt es ab, wie groß diese Wahrscheinlichkeit und dieses Risiko ist.

Das zu beurteilen ist die verantwortliche Pflicht und die erste Aufgabe des Hygienikers, der eine *örtliche Besichtigung* vornimmt.

In der weitaus überwiegenden Zahl der Erkrankungen kommt durch infiziertes Wasser die Infektion mit der *Leptospira icterohaemorrhagiae*, dem Erreger der Weilschen Krankheit, des *Icterus infectiosus*, zustande und die Infektion mit der *Leptospira grippotyphosa*, dem Erreger des *Feld-* oder *Schlammfiebers*. Bei beiden Krankheiten werden die Erreger durch Nager, durch Ratten und Mäuse, mit deren Harn ausgeschieden und halten sich im Wasser, sofern die Bedingungen günstig sind. Der Mensch infiziert sich durch Trinken, Baden oder sonstigen Kontakt mit diesem Wasser, weitaus seltener durch infizierte Nahrungsmittel.

Außer vielen anderen Infektionsmöglichkeiten, Staub usw., ist nach neueren Forschungen auch die Übertragung des *Bact. tularense*, des Erregers der *Tularämie*, durch Wasser auf den Menschen möglich. Die Erreger gelangen durch die Kadaver verendeter Tiere, Nager, Frösche, die ihre Träger waren, ins Wasser. Sie sind darin nachgewiesen worden.

Durch Wasserinfektionen kommen auch Fälle des selten gewordenen *Milzbrandes* beim Menschen dort zustande, wo Milzbrandsporen mit dem Waschwasser von Häuteverwertungsbetrieben ausgestreut werden.

So eindeutig der Befund pathogener Keime im Wasser für die Beurteilung ist, so sicher Bact. coli auf eine fäkale Verunreinigung weist, so unsicher sind wir in unserem Urteil, wenn andere Keime in größerer Menge im Wasser einer zentralen Wasserversorgung auftreten, ohne daß wir in der Lage wären, unter ihnen Krankheitserreger zu identifizieren. Einer solchen starken Keimvermehrung haben sich in dem Verteilungsfeld (Wasserfeld) zentraler Wasserleitungen gelegentlich Erkrankungen an meist nicht schwer verlaufenden, als „Wasserkrankheit" bezeichneten Magen- und Darmstörungen angeschlossen. Eine solche „Wasserkrankheit" trat z. B. auf als Vorläufer einer Typhuswasserepidemie in Hannover. Etwa 30000 Menschen erkrankten.

Abbaustoffe.

Es ist nach wie vor notwendig, wenn eindeutige Beweise der Gefährlichkeit eines Wassers durch den Nachweis der Erreger oder durch die Bestimmung der Keimzahl und des Colititers nicht erhoben werden können, uns den Nachweis derjenigen chemischen Stoffe zunutze zu machen, die als *Indikatoren* für die *Möglichkeit von Verunreinigung durch Abfallstoffe* gelten können, ohne daß jedoch aus ihrem Vorkommen mit *Sicherheit* der Beweis ihrer Herkunft aus Körperausscheidungen erbracht wäre, oder daß ihr Vorkommen an sich einen Beweis für die Infektiosität des Wassers darstellte. Das sind *organische Stoffe, Abbauprodukte des Harnstoffs, Chloride, Phosphate* und *Sulfate*.

Für *organische Stoffe* gilt die Alternative der Herkunft aus Abwässern oder aus Lebensvorgängen im Boden, aus Resten von Tieren und Pflanzen.

Stickstoffverbindungen, Ammoniak, Nitrite und Nitrate, *können* auch unverdächtiger Herkunft sein, aus stickstoffhaltigen Pflanzen oder aus künstlichem Stickstoffdünger herkommen. Wo aber überhaupt der begründete Verdacht des Eindringens von Oberflächenwasser besteht, weist das Vorkommen von Ammoniak und Nitriten, wenn es sich nicht nur um Spuren handelt, auf frische Verunreinigungen, während Nitrate anzeigen, daß der Abbau, die Mineralisation, weit vorgeschritten ist. Für die Bewertung der chemischen Befunde hat den Wert eines Maßstabes die „Norm des Bodens" (Roelcke).

Der Boden alter, seit Jahrhunderten bewohnter Siedelungen, die ihre Abwässer durch Senkgruben (Schlinggruben) dem Boden zur Versickerung zugeführt haben und damit dem darin enthaltenen Grundwasser beimengten, enthält in der Regel reichlich Nitrate, ohne daß darin ein bedenkliches Zeichen zu sehen und das Grundwasser deswegen zu beanstanden wäre. Übrigens kann bei Anwesenheit von reduzierenden Substanzen auch eine Rückführung der Nitrate zu Nitriten und Ammoniak stattfinden.

Chloride müssen ebenfalls nicht notwendig organischer Herkunft sein, aus dem Harn stammen. Sie können zum natürlichen Bestande der Bodenformation (Salzlager in altem Meeresgrund) gehören oder mit gewerblichen Abwässern in den Boden gelangt sein. Nur ein erhebliches Ansteigen des Chlorgehalts an einzelnen Entnahmestellen über die für das Gebiet bekannte Norm des Gehalts des Grundwassers an Chloriden deutet auf rezenten Zufluß von Abwasser.

Ebenso gilt für *Phosphate* die Möglichkeit der Herkunft sowohl von Abfallstoffen, wie aus Mineraldünger (Thomasmehl, Superphosphat). Im Grundwasser aus Lehm- oder Sandboden sind sie ein Zeichen stattgehabter Verunreinigung.

Sulfate entstammen in der Regel der Bodenformation selbst. Ihr Vorkommen deutet nur dann auf fäkalen Ursprung, wenn sie die normalen Befunde einer Gegend übersteigen und die örtlichen Verhältnisse dafür sprechen.

Die Bedeutung aller dieser chemisch nachweisbaren Stoffe als *Indikatoren* von Abbauvorgängen im Boden und vom Zutritt von Abfallstoffen ist lange Zeit so überschätzt worden, daß bei der Erschließung eines neuen Wasservorkommens die chemische Untersuchung für ausreichend gehalten wurde, um über Güte oder Bedenklichkeit eines Wassers zu entscheiden. In den Vorgängen über ältere Wasserwerke finden sich meist nur chemische Analysen.

Nach KLUT-OLSZEWSKI zeigen „gute" Wässer meist folgende Werte:

Kaliumpermanganatverbrauch:	unter 12 mg/l
Nitrat NO_3 (Salpetersäure N_2O_5):	unter 12 mg/l (= 10 mg/l N_2O_5)
Nitrit NO_2 (salpetrige Säure N_2O_3):	fehlt
Ammonium NH_4 (Ammoniak NH_3):	Spuren
Chlorid Cl (Chlor):	unter 30 mg/l
Sulfat SO_4 (Schwefelsäure SO_3):	unter 72 mg/l (= 60 mg/l SO_3)
Abdampfrückstand:	unter 500 mg/l
Phosphat PO_4 (Phosphorsäure P_2O_5):	fehlt, höchstens Spuren

(größere Mengen — schon einige mg/l — deuten fast immer auf Verunreinigungen des Wassers hin).

Kaliverbindungen:	fehlen meist (die Anwesenheit

größerer Mengen — etwa über 3,3 mg/l K — läßt sehr häufig auf nachteilige äußere Beeinflussungen des Wassers schließen).

P_H:	größer als 7,0.

Die Feststellung einer vom Wasser ausgehenden *Infektionsgefahr* aber ist auf diesem Wege nicht möglich, sondern *allein durch die bakteriologische Untersuchung.* Die bakteriologischen und chemischen Befunde laufen keineswegs immer parallel, schon weil die Wege andere sind, die gelöste Stoffe, wie jene Indikatoren, und belebte Organismen, wie die Bakterien, im Boden zum Grundwasser hin gehen.

Eine chemische Untersuchung mit dem Ergebnis „schlechtes Wasser" wegen seines hohen Gehaltes an organischen Stoffen, Chloriden und Nitraten berechtigt niemals dazu, eine *Infektiosität* dieses Wassers, etwa aus einem als Infektionsquelle beschuldigten Brunnen, anzunehmen. Wahrscheinlich wird der Befund aus Brunnen der Nachbarschaft, die nicht verdächtigt wurden, der gleiche sein (SPITTA).

In den beiden letzten Jahrzehnten ist daher in vollem Gegensatz zu der obigen Auffassung viel darüber diskutiert worden, ob nicht für die Beurteilung von Grundwasser auf die chemische Untersuchung ganz verzichtet werden könne.

Soweit besteht kein Zweifel, daß der bakteriologischen Untersuchung mit ihren Möglichkeiten direkter und indirekter Beweisführung für die Feststellung der Gefährlichkeit eines Wassers der Primat gebührt und daß sie damit unentbehrlich ist.

Dem Hygieniker aber darf es beim Trinkwasser nicht nur darauf ankommen, ob es Krankheitserreger enthält oder ob deren Auftreten im Wasser möglich oder wahrscheinlich ist, er muß auch verlangen, daß es ästhetischen Anforderungen entspricht und nicht unappetitlicher Herkunft ist. Denn ein Wasser ohne bakterielle Verunreinigung ist damit nicht unbedingt gut, sonst müßte auch ein keimfrei gemachtes Abwasser als Trinkwasser gelten, was mit Recht abgelehnt wird.

Ein unappetitliches Wasser liegt vor, wenn aus dem chemischen Befund in Zusammenhang mit der örtlichen Lage geschlossen werden muß, daß das Erscheinen jener Stoffe im Boden von Verunreinigung durch Abwässer herrührt.

Übrigens kann auch bei einem befriedigenden Ergebnis der bakteriologischen Untersuchung, das ja immer nur eine *Momentaufnahme* (SPITTA) darstellt, das Ergebnis der chemischen Untersuchung die Gefährdung einer Wasserfassungsanlage anzeigen und eine Warnung sein, die auf einen zu befürchtenden Durchbruch des Bodenfilters hindeutet.

Die bakteriologische und chemische Untersuchung können einander nicht ersetzen, sondern müssen sich ergänzen.

„Die Synthese in der Auswertung der chemischen und bakteriologischen Befunde ist die Aufgabe des denkenden und erfahrenen Hygienikers." (SPITTA.)

Erschließung.

Primitives hygienisches Denken fand seinen ersten Ausdruck in dem Bemühen der Menschen, Wasser in möglichster Güte und in ausreichender Menge durch Sicherung von Wasserstellen, von Quellen oder durch Graben von Brunnen zu jeder Zeit erreichbar zu machen. Die Erfindungskraft des Menschen hat nie geruht, neue Wege und Arbeitsweisen zu finden, sich dieser Quelle allen Lebens zu versichern. Je höher der kulturelle Stand eines Volkes, um so größere Mittel wandte es dafür auf. Diese machten und machen einen um so höheren Teilbetrag des Haushalts eines Landes aus, je dichter die Besiedelung und je zwingender die Notwendigkeit ist, die vorhandenen Wasservorräte im Belang des Ganzen zu bewirtschaften.

Schutz der Wasservorräte gegen Verderb und Vergeudung, die Sicherung vorhandener und die Erschließung neuer Vorkommen, die *Aufbereitung* des Wassers zu einer Güte, die jede Gefahr bei seinem Genuß und Verbrauch ausschließt, die zweckmäßigste Form seiner *Verteilung* sind die Aufgaben, die jedem Kulturstaat, jeder Gemeinschaft, jeder Gemeinde gestellt sind und an denen mitzuarbeiten, sei es auch nur durch willige Erfüllung der behördlichen Vorschriften und Forderungen, jeder einzelne im eigensten Belang verpflichtet ist.

Die Einsicht zum Allgemeingut zu machen, daß gutes Wasser durch nichts zu ersetzen ist, gegen keinen anderen gleichwertigen Stoff ausgetauscht werden kann (HEILMANN), daß die Beschaffung und Erhaltung einer ausreichenden Menge eine der Grundlagen unseres Lebens ist, daß Leben und Gesundheit von der Güte des Wassers abhängen, müssen der Hygieniker und die Träger des öffentlichen Gesundheitsdienstes ebenso unablässig bemüht sein, wie die praktischen Aufgaben der Wasserhygiene zu lösen. Diese Einsicht fehlt der Bevölkerung von Landschaften, die bisher keinen Wassermangel kennen, oft in bedenklichem Maße.

Mit *Aufklärung* durch verständige *Propaganda* für die Erkenntnisse der Wasserhygiene wird mehr erreicht, als mit behördlichem Zwang und Druck durch Anrufung höherer Autoritäten. Wenn Europa etwas von Amerika lernen kann, so ist es der Sinn für populäre, dem Verständnis eines jeden angepaßte hygienische Propaganda, wie sie dort zurückgeht auf die Arbeit der *Rockefellerfoundation*.

An einer solchen Propaganda hat es gemangelt, wenn der unverständige Bürgermeister eines Städtchens mit mangelhafter, die Gesundheit gefährdender Wasserversorgung erklärte: „Wenn ich schon das Wort Bakteriologe höre, wird mir schlecht." Es handelte sich um eine *Sickeranlage* in zu geringer Tiefe unter Ackerland, das regelmäßig gedüngt wurde. Er war erstaunt zu hören, daß höchstwahrscheinlich die große Typhusepidemie in Hannover 1926 durch den Zutritt von ungenügend filtriertem·Oberflächenwasser in eine Sickeranlage zustande gekommen war, aus der man einwandfreies Grundwasser zu beziehen meinte.

Eine doppelte Anforderung ist also an den gesunden Wirklichkeitssinn und das gesicherte Wissen gestellt, über die der Hygieniker verfügen muß, um seine Vorschläge und Forderungen durchzusetzen und annehmbar zu machen, einmal, alle örtlichen und wirtschaftlichen Möglichkeiten gegeneinander auszuwägen, sich ihnen anzupassen und dennoch kein Zugeständnis zu machen, das sein wissenschaftliches Gewissen nicht verantworten kann, dann aber fest auf dem Boden seiner Schlußfolgerungen zu stehen, um auch den Laien von der Richtigkeit so überzeugen zu können, daß er willig sich ihnen anschließt.

Wieviel dazu gehört, solche Aufgabe sachlich und psychologisch richtig zu lösen, das hat sich bereits zu zeigen bei dem, was die Grundlage jeder Beurteilung einer bereits bestehenden Anlage oder des Planes einer neuen Wassererschließung bildet, bei der *örtlichen Besichtigung*.

Ortsbesichtigung.

Keine noch so sorgfältige Ortsbeschreibung, kein noch so gewissenhaft ausgefüllter Fragebogen, selbst wenn sie mit guten Lageskizzen versehen sind, kann die persönliche Ortsbesichtigung, das Begehen des Geländes und den Augenschein ersetzen. Sie ist das hygienisch Wesentlichste, ohne sie sind auch die bakteriologische und chemische Untersuchung nur von fraglichem Wert. „Das kann gar nicht oft genug gesagt werden" (SPITTA). Nur wo es sich um sehr typische, für ein bestimmtes Gebiet charakteristische Umstände handelt, wird sie unterlassen werden können. Hingegen wird eine atypische Situation die mehrfache Besichtigung zu verschiedenen Jahreszeiten oder Witterungslagen notwendig machen.

Bei einer bestehenden zentralen Anlage muß das erste sein, die bei der zuständigen Amtsstelle lagernden Vorgänge an Zeichnungen der Kunstwerke, der Pläne des Verteilungssystems und frühere Gutachten einzusehen. Sehr oft wird sich bei kleineren Werken herausstellen, daß seit Jahrzehnten keine Überprüfung stattgefunden hat, keine Erhaltungsarbeiten ausgeführt wurden und daß die ersten Gutachten nur auf chemische Untersuchung des Rohwassers begründet waren.

Gut angewendete Zeit, wie am Krankenbett, ist es, eine *Anamnese der Landschaft* aufzunehmen, wie lange sie besiedelt ist, welche Erfahrungen aus früheren Jahren und in den Jahreszeiten vorliegen über Brunnen und Quellen, was sich im Bilde der Landschaft in den letzten Jahrzehnten wesentlich verändert hat in ihrer Bebauung, ihrer Forstwirtschaft, mit der Einführung von Industrie.

Unentbehrlich ist das „Lesen im Buche der Erde".

Wo auch der Hygieniker für die Erschließung von Wasser Rat zu erteilen hat, ob in Ländern reicher Wasservorräte, in solchen wechselnder Versorgungsmöglichkeiten oder in Ländern ausgesprochenen Wassermangels, nirgends kann er für die Beurteilung einer Wassererschließung und der Güte und Menge des vorhandenen oder zu erwartenden Wassers einer Kenntnis der Grundzüge der *Geologie* und *Hydrologie* entraten. Sie soll so viel umfassen, daß er bei örtlichen Besichtigungen einfache und klarliegende Situationen, etwa die Schäden einer Quellfassung oder eines Brunnens und bedenkliche Erscheinungen in ihrer Umgebung und ihrem Einzugsgebiet zu beurteilen imstande ist. Um einige einfache Situationen zu kennzeichnen: Der Hygieniker wird kaum fehlgehen in seinem Urteil, wenn er im Bereich von Kalkformationen und im Bereich des stark geklüfteten Buntsandsteins und seiner Blockmeere jede Quelle als verdächtig ansieht, bis der Gegenbeweis erbracht ist, wenn er dagegen den Quellen aus dem Bereich des Urgesteins und Schuttquellen aus den Hängen großer Gebirgsstöcke Vertrauen entgegenbringt.

Erdfälle, Dolinen, in deren Tiefe das Wasser rauscht, im Hügelgelände oberhalb einer Quelle, deuten immer auf Höhlenbildung im Kalk des Untergrundes. Sie erlauben jedem Oberflächenwasser ungehinderten Zutritt zu der unterirdischen Wasserführung.

Aus den tiefen und breiten Sandbetten der Urstromtäler Norddeutschlands, innerhalb deren die heutigen Flüsse nur schmale Rinnen darstellen, werden Tiefbrunnen in der Regel ein einwandfreies Grundwasser fördern. Im Muschelkalk des Baulandes östlich des Neckars ist jede Quelle verdächtig, die Wahrscheinlichkeit, gutes Grundwasser zu erschließen, gering. Die aus dem Buntsandstein längs der Bergstraße herausbrechenden Quellen enthalten, wo nicht dauernd, so doch nach der Schneeschmelze oder nach starken, einer Trockenperiode folgenden Regengüssen fast immer Bacterium coli. Die Brunnen im Bereich der Neckar- und Rheinschotter hingegen liefern das ganze Jahr hindurch ein zwar hartes, aber einwandfreies Wasser. Aus vielen Gebieten ließen sich Beispiele für die Richtigkeit einer solchen summarischen Beurteilung erbringen.

Für die Beurteilung der unmittelbaren Umgebung eines Brunnens und einer Quellfassung bedarf der Hygieniker kaum der Hilfe des Geologen. Aborte, Jauchegruben usw., auch Friedhöfe, geben hinreichende Aufschlüsse.

Wichtig aber ist, daß der Hygieniker so viel Einsicht in die Problematik der Geologie und Hydrologie besitzt, um zu erkennen, ob es im vorliegenden Falle nicht ratsamer sei, den Geologen und Hydrologen als Begutachter hinzuzuziehen. Nur sie werden Schlüsse über die zu erwartenden *Wasservorräte* mit einiger Sicherheit zu ziehen imstande sein. Unter anderem werden sie dazu raten können, ein tieferes Wasserstockwerk anzufahren, wenn ein höheres sich als unergiebig gezeigt hat, oder auch von einem Tiefergehen abraten, wenn die Gefahr besteht, daß salzhaltige Schichten angeschnitten werden könnten.

Jeder Besuch des Geländes und jedes Urteil über die Möglichkeit der Wassererschließung nach Menge und Güte des Wassers hat zur Voraussetzung eine allgemeine Kenntnis der geologischen Beschaffenheit des Gebietes. Außer den Meßtischblättern muß also der Untersucher im Besitz der geologischen Karte des Gebietes sein und über alles unterrichtet sein, was über seine Hydrologie bekannt ist. Für große Strecken oder Flächen, wie in manchen Teilen der Urstromtäler, in den Schottergebieten großer Flüsse oder in Kalk- oder Buntsandsteingebieten großer Ausdehnung, können einheitliche geologische Verhältnisse gegeben sein, nicht aber, wo Formationen ganz verschiedenen Charakters aneinanderstoßen, wie etwa Urgestein und geschichtetes Gestein. Dort können Quellen mit vorzüglichen Eigenschaften dicht neben unzuverlässigen liegen oder Wässer ganz verschiedener Qualität können sich vereinigen. In vielen Fällen kann der Hygieniker aus der geologischen Karte hinreichenden Aufschluß gewinnen, in anderen, etwa im Gebiete des Geschiebelehms, wo unterirdische Lehmschichten durch das Vordringen und beim Rückgang des Eises vielfach umgeformt worden sind, wird er ohne Mitwirkung des Geologen schwerlich imstande sein, über Lage und Bewegung des Grundwassers im Boden, über seine Menge und die Sicherheit gleichbleibender Ergiebigkeit etwas aus- zusagen. Selbst der Geologe wird das nicht immer können und seinerseits den Geophysiker zur Feststellung der Lage der unterirdischen Wasservorkommen hinzuziehen.

Wo bei der Besichtigung einer als unzuverlässig erkannten Einzelversorgung, einer Quelle oder eines Brunnens oder bei einer kleineren zentralen Wasser- versorgung Gründe für Mißstände oder Versagen sich aus der geologischen Situation nicht als ganz selbstverständlich ergeben, besonders aber, wo die Absicht besteht, eine ergiebige Quelle zu fassen oder Grundwasser in großem Maße, zur Erstellung einer zentralen Wasserversorgung, zu heben, darf der Hygieniker nicht zögern, sich bei dem *Geologen* Rat zu erbitten oder sein Hinzu- ziehen *als Begutachter* zu beantragen. Niemals sollte er unterlassen, dies der Behörde vorzuschlagen, wenn die Anlage einer zentralen Wasserversorgung größeren Umfangs und damit die Investierung eines beträchtlichen Kapitals in Frage kommen. Etwaige Fehlentscheidungen müßten ihm zur Last fallen.

Je größer seine eigene Erfahrung ist, um so weniger wird er das eigene Wissen überschätzen, vielmehr die fruchtbare *Querverbindung zweier Forschungsgebiete* suchen. Das gilt auch für viele andere Arbeitsgebiete der Hygiene. Keine ver- ständige Behörde aber sollte, über die Konsequenzen eines etwaigen Irrtums richtig unterrichtet, zögern, die Mehrkosten solcher Voruntersuchungen zu tragen. Die Zahl der Fälle ist nicht gering, wo irrige Schätzungen der Ergiebigkeit der unterirdischen Wasservorräte zu schweren Enttäuschungen nach ihrer Erschließung geführt haben, etwa, wenn es sich um ein abgeschlossenes, nicht ausreichend von zuströmendem Grundwasser gespeistes Vorkommen handelte, das sich bald durch Abpumpen erschöpfte.

Wie wenig sicher reine Oberflächenbeobachtungen sind, zeigte sich anläßlich der Typhus- epidemie in Pforzheim im Jahre 1918. Dort schien der Hochwald am Hang des Grösseltals über dem Keckschen Brunnen, von dessen mit Typhusbacillen infiziertem Wasser die Epi- demie ihren Ausgang nahm, eine Schutzzone von denkbar größter Ausdehnung und Sicherung zu sein, bis die geologische Untersuchung — zu spät — zeigte, daß der Untergrund des bewaldeten Berghangs ein Blockmeer aus Buntsandstein war, durch dessen Klüfte das mit den Ausscheidungen einer Typhuskranken infizierte Schmelzwasser von einer Wiese auf der Hochfläche oberhalb des Tals unfiltriert in den Brunnen abgeflossen war (s. Abb. 40). Solcher Beispiele gibt es mehr.

Die Breslauer Mangan-Kalamität hätte vermieden werden können, hätte man sich über die chemischen Vorgänge im Untergrunde, in den Schlickschichten der Oderniederung, eine Vorstellung gebildet, als man in ihnen das Grundwasser durch Abpumpen zu stark senkte.

Bei vielen Quellen vermindert sich nahe ihrem Austritt die Stärke der deckenden Schichten, eine Tatsache, die für ihre Fassung und die Absteckung einer *Schutzzone* von großer Wichtigkeit ist.

Brunnen. Der Brunnenbau ist eine uralte Kunst, die älteste Form, in der der Mensch sich Wasser mit eigener Hand erschloß. Heute üben sie gelernte Brunnenbauer nach behördlich festgelegten Grundsätzen. Ihre Überwachung gehört zu den Pflichten der Amtsärzte.

Den mühsam in den Grund gesenkten Schacht gegen Einsturz zu bewahren, wurden Holzbohlen im Viereck in Querlagen in ihn eingebaut. Aus dem *Saal- burgkastell* der Römer und aus der alten Wickingerstadt *Haithabu* sind uns Reste solcher holzverkleideten Schachtbrunnen aus dem ersten und dem Beginn des zweiten Jahrtausends unserer Zeitrechnung erhalten. Auf dem Lande sind sie auch heute hie und da zu finden, in den Ländern des europäischen Südostens sind sie noch die Regel. Durch die Verwendung eines organischen Materials tragen sie zur Verunreinigung des Wassers bei und unterliegen frühem Verfall.

Schon hygienischer ist ein ausgemauerter *Kessel- oder Schachtbrunnen*, dessen Auskleidung aus Bruchstein oder Ziegeln besteht, an deren Stelle neuerdings meist Zementringe verwendet werden. Besser als bis zum Grundwasser hin den Boden in breiter Grube auszuheben und darin den Brunnen aufzumauern ist es, über einem kantigen, mit der Schneide nach unten gerichteten *Senkfuß* einen mit Zementmörtel gemauerten und mit Zement gut verfugten Backsteinring aufzumauern oder einen Zementring darauf zu setzen. Schaufelt man den Boden des 1—1$^1/_2$ m im Durchmesser betragenden Ringes aus, so senkt er sich von

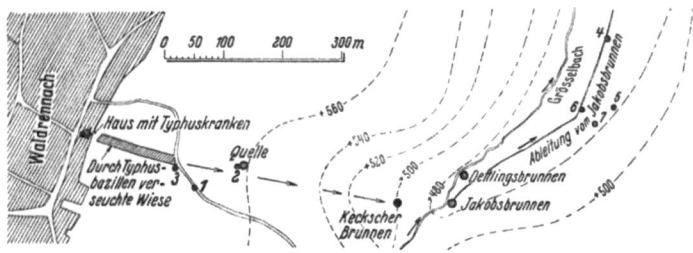

Abb. 40. Lageplan der Umgebung des Keckschen Brunnens bei Pforzheim. (Nach Röhrer.)

selbst, und bei seinem langsamen Absinken wird mit Backsteinen weiter aufgemauert, die Innenfläche der Wand mit Zementmörtel von etwa 1$^1/_2$ cm Stärke verputzt, die Außenfläche damit berappt, oder man setzt neue Zementringe, gut miteinander mit Zementmörtel oder Asphalt verfugt und gedichtet, auf. Die feste Auskleidung des Kessels muß mindestens 4 m in die Tiefe reichen, der Brunnenkopf mindestens 30 cm über den begangenen Grund herausragen.

So wird der gewachsene Boden nicht mehr angeschnitten als unbedingt nötig und damit die Gefahr des Herabsickerns von Schmutzwasser an den Außenseiten der Auskleidung vermindert. Es wird auch erzwungen, daß das Grundwasser nur unter einer Filterschicht von 4 m von unten her, oder durch in der Tiefe in der Wand gelassene Lücken Eintritt in den Brunnenkessel findet. Denn ausgehobenes Erdreich kann nie wieder in seinen ursprünglichen Zustand zurückgebracht werden. „Nichts ist beständiger als ein Loch in der Erde", lehrt die Archäologie.

Die Regel, daß der Brunnenkopf über den Grund herausragen muß, so weit, daß jedes Einlaufen von Wasser von oben her unmöglich gemacht wird, gilt für jeden Brunnen, auch für die weit außerhalb einer Siedlung liegenden Tiefbrunnen einer zentralen Versorgung. *Jeder Brunnen, dessen Öffnung im Bodenniveau liegt, ist zu beanstanden.*

An der hygienischen Unvollkommenheit eines Brunnens ändert all das aber wenig, so lange er offen bleibt und aus ihm mit Eimern geschöpft wird. Fast überall im Osten und Südosten Europas, z. B. in den Brunnen der Pußta, geschieht das noch, leider auch bei uns noch hie und da in dörflicher Umgebung. Das Wasser eines solchen Brunnens ist nicht besser als jedes Oberflächenwasser, eher bedenklicher, da durch den Eimer die Hand des Menschen eingeschaltet ist und bei jedem Schöpfen Schmutz in die Tiefe geführt wird. Müssen solche Brunnen erhalten bleiben, weil sie sehr tief sind und die Aufstellung einer Saugpumpe zu teuer ist, so lassen sich Vorrichtungen anbringen, den Eimer mechanisch zu bedienen, ohne daß er berührt wird und mit der Erdoberfläche in Berührung kommt. Auch durch *Wasserheber* mit an einem unendlichen Bande aneinander gereihten kleinen Bechern läßt sich Wasser aus großer Tiefe fördern.

Die grundsätzliche hygienische Forderung aber ist, daß *jeder Brunnen gedeckt sein muß*. Den *Verschluß muß ein überfallender Deckel* bilden aus Gußeisen, aus Zement, nicht aber aus Holzplanken, es sei denn, sie seien lückenlos mit Blech überzogen. Jeder *eingelassene Deckel* erlaubt dem Spritz- und Spülwasser den Eintritt in den Schacht. Leider liefert selbst die Industrie zuweilen zugleich mit eisernen Pumpen auch solche eingelassenen, eingefalzten Metalldeckel.

Bei größeren Schachtbrunnen darf ein U-förmig gebogenes *Entlüftungsrohr* nicht fehlen, in dessen Öffnung ein Metallnetz eingespannt sein muß, um das Eindringen von Getier unmöglich zu machen.

Aber auch der beste Verschluß kann auf die Dauer durch Erschütterung und Bruch undicht werden, wenn die Pumpe *auf ihm* angebracht ist. Besonders die Abdichtung zwischen Pumpenrohr und Verschlußdeckel ist ein schwacher Punkt. Dem beugt das Aufstellen der Pumpe *seitlich des Brunnenschachtes*, besser noch in einer Entfernung von einigen Metern davon, vor. Dann ist sogar eine vollständige Sicherung des Schachtes möglich, indem man ihn 1 m unter der Bodenfläche abdeckt oder durch ein kleines Gewölbe verschließt und den hohlen Raum darüber mit Lehmschlag oder mit feinem Sand auffüllt. Der Brunnen wird dadurch zu unterirdischem Wasser. Wird ein gelegentliches Begehen des Brunnens für nötig erachtet, so muß *seitlich* ein besonderer *Einsteigeschacht* angebracht sein. Das gilt auch für Quellfassungen, die in einem Schacht liegen.

In alte Schächte sollte nicht eingestiegen werden, ohne vorher durch Herablassen einer Kerze festgestellt zu haben, ob nicht etwa Kohlensäure auf der Sohle des Schachtes lagert. Tödliche Unglücksfälle sind durch das Unterlassen dieser Vorsorgsmaßregel verursacht worden.

Jede Benutzung eines Brunnens bringt mit sich, daß Wasser in der Umgebung verspritzt oder vergossen wird. Die theoretisch richtige Forderung, am Brunnen dürfe weder gespült noch gewaschen werden, wird selten erfüllt werden. Soll das Wasser nicht, mit Schmutz beladen, wieder in den Brunnen zurücksickern, so muß der Boden rings um Brunnenkopf und Pumpe wasserdicht abgedichtet werden, entweder durch Lehm- oder Tonschlag, oder durch ein mit Zement gemörteltes Backsteinpflaster, am besten durch eine den Brunnen in einem Radius von mindestens 2 m umgebende Zementplatte. Was geschieht, wenn diese Vorsorge nicht getroffen wird, erlebt man beim Abpumpen eines frisch geschlagenen Rohrbrunnens, das Entstehen eines schlammigen Pfuhls, dessen Wasser versickert, mit dem Ergebnis, daß eine Probe des Grundwassers, das an sich vielleicht einwandfrei war, ein ungünstiges Ergebnis liefert, so lang die Abdichtung noch nicht erfolgt ist. An der Pumpe selbst soll eine feste, gemauerte oder metallene Abflußrinne jede Ansammlung von Planschwasser verhüten. Wo Vieh getränkt werden muß, soll der Trog auf mehrere Meter Abstand vom Brunnen liegen und von ihm mittels eines beweglichen Rohres gespeist werden.

Alle diese hygienisch wichtigen technischen Einzelheiten bei Anlage eines Schachtbrunnens aber, und das gilt für jeden in oberflächlichem Grundwasser niedergebrachten Brunnen, sichern ihn nicht, wenn sich in seiner Nähe Aborte, Jauche- oder Dunggruben und Müllplätze befinden (s. Abb. 41).

Auch in großer Nähe liegende Abwasserkanäle, Versickerungsanlagen, Klärbecken und auch Bäche können ihn gefährden. Die Angabe, der Abstand zu ihnen müsse mindestens 10 m betragen, ist allzu schematisch. Bei sehr feinporigem, gut filterndem Erdreich und einem sehr gut konstruierten, zuverlässig dichten Brunnen könnte er auch geringer sein. Besteht der Grund aber aus durchlässigem, weitporigen Boden und strömt das Grundwasser aus der Richtung eines Abortes und der Dunggrube zum Brunnen hin, so würde auch ein weit größerer Abstand das Einsickern von Ausscheidungen nicht verhüten. Ebensowenig wäre der Brunnen gesichert, wenn er an einem tiefen Geländepunkt liegt, dem Wasser bei Regen von seitlich zufließt. Ganz zu verwerfen sind im Keller von Häusern niedergebrachte Brunnen. In warmen Ländern ist das beliebt, weil die großen Luftzellen der darüberliegenden Räume des Hauses das Wasser kühl halten. Mauerwerk aber arbeitet immer in gewissem Grade, besonders wenn Häuser auf Kalkgrund stehen. Besonders ungünstig liegt es damit in Erdbebengegenden. An den entstehenden Rissen würde auch die Fassung des Brunnens teilnehmen und Zuflüsse aus der unmittelbaren Umgebung des Menschen sind die gefährdendsten.

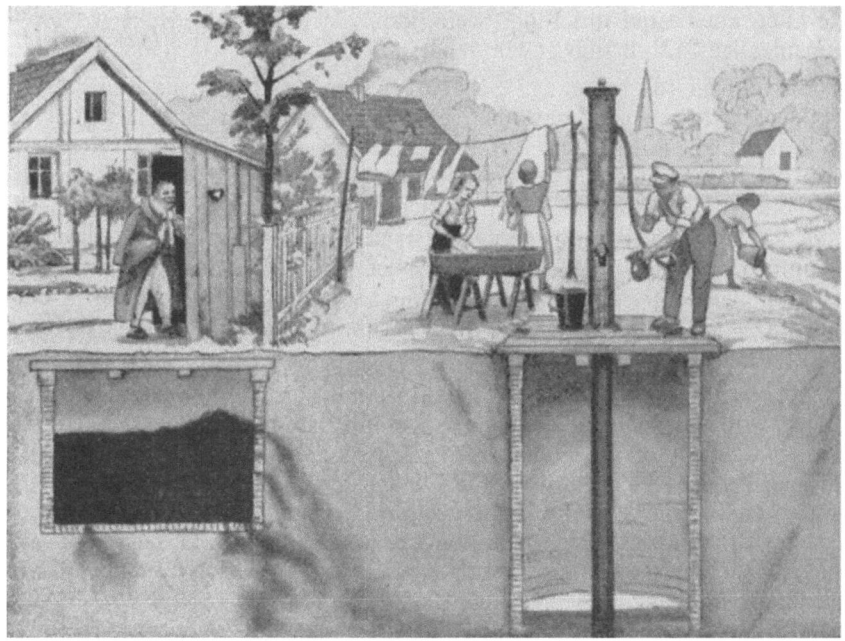

Abb. 41. Mögliche Verunreinigungen eines unzweckmäßig angelegten Schachtbrunnens.
(Zeichnung nach einer Vorlage von KISSKALT).

Wird also Rat erbeten, wo ein neuer Brunnen niedergebracht werden soll, muß er lauten, *am höchstmöglichen Punkt des Grundstücks, nur in gewachsenem, bisher nie gestörten Boden, so weit als möglich entfernt von Abort und Dunggrube und stromaufwärts im Grundwasserstrom.*

Dieser also ist zu bestimmen, wo seine Richtung nicht bereits genau bekannt ist. In ausreichendem Abstand voneinander werden mehrere Schächte gegraben und nun wird nach Einschütten von Indicatoren in den dem Vermuten nach stromaufwärts liegenden Schacht ihr Erscheinen in einem der anderen festgestellt. Mit der Langsamkeit des Grundwasserstroms in feinporigem Boden muß gerechnet werden. Aber gerade die Zeitdauer bis zum Erscheinen des Indicators und damit die Geschwindigkeit des Grundwasserstromes festzustellen, ist wichtig für die Beurteilung der filtrierenden Kraft des Bodens. Als einfachster Indicator gilt Kochsalz (mindestens 1 Ztr.), dann Farbstoffe, Fluorescein, Uranin, nach neueren Empfehlungen auch Phenol (KISSKALT), die dann durch Augenschein oder chemischen Nachweis festgestellt werden. Auch leicht nachweisbare Keime, wie Bact. prodigiosum, sind dafür verwendet worden. Besonders empfohlen wird eine Kochsalzlösung von 30%, die auf 500 cm³ etwa 100 mg Fluorescein enthält.

Ob die aufgeführten hygienischen Forderungen erfüllt sind, zeigt die äußere Besichtigung des Brunnens und seiner Umgebung. Scheint hier nichts zu beanstanden und bestehen dennoch aus epidemiologischen Gründen, unter anderem nach dem Ergebnis der bakteriologischen Untersuchung, Bedenken, so wird der Brunnen geöffnet und seine Wandung abgeleuchtet. Zu hoch liegende Zuflußstellen, etwa Risse oder Lücken im Mauerwerk oder Undichtigkeiten in der Verfugung, werden, wenn sie Abwässern oder verschmutztem Oberflächenwasser Zutritt gestattet hatten, an dunklen, an der Wand sich herabziehenden Streifen erkannt. Durch Anwendung eines Indicators, bei der anzunehmenden kurzen Entfernung am besten mit Fluorescein, kann der Weg aufgedeckt werden, den der unzulässige Zufluß sich gebahnt hat.

Weit geringer als bei einem Schachtbrunnen ist das Risiko einer Störung der Bodenschichten und damit des Eindringens unreinen Sickerwassers in das Grundwasser, wenn dieses durch *Rohre* erschlossen wird. Das ist die Regel, wenn tiefere Grundwasserlagen angefahren werden sollen, aber auch für Brunnen im oberflächlichen Grundwasser führt es sich immer mehr ein. Die Brunnenbautechnik hat immer vollkommenere Konstruktionen der Rohre und ihrer Teile, der Pumpeinrichtungen, der Filterkörbe, der Kontrollmöglichkeiten geschaffen, Konstruktionen, die vor ihrer Herabsenkung sorgfältig zusammengefügt werden können. Die Tiefbrunnengalerien großer Grundwasserwerke gehören heute zum gesichertsten Teil der Anlage.

Nicht ebenso gesichert sind auf Privatgelände einzeln angelegte Tiefbrunnen, bei denen durch Nachlässigkeit oder Verantwortungslosigkeit der Hersteller entstandene Fehler ernste Folgen haben können. Undichte Deckschichten, das Aufgraben des Bodens, nahe liegende Dunggruben können auf einen fehlerhaft gebauten Tiefbrunnen, selbst wenn er 30 m tief ist, in gleicher Weise verunreinigend wirken wie auf einen Flachbrunnen. KISSKALT, der auf solche Möglichkeiten hinweist, zitiert skeptisch ein Wort Virgils: „Wohl dem, der die geheimsten Ursachen der Dinge kennt" (s. Abb. 41).

Von dem einfachsten Modell eines *Schlagbrunnens*, eines *Abessiniers*, genannt nach dem Land, wo er zum erstenmal unter Kriegsverhältnissen verwendet wurde, bis zu Bohrbrunnen, die mit allem Aufwand moderner technischer Mittel niedergebracht und ausgestattet werden, ist die Zahl der Varianten groß.

Wo es gilt, rasch Wasser aus hochliegenden Grundwasserschichten bis zu 6 m Tiefe zu erschließen, leistet der Abessinier Vorzügliches, vorausgesetzt, daß gleich nach Erreichung der wasserführenden Schicht die Umgebung der Pumpe gut abgedeckt, für guten Abfluß und durch Befestigung der Pumpe dafür gesorgt wird, daß bei ihrem Gebrauch durch die Bewegungen beim Pumpen nicht ein Trichter um das Rohr herum sich bildet, durch den Oberflächenwasser am Rohr entlang in die Tiefe fließt. Durch Ortsbesichtigung können hier rasch schwere Fehler oder Unterlassungen abgestellt werden.

Wichtig sind überhaupt *Ortsbesichtigungen* schon *während des Brunnenbaues*. Vor Beginn jeder Teufe soll aus den soeben beim Schlagen der Abessinier genannten Gründen eine Abriegelung des oberen Horizonts gegen die unvermeidlich bei der Arbeit eintretende Oberflächenverschmutzung stattfinden. Beim Bohren des Brunnens, besonders wenn tief gebohrt wird, ist es ein großer Vorteil, daß im Gange der Teufe *Proben des Bohrgutes* aus den aufeinanderfolgenden Bodenschichten gefördert werden und gleichzeitig ihre Stärke festgestellt werden kann. Vom Brunnenbauer in Kästen in ihrer natürlichen Folge eingelagert und mit den Maßzahlen ihrer Schichtstärke versehen, ergeben sie ein klares Bild des *Bodenprofils*. Man hat, wenn etwa mehrere Wasserhorizonte, getrennt durch undurchlässige Wasserträger (Tone oder Lehme), aufeinander folgen, die Wahl, den nach seiner Beschaffenheit, unter anderem seinem artesischen Druck, günstigsten und nach seiner Menge ergiebigsten für die endgültige Erschließung auszuwählen, indem man bei der endgültigen Fassung die höher liegenden durch „Verrohrung" abriegelt.

In das verhältnismäßig weite Bohrrohr wird das eigentliche, mit Einlaßöffnungen versehene Brunnenrohr bis zu der Tiefe hinabgesenkt, aus der das Wasser entnommen werden soll, während das Bohrrohr so weit nach oben „gezogen" wird, um diesen Öffnungen Raum zu geben. An dieser Stelle wird bei modernen Anlagen, besonders bei technisch vollkommen ausgeführten Tiefbrunnen für zentrale Versorgungen, ein *Filterkorb* angebracht, meist mit doppelten bis vierfachen, in konzentrischen Ringen angeordneter Wandungen, zwischen denen Kiese, Glassand oder Porzellankugeln angeordnet sind. Die Zahl der Modelle ist groß. Mitunter wird auch der größte Teil des Rohres mit einem breiten Kiesmantel zwischen zwei ihn haltenden, zum Teil durchlässigen Metallzylindern umgeben. Es entsteht dann ein sog. *Schüttbrunnen*, von dessen Filterwirkung man sich indessen keine sonderlich starke, zusätzliche Filterwirkung zu versprechen hat. Und wird gar, wie gelegentlich beobachtet, das einzuschüttende Kiesmaterial ungewaschen eingeschüttet, nachdem es vorher an einer starker Verschmutzung ausgesetzten Stelle gelagert war, so wird es lange dauern, bis das zuströmende Grundwasser den Schmutz wieder ausgewaschen hat. Dem läßt sich vorbeugen, wenn der Kies vor dem Einschütten 4 h lang der desinfizierenden Wirkung einer 0,5%igen Kaporitlösung ausgesetzt wird.

Dies wäre ein besonders bedenklicher Fall von *Initialverunreinigung*, mit der bei jeder neuen Wassererschließungsanlage, besonders aber bei Brunnen, zu rechnen ist. Denn jedesmal ist ja *technisches Material von der Hand des Menschen in die Tiefe verbracht* worden. Unmittelbar nach der Fertigstellung entnommene Proben lassen so gut wie nie Bact. coli vermissen. Erst durch nötigenfalls langes, einige Tage bis Wochen fortgesetztes Abpumpen wird der Brunnen sauber gewaschen und keimarm, sofern das Grundwasser es ist.

Schneller ist die Initialverunreinigung in einzelnen Fällen zu beseitigen durch Spülung mit oder Einschütten von Chlorkalkpräparaten (Kaporit). Eine Überchlorierung bis zu 10 mg/l aktives Chlor ist anzuraten, da ein Gehalt von 1 bis 2 mg/l in solchen Fällen nicht ausreichend zu sein pflegt. Solche vorübergehende Überchlorierung ist für den weiteren Gebrauch des Brunnens ohne Bedeutung.

Die sonstige technische Ausstattung des Brunnens und bei zentralen Versorgungen die Hebung und Ableitung des Wassers zum Behälter sind technische Fragen. Dennoch ist auch hier zur Sicherung einer fruchtbaren Zusammenarbeit mit dem Wasserwerk für den Hygieniker notwendig, sich mit den Einzelheiten der Ausführung im besonderen Falle vertraut zu machen.

Von dem Institut für Wasser- und Lufthygiene in Berlin-Dahlem ist ein Entwurf zu einer *Brunnenordnung* herausgegeben worden, einer „Polizeiverordnung über die Wasserversorgung mit Ausnahme der zentralen Wasserwerke", abgedruckt in dem Leitfaden der Brunnenhygiene von H. BEGER (Berlin, Verlag von W. Senger 1947), auf dessen klare, alle Einzelheiten behandelnde Darstellung hier verwiesen wird.

Manche zentralen Wasserversorgungen benutzen an Stelle von Einzelbrunnen Sickeranlagen. Auf der Sohle von bis zur Tiefe von 3—4 m ausgehobenen Gräben werden geschlitzte Tonrohre verlegt und mit Filtermaterial umhüllt, unmittelbar um die Rohre grober Kies, nach außen und darüber Sande. Solche Sickeranlagen können aber kein einwandfreies Wasser liefern, wenn sie im Bereich von Ackerland angelegt sind, das periodisch gedüngt wird.

Der obenerwähnte, antibakteriologisch eingestellte Bürgermeister gab zu, das Wasser aus der Sickeranlage seines Städtchens, deren Einzugsgebiet aus Ackerland bestand, schmecke zu Zeiten leicht faulig. Auch hier hatte die Ortsbesichtigung Klarheit geschaffen über die Unzulänglichkeit der örtlichen Wasserversorgung, obwohl der Ort eine moderne Pumpstation besaß.

Quellen. Noch ausgedehnter und verantwortungsvoller ist die Ortsbesichtigung bei einer gefaßten *Quelle* oder wenn die Absicht besteht, eine Quelle für eine zentrale Versorgung zu nutzen.

Für die Beurteilung eines *Brunnens, einer statischen Anlage,* genügt in der Regel *eine* Ortsbesichtigung. Eine *Quelle ist etwas Dynamisches.* Sie zu beurteilen, bedarf es häufiger Beobachtung zu verschiedenen Jahreszeiten. Ein vertrauenswürdiges Ergebnis wird nur eine über 1 Jahr ausgedehnte Beobachtung haben.

Bei einer schon bestehenden Quellfassung, die von einem Hochbehälter oder direkt von der Quelle aus eine Ortschaft versorgt, hat die Ortsbesichtigung zu beginnen mit einer Begehung der Leitungen, zumindest ihres Hauptstrangs, in Richtung auf die Quelle.

Schon am Wege werden mitunter bedenkliche Schäden festgestellt. Offensichtliche Fehler im Verteilungsnetz sind bei alten Anlagen nicht selten. Leitungsstränge sind offen verlegt, schneiden Gräben oder sind selbst durch Dunggruben quer hindurchgeführt. Rohre werden gefunden, die seit langem durch Korrosion leck geworden sind. Das Vorhandensein von Stichrohren zu einem benachbarten Vorfluter wird nur entdecken, wer die Leitungen abgeht.

Quellkammern werden angetroffen, die nicht abgeschlossen, jedem zugänglich sind, und aus denen Wasser mit der Hand geschöpft wird, worin womöglich ein findiger Kopf Fische hält.

Es ist keine Fabel, daß in einer solchen offenen Quellkammer ein toter Hund gefunden wurde, der beim Saufen das Übergewicht bekommen hatte und ersoffen war, worauf die Anwohner sich über den schlechten Geschmack ihres Leitungswassers beklagten.

Bei jahrzehntelang nicht unterhaltenen Quellen kann sich das Wasser seitliche Auswege gebahnt, aber auch Wildwasser durch Risse im Mauerwerk Eingang gefunden haben. Durch ausgefaulte Wurzeln von seitlich der Quellfassung gehauenen oder abgestorbenen Bäumen wird der Boden kanalisiert.

Die Umfriedung einer Schutzzone kann längst verrostet oder gestohlen sein. Der Wald oberhalb der Quelle, der einmal ein wesentlicher Teil der Schutzzone war, ist durch Kahlschlag verschwunden. Durch Wegeanlage oberhalb der Quelle ist das Gelände angeschnitten. Die Straßengräben bilden Versickerungsrinnen, die die Quelle beeinflussen. Kurz, die ganze Situation ist seit der Fassung der Quelle wesentlich verändert. Je oberflächlicher das Einzugsgebiet der Quelle, je geringer die Schutzdecke über ihrem Austritt, um so größer ist die Gefahr solcher Veränderungen.

Eine einzige Ortsbesichtigung mag mitunter bei einer gefaßten Quelle genügen, um Mißstände zu beheben. Mit der *einmaligen* Besichtigung einer erst zu fassenden Quelle ist die Aufgabe nicht gelöst. *Jede Ortsbesichtigung kann nur das Bild eines Augenblicks geben* und das genügt für die Beurteilung in der Regel nicht. Das Wasser kann im Augenblick der Beobachtung klar, kühl, chemisch und bakteriologisch einwandfrei sein und ist dennoch bedenklich, wenn die geologische Formation die Möglichkeit von Verunreinigungen nicht ausschließt. Das Urteil, das Wasser dürfe ohne Desinfektion nicht genossen werden, ist gesprochen, wenn im Einzugsgebiet *Erdfälle* sichtbar sind. Quillt eine Quelle innerhalb einer Ortschaft heraus, liegen oberhalb davon Gehöfte mit Aborten und Dunggruben, läuft in ihrer Nähe ein Abzugsgraben, so ist es zweifelhaft, ob zu ihrer Fassung geraten werden kann. So einfach liegen aber die Verhältnisse selten.

Die Voraussetzung zur Gewinnung eines gesicherten Urteils ist die Schaffung einer Entnahme- und Meßmöglichkeit, bei der wirklich *nur das Wasser der Quelle* frei von sekundären Verunreinigungen an ihrer natürlichen Ausmündungsstelle erfaßt wird. Das geschieht meist durch Eintreiben eines genügend langen Rohrs in das Gesteinsbett der Quelle, sei es nun Trümmergestein oder ein Felsspalt, nötigenfalls unter Forträumung von hinderndem Schutt, aus dem das Wasser, *das Rohr völlig ausfüllend*, ausströmen muß. Sicherer noch ist eine vorläufige Fassung.

Damit beginnt die Beobachtung der Quelle in ihren Eigenschaften über den Verlauf eines Jahres oder selbst länger, wenn dieses Jahr sich durch abnormale klimatische Verhältnisse auszeichnet, etwa sehr regenreich oder sehr regenarm ist. Quellen, die in der Sommerdürre versagen, sind wertlos.

Zur Messung der *Schüttung* sind besondere Geräte angegeben (geeichte Gefäße, Überfälle, WOLLMANN-Flügel). Als Regel gilt, daß eine Quelle oberflächlicher Zuflüsse verdächtig ist, wenn ihre Schüttung sich bis auf das Achtfache ihrer durchschnittlichen Abflußmenge vermehren kann.

Die Meßergebnisse der Schüttung erlauben Vergleiche mit den im Einzugsgebiet gemessenen Niederschlägen. Seichte und tiefgründige Quellen können so unterschieden werden.

Einwandfreie Quellen behalten sommers und winters die gleichmäßige, durch die Außenwärme unbeeinflußte *Temperatur* einwandfreien Grundwassers von 6—11° C.

Trübungen bald nach Regenfällen, Ausnahmen zugegeben, sind Zeichen von Zuflüssen von Oberflächenwasser.

Die bakteriologische und chemische Untersuchung von Wasserproben, zu verschiedenen Jahreszeiten und am besten zu Zeiten vorgenommen, in denen erfahrungsgemäß eine Gefährdung durch verunreinigende Zuflüsse besteht, zur Zeit der Schneeschmelze oder nach starken Regenfällen, wird das Bild von der Zuverlässigkeit der Quelle in seuchenhygienischer Hinsicht abrunden.

Aus allen diesen Beobachtungsergebnissen läßt sich ein Schluß ziehen, ob eine Quelle vorliegt, die von ,,echtem" Grundwasser gespeist wird oder ob sie aus unterirdischen Wasserläufen ihr Wasser empfängt.

Wo begründete Aussicht besteht, in der Tiefe reichlichere Wasservorkommen zu erschließen, können auch Versuchsschlitze, Versuchsgräben, Versuchsstollen bis zum Muttergestein *vorsichtig* vorgetrieben werden. Zu warnen ist vor größeren Sprengungen, wenn man nicht ein Abfließen oder eine Aufsplitterung der Quelle riskieren will. Überhaupt soll es eine *Grundregel* sein, *möglichst wenig das natürliche hydrologische Gleichgewicht der Quelle und ihres Speisegebietes zu stören.*

Die *Ergiebigkeit einer Quelle* ist nicht *allein* abhängig von der geologischen Beschaffenheit ihres Einzugsgebietes. Auch die Oberflächenbeschaffenheit, die Niederschlags-, Verdunstungs- und Frostverhältnisse wirken mit, vor allem auch die *Vegetation*. Kahlschläge können schlagartig die Schüttung vermindern; erst in Jahrzehnten stellt sich nach Wiederaufwachsen des Hochwaldes der ursprüngliche Zustand wieder her. Auch die Größe der Quelle an sich und die Höhenlage sprechen mit.

Quellen aus ausgedehnten Sand- und Kiesfeldern, aus Sandsteinbildungen, also von Grundwasser gespeiste Quellen, sind beständiger als Quellen aus klüftigem Gebirgsgestein.

Für die *Fassung einer Quelle* gilt der Satz: „technisch zweckmäßig und hygienisch einwandfrei!" (PRINZ) (s. Abb. 42). Technisch zweckmäßig heißt, die Fassung soll möglichst einfach, den geologischen und hydrologischen Verhältnissen des Quellaustritts richtig angepaßt sein. Bei der Wahl der Bauelemente muß der vielleicht möglichen zerstörenden Wirkung des Quellwassers oder von Bodenveränderungen Rechnung getragen werden. Dazu gehört, die Quelle möglichst zu fassen in der Höhe ihres natürlichen Auslaufs und dabei nicht tiefer ins Gestein hineinzugehen, als dies mit Rücksicht auf eine hinreichend hohe Schutzdecke nötig ist. Bei der Vielfalt der örtlichen Umstände, unter denen eine Quelle zutage tritt, bei der Mannigfaltigkeit der technischen Möglichkeiten der Ausführung einer Quellfassung je nach den Zielen, denen sie zu dienen hat, kann hier nur das für den Hygieniker prinzipiell Wichtige bei ihrer Erschließung und Fassung behandelt werden. Es ist Sache der Techniker, die Bedingungen zu erfüllen, die dabei gestellt werden müssen. Es gehören dazu Materialkenntnis und spezielle technische Kenntnisse, über die der Hygieniker nicht verfügt. Dennoch soll er sich nicht scheuen, Bedenken zu äußern, wenn seiner Auffassung nach ein hygienischer Mangel im Plan vorliegt, etwa das nicht seltene Anbringen einer Einsteigetreppe unmittelbar über dem Spiegel des Sammelbeckens, womit bei jeder Begehung der Kammer Stiefelschmutz in das Becken fällt.

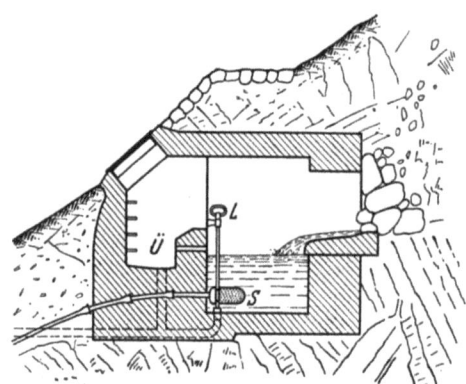

Abb. 42. Brunnenstube einfachster Art. (Nach SIERP.)

Über die technische Ausführung von Quellfassungen verschiedener Art handeln die Handbücher der Hydrologie (PRINZ-KAMPE) und technisch-hygienische Zeitschriften (Gesundheits-Ingenieur).

„Hygienisch einwandfrei ist", wiederum nach PRINZ, „eine Fassung, wenn die guten Eigenschaften des Quellwassers durch die baulichen Maßnahmen nicht ungünstig beeinflußt werden, wenn sie also gegen das Eindringen von Oberflächenwasser, Einschleppen von Schmutzstoffen, Eindringen von Keimen und Tieren und gegen Überflutung durch benachbarte Bäche unbedingt gesichert ist." Soweit überhaupt einem Menschenwerk Dauer beschieden ist, soll sie auch die Sicherheit bieten, daß es auch auf lange Sicht so bleibt.

Wie auch die Fassung einer Quelle ausgeführt werden mag und ob es sich um kleinere oder größere, begehbare Fassungen handelt, die hygienische Forderung muß sein, daß das Wasser der Quelle, und zwar *nur* das Wasser der Quelle gefaßt wird, dies aber so vollständig und so gesichert wie möglich. Die Fassung muß also dicht sein gegen das Eindringen von Oberflächenwasser, möge es nun vom Berg her von der Oberfläche oder aus dem Untergrunde des Hanges Zugang finden oder bei Hochwasser eines in der Nähe vorbeifließenden Baches eindringen können.

Ein *Überlauf* kann nur entbehrt werden, wenn es möglich ist, das Kaliber des Ablaufrohrs der Höchstschüttung der Quelle mit Sicherheit anzupassen. Er stellt einen schwachen Punkt der Quellkammer dar, denn auch wenn seine Auslauföffnung ins Freie mit einer *Froschklappe* geschlossen ist, besteht keine Garantie gegen das Eindringen von Getier, besonders in Zeiten, wo er leer gelaufen ist. Insekten, Frösche, selbst Mäuse oder Ratten können hier Zugang finden. Die Unterbrechung dieses Rohrs durch einen *Überlaufschacht* bei syphonähnlichem Verschluß verhindert das.

Die Quelle muß ferner gegen jedes unbefugte Betreten der *Quellkammer* oder des Zugangsstollens ebenso gesichert sein, wie gegen Verunreinigung mit Keimen, *soweit das möglich ist*. Auch für ausreichende Belüftung, z.B. zwecks Ableitung sich ansammelnder Kohlensäure, muß Sorge getragen sein, auch dafür, daß die Quellkammer möglichst wenig durch die Temperatur der Umwelt beeinflußbar ist.

Von den von der technischen Leitung der Fassungsarbeit zu erfüllenden Forderungen ist die hygienisch wichtigste die sichere *Überdeckung* und *Abdämmung* der Fassung. Wenn die Fassung in lockerem Trümmergestein angebracht werden muß, wenn es nicht möglich war, damit bis zum gewachsenen Fels vorzudringen, was immer anzustreben ist, so ist eine starke Decke von Beton oder eine starke Schicht plastischen Tons dazu nötig. Fassungen im *Gehängeschutt* sind selten *auf die Dauer* in hygienisch einwandfreiem Zustand zu erhalten.

Die Überdeckung der Quellkammer, sofern die Quelle nicht durch einen Stollen oder durch einen tiefen Schacht gefaßt wurde, ist auch notwendig, um die Einwirkung der Außentemperatur auszuschalten. Eine Humusbedeckung ist hierfür besser als eine Bedeckung mit Letten, die leicht rissig werden kann.

Wo die Quellkammer begehbar ist, muß das Sammelbecken oder der Sammelschacht gegen jede Verunreinigung geschützt sein, der Einsteigeschacht und Brunnenschacht durch eine wasserdichte Wand getrennt sein. Bei Stollenfassungen soll das Wasser nicht in offener Rinne abfließen, neben der der Stollen begangen wird, sondern es muß durch Verlegung der Rohre im Boden des Abflußstollens jede Möglichkeit einer Verunreinigung ausgeschlossen werden. Denn unvorsichtige Verschmutzung der Quellfassung bei einer Begehung kann zu unerwünschter Ansiedelung von Lebewesen der Kleintierwelt und von Bakterien den Anlaß geben. Frei von Organismen sind Quellfassungen nicht. Pilze können sich ausbreiten und Verstopfungen verursachen (Armillaria mellea, Polyporus, Thiothrix, Leptothrix ochracea, Zoogloea filipendula). Cyclopskrebse und ihre Larven, blinde Brunnenflohkrebse, auch der Brunnendrahtwurm siedeln sich in Fassungsanlagen an.

Alle diese Organismen, meist nicht allzu zahlreich vertreten, sind an sich harmlos, es ist aber festgestellt worden, daß ihrer Vermehrung auch stets eine Vermehrung des Keimgehaltes im Wasser parallel geht. Ihr plötzliches und massenhaftes Auftreten hat also die Bedeutung eines Warnungssignals, daß bakteriologisch irgend etwas nicht in Ordnung ist.

Gut verschlossen gegen jeden unbefugten Zutritt muß vor allem der *Eingang* eines Quellhauses sein. Gewöhnliche Schlösser oder gar Vorhängeschlösser genügen dafür keineswegs. Für die Gesundheit der Bevölkerung repräsentiert die Quellfassung Werte, die ebensoviel Schutz verdienen wie die Depots einer Bank. Doppeltüren mit Sicherheitsschlössern sind nicht überflüssig und auch die Schlüssel dürfen nur in der Bewahrung zuverlässiger Hand sein.

Für den Verschluß einer in einem Schacht gefaßten Quelle gilt in gleichem Grade wie für einen Schachtbrunnen die Regel einer sicheren Abdeckung durch einen *überfallenden Deckel*, am besten aus massivem Gußeisen, für den ein Betondeckel nur ein bedenklicher Ersatz ist.

Pumpenhaus und Brunnenstube, sofern sie von der Fassung getrennt sind, sollen möglichst seitlich und unterhalb der Fassung liegen, sicherlich nicht oberhalb am Hang.

Holz darf in die Quellkammer nicht eingebaut werden. Beim Bau verwendetes Holz ist nach Beendigung der Arbeiten restlos zu entfernen. Es würde Anlaß geben zu Fäulnisvorgängen.

Vorteilhaft ist es, wenn die Quellfassung *möglichst wenig erkennbar im Gelände* liegt. Große, auffallende Portale sind überflüssig, so gern sich eine Verwaltung damit ein Monument errichtet. Sie ziehen nur unnötig die Aufmerksamkeit auf sich. Auch die Entlüfter, die mit Drahtgaze, besser mit feingelochten Metallplatten gegen das Eindringen von Insekten geschützt sein müssen, sollen möglichst wenig sichtbar sein und nicht *über* dem Wasserbehälter angebracht sein.

Die Abgrenzung des *Schutzbezirks* (Schutzzone) ist überall, wo nicht ganz einfache hydrologische und geologische Verhältnisse vorliegen, Aufgabe der Fachmänner. Sie haben zu entscheiden, ob die Ausdehnung, Mächtigkeit und Wirksamkeit der Schutzdecke ausreichende Sicherheit bieten. Schutzdecken aus Sand, Kies und Torfablagerungen sind denen aus Lehm oder Ton vorzuziehen, die im Sommer leicht Risse oder Spalten aufweisen, wenn sie nicht von einer Vegetationsschicht bedeckt sind.

Besonders vorsichtig muß die Bedeckung des Schutzgebietes und das Profil ihres Bodens beurteilt werden. Denn der *lotrechte Schutz,* den sie dem Grundwasser geben, ist maßgebend für seine Reinheit. Die Hauptgefahr droht Profilen bei *dauernder Durchnässung* durch Kanalbrüche, durch Abwässerungsgräben, durch nicht befestigte Straßengräben und bei ständig den Boden durchnässenden Gärtnereien (KNORR und MUSELMANN). Von all solchen Möglichkeiten einer Verunreinigung muß die Schutzzone frei sein, denn gelöste und ungelöste Stoffe passieren ein *feuchtes* Profil gleich schnell. Trifft ein durch mehrere Niederschläge durchfeuchtetes Profil ein neuer Niederschlag, so werden selbst 3 m mächtige Schichten spätestens nach 12 h überwunden.

Die unmittelbare Umgebung der Fassung soll frei von Buschwerk und Baumwuchs sein wegen der Gefahr des tiefen Eindringens der Wurzeln und ihrer zerstörenden und, wenn sie ausfaulen, kanalisierenden Wirkung. Für das Schutzgebiet als Ganzes aber gilt *Bewaldung als der beste Schutz* für das Einzugsgebiet der Quelle. Durch amtliche Festlegung oder Verträge muß gesichert sein, daß kein Kahlschlag stattfinden darf.

Schwierig wird die Aufgabe des Schutzes, wo das Einzugsgebiet so groß ist, daß Ortschaften innerhalb seines Bereiches liegen. Ihre Sanierung durch Kanalisation und gute Abfallwirtschaft muß durchgeführt und *überwacht* werden.

Nur dann kann eine Schutzzone ihren Zweck erfüllen, wenn ihre *Überwachung durch regelmäßige, terminmäßig festgelegte Begehungen* vorgesehen wird. Die Erfahrung zeigt, daß bei allen Quellfassungen kein Teil der Anlage verwahrloster zu sein pflegt als der Schutzbezirk, nirgends die Verantwortungslosigkeit der Bevölkerung gegenüber dem gemeinsamen, lebenswichtigen Besitz geringer ist.

Keinesfalls kann es als eine hygienisch gute und anstrebenswerte Lösung angesehen werden, wenn vorgeschlagen wird, an Stelle einer Schutzzone das Wasser der Quelle zu chlorieren. Damit wäre das Prinzip preisgegeben, daß Trinkwasser so appetitlich wie möglich sein soll, so subjektiv dieser Begriff auch sein möge. Denn so ausgedehnt auch heute von der *Chlorierung* Gebrauch gemacht wird, in größtem Ausmaß in Amerika, sie stellt eben doch, was nie vergessen werden sollte, nur eine *Notlösung*, eine Denaturierung des Wassers dar, uns aufgenötigt unter dem Druck aller Folgen der zu dichten Besiedelung und der technischen Zivilisation.

Die *bakteriologische und chemische Untersuchung* während der Beobachtungszeit und späterhin, sofern terminmäßig Untersuchungen vorgenommen werden, ergeben, welches Vertrauen auf die Güte des Wassers der Quelle gesetzt werden kann.

Auch wenn die Ergebnisse zeitweise oder dauernd nicht einwandfrei sind, wenn etwa Wasser aus unterirdischen Wasserläufen, aus Spalten oder Klüften der Quelle zuströmt, kann auf ihre Nutzung oft nicht verzichtet werden, wenn die Aussicht, einwandfreies Grundwasser zu erschließen, in dem Gebiet nicht vorhanden ist und die Ergiebigkeit der Quelle eine an Menge gesicherte Versorgung verspricht. Für Muschelkalkgebiete ist das die Regel und viel anders ist es auch nicht in vielen Buntsandsteingebieten. Über die Gefahr, die in der Nutzung einer solchen Quelle liegt, darf der Hygieniker die örtlichen Behörden nicht im Zweifel lassen und muß ihnen in seinem Gutachten die ganze Verantwortung dafür auferlegen, daß das Wasser erst nach gehöriger Aufbereitung als Trinkwasser ausgegeben wird (s. S. 203 ff.).

Je nach der geologischen Beschaffenheit ihres Einzugsgebietes werden viele Quellwässer in mehr oder minder ausgedehntem Maße der Aufbereitung bedürfen, einer Enthärtung, Entsäuerung, Enteisenung, vor allem aber der *Entkeimung*. Die Methoden, so weit nicht bereits behandelt, sind keine anderen, als wie sie bei der Aufbereitung von Oberflächenwasser angewendet werden.

Oberflächenwasser. Daß *Oberflächenwasser* aller Art gutem Quellwasser und anderem „echten" Grundwasser an Güte nachsteht, haben die Menschen früh erkannt. Auch in primitiven Ländern ziehen sie vor, anstatt aus dem Flusse selbst, durch Brunnen ihr Trinkwasser aus uferfiltriertem Grundwasser zu gewinnen.

Auf *Regenwasser* angewiesen zu sein, ist eine schwere Belastung, nicht allein wegen der Beschaffenheit des Wassers, auch weil mit ihm gespart werden muß. Wie es auch aufgefangen und gespeichert sein mag, ob in mit Lehm ausgeschlagenen künstlichen Teichen, den *Fehtingen* der Halligen, ob in den undurchlässigen *Lokwas* des Karst, ob in Wassertanks oder in Zysternen, auch wenn es ausgefault ist, also einer biologischen Selbstreinigung unterworfen war, ein einwandfreies Trinkwasser kann es unbehandelt niemals sein. Unappetitlich ist es stets, und fast überall, wo kein anderes Wasser erhältlich ist, ist die Veranlassung gegeben, zu anderen Getränken, häufig zu starken alkoholischen Getränken zu greifen und jedenfalls seines meist unangenehmen Geschmacks und Geruchs wegen es nur zu Tee oder Kaffee verarbeitet zu genießen. Die Notwendigkeit der individuellen Versorgung, die Unmöglichkeit, zentrale Versorgungsanlagen zu schaffen, schließt in sich, daß Aufbereitungsverfahren im großen nicht angewendet werden können. Filtrieren in kleinen Filterapparaten, Abkochen und chemische Entkeimung im kleinen sind die Auswege, mit denen man sich behilft.

So unbedenklich der Genuß von *Fluß- oder Bachwasser* ist, das aus völlig unbewohntem Gebiet herkommt — nur durch den Kontakt mit dem Menschen gewinnt Wasser gefahrbringende Eigenschaften —, und damit gerechnet werden kann, daß ein Fluß durch *Selbstreinigung* nach einem gewissen räumlichen Abstand von einer Niederlassung alles Bedenkliche aus seinem Wasser ausgeschieden hat, so haftet doch einem Wasser, in dem sich ein reiches Leben von Tier- und Pflanzenwelt abspielt, immer etwas Unappetitliches an.

Die zunehmende Belastung der Vorfluter mit Abwasser, besonders auch mit Industrieabwasser und die damit steigende Gefahr für Gesundheit und verfügbaren Wasservorrat, ist in ihrer Bedeutung erst allmählich im Laufe des vergangenen Jahrhunderts erkannt worden. Es ist sozusagen zu einem Wettlauf zwischen Abwasser und Reinigungsverfahren gekommen, bei dem nach dem Urteil maßgebender Hydrologen die deutschen Flüsse unterlegen sind.

Bei der polaren Spannung, die sich daraus hinsichtlich der Verwendung von Oberflächenwasser ergibt zwischen Wassermangel und Wassergüte, kann dennoch kein Zweifel bestehen, daß die Wassergüte den Vorrang behalten muß. *Das Wasser muß gesundheitlich einwandfrei sein*, aus welcher Entnahmestelle der Oberfläche es auch entnommen sein mag.

Die gänzliche Ausschaltung von Oberflächenwasser für den Genuß als Trinkwasser und sein Ersatz durch „echtes" Grundwasser wäre ein hygienisches Ideal. Leider ist es unerfüllbar, weil in dicht bevölkerten Ländern die Grundwasservorräte dafür nicht ausreichen. Es muß im Gegenteil damit gerechnet werden, daß Oberflächenwasser in Zukunft noch stärker in Anspruch genommen werden muß, als die Wasserhygiene der letzten 50 Jahre befürchtete. Nicht allein die Wasservorräte an sich, auch wirtschaftliche Gründe werden den Ausschlag geben, wo Oberflächenwasser in relativ guter Qualität in reichlicher Menge und unter guten Verteilungsbedingungen zu Gebote steht, z. B. in Städten, die an großen und tiefen Seen liegen und bei der Ausnutzung von Talsperren. Gerade auch die Aufspeicherung großer Mengen von Oberflächenwasser in Talsperren ist neben deren wirtschaftlich-technischen Aufgaben ein Schritt auf diesem Wege, der zunehmend begangen wird. In hygienischer Hinsicht ist das ein Rückschritt gegenüber jeder Versorgung mit Grundwasser. Er muß kompensiert werden durch Vervollkommnung der Methoden, das Wasser durch Aufbereitung zu verbessern, zu reinigen, zu entkeimen, zu entseuchen und alle schädlichen Stoffe daraus zu entfernen, kurz daraus ein Wasser zu machen, das möglichst die gleiche Beschaffenheit hat wie „echtes" Grundwasser.

Diese Aufgabe kann erleichtert werden, wenn damit begonnen wird, einer Verunreinigung des Oberflächenwassers, wie es in der Natur vorkommt, in strömenden und stehenden Gewässern, durch eine *planvolle Wasserwirtschaft* vorzubeugen. Das Gegenteil einer solchen Vorbeugung ist es, wenn die an einem Fluß oder See liegenden Ortschaften ihre Abwässer ohne jede Reinigung ihm zuführen und wenn Fabrikwässer in den nächsten Wasserlauf abgeleitet werden. Um sich die Entnahmemöglichkeit eines möglichst ungeschädigten Seewassers zu sichern, hat die Riesenstadt Chicago eine kostspielige Abwasserleitung gebaut zu dem Hunderte von Kilometern fernab liegenden Missouri, dessen Wasserführung die Aufnahme dieser Abwässer gestattete.

Viel von dem sorglosen Umgehen mit den Wasservorräten Deutschlands ist bereits durch gesetzliche Bestimmungen behoben worden, viel mehr ist noch zu bessern, solange zahlreiche deutsche Städte, von kleinen Niederlassungen an den Ufern zu schweigen, nicht über moderne Abwasserverarbeitungsanlagen verfügen und damit dem Vorfluter über das Maß an Abwasser, das ihm ohnehin stets zufließen muß — denn irgendwie erreichen alle Abwässer einen Vorfluter —, eine unzulässige Belastung zugemutet wird.

Daraus ergibt sich als selbstverständliche Forderung, daß Oberflächenwasser zwecks Verwertung als Trinkwasser nur dort entnommen werden darf, wo der Grad der Verunreinigung so gering wie möglich ist, d. h. aus fließenden Gewässern möglichst weit stromaufwärts jeder Zuleitung von Abwasser, bei Seen und Talsperren aus einer Tiefe, in der der geringste Grad von Verunreinigung vorausgesetzt werden darf.

Dabei muß beachtet werden, daß im Bereich der Ästuare großer Flüsse bei Flut ein Zurückstauen des Flußwassers bis weit landeinwärts stattfindet. Die Choleraepidemie von 1892 in Hamburg entstand dadurch, daß das Wasser der Elbe, in welches im Bereich der Stadt aus einem Auswandererdepot Choleravibrionen gelangt waren, bei Flut bis in den Bereich der stromaufwärts der Stadt gelegenen Entnahmestelle für das Leitungswasser gelangt war.

Wie und wo aus *Seen* und *Talsperren* Wasser von bestmöglicher Beschaffenheit entnommen werden kann, darüber sind im letzten Jahrzehnt sehr sorgfältige Untersuchungen angestellt worden.

Wie bei allen Fragen, die das unterirdische Wasser angehen, ohne *geologische Analyse* kein Urteil gewonnen werden kann, so bei Seen nicht ohne *limnologische Analyse*. Strömungsverhältnisse der einmündenden Flüsse und Bäche, die Bewegung ihrer Wässer innerhalb des Sees, Winddruck, Umschichtungen im Wasser und biologische Vorgänge sind in Betracht zu ziehen. Aufs deutlichste erwies das eine umfassende analysierende Untersuchung im Bodensee durch KISSKALT. Dabei wurde festgestellt, daß selbst in der Tiefe großer Seen bei 70 m Tiefe zwar die Keimzahlen niedrig geworden sind, aber in 5 cm³ stets noch Bact. coli gefunden wird. Eine Entkeimung auch eines solchen, sonst ganz einwandfreien Seewassers muß daher unbedingt gefordert werden.

In noch höherem Maße gilt das für Talsperrenwasser. Bei den *Talsperren* hängt der Zustand des Wassers weitgehend davon ab, wie das Gebiet, das ihr Wasser bedeckt, vor der Füllung beschaffen war und wie es behandelt wurde.

Die Untersuchung des Keimgehaltes von Talsperren hat ergeben, daß im Sommer eine Schichtung erkennbar ist, die im Winter fehlt. Ist sie vorhanden, so nimmt der Keimgehalt nach der Tiefe

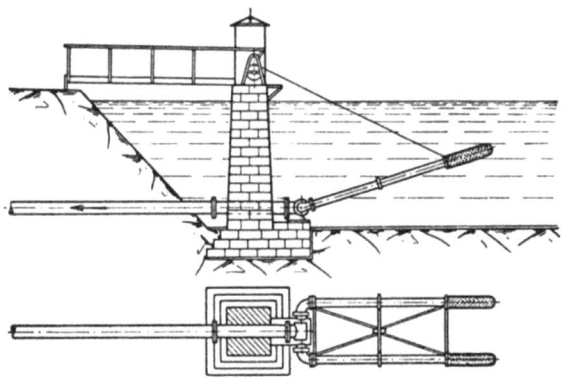

Abb. 43. Schwenkrohr zur Wasserentnahme aus Talsperren. (Nach SIERP.)

zu ab, steigt aber manchmal in der Tiefe wieder an. Im Sommer nehmen aber an sich schon die Keimzahlen und der Gehalt an Bact. coli ab. Hiernach ist es grundsätzlich wichtig, daß der Entnahmestollen oder das Entnahmerohr verstellbar ist (s. Abb. 43), nicht zu hoch eingeführt wird, aber auch nicht zu tief, hier auch nicht wegen eines etwaigen hohen Gehaltes des Wassers an Eisen, Mangan und wegen seiner Sauerstoffarmut (GUNDEL u. Mitarbeiter).

In jedem Fall bedarf Talsperrenwasser der Aufbereitung durch Filtration, der Entkeimung durch Chlorierung und der Behandlung mit aktiver Kohle, wenn sich Geschmackverschlechterung im Wasser als Folge von Algenwachstum bemerkbar macht. Wurde das Gebiet vor der Überflutung nicht gerodet, so dauert es etwa 6 Jahre, bis der Einfluß des Abbaues des organischen Materials in der Tiefe, der sich unter anderem im Auftreten von Färbungen des Wassers äußert, sich nicht mehr geltend macht.

Für eine Talsperre, die auch der Trinkwasserversorgung dienen soll, wird die Einzäunung ihres Gebietes gefordert, die Reinigung ihrer Zuflüsse und das Verbot der Ausnutzung des Geländes für Ackerbau und Viehhaltung, mit Ausnahme der Haltung von Schafen. Selten werden diese Forderungen ganz erfüllt sein.

Aufbereitung des Trinkwassers.

Langsamfiltration.

Die vor über 100 Jahren zuerst in England eingeführte Methode der Reinigung von Oberflächenwasser durch *Filtration* mit Sand in der Form der *Langsamfiltration* hat lange als die klassische Form der Wasserreinigung gegolten. Sie ist bis in die neueste Zeit die beherrschende Methode gewesen, und auch heute noch beruht die Trinkwasserversorgung vieler großer Städte ganz oder zum Teil darauf. Aber neu gebaut werden diese umfangreichen Anlagen heute kaum noch, zumal sich eine Ergänzung ihrer Leistung durch Desinfektion des Wassers als notwendig erwiesen hat. Die klassische Bauart eines Langsamfilters zeigt Abb. 44.

In die Sohle großer, rechteckiger Becken von bis 600 m² Fläche werden Sammelkanäle eingebaut, deren Hauptsammelkanal das filtrierte Reinwasser dem Hochbehälter zuführt. Über diesem Rohrsystem erhebt sich der *Filteraufbau*, von unten nach oben folgend aus großen Feldsteinen, grobem Kies, mittlerem Kies, feinem Kies, grobem Sand und obenauf einer 60—120 cm starken Schicht feinen Sandes von einer Korngröße von 1—1,5 mm. Die unteren Schichten haben keine andere Aufgabe, als die obere Sandschicht zu tragen.

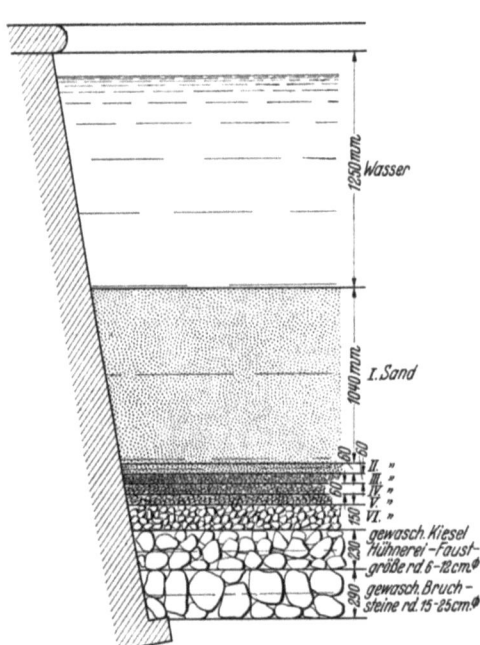

Abb. 44. Langsamfilter.

Auch diese Sandschicht ist nicht das eigentliche Filter, sondern die *Filterhaut*, die sich auf ihrer Oberfläche auflagert und etwas in sie einlagert, sobald das Filter mit Rohwasser beschickt worden ist. Bevor das geschieht, muß das Filter „angelassen" werden, indem man Reinwasser langsam von unten her in den Filterkörper eintreten läßt, so daß alle Poren innerhalb des Sandes gleichmäßig durchfeuchtet werden und auf seine Oberfläche eine Wasserschicht von einigen Dezimeter Höhe zu stehen kommt. Denn die Luft innerhalb der Poren des Filterkörpers muß vollständig verdrängt sein, wenn nicht nach dem Aufstauen durch Luftinseln ungleichmäßige Strömungsgeschwindigkeiten im Filter verursacht werden sollen, die ein Einreißen der Filterhaut bewirken können.

Die Höhe der Anstauung mit Rohwasser auf der Oberfläche des Filterkörpers ergibt sich aus Abb. 44.

Nach einer Wartezeit, in der das Filter nicht arbeitet, bildet sich auf der Sandoberfläche die Filterhaut aus Sink- und Schwebestoffen kolloidaler Natur. In ihnen leben Algen, Bakterien und Protozoen, deren *biologische Tätigkeit das Entscheidende* bei der Filterwirkung ist.

Die mechanische Leistung der Sandschicht, die ohnehin auf kleinere Bakterien keine wesentliche Siebwirkung ausübt, ist demgegenüber gering. KISSKALT zeigte, daß das Eingießen von protozoentötenden Stoffen (Chinin, Saponin) die Filterwirkung aufhob.

Die Filtergeschwindigkeit, geregelt durch einen ‚Geschwindigkeitsregler' im Reinwasserabfluß, soll 100 mm in der Stunde nicht überschreiten. Sie nimmt während des Arbeitens des Filters ab, weil die Filterhaut sich verdickt und verdichtet. Erhöhung des Druckes durch höhere Aufstauung bringt die Gefahr mit sich, daß die Filterhaut einreißt. Nach einer gewissen Laufzeit muß daher die Filterhaut mit der oberen Sandschicht (2 cm) abgehoben werden, was durch Handarbeit zu geschehen hat. Die Höhe der Sandlage insgesamt kann ohne Schaden im Laufe der Zeit bis auf 50 cm Stärke abgetragen werden, bevor Neuauffüllung mit ausgiebig gereinigtem Sand erfolgen muß.

Wie groß der Raumbedarf eines Langsamfilters ist, zeigt eine Berechnung (BÜRGER), daß bei der oben angegebenen Filtergeschwindigkeit für 240000 Menschen 10000 m² Filterfläche notwendig sind, wozu noch etwa 10% Reservefilterfläche vorhanden sein müssen.

Unzweifelhaft ist die Filterwirkung bei Langsamfiltration, an der Abnahme der Keimzahl gemessen, sehr gut. Im Durchschnitt passiert nur *ein* Keim von 7000; mehr sind es, etwa 1 auf 1000, wenn das Rohwasser sehr keimreich war. Das Ziel, ein Filtrat zu gewinnen, das nicht mehr als 100 Keime im Kubikzentimeter enthält, wird also in der Regel erreicht, und diese Keime entstammen zum Teil dem Filtermaterial.

Eine vollständige Zurückhaltung *aller* Keime, die aus dem Rohwasser stammen, aber findet nicht statt, auch *eine selektive Wirkung hat das Filter nicht*, die durchtretenden Keime gehören *allen Arten* an. Also *kann* das Filtrat auch pathogene Keime enthalten, wenn sie im Rohwasser vorhanden waren. Damit ist eine absolute Sicherheit der Ungefährlichkeit des Filtrats, sein völliges Freisein von Krankheitserregern, nicht erzielt. Zudem kann es zum Durchtritt größerer Keimmengen kommen, wenn Schwankungen im Filterdruck und in der Filtergeschwindigkeit eintreten. Auch Schwankungen der Filterleistung in manchen Zeiten des Jahres, etwa in der kühlen Jahreszeit, werden beobachtet.

Wenn daher auch nach den bisherigen, über viele Jahrzehnte laufenden Erfahrungen bei einwandfreiem, störungslosem Arbeiten der Langsamfilter Epidemien nicht aufgetreten sind, so sind doch Einzelinfektionen an Typhus oder Paratyphus möglich. Diese Möglichkeit wird neuerdings durch Untersuchungsergebnisse mit Filtraten mittels der ZSIGMONDY-Filter bestätigt.

Mit zwei zusätzlichen Arbeitsgängen wird daher angestrebt, den Wirkungseffekt zu steigern und zu sichern, einmal durch Vorbehandlung des Rohwassers durch Klärung, bevor es auf das Filter aufgelassen wird, und durch chemische Desinfektion des Filtrats.

Auch sonst haften der Langsamfiltration Nachteile an. Bei *offenen* Filterbecken entwickeln sich im Sommer häufig massenhaft Algen, die auch in das Filter einwachsen können. Ihre absterbenden Teile, besonders wenn das Wasser gechlort wird, verursachen einen fischigen Geschmack. Eisbildung kann Störungen mit sich bringen. Ein Mitgehen der Temperatur, das durch die Filter nicht aufgehoben wird, mindert den Wert des Wassers für den Verbraucher; es ist im Sommer warm, im Winter eiskalt und kann dann zur Ursache von Frostschäden im Leitungsnetz werden. Überbauung der Filter, eine große Verteuerung der Anlage, hebt einen Teil dieser Nachteile auf.

Bedenklich ist die weitgehende Einschaltung von *Handarbeit* beim Reinigen der Filter. Theoretisch wird verlangt, daß nach Abnahme der Filterhaut oder nach einem Neuaufbau der Sandschicht das Filtrat erst nach Ablauf der „Einarbeitungszeit" abgegeben werden soll, d. h., nachdem durch bakteriologische Untersuchung gesichert ist, daß der anfangs stärkere Durchtritt von Keimen der geforderten Normalkeimzahl Platz gemacht hat. Diese Forderung wird aus technisch-wirtschaftlichen Gründen nicht immer erfüllt.

Schnellfiltration.

Wegen aller dieser vielfachen Schwächen der Langsamfiltration ist man mehr und mehr davon abgekommen, diese umfangreichen, viel Bedienung von der Hand fordernden Anlagen neu zu erstellen und dazu übergegangen, sich der *Schnellfilteranlagen* zu bedienen, bei denen zwar eine Vorbehandlung des Rohwassers mit Fällungsmitteln notwendig ist, bei denen auch die Desinfektion nicht unterlassen werden darf, weil ihre keimvermindernde Kraft wesentlich geringer ist als bei Langsamfiltration, die aber auf weitaus kleinerem Raum eine 40—50fach größere Filtriergeschwindigkeit zulassen.

Die Schnellfilter arbeiten nach dem Prinzip, dem Rohwasser reichlich Fällungsmittel, Eisen- oder Aluminiumverbindungen — vorzugsweise wird Alaun in Mengen von 20—25 g je Kubikmeter verwendet — hinzuzufügen und dadurch eine Ausflockung und einen Niederschlag zu erzeugen, der die Schwebestoffe, Bakterien, trübende Stoffe, niederreißt und manche Kolloide abscheidet. Ein großer Teil des Niederschlags wird in Absitzbecken zum Absinken gebracht, der Rest gelangt auf die Oberfläche von reinen Sandfiltern, die in geschlossenen oder offenen, runden Behältern (JEWELL- und BOLLMANN-Filter) über Sammelrohren gelagert sind. Auf der Sandoberfläche bildet sich rasch eine dicke, die Keime gut zurückhaltende Filterschicht aus den Niederschlagsflocken. Diese wird allerdings nach anfänglich raschem und ergiebigem Arbeiten bald undurchlässig. Solche Filter verlangen daher eine häufige Spülung des Sandes. Sie sind ausgestattet mit sinnreichen Rückspülungseinrichtungen, die eine zuverlässige Reinigung des ganzen Sandfilterkörpers gewährleisten. Handarbeit fällt dabei vollständig fort.

Da die Reinigung alle paar Tage notwendig wird, bestehen die Filteranlagen meist aus zwei abwechselnd gebrauchten Filterbatterien, die in einer großen Halle nebeneinander aufgereiht sind.

Hinsichtlich der Zurückhaltung pathogener Keime sind aber die Schnellfilter den Langsamfiltern unterlegen, so daß nach heutigen Auffassungen auch ihr Filtrat einer zusätzlichen chemischen Desinfektion bedarf. Ihre Vorteile sind der weitaus geringere Raumbedarf, größere Mengenleistung, die rasche Ausbildung der Filterschicht und die Ausschaltung der Handarbeit im ganzen Werkgang.

Die stets gegebene Möglichkeit von Störungen bei allen auf die Zuverlässigkeit menschlicher Arbeit gegründeten Verfahren macht es zur zwingenden Notwendigkeit, bei allen großen zentralen Wasserversorgungen eine tägliche bakteriologische Kontrolle nicht nur des Reinwassers, sondern auch des Rohwassers durchzuführen. Jede erhebliche Schwankung im Keimgehalt, jede stärkere Zunahme, stellt eine ernste Warnung dar. Denn immer muß damit gerechnet werden, daß das Ergebnis dem Tatbestand um 24—28 h nachhinkt. Mit den Wasserwerken unserer Großstädte ist in der Regel ein bakteriologisches Laboratorium verbunden.

Kleinfilter.

Wo für Haushaltzwecke einwandfreies Leitungswasser nicht zu Gebote steht, aber auf eine Entseuchung des Wassers Wert gelegt wird, in den Tropen, auch auf Expeditionen und im Heereswesen, wird Gebrauch gemacht von *Kleinfiltern*. Ihre Vorteile und ihre Leistungsfähigkeit sind durch Versuche und Prüfungen erwiesen. In den Werbeschriften der Firmen, die sie herstellen, wird guten Glaubens auf diese unbezweifelbaren Ergebnisse guter Entkeimungsleistung ihrer Produkte verwiesen.

Es sind dies Kerzenfilter aus Kieselgur (BERKEFELD) oder unglasiertem Porzellan (CHAMBERLAND) oder Filter, bei denen das filtrierende Element Asbestplatten (SEITZ) sind. Die Filtration erfolgt bei den Kerzenfiltern von außen nach innen, nötigenfalls unter Anwendung von Druck. Die Zahl der Modelle für alle möglichen Anwendungsweisen ist groß. Alle dienen der Entkeimung, während zur Entfernung von Trübungen, Flocken, störenden Gerüchen und Geschmack Kohletropffilter verwendet werden. Die Entkeimungswirkung wird neuerdings noch durch Einbringung von oligodynamisch wirkendem Material in die Filtermasse zu steigern versucht.

Wer das Arbeiten mit den Entkeimungsfiltern Jahre hindurch in der Praxis kritisch beobachtet, kommt zu einer recht skeptischen Auffassung. Die Filter werden einerseits nach einiger Zeit weniger durchlässig, andererseits von Bakterien durchwachsen. Das bedingt ein Abbürsten, Auskochen, eventuell auch Desinfizieren, Auswechseln und dabei ein Auseinandernehmen von Dichtungen und Verschraubungen. Geschieht dies alles und das Wiederzusammensetzen nicht mit Sachkenntnis und Sorgfalt, so entstehen Undichtigkeiten, auch Risse und Sprünge. Schon für eine sorgfältige Hausfrau ist es nicht leicht, diese periodisch sich wiederholende Arbeit immer mit der gleichen Geduld und Zuverlässigkeit vorzunehmen. Wird sie uninteressiertem Personal überlassen, so ist mit solchen Fehlern zu rechnen, wenn nicht sogar mit absichtlicher Beschädigung, etwa durch Anbohren mit einer Nadel, um das „Filtern" zu erleichtern.

Gerade weil nach den Werbeschriften von der Leistungsfähigkeit der Filter so viel erwartet wird, besteht die Gefahr, sich auf eine *Scheinsicherheit* hinsichtlich der entseuchenden Wirkung des Filters zu verlassen. Glaubt aber eine besonders vorsichtige Hausfrau einen doppelten Sicherheitsfaktor einschalten zu müssen, indem sie das Wasser erst abkocht und dann in den Filtertopf gießt, so wird sie bei längere Zeit nicht ordnungsmäßig gereinigtem Filter das keimfrei gemachte Wasser erneut mit Keimen anreichern. Es lediglich aufzukochen und in eine saubere Flasche einzufüllen, wo es möglich ist, es auf Eis zu „frappieren", ist wesentlich verständiger gehandelt.

Auch wer im Kriege den Zustand der sinnreich konstruierten Filtergeräte nach einigen Monaten Gebrauchsdauer gesehen hat, wird daran zweifeln, ob sie immer mit der nötigen Gewissenhaftigkeit behandelt worden sind, selbst wenn die nötigen Filterplatten zum Auswechseln immer rechtzeitig zur Stelle waren (Großfiltergeräte, Tornisterfiltergeräte und Heeresfrischwasserbereiter). Bei ihnen werden als Filter Scheibenfilter aus Asbest mit Cellulose verwandt. Trübes Wasser wird mit Alaun (5—10 g auf 1 m³) oder mit 5—10 g Eisenchlorid oder -sulfat in Lösung vorgeklärt (Durchmischen und 10—20 min Stehenlassen), bevor es durch die Apparate geführt wird.

Für die Verhältnisse in den Tropen und auf Expeditionen dürfte das Kochen des Wassers oder seine chemische Entkeimung in Zukunft der Mitführung von Filtern vorzuziehen sein.

Chemische Desinfektion.

Die Versorgung ganzer Städte und Bevölkerungsgruppen mit Wasser von einem Zentrum aus ist ohne Zweifel einer der größten Fortschritte der Hygiene. Sie hat, um nur das Wichtigste zu nennen, ein Maß der Reinlichkeit möglich gemacht, wie es früher unbekannt war, sie ist die Vorbedingung für die Möglichkeit einer Schwemmkanalisation. Mit ihrer beider Einführung sanken die Zahlen der endemischen Verseuchung an Unterleibstyphus steil ab.

Während aber der einzelne, der bei seinem Hause einen Brunnen niederbringt, das Risiko für die Güte des aus ihm entnommenen Trinkwassers selbst trägt, lastet auf der Behörde, die gegen Entgelt der Bevölkerung Wasser liefert, die volle Verantwortung für seine Unschädlichkeit.

Nun besteht für die dichtbevölkerten Länder der modernen Zivilisation nicht mehr überall die Möglichkeit, in ausreichender Menge ein Wasser zu gewinnen, das so, wie es der Natur entstammt, gefahrlos genossen werden kann. Sicherlich ist die Wahrscheinlichkeit, daß von einer mit modernen Filtrationsmethoden betriebenen zentralen Wasserversorgung Infektionen ausgehen, nicht groß. Tritt aber explosionsartig eine Epidemie im *Wasserfeld* eines solchen Werkes auf — und solche Katastrophen haben auch die letzten Jahrzehnte noch erlebt —, so fordert sie Hunderte, selbst Tausende von Menschenleben.

Je schwieriger die Gewinnung eines einwandfreien Wassers innerhalb eines dichtbesiedelten, von einem mit Abwasser überladenen Strom durchflossenen Gebietes ist, je bedenklicher der Zustand dieses Wassers ist, je mehr die wissenschaftliche Forschung erweist, daß es *mit keinem Verfahren der Filtration gelingt, das Wasser mit Sicherheit von pathogenen Keimen zu befreien,* um so unabweisbarer wird die Forderung einer chemischen *Desinfektion* des Wassers.

Von den Methoden der Wasserdesinfektion ist zur Zeit die Behandlung mit Chlor die überall auf der Erde bevorzugte, obwohl die Auffassungen der Hygieniker zwar nicht über ihre Leistungsfähigkeit, aber über ihre Zulässigkeit in Extremen einander gegenüberstehen.

Wie man nicht einsehen könne, daß die Chlorierung des Wassers in Amerika, wo sie seit 1912 allgemein eingeführt wurde, große Städte mit einem Schlage von der Typhusgeißel befreit habe, daß Schäden durch die Chlorierung nicht nachgewiesen seien, daß es andere wirtschaftlich tragbare und doch gleichzeitig gesundheitlich einwandfreie Methoden nicht gebe, die gewaltigen Wasserschwierigkeiten mancher großen Städte zu beheben, diese Meinung vertreten die einen und bezeichnen jede Kritik an der Chlorierung des Wassers als „Nörgelei". Einer der führenden Hygieniker Deutschlands aber machte sich zum Wortführer dieser „Nörgler", indem er schrieb: „Schon das Gefühl des Laien sträubt sich dagegen, wenn er hört, daß ein Stoff wie das Chlor, das durch seinen Geruch so unangenehm an die Apotheke erinnert, geeignet sein soll, das Wasser, das er trinkt, mit dem er sich wäscht und in dem er badet, appetitlich und gefahrlos zu machen."

Nun, so arg ist es mit dem sich sträubenden Gefühl des Laien nicht. Die Erfahrung hat gelehrt, daß die Mehrzahl der Menschen solche Erwägungen keineswegs anstellen. Millionen von Menschen genießen heute gechlortes Wasser, ohne es zu wissen oder zu beanstanden. Versuche haben auch gezeigt, daß vorsichtig gechlortes und ungechlortes Wasser gar nicht im Geschmack unterschieden wurden. Für den Hygieniker aber überwiegen die Sicherheiten, die die Chlorierung uns bietet, zur Zeit jedenfalls, die Bedenken.

Dennoch muß die Desinfektion mit Chlor als ein *Notbehelf* bezeichnet werden. Erst Jahrzehnte werden vergehen müssen, ehe entschieden sein wird, ob die dauernde Aufnahme kleiner Mengen von Chlor für den menschlichen Körper wirklich so gleichgültig ist, wie zur Zeit als selbstverständlich angenommen wird.

Auf die starke Empfindlichkeit einzelner Menschen gegen auch nur geringe Chlormengen im Wasser kann die Gemeinschaft kaum Rücksicht nehmen. Ob die zur Begründung der Ablehnung der Chlorierung stark betonten Chlorschädigungen durch das Wasser gechlorter Schwimmbäder wirklich auf das Chlor und nicht auf zahlreiche andere Ursachen zurückzuführen sind, wird noch weiter zu klären sein. Die unbestrittene Kalamität, die durch das Auftreten von *Chlorphenolen* bei Chlorierung phenolhaltiger Wässer entsteht, kann durch Filtration über aktive Kohle behoben werden.

Es gibt zwar Methoden, Trinkwasser zu desinfizieren, die den natürlichen Zustand des Wassers so gut wie unbeeinflußt lassen und daher theoretisch einen unbezweifelbaren Vorzug vor der Chlorierung haben, das sind die *Ozonisierung* durch *ultraviolettes Licht* und die *Verwendung* der *oligodynamischen Wirkung von Silber*. Alle diese Verfahren haben außerdem den Vorteil, daß eine Überdosierung nichts schadet, während beim Chlor dadurch erhebliche Belästigungen verursacht werden können. Auch Unglücksfälle beim Arbeiten mit Chlorgas sind nicht ausgeschlossen.

Was aber der Verwendung dieser Verfahren im großen im Wege steht, ist einmal, daß sie alle im Vergleich mit den Chlorverfahren weitaus höhere Betriebskosten mit sich bringen, entweder durch die Apparaturen selbst oder durch die Dauer der Einwirkungszeit oder durch die Notwendigkeit einer Vorbehandlung des Wassers durch Klärung. Auch hinsichtlich der Sicherheit der Verfahren bestehen noch Bedenken.

Beim gegenwärtigen Stand der Wasserdesinfektionsfrage wird daher in immer ausgedehnterem Maße von der Chlorierung Gebrauch gemacht, *leider auch mitunter „sicherheitshalber"*, wo sie ohne Gefahr unterbleiben könnte. Jene anderen Verfahren werden nur in besonderen Fällen und bei geringen Anforderungen an die Wassermenge angewandt.

Im Wesen beruht der Keimtötungseffekt bei beiden, bei der *Ozonisierung* und bei der *Chlorierung* des Wassers, auf der *oxydierenden Wirkung von nascierendem Sauerstoff.*

Der dreiatomige Sauerstoff, das *Ozon*, spaltet bei Berührung mit oxydierenden Substanzen ein Atom Sauerstoff ab. Das gleiche vollzieht sich, wenn man *Hypochlorite* direkt dem Wasser zuführt oder wenn durch die Einführung von Chlorgas zunächst sich im Wasser Hypochlorit bildet. Das bakterientötende Agens ist der freie aktive Sauerstoff, der sich aus ihm bei Berührung mit organischer Substanz, also auch mit Bakterien, abspaltet.

Die Berechnung der für die Entkeimung erforderlichen Chlormenge hat zu berücksichtigen daß jedes Wasser, auch gut filtriertes Trinkwasser, ein bestimmtes *Chlorbindungsvermögen* hat, bedingt durch seinen Gehalt an organischen Stoffen und Carbonaten, wodurch ein Teil des zugeführten Chlors abgefangen wird und nicht zu desinfizierender Wirkung kommt. Dieser je nach Beschaffenheit des Wassers verschieden hohe Betrag wird als ,,*Chlorzehrung*'' bezeichnet. Über ihn hinaus, der bei mäßig verunreinigtem Wasser bis 1,0 mg/l betragen kann, soll so viel wirksames *Chlor im Überschuß* ins Wasser eingeführt werden, daß die Bakterienabtötung gesichert ist, jedoch kein störender Geruch oder Geschmack auftritt. Das ist der Fall bei einem *Chlorüberschuß* von 0,05—0,2 mg/l. Der erforderliche Gesamtchlorzusatz setzt sich also zusammen aus der für jeden Fall festzustellenden Chlorzehrung des Wassers, die zwischen 0,1 und 1,0 mg/l liegt und dem Überschußchlor von 0,1—0,2 mg/l. Verläßt ein Wasser das Werk oder die Speisung einer Badeanstalt noch mit einem Überschuß von 0,3 mg/l Chlor, so wird dieser Chlorgehalt von vielen Personen durch den Geruch als lästig empfunden. Ohne eine genaue Dosierung der Chlorierung wird also einerseits die Desinfektionswirkung ungenügend sein, andererseits wird es an berechtigten Klagen nicht fehlen. Für die Bestimmung des Chlorgehaltes sind mehrere, zum Teil auch von Laien mühelos und ohne die Gefahr von Irrtümern zu handhabende Verfahren angegeben, die auf Farbenreaktionen beruhen (s. S. 216).

Von den *Hypochloriten* wird Chlorkalk seines geringen Chlorgehalts, seiner Unbeständigkeit und der Langsamkeit seiner Wirkung wegen nur noch wenig und nur aushilfsweise verwendet. Wesentlich besser sind höher chlorhaltige und lagerbeständige Hypochlorite, wie Carporit (Kaporit) mit 75% aktivem Chlor, Desazon, Halazon, Aquapurol, in Substanz, am liebsten in Tablettenform ausgegeben, die sich besonders für Desinfektion kleinerer Wassermengen, für die Durchspülung neu angelegter oder in Reparatur gewesener Leitungen, also gerade für Improvisationen, eignen, aber auch bei geeigneter Apparatur durch Eintropfen einer konzentrierten Aufschwemmung in den Hauptstrang eines Werks im großen Verwendung finden (Batavia).

Das bequemste und in bezug auf die Dosierung verläßlichste Verfahren ist die Verwendung von Chlor als flüssiges Chlor in Stahlflaschen, die, auswechselbar, in die Apparatur eingeschaltet werden. In der Apparatur der Chloratorgesellschaft nach ORNSTEIN wird in einem *indirekten Verfahren* zunächst ein konzentriertes Chlorwasser von 1—5 g/l hergestellt, das dann dem Wasser der Leitung, zuverlässig dosiert, zugeführt wird. *Direkt* im Wasser verstäubt wird das Chlorgas durch Apparate verschiedener Firmen. Um ein Austreten des Chlors aus den Apparaturen in die Außenluft zu verhindern, sind neuerdings Apparate entwickelt worden, die mit Unterdruck arbeiten.

Chloramine, Verbindungen von Chlor mit Ammoniak, die im Wasser in einer dessen Zusammensetzung entsprechenden Weise in einem Verhältnis von 2—4 Teilen Ammoniak auf 1 Teil Chlor gebildet werden, haben zwar eine weniger stark oxydierende, aber eine nachhaltige Desinfektionskraft. Geruch- oder Geschmackbelästigungen treten dabei weniger auf. Ein haltbares organisches Chloramin in Tablettenform, das ungiftig und leicht zu dosieren ist, eignet sich ebenfalls für Wasserdesinfektion im kleinen (5—20 mg/l bei einer Einwirkungszeit von 30 min).

Die Chlorierungsmethoden, besonders auch die Verwendung von Hypochloriten sind geeignet, die Initialverunreinigung von Brunnen rasch zu beseitigen und nicht ganz zuverlässige Schachtbrunnen, etwa bei einer Eisfabrik, durch regelmäßiges Einschütten von Kaporit zu desinfizieren. Eine ebenso wichtige Aufgabe erfüllen sie, wenn es darum geht, neu gelegte Rohrstränge oder Teile eines Leitungsnetzes nach Arbeiten daran, z. B. nach einem Rohrbruch, von den Folgen der Eingriffe durch die Hand des Menschen zu säubern. Mehrstündige bis mehrtägige Spülungen erst unter Hochchlorierung 0,5—2,0 mg/l, dann mit Normallösungen 0,2 mg/l, wobei der Effekt bakteriologisch überprüft werden und die Prozedur nötigenfalls wiederholt werden muß, können hier ernste Gefahrenmomente ausschalten.

Ozon hat einen guten Ruf in der Laienwelt. Alle möglichen guten Eigenschaften werden der Erhöhung des Ozonanteils in der Luft zugeschrieben. Eine besonders ozonreiche, darnach duftende Waldluft z. B. aber gibt es nicht.

Jedoch hat Ozon mit seinen stark oxydierenden Eigenschaften vor anderen Oxydationsmitteln, Kaliumpermanganat, Hypochloriten, gasförmigem Chlor, die zur Wasserdesinfektion verwendet werden, den unstreitigen Vorteil voraus, daß bei seiner Anwendung nichts zurückbleibt, was einen störenden Geruch oder Geschmack erzeugen könnte. Insofern wäre Ozon ein ideales Mittel zur Wasserdesinfektion.

Die Herstellung von Ozon durch elektrische Glimmentladung und die Herbeiführung des nötigen Kontakts mit dem Wasser in Sterilisationstürmen für die erforderliche Zeit von 15 min, bei mit Schnellfiltern vorgereinigtem Wasser von 10 min, leisten die Apparaturen verschiedener Systeme.

Bald nach der Herstellung solcher Apparate haben große Städte sich mit *Ozonisierungsanlagen* ausgerüstet, und speziell Frankreich gibt dem Verfahren den Vorzug. Wegen des hohen Stromverbrauchs ist aber die Ozonisierung, je nach den örtlichen Kosten des elektrischen Stroms, um ein Vielfaches, bis 10mal teurer als das Chlorierungsverfahren und deshalb mehrfach wieder aufgegeben worden. Es wird nur in Sonderfällen angewendet. Der allgemeinen Anwendung steht auch die Notwendigkeit sehr sorgfältiger Überwachung entgegen.

Die Anwendung *ultravioletter Strahlen* durch mit Quecksilberdampf gefüllte Quarzlampen, wodurch ein völlig keimfreies Wasser erzielt wird und sogar die Sporen von sporenbildenden Keimen abgetötet werden, leidet an dem Nachteil, daß die Tiefenwirkung der Strahlen gering ist und daß jede Trübung des Wassers die Wirkung stark vermindert. Auch hier ist also eine Vorklärung des Wassers notwendig und auch dann noch beeinflußt ein stärkerer Keimgehalt den Einfluß der Strahlen. Dies Verfahren ist daher, auch wegen der nötigen genauen Überwachung, für Anwendung im großen zu teuer.

Die durch Ultraschall, d. h. durch Wellen hoher Schwingungszahl von mehr als 17000 Hertz ermöglichte Abtötung von Kleinlebewesen hat für die Entkeimung des Wassers rein technisch praktische Bedeutung noch nicht erzielt. Für die Zukunft verspricht man sich viel davon, wie auch von einer Enthärtung des Wassers durch Ultraschall.

Einen unstreitigen Vorteil aber hat nach Untersuchungen von REPLOH und GÄRTNER die Behandlung mit Ozon und ultravioletten Strahlen, da sie eine Entkeimung auch eines Wassers mit hohem Salzgehalt, also auch des Meerwassers ermöglicht, bei dem die Wirksamkeit der üblichen Entkeimungsverfahren mit Erhöhung des Salzgehaltes abnimmt.

Umstritten sind die Verfahren, welche auf die oligodynamische Wirkung des Silbers aufgebaut sind, die sog. *Katadynverfahren*. Übertriebene Werbung und Enthusiasmus behindern stark die Gewinnung eines objektiven Urteils.

An der keimtötenden Wirkung sehr kleiner Mengen von Metallionen, Kupfer, Quecksilber, Silber, auf Bakterien, auch auf Protozoen besteht kein Zweifel. Berichtet wird, Alexander der Große habe sein Trinkwasser auf seinen Feldzügen in silbernen Gefäßen mitführen lassen (SIERP).

Mit dem Namen „Katadynverfahren" werden zwei verschiedene Anwendungsweisen der oligodynamischen Wirkung des Silbers bezeichnet. Die eine verwendet die Wirkung von Silberüberzügen auf der Wandung von Gefäßen oder auf in ihnen befindlchen Körpern (Raschigringen oder Sandkörnern), die nach einem Blähverfahren mit Silber überzogen sind. Die Schwäche dieses Verfahrens ist wie bei der Anwendung ultravioletter Strahlen, daß Trübungen und Schwebestoffe die Wirkung vermindern. Auch andere Stoffe als Bakterien adsorbieren die Silberionen. Außerdem sind bei größerer Wassermenge lange Kontaktzeiten notwendig, die die Kosten erhöhen. Für ein Schwimmbecken von 500 m³ mit einer täglichen Umwälzung von 1000 m³ wurden von VIESOHN 1933 die Kosten auf 5,50 RM/Tag berechnet.

Bei der anderen Anwendungsweise, dem *Elektro-Katadyn-Verfahren,* auch Cuma-Verfahren (cum argento) genannt, werden durch einen Gleichstrom von niedriger Spannung, maximal 1,6 V, Silberionen aus massiven Silberplatten in das Wasser abgegeben, und zwar in der Form von Silberchlorid.

Das Gerät, mittels dessen das geschieht, ist der sog. *Aktivator,* der der Größe der Aufgabe, d. h. der zu entkeimenden Wassermenge, angepaßt wird. Kleinere Apparate für das Haus werden am Wasserhahn angebracht, größere am Einfluß eines Schwimmbades. Um Sperrschichten zu vermeiden, muß die Polarität der Elektroden automatisch von Zeit zu Zeit gewechselt werden. In Schwimmbädern soll der Kubikmeter 50 mg aktives Silber enthalten, für Trinkwasser genügen 10—20 mg.

Sowohl der Energie- wie der Silberverbrauch sind an sich nicht hoch, aber dennoch weit teurer als die Kosten der Chlorierung. Aber eine Überdosierung kann es nicht geben, und irgendwelche Unannehmlichkeiten treten nicht auf.

Das Cuma-Verfahren wurde seit 1931 in einem Schwimmbad von Leipzig angewendet und der Erfolg von KRUSE mit Enthusiasmus und Temperament gegenüber der Chlorierung von Schwimmbädern gepriesen, der vielerlei Schädigungen zugeschrieben wurden. Nachprüfungen haben aber ergeben, daß die keimtötende Wirkung ihre Grenzen hat, daß proteolytische Keime und Hefezellen nicht erfaßt werden, so daß die Verwendung eines solchen Wassers z. B. für Molkereien nicht in Betracht kommt. Ob die Annahme zutrifft, daß die Ionisierung selektiv die pathogenen Keime erfaßt, daß die nicht erfaßten Keime aber als gleichgültig angesehen werden können, wird bezweifelt. Praktische Verwendung des Elektro-Katadyn-Verfahrens im Rahmen einer kleinen Quellwasserversorgung hat auf die Dauer wenig befriedigt und stellt sehr hohe Anforderungen an die Überwachung. Vorläufig sieht es nicht danach aus, als ob die Katadynverfahren die Chlorierung verdrängen oder ersetzen könnten.

Ein weiteres Silberpräparat „Mikropus" hat neuerdings Anwendung gefunden. Zur vollen Wirkung bedarf es einer Einwirkungszeit von 1 h auf ein Wasser, das keine Trübung und keine Schwebestoffe enthalten darf.

Wasserentnahme.

Die Ausführung der chemischen Reaktionen und die Anwendung der bakteriologischen Prüfung bei einem zur Untersuchung kommenden Wasser ist Sache der Zuverlässigkeit und Gewissenhaftigkeit einer gut geschulten technischen Assistentin oder eines Laboranten. Das Ergebnis bewerten kann nur, wer den Sinn und das Ziel der Untersuchungen kennt und, aus Erfahrung heraus und mit Kritik urteilend, daraus Schlüsse zu ziehen imstande ist.

Beides aber hat *eine* Voraussetzung, daß die eingehenden Wasserproben auf einwandfreie Weise gewonnen und entnommen und daß sie in unverändertem Zustande ins Laboratorium gelangt sind. Es liegt ähnlich wie in der medizinischen Statistik, die beste mathematische Behandlung führt zu keinem gesicherten Schluß, wenn das zugrunde liegende Material nicht exakt aufgenommen und kritisch gesichtet ist.

Schwieriger als die Anwendung der in langjähriger Erprobung bewährten Routinemethoden des Laboratoriums und die Bewertung ihrer Ergebnisse ist die in vielen Einzelfällen unter den verschiedensten Bedingungen vorzunehmende *Gewinnung der Wasserprobe*, und zwar so, daß mit ihr *nur* das zur Untersuchung bestimmte Wasser, frei von jeder störenden Zutat, entnommen wird.

Schon mit der Art und Behandlung der *Entnahmegefäße* ist die erste Sicherung einzuschalten. Mit der Resignation des an Kummer Gewöhnten begrüßt der Bakteriologe jedes Jahr mehrmals die vom Bürgermeister von X oder Y eingesandte Bierflasche mit Patentverschluß, deren Inhalt untersucht werden soll. Sie wird zurückgesandt mit der Mitteilung, das Laboratorium werde dem zuständigen Amtsarzt zwei sterilisierte Flaschen von der nötigen Form und Größe zur Entnahme der Probe übersenden.

Abgesehen davon, daß sie sterilisiert sein müssen, sollen diese Flaschen, jede von mindestens 500 cm³ Fassungsvermögen, eine für die bakteriologische, eine für die chemische Untersuchung, eine Form haben, daß bei der Handhabung ihres eingeschliffenen Stöpsels die Berührung des Flaschenhalses und inneren Teils des Stöpsels vermieden wird. Eine von Thiele angegebene Flasche, bei der der Stöpsel innerhalb einer ihn überdeckenden Glaskappe sitzt, sichert ihn vor Verunreinigung. Ein Abflammen des Stöpsels ist hier nicht notwendig. Vor Verunreinigung vor und nach der Entnahme schützt auch eine Umhüllung des Stöpsels und Halses der Flasche mit Aluminiumfolie, die mit dem Stöpsel zusammen abgenommen wird. Nach der Füllung sind Flaschenhals und Stöpsel vor dem Wiederaufsetzen abzuflammen. Jede Berührung mit den Fingern vor oder während der Entnahme ist eine Fehlerquelle.

Einfach ist es, wenn die Flasche aus einem ständig fließenden starken Wasserstrom durch Darunterhalten gefüllt werden kann. Sorgfältiger muß verfahren werden, wenn die Probe aus einer Leitung oder aus einem Pumpbrunnen entnommen wird. Der Zapfhahn der Leitung kann, wenn er längere Zeit unbenutzt gestanden hat, innen und an seinem Ausfluß erheblich mit Keimen bewachsen sein. Er muß außen und soweit möglich auch innen mit in Spiritus getränktem Tuch oder Wattebausch gereinigt werden und dann mit einer Lötlampe gründlich abgeflammt werden, bis alles darin befindliche Wasser verdampft ist. Auch hiernach soll das Wasser erst 20 min ablaufen. Dabei darf die Stellung des Hahns nicht verändert werden, weil sonst von der Dichtungsscheibe aus Keime eingeschwemmt werden könnten.

Genau so ist zu verfahren bei Brunnen. Nach der gleichen Behandlung ihres Auslaufs müssen sie 20 min lang abgepumpt werden, nur darf nicht die Gefahr bestehen, daß sich dabei der Wasservorrat erschöpft oder Schlamm mit aufgesogen wird, es sei denn, es werde auf eine solche Schlammprobe Wert gelegt. Diese wird dann aber besser gesondert aufgefangen. Denn es besteht eine gewisse Wahrscheinlichkeit, pathogene Keime im Schlamm eines Brunnens eher zu finden als im Wasser. Längeres Abpumpen oder Ablaufen darf mit gutem Grunde unterlassen werden, wenn es um die Feststellung von Krankheitserregern geht, die sonst fortgeschwemmt werden oder durch Verdünnung des Wassers schwerer festzustellen sein könnten.

Schwieriger ist die Entnahme von Proben, wenn sie aus stehenden Gewässern, etwa aus einem Kesselbrunnen, aus dessen Tiefe, oder aus einem See oder einer Talsperre entnommen werden müssen. Versenkt man ein äußerlich unsteriles Gefäß — und jedes Gefäß, das mit der Hand berührt wurde, ist nicht mehr steril —, so können vom Sog des einströmenden Wassers Keime mit hineingerissen werden, die nicht zu der Wasserprobe gehören.

Kleinere Gefäße, wie das früher viel benutzte Sclavo-Czaplewskische *Abschlaggerät* genügen heutigen Ansprüchen nicht mehr, die für die Untersuchung auf Bact. coli eine Wassermenge von mindestens 150 cm³ verlangen.

Für den Nachweis von Krankheitserregern können noch größere Mengen erforderlich sein.

Sinnreiche Tauchflaschen, die steril hinabgelassen und heraufgeholt werden und bei denen jede verunreinigende Berührung vor und nach der Füllung ausgeschlossen ist, sind von OLSZEWSKI und BEGER angegeben worden.

Geringe Wassermengen, die für die Untersuchung stark verunreinigten Flußwassers ausreichen, fördert bis aus 10 m Tiefe das SCLAVOsche Abschlaggerät, dessen dünn ausgezogenes Glasröhrchen nach dem Abschlagen ein weiteres Eindringen von Wasser beim Hochziehen nicht zuläßt.

Um größere Wassermengen mit Sicherheit aus bestimmten großen Tiefen entnehmen zu können, hat ANTON ein geistreich konstruiertes Entnahmegerät zur Verfügung gestellt, das sich bei Untersuchungen zur Feststellung des Keimgehaltes in verschiedenen Tiefen des Bodensees bewährt hat.

Ein geschicktes Improvisieren wird nötig, wenn Proben aus noch nicht gefaßten Quellen entnommen werden sollen. Das Forträumen von Pflanzenwuchs und Trümmergestein, das den Zugang zum hervorquellenden Wasser hindert, und dessen Berührung mit dem Flaschenhals die Probe unbrauchbar machen würde, ist noch ein einfacher Fall. Liegt der Ursprung der Quelle in einer Kluft oder einem Felsspalt und nicht auf Armweite erreichbar, so kann die Flasche nur in einem ausziehbaren Metallstock eingeklemmt gefüllt werden. Dazu gehört eine sichere Hand, und man darf es sich nicht verdrießen lassen, mehrere Flaschen zu opfern, wenn eine Berührung des Flaschenhalses mit dem Gestein stattgefunden hatte.

Über alle solche Einzelheiten müssen die Amtsärzte genauestens orientiert sein, wenn sie Wasserproben selbst entnehmen wollen.

Lange wurde skrupelvoll angenommen, es könnte schon innerhalb weniger Stunden nach der Entnahme in dem Gefäß eine erhebliche, das Ergebnis verfälschende Keimvermehrung stattfinden, besonders in der warmen Jahreszeit. Als das sicherste erschien, die Kulturplatten an Ort und Stelle zu gießen. War das nicht tunlich, so sollten die Proben nur in Eis gepackt transportiert werden. Besondere Packkästen wurden dafür konstruiert. Inzwischen hat sich seit Jahren in der Praxis gezeigt, daß innerhalb einiger Stunden eine nennenswerte Keimvermehrung nicht stattfindet, auch nicht im Sommer, und daß auch bei längerer Zeitspanne zwischen Entnahme und Untersuchung eine entscheidende Änderung der Keimzahl nicht eintritt. BÜRGERS betont, wir sollten unsere Anschauungen über die Notwendigkeit der Keimbestimmung an Ort und Stelle revidieren. Handelt es sich um keimarmes, gechlortes Wasser, so tritt selbst innerhalb von 3 Tagen als Nachwirkung der Chlorierung weder im Eisschrank noch bei Zimmertemperatur eine Vermehrung ein, aber auch Brunnenwässer mit einem Keimgehalt bis 100 im Kubikzentimeter weisen noch am 2. Tage annähernd dieselben Keimzahlen auf. Erst bei hohem Keimgehalt findet sich eine stärkere Vermehrung. Zudem ist zweifelhaft, ob die nach längerem Transport festgestellte Erhöhung der Keimzahl überhaupt auf echter Keimvermehrung beruht oder auf der Zerschüttelung von Flocken während des Transports. Unter normalen Verkehrsverhältnissen, wenn die Proben innerhalb 12 h das Laboratorium erreichen, dürfte von der komplizierten Versendung in Eispackung abgesehen werden können, ohne daß Verschleierung der Ergebnisse zu befürchten wäre.

Nur aus der Kenntnis der örtlichen Verhältnisse heraus kann beurteilt werden, ob die entnommene Probe *repräsentativ* ist für das Wasservorkommen oder für eine zentrale Wasserversorgung als Ganzes. Eine Quelle, besonders wenn sie von unterirdischen Wasserläufen gespeist wird, kann aus verschiedenen in ihrem Ursprung sich unterscheidenden und zeitweise verschieden stark schüttenden

Gerinnen herstammen. Wenn innerhalb eines Leitungsnetzes Wässer verschiedenen Ursprungs aus mehreren Quellen oder Brunnen sich vereinigen, muß an mehreren Stellen entnommen werden, die so zu wählen sind, daß der verschiedenen Herkunft des Wassers Rechnung getragen wird.

Wo es nicht um die in kürzeren oder weiteren Zeitabständen routinemäßig zu prüfenden Proben aus einer zentralen Wasserleitung geht, wo ein Urteil gewonnen werden soll über die Güte eines neu durch Brunnen erschlossenen Grundwassers oder einer Quelle, kann eine einmalige Untersuchung niemals genügen für eine gültige Schlußfolgerung. Für solche Probeentnahmen muß bewußt ein Zeitpunkt gewählt werden, der die *ungünstigsten Möglichkeiten* in Erscheinung treten läßt, also Tage nach starken, einer Trockenzeit folgenden Regen, nach längerer Regenzeit und während oder am Ende der Schneeschmelze. Unzuverlässige Quellen enthüllen bei diesen Gelegenheiten ihr eigentliches Wesen. Klarheit bringen nur wiederholte Untersuchungen im Ablauf eines Jahres.

Bei solchen periodischen oder wiederholten Untersuchungen hat es sich immer deutlicher gezeigt, daß die ältere Gewohnheit, sich bei der Prüfung auf Bact. coli mit einer Wassermenge von 1 cm³ bis höchstens 10 cm³ zu begnügen, falsch war, daß vielmehr grundsätzlich die Untersuchung auch von 100 cm³ gefordert werden muß. Bei der Prüfung des aus kommunizierenden Leitungen bestehenden Verteilungsnetzes einer mittleren Stadt, in dem Wasser aus sehr verschieden verläßlichen, zum Teil gechlorten Quellen sich vereinigt, zeigte sich, daß sehr häufig nur die Untersuchung von 100 cm³ Wasser Colibefunde bei der Mehrzahl der an einem bestimmten Tage entnommenen Proben aufdeckte.

Noch größere Wassermengen, bis zu 500 cm³ und mehr, durch *Membranfilter* hindurchzusaugen, wird empfohlen, wenn der Verdacht auf Anwesenheit pathogener Keime besteht. Damit hat sich bei gleichzeitiger Verwendung des selektiven Nährbodens von WILSON-BLAIR ein neuer Weg eröffnet, weitaus sicherer als früher die pathogenen Keime der Salmonellagruppe nachzuweisen und damit die am lästigsten empfundene Unzulänglichkeit unserer Methoden für die Aufklärung ihrer epidemiologischen Zusammenhänge zu beheben (s. S. 493).

Die Methoden der chemischen und bakteriologischen Wasseruntersuchung sind in vortrefflichen, handlichen und dennoch die Vielseitigkeit und wissenschaftliche Bedeutung der Nachweismöglichkeiten erschöpfend behandelnden Einzelschriften aus der Feder befugter Fachmänner dargestellt. Nach ihnen wird in den Untersuchungsämtern und Hygiene-Instituten gearbeitet. Auf sie muß hier verwiesen werden.

Schwimmbäder.

Ein verhältnismäßig junger Zweig der Wasserhygiene ist die einwandfreie Errichtung, der Betrieb und die Kontrolle von Schwimmbädern. Wo *größere Wasserflächen* verfügbar sind, bestehen keine Bedenken, sie als Badegelegenheit freizugeben, vorausgesetzt, daß die örtliche Besichtigung keine Besiedlung mit Ratten ergibt, den Virusreservoiren der WEILschen Krankheit, die in mit Rattenurin verseuchten Gewässern häufig erworben wird. Die biologische Selbstreinigung ausgedehnter Wasserflächen ist so groß, daß die gelegentlich durch badende Menschen hineingetragenen Krankheitserreger in kurzer Zeit zugrunde gehen. Leider wurde durch die zunehmende Industrialisierung und durch die Vergrößerung der an den Ufern liegenden Siedlungen in den letzten Jahrzehnten der Zustand der Gewässer immer mehr verschlechtert, so daß schon in mittelgroßen Flüssen die Verunreinigungen so stark sind, daß sie nur unter großen Bedenken als Badegelegenheiten freigegeben werden können. Die nur von größeren Städten finanziell tragbaren *Hallenschwimmbäder* erfreuen sich keiner allzu großen Beliebtheit und dienen mehr der Körperreinigung als der Befriedigung eines sportlichen Bedürfnisses. Einen dritten Typ von Badegelegenheiten bilden die in den letzten Jahrzehnten in Deutschland in großer Zahl errichteten *Freischwimmbecken*. Mit ihrem Bau wurde an vielen Orten, wo nur unzureichende Bademöglichkeiten bestehen, dem Bedürfnis der Bevölkerung nach sportlicher Betätigung und Entspannung Rechnung getragen. Dem Hygieniker aber wird die Frage vorgelegt, ob in Hallenbädern und Freischwimmbecken, in denen täglich oft Tausende auf eng begrenztem Raum baden, die Übertragung ansteckender Krankheiten mit Sicherheit verhindert werden kann, und ob den Mindestanforderungen der Ästhetik noch Rechnung getragen ist.

Die Mitarbeit des Hygienikers ist schon bei der *Planung der baulichen Anlage* erwünscht. Vor allem soll der Reinheitsgrad des verwendeten Rohwassers eine Verseuchung des Badewassers mit pathogenen Keimen ausschließen. Ein Coliter von 1,0 wird schon als bedenklich angesehen werden müssen. Konsequenterweise sollte auch ein Badewasser den an Trinkwasser gestellten Anforderungen genügen. Die Errichtung von Duschräumen, Fußwaschräumen, die Erstellung einwandfreier Klosettanlagen, ihre Lage zu den Auskleideräumen und zum Schwimmbecken und ihre Wartung, die getrennte Anlage eines Plantschbeckens für Kinder und eine das gesamte Becken umziehende Fußwaschrinne beeinflussen nicht unwesentlich den Grad der *sekundären Verunreinigungen* des Badewassers. Um der Ertrinkungsgefahr vorzubeugen, sollen die Beckenwände einen hellen Anstrich erhalten, und die Wassertiefe so gewählt werden, daß ein auf dem Grund liegender menschlicher Körper mühelos erkannt werden kann.

Die Schwierigkeiten der *Begutachtung bestehender Anlagen* werden durch folgendes Beispiel beleuchtet: in einem Becken mit 3000 m³ Inhalt baden täglich bis zu 6000 Personen, d. h., einem Badenden steht im Durchschnitt ¹/₂ m³ Wasser zur Verfügung. Für ein Wannenbad wird etwa die Hälfte davon gerechnet. Chemische Analysen ergaben in einem Hallenbad eine Harnstoffmenge, die 50 cm³ Urin je Besucher entspricht. Bei 6000 Personen sind dies 300 Liter, was einer Urinverdünnung von 1:10000 gleichkommt. Außerdem gelangen Kotteilchen und Speichel, Hautschuppen und Haare ins Wasser. Es ist selbstverständlich, daß unter solchen Umständen die Verunreinigung des Wassers mit pathogenen Keimen unvermeidbar ist.

Die *wichtigste Forderung, daß das Badewasser keine ansteckungsfähigen Keime enthalten darf*, wird durch Zusatz verschiedenartiger Desinfektionsmittel erfüllt. In der Tat sind Erkrankungen, die nachweisbar auf die Benützung der Schwimmbäder zurückzuführen sind, kaum beobachtet worden. Dies gilt besonders für die Geschlechtskrankheiten und für Infektionen aus der Typhus-Paratyphus-Enteritis-Ruhr-Gruppe, bei denen theoretisch am ehesten eine Übertragung in Betracht gezogen werden müßte. Eine Ausnahme machen die Schwimmbadconjunctivitis und bestimmte Pilzkrankheiten, die im Sommer gehäuft nachgewiesen werden. Die WEILsche Krankheit, deren Erwerb an ungepflegten Badeplätzen mit ihren Schlupfwinkeln für die die Erreger beherbergenden Ratten nicht selten ist, ist in modernen Anlagen nicht zu fürchten. Trotzdem sollte darauf hingewirkt werden, daß die der Verunreinigung durch Rattenurin bevorzugt ausgesetzten Nahrungsmittel nicht auf Badeplätze und in Badeanstalten mitgebracht werden.

Unter den Desinfizientien wird das *Chlor* am häufigsten verwendet. Es wird entweder als flüssiges Natriumhypochlorit oder gasförmig mit besonderen Dosierungsapparaten zugegeben. Hierbei entsteht die sich mit den Härtebildnern des Wassers zu Chloriden umsetzende Salzsäure und die für die Entkeimung verantwortliche unterchlorige Säure:

$$Cl_2 + H_2O = HCl + HOCl.$$

Beim Chloraminverfahren, das sich durch geringere Geruchsbelästigung auszeichnet, wird dem chlorhaltigen Wasser Ammoniak zugesetzt:

$$NH_3 + Cl_2 = HCl + NH_2Cl.$$

Das hierbei entstehende Monochloramin zersetzt sich allmählich unter der Einwirkung des Badewassers wiederum unter Bildung von unterchloriger Säure:

$$NH_2Cl + H_2O = NH_3 + HOCl.$$

Da das Chlor an die organische Substanz des Wassers gebunden wird und deren Menge bei verschieden starker Benützung des Bades wechselt, muß der Chlorgehalt häufig kontrolliert werden. Ein Überschuß von 0,05—0,2 mg/l freien Chlors ergibt die günstigste Wirkung. In solchen Wässern läßt sich Bact. coli meist auch in 100,0 cm³ nicht nachweisen. Stärkerer Gehalt beeinträchtigt durch Geruchsbelästigung die Badefreude, auch können bei empfindlichen Personen Reizungen der Schleimhäute auftreten. Niedrigere Chlorwerte garantieren nicht die sofortige Abtötung der Krankheitserreger, die ein unbedingtes Erfordernis ist (s. Abb. 45).

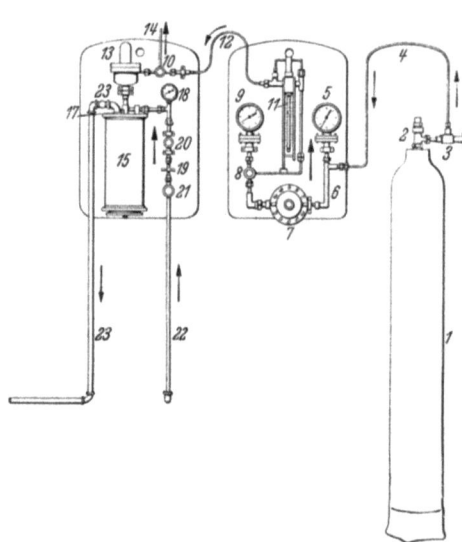

Abb. 45. Chlorapparat nach ORNSTEIN. 1 Chlorflasche; 2 Flaschenventil; 3 Anschlußventil; 4 Gaszuleitung; 5 Hochdruckmanometer; 6 Filter; 7 Reduzierventil; 8 Einstellventil; 9 Niederdruckmanometer; 10 Abblaseventil; 11 Chlormengenmesser; 12 Verbindungsleitung; 13 Rückschlagventil; 14 Abblaseleitung; 15 Mischglas; 17 Strahldüse; 18 Wassermanometer; 19 Wassereinstellventil; 20 Wasserreduzierventil; 21 Schmutzfänger; 22 Wasserzuleitung; 23 Chlorlösungsleitung.

Die *Chlorbestimmung* wird am einfachsten colorimetrisch durch Zugabe von Orto-Tolidin zu einer bestimmten Wassermenge vorgenommen. Die hierbei entstehende Gelbfärbung wird mit Kontrollröhrchen bekannter Chlorkonzentrationen oder mit entsprechend gefärbten Glasscheiben, z. B. im HELLIGE-Komparator, verglichen.

Weitere Desinfektionsmöglichkeiten ergeben sich durch die Versilberung (Katadyn-, Elektro-Katadynverfahren, evtl. in Verbindung mit Chlorung) oder Ozonisierung. Sie haben den Vorteil des Wegfalls der Chlorbelästigung, stellen sich aber meist teurer und sind in ihrer Wirkung umstritten.

Die Mitarbeit des Hygienikers erstreckt sich jedoch nicht nur auf die Fragen der Desinfektion. Im Verein mit dem Wasserbiologen und Techniker muß das *Algenwachstum* bekämpft werden, eine der schwierigsten Aufgaben in Freischwimmbecken. Diese Mikroorganismen vermehren sich, wenn ihre Sporen durch den Wind in das Wasser geweht werden, in kurzer Zeit, setzen sich an Wänden und Treppen ab, wo sie nicht nur unästhetisch wirken, sondern durch ihre gallertiges Wachstum zu Unfällen durch Ausgleiten führen können.

Für die *Algenbekämpfung* bewährt sich die Kupferung des Wassers durch Zugabe von Kupfersulfat. Im allgemeinen werden Kupfermengen von 0,2 bis 1,6 g je 1 m³ benötigt, die für den Menschen und da, wo das Badewasser in Bäche abgeleitet wird, auch für Fische unschädlich sind. Da das handelsübliche Kupfersulfat etwa 25% Kupfer enthält, entspricht ein Zusatz von 1,6 g je 1 m³ einer Kupfermenge von 0,4 g. Durch das Zusammenwirken von Chlor und Kupfer wird die Wirkung verstärkt. Jedoch passen sich die Algen im Verlauf von mehreren Jahren den Kupferkonzentrationen an und erzwingen so ihre Erhöhung oder zusätzliche andere Bekämpfungsmaßnahmen. Kupferhaltige Anstriche der Beckenwände sorgen für weitere Verminderung des Algenwachstums. Eine weitere Methode ist die Algenbekämpfung durch Entzug der im Wasser und in den Härtebildnern vorhandenen assimilierbaren Kohlensäure. Dies wird durch die Behandlung des Wassers mit Kalkpräparaten zum Teil nicht bekannter Zusammensetzung, z. B. mit dem Petunia-Verfahren, erzielt. Es bewährt sich ebenfalls gut.

Als zusätzliches Verfahren zur Entfernung von Bakterien, aber auch von den in großer Zahl vorhandenen makroskopischen Schwebestoffen tritt die *Umwälzung* und *Filterung* des Badewassers. Dieses wird an der tiefsten Stelle des Beckens abgesaugt, auf Sandfilter geleitet und nach Chlorierung wieder in das Becken zurückgedrückt.

Schrifttum.

BEGER, H.: Leitfaden der Brunnenhygiene. Berlin 1947. — Trinkwasseruntersuchung, Berlin 1947. — BEGER, H., NOLTE u. SPLITTGERBER: Untersuchung des Wassers. In ABDERHALDENS Handbuch der biologischen Arbeitsmethoden. Berlin 1931. — BÜRGER, B.: Hygiene der Wasserversorgung. In FLÜGGES Grundriß der Hygiene. Berlin 1940. — BÜRGERS, TH. J.: Wasserhygiene. In Naturforschung und Medizin in Deutschland 1939—1946. — GÄRTNER, A.: Die Hygiene des Wassers. Braunschweig 1915. — HEY, R.: Hygienische Richtlinien für die Trinkwasserversorgung. Jena 1947. — KAMPE, R.: Hydrologie mit besonderer Berücksichtigung der Mineralquellen. Berlin 1940. — KÖHNE, W.: Grundwasserkunde. Stuttgart 1948. — IMHOFF, K.: Die Wiederverwendung städtischer Abwasser. Mit Bemerkungen von Prof. Dr. ABEL, Jena. Gesundh.-Ing. 1931. — KLUT-OLSZEWSKI: Untersuchung des Wassers an Ort und Stelle. Berlin 1943. — KRUSE, H.: Wasser. Hannover 1949. — KRUSE, H.: Das Membranfilter in der Wasserbakteriologie. Gesundh.-Ing. 1949. — PRINZ, E. u. R. KAMPE: Handbuch der Hydrologie. Berlin 1934. — SIERP, F.: Technologie des Wassers. Berlin 1939. — SPITTA, O.: Zur Geschichte der Trinkwasserchlorung. Berlin 1928. — SPITTA, O., u. W. OLSZEWSKI: Beurteilung des Trink- und Brauchwassers. In Handbuch der Lebensmittelchemie, Bd. VIII. Berlin 1940 — STÄPFLE, K. u. P. HOFFMANN: Die Methoden der Wohnungshygiene. In ABDERHALDENS Handbuch der biologischen Arbeitsmethoden, Abt. IV, Teil 11, H. 4. 1934. — WEIDNER, H.: Taschenbuch der Trinkwasseruntersuchung. Leipzig 1947. — Water supplies in the field. (Notes for medical officers.) Melbourne: McCarron, Bird u. Co.

Zeitschriften.

Americ. Waterworks Association 1943. — Manual recommended, water sanitation practice. — Archiv für Wasserwirtschaft. — Deutsche Wasserwirtschaft. — Gas- und Wasserfachmann. — Vom Wasser. — Wasser und Boden.

Archiv für Hygiene: ANTON [1942], GÄRTNER, H. [1942], KEIM [1943], KISSKALT [1939, 1940], KNORR u. MUSELMANN [1940], KNORR u. POPP [1943], NACHTIGALL u. GRILL [1943], RABL u. KNORR [1942], RAUCH [1942], ROELCKE [1940, 1942], STEUER [1943].

Gesundheitsingenieur: BÉRGOLTE [1943], HERTER [1942], HOLLER [1940], KATHE [1941], KONRICH [1941], MÖLL [1942], SCHNEIDER [1941], SPITTA [1932, 1940], WELDERT [1941].

Ernährung.

Nur durch eine Ernährung, die eingestellt ist auf die körperlichen Voraussetzungen des Individuums und die Umweltumstände, unter denen es leben, sich entwickeln und schaffen muß, können seine Reaktionsnormen, sein Genotypus, das Entstehen des bestmöglichen Phänotypus verwirklichen und dessen

Erhaltung auf der Höhe der Erscheinungsform in jeder seiner Lebensphasen sichern. Das ist der Sinn des Wortes erfahrener Tierzüchter: „Die halbe Rasse geht durchs Maul!" Es gilt auch für den Menschen, nur bei ihm nicht mit einem einseitigen Leistungsziel, sondern mit dem einer leibseelischen Harmonie.

Erfüllt ist diese Forderung der Physiologie, der Psychologie und Hygiene nur für einen Bruchteil der Menschheit. Gesundheit und Arbeitsfähigkeit sichern sich Hunderte von Millionen der Menschen mit dem Minimum an Ernährung, das sie unter den Bedingungen ihrer Umwelt, ihres Klimas und seiner Bodenverhältnisse, ihres Reichtums an tierischen Nahrungsquellen zu gewinnen oder zu erzeugen imstande oder gewillt sind. Was sie aber mit diesem Genügenehmen mit dem unerläßlich Notwendigen für die Durchschnittsentwicklung und Erhaltung nicht erreichen, ist die Entfaltung aller körperlichen und seelischen Möglichkeiten, für die sie begabt sind, und die Sicherung gegen alle Gefahren, die jedes Unterschreiten dieses Minimums heraufbeschwört. Ihnen fehlen bei den engen Grenzen ihres Nahrungsspielraums die körperlichen Reserven. Eine nur geringe Einengung dieser Grenzen bringt ihnen unvermeidlichen Niedergang, Siechtum, auch den Tod.

Jeder Fortschritt und Aufstieg der Menschheit zu höheren Formen kulturellen Lebens ist verknüpft gewesen mit der *Sicherung und Konservierung von Nahrungsmitteln*. Nur dadurch war der Mensch imstande, aus engem geographischen Bezirk heraus Besitz zu ergreifen von fast allen Klimaten der Erde und in ihnen zu siedeln, auch dort, wo nur eine „Domus" mit künstlichem Klima ihm die Erhaltung des Lebens erlaubte und monatelang die Erde keine Frucht trägt. Nur dadurch schuf er sich die Voraussetzung, in größeren Verbänden auf engem Raum zusammenzuleben und damit ein „ξῷον πολιτιϰόν" zu werden, daß er voraussehend erlernte, Nahrung für Zeiten ohne Ernte, Jagd und Fang oder Zuchtgewinn zu speichern, zu bewahren und durch Handel und Verkehr Lebensmittel gegen andere Waren einzutauschen.

Zwar haben schon in den primitivsten Kulturen und in allen Zonen und Zeiten die Menschen geflochtene oder tönerne Gefäße, Gestelle und Speicher erfunden, um ihre Früchte und Kornvorräte, ihre Ährenbüschel und Maiskolben gegen Verderbnis und Schädlinge zu schützen. Was heute chemische Gifte leisten, wußte die vorchemische Zeit zu erreichen durch sorgfältiges Trocknen und Lüften und durch den Schutz der Speicher durch Vorrichtungen, die den Nagern das Eindringen verwehrten.

Dennoch brachte jede verunglückte Ernte und jede Viehseuche die Gefahr der Hungersnot, solange nicht ein modernes Verkehrswesen die rasche Überführung der Vorräte über große Abstände erlaubte. Noch in den beiden letzten Jahrzehnten wurde Rußland von großen Hungersnöten heimgesucht. Die verkehrsarmen Weiten Asiens leben noch heute unter dieser Gefahr.

Zur Bewahrung von Fleisch waren Trocknen, Dörren, Pressen, Räuchern, Einsalzen, Pökeln die in stetiger Folge sich entwickelnden Methoden, mit denen der Mensch sich bemühte, tierische Eiweißnahrung, Warmblüterfleisch und Fisch zu Dauerware zu machen. Alle diese Arbeitsweisen, technisch bis ins Äußerste verfeinert — Milch und Ei zu Trockenpulver verarbeitet —, werden noch heute geübt. Den größten Fortschritt aber stellte es dar, als Fleisch, Gemüse und Obst in Metallbüchsen durch Hitze haltbar gemacht werden konnten. Die Konservenindustrie hat eine kaum zu überbietende Verfeinerung erfahren in bezug auf die Erhaltung des physiologischen Wertes der Nahrung und ihrer Sicherung gegen gefahrvolle Zersetzung. Die Haltbarkeit der meisten Konserven ist unbegrenzt. Ihrem Transport um die ganze Erde hin steht nichts im Wege.

Und schon ist durch die moderne Technik das Bewahren von Lebensmitteln über das Lagern auf natürlichem oder künstlichem Eis weiter entwickelt worden zum Gefrieren, zum Speichern in Kühlschränken und Kühlräumen bis schließlich zur Tieffrostung durch so rasche und tiefe Erniedrigung der Temperatur, daß Geschmack und physiologischer Wert fast vollständig erhalten bleiben.

Kühlschiffe befördern Fleisch aus Viehzuchtländern über die Ozeane, Kühlwagen der Bahnen oder des Autoverkehrs verteilen Seefische bis tief ins Binnenland und machen sie so zu einem Volksnahrungsmittel.

Errichtete nicht die Menschheit immer aufs neue Zollbarrieren und politische Grenzen in Frieden oder Krieg, wäre nicht die Nahrung ein Objekt wirtschaftlicher Spekulation, kein Mensch brauchte heute im Zeitalter des Verkehrs und der Nahrungsmittelkonservierung mehr Mangel zu leiden.

Krieg, Hunger und Tod, die Reiter der Apokalypse, reiten noch heute vereint. Sicherheit gegen Hungersnöte und das mit ihnen verbundene Hereinbrechen von Seuchen haben nur Kulturländer sich zu schaffen vermocht. Aber auch in ihnen lassen politische Katastrophen die in Friedenszeiten gesicherte Organisation der Erzeugung und Verteilung der Nahrungsstoffe zusammenbrechen. In Deutschland hat in den Jahren von 1917—19 und wiederum nach 1945 die Einengung seines Nahrungsspielraums in der Zunahme der Tuberkulosesterblichkeit ihren Ausdruck gefunden.

Erst in solchen Zeiten besinnt sich die Gesellschaft auf die Lehren der Ernährungsphysiologie und versucht, mit dem gebliebenen und noch zur Verfügung stehenden Bestand an Nahrungsstoffen in sinnvoller Planung die heranwachsende Generation vor Entwicklungsschäden, die erwachsenen Altersklassen vor Schädigung ihrer Gesundheit und Absinken ihrer Leistungsfähigkeit zu bewahren.

Der Maßstab, der diesen Planungen zugrunde liegt, ist die *Calorie*. Die Verbrennungswerte der *Grundnahrungsstoffe Eiweiß, Kohlenhydrate und Fette* werden dabei für das Gramm mit 4,1, 4,1 und 9,3 Cal. in Rechnung gestellt. Vorausgesetzt wird dabei, daß diese Grundnahrungsstoffe die notwendigen *Nahrungsbausteine*, von denen 35 angenommen werden, enthalten, mehrere Zucker, mehrere Aminosäuren und Fettsäuren. Dazu sollen in ihnen einige Ergänzungsstoffe, die Vitamine, und 14 Elemente, Na, Ca, K, P, Mg, Mn, F, Fe, Cu, Co, J, Cl, S, Zn, in der Form ihrer anorganischen Salze enthalten sein. Von diesen Elementen darf vor allem *Calcium* in ausreichender Menge, 800—1000 mg, in der Nahrung des Erwachsenen nicht fehlen. Die Gefahr eines Kalkmangels und damit einer unzulässig hohen Beanspruchung der Kalkdepots im Körperskelet besteht besonders bei zu geringer Zufuhr von Milch. Die Behebung von Hungerödem auf Grund von Eiweißmangel kann am leichtesten durch reichliche Milchgaben erfolgen.

Je variierter die Zusammensetzung aus ihren Bausteinen, um so geringer die Wahrscheinlichkeit des Auftretens von Mangelerscheinungen, vorausgesetzt, daß der Gesamtbedarf an Verbrennungswerten gedeckt ist. Ohne Schädigungen haben in normalen Zeiten die Kulturvölker sich ernährt, ehe man von Vitaminen etwas wußte.

Es ist aber eine ungeheure Selbsttäuschung, anzunehmen, die Berechnung des Nahrungsmittelbedarfs könne sich allein auf eine Calorienbestimmung stützen (s. Tab. 2). Nur so viel mag richtig sein, daß für den Bedarf des erwachsenen ruhenden Europäers ein *Grundumsatzbedarf* von 1600 Cal. angenommen wird und hierzu je nach der Arbeitsleistung und je nach der Schwere der Arbeit ein Zuschlag von 800—2000 Cal. gefordert wird, ja daß bei schwerster Arbeit erfahrungsgemäß ein Bedarf bis zu 5000 Cal. und mehr eintreten kann.

Tabelle 2. *Nahrungsmitteltabelle*

(Gehalt an Eiweiß, Fett, Kohlenhydraten, Calorien)[1].

100 g enthalten	g Eiweiß	g Fett	g Kohlenhydrate	Calorien
Fleisch:				
Rindfleisch, mager	20,6	3,5	0,6	120
mittelfett	19,9	7,8	0,4	156
fett	18,9	24,5	0,3	307
Hackfleisch	18,2	9,1	0,8	163
Kalbfleisch, mager	21,7	3,1	0,5	120
mittelfett	20,5	6,8	0,4	149
Schweinefleisch, mager	20,1	6,3	0,4	143
fett	15,1	35,0	0,3	389
Schaffleisch, mager	19,9	6,4	0,4	143
fett (Hammel)	17,0	28,4	0,3	335
Kalbshirn	9,0	8,6	—	117
Kalbsbries	28,0	0,4	—	119
Zunge	15,7	17,6	0,1	229
Leber	19,9	3,7	3,3	130
Niere	18,4	4,5	0,4	119
Knochenmark	3,2	89,9	—	849
Schinken	25,0	35,0	—	428
Speck, geräuchert	9,0	78,8	—	770
Corned beef	23,8	11,8	1,6	214
Wurstwaren:				
Dauerwurst	23,9	45,9	—	525
Frankfurter Wurst	12,5	39,1	2,5	425
Mettwurst	19,0	40,8	—	457
Blutwurst	10,0	10,0	20,0	220
Leberwurst	13,0	25,0	12,0	336
Wild:				
Reh	20,8	1,9	0,4	105
Hase (118 g[2])	23,0	1,1	0,5	107
Wildschwein (Keule)	21,6	2,4	0,4	113
Geflügel:				
Huhn (118 g)	20,0	4,5	—	125
Gans (114 g)	22,2	30,0	—	345
Ente (116 g)	21,0	5,0	—	132
Poularde (118 g)	19,3	9,3	0,4	167
Taube (133 g)	22,1	1,0	0,5	102
Fasan	22,3	1,9	0,5	111
Krammetsvogel (122 g)	22,2	1,8	0,5	110
Rebhuhn (122 g)	24,3	1,4	0,5	115
Wildente (119 g)	22,7	3,1	0,5	124
Gänsebrust	21,5	31,5	1,2	386
Gänseleberpastete	14,4	43,5	1,9	471
Gans, bratfertig (112 g)	14,0	26,0	—	299
Fische (Fleisch frisch):				
Flußaal (133 g)	12,2	27,5	—	306
Felchen	18,0	3,2	—	104
Hering (215 g)	15,5	7,6	—	134
Karpfen	19,8	1,9	—	99
Rheinsalm (155 g)	21,1	15,5	—	231
Seelachs (135 g)	15,4	5,8	—	117
Barsch (158 g)	18,9	0,7	—	84

[1] Nach SCHALL u. HEISLER: Nahrungsmitteltabelle, 8. Aufl. Leipzig: Curt Kabitzsch.

[2] Die g-Zahlen in Klammern sind die Mengen, die von abfallhaltigen Nahrungsmitteln genommen werden müssen, um 100 g genießbare Substanz zu erhalten.

Tabelle 2 (Fortsetzung).

100 g enthalten	g Eiweiß	g Fett	g Kohlen-hydrate	Calorien
Fische (Fleisch frisch):				
Flunder (232 g)	14,0	0,7	—	64
Bachforelle (196 g)	19,2	2,1	—	98
Hecht (183 g)	18,4	0,5	—	80
Dorsch (217 g)	16,0	0,3	—	68
Rotzunge (146 g)	16,0	1,0	0,7	78
Schellfisch (148 g)	16,9	0,3	—	71
Schlei (263 g)	17,5	0,4	—	76
Seezunge	14,6	0,5	—	65
Fischdauerwaren **(geräuchert, gesalzen, mariniert):**				
Aal (188 g)	18,7	27,7	1,0	338
Bückling (159 g)	20,7	9,6	—	174
Flunder (208 g)	23,1	1,3	—	107
Neunauge	20,2	25,6	1,6	328
Sprotten (173 g)	21,8	16,6	0,8	247
Pökelhering (146 g)	20,2	16,7	1,3	244
Matjeshering (124 g)	19,5	9,2	—	166
Ölsardinen (127 g)	23,9	14,4	1,3	237
Kaviar, russ.	37,1	15,8	2,1	308
Schaltiere:				
Austern	9,0	2,0	6,5	82
Flußkrebs, Fleisch	16,0	0,5	1,0	74
Hummer, Fleisch (260 g)	14,5	1,8	0,1	77
Weinbergschnecke	16,3	1,4	0,5	82
Froschschenkel, eingelegt	24,2	0,9	2,9	120
Milch und Milcherzeugnisse:				
Kuhmilch	3,4	3,6	4,8	67
Ziegenmilch	3,6	3,9	4,7	70
Sahne	3,5	20,0	3,5	215
Buttermilch	3,7	0,7	3,7	37
Schlagsahne	2,7	30,0	3,0	302
Joghurt, einfach	3,3	2,8	3,9	56
Kefir (Kuhmilch)	3,1	3,1	2,7	60
Kumys (Kuhmilch)	3,1	3,2	2,3	60
Käse:				
Rahmkäse	16,0	37,0	1,7	415
Gervais	13,5	37,6	1,7	412
Camembert (Fettkäse)	18,8	22,8	1,7	292
Edamer (Fettkäse)	25,7	28,1	3,5	381
Emmentaler	27,4	32,3	2,5	423
Tilsiter	26,2	27,3	1,5	368
Camembert (halbfett)	22,0	11,6	4,4	216
Edamer (halbfett)	32,5	15,1	3,1	286
Limburger	26,7	11,5	4,1	233
Parmesan	36,1	27,5	4,3	421
Quark, frisch	17,2	1,2	4,0	98
Eier:				
1 Hühnerei (= etwa 50 g)	5,6	5,3	0,3	74
1 Eidotter (= 15,5 g)	2,5	4,9	0,04	57
1 Eiweiß (= 29,5 g)	3,8	—	0,2	16
1 Kibitzei (= 22,5 g)	2,4	2,6	—	34
Fette und Öle:				
Butter (Süßrahm)	0,7	83,7	0,8	785
Schweineschmalz	0,3	99,5	—	925
Rindertalg	0,5	98,2	—	915

Tabelle 2 (Fortsetzung).

100 g enthalten	g Eiweiß	g Fett	g Kohlenhydrate	Calorien
Fette und Öle:				
Lebertran	—	99,8	—	928
Margarine	0,5	84,6	0,4	791
Cocosfett, Palmin.	—	99,8	—	928
Olivenöl	—	99,4	0,2	925
Mehle:				
Weizenmehl, fein	10,7	1,1	74,7	360
Roggenmehl, fein	5,5	0,4	80,6	357
Maismehl (Maizena, Mondamin)	1,2	—	85,1	358
Reis (Kochreis), poliert	7,9	0,5	77,8	356
Grünkern	11,6	2,7	67,0	347
Grieß	11,0	2,5	72,0	364
Hafergrütze	13,4	5,9	67,0	485
Sago (Kartoffel)	0,9	0,1	80,7	335
Sago, echter	2,2	—	81,5	343
Tapioka	0,7	0,2	84,4	351
Backwaren:				
Weißbrot	8,0	0,5	50,0	245
Schwarzbrot	8,0	1,0	45,0	225
Graham-, Schrotbrot	8,1	0,9	51,0	251
Simonsbrot.	6,0	0,9	50,0	238
Pumpernickel.	6,5	0,6	48,3	230
Zwieback (Weizen)	9,9	2,6	75,5	374
Haferzwieback, Keks	8,6	10,4	66,7	406
Blätterteig	6,4	35,1	50,1	558
Stollen.	8,3	19,0	47,1	404
Honigkuchen	6,2	1,1	76,2	348
Diabetikerbrote:				
Luftbrot Theinhardt	62,5	0,7	25,8	411
Aleuronatbrot	12,0	0,9	45,2	248
Stübers Brot (Gumpert).	26,5	9,85	26,35	308
Mandelbrot (Fritz)	14,0	25,6	22,5	390
Kakao und Produkte, Honig:				
Puderkakao	22,3	26,5	31,0	465
stärker entfettet	26,6	13,2	37,3	385
Schokolade.	5,5	20,0	70,0	500
Honig	0,4	0	81,0	334
Hülsenfrüchte:				
Linsen.	26,0	1,9	52,8	341
Gelbe Erbsen.	23,4	1,9	52,7	330
Weiße Bohnen	25,7	1,7	47,3	315
Garten-(Feuer)bohne	23,7	2,0	56,1	346
Sojabohne	33,7	19,2	27,1	428
Erbswurst	16,4	34,0	32,4	516
Knollengewächse:				
Kartoffeln (ohne Schalen)	2,0		20,0	90
Topinambur	1,9	0,2	16,4	77
Stachys	2,7	0,1	16,6	80
Hartschalenobst (ohne Schale):				
Erdnuß (133 g)	27,5	44,5	15,7	591
Haselnuß, trocken (200 g)	17,4	62,6	7,2	682
Walnuß, trocken (250 g)	16,7	58,5	13,0	666
Kastanien, frisch (120 g)	6,1	4,1	39,7	226
Mandeln, trocken (178 g)	21,4	53,2	13,2	637

Tabelle 2 (Fortsetzung).

100 g enthalten	g Eiweiß	g Fett	g Kohlen-hydrate	Calorien
Obst (frisch):		g Frucht-säuren		
Fruchtfleisch, Äpfel (108 g)	0,4	0,65	13,3	59
Birnen (104,5 g)	0,4	0,27	13,6	59
Kirschen, süß (106 g)	0,8	0,68	16,0	72
Mirabellen (106 g)	0,8	0,88	16,4	74
Pfirsiche (107 g)	0,5	0,81	14,2	64
Pflaumen (106 g)	0,8	0,95	16,8	76
Ananas (159 g)	0,5	0,67	13,9	62
Apfelsinen, Orangen (141 g)	0,8	1,35	12,6	61
Bananen (147 g)	1,3	0,38	22,8	100
Mandarinen (158 g)	0,8	1,42	8,5	44
Oliven (113 g)	3,2	39,6	8,6	417
Beerenobst:				
Gartenerdbeere	1,3	1,84	7,8	45
Walderdbeere	1,2	1,76	4,7	31
Johannisbeeren	1,3	2,35	7,5	46
Weintrauben	0,7	0,77	17,7	79
Kürbis	1,1	0,1	6,5	32
Melonen	0,8	0,1	6,4	30
Tomaten (117 g)	1,0	0,2	4,0	26
Gemüse (frisch):		g Fett		
Kohlrabi (146 g)	2,5	0,2	5,9	36
Sellerie (159 g)	1,4	0,3	8,8	45
Mohrrüben (136 g)	1,2	0,3	9,1	45
Rote Rüben (127 g)	1,3	0,1	6,8	34
Teltower Rübchen (215 g)	3,5	0,1	11,3	62
Schwarzwurzel	1,0	0,5	14,8	69
Spargel geschält (20% Abfall auf dem Teller)	1,6	0,1	1,7	14
Rhabarber, geschält (129 g)	0,7	0,1	3,0	16
Spinat (127 g)	2,3	0,3	1,8	20
Kopfsalat (163 g)	1,4	0,3	1,9	16
Blumenkohl (162 g)	2,5	0,3	4,6	32
Grünkohl (223 g)	4,9	0,9	10,3	71
Rosenkohl (119 g)	5,3	0,5	6,7	54
Rotkohl (126 g)	1,7	0,2	4,8	29
Weißkohl (130 g)	1,5	0,2	4,2	25
Wirsing (140 g)	2,7	0,5	5,0	36
Grüne Erbsen (250 g)	6,6	0,5	12,4	83
Schnittbohnen (104 g)	2,6	0,2	6,3	38
Wachsbohnen (104 g)	1,8	0,2	3,9	35
Pilze:				
Champignon	4,9	0,2	3,6	33
Morchel	3,3	0,4	4,5	36
Pfefferlinge	2,6	0,4	3,8	30
Steinpilz	5,4	0,4	5,1	47
Hefe, frisch gepreßt	16,2	1,3	5,5	101
Nährhefe	55,5	3,2	25,4	362

100 g enthalten	g Alkohol	g Zucker	Calorien
Getränke:			
Apfelwein	4,7	0,6	43
Johannisbeerwein, süß	11,2	7,4	110
Weißwein, deutscher	7,5	0,1	60
Rheinwein	8,1	0,23	65

Tabelle 2 (Fortsetzung).

100 g enthalten	g Alkohol	g Zucker	Calorien
Getränke:			
Bordeaux	8,2	0,23	66
Tiroler Rotwein	9,0	—	71
Madeira	14,4	3,0	118
Malaga	12,6	18,3	163
Portwein	16,2	6,0	141
Sherry	16,1	2,4	127
Champagner, trocken	10,4	0,53	81
süß	9,5	10,95	110
Kognac.	48,0	—	336
Rum.	53,0	—	371
Whisky.	49,0	—	343
Benediktiner	38,5	32,6	403
Kümmel	24,8	31,2	302
Sherry Brandy	25,5	19,3	258
Biere:		g Kohlen-hydrate	
Lagerbier.	3,7	4,3	48
Münchener Export	4,3	5,0	57
Hofbräu	3,9	5,9	55
Bockbier	4,6	6,9	66
Kulmbacher	4,8	4,9	59
Pilsener Urquell.	3,6	4,6	46
Schultheiß Märzen.	4,1	4,7	51
Ale	5,3	2,9	62
Porter	5,2	5,1	69
Malzextraktbier	3,7	9,8	74

Nur bei Bewältigung großer Mengen kohlenhydratreicher Nahrung kann ein solches Caloriensoll erreicht werden, so etwa bei den reisessenden und überwiegend Getreide und mehlhaltige Knollen genießenden Völkern der Tropenzone. Gerade diese Völker aber sind es, die dauernd nahe der Gefahrenzone des Zusammenbruchs ihres körperlichen Gleichgewichts leben. Denn jene Calorienzahlen haben nur Sinn und Gültigkeit, wenn innerhalb ihrer Summenzahlen die äquivalenten Calorienzahlen von 1—1,5 g Eiweiß auf 1 kg Körpergewicht des Erwachsenen, d. h. etwa 70—80 g Eiweiß eingesetzt werden können, wovon die Hälfte hochwertiges tierisches Eiweiß sein soll. Dieser Eiweißbedarf kann durch keine noch so hohen Fett- oder Kohlenhydratgaben ersetzt werden. Wenn der „Volleistungswert" (LANG) der Eiweißzufuhr nicht erreicht wird, so sinkt die Arbeitsleistung. Enthalten muß die Summenzahl ferner den äquivalenten Calorienanteil von 30—70 g Fett, wobei Minimalwerte nur angenommen werden dürfen, wenn gute, natürliche Fette zu Gebote stehen. Zwar können Kohlenhydrate und Fette sich gegenseitig vertreten. Wieweit aber der Fettgehalt der Nahrung eingeschränkt werden kann, ist noch nicht entschieden. Senkungen, wie sie die Nachkriegszeiten in Deutschland gebracht haben, waren mit der Erhaltung des körperlichen Gleichgewichts nicht mehr vereinbar. Angenommen wird auch, daß die Leistungen des Zentralnervensystems in hohem Maße von ausreichender Fettzufuhr abhängen, ebenso auch die Abwehr von Infektionen.

Dieses rohe Schema erfährt im Leben der Völker und jedes einzelnen Volkes zahllose Abwandlungen, sowohl nach der Seite der Quantität wie der Qualität, unter dem Einfluß der Gesamtlebenslage, wirtschaftlicher Tatsachen und der Ernährungstradition, ebenso aber auch der individuellen Lebenshaltung und nicht zum wenigsten der Konstitution. Selektionsvorgänge haben zum Entstehen von Rassen geführt, die, anatomisch nachweisbar, durch die Länge ihres Verdauungskanals befähigter sind zur Verarbeitung großer Mengen von Kohlenhydraten als andere (Japaner). Innerhalb ein und derselben Population lehrt die tägliche Erfahrung, daß es gute und schlechte Futterverwerter gibt.

Ein besonders eindrucksvolles Beispiel sind die tiefgreifenden Unterschiede zwischen der Ernährungsweise des Eingeborenen und des Europäers in warmen Ländern. Der dem Klima angepaßte Eingeborene genießt mangels ausreichender Eiweiß- und Fettnahrung große Mengen von Kohlenhydraten, mitunter nur mangelhafter Qualität, und steht dennoch dauernd an der Grenze des Ernährungsminimums. Der Europäer stellt sich in dem ihm artfremden Klima auf eine möglichst wenig magenfüllende, gehaltvolle Nahrung mit reichlichem Eiweißanteil ein und sucht, um eine ihm hinderliche, zu starke innere Verbrennung einzuschränken, den Fettanteil seiner Nahrung auf einem Minimum zu halten. Instinktmäßig lehnt er Fett in reiner, besonders in flüssiger Form ab.

In diesem Verhalten des Europäers in den Tropen, seiner physiologisch zu nennenden Appetitlosigkeit — physiologisch, weil sie nicht zu Schäden Anlaß geben muß — äußert sich ein natürlicher Instinkt des Menschen, der innerhalb der zivilisierten Lebenshaltung sich schon längst nicht mehr mit Hunger oder Durst als natürlichen Regulatoren auswirkt, sondern durch Ernährungssitten und durch nach den Tagesstunden geregelte Essenszeiten ersetzt ist. Eine andersartige Äußerung instinktmäßigen Handelns ist es, wenn Polarvölker dem Magen frisch geschlachteter Renntiere die von diesen gefressenen Kräuter, Moose und Flechten entnehmen und damit ihren Bedarf an vitaminreicher Nahrung decken.

Das Kind bedarf infolge seiner relativ großen Körperoberfläche im Verhältnis zu seinem Gewicht zur Erhaltung seines thermischen Gleichgewichtes und darüber hinaus zum Aufbau seines Körpers einer stärkeren Nahrungszufuhr auf die Körpergewichtseinheit. Bei Frauen soll bei ihrem geringeren Gewicht und ihrer geringeren Muskelentwicklung der Nahrungsbedarf, gemessen an dem der Männer gleicher Rasse, geringer sein.

Der Einfluß der Ernährung auf die geistige Tätigkeit liegt wie diese selbst nicht im Bereich der Quantität, sondern dem der Qualität. Zwar haben Versuche von RANKE gezeigt, daß reichliche Eiweißzulagen keinen Einfluß auf die Leistungsfähigkeit haben. Aber die Erhöhung der Eiweißzufuhr bewirkt eine ausgesprochene Erhöhung der Leistungsfreude und verringert die Ermüdbarkeit.

Hinsichtlich der Eiweißzufuhr ist wohl zu beachten, daß der Körper seiner nicht nur zu energetischen Aufgaben bedarf, sondern daß die Zufuhr von Eiweiß unentbehrlich ist für die dauernd sich vollziehende *Zellmauserung* und den Aufbau von Hormonen, Fermenten, Immunkörpern, eiweißhaltigen Sekreten. Fehlt die erforderliche Zufuhr von Eiweiß, so greift der Körper seine Proteinreserve an.

Der biologische Wert von pflanzlichem Eiweiß liegt unter dem von tierischem Eiweiß warmblütiger Tiere. Unter ihm liegt auch der Wert von Fischeiweiß. Doch bestehen auf diesem Arbeitsgebiet der Physiologie noch erhebliche Widersprüche der Bestimmungen. Unterschiede der Ausnutzbarkeit scheinen dabei eine Rolle zu spielen. Sie ist bei Leguminosen und anderen vegetabilischen Nahrungsmitteln ungünstiger als bei animalischen. Die nur geringe Fähigkeit des menschlichen Darms, Cellulose durch Cellulasen der Darmbakterien abzubauen, wirkt dabei ungünstig mit. Daher ist die Möglichkeit, hochwertiges tierisches Eiweiß durch biologisch wertvolle pflanzliche Proteine zu ersetzen, begrenzt. Nährhefepräparate, wie z. B. mittels Torula utilis hergestellte Holzzuckerhefepräparate, sind arm an Cystin, zu reich an Purinkörpern. Nur Mengen von 10—20 g am Tage können unbedenklich genossen werden. Angenommen wird aber, daß das Eiweiß der Sojabohne selbst bei langdauerndem Genuß die Hälfte des Bedarfs an tierischem Eiweiß decken kann.

Ausdruck einer schweren Eiweißverarmung des Körpers ist das Hungerödem.

Über die spezifisch-dynamische Wirkung bestimmter Aminosäuren ist die Forschung noch im Fluß, ebenso über den Wert oder Unwert des sog. Heilfastens.

Die Fettlücke Deutschlands schon vor dem letzten Kriege, während seines Ablaufs und nach seiner Beendigung hat zu sorgfältigen Untersuchungen Anlaß gegeben über den biologischen Wert verschiedener, besonders pflanzlicher Fette.

Raffinierte Fette sind zum Teil hochwertiger als rohe Öle, zum Teil ist es aber auch umgekehrt. Als am geringwertigsten erwies sich Sonnenblumenöl. In jahrelang durchgeführten Versuchsreihen wurden synthetische Fette auf ihren Ernährungswert geprüft. Die zunächst veröffentlichten Berichte lauteten günstig. Verdaulichkeit, Resorbierbarkeit und Ausnutzung seien gut. Es entständen keine abnormen Stoffwechselprodukte und die Haltbarkeit sei infolge des Fehlens ungesättigter Fettsäuren und der Abwesenheit von Eiweiß vorzüglich. Nach dem Kriege lauteten die Veröffentlichungen anders. Die Resorption der Kunstfette war im Tierversuch geringer. Bei Einnahme von 150 g am Tage stellten sich beim Menschen Störungen des Wohlbefindens ein. Größere Tagessätze erwiesen sich als gänzlich unverträglich. Bei starker körperlicher Belastung, etwa beim Skilauf und bei Bergtouren, sank bei Verzehr von 100—150 g Kunstfett die Leistungsfähigkeit erheblich und auch die Verträglichkeit war schlecht. Die Steigerung der Ausscheidung saurer Stoffwechselprodukte gibt zu Bedenken Anlaß (LANG). Ein Ersatz der natürlichen Fette für die Ernährung durch synthetische wird kaum erwartet werden können.

Jede fettarme Kost zwingt dazu, eine sehr voluminöse Nahrung aufzunehmen, deren Ausnutzung zudem durch Fettmangel verschlechtert wird. Sie ist daher unökonomisch. Mit zu geringen Fettgaben entbehrt der Mensch aber auch der ausreichenden Zufuhr der fettlöslichen Vitamine A und D. Der Mangel an Vitamin A äußert sich und ist unmittelbar feststellbar durch die Messung der Dunkeladaption, die rasch leidet. Ernster noch ist der Mangel an antirachitischem Vitamin D. Außer zur Entwicklung von Rachitis beim kindlichen Körper führt er beim Erwachsenen zum Auftreten von Osteoporosen.

Ein vielumstrittenes Problem ist die von Fanatikern vertretene Rohkost. Nach HEUPKE soll rohe Nahrung genau so gut ausgenutzt werden wie gekochte. Braten und Kochen steigern lediglich den Geschmackswert der Nahrung. Auch hier dürfte aber das letzte Wort noch nicht gesprochen sein. Eigenartig aber ist, daß die meisten Menschen eine halbwarme Nahrung ablehnen. Auch im übertragenen Sinne äußert sich diese Geschmacksrichtung: „Die aber lau sind, will ich ausspeien aus meinem Munde!"

Noch nicht entschieden ist, ob eine rein vegetarische Ernährung, also eine Ernährung auch ohne den Genuß von Eiern und Milch, auf die Dauer Erhaltung und Leistungsfähigkeit verbürgen kann.

Umstritten ist auch, wieviel Kochsalz ohne Bedenken täglich aufgenommen werden kann. Die tägliche Aufnahme von 10—15 g des in großen Mengen unzweifelhaft giftigen NaCl gilt als unbedenklich. In warmen Ländern aber müssen die Menschen weit größere Kochsalzmengen aufnehmen. Der Salzhunger tropischer Völker hat in der Geschichte Afrikas eine große Bedeutung gehabt. Auch der Europäer muß in den Tropen den durch den Schweiß verursachten Kochsalzverlust durch stärkere Kochsalzaufnahme ersetzen. Dort, aber ebenso auch bei Hitzearbeit im gemäßigten Klima, kann nur durch Aufnahme entsprechender Kochsalzmengen der Gefahr des Hitzekrampfs (s. S. 61) vorgebeugt werden.

Die erforderlichen Mengen an Calcium, Phosphorsäure und Eisen sind unter normalen Verhältnissen in unserer Nahrung enthalten, auch die Vitamine. Mangelkrankheiten, Skorbut, Beriberi, Pellagra, entstehen nur, wenn Menschen an den Grenzen des Ernährungsminimums einseitig ernährt sind und nun bestimmte vitaminreiche Komponenten ihrer Nahrung ausfallen, etwa durch eine Mißernte oder durch fehlerhafte Bereitung der Nahrung, durch Kochen, Waschen, Sterilisierung, mitunter auch lediglich durch zu lange Ablagerung von Nahrungsstoffen, wie Getreide und Hülsenfrüchten.

Zu einer vollen Entfaltung ihrer körperlichen und seelischen Anlagen können Rassen, Völker und Individuen nur gelangen, wenn ihre Ernährung nicht auf ein Minimum, sondern auf ein Optimum eingestellt ist, auf *ein Optimum an zweckmäßiger Ernährung*.

Dies *Optimum* ist *nicht gleichbedeutend mit einem Übermaß*. Die Erfahrungen der letzten Kriege haben in Deutschland gelehrt, daß zahllose Menschen, die sich gewohnheitsmäßig im Übermaß ernährten, unter dem Einfluß der Nahrungseinschränkung gesunder wurden und ihre Lebenserwartung sich erhöhte. Mit Recht rät VICTOR HAISER in seinem Buch „Du bist Dein Arzt" dazu, in höheren Lebensjahren den Körper von der Anstrengung der Verarbeitung unnötig großer Nahrungsmittelmengen durch Einschränkung der Mahlzeiten und Speisezahl zu entlasten. Sorgfältige Untersuchungen holländischer Forscher in Niederl.-Ostindien über Massenernährung haben gezeigt, daß durch eine qualitativ richtig zusammengestellte Nahrung nicht nur der Gesundheitszustand gehoben, sondern auch große Einsparungen an kostspieliger Quantität erreicht werden können (JANSEN und DONATH).

Innerhalb der europäischen Kulturwelt hat das 19. Jahrhundert unter dem Einfluß der großen Wandlungen in den Arbeits- und Lebensbedingungen einen dauernd zunehmenden Verzehr an hochwertigen Nahrungsmitteln, an kompendiöser Nahrung, gesehen, an Fett, Fleisch, Milch, Butter, Käse, Zucker und wertvollen Gemüsen, einen. Rückgang im Verbrauch von Getreideprodukten, Hülsenfrüchten und Kartoffeln, also an magenfüllenden Nahrungsstoffen. Noch im vorletzten Jahrzehnt stieg von 1932—37 in Deutschland der Fleischkonsum von 41,1 kg auf 45,9 kg im Jahr an. Trotz der hohen Steigerung der körperlichen und geistigen Beanspruchung durch die Industrialisierung trat keine Steigerung der Krankheitsanfälligkeit ein. Sowohl die Steigerung der Lebenserwartung, besonders aber die bis in die neueste Zeit festgestellte Zunahme der Körpergröße von Generation zu Generation werden wenigstens zum Teil auf diesen Wandel in den Ernährungsgewohnheiten und -möglichkeiten bezogen. Für geistige Höchstleistungen wird auch auf die Bedeutung einer verfeinerten Küche gegenüber der Einförmigkeit der Ernährung hingewiesen, wie sie sich auch heute noch vielfach auf dem Lande findet.

Aufgabe der Hygiene ist, für eine Bevölkerung bestimmter Rasse die unter den Umständen ihrer Umwelt zuträgliche Ernährungsart und Kostform festzustellen und beim Wechsel dieser Umstände neue Wege zu *zweckmäßiger* Ernährung zu suchen. Unter geordneten Verhältnissen liegt ihr ferner ob, die Nahrungsmittel auf ihre einwandfreie Herkunft und Beschaffenheit zu prüfen, Maßnahmen anzuraten und zu überwachen, die allen Gefahren vorbeugen, die durch Gifte, durch Parasiten, durch Verderbnis oder Verfälschung von Nahrungsstoffen ausgehen können.

Diese zweite Aufgabe findet ihre Grundlage in den Bestimmungen unserer hochentwickelten Lebensmittelgesetzgebung.

Milch.

Mit der Zucht seiner Haustiere gewann der Mensch ein Nahrungsmittel, das wie kein anderes die zur Erhaltung des Lebens notwendigen Grundstoffe der Nahrung in richtiger Verteilung enthält, die *Milch*. Das gleiche Nahrungsmittel, das ihm, aus der mütterlichen Quelle fließend, eben auf Grund dieser Eigenschaften die Überwindung der gefährlichsten Periode seines Lebens, des Säuglingsalters, gesichert hatte, stand ihm damit in nur wenig abweichender Zusammensetzung seiner Grundstoffe für seinen ganzen Lebenslauf in seinem

vollen Wert und der Vielseitigkeit seiner Zusammensetzung und Verwendungsmöglichkeiten zu Gebote. Nur ein Element, das *Eisen*, fehlt der Milch. Dem
Neugeborenen gibt die Mutter ein *Eisendepot* mit, das für das Säuglingsalter ausreicht. Später deckt die Beinahrung des entwöhnten Kindes seinen
Eisenbedarf.

Ganze Völker der Frühzeit hatten ihre Ernährung auf die Milch eingestellt.
Die indogermanischen Sprachen bewahren in zahlreichen Worten des täglichen
Lebens die Erinnerung an eine Zeit, in der den gemeinsamen Vorfahren vieler
Kulturvölker Europas und Asiens der Besitz großer Viehherden den Inhalt
ihres materiellen Lebens bedeutete. Das Sanskritwort für Krieg bedeutet
„Der Wunsch nach mehr Kühen". Die Hindus salben die Götterbilder ihrer
Tempel mit Butter. *Nandi*, der heilige Stier, fehlt in keinem Tempel.

Die Geschichte berichtet darüber nichts, aber auch sie werden das Risiko einer Monokultur getragen haben, das noch heute viehzüchtende Stämme Afrikas und Asiens laufen,
daß eine Viehseuche ihre Existenz in Frage stellen kann, wie das noch in neuerer Zeit dem
begabten Nilotenstamm der Massai geschah, als die Rinderpest seine Herden vernichtete.
So wertvoll ist viehzüchtenden Völkern der Gewinn der Milch, daß der Wunsch nach
dem Fleisch der Tiere zurückgedrängt wird. Völligen Verzicht, bis zum strengsten Verbot
des Schlachtens der Rinder, haben sich schon früh die hinduarischen Stämme Indiens
auferlegt.

Verschiedenheiten in der anteilmäßigen Zusammensetzung der Milch der
Haustiere an Fett, Kohlenhydraten und Zucker im Hinblick auf den Ernährungswert der Milch sind für den Körper des Erwachsenen ohne Bedeutung. Aus der
Milch von Rind, Büffel, Ziege, Schaf, Pferd, Esel, Kamel haben zu allen Zeiten
die Menschen Produkte gewonnen, in denen sie die zu flüssigkeitsreiche Nahrung
in eine kompendiöse Form bis zu einem Zehntel und noch weniger des Wasser-
gehalts der Milch brachten. 4 Liter Milch täglich zu genießen, wie sie etwa
ausreichen würden, den Nahrungsbedarf zu decken, wäre eine untragbare
Belastung für die Konstitution des Heranwachsenden und Erwachsenen. Begünstigt durch die natürlichen, von Bakterien und ihren Enzymen gelenkten
Abbauvorgänge in der Milch erfand man die Herstellung von geronnener Milch
verschiedener Bereitungsart, der Butter, von vielen Käsearten, und mit der
Erfindungskraft, die der Mensch darauf verwendet, Rauschmittel zu suchen,
auch die Bereitung von Alkohol aus Kuhmilch in der Form von Kefir und von
Kumys aus Stutenmilch.

So wichtig aber ist auch dem modernen, über eine große Mannigfaltigkeit
der Nahrungsmittel verfügenden Kulturmenschen dieses natürlichste aller
Nahrungsmittel, daß Sondergesetze die Gewinnung der Milch und ihrer Produkte
und den Handelsverkehr damit regeln. Deutschland hat seit 1930 ein *Reichsmilchgesetz*. Ähnliche Gesetze hatten und haben die meisten Kulturländer.

Schon das erste deutsche *Nahrungsmittelgesetz* vom 14. März 1879 enthielt
Bestimmungen über wirksame Abhilfe gegen Verfälschung der Milch und über
ihren Fettgehalt. Sie haben noch heute Gültigkeit.

Unter Mitwirkung von hygienischen Sachverständigen und Sachverständigen
aus den interessierten Kreisen der Wirtschaft ist am 31. Juli 1930 das *Reichsmilchgesetz* als ein Spezialgesetz zum Reichslebensmittelgesetz vom 5. Januar 1927
(spätere Fassung vom 17. Januar 1936) erlassen worden und am 15. Mai 1931
die wichtige, alle Einzelheiten regelnde erste Verordnung zu seiner Ausführung.

Das Gesetz befaßt sich mit der *Kuhmilch* und den aus ihr gewonnenen Erzeug-
nissen, soweit sie für den menschlichen Genuß bestimmt sind. Die Ausführungsverordnung definiert die *Milch* als „*das durch regelmäßiges, vollständiges Ausmelken des Euters gewonnene und gründlich durchmischte Gemelk von einer oder
mehreren Kühen aus einer oder mehreren Melkzeiten, dem nichts zugefügt und nichts*

entzogen ist". Sie behandelt außerdem die Verfälschung der Milch und ihrer Erzeugnisse. Die grundlegenden Bestimmungen des Gesetzes gelten also auch für den Verkehr mit Rahm, Magermilch, Buttermilch, Sauermilch, Yoghurt und Kefir.

Ein Gesetz, bei dem die Erfüllung hygienischer Forderungen in Einklang gebracht werden mußte mit den Interessen der Wirtschaft und des Verbrauchers, kann nicht frei sein von Kompromißlösungen. Unzweifelhaft aber schaltet das Gesetz die Möglichkeiten der Gefährdung der Gesundheit des Verbrauchers weitgehend dadurch aus, daß nach § 3 und § 4 die Milch kranker, vor allem tuberkulöser Kühe, von Kühen, die an Maul- und Klauenseuche erkrankt sind, nur nach ausreichender Erhitzung in den Verkehr gebracht werden darf. Noch weiter geht die Ausführungsverordnung, die überhaupt verbietet, Milch von Kühen für Andere zu gewinnen und in den Verkehr zu bringen, die an äußerlich erkennbarer Tuberkulose erkrankt sind, die an Milzbrand, Rauschbrand, an Wild- oder Rinderseuche oder Tollwut erkrankt oder einer dieser Seuchen verdächtig sind, die an einer Infektion mit Bakterien der Enteritisgruppe leiden oder diese Bakterien ausscheiden, bei denen nach dem Abkalben sich fieberhafte Krankheiten entwickelt haben oder Blutvergiftungen eingetreten sind, ferner von Kühen, die an Ausfluß der Geschlechtsorgane leiden. Milch von Kühen auszugeben, die an Gelbem Galt (Mastitis) leiden, ist nur dann verboten, wenn sie *sinnfällig* verändert ist.

Verboten ist auch der Vertrieb der Milch von Kühen, die mit Futtermitteln gefüttert worden sind, welche die Beschaffenheit der Milch nachteilig beeinflussen können, und Milch von Kühen, die mit in die Milch eingehenden Arzneimitteln behandelt werden oder vor weniger als 5 Tagen behandelt worden sind.

Ebenso wichtig ist der Schutz des Verbrauchers durch die Bestimmungen des § 13, nach welchem Personen, die an Darminfektionskrankheiten oder an offener Tuberkulose leiden, einer Darminfektionskrankheit verdächtig sind oder Erreger solcher Infektionskrankheiten ausscheiden, außerdem Personen, die mit Geschwüren, eiternden Wunden oder Ausschlägen behaftet sind, bei der Gewinnung und im Verkehr mit der Milch nicht in einer Weise tätig sein dürfen, die die Gefahr mit sich bringt, daß Krankheitserreger auf andere übertragen werden.

Auch die in den §§ 6—11 ausgesprochenen Forderungen über die Behandlung der Milch, ihren Schutz gegen im Betrieb und Verkehr mögliche Verunreinigungen durch Staub und Schmutz, Gerüche oder Krankheitserreger oder durch Beeinflussung durch die Witterung, entsprechen hygienischen Auffassungen. Was die Stalleinrichtung, die Stallhaltung und den Melkbetrieb angeht, die Einrichtung der Räume, in denen Milch aufbewahrt, verarbeitet, feilgehalten und abgegeben wird, und die Gegenstände, mit denen es geschieht, Vorschriften über Gefäße und deren Verschlußart, so erfüllen das Gesetz und seine Ausführungsbestimmung hygienische Forderungen in einer bis in die Einzelheiten gehenden Weise, ebenso durch die Vorschriften über die Anforderungen, die an die Pasteurisierung der Milch gestellt werden. Das gilt ganz besonders für die Vorschriften des Gesetzes über die *Markenmilch* und über die *Vorzugsmilch* und über die Milcherzeugnisse.

Die kulturelle Entwicklung hat es mit sich gebracht, daß häufig *Tiermilch als Ersatz für die Brustnahrung des Säuglings* dienen muß. Zwar ist die *Mode*, das eigene Kind nicht zu stillen, die in der zweiten Hälfte des vorigen Jahrhunderts, übernommen von den oberen Gesellschaftsschichten, auch im Bürgertum sich ausbreitete, wieder überwunden worden. Sie bestrafte sich selbst.

Durch Angleichung der Kuhmilch an die Zusammensetzung der Muttermilch, durch Herabsetzung ihres Eiweißgehaltes, Hinzufügen von Milchzucker und durch Sterilisierung der Milch im Soxhlet-Gerät glaubte man damals einen vollwertigen und ungefährlichen Ersatz gefunden zu haben. Mit vielen Todesopfern kindlichen Lebens durch die Möller-Barlowsche Krankheit, den kindlichen Skorbut, wurde, noch bevor etwas über Vitamine bekannt war, die Erfahrung teuer bezahlt, daß die Erhitzung der Milch auf 100° sie eines lebenswichtigen Stoffes vollständig beraubt, des Vitamins C, der Ascorbinsäure.

Weit mehr noch richtet Schaden an das Hantieren mit der Milch, mit Gefäßen, Kochgeräten, Flaschen und Saugern, anstatt daß der Mund des Säuglings die Milch gefahrlos der mütterlichen Nahrungsquelle entnimmt. Darauf sind viele Ernährungsschäden bei der künstlichen Ernährung des Säuglings mit Tiermilch zurückzuführen, die einen großen Teil der Säuglingssterblichkeit durch Dyspepsien und Darminfektionen verschulden.

Allen groben Schäden der Milch gegenüber, wenn sie als Ersatznahrung für Muttermilch dienen soll, wiegt es nach heutigen Auffassungen weniger schwer, daß die Gerinnung der Frauenmilch feinflockiger ist als die der Kuhmilch, daß sie daher für den Säugling verdaulicher sein soll, und daß die Zusammensetzung der Tiermilch an Salzen, Eiweißbausteinen und ihr Gehalt an Fettsäuren von dem der Frauenmilch abweicht. Auch der Übergang von Immunkörpern der Mutter auf das Kind darf nicht überschätzt werden. Es gab ja auch eine Zeit, wo man geneigt war, in dem Einfluß der Ammenmilch auf den Säugling eine Gefahr zu sehen.

Unzweifelhaft kann auch ein nach den modernsten Grundsätzen hergestelltes Milchpräparat, auch die sog. humanisierte, peptonisierte Milch, die Milch der Mutter nicht voll ersetzen. Doch ist heute unter Auswertung unseres Wissens über die Vitamine die Herstellung von keimfreier Milch in ausgewogener Zusammensetzung und selbst von Trockenmilchpräparaten gelungen, die sich wieder in eine einwandfreie Milch umwandeln lassen. Selbst in Gebieten, wo Milch schwer erhältlich ist, wie in manchen Tropengegenden, erlauben sie eine ungefährdete Säuglingsaufzucht.

Wie hoch dennoch die natürliche Nahrung bewertet wird, zeigen die in den letzten Jahrzehnten eingerichteten Sammelstellen für Frauenmilch, von denen diese an nicht gedeihende Säuglinge ausgegeben werden kann. Eine intensive Propaganda für das Selbststillen macht den wichtigsten Anteil an der Säuglingsfürsorge aus.

Völlige Stillunfähigkeit ist selten. Bei naturnahen Völkern ist sie so gut wie unbekannt. Wo die Frauen, wie bei vielen Negerstämmen, mehrere Jahre lang stillen, fließt auch für das Kind einer im Wochenbett Gestorbenen in der Verwandtschaft die natürliche Nahrungsquelle. Oft kann die noch jugendliche Großmutter in die Bresche springen. Bei Frauen der Kulturvölker, besonders bei Spätgebärenden — und ihre Zahl ist bei dem relativ hohen Heiratsalter innerhalb der Kulturvölker nicht klein —, ist aber ein rasches Versagen der Ausscheidung, oft schon nach wenigen Wochen, oder die Ausscheidung einer nicht vollwertigen, auch dem eigenen Kinde nicht bekömmlichen und nicht ausreichenden Milch häufig. Auch oberflächliche Lebensauffassung, Faulheit und Verantwortungslosigkeit können zu raschem Versagen der Sekretion führen. Dennoch dürfte es eine Übertreibung des Selektionsgedankens sein, zu argumentieren, wenn die Säuglinge einer so unverständigen Mutter zugrunde gingen, so habe das als Ausmerze minder wertvollen Erbgutes einen positiven Selektionswert.

Daß an Stelle der Mutter eine *Amme* das Säugen des Kindes übernimmt, ist jeder künstlichen Ernährungsart vorzuziehen. Literatur und Geschichte berichten über seelische Beziehungen innigster Art, die sich zwischen einem Kinde und seiner Amme für ein ganzes Leben entwickeln können. Heute aber sehen wir die Inanspruchnahme einer Mutter für ein fremdes Kind, es sei denn, daß sie über ein Übermaß an Nahrung verfügt, als ethisch nur erlaubt an, wenn das Kind der Amme verstorben ist oder alle Voraussetzungen gegeben sind, daß ihrem eigenen Kinde kein Nachteil entsteht. Das wird selten gesichert sein.

Gesetzliche Bestimmungen verbieten, daß dem Kinde oder der Amme aus ihrer körperlichen Beziehung Schaden erwächst. Für beide sind Gesundheitszeugnisse, unter anderem die Anstellung der WASSERMANNschen Reaktion, vorgeschrieben.

Von den vom Menschen genossenen Tiermilcharten und ihren Produkten steht in Europa die *Kuhmilch* an erster Stelle. Ihre Menge und ihr Fettgehalt schwanken nach Rasse und Haltung des Viehes. Weideviehrassen der Ebene liefern eine größere Menge Milch von einem Fettgehalt von 3—3,5%, Bergrassen weniger, aber fettreichere Milch, arbeitendes Vieh (Zugvieh) noch weniger, aber dafür oft eine Milch mit einem sehr hohen Fettgehalt von über 4%.

Viel hängt für die Menge und Güte der Milch ab von der guten Haltung und Pflege der Tiere, auch vom richtigen Ausmelken und Freihalten der Stallungen von Fliegen, wie dies durch die neuesten Insektenbekämpfungsmittel (Gesarol, Gix, DDT) möglich ist. Freihalten des Stalles von Fliegen kann zu einer Erhöhung der Milchausscheidung um mehr als 10% führen. Weidevieh kann durch Stechinsekten (Simulien, Bremsen) schwer geschädigt werden.

In Zeiten wirtschaftlicher Schwierigkeiten, wie in dem Deutschland der Nachkriegszeiten, gehört es zu einem der ernstesten Probleme, wie die Höhe der Viehhaltung in Übereinstimmung zu bringen sei mit dem Bedarf der Menschen an Nahrungsmitteln, die auch als Viehfutter Verwendung finden oder auf Böden angebaut werden können, die dem Weidegang dienen. Den zu solchen Zeiten in die öffentliche Diskussion geworfenen Zahlen, etwa es sei aus einem Zentner Weizen das Siebenfache für die Ernährung herauszuholen, als was bei Verfütterung an das Vieh anfalle, muß mit großem Mißtrauen begegnet werden. Es steht damit wie mit der wissenschaftlich schwach gestützten Propaganda für das Vollkornbrot. Die Zusammenhänge sind kompliziert; es kommt nicht nur der Calorienwert der Nahrung in Frage, sondern die richtige Verteilung der Grundstoffe und der biologische Wert der Nahrungsstoffe. Immer wird es fraglich bleiben, ob bei Einschränkung der Viehhaltung der Verlust an Milch, Butter und Käse durch eine reichliche Produktion anderer Nahrungsstoffe, etwa von Getreideprodukten, kompensiert wird. In solchen Zeiten ist auf diesem Gebiet von Behörden oft kurzerhand entschieden und verfügt worden, ohne daß man den Eindruck einer wissenschaftlich gesicherten Lösung des Problems gewonnen hätte. Unzweifelhaft muß die Volksgesundheit leiden, wenn der Rindviehbestand unter eine gewisse Grenze sinkt, und das ist sicher der Fall, wenn schon in normalen Zeiten ein Land genötigt ist, Milchprodukte zu importieren.

Die Hochzucht der Rinderrassen ist, wie jede Domestikation, mit einer Spezialisierung verbunden, die einerseits Höchstleistungen an Arbeit, Milch- und Fleischprodukten ermöglicht, andererseits gepaart geht mit Empfindlichkeit gegenüber Umweltschäden, besonders gegenüber Infektionen.

Die europäische und amerikanische Rindviehzucht ist belastet durch die *Rindertuberkulose* und durch den *seuchenhaften Abort* (Abortus BANG). Daneben spielen andere Viehseuchen und Infektionen, wie Eutereiterungen (Mastitis, Gelber Galt), Protozoen- und Wurmkrankheiten, eine geringere Rolle.

Jene beiden Krankheiten bedeuten nicht nur Wirtschaftsschäden ernster Art, sie stellen auch, besonders die Tuberkulose, den Wert der Milch für die Ernährung des Menschen in Frage. Der Genuß roher Milch erkrankter Tiere schließt Gefahren in sich, die dazu zwingen, die Milch durch Entkeimungsverfahren unschädlich zu machen.

. Lange ist umstritten gewesen, ob der *Typus bovinus* des Tuberkelbacillus, der Erreger der *Perlsucht* der Rinder, für den Menschen infektiös sei. ROBERT KOCH hatte es um die Jahrhundertwende in Abrede gestellt. Heute muß als entschieden angesehen werden, daß nicht nur Infektionen vom Darm aus, sondern auch Infektionen der Lunge und der Haut (Lupus) durch den Typus bovinus verursacht werden und daß besonders die Tuberkulose der Kinder in hohem Prozentsatz als eine Fütterungstuberkulose durch den Genuß roher bacillenhaltiger Kuhmilch aufzufassen ist.

So wenig wird diese Gefahr heute mehr bezweifelt, daß seit zwei Jahrzehnten ein Immunisierungsverfahren mit abgeschwächten Bovinuskeimen entwickelt worden ist (BCG).

Die entscheidenste Folgerung, die aus dieser Erkenntnis gezogen worden ist, ist die Forderung, jede Milch müsse, ehe sie zu menschlichem Genuß freigegeben werden könne, einem Entkeimungsverfahren, der *Pasteurisierung*, unterworfen werden. Noch ist diese Forderung nicht in allen Ländern gesetzlich festgelegt. In England ist die Diskussion über das „Für" und „Wider" noch in vollem Gange, obwohl statistisch feststeht, daß dort 1500—2000 Todesfälle an Tuberkulose jährlich auf die Rechnung des Genusses infizierter Milch zu setzen sind.

Ohne Zweifel leidet trotz der Vorsicht der Pasteurisierungsverfahren der biologische Wert der Milch durch die Erhitzung. Es ist ein erstrebenswerteres Ziel, die Rindviehbestände tuberkulosefrei zu machen. Durch Tuberkulinreaktionen ist mit Sicherheit festzustellen, ob ein Stück Vieh frei ist von Tuberkulose oder nicht. Aber der Tilgung durch *Ausmerze aller* als tuberkulös festgestellten Tiere oder durch *tuberkulosefreie Kälberaufzucht* stehen wirtschaftliche Schwierigkeiten gegenüber, mit deren Überwindung bisher nicht gerechnet werden kann. Bei der starken Durchseuchung der Viehbestände wäre ein Aufwand von Mitteln notwendig, der für die meisten Länder untragbar ist.

In England reagieren (G. S. WILSON) 40% aller Rinder auf Tuberkulin. Von 200 Kühen scheidet etwa eine Tuberkelbacillen aus. In Deutschland wurden im letzten Jahrzehnt in 0,1—0,5% der Proben von Sammelmilch Tuberkelbacillen nachgewiesen. In Amerika hat man bei einer Tuberkuloserate von nur 4% der Rinder seit 1917 versucht, durch Tilgung diese Rate zu senken und hat bis 1939 eine Herabsetzung auf 0,5% erreicht. Aber diese

Aktion hat 260 Millionen Dollar gekostet. Für europäische Länder mit ihrer viel höheren Rate an infizierten Rindern und ihrer viel größeren Dichtigkeit der Herden steht man vor einem unendlich viel schwerer und nur mit unerschwinglichen Mitteln zu lösenden Problem.

In Deutschland wird durch ein gesetzlich anerkanntes *Tilgungsverfahren* eine Einschränkung der Rindertuberkulose angestrebt. In den ihm angeschlossenen Betrieben werden die erkrankten Tiere geschlachtet und der Eigentümer redlich entschädigt. Eine wesentliche Herabsetzung der Verseuchung innerhalb des Gesamtviehbestandes des Landes ist aber von dem bisherigen Vorgehen nicht zu erwarten. Erfolgreicher würde vielleicht sein, Prämien für tuberkulosefreie Bestände auszusetzen. In Amerika wird Milch aus Betrieben, die sich der dauernden Kontrolle unterwerfen, als *Zertifikatmilch* — also ähnlich wie bei uns Markenmilch und Vorzugsmilch — deklariert und höher bezahlt.

Eine tuberkulosefreie Kälberaufzucht wird heute für möglich gehalten, seit es sich als irrig erwiesen hat, das Kalb müsse unbedingt zu seinem Gedeihen die Colostrummilch der Mutter absaugen. Auch bei Verzicht auf die Colostrummilch würde aber das Ziel nicht erreicht, wenn in der Tat sich bestätigt, daß die *kongenitale Infektion*, die bei etwa der Hälfte der schon in den ersten Wochen erkrankten Kälber nachgewiesen wurde, die Regel ist.

Der Erreger des *seuchenhaften Abortes*, das Bacterium abortus BANG (Brucella abortus), ist schon 1896 entdeckt worden. Der wirtschaftliche Schaden durch Verlust an Kälbern, an leistungsfähigen Milchkühen, bei genesenen Tieren durch den Rückgang der Milchproduktion und zurückbleibende Ovarialleiden und Sterilität ist sehr groß und hat seit langem innerhalb der Veterinärheilkunde zu ernsten Bemühungen Anlaß gegeben, die Seuche zu bekämpfen. Aber erst die gesicherte Feststellung des Übergangs der Keime auf den Menschen in den 20er Jahren durch Genuß roher oder unzureichend erhitzter Milch gab den Anstoß dazu, das Problem auch vom milchhygienischen Standpunkt anzugreifen.

Für das *Maltafieber* der warmen Länder war schon seit 1905 der Zusammenhang mit dem Genuß der Milch von Ziegen erkannt worden, die Träger der *Brucella melitensis* waren. Das klinische Krankheitsbild eines undulierenden Fiebers mit typischen Symptomen wurde später auch bei Personen gefunden, die mit abortuskranken Rindern in engem Kontakt gewesen waren, Tierärzten, Landwirten, Schlächtern. Seit Beginn des dritten Jahrzehnts unseres Jahrhunderts wurden mehr und mehr Fälle von BANG-Infektionen bei Menschen diagnostiziert und die Diagnose bakteriologisch gesichert, in denen unzweifelhaft nur der Genuß von Milch oder Rahm erkrankt gewesener, keimtragender Kühe die Infektion verschuldet haben konnte.

Zwar hat sich die Zahl gesicherter BANG-Infektionen in Deutschland im Jahr im Rahmen einer dreistelligen Zahl gehalten. Diese geringe Anzahl der Erkrankungen im Verhältnis zu der inzwischen festgestellten, enormen Verbreitung der Keimträger im Rindviehbestand harrt noch einer annehmbaren Deutung. Jedenfalls aber besteht dringliche Veranlassung, alle *Sammelmilch* von diesem gefahrbringenden Keim durch Pasteurisierung zu befreien.

In dem Abschnitt über Brucellosen wird näher über die Fortschritte berichtet, die in der Feststellung der Verseuchung der Rindviehbestände in den letzten Jahrzehnten gemacht worden sind und über die Möglichkeit einer Tilgung der Seuche durch Kälberimmunisierung, und zwar durch die Verwendung lebender Kulturen verschiedener Virulenzgrade bei Jungtieren im ersten Lebensjahr. Hier ist die Möglichkeit einer Tilgung keine Utopie.

Strittig ist bis in die neueste Zeit geblieben, ob die Erreger des *Gelben Galts*, der Mastitis der Kühe, *Streptokokken*, für den Menschen pathogen sein können. Anginaepidemien wurden auf den Genuß von Milch erkrankter Kühe bezogen. Zwar sollen die gewöhnlichen Erreger des Gelben Galts, Streptokokken der Gruppe B, für den Menschen nicht pathogen sein. Es liegen aber Beobachtungen vor, daß Mastitis bei Kühen auch entstehen kann durch Streptokokken der Gruppe A, also durch menschenpathogene Streptokokken, die von der Hand des Melkers auf die Kuh übergehen können. Deshalb sollte der Verkauf solcher Milch, der bisher durch das Reichsgesetz nicht verboten war, ohne Pasteurisierung als unzulässig angesehen werden, ganz abgesehen davon, daß eine Milch, die Eiterbestandteile enthält, ekelerregend ist.

Obwohl das Virus der *Maul- und Klauenseuche* nur in seltenen Fällen durch Genuß von Milch auf den Menschen übergeht, darf die Milch erkrankter Tiere nach dem Reichsgesetz nur nach Erhitzung verkauft werden.

Eine weit größere Gefahr als die Übertragung der BANG-Keime und der Streptokokken, unter Umständen auch eine größere Gefahr als der Gehalt der Milch an Tuberkelbacillen, stellen die pathogenen Keime dar, die *vom Menschen aus* unmittelbar oder mittelbar in die Milch hineingelangen. Sie ist ein ausgezeichneter Nährboden für viele dieser Keime. Zahlreiche kleinere und größere Epidemien durch Erreger der *Typhus-Paratyphusgruppe* sind beobachtet worden und treten auch heute noch gelegentlich auf. Ihren Ausgang haben sie in direkter Verunreinigung der Milch durch die Hand des Menschen, der erkrankt, Keimträger oder Dauerausscheider dieser Keime ist, aber auch durch Melkgerät, das mit unsauberem, zu Abwasser in Beziehung stehendem Wasser gereinigt wurde, oder durch direkte Verunreinigung durch solches Wasser beim „Pantschen", auch wohl gelegentlich im Sommer durch Fliegen.

Die verschiedenen Ausführungsverordnungen der Länder zum Reichsmilchgesetz geben daher Ergänzungen zum § 13 des Reichsmilchgesetzes (s. S. 228). Die preußische Durchführungsverordnung vom 16. 12. 1931 schreibt vor, daß in Sammelmolkereien nur Personen beschäftigt werden dürfen, bei denen durch eine bakteriologische Stuhl- und Urinuntersuchung festgestellt ist, daß sie weder Typhus-, noch Paratyphus-, noch Ruhrbakterien ausscheiden. Diese Forderung hat in Deutschland fast allgemein Geltung. Die Untersuchung soll bei der Einstellung stattfinden und ist jährlich einmal zu wiederholen. Ihre lückenlose Durchführung wird nicht immer gesichert sein, besonders nicht bei häufigem Personalwechsel. Aber schon die Anzeigepflicht für Typhus und Paratyphus verbürgt in gewissen Grenzen, daß sich nicht unmittelbar an Erkrankungen dieser Art beim Personal eines Molkereibetriebes eine Ausstreuung von Keimen durch die Milch anschließt. Wenn solche Erkrankungen beim Personal eines Betriebes oder das Vorhandensein von Bacillenträgern festgestellt wurden, soll für die Dauer der Gefahr das Inverkehrbringen von Milch aus solchen Betrieben verboten werden (Bayer. Vollzugsverordnung vom 23. 12. 1931).

Daß diese Bestimmungen gerade für *Sammelmolkereien* in aller Schärfe durchgeführt werden müssen, hat seinen guten Grund. Denn *von einer einzigen Wirtschaft aus kann dort die zusammengeschüttete Milch verseucht werden.* Der Ausbruch von Seuchen ist möglich, wenn der böse Zufall es will, weil nicht selten örtliche Organe Sammelmilch ohne Pasteurisierung für die Ausgabe freigeben, um sie nicht verderben zu lassen, wenn aus irgendeinem Grunde der Abtransport zur Milchzentrale nicht erfolgen kann. Eine dauernde Überwachung des Verkehrs mit der Milch vom Stall bis zur Ausgabestelle durch den Amtsarzt ist daher geboten.

Auch die Übertragung von Diphtheriebakterien, von Scharlacherregern, von Tuberkelbakterien des humanen Typs, wahrscheinlich durch Tröpfcheninfektion der Milch, sind beschrieben worden. Seit erwiesen ist, daß das Poliomyelitisvirus mit dem Darminhalt ausgeschieden wird, ist eine in England 1926 beschriebene Übertragung dieser Krankheit durch die Milch erklärt.

Allen diesen Möglichkeiten der Gefährdung durch den Genuß von Milch und unmittelbarer Infektion der Milchprodukte beugt die *Pasteurisierung der Milch* vor, ein Verfahren der Erhitzung bei begrenzter Temperaturhöhe, das PASTEUR schon um 1860 zum Anhalten von Gärungsprozessen angegeben hatte.

Durch die Pasteurisierung der Milch soll erreicht werden, daß *alle pathogenen Keime* mit Sicherheit abgetötet werden, daß jedoch die technisch nützlichen Säurebildner nicht mehr abgeschwächt werden, als für die Haltbarkeit notwendig und für die Weiterverarbeitung der Milch wünschenswert ist. Der Vitamingehalt der Milch soll möglichst wenig Einbuße erleiden. Die Abrahmbarkeit, die Verdaulichkeit und der Rohgeschmack sollen weitgehend erhalten bleiben. Dies wird, soweit mit modernem Gerät gearbeitet wird, erreicht. Nur wenige Menschen sind imstande, nach dem Geschmack pasteurisierte Milch von frischer Milch zu unterscheiden.

Sieht man von der Tatsache ab, daß der Vitamingehalt der Milch nicht konstant und auch bei den Viehrassen verschieden ist, so werden *durchschnittlich* durch das Pasteurisieren an Vitamin B_1 10,4%, an Vitamin C 20% zerstört. Die Vitamine A und D bleiben erhalten.

Die Ausführungsverordnung zum Reichsmilchgesetz bezeichnet als „pasteurisiert" eine Milch, die spätestens innerhalb 22 h nach dem Melken mittels eines anerkannten Pasteurisierungsverfahrens sachgemäß erhitzt und sofort tiefgekühlt worden ist auf mindestens 5⁰ C, jedoch nicht unter 0⁰ C.

Das genannte Ziel ist durch drei Verfahren erreichbar, durch *Dauererhitzung* von mindestens $1/2$ h bei 62—65⁰ C, durch *Kurzerhitzung* bei 71—74⁰ C bis 1 min mit anschließender Heißhaltung und durch momentane *Hocherhitzung* auf 85⁰ C. Auch durch *Hocherhitzung* durch Wasserdampf im Wasserbad auf die Dauer von mindestens 1 min kann das Ziel erreicht werden.

Der Kurzerhitzung auf 71—74⁰ wird heute vielfach der Vorzug gegeben, obwohl der Geschmack bei der Dauererhitzung besser erhalten bleibt. Die Erhaltung des Vitamins C scheint dabei sicherer verbürgt als bei längerer Erhitzung bei niedrigerer Temperatur.

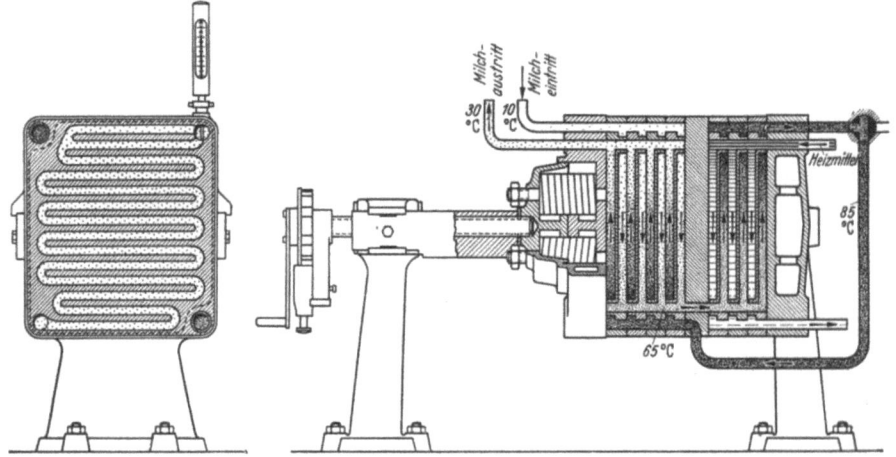

Abb. 46. Plattenerhitzer „Phönix-Supra".

Der beste Indikator dafür, welche Form der Pasteurisierung am schonendsten ist, d. h. bei der ihre *Rohmilcheigenschaften* am besten erhalten bleiben, ist, ob sie tauglich bleibt zur Bereitung von Emmentaler Käse. Die kurzerhitzte Milch eignet sich dafür wesentlich besser als dauererhitzte; hocherhitzte Milch ist dafür ganz unbrauchbar (DEMETER).

Von den zahlreichen Pasteurisierungsapparaten (Montana-Apparat, Stassano-Apparat, Biorisator, TÖDTscher Momenterhitzer, Kreisel-Erhitzer) sind die zur Zeit eingeführtesten und verbreitetsten Geräte die *Plattenerhitzer* (s. Abb. 46). Auf blankpolierten, aneinandergeschraubten Platten aus hochwertigem Metallmaterial erlauben eingefräßte Kanäle oder aufgeschweißte Stahlrippen die gegenseitige thermische Beeinflussung zweier Flüssigkeiten im Gegenstrom. Die eintretende Rohmilch wird von der in ihrer Nachbarschaft vorbeiströmenden, schon erhitzten Milch vorgewärmt, dann in der Erhitzungsabteilung von dem in ihrer Nachbarschaft vorbeiströmenden, heißen Wasser kurz auf 71—74⁰ erhitzt. Die Milch kühlt sich dann im Wärmeaustausch mit der ihr entgegenströmenden, kalten Rohmilch rücklaufend auf 40—45⁰ ab und wird dann in einer dritten Abteilung des Plattenapparates durch Wasser und Sole gekühlt. Es sind Sicherungen getroffen, daß keine Vermischung der erhitzten mit der Rohmilch oder mit dem Wasser erfolgen kann, doch ist eine sachkundige Bedienung der Apparatur bei Reinigung und erneuter Verschraubung der Platten durch geschultes Personal notwendig.

Mit Hilfe elektrischen Stroms kann ebenfalls eine Kurzerhitzung erzielt werden Bei diesem *Elektropur-Verfahren* werden die Keime nicht durch den elektrischen Strom abgetötet, sondern durch die Wärme, die sich in der Milch durch den Widerstand entwickelt, den sie dem Durchgang des Stroms zwischen zwei Elektroden entgegensetzt. In 12—15 sec erwärmt sich die Milch auf 70—75⁰.

Der Rohmilchcharakter wird nicht beeinflußt, die bactericide Wirkung ist sehr gut, eine merkliche Zerstörung des Vitamins C soll nicht eintreten.

Sicherheit, daß die Milch eine Temperatur von über 65⁰ erreicht hat, die sichere Abtötungstemperatur für pathogene Keime, kann durch den negativen Ausfall der *Phosphatasereaktion* gewonnen werden (Ausnahme, wenn ein nichtpathogener Keim, der Lactobacillus enzymo-thermophilus, in einer 19 h bei 52⁰ gehaltenen Milch selbst Phosphatase produziert hat). Die Peroxydase-Guajakprobe liefert den Nachweis einer Erhitzung auf 75⁰. An modernen Apparaten machen Temperaturdiagramme durch Schreibthermometer den indirekten Nachweis der stattgehabten Erhitzung überflüssig.

Die vorgeschriebene Tiefkühlung, die übrigens auch für nichtpasteurisierte Milch zur Frischhaltung und Verhinderung der Keimvermehrung vorgenommen wird, wird bewirkt, indem man die Milch in dünner Schicht über *Kühler* aus geriefelten Metallwänden laufen läßt. Diese Kühler, Rundkühler oder Flächenkühler, stehen frei im Raum. Dadurch wird eine sekundäre Verunreinigung der im Erhitzer keimarm gewordenen Milch durch Staub möglich. Die Kühler einzukapseln sollte angeblich nicht möglich sein, weil der Geschmack der Milch dadurch litte. Neuerdings sind auch gekapselte Kühler eingeführt worden, die sich aber technisch nicht bewährt haben sollen. Die Kühlung erfolgt durch Wasser und eisgekühlte Sole, mit der die Innenseite des Kühlers gespeist wird.

Auch in den Behältern, in denen die Milch vor der Ausgabe eine Reihe von Stunden verweilen muß, pflegen sich, wenn sie nicht geschlossen sind — es gibt Milchzentralen, die hierfür geschlossene Behälter benutzen, die durch Dampf steril gemacht werden können — sekundär hineingelangte Keime wieder zu vermehren, an warmen Sommertagen bis auf mehrere Hunderttausende. Und da bei der Reinigung der Behälter die Hand des Menschen an vielen Stellen mit der Apparatur in Berührung kommt, ist auch trotz der Verwendung desinfizierender Mittel (Chloramin) eine sekundäre Verunreinigung mit Bact. coli selten ganz zu vermeiden. Eine Gefahrenquelle ist eben immer gegeben, wo der Mensch unmittelbar eingeschaltet ist.

Es stellt einen Kompromiß dar, ähnlich dem Kompromiß hinsichtlich der zulässigen Keimzahl für Trinkwasser, wenn im allgemeinen für pasteurisierte Milch (Vollmilch) ein Keimgehalt von 150000 Keimen je Kubikzentimeter und Anwesenheit von Bact. coli in 0,1 cm³ als zulässig angesehen werden. Vieljährige Erfahrung hat gezeigt, daß von solcher Milch keine Gefahren ausgehen, vorausgesetzt, daß sie von weiterer Verunreinigung beim Verkehr und bei der Verteilung bewahrt bleibt. Der Gefahr der Verunreinigung durch Waschwässer wird in den Milchzentralen noch dadurch vorgebeugt, daß deren Brunnen einer regelmäßigen bakteriologischen Kontrolle unterliegen, der Gefahr der Verunreinigung durch die Kannen durch mechanische *Kannenwäsche* mit kochendem Wasser oder mit strömendem Dampf.

Neuerdings wird die *Kalt-Milchentkeimung mit ultraviolettem Licht* durch ein Gerät mit Niederdruckentladungsröhren vorgeschlagen (LEMBKE), Bestrahlung mit einer Wellenlänge von 2540 Å. Der bactericide Effekt von 99,97% der ursprünglichen Keimzahl ist jedem anderen Verfahren überlegen. Dabei fällt noch ins Gewicht, daß eine Geschmacksbeeinträchtigung infolge Verwendung eines Geräts ohne Metallteile nicht festzustellen ist und daß durch die Bestrahlung eine erhebliche Erhöhung des Gehaltes der Milch an Vitamin D stattfindet. Auch die Haltbarkeit der Milch wird um 24 h erhöht. Da das Strömungsaggregat aus Quarz besteht, ist die Reinigung gesicherter als bei einer Apparatur mit Metallteilen und einfacher.

Die Ergebnisse von Versuchen, eine *Entkeimung der Milch durch Ultraschall* zu erreichen, können noch nicht als abgeschlossen bezeichnet werden.

Mit der Entkeimung der Milch sind keineswegs alle Gefahren gebannt. Es kann für den Beobachter der Wirklichkeit kein Zweifel daran bestehen, daß es mit der praktischen Durchführung einer Reihe der Bestimmungen des Reichsmilchgesetzes noch erheblich hapert, vor allem mit der in den §§ 6 und 11 geforderten Sorgfalt bei der Behandlung im Verkehr, hinsichtlich nachträglicher Beeinflussung durch Staub, Schmutz aller Art, Gerüche, Krankheitserreger oder durch die Witterung, vor allem aber beim Verkauf an öffentlichen Orten und beim Zubringen der Milch in die Behausungen. Hier liegt die bekannte Klippe jeder Gesetzgebung, daß ins einzelne gehende, genaue Bestimmungen, deren Befolgung nicht genau überwacht werden kann, nur eine Scheinsicherheit vortäuschen und geradezu dazu verleiten können, sie außer acht zu lassen. Auch einzelne im Interesse der Wirtschaft gewählte Formulierungen des Gesetzes bieten dem weniger gewissenhaft arbeitenden Produzenten manche Möglichkeit des Ausweichens. Bei der Verteilung der Milch im Handelsverkehr finden erneut sekundäre Verunreinigungen statt, wenn die Milch nicht von den Zentralen aus in mechanisch gereinigten und gut verschlossenen Flaschen (Pappverschlüsse) zur Verteilung gelangt, wenn z. B. in Verteilungsstellen die Milch in offenen Behältern bewahrt und aus ihnen oder aus Kannen mit Hilfe von Bechern ausgeschenkt wird. Am schlimmsten wirkt sich eine so primitive Methode der Verteilung aus, wenn ein Austräger mit Kanne und Becher von Haus zu Haus geht und die Milch in offene, vor der Haustür stehende Gefäße einfüllt, an denen Haushund und Katze sich delektieren können. Auch der Haushalt selbst bietet weitere Möglichkeiten sekundärer Verunreinigungen. *Ein kurzes Aufkochen der Milch im Haushalt sollte daher immer die Regel bilden, es sei denn, daß die Milch aus einer lege artis verschlossenen Flasche zum Trinken entnommen wird.*

Der Erfolg der Pasteurisierung hängt vom einwandfreien Arbeiten der Apparatur ab, damit von der *Übung und Sorgfalt des Bedienungspersonals.* Die häufigen Personalwechsel im Kriege äußerten sich regelmäßig in einer Verschlechterung der Ergebnisse der Pasteurisierung. Je nach der Größe einer Milchzentrale, nach dem Umfang ihres Einzugsgebietes an Milchwirtschaften, ihrer Art — Groß- oder Kleinbetriebe — und des Ausdehnungsbereichs der Verteilung ist eine bakteriologische Kontrolle der Milch in engeren oder weiteren Zeitabständen notwendig. Die Milchzentralen größerer Städte haben eigene bakteriologische Laboratorien, denen zugleich die Prüfung der Milch auf Güte, Fettgehalt, Sauberkeitsgrad obliegt.

Beginnend mit der Rohmilch werden die Proben nicht nur an der Ausgabe, sondern an den verschiedenen Stellen der Apparatur, unmittelbar am Erhitzer, an dessen Auslauf, an verschiedenen Stellen der Kühler usw. entnommen, um ein etwaiges fehlerhaftes Arbeiten aufzudecken. Eine unrichtige Verschraubung der Platten eines Plattenerhitzers zeigt sich in der Regel unmittelbar am Auslauf des Erhitzers.

Die Zählung der Keime erfolgt in gleicher Weise wie bei der Untersuchung von Trinkwasser, nach der Colititer- und Keimzählungsmethode.

Rohmilch (Sammelmilch) enthält in der Regel mehrere Hunderttausende, im Sommer oft mehrere hundert Millionen von Keimen in 1 cm^3 und der Colititer ist nicht selten 0,0001 cm^3.

In Deutschland wird nach der Ausführungsverordnung des Reichsmilchgesetzes die Milch in 3 Formen in den Verkehr gebracht:

1. Als *Vollmilch*, eine Milch mit einem Fettgehalt von 3,4%.

Diese Milch gelangt in pasteurisiertem Zustande seitens der Milchzentralen, genossenschaftlichen oder städtischen Einrichtungen, zur Ausgabe.

2. Als *Markenmilch.* Hier handelt es sich um eine qualitativ besonders gute Konsummilch, die gesteigerten Anforderungen genügt.

Molkereien, die ihre Milch als Markenmilch zu deklarieren wünschen, müssen dem „Tuberkulosetilgungsverfahren" angeschlossen sein. Die Kuhbestände müssen alle 3 Monate einer klinischen Untersuchung durch den beamteten Tierarzt unterzogen werden. Gleichzeitig muß die Milch bakteriologisch untersucht werden. Das Melkerpersonal unterliegt bei seiner Einstellung und jährlich einmal der Untersuchung durch einen beamteten Arzt. Der Vertrieb, roh oder pasteurisiert, bedarf der Genehmigung der landwirtschaftlichen Berufsgenossenschaft.

3. Als *Vorzugsmilch* wird eine Vollmilch deklariert, an die höchste Ansprüche bezüglich der Gewinnung, Zusammensetzung, Beschaffenheit, Behandlung, Verpackung und Beförderung gestellt werden.

Sie muß mindestens einen Fettgehalt von 3% haben, darf bei der Abgabe höchstens eine Keimzahl von 150000 in 1 cm^3 haben, in 1 cm^3 dürfen höchstens 30 Colibacillen enthalten sein. Das aus 10 cm³ Milch gewonnene Zentrifugat darf 1,5 TROMMSDORFF-Grade (s. unten) nicht übersteigen. Sie darf nicht früher als 24 h vor der Abgabe gewonnen sein und bis zur Abgabe die Temperatur von 15° C nicht übersteigen, muß unmittelbar nach dem Melken aus dem Stalle entfernt, in besonderem Milchraum gereinigt, gelüftet, tiefgekühlt auf Flaschen oder plombierte Kannen gefüllt und abgegeben werden.

Auch hier muß der Viehbestand dem „Tuberkulosetilgungsverfahren" angeschlossen sein und muß *monatlich* klinisch und bakteriologisch durch den beamteten Tierarzt untersucht werden. An Stallhaltung und Fütterung werden besondere Anforderungen gestellt.

Milchverfälschungen und Milchfehler.

Entrahmen der Milch setzt ihren Nährwert stark herab. Verwässerung bringt dazu noch die Gefahr der Einführung von Infektionskeimen durch das Pantschwasser mit sich, das kaum jemals einwandfrei sein wird.

Durch Fortnahme des leichten, nach oben treibenden Rahms wird die Milch schwerer. Das spezifische Gewicht steigt von seiner Norm von 1028—1033 auf 1032—1037. Fügt man Wasser hinzu, so läßt sich das spezifische Gewicht wieder auf die Norm senken. Die Bestimmung des spezifischen Gewichts mit dem *Araeometer* schützt daher nicht gegen eine Verfälschung durch Entrahmen und Zufügung von Wasser. Eine Fettbestimmung, die Sicherheit gegen Verfälschung gibt und gleichzeitig in Milchzentralen zur gleichmäßigen Einstellung des Fettgehaltes dient, erlaubt die Prüfung mit dem GERBERschen *Butyrometer*.

10 cm³ H₂SO₄ und 11 cm³ Milch und 1 cm³ Amylalkohol werden in besonders graduierten Zentrifugengläschen gemischt und mit einer Handzentrifuge ausgeschleudert. Das durch die Schwefelsäure verflüssigte Fett steigt im verdünnten Hals des Zentrifugenröhrchens auf, sein Gehalt wird dort abgelesen.

Ein optisches Gerät zur Fettbestimmung ist von *Zeiß* konstruiert worden.

Pantschwasser, soweit nicht einwandfreies Wasser verwendet wurde, kann durch Nachweis von Nitraten festgestellt werden.

Unangenehmer Geschmack der Milch infolge Verwendung ungeeigneten Futters (Rübenblätter, Treber, Schlempe) tritt bei der heutigen Viehhaltung kaum mehr auf. Übergang von Pflanzengiften (Colchicin) aus dem Weidegang gehört zu den größten Seltenheiten, ebenso der Übergang von tierärztlichen Heilmitteln.

Eine *Verschmutzung* der Milch, sofern nicht elektrisches Melkgerät verwendet wird, ist bei gewöhnlichem Melken nicht zu vermeiden. Von der Hand des Melkers, besonders, wenn er nach einer weit verbreiteten Unsitte trotz deren Verbots naß melkt, vom Euter, durch Staub im Stall, durch die Bewegung der Tiere, auch durch Fliegen gelangen Schmutzpartikelchen in die Milch. Das, was man Milchgeruch nennt, ist meist nichts anderes an der Geruch dieser Schmutzteile, zu denen auch Kotbestandteile gehören. Ob der Gehalt der Milch an Schmutzteilchen größer oder geringer ist, hängt sehr stark von der Stallhaltung und der Sorgfalt des Umgehens mit der Milch ab. Zwar kann durch eine Reinigungszentrifuge, auch schon durch Seihen der Milch der Schmutz stark vermindert werden. Mit Recht wird aber bei der genossenschaftlichen Bewertung der Milch ihr *Schmutzgehalt als Indikator für die Güte der Einrichtung* und die Sorgfalt des Betriebes genommen und besonders sauber gewonnene Milch prämiert (TROMMSDORFF-Skala).

Der *wissenschaftlichen Erforschung* der die Güte der Milch beeinflussenden Tierkrankheiten, der Bakterien der Milch, ihrer Entkeimung, der Gewinnung hochwertiger Milchprodukte dienen besondere Institute, in Deutschland die „Versuchs- und Forschungsanstalt für Milchwissenschaft" in Kiel und die „Süddeutsche Versuchs- und Forschungsanstalt für Milchforschung Weihenstephan" in Freising.

Zubereitung der Milch und Milchprodukte.

Mit noch größerer Sicherheit als durch das Pasteurisieren werden durch *Kochen der Milch* alle sporenlosen Bakterien abgetötet. Jede Milch nicht ganz einwandfreier Herkunft oder Milch, die im Verkehr durch mehrere Hände gegangen ist, sollte daher nur nach kurzem Aufkochen getrunken werden. Besonders gilt das für die Tropen.

Die Wertverminderung der Milch durch das Kochen liegt in der Zerstörung des Vitamins C. Ihr Gehalt an Vitamin A und D leidet nicht.

Bei kurzem Kochen nimmt der Vitamin C-Gehalt um 22% ab, nach 10 min um 66% nach $^1/_2$ h um 100%. Aber auch bei kalter Aufbewahrung vermindert er sich in 11 h um 24%. Auch Sonnenlicht wirkt destruktiv. Von Behältern vermindern Gefäße aus blankem Kupfer den Gehalt an C-Vitamin, Nickelgefäße am wenigsten. Im allgemeinen ist der Vitamin C-Gehalt jeder Handelsmilch, ehe sie in die Hand des Verbrauchers gelangt, um 50—60% gesunken.

Wird zur Ernährung des Säuglings Milch im SOXHLET-Gerät sterilisiert, so ist ein Ersatz des Vitamins C unmittelbar oder durch Beikost notwendig.

Dauerpräparate von Milch und Rahm werden in vielen Formen hergestellt.

Die älteste Arbeitsweise ist das *Eindicken der Milch unter Zusatz großer Zuckermengen* und Sterilisierung unter Druck bei 120° C. Die Milch verliert dadurch an Aussehen (Gelbfärbung durch Melanoidinbildung, einer Zucker-Protein-Kondensation), und der hohe Zuckergehalt ist lästig.

Sterilisierte Milch, ungezuckert, uneingedickt oder nur auf die Hälfte konzentriert, kann nur aus in jeder Hinsicht einwandfreier Milch hergestellt werden. Sie behält, nach modernen Verfahren eingedickt und sterilisiert, einen guten Geschmack; ihre Vitamine und Enzyme aber gehen großenteils zugrunde. Um das Ausbuttern der ihr gesamtes Fett enthaltenden Milch in der Dose zu verhindern, wird sie vor der Sterilisierung homogenisiert durch Hindurchpressen zwischen eng aneinandergelagerten Platten, wobei die Fetttröpfchen zerkleinert werden. Eine leichte Braunfärbung autoklavierter, evaporisierter Milch beruht auf Karamellisierung der Lactose.

Beide Präparate finden in Gebieten ohne Viehhaltung und auf Expeditionen Verwendung. Man findet sie heutzutage in den primitivsten Gegenden bei jedem Händler und verfügt damit über ein einwandfreies Getränk. Für Säuglinge ist Kondensmilch ein gut verdauliches Präparat.

Zur Säuglingsernährung werden auch aus *Buttermilch* und anderen gesäuerten Milcharten mit oder ohne Zuckerzusatz durch Eindicken Sauermilchkonserven hergestellt.

Schließlich ist auch möglich, gezuckerte Milch zu einer schneidbaren Masse einzudampfen und als *Blockmilch* in Papierhüllen verpackt in den Verkehr zu bringen. Bei der Milchschokoladeherstellung wird dies Verfahren verwendet.

Zu großer Vollkommenheit ist in neuerer Zeit besonders in Amerika, in der Schweiz und in Dänemark die Herstellung von *Milchpulver sowohl aus Vollmilch als aus Magermilch* entwickelt worden. Die Trockenmilch wird durch Versprühen in trockener, heißer Luft oder durch Auftropfen auf heiße Walzen gewonnen. Keimfrei ist eine solche Trockenmilch keineswegs, so daß die Haltbarkeit dieser Präparate begrenzt ist. In sorgfältig luftdicht verschlossenen Büchsen sind sie immerhin für etwa 1 Jahr ohne Verderb zu bewahren.

Die Verminderung des Vitamins C bei der Herstellung von Kondensmilch und Milchpulver kann eingeschränkt werden, wenn bei der Herstellung der Präparate die Verwendung kupferner Geräte vermieden wird (rostfreier Stahl) und Sauerstoffzutritt ausgeschlossen wird. Wenn eine Frischmilch in 1 Liter 20 mg Vitamin C enthielt, so bleiben in sorgfältig gewonnenen Präparaten noch 13—15 mg/l erhalten.

In richtigem Verhältnis mit abgekochtem Wasser von 40° C oder auch von kühlerer Temperatur (Trockenvollmilch 125 g in 875 cm³ Wasser, Magermilchpulver 90 g in 910 cm³ Wasser) verdünnt, geben moderne Milchtrockenpräparate eine Milch, die von frischer Milch kaum zu unterscheiden ist. Durch Zusatz von Vitaminen, z. B. getrocknetem Citronensaft Alete-Milch), haben sie sich in Gebieten, wo es an Milchvieh fehlt (Tropen), auch zur Säuglingsaufzucht bewährt.

Während des letzten Krieges ist von Amerika die Herstellung einer „*reconstituted milk*" *aus Butter und entrahmter Trockenmilch* angegeben worden. Die dazu erforderliche Apparatur wird als „künstliche Kuh" bezeichnet. Das Präparat kann wie gewöhnliche Milch pasteurisiert werden, entspricht chemisch, bakteriologisch und im Geschmack frischer Milch, nur der Vitamin C-Gehalt ist stark vermindert. Der Vorteil liegt darin, daß damit in milchreichen Monaten große Mengen Milch durch Abrahmen und Trocknen zu einer Konserve gemacht werden können, die später für Kinder und Erwachsene frische Milch vollständig ersetzen kann.

Sauermilch. Die Tatsache, daß Milch durch Selbstsäuerung oder durch Zusatz von Milchsäurebakterien zur Gerinnung kommt, sei es als Vollmilch, sei es als Magermilch, ist der Ausgangspunkt zur Gewinnung aller Milchprodukte.

Schon die gewöhnliche geronnene Milch, „dicke Milch", ist ein bekömmliches Nahrungsmittel. Bei chronischen Darmstörungen und Ruhrfolgen ist sie von heilsamer Wirkung. Zu einer Kunst ist die Herstellung geronnener Milch im vorderen Orient entwickelt worden, wobei zugleich ein Nahrungsmittel gewonnen wird, das bei sauberer Bereitung frei ist von pathogenen Keimen. Das Produkt, der *Yoghurt*, wird hergestellt, indem man Milch kocht, sodann auf 40° abkühlen läßt und sie nunmehr mit Yoghurt vom Tage zuvor versetzt. Die darin enthaltenen Keime, das *Bacterium bulgaricum* und der *Streptococcus thermophilus*, bringen die Milch zur Gerinnung, ohne sie allzusehr zu säuern.

Sie oder der abgehobene Rahm (Kaimak) lassen sich zu verschiedenen leckeren Gerichten verarbeiten. Das Glücken des Verfahrens scheint stark von der örtlichen Lage — vielleicht, ähnlich wie beim Bier, von der Mitwirkung von Lufthefen — abzuhängen. Der Schafmilchyoghurt von Menemen bei Smyrna, einem wüstenartigen Landstrich, ist berühmt, nur 13 km weiter, in Smyrna selbst, gelingt er nicht in der gleichen Qualität.

Ob die in Europa als Yoghurt verkauften Präparate etwas wesentlich anderes sind als gewöhnliche Dickmilch, ist zu bezweifeln. Mit sog. Yoghurttabletten jedenfalls läßt sich nachgewiesenermaßen kein Yoghurt herstellen. Solche Präparate wurden geschäftlich stark angepriesen, als etwa um 1900 in Europa eine Yoghurtmode aufkam, nachdem durch eine Schrift von ELIAS METSCHNIKOFF, „Der Unfug des Alterns", die Meinung verbreitet worden war, Yoghurtgenuß verhüte Arteriosklerose, Yoghurt essende Völker hätten daher den größten Hundertsatz an alten Menschen von 90—100 Jahren.

Der aus Kuhmilch durch Einwirkung einer besonderen Hefe und Milchsäurestäbchen erzeugte *Kefir* ist ein säuerliches, alkoholisches, leicht schäumendes erfrischendes Getränk mit einem Alkoholgehalt von 1—2% und einem Gehalt an Milchsäure von $1^1/_2$%. Ende des vorigen Jahrhunderts, als bei Tuberkulose zur Kur Alkohol verordnet wurde, wurde auch Kefir verwendet. Kefirbacillen sollen auch eine Umstimmung der Darmflora unter Verminderung der Colikeime bewirken.

Durch Vergären von Stutenmilch oder eines Gemisches von Kuh- und Stutenmilch wird *Kumys*, das uralte Nationalgetränk der tartarischen Völker Innerasiens, hergestellt. *Marco Polo* berichtet darüber vom Hofe *Kubilai Chans*, als dieser Enkel *Tschingis Chans* den Thron des himmlischen Reiches einnahm. Die Vergärung erfolgt in mehreren Stufen, abhängig von der Lebensfähigkeit der im Kumys vorkommenden Bakterien. Der Alkoholgehalt kann von 0,5 auf 3% gesteigert werden.

Magermilch. Magermilch, euphemistisch auch als „entrahmte Frischmilch" bezeichnet, enthält zwar nur 0,1% Fett, jedoch Eiweißkörper und Zucker. Sie liefert uns damit, getrunken oder zu Dickmilch oder Quark verarbeitet, zu billigem Preis wertvolles tierisches Eiweiß. Weder als Milch noch in ihren Produkten darf ihre Bedeutung für die Volksernährung unterschätzt werden.

Rahm. Das Fett der Milch als Sahne zu verwenden, stellt einen gewissen Luxus dar. Sie wird gewonnen durch Abrahmen der aufgestiegenen Fetttröpfchen oder mittels der Zentrifuge. Der Rahm ist eine Emulsion, die 10% Fett enthält, auch die darin enthaltenen fettlöslichen Vitamine. Schlagsahne enthält bis 28% Fett.

Butter. Die uralte, ursprünglich sicherlich in kühlen Gebieten des gemäßigten Klimas erfundene Herstellung von Butter durch Stehenlassen der Milch in flachen Wannen in kühlem Raum bis zum Gerinnen, durch Abheben des Rahms von der sauer gewordenen Milch und Stoßen des Rahms in Butterfertigern, ist in den Milchzentralen der Kulturländer ersetzt durch Zentrifugieren der Milch so früh wie möglich nach dem Melken. Damit wird einmal ein hoher Hundertsatz des Rahms gewonnen, zugleich aber wird die entrahmte Milch, Magermilch, in frischem Zustand für weiteren Verbrauch verfügbar. Früher wurde der größte Teil der sauren Milch als Abfall an die Schweine verfüttert.

Der durch Zentrifugieren fast rein gewonnene süße Rahm, der heute ebenfalls pasteurisiert wird, wird in der Regel einem Säuerungsprozeß durch Hinzufügen von Reinkulturen von Säurebildnern unterworfen. Die erforderliche Temperatur unter 30° ist in den gekühlten Räumen der Milchzentralen, in denen die *Butterfertiger* aufgestellt sind, gesichert. In früheren Zeiten konnte auf dem Lande ein heißer Sommertag das ganze Buttern mißlingen lassen.

In neuerer Zeit sind andere Verfahren der Butterherstellung zur Einführung gekommen, das Buttern in der *Buttermaschine „Fritz"* und das Buttern nach dem *Alphaverfahren*. Bei beiden kommt die Säuerung des Rahms in Fortfall. Die heute hochentwickelte Butterforschung hat den Beweis erbracht, daß die ältere Ansicht, die Säuerung des Rahms sei notwendig, um die Lecithinhüllen der Fettkügelchen zu zerstören und das Fett zum Zusammenfließen zu bringen, verlassen werden muß. Die Säuerung des Rahms schafft lediglich den Aromabakterien (B. cremoris und Betakokken) die Möglichkeit ihrer Lebens- und Arbeitsbedingungen (FRITZ). Die Sauerrahmbutter hat daher ein spezifisches Aroma, während die Maschinenbutter den reinen Sahnegeschmack behält.

Die Entstehung der Butter beruht beim *Butterfertiger-* und *Maschinenbutterverfahren* auf der in kürzerem oder längerem Zeitraum, je nach dem Aufwand an Schlag-, Stoß- und Wirbelbildung sich vollziehenden, teilweisen Zertrümmerung der Fettkügelchen. Hierbei stammt aber die eigentliche Zertrümmerungsenergie nicht aus der aufgewendeten mechanischen Energie, sondern aus der Energie, die bei der Oberflächenverkleinerung der Schaumbläschen bei ihrem Zerplatzen oder bei ihrer Vereinigung miteinander frei wird. An den durch die mechanische Energie erzeugten Schaumbläschen halten sich beim Schlagen des Rahms bei beiden Butterungsverfahren die Fettkügelchen angesammelt. Beim Platzen der Schaumbläschen werden sie verdichtet und zum Teil zertrümmert. Mit der Entstehung freien Fettes beginnt die Butterbildung. Die Vollständigkeit dieser Vorgänge ist abhängig von dem Fettgehalt des Rahms, der höheren Lagerungsdichte der Fettkügelchen und der Temperatur, mittels deren die Festigkeit der Fettkügelchen beliebig geändert werden kann.

Das *Alphaverfahren* beruht auf einem anderen Prinzip. Bei ihm wird keine Zertrümmerung der Fettkügelchen angestrebt, sondern eine dichteste Kugelpackung. Erreicht wird das durch Tiefkühlung eines so hochkonzentrierten Rahms, daß ihre Lagerungsdichte zu einer Berührung der Fettkügelchen führt.

Geschmack, Geruch, Wassergehalt, Reinheit, Farbe und Schimmer, sowie Gefüge der Butter werden nach zusammen 20 Wertmerkmalen bestimmt, von denen allein 10 auf den Geschmack fallen. Die Vollkommenheit dieser Wertmerkmale ist bestimmend für die Haltbarkeit der Butter, d. h. für die Zeit, innerhalb derer die Güte der Butter unverändert bleibt.

Hierbei spielt die Tröpfchengröße des Wassers in der Butter eine wesentliche Rolle. Es hat sich ergeben, daß die Butter aus Butterfertigern die geringste Haltbarkeit besitzt, die nach den beiden anderen Verfahren hergestellte Butter eine vervielfachte Haltbarkeit hat.

Durchschnittlich 87% des Milchfettes gelangen in die Butter, ein Fettgehalt von 80% ist gesetzlich vorgeschrieben. Andernfalls bestünde die Möglichkeit, den normalen Wassergehalt von 16—18% durch Einkneten von Wasser unzulässig zu erhöhen.

Der Vitamingehalt der Butter ist abhängig von der Fütterung, er ist gering bei Stallfütterung, hoch bei Weidegang. Die Butter des Frühjahrsweidegangs, Grasbutter, hat eine gelbe Farbe.

Durch Zusatz von *Benzoesäure* wird eine große Haltbarkeit von *Dosenbutter* für den Gebrauch in der warmen Zone erreicht. Auch der Schmelzpunkt dieser Dosenbutter ist etwas erhöht.

Die Abspaltung von Fettsäuren, von Buttersäure, die sich unter dem Einfluß von Bakterien und Fadenpilzen besonders im Sommer und bei unsauberer Herstellungsweise rasch einstellt, läßt die Butter *ranzig* werden. Nicht nur der Geschmack der Butter leidet dadurch. Bei empfindlichem Magen rufen diese Fettsäuren Verdauungsbeschwerden hervor. Durch Schmelzen der Butter mit Brot und Zwiebeln können die Fettsäuren gebunden und entfernt werden. Kräftiges Salzen der Butter verzögert das Ranzigwerden. Aber *Markenbutter* darf höchstens 2% Salz enthalten. Da die Gefahr des Ranzigwerdens bei ungesalzener Butter größer ist, verbürgt das Verbot schärferen Salzens sorgfältige, saubere Bereitung und gutes Auswaschen und Auskneten.

Ein *Talgigwerden* der Butter kann unter dem Einfluß von Belichtung und Luftzutritt zustande kommen. Es beruht auf Übertragung des Luftsauerstoffs durch Lichteinwirkung auf die Fettsäuren der Butter, besonders auf ihre Ölsäure. Butter soll daher gegen Lichteinfall geschützt aufbewahrt werden, am besten in geschlossenen Gefäßen.

Verfälschung der Butter mit anderen Fetten, so mit Pflanzenfetten, mit Mehl, mit Schwerspat kommen bei den unter behördlicher Kontrolle stehenden Einrichtungen nicht mehr vor. Die häufigste Verfälschung ist das schon erwähnte Einkneten von Wasser, um ein höheres Gewicht vorzutäuschen.

Der Säuregehalt guter Tafelbutter soll geringer sein als 5 Säuregrade. Ein Säuregrad entspricht den zur Sättigung von je 100 g Fett verbrauchten Kubikzentimetern Normal-Kalilauge.

Zu besserer Haltbarmachung werden große Mengen Butter eingeschmolzen. Das *Butterschmalz* ist das klare Filtrat der bei 50—60° geschmolzenen Butter.

In den genossenschaftlichen und kommunalen Milchzentralen ist durch Verwendung von Apparaturen zur Kannen- und Flaschenwäsche, durch mechanisch arbeitende Butterfertiger, Butterwäscher und -kneter, durch maschinelles Wiegen und Packen der Butter die Hand des Menschen weitgehend ausgeschaltet. Wenn dann noch bei der Reinigung der Apparaturen die Verwendung desinfizierender Lösungen (Chloraminpräparate) vorgeschrieben ist und das Reinigungsgerät, Bürsten usw., in solchen Lösungen aufbewahrt wird, so ist alles geschehen, was wenigstens bis zur Ausgabe der Produkte Gefahren ausschalten kann. Gut hergestellte Markenbutter hat daher auch einen hohen Grad von Haltbarkeit.

Dennoch ist der Keimgehalt der Butter sehr hoch. Er erreicht bis zu 10 Millionen in einem Gramm, selbst bei der aus süßem Rahm gewonnenen Butter, weil beim Zentrifugieren viele Keime mitgeschleppt werden. Auch Tuberkelbakterien und andere säurefeste Keime, die mit Stallschmutzpartikeln in die Milch geraten, finden sich darin.

Obwohl über Erkrankungen durch Buttergenuß nur wenig bekannt ist, ist daher eine Pasteurisierung des Rahms, durch die der Prozeß des Butterns nicht gestört wird, zur Ausschaltung jeder Gefährdung anzuraten.

Das wertvollste Nebenprodukt des Butterns ist die *Buttermilch*. Sie enthält mehr Fett als Magermilch, $^1/_2$—1%, an Casein 3% in geronnener Form und 3% Milchzucker. In frischem Zustand ist sie ein erfrischendes, säuerliches, leicht verdauliches Getränk von hohem Nährwert, auch zur Bereitung vieler Speisen und Gebäcke geeignet. Sie ist in verschiedenen Bereitungsformen für die Säuglingsernährung verwendet worden, eine der vielen Moden der veränderlichen Kriegskunst der Kinderheilkunde.

Käse. Dem Worte „Quark" haftet etwas Verächtliches an. Auch in übertragenem Sinne wird es gebraucht, um etwas Minderwertiges zu bezeichnen. Dennoch sind heute die Zeiten vorüber, wo man Magermilch fortschüttete oder nur als Schweinefutter verwertete.

Die Verarbeitung der geronnenen Milch als des ersten Ergebnisses der Aufbewahrung von Milch und als eines Abfalls der Butterbereitung zu Quarkkäse war der erste Schritt zur Aufbereitung der vollen fetten Milch und schließlich bis zur Verwertung von reinem Rahm zur *Käsebereitung*, Schritte in der Entwicklung zu feinerer materieller Lebenshaltung. Es ist kein Zufall, wenn das europäische Volk, das schon im Mittelalter auf diese Seite der Kultur großen

Wert legte, das französische, das führende gewesen ist in der Käsebereitung. Fast alle feinen Käsearten, fast alle Fett- und Rahmkäse tragen die Namen französischer Landschaften (Camembert, Brie, Roquefort, Romadour).

Schon aus der durch Selbstsäuerung geronnenen Magermilch und durch Pressen oder durch Abtropfen der Molke wird ein *Weichkäse* (weißer Käse, Quark, Magerkäse) gewonnen, der ohne weitere Behandlung ein wertvolles Milchprodukt, ein hochwertiges, billiges tierisches Eiweiß darstellt. Läßt man diesen fettarmen Käse trocknen und „reifen", so wird er zu einem sog. *Handkäse* (Harzer oder Mainzer Käse), einem konzentrierten Nahrungsmittel von gleichem Nährwert.

An die Stelle der Milchsäuregerinnung kann auch eine Gerinnung unter dem Einfluß von *Labferment* treten, das aus Kälbermagen gewonnen wird.

Weitaus wertvoller, auch durch ihren an das Fett gebundenen Vitamingehalt, sind die *aus Vollmilch hergestellten Käsearten*, noch wertvoller die aus Rahm hergestellten *überfetten Käse*. Bei ihnen wird meist die Fällung des Caseins durch Verwendung des Labferments bewirkt. Ihr Fettgehalt schwankt zwischen 30 und 60%.

Aus 10—12 Liter Vollmilch erhält man 1 kg „Bruch". Nach dem Trocknungsgrade werden die verschiedenen Käsearten als *Weich-* oder *Schmelzkäse* und als *Hartkäse* bezeichnet. Der in Parma gefertigte *Parmesankäse* ist knochenhart getrocknet und wird geraspelt als Streupulver für Mehlgerichte verwendet.

Trotz der Fäulnisvorgänge, trotz des reichen Keimgehaltes an Saprophyten und Schimmelpilzen, sind Erkrankungen, abgesehen von seltenen Infektionen mit Samonellen (Pultost, Norwegen), nicht mit Sicherheit auf Käsegenuß zu beziehen gewesen, Massenerkrankungen jedenfalls nicht vorgekommen. Die Ausnutzung der auf dieser reichen Bakterienflora sich vollziehenden Fermentierungsprozesse ist für die einzelnen Käsearten noch keineswegs im einzelnen geklärt. Die Verwendung von Pilzen zwecks Erzielung pikanten Geschmacks geht so weit, daß selbst künstlich gezüchtete Schimmel, Oidien und Aspergillus- und Penicilliumarten, in die reifenden Käse eingeimpft oder eingeknetet werden (Gorgonzola, Roquefort).

Der Geruch, sonst ein warnendes Symptom möglicher Gefährdung durch ein verdorbenes Nahrungsmittel, ist bei Käse bedeutungslos und wird willig in Kauf genommen. Selbst die Aufnahme von Käsemilben ist, ebenso wie die Aufnahme von Mehlmilben (Tyroglyphusarten), meist ohne schädigende Wirkung auf den Darm. Ihre Chitinhüllen finden sich häufig in normalem Stuhl.

Unschädlich müssen selbstverständlich die Farben sein, mit denen die Käseballen oder Kugeln einzelner Käsearten umgeben werden (Edamer).

Die Güte der Produkte unterliegt in den Ländern, die sie exportieren, unter anderem in Holland und in der Schweiz, einer peinlichen behördlichen oder genossenschaftlichen Kontrolle.

Die Arbeit an der Verfeinerung und Vervielfältigung der Milchprodukte, ihrer Entkeimung und Vitaminisierung, ihrer Qualitätssteigerung, ihrer Haltbarmachung und die restlose Ausnutzung aller ihrer Bestandteile bis zur Molke ist heute in voller Entwicklung.

Umfangreiche Werke und Sonderzeitschriften behandeln in allen Kulturländern ausschließlich das Milchproblem (Deutsche Molkereizeitung, Neue Molkereizeitung, Milchwirtschaftliche Forschungen). 12 Weltkongresse sind darüber bis 1940 abgehalten worden.

Molke. Erst in neuester Zeit ist man daran gegangen, die Molke zu verwerten. Ihr geringer Gehalt an Nährstoffen, Milchzucker, etwas Milchsäure, Salzen und Pepton schien eine Verarbeitung nicht zu lohnen. Durch weitgehende Konzentrierung kann sie zu Futter- und Nährmitteln verarbeitet werden, die unter anderem auch in Cellophanhüllen in Form von Wurst in den Handel gebracht werden, ein nicht allzu ansehnliches, weichlich schmeckendes Produkt. In Verbindung mit Milch und Rahm sind für die Säuglingsernährung Präparate hergestellt worden, die weitgehend der Frauenmilch angeglichen worden sind.

Zentrifugenschlamm. Zeitumstände, die nichts ungenützt lassen können, was als Rohstoff praktischer Auswertung zugeführt werden kann, haben dazu gezwungen, den bisher mißachteten und wegen seines Keimgehalts u. a. an Tuberkelbacillen bedenklichen, aber immerhin noch hochwertiges Eiweiß enthaltenden Zentrifugenschlamm in Bearbeitung zu nehmen. Es ist gelungen, Produkte herzustellen, die in der Seifenfabrikation und als Hühnerfutter verwendet werden können. Selbst therapeutische Erfolge sollen mit aus Zentrifugenschlamm hergestellten Aminosäuregemischen erzielt worden sein.

Milch verschiedener Säuger.

Ziegenmilch. Wo Kuhmilch reichlich zur Verfügung steht, wird Ziegenmilch im allgemeinen für den Genuß als Trinkmilch abgelehnt. Selbst in den Ziegenzuchtländern des Mittelmeergebietes wird sie hauptsächlich zu Käse verarbeitet.

Ihr für die Kuhmilchtrinker eigenartiger, etwas strenger Geschmack beruht auf ihrem Gehalt an niederen Fettsäuren. Aber auch für eine empfindliche Zunge ist er kaum zu spüren, wenn die Ziege auf frischer Weide gehalten wird.

Bedenklich ist die Tatsache, daß Ziegenmilch, ausschließlich gegeben, bei Säuglingen Anämie verursachen kann.

In den klassischen Ländern der Ziegenhaltung, in Griechenland und Kleinasien, wird aus Ziegenmilch ein stark eingedickter, schneidbarer Käse hergestellt. Er wird in Ziegenhäuten, deren Haare nach innen stehen, in den Verkehr gebracht, keine appetitliche und sicherlich nicht hygienische Form der Verpackung. Auf dem Markt werden die Häute geöffnet und die harten Käsestücke herausgebrochen. Bei dem tagelangen, offenen Ausliegen auf dem Markt stellt sich nicht nur ein reicher Milbenbefall ein, sondern es legt alsbald die Käsefliege *Piophila casei* ihre Eier darin ab. Beim Zerbrechen der Käsebrocken springen ihre weißen Maden nach allen Seiten auseinander. Gelangen große Mengen davon in den Darm, den sie lebend passieren, so werden gelegentlich blutig-schleimige Abgänge beobachtet, die zu Verwechslungen mit Ruhr Anlaß geben können, eine Folge von Verletzungen der Darmschleimhaut durch die hakenförmigen Kopforgane der Made. Trotz aller Bedenken gegen das unappetitlich aufbewahrte und verkaufte Nahrungsmittel ist es in jenen Ländern ein unentbehrliches Volksnahrungsmittel, in guter Qualität aber auch für den verwöhnten Verbraucher eine schmackhafte, beliebte Zuspeise zu Brot und anderen Nahrungsmitteln.

Dem Genuß unabgekochter Ziegenmilch muß in den Mittelmeergebieten und überhaupt in warmen Ländern dringend widerraten werden. Die Ziegenbestände ganzer Gebiete sind, wie zuerst auf Malta festgestellt wurde, Ausscheider der *Brucella melitensis*, des Erregers eines *undulierenden Fiebers* (Maltafieber). Ob auch die aus der Milch infizierter Ziegen hergestellte Butter und Käse zur Infektion führen können, ist noch nicht restlos geklärt, aber nicht wahrscheinlich, da schon das Verbot des Trinkens roher Ziegenmilch auf Malta die Erkrankungen unter der englischen Garnison beendete.

Büffelmilch. In den Mittelmeergebieten und in weiten Gebieten Asiens bis zu den Sundainseln hin wird die Milch des Wasserbüffels, der dort als Arbeitstier gehalten wird, verwendet und sowohl zu Butter als auch zu Yoghurt verarbeitet. In Vorderindien wird eine besondere Rasse des Wasserbüffels, ein *Milchbüffel* gezüchtet, ein weitgehend domestiziertes Tier.

Büffelmilch ist sehr fettreich. Sie enthält über 4% Fett, aus dem eine weiße Butter mit einem Stich ins grünliche gewonnen wird, der aber keine Verderbnis andeutet.

Schafmilch. Auch die Schafmilch hat einen hohen Fettgehalt. Ihr Nährwert ist 1,3—1,4mal so groß wie der der Kuhmilch. Besondere, viel fette Milch liefernde Schafrassen sind gezüchtet worden und genießen als *Milchschafe*, einzeln gehalten, in Deutschland seit einigen Jahren eine gute Reputation. Sie stehen hoch im Preis. Die Tagesmenge an Milch, die sie liefern, übersteigt 3 Liter.

Aus Schafmilch wird im Orient der qualitativ beste Yoghurt hergestellt.

Eselmilch. Wegen der großen Ähnlichkeit in der Zusammensetzung ihrer Grundstoffe mit Frauenmilch ist ihre Verwendung zur Säuglingsernährung eine Zeitlang stark propagiert worden, eine der Moden der Pädiatrie, die geschäftlich ausgebeutet wurde. Eselsgestüte zu ihrer Gewinnung wurden eingerichtet.

Stutenmilch. Selbstverständlich haben sich die pferdezüchtenden Reitervölker Innerasiens von jeher der Stutenmilch bedient. Sie führten unter dem Sattel wertvolle Nahrung und Getränk auf ihren Zügen mit sich. Sie waren es auch, die erlernten, durch Vergären aus Stutenmilch ein alkoholisches Getränk, den *Kumys*, herzustellen.

Kamelmilch. Ihr Genuß ist auf die Gebiete Afrikas und Vorderasiens beschränkt.

Fleisch.

Die Menschen der christlich-europäischen Kultur essen die Opfertiere des Jupiter Capitolinus, die „Su-ove-taurilia", Schwein, Schaf und Rind. Hatte die junge christliche Kirche damit der Strenge der Verbote des jüdischen Gesetzes sich entledigt, so war sie nicht weniger unduldsam, als sie den Völkern des Nordens den Genuß ihres Opfertieres, des Pferdes, verbot. Dieses im physiologischen Sinne sinnlose Verbot lebt noch fort in einem ebenso sinnlosen Vorurteil der Menschen unserer Zeit.

Sinnlos, denn alle guten Eigenschaften des Fleisches unserer üblichen Schlachttiere, Schmackhaftigkeit, Verdaulichkeit und gute Ausnutzung seines Eiweißes (98%) und seines Fettes (95%) besitzt auch das Fleisch des Pferdes. Wollten wir, wie die alten Sachsen, Fohlen schlachten statt Kälber, wollten wir Pferde mästen wie Ochsen, Schweine, Hammel und Kapaunen, wir gewännen ein ebenso zartes und fein mit Fett durchwachsenes Fleisch wie von unserem Mastvieh. Das Fleisch einer überständigen Kuh aber ist genau so zäh wie das eines abgetriebenen Karrengauls. Es teilt mit ihm den Vorzug, reich zu sein an Extraktivstoffen und daher eine „kräftige Bouillon" zu liefern. Etwas süßlich schmeckt Pferdefleisch infolge seines hohen Gehaltes an Glykogen. Das ist Geschmackssache. In Amerika ist ohnehin Sitte, eine Reihe von Fleischgerichten nach alter indianischer Sitte mit Zucker und auch mit Rosinen zu bereiten.

Der Sicherung, daß dem Verbraucher nur Fleisch von hygienisch einwandfreier Beschaffenheit angeboten wird und Schädigungen seiner Gesundheit ausbleiben, dient das „Gesetz betr. die Schlachtvieh- und Fleischbeschau" vom 3. Juni 1900 in seiner Fassung vom 13. Dezember 1935 (Reichsges.Bl. I, S. 1447/1466) sowie das Lebensmittelgesetz in seiner Fassung vom 17. Januar 1936 (Reichsges.Bl. I, S. 17) und mehrere Bekanntmachungen und Verordnungen.

„Fleisch" im Sinne dieses Gesetzes sind nach § 4 „Teile von warmblütigen Tieren, frisch oder zubereitet, sofern sie sich zum Genusse für den Menschen eignen. Als Teile gelten auch die aus warmblütigen Tieren hergestellten Fette und Würste, andere Erzeugnisse nur insoweit, als der Bundesrat dies anordnet."

Hiermit bezieht sich das Gesetz auf das Schlachten von Rindvieh, Schweinen, Schafen, Ziegen, Pferden und Hunden, in einzelnen seiner Bestimmungen auch auf Wildbret und Federvieh, sowie auf Esel, Maulesel und sonstige, seltener zur Schlachtung gelangende Tiere. Daß das Gesetz seinerzeit auf die Schlachtung eines Eisbären in Stuttgart leider nicht zur Anwendung gelangte, verschuldete eine Trichinoseepidemie. Auf das obenerwähnte Vorurteil gegen Pferdefleisch nimmt der § 18 des Gesetzes Rücksicht, der für seinen Vertrieb und seine Verwendung besondere Bezeichnung und Stempelung (Rechteckstempel mit Bezeichnung „Pferd") und gesonderten Verkauf vorschreibt.

Das Gesetz fordert die Untersuchung von Schlachtvieh vor und nach der Schlachtung, läßt aber für die Untersuchung vor der Schlachtung in Fällen von Notschlachtung und bei Schlachtungen ausschließlich für den eigenen Haushalt Ausnahmen zu. Bei Hausschlachtungen darf auch die Untersuchung nach der Schlachtung unterbleiben.

Genaue Bestimmungen regeln die Bildung von Beschaubezirken, ihr Personal und ihre Arbeitsweise.

Unterschieden wird nach dem Ausfall der Untersuchung nach der Schlachtung *„taugliches"*, *„untaugliches"* und *„bedingt taugliches"* Fleisch. Durch besondere Stempelung werden diese Qualitäten kenntlich gemacht: taugliches Fleisch durch einen Kreisstempel, untaugliches durch einen Dreieckstempel, bedingt taugliches durch einen Quadratstempel,

Mit vielen Sicherungen ist die Verwertung und der Vertrieb bedingt tauglichen Fleisches, des sog. „Freibankfleisches", umgeben (§§ 10 und 11). Ebenso sind in § 12 weitgehende Sicherungen getroffen, daß aus dem Ausland frisches Fleisch und zubereitetes Fleisch (Pökelware) nur in einwandfreier Beschaffenheit eingeführt werden. Selbstverständlich gelten dafür die gleichen Anforderungen und Bestimmungen wie für Inlandfleisch. Die Einfuhr von Büchsenfleisch, Würsten und sonstigen Gemengen aus zerkleinertem Fleisch ist in Mengen, die 5 kg übersteigen, verboten. Das Fleisch aus dem Ausland muß bei seiner Einfuhr an besonders dafür bestimmten Zollämtern einer Untersuchung unterworfen werden und erhält einen Sonderstempel (Sechseckstempel in roter Farbe).

Stoffe oder Verfahren, welche der Ware eine gesundheitsschädliche Beschaffenheit zu verleihen vermögen, dürfen nicht verwendet werden, und die Einfuhr von in dieser Weise zubereiteten Fleischwaren ist verboten. Solche Stoffe sind Alkali-, Erdalkali- und Ammonium-Hydroxyde und -Carbonate, Benzoesäurepräparate, Borsäurepräparate, chlorsaure Salze, Fluorwasserstoffpräparate, Formaldehyd, Schweflige Säure und deren Verbindungen, alle Farbstoffe, Säuren des Phosphors, deren Salze und Verbindungen, Aluminiumsalze und Aluminiumverbindungen. Verboten sind auch Verfahren, die zur Befreiung tierischer Fette von Geschmacksstoffen, Geruchsstoffen, Farbstoffen und freien Fettsäuren dienen. Kurz gesagt, es handelt sich um Stoffe, welche geeignet sind, eine minderwertige Qualität oder einen im Gange befindlichen oder bereits bestehenden Verderb des Fleisches oder einer Fleischware zu verschleiern.

Nur bei der Herstellung von Margarine darf Benzoesäure und benzoesaures Natrium Verwendung finden, ebenso Para-Chlorbenzoesäure bei Lachs und Lachsersatz in Dosen. Auch ist die Verwendung gesundheitsunschädlicher Farbstoffe (Safran) zur Gelbfärbung von Margarine und der Hüllen derjenigen Wurstarten, bei denen Gelbfärbung herkömmlich und als künstlich ohne weiteres erkennbar ist, zugelassen.

Durch ein besonderes Gesetz vom 19. Juni 1934 (Reichsges.Bl. I S. 513) ist die Verwendung salpetrigsaurer Salze im Lebensmittelverkehr verboten. Das Gesetz hat Bezug auf das „Pökeln" von Fleischwaren mit Ausnahme von zerkleinertem Fleisch und gestattet als Ausnahme die Verwendung von Nitritpökelsalz, einem aus Speisesalz und salpetrigsaurem Natrium bestehenden, gleichmäßigen Gemisch, das höchstens 0,6 und mindestens 0,5 Hundertteile salpetrigsaures Natrium enthält. Die gleichzeitige Verwendung von Salpeter neben Nitritsalz ist verboten.

Für zerkleinertes frisches Fleisch, Hackfleisch, Schabefleisch (fett- und sehnenfreies, rohes Skelettmuskelfleisch vom Rind) und zubereitetes Hackfleisch ist die Verwendung von Nitrit nicht zugelassen, und für den Vertrieb und die Verwendung von zerkleinertem Fleisch sind gesonderte, sehr strenge, einschränkende Bestimmungen erlassen. (Verordnung vom 24. Juli 1936, Reichsges.Bl. I S. 570.) Dies ist geschehen, weil gerade bei dieser Art des Fleischverbrauchs Verschleierung von Verderbnis, andererseits ein rasches Eintreten von Verderbnis und Verunreinigungen leicht möglich sind. Die Erfahrung hat gezeigt, daß schwere Infektionen durch nachlässige oder fahrlässige Bereitung, Feilhaltung und Verbrauch solchen Fleisches verursacht werden können.

Eine Verordnung vom 8. Juli 1936 (Reichsges.Bl. I S. 565) regelt die Herstellung von für die Ernährung bestimmtem Knochenfett, das nur aus solchen Knochen hergestellt werden darf, die ausschließlich im Betrieb des Herstellers angefallen, frisch und unverdorben sind. Seine Herkunft muß aus der Aufschrift kenntlich sein. Das Fett aus Pferdeknochen darf mit dem Fett aus Knochen anderer Tiere nicht vermischt sein.

Nach einer Verordnung vom 25. Oktober 1917 (Reichsges.Bl. I S. 909) ist die Bezeichnung „Fleischbrühwürfel" (Würfel, Tafeln, Kapseln, Körner, Pulver) an feste Bestimmungen bezüglich ihres Gehaltes an Fleischextrakt oder eingedickter Fleischbrühe, ihres Gehaltes an Gesamtkreatin und Stickstoff sowie an Kochsalz (nicht mehr als 65%) gebunden. Alle Präparate von abweichender Zusammenstellung sind als „Ersatz"-Präparate zu bezeichnen.

Fast möchte man glauben, der Gesetzgeber folge der kirchlichen Tradition, die Fische als Fastenspeise nicht zum „Fleisch" rechnet. Denn das Fleischbeschaugesetz gilt nicht für Fische und überhaupt nicht für Kaltblüter, offenbar weil eine „Beschau" im Rahmen eines „Schlachtwesens" dafür gar nicht denkbar ist. Sie werden auf Grund des Lebensmittelgesetzes beurteilt, und zwar fallen sie unter das in § 3 ausgesprochene Verbot des Gewinnens, Herstellens, Zubereitens, Aufzubewahrens und Beförderns von Lebensmitteln, falls ihr Genuß die menschliche Gesundheit zu schädigen geeignet ist. Im einzelnen sind dafür noch eine Reihe von Anordnungen erlassen.

Das Schlachten seiner Haustiere hat der Mensch bis in die neueste Zeit nur mit Maß geübt. Auf dem Lande war und ist der tägliche Genuß von Fleisch Ausnahme. Bekannt ist der soziale Wunsch Heinrichs IV. von Frankreich, das sonntägliche Suppenhuhn im Topf des Bauern. Selbst die Besitzer riesiger Viehherden genossen Fleisch nur bei Opferfesten oder verboten den Genuß von Fleisch bestimmter Tiere ganz, weil sie entweder unrein oder heilig waren. Die Genossen des Odysseus bezahlten die Tötung der Rinder von Trinakria mit dem Leben. An Vorwänden aber, um trotz wirtschaftlicher und in Sitte und Religion liegender Hemmungen zu Fleischgenuß zu gelangen, hat es den Menschen nie gefehlt, und war er freigegeben, so ergaben sie sich ihm bis zum Exzeß. Zur Forderung der Götter wurde, was der eigene Trieb begehrte. Gleichzeitig aber wurde die der Würde der Götter entsprechende Voraussetzung gemacht, das Unstoffliche der aufsteigenden Düfte genüge den Himmlischen oder Unterirdischen. Dem Opferschmaus stand dann nichts mehr im Wege. *In Ländern primitiver Kultur* gewinnt nichts so sehr die Menschen, wie wenn wir einen festlichen Vorwand, die Eröffnung eines Krankenhauses oder einer Poliklinik, zum Anlaß eines Opfers machen, das den Göttern gilt und die Wünsche der Menschen erfüllt.

Im Kanibalismus ist dieser Trieb mit der magischen Vorstellung umkleidet, durch Verzehren des getöteten Feindes, zumal besonderer Teile seines Leibes, gehe Seelenkraft von ihm auf den eigenen Leib über. Daß es tierarme Länder sind, in denen der Kanibalismus bis heute geübt wird (Neuguinea), erweist am besten, daß ein primitiver physiologischer Trieb ihm zugrunde liegt. Vielleicht könnte auch das Gefühl einer Stärkung der Seelenkraft nicht nur aus dem allen Primitiven eigenen Bedürfnis der magischen Deutung abgeleitet, sondern psycho-physiologisch begründet sein. Dafür sprechen die obenerwähnten Ergebnisse RANKES (s. S. 225).

Bis zur Hemmungslosigkeit stark kann der Trieb des Primitiven zum Fleisch-genuß sein. Der Neger vernichtet Hekatomben von Wild, das er durch angelegte Steppenfeuer eingekreist hat. Bricht eine Seuche in die Herden viehzüchtender Stämme ein, die sonst selten ein Stück zu schlachten pflegen, so beginnt eine Orgie des Bratens und Fressens.

In den Kulturländern nimmt das Rind als Schlachtvieh seit jeher den ersten Platz ein. Je nach der Geschmacksrichtung des Volkes und nach den Züchtungs-möglichkeiten folgen Schwein und Schaf an zweiter und dritter Stelle, in den waldarmen Bergländern des Mittelmeergebietes an Stelle des Schafes auch die Ziege. In manchen Gebieten Ostasiens vertritt der Wasserbüffel die Stelle des Rindes, in Hochasien der Yak, in den Anden Südamerikas das Lama.

Pferdefleisch wird in Europa heutzutage in größerem Umfang genossen als bekannt, auch ohne daß die Not dazu zwänge. In Ostasien, auch auf den ost-asiatischen Inseln, gilt der Hund als Leckerbissen. Ratten, allerdings nicht Haus- und Wanderratten, sondern Baumratten, die sich von Früchten und Korn ernähren, werden von den Minahassa auf Celebes auf jedem Markt gebraten feilgehalten.

Wild, das in früheren Zeiten, in Amerika bis vor 150 Jahren (Bison, Elch, Hirsch), eine Hauptquelle der Fleischnahrung mancher Völker war, hat heute nur noch die Bedeutung einer Zusatznahrung. In Afrika bieten dem Neger Flußpferd und Elefant ab und zu Gelegenheit zu ungehemmtem Fleischgenuß.

Geflügel, Hühner, Ente, Taube, ersetzen in vieharmen Gebieten Afrikas und der ostasiatischen Inseln das Großvieh. Wildgeflügel wird nur mit Auswahl genossen. Geschmackskombinationen sind unbeliebt. Fischig schmeckende Wildvögel lehnten schon die Ägypter ab. Krähen und Häher schmecken uns nur nach Abziehen der Haut.

In Handel und Verkehr und nach der allgemeinen Auffassung und auch nach dem Fleischbeschaugesetz gelten als zur Fleischnahrung gehörig auch die für menschlichen Genuß geeigneten und vielseitig verwendeten Eingeweide und Organe, besonders die Leber der Säugetiere und des Geflügels, die sog. *Innereien.*

Außer den Warmblütern liefern aber auch alle Klassen des Tierreiches, von den niedersten bis zu den Wirbeltieren, nutzbares Fleisch und Organe. Hiervon gewinnt die *Fischnahrung* für die Kulturländer mit der technischen Entwicklung der Kühl- und Gefrierverfahren in Verbindung mit der Entwicklung des Ver-kehrswesens eine rasch zunehmende Bedeutung.

Zwar ist Fischfleisch etwas eiweißärmer und wasserreicher als Warmblüter-fleisch, dafür sind einige Fische, z. B. der Hering, der Lachs und der Aal, reich an Fett, so daß bei dem geringen Abfall bei der Verwertung der Fische sie ein billiges und wertvolles Eiweiß und Fett spenden. Das gilt vor allem für den alljährlich in ungeheuren Zügen auftretenden *Hering,* der ein echtes Volks-nahrungsmittel in den Küstengebieten Europas von jeher gewesen ist und es in immer höherem Maße auch für das Inland wird. Aber auch die Leber eines fettarmen Fisches, des *Dorschs,* ist mit ihrem Fett reich an Vitamin A und D

(Lebertran). Die Möglichkeiten der Ausnutzung des Fischreichtums der Meere sind für Europa noch nicht ausgeschöpft.

Für die küstennahen Gebiete der Tropen bildeten die reichen Fischfänge schon immer die billigste, unersetzliche Eiweißquelle. Selbst für das Volk des Inlandes lieferten sie den nötigen Eiweißbedarf in der primitiven Form des Trockenfisches (Stinkfisch).

Neben der Verteilung von frischem Fisch in gefrorenem oder gekühltem Zustand über das ganze Land hin, werden getrockneter, gesalzener, zu Marinaden und Anchosen verarbeiteter, sowie geräucherter Fisch nach den sehr bestimmten, alle Fischarten umfassenden Anordnungen der Hauptvereinigung der deutschen Fischwirtschaft vom 18. August 1941 (RNVbl. S. 306) hergestellt und in immer größeren Umfang der Bevölkerung zugeführt.

Unsere Erkenntnisse über die Bedeutung der Vitamine haben zu der Einsicht geführt, daß vor allem die inneren Organe der Fische, Leber, Milch und Rogen, von großer Bedeutung für die Vitaminversorgung sind und damit ein noch wertvollerer Bestandteil unserer Nahrung als die Innereien (Leber, Nieren usw.) unseres Schlachtviehes. Aus Fischleber, Rogen und Milch hergestellte Pasten, konserviert, sind ein wertvoller Brotaufstrich geworden.

Auch der große meerbewohnende Säuger, der *Wal*, wird in neuerer Zeit nicht nur wegen seines Fettes, sondern auch seines Fleisches wegen gejagt.

Das *Fleisch von Krustern*, Hummern, Langusten, Süßwasser- und Seewasserkrebsen, ist hochgeschätzt. Austern und andere Muscheln, auch Tintenfische, Holothurien, Schnecken der verschiedensten Art kommen je nach der Landessitte zum Verzehr. Kultische Hemmungen scheinen in den meisten Kulturen dem Genuß von Schlangenfleisch entgegenzustehen. Nur von den Minahassa auf Celebes wird Schlange gelegentlich an Stelle von Aal angeboten.

Ein Blick auf den Fischmarkt im Mittelmeer oder in einem tropischen Hafen zeigt den Reichtum der Früchte des Meeres (frutti di mare). Kein Volk weiß sie so vielseitig zu nutzen wie die Chinesen.

Selbst das Muskelfleisch von Insekten, von Heuschrecken, wird nicht verschmäht, und der mit Eiern vollgestopfte Hinterleib einer Termite (Königin) ist für einen Neger, roh verzehrt, eine Köstlichkeit.

Selbstverständlich ist es auch nur ein Vorurteil, wenn neben Froschschenkeln und Schildkrötenfleisch nicht auch Krokodilfleisch genossen wird. Es ist wohl so, daß der Mensch unter dem Einfluß von animistischen oder Seelenwanderungsvorstellungen vermeidet, Fleisch von Tieren zu genießen, denen gelegentlich Menschen zum Opfer fallen. Jedoch widersteht dem Menschen fast überall das Fleisch von Fleischfressern.

Nicht nur aus züchterischen Gründen haben Viehzüchter seit jeher männliche Tiere kastriert, sowohl Säuger wie Geflügel (Kapaune), um damit ihr Fleisch dem zarteren Fleisch weiblicher Tiere anzunähern und weil das Fleisch der Kastraten meist fettreicher ist (Mastochsen). Das Fleisch männlicher Tiere hat oft einen strengen, widerlichen Geschmack, besonders beim Ziegenbock, Schafbock und Eber.

Das Mästen der Tiere ist in den frühesten Zeiten geübt worden. Altägyptische Reliefs stellen schon das Nudeln der Gänse dar. In Deutschland ist es seit geraumer Zeit verboten. Ob das Halten der Tiere bei elektrischer Beleuchtung während der ganzen Nacht, um sie damit zu dauerndem Fressen von Körnerfutter zu bewegen, ethischer ist, dürfe zu bezweifeln sein. Das Geschick jedes Ochsen ist nun einmal, nach jahrelanger Arbeit in Zug oder Pflug, zum Mastochsen zu werden. Selbst ältere Stiere müssen sich mitunter zu gleicher Bestimmung noch späte Kastration gefallen lassen.

Güte und Geschmack des Fleisches aus verschiedenen Körperteilen unterliegen einer sehr bestimmten Bewertung für die Zwecke, denen das Fleisch dienen soll. Lende, Filet, gilt als bestes Bratenfleisch. Bestimmte Teile eignen sich besonders gut zum Pökeln und Räuchern, während andere dafür ungeeignet sind.

Fische sind schon im Altertum in Teichen gehalten und gemästet worden. Der Aal ist den Ostasiaten in seinem natürlichen Vorkommen noch nicht fett genug.

Bereitung und Konservierung von Fleischnahrung.

Der Verwendung des Fleisches müssen Abbauvorgänge in seiner Substanz, und zwar der darin enthaltenen Kohlenhydrate (Glykogen) und des Eiweißes (Myosin) voraufgegangen sein, ehe es zu menschlichem Genuß geeignet wird.

Diese Reifevorgänge bewirken nicht nur Geschmacksverbesserungen, sondern setzen auch den Abbau des uns artfremden Eiweißes in Aminosäuren in Gang, die der Mensch ohne Gefährdung aufnehmen kann.

Ein Stadium, das unter allen Umständen vorübergegangen sein muß, bevor die Bereitung einsetzen kann, ist die *Totenstarre*. Nach neuerer Forschung beruht sie auf einer Quellung der contractilen Eiweißteile der Muskelfibrillen durch die entstehende Milchsäure, neben einer gleichmäßigen Spannung der Streck- und Beugemuskulatur. Nach Durchschneidung der Streck- und Beugesehnen werden die Muskeln wieder weich. Eine echte Muskeltotenstarre gibt es daher beim Schlachtvieh nicht. Beim Seefisch ist in warmen Ländern, aus noch zu erwähnenden Gründen, erwünscht, daß er noch starr in die Küche kommt (s. S. 252).

Die primäre, alkalische Reaktion des Fleisches geht unter der Einwirkung der im Muskel vorhandenen Enzyme auf das Glykogen unter Bildung von Fleischmilchsäure und Phosphorsäure in eine saure Reaktion über. Der Milchsäurezunahme entspricht eine Abnahme des Glykogengehaltes des Fleisches. Bei Beginn der Verderbnis ist kein Glykogen mehr nachweisbar. Das ist der Fall bei einem p_H von etwa 6,2.

Unter dem Einfluß der Säurebildung und oxydierender, sowie weiterer autolytischer Vorgänge wird das Fleisch weicher und schmackhafter. Die größte Zartheit erreicht es durch rasches Gefrieren, langsames Auftauen und Nachlagerung im Kühlhaus (REINER).

Rohes Fleisch. Wegen seiner leichten Verdaulichkeit wird rohes Fleisch, Schabefleisch, als Nahrung für Diabetiker und für Rekonvaleszenten empfohlen. Seine Herstellung, Feilhaltung und sein Verbrauch sind durch Verordnungen geregelt. Mit Recht, denn in Ländern ohne Fleischbeschau besteht die Gefahr der Infektion mit Parasiten (Trichinen, Finnen) oder mit pathogenen Keimen, so daß man dort auf den Genuß von Tartarbeafsteak besser verzichtet. Gerade in dieser Form aber entspricht es dem Geschmack vieler Europäer, und halb durchgebratenes, im Innern des Stückes noch fast rohes Fleisch ist in manchen Ländern (England) ein Maßstab für die Kunst des Kochs. In Kulturländern mit geregeltem Schlachtbetrieb bestehen ernstliche Bedenken gegen solche Genüsse nicht. Infektionen gehören hier heute zu den Seltenheiten.

Der Begriff *Verdaulichkeit* ist aber aufzuspalten in die Begriffe der *Ausnutzbarkeit* und *Bekömmlichkeit*. Das gilt für jedes Eiweiß, das gekocht oder ungekocht aufgenommen wird. Ausgedehnte Experimente haben erwiesen, daß die *Ausnutzbarkeit* gekochten Eiweißes besser ist als die von rohem. Auch invitro-Versuche der Verdauung mit Trypsin haben das bestätigt, weniger solche mit Pepsin. Die moderne Physiologie neigt aber dazu, diese Unterschiede der Ausnutzbarkeit in Hinblick auf die Verdaulichkeit als unwesentlich anzusehen.

Für die *Bekömmlichkeit* aber spielen Faktoren eine Rolle, die bei dem Ausnutzungsversuch nicht berücksichtigt wurden, wie z. B. Quellung und Unterschiede der Resorption (LANG).

So ist es z. B. möglich, ohne Schwierigkeit und Störungen 18 rohe Eier zu trinken, aber kaum ohne Magenbeschwerden möglich, 18 gekochte Eier zu essen. Auch kann rohes Fleisch leichter in größeren Portionen aufgenommen werden als gekochtes. „Es ist denkbar, daß bei rohem Eiweiß die Verdauung etwas protrahiert verläuft und der Organismus daher nicht so schlagartig mit einer großen Menge von Aminosäuren überschwemmt wird" (LANG).

Sowohl das *Braten* wie das *Kochen* des Fleisches bewirken die Gerinnung des Eiweißes und zugleich das Freiwerden der Extraktivstoffe (N-haltige Stoffe, Kreatin, Kreatinin), die nun, je nach der Absicht, beim Kochen in Form von

Brühe oder beim Braten auf der Bratenkruste oder in der Sauce zum Genuß gelangen. Vom Braten des Fleisches am Spieß (Grillieren) ohne jeden anderen Zusatz als Salz und Gewürz in vielen Variationen nach den Landessitten bis zur Bereitung in der Pfanne oder im Kochtopf unter den verschiedensten Bedingungen (Kochen, Dünsten, Schmoren) und mit den mannigfaltigsten Zutaten ist die Zahl der Methoden groß.

Fleischkonservierung. Der Wunsch und die Notwendigkeit, vom Schlachttermin und vom Tage des Jagdgewinns unabhängig zu werden und das leichtverderbliche Nahrungsmittel ohne Einbuße an Wert und ohne Gefährdung für den Verbraucher zu bewahren und auf weiten Abstand zu versenden, hat den Menschen zu vielen Erfindungen geführt. Bis heute arbeitet er an der Vervollkommnung dieser Methoden. Einen durch Jagd oder Viehsterben plötzlich zuströmenden Überfluß an Fleisch zu bewahren für fleischlose Zeiten durch *Trocknen* ist zu allen Zeiten und in vielen Ländern geübt worden. Zahlreich sind die Bezeichnungen für das in dünnen Streifen an der Sonne getrocknete Fleisch. Unter Zusatz von Salz und Gewürz zu Pulver verrieben, als *Pemmikan*, ist es jedem aus Indianerbüchern bekannt.

Die moderne Technik erreicht die Trocknung, indem Würfel von 2—5 cm Kantenlänge in geheizter Luft (Zweiwalzentrocknung) gedörrt werden. Der starke Wasserverlust wird bei der Zubereitung rasch wieder durch Wasseraufnahme ergänzt. Das Produkt ist keimarm, aber nur von begrenzter Haltbarkeit. Es schimmelt leicht in feuchter Luft, ist aber ebenso gut verdaulich wie Frischfleisch. Nur der Geschmack ist leerer und strohiger, und zwar um so mehr, je höher die verwendete Temperatur war, weil die wasserlöslichen Stickstoffverbindungen in Verlust geraten. Gesundheitsschädigungen sind von keiner dieser Arten von Trockenfleisch bekanntgeworden.

In noch weit größerem Umfange werden *reiche Fischfänge*, die besonders in den Tropen schneller Verderbnis ausgesetzt sind, durch Trocknen haltbar gemacht. Kabeljau und Schellfisch werden gesalzen als Stockfisch und getrocknet als Klippfisch und später in wieder erweichter Form verarbeitet. Die Trocknung gespaltener Fische in der Tropensonne ergibt ein wenig anziehendes Produkt, den „Stinkfisch". Die Ernährung fleischarmer Länder der Tropen ist aber ohne ihn undenkbar. Trotz seiner Unappetitlichkeit für das Gefühl des Europäers entstehen aus seinem Verzehr keine Gesundheitsschäden. Leckerbissen sind alle diese Trocknungsergebnisse nicht.

Pressen. Eine eigenartige Form der Konservierung stellt das „Bündner Fleisch" dar, das in Graubünden seit alters hergestellt wird, dessen Bereitung aber nur in Höhen über 800 m gelingen soll. Das Fleisch wird einem biologischen Reifungsprozeß unterworfen, der etwa 2—6 Monate in Anspruch nimmt und während dessen 50% des Wassers langsam ausgeschieden werden. Das Fleisch wird dann in Abständen von 2 Monaten zweimal in Platten- oder Ziegelform gepreßt und überzieht sich während dieser Zeit mit Schimmel. Es wird roh verzehrt (WINCKEL).

Räuchern. Die phenolhaltigen Bestandteile des Rauches verhindern die bakterielle Zersetzung des Fleisches, die Wärme trocknet es ein. Nicht jedes Holz eignet sich zum Räuchern, am besten ist Buche, gar nicht geeignet Nadelholz. Wachholderzusatz zum Brande gibt dem Gut einen aromatischen Geschmack. Unsere wertvollsten Fleischprodukte, Schinken, Rauchfleischarten, auch ein Teil unserer Wurstwaren, werden auf diese Weise hergestellt.

Einsalzen. Daß starker Zusatz von Kochsalz konservierend wirkt, ist schon seit dem Altertum bekannt. In Ägypten sind Leichen, in Salzlake liegend, wohlerhalten aufgefunden worden. Die Mumifizierung wurde nach der Entfernung der Eingeweide durch Einsalzen begonnen.

Salzfleisch bot in der Seefahrt vor Einführung der Kühlräume die einzige Möglichkeit, die Mannschaft mit Fleisch zu versorgen. Das Zugrundegehen des Vitamins C in diesem Salzfleisch war eine der Ursachen für das gefürchtete Auftreten von Skorbut bei langen Seereisen.

Wurst. In Zeiten uneingeschränkten Nahrungsmittelspielraums sind Würste ein gehaltvolles, durch Wasserentzug konzentriertes und, wenn sie geräuchert werden, gut konserviertes Lebensmittel. Mit Kalküberzug versehen, vertragen harte Räucherwürste (Salami) auch monatelangen Aufenthalt in warmen Ländern.

In Mangelzeiten verleitet die Schwierigkeit, den Inhalt einer Wurst zu bestimmen, zur Verwendung minderwertiger Abfälle der Schlachtung und zu unzulässigen Zusätzen. Am Ende des ersten Weltkrieges kam der Spottvers auf: „Selig ist, wer vergißt, was er in der Wurst heut ißt."

Gegen den Genuß jeder frischen Wurst wird das Bedenken erhoben, daß bei ungenügendem Kochen Kotreste der Darmhülle zu einer Infektion des Wurstgutes führen können. Sehr wahrscheinlich haben Infektionen der Wurst mit dem Bac. botulinus diesen Ursprung. Die Verwendung von Cellophanhüllen bedeutet daher einen unbezweifelbaren hygienischen Fortschritt. Auch der Kochverlust ist in Cellophanhüllen wesentlich geringer. Für das Räuchern bestehen keine Unterschiede für die beiden Sorten von Hüllen.

Erhitzen. Braten und Kochen vernichten nicht alle im Fleisch enthaltenen Keime. Sekundäre Verunreinigungen treten rasch hinzu. Auch gebratenes und gekochtes Fleisch verdirbt daher in nur wenig längerer Zeit als frisches Fleisch.

Eine der segensreichsten Erfindungen ist es daher gewesen, als vor 150 Jahren NICOLAS APPERT fand, daß Lebensmittel, die in einer geschlossenen Metallbüchse lange genug erhitzt wurden, *unbegrenzt* haltbar werden. In fabrikmäßiger Herstellung wie im Haushalt (WECK-Apparate) hat das Konservieren von Fleisch oder Wurstmasse eine aus der Lebensmittelversorgung, -erhaltung und -verteilung nicht mehr wegzudenkende Ausdehnung gewonnen. Die moderne wissenschaftliche Prüfung aller Voraussetzungen für ein einwandfreies Ergebnis und die Feststellung der zu erfüllenden Bedingungen hat erreicht, den Verbrauch von Fabrikkonserven gefahrlos zu machen. Die Millionenheere der letzten Kriege sind überwiegend mit Dosenfleisch ernährt worden, in der britischen Armee Indiens sogar mit Konserven, die den religiösen Gesetzen der Hindu und der Mohammedaner entsprechend hergestellt waren.

Die gefürchteten Vergiftungen durch die Toxine des Bac. botulinus werden heute nur noch nach Genuß von Konserven beobachtet, die im Privathaushalt unsauber und bei unzureichender Erhitzung hergestellt wurden.

Festgestellt ist, daß nur eine Erhitzung auf 110⁰ C für mindestens 2 h oder eine Erhitzung auf 120⁰ für 8 min alle Bacillensporen von Fleisch und Fleischpräparaten mit Sicherheit abtötet. Das sind aber Mindestzahlen, die nur für *fabrikmäßige* Herstellung gelten. Für die Herstellung von Fleisch- und Wurstkonserven im Haushalt wird dringend dazu geraten, bei 100⁰ C 3 h lang zu sterilisieren, besser noch 3$\frac{1}{2}$ h. Besonders bei der Anfertigung von Leber- und Blutwurst ist mit der schlechten Wärmeleitung des Wurstgutes zu rechnen, die zur Folge hat, daß im Innern der Dose die eigentliche Sterilisierungstemperatur von 120⁰ C oft nicht erreicht wird.

Die Büchsenherstellung und die Technik ihres Verschließens, auch die Art ihres Öffnens längs angeritzter Linien ist zu großer Vollkommenheit entwickelt worden. Verzinntes Eisenblech (Weißblech) gilt als bestes Material für Konservenbüchsen.

Ganz ohne Fehlergebnisse ist aber die Konservenherstellung nicht, besonders wenn sie im Kleinbetrieb eines Haushalts geübt wird. Alte, schlecht gereinigte und schadhafte Dosen, auch alte Gewürze können zur Ursache raschen Verderbens werden.

Als ein ziemlich sicheres Zeichen verunglückter Konservierung gilt dem Nahrungsmittelhygieniker die sog. „Bombierung" der Dosen. Sie ist der beste Indicator für ungenügende Sterilisation oder ungenügenden Verschluß einer Konservendose. Bei bakterieller Zersetzung entstehende Fäulnisgase beulen die flachen Deck- und Bodenplatten der Büchse auf. Beim Öffnen entweicht in der Regel Gas und Schaum. Oft ist der Inhalt stinkend geworden. Aber der Geruch ist nicht entscheidend. Über ihn bestehen recht oft Meinungsverschiedenheiten. Leider fehlen alle diese Warnungssignale mitunter gerade bei der Infektion von Wurstgut durch den Bac. botulinus.

Daß es auch eine Bombierung geben kann ohne Fäulnis, z. B. nach Auftreibung des Inhalts durch Frost oder durch Wasserstoffentwicklung infolge der Einwirkung von Essig auf die Verzinnung, darf für die hygienische Praxis nicht hindern, grundsätzlich vor der Verwendung bombierter Konserven zu warnen und ihre Verwendung zu verbieten.

Konservierung durch Kälte. Die Verwendung von Eis in Substanz erhält zwar darauf gelagerte Nahrungsmittel frisch und behindert lange ihre Zersetzung, ohne daß aber dabei die darin vorhandenen Keime abgetötet werden. Auch sie werden durch die Kälte konserviert. Vom Eis genommenes Fleisch verdirbt binnen Kürze.

Daher können auch aus Natureis, das aus Flüssen und Teichen gewonnen wurde, pathogene Keime, z. B. Typhusbakterien, auf das Fleisch übertragen werden. Mißtrauen ist auch am Platze gegenüber einem aus einwandfreiem Wasser hergestellten Eis, wenn wir täglich auf der Straße beobachten, wie wenig hygienisch es bei seinem Transport und seiner Verteilung zugeht.

Eiskästen und Eisschränke alter Art, von der primitiven Improvisation des Einlegens von Eis in Sägespäne bis zu Räumen mit doppelten Wänden, die mit isolierendem Material gefüllt sind, leiden alle unter dem gleichen Mangel, daß die Temperatur in ihnen nie tief genug sinkt, um das Schmelzen des Eises aufzuhalten. Bei der feuchten Luft in ihnen findet auf der nassen Oberfläche des Fleisches eine Keimvermehrung statt. Eine muffige, unfrische Luft herrscht in diesen Vorratsräumen.

Kühlräume und Kühlschränke. In sich dauernd vervollkommnender Weise werden seit etwa 4 Jahrzehnten unter Verwendung von Gasen, die verdichtet und wieder verdampft werden, auf elektrischem Wege Temperaturerniedrigungen erzielt, ohne daß es zu wirklichem Gefrieren der Lebensmittel kommt und ohne daß sich eine wesentliche Entwicklung von Feuchtigung im Kühlraum einstellt. Im Gegenteil, es gilt als ein gewisser Nachteil gerade großer Kühlräume, daß die Luft in ihnen zu trocken wird. Auf Schiffen nimmt konserviertes Geflügel einen leeren strohigen Geschmack an bis zu dem Grade, daß man im Zweifel ist, ob einem Huhn, Ente, Gans oder Fasan vorgesetzt wird.

Fleischschäden und ihre Feststellung.

Die *grobsinnliche Beurteilung* von Fleisch und Fleischwaren auf ihre Tauglichkeit und auf die Möglichkeit einer Gefährdung durch ihren Genuß kann trügen und ist daher nur von relativem Wert.

Gewisse Zeichen der Fäulnis bis zu ekelerregendem Geruch erscheinen manchen primitiven Völkern als besonders anziehend — auch uns hält ja ein übler Geruch nicht vom Genuß mancher Käsearten zurück — und von dem Genuß so verdorbenen Fleisches *müssen* keineswegs Gesundheitsschäden ausgehen. Auch bei den Europäern herrschen eigenartige Geschmacksrichtungen über den Grad der Reifung des Fleisches bis an die Grenzen der Fäulnis. Wildbret, vor allem Wildgeflügel, ließ und läßt man mitunter auch heute noch abhängen, bis es einen „haut goût", einen spezifischen, pikanten Geschmack annimmt. Auch hiervon sind Erkrankungen nicht bekannt. Aber der gleiche Geschmack, der beim Auerhahn, Fasan und Rebhuhn geschätzt wird, wird bei Gans, Ente und Huhn als ekelhaft empfunden. Unverständlich aber ist dem Europäer die Vorliebe primitiver Völker der Tropen für den an der Sonne getrockneten Stinkfisch.

Verdächtig ist dennoch jede frühzeitig einsetzende Fäulnis des Fleisches. Für den Zeitpunkt ihres Eintretens hängt viel davon ab, ob das Tier entblutet wurde oder nicht.

Es gehört zu den schwer analysierbaren Verflechtungen von Mystik und Erfahrung, daß die religiöse Lehre, das Blut sei der Sitz der Seele, und das daraus abgeleitete Gebot des „Schächtens", d. h. des Tötens der Schlachttiere durch Entbluten, in warmen Ländern ihren Ursprung hat, also in Ländern, in denen unentblutetes Fleisch schon nach wenigen Stunden in Verderbnis übergeht. Jedem Jäger der Tropen ist das bekannt und einer der Gründe, warum vor Einführung der Kältetechnik dort alles Fleisch vor Eintritt der Reifung in die Pfanne oder den Kochtopf getan werden mußte, und daß seine Zähigkeit nur durch intensives Klopfen einigermaßen behoben werden kann. Auch bei allen anderen Schlachtmethoden ist das *sofortige Entbluten* eine wichtige Forderung, um die Frischhaltung des Fleisches zu sichern. Je unvollständiger die Entblutung ist und je später sie eintritt (Kammstücke), um so größer ist die Gefahr bakterieller Zersetzung. Der Ausblutungsgrad wird durch die Hämoglobin-Pseudo-Oxydase-Probe mit Guajaktinktur festgestellt (SCHÖNBERG).

Die Fäulnis beruht auf dem Abbau des Eiweißes durch *aerobe* und *anaerobe* Fäulnisbakterien, wobei die saure Reaktion des Fleisches wieder in alkalische übergeht. Neben diesen harmlosen Keimen *können* aber auch pathogene oder toxinbildende Keime beteiligt sein, die z. B. beim Entblutungsvorgang vom Darm her in die unvollständig entbluteten Fleischbezirke angesogen worden sind.

Wenn somit die Symptome der Fäulnis in der Tat vor der Möglichkeit einer Infektion warnen, so verschafft ihr Fehlen uns doch keine Sicherheit. Es muß betont werden, daß leider kein brauchbares, grobsinnliches Zeichen, weder Geruch noch Geschmack, uns vor der Vergiftung durch die Toxine des Bac. botulinus bewahrt. In ein und derselben Wurst und in Konserven *können*, ohne daß es bemerkbar wäre, toxingetränkte Stellen neben harmlosen liegen. Auch frisches Fleisch, das grobsinnlich keine Zeichen der Verderbnis aufweist, *kann* zum Ausgangspunkt schwerer Erkrankungen durch die Erreger der Salmonellagruppe im Kreise der Verbraucher werden.

Jedenfalls aber muß das warnende Gefühl des Ekels, das für uns von faulender, stinkender und unappetitlicher Ware ausgeht, von entscheidender Bedeutung für die Beurteilung der Genießbarkeit der Ware sein. Überhaupt sollte ein verdächtiges Nahrungsmittel, wenn seine *Herkunft nicht feststeht und die Möglichkeit einer weiteren Prüfung nicht gegeben ist*, nicht genossen werden. Auf jeden Fall lag ein Fehlurteil vor, wenn in einem Gutachten zu lesen war, eine Wurst sei durch grünlich-schleimigen Belag nur ekelerregend, aber nicht gesundheitsschädlich und infolgedessen für menschlichen Genuß geeignet.

Besonders bei Fischen kann eine grobsinnlich nicht feststellbare Zersetzung durch bestimmte psychrophile Keime verursacht werden, die selbst nicht pathogen sind, aber durch Toxine Vergiftungen bewirken können. Außerdem tritt bei Seefischfäulnis unter dem Einfluß der normalen Bakterienfauna als Stoffwechselprodukt eine giftige Substanz, *Pelamytoxin*, auf, die zu den toxischen Monoaminen bzw. Diaminen *(Ptomainen)* gehört.

Solche Vergiftungen werden in den Tropen häufig beobachtet. In Europa sind sie trotz des stark zunehmenden Verbrauchs im ganzen Inland dank der Transporte in Kühlwagen nicht beobachtet worden. Wahrscheinlich beruht die in warmen Ländern so gefürchtete *Garnelenvergiftung*, der mitunter eine langdauernde Anaphylaxie gegen Krustergenuß folgt, auf ähnlichen Ursachen.

Es gilt daher in warmen Ländern als eine unerläßliche Forderung, daß Fische noch in hartem Zustande in die Küche kommen müssen und daß alle Kruster nur in lebendem Zustande gekauft und in den Kochtopf getan werden.

Die Kjoeken-Moeddingers, die prähistorischen Abfallhaufen vieler nordischer, aber auch tropischer Küsten, zeigen an riesenhaften Ablagerungen von Schalenresten verschiedener Muscheln, einen wie großen Umfang in alten Zeiten die Ernährung mit Muscheln gehabt hat. Die Mies- oder Pfahlmuschel (Mytilus edulis) ist auch heute noch ein beliebtes und billiges Nahrungsmittel, das auch in Konservenform gebracht wird. Zwar enthalten diese Muscheln ein Gift, das *Mytilotoxin*, das aber beim Abkochen der Muscheln in die Brühe übergeht und mit ihr fortgegossen werden muß.

Daß von einer Wunde her ein eigentümliches *Fischgift* Vergiftungen bewirken könne, wird bestritten. Dagegen ist sicher, daß sowohl bei einigen Fischarten (Thunfisch, Makrelen, Barben), wie auch bei Schildkröten und Muscheln zur Zeit ihrer Geschlechtsproduktion das Fleisch oder einzelne Organe beim Genuß vergiftend wirken. Wahrscheinlich handelt es sich um giftige Stoffwechselprodukte in diesen Organen.

Zur Feststellung der Fäulnis dienen Methoden von EBERT und WALKIEWITZ, die anzeigen, ob der p_H-Wert der Reaktion über 6,2 ansteigt. Dieser gilt *im allgemeinen* als der Grenzwert für den Eintritt der Fäulnis. Die WALKIEWITZsche Probe zeigt beginnende Fäulnis bei $p_H = 6,3$ an, bei Schweinen und Pferden bereits bei $p_H = 6,2$

Mittels der p_H-Bestimmungen können auch Tiere ermittelt werden, deren Fleisch Anlaß zu Fleischvergiftungen geben kann. Eine eindeutige Beziehung zwischen p_H-Zahl und *Keimbefall* des Fleisches besteht aber nicht. Es kann auch ein normaler oder kleiner p_H-Wert bei starkem Keimbefall vorhanden sein infolge der zuerst eintretenden Vergärung der im Fleisch vorhandenen Kohlenhydrate durch Bakterien der Coli-Aerogenes-Gruppe, der Paratyphus-Enteritis-Gruppe und der Gasödemgruppe.

Eine harmlose Erscheinung, die von Laien häufig für ein Zeichen von Verderbnis angesehen wird, ist das Auftreten von *Fluorescenz* auf der Oberfläche von Fleisch, besonders häufig auf Fischfleisch und recht häufig gerade in Kühlräumen. Die Fluorescenz, die unter der Ultralampe als helleuchtende Punkte oder Flächen erscheint, beruht auf der Ansiedlung von saprophytischen Leuchtbakterien, die unschädlich sind. Sie sind kältebeständig. Die Erscheinung beruht auf Porphyrinbildung. Fluorescieren können aber auch *lebende* Schweinefinnen und Rinderfinnen in intensiver Rotfluorescenz.

Infektionen durch Protozoen, Metazoen und Bakterien.

Protozoeninfektionen der Schlachttiere, etwa durch Trypanosomen, Piroplasmen, Sarko-
sporidien (MIESCHERsche Schläuche) sind für den Genuß durch den Menschen gleichgültig
und bringen ihm keine Gefahr.

Finniges Rindfleisch (Cysticercus bovis) ist in einigen Ländern, in denen Fleisch roh oder
unzureichend gekocht oder gebraten genossen wird (Abessinien, Bali) die Ursache, daß fast
die ganze Bevölkerung mit Bandwürmern (Taenia saginata) behaftet und mit ihr das
ganze Vieh finnig ist. Auch trotz der Fleischbeschau kommen Infektionen mit *Taenia
saginata* in Europa noch vor. Die Infektion mit Cysticercus cellulosae, der Finne des
Schweinebandwurms Taenia solium, ist aber seit 40 Jahren in Mittel-Europa zur größten
Seltenheit geworden.

Ohne die sorgfältige Beschau des Schweinefleisches würde die *Trichinose* in allen
schweinezüchtenden Ländern noch heute eine häufige Krankheit sein. Das erweist das
regelmäßige Vorkommen von Trichinoseepidemien in Kriegszeiten, wenn unbeschautes Fleisch
genossen worden ist.

In der fischessenden Bevölkerung von Ländern, in denen menschliche Fäkalien zur
Düngung benutzt werden (China, Japan) und Fisch gewohnheitsmäßig auch roh verzehrt
wird, sind Infektionen mit *Trematoden* der Gattung *Clonorchis* und mit verwandten Arten
weit verbreitet. Sie verursachen Cirrhose der Leber bis zu deren schwersten Formen und
bis zur Entwicklung von Carcinomen.

Auch mit dem Leberegel der Katze, *Opisthorchis felineus*, dessen Zwischenwirte Fische
sind, infiziert sich der Mensch beim Genuß rohen Fischfleisches (Ostpreußen).

Der große breite Bandwurm, *Dibothriocephalus latus* (Diphyllobothrium latum), dessen
Entwicklung in zwei Zwischenwirten, in Cyclopskrebschen und in Fischen, vor sich geht,
wird in Form der sog. *Sparganen* mit rohem oder unzureichend gekochtem Fischfleisch
aufgenommen. Er findet sich in einzelnen Seengebieten, in Finnland, in der Schweiz und
in den großen Seen Nordamerikas, wohin er mit Fischbrut eingeschleppt wurde. Bei einem
Teil der Befallenen kann sich eine schwere Blutarmut entwickeln.

In einer Krabbenart einzelner Gebiete Ostasiens (Japan, Korea, Philippinen) entwickeln
sich die Zwischenstadien eines Trematoden, des *Paragonimus*, der sich beim Menschen
in den Lungen festsetzt und dort Blutungen verursacht, ein Krankheitsbild, das mit Tuberkulose verwechselt werden kann.

Im Orient ist beobachtet worden, daß beim Verzehren von rohen Hammel- und Ziegen-
lebern, in denen der Leberegel *Fasciola hepatica* parasitiert, sich solche Egel im Rachen der
Menschen festgesogen haben. Die Erkrankung, *Halzun* genannt, geht meist rasch vorüber,
kann aber durch Glottisödem tödlich verlaufen.

Weitaus häufiger als diese gelegentlich auftretenden Erkrankungen durch Genuß von
Metazoen sind die häufig als Massenerkrankungen auftretenden Infektionen mit den sog.
Fleischvergiftern, meist Keimen aus der Salmonellagruppe, oder durch anaerobe Bacillen.
Diese Keime gelangen in das Fleisch in der Regel durch septische Erkrankungen des
Schlachtviehes selbst, mitunter aber auch durch Verunreinigung des Fleisches bei unsauberem
Schlachten entweder durch Keime aus dem Darm der Tiere oder aus anderer Quelle, z. B.
durch Übertragung von Darmbakterien durch Fliegen auf das Fleisch, aber auch durch
unsauberes Gerät oder infiziertes Wasser.

Die Gefahr schleichender septischer Erkrankungen von Schlachtvieh und der Ent-
wertung des Fleisches dadurch wird in viehzüchtenden Ländern sehr ernst genommen.
In Argentinien werden den Rindern der nach Buenos Aires für den Export liefernden
Estanzien früh die Hörner abgeschlagen, damit bei den großen Transporten auf der Bahn
die Tiere sich nicht verletzen. Jedes Tier mit einer Wunde gilt als entwertet.

Auch die Infektion mit dem Bac. botulinus geht wahrscheinlich zum Teil auf unsauberes
Umgehen mit dem Schlachtgut zurück.

Austern in Häfen des Mittelmeergebietes zu verzehren, ist leichtsinnig. Sehr oft liegen
ihre Austernbänke im Bereich der Abwässerauslässe. Austern bieten Keimen der Salmonellagruppe (Typhus, Paratyphus) einen günstigen Nährboden. Unterleibstyphuserkrankungen
sind mit Sicherheit auf den Genuß von Austern bezogen worden. Es ist aber möglich,
Austern, die von verdächtigen Bänken stammen, gewissermaßen in Quarantäne zu legen,
indem man sie in Kästen etwa am Haupt eines Piers kräftiger Wellenbewegung für einige
Zeit aussetzt und dadurch von den pathogenen Keimen reinigt.

Eier.

Das Vogelei ist als Nahrung sicherlich schon in der primitiven Kulturform
der Sammler genutzt worden. Diese bequemste Form der Gewinnung hochwertiger
Nahrung wird einer der Hauptantriebe gewesen sein, Geflügelarten, die sich dazu

eigneten, das Huhn, die Ente, die Gans, das Truthuhn, die Taube, in die Domestikation einzubeziehen, die der Mensch an sich selbst vollzog. Er gewann damit ein wohlschmeckendes, bekömmliches, sehr gut, zu etwa 95% ausnutzbares Nahrungsmittel, das in konzentrierter Form ihm Eiweiß und Fett in fast gleichem Prozentsatz bot. Der Wassergehalt des Hühnereis von 73,2% bezieht sich vor allem auf das Eiklar, das bei ihm 58,1% ausmacht. Genossen werden die Eier der Ente, seltener der Gans und des Truthuhns, die Eier vieler Wildvögel, der Kiebitze, der Möwen und die großen Eier einiger tropischer Vogelarten. Gänzlich anders in der prozentualen Zusammensetzung ihres Inhalts sind Schildkröteneier, keineswegs eine große Delikatesse.

Unbekömmlich ist das Eiklar, wenn es in reiner Form ungekocht in größerem Quantum genossen wird. Es löst Verdauungsstörungen aus. Beim Trinken des ganzen rohen Eies, selbst in größerer Zahl, ist das nicht der Fall. Das Trinken roher Hühnereier kann in Lebenslagen, wo hygienisch einwandfreie Nahrung und Getränk nicht erhältlich sind, Hunger und Durst stillen.

Gefahrlos aber ist der Genuß roher oder unzureichend gekochter Eier, vor allem von *Enteneiern, nicht.*

In Ostasien ist das Einsammeln der Eier von in riesigen Herden getriebenen Laufenten durch ihren Hirten die übliche Form der Eiergewinnung. Dort hat das Entenei den Vorrang vor dem Hühnerei und dort, wo es während des Weidegangs, nicht im Bereich eines Hofes, von dem nur halbdomestizierten Tier gelegt wird, ist es ein Nahrungsmittel, das keine Gefahr bringt.

Die Annahme, von dem durch eine schützende Kalkschale umschlossenen Ei könne kein gesundheitlicher Schaden ausgehen, hat sich als ein Irrtum erwiesen. Dabei waren schon von jeher gelegentlich im Innern von Eiern Fremdkörper gefunden worden, Steinchen, Federchen, selbst Bandwurmglieder, Wurmeier und Coccidien. Man hätte sich also sagen müssen, daß auch pathogene Keime das werdende Ei erreichen können, das ja erst nach der Befruchtung von Eiklar und Schale umgeben wird. Auf den Gehöften und gerade bei der niedrig geständerten Ente besteht stets die Gefahr des Einschleppens von Schmutz in die Kloake beim Treten. Vieles spricht aber dafür, daß noch häufiger bei an einer Salmonellainfektion erkrankten Enten eine endogene Infektion des Eies zustande kommt.

Mit dem bakteriologischen Nachweis dieser Infektionen des Enteneis fanden die Einzelfälle und die kleinen Epidemien an akuten Enteritiserkrankungen ihre Erklärung, die gelegentlich, so z. B. bei ländlichen Festen, nach Genuß von Eiskreme und anderen Speisen, beobachtet worden waren, für die ungekochtes Entenei verwendet wurde. Es wurde daher 1936 verordnet, daß Enteneier nur verkauft werden dürfen mit einem unverlöschlichen Aufdruck „Entenei, Kochen", und daß auf Kisten mit Enteneiern und in den Verkaufsstellen deutlich lesbar darauf hingewiesen werden muß, daß *Enteneier 8 min gekocht* werden müssen. Diese Zeitspanne darf unter keinen Umständen unterschritten werden, will man der Abtötung der Keime im Innern des Eis sicher sein. Auch die Bratwärme für ein lockeres Rührei, ein Spiegelei, eine Omelette genügt dafür nicht.

Eine Infektion von Hühnereiern kann verursacht werden, wenn gesprungene Eier mit verunreinigtem Wasser in Beziehung kommen, wie das im Kriege einmal in einem Eilager nach einem Bombenangriff der Fall war. Begünstigt wird ein solches Vorkommnis, wenn die Eier äußerlich mit Kot beschmutzt sind. Solche Eier sollen im Handel nicht zugelassen werden.

Für den Handel mit Eiern bestehen in Deutschland Verordnungen, nach denen die Eier in Handelsklassen eingeordnet und nach Frische und Beschaffenheit mittels eines Durchleuchtungsgeräts geprüft sein müssen.

Große Ausdehnung hat in den letzten Jahrzehnten die Herstellung von Trockenei gewonnen. Das Präparat läßt sich auf ziemlich primitive Weise durch Trocknen des auf einer Leinwand ausgestrichenen Breies von Gelbei in der Sonne herstellen. So wurde es in großer Menge in China gewonnen. Einwandfreie, trocken bewahrt, gut haltbare Präparate werden jetzt in allen Kulturländern in ähnlicher Weise wie Milchpulver hergestellt und sind für die Küche fast unentbehrlich geworden, einfacher im Gebrauch und sicherer in ihrer Qualität als die in Kalkwasser oder Wasserglas (Garantol) eingelegten Eier. Luftdicht in Büchsen verschlossen ist Trockenei fast unbegrenzt haltbar.

Eine interessante Frage ist, ob der Faktor der Bebrütbarkeit, der im Ei nach etwa 14 Tagen verschwindet, für den biologischen Wert des Eies als Nahrungsmittel eine Bedeutung hat.

Vegetabilische Nahrungsmittel.

Zerealien.

Zwar werden in geringem Umfang die Getreide der Frühzeit, *Emmer, Einkorn* und *Spelt* (Dinkel, Grünkern), auch in Deutschland noch angebaut, aber hier wie in der ganzen westlichen Kulturwelt beherrschen je nach der Güte des Bodens und der Gunst des Klimas *Weizen, Roggen, Gerste* und *Hafer* den gesamten Getreideanbau. An ihrer Stelle steht im gesamten südlichen und südöstlichen Ostasien, aber auch in einigen Gebieten Südeuropas der *Reis.* Die *Hirse* und der *Buchweizen,* die einmal für Europa dasselbe waren wie für Ostasien der Reis, haben dort fast ihre ganze Bedeutung verloren durch die Einbürgerung der Kartoffel. In Afrika ersetzt das *Sorghum,* die Negerhirse (Guineakorn), die dort nicht gedeihenden Körnerfrüchte der gemäßigten Zonen, im tropischen Amerika der *Mais.* Diese amerikanische Körnerfrucht hat erst nach der Entdeckung Amerikas Eingang in die alte Welt und in die gemäßigten Klimate gefunden. Sein Mehl hat zwar den gleichen biologischen Wert wie Weizenmehl, aber nicht seine günstigen Backeigenschaften. Maisbrot gilt in Europa nur als ein Notbehelf. Aus dem gleichen Grunde hat die Gerste die Schätzung, die sie noch im Altertum in Südeuropa für die menschliche Nahrung genoß, eingebüßt. Sie ist heute vorwiegend ein Futtermittel für die Haustiere, daneben hochgeschätzt zur Bereitung von Bier.

Sehr verschieden sind die Gewohnheiten der Völker in der Verwertung der Zerealien. Die angelsächsischen Völker bedienen sich für die Herstellung von Breinahrung gern des Hafers (Porridge) und bevorzugen zum Brotbacken einseitig den Weizen. Weizenbrot ist auch bei allen romanischen Völkern die beliebte Nahrung. In Mitteleuropa aber und weiter nach dem Osten hin, auch in Vorderasien, bedienen sich die Völker zur Brotbereitung von jeher mehr des Roggens als des Weizens. Diese Geschmacksgewohnheiten sind so eingewurzelt, daß den romanischen und angelsächsischen Völkern ein anderes als Brot aus wenig ausgemahlenem, feinen, weißen Weizenmehl nicht mundet, indes die Deutschen und ihre östlichen Nachbarn ein feines Weizenbrot gleicher Art als weichlich empfinden und ein Roggenbrot, selbst aus stark ausgemahlenem Korn, als eine kräftige Nahrung mit hohem Geschmackswert schätzen.

Groß sind auch die Verschiedenheiten der Geschmacksrichtung, was die Backprodukte angeht. Die Angelsachsen bevorzugen ein lockeres, leichtes Brot, die Romanen ein stark poröses Brot, das sie durch Zusatz von Bohnenmehl erzielen. Die Deutschen aber schätzen schwere, teilweise sehr dicht gebackene Brotsorten, die ihnen eine gehaltvollere Nahrung zu sein scheinen als das luftige Weizenbrot.

Auch im anteilmäßigen Verbrauch an Brot innerhalb der Gesamtnahrung unterscheiden sich die Völker. Der zunehmende Verbrauch der Kartoffel hat den Brot- und Mehlgenuß in Deutschland auf etwa $1/3$ der Gesamtnahrung zurücksinken lassen. Schon in Süddeutschland aber wird ein höherer Anteil genossen. In Rußland und in Vorderasien steht das Brot im Zentrum der Ernährung. Die Antwort eines Russen auf die Frage, ob es ihm gut gehe, lautet: „Ich habe Brot.“

Über diese ethnographischen Verschiedenheiten in der Bewertung der Zerealien und ihrer Ausnutzung hinaus beschäftigt sich heute eine hochentwickelte landwirtschaftliche Forschung mit der Erzielung der hochwertigsten Getreide durch die Erforschung ihrer Genetik. *Saatzuchtanstalten* gewinnen durch Selektion Getreidesorten, die auf bestimmten Böden und unter bestimmten klimatischen Verhältnissen Höchstwerte an Ernten liefern. Schwedischen Forschern in *Swalöf* ist es gelungen, die Getreideproduktion ihres Landes mittels Selektion frühreifender Getreidelinien erheblich zu steigern. In Norddeutschland wurden durch den sog. *Petkuser Roggen* weitaus höhere Erträge erzielt als früher. Durch Selektion auf Schädlingsfestigkeit und durch die Gewinnung möglichst reinen Saatgutes sind nicht nur große Leistungssteigerungen erreicht worden, sondern auch die Gefahren, die von Kornrade und Mutterkorn ausgingen, so gut wie behoben worden.

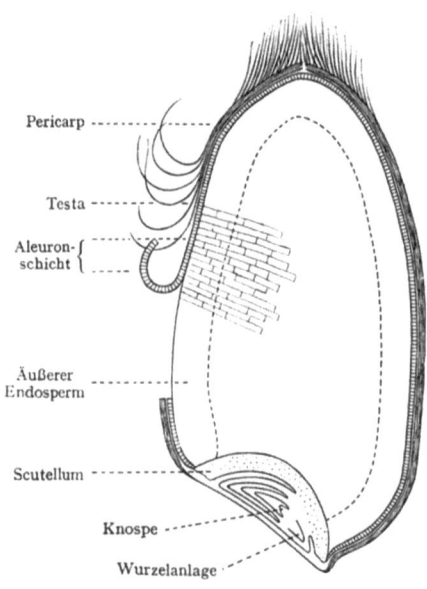

Pericarp

Testa

Aleuron-
schicht

Äußerer
Endosperm

Scutellum

Knospe

Wurzelanlage

Abb. 47. Aufbau des Getreidekorns.

Nicht weniger bedeutungsvoll ist geworden die chemische Analyse der einzelnen Zerealien, die Untersuchung der Ergebnisse der Mahlprozesse, die Behandlung des Mehls bei den verschiedenen Methoden seiner Verwertung und die physiologische Prüfung der Verdaulichkeit und Ausnutzbarkeit der Mehlprodukte. Seit der Entdeckung der Vitamine ist dem Gehalt der aus Mehl hergestellten Nahrungsmittel an einigen dieser Mangelstoffe großes Interesse zugewendet worden.

So gut wie gleich sind alle Körnerfrüchte in einem *Wassergehalt* von etwa 13—14%. Gering sind auch die Unterschiede ihres Gehaltes an *Kohlenhydraten*. Er schwankt zwischen rd. 65 und 75%. Ebenso geringfügig sind die Unterschiede im *Fettgehalt*. Er liegt zwischen 1 und 2%. Nur Hafer hat einen hohen Fettgehalt bis zu 6%. Größer sind die Unterschiede im *Eiweißgehalt*. Er liegt bei etwa in gleichem Prozentsatz ausgemahlenem Mehl bei Roggen um etwa 7%, bei Weizen um etwa 12%, bei beiden bei stärkerer Ausmahlung relativ höher.

Jedes Getreidekorn ist von mehreren Schichten aus Cellulose bestehender Faserstoffe, dem *Pericarp* und der *Testa*, den Frucht- und Samenschalen, umhüllt. An dem dem Keim entgegengesetzten Ende des Korn sitzen der Hülle feine Härchen, das *Bärtchen*, auf. Es folgt den Hüllen nach innen die Fette und Proteine enthaltende *Aleuronschicht*. Ihre Zellen sind von Cellulose umgeben. Das Innere des Korns besteht aus dem äußeren und inneren *Endosperm*. Sein Anteil ist beim Roggenkorn zugunsten der anderen Bestandteile um rd. 7% geringer als beim Weizenkorn. Am einen Ende des Korns, ihm schräg angelagert, liegt der *Keim*, vom Mehlkern getrennt durch das *Scutellum*. In ihm liegen *Knospe* und *Wurzelanlage*. Diese Keimanlage wird nicht von der Aleuronschicht überzogen (s. Abb. 47).

Wenn sein Gehalt an Kohlenhydraten zum Maßstab gemacht wird, hängt die Qualität eines Mehles ab von der Ausmahlung. Sie wird im Prozentsatz einer vollkommenen Ausmahlung des Korns von 100% angegeben. Eine Ausmahlung unter 70% findet in der Regel nicht statt. Bei 70% Ausmahlung liegt ein Mehl vor, das so gut wie ganz befreit ist von dem Keim, dem Scutellum, den Cellulosehäuten und der Aleuronschicht, beim Weizen ein rein weißes Mehl.

Zu einem viel umstrittenen und nicht ohne Fanatismus behandelten Problem unserer Zeit, nicht nur in Deutschland, ist es geworden, ob man gut daran tut, die Körnerfrucht nur wenig auszumahlen und damit auf die äußeren Schichten des Korns und seinen Keim, die zusammen die *Kleie* darstellen, für die Ernährung ganz zu verzichten. Es geht dabei um zwei Probleme, um die Ausnutzung der eiweißhaltigen Aleuronschicht und damit um eine Vermehrung des Mahlgutes an Masse und Qualität und um die Bedeutung der in ihr und im Keim einschließlich des Scutellums eingelagerten Vitamine.

Im wesentlichen aus ernährungspolitischen Gründen wurde von der Suggestibilität der an popularisierende Darstellungen von Gesundheitsfragen gewöhnten Kulturmenschheit eine Reihe von Jahren hindurch, am stärksten im Kriege, reichlich Gebrauch gemacht. Mit großem Aufwand an Propaganda wurde behauptet, ein „Vollkornbrot", das aus annähernd zu 100% ausgemahlenem Mehl gebacken sei, habe einen hohen Gehalt an Eiweiß und Vitaminen. Außerdem erhalte das Kauen dieses groben Brotes den Zähnen ihre Gesundheit.

Es ging um etwas ganz anderes. So hoch ausgemahlenes Mehl lieferte an Menge mehr Brot und füllte mehr hungrige Mägen. Heute gilt aber als erwiesen, daß die Ausnutzung von Vollkornbrot und der sog. Schrotbrote hinsichtlich ihres Brennstoff- und Eiweißgehaltes geringer ist als die des Brotes aus weniger stark ausgemahlenem Mehl. Jeder erfährt das, der jahrelang in Ländern gelebt hat, in denen nur Mehle von einem Ausmahlungsgrad von 72,5—75% verbacken werden, und der dann wieder genötigt ist, Vollkornbrot zu essen. Niemals erreicht auch der geschickteste Bäcker im Vollkornbrot die Lockerheit und damit die Angreifbarkeit des weißen Brotes für die Verdauungssäfte. Die Sättigung tritt bei viel geringeren Mengen hellen, lockeren Weißbrotes ein und die ausgeschiedenen Schlacken sind weit weniger voluminös. Unser Darm enthält eben nicht die Mikroflora an Bakterien und die Mikrofauna an Protozoen eines Pflanzenfressers, die ihm die Aufschließung der Cellulose möglich machen. Zudem wirken die Cellulosebestandteile peristaltikanregend, wodurch möglicherweise wertvolle Nahrungsbestandteile für die Ausnutzung verlorengehen. In unserem Darm entstehen durch Bakterienwirkung nur geringe Mengen von Cellulasen. Deshalb handeln wir falsch und unökonomisch, wenn wir nicht versuchen, den Nährstoffgehalt der Kleie über das Haustier — allerdings mit einem gewissen Energieverlust — als Fett oder Fleisch wiederzugewinnen.

Etwas anderes ist es, wenn aus diätetischen Gründen, gerade um eine schlackenreiche Kost zu geben, einem Kranken oder Rekonvaleszenten der Genuß von Schrotbrot oder Grahambrot anzuraten ist.

Wohl aber gibt es eine Grenze des Ausmahlens nach unten, die für den Gesundheitszustand bei starkem Brotverbrauch Bedeutung haben kann. Sie ist gezogen worden auf Grund der Erkenntnisse der Vitaminforschung. An ihrem Beginn steht die Feststellung von EIJKMAN und GRIJNS, daß ein Reis, der durch zu starkes Schälen seines Silberhäutchens, seiner Aleuronschicht, beraubt wird, *falls er die Hauptgrundlage der Ernährung* bildet, zur Ursache der *Beriberi*, einer Polyneurodegeneration, wird, weil mit dem Silberhäutchen der größte Teil seines Gehaltes an dem unentbehrlichen Vitamin B_1 (Thiamin, Aneurin) verlorengeht.

Dies gilt aber nur für die einseitige Reisernährung des Ostasiaten. Trotz Ausmahlens des Weizen- und Roggenkorns weit über das Schälen des Reises hinaus, sind im europäisch-amerikanischen Kulturkreis der Beriberi entsprechende Erkrankungen nicht beobachtet worden. Dazu war die Ernährung der westlichen Kulturvölker von jeher zu vielseitig.

Durch neuere Forschungen ist aber auch nachgewiesen, daß die Aleuronschicht des Korns allein gar nicht so besonders reich ist an Vitamin B_1. Die Hauptmenge davon liegt im Scutellum des Keims und in ihm selbst. Der Keim als Ganzes enthält auch wesentliche Mengen des gesamten Vitamin B-Komplexes (Riboflavin, Lactoflavin und Nicotinsäure). Legt man also Wert auf einen hohen Gehalt des Mehls an diesen Vitaminen, so muß ihm eine Kleie zugefügt werden, die den größten Teil des Keims, vor allem das Scutellum enthält. Es ist aber auch festgestellt worden, daß selbst das stark geschliffene Reiskorn noch einen ausreichenden B_1-Anteil behält, *wenn man es nur nicht vor dem Kochen wäscht.* Dergleichen aber ist mit europäischen Körnerfrüchten nie vorgenommen worden.

Bemerkenswert ist auch, daß Völker, die sich vorwiegend von Körnerfrüchten, von Reis, Roggen oder Weizen, ernähren, offenbar schon in alten Zeiten die Erfahrung gemacht haben, daß es gut ist, die Körnerfrucht, ehe sie weiter verarbeitet wird, zuvor zu kochen und dann zu trocknen. So kocht der Türke den Roggen und Weizen zu „*Bulgur*", der Malaye den Reis zu „*paraboiled rice*". Vermahlen kann man allerdings die Körner dann nicht mehr, aber die Speisen, die daraus bereitet werden, sind vollwertig an Vitamingehalt. Denn die Vitamine, vor allem Vitamin B, verteilen sich dann auf das ganze Korn, gelangen so in den Mehlkern, haften ihm fest an und gelangen auch beim Waschen des geschälten Korns nicht in Verlust. Allerdings verlieren auch sie, wie die nicht vorbehandelten Körner, beim Kochen 25% ihres Vitamingehaltes. Aber auch wenn das Waschwasser fortgegossen wird, verbleibt ihnen mehr an Vitamin als das Minimum, das beim Reis zum Verhüten der Beriberi nötig ist.

Unzweifelhaft senkt ein geringes Ausmahlen unserer Körnerfrüchte, z. B. ein Ausmahlen von 80% anstatt 85%, ja schon eine Verminderung auf 82,5% den Gehalt des Mehles an wichtigen Vitaminen stark, bis zu 10—25%. Zu 80% ausgemahlenes Mehl enthält nur noch $^1/_5$ des Riboflavins eines zu 85% ausgemahlenen Mehles. Der Gehalt an Nicotinsäure steigt an.

Obwohl mit Recht angenommen werden kann, daß die Menschen der westlichen Kulturwelt, auch wenn sie unter dem Druck einer Nahrungsbeschränkung leben, in ihrer variierten Nahrung alle nötigen Vitamine vorfinden, hat man sich, besonders in den Weizenbrot essenden Ländern, darüber Sorgen gemacht, ob das Brot nicht zu arm an Eiweiß und Vitaminen sei. Sowohl in Deutschland wie in England wurde die Hinzufügung von 5% Milchpulver aus entrahmter Milch für notwendig erachtet, in England um das „whole-wheat bread" vollwertig zu machen.

In Amerika, wo man in Ernährungsfragen pupillarisch sicherzugehen wünscht, ist man dazu übergegangen, zwar, um der leichteren Verdaulichkeit und besseren Ausnutzung willen, das Korn sehr stark auszumahlen, das Mehl dann aber mit Thiamin, Riboflavin und Nicotinsäure „anzureichern" (enriched flour), sicherlich ein besserer Weg, als dem Körper die Verarbeitung eines schlackenreichen Vollkornbrotes zuzumuten, von dem zahlreiche Varianten, jede als besonders hochwertig und förderlich für die Gesundheit angepriesen, hergestellt werden (Aleuronatbrot, Klopferbrot, Knäckebrot, Steinmetzbrot usw.).

Wenn in diesen Fragen die persönlichen Ansichten so stark auseinandergehen, so beruht das auf der starken Anpassungsfähigkeit des menschlichen Darms und den großen individuellen Verschiedenheiten des Ausnutzungsvermögens. Wenn beim Übergang von Weizenbrot zum groben Roggenbrot zunächst die Kotmenge stark ansteigt und die Peristaltik angeregt wird, so stellt sich bei dauerndem Roggenbrotgenuß ein normaler Zustand .wieder her.

Die moderne Müllerei gestattet die sehr exakte Herstellung von Mehlarten nach ihrem Ausmahlungsgrad, der durch ihren Aschegehalt gekennzeichnet ist. Er nimmt stark ab mit geringerer Ausmahlung. Diese mit Zahlen bestimmten *Mehltypen* sind gesetzlich festgelegt.

Ein *Bleichen des Mehls*, auch wenn dabei unschädliche Chemikalien verwendet werden, ist als überflüssige Anpassung an das Auge des Käufers durchaus abzulehnen. Gewisse Stoffe, wie Ammoniumpersulfat, Kaliumbromat, Natriumperborat in sehr geringen Mengen dem Mehl zugesetzt, sollen die Backfähigkeit erhöhen.

Um verdaulich zu sein, müssen die Mehle durch Sprengen der Hülle des Stärkekorns und Quellen der Stärke aufgeschlossen werden, zwecks Bildung von Dextrin und Gerinnung des Eiweißes. Die einfachste Methode ist das Erhitzen mit Wasser zu Suppen oder Breien. Wie bei reiner Milchnahrung müssen bei Verwendung solcher Mahlprodukte, wie Mehl, Grieß, Grütze, Graupen, Haferflocken, auch von aus Mehl hergestellten Nährmitteln, wie Nudeln und Makkaroni, große Mengen aufgenommen werden, wobei Gewürze kaum entbehrt werden können. Die geringe Menge an fester Substanz verbürgt nur eine vorübergehende Sättigung. Am leichtesten können große Mengen von Reis unter Zusatz von Zucker und Milch oder zusammen mit stark gewürzten Beispeisen verarbeitet werden.

Das Wesen aller Backprozesse beruht auf der Auflockerung des Mehlteigs durch Kohlensäureentwicklung. Diese wird erzielt durch kräftiges *Durchkneten,* Schlagen und Reißen des Teigs mit der Hand — in älteren Zeiten durch Treten —, heute meist mittels Knetgeräten, um eine gleichmäßige Verteilung von Backpulver (Natriumbicarbonat und Weinstein), reiner Hefe oder Sauerteig im Teig zu erzielen. Von der Sorgfalt, mit der das geschieht und mit der das „Gehen" des Teigs unter dem Einfluß der einsetzenden Gärung beobachtet wird bis zu dem richtigen Augenblick des Backens, hängt die gewünschte Porosität des Backproduktes, es sei Brot oder Kuchen, ab.

Das Anmengen des Mehls erfolgt mit Wasser von 42° C. Bei der Bildung eines guten Teiges haben die Eiweißstoffe des Mehls, Gliadin und Glutenin, einen großen Anteil an der Quellung. Das im Getreide vorhandene Ferment Cerealin bewirkt eine teilweise Spaltung der Stärke in Dextrin und Maltose. Diese wird zu Kohlensäure, Alkohol, Essigsäure und Milchsäure vergoren.

Durch das Backen bei 200—250° C verdunstet innerhalb 30—80 min ein großer Teil des Wassers. Alle biologischen Prozesse werden durch die Hitze abgedrosselt, alle Fermente unwirksam gemacht, alle Bakterien, mit Ausnahme der sehr widerstandsfähigen Sporen, abgetötet. Die Stärke ist völlig verändert. Aus dem Dextrin entsteht das angenehme Röstbitter der Kruste. Ein Verlust am Vitamingehalt tritt durch das Backen nicht ein.

Wenn man vom Milchpulver absieht, so sind fast alle sonstigen Streckmittel für das Backmehl, auch z. B. das Zufügen von 10—20% Kartoffelmehl, für die Herstellung eines lockeren Brotes ungünstig. Auch Zusätze von Eiweißstoffen, wie Blutpulver, Fleischmehl und Quark, sind nicht zu empfehlen.

Die Methoden der modernen Landwirtschaft und die Reinigungsverfahren der heutigen Müllereien sichern uns gegen das Hineingelangen des *Mutterkorns* in den Mahlprozeß. Die Alkaloide des Mutterkornpilzes *(Claviceps purpurea)*, Ergometrin und Ergotamin, die Verursacher der „Kriebelkrankheit", des chronischen Ergotismus, sind schon seit Jahrzehnten nicht mehr zur Wirkung gekommen.

Die *Kornrade (Agrostemma githago)* als Unkraut ist aus dem Saatgut weitgehend ausgemerzt, ihr Samen gelangt kaum mehr zum Vermahlen, damit auch nicht seine Sapotoxine, die schleimhautreizend wirken können.

Taumellolchvergiftungen, hervorgerufen durch ein Unkraut, *Lolium temulentum,* das sich in nassen Jahren zwischen Hafer und Weizen verbreitet, sind seit vielen Jahrzehnten nicht mehr beobachtet worden. Sie bestehen in nervösen Erscheinungen, Benommenheit und Zittern, die durch das Temulin, eine Pyridinbase, verursacht werden.

Außer den Räubern des Korns, Ratten und Mäusen, müssen zahlreiche Schädlinge, in erster Linie der *Kornkäfer* (Calandra granaria), bekämpft werden. Nicht nur in Mehllagern und Bäckereien, auch im Haushalt können die *Mehlmotten* (Ephestia kühniella) zu einer lästigen Plage werden. In der Bekämpfung der Insektenschädlinge ist im Augenblick alles im Fluß. Es besteht alle Aussicht, daß die zum Teil in ihrer Anwendung gefährlichen Bekämpfungsmittel, Ausgasung mit giftigen Gasen, ersetzt werden können durch die für den Menschen unschädlichen Kontaktgifte (Gesarol, Gix, Hexanpräparate).

Bei zu warmer und feuchter Lagerung und ungenügender Belüftung findet sich im Mehl mitunter in ungeheuren Mengen die Mehlmilbe *(Tyroglyphus farinae)*. An sich ungefährlich, passiert diese Milbe, wenn Mehl auf Backwaren verstäubt unverändert aufgenommen wird, noch lebend den Darm. Für Zeiten sinkenden hygienischen Niveaus ist der Befund des Chitinskeletts der Milben in Stuhlpräparaten charakteristisch.

Eine verhängnisvolle Invasion für eine Bäckerei ist es, wenn in ihr die Sporen des *Bacillus mesentericus sive panis viscosi* zur Ausbreitung gelangen. Das Bacterium verursacht im Innern mit Hefe hergestellter Backwaren, bei äußerlich gutem Aussehen und guter Krustenbildung, das Entstehen einer fadenziehenden schmierigen Masse, die das Brot ungenießbar macht.

Gesundheitsschädigungen sind gelegentlich bei ungenügender Beaufsichtigung der Mühlen und Bäckereien durch Verfälschung des Mehls mit Gips und Schwerspat hervorgerufen worden, auch durch Verwendung von Mineralöl zum Ausstreichen von Backblechen. Bleivergiftung durch Ausgießen von Löchern in Mühlsteinen oder Walzen mit Blei kommen kaum noch vor. In seltenen, aber um so traurigeren Fällen sind Todesfälle durch Verwechslung von Mehl mit Insektengiften verursacht worden (Thorium).

Hülsenfrüchte.

Schwerlich wäre es möglich, unseren Eiweißbedarf im Falle ungenügender Zufuhr tierischen Eiweißes aus Körnerfrüchten und Gemüsen zu decken, stünde uns nicht in den Hülsenfrüchten (Leguminosen) pflanzliches Eiweiß zur Verfügung. Der Gehalt unserer einheimischen Leguminosen liegt allerdings nur um 25% und dies pflanzliche Eiweiß wird weniger gut ausgenutzt als tierisches und ist ihm biologisch nicht gleichwertig. Mehr als die Hälfte unseres Eiweißbedarfes sollte nicht durch das Eiweiß unserer Leguminosen gedeckt werden.

Anders ist es mit der *Sojabohne* (Soja hispida), deren es viele Varianten gibt, von denen einige auch zum Anbau in unserem Klima geeignet sind. Ihr höherer Eiweißgehalt von 33%, im Mehl von 42,5%, ist mit einem hohen Fettanteil von 17,5% verbunden. In Ostasien ist daher die Sojabohne das Kernstück der Volksernährung, besonders in Japan. Sie wird dort zu zahlreichen Nahrungsmitteln, vor allem zu fetten Saucen verarbeitet. Die Verdaulichkeit des Sojaeiweißes liegt nur wenig unter dem des Ei-Eiweißes, liegt also weit höher als die des Eiweißes anderer Hülsenfrüchte. Ihr Eiweiß ist daher der beste Ersatz für tierisches Eiweiß. Hoch ist auch der Eiweißanteil einiger in den letzten Jahrzehnten gezüchteter Mutanten der *Lupine*, die frei sind von Bitterstoffen. Leider bereiten sie dem Anbau im großen noch immer Schwierigkeiten, weil sie leicht wieder der Bastardierung durch wilde Lupinen zum Opfer fallen.

Vor der Entdeckung der Vitamine und der Reinherstellung der Vitamine der B-Gruppe durch Extraktion der Reiskleie, aus Hefe oder durch Synthese war in Ostasien der Genuß einer stark Vitamin B_1-haltigen Bohne, der *Katjang idju*, einer grünen, fast runden Bohne (Phaseolus radiatus), eines der wenigen ätiologischen Mittel gegen die Beriberi. In Afrika wird eine eigenartige Bohnenart angebaut, *Kerstingiella geocarpa*, deren Früchte in Kapseln sich an den Wurzeln bilden.

Alle Hülsenfrüchte werden besser ausgenutzt in der Form ihrer Mehle, als Bohnenmehl, als Erbswurst, als Suppenwürfel. Ganz besonders muß beim Kochen der Früchte selbst, bei Verwendung harten Wassers, darauf Bedarf genommen werden, daß die Hüllen ausreichend erweicht werden, um den Verdauungssäften Eingang zu gewähren, damit sie nicht unverdaut wieder ausgeschieden werden.

Der Vitamingehalt aller Hülsenfrüchte geht bei langer Lagerung erheblich zurück.

Pflanzliche Fette.

Schon die europäische Frühzeit wußte pflanzliche Fette zu gewinnen, aus den Früchten des Raps (Brassica napus oleifera), dem Rübsamen (Semen rapicum), auch aus Mohnsamen (Papaver somnifera), später aus Leinen (Linum) und Hanf (Canabis sativa). Für die Gewinnung von Öl aus Bucheckern mußte man geduldig die „Mastjahre" abwarten, in denen es der Buche beliebt, zu blühen. Es waren die Jahre, in denen die Schweinemast in den Wäldern sich besonders lohnte. Früh wurde auch Sesamöl (Sesamum) aus warmen Ländern eingeführt.

Südeuropa liefert seit Jahrtausenden mit der Frucht des Ölbaums (Olea europaea) so reichliche Ernten, daß fast der ganze Fettbedarf der Völker des Mittelmeergebietes damit gedeckt wird und darüber hinaus noch ein starker Export möglich ist.

Tief empfanden die Menschen, wie sehr sie mit der Ölfrucht gesegnet waren. Der Baum wurde ihnen zu einem Geschenk der Götter. Athena hatte ihn auf der Akropolis gepflanzt. Ein Kranz von ihm war der höchste Preis des Sieges in Olympia. Sein Öl barg die magische Kraft zu segnen, zu heilen, den Sterbenden von Schuld zu lösen. Anspruch auf Macht und Rechte gewann „der Gesalbte des Herrn" durch das weihende Öl.

Die Sonnenblume (Helianthus annuus) wird in Südrußland zur Fettgewinnung in ausgedehnten Feldern angebaut. Das gewonnene Öl steht aber an biologischem Wert und Haltbarkeit anderen Pflanzenölen nach.

Heute ist die Gewinnung und Einfuhr der Fette tropischer Gewächse an die Stelle der Einfuhr von Gewürzen getreten und hat sie an Bedeutung für die Volksernährung weit überflügelt.

Besonders feine Fette und Öle liefern die Erdnüsse (Arachiden), deren Anbau in Afrika in großem Umfang versucht wird. Ihr nahe an Wert steht die Tigernuß (Cyperus esculentus). Die größten Mengen wertvollen Fettes liefern das Fruchtfleisch der Cocosnuß (Cocos nucifera), die *Copra*, und die Samen der Baumwolle (Gossypium). Weniger wertvoll ist das aus den Früchten der Ölpalme (Elea guineensis) gewonnene Öl. Aus den Kernen zahlreicher anderer tropischer Früchte, Persea, Kakao, Mandel, Kapok, werden Fette und Öle als Nebenprodukte gewonnen.

Die sog. „*Palmine*" ersetzen als feine Bratenfette so gut wie ganz die tierischen Fette, für Fischbereitung sind sie fast vorzuziehen. Für die Herstellung feiner Seifen sind sie unentbehrlich geworden.

Der Reichtum der Sojabohne (Soja hispida) an Eiweiß und Fett zugleich erlaubt daraus die Herstellung künstlicher Milch, die, mit den nötigen Zusätzen an Vitaminen versehen, als Säuglingsnahrung verwendet werden kann. Sojaöle bedeuten für Ostasien fast das gleiche wie das Olivenöl für das Mittelmeergebiet.

Auch bei der Herstellung der *Margarine*, die ursprünglich fast allein auf die Aufschließung von Rindertalg eingestellt war, bedient man sich heute überwiegend feiner pflanzlicher Fette und Öle aus Palmkernen, Cocos, Erdnuß und Soja. Sie werden gemeinsam mit gehärtem Waltran und Rinderfett emulgiert und verbuttert, „gekirnt". Durch Eigelb wird dem an sich weißen Fett die Farbe der Butter gegeben, durch Hinzufügen von Milch zum Teil deren Geschmack.

Eine aus guten pflanzlichen Fetten und Ölen hergestellte Margarine steht an Nährwert der Butter nicht nach, sie ist ein vollwertiges Nahrungsmittel. Nur enthält sie keine Vitamine. Daher wird heute die Zufügung von äquivalenten Mengen an Vitamin A und D gefordert.

Zulässig ist, Margarine durch Hinzufügung von 0,2% Benzoesäure haltbar zu machen.

Knollenfrüchte.

Fast unbegreiflich erscheint es, daß vor 200 Jahren staatliche Zwangsmaßnahmen nötig waren, um das Volk an den Genuß der *Kartoffel* zu gewöhnen. Trotz aller modernen Verkehrsmittel und sorgfältig gelenkter Nahrungswirtschaft wäre Deutschland in den drei letzten Jahrzehnten von schweren Hungersnöten nicht verschont geblieben, hätten wir nicht in der Kartoffel ein Nahrungsmittel von vielseitiger Zusammensetzung und hoher biologischer Qualität in ausreichenden Mengen auf eigenem Boden ernten können. Schon in Zeiten normaler Ernährungsverhältnisse macht die Kartoffel 12% unserer Nahrung aus. Zwar ist ihr Wassergehalt hoch. Die aufzunehmende Nahrungsmenge ist groß, wenn auch nicht so groß wie bei Breinahrung, aber ihre Kohlenhydrate mit 21%, ihr Eiweiß mit 2,1%, ihr Fett mit 0,1% werden sehr gut ausgenutzt und der biologische Wert ihres Eiweißes steht dem tierischen Eiweißes nur wenig nach ($^4/_5$). Dazu enthält die Kartoffel die wichtigsten Vitamine, A, B_1, B_2, C, und ihr Gehalt an dem thermolabilen Vitamin C leidet weder durch langes Lagern noch durch Kochen wesentlich, selbst wenn die Kartoffeln geschält gekocht werden, falls sie nur nicht zum Zwecke des Quetschens zu lange weich gekocht werden. Damit ist die Kartoffel der wichtigste Spender dieses Vitamins, solange im Frühjahr frische Gemüse und Obst noch nicht auf dem Markt erscheinen.

Diese guten Qualitäten der Kartoffel gehen aber erheblich zurück, wenn sie in Schnitzeln getrocknet wird. Auch die Ausbeute an Kartoffelmehl ist nicht allzu hoch und dieses Mehl ist nur für bestimmte Speisen, Puddings, Mehlspeisen, feines Gebäck, verwendbar. Als Zusatz bei der Brotbereitung ist es für den Backprozeß im Hinblick auf die Porosität des Brotes nicht günstig. Ein erheblicher Teil der Kartoffelernte wird zur Alkoholgewinnung verbraucht.

Ein großer Vorteil der Kartoffel, der erheblich dazu beigetragen hat, ihre Einführung durchzusetzen, ist, daß sie ohne kostspielige Gewürze, nur mit Salz gewürzt, schon eine schmackhafte Nahrung bietet.

Vergiftungen durch das Gift der Kartoffel, *Solanin* — sie gehört ja zu den Nachtschatten unter denen sich hochgiftige Pflanzen befinden — sind selten. Nach nassen Sommern und wenn sie feucht geerntet und ungünstig, nicht dunkel genug, gelagert werden, können die Kartoffeln einen hohen Solaningehalt haben, der sich durch einen bitteren, kratzenden Geschmack bemerkbar macht und Störungen im Magen-Darmkanal verursachen kann. — Bei Ernährung aus Gemeinschaftsküchen sind ernste Vergiftungen früher des öfteren vorgekommen, bis erkannt wurde, daß in angesäuerten Kartoffeln sich Bakterientoxine bilden können und daß in verzinkten Gefäßen durch den Essig saurer Kartoffeln Zink in Lösung geht.

In neuerer Zeit führt sich auch in Deutschland eine in Frankreich viel angebaute inulinhaltige Knollenfrucht ein, das Rhizom der *Topinambur*, einer Sonnenblumenart (Helianthus tuberosa), eine schmackhafte, an Artischocken erinnernde Speise.

Sehr wertvolle Knollenfrüchte bilden in warmen Ländern die Grundlage der Mahlzeiten, in Amerika die Süßkartoffel, die *Patate* (Ipomea batatas), in Afrika die großen Knollen mehrerer *Yams*-Sorten, Dioscoraceen, fast überall die *Kassave* oder *Katella* (Manihot utilissima) und der *Taro* (Colocasia antiquorum). Von ihnen ist die Kassave eine mit Vorsicht zu verwendende Erdfrucht. Einige ihrer Arten sind stark blausäurehaltig. Das Kochwasser muß bei ihrer Zubereitung mehrmals fortgegossen werden. Ein wertvolles Mehl, die Tapioca, wird aus der Kassave gewonnen.

Anhangsweise muß hier der *Sago* erwähnt werden, ein Mehl aus dem fast den ganzen Stamm erfüllenden Mark der in den Molukken wild wachsenden Sagopalme (Metroxylon). Ohne Kultur, mühelos, mit einem geringen Arbeitsaufwand kann die Bevölkerung in kurzer Zeit das Mehl in reichlicher Menge gewinnen. Sein Nährwert ist über die Füllung des Magens hinaus nicht sehr groß. Es ist eine Nahrung, die zu fauler Genügsamkeit erzieht, alles andere als ein Segen für die dort lebenden Menschen.

Gemüse und Obst.

Bei allem Segen, die die Nahrungsmittelkonservierung gebracht hat für die Verteilung der Nahrungsstoffe über die Erde und über den Ablauf der Jahreszeiten und Jahre, führt jedes Angewiesensein ausschließlich auf Konserven zu der Erkenntnis, daß dieser Nahrung etwa fehlt. Darüber können auch die vollkommensten Konservierungsmethoden und die beste Qualität der verwendeten Stoffe, seien es pflanzliche oder tierische, nicht täuschen, auch nicht beruhigende Aufdrucke auf den Büchsen und Verpackungen, alle Vitamine seien darin in wissenschaftlich gesicherten Anteilen enthalten.

Jeder, der monatelang nur von Konserven hat leben müssen, wie in früheren Jahrzehnten viele Europäer in den Tropen, kennt die Gefühle des Abgegessenseins und der Appetitlosigkeit, die sich dann einstellen und so unüberwindlich sind, daß schließlich keine ausreichende Nahrungsmenge mehr aufgenommen wird. Jede Möglichkeit, frisches Fleisch, frische Gemüse in die Küche zu bekommen, frisches Obst auf dem Tisch zu haben, wird fast leidenschaftlich begrüßt und wahrgenommen.

So gering also auch der Gehalt der meisten unserer *Gemüse* und *Früchte* an Calorien ist infolge ihres hohen Wassergehaltes, die darin vorhandenen Vitamine, ihre organischen Säuren, ihre Aroma- und Mineralstoffe sind uns in ihrer natürlichen Form, eben nicht durch die Konservierung denaturiert, unentbehrlich. Jedes Frühjahr begrüßen wir mit der Aussicht auf eine abwechslungsreichere Kost, jeden Sommer und Herbst erwarten wir mit der Hoffnung auf eine reiche Obsternte.

Avitaminosen, soweit früher überhaupt Krankheiten als Folge ihres Fehlens in der Natur als Krankheiten sui generis erkannt wurden, waren im Bereich der europäischen Kulturen sehr selten. Reichlicher Genuß der verschiedensten Gemüsearten und Obstsorten beugte ihnen vor. Nur dem Seefahrer drohte in der Zeit der Segelschiffahrt der Skorbut, wenn es nicht möglich war, Häfen anzulaufen, in denen Citrusfrüchte feilgeboten wurden.

So reich an *Vitamin C* wie Citronen, Orangen und Pampelmusen sind unsere heimischen Früchte nicht, schon gar nicht unser Kernobst und die Weintrauben, aber unser Beerenobst und die meisten unserer Kohlarten und Rüben, auch Spinate, Salate und Spargel, decken unseren Vitamin C-Bedarf gut. Zu einer besonders guten Vitamin C-Quelle ist uns die seit Mitte der 80er Jahre des vorigen Jahrhunderts bei uns eingeführte Tomate geworden, vor allem, weil sie, im Gegensatz zu fast allen anderen Gemüsen, ihren Gehalt an Vitamin C auch beim Kochen und Konservieren nicht einbüßt. Tomatensaft ist in Amerika zu einem geschätzten und erfrischenden Getränk geworden.

Vitamin B liefern uns, außer einigen Beerenobstarten, Brombeeren und Hollunder, alle unsere frischen Gemüse. Sie geben es aber leicht beim Kochen ab. Das Fortgießen des Kochwassers und Saftes muß daher unbedingt unterbleiben. Keine Sorge brauchen wir uns zu machen um eine ausreichende Zufuhr von *Vitamin A*. Fast alle stark grün und rot gefärbten Gemüse- und Obstarten, auch gelbe Rüben, sind reich daran und verlieren dies thermostabile Vitamin weder beim Kochen noch bei der Sterilisation. Reich an beiden Vitaminen ist die Banane. Nicht ohne guten Grund ist ihre Kultur in weiten Gebieten der Tropen in Plantagenbau und ihre Einfuhr im Interesse der Winterernährung der europäischen Kinder in Friedenszeiten organisiert und propagiert worden.

Von allen diesen Möglichkeiten der Zufuhr der Mangelstoffe muß frühzeitig Gebrauch gemacht werden, wenn ein Kind ohne die mütterliche Nahrung mit gekochter Milch aufgezogen werden soll. Zufügung von Citrussäften zur Milch (Aletemilch), Breie aus frischen Gemüsen oder Bananenbrei sollen spätestens vom dritten Monat ab gegeben werden.

Reich an Aromastoffen und an Zucker sind fast alle tropischen Früchte, zu reich für den Geschmack des Europäers. Geschätzt werden einige von ihnen um ihres Seltenheitswertes willen in Europa, so die Ananas. Wo man sie täglich zu billigem Preise haben kann, ißt man sie sich rasch über. Von den Manga-

Arten (Mangifera indica) werden nur die Sorten gern gegessen, die frei sind von Terpentingeschmack. Sie enthalten Allergene, auf die mancher Europäer anspricht. Auf die Dauer zieht der Europäer von den tropischen Früchten die vor, die einen milden, nicht aufdringlichen Geschmack haben, wie die Advokatbirne (Persea gratissima) und die Mangistan (Garcinia mangistana). Ein geringer Gerbsäuregehalt macht die Frucht des Melonenbaums, Carica papaya zu einer beliebten Frucht zur Herstellung von Fruchtsalat in Verbindung mit Bananen und Orangen.

Wertvoll sind als Vitaminspender die zahlreichen Citrus- und Orangenarten, unter ihnen in neuerer Zeit besonders hochgeschätzt die Pampelmuse in ihrer besten Art, der Grape-fruit. Ein Glas Orangensaft, zu Tagesbeginn genossen, ist das beste Vorbeugungsmittel gegen die in den Tropen so leicht sich ausbildende Obstipation. Aber auch die Süße und die eindrucksvollen Geschmackseindrücke der schönsten Citrusarten ersetzen dem Europäer nicht das zarte Aroma und die milde Säure einer Kirsche, einer Birne, eines guten Apfels oder des feinen Beerenobstes der gemäßigten Zone.

Je unabweislicher die Forderung geworden ist, die Abwässer unserer Städte nicht mehr dem Meer oder den Flüssen zu übergeben, sondern dem Boden des Landes wieder zuzuführen, um so notwendiger wird es, durch biologische Reinigung der Abwässer, mindestens aber durch ihre Klärung und durch das Verbot der Kopfdüngung, der Möglichkeit vorzubeugen, daß durch frische, ungekocht genossene Gemüse pathogene Keime oder Wurmeier in unsere Nahrung gelangen. Die Verwendung ungeklärter Abwässer hat im Deutschland der Nachkriegszeit die *Verwurmung*, besonders durch Ascaris lumbricoides, zu erschreckender Höhe ansteigen lassen.

Die Bombierung von Gemüsekonserven und der Austritt von Gas beim Öffnen zeigen mit Sicherheit eine Verunreinigung und ungenügende Sterilisierung an. Leider fehlen diese Zeichen bei alleiniger Infektion einer Konserve mit dem Bac. botulinus. Die Konserve, etwa eine Bohnenkonserve, kann völlig unverändert erscheinen und dennoch die gefahrvollen Toxine des Keims enthalten. Diese sind aber thermolabil. Die Gefahr wird ausgeschaltet, wenn jede Gemüsekonserve aufgekocht wird.

Manche Gemüse, wie Spinat, grüne Erbsen und Bohnen, werden in der Konserve durch Ausbleichen ihrer Farbe unansehnlich. Erlaubt ist, sie mit Kupfervitriol zu *grünen*. Es bildet sich eine Verbindung des Kupfers mit Phyllocyaninsäure. Aber es darf nicht mehr als 100 mg des Präparats auf 1 kg verwendet werden und die Ware muß die Bezeichnung „vergrünt" tragen.

Auch die Anstellung von Pilzprüfern auf den Märkten kann nicht immer verhüten, daß Pilzsammler sich irren und alljährlich zahlreiche, mitunter tödlich verlaufende *Pilzvergiftungen* vorkommen. Niemand sollte an der Tür angebotene, ungeprüfte Pilze kaufen. Für die im Volksmund als „Morchel" bezeichnete *Lorchel* (Frühlingslorchel, Helvella oder Gyromitra esculenta) ist nicht genügend bekannt, daß ihr Gift erst nach 5 min langem Kochen in das Kochwasser übergeht und mit ihm fortgegossen werden muß. Eine Verordnung schreibt daher für Verkaufsstellen die Anbringung eines Schildes vor mit der Aufschrift: „Achtung! Frühlings-Lorcheln müssen zur Verhütung von Gesundheitsschädigungen vor dem Genuß 5 min lang gekocht werden. Das Kochwasser ist fortzugießen."

Alljährlich werden Fälle bekannt, daß bei reichlichem Genuß von Obst, besonders beim reichlichen Genuß von Kirschen, schwere bis zu Ileus führende Magen-Darmstörungen auftreten, wenn durch gleichzeitige oder kurz darauf folgende Einnahme reichlicher Wassermengen die Frucht im Magen zu Quellen kommt und eine Aufblähung des Magens hervorruft.

Vor dem Aufknacken von Obstkernen und Genuß des Kerninhalts muß immer wieder gewarnt werden. Fast alle, auch die bitteren Mandeln, enthalten reichlich Blausäure, die tödlich wirken kann.

Zucker.

Die europäischen Kulturvölker haben es vollständig vergessen, daß ihren indogermanischen Vorfahren Zucker nur in der Form des *Honigs* zur Verfügung stand. Dem Wort Met in der Bedeutung von „süß" entsprechen ähnliche

Worte in allen indogermanischen Sprachen bis weit nach Hinterindien. Noch weiter verbreitet sind die unserem Wort Zucker entsprechenden Worte.

Der *Rohrzucker* der Tropen, gewonnen aus *Saccharum officinarum*, wurde im Beginn der Neuzeit eines der begehrtesten Kolonialprodukte, durch Sklaven-arbeit erzeugt, teuer und nicht jedem zugänglich. Es ist noch nicht allzu lange her, daß er nur in den Apotheken, den *Officinen*, verkauft wurde. Erst die Gewinnung von Zucker (Saccharose) aus dem Anbau einheimischer Rüben, *Beta vulgaris*, und das Raffinieren des Produktes, des durch Auskochen ge-wonnenen Syrups, hat den *Rübenzucker* als erfolgreichen Konkurrenten des Rohrzuckers mit ihm zusammen zu einem unentbehrlichen Volksnahrungsmittel gemacht.

Daß dem Zucker eine wichtige Rolle beim Körperaufbau und bei Erhaltung des Nahrungsgleichgewichts zukommt, beweist der instinktiv sich äußernde Zuckerhunger heranwachsender Kinder, besonders in der Zeit der Pubertät, und das leidenschaftliche Verlangen nach Zucker, wenn die Gesamtnahrungs-aufnahme eingeschränkt ist. Auch ist jedem Sportsmann bekannt, daß er durch Aufnahme von reinem Zucker rasch seine Leistung steigern kann.

Von den Monosacchariden sind der *Traubenzucker* (Glykose, Dextrose), der Zucker der Weintraube und anderer Früchte, und der *Fruchtzucker* (Fructose, Lävulose) rein hergestellt nur für Sonderzwecke in Gebrauch, neuerdings besonders in der Therapie. Unter anderem wird Traubenzucker aus Stärke gewonnen und im großen aus Holz nach dem BERGIUSschen Verfahren.

Der Handelszucker, die Saccharose, sowohl der Rüben- wie der Rohrzucker, ist ein Disaccharid, ein Doppelmolekül aus Trauben- und Fruchtzucker. Er wird auch aus dem Blütenstiel einiger Palmenarten gewonnen und zu Sirup verarbeitet oder zum Gewinnen alkoholischer Getränke benutzt.

Auch reichlicher Zuckergenuß gefährdet die Gesundheit nicht. „Zucker-krankheit entsteht durch Zuckergenuß ebensowenig, wie ein Wasserkopf durch Wassertrinken" (R. MÜLLER). Aufgegeben ist auch die pädagogische Warnung, Zuckergenuß fördere die Caries der Zähne. Wohl scheint die dauernde Auf-nahme von Zuckerstaub in Konditoreien ungünstig für die Zähne zu sein, wahr-scheinlich aber nicht ungünstiger als die Aufnahme von Mehlstaub.

Genußmittel.

Soweit wir in der Geschichte zurückschauen, bei den primitivsten wie bei den Völkern höchster Kulturen, überall finden wir ein Streben des Menschen, sich in den Besitz zu setzen von Mitteln, die betäubend oder erregend wirken, Schmerzen stillen, das Hunger- und Müdigkeitsgefühl aufheben, kurz von Mitteln, die den normalen Ablauf der Lebensprozesse aus ihren Bahnen ablenken, sei es auch nur scheinbar. Zweifelhaft ist, ob die moderne Ernährungshygiene gut tut, wenn sie diese Stoffe als *Genußmittel* bezeichnet.

Genuß sucht aus ihnen nur der Mensch der modernen westlichen Hoch-kulturen. Schon bei den antiken Hochkulturen war das anders. Anders sind auch die Motive bei außereuropäischen Hochkulturen und ganz bestimmt bedient sich ihrer aus ganz anderen Motiven der Mensch primitiver Kultur, es sei denn, er sei das Opfer des Einschleppens europäischer „Genußmittel".

Für den primitiven Menschen der Frühzeit muß es ein ungeheures Erlebnis gewesen sein, ein Erlebnis, das überall auf der Erde die Menschen unabhängig voneinander an den verschiedensten Stellen erfuhren, eine Konvergenz-erscheinung also, als sie beim Genuß irgendeines vergorenen Zuckersaftes sich dem gewohnten Gedankenablauf entrückt fühlten, die Welt anders sahen als der Wirklichkeit entsprach, und als dieser Trank sie bei weiterem Genuß in einen Zustand von Ekstase führte. Und es muß eine zwar minder emotionell gefärbte, aber ebenso tiefwirkende Erfahrung gewesen sein, als die Menschen bemerkten, das Kauen bestimmter Blätter, Früchte, Pilze, Nüsse oder Kerne, das Trinken von Aufgüssen davon oder das Einsaugen von Rauch getrockneter Blätter hebe Müdigkeitssymptome auf und befähige zu Leistungen, die der Körper unter gewöhnlichen Umständen verweigert hätte oder zu verweigern schien.

Nach solchen Erfahrungen haben die Menschen ihre gesamte Erfindungsgabe darangesetzt, in den Besitz dieser geheimnisvollen Mächte zu gelangen, in denen sie etwas Göttliches ahnten, und sich ihrer womöglich monopolistisch zu bemächtigen. Es gibt wohl kein Gebiet menschlichen Tuns, auch die moderne Technik nicht ausgenommen, vielleicht mit Ausnahme des Werbens der Geschlechter, auf dem der Mensch so erfindungsreich gewesen ist, seine geistigen Gaben so bis aufs äußerste angespannt hat, um das höchst erreichbare Ziel, nicht vielleicht des Genusses, aber der Wirkung zu erzielen. Im Rausch der Ekstase wie in der Erschöpfung der Betäubung suchten die Menschen sowohl die Vereinigung mit der Gottheit wie die Flucht vor ihrem Zorn.

Von der Verwendung widerlicher Naturstoffe bis zum sorgfältigen Anbau anspruchsvoller Gewächse und ihrer Aufbereitung durch die verfeinerten Methoden spannt sich eine unübersehbare Reihe von Gewinnungsweisen berauschender und betäubender Substanzen.

Renntierzüchtende Stämme Sibiriens, für die der Alkohol unerreichbar ist, besitzen im Extrakt eines seltenen Fliegenschwamms ein Mittel, erwünschte Halluzinationen zu erzeugen. Nur für Wohlhabende ist der Preis des Pilzes erschwinglich. Aber das Agens geht quantitativ und qualitativ unverändert in den Harn über. So genießen es die Ärmeren. Bis zur 5. Passage soll die Wirkung erhalten bleiben. Schwerlich wird man hier von einem Genußmittel sprechen wollen.

Auch Opium und Haschisch sind für den, der sich mit ihrer Hilfe in Träume zu versenken wünscht, anfangs kein Genußmittel und die Folgen ihres Mißbrauchs zerrütten das Leben des an sie Versklavten.

Die Mysten und Mänaden der Antike, die sich in den dionysischen Mysterien durch den Genuß von Wein in einen orphischen Rauschzustand versetzten, glaubten von dem Gotte heimgesucht zu sein. Aber schon die Menschen jener Zeit sahen die zerstörende Wirkung übertriebenen Alkoholgenusses in der Gestalt des Silen. Sie empfanden deutlich den Gegensatz dieses Zauberwesens zu der Klarheit des Appolinischen.

Womit die Priesterärzte des Asklepios in Kos, in Pergamon, in Epidauros den ihre Hilfe suchenden Kranken einen traumreichen Tempelschlaf verschafften, mit dessen Deutung sie ihr Heilverfahren begannen, wissen wir nicht. Der Glaube des Kranken an das erlösende Mysterium war der Bürge der erfolgreichen Kuren, von denen zahllose Dankstelen berichten.

Für unsere Kulturen haben die Rauschzustände ihren transzendentalen Sinn verloren. Dem rationalistischen Denken unserer Zeit sind skeptische Gedanken eigen über die Berechtigung solcher betäubenden Mittel, über ihren Wert oder Unwert, und Bedenken über die Schädlichkeit von Rausch oder Betäubung für Individuum und Rasse. Damit hat unsere Zeit ein *Alkoholproblem* und, wenn auch in geringerem Maße, ein *Tabak- und Kaffeeproblem*.

Oberflächlich geurteilt wäre im Auftauchen solcher Bedenken ein Symptom der Unsicherheit, ein neurasthenisches Symptom zu sehen, denn ein Scherzwort lautet, eine *halbe* Flasche Sekt sei eine Mischung von Feigheit und Geiz. Die hochgesteigerte Inanspruchnahme des Kulturmenschen durch seine Aufgaben und die belastenden Einflüsse seines Milieus sind unvereinbar mit Alkoholgenuß über ein begrenztes Maß hinaus. Die USA haben mit einer längere Zeit durchgeführten Trockenlegung den unwiderlegbaren Beweis dafür geliefert, daß die Einschränkung des Verbrauchs von stark alkoholhaltigen Getränken das Wohl und die Wirtschaft des einzelnen wie des Ganzen fördert, eine Erziehungsleistung von großer, allgemeiner Bedeutung.

Die Klinik verfügt über eindeutiges Beweismaterial dafür, daß Alkohol, im Übermaß und dauernd genossen, allein oder als mitwirkende Ursache die Organe schädigt und das Leben verkürzt. Tabellen der Lebensversicherungsgesellschaften rechnen damit. Klar zutage liegen die Folgen der Trunksucht für Leistung und ethische Haltung, für Familienleben und Kinderaufzucht. Für zahllose Unfälle im Verkehrswesen und in Arbeitsbetrieben ist der Alkoholmißbrauch verantwortlich.

Als widerlegt gilt die Meinung, der Alkohol bewirke über eine kurzdauernde und in ihrem Wert zweifelhafte Lösung der Assoziationen und über die Aufhebung physischer und psychischer Hemmungen hinaus auch eine Steigerung der Leistung. Liegt eine Mehrleistung vor, so bestehen Zweifel an ihrer Qualität, und auch sie muß durch ein bald einsetzendes Sinken der Arbeitskurve unter die Norm kompensiert werden.

Zweifelhaft ist geworden, ob dem Alkohol — und das gleiche gilt für die Alkaloide — eine schädigende Wirkung auf das Keimplasma, eine *Blastophthorie* zugeschrieben werden muß. Im Bereich der psychiatrischen Klinik gab es eine Zeit, wo für jeden Idioten oder Debilen versucht wurde, den Beweis zu führen, er sei im Rausch, etwa bei einer Kirchweih, gezeugt. Umfangreiche Experimentalreihen haben keinen Beweis erbracht, weder die Versuche STOCKARDS bei Ratten durch Inhalation von Alkohol eine defekte Nachkommenschaft zu erzeugen, noch die Versuche von AGNES BLUM, die Mäusen Alkohol injizierte. Die sehr umfangreichen, nicht veröffentlichten Versuche von ALFRED PLOETZ, der Kaninchen beider Geschlechter mit großen Alkoholmengen fütterte, ließen jeglichen Einfluß auf die Nachkommenschaft vermissen. Offenbar ist das Keimplasma zu stark differenziert, die Keimbahn innerhalb des Körpers stark abgesondert gegenüber allen Einwirkungen auf das Soma und vom Soma her. Zwar stehen ihm Einflüsse auf das Körperganze offen, nicht aber umgekehrt dem Körper auf das Keimplasma. Wo in Familien von Alkoholikern bei den Nachkommen sich Defekte feststellen lassen, ist wahrscheinlich, daß sie auf gemeinsamen angeborenen Anlagen beruhen, nicht auf dem Handeln des einzelnen.

Für den Hygieniker besteht kaum ein Zweifel, daß eine Lösung des Alkoholproblems gesucht werden muß im Verwerfen starker, alkoholischer Getränke und in der Herstellung von Getränken wie Wein und Bier von nicht hohem Alkoholgehalt, die um so unschädlicher sind, je sorgfältiger sie hergestellt werden. Dieser Weg ist auch in den USA eingeschlagen worden, nachdem die vollständige Trockenlegung des Landes undurchführbar geworden war. Leider stehen schwer auszuschaltende Wirtschaftsinteressen dem Verbot des Brennens von Branntwein für menschlichen Genuß entgegen. Ein Ziel muß es bleiben.

Verfehlt aber wäre, einem Volk des gemäßigten Klimas die Freude am Genuß leichter alkoholischer Getränke ganz zu nehmen, auch wenn man mit einem Mißbrauch durch einen gewissen Hundertsatz der Menschen zu rechnen hat. Schon im Bereich der südlichen Halbinseln Europas gehört dieser Mißbrauch ohnehin zu den Ausnahmen und wird selbst in der breiten Masse des Volkes mißachtet. Den Alkohol ganz zu verbannen, hieße viel von den Reizen menschlicher Geselligkeit aufzuheben. Eine Nüchternheit der menschlichen Beziehungen würde an ihre Stelle treten, in der wahrscheinlich das Herzliche und Gemütvolle alles Zusammenlebens zu kurz kommen würde. Eine kultiviert lebende Gesellschaft muß die Fähigkeit und Kraft zur Selbstdisziplin eines mäßigen Lebens besitzen. Traditionelle Trinksitten, die noch vor 30 Jahren als unerschütterlich galten, gehören heute der Vergangenheit an.

Die *Herstellung aller alkoholischen Getränke* ist eine Kunst, die sich sowohl der in den Grundstoffen enthaltenen Fermente bedient, wie natürlicher, in ihren Rohstoffen sich ansiedelnder oder ihnen zugefügter, reingezüchteter Gärungskeime. Zum Teil enthalten sie auch, z. B. Bier, Nährwerte. Deren Menge aber ist nicht groß genug, um sie als wirtschaftliche Nahrungsmittel ansehen zu lassen.

Bier wird hergestellt durch Keimenlassen von Gerste, mancher Orten auch von Weizen oder Hirse, wobei unter Bildung von Diastase *Malz* entsteht, das nach Darren und Schroten, mit Wasser versetzt, zur *Bierwürze* wird. Diese wird von den Trebern befreit und nach Durchführung weiterer Reinigungsprozesse, nach Ausscheidung der Enzyme und Eiweißstoffe, unter Zusatz von Hopfen gekocht und eingedickt. In Gärbottichen wird sie dann mit Hilfe natürlicher oder reingezüchteter Hefe vergoren. Je nach dem Ablauf der Gärung bei niedriger oder höherer Temperatur und je nach dem Absetzen der Hefe unten im Bottich oder oben auf der Würze werden *untergärige* und *obergärige* Biere unterschieden. Ihr Alkoholgehalt schwankt zwischen 1,5—6%.

Beim *Wein*, sowohl bei dem aus frischen Weintrauben gewonnenen Wein wie bei den Fruchtweinen, Apfelwein, Johannisbeerwein, kann die Gärung des Mostes, des gekelterten Preßsaftes der Frucht, sowohl mit natürlicher wie mit gezüchteter Hefe in Gang gebracht werden. Die Lenkung des Gärungsvorgangs, 10—30 Tage der Vorgärung, 3—6 Monate der Nachgärung, ist eine Sache großer Erfahrung. Der Alkoholgehalt unserer Weine liegt zwischen 9—12%. Viel höher ist er bei der Mehrzahl der Weine aus den süßen Trauben der Mittelmeerländer. Sie sind im Sinne jener Verfahren keine Weine, sondern getötete Moste. Bei ihrem hohen Zuckergehalt würden sie ohne Zusatz reinen Alkohols zu Essig durchgären. Unsorgfältig hergestellte Südweine bedürfen, um haltbar gemacht zu werden, eines Harzzusatzes (Rezinat).

Von großer hygienischer Bedeutung ist es geworden, daß tierische und pflanzliche *Rebschädlinge* die Verwendung von Spritz- oder Stäubemittel notwendig machen. Sie anzuwenden, ist nur bis zum 31. Juli gestattet. So lange arsenhaltige Mittel verwendet wurden, hat der unter Ausnutzung der Treber hergestellte *Haustrunk* ernste Arsenerkrankungen verschuldet. Heute ist die Verwendung von Arsen zur Schädlingsbekämpfung verboten. Ein für die Menschen unschädliches Mittel ist mit dem gegen Heu- und Sauerwurm hochwirksamen *Nirosan* hergestellt worden. Weitreichender ist das Kontaktgift für Insekten, das *Gesarol* (DDT). Gegen die von beiden noch nicht erfaßten Schädlinge wirkt *E 605 f*, ein Bayer-Präparat, ein Phosphorsäureester, dessen hohe Giftigkeit für den Menschen im Gebrauch an den Reben sehr rasch verschwindet. Nur die Reblausbekämpfung ist ein noch ungelöstes Problem.

Alle *Branntweine* werden gewonnen, indem aus vergärenden Rohstoffen, Kartoffeln, Getreide, Früchten, Zuckerrohrmelasse, aber auch aus alkoholhaltigen Getränken, Alkohol abdestilliert wird. Von der Qualität der Rohstoffe hängt ab, welche Aromastoffe in das Destillat übergehen oder sich in ihm bilden. Tiefgreifende Unterschiede bestehen zwischen ordinärem, häufig fuselölhaltigen Kartoffelschnaps und den Edelbranntweinen aus guten Weinen, die entweder rein oder mit anderen Edelbranntweinen verschnitten in den Handel kommen. Durch Zufügung bestimmter Extraktivstoffe oder Aromastoffe werden in kunstvollen Kompositionen aus ihnen Liköre hergestellt. Die im Handel befindlichen Branntweine bedürfen der Kontrolle ihres Alkoholgehaltes und der Prüfung auf einen etwaigen Gehalt an Methylalkohol. Während der Trockenlegung Amerikas sind schwerste Gesundheitsschädigungen, vor allem Erblindung, durch den Genuß von im geheimen hergestellten und gehandelten, Methylalkohol enthaltenden Branntweinen beobachtet worden.

Die alkoholfreien Tafelwässer und Limonaden, sofern bei ihrer Herstellung nicht natürliche, aus hygienisch einwandfreien Quellen gewonnene Wässer verwertet werden, bedürfen sehr genauer hygienischer Überwachung im Hinblick auf die Beschaffenheit des benutzten Wassers, der verwendeten Zusätze an reinen Salzen und Fruchtsäften und der Apparaturen, mittels deren sie mit Kohlensäure imprägniert werden (Verordnungen vom Jahre 1934 und 1938). Für die Tropen hat sich ein Verbot des Zusatzes von konservierenden Mitteln (Benzoesäure) als notwendig erwiesen.

Die Kunst, Fermentierungsprozesse richtig einzustellen und zu lenken, bestimmt auch den Geschmacks- und Kaufwert der meisten Genußmittel kolonialer Herkunft, so des *Tabaks*, des *Kaffees*, des *Tees*, des *Kakaos*. Jede fehlerhafte Fermentierung kann den Wert selbst des wertvollsten Gewächses vollständig vernichten. Allerdings greifen für den Genuß bei den meisten von ihnen zwei Elemente ineinander, der Geschmackswert und die Wirkung des Alkaloids, die nicht unbedingt zusammenfallen müssen. So besagt der Geschmack des Tabaks nichts über die Stärke seines Nicotingehalts und auch coffeinarmer Kaffee kann alle Geschmacksqualitäten eines guten Kaffees haben, da diese ja wesentlich auf den Röstprodukten beruhen. Der Verbraucher muß sich nur darüber klar sein, daß er sich beim Genuß coffeinarmen Kaffees der belebenden Wirkung begibt. Bestimmten Teesorten Ostasiens, chinesischem Tee, wird durch Zusatz aromatischer Blüten ein besonderer Geschmack gegeben.

Eine Reihe alkaloidhaltiger Pflanzen und Früchte, Mate (Ilex paraguariensis), die Cola-Nuß, die Areka-Nuß (Betel) bedürfen der Fermentation nicht.

Umstritten ist nach wie vor, welchen der in unseren Genußmitteln enthaltenen Alkaloide *schädigende Wirkungen* zugeschrieben werden müssen. Im

Übermaß genossen werden sie alle schädigend sein, und sei es allein dadurch, daß sie die Kontinuität des Lebensablaufs aufheben. Denn jede Aufhebung der natürlichen, durch die physiologische Ermüdung gesetzten Hemmungen durch aufpeitschende Mittel fordert einen Ausgleich nach Abklingen ihrer Wirkung.

Unter den Klinikern besteht ziemlich weitgehende Übereinstimmung der Meinung, daß dem *Nicotin* nicht nur bei übermäßigem Rauchen, sondern auch bei chronischem Tabaksgenuß schädigende Wirkungen für Nervensystem und Herz zugeschrieben werden müssen. Wie rasch gerade der Genuß dieses Alkaloids zur Sucht wird, haben die beiden letzten Jahrzehnte erschreckend deutlich gezeigt. Wenn demgegenüber der Kaffeegenuß für völlig unschädlich erklärt wird, wenn der Teegenuß als gänzlich harmlos gilt, so dürfte das nur für die nach üblicher Weise genossene Konzentration des Getränks, 7—8 g gemahlene Kaffeebohnen auf 100 cm³ Wasser, anzunehmen sein und nicht für Kranke gelten, die dadurch des ihnen unentbehrlichen Schlafs beraubt werden können. Wissenschaftliche Beweise für die eine Zeitlang angenommenen keimschädigenden Wirkungen dieser Alkaloide sind nicht erbracht worden.

Gewürze.

Zwar ganz entbehrlich sind uns die Gewürze der warmen Länder noch nicht, aber Geschichte machen sie nicht mehr. Durch Extrakte einheimischer Pflanzen und von Fleisch, durch die zahllosen Aromas, die die chemische Industrie aus organischer Materie herstellt, sind die meisten von ihnen so gut wie ersetzt, selbst Pfeffer und Zimt. Daß die Erschließung des Seewegs nach Ostindien, die Entdeckung von Amerika einer neuen Zeit die Tore aufriß, hat es fast vergessen lassen, daß Vasco da Gama nur um der Gewürze willen das Kap umfuhr, nur um ihretwillen Columbus den Seeweg nach Westen zu befahren wagte. Der Gewürzhandel war das Rückgrat der Wirtschaft von Venedig und Genua gewesen, sein Erlahmen, als der Landweg zu kostspielig wurde, brach ihre Macht.

Aber schon 250 Jahre später, um 1750, hatten die Handelsmonopole der Seemächte des Abendlandes, die den Gewürzhandel eifersüchtig kontrollierten, für Politik und Wirtschaft jeden Sinn verloren. Die Kartoffel war, mit Salz allein gewürzt, eine bekömmliche und schmackhafte Nahrung für den Europäer geworden. Er bedurfte der scharfen aromatischen Gewürze nicht mehr, mit deren Hilfe er sich durch die großen Mengen von Hirsebrei oder Hafermus hatte hindurchessen müssen, die zu bewältigen waren, wenn er sein Ernährungsgleichgewicht sich erhalten wollte. Und einmal der fremdartigen Würzstoffe entwöhnt, hatte er auch aufgehört, sie als Zusatz zu Getränken, zu Gewürzwein, zu Fleischgerichten als unentbehrlich anzusehen. Eins nach dem anderen verschwanden die Gewürze der Tropen, manche heute schon ganz vergessen, z. B. Cardamon, aus der Küche und den Schenken Europas, und heute gibt es zahllose Haushalte, die Muskat, Nelke, Safran und Anis nicht mehr kennen, Gewürze, um die einmal grausame Kämpfe ausgefochten wurden und um deretwillen ganze Volksstämme ausgerottet wurden.

Die milden Gewürze aus einheimischen Pflanzen, aus den Küchenkräutern, entsprechen der Geschmacksrichtung des heutigen Europäers. Versucht er, in tropischen Ländern sich den Ernährungssitten des Landes anzupassen, an die Reistafel Südostasiens, an den „country shop" Afrikas, so hat er eine Anpassungszeit zu durchmessen, ehe ihm die scharf gewürzten Speisen munden, und manchem gelingt es überhaupt nicht.

Soweit Versuchsreihen durchgeführt worden sind, hat sich nicht erweisen lassen, daß der Gebrauch selbst der schärfsten Gewürze, etwa des Pfeffers, eine schädigende Wirkung auf den Darm oder die drüsigen Organe ausüben. Es war z. B. an einen Zusammenhang zwischen zu starkem Pfeffergebrauch und Lebercirrhose gedacht worden in Ländern, in denen der Alkohol als Ursache auszuschließen war.

Über die Möglichkeit der Schädlichkeit zu starken Salzens der Speisen gehen die Ansichten weit auseinander. Der Europäer setzt seinen Speisen in den Tropen aus richtigem Instinkt Salz stärker zu als in Europa und behält, heimgekehrt, diese Gewohnheit bei, auch wenn dafür keine physiologische Notwendigkeit mehr vorliegt, meist, ohne dadurch Schaden zu leiden.

Vorläufig ist auch nichts darüber bekanntgeworden, daß in unseren Speisen die geringen Mengen der von der chemischen Industrie angebotenen zahllosen Aromastoffe irgendwelchen schädlichen Einfluß ausüben, soweit sie nicht als cancerogen angesprochen werden müssen.

Vor *Verfälschung* der Gewürze selbst und vor ihrer Verwendung zur Täuschung über die Beschaffenheit eines Nahrungsmittels schützen gesetzliche Verbote.

Wertvoller, an Aromastoffen reicher *Gärungsessig* wird mit Essigbakterien durch Vergären von Wein, Branntwein und Fruchtsäften gewonnen, Essigessenz durch trockene Destillation von Holz oder aus Acetylen.

Schrifttum.

BLEYER: Handbuch der Milchwirtschaft. Wien 1930. — BÖMER, JUCKENACK, TILLMANNS usw.: Handbuch der Lebensmittelchemie. Berlin 1936. — DIEMAIR, W.: Die Haltbarmachung von Lebensmitteln und ihre Grundlagen. Stuttgart 1946. — ERTEL, H.: Ernährungssicherung. Die Produktion der Nahrungsmittel und ihre Verteilung. In FLÜGGES Grundriß der Hygiene. Berlin 1940. — FLEISCHMANN, W. u. H. WEIGMANN: Lehrbuch der Milchwirtschaft. Berlin 1932. — FLÖSSNER, O.: Die gesundheitliche Grundlage der deutschen Volksernährung. In FLÜGGES Grundriß der Hygiene. Berlin 1940. — Hygiene der Ernährung. In FLÜGGES Grundriß der Hygiene. Berlin 1940. — Nährstoffbedarf des Menschen. In FLÜGGES Grundriß der Hygiene. Berlin 1940. — GIESE, HIMMEL, MEYER u. EICHEL: Das Fleischbeschaugesetz usw. Hannover 1940. — GLATZEL: Nahrung und Ernährung. Berlin 1939. — HAISER, V.: Du bist Dein Arzt. Stuttgart 1949. — HEIN, R.: Anleitung zum Frischhalten der Lebensmittel. Berlin 1945. — HESSE, E.: Die Rausch- und Genußgifte. Stuttgart 1938. — HINTZE, K.: Geographie und Geschichte der Ernährung. Leipzig 1934. — HOLTHÖFER, H. u. A. JUCKENACK: Lebensmittelgesetz. Berlin 1933 u. 1942. — KÖNIG, J.: Nahrung und Ernährung des Menschen. Berlin 1926. — KITTEL-SCHREIBER-ZIEGELMAYER: Soldatenernährung. Dresden u. Leipzig 1939. — LAMPRECHT, F.: Milcherzeugnisse, vegetabilische Lebensmittel und ihre Zubereitung. In FLÜGGES Grundriß der Hygiene. Berlin 1940. — LANG, K.: Ernährung. Naturforschung und Medizin in Deutschland 1939—1946. Wiesbaden 1948. — LUDORFF, W.: Genußmittel. In FLÜGGES Grundriß der Hygiene. Berlin 1940. — MEEWES, K. H., M. SEELEMANN u. H. NOTTBOHM: Milch. Naturforschung und Medizin in Deutschland 1939—1946, Wiesbaden 1948. — MERRES, E. u. W. COERMANN: Die deutsche Lebensmittelgesetzgebung. Gießen 1936. — MEYER, R.: Die animalischen Lebensmittel (Milch, Eier, Fleisch, Fisch) und ihre Zubereitung. In FLÜGGES Grundriß der Hygiene. Berlin 1940. — NATHUSIUS, W. u. H. NELSON: Das Milchgesetz nebst Ausführungsbestimmungen. Berlin 1932. — SCHROETER u. HELLICH: Das Fleischbeschaugesetz 1934, 1938, 1942. — SCHULZ, A.: Aus der Mikrobenwelt der Bäckerei. Stuttgart 1947. — STEPP, W.: Ernährungslehre. Berlin 1939. — STROHECKER, R.: Fleischhygiene. Naturforschung und Medizin in Deutschland 1939—1946. Wiesbaden 1948. — WILSON, G. S.: The bacteriological Grading of Milk. London 1935. — WINKLER: Handbuch der Milchwirtschaft. Berlin 1931. — ZIEGELMAYER, W.: Rohstofffragen der Deutschen Volksernährung. Dresden u. Leipzig 1936. — Unsere Lebensmittel und ihre Veränderungen. Dresden u. Leipzig 1940. — Ernährungslehre. 1949.

Zeitschriften.

Deutsche Molkereizeitung. — Deutsche Schlachthofzeitung. — Die Ernährung. — Fleischwirtschaft. — Milchwirtschaftliche Forschungen. — Vorratspflege und Lebensmittelforschung. — Zeitschrift für Ernährung. — Zeitschrift für Fleisch- und Milchhygiene. — Lebensmittelrundschau. — Zeitschrift für Untersuchung der Lebensmittel. — Zeitschrift für Volksernährung.

Abwasser und Abfall.

Instinktmäßig vermeiden alle tierischen Lebewesen den Kontakt mit ihren Ausscheidungen. Die Anhäufung der eigenen Stoffwechselprodukte auf dem engeren Lebensraum ist lebenswidrig, selbst für Protozoen und Protophyten.

Wo Ausscheidungen isoliert abgesetzt werden, sorgen grobmechanische, feinere physikalische, chemische und biologische Prozesse, Getier, Regen, Wärme, Tätigkeit von Protozoen, Bakterien und Phagen für die Einschaltung der Abbauprodukte in den Kreislauf der Natur (s. Abb. 48).

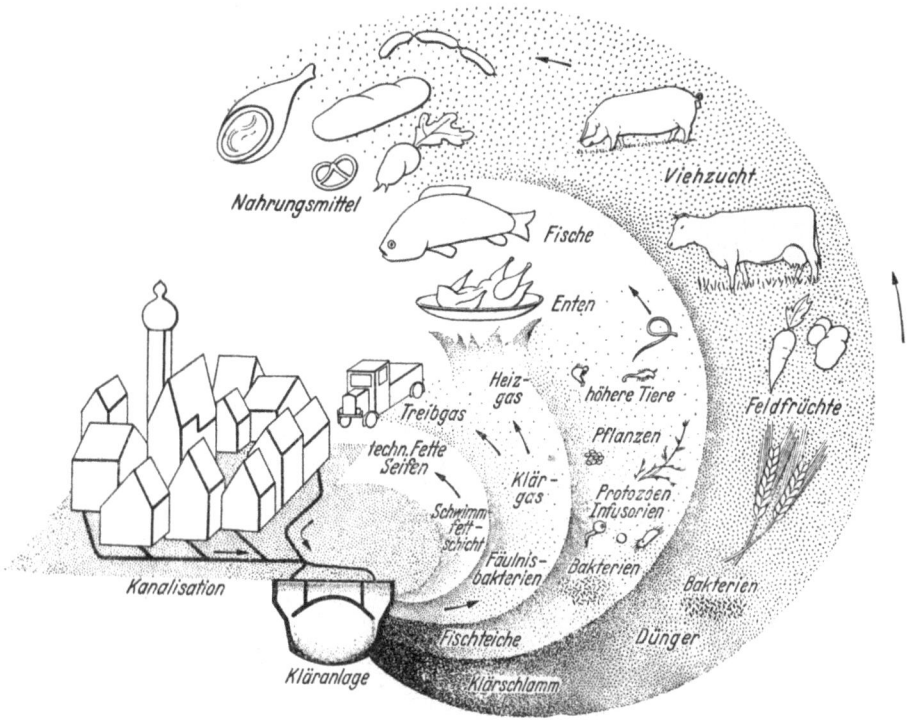

Abb. 48. Kreislauf der organischen Stoffe und Ausnutzung der im Abwasser enthaltenen Werte. (Nach STECHER.)

Das ändert sich alsbald, wo Lebewesen nahe beieinander leben und wird zu Plage und Gefahr, wo sie sich in Massen zusammendrängen. Die Arbeitsbiene trägt nicht allein Honig ein, sie reinigt auch unablässig den Stock von den Ausscheidungen, mit denen die Drohnen ihn besudeln. Im Bienenstock, wie überall in Tiergemeinschaften, ist es ein Zeichen von nachlassender Lebenskraft und von Krankheit, wenn die Entfernung der Stoffwechselprodukte unterbleibt.

Mit so vielen anderen Instinkten ist auch dieser Abwehrinstinkt gegenüber den eigenen Ausscheidungen beim Menschen und seinen Haustieren verkümmert. Die Katze, das am wenigsten domestizierte Tier, besitzt ihn noch in voller Stärke.

Ein *Abfuhrproblem* besteht für den Menschen überall dort nicht, wo die Faeces auf der Erdoberfläche in der weiteren Umgebung der Behausungen abgesetzt werden, wie das überall in primitiven Ländern vor sich geht, vor nicht allzu langer Zeit auch in einigen Ländern Europas noch auf dem Lande. Ein hygienischer Fortschritt war es auch nicht zu nennen, wenn in locker gebauten Ortschaften ein Klosett in einem Erker des Hauses eingebaut wurde, von wo aus die Faeces unmittelbar an den Fuß der Rückseite der Häuser herabfielen oder, noch am günstigsten, in einen vorüberfließenden Bach, ein Bild, das auch jetzt noch oft zu sehen ist. „Aus dem Auge, aus dem Sinn!" Seien wir nicht allzu stolz. Auch den heutigen Großstadtmenschen kümmert es wenig, was jenseits des Klosetts vorgeht. Er wirft hinein, was er los zu werden wünscht, auch, was bestimmt dort nicht hineingehört. Die Siebrechen unserer Abwasseranlagen können davon berichten.

In den Tropen, wo Wärme und Bodenfeuchtigkeit einem gefahrvollen Darmparasiten, dem *Hakenwurm*, Ankylostoma duodenale, die Möglichkeit der Entwicklung geben, ist die ungeregelte Beseitigung des körperlichen Abfalls zu einem der ernstesten Probleme geworden. Aus den mit dem Kot entleerten Eiern des Wurms entwickeln sich im und auf dem Boden Larven, die, in die unverletzte Haut eindringend, immer neue Reinfektionen verursachen. Die *Hakenwurmkrankheit* ist die auf der Erde verbreitetste Seuche. In Europa faßte sie, eingeschleppt durch italienische Arbeiter beim Bau des Gotthardtunnels, Boden, wenn in der Tiefe warmer und feuchter Kohlengruben die Bergleute ihre Faeces sorglos absetzten. Durch die Behinderung des Einfahrens infizierter Bergleute und Regelung des Latrinenwesens unter Tage gelang es, die Krankheit in den Gruben zu tilgen.

Grubensysteme.

Die Bekämpfung der Hakenwurmkrankheit in vielen Ländern der Tropen ist durch die Rockefeller-Foundation mit großen Mitteln und mit folgerichtigen Methoden in Gang gebracht und durchgeführt worden. Sie beruht im wesentlichen darauf, die Eingeborenen durch richtige Propaganda dazu zu erziehen, ihre Faeces ausschließlich in Schlinggruben zu entleeren. Wenn diese möglichst bis zum Grundwasser hin, mindestens aber bis zu 4 m Tiefe gegraben oder gebohrt werden, finden die Larven des Wurms den Weg nicht mehr zur Oberfläche, soweit sie sich überhaupt im Grundwasser entwickeln.

Solche *Schling- oder Versitzgruben*, nur seitlich ausgemauert, sind leider noch überall auf dem Lande dort in Gebrauch, wo kein Wert auf Verwertung der Abfallstoffe gelegt wird und genügen bei aufnahmefähigem Boden für Jahre den Bedürfnissen. Der Abbau der Fäkalien vollzieht sich in ihrer Tiefe ungestört, der Boden nimmt die Zersetzungsprodukte auf, gasförmige Stoffe entweichen ohne wesentliche Geruchsbelästigung. Nur wo kein ausreichend verdunkelnder Überbau vorhanden ist, kann sich eine lästige Fliegenplage entwickeln.

Ein gutes Behelfsverfahren, um Schlinggruben oder die noch ungünstigeren Grabenlatrinen für Massenbenutzung freizuhalten von Fliegen, eine Maßregel, deren hygienische Notwendigkeit immer mehr betont wird, ist die Einrichtung von *Rauchlatrinen*. In eine Öffnung der Plankenbedeckung des Aborts oder der Latrine wird für mehrere Tagesstunden ein Gefäß mit schwelendem Material, Leinwandresten, Korkabfällen, hineingehängt. Nicht nur der Rauch hält die Fliegen fern, es schlägt sich auch auf den Wänden und auf dem Inhalt der Grube ein Schmauch nieder, der abwehrend auf Fliegen wirkt. Ästhetische Ansprüche können an diese Schlinggrubenaborte nicht gestellt werden.

Ein bedenklicher Nachteil ist, daß bei ungünstigen Bodenverhältnissen durch Verunreinigung des Grundwassers die Güte des Trinkwassers aus zu nahe niedergebrachten Brunnen ernstlich beeinträchtigt werden kann. Überladen wird der Boden in jedem Fall mit Abbauprodukten, und da jahrhundertelang die Städte nichts anderes kannten als Schlinggruben, da viele dörfliche Niederlassungen sich überwiegend ihrer bedienen, findet sich der Boden alter Siedlungen meist überladen mit Chloriden und Nitraten, die durchaus nicht immer als Zeichen frischer Verunreinigung zu bewerten sind.

Hygienischer geht es auch nicht zu, wo Klosetts ohne Wasserspülung über einer Tonne oder Zimmerklosetts mit Eimern (Nachtstühle) verwendet werden.

Geruchsbelästigungen können hier nur vermieden werden durch Verwendung chemischer Mittel, Saprol, Rohphenol, oder durch Einschütten von adsorbierenden Substanzen, z. B. Torfmull. Bei täglicher Säuberung der Auffanggefäße genügt auch ihre Füllung zur Hälfte mit Wasser. Zu dem Nachteil der Schlinggruben kommt hier die Notwendigkeit des täglichen unästhetischen Hantierens an diesen Behelfseinrichtungen hinzu, das aber sorgfältig ausgeführt werden muß, wenn sie überhaupt ihren Zweck erfüllen sollen.

Alle diese Nachteile werden großenteils vermieden, wenn die Exkremente allein oder mit kleinen Anteilen des häuslichen Abwassers vermischt durch ein glattes Abfallrohr von ausreichender Weite in *gemauerte Gruben* abgeleitet werden. In Gebieten mit überwiegend gärtnerisch betriebenem Landbau ist eine solche Grube ein wertvolles Dungreservoir. Wird sie sorgfältig durch ein über das Dach hinausgeführtes Rohr entlüftet und ist sie im übrigen gut gegen die Oberfläche abgedeckt, so ist für ländliche Verhältnisse das Problem gelöst, soweit nicht die Gefahr der Verwurmung besteht. Ihr Auspumpen und das Abfahren des Inhaltes auf den Acker gehört zum Wesen des landwirtschaftlichen Betriebes. Daß Mist jeder Art stinkt, weiß man und nimmt es in Kauf.

Anders in Städten. Hier wird die Entleerung der Grube zu einem *Abfuhrproblem*. Ihre periodische Entleerung wird nötig, und auch wenn dafür pneumatisch arbeitende Abfuhrwagen verwendet werden, vollzieht sich das Geschäft der Entleerung und Abfuhr selten ohne Belästigungen und unästhetische Begleiterscheinungen. Für enger gebaute Niederlassungen und Großstädte ist dieses System ungeeignet. Ehe Berlin in den 80er Jahren des vorigen Jahrhunderts eine Kanalisation bekam, war der Tag der Grubenentleerung gefürchtet. Es stank durch das ganze Haus.

Die Kosten der Grubenentleerung sind nicht gering und haben manchen Besitzer einer behördlich genehmigten Grube veranlaßt, durch Aufhacken ihres Bodens heimlich eine Schlinggrube daraus zu machen oder einen Überlauf anzubringen, beides mit allen Folgen der Bodenverunreinigung. Diese tritt auch ein, wo im Laufe der Zeit die Grube undicht wird. Die Zersetzungsprodukte greifen Verputz und Mauerwerk, selbst eine Asphaltauskleidung an. In Erdbebengegenden ist mit der Undurchlässigkeit gemauerter Gruben niemals zu rechnen. Eine Kontrolle seitens der Besitzer und Benutzer anzunehmen, ist Theorie.

Ebensowenig ist es eine hygienische Form der Fäkalienabfuhr gewesen, als versucht wurde, die Fäkalien einzelner Häuser in *Tonnen* zu sammeln und diese geregelt abzufahren. Obwohl durch richtige Konstruktion der Klosetts und durch Führen des Abfallrohres übers Dach und Anbringen eines Aspirators dafür gesorgt wurde, daß Geruchsbelästigungen nicht auftraten, war dies seinerzeit berühmte *Heidelberger Tonnensystem* alles andere als eine ideale Lösung. Wer die Tonnenwagen über holpriges Pflaster fahren sah, wurde eines besseren belehrt. Mit noch mehr Mißständen behaftet war ein System, bei dem auf den einzelnen Stockwerken Kübel aufgestellt waren und von dort abgeholt wurden (Kiel).

Eine Art *Abwasserproblem* primitiver Art liegt vor in Ländern, in denen die Bevölkerung gewöhnt ist, in fließendem Wasser zu defäzieren, subjektiv eine angenehme und hygienische Form, sich seiner Ausscheidungen zu entledigen. Das ist in vielen Gebieten Ostasiens der Brauch des Landes, selbst im heiligen Wasser des Ganges geschieht es. Dort gehen pathogene Keime, Protozoen und Bakterien, mit dem Wasser von Mensch zu Mensch, von Niederlassung zu Niederlassung, denn die gleichen Gewässer dienen zum Baden, zum Mundspülen, zum Waschen der Kleider und zum Entnehmen von Trinkwasser. Die endemische Amöbiasis der tropischen Länder und das Haften der Cholera an einigen Gebieten Indiens sind Folgen dieser Art der Fäkalienbeseitigung.

Mittelbar hat auch die europäische Kulturwelt diese Phase des Abfuhrwesens durchlaufen. Es galt als selbstverständlich und zulässig, den Flüssen alle Abfälle zu überantworten, dorthin alle menschlichen und tierischen Fäkalien abzufahren, allen sonstigen Unrat der Häuser und Straßen hineinzuschütten, auch tierische Kadaver hineinzuwerfen. Dieser Zustand hat lange bestanden und die Menschen haben ihn für ebenso natürlich und unvermeidlich gehalten, wie den Morastzustand ihrer Straßen an Regentagen.

Erst seit rund 125 Jahren hat die unerträglich gewordene Anhäufung von Ausscheidungen und Abfällen in den Gewässern und das Auftreten einer pandemischen Darmseuche, der *Cholera*, den zwingenden Anstoß dazu gegeben, an die Beseitigung der Mißstände zu gehen, die bereits seit Jahrhunderten, fatalistisch hingenommen, in den Städten der Kulturländer Europas bestanden. In ihnen lebten die Menschen über und neben Anhäufungen von Kot. Einem von Kot und seinen Abbauprodukten überladenen Boden oder einem damit belasteten Fluß entnahmen sie ihr Wasser. Ihr Leben stand unter einem hohen Risiko an Infektionsmöglichkeiten.

Als die Zusammendrängung der Menschen in den Zentren der Industrie im 19. Jahrhundert die Städte, zuerst in England, über jedes geahnte Maß wachsen ließ, als kleinere Flüsse zu stinkenden Abwässerkanälen geworden waren, aus denen kein Trinkwasser, bald auch kein Gebrauchswasser mehr entnommen werden konnte, erzwang die rasch zur Unerträglichkeit sich steigernde Lage ein Eingreifen von Staat und Wirtschaft durch Gesetze und Verordnungen zum Schutze der Gewässer. Wissenschaftliche Forschung und technische Erfindungskraft verbanden sich und sahen sich die Mittel zur Verfügung gestellt, eine Aufgabe zu lösen, bei der zwar unmittelbare wirtschaftliche Vorteile nicht zu gewinnen, eher wirtschaftliche Nachteile in Kauf zu nehmen waren, aber, wie die folgenden Jahrzehnte eindringlichst lehrten, ein Gewinn an Gesundheit erzielt wurde, der gar nicht hoch genug eingeschätzt werden konnte.

Die gestellte Aufgabe war eng verknüpft mit einem weiteren Zwang, den alle diese Folgen des Wachstums der Städte ausübten. Ein appetitliches Trinkwasser konnte aus dem verunreinigten Boden und den mit Abfällen überladenen Flüssen im nahen Bereich der Niederlassungen nicht mehr gewonnen werden. Es blieb keine andere Möglichkeit, als die Versorgung der Bevölkerung mit einwandfreiem Trinkwasser aus den Leitungen eines zentralen Wasserwerks. Damit war gleichzeitig die Voraussetzung geschaffen für den größten hygienischen Fortschritt der Neuzeit, die Abfallbeseitigung durch Schwemmkanalisation.

Schwemmkanalisation.

Erst mit der zentralen Wasserversorgung konnte die Erfindung des *Spülklosetts* (W. C.) in der Hygiene und Ästhetik des Alltags zur Auswirkung kommen. Neu allerdings war an dieser Erfindung nur die Kombination von Sitz und Spülung. Einen *Spülabort* hatte schon der Palast des Minos in Knossos. Gespülte öffentliche Latrinen sind in vielen hellenistischen und römischen Städten gefunden worden, und in noch weit früherer Zeit, im dritten Jahrtausend vor der Zeitenwende, besaßen die Menschen der Induskultur von Mohenjudaro und Harappa Spülaborte, angebracht, wie alle späteren, über fließenden Abwasserkanälen. Immer waren es *Hockaborte*. Den Stuhl, eine verhältnismäßig späte Kulturerrungenschaft, zu erniedrigen zu dem profanen Gebrauch der Defäkation ist Europa vorbehalten geblieben, auch dort keineswegs überall.

Denn bemerkenswerte Unterschiede bestehen in der Art, wie der Mensch sich seiner Stoffwechselprodukte entledigt. Schon hier beginnen hygienische Probleme. Die Holländer, die um 1600 zum erstenmal nach Ostindien fuhren, berichteten verwundert von der Insel *Bali*, dort sei es umgekehrt wie in Europa, die Männer urinierten im Hocken, die Frauen im Stehen. Im Hocken zu urinieren, ist männliche Gewohnheit vom vorderen Orient ab. Es wird, da dabei Restharn in der Blase zurückbleibt, für das auffällig häufige Vorkommen von Blasensteinen beim männlichen Geschlecht verantwortlich gemacht.

Beide Geschlechter aber defäzieren fast überall auf der Erde, in Europa überwiegend in romanischen Ländern, in hockender Haltung. Sie ist einer physiologischen, raschen und vollständigen Entleerung unzweifelhaft günstig — übrigens eine reine Sache der Übung — und lädt jedenfalls nicht zu Mußestunden und Zeitunglesen am Ort der Ordnung ein.

Daß das entblößte Niedersitzen auf einem von anderen Menschen benutzten Holzsitz alles andere als hygienisch ist, dafür braucht man nicht erst die überzeugenden Beweise aus öffentlichen Aborten zu sammeln. Nicht allzuviele verlassen den Ort, wie sie ihn vorzufinden wünschen. Das ringförmige, aufzulegende Papier, das eine Zeitlang propagiert und auch in öffentlichen Abortanlagen verkauft wurde, hat sich nicht eingebürgert. Die Möglichkeit des Aufspritzens bei einigen Klosettformen (Tiefspülklosett, s. Abb. 49), wenn harte Scybala hineinfallen, hat ernste hygienische Bedenken. Daß die Spülung sich fast nirgends automatisch vollzieht, daß mit ungewaschener Hand ein Griff gezogen werden muß, ist ein weiterer hygienischer

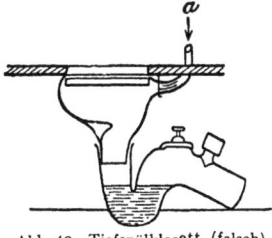

Abb. 49. Tiefspülklosett (falsch). *a* Wasserspülung (nach WELDERT).

Nachteil, an dem sich auch nichts ändert, wenn kluge Leute statt des Handgriffs die Kette ergreifen. Andere Leute sind nämlich ebenso schlau.

Worin der gesamte Orient Europa in hygienischem Denken und Handeln übertrifft, ist die Reinigung nach der Defäkation mit Wasser anstatt mit Papier, obwohl es auch dabei nicht immer hygienisch zugeht. In den Tropen kann jede andere Form der Reinigung Anlaß geben zu lästigen Entzündungserscheinungen. Dort, bei der gleichmäßig warmen Tagestemperatur und gleichmäßigen Temperatur des Wassers ist die hygienische Lösung leicht gefunden durch die Verwendung von Klosetts ganz aus Porzellan, abwaschbar und mit einer schräg von hinten und unten herauf spritzenden Düse, die von einem Hahn an der Wand aus bedient wird, womit eine fächerförmige Dusche die Reinigung gründlich und erfrischend vollzieht.

Die hygienische Forderung, jede Abortanlage müsse eine *Waschgelegenheit* enthalten, ist vorläufig, auch in öffentlichen Aborten, nur selten erfüllt, und ist es der Fall, so ist ein dunkler Punkt die Handtuchfrage. Handtücher, wenn nicht für jeden Besucher ein eigenes Handtuch gestellt wird, bieten oft mehr Gelegenheit zur Verunreinigung der Hand als zu ihrer Reinigung. Elektrische Trockenapparate sind eine seltene Luxuseinrichtung.

Die *Planung der Schwemmkanalisation*, die Entscheidung, ob ein Trennsystem oder ein Mischsystem gewählt (s. S. 279), welche Ausmessungen und Formen den Kanälen und Sielen gegeben werden, welchen Umfang das Gelände haben muß, innerhalb dessen die Abwasserreinigung je nach dem beabsichtigten Verfahren sich vollziehen soll, ist abhängig von der Menge der Abfallstoffe, mit denen zu rechnen ist. Nur eine *Schätzung* ist möglich und diese Schätzung hat nur für wenige Faktoren eine allgemeine Geltung, überwiegend ist sie abhängig von vielfachen, örtlich wechselnden Umständen und auch dann noch ist sie unsicher.

Diese Faktoren schwanken mit dem Stande der Ernährung eines Volkes, sind berechnet auf eine Calorienmenge von etwa 2750 Cal. bei richtiger Zusammensetzung der Nahrung. Unsicher sind auch die Zahlen über die *Zusammensetzung* der menschlichen Fäkalien, vor allem über ihren Gehalt an Fett. Soweit die Haushaltabfälle aus trockener Substanz, Müll usw., bestehen, werden sie gesondert aus der Niederlassung entfernt. Auch mit tierischen Exkrementen muß gerechnet werden, wo diese nicht landwirtschaftlicher Nutzung zugeführt werden. Die festen Stoffe des Abwassers werden dauernd und zu Zeiten sehr erheblich vermehrt durch mineralische Bestandteile, die nach Regenfällen von der festen Oberfläche der Städte, von Straßen und aus Höfen in die Tiefe gespült werden. Diese Menge ist gering bei glatter und harter Pflasterung, sehr groß bei makadamisierten Straßen. An Stelle des früher in großen Mengen eingespülten Pferdemistes treten heute die Öle des immer mehr sich steigernden Kraftwagenverkehrs.

Die Gesamtheit der Abwässer wird im wesentlichen bestimmt durch den Wasserverbrauch und entspricht daher den dafür angenommenen Mengen, d. h. für Einzelhäuser 30—50 Liter je Kopf und Tag, für Dörfer und Kleinstädte 30—70 Liter, für Städte bis 100000 Einwohner 100—150 Liter, für Städte über 100000 Einwohner 150—300 Liter und mehr. Aber auch diese Zahlen sind unsicher. Der Verbrauch an Wasser ist seit Jahrzehnten in dauerndem Ansteigen. Noch unsicherer wird die Berechnung in Niederlassungen, in denen eine Industrie oder sonstige, große Wassermengen verbrauchende Betriebe in Entwicklung sind.

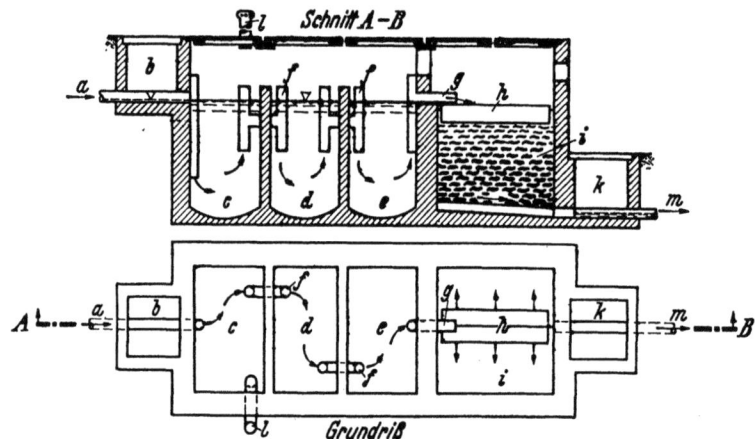

Abb. 50. Dreikammerige Faulgrube mit nachgeschalteter biologischer Reinigung durch Tropfkörper. *a* Zulauf; *b* Vorschacht; *c, d, e* Faulkammern; *f* Verbindungsrohre; *g* Ablauf der Tropfkörperkammer,; *h* Kipprinne; *i* Tropfkörper; *k* Ablaufschacht; *l* Lüftungsrohr; *m* Ablauf.

Hingegen läßt sich mit einiger Sicherheit die zu erwartende Menge der Niederschlagswässer aus den bekannten Durchschnittszahlen des Gebietes errechnen.

Die Menge des Abwassers und die Masse der mit ihm sich vereinigenden festen und gelösten Stoffe schwanken auch in der Tageszeit nach den Lebensgewohnheiten und Arbeitszeiten der Bevölkerung und der Betriebe. Ihr Minimum liegt zwischen Mitternacht und morgens 6 Uhr. In den Vormittagsstunden steigt die Menge zu einem Maximum an. Kurz vor den Abendstunden findet noch einmal ein kurzer Anstieg, dann ein Absinken statt. Als Höchstwert für den Abwasseranfall gilt $1/_{12}$—$1/_{14}$ des 24stündigen Ablaufs.

Soweit es sich nicht um *Sperr-* und *Schwimmstoffe* gröberer Art handelt, erfahren die festen und löslichen Stoffe im Abwasser rasch eine ziemlich gleichmäßige Verteilung durch Zerreiben und Zertrümmerung innerhalb der Zuleitungen und Sammelleitungen und großen Siele, abhängig von der Wassermenge, dem Gefälle und der Bauart der Kanäle. Erst wenn *Stagnation* eintritt, ändern sich Aussehen und Geruch. Die gelbbräunliche Farbe macht dann einer grauen bis schwärzlichen Platz, an die Stelle eines seifigen, leicht fäkalen Geruchs tritt der Geruch von Schwefelwasserstoff, beides Zeichen einsetzender Fäulnisvorgänge.

Diese hintanzuhalten, d. h. das Abwasser in unangefaultem Zustande, als „*Frischwasser*" — dieser mißverständliche Ausdruck, der überall in technischen Schriften gebraucht wird, ist nicht glücklich gewählt — aus dem Bereich der Niederlassung zu entfernen und in diesem frischen Zustande der weiteren Bearbeitung zuzuführen, muß *das erste Ziel jeder Schwemmkanalisation sein.* Nur so kann der Verbreitung übler Gerüche und anderer Mißhelligkeiten innerhalb einer Niederlassung mit Sicherheit vorgebeugt werden.

Daher war es eine Fehlentwicklung, wenn auch noch nach der Einführung der Schwemmkanalisation vielfach die sog. *Faulkammern* (fosse Mouras, septic tank, s. Abb. 50) beibehalten wurden, deren Bestimmung war, schon am Hause selbst das anfallende Abwasser einem Ausfaulungsprozeß zu unterwerfen. Sie waren aus den gemauerten Gruben entwickelt worden, indem man das gesamte Abwasser des Hauses in eine geschlossene Grube einleitete, die mindestens das Dreifache des täglichen Anfalls zu fassen imstande sein mußte. Von solchen Faulkammern, wenn sie gehörig entlüftet werden und wenn das Abfallrohr aus dem Haus über das Dach hinausgeführt wird, vor allem, wenn sie richtig beaufsichtigt werden, brauchen an sich keine Belästigungen auszugehen.

In ihnen schichtet sich das Abwasser in drei Schichten, einer Schwimmschicht, die rasch zu einer relativ festen Decke wird, einer Schlammschicht und einer aus trüber Flüssigkeit bestehenden Zwischenschicht. In den beiden letztgenannten vollzieht sich *anaerobe Fäulnis*, die zu einer *starken Verminderung der festen Stoffe durch Verflüssigung* führt, so daß eine Ausräumung der Kammer nur in längeren Zwischenpausen notwendig ist. Meist ist eine zweite Kammer angeschlossen, durch ein U-förmiges Tauchrohr mit der ersten verbunden, in der sich die Fäulnisvorgänge fortsetzen. Bei Anfall großer Mengen, z. B. aus Schulgebäuden, müssen noch weitere Kammern hintereinandergeschaltet werden.

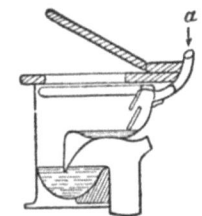

Abb. 51. Ausspülklosett
(richtig).
a Wasserspülung
(nach WELDERT).

Was aber in diesen Faulkammern nicht gelingt, ist ein vollständiges Ausfaulen des Abwassers, so daß ihr Effluens noch in fäulnisfähigem Zustand die letzte Kammer verläßt. *Für eine Schwemmkanalisation wird daher das oben erwähnte Ziel nicht erreicht*, und damit die endgültige Reinigung der Abwässer nicht überflüssig gemacht. Es werden aber auch Mißstände im Verlauf des Sielsystems, die bei frischem Abwasser nicht vorkommen, herbeigeführt. Für das Schwemmkanalisationssystem ist die Einrichtung von Faulkammern daher nicht nur unnötig, sondern geradezu nachteilig und ist denn auch, wo sie noch bestand, abgeschafft worden.

Anders dort, wo die Abwässerung einzelner oder verstreut liegender Gebäude notwendig ist, und ganz besonders in den Tropen, wo eine Schwemmkanalisation infolge der sehr lockeren Bebauung der Städte viel zu weitläufig und infolge des raschen Verschleißes der Rohre im Boden auch zu teuer werden würde. Für solche Verhältnisse ist die Faulkammer nach wie vor die gegebene Form der Verarbeitung des Abwassers, allerdings *nur dann hygienisch einwandfrei, wenn das noch fäulnisfähige Effluens nicht etwa durch einen Überlauf in einen offenen Graben oder einen nahen Vorfluter geleitet wird, sondern zuvor zur endgültigen Oxydation einer Sickeranlage oder einem Füllkörper zugeführt wird.*

Noch einen weiteren bedenklichen Nachteil hat die Faulkammer. Gelangen desinfizierende Chemikalien hinein, so wird der beabsichtigte Verlauf des anaeroben Zersetzungsvorgangs gestört. Es entwickeln sich abweichende Gärungsprozesse, vor allem stauen sich die Exkremente an, die nicht mehr verflüssigt werden und quellen als eine faulende Masse aus den Öffnungen der Bedeckung heraus. Für *Krankenanstalten* mit Faulkammern ist daher eine *häufig zu wiederholende Belehrung des Personals* nötig, daß solche Stoffe unter keinen Umständen in die Klosetts und Ausgüsse gelangen dürfen.

Wasser muß in jedem Fall das Vehikel sein, das den ungehinderten Abtransport der Abfallstoffe sichert. Seine Anwendung im Spülklosett geschieht am besten in der Form des Ausspülklosetts (s. Abb. 51) mit einer flachen Wanne. Es ist hier möglich, die Fäkalien nach dem Absetzen zu betrachten und außerdem erfordert die Ausspülung die Anwendung einer ausreichenden Wassermenge zu ihrer Verdünnung. Unhygienisch sind Tiefspülklosetts (s. Abb. 49).

Selbst bei Schwemmkanalisation würden sich innerhalb des Hauses unerfreuliche Zustände entwickeln, wenn die Klosetts und Spülbecken nicht mit *Siphons* ausgestattet wären, die jedes Eindringen von Kanalgasen verhüten. Eine weitere Sicherung ist die Hinausführung der *Abfallrohre über das Dach*, wenn möglich mit Anbringung eines Aspirators. Auch sorge jeder, der an einem Hausbau Interesse hat, daß das gesamte Ableitungssystem des Hauses frostsicher verlegt wird (Abb. 52).

Wo in einem Betrieb größere Mengen Fett anfallen, ist in das Verbindungsrohr des Hauses zum Kanalrohr ein *Fettfang* einzuschalten. Fett erschwert die Reinhaltung der Kanäle. Die Fettfänge erfüllen ihren Zweck aber nur bei sorgsamer Wartung.

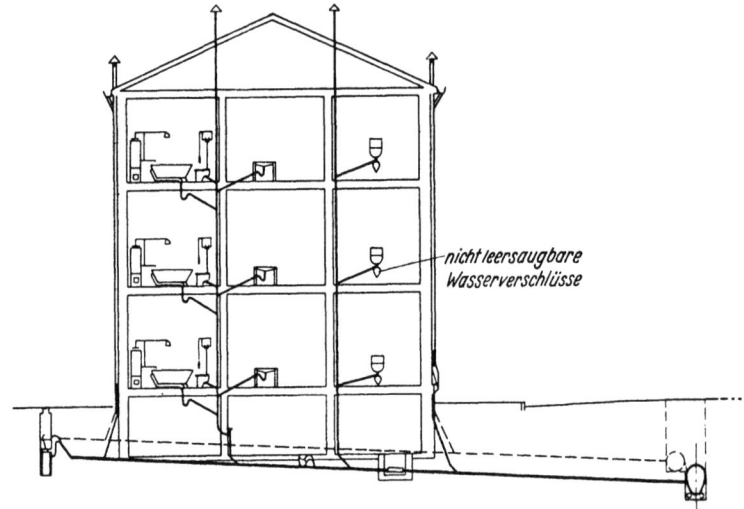

Abb. 52. Ableitungssystem eines Hauses (nach WELDERT).

Einem ähnlichen Zweck, unerwünschtes Material frühzeitig aus den Kanälen zu entfernen, um sie zu schonen, dienen die sog. *Gullies*, in die Ablaufschächte für das Straßenwasser eingesetzte, heraushebbare Eimer, in denen sich mineralisches Material, Sand und abgeschliffene Teile des Pflasters, fangen. Die Herausnahme dieser scharfen, abschleifenden Materialien verzögert den Verschleiß der Kanalrohre und der Fußstücke der Siele.

Die Ausmessungen und das Gefälle der Ableitungsrohre aus den Häusern und aller Teile des Kanalnetzes müssen so sein, daß nirgends eine Stagnation zustande kommt und auch grobes schwimmendes Material mit Sicherheit fortgeschwemmt wird. *Polizeiliche Verordnungen* über das, was in die Kanäle gelangen *darf*, was nicht, keine stark sauren oder alkalischen Stoffe, kein verklebendes, verschlammendes, stark riechendes, explosives Material, nichts, was den Kanälen und dem ganzen Abwasser schädlich sein könnte, gehören zu der Art von Anordnungen, die man nicht geben soll, weil man ihre Befolgung nicht kontrollieren kann. Die Verantwortungslosigkeit vieler Menschen gegenüber einer öffentlichen Einrichtung ist groß, aber wer wollte am Siebrechen feststellen, woher die unzulässigen Dinge kommen. In solchen Fragen ist hygienische Erziehung des Volkes besser als Polizeiverordnungen.

Das Gefälle der Rohre, Kanäle und Siele muß, wenn eine für die Abschwemmung ausreichende Sicherheit gegeben sein soll, für die hausnahen Rohre 1:250 m, für die großen Sammelsiele mindestens 1:1000 m betragen. Kann infolge der Bodenlage der Stadt ein solches Gefälle nicht erzielt werden, so sind, besonders bei großen, flach gelegenen Städten, Pumpwerke nötig, eine erhebliche Verteuerung der Anlagekosten und des Betriebes.

Nicht immer kann ein vorhandenes Gefälle voll ausgenutzt werden, wenn z. B. die unmittelbare Verunreinigung eines Flusses innerhalb eines Stadtgebietes unbedingt vermieden werden muß, daher alle Kanäle auf ein längs des

Flußufers geführtes Hauptsiel zulaufen, damit abgefangen und die Abwässer so bis in das Gebiet stromabwärts abgeleitet werden.

Um eine maximale Geschwindigkeit innerhalb der Kanäle zu erreichen, erhalten alle größeren Rohre und Siele das Profil eines Eies, dessen Spitze nach unten sieht. In Großstädten erweitern sich die Hauptsiele zu großen Tunneln, in denen neben dem Abwasserlauf ein Weg läuft, und die vielfach benutzt werden, um an ihrer Wand Leitungen für andere Zwecke und Kabel zu verlegen. Auch mit Nachen können sie befahren werden.

Die Sohle der engeren Siele muß durch *Einsteigeschächte* erreichbar sein, von denen aus durch Spiegelapparate die zwischen ihnen liegenden Kanalstränge kontrolliert und durch Bürsten gereinigt werden.

Soweit die Siele im Bereich des Grundwassers liegen, müssen sie mit unter ihrer festen Sohle liegenden, meist in die Sohlenstücke eingebauten, drainierenden Ableitungen für das Grundwasser versehen werden. Dennoch dringt das Grundwasser in die Kanäle ein. In der guten Anlage einer Stadt in *Massachusetts* (USA) — der Staat Massachusetts ist führend gewesen in der Erforschung der Abwasserfrage (Versuchsstation in Lawrence) — ist das Eindringen von 60 cm³ Grundwasser täglich auf einen Abstand von 600 m beobachtet worden.

An sich bedeutet das für die Kanalisation nur eine gleichgültige, unter Umständen vielleicht erwünschte Verdünnung des Abwassers. Bedenklich aber kann die überall, wo eine Schwemmkanalisation angelegt wurde, beobachtete *Senkung des Grundwasserstandes* werden. Der *Mainzer Dom* war nahe dem Einsturz, weil das gesunkene Grundwasser seine Pfahlroste nicht mehr bespülte, so daß sie verfaulten. Unter dem Schiff des Doms, nahe der Nassaukapelle, ist dieser unerwünschte Nebenbefund hygienischen Handelns, nachdem die Wände und Pfeiler wieder unterfangen waren, an einer Stelle zur Besichtigung und Belehrung erhalten worden.

Zur Unterhaltung der sicheren Abschwemmung aller festen Teile genügen die im Haushalt verbrauchten Wassermengen. Anstatt in einem gemeinsamen Kanalsystem, einem *Mischsystem*, die Haushaltswässer zusammen mit den Niederschlagswässern abzuführen, kann auch in einem *Trennsystem* die gesonderte Ableitung der Regenwässer in offenen oder geschlossenen Kanälen durchgeführt werden. Das kann eine nicht geringe Verbilligung der Anlagekosten bedeuten, denn mit den größeren Ausmessungen der Rohre und Siele steigen sowohl die Anlage- wie die Unterhaltskosten erheblich an. Ratsam und hygienisch zu verantworten ist das aber nur, wenn das Regenwasser in wenig verunreinigtem Zustande auf kurzem Wege dem nächsten Vorfluter zugeführt wird. In den Tropen hat man keine Wahl. Kein mit tragbaren Mitteln angelegtes Sielsystem kann die Wassermenge tropischer Regen aufnehmen. Dort kommt nur ihre Ableitung in offenen Gräben in Betracht und für die weitläufigen Siedlungen die Anlage von Faulkammern bei jedem Haus und bei den öffentlichen Aborten.

Auch in der gemäßigten Zone haben die oben genannten Berechnungen nur einen relativen Wert. Selbst mit einem Mischsystem, das für ein Maximum der Regenfälle berechnet ist, wird gelegentlich nach sehr starken Regenfällen die Wassermasse nicht abzuführen sein. Sie würde, mit Abwasser vermischt, aus den Abfallschächten der Straßen herausquellen und schwerste Mißstände verursachen. Dem beugt der Einbau von *Überläufen*, von *Notauslässen* innerhalb des Sielsystems vor, unterirdischen Wehren in einer gewissen Höhe der Hauptsiele, von denen aus dieser Überschuß unmittelbar einem Vorfluter zuströmt. Was dort in ihn einläuft, ist aber nicht mehr Regenwasser, sondern Abwasser mit allen Eigenschaften eines solchen. Die Folgen, Fischsterben und Fäulnisvorgänge, bleiben bei geringer Wasserführung des Flusses, d. h. bei ungenügender Verdünnung des Abwassers, nicht aus. Wo es möglich und notwendig ist, wird daher im Verlauf der Notauslaßkanäle eine Klärung des Abwassers in besonderen *Regenwasserkläranlagen* durchgeführt.

Wenn alle diese Einrichtungen des Schwemmkanalisationssystems innerhalb der Niederlassungen technisch richtig angelegt sind und verantwortungsbewußt unterhalten und bedient werden, von Einzelnen wie von der Verwaltung, sind die Bewohner gesichert vor Belästigungen und Gefahren, die von ihren Ausscheidungen ausgehen können. Sie sind es in einem Maße, daß der Großstadtmensch von heute sich gar keine Vorstellung mehr davon macht, daß mittelbar oder unmittelbar Krankheitskeime von den nur unvollkommen aus seiner Umwelt entfernten Exkrementen ausgingen, wie lebenswidrig es war, daß der Kontakt mit ihnen nicht wie heute unmittelbar aufgehoben wurde. Was erreicht wurde in der Hebung des Kulturniveaus ist viel. Noch mehr bedeutet die seit Ende des vorigen Jahrhunderts steil absinkende Kurve der Typhuserkrankungen. Sie ist das eindringlichste Dokument eines hygienischen Sieges.

Aus der Stadt heraus entströmt nun der Hauptleitung *ein noch nicht faulendes Abwasser, ein Frischwasser*, das dem Abwassertechniker die Wahl läßt, je nach den örtlichen Möglichkeiten und Bedürfnissen eines der innerhalb der letzten 75 Jahre auf Grund sorgfältigster und geistvoll durchgeführter wissenschaftlicher Untersuchungen und aus genialem Erfindergeist heraus gefundenen Verfahren der Abwässerreinigung anzuwenden. Für Deutschland ist die Leistung geknüpft an die Namen RUBNER, SPITTA, DUNBAR, IMHOFF und die Schüler dieser Männer. So verschieden die Verfahren sein mögen, so sehr für das Auge des Laien die Einrichtungen in Anlage und Umfang sich zu unterscheiden scheinen, so verschieden die Mittel, deren sie sich bedienen, so umstritten die Endziele noch sein mögen, die angestrebt werden, im *Wesen* gehen sie alle von den gleichen Voraussetzungen aus und beruhen auf den gleichen Naturvorgängen.

Sieht man von dem eigenen Gehalt des Ursprungswassers, des Trink- und Gebrauchswassers der betreffenden Stadt, an gelösten organischen und anorganischen Stoffen und von den Abfallstoffen der Gewerbebetriebe ab, soweit ihre Abwässer in die städtische Kanalisation gelangen, so enthält das Abwasser die menschlichen Exkremente, die Abfallstoffe der häuslichen Wirtschaft, Küchenabfälle einschließlich der Fette, die Bade- und Waschwässer einschließlich der Seife und was durch den Regen von Dächern und Straßen hineingespült wird. Hierzu kommen die flüchtigen und nichtflüchtigen Öle aus dem Kraftfahrwesen in steigenden Anteilen. Außerdem gelangt vielerlei, besonders schwimmendes Material in die Schwemmkanäle, wofür diese nicht bestimmt sind.

Ein „normal" zusammengesetztes städtisches Abwasser kann es nicht geben. Die bei der Untersuchung in verschiedenen Städten ermittelten Werte weichen stark voneinander ab, nicht nur, was Kot- und Harnwerte angeht, deren Anteil auf zwischen 45 bis 64%, also wohl auf die Hälfte, zu schätzen ist, noch viel mehr hinsichtlich aller anderen Abfallstoffe, von denen sich viele einem zahlenmäßigen Erfassen ganz entziehen.

Schon bei den Trockenwerten für Kot finden sich in der Literatur Unterschiede zwischen 27,4 kg je Kopf und Jahr (eine englische Zahl) und 48,5 kg (eine deutsche Zahl). Weniger stark unterscheiden sich die Angaben für die Harnmenge, die zwischen 422 und 438 kg je Kopf und Jahr schwanken. Ganz unsicher sind die zu Gebote stehenden Unterlagen für die Haushaltungsabfälle, selbst für die Seife, obwohl der Jahresverbrauch davon für den Kopf der Reichsbevölkerung statistisch berechnet ist.

Einen Stillstand im Ablauf der Lebensprozesse gibt es nicht. Unmittelbar nach dem Hineingelangen der Abfallstoffe in das Wasser setzen neben den mechanischen Veränderungen chemische Reaktionen und biologische Prozesse ein und greifen ineinander. *Der wesentlichste Zweck der Schwemmkanalisation ist, das Abwasser aus dem Kanalnetz so schnell abzuführen, daß sie noch nicht den Grad der Aktivität erreichen, der zu Belästigungen führen muß.*

Dazu gehört in erster Linie die Verhinderung einer Sedimentierung innerhalb des Kanalnetzes, die alsbald einsetzen würde, wenn die Geschwindigkeit der Strömung nachließe. Alle Austiefungen innerhalb des Netzes, etwa an den Einsteigeschächten, müssen daher vermieden werden, wie auch die Einschaltung von Faulkammern ein Fehlgriff war.

Alsbald stellt sich eine Änderung der Ionenstufe des Abwassers ein. Die neutrale Wasserstoffionenkonzentration des Trinkwassers macht durch Zutritt von Alkalien und infolge der Bildung von Ammoniak einer alkalischen Reaktion Platz. Fällungsreaktionen können dadurch ausgelöst werden.

Völlig verändert werden die physikalischen und chemischen Eigenschaften des Ursprungswassers durch seine Anreicherung mit löslichen anorganischen und organischen Substanzen, so sein spezifisches Gewicht, seine Viscosität, seine lösenden Eigenschaften. Sein Leitvermögen ist erhöht, sein Verhalten gegenüber Kolloiden geändert.

Die bedeutungsvollste Änderung gegenüber dem Reinwasser ist die starke Zunahme des Gehaltes an Bakterien, die mit dem Abfall hineingelangen und durch ihre Lebenstätigkeit biochemische Veränderungen im Sinne eines Abbaus hochmolekularer in einfachere Verbindungen, organischer Substanz in anorganische in Gang bringen. Die ganze vielgestaltige und in ihrer Wirkung vielfältige Welt der Bakterien findet sich im Abwasser. Ihre Bedeutung für seine Reinigung ist eine doppelte.

Unter der Anwesenheit von aeroben Keimen vollziehen sich die biochemischen Abbauvorgänge unter *Sauerstoffzutritt*, also in der Form einer *Oxydation*, bei Anwesenheit von anaeroben Keimen unter *Behinderung des Sauerstoffzutritts* in verlangsamtem Tempo in der Form der *Reduktion*. In ihrem Endergebnis machen beide Vorgänge den größten Teil der Abfallstoffe aufnahmefähig für chlorophyllhaltige Pflanzen und somit für ihre Überführung in den Kreislauf der Natur.

Im Abwasserstrom ist das Gebiet der aeroben Bakterientätigkeit auf die oberflächlichen Schichten beschränkt, in der Tiefe überwiegen unter dem Einfluß der Anaerobier die Reduktionserscheinungen. Sie werden aber bei starkem Gefälle, bei flachen Durchlaufsquerschnitten und bei starker Belüftung der Abwässer zugunsten der aeroben Vorgänge zurückgedrängt.

Die *Tätigkeit der Anaerobier* beruht im Gegensatz zu der der Aerobier nicht etwa darauf, daß sie überhaupt kein Sauerstoffbedürfnis hätten, sondern daß sie ihren Bedarf an Sauerstoff nicht unmittelbar der Luft entnehmen, jedoch sauerstoffhaltige Verbindungen aufspalten und den freiwerdenden Sauerstoff in Anspruch nehmen. Die wichtigsten Auswirkungen ihrer Tätigkeit sind die Überführung von Harnstoff in Ammoniumcarbonat, der Abbau der Eiweißstoffe in einfache Spaltprodukte, die Spaltung der Fettsäuren und fettsauren Salze unter Bildung von Methan, die Auflösung von Cellulose und Kohlenhydraten durch Vergärung, die Reduktion der Sulfate zu Schwefelwasserstoff bzw. Sulfiden und der Nitrate zu Nitriten, Stickstoff und Ammoniak. Die festen Stoffe des Abwassers, soweit sie überhaupt angreifbar sind, werden dabei zum Teil verflüssigt, zum Teil vergast. Der Gehalt des Abwassers an ungelösten Stoffen wird auf diese Weise um so rascher und um so vollständiger vermindert, je intensiver diese Reduktionsprozesse in Gang kommen. Das Abwasser wird dabei mit gelösten und kolloidalen Substanzen angereichert und die entstehenden Gase, Kohlensäure, Schwefelwasserstoff und Methan, entweichen nach Maßgabe ihrer Löslichkeit, ein hinreichender Grund, das Zustandekommen dieser Entwicklung im Bereich menschlicher Behausungen hintanzuhalten. Das Endergebnis ist, daß *sauerstoffarme* Stoffe im Wasser verbleiben.

Im Gegensatz hierzu bewirkt die *Lebenstätigkeit der aeroben Keime* eine „nasse" Verbrennung der sauerstoffarmen organischen Substanz. Durch ihre Lebenstätigkeit findet in einer Stufenfolge, an der biologisch verschieden wirkende Bakterienarten beteiligt sind, eine Anlagerung von Sauerstoff statt, wobei im Laufe des Abbaus auf dem Wege über Ammoniak und Nitrite als Endprodukte Kohlensäure, Nitrate und Sulfate gebildet werden. Auch hier wird das Wasser mit gelösten Stoffen angereichert, aber diese bestehen aus *sauerstoffreichen*, „mineralisierten" Substanzen, solchen also, die unmittelbar wieder zum Aufbau organischer Substanz dienen können.

Dies aber muß das Endziel jeder Abwasserreinigung sein. Dazu gehört, daß das Wasser genug Sauerstoff enthält, um den natürlichen, unablässig ablaufenden, biologischen Bedürfnissen der im Wasser lebenden saprophytischen, nicht Chlorophyll enthaltenden pflanzlichen und der tierischen Organismen zu genügen, daß es sich also im *Sauerstoffgleichgewicht* befindet. Wird der im Wasser gelöst vorhandene Sauerstoff durch jene Organismen, die ihn zur Erhaltung ihres Lebens bedürfen, *aufgezehrt*, steigt die Belastung des Wassers mit oxydierungsbedürftigen Substanzen über das Maß dieser *Sauerstoffzehrung*, so kann nur die Zufuhr von Sauerstoff, eine Wieder*belüftung*, die Entwicklung von Mißständen verhüten und damit das *Oxydationsproblem* lösen, *auf dem jede Abwasserreinigung beruht*. Entscheidend ist, wie die nötige Zufuhr von Sauerstoff für den Ablauf der Oxydationsvorgänge in zweckentsprechender und wirtschaftlich tragbarer Weise bewirkt werden kann.

Auf verschiedenen Wegen also, denen der Reduktion und der Oxydation, werden stabile Verbindungen aus labilen umgebaut, hochmolekulare Verbindungen zu einfachen. In beiden Fällen entsteht Kohlensäure, anaerob durch Spaltung, aerob durch Oxydation.

Alle diese biochemischen Vorgänge sind in ihrem Ablauf von vielen Faktoren abhängig, von Temperatur und Luftdruck, von der Menge und Zusammensetzung des Abwassers, die ihrerseits abhängig sind von der Menge der Abfallstoffe, dann von den Niederschlägen, von der Bauart des Kanalisationsnetzes und der Dauer des Aufenthaltes darin.

Immer geht es darum, daß diese Vorgänge, die sofort bei der Entstehung des Abwassers einsetzen, im Verlauf der Reinigungsprozesse planmäßig gesteuert werden, stets in dem Sinne, daß Belästigungen und Gefahren jeder Art ausgeschlossen, möglicherweise aber Nutzeffekte erzielt werden.

In Anbetracht der vielfachen Bedingungen, von denen die Zusammensetzung des Abwassers abhängt und die sich a priori nicht errechnen lassen, ist es notwendig, vor jeder Herstellung einer Abwasserreinigungsanlage die Beschaffenheit des Abwassers für jeden gerade vorliegenden Fall festzustellen. Nur auf Grund einer genauen Analyse des anfallenden Abwassers ist es möglich, die physikalischen, chemischen und biologischen Vorgänge darin zu lenken und für den besonderen Fall die am besten geeignete und wirtschaftlich vorteilhafteste Methode zu wählen. An Fehlentscheidungen dieser Art hat es in der Vergangenheit nicht gefehlt.

Diese analytische Untersuchung, über die Schriften von Spezialisten Auskunft erteilen, betrifft an physikalischen Feststellungen die Messung der Menge des Abwassers, seine Temperatur, sein spezifisches Gewicht, seine elektrische Leitungsfähigkeit, seine äußeren Eigenschaften, Trübung, Farbe, Geruch, seine Absetzbarkeit, an chemischen Prüfungen seine Fäulnisfähigkeit, seinen Gehalt an gelöstem Sauerstoff, seinen Gesamtgehalt an gelösten und ungelösten Stoffen, seine Oxydierbarkeit, seinen Gehalt an Chloriden, an Stickstoff- und Schwefelverbindungen.

Welches Verfahren auch für die Abwasserbeseitigung und Abwasserreinigung gewählt wird — beide greifen eng ineinander —, immer handelt es sich um die gleichen physikalischen, chemischen und biologischen Vorgänge, die auszunutzen, je nachdem zu zügeln oder zu fördern sind, alle aber dem gleichen Endziel zu dienen haben. Jede Beseitigung von Fäkalien und Harn und anderer organischer Abfallstoffe kann also nur *eine bewußte Ausnutzung der gleichen Kräfte sein, die innerhalb der Natur, auf und im Boden oder im Wasser, ihren Abbau und ihre Einfügung in den Stoffwechselkreislauf bewirken*. Bei dünner Besiedlung reichen diese Kräfte aus, die Abfallstoffe unschädlich zu machen. Erst wo sie durch die Zusammenballung großer Menschenmassen überbeansprucht und schließlich lahmgelegt werden, versagen sie, so daß ihnen neue Wege des Angriffs und Einwirkens geöffnet werden müssen.

Das Endziel der Abwasserhygiene und Abwassertechnik ist daher, an die Stelle der weitläufigen, auf viel Raum und auf lange Zeit verteilten Selbstreinigungsvorgänge im Boden oder im Wasser, die dort unter Umständen Belästigungen bedeuten, eine *Reinigung auf engem Raum und in kurzer Zeit* möglich zu machen, bei der jene Belästigungen ausgeschaltet oder auf ein Minimum beschränkt werden. Diese Arbeitsweise ist im Prinzip dem Bemühen der Technik ähnlich, bei der Entwicklung der Kraftmaschine auf kleinem Raum bei niedrigem Gewicht in der Zeiteinheit ein Maximum an Energie zu entwickeln. Die Abwasserreinigung ist damit in erster Linie ein von der Technik zu lösendes Problem, bei dem der Hygiene die Rolle zufällt, die Forderungen festzulegen, die sie auf Grund der Umweltforschung im Belang der Bevölkerung zu stellen hat und die Ergebnisse auf deren Erfüllung zu prüfen. Das geschieht durch bakteriologische und chemische Untersuchungsmethoden.

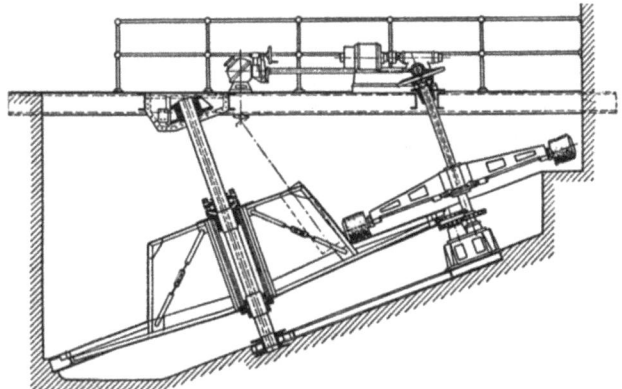

Abb. 53. Siebrechen (nach RIENSCH).

Jenes Ziel einer räumlichen und zeitlichen Zusammendrängung der Reinigungsvorgänge kann nur erreicht werden, indem *die in der Natur wirkenden Kräfte gesammelt, verstärkt und im wirkungsvollen Augenblick eingesetzt werden. Keiner der in der Natur wirkenden Faktoren kann dabei entbehrt werden.* Wenn der eine oder andere von ihnen zeitweise gehemmt wird, wenn also von dem natürlichen Ablauf abgewichen wird oder abgewichen werden muß, wenn z. B. menschliche Ausscheidungen, ungenügend verdünnt, in einer Faulkammer gesammelt und hier stinkender Fäulnis überlassen werden, so müssen die Folgen dieses naturunangemessenen Handelns entweder unmittelbar im Anschluß daran durch naturgemäße Zusatzmaßnahmen (Oxydation des Effluens) oder durch Schutz der Außenwelt (Schlammausfaulung in geschlossenen Behältern) behoben werden.

Der erste Eingriff zum Zwecke der Reinigung des frisch aus der Stadt ankommenden Abwassers ist seine Befreiung von allem groben Material, allen *Sperrstoffen* und *Schwimmstoffen*, und bis zu einer gewissen Größe von allen *Schwebstoffen*, die den weiteren Verlauf der Reinigung erschweren und jedenfalls bei Einleitung eines unbehandelten Abwassers in einen Vorfluter Grund zu ernstlichen Beanstandungen geben und Ekelgefühle auslösen würden. Das geschieht durch *Rechen und Siebanlagen* (s. Abb. 53).

Diese Rechen bestehen aus schräg gegen das heranströmende Abwasser gestellten, parallel im Abstand von 6—8 cm voneinander angeordneten Eisenstäben, auf denen das abgefangene Material sich heraufschiebt und in eine Abfuhrrinne gelangt oder heraufgeharkt wird. Wenige ahnen, was hier an zu Unrecht in die Aborte und Ausgüsse geworfenen Dingen entfernt werden muß, alles Zeugnisse für die Verantwortungslosigkeit der Genützer des Kanalsystems.

Es folgen Siebe in der Form feststehender oder aus Siebbändern bestehender Rechen, von Siebscheiben oder Siebtrommeln, deren Maschenweite etwa 3 mm beträgt, die also grobe *Schwimm-* und *Schwebestoffe*, auch Fäkalien, herausnehmen. Sie werden von der Oberfläche der Siebe durch Harken, Kämme oder rotierende Bürsten abgenommen. Das Material, fäulnisfähig und stinkend, wie es zum großen Teil ist, muß alsbald abgefahren oder am Ort weiterverarbeitet werden. An manchen Orten ist es der Landwirtschaft zur Kompostierung erwünscht, an anderen Stellen wird es vergraben oder in Verbrennungsöfen vernichtet, auch mit Klärschlamm vermischt ausgefault und zur Gasgewinnung gebraucht. Entfernt werden auf diese Weise bis höchstens 20 % der unlöslichen, festen Bestandteile des Abwassers. Eine geringere Maschenweite der Siebe kann nicht gewählt werden. Sie würden sich rasch versetzen und undurchlässig werden. Die Menge der *Schwebestoffe*, mit denen das Abwasser das Sieb passiert, wird aber nicht vermindert, eher vermehrt. Denn große, weiche, zerfallsfähige Stoffe, wie Kotballen, werden vor den Sieben zertrümmert und zerrieben. Was also an Abwasser das Sieb durchfließt, ist die größere Menge allen Kotes und aller Urin.

Die Gesamteigenschaften des Abwassers erfahren keine grundsätzliche Änderung und es kann daher von einem Reinigungsvorgang kaum gesprochen werden. Unverändert verbleibt dem Abwasser seine Fäulnisfähigkeit. Was hat weiter mit ihm zu geschehen?

„Als eine Flußverunreinigung muß jede durch künstliche oder natürliche Bedingungen herbeigeführte Abweichung in der Zusammensetzung angesehen werden, welche den Gebrauchswert eines solchen Wassers merklich und in den seitens der Hygiene festgestellten, bedeutungsvollen Bestandteilen verändert." (RUBNER.)

Die *Einleitung eines Abwassers*, mit dem weiter nichts geschehen ist, als daß es Rechen und Siebe durchlaufen hat, *in einen Vorfluter*, bedeutet also, daß dieser aufs schwerste verunreinigt und ihm die ganze Last der weiteren Reinigungsaufgabe aufgeladen wird. Selbst die Erfahrung, daß die Einleitung unbehandelten Abwassers ins Meer oder in große Seen untragbare Zustände verursachen kann, dort z. B., wo Strömungen oder ein regelmäßig wehender Wind alle Schwimmstoffe wieder dem Ufer zutragen, verhindert aber nicht, daß diese anscheinend natürlichste, vor allem billigste Ableitungsmethode zu allererst vorgeschlagen und von Gemeinden gegenüber den wasserpolizeilichen Behörden zäh verfochten wird.

Obwohl ein solches Vorgehen nur zulässig sein sollte, wo große, reichlich Wasser führende, eine ausreichende Verdünnung und Vermischung des Abwassers mit ihrem Wasser verbürgende Flüsse oder Ströme es aufnehmen können, ist diese Art und Weise, sich des Abwassers kurzerhand zu entledigen, noch an vielen Stellen zu finden. Dem war auch durch die strompolizeiliche Verordnung in Preußen nicht überall ein Riegel vorgeschoben, in der es heißt: „Das einzuleitende Wasser muß von einer Beschaffenheit sein, daß es im Vorfluter keine Mißstände hervorruft. Es muß deshalb von gelösten und ungelösten Fremdstoffen so weit befreit sein, daß eine Schädigung der im Wasser des Vorfluters lebenden Pflanzen und Tiere, sowie eine *Beeinträchtigung des Gemeingebrauchs* am Wasser vermieden wird. Die Temperatur des einzuleitenden Abwassers darf nicht höher sein als 35⁰ C."

Es handelt sich um das Problem, bei welchem *Verdünnungsgrad* die Einleitung von Abwasser noch als vertretbar angesehen werden kann. Das hängt damit zusammen, ob mit dem *Selbstreinigungsvermögen* des betreffenden Vorfluters so weit gerechnet werden kann, daß einmal eine grobsinnliche, belästigende Verunreinigung des Flusses im Sinne des Auftretens von Fäulnisvorgängen, Fischsterben, Minderung seiner Gebrauchsfähigkeit auszuschließen ist und daß im Bereich der stromabwärts liegenden Niederlassungen die Eigenschaften seines Wassers wieder als normal angesehen werden können. Das kann nur der Fall sein, wenn die oxydative Spaltung in seinem Wasser mit Sicherheit die Oberhand behält.

Die Aufgabe, sich selbst zu reinigen, lastet auf jedem Vorfluter innerhalb eines dicht besiedelten Kulturlandes. Er nimmt an den Nachteilen der dichten

Besiedlung teil wie ein lebendes Wesen, und macht, wie die Menschen selbst, Krankheits- und Genesungsprozesse durch.

Einzelne an seinen Ufern wohnende Anlieger, aber auch kleine Ortschaften entwässern noch heute unbeanstandet in ihn hinein. Der Schiffahrtsverkehr auf befahrenen Flüssen trägt weiter zu seiner Verunreinigung bei. Fabrikwässer gelangen hinein und in letzter Instanz gelangt überhaupt der größte Teil aller Abwasser in den Vorfluter. Die Kräfte der Selbstreinigung werden also in jedem Vorfluter *stets* beansprucht und es handelt sich darum, wieviel ihm darüber hinaus zugemutet werden kann.

Solche Erwägungen haben den Anlaß dazu gegeben, einen exakteren Maßstab zu gewinnen. An Stelle der „Verdünnung" soll als Maßstab für die dem Fluß noch zumutbare Belastung die *„Abwasserlast"* dienen. Diese ist zu berechnen aus der Zahl der Einwohner in dem oberhalb der beabsichtigten Einleitstelle liegenden Gebiet, deren gesamtes Abwasser auf einen Sekundenliter des mittleren Niederwassers kommt. Dazu tritt, wo Industrieabwässer in den Fluß gelangen, die sog. *„Einwohnergleichzahl"*, d. h. die Errechnung der Beziehung dieses Industrieabwassers zu einer äquivalenten Einwohnerzahl. Von diesem Gesamtbetrag ist der Betrag der inzwischen eingetretenen Selbstreinigung abzusetzen. Eine biologische Reinigung soll künftig verlangt werden, wenn die Abwasserlast von 30 Einwohnern auf einem Sekundenliter des Niederwassers liegt (IMHOFF).

Die früher oft als zulässig angegebene Verdünnung des Abwassers mit Flußwasser um das 15fache ist als unzureichend erkannt worden. Häusliches Abwasser verliert seine Fäulnisfähigkeit erst bei 30facher Verdünnung. Bei dem Zustande unserer bereits irgendwie belasteten Vorfluter kann die Einleitung von fäulnisfähigem Abwasser nur als statthaft und erträglich angesehen werden, wenn bei Niedrigwasser eine 60fache Verdünnung gesichert ist. Erfahrene Wasserhygieniker betonen aber, daß beim heutigen Zustande unserer Flüsse die Möglichkeit nicht mehr besteht, Abwasser ohne jede vorherige Reinigung, vor allem ohne Entfernung des Schlammes, in die Vorfluter zu leiten.

Die *Selbstreinigung* beruht auf keinen anderen physikalischen und biochemischen Vorgängen als den auf S. 281 dargelegten. Ja, es ist zu sagen, daß diese Vorgänge, die sich im Vorfluter abspielen, das *Modell* dafür abgeben, wie jede Abwasserreinigung sich zu vollziehen hat.

Die schematischen Angaben, die Selbstreinigung eines Flusses sei abhängig von seinem *Querschnitt*, seiner *Wasserspiegelbreite*, der *Art seines Bettes* und der *Strömungsgeschwindigkeit*, so zutreffend sie sind, sind unzureichend. Denn für jeden Fall gelten besondere Bedingungen. Nur eine genaue Analyse der Vorgänge, die sich nach dem Einleiten von Abwasser in einen Vorfluter in ihm abspielen, mitunter erst die Ergebnisse von Versuchsmaßnahmen erlauben bindende Schlüsse, die aber nicht ohne weiteres auf andere Fälle übertragen werden können.

Eine der ersten Fragen ist, ob überhaupt nach der Einleitung des Abwassers seine gleichmäßige Vermischung mit dem Flußwasser erfolgt. Infolge seines hohen spezifischen Gewichts hält der *Abwasserstrom* oft bandartig zusammen und fließt noch auf weiten Abstand längs des einen Ufers, während das andere ganz unbeeinflußt bleibt. Dabei kann es, wenn Windungen und Buchten vorhanden sind, selbst bei gutem Gefälle des Flusses zu örtlicher Stagnation kommen mit der Folge, daß sich durch Sedimentierung der ungelösten Stoffe Schlammbänke bilden.

Äußerlich ist die Verunreinigung an den Ufern unterhalb der Einleitungsstelle, auch wenn sie in die Mitte des Flusses verlegt ist oder mehrere Einläufe angebracht sind, in der Regel deutlich zu erkennen an dem Wandel des Pflanzenwuchses, durch das Verkümmern des Gesträuchs, dessen ins Wasser tauchende Zweige mit Detritus beladen oder mit schmutzigen Pilzfäden bewachsen sind, an dem Fehlen der Randflora an grünen Wasserpflanzen und Algen und alles größeren und kleinen Getiers. Der *Fluß ist krank*.

Er kann aber an dieser Stelle auch zur *Krankheitsquelle* werden, denn nachweislich halten sich im Schlamm Krankheitskeime mancher Art besser als im klaren Wasser. Choleravibrionen und die Leptospiren der WEILschen Krankheit finden günstige Lebensbedingungen in Schlammablagerungen von stehenden und fließenden Gewässern.

Mit einiger Genauigkeit lassen sich drei Zonen im Ablauf des Selbstreinigungsprozesses unterscheiden, für die KOLKWITZ ein *Saprobiersystem* aufgestellt hat, beginnend mit einer *polysaproben Zone*, in der als Folge der Schlammablagerung Reduktions- und Fäulnisprozesse überwiegen. Der Sauerstoffgehalt ist Null oder sehr gering, die *Sauerstoffzehrung* hoch. Die Zahl der in 1 cm³ enthaltenen Bakterien erreicht bis zu 1 Million. Von Protozoen finden sich hauptsächlich Flagellaten und Ciliaten. Der Schlamm ist schwarz von Schwefeleisen. Aufsteigende Gasblasen erklären den fauligen Geruch nach Schwefelwasserstoff.

Die folgende Zone der *Mesosaprobier* wird als eine Zone der Überwindung der Reduktion bezeichnet. In ihr beginnen lebhafte oxydative Prozesse, überwiegend biologischer Natur, infolge reichlichen Auftretens chlorophyllführender Belüfter, aber auch rein chemische Oxydationen, z. B. Überführung von schwarzem Schwefeleisen in gelbbraunes Eisenoxydhydrat. In dieser Zone spielt sich der eigentliche Prozeß der Selbstreinigung durch biologische Oxydation ab. Der Gehalt an Sauerstoff nimmt rasch zu und überschreitet mitunter den Sättigungswert. Je nach den dabei mitwirkenden niederen Organismen und dem Fortschritt im Abbau hochmolekularer Substanz in einfachere, unterscheidet KOLKWITZ eine α-mesosaprobe und β-mesosaprobe Zone. In beiden Zonen entwickelt sich bereits ein reiches Leben von Grünalgen und Kieselalgen. Auch das Kleintierleben entfaltet sich und selbst Fische finden schon in der α-mesosaproben Zone Lebensmöglichkeiten. Die Keimzahlen hingegen sinken erheblich ab bis auf unter 100000 im Kubikzentimeter. Jedoch ist der *Übergang* von der polysaproben in die mesosaprobe Zone charakterisiert durch die sog. Abwasserpilze Sphaerotilus natans, Leptomitus lactus, deren ekelhafte Zotten an allem festen Material, an Zweigen und Holzstücken flottieren, und von Beggiatoa alba, die mit schleimig weißlichen Häuten alles überzieht. Abgetriebene Schlammpakete aus der polysaproben Zone treiben auf dem Wasser, fangen sich zu Schlammlagern in kleinen Buchten und am Ufergestrüpp. Auch hier verraten aufsteigende Gasblasen, daß die Reduktionsvorgänge in der Tiefe noch nicht abgeschlossen sind. Eine Begradigung des Flußlaufs und die Schaffung einer glatten Uferbefestigung können viel zur Behebung dieser erneuten Stagnation beitragen.

In der dritten Zone der *Oligosaprobier* ist der Oxydationsprozeß, die Mineralisation, beendet. Die Sauerstoffzehrung ist gering geworden, der Gehalt an gelöstem Sauerstoff hoch. Hier herrscht ein normales Pflanzen- und Tierleben. Zeichen von sichtbarer Verschmutzung fehlen. *Der Fluß ist genesen.*

Wasserführung und Art des Flußbettes, vor allem sein Gefälle und ein harter, steiniger Boden entscheiden mit darüber, in welchem Abstand von der Einleitstelle der Fluß wieder ein normales Aussehen und die Eigenschaften wiedergewinnt, die er vor der Einleitung besaß. Auswaschende Hochwasser und starke Wasserführung können die Stagnation zeitweise erheblich vermindern.

Nach oft wiederholten Angaben soll trotz der Einleitung der gesamten Abwässer von Paris die Seine 70 km unterhalb der Stadt wieder in gleichem Zustand sein wie oberhalb. Zweifellos ist dies bei starker Verdünnung des Abwassers bei kleineren Wasserläufen schon bei viel geringerem Abstand festzustellen. Das darf jedoch nicht zur Begründung dafür dienen, ungenügend vorgereinigtes Abwasser in einen Vorfluter einzuführen, da immer das Leben eines solchen Flusses in einen Krankheitszustand versetzt wird, der seine Tier- und Pflanzenwelt auf weiten Abstand hin in Mitleidenschaft zieht und seinen Wert für den „Gemeingebrauch" beeinträchtigt.

Die Einsicht, daß bei kleineren Flüssen in einer dicht besiedelten Gegend, einem Industriegebiet, nur durch gemeinsames Vorgehen aller ·beteiligten Interessengruppen, der Städte und der Industrie, das Abwasserproblem richtig gelöst werden kann, hat zuerst im Emschergebiet 1904 zur Gründung der *Emschergenossenschaft* geführt. Ein Sondergesetz gab diesem Verband die Möglichkeit, durch zwangsweise eingezogene Beiträge vorbildliche Anlagen zu schaffen. Es wurde so Bahnbrechendes geleistet, daß nach diesem Vorbild im Verlauf der folgenden 30 Jahre gleichartige Verbände an der Ruhr, an der Elster, an der Wupper, an der Mulde und der Niersverband gegründet wurden, ohne deren Arbeit ein hygienisches Dasein der in diesen Industriegebieten arbeitenden Menschen gar nicht mehr zu denken wäre und diese Gebiete wahrscheinlich zu Zentren endemischer Seuchen geworden wären.

Kläranlagen.

Die erste und schwerste Belastung, die einem Flusse ferngehalten werden muß, falls von ihm eine für ihn erträgliche Mitwirkung bei der Abwasserreinigung erwartet wird, sind die *Schlammassen*, die für die Reduktionsvorgänge innerhalb der polysaproben Zone verantwortlich sind. Als Regel wird daher heute eine *Klärung der Abwässer in Absetzbecken* gefordert, bevor sie in einen Vorfluter geleitet werden, ein Verfahren, das auch *überall* sonst die erste Stufe der Abwasserreinigung sein muß, wo andere Methoden seiner Reinigung durch Versickerung, Verrieselung, Verregnung oder die biologische Reinigung durch Füllkörper, Tropfkörper oder durch Belebtschlammverfahren angewendet werden sollen.

Vor der Einleitung in eine städtische Kläranlage gilt es, das Abwasser von Stoffen zu befreien, die für seine weitere Behandlung nur eine Erschwerung und Belastung darstellen würden, das sind *Sand* und *Fett*. In den *Sandfängen*, Gullies, für die vielerlei Konstruktionen angegeben sind, werden mineralische Stoffe, Sand, Straßenschliff, Asche usw. abgefangen. Sie würden die Entfernung des Klärschlamms aus den Becken und seine weitere Verarbeitung erschweren. Die Sedimentierung dieses festen Materials wird schon bei einer Durchflußgeschwindigkeit von 30—35 cm/sec erreicht.

Fett, ganz abgesehen von der Möglichkeit seiner Verwertung, muß möglichst weitgehend aus dem Abwasser entfernt werden, weil es bei der späteren biologischen Reinigung Schwierigkeiten bereitet, z. B. bei Verrieselung die Bodenporen versetzt. Die *Fettfänge* können gesondert angeordnet oder auch bei den sog. zweistöckigen Kläranlagen mit ihnen kombiniert werden. Das meist angewendete Grundmodell ist der KREMERsche Fettfang.

Die Entwicklung der *Kläranlagen* begann mit *offenen Faulbecken*, in denen das zu klärende Abwasser tagelang stagnierte, der abgesetzte Schlamm monatelang stinkender Fäulnis unterlag, eine für die Umwohner unerträgliche Plage. Es folgten moderne, vom Abwasser horizontal *durchflossene Absetzbecken* oder vertikal durchströmte „Brunnen", in denen das Frischwasser vor Fäulnis weitgehend bewahrt wurde und aus denen der Schlamm in *besondere Faulräume* abgeführt wurde.

Die Voraussetzung für diese Entwicklung waren exakte Untersuchungen über das Wesen des Sedimentierungsvorgangs im Abwasser. Er ist von vielen physikalischen, thermischen und auch biochemischen Wandlungen während des Absetzungsvorgangs abhängig, nur *scheinbar* ein einfacher Vorgang. Die Sedimentierung verläuft nicht gleichartig dem Fall eines Körpers im Luftraum. Die Fallbeschleunigung scheidet aus, solange der Durchmesser der sedimentierenden Stoffe eine gewisse kritische Größe nicht überschreitet. Das spezifische Gewicht, die Temperatur, die Viscosität, die Körnergröße und sog. „Verdrängungsvorgänge" wirken mit auf die Schnelligkeit, mit der die Sedimentation abläuft. Für die Absetzzeit ist eine jeweils für das betreffende Abwasser seiner Beschaffenheit nach geltende Absetzkurve festzustellen.

Das Abwasser soll, anstatt im Becken zu verweilen und damit in seiner Gesamtheit der Möglichkeit des Anfaulens ausgesetzt zu sein, das Becken so durchfließen, daß zwar möglichst viel Schlamm zum Absetzen gelangt, aber eine weitere Infektion mit fäulnisfördernden Keimen unterbleibt.

Das ist der Fall, wenn die Fließgeschwindigkeit auf 15 mm/sec und weniger herabgesetzt und damit die Aufenthaltsdauer im Becken auf 1½—2 h begrenzt wird. 90% der überhaupt absetzbaren Stoffe werden in dieser Zeit ausgeschieden.

Ein weiterer, äußerst begrüßenswerter hygienischer Fortschritt war, daß an die Stelle menschlicher Arbeitskräfte, die die faulenden, stinkenden Schlammassen einem Pumpsumpf zuschieben mußten — ein jedem hygienischen Fühlen widerstrebender Arbeitsvorgang —,

automatisch wirkende Einrichtungen gesetzt wurden. Schiebeinrichtungen entfernen heute
den Schlamm von dem Boden des Klärbeckens und erlauben teilweise selbst während des Betriebes die Entfernung des abgesunkenen Schlamms. Damit entfallen auch fast alle Geruchsbelästigungen für das Personal der Anlage.

Eine große Anzahl von Konstruktionen, bei denen das Becken zum Teil mit
flachem Boden, zum Teil mit Rinnen oder topfartigen Vertiefungen versehen
sind, sind dafür geschaffen worden. Welche Verfahren und Konstruktionen für
den Einzelfall zu wählen seien, ist schon längst eine Domäne der technischen
Fachmänner geworden.

So war es auch eine große technische Leistung und der größte Fortschritt,
als an Stelle dieser Klärbecken die *zweistöckigen Kläranlagen* geschaffen wurden,

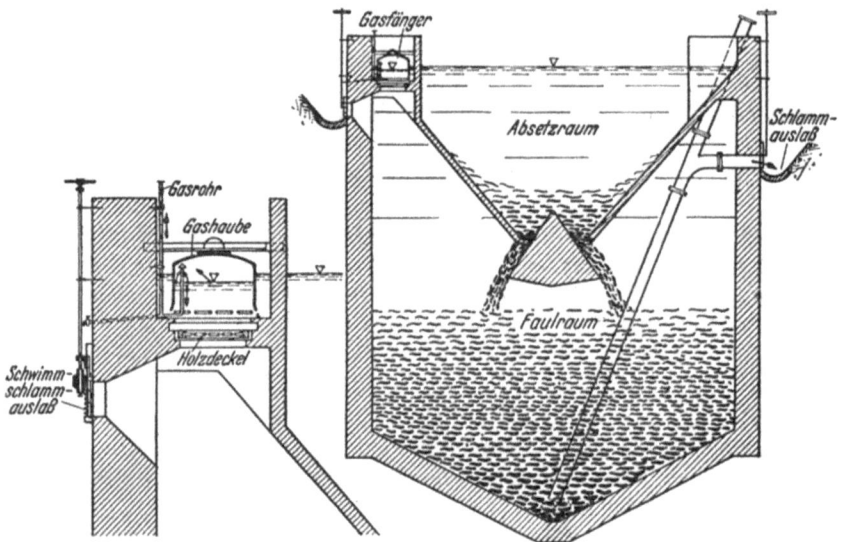

Abb. 54. Emscherbrunnen mit Gasauffanghaube (nach SIERP).

bei denen Klärraum und Faulraum hydraulisch so miteinander vereinigt sind,
daß eine rasche Trennung des Frischwassers von Schlamm erfolgt und dieser
sich in einem *nichtdurchflossenen Faulraum* sammelt.

Das klassisch gewordene Modell, von dem zahlreiche Varianten abgeleitet
worden sind, ist der von IMHOFF konstruierte *Emscherbrunnen.*

Diese *zweistöckige Anlage* war als solche nicht die erste. IMHOFF wich aber grundsätzlich
von dem Prinzip eines früher von TARVIS konstruierten Absetzbrunnens ab, in welchem ein
Teil des Abwassers durch den Schlammraum geführt wurde. Seine Konstruktion vermeidet
dieses Durchfließen des Schlammraums, weil dabei eine vollständige Klärung des ablaufenden
Wassers verhindert und der weitere Reinigungseffekt vermindert wird. Dem Emscherbrunnen entströmt nur ein gut geklärtes und noch nicht faulendes Abwasser. Damit war
also die *Frischwasserklärung* und die Ausfaulung des Klärschlamms im *nichtdurchflossenen
Faulraum* geschaffen, ein Verfahren, das die Geruchsbelästigung im Bereich der Anlage
auf ein Minimum reduzierte, vor allem aber sicherte, daß ein Anfaulen des Frischwassers
vom Faulraum aus vermieden wurde. Obwohl es nach wie vor fäulnisfähig bleibt, gelangt
es, ohne Mißstände zu verursachen, in die Bereiche seiner weiteren Verarbeitung.

Der *Emscherbrunnen* (s. Abb. 54) besteht aus einem trichterförmigen, nach
unten offenen Absetzgerinne, dem *Absetzraum,* in den, infolge Überkragung
seiner Wände am unteren Austritt, von den einmal durch den Trichter herab-
gerutschten, ungelösten Schlammassen nichts wieder hinaufsteigen kann. Dieser
trichterförmige Absetzraum hängt in einem brunnenartigen, etwa 8 m tiefen

Raum mit trichterförmiger Sohle, dem *Schlamm-* oder *Faulraum*. Der ausgefaulte Schlamm fließt entweder durch Wasserüberdruck ab oder wird abgepumpt.

Unter Beibehaltung dieses Grundprinzips gibt es zahlreiche Abwandlungen der Emscherbrunnen, Doppel- und Vielfachanlagen für große und kleinere Beanspruchung, auch für Hausanlagen. Sie sind die verbreitetsten Typen einer Kläranlage. Die Fettabscheidung und das Auffangen der sich im Faulraum entwickelnden Gase kann mit der Konstruktion vereinigt werden. Der gesamte Klärungsvorgang und das Ausfaulen des Schlamms vollziehen sich ohne Belästigungen.

Einwandfrei aber können Kleinanlagen dieser Art nur arbeiten, wenn ihre Dimensionierung der zuvor errechneten Abwassermenge entspricht. Die Menge des zu klärenden Abwassers darf daher nicht etwa durch Vergrößerung eines Krankenhauses oder einer öffentlichen Einrichtung, einer Schule usw. willkürlich gesteigert werden. Sonst wird die Menge des abgesetzten Schlamms zu groß, so daß stinkender Schlamm aus dem Brunnen herausdrängt. *Dergleichen kommt nicht selten vor, und es fehlt dann nicht an gänzlich unberechtigter Kritik an der Zweckmäßigkeit der Konstruktion.* Die auf den Kopf und Tag in den Schlammraum sinkende Masse wird mit $^1/_2$—2 Liter berechnet.

Auch muß bei Kleinanlagen, bei denen eine Verwertung des Frischwassers im großen nicht beabsichtigt ist und wo die örtlichen Verhältnisse die Ableitung des geklärten Wassers in einen Flußlauf nicht gestatten, unter allen Umständen ein Füllkörper (s. S. 294) oder eine *Bodenfiltration* (s. S. 290) angeschlossen werden, die so leistungsfähig sein müssen, daß ein nicht mehr fäulnisfähiges Produkt ihnen entströmt. Es ist die gleiche Forderung, die für jede Faulkammer erhoben werden muß.

Eine im Prinzip etwas abweichende Form einer zweistöckigen Anlage ist der *Oms-Brunnen*.

Klärung in großem räumlichen Maßstab ist in den beiden letzten Jahrzehnten bei kleinen, nicht sehr aufnahmefähigen, aber starker Verschmutzung ausgesetzten Flüssen dadurch herbeigeführt worden, daß sie durch Querdämme *zu Seen angestaut* wurden, in deren fast ruhendem Gewässer der größte Teil der Schlammassen zum Absinken kommt (Ruhrstauseen). Zudem wird dadurch die Laufzeit des Wassers verlängert und damit der Selbstreinigung Vorschub geleistet. Auch zur Krafterzeugung sind solche Staustufen geeignet.

Das wirtschaftlich vorteilhafteste Verfahren, ein so geklärtes frisches Abwasser, welches die Kläranlage unangefault, aber fäulnisfähig verläßt, den Kräften der Natur zu überantworten, ist die Einleitung in einen Vorfluter.

Das ist in einem Lande möglich und zulässig, das über große Flüsse mit starker Wasserführung auch in der Zeit des Niedrigwassers verfügt, sofern ihre Selbstreinigungskraft und Belastbarkeit genau bekannt sind. Denn „*es ist keine zwingende Notwendigkeit, jedes Abwasser biologisch zu reinigen, wo ein Gewässer den biologischen Reinigungsprozeß ebensogut und kostenlos vollziehen kann*" (IMHOFF). Die Einleitung in solche Vorfluter ist unbedenklich, wenn der ausreichende Grad der Verdünnung gesichert ist, wenn mit der Selbstreinigung des Flusses im Bereich seines Laufes bis zur nächsten großen Niederlassung gerechnet werden kann, wenn innerhalb dieses Bereichs eine Entnahme von Wasser für Trinkzwecke unterbleibt und Badeanstalten nicht eingerichtet werden. Frei von möglicherweise darin vorhandenen pathogenen Keimen ist ja das Abwasser durch die Klärung nicht geworden. Aber zu Fäulniserscheinungen kommt es bei ausreichender Verdünnung nun nicht mehr. Das Leben des Flusses bleibt in seiner äußeren Erscheinung unbeeinflußt, Belästigungen der Uferanlieger fallen fort. Zuständig dafür, ob dem Flusse diese Belastung zugemutet werden kann, sind die *wasserpolizeilichen Behörden*. Dennoch ist es ein richtiges Bestreben, das die Hygiene unterstützen muß, unsere Flüsse möglichst frei zu halten von jeder Zuführung von Abwasser, wenigstens sie nicht zusätzlich mit den großen Abwassermassen der Städte zu belasten.

Diesem Zweck dienen alle Verfahren der sog. *biologischen Reinigung des Abwassers*, die im Grunde nichts anderes ist als *eine Verlagerung der in einem Flusse sich abspielenden biologischen Vorgänge auf das Land.*

Verrieselung.

Sehr früh, schon zu Beginn der Neuzeit, hat eine deutsche Stadt, *Bautzen*, ihre *Abwässer verrieselt*, d. h. sie mittels Verteilungsgräben über Ackerland geleitet. Die weiteren Versuche im vorigen Jahrhundert, hauptsächlich in England durchgeführt, haben keine ermutigenden Ergebnisse gehabt. Die Überladung des Bodens mit Abfallstoffen war zu groß, und rasch zeigte sich, daß keineswegs alle Böden imstande sind, Abwasser zu verarbeiten, vor allem kein ungeklärtes Abwasser.

„Die qualitative Leistungsfähigkeit von Rieselfeldern wird beeinflußt durch die *Natur des Erdreichs*, auf dem gerieselt werden soll, zweitens durch die *Art der Bestellung des Landes*, drittens hat das *Klima* einen erheblichen Einfluß und viertens der *Charakter des Abwassers*" (DUNBAR).

Wirtschaftliche und *sanitäre* Aufgaben sollen sich bei der Verrieselung in zweckentsprechender Weise vereinigen.

Dem Gedanken, ein dichtbevölkertes Land *müsse* die dem Boden in Form der genutzten Pflanzen entnommenen Werte ihm wieder zurückerstatten, hat J. LIEBIG in der scharfen Form Ausdruck gegeben, diejenigen Länder müßten mit der Zeit vollständig verarmen, deren Städte ihre Dungstoffe in die Flüsse leiteten und sie damit der Landwirtschaft entzögen und vergeudeten. Der Wert dieser Stoffe als Düngemittel wurde zu seiner Zeit auf etwa 12 M und mehr je Kopf und Jahr berechnet. In der Konsequenz solcher Gedankengänge wurde 1858 ein Rieselgesetz erlassen.

Der große Chemiker konnte damals nicht voraussehen, daß durch die Einfuhr von Guano und Chilesalpeter die Verarmung der Böden kompensiert werden konnte, noch weniger, daß einmal Forscher seines eigenen Fachs der Luft den Stickstoff entziehen und mit den damit gewonnenen Düngemitteln dem Landbau die größte Wohltat erweisen würden.

Es ist daher eine Frage des Abwägens, ob durch die Verrieselung von Abwasser, wenn damit ein landwirtschaftlicher Gewinn erzielt wird, eine wesentliche Verminderung des Kostenaufwandes für diese Form biologischer Abwasserreinigung eintritt. Überschüsse sollen an sich nicht angestrebt werden. Daß die Verrieselung, am rechten Ort angewendet, hygienisch zweckmäßig ist, daran bestehen keine Zweifel.

Zwecklos ist, ein Verrieselungsverfahren zu versuchen, wo nur tonige, torfige, dichte, fette, humusreiche Böden vorhanden sind und wo es nicht möglich ist, den Grundwasserstand durch Drainage auf eine frostfreie Tiefe von 1 m abzusenken. Geeignet sind im allgemeinen nur Böden aus feinem, lehmigem Sand auf Kiesgrundlage oder Mutterboden bei sandigem oder kiesigem Untergrund, wo also das Gelände trockengelegt werden kann und die Poren des Untergrundes nicht dauernd mit Wasser gefüllt sind.

Solche Böden finden sich besonders im Bereich der großen Urstromtäler Norddeutschlands, dessen große Städte, wie Berlin und Breslau, denn auch über große Rieselfeldanlagen verfügen. Nur diese sandigen Böden sind das ganze Jahr hindurch, ohne sich zu versetzen, für die Rieselung und für den Landbau verfügbar.

Die Aufnahmefähigkeit der Nutzpflanzen für die Aufnahme der Dungstoffe des Abwassers ist nicht unbeschränkt groß. Das Übermaß des Stickstoffs muß durch zusätzliche Kalkung ausgewogen werden. Die Auswertung der Rieselfelder ist also Sache eines sachverständigen Landwirtschaftsbetriebes. Bei aller Anpassung an unabänderlich gegebene Umstände ist eine Regelung des Betriebes nach ganz bestimmt festgelegten Grundsätzen notwendig.

Von einem Rieselfeld wird verlangt, daß in den Poren seines Bodens durch die Arbeit von Bakterien die in den Boden einsickernde und ihn durchsickernde organische Substanz des Abwassers durch Oxydation („nasse Verbrennung") abgebaut werde, daß sich also hier, wo das geklärte Abwasser keinen Schlamm mehr mit sich führt, die gleichen Prozesse abspielen, wie in der Mesosaprobier-Zone eines mit ungeklärtem Abwasser belasteten Flusses.

Das durch den Boden gesickerte Wasser findet in einem in 70 cm bis 1 m tief verlegten Netz von Drainrohren Aufnahme und Abfluß. Von diesen Rohren aus findet auch eine erwünschte Anreicherung des Bodens mit Sauerstoff statt. Das Drainwasser ist nicht mehr fäulnisfähig und hat nicht selten fast die Qualität von Trinkwasser, ist auch mitunter von den Arbeitern am Rieselfeld ohne Schaden getrunken worden.

Die Flächenausmaße einer Rieselfeldanlage hängen davon ab, was angestrebt wird. Ist der Hauptzweck der Verrieselung nur die Reinigung des Abwassers, so kann 1 ha mit dem Abwasser von 250—500 Personen gespeist werden. Bei besonders günstigen Bodenverhältnissen und wo auf landwirtschaftlichen Nutzen verzichtet wird, kann die Belastung bis auf 2000 Personen gesteigert werden. Solcher *Bodenfilter* bedarf ohnehin jede Rieselfeldanlage zur Aushilfe für Zeiten geringer landwirtschaftlicher Ausnutzung und wenn starke Regenwassermengen anfallen. Bei richtiger Auswertung der Rieselfelder für die Landwirtschaft soll 1 ha für 100 Einwohner verfügbar sein.

Die Arten der Anlagen sind verschieden. Einfache Oberflächenverrieselung oder Verrieselung an Hängen über wenig durchlässigen Böden und unter Verzicht auf Drainage ist nicht unbedenklich, da ein tieferes Eindringen des Abwassers in den Boden nicht erfolgt

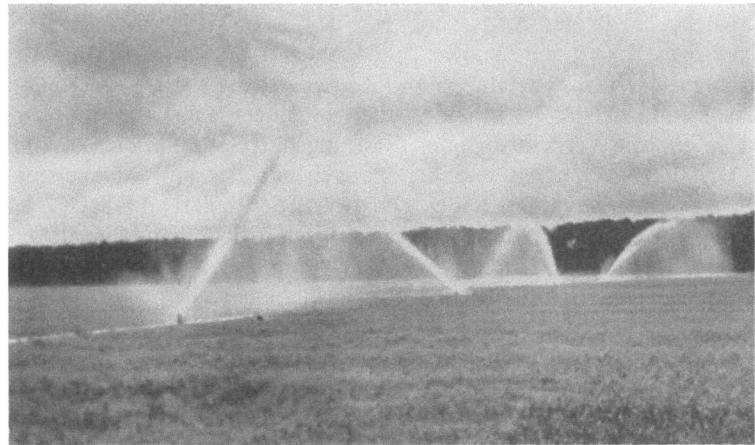

Abb. 55. Abwasserverregnung. Großfeldregneranlage. (Nach SIERP.)

und daher das stattfindet, was man „Kopfdüngung" nennt, womit die Nutzung der Pflanzen in rohem Zustande ausgeschlossen ist. Auch ist bei diesem Verfahren nicht gesichert, daß das Abwasser solche Gelände in nichtfäulnisfähigem Zustande verläßt.

Ein einwandfreies Rieseln verlangt eine sorgfältige Herrichtung des Geländes, wobei eine gehörige Durchlüftung des Bodens und die Ableitung des gesickerten Wassers durch Drainage gegeben sein muß. Je nach der Art der landwirtschaftlichen Nutzung wird das Abwasser in Gräben über erhöhten Geländestücken (Rückenbau) geführt und von dorther seitlich verrieselt oder in längs- und querverlaufende Gräben eingelassen, die um beetartige Geländestücke verlaufen und aus denen das Abwasser, seitlich in die mit Gemüsen bebauten Beete eindringend, deren Wurzeln erreicht, ohne die Pflanzen selbst zu berühren (Beetbau).

Wo bei Kleinkläranlagen eine Oberflächenverrieselung nicht anwendbar ist, ein Vorfluter nicht vorhanden oder zu weit entfernt ist, wird Gebrauch gemacht von der *Untergrundverrieselung*. Vom Auslaß der Kleinkläranlage oder einer Faulkammer aus werden in einer Tiefe von 60 cm bis 1 m Sickerrohre netz- oder grätenförmig verlegt. Das Wasser versickert, wenn der Boden sich dem nicht widersetzt, im Grundwasser oder verdunstet. Geruchsbelästigungen bleiben aus. Für die Anwendung im großen ist das Verfahren zu teuer.

Verregnung.

Ein viel umstrittenes Verfahren der neueren Zeit ist die *Verregnung von Abwasser*. Es setzt eine weitgehende Klärung voraus, wenn die Verregnungsdüsen sich nicht mit Schlammteilchen versetzen sollen. Die Verregner werden, an weitreichende, herangefahrene Schläuche angeschlossen, im Gelände versetzt, eine keineswegs billige Apparatur (Abb. 55).

Soweit nur die Verregnung von Abwasser auf Wiesen in Betracht kommt, auf denen in der Tat auf diese Weise ein üppiger Graswuchs erzielt werden kann, und von denen menschliche Nahrung nur auf dem Umwege über die Viehhaltung gewonnen wird, erscheint das Verfahren zunächst unbedenklich, es sei denn im Hinblick auf die nachgewiesene Infektion des Weideviehs mit Finnen. Neuere Untersuchungen haben aber gezeigt, daß die Tropfen des hochgeschleuderten Abwassers mit dem Winde auf erhebliche Entfernungen, weit über den Bereich des Geländes hinaus, fortgetragen werden, auch in den Bereich von Wegen und Straßen. Selbst in den durch Verdunstung in Staubform übergegangenen Tröpfchen sind noch lebende Keime nachgewiesen worden. Da es sich in diesem Falle um Abwasserteile handelt, die noch keinerlei biologische Reinigung erfahren haben, sind damit Gefahren gegeben, die nicht gleichgültig sind, obwohl bisher über dadurch verursachte Krankheitsfälle noch nichts berichtet wurde. Gegen die Anwendung der Verregnung für den Gemüsebau sprechen die gleichen gewichtigen Gründe wie gegen jede Kopfdüngung.

Weiträumige Landbewässerung.

Eine Rückkehr zu der Auffassung von J. LIEBIG stellte es dar, als in den Jahren vor dem Kriege eine starke Propaganda dafür einsetzte, die Abwässer der Städte *ungeklärt* durch eine *weiträumige Landbewässerung*, Verteilung auf große, das Zehnfache der Rieselfelder übertreffende Flächen für die Landwirtschaft, d. h. für die Vermehrung der Nahrungsmittelproduktion, auszunutzen.

Zwei Gedankengänge waren dabei maßgebend, der eine, das ungereinigte Abwasser habe einen besonders hohen Dungwert, der andere, die Städte könnten ihre kostspieligen biologischen Reinigungsanlagen ersparen und anstatt dessen den Landbewässerungsverbänden die Mittel für die Verrieselung- und Verregnungsapparate und -einrichtungen zur Verfügung stellen.

Beide Erwägungen sind falsch. Die Pflanze nutzt erst die Produkte des vollendeten Abbaus der organischen Stoffe für ihren Aufbau aus. Die biologischen Prozesse müssen also in jedem Fall erst abgelaufen sein. Sie auf das Land hinauszuverlegen, indem man das Abwasser verregnet, besonders aber, wenn es ungeklärt verrieselt wird, bedeutet die Möglichkeit der Gefährdung durch Krankheitserreger, besonders durch Enteritiserreger und Würmer (Ascaris, Trichuris), ferner auch des Befalls der Rinder mit den Finnen des Rinderbandwurms, gerade also Gefährdungen, die durch die biologischen Reinigungsanlagen aufgehoben werden.

Ferner haben die Techniker errechnet, daß die Ausführung der Verteilungsapparaturen, Leitungen, Schläuche, Verregner usw., dreimal so teuer zu stehen kommen würde wie die der biologischen Anlagen.

Einspruch erhoben wurde aber auch gegen dieses „Kurzschlußverfahren" aus *ästhetischen und biologischen* Gründen. Es sei ein ekelerregender Gedanke, menschliche Nahrung aus menschlichen Fäkalien zu erzeugen, und es könnten dabei Stoffe aufgenommen werden, die uns unzuträglich seien. Dabei wurde als drastisches Beispiel angeführt, auch die Kühe ließen aus richtigem Instinkt auf der Weide die sog. „Geilen" trotz ihres üppigen Graswuchses unangerührt. Das sind die Stellen der Weide, wo an der Stelle eines Kuhfladens das Gras besonders üppig aufsprießt. Dies Argument ist von veterinärärztlicher Seite nicht als stichhaltig anerkannt worden. Wohl haben die Rinder einen ausgesprochenen Abwehrinstinkt dieser Art, aber auch gegen andere Ausscheidungen als die eigenen. Bei unseren anderen Haustieren fehlt ein solcher Instinkt ganz. Obwohl gewisse Gefahren in dem „Kurzschlußverfahren" auch für die Tierhaltung liegen, Gefahren aber, die beim Düngen in der Landwirtschaft seit 1000 Jahren gegeben sind, wird gegen diese Art der Abwasserverwertung vom Standpunkt der Haustierhaltung ein ernster Einwand nicht erhoben. Für den Menschen aber gilt das nicht. Für ihn fordert die Hygiene, daß die Gesundheitsgefahr auf das möglichste Minimum eingeschränkt wird und daß außerdem so weit wie möglich seinen ästhetischen Bedürfnissen Rechnung getragen wird.

2 Jahre lang hat eine lebhafte und höchst anregende Diskussion in den Fachzeitschriften über das „Für" und „Wider" sich abgespielt, an der Techniker und Hygieniker teilgenommen haben und deren Ergebnis schließlich gewesen ist, daß von seiten der Regierung *Richtlinien* erlassen wurden, die die Verwertung von Abwässern an genau umschriebene

Bedingungen knüpfen. Gefordert wird außer rein technischen Voraussetzungen Vorklärung in Absetzbecken, Geländeschutzstreifen, welche die Übertragung von Krankheitserregern, z. B. von Wurmeiern auf Menschen und Tiere in der Umgebung von Siedlungen, von Hauptverkehrsstraßen, von Obst- und Gemüsegärten, verhindern sollen. Für Gemüse wird das Abwasser nur zur Vordüngung zugelassen, d. h. in der Zeit, in der die Fläche noch keine Pflanzen trägt. Kartoffeln dürfen nach der Blüte nicht mehr gedüngt werden, Futterland und Grünland mindestens 8 Tage vor der Ernte und der Beweidung nicht bewässert werden. Außerdem müssen alle Sicherheiten geschaffen sein, daß eine Verunreinigung des Grundwassers ausgeschlossen ist.

Mit alledem ist aber die Übertragung von Wurmkrankheiten bei der Langlebigkeit und Widerstandsfähigkeit der Wurmeier, z. B. der des Ascaris lumbricoides, nicht auszuschließen.

Unterschätzt werden darf auch nicht die Verbreitung von Bandwurmeiern auf Weiden. Der jährliche Verlust in Deutschland durch Verfinnung der Rinder wird auf 2 Millionen RM geschätzt.

Daß diese Art weiträumiger Landbewässerung mit ungeklärtem Abwasser die bewährten biologischen Reinigungsanlagen verdrängen wird, ist heute, Ausnahmefälle ausgenommen, nicht zu erwarten.

Das biologische gereinigte Abwasser und die aus dem Abwasserschlamm durch moderne Methoden zu gewinnenden Dungwerte bedeuten für die landwirtschaftliche Verwertung ein Höchstmaß der Ausnutzung. Daneben könnte nur der *Wasserwert* des Abwassers eine weitere Nutzung darstellen.

Die hier dargelegte Auffassung zur Frage der weiträumigen Landbewässerung mit ungeklärtem Abwasser entspricht der persönlichen Stellungnahme des Verfassers. Es darf aber nicht verschwiegen werden, daß in den Kreisen der Techniker, Landwirte und Abwässerfachmänner die Diskussion über diese Frage noch in vollem Gange und anscheinend noch weit von einem Abschluß entfernt ist. Das ist insofern zu bedauern, weil dadurch ein einheitliches Handeln der Behörden gegenüber den landwirtschaftlichen Interessenten, die fast durchweg an dem Gedanken festhalten, nur ungeklärtes Abwasser habe vollen Dungwert, behindert und die Neigung gefördert wird, hygienische Bedenken beiseite zu schieben.

Fischteiche.

Nicht ganz ohne ästhetische Bedenken erfährt der Kulturmensch, daß seit einigen Jahrzehnten zur Verarbeitung städtischer Abwässer auch Gebrauch gemacht wird von *Fischteichen* und daß damit die Möglichkeit gegeben sein soll, die Abfallstoffe unmittelbar in Nahrungsmittel umzusetzen. Er beschließt vielleicht, unter keinen Umständen Fisch aus solchen Teichen zu genießen. Sehr zu Unrecht. Denn was sich in diesen Teichen abspielt, ist nichts anderes, als was sich in fast jedem Oberflächenwasser, vor allem in unseren Flüssen, vollzieht, denen ja auch stets in gewisser Verdünnung Abwässer zugeführt werden, *eine Transformation lebloser organischer Substanz in lebende Organismen, ein Teilstück aus dem Kreislauf der Natur, wie er überall abläuft.*

Städtische Abwässer ohne Vorbehandlung zur Fischzucht in Teichen zu verwenden, ist ausgeschlossen. Dazu sind sie zu sauerstoffarm und zu sauerstoffzehrend. Die Fische würden darin ebenso rasch zugrunde gehen, wie es leider so oft geschieht, wenn nach starken Wolkenbrüchen die Notauslässe einer städtischen Kanalisation zu einem Vorfluter hin überlaufen. Rasch würden sich zudem innerhalb des Teiches faulende Schlammbänke bilden und in ihrem Bereich eine dem Leben höherer Tiere unzuträgliche polysaprobe Zone entstehen. Schon die Bildung einer α-mesosaproben Zone muß vermieden werden. Da somit schon im Interesse der Fischzucht eine Fäulnis im Teich sich nicht entwickeln darf, wird gleichzeitig das Auftreten störender Gerüche vermieden.

Abgesehen davon, daß das Abwasser frei sein muß von giftigen, etwa aus Fabrikabwässern stammenden Stoffen, Arsenverbindungen oder Teerstoffen, muß vor dem Einleiten in die Teiche eine mindestens 50%ige Entfernung aller suspendierten Stoffe durch *Entschlammung* stattgefunden haben. Außerdem muß zur Sicherung eines ausreichenden Gehaltes an gelöstem Sauerstoff über die natürliche Sauerstoffzehrung des Abwassers hinaus eine Einmischung reinen oder biologisch gereinigten Wassers um das 3—4fache stattfinden. Das Wasser soll den Teichen von mehreren Seiten her zugeleitet werden und darin etwa 48 h verbleiben.

Die Oberfläche der Teiche soll 1 ha nicht übersteigen; in der Mitte sollen sie 70 cm, am Rande 30 cm tief sein; glatter Ablauf und vollständige Trockenlegung müssen gesichert sein. Oberflächenvegetation muß entfernt werden, um den Zutritt von Sauerstoff nicht zu behindern. Am besten entfernen Enten die *Elodea canadensis,* die Entengrütze. Sie finden außerdem durch Gründeln genug Nahrung, um ihrerseits verwertet zu werden und zur Rentabilität der Teiche beizutragen. Denn auch Mollusken, Würmer und Crustaceen werden eingesetzt.

Von anderer Vegetation ist Schilf nicht ·zuzulassen, hingegen sind Calmus, Mannagras und submerse Laichkräuter anzupflanzen.

Die für die Teiche geeigneten Fische sind in erster Linie solche, deren Sauerstoffbedürfnis gering ist, Karpfen und Schleie. Aber auch Hechte, Regenbogenforellen und Zwergwelse sind geeignet. Auf einen Hektar Teich sind bis 10 Zentner Karpfen erzielt worden.

Zur Einarbeitung und Reifung eines Teiches sind einige Wochen nötig. Was angestrebt wird, ist eine Selbstreinigung des Wasser$, die in der Tat in dem sich langsam bewegenden Wasser des Teiches größer ist, als in dem stark fließenden Wasser eines steinigen Gebirgsbachs, dem man besonders starke selbstreinigende Eigenschaften zugeschrieben hatte.

Der Keimgehalt des Wassers sinkt an günstigen Tagen von 10 Millionen auf nur 10000 in 1 cm^3. Die Abflüsse sind klar und geruchlos und selbstverständlich nicht mehr fäulnisfähig.

Der technische Vorzug des Verfahrens liegt in der erheblichen räumlichen Einengung des Kreislaufs der Natur. Bei Berieselung wird ein Hektar Land für rund 250 Personen benötigt, hier genügt ein Hektar für 2000—3000 Personen. Das Ideal solcher Zusammendrängung ist damit allerdings noch nicht erreicht, denn die Teiche verlangen das 8—10fache an Areal wie ein Füllkörper und das 25fache eines Tropfkörpers, aber sie *produzieren* bei geringerem Produktionsaufwand *Werte,* die anderen Verfahren zerstören Werte (DUNBAR).

Oxydationskörper.

Alle Verfahren der Verteilung von geklärtem Abwasser auf der Erdoberfläche durch Verrieselung, Versickerung, Verregnung und in Teiche leiden an der Schwierigkeit, den Grund und Boden dafür in ausreichendem Ausmaße in erträglicher Nähe der Niederlassung bereitzustellen. Die Einengung des Raums, in dem sich die biologischen Reinigungsprozesse vollziehen, von einem viele Kilometer langen Flußlauf auf ein Gebiet von höchstens einigen hundert Hektar genügen nicht. Daher war die Reinigung des Abwassers in *Füllkörpern* ein Riesenschritt vorwärts in dem Streben nach Einengung des Vorgangs in Raum und Zeit. Die Weiterentwicklung dieses Grundprinzips im *Tropfkörper* war die Verwirklichung eines *Rieselfeldes in Westentaschenformat.*

An Stelle des feinkörnigen Bodens wird in diesen Anlagen das Abwasser durch Packungen von grobstückigem Material mit möglichst großer und rauher, zackiger Oberfläche, Schlacken, hartem Hüttenkoks, geeigneten Steinbrocken, zerschlagenen Ziegeln, geleitet. Auf der im Verhältnis zu ihrer Größe ausgedehnten Oberfläche der Brocken bildet sich durch Adsorption der kolloidalen und gelösten organischen Stoffe und durch Anlagerung der feineren Schwebestoffe eine Schleimschicht, in der sich unter Einwirkung der Bakterien die Oxydation der organischen Substanz vollzieht. Man spricht daher auch von *Oxydationskörpern.*

Die hier ablaufenden Vorgänge, deren Analyse auf den grundlegenden Forschungen von DUNBAR beruht, sind keineswegs einfacher Art, sie vollziehen sich unter Zusammenwirken zahlreicher physikalischer und biochemischer Faktoren, die ineinandergreifen. Dabei kommt der im Wasser gelöste und im Bereich dieser Schleimschicht fixierte Sauerstoff zur Wirkung. Die intermittierende Zufuhr von Luft in Lüftungspausen oder der ständige

Zutritt von Luft zu der Oxydationsoberfläche der Brocken ist die Bedingung für die Tätigkeit der Bakterien. Auch liegt es im Wesen der Vorgänge, daß die Bildung der Schleimschicht und ihrer Bakterienflora einer gewissen Zeit bedarf, ein ähnlicher Vorgang also, wie er im Langsamfilter für Trinkwasserreinigung mit der Bildung der Filterhaut abgewartet werden muß (s. S. 204). Diese *Einarbeitungs-* oder *Reifungszeit* kann je nach den klimatischen Verhältnissen und der Beschaffenheit des Abwassers kürzere oder längere Zeit, bis zu Monaten, beanspruchen.

Erst DUNBARS Analysen und die Einsicht in die physikalischen, chemischen und biologischen Vorgänge schufen die Voraussetzung für richtige technische Lösungen, „bei denen Einfachheit und Übersichtlichkeit als der größte Vorzug zu betrachten ist" (DUNBAR).

Füllkörperanlagen bestehen aus gemauerten Becken mit undurchlässiger Sohle, die mit dem genannten Brockenmaterial gefüllt sind. An ihrem Boden fließt das gereinigte Abwasser ab, tritt aber auch Luft von unten ein. Brockengröße, Reinigungseffekt und Verschlammung stehen in enger Beziehung. Je kleiner die Brocken, um so größer der Reinigungseffekt, um so rascher aber auch die Verschlammung. Man schaltet daher mehrere Füllkörper hintereinander, wobei von grobe Brocken von 20—40 mm Größe enthaltenden Becken zu Becken mit schließlich nur kleinen Körnern von 4—6 mm Durchmesser fortgeschritten wird.

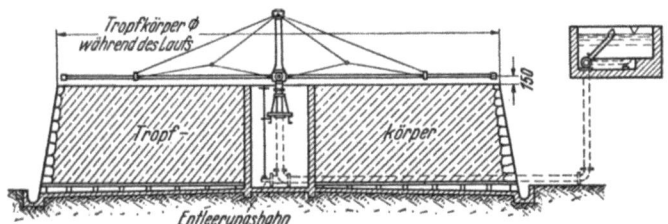

Abb. 56. Tropfkörper (Drehsprenger nach SIERP).

Bei städtischem Abwasser muß sich einer *Füllungszeit* von 1—2 h, in der sich die Adsorption und Oxydation vollzieht, eine *Lüftungszeit* von 4—6 h anschließen. Die Ausnutzungszeit innerhalb 24 h ist also nur 5—6 h. Eine gewisse Menge Schlamm fällt dabei immer an und muß einem gesonderten Schlammraum zugeführt werden. Schließlich macht die allmählich unvermeidlich eintretende Verschlammung des ganzen Füllkörpers und damit das rasche Nachlassen der Reinigungskraft eine Herausnahme und ein Auswaschen des Brockenmaterials notwendig, eine Maßnahme, die bei einem kleinen, etwa einer Faulkammer nachgeschalteten Füllkörper nicht allzuviel bedeutet, für einen Betrieb im großen aber mit dem Nachteil behaftet ist, daß bei dem kontinuierlichen Anfall der großen Abwassermengen einer Stadt für jede Anlage Reservebecken für die Zeit der Reinigung und Wiedereinarbeitung der ausgeschalteten Becken bereitstehen müssen.

Daher war es ein glücklicher Gedanke, die Brockenmassen nicht mehr in Becken einzulagern, sondern zu freistehenden Haufenwerken aufzubauen, zu den sog. *Tropfkörpern* (s. Abb. 56). Das geschieht so, daß flache 1,8—3 m, in einigen Fällen bis zu 6 m hohe, runde oder rechteckige, turmartige Körper mit einem Durchmesser von etwa 10 m aufgesetzt werden, und zwar in der Form eines „Zyklopenbaus", d. h. an der Außenseite mit groben, großen, fest ineinander greifenden, tragfähigen Stücken. Im Innern lagert die je nach den Anforderungen grobe (2—4 cm) oder feinere (0,5—1,5 cm) Füllkörpermasse, die feineren Brockengrößen oben, die gröberen unten. Von allen Seiten tritt Luft dauernd ungehindert ein, so daß das entstehende Sauerstoffdefizit sofort ausgeglichen und die entstehende Kohlensäure abgeführt wird.

Für die Verteilung des Abwassers, das in der Mitte des Tropfkörpers aufsteigt, sind die verschiedensten Konstruktionen angegeben. Festliegende Verteilungsrinnen haben sich nicht so bewährt wie *Drehsprenger*, automatisch um das Zentrum sich bewegende, gelöcherte Rohrarme, die das Abwasser in Tropfen gleichmäßig und kontinuierlich über die Oberfläche verteilen. Das Durchtropfen dauert etwa 1 h.

Umstritten ist, ob es einen Vorteil darstellt, wenn man den Tropfkörper ummauert und Luft durchsaugt oder durchpreßt. Einige der später zu erwähnenden Nachteile sollen dabei vermieden werden.

Neuerdings ist vorgeschlagen worden, anstatt eines kompakten Tropfkörpers *Scheibentropfkörper* zu verwenden, in denen das Abwasser in Abständen von 10 cm angeordnete

Hürden tropfend passiert, auf denen die adsorbierenden Körper gelagert sind und von dort zu Reinigung oder Verwertung abgenommen werden können.

Wie bei den Füllkörpern, wenn auch in weitaus geringerem Umfang, müssen auch jedem Tropfkörper Nachklärbecken für die Schlammassen, die mit ausgespült werden, nachgeordnet werden. In bezug auf die Restklärung und die Bakterienausscheidung kann von einem Tropfkörper nicht der gleiche Effekt erwartet werden wie von der Bodenfiltration. Durch diesen Nachteil werden aber die großen Vorteile nicht aufgewogen (s. Abb. 57).

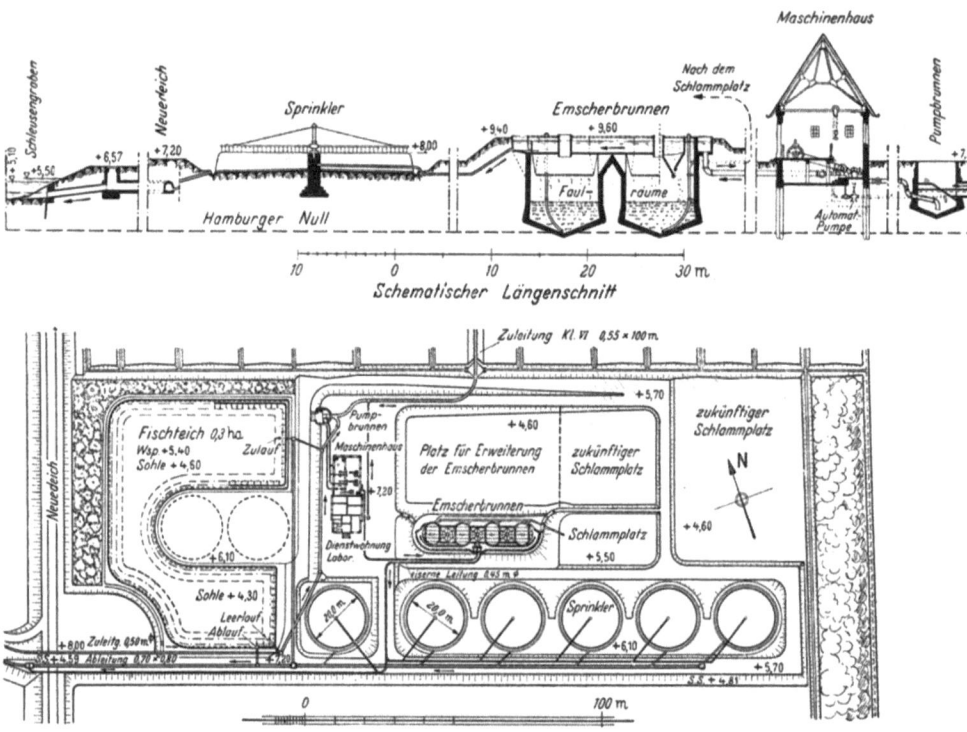

Abb. 57. Städtische Abwasserreinigungsanlage mit Emscherbrunnen, Oxydationskörpern, Schlammplatz und Fischteich.

Je nach den Anforderungen — 1 m³ Füllmaterial verträgt eine Belastung mit dem Abwasser von 4 Einwohnern — werden die Tropfkörper in Reihen hintereinander und nebeneinander vereinigt.

Ganz ohne Nachteile sind die Tropfkörper nicht. Ohne Geruchsbelästigungen geht es bei ihrer Verwendung nicht ab, so daß bei der Auswahl des Geländes die vorherrschende Windrichtung berücksichtigt werden muß. Besser ist es, die Anlage durch einen Waldstreifen mit Buschwerk zu isolieren. Das ist auch wünschenswert, weil sich Metazoen auf dem Tropfkörper ansiedeln, nicht nur Würmer, auch die Maden von Fliegen, Psychodinen, kleinen Gnitzenarten, die zwar keine Blutsauger sind, aber bei massenhaftem Auftreten lästig werden.

Eine weitere Einengung des Raumes und Einsparung an Zeit wurde möglich, als Mitte der 30ger Jahre nach mancherlei weit zurückliegenden Vorschlägen und Versuchen, die Leistung der Tropfkörper zu verbessern und zu steigern, festgestellt wurde, daß es möglich ist, sie ohne wesentliche Änderung des Prinzips und Aufbaus und vor allem ohne Verschlechterung des Endergebnisses um das 6fache stärker zu belasten als zuvor, selbst wenn man ihren Umfang verkleinerte. Die daraufhin entwickelten *hochbelasteten Tropfkörper* werden *pausenlos* mit einer größeren Menge von Abwasser berieselt und dabei die Abbaustoffe herausgeschwemmt, jedoch damit ein erheblicher Teil des weiteren Abbaus dem herausgespülten Schlamm überlassen. In den Nachklärbecken sammelt sich bei dieser starken Durchspülung eine weit größere Menge von Schlamm an als bei den schwach belasteten Körpern, und es gilt nun, ihn nach einem Verweilen von 1½—2 h so rasch als möglich einem Faulraum zuzuführen. Dieser Schlamm ist stark fäulnisfähig und eignet sich gut zu Faulgas- und zu Dunggewinnung.

Bei dickem Abwasser wird bei diesem Verfahren die nötige Verdünnung des Zuflusses durch Rückpumpen des Wassers aus dem Nachklärbecken bewirkt und dieses Rückpumpen nötigenfalls mehrmals vorgenommen (Biofiltration), so daß das Abwasser den Körper mehrmals passiert.

Diese Tropfkörper müssen auf einer 10 cm hohen Sohle errichtet sein, um eine gute Durchlüftung zu sichern. Eine Ummantelung durch geschlossene Seitenwände fördert durch Kaminwirkung den Durchtritt der Luft und verhindert die Fliegenplage. Übrigens ist bei einer Höhe der Körper von nicht mehr als 2^1/$_2$ m eine weitere Belüftung nur nötig, wenn ein ausreichender Temperaturunterschied zwischen Außenluft und Füllkörper von mindestens 4^0 C, dem nötigen Temperaturunterschied für das Zuströmen der Luft, nicht gegeben ist. Nur in solchen Fällen ist künstliche Belüftung durch Druck oder Saugen notwendig.

Der Reinigungseffekt ist etwas schlechter als bei schwach belasteten Körpern, aber der Abfluß ist ebenso fäulnisunfähig. Das ist entscheidend.

Eine Abwandlung und Vereinigung des Prinzips sowohl der Füll- wie der Tropfkörper ist verwirklicht in den festen oder beweglichen *Tauchkörpern*.

Die *festen Tauchkörper* sind Brockenkörper, eingelagert in gemauerte Becken, ähnlich den Füllkörpern, durch die das Abwasser mit regulierter Schnelligkeit hindurchfließt, während gleichzeitig vom Boden des Beckens her Luft eingeblasen wird ("Emscher-Filter" nach BACH). Der Schlamm wird durch die Druckluft von den Brocken gelöst, und mitgerissen in die Nachklärbecken.

Die *beweglichen Tauchkörper* bestehen aus waagerecht angeordneten Walzen aus Holzgitterwerk oder mit Reisig gefüllten Körben. Diese Walzen tauchen in das Abwasser ein und werden zu Trägern des adsorbierenden Schleims. Sie werden periodisch für einige Zeit herausgehoben und durch langsames Drehen wirksamer Belüftung ausgesetzt. Gefälle und Verteilungseinrichtungen fallen fort. Auch dieses Verfahren ist mit Vorteil für die Reinigung städtischen Abwassers und einiger gewerblicher Abwässer verwendet worden.

Erreicht ist also bei den Füllkörpern, noch weit mehr aber bei den Tropfkörpern und ihren Abwandlungen, eine rasche und mengenmäßig große Leistung auf engem Raum. Das Hauptziel ist erreicht, das Abwasser verläßt die Anlage in nicht mehr fäulnisfähigem Zustande und kann nun ohne jede Gefahr entweder einem Vorfluter oder wirtschaftlicher Nutzung zugeführt werden. Das bedeutet übrigens keineswegs einen restlosen Abbau (Mineralisierung) aller organischen Substanz, der auch bei der Ausfaulung des Schlamms nicht erreicht wird. Fäulnisfähig aber ist ein Abwasser nicht mehr, wenn seine Oxydierbarkeit durch biologische Prozesse um 60—65% herabgesetzt wird.

Belebtverfahren.

Mit seinen Vorzügen und Erfolgen hatte das Tropfkörperverfahren bis vor etwa 20 Jahren den Vorrang gewonnen vor allen anderen biologischen Reinigungsverfahren, als ein neues Verfahren, die *Abwasserreinigung durch belebten Schlamm*, entwickelt durch Forscher in Amerika (CLARK in Lawrence, Mass.) und England (FOWLER, ARDERN und LOCKETT), *die Aufgabe vom Trockenen wiederum in das Wasser, und zwar diesmal in das Abwasser selbst* verlegte.

Voraussetzung wie bei allen biologischen Verfahren ist die Befreiung des Abwassers von allen groben, sedimentierungsfähigen Schlammteilen durch eine *Vorklärung* in einem Absetzbecken.

Wiederum beruht das Verfahren auf der Zweiphasentheorie DUNBARs, der Adsorption und der aeroben Zersetzung durch Kleinlebewesen innerhalb einer adsorbierten Schleimschicht. Diese Adsorption der kolloidalen und gelösten, fäulnisfähigen organischen Substanz wird hier aber nicht an festes Material bewirkt, wie an die Brocken der Tropfkörper, sondern vollzieht sich an im Abwasser suspendierten Flocken. Da diese aber weitaus enger zusammengedrängt sind als die Brocken im Tropfkörper, ist der Sauerstoffverbrauch aufs höchste gesteigert. Er muß durch Einblasen von ausreichenden Luftmengen befriedigt werden, und durch dauernde Bewegung der das Abwasser erfüllenden Flocken, die sich bei der Oxydation dauernd neu bilden, muß jedes Absetzen verhindert werden, damit es innerhalb der *Lüftungsbecken* nicht zu anaerober Fäulnis kommen kann (s. Schema 1).

HERB hat für das, was sich abspielt, das treffende Bild gebraucht, die Mitwirkenden hätten ihre Rollen vertauscht. Nicht mehr passiere das Abwasser
das in Ruhe befindliche Brockenmaterial des Oxydationskörpers, sondern umgekehrt würden die Schlammflocken, nunmehr selbst Träger der Adsorptions-
kräfte, im Wasser herumgewirbelt. Der im Tropfkörper auf den Brocken ruhende
„biologische Rasen" befinde sich hier in ständiger Bewegung, so daß seine
adsorbierenden Kräfte nicht zum Ruhen kommen könnten.

Betrachtet man den ganzen Ablauf, so steht er dem nahe, was sich im Fluß
oder in einem Abwasserfischteich an Selbstreinigungsvorgängen vollzieht, nur
mit dem wesentlichen, entscheidenden Unterschied, daß die gleichen *biologischen
Vorgänge* hier *auf engem Raum zusammengedrängt sind und verstärkt zur Wirkung gelangen.*

Dies wird erreicht dadurch, daß in ein *Lüftungsbecken*, in welches das
Abwasser nach der Vorreinigung gelangt, kontinuierlich Luft eingeblasen wird,

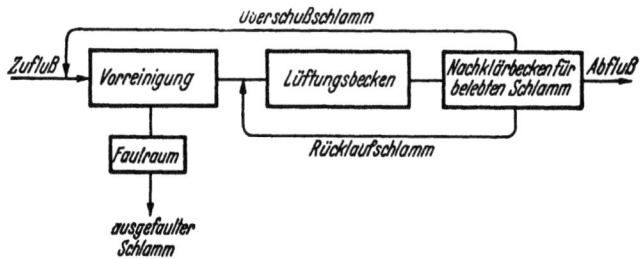

Schema 1. Belebtverfahren (nach IMHOFF).

und darin eine den biologischen Vorgängen förderliche Temperaturhöhe
unterhalten wird. Ihr Optimum liegt bei 25^0 C. Bei 37^0 C ist die Wirkung
relativ geringer.

Die Vorgänge der *Adsorption* und *Oxydation* durch die Arbeit der Bakterien und Zoogloeen, erst in zweiter Linie von Protozoen, werden in dem
frischen, in das Lüftungsbecken einströmenden Abwasser raschestens in Gang
gebracht, dadurch, daß ihm Schlamm beigemischt wird, in dem diese Prozesse
bereits in vollem Gange sind. Mit anderen Worten, *dieses frische, mit seinen
organischen Stoffen und Kolloiden beladene Abwasser wird ohne Verzug bei seinem
Eintreten in das Lüftungsbecken durch Rücklaufschlamm belebt*, so daß die
Oxydationsvorgänge sofort in Gang kommen müssen. Notwendig ist dabei
außer der intensiven Sauerstoffzufuhr, daß die belebten Flocken dauernd
schwebend und in Bewegung gehalten werden. Beimpfung mit großen Zoogloeen-
massen soll den Prozeß noch weiter beschleunigen und verstärken.

Erzielt wird ein seiner organischen Stoffe beraubtes und mit Sauerstoff
angereichertes Wasser, erfüllt von Flocken, an denen sich der Reinigungsprozeß
abgespielt hat. Wird dieses Gemisch in einem *Nachklärbecken* der Sedimentierung
überlassen, so wird ein biologisch vollständig gereinigtes, nicht mehr fäulnisfähiges Wasser gewonnen, während der abgesetzte Schlamm infolge seines hohen
Gehaltes an eiweißhaltiger Substanz in hohem Grade fäulnisfähig ist und einer
Faulkammer (s. S. 277) zugeführt werden muß, in der er, sobald die Reste des
noch in ihm enthaltenen Sauerstoffs aufgezehrt sind, der anaeroben reduzierenden Zersetzung anheimfällt.

Er wird aber nicht in seiner ganzen Masse der Faulkammer zugeführt. Ein
Teil, der sog. *Rücklaufschlamm*, geht zum Lüftungsbecken und übernimmt dort
die Aufgabe der Belebung des frischen Abwassers, womit der Kreislauf dieser
oxydativen Vorgänge abgeschlossen ist.

Die weitaus größere Menge, der *Überschußschlamm*, gelangt, mit dem Klär-schlamm des Vorklärungsbeckens vereinigt, in den Faulraum. Diese Vereinigung ist zweckmäßig, weil dadurch der zunächst aerobe Zustand des Überschuß-schlamms am raschesten in den anaeroben übergeführt wird (s. Schema 1).

Die Zahl der Konstruktionen ist groß, durch die die geforderten Leistungen eines Belebtverfahrens erzielt werden. Die Zufuhr der Luft, die Erzeugung von Bewegung, mechanisch durch Paddelgeräte oder Bürsten oder auch durch die zuströmende Luft selbst, die Erhaltung der günstigen Temperaturstufe, die Ausnutzung des ausfaulenden Schlamms können durch die verschiedensten Arbeitsweisen erreicht werden.

Das Belebtverfahren leistet, abgesehen von jeglichem Fehlen von Geruchsbelästigung und Fliegenplage, die vollständige Aufhebung der Fäulnisfähigkeit. Der Raumverbrauch ist viel geringer, als ihn die Tropfkörper beanspruchen, und die Oxydationsvorgänge laufen rascher und vollständiger ab. Der biochemische Sauerstoffbedarf (BSB) des gereinigten Wassers ist bei keinem anderen biologischen Verfahren so niedrig, er liegt unter 50 mg/l, Kennzeichen eines hohen Reinigungsgrades.

Gegenüber der Bodenfiltration, selbst wenn man dabei den Bedarf von nur *einem* Hektar für 3000—4000 Personen einsetzt, ist die Energiesteigerung auf gleichem Raum eine 25 bis 50fache.

Abhängig ist der Arbeitsvorgang und die Abmessung der Becken von der Menge und Konzentration des Abwassers, so daß bei möglichen Änderungen dieser beiden Faktoren Fehler nur durch sorgfältige Überwachung des Betriebes vermieden werden können. Das Verfahren ist insofern empfindlicher als andere biologische Verfahren.

Wo nur ein kleiner Vorfluter zur Ableitung des gereinigten Wassers vorhanden ist, sind die Belebtverfahren unzweifelhaft die beste Lösung und gewinnen in der Tat dauernd an Verbreitung.

Ihre Konstruktionen nutzen in den meisten Fällen für die zu leistende Arbeit des Einblasens der Luft und der Bewegung im Lüftungsbecken das im Faulraum unter dem Einfluß der anaeroben Gärung neben Kohlensäure überwiegend sich entwickelnde *Methan* aus. Es entsteht aus dem Abwasserschlamm durch die gleichen Reduktionsprozesse der Fäulnis, wie das „Sumpfgas" in gewissen Ge-bieten, so in den Delten des *Po* und der *Brenta*, aus unterirdisch lagernden Kohlenstoffverbindungen tiefer Schlammablagerungen durch freiwilligen Abbau. Dort sammelt es sich in der Tiefe in großen Mengen, wird durch Bohrung er-schlossen und verflüssigt als Treibgas verwendet. Größere Städte können aus dem Schlamm ihrer Abwässer nicht nur hinreichende Mengen Treibgas für den Motorverkehr des Gemeinwesens, sondern auch noch für andere Zwecke gewinnen. Das im Faulraum entstehende Gas enthält bis zu 80% Methan, das den doppelten Heizwert hat wie das Steinkohlengas der städtischen Gasanstalten.

Mit dieser Ausnutzung des Schlamms, von dem bei diesem weitgehenden Abbau der organischen Substanz eine weitaus geringere Menge als in den Kläranlagen anfällt, ist auch die Frage der Beseitigung der Restprodukte ver-einfacht worden. Die anfallende Menge des ausgefaulten Schlamms läßt sich in der Landwirtschaft auf geringem Flächenraum unterbringen.

Schlammverarbeitung.

Alle diese Verfahren der biologischen Reinigung des Abwassers, wo sie restlos durchgeführt werden, heben seine Gefährlichkeit, die Belästigungen und die Verschmutzung der Oberflächenwässer weitgehend auf, teilweise vollkommen. Jedoch bleibt bis heute noch eine nicht überall behobene Schwierigkeit, das ist die Verarbeitung aller Rückstände der Reinigungsarbeit, vor allem der großen Schlammassen.

Was bei den Rechen und Siebanlagen, in den Sandfängen sich ansammelt, ist verhältnismäßig einfach unmittelbar zu vernichten oder im Landbau unterzubringen. Belästigungen durch Gestank und Fliegenplage aber können davon ausgehen, auch die Verbreitung von Krankheitserregern ist nicht auszuschließen, so daß eine lange Lagerung, auch aus ästhetischen Gründen, vermieden werden muß. Mitunter werden daher auch Siebanlagenrückstände nachträglich mit dem Schlamm von Absetzanlagen vereinigt. Das ist insofern vorteilhaft, als Siebgut höchstens 20%, meist nur 10% und weniger des Absetzschlamms ausmacht und deshalb besser mit ihm zusammen ausgefault wird, um daraus *Methan* zu gewinnen und die Rückstände zu Düngemitteln zu verarbeiten.

Die Unterbringung des Inhalts der Sandfänge macht im allgemeinen keine Schwierigkeiten, selbst zur Wegebefestigung läßt er sich verwenden.

Der Klärschlamm ist umfangreich an Masse durch seinen 95—98% betragenden Gehalt an Wasser. Seine Menge schwankt je nach der Art seiner Gewinnung zwischen 0,8 und 5 Liter je Kopf und Tag. Zu ihm kommen die Stoffe der Schwimmdecken, die sich in Faulkammern oder Faulräumen bilden. Durch Zustrom gewerblicher Abwässer kann die Schlammenge stark zunehmen.

Die *Schlammlagunen*, in die man in England im vorigen Jahrhundert den Schlamm überpumpte, wurden durch die stinkende Fäulnis darin zu einer furchtbaren Plage durch Gerüche, Fliegen und Nager. Eingraben, Unterpflügen des Schlamms bedeuteten ekelerregende Arbeitsvorgänge und führten bald zu einer Überlastung des Bodens, soweit überhaupt dafür Gelände erreichbar und verfügbar war.

Verarbeitung durch Auspressen, Abzentrifugieren des Wassers, um feste Massen, Schlammkuchen oder Schlammpulver zu Düngezwecken zu erzeugen, ist kostspielig, und die Abnahme der großen anfallenden Mengen durch die Landwirtschaft stößt gerade in der engeren oder weiteren Umgebung von Großstädten auf Schwierigkeiten. An diesem Massenproblem ist auch das Kohlebreiverfahren schließlich gescheitert, bei dem der Schlamm mit Kohlepulver zur Erzielung brennbarer Schlammkuchen versetzt wurde.

Ein sehr großer Fortschritt war es daher, durch Ausfaulen des Schlamms in *Faulräumen* seine Masse erheblich zu vermindern und gleichzeitig die unerwünschte lästige, stinkende, saure Gärung so schnell wie möglich durch die alkalische Methangärung zu ersetzen.

Im kleinen war das schon in den *Faulkammern* gelungen. Von den gleichen anaeroben Vorgängen, die sich in ihnen vollziehen, wird Gebrauch gemacht in den Faulräumen, die den *Klärbecken* nachgeschaltet oder in *zweistöckigen Anlagen* unter dem Absetzgerinnen angeordnet sind. Die in einem „eingearbeiteten" Faulraum ablaufende, erwünschte Methangärung wird durch den ständig neu hinzukommenden Schlamm in Gang gehalten. Die Erhaltung eines Temperaturoptimums von 22—30⁰ C muß dabei immer angestrebt werden, und die Ausscheidungsprodukte der Bakterien, die ihnen ebenso schädlich sind, wie dem Menschen die seinigen, müssen durch Durchmischung und Umwälzung des Schlamms aus dem Faulraumwasser entfernt werden. Im Emscherbrunnen geschieht das automatisch, weil durch jede neu herabrutschende Schlammasse ein entsprechender Teil des Faulraumwassers mit diesen Ausscheidungsprodukten hinaufgedrückt wird.

Das wichtigste Ergebnis der Ausfaulung ist eine erhebliche Abnahme der Schlammasse auf ein Viertel des Ausgangsmaterials infolge der Aufspaltung der organischen Stoffe. Gleichzeitig wird er in einen gleichmäßigen, tiefschwarzen Brei verwandelt, an dem nichts mehr, auch nicht der Geruch, an Fäkalien erinnert. Er gibt leicht seinen Wassergehalt bis auf 80% ab und ist sickerfähig geworden. Wird dieser ausgefaulte Schlamm auf Sickerbeete aufgetragen und ausgebreitet, so vermindert sich seine Masse auf ein Fünftel des Ausgangsmaterials und auf den 500. Teil der Abwassermenge. Mittels Schlammfiltern, wie sie in Amerika in Gebrauch sind, kann der ganze Schlamm zu wertvollem Humusdünger verarbeitet werden. Denn es besteht kein Zweifel, daß ausgefaulter Schlamm, wie genaue Berechnungen ergeben haben, frischem Schlamm als Düngemittel um das 8fache überlegen ist. Dazu kommt die Verminderung der Transportkosten und der Fortfall jeglicher Belästigung und Gefährdung.

Wahrscheinlich wird die *Ausnutzung der Faulgase als Treibstoffe* in Zukunft noch in weit größerem Umfang angestrebt werden. Wo ihre Erzeugung zurückgeht, ist es möglich, den Verlust durch Zugabe anderer organischer Stoffe auszugleichen. Es hat sich als lohnend erwiesen, gesonderte Faulräume für Abfallstoffe aus Nahrungsmitteln und besonders von Stallmist anzulegen. Nach einer Errechnung von IMHOFF läßt sich aus der Viehzahl Bayerns schließen, daß der gesamte Benzinbedarf eines Jahres (1943) durch Faulgas hätte ersetzt werden können, falls nur $^1/_{10}$ des Stallmistes in biologischen Gaswerken zur Erzeugung von Methan verwendet worden wäre, ohne daß deshalb der Dungwert verlorenginge.

Der *Rückgewinnung von Fett und Öl* aus dem Abwasser dienen zahlreiche Verfahren der *Fettabscheidung*. Immer ist anzustreben, daß die Abscheidung des Fetts schon an der Stelle erfolgt, wo es anfällt, also bei den Schlachthäusern, bei Speisefett und Öl verarbeitenden Betrieben, bei Wollwäschereien, so daß es gar nicht erst mit dem Abwasser abgeschwemmt wird. Jedes Haus, jede Garage mit einem Fettfang auszustatten, wird schwerlich durchführbar sein. Aber durch die frühzeitige Abscheidung am Orte des Anfalls wird gleichzeitig die nötige Trennung der Fettarten und Öle erreicht.

Dennoch gelangt eine nicht unerhebliche Menge von Fett in das Abwasser, gerade aus den Haushalten. Seine Entfernung aus dem Abwasser erfolgt in normalen Zeiten nicht zum Zwecke seiner Verwertung, sondern weil Fette und Öle die Arbeit der biologischen Anlagen durch Verkleben und durch Behinderung des Luftzutritts, auch durch Bildung von Schwimmdecken, erschweren. Im Vorfluter verhindert die Bildung eines Ölfilms auf der Wasseroberfläche die Diffusion des Sauerstoffs.

Die Abschöpfung des auf der Oberfläche treibenden Fetts geschieht meist mit der Hand oder mechanisch durch den KREMERschen Fettfang. Durch Einführung von Druckluft kann Fett in Form von Schaum ausgeschieden werden. Ein gewisser Fettgehalt des Schlamms in Faulräumen, in denen Gas gewonnen wird, ist jedoch nicht unerwünscht hinsichtlich der Menge des anfallenden Gases.

Chemische Klärung.

Ganz zurückgetreten ist in neuerer Zeit die *chemische Abwasserklärung durch Fällungsverfahren*. Als Fällungsmittel wurden Kalkmilch und Eisensalze verwendet. Aluminiumsulfat, das bewährte Fällungsmittel bei der Trinkwasserreinigung, wäre zu teuer.

Alle vorgeschlagene Verfahren haben den Nachteil, die Menge des Schlamms stark zu vermehren und seine weitere Verarbeitung schwieriger zu machen, unter anderem auch sein Ausfaulen zu verhindern. Dazu kommt als bedeutungsvollster Einwand, daß eine Aufhebung der Fäulnisfähigkeit des geklärten Wassers nicht erreicht wird. Ferner entstehen bei der Einleitung auch des geklärten Abwassers in den Vorfluter erneut Schwierigkeiten durch Schlammbildung und bei Verwendung von Eisenpräparaten eine Vereisung seines Wassers. Nur bei der Klärung von gewerblichen Abwässern muß in größerem Umfang von Fällungsmethoden Gebrauch gemacht werden. Mit Ferrisulfat in geringen Mengen von 20 g/m³ sind hier gute Ergebnisse erzielt worden.

Die gleichen Nachteile wie der chemischen Abwasserklärung haften der Abwasserreinigung durch Elektrolyse an. Auch hier ist der anfallende Klärschlamm sehr voluminös und die Fäulnisfähigkeit des geklärten Wassers wird nicht aufgehoben. Alle diese Verfahren sind zudem weitaus kostspieliger im Betrieb als die „der Natur abgelauschten Verfahren" (BACH).

Da eine absolute Sicherheit der Abtötung von Krankheitserregern auch bei biologischer Reinigung nicht gegeben ist, kann nicht garantiert werden, daß auch einmal vom Ablauf einer Kläranlage, vielleicht auf dem Wege über einen Vorfluter, Infektionskrankheiten übertragen werden. Daher wird im Falle des Auftretens von Seuchen in einer schwemmkanalisierten Stadt die *Desinfektion des Abwassers* notwendig. Hierzu wird heute *ausschließlich Chlorgas* verwendet, entweder gelöst in Wasser als Chlorwasser oder durch direkte Einleitung des Gases in das Abwasser.

Hierbei ist die *Chlorzehrung* (s. S. 209) wohl zu beachten. Es kommt aber hier auf die Dosierung insofern nicht so genau an, als eine Überchlorung zu Beschwerden, wie sie beim Trink- und Badewasser vorgebracht werden, keinen Anlaß gibt. Für rohes städtisches Abwasser wird ein Zusatz von 20—30 g Chlor und darüber für den Kubikmeter gefordert. Für entschlammtes Abwasser genügt die Hälfte und für biologisch gereinigtes

Wasser genügen 1—2 g/m³. Es ist aber nötig, daß dem Chlor in Reaktionsbecken eine gewisse Zeit zur Einwirkung, etwa ¹/₂ h, gegeben wird. Die Überchlorung darf aber nicht so stark sein, daß noch ein hoher Chlorgehalt nach der Reaktion übrigbleibt, falls das Abwasser einem Vorfluter zugeführt wird. Fische sind gegen Chlor sehr empfindlich.

Zweckmäßig ist, die Chlorung erst beim gereinigten Abwasser durchzuführen, um auf diese Weise die Keime, die abgetötet werden sollen, mit Sicherheit zu erfassen.

Gewerbliche Abwässer.

Nur ein kleiner Teil der *gewerblichen Abwässer* gefährdet den Menschen unmittelbar. Ihre Eigenschaften sind sehr vielfältig, weit entfernt von der Gleichartigkeit städtischer Abwässer, die doch ihrerseits schon ihrem Gehalt nach sich unterscheiden. Von Gerbereien können, hauptsächlich wenn aus dem Ausland eingeführte Häute verarbeitet werden, Milzbrandinfektionen ausgehen. Von Schlachthöfen und Abdeckereien können Infektionserreger in ihre Abwässer gelangen. Vieles spricht dafür, daß die in ihrer Ätiologie noch nicht völlig geklärte *Haffkrankheit* Ostpreußens durch Abwasser von Zellstoffabriken bedingt war.

Mittelbar aber sind die schädigenden Wirkungen der gewerblichen Abwässer, wenn sie ungeklärt und ungereinigt in die Vorfluter gelangen, sehr groß. Manche von ihnen verunreinigen diese durch Schlammbildung, andere durch Erregung von Fäulnis stärker als städtische Abwässer und bringen so der Pflanzen- und Tierwelt (Fischen) den Untergang. Andere enthalten Gifte und zerstörende Stoffe.

Werden sie in die Reinigungsanlagen für städtische Abwässer eingeführt, so belasten sie diese durch die Menge der Schlammassen und können die der Reinigung dienenden Werke durch aggressive Stoffe, freie Säuren oder Alkalien, beschädigen. Ihre Einleitung in eine städtische Abwasseranlage ist nur ratsam und zulässig, wenn solche Betriebsstörungen nach sachverständigem Urteil ausgeschlossen sind. Dann ist dies die gegebene Form ihrer Reinigung gemeinsam mit dem Stadtabwasser.

Die gewerblichen Abwässer führen je nachdem organische oder anorganische Stoffe oder beides mit sich und bedürfen daher sehr verschiedener Behandlung. Für viele von ihnen ist die unmittelbare Einleitung in einen Vorfluter verboten. Bei einer ganzen Anzahl liegt es im Belang der Betriebe selbst, durch ihre Reinigung und Wiedergewinnung die Wasserkosten des Werks zu vermindern.

Die *Methoden ihrer Reinigung* sind im Wesen keine anderen als wie sie für städtische Abwässer in Gebrauch sind, mit dem Unterschied, daß hier die Fällung durch chemische Mittel häufig der Klärung vorgeschaltet wird. Für überwiegend organisches Material enthaltende Abwässer, etwa aus Molkereien, Brauereien, Stärkefabriken, kommt die Landbehandlung, Verrieselung und biologische Reinigung in Frage.

Alle auch bei der Reinigung städtischer Abwässer zu beobachtenden Vorsichtsmaßregeln, z. B. möglichst weitgehende Ausschaltung von Handbedienung, sind bei den Reinigungsverfahren ebenfalls anzustreben. Auch die für Einleitung in einen Vorfluter zu stellenden Bedingungen können keine anderen sein.

Als gelöst kann gelten die Verarbeitung der Grubenwässer und der Kohlenwaschwässer für Steinkohle und Braunkohle, ebenso die der Abwässer der Erzbereitungsanlagen (Pochtrübe).

Schwieriger ist die Verarbeitung der Produkte der thermischen Aufbereitung der Kohle. Hier müssen dem Abwasser giftige Stoffe, beispielsweise Phenole und Cyanide, entzogen werden, die auch in hohen Verdünnungen noch schädlich oder zum mindesten sehr lästig sind, wie z. B. auch nur Spuren von Phenolen durch die Bildung von widerwärtig schmeckenden Chlorphenolen bei der Chlorung von Trinkwasser. Ihre Zerstörung wird auf biologische Weise bewirkt (Tauchkörper).

Vergärung wird bei den Abwässern der Rübenindustrie und in Brauereien, Hefe- und Stärkefabriken angewendet. Die Abwässer von Metallverarbeitungswerkstätten bedürfen der Abstumpfung der in ihrem Abwasser enthaltenen Mineralsäuren durch Zusatz von Kalkmilch.

Ganz besonders schwierig, noch ein ungelöstes Problem, ist die Reinigung der Abwässer der Sulfitzellstoffabriken infolge ihres hohen Gehaltes an organischer Substanz und der überschüssigen Sulfitlaugen. Nur dort sollen solche Fabriken gebaut werden, wo die Einleitung in einen Vorfluter mit starker Wasserführung möglich ist. Ihre möglichen Beziehungen zur *Haffkrankheit* wurden schon erwähnt. Die Zellstoffindustrie hat sich verzweifelt gegen die Annahme jenes Zusammenhangs gewehrt, wodurch die Möglichkeit der Einleitung ihrer Abwässer in die offene Wasserfläche des Haffs in Frage gestellt worden wäre.

Überall, wo Faserstoffe in das Abwasser gelangen, in Strohstoffabriken, Pappe- und Papierfabriken, Sulfitzellstoffabriken, Holzschleifereien, ist sowohl biologische Reinigung wie die Entfernung der Fasern, durch die die Kiemen der Fische verfilzt werden, außerdem aber auch die Neutralisierung der Säuren und Alkalien notwendig.

Färbereien, Zeugdruck- und Appreturanstalten bedürfen großer Absetzbecken und der Entfernung der Farbstoffe durch Absorptionsprozesse oder Fällungsmittel. Schon vor den 80er Jahren des vorigen Jahrhunderts nahmen die Klärbecken der Spindlerschen Färberei und Reinigungsanstalt an der Oberspree ein großes Areal in Anspruch.

Aus Wollwäschereien wird Schaffett als Lanolin gewonnen. Für die Entfernung der auch dann noch erheblichen Fettmengen und der Reinigungsmittel ist die Klärung in Absetzbecken nötig, nötigenfalls der Zusatz von Fällungsmitteln und Bodenfiltration.

Die Flachsrösten haben in Ländern des Flachsbaus (Belgien) von jeher große Schwierigkeiten gemacht. Mit dem aus den Flachsstengeln herausgelösten Pektin kommen große Mengen organischer Substanz in das Flußwasser, wenn der Flachs darin eingelegt wird, oder in das Abwasser. Die Sauerstoffzehrung ist groß. Geruchsbelästigungen und Fischsterben sind die Folge. Abstumpfung des Säuregehalts und biologische Reinigung müssen hier gefordert werden.

Besonders lästig und wegen der Möglichkeit der Infektion durch Milzbrandsporen gefährdend sind die Abwässer der Lederindustrie, besonders von Gerbereien. Nicht nur ist der Anfall an organischen Stoffen bei der Verarbeitung sehr groß, auch die verwendeten Chemikalien, Calcium- und Natriumsulfide und Arsenverbindungen, verlangen Vorsorgsmaßregeln. Hier ist Beerdigung oder wenigstens monatelange Lagerung des Schlamms der Absetzbecken und Chlorung des Abwassers geboten.

In der Kaliindustrie und den Sodawerken, wo nur anorganische Substanz in das Abwasser gelangt, sind für die Einleitung der Abwässer in die Vorfluter Bestimmungen gegeben, nach denen eine „Versalzungsgrenze" innegehalten werden muß.

Für die Abwässer der chemischen Industrie wird die Vielfalt und Eigenart ihrer Arbeitsvorgänge stets eine Sonderbehandlung erfordern.

Nur ein Ausschnitt aus dem Gesamtproblem konnte hier gegeben werden. Es stellt eines der schwierigsten Probleme der Hygiene dar. Wirtschaftsinteressen stoßen sich hier eng im Raum mit der Notwendigkeit des Schutzes unserer Gewässer und den Forderungen des Gesundheitswesens.

Abwasserschäden.

Aussprüche, wie: der Kulturzustand eines Volkes bemesse sich nach seinem *Seifenverbrauch* oder nach der Art, wie es mit *seinen Fäkalien umgehe*, klingen stark stilisiert. Sie enthalten aber die unanzweifelbare Wahrheit, daß mit der Zunahme der Reinlichkeit und der hygienischen Beseitigung der Abfallstoffe eine Hebung des Gesundheitszustandes eingetreten ist, der nicht zum wenigsten die Voraussetzung ist für ein gehobenes Kulturniveau eines ganzen Volkes.

Wie stark unvollkommene Abfallbeseitigung die Gesundheitslage früher beeinflußte, darüber belehren eindringlich die nach Einführung der Kanalisation steil abgesunkenen Zahlen der Infektionen an Typhus abdominalis, der kaum mehr eine endemische Seuche unseres Landes genannt werden konnte. Sein Auftreten war so selten geworden, daß unsere Ärzte als Studenten die Krankheit zu wenig kennenlernten. Ihnen machte in Kriegszeiten die Diagnose des Abdominaltyphus anfangs erhebliche Schwierigkeiten. Außer diesem Beweis im großen belehrt uns über die Gefährlichkeit des engen Kontaktes mit unseren Ausscheidungen auch heute noch die Tatsache, daß nicht selten von einem Dauerausscheider von Typhusbacillen im Laufe der Jahre eines der Familienmitglieder nach dem anderen infiziert wird. Der Gang der Infektion ist hier so gut wie nie nachzuweisen, aber daß er auf der mittelbaren oder unmittelbaren

Berührung mit Exkrementen des Dauerausscheiders beruht, darüber besteht kein Zweifel. Und das geschieht mitunter auch dort, wo in einem Haushalt alle denkbare Ordnung und Sauberkeit herrschen.

Wenn wir diese Fälle betrachten, wird deutlich, wie ungeheuer groß die Möglichkeiten der Infektion innerhalb einer in Städten eng zusammenwohnenden Menschenmasse waren, und welche Großtat der Hygiene es gewesen ist, mittels der Schwemmkanalisation die Exkremente raschestens aus ihrer unmittelbaren Umgebung abzuführen.

Unvollkommen aber bliebe diese Ausschaltung der Infektionsgefahr, wenn die Gefahrenzone nur verlagert würde, aus der Stadt heraus auf das Land, in die Flüsse, auf den Acker, ja wenn auch nur diejenigen Menschen dadurch um so schwerer gefährdet würden, die im Betriebe der Schwemmkanalisation arbeiten.

Da ist nun im Laufe vieljähriger Beobachtungen nichts bekanntgeworden, was darauf wiese, daß von den einzelnen Etappen der Abwasserreinigung und Abwasserverwertung seuchenhafte Erkrankungen ihren Ausgang genommen hätten.

Weder ist eine besondere Gefährdung der Arbeiter an den Siebanlagen, noch bei den Kläranlagen festgestellt worden, noch sind jemals seuchenhaft auftretende Erkrankungen von den Rieselfeldern ausgegangen, sofern dort geklärtes Abwasser verwendet wurde. Eine Ausnahme bildete ein gehäuftes Auftreten von Icterus infectiosus, der WEILschen Krankheit, bei Sielarbeitern in Hamburg. Hier aber war die Rattenplage als Infektionsursache sekundär hinzugekommen. Mit Durchführung von Rattenvertilgungsmaßnahmen hörten diese Erkrankungen wieder auf.

Anders, wenn *ungeklärtes Abwasser* aus einem städtischen Kanalnetz oder einer Hausgrube landwirtschaftlicher Verwendung zugeführt wird. Zwar über Verbreitung von Darmseuchen ist bei dieser Verwendungsweise nichts bekanntgeworden. Aber die *Verwurmung der Bevölkerung mit Spul- und Peitschenwürmern* ist auf dem Lande und in kleinen Gemeinden weitaus größer als in der Stadt.

Wie unentbehrlich die Klärung des Abwassers vor der Verrieselung ist, haben Beobachtungen nach dem zweiten Weltkrieg im Gebiet einer süddeutschen Großstadt gezeigt, wo die Verwurmung der Stadtbevölkerung und der Landbevölkerung im Bereich der Ortschaften, die mit dem ungeklärten Abwasser dieser Großstadt Gemüsebau im großen betrieben, von dem auch die Stadtbevölkerung profitierte, eine Höhe von 60—100 % erreichte. Daran hat sicherlich das allgemein sinkende hygienische Niveau während des Krieges und in der Nachkriegszeit einen gewissen Anteil. Denn die Erfahrung hat gelehrt, daß in solchen Zeiten die Verwurmung der Bevölkerung stets anzusteigen pflegt, wahrscheinlich infolge der intensiveren Ausnutzung des Gemüses und der nachlassenden Reinlichkeit. Aber die Tatsache, daß in Großstädten, die nur mit geklärtem Wasser rieseln, wie z. B. in Berlin, ein Ansteigen der Verwurmung über das aus Friedensverhältnissen bekannte Maß ausgeblieben ist, ist eindeutig. Zudem haben neuere Versuche gezeigt, daß bei nur $1\frac{1}{2}$—2stündigem Absetzen des Schlamms in einer richtig gebauten Klärungsanlage praktisch alle Wurmeier ausgeschieden werden, selbst wenn das Wasser zuvor über 2000 Ascarideneier im Liter enthielt (REINHOLD).

Noch nicht gelöst aber ist das Problem der Abtötung der Wurmeier im Schlamm selbst, falls dieser wieder zu Dungzwecken genutzt werden soll. Nur mit einer Erhitzung des Schlamms auf 70° ist Abtötung der Wurmeier zu erzielen. Die Widerstandsfähigkeit der Ascarideneier und ihre Langlebigkeit machen weitere Forschungen notwendig über die Biologie des Wurms, besonders über die Bedingungen, unter denen die Eier zur Reife, zur Embryonierung, gelangen, um die Ausnutzung menschlicher Fäkalien für die Zwecke des Landbaus gefahrlos zu machen.

Gleichgültig ist die Verwurmung nicht. Das wird bei niedrigem Hundertsatz der Verwurmung verkannt, weil Todesfälle durch Darmperforation oder Ileus selten sind. Bei Kindern aber stört ein Spulwurmbefall selbst nur mäßigen Grades die Entwicklung und wird zur Ursache unklarer Krankheitsbilder auch nervöser Art. Das Wandern der Ascaridenlarven durch die Lunge verursacht Infiltrate, die mit tuberkulösen Infiltraten verwechselt werden.

Gefahrvoll bleibt immer das Einleiten, auch von geklärtem Abwasser, in einen Vorfluter, wenn aus diesem unmittelbar Trinkwasser bezogen wird. Denn „bei offenen Wasserläufen kann schon an sich niemand die volle Garantie der absoluten Unschädlichkeit übernehmen". RUBNER schrieb diesen Satz 1903 noch unter dem vollen Eindruck der *Hamburger Cholera-Epidemie von 1892*. Dort hatte die heraufdrängende Flut des Ästuars der Elbe das mit dem ungeklärten Abwasser eines Auswandererdepots belastete Elbwasser bis in den Bereich der Entnahmestelle der städtischen Pumpwerke hinaufgedrückt, von wo Trinkwasser ohne vorherige Reinigung in das Stadtnetz gepumpt wurde.

Wie vorsichtig selbst mit der Entnahme von Grundwasser aus dem Bereich eines Vorfluters, der Abwasser aufnimmt, verfahren werden muß, hat die große Typhusepidemie in Hannover 1926 gezeigt, deren Ursache wohl mit Recht darin gesucht wird, daß ein Sickerrohr in zu geringem Abstand das Bett eines kleinen Vorfluters unterkreuzte.

Die Keime der *Typhus- und Paratyphusgruppe* sind im Abwasserstrom größerer Flüsse, wenn ungereinigte Abwässer in sie hineingeleitet wurden, z. B. in der Elbe abwärts Hamburg, in bis zu 14% der Proben nachgewiesen worden. Ebenso wurden Paratyphusbacillen gefunden in Führungsgräben und in Klärschlammbecken der Berliner Rieselfelder. Selbst biologisch gereinigtes Abwasser ist nicht mit Sicherheit als frei von pathogenen Keimen anzusehen, nur Viren sollen beim Belebtverfahren zugrunde gehen.

Sehr widerstandsfähig, auch gegenüber den biologischen Reinigungsverfahren, sind *Tuberkelbacillen*. Sie passieren auch Tropfkörper. Es wird daher nicht nur verlangt, daß den Kläranlagen von Tuberkulosekrankenhäusern und Heilstätten ein Oxydationsverfahren angeschlossen sein muß, sondern als sicherste Maßregel eine Klärung solcher Abwässer durch Fällungsmittel oder ihre Chlorierung stattfindet. Ihre Verwendung zu landwirtschaftlichen Zwecken ist nicht ratsam. Will man sichergehen, so sollten diese Regeln in allen Krankenhäusern und Heilanstalten befolgt werden.

Gefordert wird für die Desinfektion von Abwasser aus Heilstätten mit Chlorkalk bei:

1. rohem, ungeklärten Abwasser bei einer Einwirkungsdauer von mindestens 1 h . . . . 20—30 g/m³
2. mechanisch geklärtem Abwasser (auch Faulkammerabfluß) bei einer Einwirkungsdauer von mindestens $^1/_2$ h . . . . 15—20 g/m³
3. biologisch gereinigtem Abwasser bei einer Einwirkungsdauer von mindestens 20 min . . . . etwa 2 g/m³

Gegen die Einleitung eines solchen gut gereinigten Abwassers in einen Vorfluter, die erforderliche Verdünnung vorausgesetzt, kann aus hygienischen Erfahrungen heraus kein ernstlicher Einwand erhoben werden.

Schließlich gehört hierher eine von berufenen Männern der Technik und Hygiene sehr ernst diskutierte Frage, die in ihrem Kernpunkt eine Frage der *psychischen Hygiene* ist. Ist es als zulässig anzusehen, Abwasser unmittelbar zu Trinkwasser zu verarbeiten, und wie oft darf dieser Kreislauf sich unbeanstandet vollziehen?

Je enger sich die zivilisierte Menschheit in größeren Zentren zusammendrängt, je intensiver die Ausnutzung von Bodenschätzen die Konzentration der Industrie erzwingt, um so enger wird, wo Flußläufe nur wenig Wasser führen und die Grundwasservorräte beschränkt sind, der Kreislauf des Wassers. Theoretisch ist jedes Trinkwasser, das aus einem Vorfluter oder aus oberflächlichem Grundwasser gewonnen wird, gereinigtes Abwasser oder wenigstens mit solchem stark durchsetzt, da alle Abwässer, gereinigt oder ungereinigt, im Endergebnis einem Vorfluter oder dem Grundwasser einverleibt werden.

Nicht mehr bezweifelt werden kann, daß es der modernen Abwasser- und Trinkwasserhygiene gelingt, aus Abwasser ein Wasser herzustellen, das physikalisch und chemisch betrachtet in keinem Punkt, es sei denn einem geringen Kochsalzgehalt, von gutem Trinkwasser abweicht und unzweifelhaft ohne Gefahr für Leben und Gesundheit getrunken werden kann. Bekannt ist, daß unter dem Zwang hydrologischer Verhältnisse eine große Stadt Nordamerikas ein solches Trinkwasser verbraucht, und IMHOFF wies einwandfrei nach, daß in dem trockenen Sommer 1929 im Gebiet der Ruhr infolge ihrer geringen Wasserführung der Kreislauf „Abwasser — Trinkwasser" sich dreimal vollziehen mußte. Auf Grund sorgfältiger Untersuchungen von SIERP und genauen Errechnungen stellte er weiter fest, ein solcher Kreislauf könne 10mal ablaufen, ehe der Kochsalzgehalt des Wassers, aus dem Harn stammend, die Genießbarkeit des Wassers in Frage stelle. Um ein annehmbares Trinkwasser zu gewinnen, genüge es daher, jeweils $1/_{10}$ des Abwassers auszuscheiden und $1/_{10}$ Frischwasser hinzuzufügen.

Aus diesen nüchternen und vom technischen Standpunkt nicht anfechtbaren Feststellungen aber die Konsequenz zu ziehen, es sei somit zulässig, Trinkwasser aus Abwasser zu gewinnen, ist von den berufensten Hygienikern Deutschlands geradezu leidenschaftlich abgelehnt worden. SPITTA schrieb: „Die Aufstellung des Prinzips, daß es nur darauf ankomme, *was für ein Produkt* schließlich vorliege, ohne Ansehen des Ausgangsmaterials, muß vom hygienischen Standpunkt auf das energischste bekämpft werden, weil es, bis zu den letzten Konsequenzen verfolgt, zu Ungeheuerlichkeiten führen könnte, die ich nicht anzudeuten wage."

Die Hygieniker dürften darin übereinstimmen, daß der *Ekel,* mag man ihn nun mehr als einen Ausdruck physischen Widerwillens oder ästhetischen Fühlens auffassen, eine Kraft darstellt, die die Hygiene auszuwerten hat, aber nicht zurückdrängen darf, „da der Ekel einen Rückfall in niedrige Kulturstufen und in einer Anzahl von Fällen doch auch Krankheiten verhütet" (KISSKALT). Hygiene und Ästhetik stehen in engen Beziehungen, und es ist sicherlich kein Luxus, so zu denken. Psychisch-hygienischem Fühlen die Sachlichkeit überzuordnen, hieße diese ins Maßlose übertreiben.

Die Hygiene kann sich auf eine Reichsgerichtsentscheidung berufen, nach welcher ein Lebensmittel als „verdorben" gilt, wenn es beim Durchschnittsmenschen Ekel erregt. Es braucht an sich durchaus keine Anzeichen der Verderbnis zu zeigen. Auch Weinreste in den Wirtshausgläsern gelten als „verdorben". Hiernach gehört ein aus Abwasser gewonnenes Trinkwasser zu den verdorbenen Lebensmitteln. Lebensmittel — und zu ihnen gehört das Wasser —, die als verdorben anzusprechen sind, dürfen nach Ziff. 2 des § 4 des Lebensmittelgesetzes nur nach ausreichender Kenntlichmachung in den Verkehr gebracht werden. Ein aus Abwasser gewonnenes Trinkwasser wäre also nicht verkehrsfähig, ohne Mitteilung an die Bevölkerung, wie es gewonnen wurde.

Aber auch wenn dieser Tatbestand verschwiegen werden sollte, würde er bald genug allgemein bekannt sein. Die Tatsache, daß gerade schwer arbeitende Teile des Volkes auf ein Surrogat guten Trinkwassers angewiesen sein sollten, würde als ein soziales Unrecht angesehen werden. Die Menschen würden nie anerkennen, daß solches Trinkwasser vollwertig sein solle. Die Forderung, in solchen Lagen gutes Trinkwasser von weither herzuleiten, ohne Rücksicht auf die Kosten, würde gestellt werden und wäre berechtigt.

Auch eine Selbstberuhigung durch die Argumentation „Was ich nicht weiß, macht mich nicht heiß" hat hier keine Gültigkeit. Gewiß tut man in Ostasien besser, seinen vorzüglichen chinesischen Koch nicht in der Küche bei seinem

Tun zu beobachten. Es ist auch in Europa gut, daß wir von vielen Lebensmittelbetrieben nicht alles wissen, was sich in ihnen abspielt. Wir finden uns auch
damit ab, daß in unseren Schwimmbädern das Umwälzwasser chemisch und
physikalisch aufbereitet ist und sicher die Endprodukte menschlicher Ausscheidungen enthält. Wir verlangen, daß es die vorgeschriebenen Eigenschaften
von Trinkwasser haben soll, aber wir trinken es nicht.

Es ist für unser *Gefühl* ein himmelweiter Unterschied, ob ein zur Qualität
von Trinkwasser aufbereitetes Abwasser zum Genuß angeboten wird, oder ob
nur die Vermutung besteht, daß unser Trinkwasser in weitgehender Verdünnung,
wie sie in der Natur sich vollzieht, zu Abwasser in Beziehung stehe.

Stärker aber als das Gefühl des Ekels, als alle Ästhetik, ist das stärkste
physische Bedürfnis unserer Lebenshaltung, der *Durst*. Wenn die Not eine
eng zusammengedrängte Bevölkerung bei Wassermangel zwingt, Trinkwasser
zu genießen, das aus Abwasser bereitet ist, und diese Möglichkeit rückt mit der
Entwicklung der technischen Zivilisation näher, kann der Hygieniker, auch als
Vertreter der praktischen Hygiene, nur als Entlastung gelten lassen, daß die
Technik imstande ist, ein Trinkwasser herzustellen, das, wenigstens aller Wahrscheinlichkeit nach, physische Schädigungen ausschließt. Mit diesem unter dem
Druck einer Zwangslage gemachten Zugeständnis der Hygiene ist aber die
technische Zivilisation nicht von ihrer Verpflichtung entbunden, auf allen
erdenklichen Wegen Notständen vorzubeugen, mit denen ein Sinken unseres
kulturellen Fühlens verbunden sein müßte.

Müll.

Wir wüßten von den Menschen prähistorischer Zeiten kaum, wie sie gelebt
haben, hätten sie uns nicht in den jahrhundertelang angehäuften Küchen-
abfällen der „Kjökenmöddingers" die Spuren eines wahrscheinlich nicht sehr
hygienischen Daseins hinterlassen. Was wir von den wichtigsten Testobjekten
aller Zeiten und Kulturen wissen und besitzen, von ihrer Keramik, stammt
aus den Abfallgruben und Abfallgürteln ihrer Siedlungen.

Bis in die neueste Zeit galten der *Müll* und alle unter diesem Wort zusammen-
gefaßten Abfallstoffe einschließlich des Straßenkehrichts als etwas Lästiges,
dessen Beseitigung, seit sie von den Gemeindebehörden gefordert und durch-
geführt wird, nur als ein *Schadenposten der Wirtschaft* empfunden wird. Die
Entwicklung der modernen Großstadt zwang dazu, Methoden zu suchen, den
Müll nicht nur herauszuführen aus der Stadt, an sich schon ein schwieriges
Transportproblem, bestenfalls ihn auszunutzen zur Auffüllung von Ödland, von
Sand- und Lehmgruben, sondern auch dabei Sorge zu tragen, daß von den
Müllabladeplätzen keine Gesundheitsschäden ausgingen. Die dauernd steigenden
Massen der Abfälle und die von den Abfallgürteln ausgehenden Belästigungen
durch *Ratten-* und *Fliegenplage*, durch *üble Gerüche* und *stinkenden Rauch*, wenn
sie in Brand gerieten, verlangten die Entfernung des Mülls auf weiten Abstand.

Die Ansichten haben sich gewandelt. *Heute sieht man im Müll wie im Abwasser organische Stoffwerte, die aus dem Kreislauf alles organischen Lebens nicht
ohne schädliche Verluste ausgeschaltet werden dürfen.*

Durch die Düngung des Ackerlandes mit künstlichen Düngemitteln, mit *Stickstoff,
Phosphorsäure* und *Kali*, war eine ungeahnte Steigerung des landwirtschaftlichen Ertrags
auf den Hektar erzielt worden. Es blieb lange unerkannt, daß damit allein auf vielen Böden
auf die Dauer keine befriedigenden Ernten erzielt werden konnten, weil dazu eine Bodenbeschaffenheit vorhanden sein muß, die imstande ist, Wasser zu binden und mit ihm die
für die Ernährung der Pflanzen wirkungsvollen, löslichen mineralischen Nährstoffe. Diese
Eigenschaft hat der *Humus*, womit man die Gesamtheit der in Zersetzung begriffenen

organischen Stoffe im Boden bezeichnet. Es sind Substanzen, die durch chemische und biologische Umsetzung aus pflanzlichen Stoffen gebildet werden und im Boden als Mittler einen
wesentlichen Anteil haben als Nahrungs- und Tätigkeitsfeld der Mikroorganismen.

Die Bodenforschung hat eine zunehmende Humusverarmung mancher guter Böden
sowohl mengenmäßig wie qualitativ festgestellt, wie auch die Tatsache, daß bestimmte
Bodenarten ohne Zufuhr von Humus mit den künstlichen Düngemitteln nicht zu Hochleistungen gebracht werden können.

Der Müll enthält, auch wenn man von seinem nicht hohen Gehalt an Pflanzen-
nährstoffen absieht, eine beträchtliche Menge von *kohlensaurem Kalk*, der bei
bestimmten sauren Böden erheblich verbessernd wirkt. Er besitzt vor allem
einen Gehalt an organischen Substanzen, die in reichlicher Menge in Humus
umsetzbar sind, dadurch die Bodenlockerung und die Bildung von ,,*Sorptions-
komplexen*'' (SCHWARZ) fördern. Schließlich ist auch die Zufuhr von *Spuren-
elementen*, die der Müll mit sich führt, nicht zu unterschätzen. Ihr Fehlen
auf bestimmten Böden verursacht Mangelkrankheiten der Kulturpflanzen, ähnlich
den Avitaminosen des Menschen. So tritt beim Fehlen auch nur winziger Mengen
von Kupfer die Heidemoor- oder Urbarmachungskrankheit auf, und gerade bei
ihr hat in Holland die Einbringung von Müll sich als Heilmittel erwiesen. Auch
andere Pflanzenkrankheiten, wie die Kohlhernie, verschwinden bei der Verwendung von Müll.

Der Schadenposten der städtischen Wirtschaft kann also zu einem Aktivum
werden, wenn der Müll in geeigneter Form der Landwirtschaft zugeführt wird,
und eine Lücke im sinnvollen Aufbau des Bodens für seine landwirtschaftliche
Nutzung schließen hilft. Zugleich aber können auf keine bessere Weise, als
ein kostenloser Gewinn, alle Belästigungen ausgeschaltet werden, die mit der
Müllbeseitigung in ihrer früheren Form verbunden waren.

Gefahren waren und sind durch die Abfuhr auf Müllabladeplätze gegeben,
wenn es möglich ist, daß von ihnen eine Verunreinigung des Grund- und Oberflächenwassers ausgeht. Durch Abdeckung der angeschütteten Stoffe mit einer
etwa 30 cm hohen Schicht von Erde oder Sand soll die Einnistung von Ratten
und die Fliegenplage verhindert werden. Sie wird verhindert, wenn diese
Anordnung strikt durchgeführt wird, was jedem zweifelhaft sein wird, der sich
je mit diesem Problem praktisch beschäftigt hat. Allzu oft wird notwendig,
eine akut einsetzende Fliegenvermehrung durch Arsenspritzmittel oder Pyre-
thrumverstäubung zu bekämpfen, kostspielige Maßregeln.

Die Verwertung von mit Müll aufgehöhten Geländen für Wohnungsbau ist
erst nach langer Ruhezeit möglich. So lange nicht alle organische Substanz
abgebaut ist, ,,arbeitet'' solches Gelände und gefährdet die Standfestigkeit der
Bauten.

Obwohl unzweifelhaft auch gelegentlich Krankheitserreger, etwa Enteritiserreger in die Abfälle gelangen, ist doch über die Verbreitung von Krankheiten
durch Müll nichts bekannt geworden, auch nicht, als man in neuerer Zeit zum
Sortieren und Auslesen des Mülls von Hand überging. Die Staubentwicklung
und der ekelerregende Anblick von Abfällen aber hat seit Jahrzehnten dazu
Anlaß gegeben, von den Haushalten die Sammlung und Bereitstellung des Mülls
zur Abholung in *geschlossenen Behältern* zu verlangen und das Müllabfuhrwesen
mit Wagen auszustatten, bei denen, zum Teil unter Zuhilfenahme von Saug-
lüftern, die Entleerung der Eimer so erfolgt, daß keine Müllwolken aufstäuben
können.

Die in England viel eingeführte Beseitigung von Müll durch Verbrennung und Ausnutzung
des Heizwertes ist dort möglich, weil der Müll infolge der ungenügenden Ausnutzung
der Brennstoffe in der Kaminheizung noch viel Brennkraft enthält. In Deutschland ist das
Verfahren fast vollständig wieder aufgegeben worden. Es verlangt hier Zusatz von Brenn-
stoffen und wird dadurch zu teuer.

In Hafenstädten entledigt man sich des Mülls mittels Klappschuten, die in See durch Öffnung ihres Bodens entleert werden. Nur muß feststehen, daß nicht etwa durch Strömungen das Material wieder der Küste zugetrieben wird.

Mit den gleichen Spritzbaggern, die zur Aufhöhung von Küstensümpfen mit Baggerschlick verwendet werden, haben neuerdings an Flüssen gelegene Städte den in ihrem Umkreis gelegenen Sumpfgeländen ihren Müll in toto zugeführt und ihn hier, mit Wasser aufgeschlemmt, zum Trockenlegen verwendet. Das *Golmer Luch* bei Potsdam, dessen Trockenlegung seit 300 Jahren vergeblich versucht worden war, ist mit diesem Verfahren durch Berliner Müll in fruchtbares Ackerland mit neuen Bauernstellen verwandelt worden. Die im Müll vorhandenen Sperrstoffe, Scherben und Metallabfälle verursachten nur in der ersten Zeit beim Bearbeiten des Bodens Schwierigkeiten.

Die meisten heutigen Verfahren der Bearbeitung und Verwertung von Müll gehen aus von der *Trennung seiner Bestandteile*. Was an Müll im Haushalt anfällt, geschätzt auf 0,4—0,5 kg je Kopf und Tag, vermehrt um den Straßenkehricht, ist eine sehr heterogene Masse organischer und anorganischer Stoffe. Davon machen die praktisch unzersetzbaren *Sperrstoffe*, Glas-, Porzellan-, und Steingutscherben, metallische Abfälle und Schlacken, einen Anteil von rund 20% aus, der nun in der Tat unverwertbarer Ballast ist und nur zum Auffüllen von Bodensenken dienen kann. Sein Abtransport bedeutet für eine Stadt von 100 000 Einwohnern bereits eine tägliche Transportleistung von etwa 50 t. Diese Stoffe müssen, wenigstens zu einem großen Teil, aus dem Müll entfernt werden, bevor er landwirtschaftlich verwertet werden kann. Das geschieht durch Sieben und Auslesen. Besser ist, zu verbieten und die Befolgung des Verbots behördlich zu überwachen, daß pflanzenschädlicher gewerblicher oder industrieller Abfall und Schlacken überhaupt in den Müll gelangen.

Die Handarbeit bei dem Auslesen von verwertbaren und allzu sperrigen Stoffen auf einem endlosen Band, nachdem alle feineren Teile abgesiebt worden sind, von größeren Speiseresten, Knochen, Lumpen, Gummi, Papier, Metall, hat sich zwar als unschädlich für die Gesundheit der Arbeiter erwiesen, aber auch hinsichtlich der Verwertung den Erwartungen nicht entsprochen, die daran geknüpft worden waren. Man zieht heute vor, den größten Teil dieser Stoffe, nachdem sie durch ein Brecherwerk auf eine Größe von 10—15 mm zerkleinert wurden, dem durchgesiebten Müll wieder zuzumischen. Nur Sperrgut mit einem Durchmesser von über 20 cm wird abgesondert. Selbst Glas- und Scherbenteilchen unter 15 mm Größe sollen im Gartenbau keine Schwierigkeiten bereiten. Bei Aufhöhung von Gelände muß dafür Sorge getragen werden, daß das große Sperrgut, z.B. Konservenbüchsen und zerbrochenes Metallgerät, gut ausgefüllt in die Tiefe geschüttet wird, bevor eine Auffüllung zu Ackerbauzwecken erfolgt.

Für die Verwertung der schließlich gewonnenen Mengen an Grob- und Feinmüll besteht eine Reihe von Möglichkeiten:

1. Verarbeitung zu Dünger nach Zerkleinern und Vermahlen nach dem Dano-Verfahren.

2. Heißvergärung des Mülls nach BECCARI in Betonkammern von bis zu 100 m³ Fassungsvermögen unter Anfeuchtung und Luftzutritt, mit anderen Worten eine beschleunigte Kompostierung, wie sie auch mit Abwasserschlamm vorgenommen wird und wobei ein streufähiger Dünger gewonnen wird.

3. Kompostierung gemeinsam mit Abwasserschlamm nach verschiedenen Verfahren.

4. Zusatz zu Faulräumen für Abwasserausfaulung, aus denen Gas gewonnen wird, mit anschließender landwirtschaftlicher Nutzung des ausgefaulten Produktes, das durch die Entnahme des Gases an Dungwert nicht verloren hat.

5. Herstellung von dunklen Bodenmatten zur Bodenbedeckung, wie sie in bestimmten Kulturen, z. B. Weinbau, zur besseren Warmhaltung der Böden und Verringerung der Verdunstung, auch zur Niederhaltung des Unkrauts verwendet werden. Bei fast allen Kulturpflanzen haben sich durch solche Bodenabdeckung hohe Mehrerträge erzielen lassen.

Großenteils sind der Anwendung dieser Verfahren Grenzen gesetzt. Die großen Müllmengen, die aus den Großstädten anfallen, werden nach wie vor ein *Transportproblem* darstellen, dessen Kosten nur gesenkt werden können durch das Aufbringen des Mülls auf Ackerflächen. Dieser Verwendung des Mülls zur Verbesserung von Sand-, Ton- und Moorböden, zur Urbarmachung von

Ödland wird voraussichtlich die Zukunft gehören, schon deshalb, weil die Vergeudung der im Müll enthaltenen organischen Rohstoffe nicht weiter verantwortet werden kann. Man ist heute schon dazu übergegangen, die *Altmüllhalden* in der Umgebung westdeutscher Großstädte abzubauen und ihren Altmüll landwirtschaftlich zu nutzen. Durch richtige Organisation und vertragliche Sicherungen, wobei besonders in der Transportfrage die Interessen von Stadt und Land richtig einander angeglichen werden müssen, kann volkswirtschaftlich allen Belangen gedient und jede Rohstoffvergeudung vermieden werden.

Nach englischen Untersuchungen kann damit gerechnet werden, daß auch im *Frischmüll* vorhandene *pathogene Keime* durch die im Boden ablaufenden Gärungsprozesse rasch zugrunde gehen, so daß eine Verunreinigung von Grund- und Oberflächenwasser nicht zu befürchten ist. Selbstverständlich muß davon abgesehen werden, Müll aufzubringen über Sickeranlagen oder überhaupt in unmittelbarer Nähe von Wassergewinnungsstellen.

Beseitigung und Verwertung von Tierkadavern und Schlachthausabfällen.

„Schinder" und „Abdeckerei" waren keine Begriffe von guter Reputation. Von dieser ablehnenden Einstellung ist heute nur übriggeblieben, daß die „*Tierkörperbeseitigungsanlagen*", wie die Abdeckereien nach gesetzlicher Formulierung heißen, möglichst außerhalb des Weichbildes der Gemeinde, entfernt von Wohnungen und Verkehr errichtet werden, weil der schwer vermeidliche, unangenehme, süßliche Geruch ihrer Abgase lästig ist und weil die Beseitigung ihrer Abwässer gewisse Schwierigkeiten macht.

Denn wenn man *heute* eine dieser Anstalten besichtigt, so findet man die Räume hygienisch einwandfrei, wie in einer Desinfektionsanstalt in eine *reine und unreine Seite* eingeteilt und steht vor Apparaturen, die bei richtiger Bedienung jede gesundheitliche Gefährdung der Arbeiter und jede Gesundheitsgefährdung durch die Produkte ihrer Arbeit ausschließen. Die Produkte selbst aber stellen Werte dar, die der Wirtschaft früher ungenutzt verlorengingen, als die Tierkadaver vergraben oder verbrannt wurden, wobei die Luft weithin von übelriechendem Rauch erfüllt war.

Die zu beseitigende Zahl der Kadaver von Tieren, die gefallen oder nicht zu menschlichem Genuß getötet oder tot geboren waren, betrug nach BRIX schon im Jahre 1911 etwa 80 000 Pferde, je 400 000 Rinder und Schafe, 600 000 Schweine, 3 Millionen Schweine unter $^1/_2$ Jahr, 300 000 Ziegen und 10 Millionen Federvieh. Ihr Gewicht wurde auf 3 Millionen Zentner geschätzt. Dazu kam noch 1 Million Zentner der sog. *Schlachthauskonfiskate*, der wegen Infektionsgefahr vom menschlichen Genuß ausgeschlossenen Tiere der Schlachthausbetriebe.

Das Viehseuchengesetz vom 25. Dezember 1911 schreibt in seinen Ausführungsbestimmungen, die noch heute Geltung haben, soweit nicht nach neueren Bestimmungen verfahren werden kann, vor, wie und wo Tierkadaver in unschädlicher Weise zu vergraben seien. Vorgeschrieben ist die Überdeckung mit mindestens 1 m Erdreich unter Verbot der Abhäutung aber Einschneiden der Häute, so daß ein Ausgraben nicht lohnt, und unter Übergießen der tief eingeschnittenen Kadaver mit teerähnlichen Mitteln, die das Fleisch ungenießbar machen. Vorgesorgt wird durch die Bestimmungen auch, daß von den Gruben und ihrer Umgebung keine Verunreinigung des Grundwassers ausgehen kann. Vieh darf nicht in die Nähe der Gruben gelangen, und dort wachsende Pflanzen dürfen als Viehfutter nicht verwendet werden.

Nach den heute geltenden Bestimmungen vom Jahre 1939 dürfen nur noch die Kadaver von unter 6 Wochen alten Ferkeln, Schaf- und Ziegenlämmern vergraben oder verbrannt werden. Alle anderen Kadaver sind den Tierkörperbeseitigungsanlagen zur *Verwertung* zuzuführen. Die Abholung soll so rasch wie möglich erfolgen. Belästigungen und der Verbreitung von Krankheitserregern soll durch den Transport in gedeckten, flüssigkeitsdichten Fahrzeugen vorgebeugt werden.

Grund genug besteht für diese Bestimmungen. Die Tierseuchen, deren Opfer viele der gefallenen oder getöteten Tiere geworden waren, Milzbrand, Rotz, Rauschbrand, Pyämien, Aborte, Rinderpest, Enteritiden u. a., bedrohen nicht allein den gesunden Viehbestand, sondern zum Teil auch die menschliche Gesellschaft. Das gilt ganz besonders für die Konfiskate der Schlachthäuser, von denen Tuberkulose, Enteritiden und Trichinose ausgehen können.

Den Hygieniker interessiert an diesen Anlagen also in erster Linie der Seuchenschutz und die Vermeidung von Belästigungen. Nicht weniger bedeutsam aber ist, daß durch die Verwertung der Kadaver der große Ausfall der Wirtschaft an Werten der Viehhaltung zwar nicht ausgeglichen, aber nicht unwesentlich vermindert wird. Bei der Verwertung der Tierkörper werden 8—15% auskochbares Fett, 2—5% Leim und 17—24% feste Rückstände gewonnen. Der Wert dieser Stoffe wurde 1937 auf rund 8,2 Mill. RM geschätzt. Sie werden ausgenutzt zur Herstellung von technischen Fetten und Seife und von Tierkörpermehl, das, mit der Leimbrühe zusammen zu Preßkuchen verarbeitet, ein wertvolles eiweiß- und fettreiches Futtermittel liefert.

Von der Verbrennung der Kadaver in festen oder fahrbaren Verbrennungsöfen verschiedener Konstruktion wird heute möglichst kein Gebrauch mehr gemacht, außer in Forschungsinstituten, wo die Kadaver der Versuchstiere, die häufig mit virulenten Keimen infiziert sind, unmittelbar vernichtet werden müssen.

Der Vernichtung und gleichzeitigen Verwertung der Kadaver dienen zwei Verfahren, ein *thermochemisches Verfahren*, bei dem durch Erhitzung mit Schwefelsäure die Kadaver und Abfallstoffe zu einem gleichmäßigen, dickflüssigen Brei zerfallen, von dem das schwimmende Fett zu weiterer Verarbeitung abgeschöpft, die übrige Masse mit unentleimtem, gedämpften Knochenmehl versetzt, getrocknet und als Dünger verkauft wird.

Das andere, offiziell angeordnete Verfahren arbeitet mit *gespanntem Dampf* von mindestens 30 atü. In großen Trommeln wird durch Ausdämpfung zunächst das Fett gewonnen, dann werden durch mehrstündige Einwirkung des Dampfes die Kadaver vollständig zum Zerfall gebracht. Das Endprodukt, mit der sonst kaum verwertbaren Leimbrühe oder mit Melasse gemischt, liefert *Tierkörpermehl*, das zu Futterzwecken vorzugsweise bei der Schweine- und Fischzucht verwendet wird.

Die erhebliche Konzentration der Abwässer der Anstalten macht sie stark fäulnisfähig. Ihre Einleitung in einen Vorfluter wäre nur nach Vorreinigung, Ausfaulung oder Chlorung möglich. Am besten werden sie auf umliegendem Ödland in Becken zur Versickerung gebracht oder auf ausreichenden Landflächen verrieselt. Diese Möglichkeit muß schon bei der Auswahl des Geländes für den Bau der Anlage erwogen werden. Selbstverständlich muß auch dabei jede Verunreinigung des Grundwassers und damit die Beeinträchtigung nahe liegender Brunnen vermieden werden.

Schrifttum.

Brix, J., K. Imhoff u. R. Weldert: Die Stadtentwässerung in Deutschland. Jena 1934. — Dunbar: Leitfaden für die Abwasserreinigungsfrage. München u. Berlin 1912. — Esmarch, E. v.: Hygienisches Taschenbuch. Berlin 1950. — Bürger, B.: Die Abfallstoffe und ihre Beseitigung. Berlin 1930. — Geissler: Kanalisation und Abwasserreinigung. Berlin 1933. — Imhoff, K.: Abwasser. In Naturforschung und Medizin in Deutschland 1939—1946. Wiesbaden

1948. — Taschenbuch der Stadtentwässerung. Berlin u. München 1943. — IMHOFF, K. u. FAIR:
Sewage Treatment. New York 1940. — KOLKWITZ, R.: Pflanzenphysiologie. Jena 1935. — LEH-
MANN, H.: Ortshygiene. Berlin 1936. — OHLMÜLLER, W. u. O. SPITTA: Die Untersuchung
und Beurteilung des Wassers und des Abwassers. Berlin 1921. — SEIFERT, A.: Deutsche
Wasserwirtschaft. 1940. — SIERP, F., A. SPLITTGERBER u. H. HOLTHÖFER: Technologie
des Wassers. In Handbuch der Lebensmittelchemie, Bd. 8, Teil 1. Berlin 1939. — SPITTA,
O.: Die Entwicklung der Lehre von der Selbstreinigung der Gewässer. Gesundh.-Ing. 1936. —
WEBER, P.: Fachwörter der Abwasser-Technik (Deutsch-Englisch, Englisch-Deutsch).
Essen. — WELDERT, R.: Hygiene der Abwasser- und Abfallbeseitigung. In FLÜGGES Grund-
riß der Hygiene. Berlin 1940.

Zeitschriften.

Deutsche Wasserwirtschaft. — Gas- u. Wasserfachmann. STRELL [1940]. — Städterei-
nigung. — Technisches Gemeindeblatt. — Sewageworks Journal.
Gesundheitsingenieur: BACH [1924, 1925, 1930, 1931, 1934, 1935], BLUNK [1942], HEIL-
MANN [1941, 1943], JUNG, [1948], IMHOFF [1928—49], KOHLSCHÜTTER [1948],
KUNZE [1939], MAHR [1941], MÖHLE [1942], MÜLLER, W. [1942], ORTLEB [1942, 1943],
REINHOLD [1943, 1944], SIERP u. BRUNS [1934], VIEHL [1941, 1942], WÜSTENBERG [1948].

Bestattung.

Voll tiefer Gegensätze, bedingt durch zeit- und kulturgebundenes Fühlen,
ist das Verhalten der Menschen zu ihren Toten. Welche Formen ihm aber auch
gegeben werden, sie beruhen *nicht* auf vernunftgemäßem *Denken*, sondern auf
einem der *„geistigen Urgüter"* der Hominiden, dem *Glauben* an ein Jenseits,
an eine zweite Existenz. Im Zeichen der fortbestehenden seelischen Verbundenheit mit dem Toten steht das Handeln der Lebenden, indem sie ihn feierlich
bes'atten. Nirgends im Bereich alles Menschlichen findet sich die völlige Gleichgültigkeit, mit der fast alle Tiere sich von dem toten Artgenossen abwenden
(HELLPACH). Schon unter den Fossilien des Neandertalers findet sich eines
mit Zeichen einer *Bestattung* und ein ergreifendes Bild ist die Bestattung eines
Jünglings und einer Greisin gemeinsam in der Grimaldigrotte bei Mentone.

Angst vor der Wiederkehr der Toten als lebenfeindliche Geister unterwarf sie auf frühen
Kulturstufen einer Fesselung in Hockerstellung, vernichtete die Leiche durch Brand oder
bannte sie in mit Felsblöcken beschwerte Kammern. Gesittung setzte an Stelle der Furcht
die *Verehrung*. Als einer Reihe segenspendender Vorfahren erbaut man den Toten Grab-
mäler, die alle Zeiten überdauern sollten. Um sie der Welt des Lebens über den Tod hinaus
zu verbinden, wird ihnen ihr Besitz oder Abbilder davon mitgegeben. Speisen werden ihnen
gebracht, als lebten sie weiter (Ägypten). Dem Denken der einen Kulturgemeinschaft ist
das Feuer zu heilig, um ihm das Verzehren der Leichen zumuten zu können (die Türme des
Schweigens der Parsi), einer anderen ist die Auslöschung der irdischen Gestalt durch das
Feu r die höchste Ehrung (Griechen, Römer, Germanen, Arier). Andere sehen im Erhalten
der zerfallenden Reste in einem nie aufhebbaren Grabe eine heilige *Pflicht* (Chinesen) und
selbst eine *Hoffnung* für ein leibliches Wiedererstehen (Juden, Christen, Mohammedaner).
Wieder andere meinen recht zu tun, wenn sie die Reste des vom Feuer verzehrten Leibes
der Allnatur wieder übergeben. Unter feierlichen Zeremonien versenken sie die Asche ins
Meer (Hindu, Balier). Dem europäischen Mittelalter genügte das Gebein der Toten als
Gegenstand der Ehrung und Verehrung (der Reliquienkult, das Macerieren der Leichen
im Krieg Gefallener und Heimtransport der Gebeine). Der ehrenden, aus tiefem Gemüt
entspringenden Riten sind viele, aber auch zum Werkzeug der Politik wurden die Leichen
Verstorbener, von Cäsars Verbrennung auf dem Forum an bis zu den Staatsbegräbnissen
unserer Zeit und den Mausoleen politischer Führer.

Viele dieser Gegensätze haben auch in unserer Zeit noch ihre volle Geltung. Innerhalb
der europäischen Kultur beginnt erst seit einigen Jahrzehnten ein vorsichtiges Sichlösen
von der Unbedingtheit der christlichen Forderung der *Erdbestattung*.

Sieht man von den in ihrer Motivierung und ihren äußeren Bedingtheiten kaum mehr
aufzuklärenden Bestattungsformen prähistorischer Zeiten und örtlicher und zeitlicher
Abweichungen ab, so trennen im Bereich des für uns übersehbaren geschichtlichen Lebens
die Leichenverbrennung und die Beerdigung zwei Welten religiösen Fühlens.

Was die holzarmen Länder Ostasiens und die Steppen und Wüsten Vorderasiens und Nordafrikas zur *Notwendigkeit* gemacht hatten, die Leichen der Erde zu übergeben, wurde in

der geistigen Entwicklung der Völker jener Gebiete zu einem in festen Kultformen verankerten *religiösen Gebot*. Das Ruhen des Toten in der Erde bis zum Tage des Gerichts wurde zu seinem *heiligen Rechtsanspruch*. „Mögen deine Gebeine zerstreut werden!" ist der schwerste Fluch der semitischen Welt des Judentums und des Islams. Eine der schwierigsten, nur mit größtem Takt zu lösende Aufgabe des modernen Städtebaus und der Städtehygiene ist, eine chinesische, jüdische oder islamische Religionsgemeinde des Ostens zum Aufgeben ihres Friedhofs zu bewegen. Zäher als das Recht der Lebenden wird das der Toten verteidigt. Nur das Fühlen entscheidet. Nichts gilt ihm gegenüber Überlegung und wirtschaftliche Notwendigkeit.

Nicht weniger erfüllt von der *Pflicht*, den Toten der *reinigenden Flamme* zu übergeben, die seine Seele erst ganz von allem Irdischen befreit, brachten die aus Waldgebieten her sich ausbreitenden indogermanischen Völker die *Leichenverbrennung* allen von ihnen getragenen Kulturen und übertrugen sie auf die Völker, die diese Kulturen annahmen. Sie hielten auch dort daran fest, wo in waldarmen Ländern, in Italien, in Griechenland, in vielen Teilen Indiens, auch auf Bali, die Verbrennung den Aufwand großer Mittel nötig macht. Noch heute lebt das gesamte Ritual des Verbrennungskultes bei den Hinduvölkern Indiens und auf der Insel Bali.

Zwar gelang dem Christentum, mit der Lehre von der Auferstehung des Fleisches die uralte semitische Bestattungsform den abendländischen Kulturvölkern aufzuerlegen, mancher Orten aufzuzwingen (Karl d. Gr. 782 den Sachsen). So tief aber ging die Metamorphose ihres Fühlens nicht, daß sie auch die Vorstellung von der Heiligkeit des Grabes in ihrer ganzen Folgerichtigkeit übernommen hätten. Die Erhaltung des Grabes hat hier stets nur als das Vorrecht bevorzugter Gesellschaftsklassen gegolten. Die Gräber des Volkes verfielen; die Toten räumten ihre Plätze den Toten der nächsten Generation und heute sprechen die Menschen der europäischen Kultur kühlen Sinnes von einem „*Begräbnisturnus*" von 30, höchstens 40 Jahren, es sei denn, es würde für eine längere Erhaltung des Grabes bezahlt. Ihr Denken hat sich, auch wenn es am christlichen Dogma festhält, von der materiellen Auffassung der Zusammengehörigkeit der Seele mit den Überbleibseln der Leiche gelöst, soweit diese Auffassung überhaupt je in ihrer ganzen Konsequenz aus den semitischen Kulturen übernommen worden war.

Nur darin sind die Menschen aller Kulturen einig, in dem Wunsche, dem Toten alle Zeichen der Liebe und Ehre zu erweisen. Unter welchen Formen es zu geschehen habe, um seiner Seele die Pforten zu einem jenseitigen Dasein zu eröffnen, dafür werden sie schwerlich eine einigende Formel finden. Viel wäre schon, wenn sie sich zu toleranter Anerkennung anders gerichteten Fühlens bereitfinden wollten.

Der Hygiene ist die schwer zu erfüllende Pflicht auferlegt, um der Lebenden willen in den verletzlichen Bereich des Gemüts- und Glaubenslebens der Völker einzugreifen, ohne doch dem Fühlen der Menschen in Stunden tiefer seelischer Ergriffenheit wehe zu tun. Versteht sie ihre Aufgabe recht, so muß sie, wie es die Religionen seit Jahrtausenden versuchen, sich bemühen, den Gegensatz zu überbrücken zwischen dem Schmerz des Abschieds von einem geliebten Menschen und dem *Zwange*, die verwesliche Hülle, aus der das Seelische geschwunden ist, aus der Gemeinschaft der Lebenden zu entfernen.

Sie muß der Staatsführung regelnde Maßnahmen für die hygienische Beseitigung der Toten vorschlagen und ihre gesetzliche Durchführung fordern. Dazu zwingt sie der gleiche Tatbestand, der ihr Eingreifen in Fragen der Siedlung, der Wasserbeschaffung, der Beseitigung der Abfallstoffe fordert, *das zunehmend enge Zusammenleben der Menschen auf beschränktem Raum*. Wie sehr die Toten die Lebenden beengen können, dafür sind die weiten schönen Hügelgelände um Istambul und Skutari, die von fast unübersehbaren Friedhöfen überzogen sind, ein Beispiel.

Entbunden von ihrer Verpflichtung den Toten gegenüber fühlen sich die Menschen nur in Zeiten schwerer Heimsuchungen durch Kriege und Seuchen. Wenn Hunderte und Tausende gleichzeitig hingerafft werden, bringen Panik und Ekel vor den sich anhäufenden Leichen alles fromme Fühlen zum Schweigen. Ohne Widerspruch wurde hingenommen, wenn bei den großen Seuchenzügen die Obrigkeit die Leichen, auf Karren eingesammelt, vor die Tore der Stadt hinausführte und in Massengräbern verscharren ließ, wo bisher jedem Bürger seine Gruft in der Kirche oder auf dem Gottesacker gebührt hatte. Stets aber ist auch das erste, wenn die Not vorüber ist, die Erfüllung der Pflichten den Toten gegenüber nachzuholen. Pestkapellen, Pestkreuze wurden errichtet. Die Gebeine der im Kriege Gefallenen wurden auf Ehrenfriedhöfen beigesetzt. Selbst auf den Trümmerhaufen von Bomben zerschlagener Städte errichtete frommes Gedenken Kreuze für die unter dem Schutt Begrabenen.

Der moderne Staat beansprucht das Recht, die Bestattung zu genehmigen und diese Genehmigung an die Erfüllung von Bedingungen zu knüpfen. Sie sind hygienischer und rechtlicher Art. Die Gründe dafür sind die folgenden:

Von der Leiche eines an einer Infektionskrankheit Verstorbenen können Gefahren für die Umgebung ausgehen.

Lag eine Infektionskrankheit vor, so ist die Feststellung dieser Tatsache entscheidend für ihre Bekämpfung.

Im Belang der Volksgemeinschaft liegt die Schaffung einer amtlichen Todesursachenstatistik.

Die öffentliche Sicherheit verlangt die Klärung von Fällen, in denen die Möglichkeit vorliegt, daß der Tod nicht auf natürliche Weise eingetreten ist.

Es muß verhütet werden, daß ein Scheintoter beerdigt oder verbrannt wird.

So muß die Obrigkeit eines Kulturstaates vor der Bestattung zweierlei fordern, die *Registrierung des Todesfalls und die Feststellung der Todesursache.* Diese Forderungen werden, wenn ärztliche Behandlung vorausgegangen ist, erfüllt durch die Ausstellung des *Totenscheins* durch den behandelnden Arzt und durch den *Leichenschauschein.*

Nach dem Personenstandsgesetz muß jeder Todesfall dem *Standesbeamten,* in dessen Bezirk der Tote verstorben ist, spätestens am folgenden Werktage angezeigt werden und zwar durch die zur *Anzeige verpflichtete Person,* in Reihenfolge vom Familienvorstand, derjenigen Person, in deren Wohnung der Sterbefall eingetreten ist, jeder Person, die bei dem Tode zugegen war oder von dem Sterbefall aus eigenem Wissen unterrichtet ist, bzw. durch den Leiter, oder den dazu ermächtigten Beamten oder Angestellten einer öffentlichen Anstalt, in der der Todesfall sich ereignet hat.

In das *Sterbebuch* des Standesamtes wird ein Vermerk über die Todesursache eingetragen, sofern sie von einem für das Deutsche Reich bestellten Arzt bescheinigt worden ist.

Ferner muß zur Abmeldung des Verstorbenen, zur Prüfung der Personalien und zur Erlangung der *Beerdigungserlaubnis* der Todesfall bei dem zuständigen *Polizeirevier* angezeigt werden unter Vorlegung des Totenscheins, wenn ein solcher ausgestellt worden ist. Auf Grund der polizeilichen Feststellungen und Eintragungen erteilt das Standesamt die *Todesurkunde* und gibt die *endgültige Beerdigungserlaubnis,* die dem Friedhofsverwalter zwecks Bestattung der Leiche vorzulegen ist.

Beerdigungsfrist. Eine gesetzliche Regelung der Beerdigungsfrist besteht noch nicht. Nach einer preußischen Polizeiverordnung war eine Beerdigung vor Ablauf von 48 h nach Eintritt des Todes nicht statthaft, mußte aber spätestens 96 h nach dem Tode stattfinden, falls die Leiche nicht in eine Leichenhalle übergeführt oder mit einem Leichenpaß auf den Weg gebracht wurde.

Vorzeitige Bestattung kann bei ansteckenden Krankheiten angeordnet werden. Sie kann auch mit Zustimmung der Gemeindebehörde stattfinden, wenn der die Leichenschau vornehmende Arzt die Merkmale des eingetretenen Todes mit Sicherheit festgestellt hat oder die Verwesung so starke Fortschritte gemacht hat, daß die Möglichkeit des Scheintodes auszuschließen ist.

Leichen, die durch das Gericht oder die Polizei sichergestellt sind, dürfen erst bestattet werden, nachdem die angeordnete Verwahrung, Sicherstellung oder Beschlagnahme aufgehoben ist.

Leichenschau. Diese Vorschriften finden ihre Ergänzung durch die *Leichenschau,* ohne die die obengenannten Forderungen unerfüllt bleiben und die Führung einer einigermaßen zuverlässigen Todesursachenstatistik unmöglich ist. Ohnehin ist selbst bei ärztlicher Leichenschau eine einwandfreie Feststellung der Todesursache nicht gesichert, noch weniger bei Leichenschau durch Laien, am wenigsten durch die Angabe der Anzeigepflichtigen, etwa des Haushaltsvorstandes, auf dem Standesamt. Hierin liegt eine sehr *schwacher Punkt der Medizinalstatistik*, der auch durch die sorgfältigsten statistischen Methoden, auch durch die Aufteilung der Todesursachen in eine große Zahl von Hauptnummern, Untergruppen und Aufgliederung in 19 Altersgruppen nur zum Teil behoben wird. Verwendet wird auch in Deutschland das *internationale Todesursachenverzeichnis*, das in zehnjährigen Abständen neu bearbeitet wird.

Die Zahl der Fälle, die wegen irriger oder mißverständlicher Bezeichnung in eine falsche Rubrik eingesetzt werden, ist groß. Größere Sicherheit über die Todesursache — auch nur bis zu einem gewissen Grade — könnte nur die obligatorische *Leichenöffnung* bringen. Aber selbst wenn sie organisatorisch durchführbar wäre, müßte sie erkauft werden mit der gröblichen Verletzung des Feinempfindens vieler Menschen. Stößt doch schon die bei Pestverdachtsfällen unentbehrliche Milzpunktion bei islamischen Völkern auf passiven Widerstand und ebenso in Südamerika und Westafrika die Entnahme einer Leberprobe bei Gelbfieberverdacht.

Ohne Zustimmung der Angehörigen ist daher eine Leichenöffnung nicht zulässig, es sei denn, daß aus Rechtsgründen die *richterliche* oder aus epidemiologischen Gründen die *polizeiliche Leichenöffnung* bei Verdacht einer Reihe von gemeingefährlichen oder übertragbaren Krankheiten, Cholera, Gelbfieber, Pocken, Pest, Rotz, Typhus, Paratyphus, von der Behörde angeordnet wird. Dagegen macht sich ein Arzt *schadenersatzpflichtig* und *strafbar*, wenn er unbefugt eine Leiche öffnet.

Krankenhäuser schließen mitunter die Ermächtigung zur Leichenöffnung nach etwaigem Ableben der Kranken in ihre Aufnahmebedingungen ein. Schon hier läßt sich bezweifeln, ob ein solcher Zwang mit dem ärztlichen Ethos vereinbar ist. Sogenannte *Verwaltungssektionen* gemäß einem Vorschlag von pathologischen Anatomen durch polizeiliche Anordnung zu verfügen, wenn die Todesursache nicht geklärt ist oder aus wissenschaftlichen Gründen, ist ebenso bedenklich. Der Staat sollte in diese Sphäre des Fühlens nicht eingreifen, solange nicht die *Sicherheit* der Gesellschaft in Rechtsfragen oder in Gesundheitsfragen durch Unterlassung der Leichenöffnung gefährdet ist.

Obwohl die *Leichenschau* keine vollständige Sicherheit über die Todesursache gibt, ist es rückständig, daß in Deutschland eine verpflichtende ärztliche Leichenschau nicht besteht, ja daß selbst eine Leichenschau durch Laien noch nicht allgemein durchgeführt ist. In Preußen fehlte eine Leichenschau 1936 noch in 28% der Todesfälle. Es bestehen auf dem Lande in dünn bevölkerten Gebieten mit nur wenigen Ärzten erhebliche Schwierigkeiten, sie durchzuführen.

Eine gesetzliche Verpflichtung zur ärztlichen Leichenschau besteht, wenn die Einäscherung der Leiche beabsichtigt ist. Sie ist ferner durch internationale Verpflichtungen für einige gemeingefährliche Seuchen festgelegt, so z. B. für die Pest in verdächtigen Hafenstädten. Außerdem kann die obere Verwaltungsbehörde beim Auftreten übertragbarer Krankheiten in einer Gemeinde oder einem Gemeindeteil die Schau *jeder* Leiche anordnen, bei gemeingefährlichen Krankheiten im Sinne des Gesetzes betr. die Bekämpfung gemeingefährlicher Krankheiten vom Jahre 1900 auch die Leichenöffnung.

Die ausnahmslose Durchführung der Schau *aller* Leichen durch Ärzte und die *sorgfältige Ausstellung des Totenscheins und Leichenschauscheins* muß ein Ziel des öffentlichen Gesundheitsdienstes sein. Wo vorläufig mit Leichenschau durch Laien Genüge genommen werden muß, ist es Aufgabe der Amtsärzte, die Leichenschauer auszubilden, zu prüfen und ihre Dienstleistungen zu beaufsichtigen.

Einsargung. Polizeiverordnungen beugen dem vor, daß von der Leiche vor der Bestattung Gefahren für die Umgebung ausgehen. Zwar kann gegen eine Aufbahrung im Sterbehaus kein rechtlicher Einwand erhoben werden, obwohl dabei Ansteckungsgefahren, z. B. durch Überwandern von Läusen bei einem Fleckfieberfall von dem erkaltenden Leichnam her, nicht auszuschließen sind, oder beim Küssen der Leiche, das in südeuropäischen Ländern noch recht gebräuchlich ist. Öffentliches Ausstellen der Leiche und Öffnen des Sarges bei den Bestattungsfeierlichkeiten sind aber verboten.

Die frühzeitige Überführung des Toten in eine Leichenhalle empfinden noch viele Menschen als eine Pietätlosigkeit. Erst allmählich gewöhnt sich das Fühlen des Volkes an die Notwendigkeit der baldigen Trennung der Toten von den Lebenden. Es ist daher gut, daß sich die Gemeinden bemühen, ihren Leichenhäusern eine architektonisch würdige Form und eine zweckmäßige Einrichtung zu geben. Dazu gehört außer einem kapellenähnlichen Raum für die Aufbahrung und die Leichenfeier Totenkammer, Sektionsraum und Zimmer für Geistliche und Personal. In Preußen war die Überführung in die Leichenhalle spätestens 24 h nach dem Tode vorgeschrieben.

Polizeiliche Bestimmungen gelten auch für das Waschen, die Einkleidung und Einsargung der Leiche. Leichenfrauen dürfen nicht im Nahrungsmittelgewerbe arbeiten oder den Beruf einer Hebamme ausüben. Kein Gerät, das bei der Versorgung verwendet wird, z. B. Friseurgerät, darf zum Gebrauch bei Lebenden verwendet werden. Sonderbestimmungen einzelner Länder regeln den Dienst der Leichenfrauen. In Sachsen muß die Leichenfrau bei Zweifel über den Eintritt des Todes den Arzt, bei Verdacht auf gewaltsamen Tod die Ortspolizei benachrichtigen.

Ein Waschen der Leiche darf nicht stattfinden, wenn der Tod als Folge einer übertragbaren Krankheit eingetreten ist. Die Leiche ist dann ohne Umkleiden in Tücher einzuhüllen, die mit desinfizierender Flüssigkeit getränkt sind. Solche Leichen sollen auch so rasch wie möglich eingesargt werden. Durch reichliches Einbringen aufsaugender Stoffe, von Torf, Sägemehl oder Holzkohlenstaub, muß das Heraussickern von Leichenflüssigkeit verhindert werden. Der alsbald zu schließende Sarg soll beschleunigt in eine Leichenhalle übergeführt werden oder in einem Raum untergebracht werden, der nicht als Wohn-, Arbeits- oder Wirtschaftsraum benutzt wird. Die Aufbahrung im Sterbehaus ist in solchen Fällen verboten.

Leichentransport. Die Tatsache, daß von der Leiche eines nicht einer Infektionskrankheit Erlegenen keine unmittelbare Gefahr für die Lebenden ausgeht, erlaubt der Behörde, der *Überführung der Leiche* nach einer anderen als der für den Sterbeort zuständigen Begräbnisstätte zuzustimmen, sofern eine *amtsärztliche Unbedenklichkeitserklärung* für die Ausstellung des *Leichenpasses* vorliegt. Diese stützt sich auf die Aussage des behandelnden Arztes, daß der Beförderung der Leiche gesundheitliche Bedenken nicht entgegenstehen, daß der Tod nicht durch Gewalteinwirkung eingetreten ist und daß sich kein Verdacht einer strafbaren Handlung ergeben hat. Außerdem muß ein Ausweis vorliegen über die vorschriftsmäßige Einsargung der Leiche. Nötigenfalls wird die Besichtigung der Leiche angeordnet. Ist der Tote einer gemeingefährlichen Krankheit im Sinne des Reichsseuchengesetzes vom Jahre 1900 erlegen, so muß die Ausstellung eines Leichenpasses für die Frist eines Jahres nach dem Tode versagt werden. Die Beförderung von Fleckfieberleichen ist erlaubt, wenn die Leiche zuverlässig frei ist von Läusen. Bei übertragbaren Krankheiten, Diphtherie, Scharlach, Typhus, Paratyphus, Milzbrand oder Rotz, unterliegt es der Entscheidung des Gesundheitsamtes, ob wegen Gefahr der Seuchenverschleppung die Ausstellung der Unbedenklichkeitserklärung abzulehnen ist. Bei anderen übertragbaren Krankheiten darf sie nicht verweigert werden.

Die Sicherheiten, die mit diesen Bestimmungen gegeben sind, werden durch Polizeiverordnungen und die Eisenbahnverkehrsordnung vom 8. 9. 38 Abschn. IV noch verstärkt.

Grundsätzlich, bei Transport mit Fahrzeug, mit Eisenbahn oder bei Transport über See oder mit dem Flugzeug, müssen die Leichen in einen widerstandsfähigen, luftdicht verschlossenen Metallsarg gelegt und dieser Metallsarg so in einen Holzsarg eingefügt werden, daß er sich darin nicht verschieben kann. Sein Boden soll mit einer 5 cm hohen Schicht aufsaugender Stoffe bedeckt sein. Für einen Seetransport wird außerdem das Einstellen des Sargpaares in eine gewöhnliche Holzkiste gefordert, in der es ebenfalls fest ruhen muß.

Der Nachweis der vorschriftsmäßigen Einsargung ist die Voraussetzung des Leichentransportes auf der Eisenbahn und ins Ausland. Hierfür werden übrigens nach einem internationalen Abkommen vom 10. 2. 37, dem allerdings noch nicht alle Staaten beigetreten sind, außer den üblichen, durch internationale Abkommen über Transporte notwendigen Urkunden keine weiteren Nachweise als der Leichenpaß gefordert.

Durch die Transportbestimmungen ist auch vorgesorgt, daß, abgesehen von gesundheitlichen Bedenken, auch dem ästhetischen Fühlen Rechnung getragen wird. So darf ein Transport mit Fuhrwerk nur in einem Leichenwagen erfolgen, jedenfalls nicht mit Personen- oder Lieferwagen, in denen Lebensmittel oder Vieh befördert werden. Sowohl bei Eisenbahnwie bei Seetransport oder Lufttransport muß der Sarg oder die Kiste in einem abgeschlossenen Raum so untergebracht werden, daß eine Berührung mit Lebensmitteln nicht stattfinden kann und sowohl Fahrgäste wie das Personal des Transportmittels unbelästigt bleiben. Jeder Transport durch Fahrzeuge oder Eisenbahn muß durch einen Bevollmächtigten begleitet sein, der auf der Bahn den gleichen Zug benutzen muß.

Ausgrabung von Leichen. Bei der *Ausgrabung von Leichen*, falls sie nicht auf gerichtliche Anordnung erfolgt, hat der beamtete Arzt sich gutachtlich darüber zu äußern, ob und unter welchen Bedingungen die Ausgrabung unbedenklich ist. Sie ist nur zulässig mit Genehmigung der Ortspolizeibehörde.

Bestattungsplätze. Der Intoleranz früherer Zeiten ist in Deutschland dadurch ein Ende bereitet, daß den Gemeinden die Verpflichtung auferlegt ist, Bestattungsplätze zu schaffen, auf denen die Verstorbenen ohne Unterschied des Glaubensbekenntnisses oder der Todesart, also auch Selbstmörder, bestattet werden. Es steht den Konfessionen aber zu, ihnen gehörige Friedhöfe weiter zu benutzen, sofern eine Übertragung des Eigentums auf die Gemeinden nicht erfolgt ist. Jedoch sind die höheren Verwaltungsbehörden befugt, im Interesse der Volksgesundheit oder aus Gründen des gemeinen Wohls Friedhöfe zu schließen. Das geschieht in der Regel mit vollbelegten Friedhöfen innerhalb größerer Gemeinden.

In den letzten fünf Jahrzehnten sind im Bereich der größeren Städte Deutschlands Gemeindefriedhöfe in schöner landschaftlicher Lage und angelegt nach hohen ästhetischen Gesichtspunkten geschaffen worden. Beisetzungen innerhalb der Bauzone eines Ortes, in der unmittelbaren Umgebung der Kirchen oder in Grüften finden heute nur noch in Ausnahmefällen auf Grund alter Gerechtsame statt. Auf privatem Grund und Boden bedürfen sie der Genehmigung der Ortspolizeibehörde. Dabei muß nachgewiesen werden, daß alle hygienischen Voraussetzungen hinsichtlich der Beschaffenheit des Bodens und der Grundwasserverhältnisse gegeben sind.

Bundesgesetzliche Bestimmungen über die Anlage von Begräbnisstätten liegen nicht vor. Die landesrechtlichen Bestimmungen erfüllen aber heute alle hygienischen Forderungen. Zudem unterstehen die Begräbnisplätze der Aufsicht der Amtsärzte. Diese sind auch gutachtlich zu hören bei Neuanlagen und Erweiterungen, beim Erlaß der Begräbnis- und Friedhofsordnung sowie bei der Errichtung und zweckmäßigen Einrichtung der Leichenhallen. Auch die Hinzuziehung eines Geologen sollte nicht unterlassen werden. Der Amtsarzt kann die Schließung ungünstig gelegener Friedhöfe anstreben, besonders wenn gesundheitliche Einflüsse auf die Umgebung zu befürchten sind.

Bei ordnungsmäßiger Anlage der Gräber kann von den Leichen keine Ansteckung ausgehen, weil die meisten pathogenen Keime mit dem Einsetzen der Fäulnis durch vom Darm her auswandernde, apathogene Keime rasch überwuchert werden. Daß einige Keime, Tuberkelbacillen, in einer Leiche lange Zeit nachweisbar bleiben, daß auch Typhusbacillen sich halten können, hat keine Bedeutung, da sie bei der vorgeschriebenen Tiefe der Gräber nicht an die Oberfläche gelangen können. Ein Zusammenhang des Auftretens infektiöser Krankheiten mit Friedhöfen hat sich nicht nachweisen lassen. Sie sind in der Nähe von Friedhöfen nicht überdurchschnittlich häufiger. Nur bei oberflächlicher Bestattung, wie sie im Orient häufig ist, können Krankheitskeime aus den Gräbern in die Außenwelt gelangen, wie das bei einer Choleraepidemie in Kleinasien beobachtet wurde. Dort wurden Choleravibrionen in einem Bach nachgewiesen, unmittelbar nach seinem Austreten aus einem Friedhof.

Durch die heutigen Grundsätze über die Anlage neuer Begräbnisplätze ist die Gewähr gegeben, daß bei der Auswahl des Geländes die *geologische Beschaffenheit des Bodens* und die Raumverhältnisse beachtet werden, so daß die benachbarten Wohngebiete vor Belästigungen bewahrt bleiben und eine Verun-reinigung des Grundwassers durch Leichenflüssigkeit vermieden wird.

Ein mäßig trockener, grobporiger, sandiger Boden sichert eine rasche und vollständige Verwesung. Unter keinen Umständen darf das Grundwasser die Verwesungszone erreichen. Über die möglichen Schwankungen des Grundwasserstandes müssen daher genaue Erhebungen angestellt werden. Nicht, daß eine Verbreitung pathogener Keime durch das Grundwasser zu fürchten wäre. Aber schon die Möglichkeit, daß Brunnen der engeren oder weiteren Umgebung Grundwasserzuflüsse erhalten könnten, die mit Leichenflüssigkeit verunreinigt sind, muß ausgeschlossen werden.

Für die bei einigen südostasiatischen Völkern noch bestehende, auf animistischen Vorstellungen beruhende Sitte, Leichenflüssigkeit aufzusammeln und Speisen beizumischen, um dadurch Seelenkraft zu gewinnen, haben Menschen unserer Kultur keine Möglichkeit des Verständnisses. Gestört ist in nassem Boden oder im Grundwasser selbst die Zersetzung der Leiche. Sie tritt zwar rascher ein, wie das von Wasserleichen bekannt ist, kommt aber bald wieder zum Stillstand und es kann Leichenwachsbildung (Adipocire) eintreten, da die normalerweise an der Fäulnis mitwirkenden tierischen Organismen durch Luftmangel ausgeschaltet sind. Ähnlich wie es in zu trockenen Böden (Wüstensand), in tiefen, sehr trockenen Grüften, bei zu hoher Temperatur des Bodens oder zu starker Durchlüftung zu Mumifikation kommen kann, bleiben die Leichen unerwünscht lange in ihrer äußeren Form erhalten mit der Gefahr, bei einer Wiederaufdeckung zu Curiosa für eine spätere Generation zu werden.

Ist man in der Wahl des Geländes beschränkt, so muß durch Aufhöhung oder Drainage des Geländes die nötige Absenkung des Grundwasserstandes erreicht werden. Der höchste Grundwasserstand darf die Grabsohle nicht erreichen.

Gebunden ist man, wenn keine belästigenden Gerüche auftreten sollen, an einen Mindestabstand des Sarges von der Erdoberfläche. Verlangt wird, daß der Abstand vom höchsten Punkt des Sarges bis zum begangenen Grund 0,9 m betrage. Zwar gehen von dem Fäulnis- und Verwesungsgeruch keinerlei gesundheitliche Gefahren aus, wie sie in der vorbakteriologischen Ära als Wirkung von Miasmen angenommen wurden. Man muß es aber nur einmal erlebt haben, wie auf den dicht belegten Friedhöfen des Orients an heißen Sommertagen infolge zu oberflächlicher Bestattung ein ekelerregender Geruch den Genuß des sonst so stimmungsvollen Bildes eines unter hohen Cypressen ruhenden, mit schönen marmornen Stelen geschmückten Gräberfeldes beeinträchtigt.

Einer Überbeladung des Bodens mit Zersetzungsprodukten wird vorgebeugt, wenn als Norm innegehalten wird, daß für das Grab eines Erwachsenen eine Länge von 260 cm, eine Breite von 1 m und nach jeder Seite ein Zwischenraum zwischen den einzelnen Gräbern von 30 cm angenommen wird. Aus dem gleichen Grunde sollen Massengräber nur in Kriegs- und Seuchenzeiten zugelassen werden.

Neubelegung der Friedhöfe kann erfolgen, wenn die Leichen bis auf geringfügige anorganische Knochenreste zerfallen sind. Das dauert in Böden von der obengenannten Beschaffenheit 7—30 Jahre, in schwereren, lehmigen Böden bis 40 Jahre. Auf diese Zeitabstände muß der *Begräbnisturnus* eines Friedhofs berechnet werden, so daß also auch die Bevölkerungsbewegung in Hinblick auf Erweiterungen und Neuanlagen Beachtung erheischt.

Wie Friedhöfe unterhalten sind und die Gräber gepflegt werden, ist ein guter Maßstab für die kulturelle Höhe einer Bevölkerung. In Ländern, in denen darüber einige Zweifel bestehen, lehrt daher der Besuch des Friedhofs den Hygieniker oft mehr als vielseitige Untersuchungen und Befragungen. *In Zeiten von Epidemien, die eine primitive Bevölkerung aus Furcht vor lästigen Maßnahmen gern zu verhehlen versucht, bringt die Feststellung vieler frischer Gräber am raschesten einen Einblick in die wahre Lage.*

Mineralisierung. Der Abbau der organischen Substanz bei der Erdbestattung vollzieht sich unter Zersetzungsprozessen, bei denen Fäulnisbakterien, die bald nach dem Tode vom Darm her die Leiche durchsetzen, Bact. coli und Anaerobier, die Mineralisierung der Leiche bewirken. Hierbei wirken höhere Organismen, unter ihnen viele Fliegenlarven, mit. Da sie einer gewissen Feuchtigkeit und reichlichen Luftzutritts bedürfen, schreitet die stinkende Fäulnis, die unter normalen Verhältnissen in etwa 3 Monaten abgelaufen ist, in sehr trockenen Böden nur langsam fort. Andererseits wird sie durch den Luftraum des Sarges gefördert. Die sich anschließende Verwesung läßt im Ablauf von 3—7 Jahren die Reste, widerstandsfähige Gewebe, Sehnen, Knorpel, Haut, Haare, zerfallen und hinterläßt nur noch Knochenreste, die in unserem Klima sich lange erhalten, falls sie nicht in sauren Böden ruhen. In den Tropen sind sie in wenigen Jahren völlig geschwunden.

Zur Förderung dieser Vorgänge sollen nur Särge zugelassen werden, die im Boden wie Holz verrotten.

Bei der vorgeschriebenen Tiefe der Gräber werden die Zersetzungsgase im Boden absorbiert. Irgendein grobsinnlicher Eindruck geht also von den in der Tiefe des Bodens ablaufenden Vorgängen nicht aus. Ebensowenig bedeuten sie eine Gefahr für die Lebenden. Auf einem in schöner Lage mit richtigem Gefühl für Stimmungswerte angelegten Totenacker ist die Mehrzahl der Leidtragenden und Besucher, umgeben von zahllosen Symbolen pietätvollen Fühlens, frei von jedem analysierenden Denken über das Vergehen der Leiche. Die Vertreter der Feuerbestattung erwarben sich kein Verdienst, als sie vor einigen Jahrzehnten in ihren Werbeschriften, selbst auf Ausstellungen, schaudervolle Bilder der Zersetzungsvorgänge mit drastischer Schilderung der Einzelheiten zur Kenntnis brachten.

Feuerbestattung. Nach langer Pause hat seit etwa 75 Jahren die Feuerbestattung wieder Raum gewonnen. Zu über 10% in der Schweiz, zu fast 10% in Deutschland werden wieder Leichen eingeäschert. Die romantische Vorstellung, dem Toten werde mit dem Zurückgreifen auf die Sitte der germanischen Vorfahren eine größere Ehre erwiesen, verknüpft sich mit der ästhetischen Ablehnung, die Leiche eines geliebten Menschen den abstoßenden Vorgängen der Fäulnis und Verwesung ausgesetzt zu sehen.

Noch stehen einer allgemeinen Einführung die Bedenken eines Teils der christlichen Gemeinden, in manchen Ländern, wie England, auch die Bindungen an die Tradition entgegen. Die Bedenken der Gerichtsmedizin, durch die Verbrennung werde die Möglichkeit der Aufdeckung eines Verbrechens, etwa eines Giftmordes, verhindert, gilt dadurch als behoben, daß in allen Fällen unsicherer Todesursache, wenn die Verbrennung beabsichtigt ist, die amtliche Leichenöffnung stattfinden muß, auch dadurch, daß eine ortspolizeiliche Bescheinigung vorliegen muß, es seien keine Umstände bekannt, die auf Herbeiführung des Todes durch strafbare Handlungen schließen lassen.

Eine hygienische Notwendigkeit, Leichen durch Feuer zu vernichten, kann aus epidemiologischen Erfahrungen nicht abgeleitet werden. Leider wird gerade dann, wenn die Einäscherung aus epidemiologischen Gründen erwünscht wäre, bei Häufung von Sterbefällen in Seuchenzeiten, ihre Durchführung auf praktische Schwierigkeiten stoßen.

Unzweifelhaft aber wird durch Urnenfriedhöfe viel weniger Platz beansprucht. Die allem pietätvollen Empfinden widerstreitenden Vorgänge bei dem in dicht bevölkerten Gebieten aus Raummangel unvermeidbaren Begräbnisturnus können so gut wie vollständig vermieden werden. Dem geringeren Aufwand der Gemeinden für den Grunderwerb stehen wiederum die höheren Kosten für die Einäscherung und das Erbauen der Urnengebäude oder -hallen gegenüber. Die öffentliche Fürsorge hat daher auch nicht die Verpflichtung, die hohen Kosten einer Einäscherung zu tragen.

Von den mancherlei behördlichen und kirchlichen Behinderungen der Feuerbestattung sind die meisten im Laufe der letzten Jahrzehnte fallengelassen
worden. Geistliche der protestantischen Kirchen sehen kein Hindernis mehr
für einen Trauergottesdienst. Nach dem Gesetz über die Feuerbestattung vom
15. 5. 34 ist die Feuerbestattung der Erdbestattung gleichgestellt. Es genügt,
abgesehen von den genannten Sicherungen der Rechtspflege, die eigenhändig
geschriebene oder unterschriebene Erklärung des Verstorbenen zum Nachweis,
daß die Feuerbestattung seinem Willen entspricht. Aber auch falls eine solche
Willenserklärung nicht vorliegt, steht dem Ehegatten, den Kindern oder deren
Ehegatten zu, die Bestattungsart zu bestimmen. Für Personen unter 16 Jahren

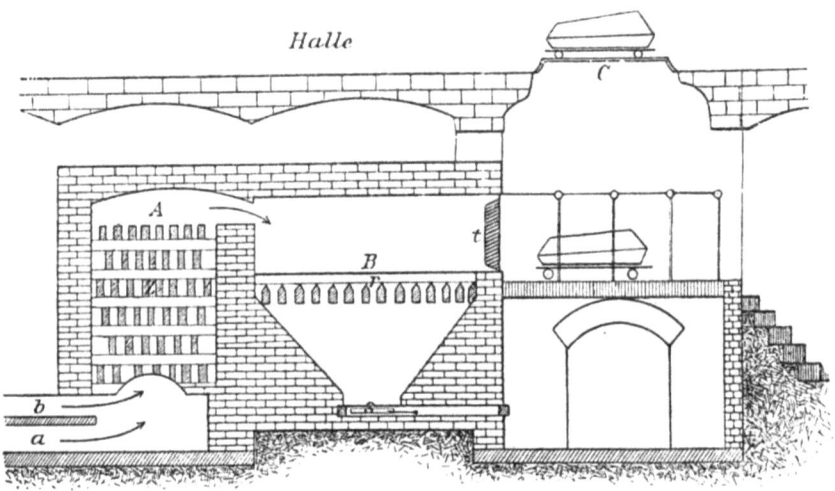

Abb. 58. Verbrennungsofen. *a* und *b* Kanäle für Generatorgas und Luft; *A* Vorwärmkammer; *Z* Ziegel; *B* Verbrennungs-
kammer; *t* Tür; *r* Tonrost; *s* Gefäss für Asche; *C* Versenkung. (Nach Möllers.)

und für Geschäftsunfähige kann derjenige die Bestattungsart bestimmen, dem
die Sorge für den Verstorbenen oblag.

Eine Einäscherung darf nur stattfinden in *behördlich genehmigten Feuer-
bestattungsanlagen* und nach einer *Betriebsordnung*, deren Innehaltung der *Aufsicht
der Polizeibehörde* unterliegt. Sie soll nach erteilter Genehmigung in der
Regel innerhalb dreimal 24 h erfolgen.

Abb. 58 gibt das schematische Bild eines Leichenverbrennungsofens. Sein
Prinzip beruht darauf, daß die Leiche mit dem Verbrennungsmaterial, Koks
oder Holz, nicht in Berührung kommt, der Sarg also nicht in den Feuerraum
gelangt, sondern in einem daneben gelegenen Raum zum Zerfall gebracht wird,
der durch die Verbrennungsgase auf eine Temperatur von etwa 1000⁰ erhitzt
wird. Bei diesen Temperaturen verdampfen selbst Zinksärge. Die Knochen
zerfallen bis auf geringfügige Stückchen zu Kalkasche, die ohne Beimengungen
sich in einem Gefäß sammeln. Um das zu erreichen, dürfen die Einäscherungs-
särge oder Einsatzsärge keine Metallbeschläge haben und dürfen nicht mit
Pech gedichtet sein. Nur ein unverbrennbares Schild mit der Nummer des
Einäscherungsverzeichnisses und dem Namen der Einäscherungsanlage wird
dem Sarg angeheftet. Ebenso dürfen Kissen und Füllmaterial der Särge keine
unverbrennbaren Stoffe enthalten und an der Bekleidung der Leiche dürfen
sich keine Metallgegenstände befinden.

Die Veraschung dauert nach mehrstündigem Vorheizen der Verbrennungs-
kammer einige Stunden. Es soll vermieden werden, daß während dieser Zeit

Rauch aus dem Kamin aufsteigt. Eine Beobachtung der Vorgänge im Ofen ist nur den Angestellten der Anstalt erlaubt. Jedoch dürfen zwei Vertrauenspersonen der Familie bei dem Einbringen des Sarges in den Ofen zugegen sein.

Von dem Rost, der den Sarg trägt, fällt die Asche in ein Sammelgefäß. Sie wird in ein amtlich zu verschließendes, widerstandsfähiges, luftdichtes Behältnis getan und muß *würdig beigesetzt* werden, d. h. es liegt nicht im Belieben der Angehörigen, etwa einen Wunsch des Verstorbenen zu erfüllen, seine Asche dem Meer zu übergeben. Die Aschenreste dürfen daher auch den Angehörigen nicht ausgehändigt werden, auch nicht vorübergehend, etwa zur Beisetzung an einem anderen Ort.

Für die Ruhefrist der Asche gilt mindestens der für die Erdbestattung am gleichen Ort vorgesehene Zeitraum. Urnenhallen, wie sie in den meisten neueren Friedhöfen Deutschlands vorgesehen sind, bieten manche Möglichkeit zu befriedigenden ästhetischen Lösungen und sind gesicherter gegen Verwahrlosung als Gräber.

Die Einäscherungsanstalt ist verpflichtet, das Einäscherungsverzeichnis bis 30 Jahre nach der letzten Eintragung aufzubewahren.

Schrifttum.

Möllers, B.: Hygiene des Leichenwesens. In Flügges Grundriß der Hygiene. Berlin 1940.

Kleidung.

Gemessen an der Bewertung der Kleidung in unserer Lebenshaltung, an dem Aufwand dafür im Rahmen des wirtschaftlichen Haushalts, an dem Eindruck auf andere Menschen, den wir von unserer Erscheinung im Guten oder Schlechten meinen erwarten zu müssen, an dem Wohl- oder Mißbehagen, uns gut oder schlecht gekleidet zu wissen oder zu fühlen, an ihrer Bedeutung als Maßstab für die Geltung, die beansprucht und anerkannt wird, ist die Beteiligung der Hygiene an den Problemen der Bekleidung auffallend geringfügig. Sollte man nicht meinen, der Gegenstand eines unabweisbaren Bedürfnisses, des Schutzes gegen Wind und Wetter, gegen Hitze, Kälte, Nässe, gegen unsanfte Berührungen und Verletzungen, gegen Strahlung der Sonne und so manche anderen schädigenden Einflüsse der Umwelt müsse mindestens ebensoviel Beachtung verdienen, wie die Versorgung mit Wasser, die Ernährung, die Wohnung, kurz wie alle die physischen Umweltfaktoren, von denen unser Wohlbefinden abhängt, und dies um so mehr, als dafür keineswegs nur ein kleiner Haushaltsbetrag aufgewendet wird, sondern vielfach weit mehr als selbst für die lebenswichtigsten jener Bedürfnisse? Das trifft nicht nur für die Hochkulturen zu, sondern auch für die Lebenshaltung primitiver Völker.

Könnte diese geringe Beteiligung, ja man möchte sagen diese Vernachlässigung der Hygiene als Berater und Helfer in Bekleidungsfragen, vielleicht daran liegen, daß die Kleidung ihren Ursprung gar nicht hat in physischen Bedürfnissen, sondern in psychischen? Ist es doch bis zum heutigen Tage so geblieben, daß jedes psychische Motiv für die Wahl der Kleidung schwerer wiegt, als noch so gut begründete Forschungsergebnisse über die hygienischen Eigenschaften und den Wert von Stoffen und über den Schnitt und die Tragweise von Kleidern.

Das erste Kleidungsstück ist ein Amulett. Jedes Zusammentreffen mit primitiven, noch völlig oder beinahe nackt gehenden Menschen lehrt, wie die *Kleidung sich aus magischen Symbolen* entwickelt hat, und wie diese vor dem Bekleidungszweck der Stoffe unzweifelhaft den Vorrang haben. Den allen Gefährdungen der Umwelt ausgesetzten, mit keinem natürlichen Schutz eines Haarkleides ausgestatteten Leib durch magische Abwehrkräfte zu

schützen ist dringlicher als physischer Schutz. Dies Motiv beherrscht noch die hochentwickelte Kleidung vieler Kulturvölker der Tropen. Eingewebte, eingestickte oder ein-
gefärbte Schutzsymbole geben dem Kleide eine weit höhere Funktion als die des Schutzes
gegen die alltäglichen physischen Einflüsse der Umwelt, deren der Mensch der warmen
Länder ohnehin kaum bedarf. Das Kind bleibt unbekleidet. Eine ihm ins Haar geflochtene
Perle oder eine Schnur um Hüfte oder Hals sind genug des Schutzes.

Bis in die kultischen Handlungen der großen Weltreligionen hinein behalten diese Vorstellungen von der magischen Kraft der Kleidung oder einzelner Bekleidungsstücke ihre
volle Geltung. Der Priester, der Wallfahrer, der Büßende, der sich Gott Weihende bedarf
eines besonderen Kleides.

Schwer ist, zu entscheiden, ob es richtig ist, wenn wir, ausgehend von unserem heutigen
Fühlen, voraussetzen, ein weiteres ursprüngliches Motiv, sich zu bekleiden, sei das *Schamgefühl*
gewesen, oder ob nicht auch die Verhüllung der Schamteile ursprünglich dem Schutz gegen
ihre Gefährdung durch unsichtbare Mächte zu dienen hatte. Auch hierfür sprechen Beobachtungen an Kindern tropischer Völker. Noch heute gehen in zahlreichen Stämmen Afrikas
beide Geschlechter ganz nackt und bei einigen Völkern Südostasiens kennen die Frauen
keine Bedeckung der Brust, ohne daß ihnen deshalb ein starkes natürliches Schamgefühl fehlte.

Die zunehmende Verhüllung *betonte* die Differenzierung der Geschlechter gerade durch
die Hervorhebung, mitunter durch eine Scheinverhüllung der Geschlechtsmerkmale. Es
ist bemerkenswert, wie dem Europäer, der nackt gehenden Völkern begegnet, die Geschlechts-
unterschiede viel weniger auffallend erscheinen, als bei bekleideten Menschen.

Damit mußte das Schamgefühl eine zuvor nicht gekannte, sekundäre Entwicklung
erfahren. Sie hat niemals einen Abschluß gefunden. Zwischen einem „Zuviel" der Verhüllung und Enthüllung, zwischen positivem und negativem Exhibitionismus, schwankt
seit Jahrhunderten die weibliche Mode in immer schnelleren Ausschlägen. HELLPACH spricht
von einer *Ambivalenz* der Triebabsicht. In ebenso großen Gegensätzen betont die Kleidung
zu Zeiten die Merkmale des Geschlechts, um sie in anderen bis zu Unkenntlichkeit zu verkehren oder zu entstellen.

Zu beidem gesellt sich sehr früh als weiteres Motiv, das zu den *Urgütern* der Hominiden
gehörige, d. h. nur dem Menschen, keinem Tier eigene *Schmuckbedürfnis* (HELLPACH), zum
Teil eingeordnet in den Motivkreis der magischen, zum Teil der sexuellen Sphäre (Reizwäsche),
zum Teil Ausdruck des Wunsches, durch Zurschaustellung seines Reichtums Geltung zu
beanspruchen. Überall aber, wo sich *echte* Kultur entwickelte, keineswegs nur im Bereich
der Hochkulturen und keineswegs nur im Bereich der Kulturländer, in denen die Menschen
des physischen Schutzes der Kleidung nicht entraten können, gesellt sich dem Schmuckbedürfnis das *Motiv der künstlerischen Form* zu. Jede Zeit seit den großen Kulturen des Altertums versuchte, ihrer Vorstellung von Körperschönheit durch die Mode eine kunstgemäße
Betonung zu geben. Die Körperformen und die natürlichen Bedürfnisse des Leibes hatten
sich dem unterzuordnen. Zwar bei den Griechen verwies ihre Hochschätzung der Schönheit
des nackten Leibes das Kleid in eine dienende Rolle. Aber schon vorher in der minoischen
Kultur hatte das nicht gegolten, und als zwei Jahrtausende später im Mittelalter die Nacktheit
in Tracht und künstlerischer Darstellung als sündig verworfen wurde, mußte es zu einer
vollständigen Abirrung der Vorstellung von körperlicher Schönheit kommen. Damit ging
vollends jede Bewertung der Kleidung nach ihren die Gesundheit fördernden oder schädigenden Einwirkungen verloren. Die Künstler des Nordens fanden, als sie beim Übergang
vom Mittelalter zur Neuzeit die Nacktheit darzustellen wagten, keinen weiblichen Körper als
Modell, der nicht die verunstaltenden Spuren der Zeitmode getragen hätte (Cranach, Dürer).

Der Zwang, der von der Kunstform der Kleidungsweise ausging, galt und gilt noch heute
für die Kulturerscheinung, die als *Tracht* bezeichnet wird und in *zwingender Form* für ganze
Gesellschaftsgruppen und Stände Geltung hatte, meist durch die unteren Stände von den
oberen übernommen wurde, dann aber oft als *Berufskleidung* zu einem ständischen *Ehrenkleid*
(Zunftkleider: Bergknappen, Halloren) geworden war. Sie mochte noch so gesundheits-
widrig sein, wie die engen Mieder und die Unzahl der Unterröcke in manchen Bauerntrachten,
niemand hätte es wagen können, sich diesen Gebräuchen zu entziehen.

Allen diesen Motiven des Schmuckbedürfnisses zollte auch das männliche Geschlecht
zu allen Zeiten einen Tribut, bis zu einem Grade des primitiven Denkens, kostbare Kleidung
müsse Vorrechte und Ansprüche am besten zur Geltung bringen. Im Bereich einiger Hochkulturen und gerade auch in neuerer Zeit aber wurde Schlichtheit, Einförmigkeit und Un-
auffälligkeit sowohl der militärischen wie der zivilen Kleidung zum Ideal der Darstellung
männlichen Wesens. So wurde eine Kleidung von sparsamer Verwendung schmückenden
Beiwerks zum Symbol hoher gesellschaftlicher Stellung, von Vorrecht und Abstand (Karl V.
von Tizian), wie die preußische Uniform im Gegensatz zu den Weißröcken Österreichs und
den Rotröcken Englands. Dennoch behielt „zweierlei Tuch" einen Nimbus von Männlichkeit,
der erst heute geschwunden ist. Jeder Versuch, zu Schmuck und Putz zurückzukehren,
verfällt heute rasch der Lächerlichkeit („Affenschaukeln" und silberne Biesen).

Seelische Motive der Bekleidung standen schon in Geltung, sie gehörten zu den Urelementen menschlichen Wesens, als mit dem Vordringen des Menschen in eine für ihn ohne Domestikation unerträgbare geographische Provinz die *Kleidung zu einem wesentlichen Bestandteil des Domestikationsprozesses werden mußte*. Auch hier behielten die psychischen Motive für die Ausgestaltung seiner Kleidung die unbestrittene Übermacht über die primitiven *Bedürfnisse des Schutzes gegen die Unbilden des Klimas*.

Bis heute hat sich an dem Primat der psychischen Motive wenig geändert. Trotz aller mit vielem Pathos verkündeten Reformen wird die Mode siegen, wenn sie wieder Reifröcke und einschnürende Korsetts verlangen sollte. Alle Ansätze zu Reform der Kleidung sind beim weiblichen Geschlecht kurzlebig geblieben, meist nur auf engen Kreis beschränkt, und auch beim männlichen Geschlecht haben wohldurchdachte und hygienisch gut vertretbare Vorschläge für hygienische Unterkleidung nur einen kleinen Kreis von Anhängern gefunden und haben sich gegen Spott und wirtschaftliche Behinderung ihrer Durchführung nicht durchsetzen können. Dabei hat es ihnen, aber auch ausgesprochenen Modetorheiten, nicht an Schlagworten aus dem Bereich der popularisierenden Hygiene gefehlt.

Es bedurfte stärkerer Antriebe aus den Forderungen des physischen Daseins heraus, um über Mode und Konvention hinweg einem hygienischen Denken Einfluß einzuräumen auf die Bekleidung. Erst unsere Zeit kennt hygienische Bekleidungsprobleme mit der Forderung einer zweckmäßigen *Tropenkleidung*, *Sportkleidung* und *Arbeitskleidung*. Erst jetzt tragen die Ergebnisse der seit den 90er Jahren des vorigen Jahrhunderts einsetzenden Forschungen M. RUBNERs, K. B. LEHMANNs und P. SCHMIDTs ihre Frucht. Damals erst war, nachdem PETTENKOFER schon 1865 auf die *Kleidung als Objekt der Umweltforschung* hingewiesen hatte, diese Aufgabe in Angriff genommen worden. In mühevollen Untersuchungen, für die die Apparaturen erst geschaffen werden mußten, sind in Zusammenarbeit von Hygienikern, Physiologen und Technikern alle Eigenschaften der Grundstoffe unserer Kleidung und ihr Aufbau zu hygienisch zweckmäßigen Kleidungsstücken erforscht worden. Die Ergebnisse waren eindeutig und klar. Daß von ihnen, mit Ausnahme der obengenannten, zwingenden Sonderverhältnisse, im Alltag des Lebens Gebrauch gemacht würde, wird niemand bestätigen können.

Es dürfte zu den größten Seltenheiten gehören, daß ein Mann oder eine Frau beim Einkauf eines Stoffes über seine äußeren Eigenschaften hinaus, ob Wolle, Baumwolle, ob Kunstfaser, ob Leinen oder Seide, und manchmal auch von welcher Webart, Interesse nähme an seinem *Porenvolumen*, seiner *Permeabilität*, seiner *Diathermie*, seiner *Reflexion*, seiner *Durchgängigkeit für Licht*. Höchstens daß die *Benetzbarkeit* des Stoffes, seine *Farbe* und vielleicht seine *Dicke* für den Ankauf mitentscheidend sein können. Nicht einmal die Reklame hat für nötig erachtet, diese hygienischen Faktoren in ihren Bereich zu ziehen. Nichts beweist besser, wie gleichgültig sie dem Käufer sind.

So hinkt die Hygiene der Kleidung in der Anwendung jener Forschungsergebnisse allen den großen Fortschritten in der Abwehr der Schäden nach, mit denen das Leben des domestizierten Menschen der gemäßigten Zone durch das künstliche Klima seiner Behausung und seines Arbeitsraums belastet ist. Dabei liegt es so, daß die Kleidung den Körper mit einer Schicht künstlicher Klimaelemente aus Temperatur und Feuchtigkeit umgibt, die ihn schützend umgeben, falsch gehandhabt aber ihm unmittelbaren oder dauernden Schaden zufügen können.

Die gewollte *Einengung der Entwärmung* des Körpers, der *Kälteschutz* durch die Kleidung in kühlem Klima, kann zu ernstlicher *Beeinträchtigung des Wärmehaushalts* werden, wenn die gleiche Kleidung in wärmerer oder heißer Umgebung getragen wird. Kleider und Stoffe, die, trocken und gut durchlüftet, selbst gegen erhebliche Schwankungen der Außentemperatur, gegen Kälte, gegen Wärme und Wind Schutz gewähren, werden, durchnäßt, je nach der Stoffart, zur *Ursache zu rascher und zu starker Entwärmung*. Nässeabwehrende Kleidungsstücke, wetterfeste Stoffe, aber werden zum *Hindernis der Verdunstung und Wärmeabgabe*. Eine gut luftdurchlässige, leichte Kleidung, die bei Temperaturen bis zu 36⁰ sowohl in trockenheißer, wie in feuchtwarmer Luft als angenehm empfunden wird, versagt als Schutz, wenn heiße Winde von höherer als Körpertemperatur den Körper von außen anwärmen. Zu alledem kommt die unmittelbar schädigende Wirkung der Abschließung großer Teile der Hautfläche von den Klimaeinflüssen der Außenwelt. Sie beeinträchtigt nicht nur momentan, sondern schwächt auf die Dauer die *natürliche Reaktionsfähigkeit des Hautorgans*. Wie sehr sie leidet, zeigt die Anfälligkeit der meisten Menschen gegenüber plötzlichen Temperaturunterschieden, gegenüber Zug bei mangelhafter Bekleidung, und zeigen die schweren, bis zu Krankheitserscheinungen führenden Wirkungen der Sonnenbestrahlung, wenn der zuvor bekleidete Körper ohne allmähliche Gewöhnung ihr ausgesetzt wird.

Wieviel eine nicht durch Kleidung in ihrer Reaktionsfähigkeit geminderte Haut leisten kann, zeigt die so widerspruchsvoll erscheinende Tatsache, daß der Farbige die stärkste Sonnenbestrahlung mit entblößtem Körper ohne Schaden erträgt, obwohl seine dunkle, pigmentreiche Haut, da sie viel weniger gut reflektiert, einen geringeren Wärmeschutz gewährt als die helle Haut des Weißen.

Ganz verschieden ist bei Kleidung tragenden Menschen das Verhalten der Haut gegenüber manchen Infektionen an bekleideten oder unbekleideten Hautbereichen.

Wollten die Menschen den Ergebnissen der hygienischen Forschung Rechnung tragen, indem sie ihnen neben Mode und Konvention bestimmenden Einfluß auf die Bekleidung einräumten, ihr Wohlbefinden und ihre Gesundheit könnten viel dadurch gewinnen. Es geht ja nicht bloß um den Kaufpreis der Kleidung, nicht bloß darum, ob ihre *Stoffe tierischer Herkunft, Leder, Wolle* und *Seide* oder *pflanzlicher, Leinen* und *Baumwolle* sind, oder durch die Chemie geschaffene *Kunstprodukte, Kunstseide* und *Zellwolle* aus organischer Materie. Diese *Grundstoffe* sind mit Sicherheit zu unterscheiden durch *mikroskopische Untersuchung* und *chemische Reaktionen*. Ihre Eignung zur Herstellung von Kleidungsstücken, von denen bestimmte hygienische Leistungen erwartet werden, ist sehr verschieden und außer von ihren Eigenschaften abhängig von der Art ihrer Verarbeitung zu *Stoffen*.

Verwoben werden von den *Naturprodukten pflanzlicher Herkunft* in Europa überwiegend die Samenhaare von Baumwollarten (Gossypium), in der verschiedensten Weise verarbeitet zu Kattun, Schirting, Musselin, Tüll, Köper, Barchent usw. Die Verwendung der Bastfaser des Flachses (Linum utilissimum), zu Leinen verwoben, einst ein Gewebe, dem man magische Kräfte zuschrieb, ist seit dem Mittelalter stetig eingeschränkt worden. Als geringwertig gilt die Faser des Hanfs (Canna bis sativa). Von den exotischen Pflanzenfasern findet die Jute (Corchorus capsularis) zur Herstellung von Kleidern kaum Verwendung. Dem Verweben einer weiteren exotischen Samenfaser, des Kapok (Eriodendron) stehen wegen ihres geringen Stapels (der Länge der einzelnen Fasern) Schwierigkeiten entgegen. Andere Fasern aus Stengeln, Blättern oder Wurzeln tropischer

Gewächse finden nur örtlichen Gebrauch. Die Faser der *Nessel* wieder auszunutzen ist in Europa in Notzeiten versucht worden.

Tierische Fasern liefert der Wollpelz zahlreicher Tiere (Schaf, Kamel, Yak, Lama, Angoratiere). Alle überragt an Nutzbarkeit die Wolle der Schafe, obwohl einige Wolltiere, wie die Vicuñas Südamerikas und die Angorakaninchen, ein feineres Gespinst haben.

Mikroskopisch sind diese tierischen Fasern an ihrer epithelartigen Deckschicht zu erkennen, die aus dachziegelartig sich deckenden Cuticularplättchen besteht. Ihnen fehlen die Hohlräume oder Kanäle, die in pflanzlichen Fasern im Mikroskop durch Behandlung mit Chlorzinkjodid sichtbar gemacht werden. Durch ihre den Stapel pflanzlicher Fasern meist erheblich übersteigende Länge, bis zu 35 cm, sind tierische Fasern leichter verspinnbar als jene.

Homogen sind auch die zylindrischen, soliden Fasern, mit denen die *Seidenraupe* in zwei endlosen Fäden ihren Kokon umspinnt. Durch Abtöten der Puppe, bevor der Schmetterling den Kokon durchbricht, wird der Faden unversehrt gewonnen. Nur Abfälle müssen versponnen werden.

Steigende Bedeutung gewinnen künstliche Faserstoffe, Zellwolle aus Zellstoff, einem Produkt aus Fichten- oder Buchenholz und Kunstseide, die durch *verschiedene chemische Verfahren* sowohl aus Sulfitcellulose wie aus Baumwollabfällen gewonnen wird. Große Bedeutung haben in wenigen Jahren die aus *Nylon* hergestellten Gewebe erlangt, einem vollsynthetischen Kondensationsprodukt auf Phenolgrundlage. Die in voller Entwicklung befindlichen Herstellungsverfahren haben gemeinsam, daß aus den Rohstoffen durch chemische Einwirkungen eine zähflüssige Masse hergestellt und durch feine Düsen gepreßt wird, so daß ein gleichmäßiger, homogener, endloser Faden erzielt wird, ähnlich dem Seidenfaden. Die Feinheit und Zugfestigkeit dieser Fasern, die sich zunächst von natürlichen Fasern durch die Ungleichartigkeit ihrer Form im Längs- und Querschnitt erheblich unterscheiden, ist durch die neuesten Fabrikationsmethoden aufs äußerste gesteigert worden. Nicht nur in ihrer Verwendbarkeit für die Kleidung, auch für bestimmte technische Gewebe beginnen die Kunstfasern bereits die Naturfasern zu verdrängen. Der Luftgehalt der aus ihnen hergestellten Gewebe, der entscheidende Faktor für ihren Bekleidungswert, steht dem von Stoffen aus Naturfasern nicht nach.

Dennoch ist es nicht selten wünschenswert, die Kunstprodukte von den Naturprodukten zu unterscheiden.

Leicht unterscheidbar sind tierische und pflanzliche Fasern durch ihr Verhalten *in der Flamme.* Jede *tierische Faser* (Wolle) verschwelt, d. h. sie verglüht, angezündet, langsam unter Hinterlassung einer kohleartigen Masse. Es riecht nach verbranntem Haar und der Rauch bläut angefeuchtetes rotes Lackmuspapier.

Alle *Pflanzenfasern*, auch die Kunstfasern aus pflanzlichen Grundstoffen, verbrennen rasch in heller Flamme und hinterlassen fast keine Asche. Es entsteht kein wesentlicher Brandgeruch. Der Rauch färbt blaues Lackmuspapier rot. Nur Acetatzellwolle riecht beim Verbrennen stechend sauer und hinterläßt eine schwarze Kruste.

Beim Kochen in 10%iger Kalilauge lösen sich *tierische Fasern* auf, *pflanzliche Fasern* nicht. Dafür lösen sie sich in *Kupferoxydammoniak* unter Quellung auf, was bei tierischen Fasern nicht der Fall ist.

Tierische Fasern färben sich waschecht in heißer *Pikrinsäure* und mit *basischen Anilinfarben.* Mit verdünnter *Salpetersäure* gekocht, nehmen sie eine gelbe Farbe an. Diese Eigenschaften fehlen den pflanzlichen Fasern.

Seide löst sich in konzentrierter *Schwefelsäure* viel schneller als Wolle. Auch löst sie sich beim Kochen in konzentrierter *Natronlauge*, von der Zellwolle und Kunstseide nicht angegriffen werden.

Alle Kunstfaserstoffe lösen sich in *Diphenylaminschwefelsäure* (1:100), Acetatzellwolle auch in *Aceton*. Auf die Einwirkung von Chemikalien und Farbstoffen reagieren sie in verschiedenen Nuancen von blau bis rot in verschiedener Stärke (SPITTA).

Die wichtigste Eigenschaft der Gewebe ist ihr Gehalt an Luft. Als Träger der Luft, des schlechtesten aller Wärmeleiter, erfüllt die Kleidung die doppelte Aufgabe, bei kalter Außentemperatur Wärme zu speichern, Kälteschutz zu verleihen, in einer Luft von extremen Hitzegraden Wärme dem Körper fernzuhalten. Mit der Verwendung des natürlichen Haarkleides der Pelztiere hat sich der Mensch der kühlen Zonen einen Kleidungsstoff verschafft, der 97% Luft enthält. Völlig verfehlt ist allerdings seine Verwendung, wenn die heutige Damenmode das Tragen der Pelze mit den Haaren nach außen anstatt nach innen vorschreibt. Alle locker gewebten Stoffe, Flanelle, Trikotstoffe, Kammgarnstoffe und Loden sind lufthaltiger als glattgewebte, und zwar unabhängig davon, ob sie aus tierischen oder pflanzlichen Materalien hergestellt sind. Wollflanelle können annähernd den Luftgehalt von Pelzen haben, Trikots haben einen Luftgehalt von etwa 85%, glatte Baumwoll- und Leinenstoffe enthalten nur 50% Luft. Diese Werte entsprechen dem mit verschiedenen Methoden feststellbaren und zu errechnenden *Porenvolumen* der Stoffe.

Das praktisch wirksame *Porenvolumen* eines Stoffes ist abhängig von seiner *Dicke* und seinem *Flächengewicht*. Für die Bestimmung beider Werte haben sowohl die Textilindustrie, wie die Hygiene Apparaturen geschaffen (Sphärometer, Quadrantwaage).

Die Bewohner des gemäßigten Klimas sind für einen großen Teil des Jahres in erster Linie an dem *Kälteschutz* interessiert, den ihnen die Kleidung gewähren soll. Für seine Bestimmung sind ähnliche Verfahren herangezogen worden, die auch für die Bewertung des Schutzes entscheidend sind, den uns die Baustoffe der Wände unserer Behausungen geben, ihre *Wärmeleitzahl* und ihre *Wärmedurchgangszahl* (s. S. 96).

Gegenüber dem Luftgehalt der Kleidung ist das *Wärmeleitungsvermögen* ihrer *Grundstoffe*, so verschieden es sein mag, so gut wie bedeutungslos. Für Wolle beträgt es das 6fache der Luft, für Seide etwa das 20fache, für Baumwolle etwa das 30fache. Immerhin mag darin die oft geäußerte Meinung eine gewisse Stütze finden, Kleider aus Zellwolle seien schlechter wärmehaltend als Wollkleider.

Unter *Wärmedurchgangszahl* wird für *Stoffe* die Wärmemenge verstanden, die durch die Flächeneinheit des Stoffes in der Zeiteinheit hindurchgeht, wenn zwischen der Körperoberfläche und der Umgebung 1^0 Temperaturunterschied besteht. Sie ist von zahlreichen, nicht leicht bestimmbaren Faktoren abhängig. In mühevollen und geistvollen Untersuchungen sind von ANTON und RIECKE mit Hilfe elektrisch beheizter, mit Stoffen bekleideter Platten, unter vielerlei Variation der Versuchsanordnung, Bestimmungen der Wärmedurchgangszahl von zahlreichen Stoffen aus sehr verschiedenen Grundstoffen und von sehr verschiedener Webart durchgeführt worden. Sie haben wertvolle Erkenntnisse nicht nur im Hinblick auf den Kälteschutz einzelner Stoffe gebracht, sondern auch die Einsicht, daß auf den Kälteschutz auch die Strahlungsverhältnisse der Umgebung und die Bewindung wesentlichen, im einzelnen nicht leicht zu klärenden Einfluß ausüben. Diese Untersuchungen haben aber auch gezeigt, wie große Schwierigkeiten bestehen, die wärmehaltende Eigenschaft eines Kleidungsstückes lediglich auf Grund der physikalischen Eigenschaften der zu ihrer Herstellung verwandten Gewebe zu beurteilen.

Engstens mit diesen Problemen verbunden ist die vom Porenvolumen und von der Dicke des Stoffes abhängige *Luftdurchlässigkeit* eines Stoffes, seine

Permeabilität, die sowohl für den *Kälteschutz*, wie für die *Ventilierbarkeit* der Kleidung bei angestrengter Arbeit oder in warmer und heißer Umwelt von entscheidendem Einfluß ist.

Man versteht unter Permeabilität die Zahl, welche angibt, in wieviel Sekunden 1 cm³ Luft durch einen Stoff von 1 cm² Fläche und 1 cm Dicke bei ruhiger Luft, d. h. bei sehr geringem Druck (0,042 cm Wassersäule), hindurchgeht. Es fand sich, daß die Luftdurchgangszeit glatt gewebter Stoffe weitaus geringer ist als die locker gewebter, als z. B. von Lodenstoffen und Trikots. Das ist bei der üblichen Zusammenstellung der Kleidung aus mehreren Lagen verschiedenartiger Stoffe, Unterwäsche, Futterstoffe und eigentlicher Kleiderstoffe, wohl zu beachten. Das Fortlassen des glatten Futterstoffs bis auf geringfügige Teile bei der Sommerkleidung erhält ihr eine gute Luftdurchgängigkeit. Dagegen erhöhen glatte Futterstoffe, zwischen locker gewebte Stoffe der Unter- und Oberkleidung eingeschaltet, den *Kälteschutz*. Die Männerkleidung trägt diesen schon empirisch erworbenen Erfahrungen im allgemeinen Rechnung. Beim weiblichen Geschlecht haben seit dem Fortlassen zahlreicher Unterkleidungsteile aus glatt gewebten Stoffen die Trikotgewebe für Unterwäsche den erforderlichen Ersatz für die Wärmehaltung liefern müssen.

Das Porenvolumen ändert sich entscheidend, wenn der Stoff benetzt wird, sei es durch *Benetzung* von außen oder wenn Schweiß ihn durchtränkt. Hier sind locker gewebte Stoffe den glatt gewebten überlegen. Glatt gewebte Baumwoll- und Leinenstoffe verlieren ihren Luftgehalt bei vollständiger Wasserdurchtränkung ganz. Hierfür ist das *hygroskopische Verhalten* der *Grundstoffe*, in dem sie sich nicht allzusehr unterscheiden, nicht von wesentlicher Bedeutung. Wichtiger ist für das Tragen der *Kleidung* ihre *Benetzbarkeit*. Leinen und Baumwolle sind hier sehr im Nachteil gegenüber Wolle. Glatte Leinen- und Baumwollstoffe kleben, durchnäßt oder durchschwitzt, der Haut glatt an und lassen so bei einsetzender Verdunstung ein starkes Kältegefühl entstehen, werden damit auch zur Ursache von Erkältungen. Trikotstoffe bieten demgegenüber den doppelten Vorteil, die Verdunstung an sich weniger zu behindern, dadurch der Schweißbildung vorzubeugen, aber auch, falls sich Schweiß gebildet hat, nicht so vollständig unpermeabel zu werden wie glatt gewebte Stoffe. Aber auch trotz dieser täglich zu machenden Erfahrung erhält den glatten Wäschestoffen ihr im Vergleich mit rauheren Stoffen angenehmeres Tragegefühl ihre Beliebtheit für Unterwäsche, auch in den Tropen, wo sie fast täglich, selbst in der Ruhe, auf Brust und Rücken von Schweiß durchtränkt werden, obwohl es gerade dort hygienischer wäre, Trikotstoffe zu tragen. Sie werden dann eben sehr häufig gewechselt.

Gefährlich sind aber diese Eigenschaften der glatten Stoffe pflanzlicher Herkunft für die Eingeborenen der Tropen geworden, seit ihnen die Berührung mit der europäischen Kultur europäische Kleidersitten gebracht hat, ein Danaergeschenk. Ihre Nacktheit war für sie die ihnen gemäße hygienische Form zu leben, und sittlicher sind sie durch die Bekleidung nicht geworden, waren es vorher vielleicht in höherem Grade. Da sie wirtschaftlich selten in der Lage sind, sich den Besitz mehrerer Kleidungsstücke zu gestatten, tragen sie die ihnen zugänglichen Kleider aus glatten Baumwollstoffen weiter, auch wenn sie durchnäßt oder durchschwitzt sind. Die starke Zunahme der Erkältungskrankheiten und besonders der Tuberkulose bei den Eingeborenen wird darauf bezogen.

Außer aus Leder, gummierten und ölgetränkten Stoffen werden heute noch aus verschiedenen Kunststoffen wasserdichte Kleidungsstücke hergestellt. Sie schützen zuverlässig gegen äußere Benetzung und sind sowohl im gemäßigten Klima wie in den feuchten Tropen kaum zu entbehren. Wie ungünstig sie sich aber für den Luftaustausch zwischen Körper und Außenluft auswirken, da sich in dem relativ geschlossenen Raum zwischen der Kleidung und der verdunstenden Haut eine hohe relative Luftfeuchtigkeit entwickelt, äußert sich subjektiv in Gefühl des Unbehagens, sobald bei Arbeit und Bewegung Schweißbildung einsetzt,

objektiv im Niederschlag von Feuchtigkeit auf ihrer Innenseite. Besser ist
daher die Verwendung von an sich wenig benetzbaren und dazu mit Chemikalien imprägnierten Stoffen, wie z. B. von wasserdichtem Loden, bei denen
keine vollständige Verstopfung der Gewebsporen stattfindet und eine lockere
Tragweise üblich ist (Cape, Fleck).

Jenes Unbehaglichkeitsgefühl innerhalb einer den Luftaustausch behindernden Kleidung erweist, daß auch die *Kleidung ein Lebensraum* ist wie die
Räume unserer Wohnung, in dem bestimmte Bedingungen erfüllt sein müssen,
sollen wir uns darin behaglich fühlen. Temperatur und Luftfeuchtigkeit müssen
darin in einem für den Wärmehaushalt des Körpers günstigen Verhältnis stehen.
Im gemäßigten Klima ist dies Verhältnis in den die Haut unmittelbar umgebenden
Kleidungsstücken gewöhnlich günstig. Für die normale Hauttemperatur von
31° bedeutet eine den Stoffen eingelagerte und bei mehreren Kleidungsstücken
zwischen ihnen ruhende Luftschicht von 30—40% relativer Feuchtigkeit, daß
noch ein großes Sättigungsdefizit (s. S. 36) vorhanden ist. Der Körper kann
unbehindert verdunsten. Normalerweise kommt es nicht zu Schweißbildung.
Anders bei einer wenig permeablen Kleidung, innerhalb derer rasch ein hoher
Sättigungsgrad erreicht wird, und anders in den feuchtwarmen Tropen, wo auch
die Luft innerhalb der Kleidung ihren vollen Anteil hat an deren hohem Luft-
feuchtigkeitsgehalt.

Die Konsequenzen liegen auf der Hand: Tragen regensicherer Kleidung nur,
so lange das Wetter es durchaus verlangt, in den Tropen eine möglichst weitgehende Reduzierung der Kleidung und Tragen möglichst permeabler Stoffe.
Ein Widersinn war es daher, daß bis vor nicht langer Zeit in den Tropen die Mode
dem Europäer vorschrieb, gestärkte, d. h. künstlich ihrer Permeabilität beraubte
weiße Jacken mit engem Kragenschluß zu tragen. An ihre Stelle ist dort heute
für die Arbeitsstunden das Tragen eines leichten Sporthemdes und einer weit
geschnittenen oder kurzen Hose (Shorts) getreten, die durch eine ebenso leichte,
offen geschnittene Jacke ergänzt werden. Die Entwicklung der modernen
Tropenkleidung hat uns gelehrt, wie sehr die männliche Kleidung durch eine
Abwandlung des *Schnitts* einer Verbesserung gegenüber den starren Traditions-
formen bedurfte. Wieviel Macht allerdings die Konvention heute noch hat, zeigt
sich gerade in den Tropen, wo trotz des auf der Hand liegenden Widersinns für
jedes gesellschaftliche und offizielle Leben immer noch der schwarze Gesellschafts-
anzug für unerläßlich gehalten wird.

Helle Stoffe reflektieren stärker als dunkle. Auf Grund dieser physikalischen
Gesetzmäßigkeit, deren Geltung die alltägliche Erfahrung bestätigt, trägt man
im Sommer helle, im Winter dunkle Kleidung und trug der Europäer in den
Tropen bis vor einigen Jahrzehnten grundsätzlich nur reinweiße Anzüge.
Es hat sich aber erwiesen, daß der Faktor „*Reflexion*" unter den den Wärmehaushalt des bekleideten Körpers beeinflussenden Kleidungsfaktoren nicht allzu-
schwer wiegt, wesentlich weniger als Porenvolumen, Permeabilität und Benetzbarkeit der Stoffe, und daß er fast nichts bedeutet gegenüber dem *Schnitt der
Kleidung, der besonders in warmen Ländern und in der warmen Jahreszeit mehr
entscheidet als alle jene Faktoren zusammen* (SCHMIDT). Sofern also nicht Stoffe
von extrem dunkler, schwarzer Farbe getragen werden, ist es völlig gleichgültig,
wenn anstatt weißer, binnen kurzer Zeit bei der Arbeit unansehnlich werdender
Kleider, solche von Khakifarbe oder von irgendeiner anderen Nuance von lichtem
bis dunkleren Braun oder Grau getragen werden. Bei leichter Frauenkleidung
aus dünnen Baumwoll- und Seidenstoffen ist die Farbe vollends bedeutungslos.
In dieser Hinsicht hat sich in den Tropen ein grundsätzlicher Wandel der Bekleidungsgewohnheiten vollzogen, und im gemäßigten Klima wird heute auf die

Farbe, wenn es sich nicht um Extreme, schwarz und weiß, handelt, keine wesentliche Rücksicht genommen. Hier hat die Mode rechtens freie Bahn.

Obwohl eine Verwendung von *giftigen Farben* heute als ausgeschlossen gelten
kann, darf nicht vergessen werden, daß im Bereich der Allergie Empfindlichkeit
gegen bestimmte Färbe- oder Imprägnierungsmittel beobachtet wird. Durch
sie verursachte Dermatitiden sind oft nur sehr schwer aufzuklären.

Daß der Schnitt der Kleidung viel für unser Wohlbefinden bedeutet, gilt
für jedes Klima. Daß diese schon vor 40 Jahren betonte Erkenntnis sich durchgesetzt hat, verdanken wir der Tatsache, daß die Europäer sich in warmen Ländern von der Fessel der Tradition gelöst haben, im gemäßigten Klima dem *Sport*.

Sowohl für die Sportkleidung, wie für die Tropenkleidung, die in ihrer Zusammensetzung und Tragweite viel gemeinsam haben, wird ein Schnitt verlangt,
der zu jeder Zeit den richtigen Grad von *Ventilierbarkeit* verbürgt, d. h. sich schnell
hohen oder tiefen Temperaturen anpassen läßt, dazu eine Zusammensetzung
aus Stoffen, die durch gute Verdunstungsmöglichkeit die Ansammlung von
Schweiß im Gewebe möglichst gering machen, zugleich aber auch gegen Durchnässung von außen und plötzliche Kälteeinwirkungen schützen. Ein einzelnes
Kleidungsstück kann das in der Regel nicht leisten. Daher muß ein rascher
Wechsel und die schnelle Zufügung und das Fortnehmen zusätzlicher Bekleidungsstücke, von Mänteln, gestrickten Überziehjacken (Sweater) und von Jacken
aus wasserdichtem Stoff (Anurak), möglich sein. Der heute weitgehend eingeführte Reißverschluß erleichtert das. Kombination von halsfreiem Hemd und
kurzer Hose hat sich für manche Sportart, in den Tropen als Jagdhemd aus
Schilfleinen, bewährt. Das weibliche Geschlecht hat für Sport, Jagd und Expedition sich von jeder älteren Tradition losgesagt und die männliche Bekleidungs-
weise vollständig übernommen. Fast jede Sportart hat eine Sonderkleidung
entwickelt, bei der Zweckmäßigkeit und hygienische Richtigkeit gut zusammenwirken.

Der Schnitt der *Alltagskleidung* im gemäßigten Klima weist demgegenüber
noch immer sowohl bei der weiblichen wie bei der männlichen Kleidung allerhand
bedenkliche Mängel auf. In einer neueren Arbeit ist von BASLER gezeigt worden,
wie viele Kleidungsstücke noch *Schnürwirkungen* ausüben, die, besonders bei
körperlicher Arbeit, die physiologischen Vorgänge nicht unerheblich beeinträchtigen. So kann ein Kragen den Halsumfang um 2,1 cm verringern. Er hat
dabei eine Spannung, die einer Belastung mit 220 g entspricht und kann den
Liquordruck erheblich ansteigen lassen. Der Büstenhalter bewirkt mit seinem
unteren Rande eine Einengung des Brustkorbs um 4 cm, die bei forcierter Einatmung eine Spannung von 3,4 kg erreichen kann. Die Folge ist eine Erhöhung
des systolischen Blutdrucks. Bei körperlicher Arbeit stellt sich eine erhöhte
Frequenz von Puls und Atmung durch Tragen des Büstenhalters ein.

Eine gleich einengende Wirkung haben der Hosengurt des Mannes und der
Strumpfbandgürtel der Frau. Auch sie bewirken eine Erhöhung des systolischen
Blutdrucks und werden bei dauerndem zu starken Anziehen verantwortlich
für Enteroptose. Das zirkuläre Strumpfband vermehrt durch Anstauung der Venen
den Umfang des Unterschenkels und fördert die Entwicklung von Varicen.

Schwere Kleidung, schwere Ledermäntel wirken mit ihrem Druck auf die
Schultern auf die Atmung ein, aber auch eine enge Weste wirkt beschleunigend
auf die Atmung und bei Anstrengung erhöhend auf die Pulsfrequenz und den
Blutdruck.

Leider ist es nicht so, wie ein erfahrener Hygieniker vor 10 Jahren schrieb,
mit dem Spindelkorsett der Jahrzehnte um 1900 brauche sich ein Lehrbuch der
Hygiene glücklicherweise heute nicht mehr beschäftigen. Es ist wieder im

Anmarsch, und wenn es sich in der Mode wieder durchsetzen sollte, werden die Schnürlebern wieder zu den nicht seltenen pathologisch-anatomischen Befunden gehören und das weibliche Geschlecht weiter den höheren Hundertsatz an Dauerausscheidern von Typhusbakterien stellen.

Die erwähnten Folgen auch verhältnismäßig geringer Druckwirkungen müssen mit berücksichtigt werden bei der Schaffung von *Modellen für Arbeitskleidung, die physiologischen Forderungen entsprechen sollen.* Das *Arbeitsklima innerhalb der Kleidung,* dessen Wirkung sich mit der des Klimas des Arbeitsraums vereinigt, bedarf dabei besonderer Beachtung in Hinblick auf die Möglichkeit der Wärmestauung (s. S. 58).

Leider muß bei zahlreichen Arbeitsvorgängen, z. B. bei Feuerarbeit und bei vielen Arbeiten in nasser Umgebung, zu allererst die *Schutzwirkung* gesichert sein. Der Schutz gegen flüssiges Metall, gegen Funken und Flammen, aber auch gegen Nässe und Kälte hat bei den von den Berufsgenossenschaften geforderten, zum Teil von den Betrieben gestellten Schutzkleidern, Kopfbedeckungen und Schuhwerk den Vorrang zu beanspruchen. Aber Asbestkleider und Gummikleidung können wegen der innerhalb der Kleidung sich entwickelnden klimatischen Verhältnisse nie lange Zeit hintereinander getragen werden. Rasche Ablegbarkeit und Auswechselbarkeit sind sowohl für den Schutz wie aus physiologischen Gründen erwünscht.

Daß die Stoffe gar nicht oder schwer entflammbar sein dürfen, daß sie gleichzeitig aber auch geschmeidig sein müssen, daß in die Stoffe eingebrachte Imprägnierungsmittel die Haut nicht angreifen sollen, sind Forderungen, die man mit möglichst praktischem Schnitt der Arbeitskleidung zu vereinigen versuchen muß. Wo irgend zulässig, muß angestrebt werden, mit Teilgummierung und Teilimprägnierung auszukommen, um die Ventilierbarkeit der Kleidung zu erhalten.

Durch Zusammenarbeit von Textilfachleuten, Technikern und Hygienikern sind viele zweckmäßige Modelle entwickelt worden, an denen das „*Technische Forschungsinstitut für Bekleidung*" in München-Gladbach einen großen Anteil hat.

Gegenüber dem leidigen, noch längst nicht überholten Zustand, bei der Arbeit nur unansehnlich gewordene Kleider aufzutragen, ist es ein großer Fortschritt, daß für einen *einheitlichen Arbeitsanzug* für Maschinenarbeiter, für Schachtarbeiter, für Monteure usw. Normen, DIN Tex. 1500 und folgende, aufgestellt worden sind. An der Herstellung von Arbeitskleidung nach diesen Normen waren 1939 in Deutschland 700 Kleiderfabriken beteiligt, die jährlich 20 Millionen Einzelstücke an einteiligen Arbeitsanzügen (Kombinationen), zweiteiligen Arbeitsanzügen, Kesselanzügen, Schachtanzügen, Berufsschürzen und Staubmänteln herstellten.

Diese normierte Arbeitskleidung soll den Arbeiter gegen Gefahr und Unfälle schützen, aber auch dem Schutz des Materials der Arbeit dienen. Meist ist sie aus Baumwollgeweben hergestellt. Bei einigen Modellen für Arbeit im Bereich bewegter Massen sollen die Taschen fehlen, die Knöpfe verdeckt angebracht sein, der Rücken und die Hüfte einen verstellbaren Zug haben und die Ärmel mit Bündchen versehen sein, um bewegten Massen, der Hauptursache von Unfällen, die Angriffsmöglichkeit zu nehmen. Zwei Beispiele zeigt Abb. 59.

Ein viel erörtertes, bisher nicht einheitlich gelöstes Problem ist, ob die Betriebe die Arbeitskleidung selbst stellen sollen oder sie gegen volle oder teilweise Bezahlung durch den Arbeiter einheitlich auf Vorschuß beschaffen sollen. Zu vollständiger Durchführung der aus arbeitshygienischen Gründen dringend zu wünschenden einheitlichen Arbeitskleidung wird es schwerlich kommen, so lange sie nicht zur selbstverständlichen Betriebseinrichtung gehört.

Für die weibliche Berufskleidung ist bisher keine Normierung festgelegt worden. Auch bei ihr übt die Mode noch einen so großen Einfluß aus, daß von der geschmackvollen Ausführung der Ware der Absatz abhängt. Die Textilindustrie befolgt hier den auch von dem Hygieniker zu beherzigenden Grundsatz, daß sich nichts aufzwingen läßt, wo beim weiblichen Geschlecht starke seelische Impulse, wie Freude an bestimmten Formen und Farben, mitsprechen.

Am weitesten ist eine Einheitlichkeit der Schutzkleidung in den ärztlichen Berufen und in der Krankenpflege entwickelt, hier mit wenigen Einschränkungen auch für das weibliche Geschlecht. Glatte, helle, abwaschbare Oberkleidung,

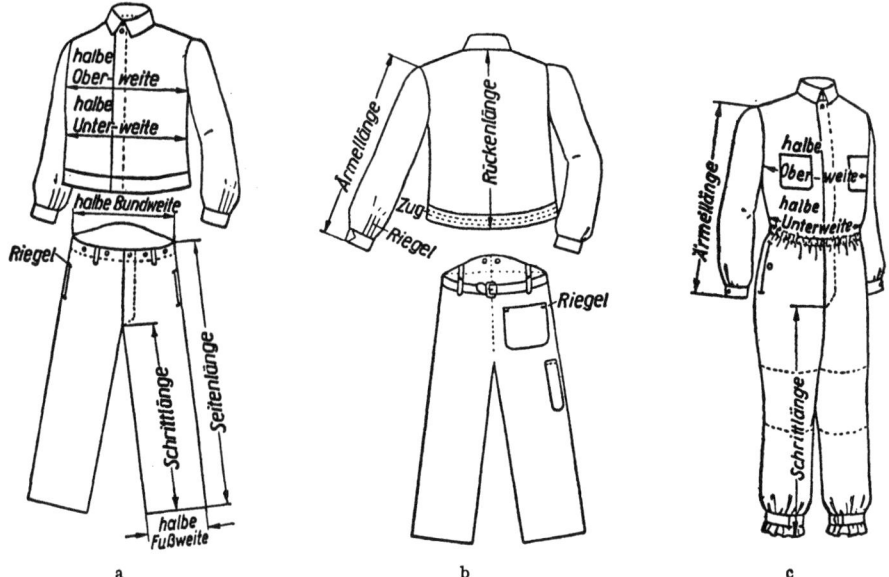

Abb. 59a—c. a, b: Sicherheitsanzug für Maschinenarbeiter (DIN TEX 1500); c: Einteiliger Arbeitsanzug (Kombination) (DIN TEX 1506).

die leicht desinfizierbar sein muß, ist hier unentbehrlich. Aber auch im Krankenpflegeberuf hält sich in konfessionellen Krankenhäusern die mitunter recht unzweckmäßige Ordenskleidung.

Zäh halten sich in der Bevölkerung noch alte Sitten in der *Ausstattung des Bettes*, meist im Sinne eines „Zuviel" an Bedeckung. Unterbetten und Deckbetten mit Füllung von Federn, mehrere Kopfkissen werden häufig sommers und winters benutzt und verursachen im Sommer eine Überwärmung des Körpers, die dem Schlaf das Erquickende nimmt. Länder mit geringerem Ballast an alter Tradition, wie Amerika und die Kolonialländer, haben seit langem zweckmäßigere Bettausstattungen geschaffen, mit *möglichst niedriger Lage des Kopfes auf einem kleinen harten Roßhaarkissen*, mit gut federnden Matrazen und leichten Decken oder Oberbetten aus gut wärmehaltenden Stoffen. Das Vollkommenste sind Decken mit eingelagerten Leitern, die sich abstufbar elektrisch erwärmen lassen.

Häufiger Wechsel und Waschen der Unterkleidung, die leicht zum Träger übler Gerüche wird, aber auch regelmäßiger Wechsel der Oberkleidung, damit sie ausdünsten kann, ist leider ebenso leicht empfohlen, wie in wirtschaftlich ungünstigen Zeiten schwer zu erfüllen. Die Anreicherung der Kleidung mit Bakterien wird bei längerem, ununterbrochenen Tragen sehr groß, und besonders die Oberkleidung kann zu einem gefährlichen Vermittler von Infektionen werden.

Der im 19. Jahrhundert bei den Kulturvölkern stark zunehmende Seifenverbrauch hat seinen guten Anteil an der Einschränkung der Infektionskrankheiten. Die Verwendung *waschbarer Oberkleidung* in den Sommermonaten, vor allem für Arbeitskleidung, ist dringend anzustreben.

Die *Beschuhung* steht unter doppelt ungünstigem Zwang, dem der Mode und dem der Wirtschaft. Weder wird das weibliche Geschlecht je von dem Wunsch ablassen, einen kleinen, schmalen, zierlichen Fuß zu zeigen und seines Hauptes Höhe einige Zentimeter zuzusetzen, noch wird es sich verwirklichen lassen, jedem einen Schuh nach Maß anfertigen zu lassen. Die Übergangszeit vom Handwerksschuh zum Fabrikschuh, der anfangs einseitig nur der Mode der spitzen Schuhe Rechnung trug, hat viele verunstaltete Füße und Hühneraugen verschuldet. Auch hier hat der Sport und die Unbefangenheit jugendlicher Länder sich um einen Wandel verdient gemacht. Heute bringt auch die Schuhindustrie für den, der einsichtig genug ist, und das sind heute auch die Frauen, sobald sie Sport treiben und im Arbeitsprozeß stehen, Schuhe in den Verkehr, bei denen die große und kleine Zehe ihre gestreckte Haltung und die Zehen überhaupt ihre Beweglichkeit nach seitlich und oben behalten. Die Schädigung des Grundgelenks der großen Zehe, dieses Locus minoris resistentiae für Gicht und Arthritis deformans, braucht sich heute nicht mehr zu entwickeln. Schuhe in der sog. Mokassinform und Schuhe mit hohen Kappen verbürgen das. Sehr zu begrüßen ist auch das zunehmende Bestreben, den Schuh für den Sommer aufzulösen in eine Reihe von stützenden Bändern und Kappen und damit einem großen Teil des Fußes die volle Ausdünstungsmöglichkeit zu geben. Hier sind Mode und Hygiene einmal ausnahmsweise eine glückliche Ehe eingegangen.

Mit der erfolgreich fortschreitenden Bekämpfung der Rachitis wird auch der *rachitische Plattfuß* verschwinden. Er war eine Folge des Ausbleibens der natürlichen Ausbildung des Fußgewölbes im zweiten Lebensjahr, verknüpft mit der leider immer mehr aufkommenden Unsitte, Kinder möglichst wenig barfuß laufen zu lassen. Wo Neigung zu Plattfußbildung besteht, kann nicht früh genug mit orthopädischen Übungen und dem Gebrauch von Einlagen begonnen werden, um einer weiteren Senkung des Fußgewölbes vorzubeugen. In Stehberufen, bei Bäckern, Kellnern, Verkäufern, Köchen, technischen Assistentinnen, könnte sonst durch die dauernde Belastung des Fußes eine Lage entstehen, die zum Aufgeben des Berufes zwingt. Solche Einlagen sollten aber nicht, wie es heute in der Regel geschieht, nach irgendwelchen Durchschnittsmodelltypen ausgewählt werden, sondern stets nur auf orthopädische Vorschrift individuell angefertigt werden.

Was unserem Schuhwerk fast noch ganz mangelt, ist eine physiologische Abrollung des Fußes beim Gehen. Die Notwendigkeit, Schuhwerk mit einer dauerhaften Sohle zu versehen, bedingt eine gewisse Starrheit, deren physiologischer Nachteil nur einigermaßen durch den Absatz ausgeglichen wird. Seine Höhe soll 3—4 cm betragen. Über jeden höheren Absatz ist mit der Hygiene nicht zu diskutieren. Er ist eine Modetorheit, die sich in Verbildung der Zehen rächt und Unfälle verursachen kann. Modelle von Schuhen mit biegsamen Sohlen sind mehrfach konstruiert worden, eingeführt haben sie sich gegenüber dem Massenangebot der Industrie nicht. Möglicherweise könnte die umfangreichere Verwendung der dauerhaften, starken und doch relativ biegsamen Gummikreppsohlen diesem Mangel abhelfen. Die Bunasohlen sind zwar dauerhaft, aber noch starrer als Leder.

Schrifttum.

Anton, H., u. F. Riecke: Untersuchungen zur Bestimmung und Beurteilung der Wärmedurchgangszahl von Kleiderstoffen. Arch. Hyg. **122**, 333 (1939). — Basler, A.: Arch.

Gewerbepath. 11, 420 (1942). — PETTENKOFER, M. v.: Über die Funktion der Kleidung. Z. Biol. 1, 180 (1865). — RUBNER, M.: Arch. Hyg. 15, 16, 17, 23, 24, 25, 27, 29, 31, 32. — SCHMIDT, P.: Arch. f. Hyg. 70. — SCHÜTZ, T.: Die Untersuchungsmethoden der Kleidung. In GOTSCHLICHS Handbuch der hygienischen Untersuchungsmethoden. Jena 1929. — SPITTA, O.: Hygiene der Kleidung. In FLÜGGES Grundriß der Hygiene. Berlin 1940. — STRAUSS, W.: Die Untersuchungsmethoden der Kleidung. In ABDERHALDENS Handbuch der biologischen Arbeitsmethoden, Abt. IV, Teil 11, H. 2. Berlin 1939. —

Arbeit und Kleidung. Beih. Zbl. Gewerbehyg. 1938, Nr. 28.

Lebensführung.

Zwischen der Szylla und Charybdis dauernden Insichhineinhorchens des Hypochonders und des Neurastheniker, zwischen ihrem ewig quälenden Verdacht, Körper und Seele müßten versagen, und der bedenkenlosen Inanspruchnahme, mitunter einem hemmungslosen Verwirtschaften ihrer körperlichen und seelischen Reserven, als seien sie unerschöpflich, durch die Sanguiniker, steuern die Menschen ihr Lebensschifflein. Die ersten zahlen täglich ihren Zoll, die zweiten alle Schuld auf einmal, wenn sie ausgeschöpft zusammenbrechen.

Beobachtende Menschen aber sehen aus gesundem Empfinden heraus die ersten als Kranke an, für die zweiten haben sie bis zu einem gewissen Grade ein Gefühl der Bewunderung und sind geneigt, das Steuer nach dieser Seite zu legen. Denn es ist gesundes menschliches Empfinden, nicht nur alle physischen und seelischen Leiden, jedes Kranksein rasch zu vergessen, sondern auch im Zustande der Gesundheit ebensosehr die Möglichkeit des Krankwerdens, wie den Gedanken an die Grenzen der Lebenserwartung auszuschalten. Es gäbe kein kraftvolles Schaffen und Fortschreiten, wäre es anders. Der körperlich und seelisch gesunde Mensch lebt so und soll so leben, als sei er unsterblich. Goethe lebte so.

Die Hygiene, wenn sie als Geber guten Rates den Menschen nutzen soll, muß sich jener Klippen bewußt sein. Sie darf nicht, und sei es aus bestem Wollen, durch *verkehrtes Popularisieren* ihrer Forschungsergebnisse es dahin kommen lassen, daß jede junge Mutter und jeder Koch mit halb oder gar nicht verdautem, angelesenem oder im Rundfunk angehörtem Wissen über Vitamine schwatzen, daß die Hausfrau in jede Konservenbüchse hineinriecht, ob vielleicht ein säuerlicher Geruch auf Botulinusinfektion deuten könne, daß kritiklos auf die Forderung von Laien hin auch gute Quellwässer grundsätzlich gechlort werden, daß Bakteriophoben nach jedem Anfassen einer Türklinke und nach jedem Händedruck meinen, sich waschen zu müssen, kurz, daß eine ganze Bevölkerung in eine Art von *Hygienefanatismus* hineinpopularisiert und damit in einen Seelenzustand von *Krankheitsfurcht* oder *Gesundheitssucht* gebracht wird, der von Hypochondrie nicht weit entfernt ist.

Ernster und verantwortungsvoller ist die Aufgabe der Hygiene, den grundsätzlichen Optimismus, mit dem die Menschen sich auf ihre Gesundheit verlassen und den Gedanken an das natürliche Ende ihres Lebens von sich schieben, mit einem soliden Fundament vernünftiger Regeln der Gesundheitsführung zu untermauern.

Denn an einem warnenden Instinkt vor möglicher Gefahr, wie er in der Tierwelt noch weit verbreitet ist, fehlt es dem Menschen. Mit naivem Vertrauen auf seine Gesundheit übernimmt er Arbeiten und begibt sich in Gefahren, die schon bei der geringsten Überschreitung einer Grenze ihm schaden müssen, am häufigsten dann, wenn ihm diese Gefahren nicht sinnfällig oder im Bilde schlechter Erlebnisse anderer vor Augen stehen. Aber auch, wenn er um sie weiß, meint er oft, gerade ihm könne nichts geschehen. Nicht wenige Menschen empfinden eine Krankheit als ein ihnen angetanes Unrecht.

Daher ist zweifelhaft, ob die Mehrzahl der Menschen, auch wenn sie zu der ihnen beschiedenen Reife des Denkens gelangt sind, die Fähigkeit hat, ohne beraten zu werden, ihre Lebensführung in Übereinstimmung zu bringen mit ihren Anlagen und ihrer Umwelt. Die Lebensspanne, in der die Menschen glauben, unabhängig über ihre Lebensführung selbstherrlich entscheiden zu können, ist begrenzt, und zahllose Umwelteinflüsse beengen die scheinbare Freiheit von Handeln und Haltung. Dennoch sind die Menschen sich selten bewußt, wie sehr sie des Rates und der Führung bedürfen und oft bringt ihnen erst schmerzliche Erfahrung die Erkenntnis eines „Zu spät!" Die Regeln der Hygiene über menschliche Gesundheitsführung werden dem Menschen aber nur annehmbar sein und wirklich nutzen, wenn sie ihn ebenso bewahren vor „feiger Gedanken bänglichem Schwanken", wie sie ihn anhalten sollen, in Wollen und Handeln ein Maß zu bewahren, das den ihm durch Anlage und Entwicklung überkommenen Bestand seiner Körperlichkeit und Geistigkeit mit seiner sozialen Lage und Beanspruchung in harmonischen Zusammenklang bringt und ihn erhält.

Vorläufig beziehen sich die großen Erfolge der Hygiene in der Lenkung menschlichen Lebens auf die Lebensalter, in denen die Notwendigkeit der Vorbeugung und Hilfe, das, was heute unter dem Wort „Fürsorge" begriffen wird, aufs deutlichste dadurch belegt wird, daß ohne sie eine Gefährdung des Lebens besteht, die in hohen Krankheits- und Sterbeziffern sich ausdrückt. Das ist das Kindesalter vom Säuglingsalter bis zur Reife, das sind die Zeiten im Leben des Weibes, in denen es seine Mutterschaftsaufgaben zu erfüllen hat, und es sind die Jahre des allmählichen, aber unaufhaltsamen Abbaus der konstitutionellen Kräfte.

Säugling und Mutter.

In vollständiger Hilflosigkeit wird das Kind geboren. Seine Lebensgefährdung beginnt aber nicht erst im Augenblick der Geburt, sondern schon vom ersten Augenblick an, wo sich die Keimzellen zum Werden eines neuen Lebewesens vereinigen. So fallen *Mutterschaftsfürsorge* und *Säuglingsfürsorge* für eine Zeitspanne von fast 2 Jahren zusammen. Es genügt nicht, die Geburt selbst durch richtige Organisation der *Hebammenhilfe*, der *ärztlichen Geburtshilfe*, der *Anstaltsgeburtshilfe* ihrer Gefahren zu entkleiden und so schonend wie möglich zu machen für die Gebärende und ihr Kind. Ebensoviel vorbeugendes Denken und Handeln ist notwendig für die normale Entwicklung des Kindes im Mutterleibe, für die Gesundheit der Mutter, für ihren Schutz gegen Schwangerschaftserkrankungen, für die Verhütung von Geburtsschäden und deren Folgen. Dem dient eine *Überwachung der Schwangerschaft* durch *Schwangerschaftsberatung* und *Schwangerschaftsfürsorge* für fürsorgeberechtigte Schwangere. Das sind ledige Schwangere und Schwangere, die erwerbstätig sind.

Gefordert wird, daß jeder Schwangeren die Möglichkeit geboten wird, sich durch eine Hebamme über die in ihrer Lebenshaltung, in Ernährung und Körperpflege innezuhaltenden Grundsätze beraten zu lassen, daß frühzeitig durch die Hebamme eine Untersuchung der Schwangeren über ihre Gebärfähigkeit, über die Lage des Kindes vorgenommen wird, daß festgestellt wird, ob die Nierenfunktion der Norm entspricht, so daß einer Eklampsiegefahr vorgebeugt wird. Bei Verdacht einer luischen Infektion soll eine serologische Untersuchung veranlaßt werden, um durch frühzeitige Behandlung der Schwangeren, möglichst vor dem 4. Schwangerschaftsmonat, einer Lues congenita vorzubeugen. Die Tuberkulosefürsorge soll eingeschaltet werden, wenn Verdacht auf Tuberkulose besteht. Diese Feststellungen erlauben schon in der Schwangerschaft die Entscheidung, ob die Entbindung im Hause durch die Hebamme oder durch den Arzt stattfinden kann, oder ob sie in eine Anstalt verlegt werden soll. Umstritten ist, ob es als ein hygienisches Endziel anzusehen ist, die Mehrzahl der Frauen in Anstalten zu entbinden. Zur Zeit sind es im Durchschnitt 25%. Ein physiologischer Vorgang wird damit nahe an den Bereich des Pathologischen gerückt. Möglicherweise werden sich mit der weiteren Entwicklung des Hebammenwesens Abgrenzungen ergeben gegenüber einem „Zuviel" an Fürsorge in dieser Form, ohne daß damit eine Bagatellisierung dieser tiefeingreifenden Vorgänge im Leben des Weibes verbunden zu sein brauchte. Eine Ausschaltung *aller* Gefahren der Entbindung bringt auch die Anstaltsentbindung nicht. Wir beherrschen die Möglichkeiten einer Infektion nicht souverän.

Worüber die Hebamme eine fürsorgeberechtigte Schwangere vor allem beraten muß, ist, wie sie die *Schwangerschaftsfürsorgestellen* und die gesetzlichen Bestimmungen über den *Mutterschutz* in Anspruch nehmen kann (S. 394). Soweit nicht besondere Schwangerschaftsfürsorgestellen in den großen Städten eingerichtet sind, ruht die Fürsorge in den Händen der *Gesundheitsfürsorgerin* und der *Familienfürsorgerin.* Von der wirtschaftlichen Lage eines Landes, von der Möglichkeit, die erforderliche Anzahl geschulter Fürsorgerinnen zu stellen und Entbindungsanstalten einzurichten, von einer *richtigen Propaganda* und dem dadurch geweckten Verständnis des Volkes, noch mehr von der Gewissenhaftigkeit der *Amtsärzte* in der Leitung und Beaufsichtigung der Fürsorgestellen wird es abhängen, wieweit alle diese wohlbedachten und gut begründeten Vorbeugungsmaßregeln ihr Ziel erreichen, *dem Kinde für seinen Eintritt in das Leben jede erreichbare Gunst der Umwelt zu gewähren.* Dieses Ziel ist heute bei weitem noch nicht erreicht, nicht einmal in Kulturländern, in denen die Hygiene ihren höchsten Stand erreicht hat.

Geklärt ist noch nicht, wie viele Frühgeburten und welcher Anteil der Sterblichkeit der Neugeborenen auf eine konstitutionelle Insuffizienz der Mutter bezogen werden müssen, wie hoch der Anteil der Umweltschäden zu bemessen ist.

Die Statistik über die Todesursachen im Säuglingsalter lehrt, daß angeborene Mißbildungen, angeborene Lebensschwäche, Frühgeburt und Geburtsfolgen innerhalb des ersten Lebensmonats bei weitem den größten Anteil daran haben. Reife Neugeborene sind an den Todesfällen mit kaum einem Drittel, Frühgeborene mit mehr als drei Vierteln beteiligt. Es ist also *„die Frühgeburtlichkeit das Grundproblem der Frühsterblichkeit"* (ROTT).

Wohl mit Recht wird angenommen, daß für die Frühgeburten, auf die unzweifelhaft der größte Teil der Fälle von angeborener Lebensschwäche bezogen werden muß, überwiegend die Konstitution der Mutter, weit weniger Umweltschäden verantwortlich sind. Es liegt also ernste Veranlassung vor, um sie zu vermindern, die Fürsorge weit vor die Zeit der Mutterschaft zurückzuverlegen in die Gesundheitsfürsorge für das weibliche Kind, für das heranreifende Mädchen in die Berufsberatung und für die Ehefrau in die Eheberatung. Gelingt es, der Rachitis wirksam vorzubeugen, Hemmungen der Pubertätsentwicklung zu beheben, fieberhafte Erkrankungen zu bekämpfen, die chronische Nierenleiden nach sich ziehen, die Lues wieder einzuengen, gelingt es der Beratung, Einfluß zu gewinnen auf das Geburtsalter und die Geburtenfolge, so wird viel gewonnen sein dafür, *die Konstitution des Weibes in eine für die Mutterschaft günstigste Verfassung zu bringen und darin zu erhalten.*

Groß ist der Anteil der obengenannten Sterblichkeitsursachen während des ganzen ersten *Lebensjahres,* im Säuglingsalter. Jenseits des ersten *Lebensmonats* aber treten zu ihnen in etwa 50% andere Todesursachen und unter ihnen überwiegend die *Erkrankungen der Atmungsorgane* und *des Magen-Darmkanals.*

Wie ein unabwendbares Schicksal haben die Menschen es zu allen Zeiten und selbst in den Ländern hoher Kultur bis in die neueste Zeit hingenommen, daß ihnen fast die Hälfte ihrer Kinder durch den Tod wieder genommen wurde. Die Kindersterblichkeit in Ländern niederen Kulturniveaus erreicht noch heute annähernd 50%. Daran hat die Säuglingssterblichkeit den Hauptanteil. Sie ist sicherlich in früheren Zeiten, ehe die Kolonialmächte die Pockenimpfung einführten, noch weit höher gewesen. Denn überall auf der Erde haben die Pockenepidemien alle Kinder im Lebensalter unter einem halben Jahr und die

Hälfte aller anderen, noch nicht geblatterten Kinder weggerafft, bis die Vaccination den Pockenzügen Einhalt gebot. Dennoch hat sich dadurch die Kindersterblichkeit bei auf primitivem kulturellen Niveau lebenden Völkern nicht wesentlich vermindert, obwohl bei ihnen allen die Frauen das Stillgeschäft bis zu 1 Jahr, bei manchen Völkern bis zu 4 Jahren ausdehnen. Sie wäre noch höher, täten sie es nicht. Denn daß sie so hoch blieb, trotz des Ausschaltens der Pocken und trotz des Genusses der mütterlichen Nahrungsquelle, muß auf die *Schädigung* der *Atemorgane* und auf die *Ernährungsschäden* bezogen werden.

Bei den Frauen der primitiven Tropenvölker sind sie die Folge zweier Irrtümer, einmal, die Muttermilch sei keine vollwertige Nahrung, sie müsse ergänzt werden durch konsistentere Speise. Sie stopfen daher den Säuglingen Mehl in Form von Suppen oder Brei ein und verursachen dadurch die als „*Mehlschäden*" bezeichneten Ernährungsstörungen. Sie meinen aber auch, Milch sei nicht vollwertig als Getränk und flößen dem Säugling daher Wasser oder Cocosmilch, beides meist in zweifelhaftem Reinheitszustand, ein, mit den zu erwartenden Folgen für die Verdauung.

In Europa hatte in der zweiten Hälfte des vorigen Jahrhunderts bei einem großen Teil der Frauenwelt die den höheren Kreisen abgesehene „Mode" um sich gegriffen, von dem lästigen, die Körperformen beeinträchtigenden und die Berufsarbeit behindernden Stillgeschäft abzusehen, da es ja möglich schien, das Kind mit richtig zubereiteter, steril gemachter Kuhmilch ebensogut aufzuziehen. Die MÖLLER-BARLOWsche Krankheit, eine Folge der Vernichtung des thermolabilen, antiskorbutischen Vitamins C in der angeblich durch die Erhitzung im SOXHLET-Gerät so einwandfrei gewordenen künstlichen Säuglingsnahrung, belehrte eindringlich darüber, daß die der jungen Bakteriologie so teure Keimfreiheit nicht eine Panazee war, die naturgeforderte Bindung zwischen Mutter und Kind zu ersetzen.

Das SOXHLET-Gerät hat damit keineswegs seinen Wert für die künstliche Säuglingsernährung eingebüßt. Wenn eine richtig zusammengesetzte Säuglingsnahrung, damit sterilisiert, ihre notwendige Ergänzung erhält durch Zusatz der unentbehrlichen Vitamine, erlaubt sie z. B. heute auch in den Tropen die gesunde Aufzucht des europäischen Kindes, wenn die Nahrungsquelle der Mutter versagt.

Jedoch wurde jener viele Kinderleben früh vernichtende Irrtum zu einem Segen. In jener Zeit setzte eine *Stillpropaganda* ein, die das Selbststillen im Verlauf von 30 Jahren wieder in sein Recht einer physiologischen Leistung der Mutter einsetzte. Noch um 1900 wurde der Anteil ungestillter Kinder in Deutschland auf 60% geschätzt, um 1930 waren es nur noch 10% und darnach hat sich diese Zahl noch weiter vermindert.

Aber nur die Hälfte der Frauen stillt über das erste Kalendervierteljahr hinaus und nur 8—10% bis zum 6. Monat oder länger. Daß eine kürzere Stillzeit, etwa nur während des Wochenbetts, bei 9% der Frauen oder von 6—8 Wochen bei einem Drittel der Stillenden nicht ausreicht, das Leben des Kindes zu sichern, dafür spricht eindeutig, daß die Sterbewahrscheinlichkeit für ein bis zum 4. Monat gestilltes Kind sich um ein Drittel vermindert, um etwa die Hälfte, wenn ein halbes Jahr gestillt wird. Die größere Widerstandsfähigkeit des lange gestillten Kindes bezieht sich aber nicht allein auf die Darmkrankheiten, sondern auf die Wahrscheinlichkeit überhaupt, einer Säuglingskrankheit nicht zu erliegen. Die Erkrankungsgefahr ist für ein nur 1 Monat gestilltes Kind 2—3mal größer als wenn es 7 Monate und länger gestillt wurde.

Das Ergebnis der Stillpropaganda, wie sie geführt wird durch die Säuglingsfürsorgestellen, ist, daß heute die Sterbewahrscheinlichkeit des nicht gestillten Kindes zu der des gestillten 3:1 ist. „Der Gesundheitswert des Brustkindes ist dreimal so hoch anzusetzen als der des Flaschenkindes" (ROTT). Das Bestreben geht dahin, durch vollständige Ausschöpfung aller physiologischen Möglichkeiten des Stillens überhaupt, durch Verlängerung der Stilldauer, ein noch günstigeres Verhältnis zu erzielen. Der Verwirklichung dieses Zieles stehen aber nicht geringe und sehr verschiedenartige Hindernisse entgegen. Viele von ihnen greifen ineinander. Mangelnder Stillwille oder Gleichgültigkeit, mangelndes Verständnis für die Bedeutung des Stillens für das Leben des Kindes und das eigene Wohlbefinden finden eine bequeme Begründung für das Nichtstillen oder ein frühzeitiges Abstillen mit der Berufung auf die Notwendigkeit der Erwerbstätigkeit in städtischen oder ländlichen Berufen. Trotz aller gesetzlichen Regelungen über die Einkommenssicherung und Sicherung gegen Kündigung bei Niederlegung der Arbeit 6 Wochen vor der Entbindung, trotz des Verbots der Beschäftigung 6 Wochen nach der Entbindung (s. S. 394), trotz Stillzulagen, trotz der Einrichtung von Stillkrippen, auch von Krippen innerhalb der Betriebe, muß zugegeben werden, daß der erwerbstätigen Frau die notwendigen Voraussetzungen für ein *langdauerndes, ruhiges Stillen* des Kindes und die eigene Erholung von dieser an sich ermüdenden Aufgabe selten geboten sein werden. Die in Deutschland bestehende Wirtschaftslage wird schwerlich weitere Erleichterungen möglich machen.

Zwar ist nicht zu bezweifeln, daß das in einer stetig abfallenden Kurve sich darstellende Absinken der Säuglingssterblichkeit in Deutschland von über 20% im Jahre 1900 auf 6% im Jahre 1938 überwiegend den Erfolgen der Stillpropaganda und damit der Abkehrung der Frauen von einem Irrweg zu danken ist, aber sicherlich nicht allein. Schon die Kürze der Stilldauer bringt einen hohen Hundertsatz der Säuglinge auch heute noch in die Gefahrenzone der künstlichen Ernährung.

Hier griff mit dem Ende des vorigen Jahrhunderts, ebenfalls unter dem Eindruck der Fehlernährung mit dem SOXHLET-Gerät, die Pädiatrie ein. Unter dem Einfluß ihres großen, aus der Praxis hervorgegangenen Vertreters ERNST HEUBNER, beginnt in Deutschland eine Entwicklung der künstlichen Ernährung des Säuglings, die ein gutes Recht darauf hat, einen Anteil des Verdienstes an der Erhaltung vieler kindlicher Leben für sich zu beanspruchen. Zwar trifft auch auf die modernen Lehren von der Säuglingsernährung das sarkastische Wort eines geistvollen Arztes (BUTTERSACK) zu: „Die Kriegskunst ist veränderlich, die Therapie auch!" Die Lehren über die Verdünnungsgrade der Milch, über das, was ihr zugesetzt werden muß, über die Dosierung, über Verwendung von Buttermilch, von Buttermehlnahrung, von Vitaminzusätzen, von frühzeitiger Einschaltung anderer Nahrungsmittel und noch viele andere Empfehlungen — jedesmal als der nunmehr allein richtige Weg gepriesen — haben im Laufe der vier letzten Jahrzehnte viele Wechsel erfahren und zeugten nicht gerade von Sicherheit. Aber zusammen mit einer immer ernster genommenen und immer ausgedehnteren Propaganda und Fürsorge für die richtige *Pflege* und *Haltung des Säuglings*, zusammen mit den großen therapeutischen Fortschritten in der Pädiatrie, haben sie dazu beigetragen, die Lücke zu verengern, die die Mängel des Stillens offengelassen haben.

Noch sind die Möglichkeiten, ein Minimum der Säuglingssterblichkeit zu erreichen, nicht ausgeschöpft. Noch ist es der Propaganda nicht gelungen, den Gebrauch des „Schnullers" zu verpönen, dieses ekelhaften Instrumentes, ein schreiendes Kind zu betrügen, die Quelle zahlloser Infektionen. Noch glauben die meisten Mütter, gewissenhaft zu handeln, wenn sie auch an heißen Sommertagen ihre Säuglinge, mit Wolljäckchen und -höschen bekleidet und im Dunst feuchter Windeln, in der ungelüfteten Mulde eines tiefen Bettes oder Kinderwagens sorgfältig zugedeckt liegenlassen, damit sie nur ja keinen „Zug" bekommen. Sie ahnen nicht, daß das schwüle Mikroklima, in dem das Kind Stunden zubringt, ihm eine Wärmestauung, den Hitzschlag in der Form von Krämpfen und schweren Darmstörungen, bringt. Noch lebt aber auch ein großer Teil der Bevölkerung in geschlossenen Häuserblocks, in deren schlecht ventilierten Wohnungen an schwülen Tagen auch dem treuten betreuten Säugling die gleiche Gefahr droht. Noch ist keine junge Mutter, die mit ihrem Kinde reisen muß, davor sicher, ob nicht eine andere Mutter unverständigerweise mit ihrem keuchhustenkranken Kinde ins gleiche Abteil steigt und damit dem Säugling den Todeskeim übermittelt. Motto: „Mein Kind hat es ja auch von anderen bekommen!"

Richtige Aufklärung über viele *kleine Alltäglichkeiten* in der Pflege und Versorgung des Säuglings sind notwendiger als sog. populäre Belehrungen über wissenschaftliche Methoden und ihre Ergebnisse. Jede Hebung des allgemeinen sozialen und hygienischen Niveaus wird auch der Säuglingsaufzucht zugute kommen.

Der starke Rückgang der Säuglingssterblichkeit hat selbstverständlich den Anstoß dazu gegeben, sie in Hinblick auf ihre Ursachen genauer zu analysieren. Dabei erwies sich alsbald als notwendig, sie aufzugliedern in eine *Frühsterblichkeit*, d. h. den Anteil der Sterbefälle in den ersten 7 Lebenstagen, und in eine *Nachsterblichkeit* in den folgenden Wochen und Monaten des 1. Lebensjahres (ROTT).

Es hat sich gezeigt, daß die Nachsterblichkeit bezogen werden muß auf die Ernährungsstörungen und auf die Erkrankungen der Atmungsorgane, daß aber die Frühsterblichkeit in Beziehung steht zu den Vorgängen in der Schwangerschaft und zum Geburtsvorgang selbst. Jene Erfolge haben sich also bezogen auf die Nachsterblichkeit, während die Frühsterbefälle, denen wegen der Gleichheit der Ursachen die Totgeburten zugezählt werden müssen, bisher in so geringem Grade abgenommen haben, daß seit 1925 ihre Zahl höher ist als die der Nachsterblichkeit. Seit 1936 ist sie doppelt so hoch.

Eine Zusammenstellung von ROTT für die Zeit von 1921—1936 gibt hiervon ein klares Bild:

Tabelle 3.

	Gesamtverlust auf 100 Geborene berechnet im Durchschnitt der Jahre			
	1921—1925	1926—1930	1931—1935	1936
Totgeborene	3,2	3,1	2,8	2,6
Frühsterblichkeit (Geburtseinwirkung, Frühgeburt, angeborene Lebensschwäche) . . .	3,8	3,5	3,6	3,3
Zusammen	7,0	6,6	6,4	5,9
Nachsterblichkeit (übrige Todesursachen) . .	8,0	5,6	3,6	3,1
Insgesamt	15,0	12,2	10,0	9,0

In dem nur geringfügigen Rückgang der Totgeburten und der Frühsterblichkeit liegt die Begründung für die unabweisbare Forderung, nunmehr müsse das wichtigste Ziel sein, durch Schwangerschaftsberatung und Schwangerschaftsfürsorge in noch ausgedehnterem Maße als bisher und durch Einengung von Schäden der Pubertätsentwicklung einer weiteren Verminderung dieser Ausfälle an kindlichem Leben vorzubeugen. Ohne Erfolg sind auch diese Bemühungen nicht geblieben. Eine weitere, von ROTT gegebene, von MEYER für Zürich gemachte Zusammenstellung gibt das folgende Bild:

Tabelle 4.

	Züricher Sterbeziffern in Prozenten		
	1901—1925	1926—1930	1931—1933
Totgeburtlichkeit der Geborenen	3,60	2,42	2,28
Sterblichkeit am 1. Lebenstag, der Lebendgeborenen	1,34	1,33	1,30
Sterblichkeit vom 2.—7. Lebenstag	1,27	0,69	0,74
Sterblichkeit in der 1. Lebenswoche (Frühsterblichkeit)	2,61	2,02	2,04
Frühtod (ohne Fehlgeburten)	6,21	4,44	4,32

Es hat also eine Abnahme der Totgeburten um $1/_3$ stattgefunden. Sie wird bezogen auf Verbesserungen in der Geburtshilfe. Für die vielen Fälle von Lageanomalien, von Wehenschwäche, von Placenta praevia, von Anomalien und Erkrankungen der Genitalien, von Anlage zu Früh- oder Fehlgeburt und von Schwangerschaftstoxikosen wurden vorbeugende und helfende Eingriffe gefunden, die die Zahl der Tot- und Frühgeburten einschränken.

An der Sterblichkeit am 1. Lebenstage aber hat sich nichts geändert. Der Rückgang jenseits des 1. bis zum 7. Lebenstage hingegen betrug fast 50%. ROTT nimmt an, daß damit für Zürich bereits ein Sterbeminimum an Frühsterblichkeit erreicht sei. Er veranschlagt das erreichbare Sterbeminimum für Deutschland auf

Totgeburtlichkeit . . . . 2% ⎫
Frühsterblichkeit . . . . 2% ⎬ der Geburten.
Nachsterblichkeit . . . . 2% ⎭

Von seelisch robust empfindenden Menschen hört man gelegentlich in einer Übertreibung des Selektionsgedankens die Meinung äußern, es habe wenig Sinn, in die natürliche, segensreiche Ausmerze einzugreifen, indem man *Frühgeborene* mit allen Mitteln am Leben zu erhalten suche. Es ist nicht nötig, auf den berühmten „Verein der Siebenmonatskinder" in Berlin hinzuweisen, alles Männer von über 2 Zentnern. Denn es ist nicht zu bezweifeln, daß das lebende Kind, wenn es erhalten bleibt, in seiner Entwicklung in der Regel den Vorsprung einzuholen imstande ist, mit dem ihm das reife Kind voraus ist. Wie es ja überhaupt im Wesen menschlicher Entwicklungsmöglichkeiten liegt, Rückstände wieder vollständig zu kompensieren, wenn die Umweltumstände sich wieder zum Günstigen gewendet haben. Selbst die Hungerzeiten am Ende des ersten Weltkriegs und in der damaligen Inflationszeit, in denen die Kinder besorgniserregend im Wachstum und Gewicht zurückgeblieben waren, haben ihre Entwicklung zur Reife und körperlichen Vollwertigkeit nicht behindert, als wieder eine normale Ernährungslage eingesetzt hatte.

Die heute durch die Fürsorgestellen auf Veranlassung der Hebammen und der Ärzte eingeleitete Pflege lebengefährdeter Frühgeborener, solcher mit unter 2000 g Geburtsgewicht, ist daher durchaus als lohnend anzusehen. Diese Pflege beruht bei der meist durchzuführenden Anstaltspflege auf der Anwendung von Wärme, richtiger Ernährung und Schutz vor Infektionen.

Der Rückgang der Säuglingssterblichkeit in den Kulturländern und, um das hier schon zu sagen, der Kleinkindersterblichkeit, betrifft überwiegend die *Nachsterblichkeit* und beruht auf den Erfolgen der Stillpropaganda, zum Teil wohl auf der Hebung des Lebensstandards der Bevölkerung in bezug auf Wohnung und Lebenshaltung, hauptsächlich aber auf der Behebung der *Ernährungsschäden*. Mit der Verminderung der Todesfälle durch Verdauungskrankheiten war *eine* der Hauptursachen der Kindersterblichkeit *eingeschränkt*. Nicht *behoben*, denn noch heute ist unser Wissen um die bakterielle Darmflora und ihr Zusammenwirken mit den normalen und abnormalen Verdauungsvorgängen lückenhaft. Noch heute gehen viele Säuglinge und Kleinkinder, besonders im Sommer — der *Sommergipfel* der Verdauungskrankheiten —, an Verdauungsstörungen zugrunde, ohne daß die so hochentwickelte Kinderheilkunde es verhindern könnte.

Mit noch zweifelhafterem Erfolg ringt die Kinderheilkunde um den Sieg über die Erkrankungen der Atmungsorgane, vor allem der kindlichen Formen von Bronchitis und Lungenentzündung, die allein oder als Komplikationen akuter oder chronischer Infektionskrankheiten heute die Hauptgefahr für das Leben des Säuglings und Kleinkindes sind. Im Gegensatz zu dem Sommergipfel der Verdauungskrankheiten liegt der Gipfel der Atmungskrankheiten im Winter. Die Verminderung der Sterblichkeit muß hier in der Einengung der Infektionskrankheiten des Kindesalters durch Impfungen, Serumtherapie und spezifische Therapeutica bei Keuchhusten, Masern, Diphtherie und Grippe gesucht werden.

Wohl aber ist gelungen, in den beiden letzten Jahrzehnten, seit den großen Entdeckungen auf dem Gebiet der Vitamine, bei Säuglingen und Kleinkindern durch Hebung ihrer konstitutionellen Abwehrkräfte dem Angriff der Infektionskrankheiten und zugleich den eigentlichen Konstitutionsschäden vorzubeugen. Der kindliche *Skorbut*, die MÖLLER-BARLOWsche Krankheit, ist geschwunden, seit die Bedeutung des Vitamins C für die künstliche Ernährung des Säuglings bekannt ist. Der *Spasmophilie* und *Rachitis* durch Ultraviolettstrahlung, d. h. durch natürliche oder künstliche Sonnenstrahlung, durch Lebertran und Vigantol, durch Bestrahlung der Milch, d. h. durch Vitamin D, vorzubeugen, ist einer der Hauptprogrammpunkte der heutigen Kleinkinderfürsorge. Der Anteil der Sterbefälle an Krämpfen im 1. Lebensjahr ist gesunken. Die Verhütung der Rachitis aber soll nicht nur ihre unmittelbaren Folgen, unter anderem die Entstehung des rachitisch platten Beckens verhüten — eine geburtenhindernde Anomalie, die in den sonnenreichen Tropenländern unbekannt ist —, sondern auch das Kind vor einer Herabsetzung seiner Widerstandskraft durch den rachitischen Zustand gegen Infekte bewahren.

Die Verhütung aller Gesundheitsschäden, die das Leben und die Entwicklung des Säuglings bedrohen, müssen schon früh ergänzt werden durch die Weckung und Anspannung der in seinen körperlichen und seelischen Anlagen gegebenen Entwicklungsmöglichkeiten.

Vielleicht ist „Säuglingsturnen" ein etwas hoch gegriffenes Wort, es ist aber sicherlich notwendig, dem Säugling, entledigt von aller hemmenden Bekleidung, Gelegenheit zu geben zu kräftiger Bewegung, zum Strampeln, zum Kriechen, sich emporzuziehen, und sein eigenes Bemühen, sich seiner Glieder zu bedienen, *planmäßig* zu unterstützen durch Einschalten von Widerständen oder durch Erleichterungen in der Form einer einfachen Gymnastik. Es ist auch wünschenswert, wenn es *ohne Übertreibung* geschieht, das Sinnenleben des Säuglings durch angemessene Anreize auf Ohr und Auge zu schulen. Das Wiegenlied der Mutter hat über die Absicht des Einschläferns hinaus sicher dazu beigetragen, sein Ohr empfänglich zu machen für Tonhöhen und Rhythmen, ebenso wie die ans Ohr gehaltene „Ticktack" und die Klapper. Dem europäischen Denken ist es wesensfremd, ist aber ein Zeichen rührenden Vertrauens auf die Empfänglichkeit des Säuglings für magische Worte, wenn der Muslim dem neugeborenen Kinde das Glaubensbekenntnis ins Ohr flüstert. Der vorgehaltene glänzende Gegenstand, die bunten Klötzchen, mit denen es seine Spiele beginnt, leiten das Auge des Kindes zu koordinierten Bewegungen an und gewöhnt es an die Abstufung von Stärke und Qualität von Lichtreizen.

Kleinkind.

Die Wahrscheinlichkeit, Umweltschäden, Unfällen, Infektionen ausgesetzt zu sein, steigt in der Zeit steil an, in der das Kleinkind die Freiheit der Ortsbewegung durch das Gehen gewonnen hat. Nun tritt es in fast ungehinderte Berührung mit der weiteren Umwelt und mit anderen Kindern. Der Kindergarten, der vielen erwerbstätigen Müttern die Sorge abnimmt, daß das unbetreute Kind sich selbst und anderen Schaden zufügt, erhöht die Gefahr der gegenseitigen Ansteckung. Die stets etwas belachten Fälle, daß Angehörige von Fürstenhäusern erst im Alter von 20 und mehr Jahren die Masern bekommen, zeigen deutlich, wie viel exponierter das Kind des Volkes ist.

So ist auch für das Kleinkind die richtige Steuerung seiner Ernährung und der Schutz vor Infektionen die Aufgabe gewesen, die die neuere Zeit mit großer Energie auf sich genommen hat mit dem Erfolg, daß seit dem letzten Jahrzehnt vor der Jahrhundertwende in den ersten drei Jahrzehnten dieses Jahrhunderts die Sterblichkeit der Kleinkinder in steil abfallender Kurve gesunken ist.

Die Einengung des Einflusses der Infektionskrankheiten hat hieran den Hauptanteil und der Erfolg wäre noch größer, gelänge es, die Infektionskrankheiten, die im Säuglings- und Kleinkindalter durch ihre Komplikationen am gefährlichsten wirken, *Masern* und *Keuchhusten*, erfolgreicher zu bekämpfen als bisher. Von v. PFAUNDLER stammt das Wort: „Wenn es gelänge, die Masern- und Keuchhusteninfektion nur bis zur Einschulung aufzuschieben, dann würden diese beiden Krankheiten dem Volksbestand keinen irgendwie nennenswerten Schaden mehr tun."

Propaganda für die Fernhaltung keuchhustenkranker Kinder vom Umgang mit anderen, etwas, dessen Notwendigkeit leider die meisten Mütter, selbst gebildete Frauen, nicht einsehen wollen, verspricht mehr Erfolg als die Anwendung der bisher noch unvollkommenen Schutzstoffe.

Für beide Krankheiten aber bedeutet schlechter Ernährungszustand und Rachitis eine erhöhte Gefährdung. Abhilfe dagegen ist die beste Abwehr gegen die Folgen der Infektion.

Die Epidemiologie der *Diphtherie* ist ein klassisches Beispiel für den wellenförmigen Gang im Auftreten einer Infektionskrankheit. Die gleiche Krankheit, die gegen Ende des vorigen Jahrhunderts die gefürchtetste Kinderkrankheit war, manchmal in wenigen Tagen eine Familie aller ihrer Kinder beraubte, war seit der Zeit der Anwendung des von v. BEHRING hergestellten antitoxischen Serums stark zurückgegangen. Alles deutete auf einen Sieg der Therapie. Als aber im dritten und vierten Jahrzehnt dieses Jahrhunderts die Diphtheriewelle erneut anstieg, gewann ein schon seit langem geäußerter Zweifel Raum, ob jener Abfall der Morbidität und Letalität wirklich auf das Serum zu beziehen oder nicht dem Einsetzen eines natürlichen Wellentals der Diphtherie zuzuschreiben gewesen wäre.

Daß dem nicht so ist, daß die Erfolge der Serumtherapie kein leerer Wahn waren, dafür spricht, daß dem erneuten *Ansteigen der Diphtheriemorbidität*, das auch heute noch nicht zum Stillstand gekommen ist, *kein Ansteigen der Letalität* parallel ging. Hygieniker und Kliniker sind eins in der Auffassung, daß dieses Niedrighalten der Sterbeziffern der *rechtzeitigen* Anwendung des Heilserums zuzuschreiben ist und daß die Zahl der Todesopfer noch weit erheblicher gesenkt werden könnte, wenn das Mittel in allen Fällen von Diphtherie *unmittelbar nach dem Stellen der klinischen Diagnose, ja schon bei dem Verdacht auf Diphtherie* angewendet würde, ohne die bakteriologische Diagnose abzuwarten.

In vollem Fluß ist die Forschung, was die Ätiologie und Bekämpfung des *Scharlachs* angeht. Ob nun die Streptokokken allein oder ein mit ihnen assoziiertes Virus als Ursache angesprochen werden, in der Regel kommen wohl die Erkrankungen durch Tröpfcheninfektion zustande. An der Vorschrift der Einweisung scharlachkranker Kinder in ein Krankenhaus sollte daher festgehalten werden, auch schon weil der Krankheitsverlauf mit seinen zahlreichen Komplikationen und Nachkrankheiten eine sorgsame, sachkundige Pflege erheischt.

Wie beim Säugling sind es auch beim Kleinkind die *Erkrankungen der Atmungsorgane*, vor allen anderen die verschiedenen Formen der Lungenentzündung, die zwar als Komplikationen anderer Infektionskrankheiten mit ihnen zusammen abgenommen haben, aber als Krankheiten sui generis bisher nicht weiter eingeengt werden konnten. Ähnlich steht es mit den Formen der kindlichen *Tuberkulose*.

Gleichbedeutend mit der *abwehrenden Hygiene* für die Lebenszukunft des Kindes, ja vielleicht noch bedeutungsvoller ist alles, was eine *vorbeugende Hygiene* tun kann, um mit der *Erziehung des Kindes zu hygienischer Lebensführung* schon im Kleinkindalter, dem aufnahmebereitesten und aufnahmefähigsten Lebensalter des Menschen überhaupt, zu beginnen. Das kann im Kleinkindalter nicht in der Form von Belehrung geschehen, sondern muß, da ein vernunftmäßiges Verständnis noch nicht vorausgesetzt werden kann, sich in die Formen kleiden, die seiner Aufnahmefähigkeit angepaßt sind, in *Dressur und Vorbild*.

Das Kleinkind muß die Erfahrung machen, daß es jedesmal zu milderen oder schärferen Abwehrreaktionen der Erwachsenen, vor allem der geliebten Mutter, kommt, wenn es alles anfaßt und vieles in den Mund steckt, wenn es lutscht, mit seinem Speichel oder anderen Ausscheidungen schmiert, wenn es seine Kleider beschmutzt, mit unsauberen Händen zu essen beginnt. Es muß so früh wie möglich dazu angehalten werden, die Zahnbürste zu gebrauchen, in ordentlicher Weise seine Hände zu waschen — „nach dem Stuhlgang, vor dem Essen" —, die Nägel sauber zu halten, den Abort rechtzeitig und regelmäßig aufzusuchen und mit Anstand zu benutzen, überhaupt zu lernen, daß körperliche Sauberkeit und Reinlichkeit der Kleidung etwas Schönes und Lobenswertes, das Gegenteil etwas sehr Häßliches und Tadelnswertes ist. Daß zu ein für allemal bestimmten Stunden geschlafen, aufgestanden und gegessen wird, daß also der Tageslauf einer festen Regel unterliegt, gehört ebenso zur physischen wie zur psychischen Hygiene, ebenso, daß gegessen wird ohne Widerrede, was auf den Tisch kommt, daß dagegen irgendwo angebotener Nahrung, auch Süßigkeiten, zu mißtrauen ist.

Bewußt muß der starke Nachahmungstrieb dieser Altersstufe des Kindes ausgenutzt werden. Er gibt in diesem Lebensalter *dem wertvollsten Erziehungsfaktor* ein Übergewicht, *dem vorgelebten Beispiel der eigenen Lebensführung der Eltern*. Sie, im weitesten Sinne die Tradition der Familie, bestimmt auch über das Maß der hygienischen Einordnung des Kleinkindes erst in den Ablauf des Familienlebens, dann später seiner Umwelt überhaupt. Eine schlampige Mutter wird vergeblich versuchen, ihre Kinder zu Ordnung und Reinlichkeit zu erziehen.

Nichts ist falscher, als wenn eine Mutter das Kleinkind zum Gegenstand ihrer Bewunderung macht und diese Bewunderung auch bei anderen durch Zurschaustellung des Kindes im Kreise Erwachsener auszulösen versucht. Es ist das Unglück allein aufgewachsener Kinder, daß ihnen die abschleifende, oft recht rauhe Korrektur seiner Fehler durch die Geschwister fehlt. Um so erfolgreicher aber ist auch seine hygienische Erziehung, wenn der Geist der Familie die Erfüllung jener einfachen Regeln als eine Selbstverständlichkeit verlangt.

Am meisten bedürfen im Säuglings- und Kleinkindalter einer hygienischen Fürsorge *die unehelich Geborenen*. Ihr Erscheinen im Leben ist fast immer unerwünscht. Schwerlich wird es je gelingen, die Vorurteile gegen das uneheliche Kind ganz auszuschalten. Findet man doch sogar im Bereich der Eugenik die Auffassung vertreten, die höhere Sterblichkeit der Unehelichen habe einen positiven Selektionswert durch die Ausschaltung von Nachkommen unbeherrschter, verantwortungsloser Menschen, eine seltsam primitive Bewertung menschlicher Schicksalsverflechtungen. Von wieviel tieferem Fühlen des Volkes zeugt es, wenn in einigen Gegenden Deutschlands die Unehelichen „Kinder der Liebe" genannt werden.

Die Zeiten, wo sich eine leichtfertige oder ins Unglück verstrickte Mutter sich ihres Kindes entledigen konnte, indem sie es einer „Engelmacherin" in „Pflege" übergab, sind vorbei. Auch wenn humanitäre Erwägungen nicht zu Wort gekommen wären, müßten die sinkenden Geburtenziffern innerhalb der europäischen Völkerfamilie darüber belehren, daß auch das uneheliche Kind einen Erhaltungswert hat.

Dem trägt in Deutschland das *Reichsgesetz für Jugendwohlfahrt* vom Jahre 1922 Rechnung. Die von den Gemeinden und Gemeindeverbänden errichteten *Jugendämter* übernehmen automatisch die *Vormundschaft* über jedes uneheliche Kind und sind damit die Vertreter seiner Vermögensrechte und seiner Forderungen gegenüber dem Erzeuger. Ihre Aufzucht, ob sie in den Händen der Mutter oder von Verwandten liegt, steht unter *Aufsicht des Jugendamtes*, und jede *Fremdpflege*, auch bei näherer Verwandtschaft, bedarf seiner jederzeit widerruflichen Zustimmung. Das Jugendamt kann von den Pflegeeltern fordern, daß ihm oder einer dafür bestimmten Stelle, in praxi wird es eine Säuglingsfürsorgestelle, in weiterem Verfolg der Amtsarzt sein, das Kind in angemessenen Zeitabständen vorgestellt wird.

Eine weitere Hilfe steht dem unehelichen Kinde zu in den Bestimmungen der *Reichsverordnung über die Fürsorgepflicht* vom 13. 4. 1924 und den *Reichsgrundsätzen über die Voraussetzungen, Art und Maß der öffentlichen Fürsorge* vom 1. 8. 1931. Die Kostenträger der Unterstützung der unehelichen Mutter und ihres Kindes sind die Gemeinden und Gemeindeverbände, auch bei Erkrankungen, sofern nicht bei Versicherten und ihren Angehörigen die Versicherungsträger die Kosten zu tragen haben.

Die Fürsorge für außerehelich schwanger Gewordene muß dadurch, daß sie ihre wirtschaftliche Lage vor Gefährdung sichert, unter anderem ihr durch Ernährungsbeihilfen und Wäscheausstattung für die Entbindung und für das Kind die drängendsten Sorgen abnimmt, dazu beitragen, die Abtreibungen einzuschränken.

Zur seelischen Hygiene gehört, daß dem unehelichen Kinde in den Jahren seiner Entwicklung alle unnötigen seelischen Belastungen erspart bleiben, um nur ein Beispiel zu nennen, die wenig taktvolle Erörterung seiner Personalien beim Schulbeginn vor versammelter Klasse, eine unbegreifliche Verständnislosigkeit für den seelischen Schock, den es erfährt, wenn alle neugierigen Kinderaugen sich auf das Kind richten, das keinen Vater hat.

Schulkind.

Mit der Aufnahme in die öffentliche Schule wird das Kind ein Mitglied der Gesellschaft. Belehrt und lernend soll es mit allem, was es aufzunehmen imstande ist, ausgerüstet werden für seine späteren Aufgaben und Pflichten und für seine Selbstbehauptung innerhalb seines Lebenskreises.

Damit beginnt für das Kind die erste Phase seines Gesamtlebens, die, wie alles menschliche Leben überhaupt, einem unentrinnbaren Zwiespalt unterworfen ist. Alles menschliche Tun, es sei gerichtet auf welche Ziele es wolle und es sei noch so fruchtbringend, schließt Anforderungen körperlicher und seelischer Art in sich, die schädigend sein *können*. Jedes Tun hat seinen Risiko-faktor für Leben und Gesundheit, auch die Schule. Ein Staat, der den Schul-zwang auferlegt, nimmt damit auch die Pflicht auf sich, dieses dem Kinde durch Schulbesuch und Schulanforderungen erwachsende Risiko auf ein Geringes seiner Wirkungen einzuengen, ja, wenn möglich, die schädigenden Reize zu verkehren in Anreize zu aufbauender Entwicklung. Das ist die Aufgabe der Schulhygiene.

„Prediger in der Wüste" hat auch die Schulhygiene gekannt. Wie hätten dem weit in die Zukunft vorausschauenden Blick J. P. FRANKs die Schäden des Schulwesens entgehen können! (System der med. Polizey, Bd. 2, 1780.) Sein Zeitgenosse B. C. FAUST schrieb einen „Gesundheitskatechismus für den Unterricht in der Gesundheitslehre in den Schulen". J. LORINSERS 1836 erschienene Schrift „Zum Schutze der Gesundheit in den Schulen" erregte Aufsehen und löste eine Flut von polemischen Schriften aus.

Aber erst spät, kaum länger als seit einem halben Jahrhundert hat das *staatliche Erziehungswesen* der Kulturvölker sich durch einsichtige Ärzte und Pädagogen davon überzeugen lassen, daß in Bau, Einrichtung und Unterhaltung der Schulen, auch in ihrem Betrieb schwere Mißstände vorlägen, daß eine hygienische Betreuung des Schulkindes nicht entbehrt werden könne und noch viel später, daß unter den Aufgaben der Schule auch der Erziehung des Kindes zu hygienischer Lebenshaltung ein Platz gebühre, ja daß vielleicht hier am ehesten ein Hebel angesetzt werden könne, hygienischem Denken und Handeln im Volk zu allgemeiner Geltung zu verhelfen.

Im Abschnitt „Schulen" (S. 144) ist behandelt, welche Anforderungen an die Schulgebäude und -räume und an ihre Einrichtung gestellt werden müssen, in denen das Kind 8—12 Jahre seines Lebens zubringt. Hygienischen Wert haben aber auch die besten Schulgebäude und nach allen hygienischen Regeln eingerichtete Klassenzimmer und Nebenräume nur, wenn sie richtig benutzt werden. Vom Schulkind kann das nicht erwartet werden. So ist zu einer der Grundlagen jeder Schulhygiene geworden, daß die Lehrerschaft in ihrer Ausbildungszeit über die Grundlinien der Hygiene aufgeklärt wird und während ihrer Berufsarbeit durch Vorträge von Schulärzten über alle neueren Erfahrungen auf dem Gebiet der Schulhygiene auf dem Laufenden gehalten wird.

Der Lehrer muß wissen, wie ein Klassenzimmer richtig gelüftet werden muß, um *„einem der gefährlichsten Feinde"* des Schulkindes, *dem Staub* (DUBITSCHER), wirksam zu begegnen, wie der Staubentwicklung in Klassenzimmern und Fluren und damit manchen Infektionen vorgebeugt werden kann durch richtiges Lüften, durch tägliches Aufnehmen des Staubes mit feuchten Sägespähnen oder durch Staubsauger, durch Imprägnation der Fußböden mit staubbindenden Ölen, aber auch durch so einfache Dinge, wie, die Schüler dazu anzu-halten, beim Betreten der Schule auf Fußmatten ihr Schuhwerk möglichst sauber abzuputzen. Seit festgestellt wurde, wie leicht die Umgebung eines Kindes, das pathogene Streptokokken beim Sprechen oder Husten ausstreut, mit solchen Keimen beladen wird, ist die regelmäßige Reinigung des Schulmobilars mit desinfizierenden Desinfizientien anzuraten, ganz besonders, wenn Scharlachfälle unter den Kindern vorgekommen sind. Leider steht es so, daß selbst von der Notwendigkeit solcher Reinigungsgrundsätze überzeugte Leiter auch gut ein-gerichteter öffentlicher Schulen darüber klagen, daß diese Forderungen keineswegs erfüllt werden.

Der Lehrer hat die *Lufttemperatur* des Schulzimmers zu kontrollieren und zu versuchen, die günstige Lufttemperatur von 18° darin zu erhalten, sollte sich aber auch von dem lange aufrechterhaltenen Vorurteil hüten, das Ansteigen der Temperatur auf über 25° C verlange zwingend die Schließung des Unterrichts. Europäische Kinder arbeiten in den Schulen der Tropen täglich bei solchen Temperaturen, ohne daß es ihnen schadet.

Er hat dafür zu sorgen, daß den Kindern im Rahmen des Möglichen ein Maximum an guter *Beleuchtung* geboten wird, an jedem Platz mindestens 50, besser 80 lx. (S. 135), besonders Kindern mit mangelhaftem Sehvermögen. Er darf keine Sehleistungen fordern, wenn diese Lichtstärke an trüben Tagen nicht erreicht wird.

Er trägt die Verantwortung dafür, daß die Kinder in den Klassenzimmern auf den Bänken oder im Gestühl die ihrer Körpergröße entsprechenden *Plätze* erhalten — also nicht mehr das neckische Spiel des Plätzewechsels bei Versagen oder bei Hochleistungen —, daß sie aber auch auf diesen Plätzen die richtige Haltung einnehmen, so umstritten es auch sein mag, ob schlechte Haltung in der Schule wirklich für Skelett-Veränderungen anzuschuldigen sei. Die Neigung vieler Kinder zu unzweckmäßigen Haltungen ist groß.

Es ist auch nicht unter seiner Würde, durch täglichen Rundgang die *hygienischen Einrichtungen* der Schule, Wascheinrichtungen, Trinkgerät, vor allem aber die Aborte zu kontrollieren.

Auch eine für die Probleme der Schulhygiene aufgeschlossene und von der Notwendigkeit der physischen Betreuung der Schüler überzeugte Lehrerschaft wird aber nicht imstande sein, die Aufgaben der Schulhygiene allein zu meistern, schon deshalb nicht, weil von ihr ein tieferes *Wissen über Konstitutionsfragen*, das nur durch ein abgeschlossenes ärztliches Studium und Spezialausbildung gewonnen wird, nicht verlangt werden kann.

Das hat den Anstoß zur Anstellung von *Schulärzten* gegeben und zu ihrer und der Amtsärzte Verpflichtung zur ärztlich-hygienischen Überwachung der Schulen, ihrer Räume, ihrer technischen und hygienischen Einrichtungen und des Schulkindes selbst in seiner Konstitution und deren Reaktion auf die Anforderungen der Schule. 1897 richtete Wiesbaden als erste deutsche Stadt einen schulärztlichen Dienst ein, 1904 stellte Mannheim den ersten hauptamtlichen Schularzt an. Der Staat Baden legte als erster Deutschlands 1910 die Anstellung von Schulärzten gesetzlich fest.

Wie ernst diese Aufgabe von den damit betrauten Ärzten genommen wird, davon zeugt die Gesamtentwicklung des Schulärztewesens nicht nur in Europa, sondern sogar schon in Kolonialländern. Davon zeugt die Sammlung eines riesigen Materials an Beobachtungen und ihrer statistischen Verwertung über den Gesundheitszustand des Schulkindes vom Tage seines Eintritts in die Schule bis zu seiner Entlassung, über seine Entwicklung und über die von der Schulumwelt ausgehenden gesundheitlichen Einflüsse auf das Kind. Was hier geleistet wurde, mit der Aufnahme der körperlichen Entwicklung der Kinder, mit der Aufstellung von Gewichts- und Körperhöhekurven, von Indices aus den gewonnenen Maßen, mit der Aufnahme von Hundertsätzen an Seh- und Gehörfehlern, ist nicht umsonst getan. Diese Ergebnisse haben es überhaupt erst möglich gemacht, die erforderlichen *Maßstäbe* aufzustellen.

Darüber aber muß man sich klar sein, geschehen ist mit der statistischen Auswertung aller dieser Aufnahmen allein noch nichts. Es genügt nicht, daß eindrucksvolle Publikationen erscheinen und die Behörde in ihnen den Beweis ihrer erfüllten Pflicht sieht. *Entscheidend ist vielmehr, wie groß der Erfolg dieser mühevollen und zeitraubenden Arbeit für das einzelne Kind ist.* In den Kreisen der Schulmänner herrscht hierüber eine wahrscheinlich nicht unbegründete Skepsis.

Erschöpft sind jedenfalls mit diesem Gewinn an Wissen die Aufgaben der Schulhygiene nicht, und überbewertet für die Ziele einer vorbeugenden Hygiene darf er auch nicht werden, schon weil die bereits oben erwähnte Erfahrung gezeigt hat, daß auch scheinbar bedenkliche Rückstände in der körperlichen Entwicklung der Schulkinder voll wieder eingeholt werden können, wenn die Lebenslage sich zum Günstigen hin wendet. Auch das fordert dazu auf, einer Massenwirkung zu Liebe unter keinen Umständen darauf zu verzichten, dem einzelnen Kinde unmittelbar zu helfen.

Dem dienen die *periodischen Untersuchungen der Kinder* auf Krankheitsanlagen und ihre Manifestationen, Verkrümmung der Wirbelsäule, Myopie, Ohrenleiden, nervöse Störungen und Anlage zu Verdauungskrankheiten, auf frühzeitig sich ausbildende Anomalien des Gebisses und auf Caries, vor allem auf das Einsetzen eines Infektes und allgemeine Störungen der Konstitution. Für manche dieser Anomalien ist es heute umstritten, ob die Schule für ihre

Auslösung schuldig zu erklären sei, und ob und wieweit sie an ihrer Zunahme, z. B. bei Rückgratsverkrümmungen und Myopie, wirklich Anteil habe.

Diese Untersuchungen, deren Ergebnisse in *Gesundheitsbogen* eingetragen werden, *die das Kind durch seine gesamte Schulzeit begleiten*, werden vorgenommen vor Eintritt des Kindes in die Schule und dann während der 8jährigen Schulzeit mehrmals wiederholt, an manchen Schulen 2mal, an anderen 3- oder 4mal. Ob aber mit Untersuchungen alle 2 oder 3 Jahre wirklich über statistische Ergebnisse hinaus ein Nutzen für das Schulkind erzielt wird, wird von vielen Schulmännern bezweifelt. Manche von ihnen fordern eine mindestens halbjährige Kontrolle.

In Mannheim, der Stadt, die mit Wiesbaden in der Entwicklung des schulärztlichen Dienstes in Deutschland mit Recht als die führende bezeichnet werden muß, ist man denn auch dazu übergegangen, an Stelle der in mehrjährigen Zwischenräumen durchgeführten Gesamtaufnahmen *aller* Kinder jährliche *Durchmusterungen* zu setzen. Ohnehin sind die anthropologischen Werte nur als Hilfsmittel für die Beurteilung des allgemeinen Gesundheitszustandes zu betrachten und können das Urteil des Arztes über die allgemeine Körperbeschaffenheit nicht ersetzen. Dabei kann für das kindliche Alter den Konstitutionstypen im Sinne der KRETSCHMERschen Abgrenzungen kein allzu großer Wert zugemessen werden. Sie sind noch recht unbestimmt ausgeprägt, im Wandel begriffen und daher nur bedingt verwertbar.

Bei den *Durchmusterungen* findet eine *summarische Beurteilung* des Zustandes jedes Kindes an Hand der in den Zwischenzeiten aufgenommenen Daten des Gesundheitsbogens über Größen- und Gewichtszunahme statt. Zugleich aber lenken die anwesenden Lehrer die Aufmerksamkeit des Arztes auf *Kinder, die aufgefallen sind*. Hiermit und mit den regelmäßig stattfindenden *Lehrersprechstunden*, in denen die Lehrer einzelne Kinder dem Arzt vorstellen, und mit den *Elternsprechstunden* wird eine enge und fortdauernde Überwachung gerade der Kinder erreicht, die ihrer bedürfen, und dennoch wird eine weit größere Zahl von solchen Kindern durch den Schularzt erfaßt, als wenn alljährlich oder gar halbjährlich dem Schularzt die ganze Last der vollständigen Konstitutionsaufnahme und ihrer statistischen Auswertung aufgebürdet würde, etwas, was die Anstellung vieler Schulärzte nötig machen und wahrscheinlich wirtschaftlich nicht tragbar sein würde.

Von den staatlichen und kommunalen Behörden sind auf Grund jahrzehntelanger Erfahrungen der Schulärzte mustergültige Dienstanweisungen für den schulärztlichen Dienst erlassen worden. In ihnen ist je nach den örtlichen Umständen festgelegt, ob die schulärztlichen Untersuchungen in den Räumen der Schule oder in besonderen Amtsräumen des Schularztes stattzufinden haben und welche *Hilfskräfte an Fürsorgerinnen* dem Schularzt zur Seite stehen. Form und Führung der *Gesundheitsbogen* und als ihrer ersten Grundlage eines *Elternfragebogens* sind festgelegt, auch Form und Handhabung des Dienstes bei *Überweisung krank befundener Kinder an einen behandelnden Arzt*, an eine Fürsorgestelle oder in eine Kuranstalt oder Heilstätte, bei Überweisung erholungsbedürftiger Kinder zu Familien auf das Land oder in Erholungsheime, auch bei Übergang von Kindern in Hilfsklassen. Listen sind zu führen über die stattgehabten Impfungen gegen Pocken, gegen Diphtherie und Scharlach, neuerdings auch gegen Tuberkulose.

Die Mitwirkung des Schularztes an der Aufstellung der Liste für die Verschickung der Kinder ist nicht zu entbehren und ganz unentbehrlich ist die *Erfolgskontrolle* nach ihrer Rückkehr. Es hat sich gezeigt, daß ein Erfolg sich fast ausnahmslos in einer Zunahme der Größenmaße und des Gewichts ausdrückt.

Es dürfte der Fürsorge für das einzelne Kind zugute kommen, wenn ein Übermaß an Schreibwerk und Statistik, wozu sich ja leider wie unter einem unentrinnbaren Verhängnis jede amtliche Tätigkeit auswächst, zugunsten lebendigen Tuns eingeschränkt werden könnte.

Von dem hygienischen Zustand der Schule wird abhängen, wie oft im Jahr der Schularzt sich verpflichtet fühlt, in einem *Rundgang* alle Räume der Schule,

die Klassenzimmer, die Aborte zu besichtigen und sich vom ordnungsmäßigen
Zustand der Lüftungs-, Beleuchtungs- und Heizungseinrichtungen zu überzeugen.
1—2mal im Jahre wird es unbedingt nötig sein.

Zu der in den Dienstanweisungen vorgesehenen *Überwachung der Leibesübungen* wird nur ein Schularzt befähigt sein, der etwas davon versteht. Heute
ist auch der Turnlehrer über die Physiologie und Hygiene der Leibesübungen
gründlich unterrichtet.

Vorläufig ist noch längst nicht erreicht, selbst nicht in den höheren Schulen, daß
jedes Kind schulärztlich betreut wird. An einer einheitlichen Regelung des schulärztlichen Dienstes für ganz Deutschland fehlt es. Beides stellt ein sozialhygie-
nisches Ziel im Erziehungswesen dar, das nicht mehr zurückgestellt werden darf.

Nicht unbestritten ist, ob es eine Aufgabe der Schule sein müsse, für die
sexuelle Aufklärung der Kinder zu sorgen. Das Elternhaus, sagt man, habe versagt. Es wird kaum gelingen, dem Kinde die krummen und holprigen Wege zu
ersparen, auf denen es zu diesem Wissen gelangt. Schädliche Folgen hat das
allen Erfahrungen nach bei gesund veranlagten Kindern für ihre spätere sexuelle
Entwicklung und ethische Haltung ebensowenig, wie die lange Zeit viel zu ernst
genommene Masturbation, die heute fast als physiologische Begleiterscheinung
der Pubertätsentwicklung angesehen wird. Psychopathisch veranlagte Kinder
würde auch die beste Form der Aufklärung schwerlich vor Störungen und
Abwegen in ihrer Entwicklung bewahren.

Ein guter Unterricht in der Biologie in den oberen Klassen wird die Kinder
am besten aus der Sphäre phantastischer Vorstellungen über das Geschlechtliche
heraus und dazu bringen, seine Bedeutung für das menschliche Leben und
im Rahmen menschlicher Kultur richtig zu begreifen. Notwendig aber ist die
rechtzeitige Belehrung älterer Schüler und Schülerinnen durch Schularzt und
Schulärztin über die Gefahren und Folgen der Geschlechtskrankheiten. Dieser
Unterricht gehört aber in die Fortbildungsschulen und in den höheren Schulen
in die Zeit kurz vor der Schulentlassung.

Mit alledem bedarf es bei den vielseitigen, über das eigentlich medizinische
Wissen hinausgehenden Anforderungen an den Schularzt unzweifelhaft einer
Sondervorbildung für diesen Dienst. In seinen Aufgaben unterscheidet er sich
in vielem vom amtsärztlichen Dienst und ist dabei nicht weniger bedeutungsvoll
für die Volksgesundheit, so daß alle Veranlassung besteht, ihn als einen *medizinischen Sonderberuf* gelten zu lassen.

Eine Sonderausbildung sollten auch die weiblichen Hilfskräfte erfahren, die
als Schulfürsorgerinnen den Schularzt in seiner Arbeit unterstützen. Zu ihren
Aufgaben gehört, was man „*nachgehende Fürsorge*" nennt, die für jeden Erfolg
so wichtige Kleinarbeit in der Betreuung des gefährdeten Kindes auch außerhalb
der Schule in seiner häuslichen Umwelt.

Zu den *vorbeugenden* und *fürsorgenden* Aufgaben des Schularztes tritt als eine
nicht minder wichtige, die ihm so gut wie allein zufallende *Abwehr der Infektionskrankheiten*, die das Kindesalter bedrohen. Hier greift sein Wirken
weit über die Schule hinaus und wird zu ausgesprochen sozialhygienischem
Handeln. Denn, um nur ein Beispiel zu nennen, die rechtzeitige Erkennung von
Masern- und Keuchhustenfällen und damit die Verhütung der Ausbreitung
beider Krankheiten in den Schulklassen verhütet gleichzeitig ihr Übergreifen
auf die jüngeren Geschwister daheim, deren Leben durch diese Krankheiten
weitaus mehr gefährdet ist, als das Leben des Schulkindes. Daher ist es auch
unerläßlich, daß dem Schularzt jeder Fall einer Infektionskrankheit unter den
Kindern gemeldet wird, und zwar nicht nur der meldepflichtigen, sondern auch
Fälle von Masern, Keuchhusten, Röteln, Wasserpocken, Mumps und Grippe.

Die Zahl der Todesfälle an Infektionskrankheiten im Schulalter ist nach Mannheimer Erfahrungen von 36—40,2% der gestorbenen Kinder in den Jahren 1904—1916 zurückgegangen auf 17% im Jahre 1946. Das wird zurückgeführt auf die stark gesunkene Zahl der Diphtherietodesfälle, nachdem seit dem Jahre 1941, als die ansteigende Welle der Diphtherie (s. S. 340) einen Höhepunkt erreicht hatte, die Diphtherieschutzimpfung *aller* Schulkinder durchgeführt wurde. Seit 1946 ist für Nordbaden durch Gesetz eine alle 3 Jahre zu wiederholende Schutzimpfung aller Kinder gegen Diphtherie und Scharlach angeordnet.

Der Schließung der Schulklassen bei Diphtherie, wenn mehrere Fälle in einer Klasse vorgekommen sind, stand und steht man vom hygienischen Standpunkt skeptisch gegenüber in Hinblick auf die weite Verbreitung der Keimträger, auf das rasche Wechseln der positiven Befunde und die Schwierigkeiten der Kontrolle. Vor allem läßt sich ja nicht verhindern, am wenigsten auf dem Lande, daß sich die Kinder außerhalb der Schule beim Spiel oder bei gegenseitigen Besuchen treffen und dort womöglich mehr der Übertragung ausgesetzt sind, als in der Schule selbst. Eine Schließung länger als 8 Tage ist kaum zu verantworten. Mehr Erfolg zu erwarten wäre von der Anwendung moderner Raumdesinfektionsverfahren durch Aerosole und durch desinfizierende Behandlung der Fußböden, Bänke und des Gestühls. Bei der Entsendung von Kindern in Erholungs- oder Ferienheime hat sich die vorherige Untersuchung auf Keimträger als zweckmäßig erwiesen.

Die *Tuberkulosefürsorge* in der Schule muß sich erstrecken auf *Lehrer und Schüler.* Niemand, der an *offener* Tuberkulose leidet, kann im Lehrerberuf beschäftigt werden. Die große Gefährdung der Kinder in einem solchen Falle ist erwiesen. Regelmäßige Röntgenuntersuchungen der Lehrer sind daher notwendig.

Die heute üblichen Reihenuntersuchungen auf Tuberkulose haben auch in die Schulen Eingang gefunden. Wieweit es gelingen wird, tuberkulösen oder tuberkuloseverdächtigen Kindern durch Zusatzspeisungen, durch Überweisung in Erholungsheime und in Kinderheilstätten wirksam zu helfen, ist von der wirtschaftlichen Lage des Landes abhängig. Wirksame Fürsorge ist am notwendigsten, solange Wohnungsnot und Wohnungsenge die Exposition in einer seit langem nicht mehr gekannten Weise erhöht und die ungünstigen Ernährungsverhältnisse der Nachkriegszeiten die Widerstandskraft vermindert haben.

Die Ungunst der Wohnverhältnisse ist auch zur Ursache von starker Verbreitung der sog. *Schmutzkrankheiten,* von parasitärem Befall durch Krätzemilben und Läuse geworden. Nur durch schnelles Erfassen der Einzelfälle kann hier geholfen werden. Heute besteht die Möglichkeit von Schnellentkrätzungskuren. Durch die Verwendung von Gesarol (DDT) in Pulverform kann die Verlausung rasch eingeschränkt und getilgt werden.

Auf das allgemeine Sinken des hygienischen Niveaus in der Nachkriegszeit muß auch die in manchen Gegenden stark zugenommene *Verwurmung* der Kinder durch Enterobius (Oxyuris) vermicularis und durch Ascaris lumbricoides bezogen werden. An einen Befall mit Würmern muß der Lehrer immer denken, wenn ein Kind durch schlechtes Aussehen und gleichzeitiges Nachlassen seiner Leistungen auffällt. So schwer heute noch die vollständige Ausrottung einer Enterobiusinfektion gelingt, so sicher ist das Abtreiben der Spulwürmer durch Kuren mit Oleum Chenopodii (Ascaridol) zu erreichen. Merkblätter unterrichten über diese lästige und keineswegs ungefährliche Plage des Kindesalters.

Höchst notwendig für die Entwicklung des Kindes ist der schon in der Vorkriegszeit mit Aussicht auf gute Erfolge eingeleitete *Schulzahnarztdienst.* Seine allgemeine Durchführung ist anzustreben, denn die Nichtüberwachung des kindlichen Gebisses hat sehr oft seinen frühzeitigen Verfall und damit verbundene Schädigungen der Konstitution zur Folge. In größeren Städten ist kostenlose Zahnbehandlung für die Schüler der Volksschulen kein Problem. Dort ist auch die hauptamtliche Anstellung von Schulzahnärzten lohnend. Auf dem Lande kann schulzahnärztliche Behandlung nur durchgeführt werden, wenn ein mit einem fahrbaren Behandlungsraum (Automobil) ausgestatteter Schulzahnarzt für einen größeren Bezirk eingestellt wird.

Es bedarf hier keiner Worte, daß der *Einfluß des Lehrers* ausschlaggebend sein muß für das, was man *psychische Hygiene* nennt. Wer die Elemente der Kinderpsychologie nicht beherrscht und daraus nicht die Regeln einer planmäßigen Ökonomie in der Dauer und dem Wechsel geistiger und körperlicher Anspannung und Beanspruchung des Kindes abzuleiten versteht, ist kein Pädagoge und hat als Lehrer seinen Beruf verfehlt. Das gilt z. B. für die Auffassung einer älteren, heute wohl ausgestorbenen oder aussterbenden Generation von Pädagogen, für die Turnen und Gymnastik „Allotria“ waren, die vom

„Ernst des Unterrichts" und seinen eigentlichen Zielen ablenkten. Sie ließen sich darin auch nicht beirren durch den Hinweis darauf, wie große Pädagogen SALZMANN, BASEDOW, GUTSMUTHS und JAHN gewesen sind.

Ebenso falsch aber wäre es, wenn, einer Zeitströmung folgend, die Schule den Leibesübungen, gymnastischen Spielen und Wanderungen. einen übertriebenen Wert, einen Vorrang vor der geistigen Schulung einräumen wollte. Zwischen die Stunden geistiger Inanspruchnahme Turnstunden einzulegen, ist unzweckmäßig. Sie haben dann nicht den Wert eines Ausgleichs, sondern wirken über die körperliche Ermüdung hinaus auch ermüdend auf das Nervensystem. Jedenfalls gehören aus pädagogischen und psychologischen Gründen in die Schule *nur Leibesübungen, kein Sport* und sicherlich nicht das Anstreben von Rekordleistungen. Für Turnspiele und kleine Wanderungen sollte in jeder Woche ein Nachmittag bestimmt sein. Ferienwanderungen mit dem Alter der Kinder angepaßten Marschleistungen, nicht mehr als 10—14 km für 12- bis 14jährige, 20—30 km für das Alter von 15—18 Jahren, haben, wenn sie richtig geführt werden, womöglich unter der *überwachten Selbstführung* älterer Schüler, ebenso großen physischen wie psychischen Wert. Sie erweitern den Gesichtskreis des Kindes und machen ihm die weitere Heimat lieb und vertraut. Sehr zu begrüßen ist, wenn obligatorischer Schwimmunterricht vom 6. Schuljahr an gefordert wird.

Die experimentelle Psychologie hat seit Beginn dieses Jahrhunderts die Basis geschaffen, auf der die Praxis der Beanspruchung des Schulkindes und der Beeinflussung seiner intellektuellen und Willensleistungen, auch seiner ethischen Erziehung, beruht. Die von Pädagogen, Psychologen und Ärzten erarbeiteten, sehr umfangreichen Ergebnisse dieser Untersuchungen sind zu großem Teil gesammelt in der „Zeitschrift für experimentelle Pädagogik", der „Zeitschrift für Schulgesundheitspflege", der Zeitschrift „Gesunde Jugend" und der „Zeitschrift für pädagogische Psychologie, Pathologie und Hygiene". Über Ökonomie und Technik des Lernens (MEUMAN) in Hinblick auf das Gedächtnis und seine Schulung, über die Beziehungen zwischen körperlicher und geistiger Entwicklung, über die Physiologie und Pathologie der Stimme und Sprache, über die Funktion des Auges und Ohres bei den Ansprüchen des Unterrichts u. a. sind zahlreiche Arbeiten berufenster Forscher erschienen. Man spricht von einer „Hygiene des Lesens und Schreibens". Wichtige Untersuchungen waren der Erforschung der Ermüdung durch den Unterricht gewidmet.

So sehr war das erste Jahrzehnt dieses Jahrhunderts erfüllt von der Überzeugung von der Notwendigkeit der Erforschung aller dieser Grundelemente der Erziehung, daß es mit der Neigung unserer Zeit zu Schlagworten hieß, es werde dies „das Jahrhundert des Kindes" sein.

In zahlreichen Spezialwerken sind die gleichen Fragen behandelt und auf internationalen Kongressen, in Nürnberg, in London, erörtert worden. Ihre Frucht getragen haben diese mühevollen und geistvollen Forschungen und Diskussionen in der Festlegung der Lehrpläne der Schulen. Nach ihnen sind die Zahl der Unterrichtsstunden und ihre Zeitdauer, die Verteilung der Unterrichtsfächer, die Hausaufgaben, die Pausen und Ferien, auch die Prüfungen festgelegt worden, angepaßt den verschiedenen Systemen von Volksschulen und höheren Schulen.

Es wäre überheblich, wenn der Hygieniker auf dem Gebiet der psychischen Hygiene des Schulkindes, so lange keine Fragen der Pathologie zur Erörterung stehen, als Konkurrent des Pädagogen auftreten wollte. *Fast alle diese Probleme aber sind psycho-physischer Natur* und können praktisch nicht gelöst werden, wenn ihre physische Komponente, und sei ihr Anteil auch scheinbar nicht entscheidend, unbeachtet bleibt. Von der Einsicht der höheren Schulbehörden muß daher erwartet werden, daß sie bei Aufstellung der Unterrichtspläne, bis in Einzelheiten der Gestaltung des Unterrichts, den *Hygieniker als Berater* hören.

Dieser Rat muß sich erstrecken auf das Gesamtmaß der Belastung der Kinder durch die Schulstunden und Hausarbeiten. In den ersten Schuljahren dürften nur 3—4 Unterrichtsstunden am Tage bei den Kindern die nötige Aufnahmebereitschaft finden, auch in den späteren Schuljahren ist eine Ausdehnung der täglichen Unterrichtsstunden auf über fünf *fruchtlos*. Es ist etwas daran an dem Wort: „Die Rettung des Kindes ist die Unaufmerksamkeit." Konzentrierte Aufmerksamkeit in 5 Tagesstunden, selbst wenn sie von Pausen von 10—15 min unterbrochen sind, stellt eine geistige Überbelastung dar. Ganz verfehlt ist Verteilung der Unterrichtsstunden auf den Vor- und Nachmittag. Die Hausarbeit darf niemals einen Umfang erreichen, daß dem Kinde die Zeit für Spiel und Bastelei genommen wird. Als Grenzen der Gesamtarbeitszeit gelten 6 h für jüngere, 8 h für ältere Schüler. Die Grenzen des hygienisch Zulässigen werden überschritten, wenn die Hausarbeit eine Verkürzung des Schlafs verlangt. Unter 9 h darf bis zum 18. Lebensjahr die Schlafenszeit nicht sinken, für Kinder in den ersten Schuljahren müssen 10—11 h Schlaf die Norm bilden.

Der alleinigen Beurteilung des Erziehers unterliegt, inwieweit die Anlagen eines Kindes eine höhere Beanspruchung durch schnelleres Aufsteigen in der Schule durch Übergang in höhere Schulen und durch zusätzlichen Sonderunterricht, etwa Musikunterricht, zulassen. Ärztliches Eingreifen und ärztlicher Rat wird hier notwendig, wenn der körperliche und seelische Zustand des Kindes zu Bedenken Anlaß gibt. Ehrgeizige Eltern, die geneigt sind, von den Kindern zu viel zu verlangen, werden mitunter auf den Rat des Arztes eher hören als auf den des Lehrers. Notwendig ist die Einschaltung des beratenden Arztes bei den für die ganze Zukunft eines Kindes so schwerwiegenden Entscheidungen, ob es notwendig ist, Kinder Sonderschulen oder -klassen, Hilfsschulen oder Hilfsklassen zu überweisen. Die Mitarbeit *des lebens- und menschenerfahrenen Arztes* kann hier manche Fehlentscheidung verhüten.

Soll ein Arzt aber als Berater der Schulbehörde auftreten und an Entscheidungen über jene Selektionsfragen maßgebend mitwirken, soll sein Rat mehr sein, als nur eine Beurteilung des physischen Anteils des festgestellten Versagens, soll er sich nicht in den Augen der Pädagogen diskreditieren, so muß er über ein solides Wissen in der Psychologie des Kindes verfügen. Der heutige medizinische Studiengang und auch die Vorbereitung zum amtsärztlichen Beruf vermitteln ihm das nicht. Es sollte daher die Anstellung als Schularzt an den Nachweis des Erwerbs dieser Kenntnisse gebunden sein.

Eine psychologische Vorbildung der Schulärzte würde es auch entbehrlich, ja fast unratsam machen, für die Beurteilung psychophysischer Abweichungen bei Kindern, die durch ihr Verhalten auffallen, außer dem Arzt noch einen *Schulpsychologen* hinzuzuziehen. Wenn über physiologische Zustände orientierte Lehrer und psychologisch gebildete Ärzte als Untersucher und Beurteiler sich in vertrauensvoller Zusammenarbeit verstehen, wird rascher und sicherer ein Urteil gewonnen werden, als wenn bei einem Psychologen als einer dritten Instanz physiologische und pädagogische *Erfahrungen* vorausgesetzt werden müßten. Eine unnötig weitgehende, aufsplitternde Analyse des Einzelfalls würde vermieden. Die Beteiligung des Psychologen sollte auf die Mitarbeit an rein pädagogischen Problemen beschränkt bleiben, wobei wiederum der Arzt nicht als zuständig gelten kann.

Mit der Errichtung von *Freiluft- und Waldschulen* finden hygienische Wünsche ihre Verwirklichung, dem der Natur entfremdeten Großstadtkind, besonders aber kranken und schwächlichen Kindern alle Vorteile des Aufenthalts und der Bewegung in gesunder Umgebung zu verschaffen.

Neben altberühmte Landschulen, wie Schulpforta, Joachimsthal, Grimma, Meißen, Roßleben u. a., treten heute *Landerziehungsheime*, wie Salem am Bodensee, die Odenwaldschule und Schondorf am Ammersee, über deren günstigen Einfluß auf ihre Zöglinge durch die freiere Gestaltung des Unterrichts, durch die breiteren Möglichkeiten körperlicher Betätigung und durch die engere Berührung mit den Erziehern und ihren Familien kein Zweifel besteht.

Es entspräche der heutigen Auffassung, daß *das eigene Tun* des Schulkindes, indem es nach einer ihm gegebenen Belehrung handelt, wirksamer im Gedächtnis haftet als eine nur angehörte Belehrung, d. h. wenn man das Kind in der Schule nicht nur über die Grundfragen der Hygiene unterrichtete, sondern ihm *saubere Lebensgewohnheiten* beigebracht würden. Dabei dürfte aber nicht mehr gefordert werden, als die Kinder wirklich ausführen können.

Auf Anregung der Hygieniker der Rockefeller-Foundation sind in einigen Ländern, auch bei primitiven Völkern *schulhygienische Arbeitsweisen* angewendet worden, die sich als durchführbar und erfolgreich erwiesen haben, auch in ihrer Rückwirkung auf die häusliche Umwelt der Kinder. Es wird den Kindern die Gelegenheit geboten, in der Schule selbst ihre Haare zu ordnen, ihre Zähne zu putzen, Hände und Nägel zu reinigen. In eine Tabelle trägt jedes Kind täglich ein, ob es diese Handgriffe ausgeführt hat. Die Kinder kontrollieren sich gegenseitig an der Hand der Tabellen. Diese werden am Ende des Monats den Lehrern übergeben und gelangen in die Hand einer Fürsorgerin, die darüber entscheidet, ob ein Besuch in der Familie des Kindes zur Besserung der hygienischen Verhältnisse angezeigt ist.

Jede Form von Denunziation muß ausgeschlossen sein. Es wird weder belohnt noch bestraft. Die Kinder sollen begreifen, daß sie belohnt werden durch die eigene Gesundheit.

Diese Arbeitsweise setzt voraus, daß in der Schule einfache Wascheinrichtungen eingebaut werden und Kästchen für jedes Kind zum Bewahren seiner Reinigungsutensilien. Wo in einer Schule regelmäßige Bastelstunden stattfinden, kann in ihnen die Selbstanfertigung von Zahn- und Handbürsten gelehrt werden.

Es besteht auch kein Bedenken dagegen, älteren Schülern und Schülerinnen in regelmäßigem Turnus die Besichtigung der hygienischen Einrichtungen der Schule aufzutragen. und sie darüber rapportieren zu lassen. Auch hierbei muß jede Denunziation ausgeschlossen sein.

Schließlich sollten hygienische Begriffe, von solchen einfachster Art bis zu größeren Zusammenhängen fortschreitend, ihren Platz finden in den Lesebüchern, eine Weiterentwicklung des Struwwelpeter. Hygienische Einrichtungen einfacher Art darzustellen, könnte auch zum Thema eines Wettbewerbs im Zeichenunterricht gemacht werden. (Eine mustergültige Brunnenanlage?)

Vielleicht der schwierigste Teil dieser Art der *Erziehung zu hygienischer Lebensführung* wird es sein, daß sich die Schule der Mitarbeit der Elternschaft versichert. Nur dann kann mit einem Erfolg gerechnet werden.

Jugendalter.

Alle vorbeugende Arbeit der Schulhygiene an der harmonischen Entwicklung der Kinder bliebe ein fast fruchtloses Stückwerk, würde sie abgebrochen mit der Entlassung des Kindes aus der Volksschule oder unterlassen in den oberen Klassen der höheren Schulen.

In den Jahren, in denen der größte Teil der Jugend des Volkes in den Arbeitsprozeß eingegliedert wird und gleichzeitig die Fortbildungsschulen besucht, ist sie ernsteren Gefährdungen ihres körperlichen und seelischen Gleichgewichts ausgesetzt als in den Jahren zuvor. Der wesentliche Teil der Pubertät fällt in diese Jahre. Erst ihr Abschluß und die erreichte Reife gibt dem Gesunden die Fähigkeit zu richtiger Selbsteinschätzung und Selbstbestimmung.

In jene Zeit der Unsicherheit über das, was werden kann und werden soll, über das Endergebnis aus dem Widerspruch zwischen Versagen und überraschenden Hochleistungen, aus dem Gegensatz zwischen Zagen und einem „Zuviel" an Zutrauen zu sich selbst, fällt innerhalb der heutigen Gesellschaftsordnung — verfrüht — die oft das ganze Lebensschicksal bestimmende Entscheidung für den Beruf.

Der Berufsberater, auch wenn er aus tiefgehender Erfahrung erschöpfende Auskunft über die Berufe erteilt, wird schwerlich in der Lage sein, ein gültiges Urteil über die körperliche Eignung des Bewerbers abzugeben, ebensowenig der Leiter des Betriebes, in den der Jugendliche eingetreten ist. Schon für den bei der Berufsberatung mitwirkenden Schularzt ist das nicht leicht. Zwar schält sich aus dem allgemeinen kindlichen Typus der Konstitutionstypus mit dem Heranreifen deutlicher heraus, über seine endgültige Ausformung ist aber keineswegs schon abschließend entschieden. Unter der beruflichen Beanspruchung kann sich noch eine erhebliche Umformung vollziehen, so stark, daß die erste Berufswahl sich mitunter als eine Fehlentscheidung erweist.

Damit ist die Verantwortung, die dem *Schularzt der Fortbildungsschule* auferlegt ist, noch größer als die des Schularztes der Volksschule. Noch mehr als sie bedarf daher die Fortbildungsschule der schulärztlichen Betreuung. Leider sind wir noch weit entfernt von der Verwirklichung der fast selbstverständlich erscheinenden Forderung der Anstellung hauptamtlicher Schulärzte für alle Fortbildungs- und Berufsschulen.

Auch während dieser Zeitspanne des jugendlichen Lebens darf die Tätigkeit eines Schularztes sich nicht erschöpfen in anthropometrischen und psychometrischen Aufnahmen, so anziehend es sein mag, die Entfaltung der Konstitutionstypen in körperlicher und seelischer Hinsicht in diesen Jahren zu beobachten und statistisch zu erfassen. Für diese Aufgaben interessierte Ärzte (Büssing) haben ein für die Anthropobiologie höchst bedeutsames Untersuchungsmaterial zusammengetragen und statistisch ausgewertet. Wieder aber muß hier die Frage gestellt werden, *was ist dem einzelnen damit genutzt*, und die erste Antwort muß sein, daß diese Arbeit die Aufgabe des Schularztes der Fortbildungsschule bei weitem nicht erschöpft.

Das wertvollste Ergebnis jener mühevollen und gewissenhaften Untersuchungen, unentbehrlich für jede Begutachtung und Beratung des einzelnen, sind die für die verschiedenen Lebensalter gefundenen Standardwerte. Eine über 10 Jahre durchgeführte Untersuchung der Münchener Jugend von Kaup aus dem Jahre 1930 gibt die nachstehenden Zahlen:

Tabelle 5. *Körpermaße bei Münchner Kindern.*

Altersjahre	Körperlänge (cm)		Körpergewicht (kg)		Brustumfang (cm)	
	männlich	weiblich	männlich	weiblich	männlich	weiblich
14	153,5	152,1	41,9	42,1	73,5	73,6
15	158,5	155,6	46,9	45,9	76,1	77,1
16	164,7	158,5	53,3	52,0	79,9	80,0
17	168,5	159,6	56,5	55,0	83,4	82,2
18	169,1	160,0	59,1	56,6	85,4	84,0
19[1]	169,6	160,5	61,0	58,0	87,4	85,7

[1] Bei Mädchen 19—24.

Selbstverständlich gelten diese Werte nur für ein bestimmtes Kollektiv, für eine städtische Bevölkerung Bayerns, und dürften zum Teil noch durch die Hungerzeiten nach dem ersten Weltkrieg und der Inflationszeit beeinflußt sein. Das würde erklären, daß Kunze 1932 an rund 5800 18—22jährigen Teilnehmern der Lehrgänge des Reichskuratoriums für Jugendertüchtigung beim männlichen Geschlecht als *Vollreifewerte* eine durchschnittliche Körperlänge von 173 cm gegenüber der von Kaup angenommenen von 170 cm, ein mit dem Alter ansteigendes Körpergewicht von 64,6—67,3 kg gegenüber dem von Kaup angenommenen von 65 kg und einen von 92,3—94,4 cm ansteigenden Brustumfang feststellte gegenüber 90 cm, wie ihn Kaup annahm. Für das weibliche Geschlecht hatte Kaup als Vollreifewerte 160 cm Körperlänge, 58 kg Körpergewicht und 86 cm Brustumfang angenommen. Schwankungen von 5% nach oben und unten fallen in den Bereich des Normalen, und selbst größere Abweichungen sind in bestimmten Berufen beobachtet worden, ganz abgesehen davon, daß die Entwicklung bei manchen Individuen an dieser Altersgrenze noch nicht haltmacht.

Normalwerte, die als Maßausdruck harmonischer Körperentwicklung gelten sollen, können nur erreicht werden, wenn der Körper der Jugendlichen nur so weit durch Berufsarbeit beansprucht wird, daß eine Überbelastung ausgeschlossen ist. Viel wichtiger als beim Erwachsenen ist daher, daß bei Jugendlichen die Art und der Umfang ihrer Betätigung in einem richtigen Verhältnis steht zu der Ruhezeit, deren sie bedürfen für die zusätzlich ihrem Körper auferlegte, noch im Gang befindliche Aufbauarbeit.

Dem dient sowohl die Berufsberatung, wie die zahlreichen gesetzlichen Bestimmungen und Verordnungen über die Arbeitszeit Jugendlicher und die Zulässigkeit ihrer Beschäftigung in bestimmten Berufen und Betrieben.

Diese Bestimmungen bedürfen aber, wenn ihre Durchführung und ihr Erfolg gesichert sein soll und wenn sie sich auswirken sollen, der Überwachung der

Jugendlichen durch einen Schularzt in bezug auf die für diese Jahre wirksamen Krankheitsursachen, auf ihre Manifestationen und ihre Vorbeugung.

An die Stelle der das Schulkindalter bedrohenden Infektionskrankheiten treten bei den Jugendlichen deren Folgekrankheiten, Mittelohrleiden, Nierenerkrankungen, Herzklappenfehler. Unter den Todesursachen durch Infektion steht die Tuberkulose allen voran. Ihr folgen die sog. Erkältungskrankheiten, mit der Grippe als der für das jugendliche Alter bedrohendsten. Daneben stehen, besonders bei den männlichen Jugendlichen, die Unfälle und als ihre Folge septische Erkrankungen. Berufliche Überlastung in bestimmten Betrieben fördert bei beiden Geschlechtern die Ausbildung von Unterleibsbrüchen, von Skelettveränderungen, Verbiegungen der Wirbelsäule, Plattfuß, Genu valgum und von Krampfadern. Die noch ungefestigte Konstitution ist verantwortlich zu machen für die Entwicklung von Blutarmut und nervösen Störungen, Krankheitszuständen, die mit abgeschlossener Reife überwunden werden. Bleiben sie bestehen und gehen sie in ernstere Organleiden über, so ist dies ein Zeichen von Schwäche der konstitutionellen Anlage. Aus alledem ergibt sich, mit welchen Methoden der ärztlichen Untersuchung in bezug auf mögliche Schädigungen und mit welchen Funktionsprüfungen der Schularzt zu arbeiten hat.

Ganz widersinnig ist, wenn Jugendlichen beider Geschlechter in Zeiten von Knappheit der Rauchwaren das Recht auf Bezug von Zigaretten zuerkannt wird und sie dadurch geradezu dazu verleitet werden, an dem ins Ungeheuerliche anwachsenden Mißbrauch des Tabaks als Stimulans in einem Lebensalter teilzunehmen, das eines Stimulans gar nicht bedarf, und in dem sein Mißbrauch das noch keineswegs gefestigte Nerven- und Seelenleben gefährdet.

Die seelische Unausgeglichenheit der Jugendlichen erklärt, daß *Selbstmorde* unter den Todesursachen nahe den Zahlenreihen der schweren Infektionskrankheiten und der Unfälle stehen. Nur eine an der Oberfläche bleibende Art zu urteilen wird diesen Verlusten an jugendlichem Leben einen positiven Selektionswert zuerkennen, es sei denn, sie müßten auf eine ausgesprochene geistige Störung bezogen werden. Der Anlaß, sein Leben freiwillig zu beenden, mag von unbegreiflicher Nichtigkeit sein und nur erklärbar aus seelischem Versagen. Dies Versagen aber kann bedingt sein durch ein einmaliges Erlebnis und braucht nicht Symptom seelischer Unzulänglichkeit zu sein. Die Ausführung des Entschlusses bezeugt eine charakterliche Haltung, die nicht als negativ abzutun ist (Hoche).

Die hohe Zahl der Selbstmorde Jugendlicher beweist nur, daß unsere Gesellschaft noch keinen Weg gefunden hat, das Seelenleben dieser werdenden Menschen so weit zu erforschen und zu erschließen, daß sie gewiß sein können, Verständnis zu finden, Rat und Hilfe für ihre seelische Not. Keine Leistung eines die Jugend beratenden Arztes, sei es nun ein Schularzt, ein Betriebsarzt oder ein Sportarzt, wäre höher zu schätzen, als wenn die Jugend zu ihm mit dem Vertrauen käme, er könne über das Körperliche hinaus ihr ein Arzt der Seele sein. Ein guter Arzt muß fühlen, ob hinter der Klage über körperliche Störungen auch ein seelisches Gebresten verborgen ist.

Je weniger aber damit zu rechnen ist, daß viele aus der großen Masse der solcher Betreuung und des Rates Bedürftigen den Weg zum Arzt als einem Seelsorger finden, um so mehr muß der Jugend Gelegenheit geboten werden, in lustvoller Ausübung des *Sports* nicht nur den Ausgleich für einseitige körperliche Beanspruchung, sondern echte Daseinsfreude zu finden. So falsch es wäre, im Schulkindalter die Leibesübungen auf Rekordleistungen abzustellen, so richtig ist, die Jugendlichen schon früh dem sportlichen Wettstreit zuzuführen. Es gibt Sportarten, Teile der Leichtathletik, zu denen die Jugend mit älteren Jahrgängen unter gleichen Chancen antritt, in denen sie dem Alter überlegen ist. Erfolge tragen hier viel zur Entwicklung der Persönlichkeit bei. Gelingt es dem einzelnen nicht, Siege zu erringen, so nützt es seiner Charakterentwicklung fast ebensoviel, wenn er in richtig geleitetem Wettstreit lernt, ein „good looser", wie die Engländer es nennen, ein anständig fühlender Verlierer zu sein.

Bei den gemeinschaftlich geübten Sportarten, dem Fußball- und anderen Ballspielen, hat die Notwendigkeit der Einordnung in das Ganze des Spiels, die Erfüllung der Sonderaufgaben innerhalb der eigenen Mannschaft, das neidlose Zusammenarbeiten mit den Mitspielern, die Gemeinsamkeit der Freude am Sieg oder der Enttäuschung über die Niederlage, gepaart mit dem heißen Wunsch, sie auszuwetzen, einen hohen charakterbildenden Wert für die den Regeln und Abläufen eines Spiels so ähnliche Erfüllung der Lebensaufgaben. Das ist im weitesten Sinne ausgedrückt in dem alten Wort: „Pro patria est, dum ludere videmur."

Daß auch in der Betätigung im Sport die der Leistungsfähigkeit durch die Konstitution gezogenen Grenzen nicht überschritten werden, gehört in den Bereich der Aufgaben des Schularztes, sofern nicht ein Sportarzt die Verantwortung dafür trägt.

Berufsalter.

Die Vielfalt der Umweltumstände, die mit einer nicht minder großen Vielfalt der körperlichen und seelischen Konstitution in Wechselwirkung stehen, schließen es aus, für das Richtige oder Unrichtige, das Fördernde und Schädigende einer bestimmten Lebensführung vergleichende statistische Beweise zu führen. Nur eine gewisse Wahrscheinlichkeit ihres Nutzens oder Schadens läßt sich feststellen für allzu großen Abweichungen von einem Mittel, das für eine bestimmte Umwelt, eine klimatische Provinz, ein Volk, eine Rasse, einen Stand anzunehmen ist und das in Sitten und Gewohnheiten seinen Ausdruck findet.

Auf dem schwachen Grund von Eindrücken und vorgefaßten Meinungen, auf der Überbewertung auffallender Einzelerscheinungen beruhen die oft gehörten Urteile, dieser oder jener bedeutende Mann sei ein reichlicher Genießer von Alkohol, ein starker Raucher, ein unmäßiger Esser gewesen, er habe sich rücksichtslos körperlich und seelisch verausgabt und habe doch Großes geleistet und ein hohes Alter erreicht, oder ein ähnliches Urteil über andere, die ein asketisches Leben geführt, Alkohol und alle Alkaloide verdammt, nach strengen Prinzipien gelebt hätten und strenge Vegetarier gewesen seien. Angehörige überwiegend viehzüchtender Völker sollen in großer Zahl ein Lebensalter von 100 Jahren erreichen, nur weil sie ihr Lebenlang viel Joghurt verzehren.

Ist es bei dieser Breite der Variationsmöglichkeiten im Führen des eigenen Lebens und des reaktiven Verhaltens der so verschiedenen Konstitutionen überhaupt zu verantworten, Rat erteilen und Regeln aufstellen zu wollen, die Anspruch auf Gültigkeit erheben?

Immerhin besteht eine Übereinstimmung darüber, daß dem Durchschnittsmenschen über lange Zeit fortgesetzte Exzesse schaden. Für die Schädlichkeit des Alkoholmißbrauchs und des lange fortgesetzten Verbrauchs großer Tabakmengen liegen hinreichende Beweise aus der Pathologie vor. Auch dafür, daß genug Menschen der oberen Gesellschaftsschichten sich „mit Messer und Gabel ihr eigenes Grab geschaufelt" haben, hat nicht nur die Klinik unmittelbare Beweise in Händen. Auch sie selbst haben nicht selten einsichtsvoll die Tatsache anerkannt, daß ihnen die Einschränkung der Nahrung in den beiden letzten Kriegen und in den ihnen folgenden Notzeiten das Leben verlängert hat, indem ihr Kreislauf entlastet wurde. Als eine Grundregel vernünftiger Lebensführung läßt sich daraus sicherlich die Notwendigkeit des Maßhaltens und der richtigen Form der Ernährung ableiten, und manche Hygieniker sind daher geneigt, der *Ernährung* überhaupt den Primat für eine lebenaufbauende, lebenerhaltende und lebenfördernde Lebensführung zuzuerkennen.

Nun ist zwar die Nahrung das Brennmaterial, das die Maschine des menschlichen Körpers in Gang hält, aber daß diese funktionstüchtig ist und bleibt, hängt noch von vielen anderen Einwirkungen ab, von der Zeitdauer von Schlaf und Wachen, von Arbeit und Ruhe, vom Klima, von seelischen Einflüssen. Beobachtet man den Menschen der heutigen technischen Zivilisation, so drängt sich der Eindruck auf, das entscheidende für sein Wohlbefinden sei das *Tempo seiner Lebensführung*.

Damit kommt man auf den Einfluß der *Regelmäßigkeit der Lebensführung* als eines bedeutsamen Faktors. Dies wird belegt durch die moderne Tropenhygiene. Vieljähriger Tropenaufenthalt und angestrengte Arbeit in den Tropen haben viel von ihren Gefährdungen verloren, seit die Europäer sich zur Regel gemacht haben, Exzesse zu vermeiden und ein Leben von großer Regelmäßigkeit zu führen, den Tag genau einzuteilen in Schlaf, Arbeit, Ruhe, Sport, d. h. ihn harmonisch zu gestalten. Innehaltung der Anstaltsordnung bis auf die Minute gehört heute zu den grundsätzlichen Forderungen der Tuberkulosebehandlung.

Zu wenig erinnern sich die Erwachsenen, daß *unser Körper dressurfähig* ist. Es ist uns selbstverständlich, daß wir den Säugling an genaue Schlaf- und Ernährungstermine gewöhnen, daß verständige Eltern bei ihren Kindern ein genaues Innehalten der Zeiten für Schlaf, Wachen, Essen und Defäkation durchzuführen bemüht sind, und daß der Körper gesunder Kinder sich mit Pünktlichkeit darauf einstellt.

Im guten wie im schlechten handelt auch der Körper des Erwachsenen nach solchen ein für allemal ihm gegebenen Befehlen. Wem das Wort „Disziplin" nicht liegt, der brauche das Wort „Regime". Hunger und Durst stellen sich bei normierter Lebensführung nur ein zu dem Zeitpunkt, wo wir zu essen und zu trinken pflegen. Das Bedürfnis zum Stuhlgang läßt sich unschwer zeitlich binden. Hingegen wird mitten in der Nacht eines Glases Wasser bedürfen, wer nur einige Male in einem schlaflosen Augenblick einem nächtlichen Durstgefühl nachgegeben hat. Ähnlich ist es mit nächtlichem Harndrang. Hier ist nur der Prostatiker und der Herzkranke entschuldigt. Wie gebieterisch fordert der Körper eine Mittagssiesta, wenn man sie eingeführt hat, wie kann man sich ihrer aber auch vollständig entwöhnen, wenn man sie mit der nötigen Energie eine Reihe von Tagen ausgelassen hat!

Zu wenig schätzen die Menschen den hohen Wert der inneren Freiheit, die ihnen eine selbstauferlegte Regelmäßigkeit der Lebensführung gibt, zu wenig erkennen sie, daß ein Nachgeben vor jedem aufsteigenden Wunsch, von ihr abzuweichen, etwas Versklavendes hat. Auch für die Alltäglichkeit gilt das hohe Wort: „Freiheit ist der Preis des Sieges, den wir über uns selbst erringen."

Das ist aber nur die eine Seite des Problems. Zu dieser Regelmäßigkeit gehört auch ein sparsames Haushalten mit seinem Bestand an Energien, ein bewußtes Innehalten der Grenzen der eigenen Spannkraft, die Beschränkung, die den Meister kennzeichnet. An Stelle des unruhevollen Hetzens und der irritierenden Besorgnis, dennoch sein „Programm" nicht „erledigen" zu können, muß das ruhevolle Gefühl stehen, immer Zeit zu haben, alle nötige Zeit für die Arbeit, die getan werden muß, aber auch die Zeit „sich zu erholen, sich loszulassen, geistig und körperlich locker zu sein" (HAISER).

Schlaf. Von unserem Kraftgefühl und der von ihm ausgehenden Stimmung hängt die Stärke des inneren Antriebs ab, mit dem der Tag und seine Aufgaben begonnen werden und was wir an ihm zustande bringen. Sie werden am stärksten sein, wenn wir antreten, entlastet aller Schlacken des vorigen Tages, ausgestattet mit allen Reserven, die wir der regenerierenden Macht des Schlafes verdanken.

Die alte Regel, 8 Stunden des 24stündigen Tages gehörten dem Schlaf, wird von vielen Menschen nach der einen oder der anderen Richtung übertreten. Der Stolz darauf, mit wenigen Stunden Schlaf auszukommen, wäre nur berechtigt, ließe sich erweisen, daß die „gewonnenen" Stunden nicht nur quantitativ, sondern auch qualitativ eine Erhöhung der Arbeitsleistung bewirken. Zahlreiche geistig arbeitende Menschen gönnen sich ein erhebliches Mehr über jene Stunden hinaus, weil sie die Erfahrung machen, daß konzentrierte geistige Arbeit ihnen in kürzerer Zeit ein volles Äquivalent für die „verlorenen" Stunden bietet. Arbeit jeder Art, nicht nur geistige, letztlich jedes werteschaffende Tun, ist eine Frage der Qualität, nicht der Quantität. Die Arbeitshygiene lehrt, daß Pausen sich bezahlt machen (s. S. 391).

Falsch ist daher, ein Wachbleiben gegenüber dem natürlichen Einsetzen der Ermüdung zu ertrotzen durch Anpeitschmittel, seien es Kaffee oder Tee oder andere Mittel. Die in den Deliciae enthaltenen Alkaloide sind so lange unschädlich, als sie der Erhöhung der Stimmung und der Freude am Behagen dienen. Sie werden zum rücksichtslos Zins fordernden Gläubiger, wenn sie dazu mißbraucht werden, dem Körper die notwendige Regeneration seiner Kräfte vorzuenthalten. Über die „Wachsucht" durch den Mißbrauch von Pervitin ist man nicht mehr im Unklaren, auch nicht über die Wertlosigkeit dieses erzwungenen Wachseins für geistige Arbeit, es sei denn, daß eine außergewöhnliche Lage ein Bereitsein fordert.

Der großen Masse der werktätigen Menschen schreibt der Beruf den Beginn der Arbeit zu früher Stunde vor. In freien Berufen scheiden sich Frühaufsteher und Langschläfer. Ihrer Leistung nach spricht man von Morgen- und Abendintelligenzen. Die ersten können auf Goethe, die zweiten auf Bismarck als größte Vorbilder weisen. Die ängstlicheren oder pedantischeren sind die ersten, die großzügigeren, unbekümmerteren die zweiten.

Die Arbeit bis in die späten Nachtstunden widerstrebt der Regel, der beste Schlaf sei der Schlaf vor Mitternacht, jede Stunde vor Mitternacht sei doppelt so viel wert, wie darnach. Das Wahre daran mag sein, daß konzentrierte geistige Arbeit vor dem Schlafengehen dem Einschlafen und der Tiefe des Schlafs nicht zuträglich ist. Von Geistesarbeitern hört man die Klage über Schlaflosigkeit am häufigsten.

Bevorzugt ist, wen weder Lärm, noch schnarchende Nachbarn, noch eine tickende Uhr am Einschlafen hindern oder ihn wecken. Am ehesten wird Regelmäßigkeit der Lebensführung, Schlafengehen zu bestimmter Stunde den Schlaf sichern. Eine glückliche Veranlagung erlaubt manchem, jede auch noch so kurze Pause in seinem Arbeitsgang zu einem erholenden Schläfchen zu nutzen. Napoleon war dazu imstande in einer kurzen Kampfespause. Im Wettstreit des Lebens ist ceteris paribus der bessere Schläfer der Überlegene.

Die physiologisch durchaus begründete Überzeugung der Menschen, sie bedürften eines ausreichenden tiefen Schlafs, um ihrer Lebensaufgabe gewachsen zu sein, erklärt die Sorge und die Klagen all der vielen, bei denen der Schlaf sich nicht einstellen will, wenn sie ihn suchen. Niemand aber sollte sich über Schlaflosigkeit beklagen, der zu stets wechselnden Stunden, oft erst spät in der Nacht, das Bett aufsucht, wer in der Stunde vor dem Schlafengehen, anstatt eines Ausklingenlassens des Tages sich bis zur letzten Minute mit Problemen abmüht oder diskutiert. Wo aber aus endogener Ursache die Gedanken sich nicht bannen, Sorgen sich nicht verscheuchen lassen, können oft auch Pünktlichkeit des Zur-Ruhe-Gehens, Verhütung aller störenden Geräusche, alle künstlichen Versuche, eine physische Ermüdung herbeizuführen, nicht verhüten, daß der Schlaf ausbleibt oder zu frühzeitig wieder endet.

Das sind die zahllosen Fälle, in denen den Menschen der hetzenden Welt der modernen Zivilisation zu allem der quälende Gedanke den Schlaf verscheucht, sie müßten doch schlafen, um den Forderungen des kommenden Tages gewachsen zu sein. Bei ihnen ist das Schlafmittel der schlechteste Ausweg. Der Arzt, der solchen Ratsuchenden das erste Mal ein Schlafmittel verschreibt, lädt eine nicht geringe Verantwortung auf sich. Alle versagen, wenn sie dauernd gebraucht werden. Immer höhere Dosen müssen genommen werden. Viele sind schädlich, ganz unschädlich keines. Denn der erzwungene Schlaf ist nicht vollwertig, und der Körper verlangt seine Ergänzung. Müdigkeit und Unlustgefühle stehen an der Stelle eines frohen Tagesbeginns.

Ein Universalrezept, sich der Schlaflosigkeit zu erwehren, gibt es nicht. Das gilt für die zahllosen Empfehlungen, durch physische Mittelchen, ein Glas Wein, kaltes oder warmes Wasser, ein warmes oder kaltes Fußbad u. dgl., oder durch psychische Kunstkniffe, durch Zählen, durch Coué-Autosuggestionen, den Schlaf herbeilocken zu wollen. Es soll nachgewiesen sein (HAISER), der Schlafende von etwa 60 kg Körpergewicht verbrauche im Schlaf stündlich 55 Cal., im Liegen seien es 77 Cal., nicht allzuviel mehr. Das bestätigt eine Erfahrung des Verfassers, als er mehrere Jahre hintereinander 70—80 Nächte im Jahr im Schlafwagen übernachten mußte und fast immer schlaflos blieb, daß die völlige Entspannung des Körpers in ruhiger, bequemer Lage für eine Zeit von 8 h ausreichte, um keinerlei Beeinträchtigung der Leistung des folgenden Tages merkbar zu machen. Es ist nicht sicher, ob das völlige Schwinden des Bewußtseins notwendig ist. Ohnehin ist ja bei allen träumenden Menschen die Hirntätigkeit nicht vollständig ausgeschaltet, mitunter ist sie quälender Gedanken voll.

Gelingt es dem beratenden Arzte, den Schlaflosen davon zu überzeugen, er bedürfe gar nicht der völligen Ausschaltung des Bewußtseins, um am kommenden Morgen frisch zu sein, so ist viel gewonnen. Viele werden, mit dieser Überzeugung versehen, der Sorge und des Ärgers über den ausbleibenden Schlaf enthoben, den Schlaf finden, der sie vorher floh.

Die Erfahrung, daß der Schlaf in einem schlecht gelüfteten Raum nicht erquickt, macht jeder, der genötigt ist, einen engen Schlafraum mit anderen zu teilen. Das besagt aber nicht, daß es unbedingt nötig sei, zu jeder Jahreszeit bei geöffnetem Fenster zu schlafen. Frieren im Bett verscheucht den Schlaf, ebenso aber auch schwere Decken, die es verhindern sollen. Die elektrisch erwärmten Schlemmerdecken Amerikas sind für die meisten Menschen Zukunftsmusik und werden es bleiben.

Ernährung. *Regelmäßigkeit und Maßhalten sind die Grundforderungen einer gesundheitsgemäßen Ernährung.* Bestimmte Zeiten des Tages für die Einnahme der Nahrung innezuhalten und nicht zu viele, d. h. höchstens drei Mahlzeiten am Tage zu sich zu nehmen, ist der Verdauung zuträglich. Die Empfehlung, das Morgenfrühstück ganz fortzulassen und damit dem Körper eine über 15stündige Pause zu gönnen, um alle seine Schlacken zu entfernen (HAISER), dürfte nur durchführbar sein von ausschließlich geistig oder nur leicht Arbeitenden. Der schwer arbeitende Mensch bedarf einer kräftigen Morgennahrung. Wahrscheinlich ist die englische Sitte, den Tag mit einem kräftigen Getreidebrei oder selbst mit einem Fleisch- oder Fischgericht zu beginnen, bekömmlicher, als nur ein Getränk und etwas Brot zu genießen.

Die Nahrungsmenge in zahlreichen kleinen Portionen über den Tag zu verteilen, hat nach allen ärztlichen Erfahrungen bei Kranken und Erholungsbedürftigen den Erfolg, das Körpergewicht zu erhalten oder zu erhöhen. Beim Gesunden hat es leicht zu starke Gewichtszunahme im Gefolge. Die meisten Köche werden dick, nur vom vielen Kosten.

Höchstwahrscheinlich ist eine mindestens halbstündige Ruhe nach den Hauptmahlzeiten für den Ablauf der Verdauung besser als unmittelbare Fortsetzung der Arbeit. Das „plenus venter non studet libenter" ist der Ausdruck eines physiologischen Bedürfnisses. Wenn auf Schiffsreisen die Menschen nach dem Essen wie die Tollen um das Deck herumlaufen, so tun sie das, um die chronische Verstopfung bei Seereisen zu vermeiden. Diese aber ist die Folge davon, daß sie im übrigen sich den ganzen Tag über kaum Bewegung machen.

Viel gestritten wurde darüber, ob über das Einspeicheln hinaus, ohne das ein Bissen nicht „rutscht", ein gewissenhaftes Kauen fester Speisen notwendig sei. Fanatiker aus dem Lager der Neurastheniker wurden Anhänger des „Fletscherns", des bis 90mal Kauens jedes Bissens. Es ist nicht erwiesen, daß der „Schlinger" schlechter verdaut als der „Fletscherer". Sehr wahrscheinlich aber haben die Zahnärzte recht, wenn sie für die Caries als eine ihrer Ursachen annehmen, daß in weiten Gebieten Deutschlands die Bevölkerung gar nicht kaut, weil sie gewohnt ist, alle feste Nahrung mit flüssiger gemengt herunterzuschlucken, auch das Brot in Milch einzubrocken.

Ebenso umstritten ist, ob man bei Tisch Wasser trinken soll oder nicht. Auch in dieser Frage betätigen sich die Fanatiker. Feststeht, daß von einer Verdünnung der Verdauungssäfte während des Essens nichts zu fürchten ist. Sicher ist aber auch, daß wir, wenn wir das Trinken einschränken, schon mit der Nahrung eine erhebliche Menge Wasser aufnehmen. Im ganzen wird von den meisten Menschen zu wenig Flüssigkeit eingenommen. Erlaubten die Wirtschaftsverhältnisse, an Stelle von Wasser täglich $1/_2$ bis 1 Liter Milch zu trinken, so wäre das Problem auf die günstigste Weise gelöst.

In kurzen Pausen am Tage Eiswasser herunterzuschütten, wie das in Amerika üblich ist, wo überall, in jedem Büro, in der Eisenbahn, eisgekühltes Wasser bereitsteht, dürfte kaum zuträglich sein. Möglich wäre, daß darin eine der Ursachen der Zunahme der Ulcuskrankheit zu suchen ist.

In warmen Ländern und bei Hitzearbeit ist es unerläßlich, ausreichende Wassermengen zu trinken, so gern der Tropeneuropäer die Flüssigkeitszufuhr einschränkte, um weniger zu schwitzen. Er tauscht dafür nur zu leicht eine Obstipation ein und riskiert die Ausbildung von Nierensteinen. Vorsichtig aber sollte man im Genuß großer Mengen natürlichen Wassers sein in Gebieten, deren Wasser einen hohen Gehalt an Fluor hat (s. S. 179).

Starkes Schwitzen steigert den Salzbedarf des Körpers schon im Bereich der Alltäglichkeit erheblich. Bei Hitzearbeit und bei Anstrengungen in warmen Ländern ist Salzzufuhr unentbehrlich, um der Gefahr des Hitzkrampfes zu begegnen (s. S. 61). Die Gefahr, durch Überschreiten der täglich notwendigen Zufuhr von 4 g NaCl bis zu 10 g, selbst bis zu 15 g, Schaden zu erleiden, ist nicht groß. Durch gesteigertes Durstgefühl fordert sich der Körper die notwendige Flüssigkeitsmenge zur Herstellung des Salzgleichgewichts an. Alte Tropenleute werden die Gewohnheit, ihre Speisen scharf zu salzen, schwerlich ablegen.

Ohne ausreichende Flüssigkeitsaufnahme kann der Stuhlgang ins Stocken kommen. Jugendliche nehmen das nicht ernst. Um so besorgter werden die Menschen, besonders Frauen, mit zunehmendem Alter um die tägliche Öffnung des Leibes. Bei unbeschäftigten Pensionären kann sie zum Zentralinteresse des Tages werden. Sie durch Gebrauch von Pharmaca zu erzwingen, ist ebenso falsch wie das Einnehmen von Schlafmitteln, um den Schlaf zu erzwingen. An alle gewöhnt man sich rasch und ist zu einer Steigerung der Dosen gezwungen. Nicht alle sind gleichgültig für den Darm. Abführmittel sich selbst ohne ärztlichen Rat zu verordnen, kann schädliche Folgen haben. Gegen die in Amerika eingerissene Purgiersucht — sie hatte schon im 16. und 17. Jahrhundert ihre Vorläufer — wendet sich energisch V. HAISER in seinem vielgelesenen Buch „Du bist Dein Arzt", einer Fundgrube guter Ratschläge.

Seinen Körper darauf zu dressieren, sich zu bestimmten Stunden, am besten des Morgens, seiner Schlacken zu entledigen, ist die beste Form, chronischer Verstopfung vorzubeugen. Versagt diese Selbstdressur, so ist ein Glas kalten oder heißen Wassers, am frühen Morgen genommen, ein gutes und unschädliches Laxans. In warmen Ländern tritt an seine Stelle ein Glas frischen Fruchtsaftes von Orangen, Pampelmusen oder Citronen. Leichte Frühgymnastik oder Massage hilft Frauen am besten über Hemmungen ihrer Darmfunktion und Schwäche ihrer Bauchdecken hinweg. Ebenso ist es bei Fällen von Enteroptose. Allzu

rasch sind viele Ärzte dazu bereit, die Wünsche ihrer Patienten auf das Ver-
schreiben kräftiger Laxantia zu erfüllen.

„Wieviel" und „Was", das sind die Kernfragen des Ernährungsregimes.
Über *zwei Maßstäbe* verfügen wir. Der eine ist das *Körpergewicht*. Im jugendlichen
Alter unter normalen Lebensumständen wird niemand sein Gewicht kontrollieren,
so lange er sich gesund fühlt. Jenseits des 40. Lebensjahres bewirkt aber schon
die Menge der bis dahin gewohnheitsmäßig genommenen Nahrung, auch wenn
man sie nicht vermehrt, bei vielen Menschen, besonders beim Pykniker, einen
Ansatz von Fett, der nicht nur lästig, sondern auch belastend für die Zirkulation
sein kann. Jeder Fettansatz aber, wenn ihm nicht rechtzeitig vorgebeugt wird,
hat die Neigung zu rascher Progression. Wird dann eine Entfettungskur nötig,
so ist auch sie nichts Gleichgültiges für das zu rascher Umstellung gezwungene
Herz. Menschen, die bei sich diese Neigung zu Fettansatz bemerken, ist also
anzuraten, in regelmäßigen Zeitabständen ihr Gewicht zu überwachen. „Man
richte sich nach dem Minimum von Nahrung, das keinen Gewichtsverlust verursacht" (HAISER).

Gewichtsverluste sind bedenklich, wenn sie das Normalgewicht wesentlich
vermindern, nicht zum Stillstand kommen und nicht bald wieder aufgeholt werden.
Ernst sind sie zu nehmen, wenn der zweite Maßstab, der uns zu Gebote steht,
der *Blutdruck*, eine sinkende Tendenz zeigt. Daß ein unzureichender Ernährungszustand sich in Hypotonie und ihren Folgeerscheinungen äußert, haben im
letzten Kriege die Beobachtungen an den lange Zeit falsch ernährten deutschen
Truppen in Nordafrika gezeigt. Einen Beweis im großen hat das Hunger-
experiment mit dem deutschen Volk nach dem Ende dieses Krieges geliefert.

Mit allem, *was wir essen*, sind wir stark gebunden an die Sitten und Gewohnheiten des eigenen Volkes, und diese wiederum stehen nicht nur unter dem Einfluß wirtschaftlicher Bedingungen aus dem Nahrungsspielraum der geographischen
Provinz, in der wir leben, sondern sind auch abzuleiten aus alten Erfahrungen
über die Bekömmlichkeit einer bestimmten Kost.

So ist es unzweifelhaft weder durch den Nahrungsspielraum, noch durch die soziale
Lage der Völker allein zu erklären, sondern beruht auf der zwingenden Notwendigkeit, das
Wärmegleichgewicht des Körpers zu erhalten, daß die Menschen mit zunehmender südlicher
Breite den Anteil des Fettes in der Nahrung und den Verbrauch an Alkohol, also brennstoff-
reicher Nahrungsstoffe, eingeschränkt haben. Je weiter wir uns den Polen nähern, um so
größer wird der Bedarf an Fett, und der Alkohol in reiner Form erscheint in den Trinksitten
der Völker als unentbehrlich. Der Versuch einer Trockenlegung Nordamerikas scheiterte,
obwohl es diesem Lande wie keinem anderen gelang, Ersatzgetränke in ausgezeichneter Form
herzustellen und der Bevölkerung überall Milch bester Qualität zur Verfügung zu stellen.
Der Islam wäre der ziemlich strikten Durchführung des religiösen Alkoholverbots nicht
sicher, wenn bei den Völkern der warmen Länder nicht an sich das Bedürfnis nach alkoholischen Getränken gering wäre.

Beim Europäer, der in die Tropen geht, stellt sich in der Form einer „physiologischen
Appetitlosigkeit", die zu überwinden es eines starken Würzens der Speisen bedarf, ein
ausgesprochener Widerwille gegen fette Speisen ein, besonders gegen Fett in flüssiger Form
(s. S. 225). Gezeigt hat sich auch, daß ihm das Ertragen des warmschwülen Klimas um so
leichter gelingt, je mehr er seinen Alkoholverbrauch einschränkt. Seine individuelle Anpassung an das seiner Rasse fremde Klima gelingt ihm besser, seit er nach diesen Erkenntnissen lebt. Die für die Erhaltung eines normalen Körpergewichts und für eine bestimmte
Arbeitsleistung nötige Fettzufuhr muß in einer den Appetit nicht beeinflussenden Form erfolgen, etwa in der Form von „Pilaf" und anderen Speisen, in die das Fett hineingearbeitet ist.

Für die Lebensführung ist eine wichtige Erkenntnis, daß es keine allgemein
gültige Kostform für alle nur möglichen Anforderungen geben kann. Bedeutsam
ist auch, daß die Ernährung nicht nur die aktive Leistungsfähigkeit beeinflußt,
sondern auch die passive Leistungsfähigkeit im Sinne der Reaktion des Organismus
auf Außeneinflüsse, auf Klima, äußere Lebensumstände, Gift, Infektionen
(GLATZEL).

Wenn also nicht Notzeiten den Nahrungsspielraum einengen und eine unphysiologisch zusammengestellte und calorisch unzureichende Ernährung erzwingen, gehört es zur *Kunst der Lebensführung*, seine Nahrung nach Menge und Art so zu wählen und seine Kostformen bei aller gebotenen Regelmäßigkeit so zu bestimmen, daß das Körpergewicht auf der dem Lebensalter entsprechenden Höhe bleibt und daß die körperliche und geistige Spannkraft bei allen geforderten Leistungen keine Minderung erfährt, die nicht bei zunehmendem Lebensalter in dem physiologischen Abbau der Organsysteme begründet ist. Im großen und ganzen lehrt die Beobachtung innerhalb der Kulturmenschheit, daß in allen Ständen der „Schlemmer" seine Lebenserwartung verkürzt, der Mäßige sie erhöht. Nur darf die Weisheit einer solchen Lebensführung nicht gepaart gehen mit hypochondrischer Ängstlichkeit und Selbstbeobachtung, auch nicht Anlaß sein, mit sich selbst Ernährungsexperimente vorzunehmen oder sich mit Fanatismus auf eine einseitige Ernährungsform zu verpflichten.

Ein Wort gehört noch hierher über die Lebensführung von Frauen. Ihr nicht nur von der Zeitmode bedingter Wunsch, schlank zu bleiben, wird ihnen, wenn sie nicht eine Überschlankheit erzwingen wollen, für ihre mittleren Lebensjahre nur Gewinn bringen. Falsch aber und gefährlich ist es für sie, ebenso wie für die Männer, wenn sie gewaltsam in kurzer Zeit durch Medikamente eine Abmagerung herbeigeführt zu sehen wünschen.

Einig ist man sich darüber, daß bei einem physiologischen Zustand, wie es die Schwangerschaft ist, Kostexperimente überflüssig sind. An Stelle einer vollwertigen Normalkost etwa die Eiweißzufuhr einzuschränken, vermindert weder die Eklampsiegefahr, noch läßt sich dadurch ein die Entbindung erleichterndes, geringeres Gewicht des Kindes erzielen. Die Schwangere schädigt sich nur selbst, wenn sie sich eine Fastenkur auferlegt. Der Fetus ist ein Parasit, der in Anspruch nimmt, was seinen Entwicklungsanlagen entspricht.

Körperpflege. „Jedem Deutschen wöchentlich ein Bad!", das galt der Deutschen Gesellschaft für Volksbäder zu Ende des vorigen Jahrhunderts als eine stolze, fortschrittliche Lösung. In den folgenden Jahrzehnten wurden in allen Städten *Volksbrausebäder* und *Hallenschwimmbäder* erbaut, in den beiden letzten Jahrzehnten in Stadt und Land schön gelegene und hygienisch einwandfrei betriebene *Freiluftschwimmbäder* (s. S. 214). *Fabrikbäder* wurden für viele Betriebe zu einer arbeitshygienischen Forderung. Erfüllt war jenes Programm damit aber längst noch nicht, am wenigsten auf dem Lande.

Inzwischen war es in einigen Ländern bereits überholt, am stärksten in Amerika, wo seit langem die Forderung des täglichen Bades erhoben wird. Zwischen 500 und 1000 Liter auf den Kopf der Bevölkerung schwankt in Amerika der Verbrauch der städtischen Zentralwasserversorgungen.

Kein Zweifel, wo nicht wirtschaftliche Beengungen es verhindern, ist die tägliche Reinigung des ganzen Leibes in der Form des Vollbades oder des Duschbades ein erstrebenswertes Ziel der Hygiene. Richtig gebraucht, so, daß jeder warmen oder heißen Prozedur eine gegensätzliche kalte folgen *muß*, dienen sie in vollkommener Weise der Erhaltung und Pflege der Haut, dieses allzu unterschätzten, wichtigsten Organs unserer Wärmeregulierung, dessen unvermeidliche Verkümmerung durch das Tragen von Kleidung eines Ausgleichs dringend bedarf. Seine Aktion und Reaktion auf die Reize heißen und kalten Wassers, dieses Exerzieren raschen Ansprechens der Hautnerven und der von ihnen versorgten Gefäße auf Temperaturunterschiede, sind die beste Form der Abhärtung. Seine tägliche Reinigung hat einen wesentlichen Anteil daran, das Haften von infizierenden Keimen zu verhüten. Sich selbst und andere schützt, wer sich sorgfältig reinigt.

Für zahlreiche Fabrikbetriebe ist das Baden oder wenigstens das Waschen der Haare, des Gesichtes und der Hände vorgeschrieben, weil nur dadurch Erkrankungen vorgebeugt werden kann. In ihnen wird es für die Arbeiter zur festen Gewohnheit. Die meisten Zeitgenossen sind aber noch weit entfernt davon, *regelmäßig vor dem Essen und nach dem*

Stuhlgang sich die Hände zu waschen. Noch heute werden zahlreiche Kontaktinfektionen von Typhus abdominalis auf dem Abort erworben. Wüschen sich alle Menschen gewissenhafter die Hände, so hätten die Bakteriophoben keinen Grund mehr, sich nach dem Berühren von Türklinken und nach jedem Händedruck zu waschen. Es ist vergessen, daß die großen Seuchen des Mittelalters, die Pest und die Lepra, Schmutzkrankheiten waren. Sie und die Framboesie sind es in den Tropen noch heute. Seifenmangel steht hygienisch auf gleicher Linie mit Nahrungsmangel.

Wieviel Anteil mangelhafte *Zahnpflege* am Verfall des Gebisses hat, ist nicht geklärt. Konstitution, mangelhaftes Kauen, chemische Bestandteile des Wassers oder ihr Fehlen mögen vielleicht einen ebenso großen Einfluß auf das Entstehen von Caries haben. Es ist zwar nicht sicher erwiesen, daß der Zucker in den Mengen, in denen er mit der Nahrung, aber auch in reiner Form genossen wird, daran mitschuldig ist. Von der Zuckerbäckercaries aber wissen wir, daß Mehlstaub und Zucker zerstörend auf das Gebiß wirken, und da Zucker in reiner Form heute im Gegensatz zu früheren Jahrhunderten in unserer Nahrung, gerade auch bei Kindern, viel Raum einnimmt, ist es notwendig, die Reinhaltung des Gebisses zu einer festen Lebensregel zu machen. Leider sind unsere Zahnärzte sich nicht darüber einig, ob sie uns harte oder weiche Zahnbürsten und welche Putzmittel sie uns empfehlen sollen.

Leibesübungen. Die Körperkräfte der meisten werktätigen Menschen werden im Arbeitsgang bis zur Ermüdung beansprucht. Ein Bedürfnis, ihnen noch weitere Gelegenheit zu körperlicher Betätigung zu bieten, besteht nicht. Nur wo die Arbeitsleistung mit sehr einseitiger Beanspruchung einzelner Muskelgruppen oder Organe verbunden ist, wird in neuerer Zeit ein *Ausgleich durch sportliche Übungen leichter Art ohne Rekordforderungen* empfohlen. Sie sind sicherlich notwendig, wo bei Jugendlichen ein noch in der Entwicklung befindlicher Körper einseitig beansprucht wird. Könnte es gelingen, allen körperlich schwer Arbeitenden ein Eigenheim oder wenigstens ein Gartenstück zu verschaffen, so wäre dessen Bearbeitung der beste Ausgleich, auch ein seelischer.

Wie notwendig und gesundheitfördernd für das körperliche und seelische Gleichgewicht es für überwiegend geistig arbeitende Menschen ist, einen Bruchteil des Tages für Leibesübungen aufzuwenden, dafür ist der beste Beweis, wie viel besser der Europäer und die Europäerin heute das tropische Klima ertragen, seit sie ohne Scheu vor der tropischen Sonne und in energischem Ertragen der hohen Temperatur regelmäßig täglich Sport treiben. Ein erfahrener holländischer Tropenhygieniker (BRUG) prägte das Wort, man müsse so leben, daß der Sport allem anderen vorgehe und später das Wort: ,,Heute rechnen Tropenjahre nicht mehr doppelt, sondern halb!''

Leider hat für die Masse der europäischen Menschen der Sport nur den Wert der Sensation, zuzusehen, wie andere Menschen um Rekorde ringen. Richtig ist, daß Sport zu treiben im Sinne des Anstrebens von Höchstleistungen nicht Allgemeingut werden kann. Sport hört auf, lebenfördernd zu sein, wenn Sportarten ausgeübt werden, die der eigenen Konstitution nicht gemäß sind, oder wenn die Ausübung eines Sportzweiges fortgesetzt oder gar erst begonnen wird in einem Lebensalter, für das er eine zu hohe Beanspruchung darstellt. Die auf den Konstitutionstyp bezogenen Bezeichnungen Athletiker oder Leichtathletiker belegen die Notwendigkeit einer sich bescheidenden Selbstselektion.

Für den überwiegend auf geistige Arbeit Eingestellten und zu sitzender Lebensweise Genötigten ist der Ausgleich durch körperliche Leistungen am wichtigsten und sei es auch nur durch kleinere oder größere, dem Lebensalter angepaßte Wanderungen.

Leider sind zwei Sportarten, die jedem Lebensalter zuträglich sind, die beide eine förderliche Durcharbeitung des ganzen Körpers bewirken, das *Reiten* und das *Golfspiel*, nur einem beschränkten Kreise Begüterter zugänglich. Auch der Segelsport steht nur einem nicht allzu großen Kreise offen. Um so wohlfeiler ist das Schwimmen, das, wenn es in richtigem Maß geübt wird, an kein Lebensalter gebunden ist.

Bei anderen Sportarten, die der körperlichen Harmonie ebenso zuträglich sind, Fußball, Hockey, Rudern und Skilaufen, zieht das Lebensalter relativ früh ihrer Ausübung eine Grenze. Auch Tennis kann über das 50. Lebensjahr hinaus nur mit Vorsicht gespielt werden. Ebenso ist es mit dem Bergsteigen. Jenseits des 50. Lebensjahres kann es leicht zu einer Überbeanspruchung des Herzens und zu einer Dauerschädigung kommen, weil selten jemand den moralischen Mut hat, auf einer Bergtour einzuhalten und umzukehren in Gegenwart jüngerer Gefährten. Es sind Ausnahmen, daß Männer, die dafür sorgen, nicht aus der Übung zu kommen, noch in höherem Alter Gipfeltouren unternehmen können. Diese Gefahr besteht nicht beim Radfahren, wenn man es vermeidet, gegen starken Wind anzufahren und nicht meint, auch größere Steigungen nehmen zu müssen. Es hat vor dem Wandern ähnliche Vorzüge wie das Reiten, die schnellere Bewegung und die Erhebung über die Erde. Eine der erfreulichsten und gesundesten, leider nur an begrenzte Zeit gebundenen Sportarten ist der Eislauf. Kein Alter gebietet hier ein „Halt".

Jedem aber, dem der Beruf eine körperliche Ausarbeitung nicht bietet, ist dazu zu raten, einen Teil seines Tages, ohne sich davon abbringen zu lassen, und seien es die triftigsten Gründe, für jene Harmonie von Körper und Geist zu bestimmen, die eines der Lebensideale der griechischen Kultur waren. Er wird es tun können und sein Lebensgefühl steigern, wenn er vermeidet, jene Harmonie zu gefährden.

Wenn nach einer sportlichen Anstrengung stundenlang der Puls erhöht bleibt, wenn trotz der Ermüdung Schlaflosigkeit besteht, oder gar Erbrechen einsetzt, ist die Grenze des Zuträglichen überschritten und fraglich geworden, ob man dieser Sportart überhaupt gewachsen ist. Jenseits des 40. Lebensjahres sollte bei den anstrengenden Sportarten bei jedem Symptom von Überanstrengung durch Überprüfung des Herzens festgestellt werden, ob noch zu einer Fortsetzung gerade dieser Art von Leibesübungen geraten werden kann. Gefährlich ist, mit einem vor Jahren geübten Sport wieder anzufangen, im Vertrauen darauf, man beherrsche ihn noch, ohne allmählich mit seinen leichtesten Formen zu beginnen. Ein akut einsetzender, schwer zu behebender Myokardschaden, auch Unfälle können die Folge sein.

Sexualität. Wenn hier im Rahmen der Lebensführung über Sexualität gesprochen werden *muß*, so nicht in dem Sinne einer Regelung der natürlichsten aller menschlichen Beziehungen nach etwa aufzustellenden hygienischen Grundsätzen. Rasse, Sitte, Konstitution, soziale und wirtschaftliche Lage beeinflussen das sexuelle Verhalten der Menschen durch eine unerfaßbare Mannigfaltigkeit von Antrieben und Hemmungen. Sie bestimmen das Walten des Naturtriebes so stark, daß jede Analyse nur auf die Feststellung einer unübersehbaren Zahl von Varianten des Verhaltens herauslaufen würde. Die Problematik der sexuellen Beziehungen, auch in der Ehe, sofern sie überhaupt Probleme enthält, ist Sache der Psychologie. Zu den Aufgaben der Klinik gehört es, wenn Abweichungen von der Norm und Krankheitserscheinungen vorliegen.

Als Dienerin der Gemeinschaft, verpflichtet, das Gemeinwohl zu fördern und vor Schädigung zu bewahren, kann aber die Hygiene nicht unbeteiligt bleiben an der die Biologie der Menschheit aufs tiefste beeinflussenden Tatsache, daß die Menschen erlernt haben, Geschlechtsgenuß und Zeugung voneinander unabhängig zu machen, ein Wissen, das ihnen nicht mehr genommen werden kann. Diese letzte, folgenschwere Konsequenz der Domestikation könnte an Gefährlichkeit nur noch überboten werden, wenn es der Wissenschaft gelänge, auch die Mutation am menschlichen Erbgut zu beherrschen.

Die Menschen sind durch jenes Wissen instand gesetzt, ihre Fortpflanzung durch Bestimmung der Kinderzahl ihrer Ratio zu unterwerfen. Einer pandemischen Seuche ähnlich hat die *Geburtenbeschränkung*, von Europa ausgehend, einsetzend in den gehobenen Schichten der Völker, bald aber alle ergreifend, sich ausgebreitet und selbst ihren Weg gefunden bis zu den primitiven Völkern der Kolonialwelt. Nur wenige Völker sind bisher dagegen immun geblieben, wie lange, ist abzuwarten.

Die *Lebensführung* des einzelnen gewinnt damit schicksalvolle Bedeutung für die gesamte Kulturwelt. Dabei schien gerade diese Einstellung zum Leben allerpersönlichster Art zu sein und zudem gerechtfertigt durch ethisch unanfechtbare Motive. Denn für ein nur durch den eigenen Lebenskreis befangenes Denken schien wirtschaftliche Voraussicht sich zu vereinen mit wahrer elterlicher Fürsorge für das Wohl und die Zukunft der Kinder, wenn deren Zahl klein gehalten wurde. Hinzu trat allerdings auch der Lebenshunger der Menschen einer in ihren Grundlagen erschütterten Kulturwelt, die sich immer mehr auf den Genuß der materiellen Genüsse des Lebens einzustellen begonnen hatte (Lieber ein Auto als ein Kind!). Erst im Hinblick auf die Biologie eines Volkes enthüllt sich, daß die scheinbare Förderung des Eigenwohls der Familie erkauft wird durch eine nekrobiotische Entwicklung jedes Volksganzen.

Nur eine aufs äußerste verfeinerte Bevölkerungsstatistik konnte die Konsequenzen der Geburtenbeschränkung entschleiern. Die Erfolge der hygienischen Arbeit in der Bekämpfung der Säuglings- und Kindersterblichkeit und der Infektionskrankheiten hatten die Gesamtsterblichkeit der Bevölkerung stark sinken lassen, so daß trotz der sinkenden Geburtenziffern die erwünschte Vermehrung der Bevölkerung nicht zum Stillstand kam, ein trügendes Bild. Es kann für den Einsichtigen keinem Zweifel unterliegen, daß die Erhöhung der Lebenserwartung bald eine unüberschreitbare Grenze erreicht haben wird, jenseits derer infolge des Ausfalls an Geburten die Volkszahl notwendig absinken *muß*. Für einige Völker Europas liegt dieser Zeitpunkt in der allernächsten Zukunft.

Über diesen einfachen Tatbestand hinaus hat aber die Bevölkerungsstatistik durch die grundlegenden, international anerkannten Arbeiten von Fr. BURGDÖRFER die wirtschaftlich und biologisch gleich bedenkliche Folge der Geburtenbeschränkung aufgedeckt, die durch die Erhöhung des Lebensalters *nicht* ausgeglichen wird, nämlich die nicht ausreichende Auffüllung der arbeitenden Schichten, des Fundaments der Wirtschaft jedes Landes, und gleichzeitig die zu starke Besetzung der großenteils unproduktiv gewordenen hohen Altersklassen, das, was man die *Vergreisung* eines Volkes genannt hat. Welche wirtschaftlichen Folgen diese Umschichtung, diese Abnahme der Zahl der Arbeitenden und die Zunahme der nur noch verbrauchenden Altersschicht auch für den einzelnen hat, enthüllt in eindringlichster Weise eine Berechnung BURGDÖRFERs. Sie zeigt, daß bei Geburtenziffern, wie sie in Deutschland im Jahre 1925 bestanden, der einzelne 8,4% seines Einkommens für die Erhaltung der Alten aufzuwenden hatte. Zu jener Zeit konnte die heranreifende Generation noch, ohne Widerspruch zu erfahren, behaupten, es habe ja der älteren Generation keinen Schaden gebracht, daß sie die Zahl ihrer Kinder beschränkt hätte. Wie aber BURGDÖRFER errechnete, würde der einzelne, bliebe es bei der niedrigen Geburtenziffer jenes Jahres, im Jahre 1980 für die Erhaltung der weiter angewachsenen Altersschicht einen Aufwand von 21,7% aufzubringen haben, eine schier unerträgliche Last. In anderer Form ausgedrückt besagt das, daß die jugendliche, ins Ehealter tretende Generation eines europäischen Volkes, wenn sie es unterläßt, eine für den normalen Altersaufbau der Bevölkerung ausreichende Zahl von Kindern aufzuziehen, einem dürftigen, kümmerlichen Alter entgegengeht, denn schwerlich werden die kommenden Generationen schwere Einschränkungen ihrer Lebenshaltung sich aufzuerlegen bereit sein, um jener Generation ein behagliches, sorgenfreies Alter zu gewähren.

Durch eine hoch gesteigerte Propaganda gegen die Geburtenbeschränkung sind die Geburtenziffern in Deutschland seit 1934 erheblich angestiegen, aber das für die Erhaltung der Volkszahl notwendige Geburtensoll wurde trotz aller materiellen Zuwendungen an kinderreiche Familien in keiner Schicht des Volkes erreicht. Und in welcher Weise sich die Männerverluste des Krieges, das Unverheiratetbleiben vieler Mädchen und die dem Krieg folgenden Notzeiten auswirken werden, ist noch nicht zu übersehen. Ohnehin war ein Zweifel berechtigt, ob nicht die Zunahme der Geburten auf so etwas wie einer Moderichtung beim weiblichen Geschlecht zu beziehen sei, etwas, dessen Dauer nicht verbürgt ist, und weiter, ob überhaupt damit zu rechnen sei, daß ein Staat sich die nötige Anzahl an Nachkommen von einem geburtsunwillig gewordenen Volk durch materielle Vorteile erkaufen könne. Hier können nicht Mode, sondern nur Gesinnung entscheiden, nicht wirtschaftliche Vorteile von nicht allzu entscheidender Art, sondern die Einsicht in die unabwendbaren Nachteile eines den Gesetzen des Lebens zuwiderhandelnden Verhaltens.

Die statistischen Arbeiten Burgdörfers haben zugleich einer oft geäußerten, besonders in Zeiten wirtschaftlicher Einengung dem Laien sich aufdrängenden Auffassung jeden Boden entzogen, als sei eine durch Geburtenbeschränkung erzielte Verminderung der Volkszahl durchaus zu begrüßen, als wäre dadurch auf eng gewordenem Boden und in eingeschränktem Nahrungsspielraum dem sich an Zahl vermindernden Volk eine bessere Zukunft gesichert. Das wäre nur möglich, wenn eine absolute Verminderung der Zahl in *allen* Altersstufen stattfände. Andernfalls lastet auf einer immer schmaler werdenden Basis der jüngeren Altersstufen das Übergewicht einer zu großen Altersschicht. Eine Geburtenbeschränkung trifft also keineswegs allein die in der Volkszahl sich ausdrückende Bedeutung des Volkes als politischen Kraftfaktors, sondern schädigt aufs schwerste seine wirtschaftliche Konstitution. Was sie am meisten gefährdet aber ist die Kapazität des Volkes in Hinblick auf seine kulturellen Werte, indem sie den Ansprüchen der modernen Zivilisation keine Variationsfront von ausreichender Breite zur Verfügung stellt, auf die eine wertende Selektion Anwendung finden kann.

Eine für die Biologie eines Volkskörpers unschädliche Einengung der Volkszahl könnte, wenn notwendig, nur durch Auswanderung ganzer Familien bewirkt werden. Bei beengtem Lebensraum im weitesten Sinne ist sie für ein Volk, das auf außenpolitische Geltung vorübergehend Verzicht leisten mußte, eine für seine Biologie gefahrlosere Einschränkung der Volkszahl als die Verminderung der Geburten. Die Massenauswanderungen der Mitte des 19. Jahrhunderts waren für den Volkskörper Deutschlands keine lebenbedrohenden Verluste, die seit Beginn des 20. Jahrhunderts einsetzende Geburtenverminderung hat in ihm den Herd einer chronischen Krankheit geschaffen, die sein Leben bedroht.

Alter.

Zu dem allgemeinen menschlichen Wunsch, gern *lange* zu *leben*, tritt in unserer Zeit der Wunsch, *möglichst spät zu altern*. In der Tat, ,,man braucht sich nicht *alt* zu *fühlen*, so lange man sich einen gesunden Geist in einem gesunden Körper bewahrt hat'' (Haiser).

Es ist nicht nur eine Moderichtung, wenn die Menschen sich heute jünger geben, sich jugendlicher kleiden, Dinge tun und unternehmen, die den gleichen Altersstufen beider Geschlechter der früheren Generationen als ,,sich nicht gehörend'' erschienen. Sie *fühlen* sich nicht nur jünger, sie *sind* auch jünger als jene. Denn die gesteigerte Lebenserwartung drückt sich auch aus in einer Verlangsamung der mit dem Lebensablauf unabänderlich verbundenen Verbrauchs- und Abnutzungsvorgänge.

Die begreifliche Freude daran, dem Leben eine größere Breite und Weite des Wirkens, auch des Genusses abgewinnen zu können, fördert das Bestreben, zur Erhaltung der eigenen Lebenskräfte das Seinige beizutragen. Keine Zeit zuvor war so bereit, sich von der Hygiene über eine vernunftsgemäße Lebensweise beraten zu lassen. Geschieht es, ohne zu Hypochondrie oder auf die Wege einseitiger Fanatismen zu führen, so ist für das Leben viel gewonnen.

So legt das Alter heute weniger Wert auf ,,Ehrwürdigkeit'' und eine entsprechende Haltung, als darauf, nicht rückständig zu werden und in der Welt des Schaffens und Wirkens noch etwas zu bedeuten. Dem zu Liebe wird mit zunehmendem Alter zugunsten höherer Lebenswerte auf manche Genüsse der Alltäglichkeit, seit man um ihre Schädlichkeit weiß, auf Alkohol und Tabak verzichtet oder ihr Gebrauch eingeengt. Auch, was das wichtigste ist, die Genüsse der Tafel werden auf eine dem Alter entsprechende Menge und Art eingestellt.

Mutet ein „Zuviel" an Nahrung hoher Qualität schon in mittleren Lebensjahren der Verbrennungsmaschine in unserem Innern eine übermäßige Leistung zu, so würde eine Überbelastung in höherem Alter sie rasch defekt machen. Zweckmäßig ist daher, bei Innehaltung eines notwendigen Mindestmaßes an Energieeinheiten, eine Kost zu genießen von relativer Brennstoffarmut und voluminöse, schwer verdauliche Speisen zu vermeiden. Bei vorwiegend geistiger Leistung ist in höherem Alter die Einnahme qualitativ wertvoller Nahrungsmittel, von Fleisch, Eiern und Milch, unter Einschränkung der Gesamtmenge der Nahrung zuträglich und bekömmlich, steigert aber auch Leistung, Behagen und Wohlgefühl. Was schon in jüngeren Jahren nicht ratsam ist, eine rasche, einschneidende Änderung des Ernährungsregimes, kann aber im Alter gefährliche Folgen haben (GLATZEL). Selbst von einem vollständigen und plötzlichen Verzicht auf Deliciae, an die man gewöhnt ist, auf Alkohol in nicht konzentrierter Form, auf Tabak, Kaffee und Tee, muß abgeraten werden. Gefährlich wäre, sich im Alter auf eine der modernen Diätnarreteien, etwa auf Fastenkuren, einzulassen und von ihnen Heilwirkungen und eine Verlängerung des Lebens zu erwarten, wie sie von ihren Verfechtern leichtsinnig versprochen werden. Auch das Maßhalten des Alters darf nicht sein Motiv in ängstlicher Selbstbeobachtung haben. Erzwingen läßt sich ein Jungbleiben nicht.

Wo nicht äußere Eingriffe in den Lebenslauf, Infektionskrankheiten oder Unfälle, die Lebensdauer begrenzen, setzt die Konstitution dem Leben ein Ziel, und zwar nicht zum wenigsten ihr erbbedingter Anteil. Dem weiblichen Geschlecht ist trotz seiner Beanspruchung durch die mit der Fortpflanzung verbundenen Vorgänge und Aufgaben eine höhere Lebenserwartung beschieden. Obwohl sich dauernd einander fremde Blutlinien verflechten, ist unverkennbar, daß Langlebigkeit sich in irgendeiner, bisher nicht analysierten Weise vererbt, die vielleicht, wie so viele menschliche Erbfaktoren polymerer Art, gar nicht analysierbar ist.

Die deutsche Sozialversicherung hat als Grenze für die Altersversorgung das 65. Lebensjahr angesetzt. Die Altersgrenze für geistige Berufe ziehen die staatlichen Bestimmungen in manchen Ländern ebenfalls mit dem 65., in anderen mit dem 68. und 70. Jahr. Einige Länder kennen sie gar nicht.

Für die große Masse der körperlich Arbeitenden ist ein Schema nicht zu entbehren. Unzweifelhaft bedeutet für sie der physiologische Altersabbau des Körpers mehr als für den Geistesarbeiter. In manchen Berufen setzen Zeichen des Verschleißes schon weit früher ein. Fraglich ist aber, ob an der Altersgrenze von 65 Jahren festgehalten werden muß und kann, wenn mit der sinkenden Geburtenziffer und der steigenden Lebenserwartung der europäischen Völker die Ansprüche an die unterhalb dieser Grenze stehenden Menschen hinsichtlich der Versorgung einer zu umfangreich werdenden, unproduktiven Altersschicht dauernd ansteigen. Seit dem Erlaß jener Gesetzgebung haben die Menschen nicht nur ein höheres Alter erreicht, sondern auch der Vorgang des Alterns hat sich verlangsamt, so daß von einem hohen Hundertsatz von Männern zwischen dem 65. und 70. Lebensjahr, ja selbst von einer nicht geringen Zahl älterer, noch eine Mitarbeit an den Aufgaben der Gesellschaft nach Maßgabe ihres Könnens verlangt werden kann. Einem Rentnerideal wird ein Volk in der Lage des deutschen nicht nachleben können, ganz abgesehen davon, daß es dem Wesen dieses Volkes nicht entspricht.

Die Formen und das Maß für die Fortsetzung der Arbeitsleistung nach Maßgabe der für sie vorhandenen individuellen Kraftreserven müßte gefunden werden in enger Zusammenarbeit von Gesetzgeber und Volkswirtschaftler mit dem Arbeitshygieniker.

Schon die Verschiedenheiten der Auffassung über die Altersgrenze für geistig Schaffende, der häufige Wechsel in ihrer Festlegung gerade in Deutschland in den letzten Jahrzehnten zeigen, wieviel schwieriger es bei ihnen ist, eine für den einzelnen und für die Belange der Gemeinschaft vernunftgemäße Entscheidung zu treffen.

Der körperliche Zustand bietet hier keinen brauchbaren Maßstab, selbst wenn er von Alterserscheinungen nicht unbeeinflußt geblieben ist. Denn die geistige Kapazität der älteren Altersklassen ungenutzt zu lassen, soweit sie nicht gemindert ist, hieße verschwenden. „Gesundes Altern bringt, jedenfalls von der Mitte der Sechzig, oft der Mitte der Siebzig, keinen ausgesprochenen geistigen Rückgang mit sich." „Ein früher Rückgang läßt unbedingt auf krankhafte, oft versteckte Ursachen schließen" (HELLPACH).

Es ist wohl so, daß geistige Arbeit einförmiger Art in mittleren Beamtenberufen durch ihre Monotonie abstumpfend wirkt, so daß der Alternde das erwünschte Arbeitstempo seines Arbeitsplatzes nicht mehr innezuhalten imstande ist. Hier dürfte eine Altersgrenze von 65 bis 68 Jahren gerechtfertigt sein im eigenen Interesse des Beamten, wie im Interesse der Arbeit. Für zahlreiche geistige Berufe, der Politik, der höheren Verwaltung, im der Rechtspflege, der Lehrfächer, der Theologie, aber bringen die Jahre jenseits des 65. Jahres oft erst die volle Reife einer späten, aber um so gehaltvolleren Ernte an Erfahrung, Ausgeglichenheit des Urteils und Sicherheit in der Beurteilung der Menschen und der Zusammenhänge des Lebens. Es wäre bedenklich, sie ungenutzt zu lassen.

Die Geschichte der neueren Zeit bietet viele Beispiele, daß es nur sehr bedingt gut-geheißen werden kann, wenn an entscheidende Stellen des öffentlichen Lebens schon Männer im 4. Jahrzehnt ihres Lebens gestellt werden, und daß jedenfalls das 5. und 6. Lebensjahr-zehnt an Leistungen nicht unbedingt dem 7. Jahrzehnt überlegen sind.

Einer Verschwendung der geistigen Produktionskraft des Volkes stünde es gleich, wenn nach einem starren Schema Männer, deren geistige Leistungsfähigkeit noch kein Nachlassen erkennen läßt, aus dem Berufsleben *vollständig* ausgeschaltet würden, falls sie selbst es nicht wünschen und ihr körperlicher Zustand es nicht fordert.

Falsch wäre, zu übersehen, daß eine zu langdauernde Besetzung *leitender* Stellen lähmend und entmutigend wirkt auf die kommenden Altersklassen und daß innerhalb jedes Systems in nicht zu langen Zeitabständen einem Wandel Raum gegeben werden muß, um eine Versteinerung der Auffassungen zu ver-hüten. Eine *Entpflichtung* des Stelleninhabers, wie sie die Hochschule kennt, womit der Weg für das Aufsteigen eines Nachfolgers frei gemacht wird, zugleich aber jenem das Recht auf Mitarbeit gewahrt bleibt, ist eine der glücklichsten Lösungen. In geeigneter Form sollte sie auch auf andere Berufe ausgedehnt werden. Sie müßte aber darin eine Ergänzung finden, daß den Emeritierten nicht nur die Möglichkeit zur Betätigung geboten, sondern ihnen auch eine neue *Verpflichtung zu verantwortlicher*, nicht nur ehrenamtlicher *Beratung* auferlegt werden sollte, soweit sie nach eigenem Fühlen und nach objektivem Urteil eines „Otium" im Sinne des Ausscheidens aus der „vita activa" noch nicht bedürfen. *Der Rat gebührt dem Alter, die Tat dem Manne auf der Höhe des Lebens.* Es gehört zu den vielen Überschätzungen unserer von den Erfolgen der technischen Zivili-sation berauschten, dem Geistigen allzusehr entfremdeten Zeit, zu glauben, unser kulturelles Leben könne gedeihen ohne einen „Rat der Alten", ohne eine „Gerousia", ohne einen echten „Senat", d. h. ohne jene Organe der Gesell-schaft, die alle Hochkulturen des Abendlandes sich schufen.

Schrifttum.

BURGDÖRFER, FR.: Aufbau und Bewegung der Bevölkerung. Leipzig 1935. DOR-NEDDEN, H.: Schulentlassene Jugend und Erwachsenen- und Greisenalter. In FLÜGGES Grundriß der Hygiene. Berlin 1940. — DUBITSCHER, F.: Hygiene des Schulkindes. In FLÜGGES Grundriß der Hygiene. Berlin 1940. — GOTTSTEIN, A.: Schulgesundheitspflege. Leipzig 1926. — HAISER, V.: Du bist Dein Arzt. Stuttgart 1949. — KAUP-FÜRST: Körper-verfassung und Leistungskraft Jugendlicher. München 1930. — KORFF-PETERSEN, A.: Schulhygienische Untersuchungsmethoden. In ABDERHALDENS Handbuch der biologischen

Arbeitsmethoden, Abt. IV, Teil 11. Berlin 1923. — RODENWALDT, E.: Tropenhygiene, 4. Aufl. Stuttgart 1944. — ROTT, F.: Hygiene der Mutter, des Säuglings und Kleinkindes. In FLÜGGES Grundriß der Hygiene. Berlin 1940. — SELTER, H.: Handbuch der Deutschen Schulhygiene. Dresden u. Leipzig 1914.

Arbeitshygiene.

Für Staat und Gesellschaft der heutigen europäischen Kultur und Zivilisation in Europa und anderen Erdteilen ist entscheidend, daß sie ihre Idee nur verwirklichen können, ihre Aufgabe erst dann gelöst haben, wenn jedem ihrer Glieder nach seinen Anlagen und Entwicklungsmöglichkeiten alle Bedingungen geboten werden, seine im Rahmen des Ganzen zu leistende Lebensarbeit körperlicher und geistiger Art unter möglichster Ausschaltung aller Hemmungen, Störungen und Schädigungen zu beginnen und durchzuführen. Zugleich aber müssen alle Sicherungen gegeben sein, *daß Staat und Gesellschaft keines ihrer Glieder zu einer unwürdigen Lebenshaltung herabsinken lassen werden, das durch Unfall, Krankheit oder Alter in seiner Leistungsfähigkeit gemindert oder arbeitsunfähig geworden ist.* Ihre Aufgabe fällt zusammen mit dem Auftrag der Hygiene an sich.

Das war bis vor kaum mehr als 75 Jahren nicht so, selbst dann nicht, wenn das Leben für die Existenz von Staat und Gesellschaft eingesetzt worden war, im Soldatenstand. Wie es dem Söldner erging, der zum Krüppel geworden war, dafür gibt eines der Blätter aus CALLOTS „misères de la guerre" ein erschütterndes Bild. Erst gegen Ende des 17. Jahrhunderts wurde in Paris ein „Hôtel des Invalides" erbaut und erst im 18. Jahrhundert ließ Friedrich d. Gr. über dem Portal des Invalidenhauses in Berlin die Inschrift anbringen: „Laeso et aegroto militi". Aber auch als Volksheere dienstverpflichteter Menschen kämpften, war noch Ende des vorigen Jahrhunderts der amputierte Drehorgelspieler eine bekannte Straßenfigur unserer Großstädte, weil die Rente des Krüppels nicht hinreichte, sein Leben zu erhalten.

Die *Sklaverei*, wenn man von dem qualvollen Dasein der Bergwerks- und Minensklaven der Antike und der Galeerenruderer des Mittelalters absieht, hatte selten die unmittelbar lebenschädigenden Auswirkungen, die ihr die Antisklavereiliteratur des 19. Jahrhunderts andichtete. Der Sklave war wertvolles Besitztum. Das Interesse seines Besitzers, auch wenn ihm alle humanen Regungen fehlten, gebot, seine Kräfte wirtschaftlich und schonend zu nutzen. Die Freiheit allein bot keine Sicherungen. — Zahllose Gemälde, Stiche und Schnitte aus früheren Jahrhunderten stellen als selbstverständliche Figuren des Straßenlebens Menschen dar, die eines Gliedes, eines Sinnes beraubt, oder unheilbarem Siechtum verfallen, unfähig, im Wettbewerb zu bestehen, als *Bettler* vom *Mitleid* einer Gesellschaft abhängig waren, die noch nichts von einer *Verpflichtung* wußte, den vom Schicksal Geschlagenen die Bürde ihres Daseins zu erleichtern.

Die Auffassung, dem Schicksal gegenüber, es sei verschuldet oder unverschuldet, sei Mitleid die einzige sittlich zu fordernde Haltung, mußte sich als unzulänglich erweisen, als im 19. Jahrhundert ein rasch zunehmender Teil der Bevölkerung der europäischen Länder sich als Arbeiter in der Industrie verdingte. Denn die Besitzer und Leiter der industriellen Werke waren ihren Arbeitern nach damaliger Auffassung nicht einmal durch das menschliche Band verknüpft, das den Besitzer mit seinem Sklaven verband. Für jede ausfallende Arbeitskraft stand ja jederzeit eine Ersatzkraft zur Verfügung.

So kam es zu einer Verelendung der Industriearbeiter in schlechten Unterkünften, bei schlechter Kleidung und Ernährung, zur Ausbeutung ihrer Arbeitskraft, auch der ihrer Frauen und Kinder, bei unzureichenden Löhnen in einer Zeit steigender Lebensmittelpreise, bei Arbeitszeiten bis zu 12 h täglich und mehr. Als sich die Folgen dieses Raubbaus an der menschlichen Gesundheit im Sinken der körperlichen Qualität der Rekruten zu offenbaren begannen, glaubte die preußische Regierung schon viel zu tun durch ein Regulativ vom Jahre 1839, das die Beschäftigung von Kindern erst vom 9. Lebensjahre an zuließ, für sie bis zum 16. Lebensjahr die Arbeitszeit auf 10 h und auf die Zeit von 5 Uhr morgens bis 9 Uhr abends beschränkte und ihre Beschäftigung an Sonntagen untersagte. Auf diesem Boden *mußten* die großen klassenkämpferischen Bewegungen des vorigen Jahrhunderts erwachsen. Noch heute wird von ihnen die These festgehalten, jede kapitalistische Gesellschaft müsse notwendig unsittlich sein. Der Eindruck, der von Werken wie Zolas „Germinal" und Hauptmanns „Die Weber" ausging, blieb auf intellektuelle Kreise beschränkt. Das Verbot der Aufführung der „Weber" in den Königlichen Theatern zeugte dafür, wie noch jede Aufgeschlossenheit für die Not der Arbeiterschaft und die Berechtigung ihres Drängens auf Hilfe fehlte.

Es war kein Zeichen geistiger und seelischer Reife unserer Zivilisation und tiefer Einsicht ihrer Staats- und Gesellschaftsführung, daß sowohl der Staat, wie die Industrie erst unter dem Druck dieser Bewegungen daran gingen, die Gesellschaftsordnung dem Wirtschaftswandel anzupassen. Noch viel später gewann bei der Industrieführung und ihren Beratern die Erkenntnis Boden und setzte sich schließlich durch, daß die Schaffung günstiger Arbeitsbedingungen und menschlicher Fürsorge für die Arbeitenden die Leistung und ihre Ergebnisse fördern werde und müsse und damit der Wirtschaft diene, indem sie den Menschen diene.

Es will uns heute schwer begreiflich erscheinen, daß erst 1869 der Norddeutsche Bund eine Gewerbeordnung erließ und daß eine *Reichsgewerbeordnung* (GO) erst 1883 ihren Abschluß fand, der noch mancherlei Ergänzungen folgen mußten. Ihre Befolgung auch in kleineren Betrieben wurde erst 1891 durch Aufstellung einer besonderen Aufsichtsbehörde, durch die Anstellung von Gewerbeaufsichtsbeamten gesichert. Erst 1906 wurde zum erstenmal ein Arzt in der Gewerbeaufsicht angestellt und erst seit 1921 schuf Preußen das Amt der *Gewerbemedizinalräte*, von denen bis in die neueste Zeit ein einziger den Dienst in mehreren Provinzen zu versehen hatte.

Am Stande der Ärzte hat es nicht gelegen, daß diese Entwicklung einen so trägen Gang nahm. Ihnen hat die Einsicht in die Gefahren der beruflichen Arbeit und die mit ihnen in Zusammenhang stehenden Erkrankungen von der Antike bis zur Neuzeit nicht gefehlt. In hippokratischen und aristotelischen Schriften aus der Feder griechischer und römischer Ärzte bis in die Spätzeit der Antike finden sich klare Hinweise auf die schädigenden Folgen der freiwilligen oder unfreiwilligen Ausübung einiger Berufe, besonders im Bergbau und im Handwerk des Schmiedes. Das ausgehende Mittelalter brachte, beginnend mit einer Schrift des PARACELSUS über die „Bergsucht oder Bergkrankheiten", umfassende Darstellungen der Krankheiten der Berg- und Hüttenarbeiter. Ihr folgten weitere Einzelschriften über Staubschäden und Vergiftungen durch Hüttengase und metallische Gifte. Ein Markstein in der Geschichte der Gewerbehygiene aber war das in der zweiten Hälfte des 17. Jahrhunderts erschienene, 25mal neu verlegte und in fünf Sprachen erschienene Werk des Italieners RAMAZZINI „De morbis artificium diatribe". Mit Recht wird sein Verfasser der „Begründer der Berufshygiene" genannt.

Eindrucksvolle Schilderungen einzelner Ärzte aus dem Ende des 18. Jahrhunderts belegen, daß ihnen die sich häufenden Schäden nicht entgingen, die bei der Entwicklung der modernen Industriearbeit mit den vielfach menschenunwürdigen Lebensumständen großer Teile der Arbeiter und den Überforderungen an ihre Kraft und noch mehr an die Kraft der in der Industrie eingestellten Frauen und Kinder zusammenhingen.

Solange ein großer Teil der handwerklichen Berufe innungsgebunden war, hatte es nicht an sanitätspolizeilichen Vorschriften und Regelungen der Arbeitszeit gefehlt. An der Heiligung des Sonntags durch Arbeitsruhe hielt die abendländische christliche Welt immer fest.

Aber erst als die physischen Schäden auch im öffentlichen Leben des Landes als volksschädigend erkannt worden waren, wurden von den Staaten die ersten Maßregeln zum Schutz der Arbeiter angeordnet.

Nach zahlreichen grundlegenden Bearbeitungen einzelner Berufskrankheiten im Laufe des 19. Jahrhunderts erschienen in seinem letzten Drittel die ersten zusammenfassenden Werke, Lehrbücher und Handbücher über die Krankheiten der Arbeiter und über Gewerbehygiene. In den ersten Jahrzehnten des 20. Jahrhunderts folgten weitere umfangreiche Darstellungen der Gewerbehygiene. Das Handbuch der Gewerbehygiene von KOELSCH, dessen erster Band in zweiter Auflage 1947, der zweite Band 1946 erschienen sind und an das sich auch die Darlegungen dieses Abschnittes anlehnen, hat heute die Bedeutung des deutschen Standardwerks.

Band II dieses Werkes enthält anschließend an die Besprechung der Betriebe als solche, der in ihnen bestehenden Gefährdung und ihrer Vorbeugung, alle zum Schutz der Arbeiterschaft erlassenen staatlichen Verordnungen und die von den Berufsgenossenschaften ausgegebenen Merkblätter in vollem Text oder in ausführlichen Auszügen, für den Gewerbearzt und Gutachter eine unentbehrliche Quelle.

Große Verdienste um die gewerbehygienische Forschung und die Vorbeugung der Gewerbeschäden hat sich die „*Deutsche Gesellschaft für Arbeitsschutz*" erworben. In ihrem Organ, dem „Zentralblatt für Gewerbehygiene" und dem „Archiv für Gewerbepathologie" sind die Ergebnisse der vielumfassenden Forschungsarbeit niedergelegt. An ihr haben außer den staatlichen Instituten in *Berlin, München, Dortmund* und *Münster* auch viele Gewerbe- und Fürsorgeärzte großen Anteil. Vielseitige Erfahrung gewann auch seit dem Erlaß der sozialen Gesetzgebung die Ärzteschaft durch ihre Gutachtertätigkeit. Auch sie gab den Antrieb zu fruchtbarer Forschung.

Jene unglückliche Entwicklung der sozialen Verhältnisse in der Wirtschaft und die zu lange hinausgezögerte Behandlung und Heilung der sozialen Mißstände wirkte nach in einem Ressentiment innerhalb der Arbeiterschaft, das die Auswirkung der in Deutschland in den 80er Jahren des 19. Jahrhunderts geschaffenen *sozialen Gesetzgebung*, eines großartigen, vorbildlichen Werkes, zunächst nachteilig beeinflußte. Die Sicherheiten, die sie dem Unfallgeschädigten, dem Kranken, dem Invaliden, dem Gealterten bot, erschienen noch lange als ein immer aufs neue zu erkämpfendes und nur widerwillig eingeräumtes Recht. Allzuoft trat Rentenjägerei und Ausweichen in die Arbeitsunfähigkeit an die Stelle des Willens zur Gesundheit, ein Bestreben, aus den Versicherungen, zu denen man selbst Beiträge leistete, möglichst viel herauszuholen, den Arzt möglichst oft und lange zu beanspruchen und die Genesung hinauszuschieben. Für die im sozialen Versicherungswesen tätigen Ärzte war das eine unerfreuliche Belastung ihrer Berufsfreudigkeit, mitunter leider auch ihrer Berufsethik. Das Vertrauensverhältnis zwischen Arzt und Kranken mußte leiden, als der Arzt für den Kranken nicht mehr in erster Linie dessen Helfer, sondern der übrigens schlecht bezahlte Vollzugsbeamte der Versicherung wurde. Sie legte dem Arzt ja in der Tat die bindende Verpflichtung auf, ihre finanziellen Interessen wahrzunehmen. Dabei kommt beim Patienten die seelische Komponente des Krankheitsgeschehens zu kurz und die Tätigkeit des Arztes wird aus einer individualisierenden, die sie sein soll, zu einer kollektivierenden. An die Stelle der Qualität der Leistung tritt die Quantität.

Noch heute sind die Schattenseiten der versicherungsärztlichen Tätigkeit, der Behandlung der Versicherten und ihrer Haltung zu den Versicherungen und zum Arzt nicht behoben. Von verantwortungsbewußten und ethisch hochstehenden Ärzten wird nach Wegen gesucht, an die Stelle wirtschaftlicher Zwecke bei der Krankenbehandlung wieder die alleinige Aufgabe des Arztes zu setzen, ein Helfer der Kranken zu sein.

Dennoch kann sich kein Einsichtiger der Tatsache verschließen, daß die Arbeitshygiene in Verbindung mit der Sozialversicherung in ihrem weitesten, vor allem in ihrem gesetzgeberischen Sinne, nicht zu einem *Passiv-*, sondern zu einem *Aktivsaldo* der Wirtschaft geworden ist. *Wo sie von Arbeitgeber und Arbeitnehmer einsichtsvoll und loyal gehandhabt wird, ist die soziale Gesetzgebung ebenso dem Ganzen wie dem einzelnen zum Segen geworden.*

Berufliche Gliederung.

Einem wie starken *Wandel die berufliche Gliederung der Bevölkerung* im Laufe des 19. Jahrhunderts und noch bis in die neueste Zeit unterworfen gewesen ist, zeigt der Vergleich der von KOELSCH und anderen herangezogenen Zahlen des Standes von 1882 mit denen von 1933 und den folgenden Jahren.

Zwar ist das lawinenartige Anwachsen der Arbeiterschaft in Industrie und Bergbau, wodurch das 19. Jahrhundert gekennzeichnet war, zum Stillstand gekommen. Bei der weiblichen Arbeiterschaft war sogar 1933 gegenüber 1925 eine Abnahme um 12% festzustellen. Daß dann in den Kriegsjahren die Frauenarbeit eine starke Zunahme erfuhr, war eine Notmaßnahme und wurde als solche und als etwas Vorübergehendes gewertet. Jener Stillstand aber war erst eingetreten, seitdem bis zum Ende des 19. Jahrhunderts annähernd 40% aller Erwerbstätigen in die Gruppe der Industriearbeiterschaft eingereiht waren, d. h. von einer Bevölkerung von 65,2 Millionen (ohne das Saarland) im Jahre 1933 rund 40% der 32,3 Millionen Erwerbstätiger. Angehalten hat die Zunahme der Erwerbspersonen in *Handel und Verkehr*, und zwar seit 1882 um 12%, die stärkste Zunahme in den letzten Jahrzehnten. Die Gesamtheit der in *Industrie, Bergbau, Handel und Verkehr* tätigen Erwerbspersonen lag in Deutschland (einschließlich Saarland und Österreich) um 1933 nahe an 60%. Noch höher war der Anteil der in diesen Berufen arbeitenden Erwerbstätigen in anderen Ländern. Er betrug in England 1931 77,6%, in den Vereinigten Staaten von Nordamerika 1930 62,6%, in Belgien 1920 67,2%. Parallel damit ging in Deutschland und in jenen Ländern in den Jahren von 1882—1933 ein Rückgang des Anteils der in *Forst- und Landwirtschaft* Erwerbstätigen, in Deutschland von 42,3% auf 28,9%, dies zugleich ein Symptom der im 19. Jahrhundert begonnenen, aber bis in die neueste Zeit anhaltenden *Landflucht*, die das deutsche Volk aus einem Agrarvolk zu einem Industrievolk machte. In England betrug dieser Anteil um 1931 nur noch 6,7%, während in Rußland (ohne die Ukraine) noch 85% der Bevölkerung auf dem Lande arbeiteten. In Deutschland war der Anteil der Landbevölkerung 1933 auf 21,6 Millionen gesunken. Die großen Industriezentren hatten mit der Kraft eines Magneten Bevölkerungsmassen aus den übrigen Landesteilen an sich gezogen, besonders aus dem agrarischen Osten. An Stelle einer ziemlich gleichmäßigen Bevölkerungsdichte war eine Zusammenballung der Menschen in den Industriegebieten getreten. Ihre Bevölkerungsdichte hatte sich zum Teil verfünffacht bis zu einer Höhe von 318 Bewohnern auf 1 km² im Rheinland und 346 in Sachsen. Die Bevölkerungszunahme im Zeitraum von 1917—1933 betrug im Rheinland und Westfalen 135% und 186%. In den Agrargebieten aber verminderte sich in jener Zeitspanne die früher als normal angesehene *natürliche* Bevölkerungszunahme von 45 auf 23%. Selbst wenn wirklich die Lebenshaltung der Industriebevölkerung als der „soziale Aufstieg'' anzusprechen gewesen wäre, den die vielen den Industriezentren zuströmenden Menschen für sich erhofften, so war er begleitet von Erscheinungen, die rassenhygienisch und bevölkerungspolitisch betrachtet höchst bedenklich waren. Bekanntlich ging mit der Umsiedlung und Verstädterung parallel eine rasch fortschreitende Geburtenverminderung mit der daraus sich notwendig ergebenden Änderung im Altersaufbau der Bevölkerung. Aus ihr erklärt sich unter anderem die Zunahme der berufslosen Selbständigen von 3,1% der Erwerbspersonen im Jahre 1882 auf 8,9% im Jahre 1933, ein Zeichen von Vergreisung des Volkes durch die stärkere Besetzung der höheren Altersklassen, deren Angehörige zu Rentnern wurden.

Jene starke Bevölkerungszunahme in den Industriegebieten war also nur zum kleinsten Teil eine natürliche, wie sie das früher in den ländlichen Gebieten gewesen war, vielmehr das Ergebnis einer Binnenwanderung.

Die Landflucht führte die Menschen aus den Landgemeinden, aber auch aus den Landstädten überwiegend in die *Großstädte* (Städte mit über 100000 Einwohnern), deren Zahl in Deutschland von 1871—1933 sich versiebenfachte. Ihre Bevölkerung hatte sich bis 1930 schon verzehnfacht. Zwischen 1871 und 1933 entstand so in den Landgemeinden und Landstädten ein Defizit von 21 Millionen Menschen, gegenüber der nach der allgemeinen Bevölkerungszunahme zu erwartenden Zahl von 50 Millionen. Eine der Folgen war der sehr unerwünschte Bedarf an ausländischen Wanderarbeitern für die Landarbeit. 1917 war nur jeder 18. Deutsche ein Großstädter gewesen. Seit 1933 lebte jeder 3. Deutsche in einer Großstadt.

Die gleiche Entwicklung der Wirtschaft mit ihrer Zusammenfassung der Arbeit in großen Organisationskörpern führte zu einer fortschreitenden Abnahme der Selbständigen von etwa 25% im Jahre 1882 zu nur rund 16% im Jahre 1933. Ein kleiner Anstieg zwischen 1925 und 1933 war auf die Wirtschaftskrise dieser Jahre zurückzuführen, die für erwerbslos Gewordene einen Zwang zur Selbständigmachung ausübte.

Die Umwandlung führte weiter zu einer erheblichen Zunahme der Angestellten und Beamten von rund 7% im Jahre 1882 auf rund 17% im Jahre 1933.

Aber auch innerhalb der Erwerbstätigen erwies die Industriearbeit ihre anziehende Kraft in der ständigen Abnahme der Zahl der Hausangestellten von rund 9% um 1882 zu kaum 4% im Jahre 1933. Dieser Dienst war schließlich nur noch eine Domäne der Frauenarbeit. Er beschäftigte 1933 rund 1,2 Millionen Frauen.

Der Anteil der hauptberuflich tätigen *Frauen* machte 1933 35% der männlichen Erwerbstätigen aus. Ihr Anteil an der Gesamtbevölkerung betrug 1933 33%, gegen 22% im Jahre 1882. Seit 1925 war eine Abnahme um 3% festzustellen.

Die *Zunahme* der Frauenarbeit aber von 1907—1933 in den Betrieben von *Handel und Verkehr* war mit 125% weitaus größer als die Zunahme der Männerarbeit, die in der gleichen Zeitspanne nur um rund 50% anstieg. Und im Angestelltenverhältnis stieg die Beteiligung der Frauen von 1902—1933 sogar um 200%.

In der Textilindustrie — das liegt im Wesen der in diesen Betrieben geforderten Arbeitsart — überschritt der Anteil der Frauen 50% und in der Land- und Forstwirtschaft machten ebenfalls Frauen die Hälfte der Erwerbstätigen aus. Hier handelt es sich im wesentlichen um mithelfende Familienangehörige.

Die Unentbehrlichkeit der Mitarbeit der Frau an der Wirtschaft ist durch diese Zahlen eindeutig belegt.

Sie wesentlich einzuschränken, verhindert einmal die Tatsache, daß der Bedarf an Arbeitskräften in einem Industriestaat, aber auch in einem Agrarstaat, nicht durch männliches Personal gedeckt werden kann, zum andern, weil die besondere körperliche und seelische Eignung der Frau ihre Teilnahme am Erwerbsleben in vielen Betrieben, unter anderem in den Textil-, in chemischen und Nahrungsmittelbetrieben, unentbehrlich macht.

Daß die Frau und ebenso die in ein Arbeitsverhältnis einrückenden Jugendlichen nur unter Bedingungen in den Arbeitsprozeß eingeordnet werden, die ihrer Leistungsfähigkeit Rechnung tragen, körperliche und geistige Schädigung und Hemmungen der Entwicklung und des Lebensablaufs ausschließen, gehört zu den Grundforderungen der Arbeitshygiene.

Körperliche Voraussetzungen.

Jedem Laien leuchtet ein, daß an Frauen und Jugendliche nicht die gleichen Leistungsansprüche gestellt werden können und dürfen wie an ausgereifte Männer. Aber erst seit man begann, arbeitshygienisch zu denken und zu beobachten, hat sich die Erkenntnis durchgesetzt, wie entscheidend die *Konstitution jedes Arbeitenden* für den erreichbaren Wert und das Maß seiner Leistung und die Dauer seiner Leistungsfähigkeit ist, ebenso aber auch für sein reaktives Verhalten gegenüber den Ansprüchen, die der Arbeitseinsatz an ihn stellt, und gegenüber den Schädlichkeiten, denen er dabei ausgesetzt ist. Mit vielen Arbeitsvorgängen sind schädigende Einflüsse zwangsmäßig verbunden, denen sich der Arbeitende nicht entziehen kann. Sie ganz zu beheben, gelingt vielfach auch der besten hygienischen Organisation der Arbeit nicht. *Eine risikolose Lebensarbeit gibt es nicht.* Einem Verschleiß der körperlichen und seelischen Kräfte entgeht ja auch der Müßige nicht, er unterliegt ihm vielleicht sogar noch stärker als der Tätige, denn gesundes Leben bedeutet kräftige Reaktionen auf adäquate Ansprüche.

Aber die körperliche und seelische Konstitution entscheidet, ob jenen Anforderungen mit einem Höchstmaß an Leistung bei einem Mindestmaß an gesundheitlicher Einbuße auf die Dauer entsprochen werden kann.

Der Konstitutionsbegriff ist umstritten. Seine genotypische und phänotypische Komponente können sowohl getrennt wie zusammengefaßt begriffen werden. Vom arbeitshygienischen Gesichtspunkt aus eignet sich die von KOELSCH gegebene Definition einer „normalen Konstitution", als eines Zustandes „völliger körperlicher und geistiger Gesundheit", d. h. „regelrechter Bau des Körpers und seiner Organe, regelrechtes Arbeiten dieser Organe für sich und im Rahmen des Gesamtorganismus, Fähigkeit der Anpassung und Widerstandsfähigkeit gegen Schädlichkeiten des Lebens und insbesondere des Berufes". Aber eben, was normal, was regelrecht genannt werden soll, darüber gehen die Ansichten auseinander. Hier liegen die Aufgaben und Probleme des im Rahmen der Arbeitshygiene tätigen Arztes.

Seit KRETSCHMER sein Aufsehen erregendes und zu so vielen aufschlußreichen Untersuchungen anregendes Buch „Körperbau und Charakter" veröffentlichte, wird den *Körperbautypen* in allen Konstitutionsfragen eine entscheidende Bedeutung zugemessen.

Sicherlich erleichtert die Aufstellung des *leptosomen* und des *pyknischen*, schon weniger des *athletischen*, des *thymolymphatischen* und des *neuropathologischen Typus* die Sichtung bei einer *summarischen* Beurteilung von Menschen. Nur darf nicht vergessen werden, daß bei nicht wenigen Körpermerkmalen und in der seelischen Entwicklung der Persönlichkeit im Ablauf des Lebens sich Änderungen vollziehen, für die man im Körperlichen den Begriff des „Dominanzwechsels" gebraucht hat. Gerade in der Zeitspanne zwischen Pubertät und dem völligen Ausreifen, also in der Zeit, in der die Berufsentscheidung fällt und die Berufsberatung stattfinden soll, kann sich der Konstitutionstyp entscheidend ändern. Viele mit 17 oder 18 Jahren als leptosom wirkende Menschen, die in diesem Alter auch seelisch diesem Typus entsprechen, gehören mit 25 Jahren dem pyknischen Typ an, dann auch in ihrer Lebensauffassung. Mitunter vollzieht sich ein solcher Typenwandel auch erst jenseits des 35. Lebensjahres.

Die Zahl der sog. „Legierungen" mehrerer Konstitutionsanlagen in ein und derselben Persönlichkeit ist nicht gering, so nicht überwiegend. Die Anlage zu einem bestimmten Konstitutionstypus wird ja zweifellos nicht nach dem Einfaktorenschema der MENDELschen Regeln vererbt und muß daher zu zahlreichen Kombinationen kommen, es sei denn, daß bestimmte Umwelteinflüsse, unter anderem Klimaeinwirkungen, in einer Bevölkerungsgruppe durch Selektion das Überwiegen eines Typus bewirkt haben (Hirtenvölker der Steppe).

Nur die *Häufung* bestimmter körperlicher und seelischer Eigentümlichkeiten, mitunter nur in gewissem Lebensalter und in gewissen Lebenslagen, erlaubt eine gesicherte Einordnung in die genannten Typen. Es ist zweifelhaft, ob solche einseitigen Häufungen von Merkmalen, solche einseitige Ausprägung des Typus als Abartung oder als Hochwertigkeit aufzufassen sind. Gerade bei ihnen stehen neben den lichten Seiten der Persönlichkeit oft tiefere Schatten als bei den weniger ausgeprägten Typen — etwa bei den Legierungen — und beeinträchtigen das Gesamtergebnis der Leistung oder ihre Dauer.

Übrigens haben im Erwerbsleben die Menschen von jeher ein ziemlich richtiges eigenes Urteil über ihre körperliche und seelische Eignung für bestimmte Berufe gezeigt, soweit sie in ihrer Wahl frei waren. Auch heute noch vollziehen sich Berufsänderungen vielfach automatisch auf Grund einer vom Arbeitsprozeß erzwungenen Selektion. Schwächlinge wandten sich dem Schneiderberuf oder dem eines Verkäufers zu. Schmied konnte nur werden und bleiben, wer die nötige Kraft für den Beruf mitbrachte. Nur die Landwirtschaft in der Vielseitigkeit ihrer Betätigungen fand für fast jeden die angemessene Arbeitsart.

Die starken Bindungen, die früher innerhalb der Innungen die Menschen aus Familientradition einem bestimmten Beruf zuwiesen, bestehen nicht mehr. An ihre Stelle ist eine Differenzierung aller Berufe in zahllose, sehr verschiedene Untergruppen getreten, deren jede die Konstitution anders beansprucht. Auf der einen Seite bedarf die Eignung der verschiedenen Konstitutionstypen dafür einer viel sorgfältigeren Prüfung als etwa bei den relativ einfachen Arbeitsgruppen des Handwerks und der Landwirtschaft. Auf der anderen Seite ermöglicht diese Differenzierung innerhalb der Berufe dem Arbeiter einen spontanen Wechsel innerhalb des Berufskreises oder des Berufes überhaupt, wenn die erste Wahl sich mit seinen *konstitutionellen Anlagen* als unvereinbar erweist.

Unzweifelhaft macht die Berufswahl und die Berufsberatung für die *pyknischen Typen* oder Menschen mit überwiegend pyknischen Merkmalen körperlicher und seelischer Art die geringsten Schwierigkeiten. Der gedrungene, untersetzte Körperbau dieser meist mit guter Muskulatur versehenen, breitschultrigen, kurzhalsigen Menschen gibt ihnen die Fähigkeit zu jeder, auch zu einer erhebliche Körperkraft fordernden Arbeit. Ihnen eignet zudem in der Regel eine bejahende Lebensauffassung. Zu ihnen gehören die überall verwendbaren, vielseitig brauchbaren, zupackenden Praktiker, die sich durch Schwierigkeiten nicht entmutigen lassen, ohne sie deshalb zu suchen. Denn es sind unproblematische Naturen, die sowohl als Industriearbeiter sich mit allen Schwierigkeiten des Arbeitsgangs leicht abfinden, aber auch als geistige Arbeiter die geborenen Organisatoren, gewandte, vermittlungsbereite Geschäftsleute und Beamte sind. Wir finden unter ihnen ebenso den Typus des vielseitig brauchbaren Vorarbeiters, wie des allmächtigen Generaldirektors.

Was ihnen fehlt oder mitunter frühzeitig verlorengeht, ist körperliche Wendigkeit. Frühzeitiger Fettansatz kann sie schwerfällig machen, eine Anlage, die durch ihre Neigung zu frohem Lebensgenuß gefördert wird. Ihre Leistungsfähigkeit kann daher gelegentlich plötzlich versagen oder früh erlahmen. Schwere körperliche Arbeit mit ungünstigen Berufsgewohnheiten (hohem Alkoholverbrauch in Brauereien, bei Transportarbeitern und anderen Berufen) unterstützt die Manifestierung der diesem Typ eigenen Anlage zu Gefäß- und Herzerkrankungen, zu Lungenblähung, zu Gicht und Steinleiden, auch zu Hautkrankheiten. Diese Anlagen werden durch die Neigung, sich ohne Hemmungen beruflich zu verausgaben, dann aber auch das Leben unbeschwert zu genießen, ungünstig beeinflußt, so daß mitunter überraschend früh ein Versagen des Herzens und der Gefäße eintritt. Arteriosklerose und Apoplexie beenden das Leben mitunter lange vor Erreichen des Seniums, nachdem gerade auf der Höhe des Lebens im 4. und 5. Jahrzehnt reiche Erfolge, auch der Aufstieg zu Selbständigkeit erreicht wurden.

Zwar erkranken diese Menschen selten an Tuberkulose, aber ihre Neigung zu Lungenblähung und chronischen Katarrhen, auch zu rheumatischen Erkrankungen macht sie empfindlich für die Schädigungen, die in manchen Berufen von Gas, Staub und Erkältungsmöglichkeiten ausgehen. Unter den an schwerer Silicose leidenden Staubarbeitern sind sie stark vertreten.

Die mit der Fettleibigkeit verbundene Neigung zu starker Schweißproduktion erschwert ihnen die Arbeit unter starker Hitzeeinwirkung und erhöht die Reizbarkeit ihrer Haut. Auch soll bei Fettleibigen eine besondere Empfindlichkeit gegen das Arbeiten mit Lösungsmitteln bestehen.

Schwächlinge finden sich unter den Leptosomen wie unter den Pyknikern, die ja der Variation genau so unterworfen sind wie jedes Lebewesen. Sicherlich aber finden sie sich gehäuft unter den sog. *Leptosomen* und besonders in ihrer Untergruppe der *asthenischen Typen*. Schlankwüchsig, langhalsig, schmal gebaut mit langem Brustkorb, schwacher Muskulatur und zarter Haut, sind Menschen dieses Typs zu schwerer körperlicher Arbeit ungeeignet. Als Erwerbstätige waren sie von jeher die Rekruten der Schwächlingsberufe, sie wurden Schneider, Buchbinder, Schriftsetzer, Verkäufer, Näherinnen, Uhrmacher. Heute, wo die Bedienung vieler Maschinen nur geringe körperliche Leistung fordert, finden sie auch ihren Platz in der Industrie, unter anderem als Monteure.

Für Berufe, die Handfertigkeit und Einstellung auf schwierige, problemreiche Aufgaben fordern, in der Feinmechanik, Elektrotechnik, Optik, im Textilgewerbe, sind sie mit ihrer seelischen Einstellung zur Arbeit besonders geeignet, d. h. zu Arbeiten, die Freude an der Spezialisierung und Vertiefung in Schwierigkeiten verlangen. Denn sie sind ihrer seelischen Konstitution nach pedantisch, eigenbrötlerisch, spintisierend veranlagt. Mitunter sind sie ungesellig und rechthaberisch, unbequeme, schwierig zu behandelnde Untergebene, Menschen von wenig vermittelndem Wesen, aber auch zäh und verbissen festhaltend an dem einmal angestrebten Ziel und zuverlässig in der Ausführung der Arbeit.

Die ausgesprochen asthenischen Typen dieser Gruppe haben eine geringe Widerstandskraft gegenüber den Ansprüchen des Lebens an sich und des Berufslebens im besonderen. Hypoplasie und Funktionsschwäche von Muskulatur und Stützgewebe werden bei einseitiger und zu starker Belastung zur Ursache frühzeitiger Abnutzungserscheinungen und von Anfälligkeit gegenüber Infektionen, unter denen sie der Tuberkulose besonders leicht anheimfallen, aber auch gegenüber der Einwirkung von Giften und hohen Temperaturen.

Ein frühes Eintreten von Leistungsschwäche und rascher Ermüdbarkeit verbindet sich bei der geschilderten Gemütsart oft mit der Entwicklung von Neurasthenie, wofür mitunter schon die Konstitution selbst die Vorbedingungen bietet (neuropathisch-asthenische Typen, vegetativ Stigmatisierte).

Diese Typen sind es, auf die der übrigens recht umstrittene Begriff des „Arbeitsknicks" häufig angewendet wird, womit ein Nachlassen der Leistungsfähigkeit bald jenseits des 40. Lebensjahres bezeichnet wird mit der Folge eines sozialen Absinkens im Sinne des Zwanges zur Übernahme leichterer, aber weniger gut bezahlter Arbeit.

Keineswegs lasten auf *allen* Leptosomen, ebensowenig auf *allen* Pyknikern die ange-
führten, von der Norm abweichenden Anlageschwächen, so daß Menschen beider Typen
sowohl in körperlicher wie in geistiger Arbeit erst an der physiologischen Grenze der
Leistungsfähigkeit aus dem Arbeitsprozeß ausscheiden.

Das gilt besonders auch für die Menschen des sog. *athletischen Konstitutionstyps*,
besonders wenn er mit dem pyknischen legiert ist, Menschen von großer Körperkraft, Gewandt-
heit und großem Widerstandsvermögen gegen ungünstige arbeitsklimatische Bedingungen. Sie
sind die geborenen Schwerarbeiter ohne besondere Neigung und Einstellung für bestimmte
Berufsarten, für deren verschiedene schädigende Einwirkungen sie wenig empfänglich sind.
Dies gilt aber nicht, wenn durch eine „*lymphatische Diathese*" eine allgemeine Leistungsschwäche und geringe Widerstandskraft körperlicher Art gegenüber Arbeitsschäden besteht.
Dieser *lymphatische Konstitutionstyp* stellt eine Entwicklungsstörung dar in dem Sinne,
daß Teile des Organsystems mit einer partiellen Entwicklung in der Richtung auf Hoch-
wuchs nicht Schritt gehalten haben, während wiederum das lymphatische System seine
natürliche Rückbildung aus dem kindlichen Typus (Thymusrückbildung) noch nicht beendet
hat. Solche Menschen reagieren auf geringfügige Schädigungen unverhältnismäßig stark
(plötzlicher Herztod bei mechanischen, speziell elektrischen Traumen und Gasvergiftungen)
und erkranken leicht an Infektionskrankheiten, an Krankheiten des Nasen-Rachenraums
und an Blut- und Stoffwechselkrankheiten. Die gehemmten Elemente ihres unharmonischen
Entwicklungsgangs können aber mit der Ausreifung den Vorsprung der anderen einholen,
so daß ein vollständiger Ausgleich erreicht wird. Bei der Berufsberatung und Beschäftigung
Jugendlicher bedürfen solche Typen sorgfältiger Berücksichtigung.

Viel weniger günstig in bezug auf einen Ausgleich und eine günstige Entwicklungsprognose
ist eine ausgesprochen *neuropathische Konstitution*, wie sie sich häufig bei asthenischen,
aber auch im Bereich der pyknischen Typen findet. In der Form der *Leiomyasthenie* äußert
sie sich in einer Schwäche aller mit glatter Muskulatur arbeitenden Organe, vor allem aber
in einer Schwäche des autonomen Nervensystems oder in seinem mangelhaften Zusammenwirken mit dem animalischen Nervensystem, deren Anteile sich nicht in normaler Weise
erregend und hemmend das Gleichgewicht halten. Hierher gehören die ausgesprochenen
Vagotoniker und Sympathikotoniker. Es hapert im Schaltsystem des Körpers, und die
entstehende Disharmonie äußert sich sowohl in körperlichem wie seelischem Versagen.
Körperlich besteht eine Krankheitsbereitschaft für bestimmte Leiden, Asthma, Migräne,
Blutdrucksteigerung, Magen-Darmstörungen, Hautausschläge, diese häufig als Manifestationen
von angeborenen oder durch dauernde Sensibilisierung erworbenen Allergien der verschiedensten Art. Bei diesen konstitutionellen Allergien versagen alle Verhütungsmaßnahmen,
so daß meistens nur der Wechsel der Tätigkeit Rückfällen vorbeugen kann.

Die körperlichen, meist wohl auf endokrinen Einflüssen beruhenden Auswirkungen einer
neuropathischen Konstituion bedeuten zwar eine erhebliche Belastung, können aber von
willensstarken Menschen kompensiert werden. Weit weniger gelingt das, wo eine neuropathische Anlage *neurasthenisch-hysterischer* Art vorliegt, besonders wenn sie sich in Neigung
zum Süchtigwerden für Reizgifte oder Alkohol oder in Epilepsie äußert. Unter dem zeit-
weisen oder dauernd gewordenen Einfluß seelischer Hemmungen und Schwankungen erlahmen
solche Menschen rasch in der Güte ihrer Leistungen und können nicht mehr als vollwertige
Glieder im Arbeitsprozeß verwendet werden, dessen Ineinandergreifen sie stören. Das
bedingt oft frühes Ausscheiden und Invalidisierung. Nur selten wird eine starke Willens-
anlage auch dieser Belastung Herr bis zu Beendung einer normalen Lebensarbeit, am ehesten
noch bei vorwiegend geistiger Tätigkeit.

*Mehr als richtungweisend kann eine Einordnung der Menschen in die Kon-
stitutionstypen nicht sein,* so sicher auch der Arzt nach langjähriger Beobachtung
die Eignung der Typen für bestimmte Berufe zu beurteilen gelernt haben mag.
*Die sorgfältige Untersuchung aller Organe und die richtige Bewertung ihrer Bean-
spruchbarkeit durch die zu erwartenden Arbeitsaufgaben macht jene Einordnung
keineswegs entbehrlich.*

Es ist mehr als ein Scherz, wenn man sagt: „Der Arzt und besonders der
Hygieniker muß alles wissen." Der *werdende* Arzt — und das ist nicht nur
der Mediziner in den klinischen Semestern, sondern auch noch der junge Praktiker in seinen ersten Berufsjahren — sollte keine Gelegenheit vorübergehen
lassen, sich mit den Arbeitsvorgängen in allen Berufen bekanntzumachen, mit
denen er in Berührung kommt. Er soll wissen, wie der Maurer, der Tischler,
der Schneider, der Schlosser und Schuhmacher arbeiten, wie die Landarbeit
verrichtet wird und unter welchen Bedingungen und Einflüssen die Arbeit in

den Betrieben abläuft, deren Arbeiter zu seiner Klientel gehören. Erst wenn er die Kräfte kennt, mit denen der arbeitende Mensch sich mißt, um ihrer Herr zu werden und sie zu lenken, wird er zu wirklicher Einsicht dessen kommen, was von seiner Konstitution gefordert wird und welche Organe eine besonders hohe Beanspruchung zu ertragen fähig sein müssen. Er wird dann aber auch durch das Vertrauen seiner Kranken belohnt werden, die schon aus seinen Fragen erkennen, daß er mit den Anforderungen und Schädigungsmöglichkeiten ihres Berufes vertraut ist.

Der Arzt muß also wissen, daß Menschen mit zweifelhafter Entwicklung ihres *Skeletsystems*, Menschen mit Zeichen der in Großstädten so häufigen Spätrachitis, besonders aber, wenn bereits Skeletdeformierungen festzustellen sind, nicht in Berufe hineingestellt werden dürfen oder diesen möglichst wieder entzogen werden müssen, in denen das Tragen schwerer Lasten, einseitige Belastung des Körpers, Arbeit in seitlich geneigter Haltung (Hobeln, Bügeln) gefordert wird. Mitunter muß auch einem Beruf widerraten werden, der ständiges Sitzen verlangt. Die Notwendigkeit, den größten Teil der Arbeit im Stehen zu verrichten, erzwingt bei Vorliegen von *Plattfuß* oder Anlage dazu in Stehberufen (Kellner, Friseur, Bäcker, technische Assistentinnen) mitunter rasch einen Berufswechsel.

Erkrankungen der Gelenke in höherem Alter als Folge von Traumen, rheumatischen Leiden oder als Abnutzungserscheinungen gehören zu den häufigsten Ursachen für die Notwendigkeit des Aufgebens von Schwerarbeit (Arbeitsknick) und zum Übergang zu sitzender Tätigkeit.

Die zahlreichen Menschen, deren *Nasen-Rachenraum* durch Verengerung die Nasenatmung behindert und die Mundatmung erzwingt, müssen von Berufen ferngehalten werden, in denen Staub und Reizgase einwirken. Auch sind sie mit ihrer Neigung zu Erkältungskrankheiten für Freiluftberufe wenig geeignet, auch nicht, wie häufig irrigerweise vorausgesetzt, für den Beruf des Gärtners oder Försters. Da solche Verbildungen der Atmungseingänge bei asthenischen Typen besonders häufig sind, muß ihre Gefährdung durch Tuberkuloseinfektion beachtet werden.

Nicht leicht ist es, bei Jugendlichen eine *Labilität der Herztätigkeit* richtig zu bewerten. Häufig sind bei ihnen Geräusche und Unregelmäßigkeit der Herztätigkeit festzustellen, die nur funktioneller Art sind. Bei jugendlichen Sportlern, die sich übernehmen, kommt es bei einer solchen Veranlagung nicht selten zu echten Myokardschäden, die sich nur langsam kompensieren. Schonende Einarbeit in leichte Berufe, Vermeidung aller Schwerarbeit gleichen solche Entwicklungsstörungen meist ganz aus.

Um so notwendiger ist die Übertragung nur leichter Tätigkeit an ältere Arbeiter, bei denen sich *chronische Kreislaufstörungen* entwickelt haben, die mitunter erst beim Eintreten einer Dekompensation entdeckt werden. Herzkranke haben ein erhöhtes Unfallrisiko, weil unter den verschiedensten Einflüssen, bei Erregungen, bei Abkühlung, ein plötzliches Versagen eintreten kann. An Plätzen mit verantwortungsvoller Arbeit, als Kranführer, in der Fahrstuhlbedienung, im Kraftfahrwesen, dürfen sie daher nicht eingesetzt werden. Einer Überwachung ihres Blutdrucks und des Gefäßsystems bedürfen alle Schwerarbeiter, Arbeiter in Betrieben mit Giften und mit ungünstigen arbeitsklimatischen Verhältnissen, z. B. bei Arbeit unter Tage.

Schwer zu beurteilen sind Blutdrucksteigerungen geringeren und stärkeren Grades. Blutdrucksteigerung in Verbindung mit Herz-, Gefäß- und Nierenleiden verbietet jede anstrengende Arbeit. Menschen mit mangelhafter Leistung der *blutbildenden Organe* und wirklich *Blutarme*, vor allem Frauen und Jugendliche, müssen von Arbeiten in Berufen, in denen mit flüssigen Kohlenstoffverbindungen, mit Blei, Quecksilber, Arsen, Anilin und anderen Blutgiften gearbeitet wird, ferngehalten werden. Ohnehin ist bei Arbeiten mit Benzol und anderen Lösungsmitteln eine laufende ärztliche Überwachung notwendig.

Die anscheinend immer häufiger auftretenden Magengeschwüre haben die Aufmerksamkeit mehr als früher auf die Bedeutung eines funktionstüchtigen *Verdauungssystems* für den Allgemeinzustand und die Leistungsfähigkeit gelenkt.

Der Zustand des *Gebisses* allerdings war von jeher entscheidend für die Eignung für bestimmte Berufe, für die Verkehrs- und Lebensmittelberufe, für das Blasen von Holzblasinstrumenten, auch für die Arbeit mit Phosphor. Ein ausführliches Merkblatt von KOELSCH belehrt über die Notwendigkeit einer sorgfältigen Mund- und Zahnpflege. Es wendet sich im besonderen an die Arbeiter, die als Glasbläser, in Zuckerbetrieben tätig sind oder mit Blei und Quecksilber zu tun haben.

Wie für die Erhaltung der Zähne ist auch für die Gesundhaltung des *Magen-Darmkanals* ein vorbeugendes Handeln wichtig. Dem Arbeiter in einer ausreichenden Arbeitspause die Möglichkeit zu geben, in Muße eine warme Mittagsmahlzeit — nicht nur Brot mit *kalter* Wurst — zu sich zu nehmen, und danach eine Verdauungspause einzuhalten, gehört zu dem viel erörterten Thema der Pausengestaltung, in dem leider die Forderung des Hygienikers nicht mit den Wünschen des Arbeiters übereinstimmt. Diätküchen für die Arbeiterschaft großer Betriebe sind in mehreren Ländern mit günstigem Ergebnis eingeführt worden.

Für die Entstehung des *Magengeschwürs* ist weder die Ätiologie geklärt, noch haben sich bisher Wege zu seiner Verhütung finden lassen.

Anlage zu *Bruchleiden* oder ein bestehender Unterleibsbruch schließen schwere Arbeit, besonders das Heben und Tragen schwerer Lasten aus, so lange nicht eine operative Beseitigung möglich ist.

Diabetiker, auch wenn es gelingt, sie durch gut gesteuerte Lebenshaltung und Insulinbehandlung bei mäßiger körperlicher Inanspruchnahme im Arbeitsbetrieb zu erhalten, können in Stellungen, die mit großer Verantwortung belastet sind und an gefährdeten Posten nicht verwendet werden.

Nierenleiden, auch eine abgelaufene Nierenentzündung, machen unratsam, die Betroffenen mit schwerer körperlicher Arbeit zu belasten oder sie chemischen oder toxischen Schädigungen auszusetzen. Nur wenn eine sorgfältige Prüfung das Vorliegen einer orthostatischen Albuminurie sichergestellt hat, besteht für leichte Fälle keine berufliche Behinderung.

Neigung zu *Blasenkatarrh* schließt Freiluftarbeit mit der Möglichkeit zu Erkältungen aus.

Psychisch abnormale *Neuropathen* und *Hysterische* sind für alle Berufe ungeeignet, die Zuverlässigkeit, Aufmerksamkeit und Verantwortungsgefühl verlangen. Als Führer von Kraftmaschinen aller Art können sie leicht das Leben anderer mit gefährden. Auch für Fließarbeit und Arbeit am laufenden Band eignen sie sich nicht. Ganz zu widerraten ist ihrer Beschäftigung im Gastgewerbe, in Alkoholberufen und im Apothekerberuf. Nachtarbeit (Hebammen und Krankenpflegerinnen), Lärmarbeit und Giftarbeit bekommen ihnen nicht. Leider wenden sie sich häufig in Überschätzung ihrer geistigen Fähigkeiten Berufen mit anstrengender geistiger Tätigkeit zu und versagen dort ebenso, wie sie in der Arbeit mit starker körperlicher Beanspruchung versagen. Berufliche Enttäuschungen als Künstler oder Akademiker bleiben ihnen nicht erspart. Nicht immer ist es möglich, ihnen mit Erfolg zu einer Lebensführung und zu einem Beruf zu raten, die ihnen zuträglich wären, zu einer bescheidenen, leichten Berufsarbeit in der ruhigen Umwelt einer Kleinstadt oder auf dem Lande, in Landwirtschaft oder Gartenbau, in einem leichten Handwerk oder in regelmäßiger Büroarbeit.

Sehr schwer ist es, *Epileptikern* eine Berufsmöglichkeit zu eröffnen und zu erhalten. Nur dort, wo außer der persönlichen auch eine Gefährdung der Umwelt und der Mitarbeiter sicher ausgeschlossen werden kann, können sie mit Nutzen für sich selbst und die Gesellschaft beschäftigt werden. Wünschenswert aber ist das um so mehr, als sich unter ihnen mitunter begabte Persönlichkeiten befinden.

Schwachsinn wird häufig in der Familie verkannt oder wissentlich negiert. Versuche, einen höheren Beruf zu ergreifen, scheitern unter schweren Enttäuschungen. Mitunter gelingt es, Schwachsinnige auf leichte Fabrik- und Handwerksarbeit, die keine Verantwortung erfordern, zu dressieren; meist reichen ihre Fähigkeiten nur zu einfacher Tagelöhnerarbeit aus.

Neurastheniker in einen Beruf richtig einzuführen und ihren Hemmungen entgegen im Beruf zu erhalten, erfordert die ganze Kunst und Erfahrung eines Neurologen und Psychotherapeuten. Der einzuschlagende Behandlungsweg, Schonung, Erholung oder Strenge und Beeinflussung zu aktivem Handeln müssen sorgfältig dem Alter und den Lebensumständen angepaßt werden. Hier gibt es kein Schema.

Bei Fällen von *Hysterie* ist im allgemeinen den übertriebenen Ansprüchen auf Kuren und Rente bestimmt entgegenzutreten und zu versuchen, durch Erziehung eine Änderung der Persönlichkeit zu erreichen.

Massenpsychologisch zu erklärende *psychische Infektionen*, die sich innerhalb der Belegschaft eines Betriebes ausbreiten, müssen durch in aller Öffentlichkeit sich abspielende Klärung der Zusammenhänge, durch Isolierung der Ausgangsfälle und verständige, aber energische Belehrung bekämpft werden.

Von der Erhaltung der Funktionsfähigkeit der *Sinnesorgane* hängt das Arbeitsschicksal in hohem Grade ab.

Die Erfindung der Brille hat den positiven Selektionswert von Defekten des *Sehvermögens* seit langem nahezu aufgehoben. Gewisse Grade von *Kurzsichtigkeit* haben sich für einige Berufe (Goldarbeiter, Uhrmacher, Graveure) geradezu als günstig erwiesen. Schwerere Grade aber neigen zu Fortschreiten bis zu Netzhautablösung. In solchen Fällen muß von allen Berufen, die scharfes Sehen fordern, abgeraten werden. Aus sozialen Gesichtspunkten ist das *Tragen von Brillen* in manchen Berufen unerwünscht, bei denen die Betroffenen mit dem Publikum umzugehen haben, wie Kellner, Friseure usw. In anderen Berufen, bei Köchinnen, Hutwalkern, Färbern, Zahnärzten, ist das dauernde Beschlagen der Brille in feuchtwarmer Luft höchst hinderlich. Für eine Reihe von Berufen entscheidet der Grad der *Sehschärfe* für die Eignung. Zahllose Arbeitsgänge aber stellen nur geringe Anforderungen an die Sehschärfe. In manchen genügen $2/3$ auf dem einen und $1/3$ auf dem anderen Auge. Selbst für Monteure und Kraftfahrer wird das für ausreichend gehalten. Für Präzisionsarbeit, für Seeleute und Forstbeamte ist beste Sehschärfe Vorbedingung für das Ergreifen des Berufes.

Astigmatismus stärkeren Grades ist eine Hindernis für alle Feinarbeit.

Nachtblindheit und *Farbenblindheit* machen untauglich für den Dienst im Verkehrswesen (Eisenbahn, Luftfahrt, Kraftwagenverkehr, Polizei, Forstwesen) und Farbenblindheit selbstverständlich für alle Berufe, in denen künstlerische Leistungen unter Verwendung von Farbenwirkungen gefordert werden (Maler, Photographen, Modearbeiter, Kunststickerinnen). Auch in einigen akademischen Fächern ist Farbenblindheit ein nicht geringes Berufshindernis. Übrigens ist auffallend, wie viele Menschen nicht wissen, daß ihnen die Vollsinnigkeit für das Sehen von Farben fehlt.

Bei *Einäugigen* ist infolge ihres Mangels an plastischem Sehen die Beschäftigung in allen Betrieben unmöglich, die räumliches Sehen fordern. Auch ist ihr Unfallrisiko erhöht. Die Notwendigkeit, das verbliebene Auge zu erhalten, hält den Betroffenen von allen Berufen fern, in denen das Auge durch Splitter, Gase oder spezifische Gifte gefährdet ist.

Den *Blinden* haben moderne Erfahrungen manche ihnen früher verschlossene Arbeitsmöglichkeiten eröffnet (Schreibmaschinenarbeit, automatische Arbeitsvorgänge mit einfachen Handgriffen).

Von EVERSBUSCH-KOELSCH liegt ein ausgezeichnetes Merkblatt über den Schutz des Auges und die Bewahrung der Sehkraft unter den vielfach möglichen Berufsschädigungen vor.

Die im Kindesalter so häufigen *Erkrankungen des äußeren und mittleren Ohres*, sofern sie ausgeheilt sind, machen für Lärmberufe durchaus nicht ungeeignet; eher ist das Ohr durch die narbigen Veränderungen der schalleitenden Elemente geschützter als ein gesundes Ohr. Bei Erkrankungen des inneren Ohres aber können andauernder starker Lärm, aber auch einzelne starke Geräusche das Leiden verschlimmern und schließlich Vertaubung bewirken. Unausgeheilte Erkrankungen des Mittelohrs behindern das Ergreifen von Berufen, in denen man Erkältungen, reizenden Gasen und Staub ausgesetzt ist. Schwindel schließt die Beschäftigung auf Gerüsten oder an gefährlichen Maschinen aus. *Schwerhörigkeit* ist ein erhebliches Hindernis im Verkehr mit dem Publikum und im Verkehrswesen, auch im Haushalt und in der Krankenpflege. Neuere Erfahrungen haben aber gezeigt, daß die Beschäftigung von *Taubstummen* auch an Maschinen möglich ist, ohne daß die Zahl der Unfälle bei ihnen erhöht wäre.

Nur in einigen Berufsgruppen, beim Küchenpersonal, bei Metzgern, Brauern, Winzern, Gärtnern, Chemikern, Drogisten, Apothekern und Ärzten, ist *Vollsinnigkeit* von *Geruch* und *Geschmack* notwendig. Auch für die Warnung und Abwehr von giftigen Gasen und Staub ist die gute Beschaffenheit dieser Sinne wünschenswert. Für die meisten Berufe ist sie gleichgültig.

Eine immer größere Bedeutung hat die Bewertung eines normalen Zustandes und der Funktion des *Hautorgans* gewonnen. Seine arbeitsklimatische Bedeutung, besonders thermischen Einflüssen, hohen Hitzegraden gegenüber, kann gar nicht hoch genug eingeschätzt werden. Auch die Allergieforschung hat dem Hautorgan starke Beachtung geschenkt. Das Wissen um die Zahl und Art der Allergene, für die eine Hautempfindlichkeit angeboren oder erworben sein kann, hat sich dauernd vertieft. Aber auch ohne allergische Anlage haben manche Menschen, besonders Frauen, eine zarte und empfindliche Haut, die die Beschäftigung mit reizenden Substanzen und die Einwirkung von strahlender Wärme nicht verträgt. Dazu kommt die besondere Behinderung bei vielen Arbeiten durch *Schweißhände* und die Gefährdung der dadurch empfindlichen Haut durch reizende oder resorbierbare Gifte, vor allem aber durch die Verminderung des Widerstandes gegen den elektrischen Strom. Auch der mit *Schweißfuß* Behaftete schaltet einen nur geringen Widerstand gegen den Durchgang des elektrischen Stroms ein. Soweit es sich nicht um unabänderliche *Mißbildungen*, Muttermale, angeborene *chronische Hautleiden* oder um *Narben* handelt, müssen durch *Reinlichkeit* und *Pflege* von Haar und Bart Hautschädigungen vermieden werden, die den Verkehr mit dem Publikum in einigen Berufen behindern würden.

Anweisungen für eine richtige *Hautpflege* gibt ein vom Reichsgesundheitsamt gemeinsam mit der Deutschen Gesellschaft für Gewerbehygiene herausgegebenes Merkblatt.

Alles dies belegt, wie unentbehrlich für die Berufsberatung, für die gesundheitliche Überwachung der Arbeiterschaft und für die Behandlung Erkrankter und Unfallgeschädigter eine Kenntnis der Arbeitsvorgänge, der Arbeitsschädigungen und ihrer Einwirkung auf den Gesamtorganismus und einzelne Organe ist. Laufende und periodische Untersuchungen liegen im Belang jeder einsichtigen Betriebsführung und sind für besonders gefährdete Betriebe auch durch Gesetze und Verordnungen vorgeschrieben.

Die Berufsberatung hat damit zu rechnen, daß die körperliche Entwicklung noch nicht abgeschlossen ist, wenn in den handarbeitenden Volksschichten der

Eintritt in das Berufsleben erfolgt. Viele dieser Jugendlichen stehen noch in der Pubertätsentwicklung und haben weder ein körperliches noch seelisches Gleichgewicht erreicht. Überbelastung kann ihnen dauernden Schaden einbringen. Die Erfahrungen der Fortbildungsschulärzte und die Erhebungen der Krankenkassen belegen, daß Jugendliche zu gewissen Erkrankungen neigen, daß sie empfindlich sind gegenüber gewerblichen Schädlichkeiten, besonders Giften, und daß Unfälle bei ihnen häufiger sind. Wo überhaupt Zweifel bestehen, ob die „Berufsreife" für einen gewählten Beruf vorhanden ist, muß von dem Eintritt in ihn abgeraten oder vorgesorgt werden, daß die Berufsbelastung so allmählich erfolgt, daß das Gesundheitsrisiko tragbar wird. Periodische Untersuchungen während der Fortbildungsschulzeit haben hier viel aufklärendes Material zusammengetragen und ein rechtzeitiges Eingreifen, wenn nötig eine zweckvolle Umschulung ermöglicht. Sie haben übrigens aber auch erkennen lassen, wie die Einstellung in den „richtigen" Beruf und ein richtiges Maß von Leistungsforderung, d. h. eine „zuträgliche" Arbeit, auch schwächliche Jugendliche rasch zu leistungsfähigen Menschen werden lassen.

„Außer diesen allgemeinen Grundsätzen der *Berufsberatung* muß *bei Mädchen* erwogen werden, ob ihr Organismus vor Beendigung der Entwicklungszeit, für die das Einsetzen der Menses ja nur den Beginn darstellt, überhaupt beruflicher Beanspruchung ausgesetzt werden kann, ohne die Ausreifung der Genitalsphäre zu gefährden. Es ließe sich anführen, daß in der Landarbeit Mädchen von jeher in dieser Zeit bis zu dem Grade in den Arbeitsgang eingeschaltet werden, daß in der Sommerarbeit monatelang die Menses aussetzen. Das ist auch im weiblichen Arbeitsdienst beobachtet worden. Und doch verursacht eine solche zu starke Beanspruchung, die offenbar die physiologischen Grenzen überschreitet, anscheinend keine dauernden Schädigungen. Dennoch wäre es falsch, ein Zeichen unbeachtet zu lassen, durch das das Unangemessene einer Überbelastung des heranreifenden weiblichen Körpers sinnfällig wird.

Dauerndes Stehen oder Laufdienste sollen bei Mädchen ebenso vermieden werden wie stärkere Inanspruchnahme der Muskulatur. Es ist keineswegs so, daß die sog. „Nadelberufe", Büro- und Telefondienst, die in zunehmendem Maße ein Arbeitsfeld der Frauen geworden sind, als eine leichtere Arbeit anzusehen sind als Fabrikdienst. Tragen von Lasten und Laufarbeit wird gern ausschließlich den Lehrlingen aufgebürdet. Im Büro und am Telefon wird durch die angestrengte geistige Anspannung oft mehr von der noch nicht ganz ausgereiften psychischen Konstitution verlangt, als sie zu leisten vermag. Für schwächliche und blutarme Mädchen ist ein Arbeitsbeginn in einem Haushalt, in dem sie vor Ausnutzung ihrer Kräfte gesichert sind, als Stubenmädchen oder Kindermädchen, eine gute Überbrückung der physiologisch gefährdeten Lebensspanne und keine verlorene Zeit. Oft ist es nicht leicht, junge Mädchen, die sich vom Krankenpflegeberuf eine Erfüllung ihres Lebens vorstellen, davon zu überzeugen, daß dieser Beruf eine kräftige Konstitution und viel seelisches Gleichgewicht voraussetzt.

Die ärztliche Berufsberatung endet aber nicht mit der Berufswahl oder der Zuweisung zu einem bestimmten Beruf. Nicht nur die weitere Entwicklung von Kränklichen und familiär Belasteten ist zu verfolgen, es muß überhaupt eine *Gesundheitsführung* der arbeitenden Menschen ihr ganzes Berufsleben hindurch als eine unerläßliche Aufgabe der Arbeitshygiene betrachtet werden, vorbeugendes, zweckvolles Wirken im besten Sinne.

Der Schatz an Kenntnis und Erfahrung, deren der Arzt dazu bedarf, darf nicht gering sein. Erst langjährige Beobachtungen innerhalb verschiedener Berufsarten werden ihm den „ärztlichen Blick" geben, der, mit den Untersuchungsverfahren gekoppelt, ihm die Möglichkeit gibt, jeweils festzustellen, ob der Arbeiter sich mit seinen körperlichen und seelischen Anlagen in einem adäquaten Verhältnis zu seiner Arbeit befindet oder ob eine Änderung seiner Beschäftigung notwendig wird. *Dabei muß mit der arbeitsphysiologischen Betrachtung die arbeitspsychologische Hand in Hand gehen.* Die psychotechnischen

Untersuchungsmethoden sind für zahlreiche Berufe ausschlaggebend bei der Eignungsprüfung geworden.

So stellt eine Arbeitshygiene, die sich eine sinnvolle Berufsberatung und Gesundheitsführung zum Ziel setzt, sich dar als eine Gemeinschaftsarbeit von Arzt, Psychologe und Betriebsingenieur.

Daß beim Ausscheiden aus seinem Beruf *der Altgewordene* vorlieb zu nehmen hat mit einer Rente oder Pension, gilt als angemessen und als eine wirtschaftliche Notwendigkeit. Unzweifelhaft liegt aber ein Mißverhältnis in der Entlohnung vor, wenn in allen geistigen Berufen und in so gut wie allen Beamten- und Angestelltenverhältnissen die Bezüge bis zur endgültigen Beendigung des Dienstverhältnisses automatisch ansteigen, auch wenn die Leistungsfähigkeit und das Ergebnis der Arbeit durchaus nicht immer eine entsprechende Steigerung, häufig sogar eine Minderung, erfahren haben. Im freien Arbeitsverhältnis aber bedeutet ein Sinken der Arbeitsleistung auf Grund körperlichen und geistigen Nachlassens in der Regel auch die Einordnung in eine niedere Lohnklasse, ein erzwungenes Fürliebnehmen mit geringerem Einkommen, trotz gleichbleibender beruflicher Anstrengung und des guten Willens, etwas zu leisten, unzweifelhaft eine soziale Ungerechtigkeit.

Wenn von einem „Knick" im Berufsschicksal der Industriearbeiter (A. WEBER und SCHÜLER) gesprochen worden ist, so ist damit dieser schwache Punkt unserer Gesellschaftsordnung deutlich betont. Zwar hat die Erörterung und Untersuchung dieses Problems noch keineswegs einen Abschluß gefunden. Auf Grund volkswirtschaftlicher Arbeiten kann aber als gesichert angenommen werden, daß jenseits eines gewissen Lebensalters — die Angaben schwanken zwischen dem 40. und 50. Jahre — der körperliche und geistige Abnutzungsprozeß bei industrieller Arbeit oft schon weit vorgeschritten ist. Wenn Arbeiter durch eine Erkrankung oder durch ungünstige Konjunktur vorübergehend aus ihrem Betrieb ausgeschieden waren, gelingt es einem großen Hundertsatz der in diese Altersklassen Einrückenden nicht, wieder in eine gleich gute, gleich hoch bezahlte Stellung wie zuvor eingestellt zu werden, was gleichbedeutend ist mit einem Sinken ihrer sozialen Lage. Dieser Vorgang, der subjektiv als Härte, ja als ein Ergebnis von Ausbeutung erscheinen und empfunden werden kann, muß auch für die Familien der Arbeiter sich dahin auswirken, daß die folgende Generation in ihrer wirtschaftlichen Entwicklung gehemmt und ihr die Möglichkeit wirtschaftlichen Aufstiegs genommen wird.

In der sozialen Gesetzgebung besteht hier unzweifelhaft eine Lücke. Ihre Schließung, die in der Form der Gesetzgebung allerdings starker Sicherungen gegen Mißbrauch bedarf, könnte wesentlich zum weiteren Ausgleich der Klassengegensätze beitragen und einen Teil der Spannungen zwischen den Einkommensverhältnissen Festbesoldeter und von Lohnempfängern beseitigen helfen. Die notwendige Voraussetzung für die Lösung dieses Problems sind Untersuchungen in größtem Umfang über das tatsächliche Berufsschicksal in den verschiedenen Gruppen und Berufen der Lohnempfänger.

Die *Einordnung der Frau in das Erwerbsleben*, unvermeidlich und unentbehrlich, kann nur dann ohne schädliche Auswirkungen auf die Biologie des Volkskörpers bleiben, wenn in die Gewerbeordnung alle Sicherungen eingebaut sind, die den Besonderheiten der weiblichen Konstitution und der Funktion ihrer Organe, den physiologischen Fortpflanzungsaufgaben der Frau und ihrer Sonderbeanspruchung im Haushalt und bei der Aufzucht der Kinder gerecht werden.

Schon die Tatsache, daß in so gut wie keinem Beruf Rücksicht genommen werden kann auf das Eintreten der Menstruation, bedeutet für viele Mädchen — nicht für alle — eine

Überbeanspruchung während des Ablaufs eines Vorgangs, der an sich schon eine Störung des körperlichen, mitunter auch des seelischen Gleichgewichts darstellt. Wird in diesem Zustand physiologischer Labilität dem weiblichen Körper zu viel zugemutet, so kann es leicht zum Überschreiten der physiologischen Grenzen und damit zu Unterleibserkrankungen oder Beeinträchtigung des Allgemeinzustandes, zu Blutarmut, zu abnormer Ermüdbarkeit usw., kommen. Die den Körper des Weibes in Schwangerschaft, Geburt, Wochenbett und Stillgeschäft durch tiefe Umwandlungen beanspruchenden Vorgänge erreichen und überschreiten mitunter in unerlaubtem Maße die Grenze des Physiologischen. Bis vor rund 2 Jahrzehnten haben sie im Berufsleben nicht die Rücksichtnahme gefunden, die, vom biologischen Standpunkt gesehen, selbstverständlich gewesen wäre.

Zu sehr wurde alles mit der Fortpflanzung in Zusammenhang stehende unter dem Begriff des Normalen zusammengefaßt und mit der physischen und seelischen Bereitschaft der Frau, sich diesen Lebensnotwendigkeiten zu unterwerfen, gerechnet, auch mit der Zähigkeit, mit der der weibliche Körper die damit verbundenen Umstellungen zu verarbeiten imstande ist.

Die Tatsache, daß Frauen durchschnittlich ein höheres Lebensalter erreichen als Männer, daß unter den 80jährigen die Frauen überwiegen, zeigt zwar, daß die Fortpflanzungsaufgabe an sich die Konstitution des weiblichen Körpers nicht erschüttert, im Gegenteil zur Norm der weiblichen Lebenserfüllung gehört. Die Doppelaufgabe aber der Mutterschaft und eines Berufes, womöglich eine dreifache Aufgabe, wenn auch der Haushalt mit versehen werden muß, ist unzweifelhaft eine naturwidrige Überbeanspruchung.

In Ländern und bei Völkern, in denen die Männerwelt bedenkenlos dem Weibe alle Arbeit auflädt, machen die Frauen schon vor dem Eintritt des Klimateriums einen verbrauchten Eindruck (China, Indien). Frühzeitiges Altern und Abnutzungserscheinungen werden aber überall bei Frauen beobachtet, die neben der Aufgabe als Hausfrau und Mutter noch beruflich zu arbeiten genötigt sind. Denn schon die Haushaltsaufgaben allein (Kochen, Waschen, Plätten, Einkäufe), auf dem Lande die vielseitige, schwere Arbeit des bäuerlichen Haushalts, oder das Haushalten in Zeiten wirtschaftlicher Schwierigkeiten verlangen von der Frau einen Kräfteaufwand, der mitunter wesentlich größer ist als ein leichterer Frauenberuf (Büro- oder Nadelarbeit). Nicht nur die Frau selbst, auch die Erfüllung ihrer Aufgaben muß durch diese Überbelastung leiden, und da ein Nachlassen im Beruf das Ausscheiden erzwingen würde, wird entweder dem Körper mehr zugemutet als er physiologisch hergeben kann oder der Haushalt und die Erziehung der Kinder werden vernachlässigt. Die ernsten Folgen körperlicher Überbelastung können Unterbrechungen der Schwangerschaft, gewollt oder ungewollt, und Frühgeburten sein und, wenn nicht schon eine direkte Entwicklungsschädigung der Frucht, das Versagen des Stillvermögens oder ein zu frühes Aussetzen des Stillgeschäftes im Interesse der raschen Wiederaufnahme der Erwerbstätigkeit.

Innerhalb der heutigen Gesellschaftsordnung ist es bisher nicht möglich gewesen, grundsätzlich Ehefrauen, die Mütter geworden sind, von jeder außerhäuslichen Berufsarbeit zu befreien und damit einer schädlichen, naturwidrigen Lebensführung eines hohen Hundertsatzes der Frauen ein Ende zu machen. Allgemeine biologische und eugenische Erkenntnisse haben aber den Anstoß dazu gegeben, daß durch die Gewerbeordnungen der werdenden Mutter, der Wöchnerin und der stillenden Frau innerhalb des Berufslebens die Bedingungen gewährt werden, ihre Fortpflanzungsaufgaben ohne wesentliche körperliche Beeinträchtigung zu erfüllen, ohne dabei Gefahr zu laufen, entweder körperlichen oder wirtschaftlichen Schaden zu erleiden.

Arbeitsumwelt.

Geistig stumpfe Menschen oder Menschen mit äußerster Konzentrationsfähigkeit mögen unabhängig sein von ihrer Arbeitsumwelt. Für fast alle anderen kann die Umgebung und was in ihr vorgeht ebensosehr hemmend die Stimmung beschweren, wie sie dem Schaffenswillen starke, freudige Antriebe geben kann. Man spräche nicht so viel von Umwelt, von Milieu, von Atmosphäre des Schaffens, wären nicht die Gefühle des Behagens darin und der Zugehörigkeit, die Empfindung, am richtigen Platz und umgeben von allem zu sein, was der Arbeit zugute kommt und sie erleichtert, eine Quelle erhöhter Leistung und der Freude daran.

Man mag es beklagen, daß an die Stelle des handwerklichen Betriebes der früheren Jahrhunderte, innerhalb dessen feste Traditionen den Arbeitsprozeß, das Verhältnis zwischen Meister, Gesellen und Lehrlingen regelten, meist der Sohn dem Vater im Beruf folgte, die Fabrik getreten ist. Es ist aber falsche Romantik, sich vorzustellen, die Arbeitsstätten des ehrsamen Handwerks und was in ihnen geschah, hätte arbeitshygienischen Idealen entsprochen.

Übrigens ist die Entwicklung der technischen Zivilisation unaufhaltsam darüber hinweggeschritten. Heute steht zur Erörterung, welche Betriebsform unter arbeitshygienischem Gesichtspunkt dem Arbeiter die günstigste Arbeitsumwelt bietet, der *Großbetrieb*, der *Mittelbetrieb*, der *Kleinbetrieb* oder die *Heimarbeit*.

Wenn der Gesetzgeber und die Betriebsleitungen die wissenschaftlich begründeten Forderungen für die Gestaltung der Arbeitsumwelt im weitesten Sinne verstehen und verwirklichen, so kann kein Zweifel darüber sein, daß der *Großbetrieb* dem Arbeiter Vorteile bietet, die ein *Mittelbetrieb* (6—50 Arbeiter) schon aus finanziellen Gründen ihm nicht geben kann. Dieser hat meistens die Nachteile des Großbetriebs, ohne seine Vorteile zu haben. Der *Kleinbetrieb* aber, das wird oft übersehen oder vergessen, bietet rein physisch ungünstige Arbeitsbedingungen, weil dort viele sich wiederholende Bewegungen mit Muskelarbeit ausgeführt werden müssen, die im Großbetrieb die Maschine leistet. Die Schwierigkeit, die Werkstätten vieler Kleinbetriebe gewerbehygienisch zu beaufsichtigen, hat von jeher zu unzulässiger Verlängerung der Arbeitszeit, auch zu Lehrlingszüchtung verleitet. Alle Nachteile des Kleinbetriebs aber finden sich potenziert in der *Heimarbeit*, der relativ am schlechtesten bezahlten Arbeit, bei langer Arbeitszeit, häufiger Nachtarbeit, Einspannung von Frauen und Kindern in den Arbeitsprozeß, eine Quelle von Frauennot und Kinderelend. Durch die Verbindung von Arbeitsstätte und Wohnraum leidet die Hygiene des Alltags und bestehen Infektionsgefahren.

Nur dort ist Heimarbeit erwünscht, wo sie die Ergänzung bildet zu einem landwirtschaftlichen Kleinbetrieb. In weiten Gebieten der deutschen Mittelgebirge finden sich solche einander ausgleichende und ergänzende Betriebsformen. Dennoch haben sich gesetzliche Bestimmungen über die Menge der zuzuweisenden Heimarbeit als notwendig erwiesen. Auch mußte die Beschäftigung von Frauen und Kindern stark eingeschränkt werden (Gesetz über die Heimarbeit vom 30. 10. 39).

Zwischen der Enge, in der eine Heimarbeiterfamilie ihr Leben führen und zugleich ihre Arbeit verrichten muß und dem weißgekachelten, lichtdurchfluteten Laboratorium einer modernen chemischen Fabrik besteht eine fast unmeßbar gegensätzliche Spannung. Die Gewöhnung läßt viel von jenen hemmenden und fördernden Einflüssen verblassen, aber immer bleibt der Mensch so sehr ein Lichtwesen, daß helle, lichte, von unmittelbarer Himmels- und Sonnenstrahlung erreichte Arbeitsräume ihm den morgendlichen Arbeitsbeginn erleichtern und der Arbeit des Tages etwas von ihrer Helle mitteilen. Das „Glückauf!" des Bergmanns hat einen anderen Klang als sein „Glückab!". Wieviel das Licht uns bedeutet, empfindet am stärksten, wer zum erstenmal von einer Einfahrt in ein Bergwerk zurückkehrt oder nach langer Höhlenwanderung wieder in das Licht des Tages tritt.

Mit arbeitshygienisch richtig durchgebildeten *Arbeitsräumen* ist die erste und wichtigste Voraussetzung gegeben für die Güte der Arbeitsleistung und für ihren wirtschaftlichen Wert. Auch wenn nicht in der *Gewerbeordnung*, in zahlreichen Sondervorschriften der Landesbehörden, in ortspolizeilichen Bauvorschriften und in den Unfallverhütungsvorschriften der Berufsgenossenschaften die gesetzlichen Grundlagen gegeben wären, wie Arbeitsräume *erbaut* und *eingerichtet* sein müssen, verlangt ein richtig verstandenes Eigeninteresse der Betriebsleitungen, darin dem Arbeiter nicht nur alle Bedingungen für einen seine Gesundheit schonenden, möglichst gefahrlosen Arbeitsgang zu schaffen, sondern ihm auch durch die Gestaltung und Einrichtung der gesamten Baulichkeiten alle Erleichterungen und Hilfen zu gewähren, die ihm die Arbeit über die Erfüllung der geforderten Leistung hinaus zur Freude machen·können.

Kaum mehr als 30 Jahre ist es her, seit Werke der Industrie, anstatt rohe Nützlichkeitsbauten von öder Einförmigkeit der Baukörper und schematischer Raumbildung zu errichten, begannen, mit Hilfe von Architekten, die die Zeit und ihre Forderungen begriffen, ästhetisch befriedigende Lösungen für die Bauformen der Industriebauten ausführen zu lassen, und daß sie einsichtsvoll die Ergebnisse der Bauforschung im weitesten Sinne, in *Lüftung, Beheizung, Beleuchtung, Raumgestaltung,* und alle weiteren bauhygienischen Erkenntnisse sich zunutze machten und verwirklichten.

Die Arbeit unter Tage im *Bergbau* kann hygienischen Raumforderungen niemals angepaßt werden. Sie wird immer, auch bei der besten Wetterführung und allen technischen Erleichterungen des Arbeitsganges, von der körperlichen und seelischen Konstitution der Arbeiter mehr verlangen als fast alle anderen Berufe. Für die Stundenzahl der Arbeit (Schichten) wie für die Dauer der Arbeitsjahre werden ihr immer Grenzen gezogen sein, die nicht ohne Schädigung überschritten werden dürfen. Ein Ausgleich der unvermeidlichen Überbeanspruchung durch Schaffung günstiger Wohnverhältnisse und bevorzugter Lebenshaltung ist von einsichtigen Grubenverwaltungen durch den Bau von Arbeitersiedlungen und die Organisation von Wohlfahrtseinrichtungen angestrebt und verwirklicht worden.

Wo die *Arbeit im Freien* (Bauwesen, Steinbrüche, Ziegeleien, Garten- und Feldarbeit) *oder in offenen Hallen* (Eisenindustrie und Teile der chemischen Industrie) ausgeführt wird, sind trotz der gesundheitlichen Vorteile der Bewegung in frischer Luft Vorkehrungen unentbehrlich gegen die Gefährdung durch die Unbilden von Klima und Wetter. Erkältungskrankheiten und Rheumaleiden sind in solchen Berufen häufig. Ihnen muß durch Schutzdächer, Windfänge, Wärm- und Umkleideräume, auch durch richtige Arbeitskleidung vorgebeugt werden.

Die Arbeitsräume der meisten Betriebe, in denen die Menschen ja meist ein Drittel des Tages tätig sind, können heute durch die Erfahrungen aus der Zusammenarbeit von Architekt, Betriebsingenieur und Hygieniker in einer allen arbeitshygienischen Forderungen optimal entsprechenden Weise gestaltet werden. Normen dafür zu geben aber verbietet die Vielfalt der Anforderungen an Raumgröße, Luft und Licht und der Besonderheiten jedes Betriebes. Nur für die Nebenräume, Umkleide-, Waschräume und Aborteinrichtungen sind gewisse Standardformen entwickelt worden.

Alle modernen bautechnischen Erkenntnisse und Erfahrungen in Hinblick auf Bauausführung, Mauerwerk und Mauerstärke, Decken, Fußböden, Dachausbildung, müssen auch im Fabrikbau ausgenutzt werden, um Sauberkeit, gute Wärmehaltung, Schalldämpfung und Feuersicherheit zu gewährleisten. Für jede Art von Betrieben verfügt man heute über für sie geeignete standsichere und haltbare Bodenbeläge (Holzpflaster, Asphaltbeton, Terrazzo, Linoleum usw.) und über Wandverkleidungen und Anstriche, die leicht sauber zu halten, nötigenfalls abwaschbar und von freundlicher Farbtönung sind.

Als Grundforderungen gelten, daß die Räume mehrstöckiger Fabrikhochbauten und eingeschossiger Flachbauten mindestens eine Geschoßhöhe von 5 m, größere Hallenbauten aber eine lichte Höhe von 8 m oder mehr haben sollen.

Lüftung. Für Arbeitsräume wird für den Arbeitenden ein *Mindestluftraum* von 10 m³ und eine Bodenfläche von 2 m² verlangt, unter der Voraussetzung eines dreimaligen Luftwechsels in der Stunde. Dies Mindestmaß gilt aber nur für Arbeitsräume bei handwerklicher Arbeit oder bei Arbeit an Werkzeugmaschinen. Ein häufiger Luftwechsel muß verlangt werden, wenn beim Arbeitsgang belästigende Gerüche auftreten oder sich ein ungünstiges Arbeitsklima von hoher Temperatur und Luftfeuchtigkeit entwickelt.

Bei eingeschossigen Bauten kann das durch Anbringung von Dachreitern erreicht werden, in vielen anderen durch weite Öffnung der Seitenwände, schließlich durch *künstliche Belüftung* durch Zug- oder Drucklüftung (s. S. 115). Mit einer Vergrößerung des Raumes allein ist in solchen Fällen nicht viel gewonnen, eher wird durch seine Erweiterung die künstliche Belüftung erschwert. Dort wo giftige Gase und Dämpfe oder schädliche Staube im Raum selbst entstehen, dürfen sie grundsätzlich nicht durch allgemeine Raumbelüftung beseitigt werden, sondern sind durch Absauggerät unmittelbar am Entstehungsort abzufangen und abzuführen. Saugventilatoren in den Giebeln einer großen Arbeitshalle, in der Metalle gegossen werden, wie sie noch oft angetroffen werden, bringen die schädlichen Gase aus den Öfen unmittelbar in den Bereich der Arbeitenden. Richtiger ist, durch Zublasen von frischer Luft sie durch die Wandöffnungen herauszudrücken. Ein solches Zublasen von frischer Luft ist neben der Abschirmung gegen die strahlende Wärme offener Feuer, glühender Metalle oder geschmolzener Massen an vielen Arbeitsplätzen notwendig, am unentbehrlichsten vor den Kesselfeuern der Dampfboote in warmen Gewässern. Diese Heizung, die schwerste Arbeitsleistungen fordert, wird erst in neuerer Zeit allmählich durch die Ölfeuerung ersetzt.

Berieselung und Verstäubung von Wasser kann leicht eine zu starke Vermehrung der Luftfeuchtigkeit bewirken und damit das Arbeitsklima in den Bereich der Schwülezone bringen. Soweit die Art des Betriebes einen gewissen Grad von Luftfeuchtigkeit verlangt (manche Textilbetriebe und Tabakfabriken) oder der Betrieb an sich die Feuchtigkeitsentwicklung in der Luft fördert (Färbereien und Wäschereien), muß durch Einblasen von trockener Warmluft einer Nebel- und Wrasenbildung vorgebeugt werden.

Die *Ozonisierung* hat die hochgespannten Erwartungen, die an sie geknüpft wurden, nicht erfüllt. Von einer desinfizierenden Wirkung in der Raumluft ist bei einer Ozonkonzentration, die ohne Reizung der Schleimhäute ertragen werden kann, keine Rede. Mehr als eine Verschleierung übler Gerüche leistet sie nicht. Ein Ersatz für gute Belüftungseinrichtungen kann sie niemals sein.

Heizung. Die großen Unterschiede im räumlichen Umfang der Arbeitssäle und Industriehallen, in ihrer Bodenfläche und Höhe, stellen der Wärmetechnik nicht immer leicht zu lösende Aufgaben. Heizung durch einzelne Wärmequellen im Raum, Herdheizung, durch Öfen verschiedenster Konstruktion, ist in vielen Betrieben noch heute beliebt wegen der Billigkeit der Anlage und Bedienung, der Einfachheit der Handhabung und der Unabhängigkeit der Versorgung der einzelnen Räume voneinander. Dem stehen Mängel gegenüber in Hinblick auf Sauberkeit, Regulierbarkeit der Temperatur, Einstellung zur Lüftung, Ungleichmäßigkeiten in der Temperaturverteilung infolge starken Temperaturgefälles von der wärmeren Decke zum kühleren Fußboden.

Den größten Teil dieser Nachteile vermeiden die Sammelheizungen (s. S. 126). Von ihnen sind die Niederdruckdampfheizung und Warmwasserheizung der Hochdruckdampfheizung vorzuziehen. Durch Ausnutzung des Abdampfes von Betriebsmaschinen läßt sich an den Kosten der Heizung erheblich sparen, wie überhaupt durch richtiges Auskalkulieren des Aufwandes für die Bauausführung und die Wärmehaltungsanlagen ein günstiges Verhältnis für den Gesamtaufwand erzielt werden kann.

Sammelheizungen sichern bei richtiger Anbringung und Verteilung der Heizkörper an den Außenseiten der Räume weit besser als Ofenheizungen eine gleichmäßige Raumtemperatur, ermöglichen eine dem Arbeitsgang angepaßte Regulierung und lassen sich mit den Ventilationseinrichtungen, selbst wenn diese ihre Sonderregulierung haben, gut in Übereinstimmung bringen.

Diese Übereinstimmung ist in vollkommenstem Maße erreicht bei Luftheizungsanlagen, mit denen zudem im Sommer durch Zufuhr kalter Luft auch eine Kühlung der Räume durchgeführt werden kann. Solche Anlagen lassen sich auch dezentralisieren, indem Einzelapparate für Räume mit verschiedenem Wärmebedürfnis eingebaut werden.

Die vollkommenste Lösung ist die Klimatisierung der Arbeitsräume (s. S. 116).

Beleuchtung. Alle wissenschaftlichen und technischen Grundlagen der *Beleuchtungshygiene* (s. S. 134) gelten in erhöhtem Maße für *Arbeitsräume* und in ihnen für *jeden Arbeitsplatz*. Hier hängt von einer richtigen Beleuchtung die Leichtigkeit der Handgriffe ab, damit nicht nur die Sicherheit des Tuns und die Güte der Leistung, sondern auch die Verringerung der Unfallgefährdung. Sie wird durch Mängel der Beleuchtung um 20—25 % erhöht, nicht zum wenigsten, weil schlechtes Licht eine gesteigerte Aufmerksamkeit erzwingt. Das bedeutet eine zusätzliche Erschwerung der Arbeit, die dadurch ermüdender wird. Die Übersichtlichkeit heller Räume kommt ihrer hygienischen Unterhaltung zugute. Sauberkeit und Ordnung wird in ihnen selbstverständlicher, schon weil Stimmung und Arbeitslust in ihnen anders sind als in düsterer, freudloser Umgebung.

Die Leitsätze der Deutschen beleuchtungstechnischen Gesellschaft geben an, was bei Innenbeleuchtung für *allgemeine* und *Platzbeleuchtung* an Beleuchtungsstärke verlangt werden muß. Aber auch hier kann es bei der Verschiedenheit der Arbeitsvorgänge kein Schematisieren geben. Doch gelten für die *Verkehrsbeleuchtung* in Fabrikgebäuden eine Beleuchtungsstärke von etwa 10 lx als angemessen, an den Arbeitsplätzen für grobe Arbeit 20—40 lx, für mittlere Arbeit 40 lx, für feinere Arbeit 60 lx, für feinste 70 bis zu 150 lx und mehr bis zu 300 lx. Dabei ist immer außer der verstärkten Beleuchtung des Arbeitsplatzes gleichzeitig eine ausreichende Allgemeinbeleuchtung von etwa 20 lx erforderlich, weil starke Kontraste zwischen der örtlichen und der Raumbeleuchtung Adaptionsschwierigkeiten verursachen und zu Unfällen Anlaß geben können.

Dieser Zustand des Ausgewogenseins von Platz- und Allgemeinbeleuchtung ist am besten erreicht, wenn diffuses Tageslicht in richtig geplanten Bauten den Räumen zugeführt wird. Es mildert die Kontraste und verhindert das Entstehen tiefer Schlagschatten. Unerwünscht aber für die meisten Arbeitsbetriebe ist der Einfall direkten Sonnenlichtes auf die Arbeitsplätze, so daß bei Neubauten angestrebt werden muß, die Arbeitssäle nach Norden zu orientieren. Dabei sollen die Wandflächen möglichst zugunsten großer, breiter, bis zur Decke geführter Fenster aufgelöst werden.

Für manche Betriebe, besonders der Textilindustrie, gibt der sog. „Shedbau", Flachbauten, bei denen der Lichteinfall schräg von oben her durch steile Stellung der einen verkürzten Dachfläche erzielt wird, eine besonders günstige Beleuchtung, aber nur wenn durch die Anordnung der Bauten im Gelände, durch Vorhänge oder Anstrich des Glases der Einfall direkten Sonnenlichtes vermieden werden kann.

Die zusätzliche Helligkeit durch Reflexion des Lichtes im Raum muß in Betracht gezogen werden hinsichtlich des Materials, mit dem gearbeitet wird. Dunkle Töne absorbieren viel, helle reflektieren fast alles Licht, mitunter bis zum Auftreten unerwünschter, für das Auge schädlicher Blendungserscheinungen. Blendung stört die Sicherheit des Sehens und behindert die Arbeit. Sie zieht auch der Ausnutzung der Reflexion durch helle Wandanstriche eine Grenze. Kanariengelb gestrichene Wände geben einem Raum auch bei bedecktem Himmel den Anschein, als scheine die Sonne herein.

Seit einiger Zeit geht von Amerika, bereits auf England übergreifend, eine Bewegung aus, die Wirkung der Farbengebung beim Anstrich der Arbeitsräume und der Teile der Maschinen sowie anderen Geräts auf die Stimmung, auf das Gemüt, auf die Ermüdung, auf die Erregung von Lust- oder Unlustgefühlen auf das genaueste zu beachten. „Farbeningenieure" beschäftigen sich mit dem „Colour-conditioning", einem Gegenstück zum „Air-conditioning", der Klimatisierung. Durch sorgfältige Auswahl der richtigen Farbentöne für Decke, Wände und Fußboden, für die unbeweglichen und beweglichen Teile der Maschinen usw. soll Steigerung der Produktionsleistung unter Schonung der Kräfte erzielt worden sein. Längst weiß man ja, daß grellweiße Farben, besonders wenn sie spiegeln, als Wandanstrich unerwünscht sind. So geben z. B. spiegelnde, weiße Kacheln zwar sehr viel Helle und das Gefühl großer Sauberkeit, ihr Licht aber ist flackernd, mitunter stark blendend. Es macht unruhig, anstatt dem von der Arbeit aufschauenden Auge Erholung zu gönnen. Im modernen Krankenhausbau verwendet man daher in den Operations- und Behandlungsräumen mattierte Kacheln in graublauen Tönen oder eine Wandbekleidung aus bräunlichgrauem, wenig abstrahlenden Naturstein.

Von den künstlichen Beleuchtungsarten ist die für Wohn- und Museumsräume so beliebte indirekte Beleuchtung durch Anstrahlung der Decke unter Ausschaltung direkter Beleuchtung für den Arbeitsplatz wegen des fast völligen Ausbleibens von Schattenbildung nicht geeignet, am wenigsten für Arbeit an Maschinen. Kombiniert man sie aber mit direkter Beleuchtung des Arbeitsplatzes, so verhindert sie die Ausbildung zu starker Schlagschatten und bewirkt damit eine Lichtverteilung ähnlich der des Tageslichtes.

Welche der modernen Beleuchtungsarten auch gewählt sein mag, jede Blendung muß vermieden werden durch ausschließliche Verwendung mattierter Glühlampen, durch Abschirmung direkten Lichteinfalls oder Zerstreuung des Lichtes starker Lichtquellen durch Schirme oder Milchglasglocken.

Nebenräume. Kein größerer Betrieb kann nach hygienischen Grundsätzen eingerichtete und gut unterhaltene Umkleide-, Wasch- und Baderäume, Speiseräume und Aborte entbehren. Alle diese *Nebenräume* müssen bequem erreichbar sein und dürfen in Verkehrsbeleuchtung, Lüftung und Heizung den Arbeitsräumen nicht nachstehen. Die Vorschriften verlangen für sie eine Trennung nach Geschlechtern und für Jugendliche unter 18 Jahren Schutz gegen sittliche Gefährdung.

Über die Möglichkeit der Benutzung einfacher, jedoch stets mit warmem Wasser versehener *Wascheinrichtungen* hinaus, wie sie für kleine Betriebe genügen, sind für die Großbetriebe, besonders für die Betriebe des Bergbaues, für die Maschinenindustrie, für Zementwerke, Lederfabriken, Färbereien und vor allem für alle Schmutzbetriebe und solche, in denen mit Giftstoffen gearbeitet wird, *Badeeinrichtungen* unentbehrlich. Seit Jahrzehnten sind, nicht zum wenigsten durch die erfolgreichen Bestrebungen und die Propaganda der Deutschen Gesellschaft für Volksbäder, Standardtypen für *Duschbäder* mit Doppelzelle — Dusch- und Ankleideraum getrennt — entwickelt worden, in denen der Badende mit Hilfe eines Gegenstromgeräts die gewünschte Temperatur des Wassers selbst einstellen kann. Das Wasser soll bis zu einer Temperatur von 35^0 verfügbar sein.

Wenn für 20—30 Arbeiter je eine Zelle vorhanden ist, wickelt sich bei richtiger Planung der Zu- und Ausgänge und der Laufgänge der Badebetrieb rasch ab. *Wannenbäder* brauchen nur in beschränkter Zahl zur Ergänzung zu dienen, besonders in Betrieben, die viele Frauen beschäftigen. Wo Großbetriebe eigene *Schwimmbäder* erbauen und betreiben, müssen diese den dafür geltenden hygienischen Forderungen entsprechen. Von der grundsätzlichen Forderung von Einzelduschzellen kann abgewichen werden, wo viele Menschen gleichzeitig beim Schichtwechsel dem Reinigungsraum zuströmen, um mit möglichst geringem Zeitverlust nach Bad und Kleiderwechsel heimzukehren. Hier, nur hier, haben *gemeinsame* Duschräume ihre Berechtigung, so in den sog. „Kauen" der Kohlengruben, wo die tägliche Reinigung des ganzen Körpers nicht an der Arbeit unterbleiben kann.

Frei von hygienischen Bedenken kann die Reinigung nur sein, wenn jedem Arbeiter nicht nur *reines Wasser* geboten ist, sondern auch jeder über eigene *Seife, Handbürste* und *Handtuch* verfügt, in Giftbetrieben *zur Mundspülung* auch über *Glas* und *Zahnbürste*. Jede gemeinsame Benutzung des Waschgeräts würde der gemeinsamen Benutzung des gleichen Waschwassers entsprechen und die Übertragung von Krankheitskeimen fördern. Wo die Arbeit schwere Verschmutzung und Anfärbung der Haut verursacht, wo mit Giften gearbeitet wird, für die sie durchlässig ist, müssen besondere *Reinigungsmittel*, auch *Entfettungsmittel* geboten werden, deren Anwendung aber auch wieder eine *Einfettung der Haut* zu folgen hat. Mit der Empfindlichkeit der Haut mancher Menschen und mit Allergien ist bei der Verwendung von *Hautschutzsalben* immer zu rechnen.

Zur Aufbewahrung des Waschgeräts gehört jedem Arbeiter ein *verschließbarer Bewahrplatz*. In allen Betrieben, in denen die Arbeitskleidung mit der Straßenkleidung ausgewechselt wird, steht jedem Arbeiter ein *verschließbarer Schrank* zu, sofern die Kleidung nicht, wie in den Kauen der Kohlengruben, an Ketten zur Decke emporgezogen wird, wo die Arbeitskleidung gleichzeitig zur Trocknung gelangt. In Gift- und Schmutzbetrieben müssen *Doppelschränke* die Gewähr bieten, daß die Straßenkleidung nicht durch schädliche Stoffe verunreinigt wird.

Grundsätzlich sollen die Arbeitspausen nicht im Arbeitsraum zugebracht werden, das Essen nicht in ihm verzehrt werden. Soweit nicht die Lage des Betriebes und die Jahreszeit den Aufenthalt im Freien zulassen, gehören zu ihm saubere, helle, freundliche, gut durchlüftete, heizbare Räume mit Einrichtungen für die Erwärmung der Mittagskost, ausgestattet mit der ausreichenden Zahl von Tischen und Stühlen, am besten noch ergänzt durch einfache Pritschenlager, um dem Arbeiter nach der Mahlzeit die Möglichkeit zur völligen Entspannung der Glieder, sei es auch nur für eine kurze Zeitspanne, zu geben (s. S. 392). Fabrikküchen, auch verbunden mit Diätküchen und Kantinen, in denen fertige Speisen und alkoholfreie Getränke erhältlich sind, dienen unzweifelhaft in Großbetrieben der Gesunderhaltung der Arbeiterschaft, eine Erleichterung ihrer Lebenshaltung, die sich auch stimmungsmäßig auswirkt und bewährt.

Gutes Trinkwasser in reichlicher Menge darf niemals fehlen. Für manche Betriebe ist die Ausgabe von Tee oder Kaffee vorzusehen. In Hitzebetrieben darf ein gewisser Salzzusatz zu den Getränken wegen des Salzverlustes durch das Schwitzen nicht vergessen werden. Reichliche Flüssigkeitszufuhr dieser Art ist notwendig, um den Alkoholgenuß in der Form kalten Flaschenbiers einzuschränken. Er sollte, besonders aber der Genuß von Schnaps, während der Arbeit ganz untersagt sein.

Wie für alle Wascheinrichtungen, so hat die technische Hygiene auch für *Abortanlagen* Standardtypen geschaffen, die bei richtiger Benutzung und Unterhaltung die alten Formen der gemeinsam benutzten Latrine überholt haben. An der Notwendigkeit von Einzelaborten zweifelt heute niemand mehr. Aber auch eine technisch einwandfreie Anlage kann auf die Dauer nur genügen, wenn sie nach den Grundsätzen der modernen Abwasserhygiene unterhalten wird (s. S. 271). Je ein Abortsitz für 10—15 weibliche, je einer für 15—20 männliche Personen genügen, wenn für die Männer noch Pissoire vorhanden sind. Die Aborte sollen im Gebäude selbst untergebracht oder durch verdeckte Gänge erreichbar sein, um Erkältungen zu vermeiden.

Die romanischen Länder sind mit der Sitte der Benutzung von Hockaborten über einer ausspülbaren Wanne mit Fußstützen und Abfalltrichter hygienisch besser dran als Länder, in denen die Volksgewohnheit einen Sitzabort verlangt. Ihn sauber und betriebsfähig zu erhalten, setzt viel soziales Denken und Erziehung, aber auch sehr viel Überwachung und Unterhaltung voraus. Bewährt haben sich freistehende Becken aus glasiertem Ton mit leicht geneigten Reitsitzbacken — damit man nicht hinaufsteigen kann — und automatischer Spülung.

Auch für Großbetriebe gilt ein Wort, was für jeden Haushalt gilt: „Zeige mir deinen Abort und ich werde dir sagen, wie du wohnst!" Die beste Abortanlage versagt und wird zur möglichen Quelle von Infektionen, wenn sie nicht täglich überwacht und durch einen besonderen Scheuerdienst rein gehalten wird. Bei hygienischen Besichtigungen von Massenunterkünften und Großbetrieben ist der *Zustand der Aborte der beste Indicator für das hygienische Verständnis der Betriebsleitung.*

Selbstverständlich sind die Aborte für Männer und Frauen zu trennen, auch schon die Vorräume zu ihnen.

In Epidemiezeiten ist reichlicher Gebrauch von Kalkmilch oder Chlorkalkmilch zu machen, und zwar, falls nicht abwaschbare Wände vorhanden sind, nicht nur zum Einschütten in die Aborttrichter und zum Aufwaschen der Fußböden, sondern auch zum täglichen Tünchen des ganzen Raums mit Kalkmilch.

Viele Invalidisierungen könnten vermieden werden, wenn überall für *erste Hilfe* bei Verletzungen und größeren Unfällen die nötige Einrichtung vorhanden und eine geschulte Kraft angestellt wäre, der die Arbeiterschaft Vertrauen entgegenbringt. Es geht dabei nicht nur um die Versorgung ernster Verletzungen bis zur Ankunft des Arztes oder um den sachgemäßen Abtransport des Verletzten, um weiteren Schädigungen vorzubeugen. Ebenso wichtig ist die sofortige Versorgung kleiner Hautdurchtrennungen. Sie erlaubt meist die unmittelbare Fortsetzung der Arbeit und verhütet die Entstehung tiefgreifender Zellgewebsentzündungen, z. B. von Panaritien, die nicht selten mit dem Verlust eines Fingers oder mit Versteifung enden.

Zumindest ist eine intelligente, vertrauenswürdige Person, in Betrieben mit Frauenarbeit eine weibliche, in den einfachen Methoden der ersten Hilfe auszubilden und ärztlich zu überprüfen. In großen Betrieben darf ein eigener Raum mit der nötigen Ausstattung, Liegegelegenheit, Verbandtisch, Verbandgerät, nicht fehlen. Dort sind in gefährdeten Betrieben auch die Hilfsgeräte gegen Vergiftungen, Sauerstoffgerät, Belebungsapparate usw., bereitzuhalten. Eine Ausstattung mit Gerät, dessen Handhabung nur in die Hand des Arztes gehört, ist nur dort am Platze und wünschenswert, wo der Betrieb einen Arzt angestellt hat.

Arbeitssitz und Arbeitstisch. Seit die Rationalisierung der Arbeit zu einem Problem arbeitsphysiologischer Forschung gemacht wurde, mußte sich die Untersuchung außer auf das Arbeitsgerät und die Arbeitsbewegungen auch auf die Sitze und Tische richten, an denen die Arbeit verrichtet wird.

Arbeitsphysiologische Untersuchungen haben erwiesen, daß alle Arbeit im Stehen, *statische Arbeit*, einen höheren Kraftaufwand verlangt als Arbeit im Sitzen, und daß viele Handgriffe, die nach alten Arbeitsgewohnheiten im Stehen verrichtet werden, wie das *Ziehen von Gewichten* und das *Abziehen von Hebeln*, ebensogut im Sitzen, ja dann sogar mit geringerem Kraftaufwand ausgeführt werden können. Anders beim *Heben von Gewichten* und beim *Anstoßen von Hebeln*, die im Stehen leichter auszuführen sind.

Das gilt aber nur, wenn durch richtige Ausbildung der Sitze und Stuhlformen eine bequeme, ungezwungene, durch nichts behinderte Haltung, Stützung von Kreuz und Rücken, ein Ruhen der Füße auf dem Boden oder auf einer Fußbank gesichert sind. Nur darf man sich nicht der Illusion hingeben, jeder Arbeiter mache von solchen gut erdachten Sitzen auch immer den richtigen Gebrauch. Auch die nach wissenschaftlichen Erwägungen konstruierten Schulbänke verhindern ja bekanntlich nicht, daß die Schüler auf ihnen sich „räkeln", anstatt sich der bequemen Haltung zu erfreuen, die sie ihnen ermöglichen.

Daß Sitze ohne Rücken- und Kreuzstütze zu erheblichen, chronisch werdenden Beschwerden Anlaß geben, ist vom Maschinenschreiben bekannt.

Verstellbarkeit der Sitze soll dem Arbeiter erlauben, seine Körpergröße und die ihm gewohnte Haltung der Höhe des Tisches anzupassen und bei der am Tisch auszuführenden Arbeit die Ellbogen aufzustützen. Jede Arbeit, bei der der Unterarm in Schwebe gehalten werden muß, wird erschwert durch Zitterbewegungen, unter denen die Sicherheit der Handgriffe leidet.

Leitsätze der Deutschen Gesellschaft für Arbeitsschutz behandeln die Forderungen, die an Arbeitsstuhl, Arbeitssitz und Arbeitstisch gestellt werden müssen.

Arbeitsgang.

Mit dem *Weg zur Arbeitsstätte* beginnt der Arbeitstag und mit ihm die physiologische Beanspruchung des Arbeiters. Zwar haben umfangreiche statistische Aufnahmen keine positiven Zusammenhänge zwischen langen Arbeitswegen und bestimmten Erkrankungen, etwa Erkältungskrankheiten, erwiesen, mit Ausnahme vielleicht der Grippe, bei der ein Einfluß auf die Erkrankungsziffer nicht auszuschließen sein soll (VANIEK). Bei nicht zu langen, zu Fuß zurückgelegten Wegen mag die Bewegung in frischer Luft am Morgen einen Antrieb zum Schaffen bieten, beim Heimweg etwas von den Wirkungen eines Ausgleichsports nach langdauernder, einseitiger Beanspruchung einzelner Muskelgruppen haben. Lange Wege aber, Benutzung unbequemer, überfüllter Transportmittel, etwa die Notwendigkeit, das Verkehrsmittel zu wechseln, im Winter das Warten an Haltestellen oder in schlecht gelüfteten, verqualmten, über- oder unterbeheizten Warteräumen sind ein schlechter, seelisch bedrückender Beginn des Tages und ein ebenso schlechter Abschluß. Der verkürzten Nachtruhe folgt eine an sich schon ermüdende Zeitspanne; die Ermüdung nach getaner Arbeit wird durch den langen Heimweg verstärkt. Das Benutzen des Fahrrades ist bei hügeligem Gelände und bei Geizen mit der Zeit auf die Dauer für das Herz nicht gleichgültig.

Von dem billigen eigenen Auto des Arbeiters sind wir in Europa noch weit entfernt. Werksiedlungen und Gartenstädte im Umkreis von auf das Land hinaus verlagerten Industriebetrieben, dazu die Entwicklung des Schnellverkehrs auf Zubringerbahnen sind die Ziele, die sich die Kräfteökonomie der Arbeit setzen muß.

Das der Motorentechnik entlehnte Wort „ankurbeln" und das holländische Sprichwort „De laatste loodjes wiegen het zwaarst" (die letzten Gewichtchen sind die schwersten) umspannen den Bereich der körperlichen und geistigen Beanspruchung durch die Erfüllung der geforderten Arbeitsleistung.

Der Beginn jeder Arbeit, der Arbeit jedes Tages, der Wiederbeginn der Arbeit nach einer Arbeitspause, vor allem das Beginnen jeder neuen, ungewohnten Arbeit, ist verbunden mit einem *Willensakt* zur Überwindung von Hemmungen. Das gilt ebenso für körperliche wie für geistige Arbeit. Auch wenn diese Hemmungen völlig überwunden sind, stellen sich im Ablauf des Arbeitsgangs allmählich erneute Hemmungen ein durch die *Ermüdung.*

Von der *Übung* hängt es ab, wieweit jene Hemmungen den Arbeitsbeginn behindern, wann die Ermüdung einsetzt und wie lange die Arbeit ohne Leistungsrückgang, ohne Auftreten von Unfällen und ohne körperliche Beeinträchtigung fortgesetzt werden kann.

Keineswegs verfährt der Mensch instinktmäßig in seinen Bewegungen bei der Übernahme einer ihm nicht bekannten Arbeit immer ökonomisch mit seinen körperlichen Energiequellen. Erst durch Anweisung und Erfahrung erwirbt er die *Übung,* unnötige, vielleicht sogar für den Arbeitseffekt und für ihn selbst *schädliche Mitbewegungen* auszuschalten.

Es dauert Wochen bis ein Reitschüler die Anspannung des Oberkörpers beim Reiten unterläßt und für den Schluß beim Sitz und für die Zügelführung nur das eben nötige Maß von Muskelkraft aufwendet, um dem Pferd die nötigen Hilfen zu geben. Reitweh ist die Folge fehlender Schulung und Übung. Der des Umgrabens im Garten Ungeübte stellt nach kurzer Zeit erschöpft eine Arbeit ein, die eine nicht einmal allzu kräftige, geübte Frau stundenlang fast ohne Pause verrichtet.

Der Hygieniker, der, um den Bergbau an Ort und Stelle kennenzulernen, in einem niedrigen Flöz bis zum Ort vorgedrungen ist, ist nach der Ausfahrt wie gerädert, obwohl nur Bewegungen von ihm gefordert wurden, die jeder Hauer täglich mühelos ausführt und die für diesen nur eine geringfügige Nebenleistung seiner eigentlichen Arbeit darstellen.

Die beim Autobahnbau und Arbeitsdienst beobachtete *Schipperkrankheit,* die auf dem Abriß von kleinen Muskelansätzen der Dornfortsätze der Halswirbel beruht, war verursacht, neben Fehlern in der Organisation des Arbeitsgangs, durch die Überbeanspruchung der Muskulatur ungeübter jugendlicher Arbeiter.

Übung kann nicht erworben werden ohne *Einarbeitung,* die das Ziel haben muß, daß an die Stelle *bewußter* Ausführung jeder einzelnen Arbeitsbewegung ein *automatisches* Ineinandergreifen der zweckmäßigen Bewegungen tritt, zwecklose Mitbewegungen aber ausgeschaltet werden. Unser gesamtes alltägliches Tun, unser Waschen, Kleiden, Essen, Trinken, vollzieht sich ebenso in Automatismen, wie das Schalten und Steuern des geübten Kraftfahrers. Kein Gehirn wäre imstande, auf die Dauer die bewußten Antriebe für die weitaus überwiegende Zahl unserer Handlungen herzugeben, träte nicht an die Stelle bewußter Willensimpulse im Bereich der Hirnrinde nach kürzerem oder längerem Einspielen die Verlegung der Leitung auf die tieferen, automatisch wirkenden Hirnzentren, damit eine Einsparung nervöser Beanspruchung, die sich in raschem Anlaufen der Arbeit und in wesentlich verlangsamtem Eintreten der Ermüdung äußert. Durch die Ausschaltung der Mitbewegungen werden die dem Zweck dienenden Bewegungen sicherer und schneller, geordneter. Die Leistung und ihr Ergebnis gewinnen an Wert.

Individuell bestehen hier viele Unterschiede sowohl in der Raschheit des Gewinns der Übung wie in dem Ergebnis in bezug auf die Haltung, Ausführung der Handgriffe und den Rhythmus der Ausführung der Arbeit, auch auf die Einschaltung von kleinen Pausen.

Die Lehre des Handwerks besteht nicht zum wenigsten in der Anweisung zu zweckmäßigen, die Übung erleichternden Haltungen und Bewegungen. Das, was im Großbetrieb in der Rationalisierung der Arbeit „scientific management" genannt wird, zielt auf die Ausführung bestimmter zeit-, kraft-, und wegsparender Griffe und Bewegungen an normierten Geräten.

Auch die vollkommenste Schulung und Übung ändert aber nichts daran, daß die Arbeit jedes Tages eines Antriebs zu Überwindung des Trägheitsmomentes bedarf und daß jede Arbeitsunterbrechung einen Übungsverlust darstellt, der um so größer ist, je länger die Arbeit ausgesetzt wurde. Für die Pausengestaltung (s. S. 391) ist das wohl zu beachten. Schon im Laufe der Tagesarbeit kann der Erholungswert einer längeren Pause in Frage gestellt werden, weil der Neubeginn der Arbeit, das erneute „Ankurbeln", einen erhöhten *bewußten* Energieaufwand verlangt.

Aber der Übungsgewinn hat auch eine Kehrseite. Der fördernden, einer frühzeitigen Ermüdung vorbeugenden Wirkung der Übung, ihrem Einfluß auf die Zweckmäßigkeit der Bewegungen und damit auf die rationelle Ausnutzung der Muskulatur, auf die Sicherheit der Handgriffe, schließlich auf die Güte der Arbeit und auf die Einschränkung der Unfallsgefahren steht eine Auswirkung gegenüber, die verhängnisvolle Folgen haben *kann*. Auch sie muß bezogen werden auf die Verlegung der Leitung auf die automatischen Hirnzentren und damit, was einen großen Teil der Bewegungskomplexe anlangt, auf den Wegfall bewußter Willensimpulse. Dadurch kommt eine Überbeanspruchung der Ausführungsorgane nicht notwendig zum Bewußtsein, mit anderen Worten, *Ermüdung und Müdigkeitsgefühl, die beim Ungeübten sich gleichzeitig einstellen, fallen beim Geübten nicht notwendig zusammen.* Das gilt in gleichem Maße für geistige wie für körperliche Arbeit und für jedes Zusammenwirken beider, z. B. für eine mit besonderem Aufmerksamkeitsaufwand verbundene körperliche Arbeit.

Der Gelehrte, der, gebannt von der Tiefe seines Arbeitsproblems, das Verrinnen der Stunden nicht bemerkt, fühlt erst, wenn er in später Nacht die Feder aus der Hand legt, wie tief die Ermüdung ist, die ihn ergriffen hat.

Dem trainierten Autofernfahrer, der gewohnt ist, Hunderte von Kilometern auf den Autobahnen zurückzulegen, sinken, wenn er die Fahrt bis zur Übermüdung fortsetzt, die Lider herab und sein Wagen fliegt aus der Kurve; ihm war nicht bewußt geworden, daß er übermüdet war. Wer im Stehen oder auf dem Pferde einschläft, wußte nicht, daß er die Grenze seiner Leistungsfähigkeit überschritten hatte.

Die physiologische Ermüdung nach einer adäquaten Arbeitsleistung kennt solche Gefahren nicht. Die Zufuhr von abbaufähiger Substanz und Sauerstoff und die Abfuhr der Spaltprodukte halten sich die Waage. Das schließliche Überwiegen des Abbaus gegenüber dem Aufbau — das Wesen der Ermüdung — wird durch die Erholung nach beendeter Arbeit rasch wieder kompensiert, vorausgesetzt, daß es nicht zu einer *Übermüdung* gekommen ist. Das aber kann bei Jugendlichen, bei Rekonvaleszenten, bei Ehrgeizigen, bei wirtschaftlich zum Mehrerwerb Gedrängten (Heimarbeitern) leicht der Fall sein. Wird die Grenze der Ermüdung bis zur Übermüdung und bis zur Erschöpfung überschritten, so kommt es zu Abnutzungserscheinungen, zu Verminderung der Leistung und ihres Wertes und zum Eintreten von Unfällen infolge des Erlahmens der Aufmerksamkeit.

Es ist eines der Symptome einer hetzenden Zeit, daß das *Pervitin*, ein dem Adrenalin nahestehendes Präparat, das, in kleinen Dosen genommen, das Müdigkeitsgefühl für mehrere Stunden aufhebt, rasch mißbraucht worden ist als Aufpeitschmittel zum Wachbleiben um jeden Preis, wo Erholung und Ruhe geboten gewesen wären. Die segensreiche Eigenschaft des Präparates, die Sinne wach und leistungsfähig zu erhalten in Lebenslagen, wo es sein *muß*, also in *der Hand des Beherrschten in Ausnahmefällen*, wird ins Gegenteil verkehrt, wenn es mißbräuchlich dauernd genommen wird, um so vermeintlich eine höhere Leistung auf die Dauer zu erzwingen, als ob sich konzentrierte geistige Arbeit überhaupt zu einer Dauerleistung machen ließe. Ohne Ausgleich der Überbeanspruchung ist das seelische und körperliche Gleichgewicht nicht zu erhalten. Die Mehrforderung muß ausgeglichen werden durch ein Mehr an Erholung, soll es nicht zu einer nervösen Erschöpfung kommen. Bei geistiger Arbeit, etwa in der Examenarbeit unserer Studenten, hat sich der Mangel an Einsicht in die physiologischen Konsequenzen eines Pervitinmißbrauchs mit allgemeinem nervösen Versagen gerächt. Es ist notwendig gewesen, die Abgabe des Mittels durch die Apotheke von ärztlicher Vorschrift abhängig zu machen.

Monotonie der Arbeit. Die Bearbeitung arbeitshygienischer Fragen durch geistig arbeitende Menschen hat lange die irrige Annahme zur Folge gehabt, eine monotone Arbeit, die für geistig lebhafte Menschen etwas Quälendes und Ermüdendes haben kann, von ihnen unter Umständen als unwürdig empfunden wird, *müsse jedem* arbeitenden Menschen zuwider sei. Das ist nicht so.

Ob Monotonie der Arbeit als ermüdend empfunden wird und ermüdend wirkt und womöglich leistungsmindernd sein kann, oder ob das Gegenteil der Fall ist, hängt ab von der individuellen Einstellung zur Arbeit, damit von der seelischen Konstitution.

Zahllose Menschen, vielleicht die Mehrzahl sowohl geistig wie körperlich arbeitender Menschen, gewinnen zum Arbeitsvorgang nicht so starke seelische Beziehungen, daß sie sich mit ihm identifizieren; sie wünschen sie gar nicht zu haben. Sie tun ihre Arbeit nicht um der Arbeit, nicht um der Objekte ihres Tuns willen, sondern sie arbeiten, um davon zu leben. Der Lohn und seine Höhe ist entscheidender als die Art der Arbeit. Je geringer sie zu innerlicher Beteiligung am Arbeitsvorgang genötigt sind, um so weniger fühlen sie sich beansprucht. Die Mehrzahl verrichtet tagein, tagaus, jahrein, jahraus die gleichen gewohnten Handgriffe, im gleichen Rhythmus, in der gleichen Arbeitszeit, ohne das Bedürfnis nach einer Änderung zu haben und ohne dabei infolge der Monotonie der Arbeit zu ermüden. Ein Wechsel der Arbeitsweise und des Geräts wird nicht als erwünschte Abwechslung, sondern als Störung empfunden. Die Notwendigkeit, bei der Arbeit über die fast automatisch sich vollziehenden Handgriffe nachzudenken, wäre für sie nur eine weitere Belastung. Diese Automatismen bedeuten für sie eine Erleichterung der Arbeit, die ihnen an sich erwünscht und befriedigend ist.

Das Nervensystem wird wenig in Anspruch genommen. Die Gedanken bleiben frei. Mit der Beendigung der Arbeit endet jede Beziehung zu ihr. Noch mehr als für Männer gilt eine solche Einstellung zur Arbeit für arbeitende Frauen.

Ganze Völker sind seelisch so zur Arbeit eingestellt und betonen das Monotone der Arbeit noch durch das Innehalten eines bestimmten Rhythmus, womöglich durch das Absingen sich immer wiederholender Verse (Neger). Bei der Arbeit denken zu müssen, empfinden die Menschen einiger Völker geradezu als eine Erschwerung.

Es ist deshalb unzulässig, die seelische Einstellung des geistig Regsamen, der die Arbeit um ihrer selbst willen tut, bei jedem Arbeiter vorauszusetzen. Sie ist nicht einmal überall wünschenswert. Die Massenarbeit in vielen Berufen, in der Landwirtschaft, in der Industrie, selbst in den Bürodiensten, wäre ein fast unlösbares Problem, wäre es anders. Die Maschine kann nur einen Teil der mechanischen Handgriffe überflüssig machen, ersetzen kann sie die Hand des Menschen nicht. Diese aber muß gerade in der Bedienung der Maschine immer die gleichen Griffe in einem bestimmten Tempo vollziehen. Die Mehrzahl aller Arbeitsvorgänge, auch vieler geistiger, ist nun einmal aus einer Monotonie ihres Ablaufs nicht zu lösen.

Nur für Menschen mit lebhaftem Willens- und Gefühlsleben wirkt die Monotonie der Arbeit hemmend und hat in der Regel zur Folge, daß sie selbst sich einer monotonen Arbeit, etwa der Arbeit am laufenden Band, entziehen und eine wechselvolle Tätigkeit anstreben, die Nachdenken und dauernde Neueinstellung zu den Aufgaben verlangt. Für sie steigert das Wechselvolle des Arbeitsvorgangs die Arbeitslust und die Freude am Tun und seinem sichtbaren Ergebnis, während die meisten Arbeiter nur den Ablauf von Teilvorgängen sich vollziehen sehen. Nur für jene gilt, daß der Mangel an Abwechslung und Eintönigkeit der Arbeit sie unzufrieden, unlustig macht, sie rasch ermüdet und ihre Leistung vermindert, nicht für die Mehrzahl der Arbeitenden aller Berufe.

Aber auch manche auf geistige Arbeit eingestellte Menschen schalten von Zeit zu Zeit oder im Ablauf des Tages eine Zeitspanne monotoner Arbeit ein, um sich zu entspannen und dennoch die Zeit zu nutzen. Sie wird auch als Kur bei geistiger Überarbeitung verordnet (Holzhacken).

Arbeitszeit.

Die Vorstellung, die Übernahme zahlloser körperlicher Leistungen durch die Maschine müsse bei Einführung einer gerechten Gesellschaftsordnung notwendig eine Verkürzung der Arbeitszeit auf wenige Tagesstunden bewirken, hat sich bisher als utopisch erwiesen. Die Ergebnisse aller technischen Erfindungen haben sich alsbald in eine weitere Entwicklung und den Ausbau der technischen Zivilisation umgesetzt und gleichzeitig zu einer Erhöhung der Ansprüche aller Volkskreise an die Lebenshaltung beigetragen, die jene Krafteinsparungen restlos ausgleichen und ihren Zeitgewinn aufzehren. Dem nur den eigenen Lebensablauf

Betrachtenden kommt nicht zum Bewußtsein, wie groß sein Anteil an alledem ist und wieviel davon er als selbstverständlich hinnimmt, ohne sich seiner Mehransprüche im Vergleich mit denen der Generationen vor ihm bewußt zu sein.

Gegenüber den Anforderungen früherer Jahrhunderte ist seit dem Beginn des 19. Jahrhunderts eine rasch steigende Inanspruchnahme aller Arbeitskräfte, auch der Kräfte von Frauen und Kindern, eingetreten. Sie artete in seinem Verlauf zeitweise zu einer Überbeanspruchung in viel zu lang bemessenen Arbeitszeiten aus, die notwendig zu einer Abwehrreaktion in sozialistischen Arbeiterbewegungen führen mußte. Erwägungen ethischer Art über das Recht und die sittliche Pflicht zur Arbeit im Rahmen der Gesellschaft standen bei dieser Lage außerhalb der Erörterung. Das Endergebnis der Auseinandersetzungen sozialpolitischer Art ist gewesen, daß durch internationale Vereinbarungen über die Arbeitszeit als Norm der *8-Stunden-Arbeitstag* anerkannt wurde, entsprechend einer seit dem Mittelalter bekannten, 1886 auf einer Demonstration amerikanischer Arbeiter in den Vordergrund gestellten Forderung einer Dreiteilung des Tages in 8 h Arbeit, 8 h Freizeit und 8 h Schlaf.

Erörtert wird heute die Frage der Verminderung der *Wochenarbeitszeit*, von 48 h auf etwa 40 h, mit dem Ziel, die 8-Stunden-Arbeitszeit zu sichern, aber den Samstagnachmittag arbeitsfrei zu machen. Es gilt aber auch als zulässig, um eines freien Samstagnachmittags willen die Tagesarbeit an einigen Tagen der Woche bis zu einer Mehrarbeit um 2 h am Tage über die 8 h hinaus zu erhöhen. Im Wesen mancher Betriebe liegt es, daß eine längere Arbeitszeit zur Aufrechterhaltung ihres Arbeitsprozesses notwendig ist. Wahrscheinlich wird aber ein Weg sich finden lassen, auch ohne Erhöhung der 8-Stunden-Arbeitszeit oder durch Einsparung von Zeit für Mehrarbeit an anderen Tagen die Halbtagsarbeit an Samstagen durchzuführen, ohne Schaden für die Wirtschaft und ohne Minderung der Entlohnung.

Eine schematische Festlegung der Arbeitsverpflichtung durch eine *Arbeitszeitordnung* (AZO) für eine bestimmte Stundenzahl als Norm war unvermeidlich, weil nur so für die Überzahl der viele Millionen zählenden Arbeiterschaften aller Industrieländer eine Grundlage für die Festlegung der Bedingungen ihres Arbeitsverhältnisses geschaffen werden konnte.

Aber weder arbeitsphysiologisch noch arbeitstechnisch wird dieses Standardschema dem Menschen und seinen Aufgaben überall gerecht. Verschiedenheiten des psychomotorischen Eigentempos des Menschen, seine innere Einstellung zur Arbeit, auch seine individuelle, konstitutionell bedingte Ermüdbarkeit müssen sich in der Ausnutzung der Arbeitszeit auswirken. Ebensoviel bedeuten aber auch das von der Arbeitsart geforderte, vielfach durch den Gang der Maschine oder der Fließarbeit erzwungene Tempo, die Schwere der Arbeit und ihre Intensität.

Die Erfahrung hat gezeigt, daß die Leistung in späteren Arbeitsstunden sinkt, so daß im Zeitabschnitt weniger geschafft wird, ja daß der Arbeiter bewußt oder unbewußt „bremst". Die Korrelation zwischen Arbeitszeit und Arbeitsergebnis wird unter Umständen aus einer positiven zu einer negativen. Bei einer Reihe von Arbeiten sind daher durch Verkürzung der Arbeitszeit, soweit nicht schon die Art der Arbeit an sich einen Schichtenwechsel nach kürzeren Zeitspannen notwendig macht, wie etwa die Arbeit vor den Kesseln eines Dampfschiffs, trotz der nicht vollständigen Ausnutzung der Stunden des vollen Leistungswillens und Leistungskönnens Mehrleistungen und Verbesserungen der Ergebnisse erzielt worden. Eindrucksvoll sind unter anderem die Erfahrungen, die beim Vortreiben des Stollens bei Tunnelbauten gemacht worden sind.

Hier war bei 4stündiger Arbeitszeit im Verhältnis zu 8stündiger und 12stündiger Arbeitsschicht ein Vortreiben des Tunnelstollens um 70:50:36 m möglich geworden, an sich ja nicht verwunderlich, wenn von 4 zu 4 h frische Arbeitskräfte eingesetzt werden. Aber auch die Kosten sanken von 41,75 RM bei 12stündiger Arbeitszeit, auf 41,52 RM bei 8stündiger und 39,57 RM bei 4stündiger.

Die früher von Betriebsleitungen vertretene Ansicht, der Unternehmergewinn werde erst in der letzten Arbeitsstunde erzeugt, war irrig. Ihr steht die Erfahrung gegenüber, daß bei zu langer Arbeitszeit und Ermüdung der Gewinn wieder aufgezehrt wird, schon deshalb, weil jede Arbeit in bestimmten Grenzen immer Qualitätsarbeit sein muß, wenn sie rentabel sein soll. Die Qualität aber leidet bei zu langer Dauer der Arbeit.

Unzweifelhaft war es eine Fehlrechnung, zu erwarten, es ließen sich, wie das im letzten Kriege angestrebt wurde, durch Verlängerung der Arbeitszeit, durch Heranziehung auch schwächerer Arbeitskräfte zu Vollarbeit, z. B. von Frauen für volle Männerarbeit, womöglich bei unzureichender Ernährung, eine höhere Leistung und ihr entsprechende Ergebnisse erzwingen. Sowohl die Arbeitsart, das Material und seine Verarbeitung, wie auch die konstitutionellen Eigenschaften des Arbeiters, besonders von Jugendlichen und Frauen, verlangen im Gegenteil bei zahlreichen Arbeiten vom hygienischen Standpunkt eine Verkürzung der Arbeitszeit.

Andererseits wird in der 8stündigen Arbeitszeit in der weitaus größten Zahl aller Arbeitsbetriebe und Arbeitsarten nicht der Zustand der Ermüdung erreicht, der eine Minderung der Gesamtergebnisse mit sich bringt und auf die Dauer eine Beeinträchtigung der Körperverfassung des Arbeiters bewirken würde. Es gibt im Gegenteil eine Reihe von Betriebsarten, in denen nur zeitweise stärkere Beanspruchung, dafür aber ein Bereitsein zu Dienstleistungen für einen längeren Zeitraum verlangt wird (Hotelwesen und Gastwirtschaften). Auch daß den Monaten angestrengtester Arbeit über die 8-Stunden-Grenze hinaus in der Landwirtschaft Monate relativer Arbeitsgemächlichkeit folgen, gehört zu den unabänderlichen.Varianten der Wirtschaft, denen der Mensch sich anzupassen hat und auf die kein Schema anwendbar ist.

Die heutige wirtschaftliche Lage der Arbeiterschaft in den meisten Kulturländern, auch dort, wo die sozialen Forderungen am weitesten verwirklicht sind, verlangen, schon um der wirtschaftlichen und kulturellen Bedürfnisse des Arbeiters selbst willen, die Innehaltung eines vollen 8stündigen Arbeitstages. Wo solche Normung der Arbeitszeit nicht stattfindet, wie z. B. in der Heimarbeit, wird sie oft um des Gewinnes willen, aber zum Schaden der Familie, weit überschritten. Die meisten in freien Berufen arbeitenden und die geistig schaffenden Menschen kennen in der Regel eine Arbeitsökonomie in zeitlicher Hinsicht überhaupt nicht, auch sie nicht selten zum Schaden ihrer Schaffenskraft.

Daher darf auch der Forderung von *Überstundenarbeit*, auch wenn sie entsprechend entlohnt wird, sowohl aus arbeitsphysiologischen, wie aus wirtschaftlichen Gründen nicht das Wort geredet werden. Die höher entlohnte Arbeit erweist sich oft als ein *Raubbau* an menschlicher Lebensenergie und deshalb meist als unrentabel. Wegen der Möglichkeit von Gesundheitsschädigungen ist ihre Übernahme durch Frauen und Jugendliche durch gesetzliche Bestimmungen eingeschränkt.

Pausen.

Kein Arbeiter kann pausenlos arbeiten. Selbst die Arbeit am laufenden Band läßt ihm Spielraum für Augenblicke der Entspannung. Eine Rationalisierung der Arbeit mit dem Ziele einer restlosen Ausnutzung der Zeit führt zu unzulässiger Ausbeutung der Arbeitskraft, zu Raubbau an der Gesundheit des Arbeiters.

Wo eine durch den Arbeitsgang erzwungene Bindung an ein bestimmtes Arbeitstempo nicht besteht, wird jeder Arbeiter seiner Individualität entsprechende, kurze Augenblicke des Ausruhens einschalten, allerdings damit der Beurteilung seitens der Aufsicht unterliegen, ob er zu den schnellen oder langsamen Arbeitern gehört, mit allen Folgen einer solchen Beurteilung.

Diese individuell bedingte, vom Arbeiter selbst ausgehende Regelung des Arbeitstempos bedarf aber einer Ergänzung durch die Einschaltung kürzerer oder längerer Pausen in den Gesamtarbeitsgang. Wann diese Pausen einzuschalten sind, wie lange sie zu dauern haben, ist ein noch nicht restlos gelöstes Problem.

Als Grundsatz gilt, daß Pausen *in die Arbeitszeit* gelegt werden *müssen*, wenn man einer Übermüdung vorbeugen will. Ihre Folgen können durch die Erholung *nach* Beendigung der Arbeit nicht behoben werden. Über die Notwendigkeit solcher Pausen an sich besteht also nach wissenschaftlichen Untersuchungen und praktischen Erfahrungen kein Zweifel.

Auf alter Erfahrung beruht die Gewohnheit, die auch bei militärischen Übungen befolgt wurde, bald *nach Beginn der Arbeit eine kurze Ruhepause* einzulegen. Durch sie soll, abgesehen von der Befriedigung sich bald nach Arbeitsbeginn einstellender physiologischer Bedürfnisse, die Mehrleistung des „Ankurbelns" kompensiert werden. Diese Pause darf aber nur kurz sein, wenn ihre Wirkung nicht durch erneute Anstrengung zum „Inschwungkommen" aufgehoben werden soll.

Experimentelle Untersuchungen aus neuester Zeit (Radfahrversuche) haben gezeigt, daß eine wesentliche Steigerung der Durchschnittsleistung, bis zu 25%, durch *viele kurze Einzelpausen* erreicht wird, also durch eine geringe Verlängerung aller bei rhythmischer Tätigkeit sich zwangsmäßig ergebenden oder vom Arbeiter selbst eingeschalteten Pausen. Man spricht von einer Summierung des Erholungs- und Übungsgewinns (LUTZ). Sofern das nicht durch besondere Einrichtungen der Arbeitsapparatur bewirkt werden kann, wird es organisatorisch schwerlich in vielen Arbeitsgängen zu verwirklichen sein, vielleicht auch den Wünschen vieler Arbeiter nicht entsprechen und von ihnen als Zeitverlust empfunden werden.

Außerhalb jeder Erörterung steht die Notwendigkeit einer *Mittagspause*, umstritten aber ist ihre Zeitdauer. Vom arbeitshygienischen Gesichtspunkt muß für die Einnahme einer *warmen* Mittagsmahlzeit — einer arbeitshygienischen Notwendigkeit — und für eine die Verdauung und bessere Ausnutzung der Nahrung begünstigende Ruhezeit darnach eine Pause von 40 min, besser von 1 h als Regel gefordert werden, und zwar auch, wenn der Arbeiter die Mahlzeit in Aufenthaltsräumen seines Betriebes oder im Bereich seiner Arbeitsstätte zu sich nimmt. Gerade dort wäre, da Verlust an Ruhezeit durch Wege fortfällt, bei Ausstattung der Räume mit Pritschen die erwünschte Entspannung möglich. Verwirklicht ist diese Forderung leider bisher nur selten.

Dem Arbeiter selbst ist mehr an einem frühen Arbeitsschluß als an einer langen Mittagspause gelegen. Je mehr es gelingt, den Arbeitern Eigenheime in Arbeitersiedlungen zu schaffen, um so mehr wird es ihnen bedeuten, $1/_2$ h mehr für Haushalt und Gärtchen zu gewinnen. Nachdenken über den physiologischen Wert der Pause für die eigene Gesundheit oder Rücksichtnahme auf die Wirtschaftlichkeit seiner Arbeit nach einer vollkommenen Ruhepause kann von dem Arbeiter nicht erwartet und verlangt werden.

Eine *Kurzpause* von 10—15 min während der Vormittagsstunden um der Einnahme eines kalten Imbisses willen ist für deutsche Verhältnisse wünschenswert, weil unsere Volksgewohnheiten das kräftige Frühstück, das der englische Arbeiter vor Arbeitsbeginn zu sich zu nehmen pflegt, nicht kennen. Die große Masse der deutschen Arbeiterschaft hat sich leider durch die Einführung des Kaffees in das erste Frühstück, der zudem fast nur in der Form von Surrogaten genossen wird, von der uralten, gesunden Volkssitte der morgendlichen Einnahme einer magenfüllenden und kräftigen Breinahrung (Porridge, Haferbrei) abbringen lassen, die das englische Volk beibehalten hat.

Eine Nachmittagspause war nur erforderlich, als die Arbeitszeit noch auf 10—12 h bemessen war.

Trotz vieler, gerade auch von gewerbeärztlicher Seite vorgebrachter Bedenken setzt sich die englische Durcharbeitszeit, wie es allen Anschein hat, immer mehr durch, eine Folge der Großstadtentwicklung und damit der Trennung zwischen Arbeits- und Wohnbezirken. Sie wird von der technischen Entwicklung der Betriebe gefordert und kommt auch den Wünschen der Arbeiter zweifellos entgegen. Jeder frühe Arbeitsschluß am Nachmittag wird die Arbeiterschaft für sich einnehmen. Wenn nicht grundsätzlich, nötigenfalls gesetzlich, die 1-Stunden-Mittagspause eingeführt wird, wird diese Arbeitsweise nicht ohne bedenkliche Folgen eines nicht ausreichenden Ausgleichs der Ermüdung durch ruhiges Einnehmen der Mahlzeit und eine anschließende, auch der Verdauung günstige Ruhezeit bleiben können.

Das Problem ist insofern ungelöst, als die *Arbeitszeitordnung* (AZO) für den erwachsenen männlichen Arbeiter Ruhepausen nicht vorschreibt. Nur für Angestellte, Frauen und Jugendliche ist die Einschaltung von Pausen von mindestens $1/_2$ h Länge vorgesehen, sobald die Arbeitszeit 6 h überschreitet, wozu noch Sonderregelungen, je nach der Anordnung des Arbeitsganges treten. So ist z. B. für Angestellte eine ununterbrochene Ruhezeit von mindestens 11 h zu gewähren, ebenso für Arbeiterinnen. Diese dürfen übrigens von 20—6 Uhr nicht beschäftigt werden.

Die *Sonntagsruhe* ist gesetzlich festgelegt. An dem ethischen und physiologischen Bedürfnis eines vollen Ruhetages hat nie ein Zweifel bestanden. Praktisch ist sie in der christlichen Welt überall geübt worden, seit das Christentum Staatsreligion geworden war. Sie entspricht der christlichen Auffassung vom Ruhen Gottes nach dem Sechstagewerk der Schöpfung, eine Vorstellung, die der Islam allerdings als Gottes unwürdig ablehnt. Er legt Allah die Worte in den Mund: „In 6 Tagen habe ich die Welt geschaffen, aber keine Müdigkeit ist über mich gekommen." Aber obwohl der Freitag für den Muslim kein Tag des Feierns sein soll, enthält er sich an ihm jeder Arbeit.

Gegenüber den großen physiologischen Vorteilen einer vollständigen Erholung in einer Zeitspanne von mindestens 36 h muß in Kauf genommen werden, daß die Länge dieser Arbeitspause einen Übungsverlust zur Folge hat, der den Arbeitsbeginn am Wochenanfang erschwert. Dieser wird noch mehr erschwert und es macht überhaupt den Sinn und Wert der Sonntagsruhe illusorisch, wenn die Sonntagsruhe zum Anlaß von Sonntagsexzessen wird.

Leitsätze für die täglichen Arbeitspausen sind in einem Entwurf von KOELSCH, veröffentlicht von der Arbeitsgemeinschaft der Amtlichen Deutschen Gewerbeärzte, niedergelegt.

Nachtarbeit.

Die durch die kosmische Einordnung unseres Planeten allen höheren Lebewesen auf ihm angewiesene Zeitspanne einer Einengung oder des Stillstandes ihrer aktiven Lebensäußerungen ist die *Nacht*.

Als unentbehrlichste Pause nicht nur der Arbeit, sondern auch aller anderen Inanspruchnahme durch unser geistiges und körperliches Tun muß der *nächtliche Schlaf* durch die Entspannung von Geist und Körper den Ersatz des Verbrauchs sichern und den Wiederaufbau der Körperelemente bewirken, die der neue Tag beansprucht. Es ist wider die Natur, die Nacht zum Tage zu machen. Der kosmisch-physiologische Phasenwechsel in unserem Lebensablauf kann nicht ohne schädliche Auswirkungen geändert werden. Selbst energische, kraftvolle Menschen können auf längere *Dauer* eine Umkehr der Lebensführung — des Nachts zu arbeiten, am Tage zu schlafen — nicht ohne Einbuße an der Güte ihrer Leistung und ohne krankhafte Störungen, hauptsächlich nervöser Art, durchführen. Schon das Wachbleiben an sich ist eine zusätzliche Belastung. Der geistige Anteil an jeder Arbeit, die Konzentrationsfähigkeit wird gemindert. Unfälle werden darauf bezogen. Die Ausnahme, daß bei geistig arbeitenden Menschen durch die Umweltruhe in der Nacht das Konzentrationsvermögen gehoben ist, ändert nichts an dieser Regel, betrifft meist auch nur die Stunden vor Mitternacht.

Bei schwächlichen und nervösen Personen stellen sich rascher als am Tage Zeichen von Erschöpfung und körperliche Schäden, z. B. Blutarmut, ein. Der *Tagesschlaf*, oberflächlicher, auch meist nicht frei zu halten von Störungen, oft auch willkürlich verkürzt, „um noch etwas vom Tage zu haben", bietet keinen ausreichenden physiologischen Ausgleich.

Das in zahlreichen Groß- und Kleinbetrieben unvermeidbare pausenlose Durchlaufen der Arbeitsvorgänge verlangt einen *Schichtwechsel*, bei dem die Heranziehung von Teilen der Arbeiterschaft zur Nachtschicht notwendig ist. Diese außergewöhnliche Beanspruchung soll nach langen Erfahrungen für etwa 2—3 Wochen, nicht für kürzere Zeitabschnitte erfolgen, weil stets einige Tage zur Einstellung auf die neue Zeitordnung erforderlich sind. Die Auswahl der dafür geeigneten Arbeiter und ihre Überwachung ist eine betriebsärztliche Aufgabe.

Für Frauen, abgesehen von den Nachtwachen im Krankenpflegedienst, und für Jugendliche ist die Beschäftigung in den Stunden zwischen 20 und 6 Uhr verboten.

Selbst in den Tropen ist einer Verlegung der Arbeit in die Nachtstunden zu widerraten, obwohl diese arbeitsklimatisch günstiger erscheinen. Der natürliche Nachtschlaf ist unersetzlich.

Urlaub.

Eine soziale Forderung, die, vor 50 Jahren als undiskutabel angesehen, heute als etwas Selbstverständliches gilt, ist die Gewährung einer längeren Arbeitsunterbrechung durch einen *Jahresurlaub* unter Weiterzahlung der üblichen Einkünfte in der Form von Lohn oder von Zuwendungen aus Stiftungen oder Urlaubskassen.

Unsere Zeit hat *biologisch denken* gelernt und weiß, daß zur Erhaltung einer Leistungsfähigkeit, die ebensosehr im Belang des einzelnen wie der Gesamtheit liegt, zum Ausgleich der „unharmonischen Beanspruchung" (KOELSCH) durch viele Arbeitsprozesse und für eine Regeneration der Kräfte von Körper und Geist ein völliges Ausspannen auf längere Zeit und Entfernung aus dem Berufsalltag notwendig ist. Das gilt keineswegs nur für ältere, im Arbeitsgang schon ermüdende, nachlassende Arbeiter, sondern fast noch mehr für Jugendliche, für arbeitende Frauen, für Schwächlinge, aber auch für den gesunden, kräftigen Mann.

Wirtschaftliche Bedenken haben zurückzutreten. Vorausgesetzt aber muß werden, daß der Urlaub auch wirklich der Erholung dient und nicht etwa zu Übernahme anderweitiger, bezahlter schwerer Arbeit oder zu schwerer Landarbeit im eigenen Belang der Familie verwendet wird.

Der Zweck des Urlaubs wird am besten gesichert sein, wenn die wirtschaftliche Lage des Landes es erlaubt, für die Arbeiter- und Angestelltenschaft Erholungsstätten in anziehender, gesunder Umgebung zu unterhalten.

Aus biologischem Denken erwachsen ist das Gesetz vom Jahre 1927 über die *Beschäftigung von Frauen vor und nach der Niederkunft*. Es gibt ihnen das *Recht*, 6 Wochen vor der Niederkunft die Arbeit auszusetzen und *verbietet*, Wöchnerinnen bis 6 Wochen nach der Niederkunft zu beschäftigen. In dieser Zeit genießt die Frau Kündigungsschutz. Nötigenfalls kann bei ärztlich bestätigter körperlicher Behinderung der Wiedereintritt in den Arbeitsbetrieb noch auf weitere 6 Wochen hinausgeschoben werden. Außerdem ist durch das Gesetz vom Jahre 1942 „zum Schutze der erwerbstätigen Mutter" für stillende Frauen jene Frist auf 8 Wochen und für stillende Mütter nach Frühgeburten auf 12 Wochen verlängert worden. Dies Gesetz sieht ferner, wenn in dieser Zeit nicht gearbeitet wird, die Zahlung eines Wochengeldes von mindestens 2 RM für die Zeit von 6 Wochen vor und nach der Niederkunft und dazu für stillende Frauen für 26 Wochen ein Stillgeld von 0,5 RM vor. Wenn sie in die Arbeit wieder eingetreten sind, ist ihnen bei zusammenhängender Arbeitszeit von $4^1/_2$ h eine

Stillpause von 45 min, bei 8 oder mehr Stunden Arbeitszeit eine Stillpause von 2mal 45 min freizugeben, die, wenn die Wohnung der Arbeitsstätte entfernt gelegen ist, zu einmal 90 min zusammengelegt werden können. Diese Freizeiten dürfen nicht vor- oder nachgearbeitet und auf die üblichen Ruhepausen nicht angerechnet werden.

An die Durchführung aller dieser sozialen und hygienischen Forderungen, deren biologische Begründung heute keiner einsichtigen Staats- und Betriebsführung mehr zweifelhaft sein kann, hat sich die Gesellschaft rasch gewöhnt, nachdem sie erst einmal verwirklicht waren. So ist das Verbot der früher als unentbehrlich angesehenen Nachtarbeit in Bäckereien ebenso anstandslos zur Durchführung gekommen wie die allgemeine Sonntagsruhe im Geschäftsleben, die noch vor 50 Jahren als etwas angesehen wurde, was für das öffentliche Leben undurchführbar sein müsse.

Rationalisierung der Arbeit.

Mit dem Schlagwort „Rationalisierung der Arbeit" ist gemeint eine Steigerung der Arbeitsleistung nach Quantität und Qualität durch richtige *Arbeitsökonomie*.

Der Arbeitende hat von jeher versucht, durch Einarbeiten einen Grad von Übung zu gewinnen, der ihm möglich macht, die nötigen Bewegungen auf dem kürzesten Wege und in kürzester Zeit mit möglichst geringer Anstrengung und ohne Ermüdung auszuführen, ein Grundproblem jeder Arbeitsleistung, in übertragenem Sinn auch jeder geistigen. Das Bemühen des Erfinders ist stets, dem Handwerkszeug Formen zu geben und Maschinen so zu konstruieren, daß der gewünschte beste Arbeitseffekt auf die einfachste und schnellste Weise erzielt wird.

Gelingt es, diese physiologischen und technischen Ziele durch *wissenschaftliche Forschung* so vollkommen wie möglich zu erreichen, so ist die Arbeit rationalisiert.

Um was es geht, ist am einfachsten belegt durch die populäre Bezeichnung des Forschungsgebietes als der „*Wissenschaft vom Schaufeln*" nach dem klaren Beispiel: „Was ist besser, wenige Hübe und Würfe mit einer großen Schaufel oder viele mit einer kleinen Schaufel?" Die arbeitsphysiologische Forschung hat geantwortet, das Optimum der Leistung durch den Durchschnittsarbeiter werde erreicht bei einer Schaufellast von etwa 10 kg, einer Stiellänge der Schaufel mit Griff von 64 cm, einer Wurfhöhe von 2 m, einem Arbeitstempo von etwa 12 Würfen in der Minute und bei einem Verhältnis von Ruhe zu Arbeit von 12:48. Dazu muß die Schaufel eine für das zu schaufelnde Material geeignete Form haben.

Ergebnisse solcher Untersuchungen liegen heute vor für zahlreiche einfache und verwickelte Arbeitsvorgänge, für das Lastentragen, das Heben von Gewichten, das Kurbeldrehen, das Bewegen von Karren usw. Man ist dazu gelangt, die verschiedenen *Arbeitsbewegungen* aufzuteilen in *Elementarbewegungen*, in Amerika in 17, in Deutschland in etwa 35, deren jede durch Stoffwechselversuche unter den verschiedensten Varianten analysiert wurde (KOELSCH, ATZLER).

Immer handelt es sich darum, den geringsten Energieaufwand festzustellen, mit dem der gewollte Erfolg der Arbeit erzielt werden kann, und inwieweit der ermüdende *statische* Anteil am Arbeitsgang und zwecklose, unnötige, ermüdende Mitbewegungen ausgeschaltet werden können.

Wieviel ein häufiges Umlegen der Kippwagenschienen bei einem Erdaushub für den Kraftaufwand beim Vollschaufeln der Wagen bedeutet, zeigt besser als jede Erörterung die umstehende Skizze (s. Abb. 60). Die irrige Annahme, man erspare durch selteneres Umlegen der Geleise Zeit, wurde durch die Erfahrungen mit der „Schipperkrankheit" teuer erkauft.

Schon eine geringe Unterstützung der Armhaltung kann bei bestimmten Arbeiten die große Mehrzahl vermeidbarer, unnötiger Bewegungen ausschalten, so beim Maschinenschreiben etwa 50%.

Der Produktionsverlust durch vermeidbare Bewegungen je Tag ist auf 25% der Leistung geschätzt worden.

Die Forschungsstelle für Deutschland ist das MAX-PLANCK-Institut für Arbeitsphysiologie in Dortmund. Übersichtlich dargestellt findet man die Problematik dieses Arbeitsgebietes und seiner Ergebnisse in dem Buch von W. MOEDE, „Arbeitstechnik" (Stuttgart, Ferd. Enke 1935).

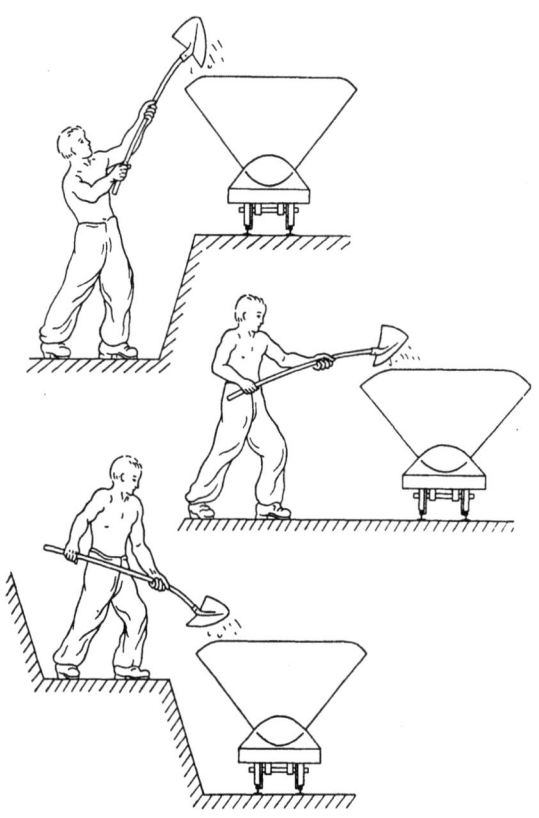

Abb. 60. Vermeidung der Schipperkrankheit.

„Mittels dieser unbestechlichen und unparteiischen Methoden besteht schließlich die Möglichkeit, das Problem des täglichen Arbeitsquantums, bzw. der täglichen Arbeitszeit zu studieren und dem Streit der Parteien zu entziehen, natürlich nur insoweit als ausgesprochen körperliche Arbeit dabei in Frage kommt" (KOELSCH).

Für Feinarbeit bedarf das Forschungsgebiet noch des weiteren Ausbaus seiner Methoden und damit der Ausdehnung auf alle Arbeitsgebiete, bei denen die Beteiligung seelischer Funktionen, Geschicklichkeit, Aufmerksamkeit und die stärkere Inanspruchnahme eines Sinnesorgans eine geistige Ermüdung bewirken, die sich ja genau so auf den Gesamtorganismus auswirkt, wie rein körperliche Arbeit auch geistig ermüdet.

Den Ausgangspunkt für alle diese Forschungen bildeten die um die Jahrhundertwende einsetzenden Bestrebungen des amerikanischen Ingenieurs FREDERIC WINSLOW TAYLOR (1856—1915), durch „scientific management", durch „wissenschaftliche Betriebsführung", die Arbeitsleistung gleichzeitig zum Vorteil des Unternehmers wie des Arbeiters zu steigern, dem einen hohe Dividenden, dem anderen hohe Löhne zu verschaffen. Die Möglichkeit dazu suchte er sowohl in der Verbesserung der menschlichen Leistung wie der technischen Hilfsmittel: Richtige Auslese auf Eignung für das Ineinandergreifen der Einzelleistungen im Gesamtarbeitsgang, Festlegung der geeignetsten Handgriffe durch sehr differenzierte Anweisung und Überwachung mit dem Ziel der geringsten Verluste an Weg und Zeit bei jeder einzelnen Bewegung, genaue Festlegung von Arbeitszeit und Pausen, vor allem Entlohnung entsprechend einem Leistungsstandard mit Prämierung von Mehrleistung über den Standard hinaus.

Unter diesen Voraussetzungen mußten Höchstleistungen erzielt werden und sind in der Tat erzielt worden, wenn gleichzeitig durch richtige Organisation in der Anordnung des Arbeitsgangs, durch beste Ausbildung des Arbeitsgeräts und der Maschinen, bei hygienischer Einrichtung des ganzen Betriebes und Verbot des Alkoholgenusses dem Arbeiter alle Erleichterungen für die Ausführung der Arbeit geboten werden. Um ein Beispiel aus einem sehr einfachen Arbeitsvorgang zu wählen: Beim Mauern kann durch häufiges Umstellen des Gerüstes, durch richtiges Bereitstellen der Steine und des Mörtels in Griffhöhe und richtige Zusammenarbeit mit Hilfskräften die Stundenleistung vom Legen von 120 Ziegelsteinen auf 300 Steine bei einer Verminderung der Handgriffe von 18 auf 5 erreicht werden. Noch größer waren die Leistungssteigerungen im Transportwesen, wo je Tag und Kopf die Ergebnisse von 16 auf 59 t erhöht werden konnten bei annähernder Verdoppelung des Lohns. In anderen Arbeitsgängen wurden solche Ergebnisse noch überschritten. Seit 1935 erreichte durch die Anwendung solcher Methoden in Rußland die sog. Stachanowbewegung außerordentliche Produktionssteigerungen.

Um diese Zeit waren aber in Europa und in Amerika schon seit langem sehr erhebliche Bedenken gegen das TAYLOR-*System* laut geworden. Vom Standpunkt des Ingenieurs war das „taylorn" eine richtig erdachte und, organisatorisch richtig durchgeführt, für die Betriebe unzweifelhaft gewinnbringende Methode. Sie wäre auch für den Arbeiter ohne Bedenken gewesen, wenn ein Mensch dem anderen gleich wäre, wie eine Maschine der anderen, und wenn das ganze System nicht schließlich als wesentlichstes Ziel eben die *Höchstleistung* und die *größte Gewinnsteigerung* zum Ziel gehabt hätte, ein Ziel, neben dem die Belange des Arbeiters, obwohl seine Leistungen höher entlohnt wurden, nur in zweiter Linie standen.

Zweifelhaft war geworden, ob die Voraussetzung TAYLORS zutreffe, durch die Möglichkeit des Erreichens hoher Entlohnung und von Prämien für Höchstleistungen könne der Arbeiter dazu gebracht werden, das „Bremsen", d. h. ein Zurückhalten im vollen Einsatz seiner Kräfte zu unterlassen. Zu sehr war das System auf *ständige Höchstleistungen* eingestellt, die man kaum von einer Maschine dauernd verlangen kann, nicht aber von Menschen. Dem Arbeiter konnte auf die Dauer nicht verborgen bleiben, daß dieses Herausholen des Äußersten an Kraftleistung für ihn selbst eine vorzeitige Abnutzung seiner Arbeitskraft darstellt, für die auch die hohen Löhne kein Äquivalent bieten, schon weil sie zu großem Teil für den Energieersatz durch hochwertige Nahrung aufgewendet werden müssen. Objektiv ergab sich, daß das TAYLOR-System in seiner ursprünglichen Form zu einem raschen Verschleiß, zu einem Raubbau an Menschenkraft führte. Die Zahl der den Arbeitsmarkt belastenden, nicht mehr vollwertigen Arbeitskräfte stieg an. *Dem „Bremsen" lag also eine physiologische Ursache zugrunde.* Es ist nicht möglich, auf die Dauer aus der Arbeiterschaft, aus Menschen, die gleichen Leistungen herauszuholen wie aus einer Maschine. Deren Abnutzung ist durch Erstellung einer neuen leicht zu ersetzen, nur ein Nachteil und Aufwand des Unternehmers. Die vorzeitige Abnützung der menschlichen Arbeitskraft bedeutet soziales Absinken.

Der rein mechanische Gesichtspunkt, schnellste Bewegungen in kürzester Zeit zu erzielen, kann nur dann zu einem guten Erfolg für Betrieb und Arbeiterschaft führen, wenn gleichzeitig der physiologische Faktor des Energieverbrauchs in richtiger Festsetzung des Arbeitstempos und der individuelle Faktor in Rechnung gestellt werden. Das geschieht aber nicht, wenn, wie TAYLOR es anstrebte, die *Maximalleistung zur Norm* gemacht wird.

Ein seit 1916 in Amerika eingeführtes System des Ingenieurs BÉDAUX, bei dem der persönliche Faktor, Energie- und Intelligenzaufwand bzw. der Ermüdungsfaktor, durch Schätzung festgestellt werden — übrigens aber auch ein Prämiensystem — soll die Mängel des TAYLOR-Systems vermeiden.

Der unbestreitbare Fortschritt, den die arbeitsphysiologische Forschung durch Rationalisierung der Arbeit bewirkt, kann zum Segen für die Gesellschaft nur werden, wenn das Ergebnis der dadurch gesteigerten Leistung in gleicher Weise dem Arbeiter wie dem Betrieb, er sei sozialisiert oder nicht, entsprechend seinem Beitrag an dieser Leistungssteigerung zugute kommt, und auch dann nur unter der Voraussetzung, daß die Steigerung nicht zu Lasten gesundheitlicher Schädigung und frühzeitiger Abnutzung der Kräfte der Schaffenden geht.

Unter diesem Gesichtspunkte ist es notwendig, zwei Rationalisierungsmethoden zu betrachten, die zunehmend im Großbetrieb Einführung gefunden und die Produktion wesentlich gesteigert haben, die *„Fließarbeit"* und die *„Arbeit am laufenden Band"*. Beide Methoden haben das Gemeinsame, daß das Werkstück vom Beginn der Arbeit am Rohmaterial an bis zur Fertigstellung in ununterbrochenem Gang eine Kette von Arbeitern durchläuft, deren jeder nur bestimmte Handgriffe daran auszuführen hat. Der Transport der Werkstücke vom Arbeitsplatz des einen zu dem des nächsten erfolgt unter Einsparung menschlicher Kraft durch mechanische Mittel, Rutschen, Förderbänder, Wägelchen, Drehtische, Hängebahnen. Die Intensivierung der Arbeit wird hier nicht erkauft durch höhere Beanspruchung des Arbeiters. Durch die organisatorische Betriebsverbesserung wird er arbeitsphysiologisch eher entlastet. Es wird also nicht ein Mehr an Arbeit von ihm gefordert, aber seine Arbeit ist ausgesprochen *monoton*, weil die gleichen Handgriffe sich ständig wiederholen. Daß hierin für die Mehrzahl der Arbeiter *keine wesentliche seelische Belastung* liegt, wurde bereits besprochen. Es ist nur ein Bruchteil von Menschen bestimmter seelischer Einstellung, die sich dieser Arbeitsmonotonie entziehen und eine ihrer Individualität entsprechende Arbeit suchen.

Die *Fließarbeit*, bei der die Werkstücke durch verschiedene, nicht in einem bestimmten, gleichmäßigen Tempo bewegte Transportmittel weitergegeben werden, zwingt dem Arbeiter nicht ein bestimmtes, etwa ein zu stark beschleunigtes Arbeitstempo auf. Es stört den Arbeitsgang nicht, es ist sogar durch *Pufferstellen* vorgesehen, daß sich Werkstücke anstauen können.

Die Ordnung solcher Betriebe, die Notwendigkeit hygienisch gut durchgebildeter Arbeitsräume und ihrer Einrichtungen, auch die Möglichkeit, Sicherheitseinrichtungen an bestimmten Arbeitsplätzen einzubauen, sie zu ummanteln oder zu ventilieren, der Vorteil, daß viele Teilarbeiten der Fließarbeit im Sitzen ausgeführt werden können, stellen arbeitshygienische Fortschritte dar.

Der *Arbeit am laufenden Band* scheint zunächst der Nachteil anzuhaften, daß bei ihr eine zwangsmäßige zeitliche Bindung für die Ausführung des auf den einzelnen Arbeiter entfallenden Arbeitsanteils besteht. Denn hier wird das Werkstück auf einem ruckweise oder gleichmäßig bewegten Transportmittel während des Arbeitsganges bei dem Arbeiter vorbeigeführt, der es auf dem Transportmittel selbst während der Zeit des Stillstandes oder in der Bewegung bearbeiten muß. Das *Tempo*, in dem er die erforderlichen Handgriffe auszuführen hat, wird ihm also *aufgezwungen*.

Da nun aber die Geschwindigkeit der Fortbewegung der Werkstücke nicht an Höchstleistungen einiger Arbeiter, sondern dem Durchschnitt, d. h. einer guten Mittelleistung angepaßt sein muß, hat das aufgezwungene Arbeitstempo keine physiologisch schädigenden Wirkungen. Die Erfahrung hat gezeigt, daß der Arbeiter meist seinen Arbeitsanteil erledigt hat, bevor das Werkstück weiterwandert, so daß er in den Genuß der so erwünschten kleinen Arbeitspausen kommt. Daneben macht aber die Intensivierung der Arbeit auch die Einschaltung längerer Erholungspausen notwendig. Was Fließarbeit und Bandarbeit mit anderen Arbeitsformen teilen, ist die unabänderliche einseitige Beanspruchung bestimmter Muskelgruppen.

Beide Rationalisierungsmethoden werden den Anforderungen des modernen Wirtschaftslebens gerecht, indem durch technisch-organisatorische Ausbildung des Arbeitsgangs die Rohstoffe und Betriebsmittel in der wirtschaftlichsten, Geld und Zeit ersparenden Weise ausgenutzt werden, hier aber ohne die menschliche Kraft selbst in unzulässiger Weise zu rationalisieren, d. h. ohne durch Überforderung an die körperlichen Reserven die Gesetze der Biologie und Physiologie außer acht zu lassen. Der Mensch ist keine Maschine.

Arbeitsschäden und ihre Vorbeugung.

Unfälle.

Innerhalb des in den 80er Jahren geschaffenen *Reichsversicherungswesens* nimmt die *Reichsunfallversicherung* eine Sonderstellung ein. In ihr ist *der Arbeitnehmer unentgeltlich versichert*, trägt also selbst zu seiner Versicherung nicht bei, im Gegensatz zu den beiden anderen Bereichen der Sozialversicherung, der *Invaliden-* und *Altersversicherung* und der *Krankenversicherung*.

Die Träger der Unfallversicherung sind ständisch gegliederte Körperschaften des öffentlichen Rechtes, die *Berufsgenossenschaften*, innerhalb deren die *Versicherungslast von den Arbeitgebern getragen* wird, die ihrer zuständigen Berufsgenossenschaft durch *Zwangsmitgliedschaft* angeschlossen sind. Davon sind nur staatliche und kommunale Betriebe ausgenommen. Staat oder Gemeinden können für ihre Betriebe eigene Unfallversicherungen besitzen. Beide aber haben das Recht, sich den Berufsgenossenschaften anzuschließen.

Die alle Berufe einschließenden Berufsgenossenschaften umfassen als 69. eine *Berufsgenossenschaft für Gesundheitsdienst und Wohlfahrtspflege*. Diese geht den Arzt und Hygieniker in erster Linie an. Kein Leiter eines Krankenhauses, einer Klinik, oder eines Instituts darf unterlassen, sich mit ihren Vorschriften vertraut zu machen.

Die *Reichsversicherungsordnung* hat aber die Berufsgenossenschaften nicht nur zu Trägern der Versicherung gemacht, ihnen nicht nur die Entschädigungspflicht auferlegt, sondern ihnen auch die *Unfallverhütung* zur Pflicht gemacht. Sie liegt in ihrem eigensten, besonders auch in ihrem finanziellen Interesse. Ihnen stehen daher auch gesetzliche Zwangsmittel in der Form hoher Geldstrafen zu Gebote, falls ihre Aufsichtsorgane, die jederzeit Zutritt zu den Betrieben haben, auf Mängel in der Unfallverhütung oder gar auf Widerstand gegen die Forderung ihrer Beseitigung stoßen.

Die Zwangsmitgliedschaft der Unternehmungen bei den Berufsgenossenschaften bedeutet also nicht etwa ein Loskaufen von dem Unfallrisiko und seinen Folgen. Verstöße gegen die Anordnungen der Berufsgenossenschaft als des Versicherungsträgers sind strafbar und für die Folgen solcher Verstöße sind die Unternehmungen regreßpflichtig.

Dem Unternehmer legt seine Zusammenarbeit mit der Berufsgenossenschaft die Verantwortung auf, in seinem Betriebe die strikte Befolgung der Unfall- und Krankheitsverhütungsvorschriften zu sichern, die von der Berufsgenossenschaft mit rechtlich bindender Kraft erlassen werden. Das bedeutet für ihn aber auch gleichzeitig ein Stützen des Berufsstandes, bei richtig verstandener Zusammenarbeit aller Zwangsmitglieder mit der Berufsgenossenschaft eine Verminderung der alljährlich umzulegenden Unkosten und über diesen persönlichen Vorteil hinaus eine Mehrung des Volkseinkommens und die Vermeidung von Schädigungen der Gesamtwirtschaft und des Wohlergehens der einzelnen.

Ein Teil dieser Verantwortung, soweit sie die Anschaffung des Werkgeräts, von Werkzeug, Apparaten, Maschinen, Fahrzeugen usw., angeht, wird dem Unternehmer dadurch abgenommen, daß er von dem Verkäufer eine verbindliche *„Lieferungserklärung für Schutzvorrichtungen"* anfordern und erhalten muß, des Inhalts, daß die bestellten Gegenstände den

Unfallverhütungsvorschriften entsprechen. Von der Pflicht der Instandhaltung und Überwachung ihres regelrechten Gebrauchs nach jenen Vorschriften aber ist er damit nicht
entbunden.

Alsbald zeigte sich aber bei der Beaufsichtigung der Betriebe und der Begutachtung
des Zustandes ihrer technischen Einrichtungen, auch der Schutzeinrichtungen, daß ein
großer Teil der Unfälle gar nicht auf schlechten Zustand der Werkanlagen zurückzuführen
war, sondern auf Unkenntnis der darin Beschäftigten. Die Berufsgenossenschaften sind
daher bald dazu übergegangen, durch eine ausgedehnte Aufklärungsarbeit und Propaganda
den *Arbeiter selbst* zur *Mitarbeit an der Unfallverhütung* anzuleiten. Bei der überwiegend
visuellen Veranlagung der heutigen Menschen ist dabei mit farbigen Plakaten und mit
drastischer Darstellung von Unfallvorgängen mehr Erfolg erzielt worden, als mit in trockenen
Paragraphen niedergelegten Warnungen (Unfallverhütungsbilder des Reichsarbeitsministe-
riums und des Verbandes der Berufsgenossenschaften).

Nun handelt es sich bei der Unfallverhütung aber nicht nur um ethische
und soziale Forderungen, sondern um eine volkswirtschaftliche Notwendigkeit
von größter Bedeutung. In der Zeit vor dem Beginn des letzten großen Krieges
hatten die Versicherungsträger etwa 1 Milliarde RM jährlich an Entschädigungs-
lasten aufzubringen. Hinzu kamen, ebenfalls nach Milliarden einzuschätzen,
die Verluste an Volksvermögen durch Gesundheitsschädigung, Arbeits-, Steuer-
und Lohnausfälle.

Was in diesen Riesenzahlen nicht zum Ausdruck kommt, was nicht zu errechnen und abzuschätzen ist, sind menschliche Not, Sorge, Schmerzen und
vernichtete Hoffnungen, die völlig zu beheben auch das vorsorglichste Versicherungswesen zu leisten nicht vermag (KOELSCH).

Die im Jahre 1884 geschaffene Unfallversicherung umfaßte ursprünglich nur
das Gebiet der eigentlichen *Unfälle*. Schon dem Begriff „Unfall" einen unmiß-
verständlichen Inhalt zu geben, war nicht leicht. Das populäre Kriterium der
Plötzlichkeit des Eintretens der Schädigung wurde dem tatsächlichen Geschehen
nicht gerecht. Man war genötigt, das Eintreten einer Verletzung oder organischen
Schädigung innerhalb einer längeren Zeitspanne, dem Zeitumfang einer vollen
Arbeitsschicht, als Unfall anzuerkennen. Dazu tritt hinsichtlich der Forderung,
daß der Unfall *im Betrieb* stattgefunden haben muß, die Ausdehnung des Begriffes
„Betrieb" auf *jede Betätigung für den betriebsgebundenen Zweck*, also auch den
Weg von und zur Arbeit. Inbegriffen sind aber außer der eigentlichen unmittel-
baren Betriebstätigkeit auch alle Nebenumstände, wie eigenes oder fremdes
Verschulden und Naturereignisse, die zu ihr im mittelbaren Zusammenhang
stehen.

Als seit 1925 die Unfallversicherung auch auf einige *Berufskrankheiten* ausgedehnt wurde, erwies es sich als unmöglich, eine juristisch tragbare, praktisch
brauchbare Definition des Begriffs „*Berufskrankheit*" zu schaffen. Wenn z. B.
unter Berufskrankheit verstanden werden sollten „die Folgen einer mit der
Berufsübung in Zusammenhang stehenden, durch lange Zeit dauernden oder
wiederholten Einwirkung in einem bestimmten Beruf oder einer Berufsgruppe
mit einer den Durchschnitt der Bevölkerung weit überragenden Häufigkeit",
so ist unschwer zu erkennen, daß hiermit keine scharfen Abgrenzungen weder
für den Einzelfall, noch für bestimmte Krankheitsgruppen gezogen werden können.
Es wurde daher der nur scheinbar primitive, praktisch aber sich bewährende
Ausweg gewählt, in einer Verordnung eine Reihe in einer *Liste* aufgeführter
Erkrankungen, zunächst nur 11, als Berufskrankheiten zu bezeichnen und als
solche anzuerkennen. Diese Liste ist dann, der Entwicklung der Technik und
der gewerbemedizinischen Forschung entsprechend, in mehreren Verordnungen
erweitert worden. Sie umfaßt nach ihrer letzten Fassung vom Jahre 1943
27 Berufskrankheiten. Ein endgültiger Abschluß der Liste dürfte damit nicht
erreicht sein (s. Tab. 6).

Tabelle 6. *Verzeichnis der in der vierten Verordnung anerkannten Berufskrankheiten.*

Lfd. Nr.	Berufskrankheit	Unternehmen
1	Erkrankungen durch Blei oder seine Verbindungen	Zu 1—18: Alle Unternehmen.
2	Erkrankungen durch Phosphor oder seine Verbindungen	
3	Erkrankungen durch Quecksilber oder seine Verbindungen	
4	Erkrankungen durch Arsen oder seine Verbindungen	
5	Erkrankungen durch Mangan oder seine Verbindungen	Mit Ausnahme von Hautkrankheiten. Diese gelten als Berufskrankheiten nur insoweit, als sie Erscheinungen einer durch Aufnahme der schädigenden Stoffe in den Körper bedingten Allgemeinerkrankung sind oder gemäß Nr. 15 entschädigt werden müssen.
6	Erkrankungen durch Benzol oder seine Homologen	
7	Erkrankungen durch Nitro- und Amidoverbindungen des Benzols oder seiner Homologen und deren Abkömmlinge	
8	Erkrankungen durch Halogen-Kohlenwasserstoffe	
8a	Erkrankungen durch Salpetersäureester	
9	Erkrankungen durch Schwefelkohlenstoff	
10	Erkrankungen durch Schwefelwasserstoff	
11	Erkrankungen durch Kohlenoxyd	
12	Erkrankungen durch Röntgenstrahlen und radioaktive Stoffe	
13	Erkrankungen an Hautkrebs oder zur Krebsbildung neigenden Hautveränderungen durch Ruß, Paraffin, Teer, Anthrazen, Pech und ähnliche Stoffe	
14	Erkrankungen an Krebs oder anderen Neubildungen sowie Schleimhautveränderungen der Harnwege durch aromatische Amine	
15	Schwere oder wiederholt rückfällige berufliche Hauterkrankungen, die zum Wechsel des Berufs oder zur Aufgabe jeder Erwerbsarbeit zwingen	
16	Erkrankungen durch Erschütterung bei der Arbeit mit Preßluftwerkzeugen und gleichartig wirkenden Werkzeugen und Maschinen, sowie durch Arbeit an Anklopfmaschinen	
16a	Erkrankungen durch Arbeit in Druckluft:	
17	a) Schwere Staublungenerkrankung (Silikose) b) Staublungenerkrankung (Silikose) in Verbindung mit aktiv fortschreitender Lungentuberkulose	
18	a) Schwere Asbeststaublungenerkrankung (Asbestose); b) Asbeststaublungenerkrankung (Asbestose) in Verbindung mit Lungenkrebs	

Rodenwaldt-Bader, Lehrbuch der Hygiene.   26

Tabelle 6. (Fortsetzung).

Lfd. Nr.	Berufskrankheit	Unternehmen
19	Erkrankungen an Lungenkrebs	Unternehmen zur Herstellung von Alkalichromaten und ihrer Weiterverarbeitung zu Chromfarben
20	Erkrankungen der tieferen Luftwege und der Lunge durch Thomasschlackenmehl	Thomasschlackenmühlen, Düngemittelmischereien und Betriebe, die Thomasschlackenmehl lagern und befördern
20a	Erkrankungen der tieferen Luftwege und der Lunge durch Aluminiumstaub	Alle Unternehmen
20b	Erkrankungen der tieferen Luftwege und der Lunge bei Berylliumgewinnung	Unternehmen zur Gewinnung von Beryllium oder Zwischenprodukten der Erzverarbeitung
21	Schneeberger Lungenkrankheit	Unternehmen des Erzbergbaues im Erzgebirge
22	Durch Lärm verursachte Taubheit oder an Taubheit grenzende Schwerhörigkeit	Unternehmen der Metallbearbeitung und -verarbeitung
23	Grauer Star	Unternehmen zur Herstellung, Bearbeitung und Verarbeitung von Glas; Eisenhütten, Metallschmelzereien
24	Wurmkrankheit der Bergleute	Unternehmen des Bergbaues
25	Tropenkrankheiten, Fleckfieber, Skorbut	Alle Unternehmen
26	Infektionskrankheiten	Krankenhäuser, Heil- und Pflegeanstalten, Entbindungsheime und sonstige Anstalten, die Personen zur Kur und Pflege aufnehmen, ferner Einrichtungen und Tätigkeiten in der öffentlichen und freien Wohlfahrtspflege und im Gesundheitsdienst, sowie Laboratorien für naturwissenschaftliche und medizinische Untersuchungen und Versuche
27	Infektiöse Gelbsucht, BANGsche Krankheit, Milzbrand, Rotz und andere von Tieren auf Menschen übertragbare Krankheiten	Tierhaltung und Pflege sowie Tätigkeiten, die durch Umgang oder Berührung mit Tieren, mit tierischen Teilen, Erzeugnissen und Abgängen zur Erkrankung Veranlassung geben.

Die Berufskrankheit muß, wie ein Unfall, direkt bei der Ausübung der Berufsarbeit entstanden und zur Wirkung gekommen sein, im Gegensatz zum Unfall aber kann sie sich schleichend im Laufe langer Zeit entwickelt haben, und die einzelnen Schädigungen brauchen nicht sinnfällig wahrnehmbar gewesen sein.

Ein Arzt, der bei einem Versicherten eine Berufskrankheit oder Krankheitserscheinungen feststellt, die den begründeten Verdacht einer Berufskrankheit rechtfertigen, hat diese Feststellung dem Versicherungsträger (Berufsgenossenschaft) oder dem Gewerbearzt unverzüglich anzuzeigen. Er hat dafür Anspruch auf eine Gebühr an den Versicherungsträger.

Unfälle und Tod durch höhere Gewalt, durch Naturereignisse, Verkehrsunfälle, Folgen von Unzulänglichkeit und Versagen von Menschenwerk (Einstürze von Häusern, Brücken usw.), nehmen im außerberuflichen Leben des Alltags einen breiten Raum ein, im beruflichen Leben wird der Anteil höherer Gewalt an den Berufsunfällen nur auf 2,5—5% geschätzt.

Dem steht gegenüber der auf 60—90% (rund 75%) geschätzte Anteil des *persönlichen Unfallfaktors*. Wessen individuelles Bewegungstempo nicht zusammenpaßt mit dem Rhythmus der Arbeit, dem bringen sowohl zu hastige wie zu langsame Bewegungen Gefahr. Charakterliche Eigenschaften, Mangel an Konzentrationsfähigkeit und seelischem Gleichgewicht, mangelnde Geistesgegenwart, aber auch Übereifer, Ehrgeiz und Wagemut, lassen Gefahren übersehen oder die nötige Vorsicht außer acht lassen. Fehlt es an Geschicklichkeit, sind Sinnesorgane nicht vollwertig und Gliedmaßen in ihrem Gebrauch beschränkt, so liegen weitere Quellen von Gefahren vor.

Umfangreiche Untersuchungen haben klargestellt, daß es eine *Disposition zu Unfällen*, daß es „Unfallmänner, Unfäller" gibt. Für Menschen, die einen Unfall erlitten haben, ist die Wahrscheinlichkeit eines Unfalls im nächsten Jahre um 50% gegenüber anderen erhöht. Noch größer ist die Neigung zu Unfallrezidiven bei solchen, die wiederholt Unfälle hatten.

Die Konstitutionstypen sollen sich in ihrer Unfallneigung unterscheiden. *Pykniker* sollen gefährdeter sein als *Leptosome*. Bei *Jugendlichen* und *Frauen* erhöhen die genannten individuellen Faktoren, deren manche bei ihnen ausgeprägter sind, in einigen Berufen das Unfallrisiko erheblich. Es ist daher richtig, daß die Gesetzgebung sie von gefährlichen Arbeiten ausschließt.

Eigenes Verschulden liegt unzweifelhaft vor, wenn der Verunglückte von Schutzeinrichtungen keinen Gebrauch machte oder sie gar beseitigte, ebenso wenn er die gegebenen Sicherheitsvorschriften bewußt außer acht ließ. Etwa 12% aller Unfälle werden darauf bezogen. Ebensoviele, 12%, sollen dem Arbeitgeber zu Last fallen, als Folge von Mängeln des Betriebes, ungenügenden Schutzeinrichtungen, ungenügender Aufsicht und Anweisung. 1% sollen auf gemeinsamer Schuld beruhen.

Wieweit man die auf Ungeschicklichkeit und Unvorsichtigkeit bezogenen 28,9% der Unfälle als *verschuldet* ansehen darf, erscheint zweifelhaft. Sehr gering ist der Anteil der durch Leichtsinn, Spielerei, Streit, Trunkenheit verursachten, 0,55%, ganz gering der Anteil der durch unzweckmäßige Kleidung entstehenden Unfälle, 0,05%.

Durch Schuld von Mitarbeitern und Fremden (Ablenkung der Aufmerksamkeit von der Arbeit) sollen 5,94% der Unfälle verursacht werden.

Der Hauptanteil fällt mit 37,65% auf die *allgemeine Betriebsgefahr* (LUTZ), innerhalb derer der *persönliche* Unfallfaktor sich geltend macht, ohne daß von Verschuldung gesprochen werden kann.

Wie für Jugendliche und Frauen besteht für *Neulinge* in den Betrieben eine erhöhte Unfallgefährdung. Mit jeder Beschäftigungswoche nimmt die Zahl der Unfälle ab, die auf Unkenntnis der Arbeitsbedingungen, auf Unachtsamkeit und mangelnde Kenntnis bezogen werden müssen. Daher ist auch jede *positive Schwankung im Wirtschaftsleben*, d. h. die Einstellung einer großen Zahl neuer Arbeiter in allen Betriebsarten mit einer Steigerung der Unfallhäufigkeit verbunden, eine *negative Schwankung*, Entlassungen, mit einer Abnahme. *Übung und Erfahrung wirken also vorbeugend.* Das kommt auch zum Ausdruck in der größeren Unfallhäufigkeit am *Montag* gegenüber anderen Wochentagen, weil der voraufgegangene Ruhetag einen Übungsverlust verursacht. Wo geringere Zahlen der Unfälle am Samstag festgestellt werden, müssen sie auf den Frühschluß der Arbeit bezogen werden. Doch sind auch Zahlen von höherer Unfallgefährdung am Samstag bekannt, vielleicht eine Folge von stärkerem Alkoholgenuß nach der am Freitag erfolgten Lohnauszahlung.

Die früher viel vertretene Ansicht, die Unfälle häuften sich gegen Schluß des Arbeitstages, ist durch statistische Aufnahmen dahin berichtigt, daß es

zwar Betriebe gibt, in denen mit Zunahme der Arbeitszeit und besonders bei
Überarbeit die Unfälle ansteigen. Es kommt aber auch ein Absinken der Unfall-
kurve vor, die damit erklärt wird, daß bei eintretender Ermüdung mit größerer
Hemmung und mehr Bedächtigkeit gearbeitet wird.

Groß sind die *Unterschiede des Grades der Gefährdung nach der Art der Betriebe*. Nach
einer Statistik der *Berufsgenossenschaften* (B.G.) aus dem Jahre 1931 betraf das Unfallrisiko,
das zu Entschädigung und Krankengeldempfang führte, in der Tiefbau-B.G. 20,63 auf
1000 Vollarbeiter gegenüber 0,27 in der Tabaks-B.G., also fast das 75fache. Zum Tode
führten in der Tiefbau-B.G. 1,43 Unfälle, ebenfalls das 75fache der Todesfälle durch Unfall
in der Tabaks-B.G. mit 0,02. Völlige Erwerbsunfähigkeit wird als Folge von Unfällen bei
der Tabaks-B.G. überhaupt nicht angegeben. Die teilweise Erwerbsunfähigkeit betrug
0,26 gegenüber 19,11 bei der Tiefbau-B.G., bei der der Rückgang der Erwerbsfähigkeit also
ebenfalls das 75fache betrug.

Zwischen diesen Extremen liegt das Unfallrisiko aller anderen B.G. Aber nur die Stein-
bruch-B.G. (17,4), die Knappschafts-B.G. (13,89), alle Baugewerbe-B.G. (11,12), alle Binnen-
schiffahrts-B.G. (10,10) kommen der Tiefbau-B.G. in ihrem Risiko nahe und nur wenige
B.G., der Lederindustrie, der Papierverarbeitung, haben ähnlich niedrige Zahlen wie die
Tabaks-B.G.

Die Zahlen sinken in der Reihe der B.G. auf etwa $\frac{1}{4}$ jener Höchstzahlen in allen Betrieben, die zu *Verletzungen durch schneidende und stechende Werkzeuge, durch starke mechanische Einwirkungen (Sturz, Fall), zu Explosionen, Verbrennungen, zu elektrischen Unfällen*
keinen oder wenig Anlaß bieten, so in Brauereien, Molkereien, in der Feinmechanik, im
Großhandel, in Lagerbetrieben, im Musikinstrumentenbau und in der Töpferei. Immerhin
erreichen auch sie noch $\frac{1}{4}$—$\frac{1}{5}$ des Unfallrisikos der schwer gefährdeten Berufe. Die weniger
gefährdeten Berufe übertrifft ihr Risiko um etwa das 15fache.

Soweit Unfällen durch Schutzeinrichtungen am Arbeitsgerät vorgebeugt
werden kann, ist die *Unfallverhütung* zu einem wichtigen Teilgebiet der technischen
Wissenschaften geworden. Sein Arbeitsbereich erstreckt sich von dem seit
langem geübten Einbau eines „*Mannlochs*" in einen Dampfkessel, um das Aus-
klopfen des Kesselsteins zu ermöglichen und damit Kesselexplosionen vorzubeugen, bis zu den feinsten Prüfungen des Materials auf seine Beschaffenheit,
unter anderem auf seine sog. „Ermüdungserscheinungen", wobei heute das
Elektronenmikroskop Anwendung findet.

Diesen ganzen Forschungs- und Arbeitsbereich, sowie seine praktischen Auswirkungen
auch nur oberflächlich zu behandeln, schließt der zur Verfügung stehende Raum aus. Von
grundsätzlichen Vorbeugungsmaßnahmen müssen hier als wichtigste, praktisch zu verwirklichende erwähnt werden die *Behinderung jeder zufälligen oder fahrlässigen Berührung von
kraftbewegten Massen*. Es geht hier nicht so sehr um den Stoff dieser Massen als um das
Bewegungselement. Die dünnen Blechscheiben eines kleinen Ventilators können unter
Umständen schwerer verletzen als ein schweres Stahlstück. Bewegte Wellen und Walzen,
Treibriemen und Zahnräder, Stanzen, mechanische Schneide- und Knetapparate, rotierendes
Gerät, Zentrifugen und Ventilatoren, automatisch arbeitende Verschlüsse verlangen zur
Ausschaltung der gefahrvollen Berührungen die Ummantelung der bewegten Teile durch
Schutzgitter, mechanische Einrichtungen zum Einrücken von Stanzen und Treibriemen,
Verhinderung durch Zwangsverriegelung, daß Gefäße sich öffnen, in denen sich rotierende
Massen bewegen, bevor sie völlig zum Stillstand gebracht sind, die mechanische Zurück-
haltung der Hände, wo sie in die gefahrvolle Nähe einer bewegten Masse geraten.

Berüchtigt sind die Zerschmetterungen, das Ausreißen ganzer Gliedmaßen, die vollständige Skalpierung, wenn Frauenhaare, Kleidungsteile oder die Hand von Wellen, von
Treibriemen oder Zentrifugen erfaßt werden, das Zerquetschen, die Verbrennung oder auch
die Amputation von Fingern, die in Heißmangeln, in Brot- oder Fleischschneidemaschinen
oder in Knetmaschinen geraten. Verletzungen durch Hineinstecken der Hand in Fleisch-
wölfe sind häufiger geworden, seit solche Apparaturen elektrifiziert wurden und durch plötzliches Einschalten des Stroms die Messer oder die Schnecke plötzlich in Bewegung kamen,
Unfälle, die besonders durch Arbeiten zu zweit am gleichen Apparat begünstigt werden.

Für die meisten dieser Apparate, wie sie in jedem größeren Krankenhausbetrieb in
Küche und Wäscherei in Gebrauch sind, wird heute durch Ummantelung, durch Zwangs-
verriegelung oder durch rechtzeitige Bindung der Hände der Unfallsmöglichkeit vorgebeugt.
In älteren Einrichtungen fehlen aber solche Vorrichtungen nicht selten und, wo sie einen
Zeitverlust bedeuten, neigt das Personal dazu, sie auszuschalten oder zu entfernen, jeden-
falls sie nicht wiederherzustellen, wenn sie defekt geworden sind. Die Verwaltung eines

Krankenhauses versäumt eine wichtige Pflicht, wenn sie unterläßt, den ordnungsmäßigen Zustand des Küchen- und Wäschereigeräts, der Schneidemaschinen, des Fleischwolfs, der Knetmaschine, der Zentrifugen und Waschtrommeln und der Wäschemangeln zu überwachen. Wo in Fabrikbetrieben die völlige Ummantelung einer bewegten Welle, z. B. der tiefliegenden Welle nebeneinandergereihter Nähmaschinen nicht möglich ist, muß vorgesorgt werden, daß das weibliche Personal nicht mit offenem Haar, mit Zöpfen oder mit lockerer Kleidung zufällig in den Bereich der Welle kommen kann. Der Zopf ist ein festes Tau, das an Widerstandsfähigkeit die Haltefestigkeit der Kopfhaut weit übertrifft. Skalpierungen beim Niederbücken sind die Folge. In allen Betrieben, in denen Massen sich bewegen, muß vom weiblichen Personal das Einbinden der Haare in Tücher gefordert werden.

Keine Reinigungsarbeiten dürfen beginnen, bevor der Gang der Maschinen ausgeschaltet ist.

Sehr abgenommen hat die Zahl der Unfälle bei der Benutzung von Aufzügen, seit durch Zwangsverriegelung ein Hineinblicken in den Schacht oder das Öffnen der Tür unmöglich gemacht wird, so lange der Aufzug in Fahrt ist oder nicht vor der richtigen Öffnung anhält. Aber auch hier bedarf es dauernder Überwachung, wenn schwerste Unfälle bei der Bedienung der Speiseaufzüge oder durch Hineinstürzen in den Aufzugsschacht vermieden werden sollen.

Der Explosion von Dampfkesseln wird durch ihre regelmäßige Kontrolle weitgehend vorgebeugt. Gefahrvoll bleibt immer das Umgehen mit Druckgefäßen, mit Sauerstoff-, Kohlensäure- und Chlorbomben, auch im Krankenhausbetrieb, wenn sie nicht gegen Fall gesichert benutzt und aufbewahrt werden und vorgesorgt ist, daß sie nicht durch strahlende Wärme in der Umgebung unter zu hohen Druck geraten.

Gefahren durch Explosion von Gas-Luftgemischen entstehen überall, wo mit leicht entzündlichen Dämpfen, Äther, Chloräthyl usw., unvorsichtig umgegangen wird. Bekannt wurden schwere Unfälle durch Ätherentflammung, nachdem mit Verbandmaterial Äther in ein Klosett geschüttet worden war und ein Patient den Ätherdampf durch einen Zigarettenstummel in Brand gesetzt hatte.

Zahllose Unfallmöglichkeiten bestehen, denen gegenüber eine mechanische Vorbeugung kaum möglich ist, wo also die Vorbeugung nur in Belehrung und Warnung der Arbeiterschaft oder in einer möglichst schonenden Arbeitsbeanspruchung bestehen kann. Viele solcher Unfälle können aber vermieden werden, wenn die Umstände und Ursachen bekannt sind, unter denen sie häufig aufzutreten pflegen. Dazu gehören, um ein Beispiel aus dem Krankenhausbetrieb zu nennen, die zahllosen Unfälle von Patienten und Pflegepersonal als Folge der unsinnigen Methode, die Fußböden, besonders Linoleumbelag, spiegelglatt zu bohnern, ein unverantwortliches Handeln, meist ein Versagen männlicher Vernunft gegenüber weiblichem Starrsinn.

Den Staubexplosionen im Bergwerk wird heute durch Berieselungseinrichtungen, die zum Teil mit dem Brechgerät selbst verbunden sind, und andere Maßnahmen vorgebeugt. Aber auch andere brennbare Staube (Holzmehl, Stärke, Zucker, Kork) können in feiner Verteilung Explosionen verursachen, wenn eine Entflammungsmöglichkeit gegeben ist (Feuerung, elektrischer Funke), besonders aber, wenn die Anwesenheit einer geringen Menge brennbaren Gases die Entzündung begünstigt. Auch Aluminiumstaub kann in einem gewissen Mischungsverhältnis zu schweren Explosionen Anlaß geben (KOELSCH).

Physikalische Schädigungen.

Strahlende Energie.

Über die physiologischen und pathologischen Wirkungen der Sonnenstrahlen s. den Abschnitt „Klima und Wetter".

Durch die Einwirkung der Strahlen des Sonnenspektrums werden in unserem Klima selten Schäden im Arbeitsprozeß eintreten. Der „Sonnenstich", eine Auswirkung *ultraroter Wärmestrahlen* der Sonne auf das Gehirn und seine Häute, wird auf See und auf dem Land in äquatornahen Gebieten gelegentlich, keineswegs häufig, bei Menschen beobachtet, die sich ungeschützt den Strahlen der tropischen Sonne ausgesetzt haben. Schwächliche, blutarme Menschen sind dann gefährdet. Die Sorge, auch der Gesunde dürfe dort ohne Tropenhelm in den Mittagsstunden sich nicht im Freien aufhalten, hat sich als übertrieben herausgestellt.

Bedeutungsvoller sind die Wirkungen *langwelliger Wärmestrahlen*, wenn ihre Intensität so groß ist, daß Verbrennungen der Haut eintreten. Aber auch mäßige, jedoch langdauernde Einwirkung solcher Strahlen bewirkt akute oder chronische Hautentzündungen.

Spezifische Schädigungen des Auges werden durch *kurzwelliges Ultrarot* hervorgerufen. Die dadurch im Verlauf von 10—20 Jahren — bei jugendlichen, empfindlichen Personen mitunter schon früher — hervorgerufene Trübung der Linse, die in der Folge sich zu echtem Star entwickeln kann, ist eine als solche anerkannte und meldepflichtige *Berufskrankheit* in Betrieben zur Herstellung und Bearbeitung von Glas, in Eisenhütten und Metallschmelzereien (Glasmacher-. Feuer-, Schmelzerstar).

Das *sichtbare Licht* schädigt nur, wenn es blendet. Abgesehen von der Erhöhung der Unfallgefahren, können akute Sehstörungen, Reizung der Netzhaut, infolgedessen Gesichtsfeldeinengung, die Folge starker Blendung sein. Der Schutz des Auges gegenüber der starken Blendung beim Lichtbogenschweißen ist unentbehrlich. Übrigens hat sich die Vermutung weiterer Schädigungen beim Lichtbogenschweißen als irrig erwiesen.

Leichte Blendung durch reflektierendes Arbeitsmaterial, Textilien, blankes Metall, aber z. B. auch bei langdauernder Mikroskopierarbeit wirkt nicht nur belästigend, sondern kann auch vorübergehend nervöse Störungen verursachen und eine Abstumpfung des Sehvermögens und des Farbensinns verschulden. Solchen schädigenden Strahlenwirkungen des unsichtbaren wie des sichtbaren Spektrums muß durch Verringerung der strahlenden Fläche, durch Abblendung des Lichtes, durch Wärme und Licht absorbierende Brillen vorgebeugt werden.

Mangelnde Beleuchtung mindert die Arbeitsleistung durch früh einsetzende Ermüdung infolge der Überanstrengung des Auges. Bei Dunkelarbeit, wie im Bergbau, stellt sich als eine spezifische Störung bei *Bergarbeitern* nach langen Arbeitsjahren ein Augenzittern, *Nystagmus*, ein.

Als Berufskrankheit anerkannte Schädigungen entstehen in den medizinischen Berufen (Ärzte, technische Assistentinnen, Pflegerinnen) und in einigen technischen Berufen durch *Röntgenstrahlen* und *radioaktive Strahlen*.

Die Wirkung der Röntgenstrahlen erstreckt sich von kurzdauernden Allgemeinstörungen, dem sog. „Röntgenkater", über akute und chronische Entzündung der Haut bis zu krebsiger Entartung der entstehenden Röntgengeschwüre. Aber auch die blutbildenden Organe können bis zur Entwicklung schwerer, tödlicher (aplastischer) Anämie entarten. Besonders gefürchtet sind Schädigungen der Keimdrüsen bei beiden Geschlechtern. Langdauernde Einwirkung von Röntgenstrahlungen kann irreparable Sterilität verursachen. Nach Erfahrungen der experimentellen Erbbiologie muß auch mit der Möglichkeit der Auslösung von Keimmutationen gerechnet werden.

Ähnlich der Wirkung der Röntgenstrahlen ist die der radioaktiven Strahlen. Schwerere Schädigungen sind hier entstanden durch Verschlucken radioaktiver Teilchen durch Arbeiter in der Leuchtfarbenindustrie. Die Teilchen werden bis zu 10% im Körpergewebe, besonders im Knochen, gespeichert und verursachen schwere Knochenerkrankungen bis zu krebsiger Entartung, dazu schwere Schädigungen des Knochenmarks.

Der Schutz durch abschirmendes Blei in der Form von Umkapselung der Röhren und Radiumbehälter, durch Bleiplattenwände, durch Bleiglasfenster, mit Blei imprägnierte Schürzen, Handschuhe, Suspensorien und Schutzbrillen ist weit entwickelt, bietet aber keine absolute Sicherheit gegen die sog. „Streustrahlen".

Thermische Schädigungen.

Vielseitiger in der Verursachung von Unfällen und Schädigungen als die Wirkung strahlender Energie ist die *Wirkung geleiteter Wärme oder von Kälte*. Verbrennungen, Verbrühungen und Einatmung heißer Dämpfe sind in vielen Berufen möglich und jedenfalls häufiger als im außerberuflichen Leben. In einigen Berufen, wie in dem des Gießers, gehören Verbrennungen durch

Verschütten flüssigen Metalls zu den Berufsunfällen, die typische Traumen verursachen, rinnenförmige Brandwunden, wenn das Metall in den Stiefel fällt, runde, scharf umschriebene, wenn es auf den Fußrücken tropft.

Die hohe Wärmekapazität der Metalle und die lange Dauer der Einwirkungszeit, bis es gelingt, den Stiefel zu entfernen, lassen schwere, tiefgreifende Verbrennungen entstehen, deren Heilung lange dauert und denen sich sekundäre Schädigungen durch Atrophie des tiefer liegenden Gewebes, auch der Knochen, anschließen können. Ähnliche Wirkungen, ebenfalls infolge ihrer hohen Wärmekapazität, haben heiße Öle.

Gegenüber weniger extremen Temperaturen bildet sich an der Haltehand durch Schwielenbildung und Gewöhnung eine Unempfindlichkeit aus gegen nicht zu lange Einwirkung von Temperaturen bis gegen 50°. Hausfrauen können Kochgeschirre festhalten, die ihre Männer kaum zu berühren imstande sind.

Die Symptome und die Behandlung der *Verbrennungen* ersten, zweiten und dritten Grades gehören ins Gebiet der klinischen Medizin. Hier sei nur daran erinnert, daß Verbrennungen dritten Grades, die $1/3$ der Körperoberfläche umfassen, meist den Tod zur Folge haben, daß aber auch Verbrennungen geringeren Umfangs bei großer Tiefenwirkung tödlich ausgehen können, in beiden Fällen, wie man annimmt, infolge der Resorption des eigenen, zerfallenden Körpereiweißes. Zu der Schwere der Verbrennung tritt meist auch eine Schockwirkung hinzu, die unmittelbar für einen tödlichen Ausgang verantwortlich gemacht wird.

Verbrennungen allerschwerster Art entstehen unter der Einwirkung der hohen, bis 3000° erreichenden Temperaturen bei Explosionen. Allerhand Stoffteilchen werden dabei in die Haut eingesprengt. Mitunter kommt die Haut zum Platzen und rollt sich ab. Zweckmäßige Bekleidung, Lederhandschuhe und Gießerstiefel, die stabil, aber auch leicht zu entfernen sind, helfen Verbrennungstraumen verhüten. Für die erste Hilfe wird heute Bädern, Umschlägen oder Salben mit Gerbsäure in Konzentrationen von 3—5% der Vorzug gegeben vor den früher allgemein verwendeten Kalkwasser-, Leinöl-, Liniment- oder Brandbinden.

Erfrierungen im Beruf kommen selten vor. Meist betreffen sie die distalen Körperteile, Ohren, Nase, Finger und Zehen. Sie werden begünstigt durch Nässe, wenn einengende Kleidungsstücke, Handschuhe, Gamaschen, Stiefel, durchfeuchtet sind und gleichzeitig starker Wind weht. Alkoholmißbrauch erhöht die Gefahr. Bei Arbeit mit flüssiger Luft sind schwere lokale Erfrierungen mit Blasenbildung und Gewebsnekrose beobachtet worden. Sie haben aber eine gute Heilungstendenz.

Von viel ausgedehnterem Einfluß auf den Gesundheitszustand der Arbeiter vieler Berufe sind die thermischen Einwirkungen, denen die Arbeit im *Arbeitsklima* der Werkstätte unterliegt. Das Grundsätzliche über die Wirkungen von Temperatur, Feuchtigkeit und Luftbewegung in ihrem Ineinandergreifen auf den Menschen überhaupt und besonders im umschlossenen Raum ist in den Abschnitten „Klima und Wetter" (S. 16) und „Siedlung, Haus, Wohnung" (S. 77) dargelegt. Was dort über den Aufenthalt im warmen Klima und über das künstliche Klima bewohnter Räume ausgeführt ist, gilt auch für das Arbeitsklima.

Die Forderung eines günstigen Verhältnisses von Temperatur und Luftfeuchtigkeit, gepaart mit einer die Verdunstung von Schweiß begünstigenden Luftbewegung, gilt in erhöhtem Maß für Menschen, die bei schwerer Arbeit ein Vielfaches des Ruhewertes an Wärme produzieren, die sie abgeben müssen, soll die Norm der Körpertemperatur erhalten bleiben. Daher sind von den abnormalen, raumklimatischen Verhältnissen mancher Gewerbebetriebe hohe Temperaturen bei trockener Luft wesentlich leichter zu ertragen als wenn selbst bei mäßig hoher Temperatur die Raumluft einen hohen Feuchtigkeitsgehalt hat. Es liegt hier ebenso wie mit dem Leben im trockenheißen oder im feuchtwarmen Klima der warmen Länder.

Selbst sehr heiße, aber trockene Luft bis zu 100—120° kann für kurze Zeit, 5—10 min, ohne Schädigung ertragen werden, dank der Schutzwirkung der Kleider, innerhalb deren die Verdunstung eine Kühlung bewirkt (KOELSCH). Nur darf man sich in einer solchen Temperatur nicht bewegen. Ein intensives Brennen der Conjunctiva, sodann ein Angst- und Schwächegefühl, verbunden mit Beschleunigung von Atmung und Puls, zeigen die Gefahr an, die darin liegt, daß das Luftgemisch in den Alveolen zu heiß wird und damit eine Unterbrechung des Lungenkreislaufs durch Blutgerinnung möglich wird.

Die Gefährdung bei mittleren Hitzegraden, wie sie in Darren, in den Brennöfen von Ziegeleien, Töpfereien und in der Porzellanindustrie bei deren Entleerung ertragen werden müssen, ist nicht allzugroß, wenn dafür Sorge getragen wird, der Gefahr des *Hitzekrampfes* vorzubeugen, der als Folge der *Salzverarmung des Körpers* bei zu starkem Salzverlust durch den Schweiß eintritt. Bei solcher Arbeit ist ein richtiges „*Trinkregime*" nötig. Als Regel gilt, daß bei vorübergehender, kurzdauernder Hitzearbeit „nach Durst" getrunken werden darf unter gleichzeitiger Salzbeigabe von 0,75% NaCl zum Getränk, ähnlich dem Marschgetränk des Soldaten in trockenheißem Klima. Alkoholischen Getränken aber ist dringend zu widerraten. Die Zufuhr von Salz ist aber nicht notwendig, wird sogar für schädlich gehalten, wenn ein *trainierter* Hitzearbeiter, wie das die Regel ist, vermeidet, zu viel Flüssigkeit zu sich zu nehmen, weil er weiß, daß ein Zuviel von Flüssigkeit, besonders von kaltem Getränk, ihm nicht bekommt. Soweit sein Salzverlust nicht durch Frühstück und Mittagessen ausgeglichen wird, stellt sich der Körper auf die richtige Salzkonzentration seiner Gewebe ein, wenn nicht mehr getrunken wird, als unbedingt nötig ist, um den Durst zu stillen. Das ist der Fall, wenn weniger Getränk aufgenommen wird, als Schweiß ausgeschieden wurde.

Wenn man von einer erhöhten Gefährdung durch Erkältungskrankheiten einschließlich Magen- und Darmstörungen als Folge jähen Wechsels zwischen Außenluft und Raumklima absieht, ist der Hitzearbeiter aber weniger gefährdet und arbeitet unter subjektiv erträglicheren Bedingungen als Arbeiter in einem Arbeitsklima, in dem mittlere oder höhere Temperaturen mit hoher Luftfeuchtigkeit gekoppelt sind, und wo es an Luftbewegung fehlt, also in einem *schwülen Arbeitsklima* (S. 59).

In Textilfabriken, in Tabakfabriken u. a. muß für bestimmte Arbeiten eine gewisse Luftfeuchtigkeit unterhalten werden. Die feinsten Spitzen Flanderns konnten nur in sehr feuchten Kellern geklöppelt werden. In anderen Betrieben, in Zuckerfabriken, in Küchen, Färbereien, Wäschereien, im Caisson, in manchen Gruben, herrschen vielfach unabänderlich Kombinationen von Temperatur und Luftfeuchtigkeit, die sich in nichts vom feuchtwarmen Tieflandklima der Tropen unterscheiden. Bei schwülem Außenwetter verstärken sich diese ungünstigen Umstände.

Solche Betriebe sind es, in denen sich der Arbeiter in der Gefahr der *Wärmestauung* befindet. Mattigkeit und Arbeitsunlust, Sinken der Leistungsfähigkeit, sich äußernd in Ausschußarbeit und Zunahme der Unfälle, sind die ersten Anzeichen der mangelnden Wärmeregulierung. Ohnmachten und schließlich Hitzschlag sind die Zeichen ihres Versagens. Im Vorstadium des Hitzschlages werden geistige Störungen beobachtet. Sie werden als Ursache der Selbstmorde angesehen, die bei Heizern und Kohlenschleppern auf in den Tropen fahrenden Dampfschiffen bei der Arbeit vor den Kesseln, der schwersten und erschöpfendsten Hitzearbeit, vorkommen.

Als ein *normales Arbeitsklima* gilt nach Koelsch eine Raumtemperatur von 12—22°, je nach der Art des Betriebes bei einer relativen Luftfeuchtigkeit von 30—80%. Mit jedem Steigen der Temperatur *muß* die relative Luftfeuchtigkeit geringer werden, wenn die Wärmeregulierung erhalten bleiben soll. Die Unmöglichkeit der absoluten Anpassung des Europäers an das feuchtwarme Tieflandklima der Tropen im Sinne ungehinderter Leistung körperlicher Arbeit liegt darin, daß die Unmöglichkeit, den hohen Feuchtigkeitsgehalt der Luft zu senken, dort eine enge Grenze zieht. Zugleich erweisen solche Umstände aber auch, wieviel beim Ertragen von Schwüle individuelle und rassebedingte Veranlagung mitspricht.

Durch zweckmäßige, die Verdunstung erleichternde Arbeitskleidung und durch gute Ventilation kann den äußersten Formen der Überwärmung vorgebeugt und manche Erleichterung geschaffen werden.

Neben dem *Hitzekrampf*, einem *Versagen der Wasser-Salzbilanz* und dem *Hitzschlag*, einem *Versagen der Thermoregulation*, wird neuerdings als Folge *chronischer Überwärmung* die *Hitzeerschöpfung* angenommen, ein *Versagen des Kreislaufs*, dessen Endergebnis der Eintritt eines Kollapses ist unter Blutdruckabfall mit den Folgen einer Dauerschädigung des Herzens und des Zentralnervensystems (Schäfer). Die Klärung der physiologischen Zusammenhänge bei diesen Hitzeschäden ist in neuerer Zeit durch zahlreiche Arbeiten gefördert worden.

Abkühlungsschäden sind in ähnlicher Weise an die Feuchtigkeit der Luft gebunden wie die Hitzeschäden an feuchtwarme Luft. Feuchtkalte Luft entzieht dem Körper durch *Konvektion* rasch große Wärmemengen. Die gleichmäßig trockene Kälte in den Kühlräumen der Kälteindustrie wird daher bei entsprechender Kleidung leicht ertragen. Die feuchte Kälte in manchen Lebensmittelbetrieben, in Eisfabriken, im Fischereigewerbe, auch bei Arbeit im Freien disponiert zu Erkältungskrankheiten, unter denen die rheumatischen Erkrankungen viele Arbeitsausfälle verschulden. In England entfällt die Hälfte der arbeitsunfähig Gewordenen auf die Rheumatiker (Lutz). Das Zustandekommen der Erkältungskrankheiten, der Anteil der Infektionen daran und die Frage der Wirkung von Zugluft ist an anderer Stelle behandelt (S. 58). Richtige Betriebseinrichtung in der Ausgestaltung der Beheizung und Belüftung der Betriebsräume, aber auch der Nebenräume, der Aufenthalts- und Umkleideräume, der Waschräume und Aborte, können viele Schäden verhüten. Die Bekleidung im Betrieb selbst und für den Augenblick seines Verlassens und für den Heimweg muß auf die Erkältungsgefahr eingestellt sein.

Elektrizität.

Es gehört zu den Höchstleistungen der technischen Zivilisation, daß es ihr gelang, eine Naturkraft von gewaltiger Energie, die Elektrizität, in ihren Dienst zu zwingen, daß sie aber gleichzeitig verstand, sie durch Fesseln so weit zu bändigen, daß der elektrische Strom nur bei unglücklichen Zufällen oder fahrlässigem Umgehen mit ihm die durch die Isolierungen ihm gezogenen Grenzen überschreitet und lebengefährdend wirken kann.

Die Zahl der *jährlich* durch den elektrischen Strom verursachten Todesfälle, in Deutschland auf 175 geschätzt, ist eine erstaunlich niedrige Zahl, gemessen an der gewaltig gestiegenen Ausdehnung seiner Verwendung und der Tatsache, daß im Rahmen der gewerblichen Berufsgenossenschaften bei 300 Arbeitstagen *täglich* rund 20 Todesfälle durch Unfall angenommen werden. Noch geringfügiger erscheint der Anteil elektrischer Unfälle überhaupt, wenn man erfährt, daß von etwa 900000 beruflichen Unfällen im Jahre 1931 nur 879 in Hochspannungsanlagen und 1458 durch Einwirkung von Niederspannung vorkamen (KOELSCH).

Für jede Schädigung des Körpers durch Einschaltung in einen elektrischen Stromkreis ist *allein maßgebend die Stärke des Stroms*, der ihn durchfließt (Ampère [A]). Entscheidend für die Gefährdung durch den Kontakt mit einem elektrischen Leiter, d. h. für die bei einer Berührung den Körper durchfließenden Ampère-Mengen, sind die vorhandene Spannung in Volt (V) und der Widerstand in Ohm (Ω), der dem Übergang des Stromes entgegengesetzt wird. Denn die elektromotorische Kraft A ist $= \dfrac{V}{\Omega}$.

Maßgebend ist also nicht die Stromstärke in der Leitung, sondern wieviel davon in den Körper eindringt.

Ein Stromübergang wird überhaupt nicht stattfinden, wenn ein hoher Widerstand gegeben ist, es sei denn, daß bei sehr hohen Spannungen über 20000 V ein sog. ,,Überschlag'' stattfindet, wobei der Strom je nach seiner Spannung Entfernungen von 0,6 bis über 3 cm ohne direkte Berührung überschlagen kann.

Ein Stromübergang wird wirkungsvoll sein, wenn als Widerstand der menschliche Körper zwischen zwei Punkten eingeschaltet ist, zwischen denen eine Spannung besteht. Unter solchen Umständen kann auch bei niedriger Spannung (50—60 V) eine große Ampèremenge den Körper durchfließen. Als lebengefährdend gilt bereits eine Stromstärke von 0,1 A. Doch sind auch schon bei geringerer Stromstärke Todesfälle vorgekommen, andererseits aber auch wesentlich höhere Stromstärken ertragen worden.

Im allgemeinen gilt Gleichstrom als weniger gefährdend als Wechselstrom, was auf der bei Gleichstrom stärker eintretenden Polarisationswirkung beruhen könnte.

Das Zustandekommen der schädigenden Stromstärke hängt von zahlreichen Faktoren ab, außer von guter Erdung (feuchte, nicht gedielte Böden in Badezimmern und Kellern) von der Größe der Berührungs- bzw. Übergangsfläche (Fingerspitzen oder ganze Handfläche) und von dem Anpressungsdruck. Bekanntgeworden sind Todesfälle bei in der Badewanne Sitzenden, die also mit dem größten Teil ihrer Körperoberfläche durch das Wasser, die Wanne und ihr Abflußrohr geerdet waren und die defekte Fassung einer Glühlampe berührt hatten. Hier kam bei fast ganz fehlendem Widerstand eine tötende Stromstärke zur Wirkung.

Von Bedeutung ist der Zustand der Berührungsfläche. Zarte oder schwielige, feuchte oder trockene Haut der Hände — die Größe des Hautwiderstandes schwankt zwischen 2000 bis 2 Millionen Ohm — ebenso aber auch der Zustand der Austrittsfläche des Stroms (Schweißfüße) bedeuten wesentliche Unterschiede der Gefährdung. Zu dem Widerstand der Haut addiert sich der durch Kleider und Schuhwerk eingeschaltete (Gefährdung bei durchnäßten Schuhen).

Die Intensität der Wirkung hängt weiter ab von der Dauer des Kontaktes. Kurzdauernde Einwirkung von 10—15 sec kann ohne wesentliche Schädigung ertragen werden, besonders, wenn zunächst ein entstehender Brandschorf den Widerstand kurzdauernd erhöht. Bei längerer Einwirkung aber sinkt der Hautwiderstand ab, und damit nimmt durch Ansteigen der Stromstärke die Gefahr rasch zu.

Der Strom wählt im Körper den Weg des geringsten Widerstandes. Seine Wirkung wird um so größer sein, je lebenswichtigere Organe in seiner Richtung liegen. Das gilt besonders für das *Herz*, das sowohl bei bipolarer Berührung mit beiden Händen, wie bei unipolarer Berührung mit einer Hand und vollkommener Erdung immer in der Stromrichtung liegt. Stromschleifen erreichen aber auch weiter abliegende Organe und können sie, wenn ihr Widerstand gering ist, wie bei Gehirn und Rückenmark, schädigen.

Zu alledem kommt eine individuelle Herabsetzung der Widerstandskraft gegen die Wirkungen des Stromes bei anbrüchigen Menschen. Man spricht von einer „mit Herz-, Gefäß- und Nierenerkrankungen gegebenen Bereitschaft zum elektrischen Tod". Durch Gewöhnung stellt sich bei Elektrotechnikern, individuell aber stark verschieden, eine Unempfindlichkeit gegen schwächere Stromstärken ein. Zum Teil hängt das damit zusammen, daß erfahrungsgemäß die bewußte Berührung eines Leiters als weniger gefährdend gilt als ein unbewußter Kontakt. Dennoch ist es ein grundsätzlicher Fehler und leichtsinnig, wenn Monteure an einer elektrischen Anlage Arbeiten ausführen, bevor durch Entfernung der Hauptsicherung der Strom ausgeschaltet ist.

Die *Strommarken* an der Stelle des Stromübergangs auf die Haut und von der Haut fort sind eine Auswirkung von JOULEscher Wärme in einem Widerstand. Es entstehen im Bereich der Berührungsfläche durch Koagulation und Verdampfung der Gewebsflüssigkeit grauweiße bis gelbliche, wie aus Paraffin geformte Dellen, ähnlich den Quaddeln nach intracutaner Injektion, aber konsistenter. Bei längerem Durchgang des Stroms verschorfen sie — womit der Widerstand zunimmt —, platzen dann aber in Form von Schnitt- oder Rißwunden auf, womit der Widerstand sich plötzlich verringert.

Ist ein metallischer Leiter berührt worden, so kommt es je nach der Art des Metalles zu Metallisierung der Haut in verschiedener Farbe. Die Sinnesorgane, Auge und Ohr werden in allen ihren Teilen durch elektrothermischen Einfluß geschädigt.

Wird der Stromdurchgang überstanden, so pflegen die primär aufgetretenen Allgemeinsymptome, Störungen der Atmungs- und Herztätigkeit, nervöse und psychische Erscheinungen, Leber- und Nierenschädigungen, in wenigen Tagen zurückzugehen. Viele elektrische Unfälle imponieren beim ersten Eindruck ernster, als dem tatsächlichen Verlauf entspricht. Die psychische Wirkung spricht dabei viel mit. *Spätsymptome* äußern sich in Myokardschäden. Noch nach 2—3 Tagen kann der Tod an akuter Herzdilatation eintreten. Dazu kommen Störungen des Nervensystems, Atrophien, röntgenologisch feststellbare Knochenveränderungen, Pigmentverschiebungen in der Haut, Änderungen in der Behaarung.

Der *elektrische Tod* ist *ein Herztod* (RODENWALDT). Er *tritt in der Regel ein durch Kammerflimmern*, das in seiner vollen Ausbildung beim Menschen als irreparabel angesehen wird. Daneben werden Schädigungen des Zentralnervensystems, besonders eine Lähmung des Atemzentrums, als *mögliche* Todesursache angenommen. Es müßte sich um molekulare Verschiebungen innerhalb seiner Zellen handeln, denn pathologisch-anatomische Veränderungen sind nicht nachgewiesen worden.

Auf dieser Annahme einer Lähmung des Atemzentrums beruht die Empfehlung, Wiederbelebungsversuche durch künstliche Atmung mindestens 2 h fortzusetzen. In einzelnen Fällen soll noch nach 2—4 h ein Erfolg erzielt worden sein. Ob es darauf oder auf Herzmassage oder intrakardiale Adrenalininjektion zurückzuführen ist, wenn die Tätigkeit des Herzens und die Atmung wieder einsetzen, oder ob beide automatisch wieder in Gang kommen, falls es nicht bis zu tödlichem Kammerflimmern gekommen ist, läßt sich kaum entscheiden. Neuerdings ist gelungen, beim Tier durch intrakardiale Einspritzungen von Adenosintriphosphorsäure (ATP), evtl. zusammen mit Acetylcholin, das Kammerflimmern zu beheben, nachdem durch die genannten Substanzen für wenige Sekunden eine Blockierung der die rhythmischen Impulse aussendenden Reizleitungsapparate bewirkt worden war. An diese Versuche am Ganztier wird die Hoffnung geknüpft, in Fällen elektrischer Unfälle beim Menschen die normale Herztätigkeit wieder in Gang bringen zu können (FISCHER und FRÖHLICHER).

Auf jeden Fall sind die Anweisungen des Verbandes Deutscher Elektriker bei elektrischen Unfällen zu befolgen.

Wer einen Verunglückten aus dem Stromkreis befreien will, darf sich nicht selbst in ihn einschalten. Gelingt es nicht, ihn mit einem isolierenden Gegenstand, mit isolierenden Handschuhen oder etwa einem trockenen Holzstock zu lösen, so darf jedenfalls nicht zugegriffen werden, ohne daß man zuvor die eigene Erdung so gering wie möglich gemacht hat durch Stehen oder Knien auf isolierendem Material, Holz oder Linoleum. Bestehen solche Möglichkeiten nicht, so ist die ultima ratio, den Verunglückten mit dem Bein fortzuhebeln, denn dann liegt das Herz nicht unmittelbar in der Stromrichtung.

Eine selbstverständliche Vorbeugungsmaßnahme ist, daß in jedem Betrieb, vor allem in Krankenhäusern und ihren Wirtschaftsabteilungen, die gesamte elektrische Einrichtung nur vom Fachmann angelegt und von ihm sorgfältig unterhalten wird, daß schadhafte Isolierungen sofort wiederhergestellt werden, daß keine Kabel, etwa aus Sparsamkeitsgründen, ungeschützt verlegt werden und daß die Schalttafeln durch richtige Anbringung keine Berührung der hinter ihnen liegenden Kabel zulassen.

Luftdruck.

Die Wirkungen und Folgen *verminderten Luftdrucks* behandelt ein Abschnitt des Kapitels „Klima und Wetter", (s. S. 53). Außer bei Arbeiten im Hochgebirge und im Fliegerberuf hat zu ihnen die Arbeitshygiene kaum Beziehungen. Bis zu einer Höhe von 3000 m findet eine weitgehende Anpassung statt, besonders, wenn die Druckverminderung nur langsam eintritt, wie beim Bergsteigen.

Anders, wenn unter *erhöhtem Druck* gearbeitet werden muß. Das ist beim üblichen Tauchergerät der Fall und sonst überall, wo durch Überdruck das Eindringen von Wasser in einen Arbeitsraum verhütet werden muß. Fundamentierungsarbeiten unter Wasser, etwa beim Bau von Brückenpfeilern, bei Schleusenarbeiten, beim Vortreiben eines Tunnels innerhalb wasserdurchlässigen Untergrundes, sind nur möglich, wenn innerhalb des wie eine Taucherglocke vertikal abgesenkten *Caissons*, eines nach unten offenen, schweren Senkkastens aus Eisenbeton, oder in einem vertikal vorgetriebenen Arbeitsraum hinter einem „Schild" dem äußeren Wasserdruck durch Überdruck innerhalb des Arbeitsraumes das Gegengewicht gehalten wird.

Die Höhe des erforderlichen Überdrucks hängt von der zu erreichenden Tiefe ab; sie erfordert, da 1 Atmosphäre einer Wassersäule von 10 m entspricht, beispielsweise beim Vortreiben eines Unterwassertunnels in 30—40 m Tiefe einen Überdruck von 3—4 Atmosphären.

Der Caissonarbeiter ist gefährdet durch die *Höhe des Überdrucks*, dem er ausgesetzt wird, und durch die *Dauer seines Aufenthalts* im Caisson, im wesentlichen aber nur dann, wenn sein *Eintritt* und *Austritt* aus ihm in unzulässig kurzer Zeit sich vollziehen. Und zwar sind es die *Folgen langen Aufenthaltes unter hohem Überdruck*, die einen *raschen Druckwechsel beim Verlassen des Druckluftraums* zu einer ernsten Gefahr machen.

Der Körper nimmt, da er zu 75% aus Wasser besteht, unter höherem Luftdruck nach dem HENRY-DALTONschen Gesetz mehr Luft auf als unter normalem Luftdruck, so daß es zu einer Übersättigung der Körpergewebe mit Luft kommt. Die stärkere Zufuhr von Sauerstoff äußert sich nur in einem nicht gefahrvollen Sinken der Atem- und Pulsfrequenz, der Stickstoff aber wird selektiv in den Fetten und Lipoiden gespeichert. Diese Übersättigung der Gewebe mit N geht langsam im Ablauf von 5—10 h vor sich, daher denn auch ein kurzer Aufenthalt in einer Druckluftkammer nicht allzu gefährdet ist. Die Übersättigung nimmt zu mit der Dauer des Aufenthaltes darin und der Höhe des in ihr herrschenden Überdrucks.

Der Zugang zu jedem Caisson, damit auch der ganze Personen- und Materialverkehr mit der Außenwelt, darf sich daher nur unter Vermittlung einer *Druckschleuse* vollziehen, innerhalb derer beim Eintritt und beim Verlassen ein *allmählicher Druckausgleich* stattfindet. Das Einschleusen, der Eintritt in einen Raum höheren Luftdrucks wird im allgemeinen leicht vertragen, Störungen machen sich nur bemerkbar, wenn eine Verlegung der Tuba Eustachii bei akutem oder chronischem Rachenkatarrh vorliegt.

Auch die Arbeit selbst unter erhöhtem Druck hat sich für völlig gesunde Personen als unbedenklich erwiesen, soweit nicht der arbeitsklimatische Zustand im Caisson, ein feucht-warmes Klima, als belästigend und erschlaffend empfunden wird.

Mit dem Verlassen des Caissons aber und einem plötzlichen Eintritt in die Zone normalen Luftdrucks würde, wenn ein langsames Ausschleusen unterbliebe, der absorbierte Stickstoff aus dem Gewebe herausdrängen, wie die vom Druck des Pfropfens erlöste Kohlensäure aus einer Sauerbrunnen- oder Sektflasche. Kleinste Stickstoffbläschen vereinigen sich zu größeren, die Luftembolien oder Strukturveränderungen verursachen. Gefährdet ist besonders das Zentralnervensystem infolge der vorausgegangenen selektiven Speicherung des Stick-stoffs in seinen Fett- und Lipoidstoffen.

Während also beim Eintreten einer Druckerhöhung lediglich Störungen in der Form von Ohrensausen, Druck im Ohr, Ohrenschmerzen, möglicherweise auch Blutungen und Zerreißung des Trommelfells bei mangelnder Ventilation der Paukenhöhle durch die Tuben zu befürchten sind, also die gleichen Erscheinungen wie sie bei plötzlichem Absinken eines Flugzeugs oder in einem zu rasch laufenden Fahrstuhl eintreten können, kann die plötzliche Aufhebung des Überdrucks ernste Gewebsveränderungen mit allen ihren Folgen verursachen.

Die Erscheinungen leichter „Caissonkrankheit", die übrigens mitunter erst 1—2 h nach dem Verlassen des Caissons einsetzen, können harmloser Art sein, Hautjucken und Schweißausbruch als Folge eines Hautemphysems, dessen Knistern mitunter fühlbar ist, und reißende Schmerzen in Muskeln und Gelenken. Sie verschwinden in relativ kurzer Zeit, ohne Folgen zu hinterlassen, durch Resorption der Gasbläschen.

Ist es aber zu anatomischen Veränderungen, zu Embolien, zu Zerreißungen oder Er-weichungen, gekommen, so treten schwere Atmungs- und Herzstörungen auf, die einen tödlichen Ausgang nehmen können. Nervöse Störungen aller Art, Schwindel, cerebrale und spinale Lähmungen, Benommenheit, Aufregungszustände, epileptiforme Krämpfe, sind auf Zerreißungen und Erweichungsherde zu beziehen und mitunter irreparabel.

Die einzige *Vorbeugung* gegen die Caissonkrankheit besteht in der richtigen Handhabung der Ein- und Ausschleusung, d. h. in dem *allmählichen Ausgleich* zwischen dem normalen Luftdruck und dem Überdruck im Caisson.

In einer besonderen Verordnung vom Jahre 1935 über Arbeit unter Druck-luft sind, abgesehen von Vorschriften über das Lebensalter der Arbeiter (20 bis 40 Jahre) und ihre Auslese und laufende Überwachung durch einen Arzt, genaue Bestimmungen über die technische Einrichtung der Schleusen, ihre Bedienung durch besonders geschultes Personal und über die Zeiten für Ein- und Aus-schleusen gegeben.

Für das Einschleusen wird nur gefordert, daß der Druck so langsam gesteigert werden muß, daß keine Beschwerden auftreten. Das ist in der Regel bei einem Druckunterschied von 1 Atmosphäre schon in etwa 4 min zu erreichen. Wie bei Aufstieg und Absinken eines Flugzeuges oder in rasch fahrenden Aufzügen muß zu häufigem Schlucken geraten werden, das den Ausgleich zwischen der Außenluft und der Paukenhöhle herbeiführt.

Für das Ausschleusen sind schon bei einem Überdruck von 0,5 kg/cm² ($^1/_2$ Atmo-sphäre) 5 min erforderlich. Die Ausschleusungszeit muß aber bei Zunahme des Druckes rasch verlängert werden. Bei 3,0 kg/cm² muß sie bereits 70 min betragen und bei einem Überdruck von mehr als 3,0 kg/cm² behält sich die Verwaltungsbehörde die Festsetzung der Ausschleusungszeit vor. Arbeit bei einer Druckluft von mehr als 3,5 kg/cm² ist verboten.

Sonderbestimmungen sind auch gegeben hinsichtlich der Arbeitszeit. Sie darf bei einem Überdruck von 2,0 kg/cm² 8 h nicht überschreiten. Bei höherem Druck muß sie verringert werden und darf bei einem Druck von 2,5—3,0 kg/cm² nicht mehr als 4 h betragen, und zwar einschließlich der Ein- und Ausschleusezeit.

Die Behandlung von akut einsetzenden Erscheinungen besteht darin, daß der Betroffene sofort wieder unter erhöhten Druck gesetzt wird, damit die Gasbläschen wieder von der Körperflüssigkeit resorbiert werden, worauf die erneute Dekompression in der doppelten Zeit durchgeführt werden muß. Außer Sauerstoffatmung hat im übrigen eine symptomatische Behandlung stattzufinden. Soweit nicht irreparable Schädigungen gesetzt sind, pflegen die Störungen sich rasch zurückzubilden.

Lärm.

Man betrete zum erstenmal und unvorbereitet eine Kesselschmiede oder die Mühle eines Zementwerks. Daß Menschen sich an einen so ohrenzerreißenden

Lärm gewöhnen können, erscheint kaum möglich und glaublich. Das Verlassen des Werks wirkt wie eine Erlösung. Eine Kreissäge in der Nähe der Wohnung, die Betätigung von Motoren im Betrieb einer nahe liegenden Gärtnerei oder einer Garage kann empfindliche Menschen zum Wohnungswechsel veranlassen. Schon das Klappern einer Schreibmaschine im Nebenraum kann den geistigen Arbeiter um alle Möglichkeit bringen, sich zu konzentrieren.

Und dennoch findet, was den subjektiven Anteil der Lärmwirkung angeht, eine weitgehende Anpassung, eine Gewöhnung, statt. Das tickende Geräusch auch einer lauten Uhr stört den Schlaf des Gesunden nicht. *Gewohnter Lärm* könnte und müßte also hingenommen werden als eine zwar lästige, aber eben zu ertragende Beigabe der Arbeitsumwelt — ein gewisses Maß von Verkehrslärm ist heute dem Stadtmenschen etwas Selbstverständliches — wäre nicht erwiesen, daß *Lärm mehr ist als nur eine Belästigung.*

Nicht nur einmalige oder einige Male wiederholte starke Geräusche, Detonationen, das Abfeuern von schwerem Geschütz, können irreparable Schädigungen des Gehörorgans verursachen, auch *dauernde Arbeit unter starkem Lärm* gibt allmählich zu Gehörsschädigungen Anlaß, die mitunter nicht rückbildungsfähig sind.

Über die Bedeutung von Schall und Lärm für Baulichkeiten und die Möglichkeit, ihre Wirkungen einzuschränken oder aufzuheben, ist im Kapitel „Siedlung, Haus, Wohnung" berichtet (S. 98).

Materielle Schwingungen von bestimmten Wellenlängen, die sich in der Luft als Druckwellen fortpflanzen und als *Schall* bezeichnet werden, lösen, wenn sie unser Ohr treffen, *Schallempfindungen* aus. Aber auch Schallschwingungen fester Körper, auf unseren Körper unmittelbar ohne Vermittlung der Luft übertragen, können dort Schallempfindungen hervorrufen, wie die auf den Schädel gestellte Stimmgabel.

Periodische Schallschwingungen einheitlicher Frequenz werden als *Töne* oder *Klänge* bezeichnet. Sie lösen in der Regel keine als unangenehm empfundenen und schädigenden Gehörswahrnehmungen aus. Nur oft in kurzen Abständen sich wiederholende Schwankungen ihrer Höhe und Stärke sind belästigend als gleichmäßige Töne. Jeder erinnert sich aus dem letzten Kriege an die unangenehme Wirkung des auf *Frequenzschwankungen* beruhenden Heulens der Warnsirene und des gleichmäßigen Tones der Entwarnung, der gewissermaßen das beruhigende Gefühl der vorübergegangenen Gefahr bestätigte.

Auch die meisten als *Geräusche* bezeichneten und empfundenen, regellosen und ungeordneten, miteinander interferierenden, mitunter von verschiedenen Schallquellen ausgehenden Schwingungen wirken nicht unangenehmer als Töne.

Beim *Lärm* aber handelt es sich um einfache oder zusammengesetzte Schallschwingungen, Töne oder Geräusche, die in ihrer Höhe oder Tiefe durch *unverträgliche Mischung von Schwingungsfrequenzen* oder durch *übermäßige Schallstärke* als lästig empfunden werden und seelische und körperliche Störungen verursachen können (ENGEL). Lärm ist ein biologischer Begriff, er ist, wie *Ton* und *Geräusch*, eine subjektive, *qualitative* Empfindung unseres Gehörorgans, die hervorgerufen wird durch *quantitativ* bestimmbare, objektive Schallschwingungserscheinungen in der Außenwelt, die als Schallreize wirken. Von ihnen bestimmen die Schwingungsfrequenzen vorwiegend die *Qualität* der Gehörsempfindungen, die den Schallschwingungen innewohnende Energie, ausgedrückt in ihrer Amplitude, ihre *Intensität*.

Nur innerhalb der Grenzen bestimmter minimaler und maximaler Schwingungsfrequenzen (Tonhöhen) und Schwingungsenergien (Schallstärken) spricht unser Sinnesorgan an. So können Schwingungsfrequenzen von 16 bzw. 28 bis 16000 bzw. 24000 Schwingungen in der Sekunde Gehörswahrnehmungen hervorrufen, vorausgesetzt, daß ihre Schallstärke die „Reizschwelle" (Hörschwelle) überschreitet, unterhalb derer keine Gehörsempfindung zustande kommt. Der Hörbereich wird aber andererseits auch durch eine „Schmerzschwelle" begrenzt, oberhalb derer an Stelle einer spezifischen Gehörsempfindung eine schmerzartige, unangenehme Allgemeinempfindung tritt.

Der *Hörbereich* zwischen Reizschwelle und Schmerzschwelle ist am größten bei Schwingungsfrequenzen zwischen 400 und 2000. Sowohl wenn die Schwingungsfrequenzen (Tonhöhen) an Zahl abnehmen, als wenn sie zunehmen, steigt die Reizschwelle an und sinkt die Schmerzschwelle ab, bis sie beide an der unteren oder oberen Tongrenze zusammenfallen, bzw. sich überschneiden. An der oberen Tongrenze wird dann nur eine unbestimmte, schmerzartige Empfindung wahrgenommen. Der zwischen den Kurven der Reizschwellen und der Schmerzschwellen liegende Bereich, der alle hörbaren Schwingungsfrequenzen und ihre Intensität umfaßt, wird als „Hörfeld" bezeichnet (s. Abb. 61).

Die *Lautstärke* als subjektiver Ausdruck der Intensität der Gehörsempfindung beruht auf der *Schwingungsamplitude*, entsprechend der Intensität der Schallschwingungen, die ihrerseits objektiv ausgedrückt werden durch die Größe der auf die Flächeneinheit einwirkenden Druckschwankungen, durch die *Schallstärke*, auszudrücken in mg/cm² bzw. in bar = dyn/cm² (s. S. 21).

Für die Beziehung zwischen der subjektiv empfundenen Lautstärke und der ihr entsprechenden objektiven Schallstärke gilt das WEBER-FECHNER*sche Gesetz*, d. h. es verhalten sich die empfundenen Lautstärkenunterschiede, bzw., wenn man von dem Reizschwellenwert als Einheit ausgeht, die verschiedenen Lautstärken, annähernd wie die Logarithmen der zugehörigen Schallstärken.

Für die *Messung der Intensität von Geräuschen und Lärm* wird als Maß das „Phon" verwendet, wodurch *einem Teil* des Begriffs „Lärm" ein Inhalt gegeben ist, nämlich dem Verhältnis der subjektiv empfundenen Lautstärke zu der objektiv dazu gehörigen Schallstärke. Was damit nicht erfaßt wird, ist die Abhängigkeit des Lärms von der Frequenz der als Schallreize wirkenden objektiven Schallschwingungen. Jedoch steht hierfür so viel fest, daß bei als Schallreize wirkenden Schallschwingungen von über 6000/sec die Lästigkeit des Lärms rasch zunimmt, rascher als die Lautstärke und daß nahe der oberen Tongrenze liegende Schwingungen von etwa 20000/sec als lästiger Lärm empfunden werden (ENGEL). Das ist mit der oben dargelegten Tatsache des Absinkens der Schmerzschwelle bei zunehmenden Schwingungsfrequenzen insofern nicht in Widerspruch, als eine vollständige Messung des Lärms überhaupt nicht möglich ist, weil zu seinem Begriff ein psychologischer Faktor hinzukommt. Was als *störend*, eben als Lärm, empfunden wird, hängt von der *Empfindlichkeit des Hörenden* ab.

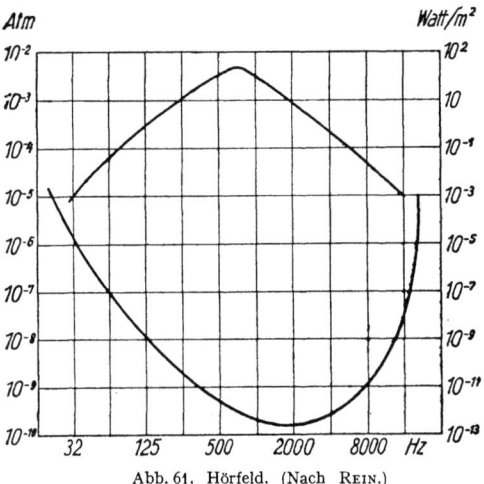

Abb. 61. Hörfeld. (Nach REIN.)

Unser Gehörorgan besitzt eine Empfindlichkeit für Lautunterschiede, die je 1 Phon (s. S. 98) entsprechen. Insgesamt können vom menschlichen Ohr nur 120—130 Lautstärkenstufen wahrgenommen werden. Diese Unterschiedsempfindlichkeit umfaßt eine Steigerung der Schallstärke von 1:10 Millionen.

Die folgende Zusammenstellung (nach ENGEL) von Lautstärken und der zugehörigen Schallstärken (Schalldruck) bei einigen typischen natürlichen, alltäglichen und beruflichen Geräuschen und Lärmquellen gibt eine annähernde Vorstellung der gegenseitigen Beziehungen beider:

Tabelle 7. *Lautstärken und Schallstärken.*

Geräuschquelle	Lautstärke in Phon	Schallstärke (Schalldruck in bar = dyn/cm²)
Donner, Kanonenschuß, Flugzeugmotor (ohne Schalldämpfung)	120—130	500—1000
Kesselschmiede (Nieten von Hand oder mit Preßluftmaschine, 5 m vom Arbeitsplatz entfernt) . .	100—120	100—500
Trommelmühle, Rüttelwerk, Putzen von Stahlguß mit Preßlufthammer, Walzwerk.	100—110	100—300
Hammerschmiede, Kreissäge	95—107	10—80
Stärkster Straßenlärm	70—80	1—10
Schreib- und Rechenmaschinensaal.	70	1—5
Unterhaltungssprache	60	0,5—1
Mittlerer Wohn- und Straßenlärm	30—50	0,01—0,1
Geräusch der freien Landschaft (Blätterrauschen bei geringer bis mittlerer Luftbewegung)	10—20	0,001—0,01

Die Intensität der Schwingungen kann durch *Resonanz* (Mitschwingen) sehr verstärkt werden, wenn sich der schwingende Körper über einer abgestimmten, eingeschlossenen Luftsäule befindet, etwa innerhalb eines Kessels oder einer Druckrohrleitung. Auch die *Reflexion* der Schallwellen von den umgebenden Wänden ist von Bedeutung (Nachhall). Sie kann durch Wandbeläge aus filzartigen Stoffen vermindert oder aufgehoben werden.

Der Lärmmessung dient der *Geräuschmesser von Siemens u. Halske*, der einen Meßbereich von 25—120 Phon und eine Meßgenauigkeit von $2^1/_2$ Phon besitzt.

Für hygienische Zwecke ist es aber praktisch wichtig, auch die *Lärmgröße* (Lärmmenge) zu bestimmen, d. h. den Zeitfaktor zu berücksichtigen, was bei der Messung der Lautstärke durch den Geräuschmesser allein nicht geschieht. Der von DOLD und THIELE konstruierte *Lärmzähler* (Thorybometer, θορυβός = Lärm) gibt die in einer bestimmten Zeit aufkommenden Geräusche in einer summarischen Lautzahl an. Als *Lärmmengeneinheit* gilt ein „Thoryb" = 1 Phon × 1 min.

Lautstärken großer Intensität, wie sie bei Explosionen, Detonationen, Kanonenschüssen, durch unabgedämpftes Motorengeräusch usw. entstehen, können durch Akkommodationskrämpfe der Ohrinnenmuskeln und durch Übertaubung vorübergehende Störungen verursachen, bei stärkster Intensität aber auch Blutungen und Zerreißungen des Trommelfells, Gewebstrennungen und fortschreitende Atrophie des CORTIschen Organs bewirken. Eine nicht aufzuhaltende, allmählich bis zu völliger Taubheit fortschreitende Vertaubung kann die Folge einer einmaligen intensiven Schallwirkung sein.

Unfälle dieser Art sind aber seltener als die als *Berufskrankheit* aufzufassende, allmählich einsetzende Schwerhörigkeit und Vertaubung in Lärmbetrieben im Ablauf mehrerer Berufsjahre, bei empfindlichen Personen mitunter schon nach wenigen, 2—4 Jahren.

Lärmbetriebe sind alle Werkstätten mit Schmiede- und Schlossereibetrieb, Kugel- und Trommelmühlen, Rüttelwerke, Gußputzereien, Walzwerke, hochtourige Werkzeugmaschinen mit hin und her gehenden Teilen und Kraftübertragung durch Zahnräder, Kreissägen, aber auch zahlreiche Betriebe, wie Webereien, Schreibmaschinen- und Rechenmaschinensäle, selbst wenn die einzelnen Geräuschquellen an sich nicht übermäßig laut sind, aber durch ihre Anhäufung im geschlossenen Raum eine Summierung der Geräusche stattfindet.

Die Schädigung des Gehörorgans erfolgt langsam, meist von dem Betroffenen zunächst wenig oder erst dann bemerkt, wenn er Schwierigkeit hat, die Umgangssprache zu verstehen. Die anfänglich nur während der Einwirkung des Lärms vorhandene Benommenheit geht in der Ruhezeit nicht mehr zurück, gleichzeitig bildet sich Schwerhörigkeit, meist beiderseitig und gleichartig, aus und schreitet trotz Behandlung unaufhaltsam vorwärts, so daß meist nach 8—10 Jahren schon hochgradige Schwerhörigkeit und Vertaubung besteht.

Unterbrechungen der Lärmarbeit können die Entwicklung der Schädigung hinausschieben, aber nur durch rechtzeitige Entfernung aus der Lärmarbeit kann vollständige Rückbildung erreicht werden.

Das Schwergewicht des arbeitshygienischen Handelns muß also auf der *Vorbeugung* beruhen. Durch richtige Arbeiterauslese müssen von vornherein alle Leute mit akuten und chronischen Ohrenleiden ausgeschlossen werden, es sei denn, daß es sich um abgeschlossene Erkrankungen des Mittelohrs handelt, die für den Einfluß von Lärm bedeutungslos sein sollen. Die gute Mittelohrventilation durch Tubendurchgängigkeit muß gesichert sein. Ferner sollen alle Arbeiter in Lärmbetrieben periodischer Kontrolle unterzogen werden, um, solange es noch möglich ist, einen rechtzeitigen Berufswechsel zu erwirken.

Anzustreben ist ein regelmäßiger Wechsel innerhalb der Betriebe zwischen Lärmarbeit und lärmfreier Tätigkeit, sowie die Sicherung vollständiger Ruhe in den Aufenthaltsräumen während der Arbeitspausen. Während der Arbeit wird das Tragen paraffinierter Wattepfropfen im Ohr empfohlen (s. das Merkblatt von PEYER der Deutschen Gesellschaft für Arbeitsschutz, Verlag J. Springer).

Es genügt nicht, allein den Luftschall einzuschränken. Auch der Bodenschall wirkt auf dem Wege über die Knochenleitung schädigend auf das Ohr. Er kann vermindert werden durch Isolierung der arbeitenden Menschen vom Boden durch schalldämpfende Fußbodenbeläge, Linoleum oder Matten aus Filz, Kork oder Stroh, durch Tragen von Stroh- oder Filzsohlen, durch Isolierung der Maschinen durch schalldämpfende Aufstellung auf Kork- oder Gummiplatten oder federnden Schwingungsdämpfern (Schreibmaschinen auf Filzunterlagen), durch Beseitigung aller lärmenden Bestandteile der Maschinen und ihr Ersatz durch metallfreie Kunststoffe. Dazu kommt die Abdämmung des Bodenschalls durch schalldämpfendes Baumaterial (s. S. 98).

Experimentell ist erwiesen, daß Lärm die Leistung vermindert, Lärmverhütung sie steigert, Ergebnisse, die in Prozenten des Arbeitsergebnisses ausdrückbar sind.

Vorläufig ist die Anerkennung der durch Lärm verursachten Taubheit oder einer an Taubheit grenzenden Schwerhörigkeit als Berufskrankheit auf die Betriebe der Metallbearbeitung und -verarbeitung beschränkt. Eine Ausdehnung der Versicherungsfähigkeit auch auf Zementmühlen und Brecherwerke kann kaum unterlassen werden.

Erschütterungen.

Die in den letzten Jahrzehnten stark zunehmende Verwendung von *Preßluftwerkzeugen* zum Hämmern und Nieten, zum Aufmeißeln und Bohren festen Materials (Bergbau und Straßenbauarbeit), zum Stampfen (Gußstückformen) hat notwendig gemacht, die dabei entstehenden Schädigungen, soweit sie *Muskeln, Knochen und Gelenke* betreffen, als Berufskrankheiten anzuerkennen.

Die Schwingungen solcher Geräte werden, wie alle Erschütterungen, durch rhythmische, schlagende und stoßende Bewegungen von Werkzeugen oder des bearbeiteten Materials, auf dem Wege über eine stark schwingende Standfläche oder durch die Arbeitshand auf den Körper übertragen. Den gleichzeitig dabei entstehenden Geräuschen kommt kein schädigender Einfluß zu.

Von den mit Preßluft betriebenen Werkzeugen sind dies vor allem die *Schlagwerkzeuge*, Stampfer, Klopfer, Meißel, Stemm-, Niet- und Bohrhämmer mit hohen Schlagzahlen von 750—4000 Schlägen in der Minute, je nach Art des Werkzeugs — nur bei den Stampfern weniger — mit einer Hubhöhe von 10 bis 25 mm. Das *Gewicht* des Apparates, seine *Schlagfolge* und der *Rückstoß* entscheiden über die Wirkung. Ob eine Schädigung eintritt, hängt außerdem ab von der Art und Weise, wie der Arbeiter das Werkzeug hält, ob er z. B. durch festes Andrücken imstande ist, den Rückstoß zu mildern oder durch federnde Stellung die Stöße aufzufangen. Ein Auffangen der Stöße mit der Schulter, das sog. „Mit der Schulter-Bohren" gilt als besonders schädigend. Von solchem individuellen Verhalten des Arbeiters hängt es ab, ob er jahrzehntelang diese Arbeit fortführen kann oder schon nach wenigen Jahren geschädigt ist.

Am häufigsten leidet das *Ellbogengelenk*, aber auch die anderen Gelenke des Arms erfahren im Röntgenbild erkennbare Veränderungen, Schädigung der Gelenkkapsel und Muskelatrophie, Druckschäden der Gelenkfläche in Form von Knorpelnekrosen, Usurierung der Gelenkfläche, Abstoßung von Gelenkmäusen. Alledem kann sich eine fortschreitende Arthritis deformans anschließen. Begleitet ist das Auftreten dieser Abnutzungsprozesse von Schmerzen und Bewegungsbehinderung in den haltenden Armen. Ein „Anfangsschmerz" beim Arbeitsbeginn pflegt rasch wieder nachzulassen, aber in der Ruhe und selbst in der Nacht stellen sich erneut Schmerzen ein.

An den Handknochen sind in zahlreichen Fällen Beschädigungen des *Mondbeins* und *Kahnbeins*, bei diesem auch Teilungen durch übermäßige Biegungsbeanspruchung, als Berufsschäden anerkannt worden, wenn die Arbeit mit dem Preßluftwerkzeug mindestens 1 Jahr geleistet wurde.

Vasomotorische Störungen können als Folge von Preßluftarbeit auftreten in der Form von angioneurotischen Funktionsstörungen der Hand und der Finger mit dem Gefühl des „Abgestorbenseins", mit Kältegefühl und Steifigkeit, objektiv sich darstellend als ein „Weißwerden" der Finger, sog. „Leichenfinger". In seltenen, aber nicht anzuzweifelnden Fällen sind auch Nervenschädigungen, gefolgt von Atrophie der kleinen Handmuskeln, festgestellt worden. Einige Fälle von degenerativen Prozessen im Hals- und oberen Brustmark mit neurotrophischen Ausfallserscheinungen und sekundärer Muskelatrophie wurden ebenfalls als vibrations-traumatische Schädigungen aufgefaßt.

Am häufigsten sind vasomotorische Erscheinungen im Bereich der Hände beobachtet worden bei Arbeit an den Anklopfmaschinen der Schuhindustrie. Die auf Gefäßkrämpfen der kleinen Arterien beruhende „Anklopferkrankheit" kommt zustande bei Arbeitern, die beim Anpressen des auf einen Leisten gezogenen Oberleders zwecks Formung der Umschlagstellen gegen eine mit 9000 Schlägen arbeitende Hammerrolle die Schläge und Erschütterungen in zu starrer Haltung auffangen, anstatt sich geschickt und elastisch zur Maschine zu stellen und die Schläge abzufangen. Bei modern gebauten Maschinen dieser Art wird das Auftreten so starker Erschütterungen vermieden. Die *Vorbeugung* ist hier in erster Linie ein maschinentechnisches Problem (KOELSCH).

Übrigens wird dauernd daran gearbeitet und zahlreiche Patente sind angemeldet, aber nur zu kleinstem Teil verwirklicht worden, durch technische Verbesserung der Preßluftgeräte ihre Schlagwirkung einzuschränken, unter anderem durch Anbringen doppelter Handgriffe mit Gummihülsen, um den Rückstoß zu vermindern. Für diese Verbesserungsvorschläge gilt als maßgebend, daß eine Erhöhung der Frequenzgeschwindigkeit günstig ist, weil schnell aufeinanderfolgende Vibrationen in eine einheitliche Gesamtbewegung übergehen.

Aus der Steinindustrie ist bekannt (KOELSCH), daß die Arbeiter in den Bohrkolonnen nach etwa 3—5 Jahren die Arbeit aufzugeben pflegen und sich eine andere Arbeit suchen. Durch „Selbstauslese" wird daher vielfach der Ausbildung schwerer Erkrankung vorgebeugt. Zu sofortiger Aufgabe solcher Arbeit muß jedenfalls geraten werden, wenn die ersten Anzeichen zu Gelenkerkrankungen, Schmerzen und Beschwerden einsetzen, besonders aber, wenn bereits röntgenologisch objektiv nachweisbare Veränderungen feststellbar sind. Je frühzeitiger Empfindliche und durch ihre Arbeitsweise Ungeeignete durch ärztliche Untersuchung aus dem Arbeitsprozeß ausgeschaltet werden, um so sicherer werden schwere Schädigungen verhütet.

Staub.

Tagaus, tagein atmet der Großstädter und noch mehr der Bewohner von Industriegebieten eine Luft ein, die an Staub bis 25 mg und selbst mehr im Kubikmeter enthält, dazu Rauche aller Art. Sommer für Sommer fahren der Landmann, der Fuhrmann durch den dichten Staub der Landstraßen, sind marschierende oder fahrende Kolonnen von morgens bis abends in dichte Staubwolken gehüllt, bedienen täglich viele Stunden lang Heizer und Lokomotivführer ihre Maschinen und dringt in die Abteile der Eisenbahn ein rußerfüllter Qualm. Alles, ohne den Menschen zu schaden. Zwar gelten nach einem von K. B. LEHMANN aufgestellten Schema nur Staubmengen bis zu 10 mg/m³ als erträglich, solche von 20 mg/m³ schon als unerfreulich, solche von 30 mg/m³ als bedenklich. In unseren Wohnräumen enthält die Luft nur 1—2 mg/m³, und selbst in Räumen, in denen sich viele Menschen bewegen, z. B. in Schulzimmern, werden nur Werte von 10 mg/m³ erreicht.

Staub *muß* nicht schädigen, er *kann* schädigen. Seine Angriffsstellen können sein die Lunge, die Schleimhäute, aber auch die Haut, und beim Verschlucken der Magen-Darmkanal.

Nun sind unsere Atmungswege so gestaltet und mit so vielen Schutzeinrichtungen versehen, daß annäherungsweise nur 10—25% des eingeatmeten Staubes, nur seine feinsten Teilchen, in die tiefen Atemwege gelangen und die Lungenbläschen erreichen, kleinste Trümmer verschiedenen Materials von höchstens 10 μ, in der Hauptsache nur solche von weniger als 5 μ Durchmesser, 80% davon mit einem Durchmesser von weniger als 1 μ. Auf dem mehrfach geknickten Wege, den die Luft bei Nasenatmung passiert, hält feuchte, schleimabsondernde, vielfach gefaltete Schleimhaut von großer Oberfläche (Nasenmuscheln) wie ein Filter die Staubpartikel 'fest. Mit Niesen und Schneuzen werden sie entfernt. Was unter gleichen Verhältnissen im Nasen-Rachenraum abgefangen wird, wird ausgespien oder verschluckt. Aus der Luftröhre und den großen Bronchien trägt das „laufende Band" der rhythmischen Bewegung der Epithelzellen (LUTZ) die Staubteilchen zum Eingang der Luftröhre zurück. Husten und Räuspern befördern sie hinaus. Die Reizung nervöser Elemente an der Bifurkation der Trachea sorgt für ihre rasche und gewaltsame Entfernung. Die Leistungsfähigkeit dieser Schutzeinrichtungen hängt individuell ab von Konstitution und Lebensalter. Was dann an feinsten Teilchen in einer Größe zwischen 5 und 0,25 μ und vielleicht noch kleineren Teilchen in die tiefen Lungenpartien gelangt, wird, soweit kleinste Teilchen nicht wieder ausgeatmet werden, wenn sie löslich sind, ausgeschieden. Wenn harmlose Staube nicht etwa reaktionslos in sog. „Staubsäcken" in den Alveolen liegenbleiben und allmählich eliminiert werden, erfolgt der Abtransport der unlöslichen Bestandteile ins interstitielle Gewebe und nach den Lymphdrüsen hin durch Phagocyten, sog. „Staubzellen", mitunter auf großen Abstand von der Lunge fort.

Alles kommt darauf an, ob dieser Abtransport so vollständig erfolgt, daß eine Zurückhaltung nicht abtransportierbarer Staubteilchen im Alveolarsystem nicht den Anreiz für die Entstehung von Entzündungen und damit zur Entwicklung von Katarrhen mit ihren vielfachen Folgen gibt. Zwar die große Masse der Staubteilchen verursacht in ihren Depots keinen Schaden. Auch wenn sie dem Lungengewebe eingelagert werden, bleiben sie als harmlose Fremdkörper darin und in den regionären Lymphdrüsen liegen, es sei denn, daß bei dauerndem

Einatmen allzu großer Mengen inerten Staubes leichte Bindegewebsreaktionen entstehen, deren Folgen chronische Katarrhe, schlimmstenfalls leichte asthmatische Beschwerden sein können.

Zu diesen *inerten Stauben* gehören der Ruß und Rauch unserer Städte und Industriezentren und eine Reihe von Farbstoffen, auch der Tabakstaub, nicht aber der Staub von bestimmten Erdfarbenfabriken, in denen neuerdings bei den Arbeitern schwere Lungenveränderungen nachgewiesen wurden (JÖTTEN). Als eine weitere seltene Ausnahme sind etwa 50 Fälle des Einschleppens von Perlmutterstaub in das Knochengewebe (Perlmutterkrankheit) beschrieben worden und als seine Folge Ostitis, Periostitis und Osteomyelitis, mitunter Nekrose.

Enthalten die inerten Staubteilchen Farbstoffe, so ist die „*Lungenverstäubung*", die einfache „*Staublunge*", die „*Pneumokoniose*" bei Sektionen als „schwarze Rußlunge" (Anthrakosis), als „rote oder braune Eisenlunge" (Siderosis), als bläuliche Ultramarinlunge, als bräunliche Tabaklunge, als Specksteinlunge (Aluminosis) zu erkennen. Keine Lunge von Großstädtern ist frei von Anthrakosis.

Mit der Mehrzahl aller Staube wird somit der Körper durch einen „Selbstreinigungsprozeß" fertig, womit denn auch gegenüber älteren Auffassungen sich erwiesen hat, daß die *Form der Staubteilchen*, ihre Härte, ihre Schärfe, ihre Spitzigkeit, mit wenigen Ausnahmen (Asbest) nichts zu bedeuten haben.

Alle diese Staube würden kaum Veranlassung gegeben haben, mit Staubbestimmungsverfahren sich so intensiv zu beschäftigen, wie das seit einigen Jahrzehnten geschieht, und daß einige Forschungsstätten, in Deutschland die „*Staatliche Forschungsstelle für Gewerbehygiene" in Münster*, sie zur ihrer Sonderaufgabe gemacht haben, gäbe es nicht eben doch Staube, deren Einatmung oder Verschlucken nicht nur lästig ist, sondern zur Ursache lebengefährdender Erkrankungen wird.

Groß ist die Zahl der Apparate, die der Bestimmung des mengenmäßigen Anteils des Staubes in der Lufteinheit, seiner Korngröße, seiner Form, seiner Zusammensetzung und der Mischungsverhältnisse der Bestandteile, seiner Schwebefähigkeit, der Anzahl und des Gewichtes der Staubteilchen, ihres luftkolloidalen Verhaltens dienen.

Zur Verfügung stehen mehrere Filterapparate und -methoden, Gravimeter, Konimeter, „dust-counters", Tyndallometer, Elektromesser und die *Röntgenfeinstrukturmethode* zur Identifizierung krystallinen Staubes und zur Gemischanalyse in der DEBYE-SCHERRER-*Kammer*. Verwendet werden auch die Ultrazentrifuge, die Fluorescenzmikroskopie und das Elektronenmikroskop. Chemische Untersuchungsmethoden dienen zur Bestimmung der feinen krystallinischen Kieselsäure und der Bestimmung des Staubes im Lungengewebe. Die Gefährdung in einem Staubbetrieb kann nicht mit Sicherheit allein durch die Feststellung der Menge und Zahl der in einer Zeiteinheit spontan niedersinkenden Staubteilchen bestimmt werden. Gerade die feinsten, die Lunge gefährdenden Staubteilchen haben eine große Schwebefähigkeit und werden auf diese Weise nicht erfaßt. Gravimetrische Methoden, Sammlung und Feststellung des Gewichts der Staubmenge, die beim Durchsaugen bestimmter Luftmengen durch Filter gewonnen wird, genügen zwar zur Ermittlung der Gefährdung durch staubförmige *Gifte*, aber nicht, wo die Zahl der feinsten Staubteilchen entscheidet, wie bei der Silikose. Außer dem AITKENschen Staubzähler, dessen Prinzip auf der Kondensation von Wasserdampf an in der Luft vorhandenen Kernen beruht und einem nach gleichem Prinzip arbeitenden Apparat von OWENS, wird heute meist das *Zeißsche Konimeter* benutzt. 5—10 m³ Luft werden durch den Apparat gesogen und die auf einen Objektträger *aufprallenden* und sich dort ansammelnden Staubteilchen mikroskopisch gezählt.

Diese subtilen Untersuchungsmethoden haben sich für die Hygiene vieler Gewerbebetriebe als unentbehrlich erwiesen, um das Wesen der zwar nicht zahlreichen, aber verhängnisvollen „*Lungenverstäubungen*" aufzuklären, die zur Ursache von ernsten ‚*Staublungenerkrankungen*' werden.

Nicht nur das Material der Arbeit, auch die Arbeitsweise, etwa das tiefe Einatmen bei schwerer Arbeit und nahe der Staubquelle, machen bei vielen Arbeitsprozessen die Aufnahme großer Staubmengen unvermeidlich. Findet nicht ein planmäßiger Staubschutz statt, so bleiben bei Jahre hindurch fortgesetzter Arbeit, besonders dort, wo maschinell mit hochtourigen Apparaten,

Steinbohrern, Schleifmaschinen gearbeitet wird, Schädigungen nicht aus, die die Grenze der Wiederherstellbarkeit überschreiten. Sowohl *anorganische wie organische Stoffe* können in Staubform die Lunge schädigen. Unter den ersten schaden einige durch mechanische, andere durch chemische Wirkungen (Gifte), manche durch eine Kombination beider. Solche mechanischen und chemischen Schädigungen können pathogenen Organismen die Tür öffnen (SiO$_2$, Thomasschlackenmehl). Staube aus organischem Material können an sich oder durch Giftstoffe schädlich wirken, können aber auch die Träger schädigenden anorganischen Materials oder pathogener Keime sein.

Als erste steht in der Reihe der schädlichen anorganischen Substanzen die *freie Kieselsäure* (SiO$_2$) als Ursache der *Silikose* und *Silikotuberkulose*. Sie kommt in zahlreichen in der Industrie bearbeiteten, verarbeiteten und benutzten anorganischen Materialien vor, aber auch eingelagert in organisches Material. Von den Materialien, die sie in chemisch gebundener Form enthalten, den *Silicaten*, gelten die meisten als ungefährlich. Einige von ihnen verursachen Pneumokoniosen und Lungenfibrosen. Die Vermutung, ein viel in Gestein verbreitetes K-Al-Silicat, das *Sericit*, wirke besonders schädlich, hat sich nicht bestätigt. Bei den Lungenfibrosen erzeugenden Silicaten, beim *Asbest*, beim *Sillimanit* und *Mullit* liegen andere pathologisch-anatomische Prozesse vor (JÖTTEN u. a.) als bei der Silikose.

Die Gefährlichkeit eines Staubes entspricht seinem Gehalt an SiO$_2$. So gilt die Arbeit mit Sandstrahlern bei Verwendung von Quarzsand als besonders gefährdend, ebenso die Arbeit im Mansfelder Kupferschieferbergbau, wo der anfallende Staub bis zu 90% Quarzkieselsäure enthält. Überall, wo der Arbeiter unmittelbar mit stärker quarzhaltigem Gestein, mit Sandstein, Feuerstein, Bergkristall, mit Porphyren, Quarziten zu tun hat, sei es, daß er sie anbohrt oder zerschlägt, daß er sie als Schleifsteine oder als Pulver beim Gußputzen oder zur Sandstrahlarbeit benutzt, sind bei mangelhaftem Schutz gegen feinen, flugfähigen Staub allmählich sich entwickelnde Staublungenerkrankungen nicht zu vermeiden.

Die pathogene Wirkung eines Staubes ist nach den Ergebnissen der neueren Forschungen um so größer, je höher sein Gehalt an freier krystalliner Kieselsäure ist. Eine auf Grund der Versuche JÖTTENS aufgestellte Tabelle (nach GÄRTNER) zeigt das in anschaulicher Weise:

Tabelle 8. *Kieselsäure und Silikose.*

	Quarzsand %	Eifel-Sandstein %	Maintal-Sandstein %	Taunus-Sandstein %	Derkom-Korund-Schleifstein %	Lengericher Kalkstein %
SiO$_2$ (Quarz) Gehalt . . .	99	93	74	55	25	1,5
Tiere mit Silikose	67	68	49	41	0	0

Echte, schwere Silikose mit für sie typischem Befund an Knötchen (Granulomen) soll nur in Betrieben auftreten, in denen der Staub 70% und mehr an freier Kieselsäure enthält.

In den Berufen der Steinhauer, in manchen Bergwerksbetrieben, bei Schleifern muß mit hohen Sterblichkeitsziffern gerechnet werden. „Bei den Schleifern mancher Orte ist bekannt, daß sie noch nie einen Enkel erlebt haben, so frühzeitig gehen sie bei der Arbeit zugrunde" (LUTZ).

Jedoch auch bei Arbeit mit Material, das relativ wenig Quarzbestandteile enthält, in der Marmor-, Zement-, Porzellan-, Glas-, Schamotteindustrie, werden, wenn auch seltener und erst nach vieljähriger Arbeit, Staublungenerkrankungen festgestellt, und auch die geringfügigen Mengen der in Holz und in Pflanzenfasern, in Hanf oder Flachs eingelagerten Mengen von SiO$_2$ können schädigen. Bekanntgeworden sind in den letzten Jahren schwere Staublungenerkrankungen der Negerarbeiter bei der Sisalhanfgewinnung in primitiven kolonialen Betrieben Ostafrikas.

Die Silicosis beginnt mit der Entwicklung *knötchenförmiger Bindegewebswucherungen.* Aus kleineren zu größeren verschmelzend führen sie allmählich zu einer Verödung des Lungengewebes und zu seinem Ersatz durch derbes, hartes, schwieliges und elastisches Bindegewebe, das durch Schrumpfung die atmenden Gewebe verdrängt oder sie durch Zerrung erweitert (Emphysem).

Die Entstehung dieses pathologisch-anatomischen Bildes, das schon früh, oft lange vor dem Auftreten von Krankheitssymptomen, im Röntgenbild als kleinfleckige Verschattungen, als „Schrotkornlunge" und sog. „Schneegestöber", dann als flächenhafte Schatten und starke Hiluszeichnung erkennbar wird, wird nach heutigen Auffassungen auf Grund experimenteller Untersuchungen erklärt durch eine die Bindegewebsneubildung auslösende Wirkung der Kieselsäure, die in der Umgebung der Staubteilchen in einen kolloidalen Zustand übergeht und durch chemisch-toxische Wirkung den phagocytären Abtransport des Staubes hemmt, gleichzeitig die Fibrillen des Bindegewebes zu Hyperplasie anregt. Völlige Übereinstimmung über diese Erklärung für die Entstehung der Silikose und übrigens auch der Lungenfibrosen, ob es nun mechanische, physikalische oder Giftwirkungen sind, die das Gewebe schädigen, besteht aber noch nicht.

Nur bei konstitutioneller, erbbedingter Disposition und bei besonders starker Quarzverstaubung setzen schon nach 1—2 Jahren ernste Symptome der Silikose ein. In solchen Fällen kann auch das Aufgeben des Berufs das Fortschreiten der pathologisch-anatomischen Veränderungen nicht aufhalten.

In der Regel sind bereits erhebliche, irreparable Veränderungen im Lungengewebe gesetzt, wenn nach 10—20 Jahren Staubarbeit sich die Silikose in starken subjektiven Beschwerden seitens der Lunge, als erstes in Kurzatmigkeit, dann in Husten, in Neigung zu Erkältungskatarrhen, in Bronchitis, äußert und gleichzeitig als sekundäre Folge der Lungenstauung und Erschwerung der Blutströmungsgeschwindigkeit Störungen im Kreislaufsystem, Cyanose und Insuffizienz des Herzens sich einstellen.

Nur ganz leichte, früh erkannte Fälle haben Aussicht auf Ausheilung. Von großer Wichtigkeit sind daher *Röntgenreihenuntersuchungen* der Arbeiterschaft, um die frühesten Stadien der Lungenschädigung — man unterscheidet nach der Deutlichkeit und Ausdehnung der Verschattungen drei Stadien — zu erkennen und, wenn möglich, zu einem Berufswechsel zu raten.

In jedem dieser Stadien, auch schon in dem frühesten Beginn der Veränderungen, kann die Silikose durch eine Tuberkulose kompliziert werden, meist durch Wiederaktivwerden, ein Aufflammen einer bereits bestehenden Infektion, die dann *in frühen Stadien der Silikose* das Krankheitsbild bestimmt. Das Einsetzen dieser Komplikation äußert sich in einer Verschlimmerung der Symptome und in ihrer Vergesellschaftung mit Tuberkulosesymptomen, mit Nachtschweißen, Fieber, Blutungen. Falls nicht die chronisch-cirrhotischen Prozesse einer *alten Silikose* den Gang der Tuberkulose hemmen, führt die Tuberkulose meistens rasch zu Verfall der Kranken. Sie sind besonders durch Lungenblutungen gefährdet.

Bei geringerem Gehalt des Staubes an Kieselsäure, bei einigen Silicatstauben und bei einigen kieselsäurefreien Stauben, entstehen *Lungenfibrosen*. Bei ihnen bleibt das Alveolarepithel intakt, das Bindegewebe der Alveolarsepten verdichtet sich und wächst bei stärkeren Graden der Bindegewebsentwicklung in aus Fibroblasten, Plasmazellen, Hyalin und Staub bestehenden Knöpfen in die Alveolen hinein. Schwere Fälle gehen aus in kompakte Schwielenbildung und vollständige Atelektase ganzer Lungenabschnitte.

Alle Staublungenerkrankungen gelten als Berufskrankheiten.

Von der im allgemeinen geltenden Regel, daß *Silicate* keine ernsten Staublungenerkrankungen auslösen, macht eine Ausnahme der *Asbest*, ein Magnesiumsilicat, aber nach neueren Berichten nur in der Form des Serpentinasbestes. Weitere Ausnahmen sind der *Sillimanit*, ein in der Natur in Verbindung mit anderen Mineralien vorkommendes Aluminiumsilicat (Al_2SiO_5) und das *Mullit*, eine dem Sillimanit verwandte Substanz, ebenfalls ein Aluminiumsilicat, das beim Glühen von Al_2O_3 und SiO_2 z. B. in der Porzellanindustrie entsteht.

Als *Asbestosis* wird ein in den zahlreichen Asbest verarbeitenden Betrieben auftretendes Leiden bezeichnet, das sich von der Silicosis in seinen pathologisch-anatomischen Befunden, einer rasch fortschreitenden, diffusen, fibrösen Lungencirrhose, durch die Geringfügigkeit des Röntgenbefundes trotz nicht geringer subjektiver Beschwerden und durch das Fehlen der Komplikation mit Tuberkulose unterscheidet.

Angenommen wird, daß größere, 50—100 μ lange und bis zu 0,8 μ dicke Teilchen des in feine Nadeln sich aufsplitternden Minerals schon in den Bronchiolen aktiv, ohne Mitwirkung der Phagocyten, eindringen. Im Gewebe beginnen sie nach Art spitzer Fremdkörper eine Wanderung, die in einigen Fällen bis in die Haut führt. Im Zentrum warzenförmiger Gebilde wurden Asbestnadeln nachgewiesen.

Großenteils aber bleiben die Asbestnadeln im Lungengewebe nach Auflösung ihrer Magnesiumhülle liegen und ihr Kieselsäureanteil gibt beim Serpentinasbest — nicht beim Hornblendeasbest — ebenfalls Anlaß zur Entstehung kolloidaler Kieselsäure. Obwohl also auch hier eine fibröse Umwandlung des Gewebes dadurch angeregt wird, *entstehen* doch *niemals die gleichen Knötchen- und Bindegewebsveränderungen* wie bei der Silikose. Das Röntgenbild zeigt daher auch nicht wie dort das Bild des „Schneegestöbers" und die schweren Verschattungen, sondern feinste Fleckchen, Vermehrung der netz- und wabenförmigen Lungenzeichnung und wolkige Verschleierungen, besonders in den unteren Lungenabschnitten.

Nicht ꞏgering aber sind die klinischen Symptome, erhebliche Beschwerden, Kurzatmigkeit, quälender Husten, Bruststechen, Atemnot, Sinken des Allgemeinzustandes mit Kreislaufstörungen und der Leistungsfähigkeit. Ein diagnostischtypischer mikroskopischer Befund ist der massenhafte Nachweis von „*Asbestkörperchen*" im Sputum, durch Eisenoxyd bräunlich gefärbten, spindel- und hantelförmigen Gebilden in einer Länge von 20—70 μ und einer Breite von 10—20 μ, die die Reste von Asbestfasern oder -nadeln einschließen. Sie entstehen im Gewebe und sind auch darin nachweisbar.

Wenn nach 2—5 Arbeitsjahren, mitunter auch später, das Bild der Asbestose sich voll entwickelt hat, ist, wie bei der Silikose, mit einer vollständigen Rückbildung der gesetzten Veränderungen und ihrer Folgen auch bei Aufgabe der Arbeit nicht zu rechnen. Das Leiden kann, rasch fortschreitend, zum Tode führen.

Ähnliche Lungenfibrosen wie durch Asbest entwickeln sich bei Glaswollearbeitern, ebenso bei der Einatmung von anderen Magnesiumsilicaten, wie z. B. von *Talk*.

Sillimanit und *Mullit*, die bereits erwähnten Aluminiumsilicate, erzeugen, in komplexer Zusammenwirkung mit unbekannten Ursachen, Mullit vielleicht auch durch seine Mischung mit amorpher Kieselsäure, entzündliche Prozesse, frühzeitige flächenhafte Bindegewebsneubildung mit Umbau des Lungengewebes im Sinne einer Cirrhose (JÖTTEN und EICKHOFF). Granulome der Art wie bei der Silikose entstehen nicht. Beide Substanzen bestehen aus kettenförmigen Kieselsäuretetraedern und zeigen wie der Asbest eine nadelförmige Struktur.

Neuere Forschungen haben die Aufmerksamkeit auf das häufige Vorkommen von Lungencarcinom, hauptsächlich von verhorntem Plattenepithelcarcinom des Unterlappens, bei Asbestarbeitern gelenkt.

Erst seit etwa 10 Jahren, seit in der Rüstungsindustrie weitaus größere *Aluminium*mengen verarbeitet wurden als zuvor, ist erkannt worden, daß unter besonderen, zusätzlichen Bedingungen die langdauernde Aufnahme großer Mengen von Aluminiumstaub zur Ursache einer früh auftretenden und rasch fortschreitenden chronischen, interstitiellen, cirrhotischen Pneumonie (Aluminiosis) wird, die sich klinisch in Luftmangel und Kurzatmigkeit äußert. Aufgefallen ist das in ihrem Verlauf mehrfach beobachtete Auftreten von Spontanpneumothorax. Das sich verdickende und verhärtende Lungenparenchym wird durch kollagenes, faseriges Gewebe ersetzt. Sowohl eine mechanische Wirkung des Metallstaubes wie eine toxische Schädigung durch das im Gewebe bei Körperwärme sich lösende Aluminium und dessen eiweißfällende Wirkung werden als Ursachen angesprochen. Entzündungserscheinungen fehlen in den Bronchien und im interstitiellen Lungengewebe. Die Hauptmasse des Aluminiumstaubes sammelt sich in den Staubzellen.

Im Tierversuch wurde bei langdauernder Verstaubung von Kaninchen fast regelmäßig starke Bindegewebsentwicklung ohne cellulärentzündliche Basis, eine „Gerüstsklerose" (JÖTTEN) festgestellt. Knötchenbildung, wie bei Silikose, tritt nicht ein.

Das Röntgenbild zeigt vermehrte allgemeine Lungenzeichnung, kleine bis mittelfleckige Verschattungen, mitunter an Silikose erinnernde Bilder.

Sofern keine erschwerten Arbeitsbedingungen bestehen, wird der Aluminiumstaub in der Lunge abgelagert, ohne wesentliche Veränderungen zu bewirken, und ist insofern als harmlos anzusprechen. Nur in Komplexwirkung mit äußeren, erschwerten Arbeitsbedingungen ruft er schwere Krankheitsbilder hervor.

Das Einsetzen pathologisch-anatomischer Veränderungen scheint wesentlich von den Größenverhältnissen der Staubteilchen . abzuhängen. Sehr feiner Aluminiumstaub hat nach Untersuchungen kanadischer Forscher (DEMY, ROBSON und IRWIN), in geringer Menge (1% und weniger) quarzhaltigem Staube beigemengt, eine Silikose verhütende Wirkung, wirkt also in gleicher Weise, wie sich bei Verwendung von 25—50%igem wasserhaltigen Aluminiumsilicat (Bolus alba) als „Leitstaub" im Tierversuch eine Schutzwirkung hat feststellen lassen (JÖTTEN). Solche *Leitstaube*, deren eine große Anzahl empfohlen worden ist, sollen durch Verbesserung der Phagocytierbarkeit des aufgenommenen Staubes wirken. Weitere Untersuchungen, bei denen die Größe der Staubteilchen berücksichtigt werden muß, werden möglicherweise zur Aufklärung dieser Widersprüche in den Beobachtungen über Aluminiumstaubwirkung beitragen.

Schwere akute Schädigungen der Lunge entstehen durch Einatmen des *Mehls der Thomasschlacke*, eines wegen seines Gehaltes an phosphorsaurem Kalk als Düngemittel geschätzten Nebenproduktes der Stahlerzeugung. Beim Vermahlen der Schlacken in der Mühle, beim Sacken und beim Transport stehen die Arbeiter unter der Einwirkung des aufwirbelnden, sehr feinen, glasharten Staubes, und auch der Landmann atmet ihn ein, wenn er beim Düngerstreuen gegen den Wind angeht.

Die schweren, oft beide Lungen befallenden, croupösen oder Bronchopneumonien, deren sehr hohe Sterblichkeit gefürchtet ist, werden verursacht durch Pneumo- oder andere Kokken. Diese finden auf der Schleimhaut der oberen und unteren Luftwege, die durch die mechanisch-chemischen Wirkungen des Thomasmehls gereizt werden, günstige Invasionsmöglichkeit. Zu der mechanischen Reizung durch den Staub selbst treten die chemischen, ätzenden Reizwirkungen des phosphorsauren Kalks und nach den Untersuchungen von JÖTTEN und REPLOH auch des in der Schlacke neben Eisen und Magnesium enthaltenen *Mangans*. Dazu gesellen sich Witterungseinflüsse und die Ungunst äußerer Arbeitsbedingungen. Das Zustandekommen der Erkrankung ist also durch einen vielumfassenden Komplex ineinandergreifender Einflüsse bedingt. Durch die Ausschaltung von Teilen dieses Komplexes, durch Staubschutzmaßnahmen, durch richtige Organisation der Arbeit — Düngerstreuen *mit* dem Winde — durch vorbeugende Impfung mit Pneumokokkenimpfstoffen, ist eine erhebliche Herabsetzung der Morbidität und Letalität dieser *Berufskrankheit* erreicht worden. Solche Schutzmaßnahmen sind durch besondere Verordnungen aus den Jahren 1911 und 1931 und später vorgeschrieben.

Daß der *Mangan*anteil im Komplex der Thomasphosphatmehlschädigungen mitwirkt, wird geschlossen aus Versuchen mit anderen manganhaltigen Stoffen, Braunstein, Pyrolusit und Siemens-Martin-Schlackenstaub. Schwere Pneumonien sind beobachtet worden bei Ferromanganarbeitern und Angehörigen von ihnen, die in der Nähe der Schmelzen wohnten (ELSTADT, JÖTTEN). Auch nach Einatmung von Calciumcarbid und dem aus ihm gewonnenen Kalkstickstoff (Cyanamid) sind außer Ätzwirkungen zentrale Pneumonien aufgetreten (KOHLMANN).

Zu den gefürchtetsten Stauben gehört der *arsen- und kobalthaltige, stark radioaktive Staub* der Gruben von *Schneeberg* im Erzgebirge. Der dort bei den Grubenarbeitern in hohem Prozentsatz vorkommende *Lungenkrebs* wurde lange auf die Einatmung von Kobalt und Arsenstaub bezogen. Die heutige Auffassung geht dahin, daß die Radioaktivität des Staubes und die Radiumemanation im Bereich der Gruben die entscheidenden Ursachen sind.

Zahlreiche andere organische und anorganische Stoffe wurden im Laufe der Zeit für Lungenerkrankungen verantwortlich gemacht. Von *Metallen* ist bei Elektroschweißern im Röntgenbild ein Übergang von einfacher Eisenstaublunge zu Knötchenbildung und wabenförmiger Lungenzeichnung, manchmal an Silikose erinnernd, beobachtet worden. Auch hieran scheint das Mangan einen Anteil zu haben. Schwere Erkrankungen haben sich nicht angeschlossen. Aber nur ein kleiner Teil der Elektroschweißer ist frei von Beschwerden über Auswurf. Außerdem klagen viele von ihnen über die verschiedenartigsten Beschwerden in allen Organsystemen, deren Bedeutung lange überschätzt worden ist. Für die subjektiven Angaben fehlen meist die objektiven Befunde.

Staublungenerkrankungen, die im Röntgenbild ein der Silikose ersten Stadiums ähnelndes Bild aufweisen, sollen sich bei Arbeiten in der Metallkeramik bei Sinterarbeiten mit *Wolfram- und Titancarbid* entwickelt haben.

Ernster sind die Einwirkungen von *Chromverbindungen*, deren Einatmung *Lungenkrebs* verursachen kann und die durch Sensibilisierung Allergien entstehen lassen.

Schwefelstaub soll nach italienischen Mitteilungen keine Staublunge verursachen, sondern nur entzündliche Reaktionen fibrinösen Charakters (LUTZ).

Ganz zu Unrecht ist lange der *Tabakstaub* verdächtigt worden, Staublungenerkrankungen zu verursachen und für Tuberkulose der Arbeiter oder Arbeiterinnen, sogar für Keimschädigung verantwortlich zu sein.

In einer Arbeitsatmosphäre, in der *Staub tierischer Herkunft*, von Knochen, Horn, Fischbein, Federn, Leder, Wolle usw., und pflanzlichen Ursprungs, von Holz, Baumwolle, Papier, Tabak usw., aufgewirbelt und mangels Schutzeinrichtungen dauernd eingeatmet wird, kommt es selbstverständlich leicht zu Schleimhautreizungen und Katarrhen, besonders wenn dabei spitzige Teilchen die Schleimhäute erreichen. Es wäre aber ein Fehlschluß, das statistisch erwiesene häufigere Vorkommen von *Tuberkulose* in solchen Betrieben damit zu erklären, daß dadurch

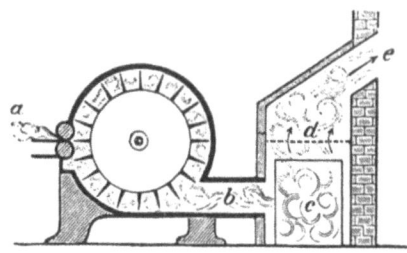

Abb. 62. Reißwolf mit Staubabsaugung (nach ENGEL). *a* Eintrittstelle der Baumwolle; *b* Staubkanal; *c* gerissene Baumwolle; *d* weitmaschiges Filter; *e* Exhaustor (nach HEYMANN).

dem Haften des Tuberkelbacillus der Boden bereitet wäre. Es mag sein, daß diesen Staubarten und ihren Einwirkungen auch ein Platz innerhalb der zahlreichen ätiologischen Faktoren der Tuberkulose zukommt, aber ob nicht der Konstitutionstyp der solchen Schwächlingsberufen sich zuwendenden Menschen und die Zusammenarbeit mit an offener Tuberkulose leidenden Berufsgenossen bedeutungsvoller ist, bedarf noch vielfacher Prüfungen und exakter Bewertung des gewonnenen Materials. Typische Staublungenerkrankungen sind von solchen Verstaubungen nicht beschrieben worden, mit Ausnahme der „Byssinosis", einer früher, vor Einführung von Schutzeinrichtungen, des öfteren bei Baumwollarbeiterinnen beobachteten Erkrankung an Pneumonie, Bronchialkatarrh und Asthma durch Einatmung des Staubs an offenen Reißwölfen (s. Abb. 62).

Von *Schädigungen der Haut* durch Staub ist die verbreitetste und bekannteste die *Furunkulose des Nackens* bei Männern, eine Folge des Zusammenwirkens von Staub und Schweiß mit Eiterkokken, die, an einem scheuernden, harten, unsauberen Rock- oder Uniformkragen haftend, in die geöffneten und gereizten Hautporen einmassiert werden. Die gleichen mechanischen Reize verursachen, meist unter Mitwirkung von Bakterien und Pilzen, in verschiedenen Berufen an typischen Hautstellen Reizungen, Pusteln, oberflächliche Abscesse, Geschwüre und Ekzeme. Metallischer Staub lagert sich wie beim Tatauieren als Fremdkörper reizlos in die Haut ein. Auf dem Umwege über die Lunge kommt es nach Einatmung von Silberstaub zu einer Graufärbung der Haut, der sog. *Argyrose*.

Bei mangelnder Hautpflege verursachen über den *Mehlstaub* die dem Mehl zwecks Bleichung zugefügten Chemikalien Ekzeme.

Mit Reizung und Entzündung reagiert die *Bindehaut* auf die verschiedensten Staube. Wahrscheinlich muß die starke Verbreitung des Trachoms in Gebieten, deren Erdoberfläche nach Überschwemmungen von der Sonne ausgedörrt wird und in denen der Wind große Mengen feinen Staubes aufwirbelt, auf den chronischen Reizzustand der Bindehaut bei den Bewohnern, besonders bei den Kindern, bezogen werden (Ägypten, Küstengebiete der Tropen).

Das fortdauernde Einatmen von *Zuckerstaub* ist die Ursache der Zahnhalscaries bei Zuckerbäckern.

Ernster noch sind Schleimhautentzündungen, Verätzungen und Geschwüre, die durch Staube zahlreicher chemischer Stoffe, durch *Salz, Arsenik, Ätzkalk,* verursacht werden. Noch nicht vollständig im Mörtel abgebundenes Calciumhydroxyd wurde bei den Bombenzerstörungen im Kriege durch Reizung der Atemwege zur Ursache lästiger Conjunctividen. *Chromate* schädigen die Nasenschleimhaut bis zum Entstehen tiefgreifender Geschwüre, die die Nasenscheidewand durchbohren können. Hier wiegt die Giftwirkung vor.

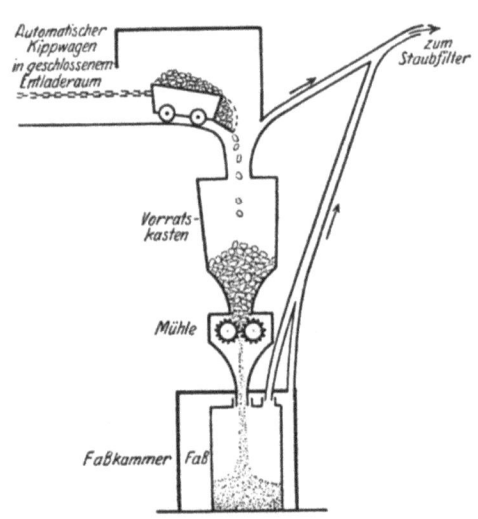

Abb. 63. Brockenzerkleinerung in geschlossener Mühle mit Staubabsaugung. (Nach LEHMANN, etwas geändert.)

Der im Bereich entzündeter Schleimhäute sich entwickelnde Schleim, auch Ohrenschmalz vereinigen sich mitunter mit Staub zu festen Konkrementen, zu *Rhinolithen* oder *Otholithen*.

Allergisch reagieren die dafür Disponierten mit Schleimhautentzündungen, Asthma, Hauterythemen oder -ekzemen auf zahlreiche *Staube pflanzlichen Ursprungs*, meist auf solche eiweißartiger Natur. Am bekanntesten ist das „Heufieber" der Landarbeiter und Gärtner als Folge der Einatmung von Pollen bestimmter Gräser und Getreidearten, das „Hechelfieber" bei Hanf- und Flachsbearbeitung, der „Weberhusten" bei Baumwollwebern, das „Müllerasthma" infolge der Einatmung feinen Mehls. Außerdem gibt es *spezifische Allergene tierischer Herkunft.* Haare und Hautschuppen von Pferden, Hunden und anderen Tieren, Fischschuppen und Federn u. a. Beim Pelzfärben verursacht ein Färbemittel, *Ursol* (Paraphenyldiamin), ein spezifisches Asthma, das als Berufskrankheit anerkannt ist.

Ebensowenig wie wir uns im täglichen Leben, auf der Straße, innerhalb von Menschenversammlungen, in den Verkehrsmitteln, dem Staub entziehen können, ist das Ideal eines staubfreien Betriebes erreichbar. In vielen Fällen liegt darin keine Gefahr. Wo aber gefährliche Staube sich entwickeln, muß es das Ziel sein, ihre *Dichtigkeit* so weit wie möglich herabzusetzen. Wird das in einem hohen Prozentsatz erreicht, so gilt die für viele hygienische Fragen gültige Erfahrung, daß ein 100%iger Erfolg nicht unbedingt notwendig ist, um die Gefahr wesentlich herabzumindern.

Lästig empfinden wir Staub unter allen Umständen. Auch wo, wie in vielen Betrieben, sich unschädliche Staube entwickeln, soll daher durch Sauberkeit und regelmäßige Reinigung der am Boden und auf den Maschinen sich ablagernde Staub, der im Arbeitsgang immer wieder aufgewirbelt werden würde, täglich entfernt werden, am besten durch Vakuumstaubsauger.

Vermieden soll werden, daß sich überhaupt Staub in der Luft der Arbeitsräume in lästiger Weise verbreitet, auch wenn es ungefährliche Staube sind, noch viel mehr, wenn sie die Gesundheit gefährden. Ersatz der Handarbeit durch zahlreiche maschinelle Anlagen kann dies verhindern, indem das Material z. B. in staubdicht geschlossenen, ummantelten Apparaten, Kugelmühlen und anderen Zerkleinerungs- oder Reinigungsmaschinen verarbeitet wird (s. Abb. 63).

An diese Maschinen sollen Exhaustoren angeschlossen sein zur Abführung des Staubes. Solche Exhaustoren müssen überall, wo gefährliche Staube sich entwickeln, besonders an offen arbeitenden Maschinen oder Teilen von ihnen, *so nahe wie möglich an der staubentwickelnden Stelle* angebracht sein, am besten so, daß nur so viel von der Maschine frei bleibt, wie unbedingt zu ihrer Bedienung notwendig ist, z. B. an Kreissägen und Schleifmaschinen. Die Zahl zweckmäßiger Konstruktionen ist groß, die alle Eigenschaften des Staubes, etwa seine Teilchengröße und das spezifische Gewicht berücksichtigen und möglichst frei sind von lästigen Geräuschen. Auch die Ablagerung in den Ableitungen muß vermieden werden.

Es gehört in das Gebiet der notwendigen Beachtung der Belange der Anwohner, daß nicht alle anfallenden Staube, sicherlich nicht die gefährlichen, in die Außenwelt abgeblasen werden dürfen. Auch repräsentieren bestimmte Staube Werte, die wiederzugewinnen sich lohnt, sei es auch nur, um sie als Heizmaterial auszunutzen, wie manche Holzstaube. Aber auch die mit dem Staub abgesaugte warme Luft hat im Winter einen bestimmten Heizwert, den man nicht gern verloren gehen läßt.

In *Staubkammern* trachtet man daher durch Verlangsamung des Luftstroms den Staub zum Absitzen zu bringen oder gewinnt ihn in sog. Zyklonen mit Hilfe der Zentrifugalkraft. Aber das Einsammeln des Staubes aus den Staubkammern ist nicht ohne Gefahr. Ein modernes Verfahren, das diese vermeidet, ist die elektrische Entstaubung. Sie wird in der Großindustrie dort verwendet, wo viele Kubikmeter Luft gereinigt werden sollen, gleichzeitig aber auf die Wiedergewinnung des Staubes Wert gelegt wird. In Kammern, in denen eine Sprühelektrode angebracht ist, wandert der Staub zur anderen Elektrode und kann dort gefahrlos gesammelt und entnommen werden.

Das *Entstehen* von gefahrbringendem Staub soll, wenn überhaupt möglich, verhindert werden. Das kann beim Schleifen durch Naßschleifen oder durch Ersatz quarzhaltiger Naturschleifsteine durch künstliche Schleifsteine aus Korund oder Karborund (Siliciumcarbid) erreicht werden, in Sandstrahlgebläsen durch Ersatz des Quarzsandes durch Stahlkies. Beim Gesteinsbohren wird dem Bohrgerät zugleich rieselndes Wasser dem Bohrloch zugeführt, entweder durch einen Hohlbohrer oder durch Stangenbohrer mit einem nebenlaufenden Spülröhrchen.

Erhöhung der Luftfeuchtigkeit oder leichtes Einfetten des Materials verhindert in der Textilindustrie die Staubentwicklung und erleichtert zugleich bei manchen Materialien die Verspinnung. Die ungünstige Veränderung des Arbeitsklimas durch die Erhöhung der Luftfeuchtigkeit in warmen Gruben oder in Arbeitsräumen muß dabei in Kauf genommen werden.

Eine andere Arbeitsweise ist, den Staub unmittelbar nach seiner Entstehung durch Wasser- oder Ölfilter abzufangen, ein Verfahren, das auch bei der Klimatisierung von Räumen zur Luftreinigung angewendet wird. Filteranlagen solcher Art von Kleinfiltern bis zu den Großfiltern der Industrie sind in großer Vollkommenheit entwickelt worden.

Alle diese Apparaturen und ihre Verwendungsmöglichkeiten sind beschrieben in einem *Merkblatt der Deutschen Gesellschaft für Arbeitsschutz.* Richtlinien sind auch gegeben für die Anforderungen, die an *Staubmasken* gestellt werden müssen. Ihre Verwendung ist überall notwendig, wo die Entwicklung gefährlichen Staubes nicht in unschädlichen Grenzen gehalten werden kann. Wo gefährliche Staube sehr feiner Körnchengröße entstehen, genügen einfache Atemschützer aus Schwamm oder Respiratoren mit Einlagen von Watte und Staubhalbmasken nicht. So schützt gegen den Staub des Thomasschlackenmehls nur eine Maske mit einem Kolloidfilter. Ein besonderes Merkblatt unterrichtet über die *Maskenpflege,* ohne deren sorgfältige Beachtung die Masken ihren Zweck nicht erfüllen. In einem Normblatt DIN 3181 sind die Masken jedem Zweck entsprechend, dem sie dienen sollen, gekennzeichnet.

Über die Verminderung der Gefährlichkeit mancher Staube durch Hinzufügung eines gewissen Prozentsatzes von *Leitstauben* wurde schon auf S. 422 berichtet.

Wie in der gesamten Unfallhygiene ist die Aufklärung der Arbeiterschaft in gefährlichen Betrieben durch eine *geschickt popularisierende Propaganda* für die ihr zu Gebote stehenden Schutzmöglichkeiten eine nicht leicht zu lösende, aber lohnende Aufgabe. Vom Film kann dabei mit Nutzen Gebrauch gemacht werden.

Gesetzliche Verordnungen, Vorschriften und Merkblätter sind schon seit dem ersten Jahrzehnt des Jahrhunderts erlassen und immer weiter ausgebaut worden. Sie beziehen sich auf den Schutz der Arbeiter in Steinbetrieben, in den

Mühlen und bei der Verteilung von Thomasschlackenmehl, in Schleifereien, auf die Arbeit mit Faserstoffen und in Tabakfabriken, besonders auch auf die gefährliche Arbeit mit Chromaten.

Infektionen.

Unverhältnismäßig spät, erst seit 1934, sind die infektiösen, durch Bakterien, Viren und tierische Parasiten verursachten Schädigungen in die Liste der Berufskrankheiten aufgenommen worden, obwohl seit Jahrhunderten bekannt war, daß viele Seeleute von Fahrten aus den Tropen durch schwere Leiden geschädigt zurückkehrten, und obwohl seit der Aufklärung der ätiologischen Zusammenhänge zwischen Infektion und Erkrankung kein Zweifel mehr daran bestehen konnte, daß, wer in Krankenanstalten in weitestem Sinne, wer mit kranken Tieren und tierischen Produkten in der Wohlfahrtspflege, in naturwissenschaftlichen und medizinischen Laboratorien arbeitete, Infektionen in weit höherem Grade ausgesetzt war als der Durchschnitt der Bevölkerung, und daß überhaupt die enge Zusammendrängung von Menschen in Massenarbeitsräumen die Übertragung von Krankheitskeimen begünstigen mußte.

Für viele Parasiten pflanzlicher und tierischer Herkunft und einige Viren hat die Forschung die Infektketten bis in alle Einzelheiten aufgeklärt. Das gilt besonders für die Infektionen durch tierische Parasiten und Viren, die durch Insekten übertragen werden, wie die Malaria, das Gelbfieber, die gutartigen Sommerfieber (Dengue, Pappatacifieber), die Fleckfieber, die Rückfallfieber, die Leishmaniosen, die Schlafkrankheit, einige der Helmintheninfektionen (Filarien), bei den bakteriellen Infektionen für die Pest. Bei einigen von ihnen sind tierische Lebewesen als Virusreservoire, als Wirte oder Zwischenwirte, in den Entwicklungsgang der Infektion eingeschaltet. Ihre Abwehr ist gleichbedeutend mit der Ausschaltung, Vernichtung oder Einschränkung der Überträger und der Virusreservoire. Damit ist der größte Teil der in den warmen Ländern erworbenen Infektionen, der sog. „Tropenkrankheiten", erfaßt, denen die Besatzungen in den Tropen fahrender Schiffe, neuerdings auch in diesen Gebieten tätiges Personal der Luftfahrt, ausgesetzt sein können. Sie sind zugleich mit dem Skorbut heute als Berufskrankheiten anerkannt. Über den Infektionsgang der Lepra sind wir noch im Dunkel.

Klarheit besteht über den Infektionsgang bei den mit Nahrungsmitteln aufgenommenen Entwicklungsstadien der Helminthen (Ascaris, Trichinella, Cestoden) und bei den unmittelbar in die Haut eindringenden Entwicklungsformen (Ankylostoma, Strongyloides, Bilharzia). Einige von ihnen gefährden Bergleute, ferner Metzger und Fischer, wenn diese ungekochtes Fleisch essen.

Auch bei einem Teil der durch Bakterien, Spirochäten und Viren verursachten Infektionskrankheiten sind wir über den Gang der Infektion im klaren. Wir wissen, daß die Infektion beim *Milzbrand* durch die Sporen des Keims in mehreren Berufen zustande kommt. Tausendfach ist die Tatsache belegt, daß wir die *Cholera*, den *Typhus* und die *Ruhr* essen oder trinken. Laboratoriumsinfektionen mit Typhus sind häufig, wenn mit dem Munde das Blutserum Typhuskranker pipettiert und die WIDALsche Reaktion mit lebenden Stämmen angestellt wird. Auch darüber besteht kein Zweifel, daß der *Rotz* vom Pferd auf den Pferdepfleger, der *Schweinerotlauf* auf den Metzger, die *Maul- und Klauenseuche* auf das Stallpersonal übertragen werden, und die Statistik erweist, daß die BANG-*Infektionen* bei Landwirten und Tierärzten häufig ist. Wie aber gerade bei der BANG-*Infektion* der Mechanismus der Infektion abläuft, besonders bei den nicht seltenen Laboratoriumsinfektionen, ist im einzelnen noch ungeklärt. Bei den Laboratoriumsinfektionen mit der Leptospira icterohaemorrhagiae, dem Erreger des

Icterus infectiosus, muß man in Analogie zu Beobachtungen in der freien Natur annehmen, daß die Leptospiren durch die unverletzte Haut eindringen. Sicher dringen sie durch die unverletzte Schleimhaut ein. Das Vorrätighalten von Schutzserum und das Tragen von Brillen und Schutzhandschuhen in allen Laboratorien, wo mit leptospirenverdächtigem Material gearbeitet wird, ist gesetzlich vorgeschrieben, wie auch anzuraten ist, das Personal gegen Typhus und Diphtherie zu immunisieren.

Wieviel die genaue Kenntnis der Biologie des Parasiten und des Infektionsweges für die Möglichkeit erfolgreicher Abwehr der Infektion bedeutet, dafür sind einleuchtende Beispiele die Ausrottung der Hakenwurmkrankheit (s. S. *733*) in unseren Kohlengruben in dem Jahrzehnt vor dem ersten Weltkrieg, und die schnelle Tilgung der nach dem zweiten Weltkrieg erneut durch zurückgekehrte Kriegsgefangene wieder eingeschleppten Infektion.

Hier liegt der gesicherte Fall eines Eindringens des Parasiten durch die Haut vor, eine enttäuschende Erkenntnis, nachdem der Mensch sich wenigtens durch seine Haut geschützt glaubte. Sehr wahrscheinlich sind es auch Hautinvasionen der Leptospira icterohaemorrhagiae, die bei Sielarbeitern den Icterus infectiosus hervorrufen, ebenso wie vermutlich das Eindringen der Leptospira grippotyphosa in die Haut das *Feld-* oder *Schlammfieber* der Erntearbeiter und das der Leptospira pomona die *Schweinehüterkrankheit* verursacht. Bei der ersten dieser drei Krankheiten, der gefährlichsten, hat eine energische Kampagne gegen die Sielratten, die Virusreservoire, Erfolg gehabt. Die beiden anderen, leicht verlaufenden Krankheiten müssen vorläufig als schicksalhafte Belastungen der landwirtschaftlichen Berufe hingenommen werden.

Es ist deutlich, eine wie verschiedene Stellungnahme sich aus der Kenntnis der Infektionswege, die allerdings für viele Krankheitserreger noch nicht vollständig bekannt sind, für die Schutzmaßnahmen ergeben muß.

Sicherlich ist es beim heutigen Stande unseres Wissens richtig, für viele durch Bakterien und Viren hervorgerufene Infektionskrankheiten die Möglichkeit der *Tröpfchen-* und *Staubinfektion* in den Vordergrund zu stellen und daher die Abtötung der Keime in der Luft, an Wänden und Fluren und an den Gegenständen der Krankenräume zum *Schutz der Ärzte und des Pflegepersonals sowie der Kranken* gegen Superinfektionen zu fordern. Der Kampf gegen die „cross infection" — gemeint ist damit die nicht seltene Superinfektion in Krankenanstalten — ist daher eine sehr ernst genommene Schutzmaßnahme im heutigen Krankenhauswesen. Keimtötende Stoffe, fein verstäubt in Form von *Aerosolen*, Desinfektion der Räume, des Mobiliars und der Betten, Aufbringen von staubbindendem Material auf Fußböden und auf die Bettwäsche, auch Ultraviolettschleier an den Eingängen, dazu individuelle Schutzmaßnahmen, Waschungen und Wechsel der Schutzkleidung durch Ärzte, Hebammen und Pflegepersonal, sind die Abwehrmaßnahmen, die angewendet werden.

Die Unmöglichkeit, *Dauerausscheider der Typhuskeime* keimfrei zu machen, schließt ihre Beschäftigung in allen Betrieben des Lebensmittelgewerbes aus. Da aber viele Dauerausscheider, besonders in Zeiten des Niedergangs der Hygiene in Kriegs- und Nachkriegszeiten, unerkannt bleiben, kann die Anforderung an die Aborthygiene in viele Menschen beschäftigenden Betrieben gar nicht hoch genug gestellt werden.

Schwierig ist oft, zu beurteilen, wie eine *Tuberkuloseinfektion* zustande gekommen ist und noch schwieriger, wie ihr vorzubeugen wäre. „Auf jeden Fall ist der Einsatz von offenen Tuberkulosekranken, wie er in den letzten Kriegsjahren wohl unter dem Druck der Verhältnisse erfolgt ist, vom hygienischen Standpunkt aus nicht zu vertreten und gefährdet den Patienten und die Gesunden in unverantwortlicher Weise" (LUTZ). Die Schwierigkeit liegt für größere Arbeitsbetriebe darin, daß zahlreiche Tuberkulöse, auch solche mit offener Tuberkulose, oft über ihr Leiden durchaus nicht orientiert sind und ohne wesentliche Beschwerden arbeiten. In Kolonialländern treten die Eingeborenen, wenn sie in Großbetrieben, besonders in geschlossenen Räumen, arbeiten, mit einem Maximum an Disposition in ein Maximum von Exposition ein, weil unter ihnen sich sehr bald zahlreiche offene Tuberkulosen ausbilden. Die Ausschaltung von an offener Tuberkulose Leidenden aus dem Arbeitsgang ist daher die große Aufgabe, die durch weiteren Ausbau der Röntgenreihenaufnahmen und der Tuberkulosefürsorge geleistet werden muß.

Zu langwierigen Erörterungen mit den Versicherungsdienststellen oder -gesellschaften führt es oft, wenn es sich um die Anerkennung einer im Laboratoriums- oder Krankenhausdienst aufgetretenen Tuberkulose handelt. Einen stichhaltigen Beweis dafür zu führen, unter welchen Umständen und zu welchem Zeitpunkt die Infektion stattgefunden hat, wird fast niemals möglich sein. Es ist sicher, daß die Tuberkulose auch durch Schmier- oder Staubinfektion entstehen kann. Wenn auch zugegeben werden muß, daß in einem gut geleiteten Untersuchungsamt die übliche Sputumuntersuchung, auch das Tierexperiment und die Tierhaltung keinen Anlaß geben sollten zu einer Tuberkuloseinfektion, so muß doch die *Möglichkeit* der Übertragung bei jüngerem, in empfänglichem Alter befindlichen Personal bei der Entscheidung, ob eine Berufskrankheit vorliegt, zu einem Analogieschluß führen, wie dem juristischen „in dubio pro reo". Besondere Schutzmaßregeln außer der guten Schulung des Personals, der dauernden Mahnung zu sauberer Arbeit und dem Verbot des *Rauchens und Schwatzens* bei der Arbeit können hier nicht getroffen werden.

Sauberkeit bei allen Handgriffen und im Gebrauch des Arbeitsgeräts ist auch die einzige Möglichkeit, berufliche Infektionen mit *Gonorrhoe und Lues* zu vermeiden, wie sie beim Krankenhauspersonal, vom Arzt bis zur Wäscherin, und ebenso in Berufen vorkommen, wo durch gemeinsamen Gebrauch desselben Geräts (Glasbläser) solche Infektionen entstehen, wenn das Gerät in den Mund genommen wird.

Gewerbliche Gifte.

Die Zahl der pflanzlichen, tierischen und anorganischen Gifte, die den Menschen seit den frühesten Zeiten und schon in den primitivsten Kulturen bekannt waren und die sie benutzten zur Jagd, zum Kriege, zum Verbrechen, war bis in die neuere Zeit nicht groß. Mit ihrer Bereitung waren meist nur wenige vertraut, deren Tun oft mit vielem Geheimnis umgeben war.

Früh waren den Menschen wesentliche Eigenschaften der Gifte bekannt, so, daß Stoffe, die in hohen Dosen unmittelbar töten, in kleinen Dosen Krankheiten heilen können, daß durch Einnahme kleiner Mengen gewisser Gifte und durch allmähliche Steigerung der Dosis eine Gewöhnung dagegen erreicht wird (Mithridates), daß wiederum andere Gifte, lange Zeit hindurch in kleinen Dosen genommen, kumulieren und erst langsam, nach längerer Zeitspanne tödlich wirken. Damit waren Elementartatsachen der Giftwirkung erkannt, die noch heute gültig sind.

Die chemische Forschung der Neuzeit hat eine große, noch dauernd steigende Zahl von Stoffen entwickelt, deren technische Brauchbarkeit sie zu so unentbehrlichen Werkzeugen der technischen Zivilisation gemacht hat, daß der hohe Grad von Giftigkeit, der ihnen z. T. anhaftet, kein Hindernis bilden darf, sich ihrer zu bedienen. Damit wurde zum Hauptproblem und zu einem großen Anliegen, sie so herzustellen und so zu verwenden, daß auch diese Waffen, die sich der Mensch zur Beherrschung der Natur geschaffen hat und die sich, wie so viele seiner Waffen, als zweischneidig erwiesen haben, sich nicht gegen ihn selbst kehren und ihm zum Verhängnis werden, wenn der böse Zufall es will oder wenn

Unverstand und Nachlässigkeit die zwiespältigen Kräfte unzeitig und am falschen Ort entfesseln.

Grundsätzlich andere Zielsetzungen scheiden die um ihrer Giftwirkung willen verwendeten Stoffe von den gewerblichen Giften, bei deren überwiegender Mehrzahl die *Giftigkeit eine unerwünschte Nebeneigenschaft* ist, deren Wirkungen auszuschalten der Sinn der arbeitshygienischen Maßregeln sein muß.

Mit diesen Unterschieden des Verwendungsziels steht in engstem Zusammenhang, daß bei der Mehrzahl der gewerblichen Gifte ihre Aufnahme über den Atmungsweg und über die Haut, und zwar nicht nur durch Ätzwirkung und ihre Folgen, sondern auch durch die unverletzte Haut erfolgt, ihre Aufnahme in fester oder flüssiger Form durch den Verdauungskanal hingegen an Bedeutung ganz zurücktritt.

Ein weiterer grundsätzlicher Unterschied äußerer Art liegt in der Tatsache, daß die Arbeit selbst mit hochgiftigen Stoffen durchaus nicht notwendig mit einem Risiko für den Arbeiter verknüpft sein *muß*. Die Vorbeugungsmaßnahmen, wie sie in Verordnungen und Merkblättern der Berufsgenossenschaft für die chemische Industrie niedergelegt sind, leisten in gut eingerichteten und geleiteten Betrieben viel. Auf 1000 Arbeiter kommen im Jahr nur 0,7—1,0 Vergiftungen. Der Chemiearbeiter ist weniger gefährdet als der Schlosser und der Monteur. Das *Unfall*risiko in chemischen Fabriken durch Explosionen, durch Entzündung von Gasen und Flüssigkeiten, durch Verspritzen von Säuren, also durch Verbrennungen und Verätzungen, ist größer, als die Gefahr, vergiftet zu werden. Dies Risiko ist erst gegeben, wenn der Arbeiter im Arbeitsgang von Gewerben, die sich der Gifte bedienen, in körperliche Beziehung zu den Giftstoffen tritt, sei es, daß er sie als Gas, als Staub, als Dampf oder Rauch einatmet, daß er Staube und Flüssigkeitsteilchen verschluckt oder daß das Gift seine Haut berührt oder benetzt. Von der *Flüchtigkeit* und *Löslichkeit* eines Giftstoffes hängt daher ebensosehr wie von seiner *Konzentration* und der *Dauer seiner Einwirkung* im Arbeitsgang ein großer Teil seiner Gefährlichkeit ab. Je nachdem, ob flüchtige Gifte nur in Dampfform oder auch als Flüssigkeit im Raum vorhanden sind, spricht man von ein- oder zweiphasischer Giftigkeit. Die Wirkung (W) hängt ab von der absoluten Giftigkeit eines Stoffes (G) und seiner Flüchtigkeit (F). $(W = G \times F)$. Diese ist wesentlich bedingt durch die Raumtemperatur. Alle Verhütungsmaßnahmen müssen auf diese Tatbestände eingestellt sein.

Nach einer von KOELSCH gegebenen klaren Definition sind als „gewerbliche Gifte" zu verstehen „diejenigen Rohstoffe, Zwischen- und Endprodukte, sowie Abfallstoffe, welche bei ihrer Gewinnung, Herstellung, Verwendung, Beseitigung unter den in Industrie und Gewerbe üblichen Bedingungen die Gesundheit der damit Beschäftigten auf chemisch-reaktivem Wege gefährden". Sie umschreibt scharf die Grenzen, die dem Begriff „gewerbliche Gifte" gegenüber Vergiftungen aus Zufall, aus Mutwille oder aus Unkenntnis der Gefahr gezogen sind, und innerhalb deren ein großer Teil dieser Gifte als Ursache von Berufskrankheiten anerkannt wird.

Nach ihrer pharmakodynamischen Wirkungsweise sind die Giftstoffe, die auf den Körper einwirken, unter toxikologischen Einteilungsgrundsätzen zu unterscheiden nach ihrer Wirkung auf das zentrale und periphere Nervensystem, auf das Blut, auf den Stoffwechsel und als Ätzgifte. Nach den Wegen, auf denen sie aufgenommen werden, werden hauptsächlich Atemgifte und Berührungsgifte unterschieden.

Solche summarische Einteilung darf aber nicht darüber täuschen, daß die Wirkung jedes Giftes über seinen ersten Angriffsbereich hinaus den Körper in seiner Ganzheit ebensosehr beeinflußt wie jeder Infekt, wie überhaupt jede Krankheitsursache. Von seiner Toxizität,

von der eingeführten Menge und der Dauer seiner Einwirkung hängt ab, bis zu welchem
Grade nicht nur der Aufnahmebereich geschädigt wird, sondern ganze Organsysteme und der
Gesamtorganismus in Mitleidenschaft gezogen werden. Zwischen praktisch nur örtlich
schädigenden Wirkungen, die durch die Abwehrkräfte lokalisiert und zur Ausheilung gebracht
werden, und Allgemeinschädigungen, die selbst ohne vorangegangene örtliche Erscheinungen
unmittelbar eintreten oder sich allmählich entwickeln, ist die Zahl der Übergänge groß.

Auf welchem Wege das Gift in den Körper gelangt, ist für das Zustandekommen der
Vergiftung völlig gleichgültig, nur im Tempo des Wirkungsmechanismus bestehen wesentliche Unterschiede. Die Aufnahme durch die Atemluft führt das Gift rasch der Blutbahn
zu, das durch den Magen-Darmkanal aufgenommene Gift wird einer entgiftenden Filterwirkung
durch die Leber unterworfen. Die Haut ist für die Aufnahme von Gift zeitlich verschieden
empfänglich, je nach Dauer der Einwirkung, der Größe der Kontaktfläche, des Drucks,
nach ihrer Durchblutung und Befeuchtung (Schweiß) und ihrem Fettgehalt (fettlösende
Giftstoffe).

Mit der Vielfalt der Angriffsmöglichkeiten der gewerblichen Gifte als Gase,
als Staube, als feste oder flüssige Stoffe auf verschiedene Organe und Organsysteme ist ein Bedingungsfaktor für ihre Wirksamkeit verknüpft, die *Konstitution* des der Giftwirkung Ausgesetzten, der Grad seiner Empfänglichkeit
und seiner Abwehrkraft.

Der konstitutionelle Anteil wirkt sich bei den chronisch entstehenden gewerblichen Vergiftungen um so stärker aus, als die meisten dieser Vergiftungen durch die Aufnahme kleiner
und kleinster Giftmengen verteilt über langen Zeitraum, oft über Jahre hin erfolgt und als
Krankheitsprozesse vielfach erst als Spätwirkungen sich immer wiederholender Giftreize
oder als Folge von Kumulierung der Gifte manifest werden. Er spielt eine weitaus geringere
Rolle bei akut eintretenden Vergiftungen.

Schleichend ist die Wirkung selbst bei einigen sonst akut schädigenden Giftgasen, wenn
sie dauernd in kleinen Mengen eingeatmet werden, z. B. Chlor in Wäschereien und Chlor-
fabriken, Schwefeldioxyd und Schwefeltrioxyd in Metallhütten, in Schwefelsäurefabriken
und in der Schädlingsbekämpfung. Ebenso ist es beim Ammoniak. Bei ihnen hängt es
von der individuellen Empfänglichkeit und Empfindlichkeit ab, ob eine *Gewöhnung* eintritt
oder etwa sich eine chronische Bronchitis entwickelt. Umgekehrt ist aber bei einigen Stoffen,
z. B. beim Schwefelkohlenstoff und beim Kohlenoxyd, auch bei kleinen Dosen eine allmähliche *Steigerung* der *Empfindlichkeit* festzustellen. Aber auch eine *Schutzwirkung* durch
chronische Einwirkung von SO_2 als Folge lebenslanger Gewöhnung konnte in Nordcelebes,
im Lande der Minahassa, beobachtet werden. Dort blieben in den Jahren der großen Grippepandemie 1918—1920 die Bewohner mehrerer Dörfer frei von Grippe, die im Bereich eines
riesigen, von Schwefeldampffumarolen durchsetzten Kraters, ähnlich den phlegraeischen
Feldern bei Neapel, lagen.

Von Salzsäurearbeitern ist bekannt, daß sie bei Häufung von Infektionskrankheiten in
ihrer Umgebung, auch in der eigenen Familie, weitgehend verschont werden.

Weit häufiger sind schleichende spezifische Erkrankungen als Folge chronischer Aufnahme
kleiner Giftmengen in Form von Staub, Dampf oder Flüssigkeitströpfchen, z. B. von Mangan,
Quecksilber, Phosphor und Blei (Bleischrumpfniere). Hierher gehören auch die Entstehung
von Blasengeschwülsten bei Anilinarbeitern, die schweren Leber-, Nieren- und Blutschädi-
gungen durch einige Halogenide (Halogensubstitutionsprodukte der Kohlenwasserstoffe)
und einige aromatische Nitrokörper.

Die Erfahrung, daß Menschen mit robuster Konstitution toleranter sind gegen solche
chronischen Gifteinwirkungen, hat dem Gesetzgeber mit Recht dazu Anlaß gegeben, Jugendliche und Frauen gegen Giftgefahr im Arbeitsbetrieb durch einengende Bestimmungen zu
schützen. Schon zeitweilige Herabsetzung der Widerstandskraft durch Unterernährung,
durch Erkrankungen aus anderer Ursache, durch Schwangerschaft und Menses erhöhen die
Empfindlichkeit. Eine Verminderung der Widerstandskraft zeigt sich am deutlichsten bei
chronischem Alkoholmißbrauch, und zwar nicht nur als eine Folge der allgemeinen Schwächung
der Konstitution durch den Alkoholabusus, sondern auch, weil Alkohol an sich die Resorbierbarkeit vieler Gifte, z. B. von Kalkstickstoff und von aromatischen Nitro- und Amidoverbindungen, vor allem von narkotischen Stoffen, aber auch von Blei, Quecksilber und
Arsen erleichtert und damit zur Verstärkung der Giftwirkung beiträgt. Zudem erhöht der
Alkoholiker infolge seiner charakterlichen Schwäche die Gefahr für seine Mitarbeiter im
Betrieb, in dem die Verhütung der Gefahr von Reinlichkeit und Exaktheit der Arbeit
abhängt.

Ähnlich wie beim Alkohol liegt es bei der gleichzeitigen Wirkung zweier Giftstoffe. Sie
beruht nicht auf einer Addition beider Komponenten. Ihre Kombination kann die Entstehung eines neuen chemischen Körpers bewirken, es kann die Löslichkeit einer Substanz

durch den Zusatz einer anderen verändert werden, es kann auch die eine Substanz wegbahnend für eine andere werden, indem sie die Zellmembran durchlässiger macht oder die Aufnahmefähigkeit der Zelle verändert. Es handelt sich hier um oft schwer zu beurteilende Vorgänge, bei denen die Konstitution mitbestimmend ist.

Die Gefahr einer chronischen Vergiftung für sich selbst kann der Arbeiter, dessen Konstitution zunächst eine Gewöhnung an ein Gift zuläßt, heraufbeschwören, wenn er im Vertrauen darauf bewußt oder unbewußt höhere Konzentrationen auf sich einwirken läßt, in ähnlicher Weise, wie der Elektroarbeiter dem Strom gegenüber sorglos wird. Noch bedenklicher ist es, wenn ein Arbeiter Gifte, bei denen eine akute Giftwirkung fehlt, bewußt zu sich nimmt, weil sie, ohne unmittelbar zu schädigen, für ihn nach längerem Umgang den Wert von Genußmitteln bekommen haben.

Nicht ungewöhnlich ist gewohnheitsmäßiges Trinken von Benzin und Trichloräthylen, eines vielverwendeten Lösungsmittels als „Trischnaps". Es kommt so zu schwerer Süchtigkeit mit chronischen Vergiftungsfolgen.

Hingegen sind eine Anzahl von gewerblichen Giften bekannt, bei denen ein gewisser Füllungszustand des Magens, also eine kräftige Mahlzeit vor Arbeitsbeginn oder auch die Einnahme einer bestimmten Nahrung, z. B. von Schleimsuppen bei Bleiarbeit, den Wert einer Vorbeugung besitzen.

Aus der großen, noch stetig sich vermehrenden Zahl der gewerblichen Gifte werden selbst in den Lehrbüchern der Gewerbehygiene nur die wichtigeren und gefährlichsten besprochen. Es hätte keinen Sinn und keinen Nutzen für den Leser dieses Buches, hier von den wichtigen nun die wichtigsten darzustellen oder zu versuchen, in Stichworten eine möglichst vollständige Liste der wichtigsten Gifte und ihrer Wirkungen zu geben. Damit wäre der des Rates im besonderen Falle Bedürftige nicht der Notwendigkeit enthoben, sich der in Spezialschriften, überwiegend im „Archiv für Gewerbehygiene", niedergelegten Erfahrungen zu bedienen. Wer aber eine tiefer gehende Einsicht in das Gesamtgebiet sucht, findet sie und einen Gesamtüberblick in dem Standardwerk von KOELSCH, „Lehrbuch der Gewerbehygiene", in kleinerem Umfang in der „Gewerbehygiene" von LUTZ. Es werden daher nur einige organische und anorganische Stoffe als *Typen* gewerblicher Gifte und ihre typische Wirkung ausführlicher hier besprochen.

Blei. Als *Prototyp eines gewerblichen Giftes gilt das Blei.* Die Vielfältigkeit der Herstellung und Verwendung seiner anorganischen und organischen Verbindungen hat ihm diese Bedeutung erhalten, trotz starker Einschränkung seines Gebrauchs in früher stark gefährdeten Berufen (Schriftsetzen mit Zinnlettern, Verdrängung bleihaltiger Farben durch gefahrlose) und trotz aller Vorbeugungsmaßnahmen, Verordnungen, Dienstanweisungen und Merkblätter der Behörden und der Berufsgenossenschaft der chemischen Industrie (Verordnung vom 27. 1. 1920 betr. Einrichtung und Betrieb von Anlagen zur Herstellung von Bleifarben und anderen Bleiverbindungen. Dienstanweisung für die ärztliche Untersuchung und Überwachung des Gesundheitszustandes von Bleiarbeitern. Bleimerkblatt vom 9. 6. 1941).

Noch heute ist die Bleivergiftung die häufigste gewerbliche Vergiftung. Zahlenmäßig machte sie in den Jahren von 1926—1935 noch 75% der gemeldeten entschädigungspflichtigen gewerblichen Vergiftungen aus.

In der Form seines Sulfides, als Bleiglanz, als Bleierz, das in der Natur hauptsächlich wegen seines Silbergehaltes abgebaut wird, ist es wegen der geringen Löslichkeit dieser Verbindung relativ ungiftig. So ist es mit den Verbindungen fast aller Metalle, wie sie in Erzen oder anderen natürlichen Vorkommen gefunden werden (Zinnober, Kupfer, Aluminium, Mangan, Cadmium, Barium u. a.). Erst ihre Überführung in andere chemische Verbindungen oder in ihre elementare Form enthüllt, ob sie die Fähigkeit haben, als Gifte zu wirken. Blei z. B. und Quecksilber sind sowohl in reiner Form wie als Salze giftig, Barium ist als reines Metall ungiftig, aber in manchen Verbindungen von großer Giftigkeit.

Dem Bleinitrat als der giftigsten Bleiverbindung folgen in abnehmender Reihe, entsprechend ihrer geringeren Löslichkeit Bleichlorid, Bleiacetat (Bleizucker), Bleitetroxyd

(Mennige), Bleioleat ,Bleicarbonat (Bleiweiß), Bleichromat (Bleifarben), Bleiarsenat, Blei-
stearat, Bleisulfat, Bleisulfid, Bleisilicat. Ganz ungiftig ist Bleiphosphat.

Gefährdet ist der Arbeiter durch alle Arten der Berührung mit den Bleiverbindungen
während des Herstellungsprozesses durch ihre Dämpfe, durch Verspritzen, Verschmieren,
am stärksten, wo sie verstäubt werden. Das ist besonders beim Trocknen und Vermahlen
von Bleifarben und Bleiverbindungen und beim Verpacken und Transport der Fall.

Als Staub und in Dampfform wird das Blei über die Atmungsorgane schon in 10mal
geringerer Menge in das Blut aufgenommen als verschluckter Staub vom Magen her. Dort
können Milch und Schleimsuppen die Aufnahme hemmen. Auch die Leber wirkt als ent-
giftendes, sperrendes Filter. Leere des Magens aber und Hyperacidität erleichtern die
Resorption.

Auch in kleinsten Mengen von 1 mg täglich aufgenommen, kreist das Blei, in seiner
Wirkung kumulierend, mit den Körpersäften und gelangt so als „Bleistrom" in alle
Gewebe. In einigen von ihnen, überwiegend in Knochen, wird es gespeichert. Besonders
deutlich ist diese Speicherung des Bleis als Tribleiphosphat in der Epiphysenzone röntgenologisch bei Kleinkindern der Chinesen nachgewiesen worden, die die Gewohnheit hatten, die
Kinder mit Bleiweiß zu schminken. Solche Depots aber können durch sekundäre Reize,
etwa interkurrente Infektionen, noch nach langer Zeit mobilisiert werden und lange nach
dem Aussetzen der Bleiarbeit Rückfälle verursachen. *Bleiträger* bedürfen daher der
Behandlung.

Die spezifische Affinität des Bleis, eines Protoplasmagiftes, zur glatten Muskulatur
zum Nervensystem und zum Knochenmark erklärt die *Kardinalsymptome*, die nie fehlende
Anämie und ihre äußere Manifestation in einem graugelben Kolorit der Haut, die Streckerschwäche und die Lähmungen der Armnerven (Radialislähmung), Symptome einer Neuritis,
bei Kindern auch der Beinnerven, die Bleikolik und die Encephalopathie.

Je nach der Dauer und Stärke der Giftwirkung entwickeln sich diese Symptome in
langsamem oder stürmischem Tempo. Früh schon, mitunter schon nach 2 Wochen der Bleiarbeit, kann am Zahnfleisch eine feine, blauschwarze Linie ausgefällten schwärzlichen
Schwefelbleis, der *Bleisaum*, erscheinen. Früh stellt sich als Zeichen der Schädigung des
Knochenmarks *basophile Tüpfelung* von Erythrocyten ein. Gleichzeitig wird das Hämoglobin
geschädigter und zugrunde gegangener Erythrocyten in der Leber abgebaut und als *Porphyrin
mit dem Harn* ausgeschieden. Übrigens findet eine Ausscheidung des Bleis durch den Kot statt.

Indem sich subjektive Beschwerden, Schwindelgefühl, Abgeschlagenheit, Müdigkeit,
Magen-Darmbeschwerden, einstellen und die Streckerschwäche langsam zu Lähmungen über-
leitet, geht dieses Vorstadium der eigentlichen Bleivergiftung, der *Präsaturnismus*, in die
eigentliche Bleierkrankung, den *Saturnismus*, über. Die rechtzeitige Erkennung des Vor-
stadiums macht es möglich, den Betroffenen rechtzeitig der ihn gefährdenden Arbeit zu
entziehen.

Die Bleierkrankung kündigt sich mit einer mitunter plötzlich einsetzenden Steigerung
der subjektiven Beschwerden an, mit Kopfschmerzen, Ohrensausen, Schmerzen im Bauch,
mit hartnäckiger Verstopfung, vorübergehenden Sehstörungen, Aufgeregtheit und Schlaflosigkeit. Zu den alsbald auftretenden *Bleikoliken*, heftigen, anfallsweise einsetzenden
Darmkrämpfen, spastischen Kontrakturen des Darms als Zeichen des Angriffs des Bleis
auf das vegetative Nervensystem, gesellen sich Gelenkschmerzen, Arthropathien und mitunter im Anschluß an die Koliken Gehirnstörungen, eine *Encephalopathia saturnina*, Symptome, die sofortiges Aussetzen der Bleiarbeit fordern.

Die Folge jahrelanger Einwirkung von Blei können schwere *Gefäßveränderungen* mit
Entwicklung von *Arteriosklerose* und *Schrumpfniere* sein. Gelenkveränderungen sollen bis
zur Entstehung einer „Bleigicht" führen. Auch Potenzstörungen und Häufung von Fehlgeburten können die Folge sein, selbst, wie man annimmt, kongenitale Leiden, vorwiegend
nervöser Art. Haben sich schwere Anämien, Lähmungen und Gefäßveränderungen eingestellt,
ist mit einer vollständigen Wiederherstellung nicht zu rechnen.

Die Diagnose der Bleivergiftung stützt sich außer auf die klinischen Zeichen auf den
Hb-Befund, auf die Untersuchung des Blutes auf basophil gekörnte Zellen, auf die Blut-
druckmessung und auf die quantitative Bestimmung des Porphyrins im Harn. *Eine Bleivergiftung ohne Bleianämie gibt es nicht.* Für die Praxis ist daher bei Verdacht auf Bleivergiftung die Bestimmung und Verfolgung des Hb-Titers des Gefährdeten das wichtigste.
Eine Diagnose aber darf auf Einzelbefunde nicht begründet werden. „Zur Diagnose der Bleivergiftung sind *alle* Kardinalsymptome nötig, bis auf den Bleisaum. Fehlen auch nur eines
Kardinalsymptoms macht die Diagnose zweifelhaft. Man muß diagnostisch den ganzen
Menschen erfassen und alle diagnostischen Möglichkeiten erschöpfen" (KOELSCH).

Im Zeichen der Ausdehnung des Kraftfahrwesens ist eine Bleivergiftung möglich geworden
durch den Zusatz des *Tetraäthylbleis* zu den Treibstoffen als Antiklopfmittel. Das „Ethyl-
Fluid", ein Gemisch von über 50 % Tetraäthylblei mit Äthylbromid und Monochlornaphthalin,
wird dem Treibstoff in Konzentrationen von 1:800 bis 1200 hinzugefügt. Die fertigen

Treibstoffgemische, die weniger als $1^0/_{00}$ an Tetraäthylblei enthalten, das Bleibenzin, Äthylbenzin, Äthylgasolin, Ethylpetrol, sind an sich nicht gefährlicher als gewöhnliche Treibstoffe, dürfen aber nur als solche, nicht zum Reinigen der Hände, der Motoren und der Kleidung oder als Betriebstoff für Öfen oder Lampen verwendet werden. Gefährdung besteht bei der Herstellung der Mischungen durch Einatmung konzentrierter Dämpfe, durch Verspritzen und Benetzung von Haut und Kleidung. Gefährdet sind also vor allem Monteure, besonders durch den Bleischlamm, bei der Reinigung von Motoren oder von Lagertanks. Die Befolgung der von der Berufsgenossenschaft der chemischen Industrie erlassenen Vorschriften zur Vermeidung der akut auftretenden schweren, manchmal tödlichen Vergiftungen (Ikterus, hämorrhagische Pneumonie) vermindert die Gefahr wesentlich.

Der Vorbeugung der Bleikrankheit dienen die *technischen Maßnahmen*, die in den Betrieben das Einatmen von Bleirauch und Bleistaub durch Abzugsgerät und bei der Verarbeitung und beim Transport durch geschlossene Apparaturen verhüten sollen, dazu weitere, in der genannten Verordnung vorgeschriebene Schutzmaßnahmen für Bleiarbeiter. Ebenso wichtig aber ist die *persönliche Vorbeugung* in den Betrieben gegen *Einatmen* oder *Verschlucken* von Bleistaub durch Tragen von Arbeitskleidung einschließlich einer das Haar deckenden Mütze. Diese Arbeitskleidung muß von der Tageskleidung getrennt aufbewahrt werden (Doppelschränke). Aufs bestimmteste muß darauf geachtet werden, daß im Betrieb weder gegessen noch geraucht wird, daß vor der Essenspause und vor Arbeitsschluß Einrichtungen zu gründlicher Reinigung von Gesicht, Bart und Händen, so nötig auch Badegelegenheit, gegeben sind. Wenn möglich kann auch im Betrieb durch Ausgabe von Milch oder Schleimsuppen der Aufnahme von Blei vom Magen her vorgebeugt werden. Für weibliche Personen und Jugendliche unter 18 Jahren ist die Beschäftigung in Bleibetrieben verboten.

Arsen. Typus eines Giftes, das sowohl in fester Substanz, wie als Staub, aber auch als Gas auf dem Atmungswege, über den Magen-Darmkanal und über die Haut angreifen kann, ist das *Arsen.*

Das Vorkommen des giftigen Oxydationsproduktes des Arsens, des *Arsentrioxyds*, des *Arseniks* (Arsenblüte), in der Natur in verwitterten Arsenerzen und seine leichte Gewinnung aus den so gut wie ungiftigen Arsen-Eisenerzen, Arsensulfiden (Arsenkies, Auripigment, Realgar, Markasit) hat dieses schwere anorganische Gift zu dem klassischen Gift des Verbrechens gemacht. Aber schon Mithridates, König von Pontus, hatte gewußt, daß der Mensch eine tödliche Dosis von 0,1—0,2 g Arsenik gefahrlos ertragen kann, wenn er durch Einnahme kleinster Mengen und allmähliche Steigerung der Gabe eine Gewöhnung daran erwirbt.

Gegen kleinste Mengen von Arsen besteht nicht nur eine natürliche Widerstandskraft aller Lebewesen, es ist auch in ihren Organen, wie überhaupt in der anorganischen und organischen Natur *ubiquitär* vorkommend, in Mengen von einigen γ oder Bruchteilen eines γ in 1 g Substanz vorhanden, vielleicht ein lebensnotwendiger Bestandteil ihres Aufbaus und Stoffwechsels. Therapeutisch in kleinsten Dosen gegeben, wirkt es lebenfördernd und stimulierend auf Zellen (Blut) und Organe, die es in hohen Dosen schädigt und zerstört.

Die Säurenatur des Arsentrioxyd gibt die Möglichkeit der Gewinnung zahlreicher *Arsenite*, die seine hohe Giftigkeit bewahren, von Kupfer-, Natrium-, Blei-, Calciumarseniten. Die bei Herstellung und Verwendung des *Arseniks* und der *Arsenite* vorkommenen *chronischen Vergiftungen* sind es, die das Arsen zu einem der wichtigsten gewerblichen Gifte machen.

Sie greifen, eingeatmet oder verschluckt, an als Rauche, Staube und Dämpfe, beim Verhütten arsenhaltiger Erze und im Fabrikationsgang von Arsenfarben und Schädlingsmitteln, in Tröpfchenform abgelagert auf Schleimhäuten und Haut. Zudem entwickelt sich als ein höchst unerwünschtes Nebenprodukt zahlreicher chemisch-technischer Prozeduren der hochgiftige *Arsenwasserstoff* (Arsin), ein *akut* durch Resorption *schädigendes Gas*, das entsteht, wenn Wasserstoff in statu nascendi auf Arsenverbindungen einwirkt, also bei der Entwicklung von Wasserstoff unter Verwendung arsenhaltiger Metalle oder arsenhaltiger Säuren, z. B. *roher* Schwefelsäure oder Salzsäure. Auch bei zahlreichen anderen technischen Prozessen, beim Löten, Beizen, Verzinnen, Verbleien und bei der Entwicklung von Acetylen aus arsenhaltigem Carbid kann sich Arsenwasserstoff entwickeln. Er ist ein farbloses, brennbares, anfangs geruchloses, später nach Knoblauch riechendes Gas, das schon bei einem Gehalt der Luft von 0,003 Vol.-% krankmachend wirkt.

Kleinste Dosen von Arsenwasserstoff wurden als Ursache der Arsenvergiftung in Räumen angenommen, als noch Tapeten mit grünen Arsenfarben hergestellt werden durften. In ihrem Kleister wachsendes *Penicillium brevicaule* soll Schwefelwasserstoff und Arsenwasserstoff aus dem Arsenit entwickelt haben. Auf Arsenwasserstoffentwicklung aus arsenhaltigen Abwässern der Sulfidzellstoffabriken wird neuerdings die Haffkrankheit bezogen.

Zwar sind der Vergiftung durch die grünen Arsenfarbstoffe, Kupferarsenite, die unter den Namen „Schweinfurter Grün, Scheeles Grün, Pariser Grün, Uraniagrün" und, mit anderen Farbstoffen gemischt, unter vielen Namen in den Handel kommen, durch gesetzliche Bestimmungen seit 1887 Grenzen gezogen. Ihre Verwendung als Anstrichfarben und Imprägnierungsmittel ist verboten, womit leider nicht gesagt ist, daß diese Bestimmungen streng innegehalten werden. In der Schädlingsbekämpfung haben die auf der Basis des Dichlordiphenyltrichloräthan (DDT) entwickelten neuen Bekämpfungsmittel das Arsen ersetzt. Unentbehrlich ist das Arsenik in der Kürschnerei als Gerb- und Konservierungsmittel und in der Glasindustrie bei der Klärung von Glasflüssen.

Die *akute Arsenvergiftung* bei Aufnahme von Arsen über den Magen-Darmkanal, die unter *choleraähnlichen Erscheinungen* mit unstillbaren Durchfällen und Exsikkation des Körpers, auch unter Beteiligung des Zentralnervensystems verläuft, mit oft tödlichem Ausgang, kommt im beruflichen Leben nicht vor. Das Arsenik und die Arsenite werden bei ihrer Herstellung und Verwendung zur Ursache von *subakuten*, häufiger von *chronischen* Erkrankungen. Ebenso chronisch verlaufen die Arsenvergiftungen durch Staub. Nur der Arsenwasserstoff ist ein höchst gefährliches, *akut* wirkendes Blutgift.

Jene stürmischen Symptome seitens des Magen-Darmkanals und des Nervensystems fehlen bei der subakuten und chronischen Vergiftung. Bei ihnen entwickeln sich trockene Katarrhe durch Reizung der Schleimhäute, der Conjunctiva, der oberen Abschnitte des Verdauungskanals und der Luftwege, übergehend in Entzündung bis zu Geschwürsbildung. Appetitlosigkeit führt zu Abmagerung. Mit der Aufnahme des Giftes in den Kreislauf beginnt seine Aufspeicherung in den Geweben und Organen. Kein Organ bleibt davon frei. Drüsige Organe, besonders die Leber, verfetten.

Die Speicherung des Arsens in den Geweben, deren Gehalt an Arsen mittels der bekannten Marshschen Probe nachgewiesen wird, steigt bei Arsenkranken stark an, z. B. von einem natürlichen Arsengehalt beim Gesunden von $0,6-13,8\,\gamma$ auf $6-700\,\gamma$ beim Kranken in 1 g Substanz. Die Ausscheidung mit dem Harn steigt von $75-100\,\gamma$ im 1 beim Gesunden auf $250\,\gamma$ und mehr beim Kranken. Im Vordergrunde stehen die Wirkungen auf das Blut, auf das Nervensystem und auf die Haut, die auch unmittelbar durchlässig ist für das Gift in gelöster Form. Die Schädigung der blutbildenden Organe kann die Ausbildung einer perniziösen Anämie einleiten.

Vielgestaltig sind die Folgen des Angriffs auf das Nervensystem, Neuritiden, Störungen der Sensibilität, Par- und Hyperästhesien, Ausfallserscheinungen an den Sinnesorganen, schließlich Lähmungen. Sie beginnen häufig symmetrisch an den Enden der Extremitäten und ergreifen zuerst die Beine, dann die Arme, schließlich den Stamm. Dem entsprechen als subjektive Symptome Kopfschmerzen, Schwindel, Schlaflosigkeit, Erlahmen der körperlichen und geistigen Spannkraft, auch sexuelle Schwäche.

Die Verwendung von arsenhaltigen Spritz- und Stäubemitteln im Weinbau zur Bekämpfung der zahlreichen Schädlinge hat früher ernste Arsenvergiftungen verursacht, wenn der unter Verwendung der Treber hergestellte „Haustrunk" zu reichlich genossen wurde. Die Verwendung der Arsenikalien im Weinbau konnte verboten werden, seit uns wirksame und in ihrer Wirkung weitgreifende chemische Stoffe, *Nirosan*, *Gesarol* (DDT) und *E 605 f*, ein Phosphorsäureester, zur Verfügung stehen, die in ihrer Anwendung für den Menschen unschädlich sind.

Die eindrucksvollsten Symptome bei der Arsenvergiftung der Weinbauern waren außer den Schleimhautreizungen trophische Hautschäden, das Auftreten von Pusteln, Rhagaden, schuppenden Ausschlägen, Ekzemen, schließlich von Hyperkeratosen und Verhornungen, die den Anstoß zur Ausbildung von Arsenkrebs geben konnten. Deformationen der Nägel, Entzündungen des Nagelbetts, auch Haarausfall gehörten zum Bilde dieser Hauterkrankungen. Als typisch galt ein am Nagelbett auftretender, 1 mm breiter, mattgrauer Streifen, das „Meessche Nagelband", das mit dem wachsenden Nagel vorrückt.

An den Trauben selbst bleibt durch das Spritzen nicht so viel Arsen haften, um den Genuß des Weines oder der Trauben zu einer Gefahr zu machen. Die zulässige Grenzzahl von 0,2 mg/l wurde nicht erreicht.

Das *Arsentrioxyd*, ein Mittel, das zum Beizen und Brünieren von Metallen verwendet wird, auch als Lösungsmittel für Kampfgasstoffe Anwendung gefunden hat, verursacht Lungenreizungen und Ätzungen von Auge und Haut.

Bei der Einatmung von *Arsenwasserstoff* greift das Gift unmittelbar mit zerstörender Wirkung die Erythrocyten an. Ähnlich wie beim Schwarzwasserfieber und beim Gelbfieber, mit denen das Bild dieser Vergiftung viele Symptome gemeinsam hat, gehen die Erythrocyten in großen Mengen durch Hämolyse zugrunde, innerhalb von 8 Tagen bis auf $\frac{1}{4}$ ihrer Zahl oder noch weniger, mit allen Folgen der dadurch bedingten Einengung der inneren Atmung — man spricht von „innerer Erstickung" — mit Ikterus, Leberschwellung, Sinken des Blutdrucks, nach wenigen Stunden einsetzender Hämoglobinurie, Harnverhaltung und Hämaturie infolge Verstopfung der Nierenkanälchen. Der Schwere der Blutschädigung entsprechen die subjektiven Symptome, schwere Kopfschmerzen, Frieren, Angstgefühl, Schmerzen auf der Brust und in der Oberbauchgegend.

Außer bei Einwirkungen geringer Mengen des Gases oder bei chronischen, leichten Vergiftungen ist das Krankheitsbild schwer. Wie bei den beiden obengenannten Leiden tritt der Tod mitunter schon nach 2—4 Tagen unter Cyanose und Krämpfen ein. Die Sterblichkeit erreicht in Fällen schwerer Vergiftung 30%. Aber auch ihr Überstehen hinterläßt eine schwere, sich sehr langsam zurückbildende Blutarmut und Herzschwäche, die noch bestehen bleiben, nachdem Ikterus und Leberschwellung längst verschwunden sind.

Für die Arsenvergiftung durch Aufnahme von Arsenstaub und von Arseniten in verschiedener Form durch die Atmungs- und Verdauungswege und durch die Haut gelten die gleichen *Vorbeugungsgrundsätze* wie für alle schädlichen Staube, wie auch für die Bleivergiftung, also Absaugen der Dämpfe und des Staubes unmittelbar am Ort ihrer Entstehung, Tragen von Atemschützern und, wie beim Blei, Beachtung größter Reinlichkeit im Betrieb und im persönlichen Verhalten, in Kleidung und Körperpflege, auch die Verwendung von Schutzsalben. Über alle diese Vorbeugungsmaßnahmen zur „Verhütung von Gesundheitsschädigungen durch Arsen" unterrichtet ein Merkblatt der Berufsgenossenschaft der chemischen Industrie.

Die gleiche Berufsgenossenschaft hat ein ausführliches Merkblatt herausgegeben zur Verhütung der Vergiftung durch Arsenwasserstoff, das alle Vorkehrungen bespricht, die gegen die Möglichkeit der Aufnahme des Gases aus arsenhaltigen Rohstoffen getroffen werden müssen, vor allem bei der Einwirkung von Säuren auf Metalle, wo die Entwicklung beabsichtigt ist, noch mehr, wo sie unbeabsichtigt zustande kommen kann, wie z. B. beim Befahren von Säurebehältern zum Zweck ihrer Reinigung. Hierbei wird die Verwendung von Holzgerät an Stelle von metallenem empfohlen und die Verwendung von Gerät aus Zink, Aluminium und seinen Legierungen überhaupt verboten.

Zur Arsenwasserstoffvergiftung gibt es mehrere Parallelen schwerer Vergiftungen, wenn es durch Verwendung unreiner Metalle und Säuren zum Entstehen von Wasserstoffverbindungen mit Phosphor, Schwefel und Aluminium gekommen ist. Die Erscheinungen ähneln zum Teil der Arsenwasserstoffvergiftung (Aluminiumwasserstoff), zum Teil greift das giftige Gas überwiegend am Nervensystem (Phosphorwasserstoff) oder an den Atmungsorganen (Schwefelwasserstoff) an.

In Gegensatz zu dem fast ausschließlich durch Resorption wirkenden Arsenwasserstoff sind die organischen Arsenverbindungen sowohl der aliphatischen wie der aromatischen Reihe ausschließlich Reiz- und Ätzgifte. Sie sind in großer Anzahl für Kampfgaszwecke (Blaukreuz: Diphenylchlorarsin, Diphenylcyanarsin) hergestellt worden. Schon in schwacher Konzentration üben sie starke Reizwirkungen auf die Schleimhäute und auf die Haut aus, denen Entzündungen und selbst Nekrosen folgen können.

Kohlenoxyd. Gefährlicher noch als die genannten, durch ihre Resorption wirkenden Giftgase ist das *Kohlenoxyd*, weil es in reinem Zustand völlig geruchlos ist, nicht die geringste Reizwirkung hat, und uns daher weder im Schlaf noch im Wachen eine Sinneswahrnehmung vor seiner Einatmung warnt. Diese Gefahr aber besteht in der Alltäglichkeit und im Gewerbebetrieb häufiger als bei jedem anderen Giftgas, denn es entsteht praktisch bei allen Verbrennungsvorgängen, wenn Kohle oder kohlenstoffhaltige Stoffe erhitzt werden. So haben die offenen Kohlenbecken, die Mangals des Orients, viele Todesfälle verschuldet. Aus Koksöfen und offenen Feuerungen, als Anteil der Auspuffgase der Explosionsmotoren (Gefahr des Anlaufenlassens des Motors in geschlossener Garage), auch aus den Bügeleisen der Plättereien, aus defekten und falsch bedienten Öfen, auch aus glühenden Kanonenöfen mischt sich das Kohlenoxyd der Luft des Raumes bei. Verhängnisvoll wird seine Wirkung auf große Menschenansammlungen durch die großen Kohlenoxydmengen, die sich bei Sprengungen, bei Schlagwetterexplosionen in Bergwerken entwickeln. Zudem enthalten die industriell entstehenden und entwickelten, für Krafterzeugung und Leuchtzwecke verwendeten Gase hohe Anteile an Kohlenoxyd, das Leuchtgas 5—10%, die Gichtgase der Hochöfen 10 bis 30%, Generatorgas 20—30%, Wassergas 40%. Nur wenn andere riechende und reizende Gase sich gleichzeitig entwickeln, ist eine Warnwirkung vorhanden. Leuchtgas aber, das aus undichten Erdleitungen im Boden entweicht, verliert seinen warnenden Geruch.

Alle Erscheinungen der Kohlenoxydvergiftung gehen darauf zurück, daß das Gas infolge seiner um 250—350fach höheren Affinität zum Hämoglobin den Sauerstoff aus seiner Bindung daran verdrängt und so den Sauerstoffgehalt des Blutes bis zu dem Grade vermindern kann, daß durch Anoxämie eine innere Erstickung eintritt.

Schwindel, Kopfschmerzen und Atemnot stellen sich als erste Symptome der Vergiftung ein, wenn 25—30% des Hb durch Kohlenoxyd gebunden sind. Bewußtlosigkeit tritt bei einer 50%igen Bindung, der Tod blitzartig bei 75—80%iger Bindung ein. Das ist der Fall, wenn Luft von einem Gehalt von 0,4% CO 20—30 min lang oder von 0,2% 60 min lang eingeatmet wurde.

Wesentlich geringere Gaskonzentrationen, von unter 0,1%, gelten als unwirksam. Es ist zweifelhaft, ob geringe Konzentrationen, etwa von 0,02%, Anlaß geben können zu chronischen CO-Vergiftungen. Angenommen wird nach vielfachen Erfahrungen, daß der Körper sich an begrenzte Mengen von CO durch Vermehrung der Erythrocyten und Ansteigen ihres Hb-Gehalts bis auf 120% und mehr anpaßt.

Zwischen einer vollständigen Anpassung und der deutlichen Vergiftung liegt ein Grenzbereich, für den eine chronische CO-Vergiftung angenommen wird, ein umstrittenes, vielgestaltiges Krankheitsbild, bei dem Erscheinungen aller Art seitens des Zentralnervensystems überwiegen, neuralgische und hyperästhetische Beschwerden, Müdigkeits- und Schwindelgefühl, Gleichgewichtsstörungen, Abweichungen im Gebiet der Sinnesorgane und psychische Störungen, alles Symptome, die sich langsam einstellen. Aber auch das Blut bleibt nicht unbeteiligt, und neuerdings werden auch Herzschädigungen auf chronische CO-Vergiftung bezogen.

Bei rascher, aber auch bei langsamer Aufnahme der stärkeren Konzentrationen des Giftgases steigern sich die obengenannten Symptome zu Brustbeklemmungen, Hustenreiz, Übelkeit und Erbrechen. Mattigkeit und Müdigkeit gehen über in einen Schwächezustand, bei dem die Glieder auch eine Fluchtreaktion verweigern. Der bewußtlos Gewordene liegt mit gerötetem Gesicht und schlaffen Gliedern da. Kot und Harn gehen unwillkürlich ab. Mitunter setzen Erregungszustände mit Muskelzuckungen und Krämpfen ein. Bald aber greift die fortschreitende zentrale Lähmung auf das Atemzentrum über. Bleibt die Atmung in Gang, so besteht die Möglichkeit der Erholung bei rechtzeitigem Eingreifen, raschester Entfernung des Bewußtlosen aus der CO-Atmosphäre und künstlicher Atmung mit Sauerstoffgeräten. Ist es aber zu tiefer Bewußtlosigkeit gekommen, so tritt selbst bei tagelang weiter bestehender Atmung meist der Tod ein, mitunter nachdem die Temperatur bis zu 42° angestiegen ist.

Für den, der eine CO-Vergiftung überstanden hat, besteht Aussicht auf völlige Genesung. Häufig aber schließen sich Nachkrankheiten auf überwiegend nervöser und cerebraler Basis, Herzmuskelschäden, Lungenerkrankungen, auch Geistesstörungen, an. Doch sind Dauerschäden relativ selten (KOELSCH).

Über den *spektroskopischen* und *chemischen* Nachweis des CO im Hb des Blutes und in der Luft berichten die Lehrbücher der Toxikologie.

Wo überhaupt Kohlenoxyd entstehen kann, muß für gute Entlüftung der Räume, wenn möglich für Absaugen der Verbrennungsgase Sorge getragen werden, zunächst schon dadurch, daß ihrem natürlichen Abströmen durch die Abzüge der Feuerungen nicht etwa ein Hindernis durch Drosselklappen entgegengesetzt wird. Selbst für Bügeleien, wo mit vielen Bügeleisen gearbeitet wird, hat sich mechanische Lüftung als notwendig erwiesen. Durch regelmäßige Überprüfung der Dichtigkeit von Leitungen und Verbrennungsanlagen, Vermeidung des Anlaufenlassens von Verbrennungsmotoren in Räumen, selbst des Aufenthalts in ihrer unmittelbaren Nähe im Freien, können viele Einzelunfälle vermieden werden.

Überall, wo nicht mit Sicherheit die CO-Entwicklung vermieden werden kann, oder Räume als CO-erfüllt angenommen werden können, müssen *Gasmasken* mit besonderem CO-Filtereinsatz und Sauerstoffgeräte bereitstehen.

Schließlich hat sich eine *biologische Warnmethode* bewährt, das Halten von Kleintieren, Mäusen oder Kanarienvögeln in CO-gefährdeten Räumen (U-Booten). Sie sind für CO empfindlicher als der Mensch und verraten die Gefahr durch Unruhe und Krankwerden.

Chlor. Unmittelbare Ätzwirkung auf die Schleimhäute und teilweise auf die Haut haben die *Halogene*, infolge seiner vielseitigen Verwendung vor allem das *Chlor*, aber auch *Brom*, *Jod* und *Fluor* in reiner Form oder in ihren gasförmigen anorganischen und organischen Verbindungen. Ebenso wirken als Reizgifte der *Schwefelwasserstoff*, eines der schwersten der gasförmigen Gifte, und alle Verbindungen von Schwefel mit Sauerstoff, besonders das an vielen Arbeitsstätten entstehende und als Schädlingsbekämpfungsmittel verwendete *Schwefeldioxyd*. Reizgase ähnlicher Art sind von den Stickstoffverbindungen die *Salpetersäure* und die *salpetrige Säure*. Soweit diese Gase auf die Schleimhäute des Rachens und der oberen Luftwege wirken, ist der Reiz unmittelbar schädigender Konzentrationen groß genug, um die Menschen zu veranlassen, sich ihrer weiteren Einwirkung zu entziehen.

Diese warnende Reizwirkung fehlt aber von den Chlorverbindungen dem *Phosgen*, das bei Zersetzung von Chloroform und Tetrachlorkohlenstoff entsteht. Ebenso fehlt sie von den Stickstoffverbindungen den *nitrosen Gasen*, Gemischen verschiedener Stickstoffoxyde, rotbrauner Dämpfe von geringer Reizwirkung, die sich beim Beizen von Metallen, beim Nitrieren in der chemischen Industrie, beim Schweißen im Lichtbogen und beim Entflammen von Celluloid (Filmen), sowie beim Zerknall von Schießbaumwolle und Dynamit entwickeln. Sie greifen eingeatmet in den tieferen Atemwegen und am Lungengewebe selbst an. Bei ihnen, z. B. bei den *Grünkreuzkampfstoffen*, *Phosgen* und *Perstoff*, tritt erst nach einer verhängnisvollen Zeitspanne von mehreren Stunden nach der Einatmung eine schwere Ätzwirkung ein und in ihrer Folge Lungenödem mit innerer Erstickung, ein „Ertrinken" im eigenen Körpersaft.

Schon der leichte Chlordunst über der Wasseroberfläche eines gechlorten Schwimmbades ist manchen Menschen unerträglich. An geringe Chlormengen in der Atemluft, bis zu 0,007 mg/l kann man sich gewöhnen. Unter der Deklaration „Weißkreuz" werden aus Halogenen für Polizeiunternehmungen *Reizkampfstoffe* hergestellt, die die Conjunctiva stark reizen — *Tränengase* —, aber dauernden Schaden nicht verursachen. Sie werden auch gefährlichen, nicht reizenden Gasen als *Warngas* zugefügt, wenn diese als Schädlingsbekämpfungsmittel verwendet werden, z. B. der Blausäure. Die Mischung trägt den Namen *Cyclon*.

Wo, wie bei der Salzelektrolyse zwecks Gewinnung von Chlorgas und Natrium, bei der Herstellung von Chlorkalk in geschlossenen Kammern, bei den Bleichverfahren in der Textil- und Papierindustrie und in der Müllerei, bei der Chlordesinfektion von Trink- und Badewasser stärkere Chlorgasmengen von 0,07—0,7 mg/l oder mehr aus den Behältern durch undichte Leitungen oder Ventile der Stahlflaschen ausströmen oder wenn eine Chlorkalkkammer vor der Entgasung betreten wird, kann das rasche Einatmen einer starken Konzentration einen plötzlichen Schocktod verursachen. Bei längerer Einatmung von 1 mg/l treten die eigentlichen Ätzwirkungen erst nach mehreren Stunden ein und verschulden mitunter den tödlichen Ausgang einer sich entwickelnden Lungenentzündung.

Dauernde Einatmung geringer Konzentrationen bewirkt chronische Schleimhautkatarrhe, Appetitlosigkeit, nervöse Erscheinungen, auch narkotische Symptome. Die in Brennen und Entzündung sich äußernde Wirkung des Chlors auf die Haut hat auf die Dauer ein Runzeligwerden der Haut zur Folge und ein bleiches, gealtertes Aussehen der Arbeiter. Die sog. *Chloracne* wird durch Chlorkohlenwasserstoffe hervorgerufen, die durch Zusammentreffen von Chlor mit Teer oder anderen organischen Stoffen bei der Herstellung von Elektroden entstehen. Unmittelbarer ist die Schädigung von Schleimhäuten und Haut bei Salzsäureeinwirkung durch Blasenbildung, Verätzung und Geschwürsbildung an den Schleimhäuten mit Schorfbildung. An den Zähnen bewirkt sie, wie übrigens auch andere Säuren, Schwefelsäure, Flußsäure, eine Entkalkung der Zähne (Säurenekrose). Die Zähne werden angefressen, bröckeln, schleifen sich ab, bis zu völligem Verlust.

Die Wirkungen des Chlors auf die Haut sind aufs höchste gesteigert bei den *Gelbkreuzkampfstoffen*, Lost, Dichlordiäthylsulfid, und Lewisit, Chlorvinyldichlorarsin, und anderen Stoffen ähnlicher Art. Wenn sie versprüht auf die Haut gelangen, hebt sie sich in ausgedehnten Blasen ab und es entstehen schwer heilende, tiefgreifende Geschwüre.

Zur Vorbeugung der Gefahren der Chlorvergiftung in Chloralkali-Elektrolysebetrieben hat die Berufsgenossenschaft der chemischen Industrie ein Merkblatt ausgegeben.

Organische Gifte. Die Lehre von der Atomverkettung und der Vierwertigkeit des Kohlenstoffs hat der Chemie die Möglichkeit gegeben, durch Verbindungen des Kohlenstoffs mit Wasserstoff in den Kohlenwasserstoffen eine große Reihe von organischen Verbindungen teils aus organischen Substanzen der Natur zu isolieren, teils herzustellen, die für die Industrie von größter Bedeutung geworden sind, aber auch zum Teil infolge ihrer Giftwirkung in einigen Industrien zu neuen, früher unbekannten Gesundheitsschädigungen Anlaß geben.

In ihrer Verwendbarkeit, aber auch in ihrer Giftigkeit sehr verschieden, gehören sie den nachstehenden chemischen Gruppen an:

1. *Aliphatische Kohlenwasserstoffe* (Kohlenwasserstoffe der Fettreihe): Erdöl, Paraffin, Petroläther, Benzin, Ligroin, Putzöle, die durch „Kracken" und „Hydrierung" gewonnenen synthetischen Benzine.

2. *Aromatische Kohlenwasserstoffe:* Benzol und seine Homologen (Toluol, Xylol, Äthylbenzol).

3. *Hydroaromatische Verbindungen:* Terpene, Terpentinöl, dessen Hauptbestandteil das Pinen ist, Tetralin usw.

4. *Halogenide,* die Substitutionsprodukte der Paraffine, Methylchlorid, Methylenchlorid, Tetrachlorkohlenstoff, Chloroform, Äthylchlorid, Propylchlorid, Butylchlorid usw.

5. *Alkohole:* Methyl-, Äthyl-, Propyl-, Butyl- usw. -alkohol und mehrwertige Alkohole, Glykol, Glycerin usw.

6. *Ketone:* Aceton, Butanon, Pentanon, Cyclopentanon, Cyclohexanon usw.

7. *Ester:* Methyl-, Äthylester usw.

8. *Äther:* Äthyläther, Diäthyläther (Äther), Dioxan (Glykoläther).

Diese Verbindungen werden größtenteils als technische Lösungsmittel benutzt. Ohne sie sind heute zahlreiche Zweige der Industrie und des Kleingewerbes gar nicht mehr denkbar. Ihre technische Bedeutung beruht auf ihrem Vermögen, andere Stoffe, Fette, Harze, Erdölprodukte, Gummi, Lacke, Nitrocellulose, aufzulösen, ohne daß dabei eine chemische Umwandlung eintritt. Es gelingt so, einzelne solcher Stoffe durch die spezifische Wirkung des Lösungsmittels aus ihren Gemischen rein zu gewinnen, zu *extrahieren,* oder sie *gelöst* zu *verarbeiten.* Zugleich aber ist die entscheidende Eigenschaft dieser Lösungsmittel, größtenteils freiwillig oder wenigstens durch Destillation leicht zu verdunsten und damit die gelösten Stoffe in der gewollten Form, als Anstriche und Überzüge, als Imprägnierungen, auch als Formstücke zurückzulassen.

Dieser ihr Vorzug, der sie unentbehrlich macht, schließt aber auch die Gefährdung in sich, die von ihnen ausgeht. Denn ihnen ist gemeinsam auch die Lipoidlöslichkeit. Die Aufnahme ihrer *Dämpfe* durch Einatmung hat daher eine narkotische Wirkung. Sie ist nicht bei allen Lösungsmitteln die gleiche und ist auch nicht bei allen die einzige Wirkung. Selbst innerhalb derselben chemischen Gruppe bestehen große Unterschiede. Nach dem Grade ihrer Giftigkeit sind die technischen Lösungsmittel in bezug auf ihre zulässige Konzentration in der Luft von Arbeitsräumen von FLURY in der folgenden Reihe angeordnet worden:

Schwefelkohlenstoff	0,01	Methylalkohol	0,5
Tetrachloräthan	0,01	Äther	0,5
Benzol	0,1	Methylchlorid	0,5
Toluol	0,2	Trichloräthylen	1,0
Xylol	0,2	Dichlormethan	
Tetrachlorkohlenstoff	0,2	(Methylenchlorid)	1,0
Amylalkohol	0,2	Tetrachloräthylen	1,0
Methylacetat	0,25	Aceton	1,0
Propylacetat	0,25	Benzin	1,0
Butylacetat	0,25	Äthylalkohol	2,0
Amylacetat	0,5		

An der Spitze stehen in ihrer Gefährlichkeit die Halogenkohlenwasserstoffe, allen voran der *Schwefelkohlenstoff* und das *Tetrachloräthan*. Es folgen die aromatischen, ihnen die aliphatischen Kohlenwasserstoffe und ihnen die Ester und Alkohole. Der Schwefelkohlenstoff übertrifft das Benzin um das 100fache, den Äthylalkohol um das 200fache an Gefährlichkeit.

Zwar in seiner Giftigkeit nicht an der Spitze stehend, dennoch gesundheitlich höchst bedenklich und in der Vielseitigkeit seiner schädigenden Wirkungen ein *repräsentativer Typus der Lösungsmittel* ist das *Benzol* mit seinen Homologen Toluol, Xylol usw. Gewonnen wird es als ein Destillationsprodukt des Steinkohlenteers, wird daher auch „Steinkohlenbenzin" genannt (Benzin wird aus Naphtha, aus Rohpetroleum, gewonnen). Außer als Lösungsmittel für Fette, Harze und Gummi und als Extraktmittel für Fette aus Samen, Knochen usw. ist es ein Ausgangsmaterial für die Farbstoffgewinnung und Herstellung von Sprengmitteln, auch für pharmazeutische und Riechpräparate. Es wird beim Tiefdruckverfahren verwendet und dient schließlich als Treibstoff für Explosionsmotoren. Es ist also ein an Menge in größtem Umfange hergestellter und am vielseitigsten in technischen Betrieben verwendeter Stoff.

Seine Aufnahme findet in Dampfform statt, am leichtesten, wenn die Dämpfe erwärmt sind, mitunter unter Reizung der Schleimhäute. Auch eine Aufnahme durch die Haut ist in geringem Grade möglich. Die Ausscheidung findet langsam im Ablauf von Tagen durch die Atemluft statt, die nach Benzol riecht.

Als tödliche Dosis gilt eine etwa $1/2$stündige Einatmung von 1,5—2,3 Vol.-% oder von 20 bis 30 mg/l Luft (KOELSCH).

Seine Flüchtigkeit bei Zimmertemperatur und sein Fettlösungsvermögen begründen seine Gefährlichkeit. Die Affinität der resorbierten Dämpfe zu den lipoidreichen Zellen des Zentralnervensystems macht das Benzol zu einem schweren Nervengift. Eine akute Vergiftung durch Einatmung nicht allzu großer Mengen äußert sich in vorübergehendem Rauschzustand mit ausgesprochener Euphorie. Diese läßt ein Einsicht in die Gefahr nicht aufkommen, so daß der Vergiftete Hilfe ablehnt und sich gegen Entfernung aus der Gefahrenzone sträubt, bis Schläfrigkeit, Schwindel, Kopfschmerzen, Erbrechen, Gehstörungen bei weiterer Einatmung des Giftes den Ernst der Gefahr deutlich machen, oft zu einem Zeitpunkt, wo Flucht nicht mehr möglich ist. Bei längerer Einatmung größerer Mengen treten tonische und klonische Zuckungen ein, die in Krämpfe übergehen, denen sich Lähmungen anschließen. Die Atmung ist zunächst beschleunigt und oberflächlich, verlangsamt sich aber bald. Der Tod tritt ein in Bewußtlosigkeit durch Atemlähmung. Plötzliche Einatmung starker Benzoldämpfe bewirkt rasches Einsetzen der Bewußtlosigkeit und Eintritt des Todes.

Das Vorkommen solcher akuten Vergiftungen tritt aber zurück gegen die weitaus häufigere Entwicklung chronischer Benzolvergiftung. Bei ihr tritt zu der Wirkung auf das Zentralnervensystem das Zugrundegehen der Vitamine C und B_2 durch Oxydation des Benzols im Körper zu Phenol, Hydrochinon und Brenzkatechin. Es kommt zu einer Störung der Zellatmung, dadurch zu fettiger Degeneration, zu Ernährungsstörungen und Nekrosen, woran besonders die blutbildenden Organe, vor allem das Knochenmark und das Gefäßsystem beteiligt werden. Blutungen können schon bei akuten Vergiftungen als Zeichen der Gefäßschädigung auftreten. Bei der chronischen Vergiftung stellt sich neben den nervösen Störungen bald eine leichte Anämie ein. Infolge der Reizwirkung auf die blutbildenden Organe kommt es zuerst zu einer Vermehrung der Leukocyten mit Linksverschiebung und Auftreten von Jugendformen, der aber bald die für das Krankheitsbild charakteristische *Leukopenie* folgt, mit einem Absinken der Leukocyten auf 1000, bis zu ihrem völligen Verschwinden, also einer *Agranulocytose*. Die Lymphocyten sind relativ vermehrt. Anfangs erfolgt eine Ausschüttung der Erythrocyten aus den Blutspeichern, dann treten Zellen mit basophilen Körnern auf, schließlich enthüllt sich die Schädigung des gesamten Knochenmarks in einem Sinken der Erythrocytenzahl bis auf eine Million, des Hb-Gehalts bis auf 20%, der Zahlen der Thrombocyten bis auf 7000.

Jugendliche, besonders weibliche Jugendliche, sind in bezug auf diese Schädigungen des Blutes sehr empfindlich. Die Blutungsbereitschaft aus Nase, Zahnfleisch, Magen, Darm ist bei ihnen größer als bei Erwachsenen. Menstruationsstörungen bei jungen Mädchen, die mit Benzol arbeiten, müssen, wenn sie mit nervösen Erscheinungen verbunden sind, als warnende Symptome angesehen werden. Mit den Blutungen verbinden sich lokale Ernährungsstörungen und Nekrosen, auch Entzündungen. Bei Blutungen im Gehirn können epileptiforme Anfälle einsetzen. Örtlich verursachen Benzoldämpfe mitunter Reizungen der Schleimhäute und der Haut.

Bei akuten Vergiftungen wird durch Verbringen in frische Luft oder durch Sauerstoffgaben meist rasch Erholung erzielt. Bei chronischer Vergiftung sollen Bluttransfusionen nicht immer Erfolg haben, so daß alle anderen Mittel zur Bekämpfung der hämorrhagischen Diathese und der Wiederherstellung der Funktion der blutbildenden Organe eingesetzt werden müssen. Bei Absinken der Leukocytenzahl und des Hb-Gehaltes um $1/4$ der Norm muß die Benzolarbeit ausgesetzt werden.

Geschlossene Apparaturen, Absaugen der Dämpfe, wo es möglich ist, jedenfalls aber beste Raumventilation oder Anwendung von Schutzmasken sind die gegebenen Mittel der Vorbeugung. Denn bei vielen Arbeiten in geschlossenen Räumen verdampfen von großen Flächen, auf die die gelösten Stoffe aufgetragen sind, große Mengen des Lösungsmittels, besonders wenn diese Flächen erwärmt werden.

Das *Benzolmerkblatt des Reichsgesundheitsamts* erörtert die durch Benzol verursachten Schädigungen und belehrt darüber, wie ein Betrieb die Benzolschädigungen verhüten und wie die Arbeiter in Benzolbetrieben sich selbst vor Benzolvergiftung schützen können. Alle beruflich verursachten Erkrankungen durch Benzol und seine Homologen sind Berufskrankheiten.

Was beim Benzol und seinen Homologen gegenüber der Einatmung der Dämpfe zurücktritt, die *Wirkung auf die Haut*, ist neben der Einatmung der wesentliche Schädigungsfaktor bei den *Nitroverbindungen des Benzols und seiner Homologen* und beim *Aminobenzol*, dem *Anilin*, denn bei diesen Stoffen wird *das Gift durch die unverletzte Haut aufgenommen*. Ihnen ist gemeinsam, daß die Folgen der Blutschädigung neben der Wirkung auf das Nervensystem das Bild beherrschen. Es ist die *Methämoglobinbildung* und der *Zerfall der Erythrocyten*, von deren Eintreten und Fortschreiten die Schwere der Erkrankung mit allen ihren Erscheinungen abhängt.

Als Typus dieser Gruppe gewerblicher Vergiftungen sei hier die Vergiftung durch *Anilin* und die anderen aromatischen Aminokörper besprochen, deren vergiftende Wirkung der der aromatischen Nitrokörper sehr ähnlich ist, nur daß bei ihnen die Wirkung auf das Nervensystem der Blutschädigung parallel läuft.

So äußert sich eine leichte Vergiftung durch Anilin neben der durch die Methämoglobinbildung verursachten Cyanose in Erregungen, Geschwätzigkeit und unmotivierter Fröhlichkeit, „Anilinpips". Bei stärkerer Aufnahme des Giftes stellen sich, neben der Zunahme der Blutschädigung, Mattigkeit, Schwindel, Sprachstörungen ein, denen sich Blasenreizungen und Blasenblutungen anschließen. Pulsbeschleunigung und Erhöhung des Blutdrucks sind gefolgt von Verminderung der Pulsfrequenz und Blutdrucksenkung. Eine schwere akute Vergiftung löst plötzliche Bewußtlosigkeit und schwere Cyanose aus. Der Tod tritt ein unter Atemlähmung.

Bei jahrelanger Beschäftigung mit Amidoverbindungen sind gut- und bösartige Geschwülste der Blase beobachtet worden (Anilinkrebs), am häufigsten bei β-Naphthylaminaufnahme, das als der am stärksten carcinogene Stoff gilt (ENGEL). Schon durch eine halbjährige Beschäftigung mit diesem Gift soll eine spätere Krebsentwicklung vorbereitet werden.

Außer den mehrfach erwähnten Schutzmaßnahmen gegen das Einatmen von Dämpfen ist bei Arbeit mit den aromatischen Nitro- und Amidoverbindungen peinlichste Sauberkeit und Vorsicht geboten. Beschmutzte Kleider und Gerät müssen sorgfältig gereinigt werden. Vor der Nahrungsaufnahme hat eine gründliche Reinigung von Händen und Gesicht (Bart) stattzufinden, und nach Arbeitsschluß müssen Arbeitskleidung und Wäsche gewechselt werden. Alkoholgenuß steigert die Gefährdung und ist vor und während der Arbeitsschicht aufs strengste zu verbieten. Auch Rauchen, Schnupfen und Kauen von Tabak ist während der Arbeitszeit zu untersagen. Über diese Vorbeugungsregeln unterrichten bis in alle Einzelheiten mehrere Merkblätter der Berufsgenossenschaft der chemischen Industrie. Ausführliche Regierungsverordnungen liegen vor für die Einrichtung und den Betrieb von „Anlagen, in denen gesundheitsschädliche Nitro- und Amidoverbindungen hergestellt und regelmäßig in größeren Mengen wiedergewonnen werden" (1911). Alle im Beruf entstandenen Schädigungen durch diese Verbindungen sind als Berufskrankheiten anerkannt.

Pflanzliche und tierische Gifte. Zahlreiche Pflanzen und Bäume tropischer Arten, auch manche unserer heimischen Kräuter und Coniferen, enthalten in ihren Milchsäften und Harzen ätherische Öle und toxische Stoffe, die eine Giftwirkung haben oder als Allergene wirken.

Berühmt ist ein tropischer Giftbaum, die *Antiaris toxicaria*, eine *Artocapee*, über den Legenden der Eingeborenen viel berichten, so, daß Vögel, die über den Baum hinflögen, tot zur Erde fielen. Sicher ist, daß das Fällen des Baumes mit großer Vorsicht geschehen muß, weil schon Tröpfchen seines Milchsaftes schwere Ekzeme verursachen.

Die toxischen und allergenen Eigenschaften dieser Pflanzensäfte bleiben auch bei ihrer Verarbeitung und beim Eintrocknen erhalten. Der Milchsaft des Giftbaums dient eingetrocknet als Pfeilgift. Das aus dem Harz mancher Coniferen gewonnene *Terpentin*, das in der Malerei und auch sonst als Lösungsmittel für Farben und Lacke, wegen seiner lösenden Eigenschaft auch zu Reinigungszwecken verwendet wird, reizt bei empfindlichen Personen die Schleimhäute und löst nervöse Erscheinungen, Kopfschmerzen, Schwindel, Tremor, Muskelzuckungen, aus. Eine Allergie dagegen äußert sich in akuten oder chronischen Ekzemen, sog. Toxidermien.

In das Gebiet der Allergie gegenüber pflanzlichen Stoffen, Pollen der Gramineen, Erdbeeren, Sellerie, Rhabarber, Knoblauch, manchen Citrusarten, gehören wahrscheinlich auch die Schleimhautreizungen und Verdauungsstörungen, die in der Möbelindustrie bei der Verarbeitung von tropischen Edelhölzern beobachtet werden. Die Liste dieser tropischen Hölzer, deren Staub beim Schleifen und Polieren solche Vergiftungserscheinungen, auch Kopfschmerzen, Übelkeit und Herzstörungen verursachen kann, ist groß. Sehr bekannte, viel zu Furnieren verwendete Hölzer befinden sich darunter, wie Satinholz, Mahagoni, Rosenholz, Ebenholz, auch Teakholz. Daß eine persönliche Anlage, eben eine Allergie, die Voraussetzung der Schädigung ist, geht einmal daraus hervor, daß nur ein kleiner Bruchteil der Belegschaft eines Werks darunter leidet und daß in den Tropen selbst bei einer Arbeiterschaft aus primitiver Bevölkerung, auch bei frischer Bearbeitung dieser Hölzer solche Erkrankungen unbekannt sind.

Bei der Fabrikarbeit mit *Alkaloiden* muß selbstverständlich durch Schutz gegen Staub und Dämpfe und durch äußerste Reinlichkeit Schädigungen vorgebeugt werden. Leichte Vergiftungserscheinungen durch *Nicotin* sind gelegentlich beim Einatmen von Tabakstaub beobachtet worden.

Als ein *gefährliches Nervengift* aber wirkt das *Nicotin* in reiner Substanz oder in konzentrierten Lösungen, wenn es bei der *Schädlingsbekämpfung im Gartenbau* ohne die nötigen Vorsorgsmaßregeln verwendet wird. Schon eine Dosis von 0,06 g ist tödlich. Das Gift wirkt auf das vegetative Nervensystem erregend, rasch darauf lähmend. Der Tod tritt unter tonischen und klonischen Krämpfen durch Herzlähmung schon innerhalb weniger Minuten ein. Tragische Unfälle sind in der Gärtnerei durch Verwechslungen vorgekommen.

Als allergisch ist auch eine über die Norm hinausgehende starke Reaktion auf *Bienenstiche* zu betrachten bei besonders empfindlichen Menschen, die darauf mit Entzündungen reagieren. Übrigens schwankt die Empfindlichkeit gegen Insektenstiche aller Art, auch gegen die Stiche von Mücken und Sandfliegen (Phlebotomen) in weiten Grenzen. Gefährdet sind besonders in tropischen Gebieten *Kutscher*, die mit ihren Pferden von einem *Hornissen*schwarm überfallen werden. Zwar ist der Mensch nicht ganz so empfindlich wie das Pferd, das zahlreichen Hornissenstichen rasch erliegt, aber auch bei Menschen ist tödlicher Ausgang beobachtet worden.

Fischer müssen in tropischen Gewässern genau Bescheid wissen über die Gifte, die an den Stacheln einzelner Fische, besonders einer Rochenart, haften, übrigens aber auch über die Tatsache, daß das Fleisch und die inneren Organe bestimmter Fische und Schildkrötenarten zur Zeit ihrer Geschlechtsproduktion hochgiftig ist.

Ernährungsschäden.

Seit dem frühen Mittelalter, seit die Seefahrt sich von den Küsten gelöst hatte, war eine an den Beruf des Seemanns gebundene Krankheit gefürchtet, der *Skorbut*. Sie gehört heute, seit als Ursache der schweren Gefäßschädigungen der Mangel an Vitamin C erkannt ist und wirksame synthetische Präparate dieses Vitamins zur Verfügung stehen, als Berufskrankheit der Geschichte der Medizin an. In der Liste der Berufskrankheiten ist sie noch aufgeführt.

Eine andere Avitaminose, eine Neurodegeneration, Gefäß- und Herzerkrankung, die *Beriberi*, wurde bis vor etwa drei Jahrzehnten in europäischen Häfen noch oft bei auf Dampfschiffen arbeitenden chinesischen Heizern und Trimmern festgestellt, eine Folge einseitiger Ernährung mit poliertem Reis, dem der Ostasiate vor jeder anderen Ernährung den Vorzug gibt, obwohl er die Gefahr kennt. Seit dank der Vitaminforschung das Ernährungsregime der Schiffahrtsgesellschaften den Forderungen der Wissenschaft angepaßt worden ist, hat auch diese Avitaminose, das Fehlen von Vitamin B$_1$, seine Bedeutung als Berufskrankheit verloren.

Anwohnerschutz.

Nicht ohne guten Grund sehen die Großstädte Mittel- und Westeuropas in den letzten fünf Jahrzehnten einen unaufhaltsamen *Zug* ihrer Bürgerschaft *nach dem Westen* sich vollziehen. Wer in der wirtschaftlichen Lage war, der Enge der alten Stadtzentren sich zu entziehen, suchte seinen Wohnsitz im Luv der rasch sich mit Industrieanlagen erfüllenden Städte, heraus aus ihrem trüben *Dunstdom* und fort aus ihrem Osten, wohin die überwiegend aus dem Westen wehenden Winde den Ruß und Qualm trugen, weg aus dem Lärm, den Gerüchen und dem Staub der Fabriken.

Noch ist innerhalb der europäischen Zivilisation ein großer Teil der Industrie an die Städte gebunden und fordert dadurch von einem großen Teil ihrer Einwohnerschaft das Opfer, Belästigungen über sich ergehen zu lassen, die von ihren Betrieben ausgehen und nur in gewissen Grenzen auf ein erträgliches Maß eingeengt werden können. Aber auch wenn die Tendenz der neueren Zeit, die Industrie aufzulockern und auf das Land hinaus zu verlegen, verwirklicht sein sollte, werden sich für Landwirtschaft und Forstwesen Mißstände einstellen, die zu beheben der Lenkung des Staates die schwierige Aufgabe stellt, widerstreitende Belange verschiedener Berufsstände gegeneinander auszuwägen.

Hinsichtlich eines dieser Mißstände, der Verunreinigung der Wasserschätze des Landes durch Industriewässer, steht außer Frage, daß die Belange des Volksganzen am Wasser, dieser wichtigsten Quelle der Lebenserhaltung, allen anderen Belangen vorzugehen haben. „Wassergesetze" mehrerer deutscher Länder machen die Unternehmer verantwortlich für *unerlaubte* oder das *gemeinübliche Maß überschreitende Verunreinigungen* der öffentlichen Gewässer.

Die Grundlage des Anwohnerschutzes gegen Belästigungen aller Art im Sinne von Störungen des normalen Lebensablaufs, die das *gewöhnliche Maß übersteigen*, bilden § 16 und die folgenden Paragraphen der Gewerbeordnung (GO).

Für eine große Zahl von Betrieben, die durch *Lärm*, durch *Erschütterungen*, durch *Verunreinigungen der Luft*, durch *Gerüche*, durch *Gase* und *Nebel*, durch *Staub*, durch Entwicklung von *Insekten* (Fliegen und Mücken) wirtschaftliche Belästigungen oder Gesundheitsschäden verursachen können, ist zur Errichtung der Anlage die Genehmigung der zuständigen Behörde erforderlich. Diese trägt die Verantwortung dafür, daß die Genehmigung nur auf Grund sorgfältiger Prüfung der Entwürfe erfolgt. Sie ist außerdem verpflichtet zum Ausschreiben des Unternehmens zur öffentlichen Kenntnisnahme, um damit Gelegenheit zu geben, Einwendungen binnen 14 Tagen vorzubringen. Nach § 18 GO kann die Behörde im Interesse des Arbeiter- und Anwohnerschutzes die Genehmigung an die Befolgung bau-, feuer- und gesundheitspolizeilicher Anordnungen knüpfen. Soweit eine Anlage nicht polizeilich genehmigt ist, kann Klage auf ihre Beseitigung geführt werden, ist sie genehmigt, so kann doch auf Aufhebung der Störungen und auf Schadenersatz geklagt werden.

Es liegt im Wesen der Gesetzgebung, daß sie das öffentliche Interesse gegen die Privatinteressen des Unternehmers wie gegen die von Privatpersonen abzuwägen und zu vertreten hat. So dürfen selbstverständlich Betriebe, die mit ungewöhnlichem Geräusch arbeiten, in der Nachbarschaft von Einrichtungen, die dem Volksganzen dienen, von Krankenhäusern,

Heilanstalten, Schulen, Kirchen und manchen öffentlichen Gebäuden, nur bei Erfüllung bestimmter Bedingungen zugelassen werden. Aber auch eine zu weitgehende Einengung der Industrie würde sich schädigend für das Volksganze auswirken.

So unterliegt selbst hinsichtlich des *Schutzes der Nachtruhe*, deren Störung als eine Gefahr für die menschliche Gesundheit anerkannt ist, die Beurteilung von Lärm dem Kriterium, ob es sich um Geräusche schlechthin handelt, die an Art und Stärke im alltäglichen Leben der Einwohner des fraglichen Gebietes aufzutreten pflegen und hingenommen werden, oder um *außergewöhnliche Geräusche*. Rücksicht auf empfindliche Neurastheniker kann dabei ebensowenig genommen werden, wie bei einer zentralen Wasserleitung, deren Wasser aus guten hygienischen Gründen der Chlorung bedarf, auf die „Nörgler", die ein Wasser für ungenießbar erklären, das die ganze übrige Bevölkerung anstandslos trinkt.

Über die gewerblichen und baulichen Schutzmaßnahmen gegen Lärm, gegen Schall und Erschütterungen, gegen Luftverunreinigung aller Art durch Rauch, Gase und Staube berichten die voraufgehenden Abschnitte dieses Kapitels und die Kapitel „Klima und Wetter", „Wasser", „Abwasser", Siedlung, Haus, Wohnung".

Schrifttum.

ATZLER: Körper und Arbeit. In Handbuch der Arbeitsphysiologie. Leipzig 1927. — BREZINA, E.: Erfolge in der Kenntnis und Bekämpfung der Staublunge seit 1932. Zbl. ges. Hyg. 1941. — ENGEL, H.: Arbeitshygiene. In FLÜGGES Grundriß der Hygiene. Berlin 1940. — FÜHRER-WIELAND: Sammlungen von Vergiftungsfällen. — GÄRTNER, H.: Über die Mengenmessung und Untersuchung im Gewerbestaub. Münster 1947. — HOLTZMANN, Gewerbehygiene und Berufskrankheiten. Karlsruhe 1949. — JÖTTEN, K. W.: Arbeiten über Staubschäden. Arch. f. Hyg. 1936—1944. — KOELSCH, F.: Lehrbuch der Gewerbehygiene, Bd. I, 2. Aufl., Stuttgart 1948. Bd. II, Stuttgart 1946. — Die meldepflichtigen Berufskrankheiten. München-Wien 1946. — Handbuch der Berufskrankheiten. Jena 1937. — Gewerbehygiene. In Naturforschung und Medizin in Deutschland 1939—1946. — LEHMANN, B., F. FLURY u. Mitarb.: Toxikologie und Hygiene der technischen Lösungsmittel. Berlin 1938. — LUTZ, G.: Gewerbehygiene. Stuttgart 1947. — MAYER, L.: Das Gewerbeekzem. Berlin 1930. — MOEDE, W.: Arbeitstechnik. Stuttgart 1935. — PFEFFERKORN, G. u. H. GÄRTNER: Über die Mengenmessung und Untersuchung von Gewerbestauben. Münster 1942. — RODENWALDT, E.: Vjschr. gerichtl. Med. **37**, 1.

Zeitschriften.

Arbeit und Gesundheit. — Arbeitsphysiologie. — Archiv für Gewerbepathologie. — Reichsarbeitsblatt. — Staub. — Zentralblatt für Gewerbehygiene und Unfallverhütung.

Epidemiologie und Bekämpfung der Infektionskrankheiten.
Grundlagen der allgemeinen Epidemiologie.

Jährlich fallen den Infektionskrankheiten Millionen von Menschen zum Opfer. *Zu den lebenfördernden und lebenerhaltenden Aufgaben der Hygiene gehört deshalb die Bekämpfung der Infektionskrankheiten mit allen zur Verfügung stehenden Mitteln.*

Groß ist die Zahl der Säuglinge, die jahraus, jahrein an infektiösen Darmkrankheiten zugrunde gehen. Unter den älteren Kindern fordern die akuten Zivilisationsseuchen, Diphtherie, Masern, Scharlach, Keuchhusten und die Poliomyelitis, ihren Tribut. Jedes Lebensalter wird durch die Tuberkulose bedroht, die neben Krankheit und Tod Elend und soziales Absinken im Gefolge hat. Unter den Erwachsenen sind es die Geschlechtskrankheiten, besonders die Lues, durch die die Gesundheit der Befallenen und unter Umständen die der folgenden Generation untergraben wird. Staphylokokken- und Streptokokkeninfektionen und schließlich die verschiedensten Viruskrankheiten — um nur die allerwichtigsten zu nennen — verursachen kaum abzuschätzende

Verluste an menschlicher Arbeitskraft, ganz abgesehen von den Anaerobierinfektionen Tetanus und Gasbrand, die in Kriegszeiten, zusammen mit der immer noch schwer einzudämmenden Ruhr, viele Menschenleben fordern. Daß in Mitteleuropa die großen klassischen Seuchen, Typhus, Fleckfieber, Rückfallfieber, Pest, Cholera und die Pocken, keine Rolle mehr spielen, darf nicht zu der Ansicht verleiten, sie seien endgültig aus unserem Raum verbannt oder gar überhaupt im Aussterben begriffen. In anderen Ländern, durch den modernen Luftverkehr oft nur Stunden oder wenige Tage von uns entfernt, sind diese Seuchen wie früher eine Geißel, und nur da, wo die ärztliche Organisation wirksam eingreift, wo der Lebensstandard der Bevölkerung gehoben wird, wo durch kluge und richtige Propaganda die Menschen hygienisch denken lernen, werden die großen Seuchen zurückgedrängt oder im Idealfall ausgerottet. Aber auch ein solcher Erfolg darf die ärztliche Wachsamkeit nicht einschläfern, denn mit unglaublicher Schnelligkeit können, wie die großen Pandemien lehren, Seuchen um sich greifen und wieder Gebiete befallen, in denen man sie endgültig erloschen wähnte. Kein verantwortungsbewußter Arzt wird etwa der unvernünftigen Forderung zustimmen, die Pockenschutzimpfung fallenzulassen, weil die Pocken bei uns ausgestorben sind. Nur deshalb sind sie dem Mitteleuropäer unbekannt, weil dauernd und unbeirrbar die Impfung durchgeführt wird. Ähnliches gilt für die Trichinenschau. Die meisten Menschen aber machen sich keine Vorstellung davon, wie sehr in außereuropäischen Ländern, vor allem in den weiten, zum Teil noch wenig erschlossenen Tropengebieten, die Infektionskrankheiten Pest, Cholera, Lepra und Frambösie, Gelbfieber und Fleckfieber, allen voran aber die Malaria und neben ihnen die Wurmseuchen, wie die Hakenwurmkrankheit und die Bilharziosen, nicht nur die Lebenserwartung jedes einzelnen verringern, sondern die körperliche und geistige Leistungsfähigkeit ganzer Völker herabsetzen. Der Europäer hat kaum noch Verständnis für die großen Seuchenausbrüche, die in wenigen Wochen Tausende und Hunderttausende dahinraffen können. Er ist geborgen in einer Gesundheitsorganisation, die den Menschen von seiner Geburt bis zu seinem Tode umgibt, die durch die Anzeigepflicht bestimmter Infektionskrankheiten, durch seuchenpolizeiliche Überwachung, durch Desinfektions- und Absonderungsmaßnahmen ihre Ausbreitung einzudämmen und eine Einschleppung neuer Krankheiten zu verhindern sucht, die durch bestimmte Anordnungen und Gesetze dafür sorgt, daß durch Nahrungsmittel wie Fleisch, Milch und Wasser keine Krankheiten übertragen werden können und die, unter vernünftiger Beschränkung auf das für praktische Belange Notwendige, durch den Impfzwang viele Millionen schützt. Allein die Grippepandemie, die in den Jahren nach dem ersten Weltkrieg fast alle Länder der Welt heimsuchte, forderte etwa 6 Millionen Todesopfer. Neben solchen Ereignissen, deren innere Ursachen uns unbekannt sind und deren Ablauf unbeeinflußbar erscheint, zeigen vor allem die Kriege, auf welch tönernen Füßen die Seuchenverhütung steht: Durch die Fluktuation großer Menschenmassen wird das biologische Gleichgewicht innerhalb weiter Bevölkerungsgruppen zerstört. Die Zahl der Keimträger vermehrt sich rasch. Neuartige Krankheitserreger werden eingeschleppt, gegen die kein oder nur wenig Schutz vorhanden ist. Die Infektionsmöglichkeiten wachsen mit dem durch die Lebensverhältnisse bedingten engeren Kontakt. Hygienische Einrichtungen versagen und schließlich führen Seifenmangel, Wäschemangel und Wohnraumnot zum Absinken der persönlichen Hygiene. Die zwei vergangenen Weltkriege zeigten dies deutlich, obwohl die Opfer der Infektionskrankheiten gegenüber früheren Zeiten erstaunlich gering waren.

Vielgestaltig wie die Infektionskrankheiten sind die *Methoden ihrer Bekämpfung*. Es gibt kein Universalrezept, nach dem sie zurückgedrängt werden könnten. Oft ist es sogar so, daß eine Krankheit an verschiedenen Orten verschiedene Maßnahmen erfordert. So macht die Ausrottung der Malaria fast für jedes Erdgebiet Sonderstudien nötig. Leider erweist sich der zunächst naheliegende Gedanke, eine Infektionskrankheit durch individuelle Therapie zum Verschwinden bringen zu wollen, als falsch. So notwendig sie für die Genesung des Kranken ist, so wenig greift sie im allgemeinen in das große Seuchengeschehen ein. Das klassische Beispiel für einen solchen Irrtum bietet die Malaria, bei der ROBERT KOCH die Infektkette durch die generelle Behandlung aller Malariakranken unterbrechen zu können glaubte. Fast immer setzt die Seuchenbekämpfung nicht am kranken Menschen an, sondern an der Stelle der Infektkette, wo diese ihren schwächsten Punkt hat, sei es bei der Infektionsquelle oder bei einem belebten oder unbelebten Überträger oder beim gefährdeten Menschen selbst. Den Weg, diesen Punkt zu finden und im richtigen Augenblick mit den geeigneten Mitteln einzugreifen, weist die Seuchenlehre, die *Epidemiologie,* der Zweig der Hygiene, der sich das Studium der Wechselbeziehungen zwischen Mikroorganismus und Makroorganismus, ihres Verhaltens zu Raum und Zeit und ihrer Beeinflussung durch die Umwelt zum Ziel setzt.

Jede Infektionskrankheit hat ein oder mehrere *Virusreservoire,* „gefaßte Quellen", von denen aus die Infektion ihren Ursprung nimmt und auf den verschiedensten Wegen auf andere Lebewesen übergehen kann. Virusreservoire für die menschlichen Infektionskrankheiten sind entweder *Menschen* oder *Tiere* oder beide gleichzeitig, in selteneren Fällen auch *unbelebte Materie.* So ist es schon dem Laien selbstverständlich, daß das Virusreservoir für die Geschlechtskrankheiten nur der *Mensch* ist. Von ihm allein wird die Ansteckung erworben. Auch bei den „Kinderkrankheiten", Diphtherie, Masern, Scharlach und Keuchhusten, bestehen kaum Zweifel über ihren Ursprung. Die Zusammenhänge sind im Einzelfall offensichtlich. Anders schon ist es bei den typhös-paratyphösen Krankheiten, deren Herkunft meist nicht klar erkannt werden kann, wo es oft ausgedehnter bakteriologischer und epidemiologischer Untersuchungen bedarf, um einen bestimmten Menschen als Infektionsquelle wahrscheinlich zu machen. Um nur einige weitere Beispiele herauszugreifen: Alleiniges Virusreservoir ist der Mensch für die Erreger der Diphtherie, der Ruhr, der epidemischen Meningitis und der Lepra, bei Protozoenkrankheiten für die Erreger der Schlafkrankheit, der Malaria und der Amöbenruhr, bei den Spirochätosen für die Erreger der Frambösie und des europäischen Rückfallfiebers, bei den Rickettsiosen für die Erreger des europäischen Fleckfiebers, des Wolhynischen Fiebers und des Trachoms und schließlich bei den Viruskrankheiten für die Erreger der Hepatitis epidemica, des Gelbfiebers, der Masern u. v. a.

Die Virusreservoire anderer Krankheiten des Menschen sind im *Tierreich* zu suchen, wo entweder eine oder mehrere Species befallen sein können. Es hängt dies von der *Standortgebundenheit* des Erregers ab, deren Grad als Produkt phylogenetischer Anpassung des Mikroorganismus an den Makroorganismus aufgefaßt wird. Der erste Fall ist selten, da bei der Anpassung an eine einzige Tierart die Standortgebundenheit so stark zu sein pflegt, daß der Mensch im allgemeinen nicht gefährdet ist. Zu den wenigen Beispielen gehören die WEILsche Krankheit mit der Ratte als Infektionsquelle und der Rotlauf, der vom Schwein erworben wird. Für den zweiten Fall jedoch lassen sich zahlreiche Beispiele anführen. Die Pest, die meisten Salmonellosen, die Brucellosen und manche Rickettsiosen, Milzbrand, Rotz und Tularämie haben ihre Virusreservoire bei mehreren Species, von denen entweder alle oder nur einige die Infektionsquelle für den Menschen bilden.

Jedes Virusreservoir besitzt im allgemeinen eine charakteristische *Austrittspforte* für die Erreger. Zahlreich vertreten sind Beispiele, wo die Mikroorganismen ihren Wirt mit seinen Sekreten und Exkreten verlassen. Unterstützt durch Husten, Niesen und Sprechen werden die Infektionskeime der Atmungswege in Freiheit gesetzt. Mit dem Stuhl gelangen Typhus-, Paratyphus-, Enteritis-, Ruhr- und Choleraerreger, mit dem Urin die Spirochäten der WEILschen Krankheit, die Erreger der Nierentuberkulose und des Maltafiebers, mit den Absonderungen der Genitalien die Erreger der Geschlechtskrankheiten in die Außenwelt. Zu diesen Fällen, wo anatomisch vorgebildete Austrittspforten epidemiologisch bedeutungsvoll sind, gesellen sich die Beispiele künstlicher „Entbindung", bei der blutsaugende Insekten die in den Capillaren vorhandenen Erreger in Freiheit setzen. Bei der Malaria und der Schlafkrankheit, dem Gelbfieber und Rückfallfieber, der Pest und zum Teil auch bei der Tularämie, bei manchen Rickettsiosen und bei den Filarienkrankheiten übernehmen Mücken und Fliegen, Flöhe, Zecken und Milben diese Aufgabe.

Ist die Austrittspforte eines Erregers bei seinem Virusreservoir bekannt, so ergeben sich oft schon wertvolle Hinweise auf den *Übertragungsweg*. Die beim Sprechen, Husten und Niesen ausgeschleuderten *Tröpfchen* gelangen oft in den Nasen-Rachenraum eines anderen Menschen, bevor sie, dank ihrer Schwere, zu Boden sinken. Die Art des menschlichen Zusammenlebens, die dichtgedrängte Lebensweise im Heim, in Verkehrsmitteln, an der Arbeitsstätte und während der Freizeit, verschafft den „akuten Zivilisationsseuchen", Scharlach, Diphtherie, Masern und Keuchhusten, der Meningitis und den Erkältungskrankheiten weite Verbreitung. Fallen die bakterienhaltigen Tröpfchen zu Boden, so hängt es von ihrer Widerstandsfähigkeit gegen Eintrocknen ab, ob sie durch *Staubinfektion* gefährlich werden können. Die an feinste Teilchen angehefteten Erreger werden durch künstliche oder natürliche Luftbewegung aufgewirbelt und eingeatmet, oder sie gelangen, unterstützt durch ihre lange Schwebefähigkeit, unschwer auf die menschliche Haut und die Schleimhäute. Neben diesen Möglichkeiten findet sich die *Kontaktübertragung*, eindeutig verwirklicht bei den Geschlechtskrankheiten des Menschen, der Dourine der Pferde oder bei der Schweinebrucellose, bei denen die empfängliche Schleimhaut die Erreger unmittelbar an der Austrittspforte des erkrankten Organismus in Empfang nimmt. Schon lockerer geknüpft sind die Infektketten, wo durch sonstige nahe Berührung, etwa durch beschmutzte Hände, die Erreger von einem Individuum auf ein anderes übertragen werden. Typhus und Paratyphus sind Beispiele bei menschlichen Virusreservoiren, Tularämie, BANGsche Krankheit, Milzbrand, Rotz und Rotlauf bei tierischen Virusreservoiren, wo die Gelegenheit des Kontaktes beim Abhäuten der Tiere, bei ihrer Versorgung und bei der Verarbeitung ihrer Produkte gegeben ist. Sehr häufig aber gelangen die Krankheitserreger zunächst auf irgendwelche *Gegenstände* der Umwelt, wo sie sich, je nach ihrer Widerstandsfähigkeit äußeren Einflüssen gegenüber, kürzere oder längere Zeit halten, um dann bei erneuter Berührung des Gegenstandes durch andere Personen auf diese überzugehen. Eine Vermehrung findet bei dieser Art der Übertragung im allgemeinen nicht statt, es sei denn, daß der epidemiologisch wichtige Sonderfall eintrete, daß die Keime in ein *Nahrungsmittel* — Fleisch, Milch, Eier — gelangen und so die Infektion je nach den Umständen einem größeren oder kleineren Verbraucherkreis übermitteln. Typhus-, Paratyphus- und Enteritisepidemien und Gruppenerkrankungen an Botulismus sind besonders gefürchtet. Am klarsten und übersichtlichsten aber sind Infektketten, wo bestimmte *Insekten* die Verbreitung der Erreger übernehmen, da die Epidemiologie der durch sie verursachten Krankheiten weitgehend von ihrer Biologie bestimmt und gestaltet wird.

Die *Eintrittspforten* sind für die einzelnen Mikroorganismen verschieden. Ein viel beschrittener Weg ist die Aufnahme des infektiösen Agens durch den

Mund, sei es, daß die Keime schon vom *Nasen-Rachenraum* aus wirksam werden oder von hier aus in den Organismus eindringen, wie dies bei der Diphtherie, beim Keuchhusten, bei der Influenza und bei der Cerebrospinalmeningitis der Fall ist, oder daß sie die Säureschranke des Magens passieren und vom *Darm* aus ihre pathogene Wirkung entfalten, wie die Cholera- und Ruhrerreger. Andere Keime dringen durch die *Schleimhäute* und durch die *Haut* ein. Spirochäten soll diese Fähigkeit in besonderem Maße zukommen: Sowohl die Erreger der Syphilis und ihrer tropischen Schwestern, der Frambösie und der Pinta, als auch die Erreger des Rückfallfiebers und der WEILschen Krankheit bedürfen zum Eindringen in den Makroorganismus keiner vorgebildeten Eintrittspforte. Aus der Reihe der Bakterien dringt das Bact. tularense ebenfalls durch das Integument ein, kenntlich an der an der Eintrittspforte entstehenden Ulceration. Eine kleine Gruppe von Keimen, die Gasbrand- und Tetanusbacillen, vermag dem Organismus nur dann gefährlich zu werden, *wenn die Haut verletzt wird* und in der entstehenden Wunde *anaerobe Verhältnisse* entstehen. Jede sonstige Aufnahme dieser Bakterien, insbesondere durch den Mund, und jede Berührung mit ihnen ist harmlos. Krankheitserreger, die durch Insekten übertragen werden, können auf zweierlei Weise in den Makroorganismus gelangen. Entweder sie werden durch den *Stich* anläßlich des Blutsaugens eingeimpft, wie die Malariaplasmodien und die Trypanosomen der Schlafkrankheit, oder die Erreger werden auf der Haut mit dem *Kot* — bei Zecken mit der *Coxalflüssigkeit* — abgesetzt und dringen entweder wie beim Rückfallfieber aktiv oder wie beim Fleckfieber passiv durch Einreiben in Kratzeffekte in den Körper ein.

Dem Eindringen in den Organismus wird beträchtlicher *Widerstand* entgegengesetzt. Einen guten Schutz gegen eine Infektion bildet im allgemeinen die *intakte Epitheldecke* der äußeren Haut, die überdies durch ihren „Säuremantel" bis zu einem gewissen Grade chemisch geschützt ist. Stark entwicklungshemmende Substanzen, die *Inhibine* DOLDS, enthalten die Sekrete der Schleimhäute, der Speichel und viele andere Körpersäfte. Die saure Reaktion des *Magensaftes* ist für viele pathogene Keime eine unüberschreitbare Schranke, ebenso wie das saure *Vaginalsekret* nur einer ganz bestimmten Flora die Ansiedlung gestattet. Gelingt es aber den Erregern, sich gegenüber den Abwehrkräften durchzusetzen und sich im Körper anzusiedeln, so ist damit die Infektion verwirklicht. Ihr kann, aber muß nicht die Krankheit folgen. Die Entscheidung trifft die Disposition des Individuums.

Das *Schicksal der Erreger im Organismus* beschäftigt den Hygieniker nur so weit, als es epidemiologisch oder diagnostisch von Bedeutung ist. Vor allem interessiert ihn, in welchen Stadien der Krankheit und auf welchem Wege der Patient die Erreger ausscheidet und damit zur Quelle neuer Infektionen werden kann. Grundsätzlich ist dies während der Inkubationszeit, während der klinischen Manifestation und während der Rekonvaleszenz und auch noch später möglich. Doch verhalten sich die einzelnen Krankheiten sehr unterschiedlich. Oft ist die Infektiosität an eine sehr kurze Zeitdauer gebunden. Daß die Erreger auch ausgeschieden werden können, ohne daß der Infektion die Krankheit folgt, daß es also *gesunde Bacillenträger* gibt, ist eine für viele Krankheiten verhältnismäßig junge, aber die Epidemiologie ungemein befruchtende Erkenntnis.

Es ist nicht unwichtig, zu wissen, daß z. B. das Gelbfiebervirus nur in den ersten drei Krankheitstagen im Blute kreist und der Überträger, Aedes aegypti, sich ausschließlich in dieser Zeit mit ihm beladen kann. — Daß bei der Ausheilung eines Typhus abdominalis die Erreger nicht bei allen Infizierten im Organismus ausgemerzt werden, sondern etwa 3—5% der Patienten zu Dauerausscheidern werden, die die Keime in der Gallenblase beherbergen und von dort kontinuierlich oder in Schüben der Stuhlflora beimengen und so in die Außenwelt gelangen lassen, ist der Angelpunkt der Typhusepidemiologie. — Daß beim Fleckfieber läusefreie Patienten die Rickettsien nicht ausscheiden können und damit gefahrlos für die Umgebung sind, macht umständliche und kostspielige Isolierungsmaßnahmen überflüssig. — Für die Diagnose dagegen ist wichtig, daß die Ruhr- und Enteritiserreger nur im Stuhl, aber nicht im Blut gefunden werden, daß aber bei den typhös-paratyphösen Krankheiten die Keimzüchtung aus dem Blute die besten Erfolgsaussichten bietet. — Und bei der Schlafkrankheit schließlich ist das Wissen um die Anwesenheit der Trypanosomen in den Nackendrüsenpunktaten die Hauptwaffe bei der Frühdiagnose dieser gefürchteten Krankheit.

Diese in groben Umrissen skizzierten Wege, die ein Krankheitserreger bei seiner Wanderung von einem Individuum zum anderen einschlagen kann, werden als *Infektketten* bezeichnet. Sie bilden das Rückgrat der Epidemiologie. Ihre vielfältigen Möglichkeiten machen es wünschenswert, eine systematische Einteilung zu treffen und sie schematisch darzustellen. Dem Vorgehen DOERRs folgend, werden Infektketten als *homogen* bezeichnet, wenn die Erreger von Warmblüter zu Warmblüter übertragen werden. Dabei wird die *homogen-homonome* Infektkette, bei der die Krankheit nur eine einzige Wirtsspecies betrifft, der *homogen-heteronomen* Infektkette gegenübergestellt, bei der mehrere zoologische Arten beteiligt sein können. Die *heterogenen* Infektketten sind durch die Einschaltung eines Überträgers aus den niedrigen Klassen des Tierreiches zwischen zwei Warmblüter gekennzeichnet. Sie verlaufen alternierend zwischen Warmblüter und Insekt. Handelt es sich um eine einzige Warmblüterspecies, so ist die Kette *heterogen-homonom*, können sich mehrere Arten gegenseitig vertreten, so ist sie *heterogen-heteronom*. Vier Beispiele veranschaulichen diese Möglichkeiten:

    I Homogen-homonome Infektkette: Typhus abdominalis
      Mensch ——→ Mensch ——→ Mensch ——→

   II Homogen-heteronome Infektkette: Maltabrucellose
      Schaf ——→ Rind ——→ Mensch ——→

 III Heterogen-homonome Infektkette: Schlafkrankheit
      Mensch ——→ Glossine ——→ Mensch ——→

 IV Heterogen-heteronome Infektkette: Pest
      Ratte ——→ Floh ——→ Ratte ——→ Floh ——→ Mensch ——→

Die homogenen Infektketten finden sich am häufigsten bei den einheimischen Krankheiten vertreten. Die durch Tröpfcheninfektion sich ausbreitenden akuten Zivilisationsseuchen, die typhös-paratyphösen Krankheiten, die Tuberkulose der Erwachsenen und schließlich die Geschlechtskrankheiten sind Beispiele für diese Übertragungsweise. An *zweiter Stelle stehen die homogen-heteronomen Infektketten,* die überall da verwirklicht sind, wo eine Infektionskrankheit primär unter Tieren vorkommt und nur gelegentlich, unter besonderen Bedingungen, auf den Menschen übergeht. Oft ist es so, daß tierische Krankheiten lange verborgen bleiben und erst dann erforscht werden, wenn bei der Suche nach dem Virusreservoir menschlicher Erkrankungen die Verfolgung der Infektkette auf die Tierwelt weist. Das Maltafieber, das sein ursprüngliches Virusreservoir unter den Ziegen und Schafen des Mittelmeergebietes hat, die akute Gastroenteritis, deren Virusreservoire weit verbreitet in der Tierwelt, vor allem bei Schlachttieren und Enten, zu finden sind, und die WEILsche Krankheit, deren Erreger, die Leptospira icterohaemorrhagiae, sich in den Nieren der Ratte aufhält, ohne sie allerdings dabei zu schädigen, sind historische Beispiele für die Aufdeckung von Infektionen im Tierreich anläßlich der Suche nach den Virusreservoiren für die menschlichen Erkrankungen. Nur selten gibt der Mensch bei dieser Art der Infektkette die Erreger an einen anderen Menschen oder an ein Tier weiter. *Die Kette reißt ab,* weil bei dem entstehenden Krankheitsbild die Lokalisation der Erreger und ihre Austrittspforte anders sind als beim Tier und die

Lebensgewohnheiten des Menschen, sein Lebensstandard und seine hygienische Erziehung die weitere Infektkettenbildung unmöglich machen.

Zwei Beispiele: Die akute Gastroenteritis entsteht beim Menschen sehr häufig durch den Genuß von erregerhaltigem *Fleisch* der großen Schlachttiere oder von *Enteneiern*. Die auf dem „natürlichen" Wege mit dem Kot der Tiere ausgeschiedenen Erreger werden dem Menschen kaum gefährlich. Die Infektkette endet beim Menschen fast immer blind, da die ausschließlich im Stuhl und auch dort meist nur kurze Zeit nachweisbaren Keime wenige Chancen haben, erneut in menschliche Nahrungsmittel zu gelangen, um dort durch starke Vermehrung ihre gefährlichen Toxine zu bilden. Kontaktinfektionen kommen wegen der geringen Pathogenität dieser Keime beim Erwachsenen kaum zustande. — Die WEILsche Krankheit wird im allgemeinen nicht von Mensch zu Mensch übertragen, weil die Leptospiren durch den Urin ausgeschieden werden, der bei den hygienischen Bedingungen Mitteleuropas als Infektionsquelle kaum in Frage kommt.

In tropischen und subtropischen Gebieten sind die heterogenen Infektketten, besonders in ihrer homonomen, auf eine Warmblüterspecies beschränkten Form häufig. Dies rührt daher, daß in warmen Ländern die Protozoenkrankheiten ungleich größere Bedeutung besitzen als in gemäßigten Klimaten. Ihre Erreger benötigen im Gegensatz zu den Bakterien häufig Insekten zum Durchlaufen bestimmter Entwicklungsstadien, wie dies bei der Malaria besonders deutlich ist. Bei den heteronomen Formen, bei denen außer einer oder mehreren Tierarten auch der Mensch befallen werden kann, bildet dieser wie bei den homogen-heteronomen Infektketten meist einen blind endenden Ausläufer der Seuche, wie es z. B. bei den durch Milben und Zecken übertragenen Rickettsiosen aus der Fleckfiebergruppe der Fall ist. Nur selten wird unter besonderen epidemiologischen Bedingungen die Infektion von Mensch zu Mensch weiter verbreitet, so durch die Tröpfcheninfektion bei der Lungenpest.

Diese *äußeren Infektketten* werden durch die *inneren Infektketten* (HABS) ergänzt. Sie befassen sich mit dem Schicksal der Erreger im Makroorganismus vom Zeitpunkt des Eindringens an bis zum Verlassen *unter Einbeziehung der durch die Immunitätslehre gewonnenen Erkenntnisse.*

Das Beispiel des Typhus abdominalis soll dies erläutern. Die zunächst einfach erscheinende Feststellung, daß ein Individuum mit Typhusbakterien infiziert wird und sie an ein anderes Individuum weitergibt, läßt sich wie folgt analysieren: Wird der Gesunde mit G, der Kranke mit K bezeichnet, der Empfängliche mit dem Index e, der Resistente mit dem Index r und der Immune mit dem Index i, der Nichtinfizierte mit dem Exponenten —, der Infizierte mit dem Exponenten + und schließlich der Nichtinfektiöse durch normalen und der Infektiöse durch fetten Druck, so können aus einer Vielzahl von Möglichkeiten folgende Beispiele als typisch herausgestellt werden:

1. Die Keime werden aufgenommen, treffen aber auf einen resistenten Organismus (G_r^-). Sie durchwandern den Verdauungstrakt und verlassen ihn mit dem Stuhl. Der Mensch wird zum alimentären Ausscheider $(\mathbf{G}_r^+)$:

$$\text{Mensch} \longrightarrow \text{Mensch} \left(G_r^- \longrightarrow G_r^+ \longrightarrow \mathbf{G}_r^+ \right) \longrightarrow$$

Der gleiche Vorgang kann sich abspielen, wenn die Erreger auf einen immunen Organismus stoßen:

$$\text{Mensch} \longrightarrow \text{Mensch} \left(G_i^- \longrightarrow G_i^+ \longrightarrow \mathbf{G}_i^+ \right) \longrightarrow$$

2. Werden die Erreger von einem empfänglichen Organismus (G_e^-) aufgenommen, so wird dieser infiziert (G_e^+) und nach der üblichen Inkubationszeit krank (K^+). Der Kranke wird durch die Ausscheidung der Keime durch Stuhl und Urin infektiös $(\mathbf{K}^+)$. Nach Überstehen der Krankheit wird er zum immunen

Gesunden, der zunächst noch infektiös sein kann $\left(\mathbf{G}_i^+\right)$. Schließlich hört die Ausscheidung der Keime auf, der immune Gesunde ist nicht mehr infektiös $\left(G_i^-\right)$:

$$\text{Mensch} \longrightarrow \text{Mensch} \left(G_e^- \longrightarrow G_e^+ \longrightarrow K^+ \longrightarrow \mathbf{K}^+ \longrightarrow \mathbf{G}_i^+ \longrightarrow G_i^-\right).$$

Siedeln sich aber die Typhusbakterien in der Gallenblase an, so machen sie damit ihren Träger zum Dauerausscheider, der über Jahre und Jahrzehnte eine Infektionsgefahr für seine Umgebung ist:

$$\text{Mensch} \longrightarrow \text{Mensch} \left(G_e^- \longrightarrow G_e^+ \longrightarrow K^+ \longrightarrow \mathbf{K}^+ \longrightarrow \mathbf{G}_i^+\right) \longrightarrow$$

Äußere und innere Infektkette ergänzen sich zur Gesamtinfektkette.

Ein Beispiel: Die von einem alimentären Ausscheider $\left(\mathbf{G}_r^+\right)$ in Freiheit gesetzten Erreger gelangen in eine empfängliche Person $\left(G_e^-\right)$, die nach Überstehen der Krankheit zum Dauerausscheider $\left(\mathbf{G}_i^+\right)$ wird und eine weitere empfängliche Person $\left(G_e^-\right)$ infiziert. Diese gibt die Typhusbakterien im Laufe der Erkrankung $\left(\mathbf{K}^+\right)$ weiter. Der so Infizierte $\left(\mathbf{G}_i^+\right)$ wird nicht mehr zur Quelle einer neuen Ansteckung $\left(G_i^-\right)$; die Infektkette reißt ab:

$$\text{Mensch} \left(G_r^- \longrightarrow G_r^+ \longrightarrow \mathbf{G}_r^+\right)$$

$$\text{Mensch} \left(G_e^- \longrightarrow G_e^+ \longrightarrow K^+ \longrightarrow \mathbf{K}^+ \longrightarrow \mathbf{G}_i^+\right)$$

$$\text{Mensch} \left(G_e^- \longrightarrow G_e^+ \longrightarrow K^+ \longrightarrow \mathbf{K}^+ \longrightarrow \mathbf{G}_i^+ \longrightarrow G_i^-\right)$$

$$\text{Mensch} \left(G_i^- \longrightarrow \mathbf{G}_i^+ \longrightarrow G_i^-\right).$$

Die Infektketten vermögen als Ordnungsschemata nur darüber Auskunft zu geben, welche Wege überhaupt beschritten werden können. Wann sie aber zustande kommen und unter welchen Bedingungen sich Übertragungen so häufen, daß aus einer Endemie, aus einem schwelenden Infektionsherd, die Flamme der Epidemie hervorbricht, aus der das alles verzehrende Feuer der Pandemie entstehen kann, darüber sagt sie nichts aus.

Ist eine Infektionskrankheit in einem Bezirk heimisch, ohne allerdings durch die Zahl der Kranken zu größerer Besorgnis Anlaß zu geben, finden sich nur da und dort Krankheitsfälle, ohne zum Ursprung gehäufter Neuerkrankungen zu werden, so spricht man von einer *Endemie.* Endemisch ist in Mitteleuropa der Typhus abdominalis, wenn er nicht gerade zu einer Epidemie aufflammt, endemisch ist die WEILsche Krankheit, meist auch die Hepatitis epidemica und gewisse Pilzkrankheiten der Haut. Treten die Fälle nur sehr vereinzelt auf, so spricht man wohl auch von *sporadischem Vorkommen.* In diesem Zusammenhang ist auf ein Phänomen hinzuweisen, das beim Fleckfieber und besonders ausgeprägt beim Gelbfieber beobachtet wird: das *hyperendemische Vorkommen* einer Krankheit. Es wird darunter die Erscheinung verstanden, daß ein Erreger so ubiquitär verbreitet ist, daß Kinder schon in frühester Jugend mit ihm in Berührung kommen und die Krankheit erwerben. Verläuft diese, wie beim Fleckfieber und Gelbfieber, im jugendlichen Alter vorwiegend abortiv und atypisch und führt sie zu einer lebenslänglichen Immunität, so scheint die Krankheit trotz ihrer weiten Verbreitung ausgestorben zu sein, wenn nicht die

Erkrankung von Neuankömmlingen, die ohne Immunitätsschutz diese Gebiete betreten, gelegentlich an sie mahnt. Diese „stummen Zonen", wie sie beim Gelbfieber genannt werden, können als hyperendemische Gebiete erkannt werden, wenn die Prüfung der Immunität großer Bevölkerungsteile den Beweis liefert, daß praktisch alle untersuchten Personen spezifische Antikörper besitzen.

Ähnliche Immunitätsverhältnisse lassen bestimmte Krankheiten mit weiter Verbreitung der Erreger und hoher Kontagiosität zu *„Kinderkrankheiten"* werden. Die Durchseuchungspräzession ist bei diesen so stark, daß unter den heutigen Lebensbedingungen ein hoher Prozentsatz der Kinder bereits im ersten und zweiten Lebensjahrzehnt den Erreger aufnimmt, erkrankt und lebenslängliche Immunität erwirbt. Daß beim Fleckfieber und Gelbfieber die Krankheitserscheinungen nur gering, bei den Kinderkrankheiten aber meist stark ausgeprägt sind, ist für die Epidemiologie dieser Krankheiten kaum von Bedeutung.

Als *Epidemie* wird eine sich in einer gewissen Zeitspanne über das übliche Niveau erhebende Erkrankungshäufigkeit bezeichnet. Eine scharfe Grenze zwischen Endemie und Epidemie läßt sich jedoch nicht immer ziehen; die Übergänge sind fließend. So ist es z.B. strittig, ob das im Spätsommer und Herbst fast mit Regelmäßigkeit zu beobachtende Ansteigen der Typhusmorbidität schon epidemischen Charakter trägt.

Aus der Registrierung der Neuerkrankungen ergibt sich die *Seuchenkurve*, deren Gestalt für die *epidemiologische Analyse* bedeutungsvoll ist. Eine jäh ansteigende Kurve läßt auf eine gleichzeitige oder auf eine kurze Zeitspanne zusammengedrängte Infektion aller Beteiligten schließen, wie dies oft bei Infektionen durch ein gemeinsam genossenes Nahrungsmittel oder Wasser beobachtet wird. Eine langsam sich erhebende Kurve dagegen weist auf eine Kette sich aneinanderreihender Kontaktinfektionen hin. Die Unterscheidung von *Explosiv-* und *Tardivkurven* gestattet deshalb in der praktischen Seuchenbekämpfung wertvolle Rückschlüsse auf den Ursprung und den Verlauf einer Epidemie. Beide Kurven können sich auch kombinieren. Im Anschluß an eine Explosivepidemie wird es meist zu Kontaktfällen kommen und einer Kontaktepidemie kann sich jederzeit eine Nahrungsmittelepidemie aufpfropfen. Die genaue Analyse der Seuchenkurve gestattet deshalb, über die Feststellung der Entstehung einer Epidemie hinaus, eine Kritik der eingeleiteten ärztlichen und seuchenpolizeilichen Maßnahmen.

Auch der Übergang der Epidemie zur *Pandemie* ist fließend. Wird ein begrenzter Raum überschritten und greift die Krankheit auf größere Gebietsteile eines Landes oder auf ganze Kontinente über, so wird von einer Pandemie gesprochen. Der Schwerpunkt der Definition liegt hier auf der räumlichen Ausbreitungstendenz. Historische Beispiele sind die „Wanderseuchen" Cholera und Pest, die in ihrem Verhalten in auffälligem Gegensatz zu den „ortsgebundenen Plagen" stehen, deren charakteristischer Vertreter der Typhus abdominalis ist. Der Seuchenzug der Grippe in den Jahren nach dem ersten Weltkrieg ist ein weiteres, bekanntes Beispiel. Neueren Datums ist die sich in den 30er Jahren über weite Teile des Erdballs ausdehnende Hepatitis-Pandemie, die im Verlauf des zweiten Weltkrieges ihren Höhepunkt erreichte.

Bei *Infektionskrankheiten der Tiere*, die als Zoonosen bezeichnet werden, spricht man, bei gleicher Anwendung der Begriffe wie bei den menschlichen Seuchen, von Enzootien, Epizootien und Panzootien.

Sehr selten kann eine lückenlose Erklärung dafür gegeben werden, warum manche Krankheiten endemisch bleiben, andere als Epidemien und Pandemien auftreten. Eine Vielzahl von Umweltbedingungen, Veränderungen in der Biologie der Virusreservoire, der Überträger und Erreger und schließlich die besondere Disposition des Menschen werden zur Erklärung herangezogen.

Bekannt ist der *Einfluß von Kriegen* mit all ihren Folgeerscheinungen, mit ihren Truppenverschiebungen, ihrem Flüchtlingselend, mit der Zusammendrängung großer Menschenmassen auf kleinem Raum und ihrem zwangsläufigen Verlust des gewohnten hygienischen Niveaus. Sie sind Wegbereiter großer Seuchen. Neben diesen, vom Menschen selbst verschuldeten Ereignissen sind es *Naturgewalten*, die das Krankheitsgeschehen beeinflussen. Mißernten durch klimatische Besonderheiten und in ihrem Gefolge Hungersnöte sind bis in die neueste Zeit hinein Wegbereiter für alle Arten von Krankheiten. Das Ausbleiben des feuchten Sommermonsuns auf Ceylon und die sich daraus ergebende empfindliche Störung des biologischen Gleichgewichtes der eingeborenen Bevölkerung war, um eines der bekanntesten Beispiele zu nennen, eine der Ursachen der Malariakatastrophe des Jahres 1934.

Die Bedeutung des *human factor*, wie die Engländer einen solchen die Epidemiologie beeinflussenden körperlichen Zustand des Menschen nennen, ließe sich aus zahlreichen weiteren Beispielen aus den Kriegs- und Nachkriegszeiten der letzten 50 Jahre belegen.

Überschwemmungen in den Flußniederungen Ost- und Süddeutschlands haben gelegentlich Leptospirosen im Gefolge.

Klimatische Einflüsse werden am deutlichsten bei Krankheiten, die durch tierische Überträger verbreitet werden. Die Abhängigkeit ihres Lebensablaufes und ihrer Vermehrung von Temperatur und Feuchtigkeit erklärt nicht nur die Saisonbedingtheit mancher Krankheiten, wie die Sommergipfel der durch Stechmücken übertragenen Malaria, des Pappataci- und Denguefiebers oder die Wintergipfel des durch Läuse übertragenen Fleckfiebers und Rückfallfiebers, sondern auch das Aufflammen von Epidemien außerhalb der von ihnen bevorzugten Zeit, wenn nachhaltige, ungewöhnliche Wetterlagen ihre Einflüsse geltend machen.

Diese Ereignisse werden durch die *Gradationslehre* behandelt. Sie bildet einen Zweig der Ökologie, die das Studium der Beziehungen der Lebewesen zueinander und zu Klima und Boden zum Ziele hat. Die engen Beziehungen zwischen der Zahl der Überträger und der Häufung der Krankheitsfälle führten zur Entwicklung eines besonderen Zweiges der Infektionslehre, der *messenden und rechnenden Epidemiologie*, die gestattet, das Seuchengeschehen quantitativ durch bestimmte Zahlenverhältnisse auszudrücken (MARTINI). Bei der Malaria und bei manchen durch Zecken übertragenen, volkswirtschaftlich bedeutungsvollen Tierseuchen (Piroplasmosen) führte diese Betrachtungsweise zu interessanten theoretischen und überaus wichtigen praktischen Erkenntnissen.

Auch die *Geomorphologie* beeinflußt das Vorkommen und den Ablauf mancher Seuchen bestimmend. Meeresströmungen und Küstenversetzungen, Verlegung von Mündungsgebieten großer und kleiner Flüsse, geologische Eigentümlichkeiten im Innern des Landes schaffen oder zerstören Brutplätze für die malariaübertragenden Anophelen. Von der Frambösie sind viele Bergländer der Tropen fast völlig verschont, doch findet sie sich dort, wo verkarstete Kalkgebirge Wassermangel verursachen. In unserem Raum ist die Abhängigkeit der WEILschen Krankheit von den Brutplätzen der Ratten ein Beispiel solcher epidemiologischen Verknüpfungen. In ihren Ursachen unbekannt ist dagegen die Bindung des Typhus abdominalis an bestimmte geologische Formationen. Die Notwendigkeit eingehender geomorphologischer Analysen für die Erkennung der Bedingtheit der Seuchen und für ihre Bekämpfung und Prognose wird durch diese Beispiele, die sich vielfältig erweitern ließen, deutlich gemacht.

Oft ist es auch Menschenhand selbst, die die Vorbedingungen für gewisse Krankheiten schafft. Bei der Malaria, die sich durch unzweckmäßige Veränderungen der Erdoberfläche in einem bisher freien Gebiet einnisten kann, spricht man geradezu von „Menschenhandmalaria". Die Häufigkeit des Tetanus und des Gasbrandes hängt mit der *Intensität der Bodendüngung* durch tierische Dejekte, die Häufigkeit mancher Wurmkrankheiten mit der Düngung durch menschliche Dejekte zusammen. Die *Zucht großer Viehherden* läßt in manchen Ländern die Zecken so stark zunehmen, daß die Viehverluste durch die von ihnen übertragenen Piroplasmosen enorm sind. Die *Entwicklung des Verkehrs* wird für die Einschleppung des Gelbfiebers in Südamerika und in neuester Zeit für die Einschleppung des gefürchteten Malariaüberträgers Anopheles gambiae auf den gleichen Kontinent verantwortlich gemacht. Internationale Bestimmungen im Luftverkehr sorgen für die Eindämmung solcher Gefahren.

Auch *Krankheiten* selbst können zum Schrittmacher anderer Seuchen werden, ein Vorgang, der als *Infektbahnung* bezeichnet wird. Gerade in neuerer Zeit sind zahlreiche Beispiele dieses epidemiologisch wichtigen Vorganges näher studiert worden. So ist wahrscheinlich, daß die Amöbenruhr, abgesehen von einem klimabedingten Faktor, einer vorausgegangenen Schädigung durch bakterielle Krankheitserreger bedarf, um klinisch manifest zu werden. Beim Paratyphus C, dessen Erreger vermutlich lange im Menschen leben können, ohne pathogen zu sein, bedarf es der Infektbahnung durch Malaria, Rückfallfieber, Fleckfieber, Ruhr oder Hepatitis epidemica. Die Staupe des Hundes löst oft Salmonellosen aus, die bei diesem Tier sonst selten sind. Ähnlich verhält sich die Maul- und Klauenseuche. Ein großes Forschungsgebiet scheint die Aktivierung von Viren zu werden, die bei Mensch und Tier vielleicht lange Zeit auf den Schleimhäuten oder in den inneren Organen vegetieren, bis sie durch eine andere Infektion aktiviert werden und entweder die führende Rolle im Krankheitsgeschehen übernehmen oder als Begleitkeime eine sekundäre Rolle spielen.

Umgekehrt kann auch die *Begrenzung von Seuchen auf bestimmte Gebiete* durch klimatische oder geomorphologische Besonderheiten bedingt sein. So ist es möglich, daß *die Virusreservoire nur in einem umgrenzten Raum ihre Lebensbedingungen finden*. Das Buschgelbfieber mit den in den Urwaldgebieten der südamerikanischen Tropen lebenden Affen als Infektionsquelle und das im großen und ganzen an Gebiete ausgedehnter Ziegen- und Schafzucht gebundene Mittelmeerfieber sind Beispiele für dieses allerdings nicht häufige Vorkommnis. Zahlreich dagegen sind Krankheiten, bei denen *die Überträger, Stechmücken und Fliegen, Flöhe, Milben und Zecken, an ein bestimmtes Klima gebunden sind* und aus diesem Grunde die geographischen Grenzen des Überträgervorkommens nicht überschritten werden können. Das zentralafrikanische Rückfallfieber findet sich nur in den trockenen Steppen und Savannen, die der spirochätenübertragenden Zecke Ornithodorus moubata günstige Lebensbedingungen bieten; in den Wäldern fehlt es. Die Tularämie überschreitet in epidemischer Häufung nur selten die Grenzen der osteuropäischen, niederschlagsarmen Steppengebiete, da das feuchtere Klima Westeuropas den wildlebenden Nagern, den Virusreservoiren dieser Seuche, weniger zuträglich ist.

Es ist eines der bis heute ungelösten Rätsel, die uns die Epidemiologie aufgibt, *warum gelegentlich das Krankheitsareal kleiner ist als das der Überträger*, wie es eindrucksvoll in Ostafrika und Asien das Fehlen des durch die Stechmücke Aedes aegypti übertragenen Gelbfiebers und in Mittel- und Nordeuropa das Fehlen der Malaria trotz des Vorhandenseins von Anophelen lehrt, eine Erscheinung, die als „*Nosophorismus ohne dazugehörige Krankheit*" (MARTINI) bezeichnet wird. Während bei der Malaria die Gründe zum Teil bekannt sind, können beim Gelbfieber alle Erklärungsversuche, die die Ursache in einer rassebedingten, angeborenen Resistenz der Bevölkerung, in einer durch verwandte Erreger erworbenen Immunität oder in für eine Übertragung ungeeigneten biologischen Varianten der die Infektion vermittelnden Insekten sehen, als widerlegt gelten.

Ferner gibt es Krankheiten, *deren Erreger selbst an die klimatischen Bedingungen ihrer Umwelt gewisse Mindestanforderungen stellen*, bei deren Unterschreitung sie nicht mehr entwicklungsfähig sind. So lassen sich z. B. manche Unterschiede in der geographischen Verbreitung der Malaria tertiana und der Malaria tropica auf die höheren Temperaturansprüche des Plasmodium immaculatum zurückführen.

Bei einer weiteren Reihe von Krankheiten schließlich *sind die Gründe ihrer geographischen Bindung unbekannt*. So ist z. B. die Amöbenruhr eine Krankheit warmer Länder, die nur ganz vereinzelt einmal in kühleren Klimaten beobachtet wird, obwohl allein das Experiment zweier Weltkriege Zehntausende von Amöbenträgern in ihre mitteleuropäische Heimat zurückkehren ließ. Im Gegensatz zu dem kosmopolitischen Typhus abdominalis und Paratyphus B wird der Paratyphus A fast nur in warmen Ländern, in Europa nur in den nördlichen Randgebieten des Mittelmeers, angetroffen, obwohl auch er häufig nach Norden eingeschleppt wird. Beim Paratyphus C ist diese Bindung noch stärker ausgeprägt. Der Begriff *Tropenkrankheiten* leitet sich aus dem vielfältig begünstigenden Einfluß warmer Klimate auf die Epidemiologie bestimmter Infektionskrankheiten ab.

Über *Veränderungen der Biologie von Krankheitserregern*, die das Auftreten und den Ablauf von Seuchen beeinflussen könnten, ist nur wenig bekannt, da die Eigenschaften, die ihre Pathogenität bedingen, noch wenig erforscht sind. Unter den künstlichen Bedingungen des Reagensglases entziehen sie sich dem Studium, und im Tierversuch wird die Versuchsanordnung durch die Einschaltung des in seiner Reaktion wenig kontrollierbaren Makroorganismus unübersichtlich. Gesicherte Beobachtungen liegen nur darüber vor, daß viele Laboratoriumsstämme im Verlaufe längerer Überimpfung *apathogen* werden. Oft ist damit eine Veränderung ihrer Koloniemorphologie im Sinne der Rauhformbildung, ihrer Agglutinabilität durch Kochsalzlösung und ihrer chemischen Zusammensetzung verbunden. Durch geeignete Maßnahmen — Tierpassagen, Züchtung auf besonderen Nährböden — können diese Umbildungen, falls sie noch nicht zu weit fortgeschritten sind, wieder rückgängig gemacht werden. Eine *Steigerung der Pathogenität* wird im allgemeinen durch Tierpassagen erreicht. Wahrscheinlich handelt es sich dabei um *Selektionsprozesse innerhalb einer Bakterienpopulation*. Ein ähnlicher Vorgang ist wohl auch die gelegentliche Beobachtung, daß die Erkrankungen zu Beginn einer Epidemie leicht sind, aber mit ihrem Fortschreiten an Schwere zunehmen.

Ungleich größer sind unsere Kenntnisse über die *Rolle des Menschen* im Seuchengeschehen durch die Ergebnisse der Immunitätslehre. Zunächst ist es wichtig, festzustellen, daß die meisten Mikroorganismen, die sich in der Außenwelt, in der Luft, im Boden und im Wasser und schließlich in großer Anzahl in jeder sich zersetzenden organischen Substanz befinden, für den Menschen apathogen sind, d. h., daß die Berührung mit ihnen oder ihre Aufnahme mit der Atemluft oder der Nahrung nicht zu einer Reaktion des menschlichen Organismus führt. Dies gilt auch für eine Reihe von Kleinlebewesen, die ausschließlich für bestimmte Tiere pathogen sind. Für alle diese Keime besitzt der menschliche Organismus eine *natürliche Resistenz*, deren Ursache unbekannt ist. Gelegentlich hat es auch den Anschein, als ob *einzelne Individuen* einer sonst empfänglichen Species eine solche Resistenz besäßen. Von ihr ist die *erworbene Immunität* zu unterscheiden, die zu irgendeinem Zeitpunkt des Lebens durch die immunbiologische Auseinandersetzung des Makroorganismus mit den Mikroorganismen zustande kommt. Sie kann unter mehr oder weniger stürmischer Reaktion, als Krankheit, oder unbemerkt für ihren Träger, unterschwellig, als „stille Feiung", entstehen. Der erste Weg dürfte z. B. für die Masern, der zweite für die Poliomyelitis typisch sein. Auf diese Weise wird für manche Infektionen eine *lebenslängliche Immunität* erworben, so für die Pocken, das Gelbfieber und viele weitere Viruskrankheiten, für andere aber nur eine *kurzdauernde*, Monate oder Jahre anhaltende Immunität. Es gibt aber auch Krankheiten, deren Überstehen *keinerlei Schutz* hinterläßt, wie das alltägliche Beispiel des Schnupfens zeigt.

Der Erwerb einer Immunität findet seinen Ausdruck in der *Periodizität mancher Seuchen*. Nach dem Ablauf einer größeren Erkrankungswelle innerhalb einer Bevölkerung ist die Zahl der Immunisierten im allgemeinen so groß, daß für eine bestimmte Zeit eine neue Epidemie unmöglich wird. Erst wenn durch Geburtennachschub und die immer vorhandene Bevölkerungsfluktuation die Zahl der empfänglichen Individuen so angewachsen ist, daß der Funken der Infektion zünden kann, läuft eine neue Welle an. Krankheiten ohne Immunität lassen eine solche Periodizität vermissen, es sei denn, daß diese auf andere Ursachen zurückzuführen sei.

In all den Fällen, in denen ein Schutz hinterlassen wird, bildet der Makroorganismus selbst die als Immunstoffe bezeichneten Antikörper, angeregt durch den immunbiologischen Reiz der als Antigene wirkenden Krankheitserreger und ihrer Stoffwechselprodukte, der Toxine. Diese Art der Antikörperbildung wird deshalb als *natürliche aktive Immunisierung* bezeichnet.

An ihre Seite tritt als einer der glänzendsten Erfolge der modernen Medizin die *künstliche aktive Immunisierung*. Sie wurde möglich durch die Herstellung von Impfstoffen, die zwar einen hochgradigen Schutz verleihen, aber keine oder nur unwesentliche pathogene Wirkung entfalten. Mit ihnen kann die bei normalem Ablauf der Ereignisse dem Zufall anheimgegebene Wahl des Zeitpunktes der Immunisierung der jeweiligen Seuchenlage angepaßt werden. Die Art der Impfstoffbereitung ist unterschiedlich. Abgetötete, formalinisierte Bakterien (Typhus, Paratyphus, Ruhr, Cholera), durch Kulturpassagen apathogen gemachte lebende Bakterien (Tuberkulose) und durch Tierpassagen ihrer Pathogenität für den Menschen beraubte Viren (Pocken) sind die gebräuchlichsten Antigene. Aber nicht immer werden die *Erreger* selbst (Vaccinen) eingeimpft. Gegen die Krankheiten, die in erster Linie durch die Wirkung ektotoxinproduzierender Mikroorganismen entstehen (Diphtherie, Tetanus), wird mit den *Toxinen* immunisiert. Dies ist dadurch möglich, daß es gelingt, durch die Behandlung mit Formalin unter Erhaltung der für den Schutzeffekt verantwortlichen haptophoren Gruppe die toxophore Gruppe des Toxins im Sinne EHRLICHS zu zerstören. Solche Impfstoffe werden als *Formoltoxoide* bezeichnet. Durch Adsorption an Alaun oder Aluminiumhydroxyd wird ihre Resorption im Organismus verzögert und dadurch die Verträglichkeit noch weiter gesteigert.

Auf den Reiz der Bakterien und Toxine, der Antigene, entsteht im Organismus eine Reihe von *Antikörpern*, von denen die Agglutinine, Präcipitine und Lysine, die Opsonine, die komplementbindenden Antikörper und schließlich die Antitoxine im Reagensglas nachweisbar sind. Über ihre chemische Natur und ihre Beziehungen zueinander läßt sich wenig aussagen. Sie sind an die Globulinfraktion des Serums gebunden. Sie sind streng spezifisch, d. h., durch den Reiz eines Antigens wird ein Antikörper erzeugt, der nur mit dem homologen Antigen in Reaktion treten kann. Der Ort der Antikörperbildung wird in das reticuloendotheliale System verlegt. Für die Immunität ist nur ein Teil von ihnen direkt verantwortlich. Aber einige dieser Antikörper sind willkommene *Indikatoren* dafür, ob eine Auseinandersetzung der Körperzellen mit einem bestimmten Krankheitserreger stattgefunden hatte oder im Zeitpunkt des Anstellens der Reaktion im Gange ist.

Weiteste Verbreitung hat die WIDALsche *Reaktion*, mit der bei einer Reihe von wichtigen Seuchen durch den Nachweis der für die Erreger spezifischen Agglutinine die klinische Diagnose gefördert werden kann. Eine Agglutinationsprobe ist auch die WEIL-FELIXsche *Reaktion*, bei der im Serum Fleckfieberkranker vorhandene, kennzeichnende Agglutinine mit besonderen Proteusstämmen nachgewiesen werden. Unter den Komplementbindungsmethoden ist die WASSERMANNsche *Reaktion* zur Diagnose der Lues die bekannteste.

Die Spezifität der im Serum enthaltenen Antikörper gestattet eine weitere Anwendungsmöglichkeit der serologischen Reaktionen. *Ist der Antikörpergehalt eines Serums bekannt, so lassen sich mit ihm unbekannte Antigene bestimmen.* Sollen Bakterien diagnostiziert werden, so bedient man sich der Agglutinine (GRUBERsche *Reaktion*), soll die Herkunft von gelöstem Eiweiß geprüft werden, der Präcipitine. Das Hauptanwendungsgebiet der Präcipitationsmethode liegt dabei nicht so sehr auf medizinisch-diagnostischem (ASCOLI-*Reaktion* beim Milzbrand), sondern auf gerichtsmedizinischem Gebiet. Mit den Lysinen können bestimmte zellige Elemente nachgewiesen werden (PFEIFFERscher *Versuch*).

Die *Bildung der Antikörper* nimmt bei der aktiven Immunisierung geraume Zeit in Anspruch. Die ersten nachweisbaren Immunkörper treten im Serum etwa 1 Woche nach der Einverleibung des Antigens auf und erreichen ihre stärkste Ausbildung nach etwa 3—4 Wochen. Sind bei einem Impfstoff mehrere Injektionen notwendig, so bezieht sich diese Zeit auf die letzte Injektion. Die *Schutzdauer* der einzelnen Impfstoffe ist verschieden. Die Immunisierung mit abgetöteten Bakterien, wie sie gegen Typhus abdominalis und gegen Ruhr üblich ist, hält etwa knapp 1 Jahr vor. Der längste Schutz wird bei der Pockenimpfung mit 7—8 Jahren erzielt. Durch Wiederholungsimpfungen kann die Antikörperbildung erneut angeregt werden.

Gelegentlich wird die aktive Immunisierung auch *therapeutisch* angewendet. Bei chronischen Krankheiten, bei Furunkulose, Keuchhusten und BANGscher Krankheit, dienen bakterielle Impfstoffe (*Vaccinen*) zur Erzeugung eines starken, antikörperbildenden Reizes. Wird der Impfstoff mit dem aus dem Körper des Kranken gezüchteten Erreger hergestellt, so spricht man von einer *Autovaccine.*

Ergibt sich durch unmittelbare Infektionsgefahr die zwingende Notwendigkeit, ein Individuum sofort in den Besitz von Antikörpern zu versetzen, so besteht die Möglichkeit, ihm die von einem anderen Organismus vorgebildeten und in dessen Serum vorhandenen Immunstoffe einzuverleiben. Da in diesem Falle der Antikörperbildungsapparat nicht in Funktion tritt, wird der Vorgang als *passive Immunisierung* bezeichnet. Sie ist im allgemeinen nur wirkungsvoll bei Krankheiten, die durch Ektotoxinbildner verursacht werden. Die „*Serumprophylaxe*" bei drohendem Tetanus hat in den zwei Weltkriegen Hervorragendes geleistet. Bei der Diphtherie und bei den Masern wird sie angewendet, wenn in einer Familie ein Kind erkrankt und Geschwister geschützt werden sollen. Mit der Einverleibung des Serums ist der Schutz voll ausgebildet. Im Gegensatz zur aktiven Immunisierung hält er nur kurze Zeit, 1—2 Wochen, an, da die Antikörper mit dem artfremden Serum rasch ausgeschieden werden. Eine Wiederholung der passiven Immunisierung ist nur bedingt möglich, da die Eiweißkörper des tierischen Serums ihrerseits Antigene sind und im Organismus die Bildung von spezifischen Antikörpern bewirken. Bei erneuter Einverleibung des Serums der gleichen Tierart kann es zu stürmischer Reaktion, zum anaphylaktischen Schock kommen (s. S. 515).

Größer ist das Anwendungsgebiet der passiven Immunisierung in der *Therapie* der durch Ektotoxinbildner verursachten Krankheiten. Die Überlegung, daß es gelingen müsse, mit antitoxischem Serum die im Organismus kreisenden Toxine zu binden und zu neutralisieren, hat sich als richtig erwiesen, wobei allerdings die möglichst frühzeitige Anwendung der Serumtherapie Voraussetzung für ihre Wirksamkeit ist. Die Toxine dürfen noch nicht im Zentralnervensystem verankert sein. Gerade bei der Diphtherie, die neben der Shiga-Kruse-Ruhr und dem Botulismus die Domäne der Serumtherapie ist, zeigen große Statistiken deutlich, wie mit jedem Tag ihrer Verzögerung die Erfolgsausrichten geringer werden.

Die Vorteile der aktiven und passiven Immunisierung miteinander zu kombinieren, erstrebt die in der Veterinärmedizin häufig angewandte *Simultanimpfung*. Lebende, meist in ihrer Virulenz abgeschwächte Kulturen werden gleichzeitig mit Serum injiziert. Der durch die Serumgabe sofort eintretende passive Schutz verhindert eine stärkere pathogene Wirkung der Erreger und wird bei seinem Abklingen durch die sich daneben anbahnende aktive Immunisierung abgelöst.

Schrifttum.

American Public Health Association: Die Bekämpfung der Infektionskrankheiten. Stuttgart 1948. — Doerr, R.: In Lehrbuch der inneren Medizin. Berlin 1931. — Gottstein, A.: Epidemiologie, Grundbegriffe und Ergebnisse. Leipzig u. Wien 1937. — Die Seuchenkurve. Erg. Hyg. **16**, 209 (1934). — Habs, H.: Allgemeine Epidemiologie. In Die ansteckenden Krankheiten, herausgeg. von M. Gundel. Leipzig 1950. — Jochmann, G.: Lehrbuch der Infektionskrankheiten. Berlin 1924. — Martini, E.: Wege der Seuchen. Stuttgart 1943. — Lehrbuch der Medizinischen Entomologie. Jena 1946. — Radetzky, H.: Die verschiedenen Theorien über Entstehung, Verlauf und Erlöschen von Seuchen vom Standpunkt der öffentlichen Gesundheitspflege. Erg. Hyg. **12**, 465 (1931). — Rodenwaldt, E.: Hygiene in ihren Grundzügen. Stuttgart 1949. — De Rudder: Die akuten Zivilisationsseuchen. Leipzig 1934. — Ruge, H., P. Mühlens u. M. zur Verth: Krankheiten und Hygiene der warmen Länder. Leipzig 1942.

Grundzüge der bakteriologischen Diagnose.

Es waren die ersten Anfänge der modernen Seuchenlehre, als 1659 Athanasius Kircher mit dem „Mikroscopum parastaticum", einer Linse, die eine etwa 30fache Vergrößerung gestattete, in faulender Materie, in Fleisch, Milch und Käse die ersten Lebewesen sah, die bisher wegen ihrer Kleinheit dem menschlichen Auge verborgen gewesen waren. Da das Entstehen von Krankheiten seit alten Zeiten mit Fäulnisvorgängen in Zusammenhang gebracht wurde, war es für ihn naheliegend, auch im Blute von Kranken nach ähnlichen Organismen zu suchen. Wenn auch die „Vermiculi", die Kircher im Blute und im Bubonen-eiter von Pestkranken fand, nicht die Pestbakterien waren, denn zu ihrer Sichtbarmachung genügten seine optischen Hilfsmittel nicht, sondern körpereigene Zellen, so führten diese Beobachtungen doch zur Lehre vom „Contagium animatum", vom belebten Ansteckungsstoff. Noch fehlte es aber an den Hilfsmitteln zur Sichtbarmachung. Denn obwohl schon ein Jahrhundert zuvor die holländischen Brillenschleifer Hans und Zacharias Janssen das zusammengesetzte Mikroskop erfunden hatten, wurde, wie bei so vielen großen Entdeckungen und Erkenntnissen, die ihrer Zeit vorauseilen, die Bedeutung dieses Instrumentes nicht erkannt. So blieb es dem klaren Geiste eines Antony van Leeuwenhoek, der das große handwerkliche Können des Linsenschleifens

mit einem nüchternen, aller Spekulation baren Erkenntnistrieb verband, vorbehalten, zum erstenmal den Formenkreis von tierischen und pflanzlichen
Kleinlebewesen zu sehen, aus deren Reihen die uns heute als Erreger von
schweren Krankheiten und Seuchen bekannten Mikroorganismen entstammen.
Jedoch waren auch die optischen Mittel LEEUWENHOEKs noch zu wenig vollkommen — sein bestes Linsensystem ergab nur eine etwa 270fache Vergrößerung —, um die Rolle der Mikroben im Krankheitsgeschehen zu erkennen. Auch
befaßte sich die Forschung zunächst nicht mit ihrer Physiologie, sondern
mit der Frage ihrer Entstehung. Die Lehre von der Urzeugung, der Generatio
aequivoca, beschäftigte über ein Jahrhundert die Gelehrten, und lange blieb es
ungewiß, ob ihre Anhänger, unter denen NEEDHAM eine bedeutende Stellung
einnahm, oder ihre Gegner siegen würden. Auch die geistreichen Versuche
SPALLANZANIs, der durch genügend lange Einwirkung von Siedehitze Flüssigkeiten keimfrei erhalten konnte, brachten keine endgültige Klärung. Aber
dieser Streit befruchtete in ungeahnter Weise die Lehre von den Mikroorganismen.
In ihm liegen die Wurzeln der Desinfektion und Sterilisation, ohne die die moderne
Chirurgie undenkbar wäre; aus ihm zog F. APPERT, ein französischer Koch,
Nutzen, indem er das Verfahren der Konservierung von Nahrungsmitteln ent-
wickelte, ohne das bei der im 19. Jahrhundert einsetzenden rapiden Bevölkerungs-
vermehrung und der dadurch bedingten wirtschaftlichen Struktur eine geordnete
Ernährung undenkbar wäre. Erst 1861 entschied PASTEUR die Frage der
Urzeugung im negativen Sinne durch die Anwendung höherer Temperaturen
und nachträglichen Luftzutritt. Bei 110° C ließen sich im Autoklaven zersetzungs-
fähige Stoffe mit Sicherheit sterilisieren. Die Ursache der unterschiedlichen
Resultate früherer Beobachter aufzuklären, blieb COHN vorbehalten, der mit
Hilfe des verbesserten Mikroskops zeigte, daß die Ursache der hohen Resistenz
mancher Lebewesen die Bildung von Dauerformen, von Sporen, sei.

Schon vorher hatte sich aber die Forschung der Biologie der Mikroben zugewandt, und 1837 wurden von SCHWANN und von CAGNIARD DE LA TOUR Bakterien als Erreger der alkoholischen Gärung erkannt. Schlag auf Schlag folgten nun
die Entdeckungen. Nur wenig später wurden von DONNÉ Bakterien im Eiter
festgestellt. Die schon früher erkannte ätiologische Rolle der Krätzemilbe
gestattete wertvolle Analogieschlüsse. Bei einer Krankheit der Seidenraupe,
der Muscardine, wurde 1837 von BASSI ein Pilz gefunden. 2 Jahre später entdeckte SCHÖNLEIN den Favuspilz. Die Erreger des Soor, der Trichophytie und
der Pityriasis wurden gesehen. Noch aber war die Zeit für die großen Entdeckungen nicht reif, denn SEMMELWEISS, der 1847 das Puerperalfieber als eine
Infektionskrankheit erkannte, drang mit seinen Anschauungen und den Konsequenzen, die er mit den von ihm vorgeschlagenen Schutzmaßnahmen daraus
zog, nicht durch. 1845 gelang es GERLACH, den Milzbrand experimentell zu
übertragen. 4 Jahre später machte POLLENDER die Entdeckung, daß in den
Körpersäften milzbrandkranker Tiere Stäbchen zu finden waren, für deren
ursächliche Bedeutung er allerdings den Beweis nicht zu erbringen vermochte.
Die Forschungen DAVAINEs bestätigten seine Befunde. Um diese Zeit veröffentlichte LOUIS PASTEUR seine Untersuchungen über die alkoholische Gärung und
später die aufsehenerregenden Arbeiten über die Krankheiten der Weine und
Biere und schließlich über eine Seuche der Seidenraupen, die Pebrine. Einen
gewaltigen Fortschritt bedeutete es, als PETTENKOFER, der große Begründer
der modernen Hygiene, das Gewicht seines Namens bei der Erforschung der
Cholera, die sich in der Mitte des 19. Jahrhunderts in mehreren Seuchenzügen
über Europa ergoß, in die Waagschale warf. Die epidemiologische Forschung
erhielt durch ihn gewaltigen Auftrieb, da er den Menschen in Beziehung setzte

zu seiner Umwelt und deren Rückwirkungen auf den Makroorganismus prüfte. Es ist aber eine Tragik in der Geschichte der Medizin, daß er sich in der Frage der Ätiologie der Infektionskrankheiten nicht von den Entdeckungen ROBERT KOCHS überzeugen ließ und an Stelle einer fruchtbaren Synthese epidemiologischer und ätiologischer Forschung zunächst eine Spaltung in zwei Lager eintrat.

Es war sicher kein Zufall, sondern entsprach der systematischen Arbeitsweise ROBERT KOCHS, daß er in seinen ersten Arbeiten, die den Ruhm des Wollsteiner Kreisphysikus begründeten, an die in der Milzbrandätiologie schon bekannten Tatsachen anknüpfte. Auch war der Milzbrandbacillus durch seine Größe ein bequemes Untersuchungsobjekt. Als eine besonders glückliche Fügung ist anzusehen, daß durch die theoretischen Arbeiten ABBÉS und die Schaffung leistungsfähiger Mikroskope in den Jenaer Werkstätten, ferner durch die Entdeckung der Anilinfarben auch die technischen Voraussetzungen für die Sichtbarmachung der Mikroben gegeben waren, die in den folgenden Jahrzehnten zunächst von KOCH und seinen Schülern, dann aber in der ganzen Welt als Erreger von Infektionskrankheiten gefunden wurden.

Aber noch fehlte eine brauchbare *Technik der Bakterienreinkultur*, eine Methode, die erlaubte, die Nachkommen eines einzigen Bacteriums frei von andersartigen Keimen zu erhalten. KOCH schuf sie mit der Einführung der halbstarren Nährböden. Bald wurde die für bakteriologische Zwecke wegen ihres niedrigen Schmelzpunktes nur bedingt geeignete *Gelatine* durch den heute noch fast unersetzbaren *Agar* verdrängt und bald wich auch die ursprüngliche „Platte", der auf eine Glasplatte ausgegossene und dort durch Auflegen auf Eis zur Erstarrung gebrachte Nährboden, der „PETRI-Schale". Durch die neuen Methoden konnte die Spezifität der Krankheitserreger, eine der Säulen der Infektionslehre, bewiesen werden. Schon JAKOB HENLE hatte ein paar Jahrzehnte zuvor, im Jahre 1840, die Bedingungen formuliert, die ein Bacterium zu erfüllen habe, um als Krankheitserreger zu gelten: regelmäßiges Vorkommen in einem erkrankten Organismus, Möglichkeit der Reinzüchtung auf künstlichen Nährböden und Wiedererzeugung der gleichen Krankheit mit dem gezüchteten Keim bei Mensch oder Tier. Die von HENLE postulierte *Spezifität der Krankheitserreger* und die von KOCH verfochtene und bis heute noch gültige Lehre von der *Konstanz der Arten* sind die Voraussetzungen jeder exakten bakteriologischen Arbeit, ohne die eine Bekämpfung der Infektionskrankheiten und Seuchen undenkbar ist.

Es gibt keine Bakterienart, die durch eine einzige ihrer Eigenschaften zu diagnostizieren wäre. *Immer bedarf es der Feststellung mehrerer, oft einer Vielzahl von Merkmalen, um eine Diagnose stellen zu können.* Jede Bakterieneigenschaft ist deshalb nur eines der *Indizien*, deren Summe erst seine Identität mit einer bekannten Art anzunehmen gestattet. Groß ist die Zahl und die Art dieser Indizien, angefangen von den *morphologischen Eigenschaften* einschließlich der *Beweglichkeit* und *Färbbarkeit* über die *Stoffwechselleistungen* und das *serologische Verhalten* bis zu den *pathogenen Fähigkeiten*. Das Leitprinzip der praktischen Diagnostik beruht darauf, durch schrittweises Vorgehen einerseits immer mehr Arten auszuschließen und damit die Zahl der in Betracht kommenden Species einzuengen, andererseits die sich aus der Untersuchung ergebende Vermutung durch immer weitere Indizien zu erhärten, bis deren Last schließlich den endgültigen Beweis für das Vorliegen eines bestimmten Erregers erbringt. Es sei allerdings vorausgeschickt, daß es nicht in jedem Falle des gesamten Rüstzeugs des Bakteriologen bedarf, um eine Diagnose zu stellen. Oft genügen hierzu allein morphologische Eigenschaften oder auch das serologische Verhalten oder der Biochemismus eines Bakterienstammes. Deshalb ist die *sinnvolle Anwendung der*

einzelnen Methoden, bei der ein Zuviel durch die Verzögerung der Diagnose
ebenso unerwünscht sein kann wie ein Zuwenig durch ihre Unsicherheit, eine
wesentliche Aufgabe des Bakteriologen. Es wäre jedoch ungerecht, ihm allein
den Erfolg oder das Mißlingen einer Diagnose zuschreiben zu wollen. Zu viele
Faktoren sind es, auf die er keinen Einfluß nehmen kann. Meist entnimmt er
ja das Untersuchungsmaterial nicht selbst und entscheidet deshalb nur selten
über seine *Art,* seine *Auswahl* und seine *Menge,* über den *Zeitpunkt der Entnahme,*
ihre *Technik* und die Bedingungen seines *Transportes.* Doch sind es gerade diese
Faktoren, die oft ebensosehr zum Gelingen der Untersuchung beitragen, wie
eine einwandfreie Laboratoriumstechnik. *Die Voraussetzung für eine ersprießliche
Arbeit ist also die verständnisvolle Mithilfe des einsendenden Arztes.*

Oft können keinerlei Zweifel an der *Art des Untersuchungsmaterials* auftauchen. Bei einem Diphtheriekranken z. B. finden sich die Erreger in den Belägen
des Rachens und der Nase. Der sorgfältige Abstrich mit dem Diphtherietupfer
leitet hier immer die Untersuchung ein. — Bei einem Meningitiskranken wird
die bakteriologische Untersuchung des Liquors den wertvollsten Hinweis auf
die Art der Infektion geben. — Bei der Punktion eines Abscesses wird die
erhaltene Flüssigkeit untersucht werden müssen. Ob allerdings neben dem Punktat aus einer Pleuraempyemhöhle auch gleichzeitig Sputum untersucht werden
soll, erfordert bereits ein kritisches Durchdenken des Falles auf weitere diagnostische Möglichkeiten hin. — Es ist selbstverständlich, bei Tetanusverdacht ein
Gewebsstück aus der infizierten Wunde einzusenden, es erfordert jedoch schon
eine genaue Kenntnis der Pathogenese des Tetanus, gleichzeitig eine Serumprobe
zum Nachweis vorhandener Toxine untersuchen zu lassen. — In dem Stuhl
eines Ruhrkranken nach Erregern zu fahnden, ist für den Bakteriologen schon
immer eine undankbare Aufgabe gewesen, es würde seinen Bemühungen jedoch sehr gedient sein, wenn er seine Untersuchung auf eine Schleim- oder
Eiterflocke erstrecken könnte.

Nicht unwichtig ist die *Menge der zu untersuchenden Probe.* Es können,
z. B. bei der Pockendiagnose, an Objektträgern angetrocknete Spuren genügen.
Oft sind aber bestimmte Mindestmengen erforderlich, wie bei immunbiologischen
Reaktionen, die mit Serum oder anderen Körperflüssigkeiten angestellt werden.
In manchen Fällen ist es auch so, daß die Wahrscheinlichkeit einer erfolgreichen
Diagnose in gewissen Grenzen mit der Menge des Materials wächst, sei es, daß
eine bestimmte Methode dabei leistungsfähiger wird, wie der mikroskopische
Meningokokkennachweis im Liquor oder die kulturelle Untersuchung des Blutes
auf Sepsis- oder Typhuserreger, oder daß bei reichlichem Material gleichzeitig
mehrere Untersuchungen vorgenommen werden können, wie bei der Tuberkel-
bakteriendiagnose im Sputum durch die Anreicherung, oder bei der Serodiagnose
der Syphilis durch die Anstellung mehrerer Nebenreaktionen. Es kann aber
auch der Fall eintreten, daß größere Mengen einer Probe unerwünscht sind.
Bei der Einsendung von Stuhl wird oft der Fehler gemacht, das Gefäß, anstatt
es mit einer haselnußgroßen Stuhlmenge zu beschicken, bis an den Rand zu
füllen. Bei sommerlichen Temperaturen kommt es zur Gärung und beim Öffnen
des Gefäßes zur „Explosion", bei der der Inhalt, das verarbeitende Personal
gefährdend, in weitem Umkreis verspritzt.

Beträchtliche Zweifel bestehen oft über den *Zeitpunkt der günstigsten Entnahme* im Ablauf der Krankheit. Als allgemeine Regel darf gelten, daß die
bakteriologische Diagnose um so aussichtsreicher ist, je früher das Untersuchungsmaterial entnommen wird. Immer ist die bakteriologische Klärung
vor dem Einsetzen einer chemotherapeutischen oder antibiotischen Behandlung
anzustreben. Dies gilt ebenso für alle Sepsiserreger wie für die Ruhr- und

Enteritisbakterien als auch für die Leptospire der WEILschen Krankheit bei ihrer Züchtung aus dem Blut des Patienten. Doch gibt es mancherlei Ausnahmen von dieser Regel. So wäre es verfehlt, bei Typhus- oder Paratyphusverdacht in den ersten Tagen das Schwergewicht der Untersuchung auf die Dejekte des Kranken zu legen. Aus seuchenhygienischen Gründen allerdings wäre es eine schlimme Unterlassung, nach Abklingen der Erkrankung auf die Untersuchung von Stuhl und Urin verzichten zu wollen. Dagegen muß sofort Blut zur Gallekultur in genügender Menge eingesandt werden, am besten Proben von drei aufeinanderfolgenden Tagen, ohne die Resultate der einzelnen Untersuchungen abzuwarten. Um noch zwei Beispiele aus der Protozoologie zu nennen: Es ist durchaus nicht notwendig, ein Malariapräparat im Fieberanfall anzufertigen, aber es ist dringend erforderlich, neben dem Ausstrichpräparat auch einen Dicken Tropfen zu untersuchen. Beim Rückfallfieber dagegen ist die Anfertigung des Blutpräparates während des Fiebers aussichtsreicher. Und schließlich bedeutet es in der serologischen Diagnostik fast immer eine vergebliche Arbeit, in den ersten Krankheitstagen eine WIDALsche Reaktion anstellen zu lassen, da ja der Organismus noch keine Zeit zur Antikörperbildung hatte. Entsprechendes gilt von der WASSERMANNschen Reaktion. Unnützer Arbeitsaufwand ist auch, bei eindeutiger bakteriologischer Diagnose den Untersucher bis weit in die Rekonvaleszenz hinein mit Agglutinationsreaktionen zu belasten, da die immunbiologischen Verhältnisse keine Schlüsse auf eine eingetretene Heilung zulassen. Dagegen kann versucht werden, bei Ruhr oder Enteritis die Ätiologie des Krankheitsbildes nachträglich durch die WIDALsche Reaktion zu klären.

Bei manchem Untersuchungsmaterial ist die *Technik der Entnahme* für den Erfolg ausschlaggebend. Vielfältige Erfahrung lehrt z. B., daß ein Rachenabstrich nicht so einfach ist, wie es scheinen möchte. Auch durch Mitleid diktierte Rücksichtnahme auf den Patienten kann sich verhängnisvoll auswirken. Die Herstellung von Blutkulturen nach der Gußplattenmethode erfordert ein technisches Können, das nur durch Übung erworben werden kann. Vorzeitige Gerinnung des Blutes stellt den Erfolg ebenso in Frage wie schlechte Verflüssigung oder Wiedererstarren des Agars. Sollen Oberflächenkulturen am Krankenbett hergestellt werden, wie bei der Ruhr- oder der Gonokokkendiagnose, so muß man ihre Technik beherrschen, da der Erfolg durch zu große aufgebrachte Mengen und durch falsche Impfstrichführung zunichte gemacht werden kann. — Daß *jede Probe unter sterilen Kautelen zu entnehmen und in sterilen Gefäßen zu transportieren ist*, muß eine Selbstverständlichkeit auch bei solchem Material sein, das, wie etwa Stuhl, Beimengungen banaler Keime enthält. Der oft gemachte Einwand, an unsterilen Glasgeräten befänden sich keine pathogenen Keime, ist nicht berechtigt, da nicht nur die Grenze zwischen pathogenen und apathogenen Keimen oft schwer zu ziehen ist, wie bei manchen Kokken oder bei der Coligruppe, sondern auch durch die Entwicklung von Saprophyten das Wachstum von Krankheitserregern verhindert werden kann. So ist es aussichtslos, die Brucella abortus aus einem bakteriell verunreinigten Blut oder Urin züchten zu wollen. Auch können beigemengte Proteuskeime, die die Eigenschaft haben, nicht in umgrenzten Kolonien, sondern schleierartig über die Plattenkulturen zu wuchern, eine bakteriologische Diagnose stark verzögern, wenn nicht unmöglich machen.

Die verschiedene Hinfälligkeit der Bakterien erfordert besondere Vorkehrungen beim *Transport*. Eine sehr kurze Lebensdauer haben die Gonokokken, die zur Kultur sofort nach der Entnahme auf angewärmte Spezialnährböden gebracht und vor Abkühlung geschützt zum Brutschrank transportiert werden müssen. Das Fahnden nach den Erregern der Amöbenruhr ist nur dann aussichtsreich, wenn die Untersuchung am frischen Stuhl, möglichst am Krankenbett, vorgenommen wird. Etwas resistenter sind die Meningokokken, doch vertragen auch sie einen vielstündigen Transport schlecht. Bedeutend widerstandsfähiger sind die pathogenen Darmkeime. Unter ihnen sind am hinfälligsten die Ruhrerreger, bei denen zwar die Stuhleinsendung nicht aussichtslos ist, sich aber doch die direkte Aussaat auf Platten am Krankenbett empfiehlt. Schon weniger empfindlich gegen äußere Einflüsse sind die Typhusbakterien und schließlich die Paratyphus B- und Enteritiserreger. Die Lebensdauer dieser Keime hängt im wesentlichen von der Beschaffenheit des Stuhles und erst in zweiter Linie von der herrschenden Temperatur ab. — Die Kultur der üblichen Eitererreger macht nach längerem Transport im allgemeinen keine Schwierigkeiten. Sporenbildner lassen sich bei geeigneter Aufbewahrung noch nach Jahresfrist züchten. — Zum *Versand* des infektiösen Untersuchungsmaterials sollen grundsätzlich die von den Medizinaluntersuchungsämtern über die Apotheken kostenlos zur Verfügung gestellten Gefäße benützt werden, da sie die Infektionsmöglichkeit bei Bruch auf ein Minimum reduzieren und auch in ästhetischer Hinsicht berechtigten Anforderungen genügen. Für die Entnahme bestimmter Proben und ihrer Versendung bestehen gesetzliche Vorschriften (,,Bekanntmachung betreffend Vorschriften über Krankheitserreger'' vom 21. 11. 17, Reichsgesetzblatt S. 1069, Reichsgesundheitsblatt 1917, S. 705), so bei Cholera, Pest, Tularämie, Rotz, Maul- und Klauenseuche, Tollwut und Schweinepest. Für den Versand psittacoseverdächtiger Vogelkadaver gilt die ,,Verordnung zur Bekämpfung der Papageienkrankheit'' vom 14. 8. 34 (Reichsgesetzblatt I S. 774). Für die einzelnen Untersuchungsstoffe sind verschiedene, jeweils zweckentsprechende Gefäße, zum Teil mit verschiedenen Verschlüssen, vorgesehen. *Korkstopfen* lassen sich schlecht sterilisieren; für empfindliches Material sind deshalb Gummistopfen zu verwenden. Nicht angängig ist der Versand von Flüssigkeit in Gläsern, die mit *Wattestopfen* verschlossen sind. Auf die zweckmäßige Verwendung von *Venülen*, die eine einfache, saubere und sterile Entnahme und einwandfreien Versand gewährleisten, sei nachdrücklich hingewiesen. Für den Versand von Wasserproben sind besonders konstruierte Gefäße zu empfehlen.

Eine große Erleichterung bringen dem Untersucher die auf den *Begleitscheinen* vermerkten Angaben über die *Art des Materials*, den *Zeitpunkt seiner Entnahme*, über die *klinische Diagnose*, oder in unklaren Fällen über die *wichtigsten Symptome* und schließlich über die *Dauer der Beschwerden*. Denn diese Hinweise gestatten dem Bakteriologen, auf Grund seiner Erfahrung bestimmte Methoden heranzuziehen, die eine exakte Diagnosestellung in kürzester Zeit ermöglichen, die aber wegen ihrer Anpassung an die Eigenart bestimmter Erreger oder Erregergruppen gleichzeitig einen Verzicht auf die Erfassung anderer Bakterien zwangsläufig mit sich bringen. So gestattet die Blut-Gallekultur zwar den raschesten Nachweis der Typhus- und Paratyphusbakterien, läßt aber die Erreger anderer septischer Erkrankungen unberücksichtigt. Andererseits werden mit den für die Sepsiserreger aus der Gruppe der Kokken optimalen Kulturmethoden die Erreger der BANGschen Krankheit nicht erfaßt. Oder ein anderes Beispiel: Eine Stuhleinsendung mit der Diagnose Durchfall wird im Laboratorium zunächst Veranlassung zur Fahndung nach den pathogenen Darmkeimen aus der Gruppe der gramnegativen Stäbchen sein. Das Resultat: ,,keine pathogenen Darmkeime nachweisbar'' wird in diesem Falle jedoch nichts über die Anwesenheit von Tuberkelbakterien aussagen. Der sich zunächst aufdrängende Gedanke, daß bei jeder Untersuchung eben alle diagnostischen Möglichkeiten erschöpft werden müßten, erweist sich in der Praxis als nicht durchführbar, da es weder Universalmethoden gibt, die die Erfassung sämtlicher Krankheitserreger ermöglichen, noch die Anwendung vieler Methoden bei einem einzigen Untersuchungsmaterial aus Gründen der Vernunft und der Wirtschaftlichkeit möglich ist. Eine solche Gepflogenheit müßte die Laboratoriumsarbeit ins Ungemessene steigern, ohne daß daraus ein ins Gewicht fallender Mehrerfolg zu verzeichnen wäre. *Mit einer klar formulierten Fragestellung an den Bakteriologen heranzutreten oder ihm im Zweifelsfalle die wesentlichen klinischen Daten zu übermitteln, ist der einfachste Ausweg aus dieser Schwierigkeit.*

Im bakteriologischen Laboratorium werden die durch Boten oder durch die Post abgelieferten Proben nach der Art des Materials sortiert, numeriert, und die auf den Begleitscheinen enthaltenen Angaben in die Hauptbücher eingetragen. In ihnen wird nach Fertigstellung der Untersuchung auch die endgültige Diagnose vermerkt. Darauf werden die einzelnen Proben entweder zur sofortigen Verarbeitung in die verschiedenen Laboratorien verteilt oder auch, wie Blut oder Liquor cerebrospinalis zur serologischen Untersuchung, im Eisschrank bis zur Anstellung der Reaktionen aufbewahrt. Von den Bearbeitern wird das anfallende Material nochmals in Bücher eingetragen, in denen der Untersuchungsgang, die Zwischenresultate und schließlich die Diagnose vermerkt werden.

Begonnen wird die *bakteriologische Untersuchung* mit einer genauen *Inspektion des Untersuchungsmaterials*. Flüssigkeiten werden in einer sterilen Schale auf dunklem Untergrund ausgebreitet, wobei auf Besonderheiten geachtet wird. Manchmal gibt schon die *Farbe* wertvolle Hinweise auf die zu erwartenden Bakterien, wie die Grünfärbung des Eiters, die meist durch das Bacterium pyocyaneum verursacht wird. Auch der *Geruch* des Materials kann für die Weiterverarbeitung wichtig sein. So ist von jedem stinkenden Eiter eine anaerobe Kultur anzulegen. Im Sputum werden eitrige Partien mit Nadel und Öse zur Untersuchung isoliert. Im actinomycesverdächtigen Eiter finden sich oft Körnchen aus winzigen Pilzgeflechten, die Drusen. Aus Stuhlproben werden eitrige und schleimige Flocken zur Verarbeitung ausgesucht.

An diese Vorarbeit schließt sich die *Anfertigung von Präparaten* an, die zunächst meist nach GRAM gefärbt werden. Der Ausfall dieser Färbung ist das erste Indizium, das in der langen, sich nun entrollenden Beweiskette gegen die zu diagnostizierenden Bakterien ins Feld geführt wird. Denn sie gestattet durch die Scheidung des Bakterienreiches in die zwei großen Gruppen der sich blauschwarz färbenden grampositiven und der sich rot färbenden gramnegativen Keime, die bisher fast unbegrenzte Vielfalt der diagnostischen Möglichkeiten wesentlich einzuschränken. Der nächste Schritt ist die Feststellung der *Form der einzelnen Keime*. Kugel-, Stäbchen- oder Schraubenform bilden das erste, wenn auch nicht immer sofort eindeutig zu bestimmende Merkmal. Denn manchmal läßt sich bei einmaliger Untersuchung nicht entscheiden, ob es sich um kurze Stäbchen oder längliche Kokken handelt, eine Tatsache, die bei der Entdeckung des Bacterium melitense („Mikrococcus melitensis") zu einem systematischen Irrtum führte. Gleichzeitig werden Besonderheiten der Gestalt vermerkt, bei Kokken Kugelform, Semmelform, Lanzettform, bei Stäbchen die Größe und das Maß der Biegung, das Verhältnis ihrer Länge zur Dicke, die Form der Enden, die rund, eckig, spitz, aufgetrieben sein können. Nach diesen Feststellungen ist der Kreis der in Betracht kommenden Arten meist schon wesentlich eingeengt und der Verdacht unter Berücksichtigung der aus dem eingesandten Untersuchungsmaterial oder aus der klinischen Diagnose sich ergebenden Anhaltspunkte in eine bestimmte Bahn gelenkt. Von ihrer Richtung hängt es ab, ob nun die Beweisführung durch die Kultur fortgesetzt wird, oder ob die *weitere mikroskopische Untersuchung* mit neuen Methoden wichtige Anhaltspunkte geben kann. So kann nach dem Vorhandensein von *Sporen* gefahndet und dabei festgestellt werden, ob sie mittel-, drittel- oder endständig sind. Manche Bakterien bilden *Kapseln*, die aus Polysacchariden bestehen und im Präparat als helle Höfe um die einzelnen Bakterien erscheinen. Mit besonderen Methoden können sie gefärbt werden. Zum Teil treten sie nur im Tierkörper als Schutzreaktion des Mikroorganismus auf die immunbiologische Abwehrreaktion des befallenen Makroorganismus auf, zum Teil werden sie aber auch als konstantes Merkmal auf künstlichen Nährböden angetroffen. Weiter gestattet die ZIEHL-NEELSEN-Färbung die Entscheidung, ob die Keime *säure-alkoholfest* sind. Eine Färbung der *Geißeln*, die im üblichen Präparat nicht sichtbar sind, wird in der Untersuchungsamtspraxis kaum noch durchgeführt. Ihre Anwesenheit wird indirekt durch die Beweglichkeitsprüfung im hängenden Tropfen oder durch das Schwärmphänomen im halbfesten Agar nachgewiesen. Bei der Beweglichkeitsprüfung im hängenden Tropfen muß man sich jedoch hüten, die BROWNsche Molekularbewegung, bei der die einzelnen Bakterien auf der Stelle „tanzen", mit Beweglichkeit zu verwechseln; diese ist nur bei echter Ortsveränderung erwiesen. — Manche *Färbungen* gestatten einen Einblick in den sonst so wenig bekannten inneren Bau der Bakterien. Bei einer bestimmten Färbung zieht sich das Plasma besonders empfindlicher Stäbchen (Pasteurellagruppe) an die Bakterienenden zurück, wodurch das Bild der *Polfärbung* entsteht. Grundsätzlich verschieden hiervon ist die *Polkörnerfärbung* der Diphtheriebakterien, wobei sich mit der Methode nach NEISSER eingelagerte chemische Substanzen (Volutin) nachweisen lassen, oder auch die FEULGENsche Färbung, mit der *Kernsubstanz* (Thymonucleinsäure) dargestellt wird. Manche Keime färben sich mit den üblichen Anilinfarben in charakteristischer Weise ungleichmäßig, wie die fusiformen Bakterien und die Diphtheriebakterien.

Zum leichteren Auffinden von Tuberkelbakterien hat sich die *Färbung mit Fluorochromen* eingebürgert. Die Ausstrichpräparate werden in ähnlicher Weise wie bei der ZIEHL-NEELSEN-Färbung mit einem Fluorochrom gefärbt und ebenfalls mit Salzsäure-Alkohol entfärbt. Die Eigenschaft der Farbstoffe dieser Gruppe, im ultravioletten Licht aufzuleuchten, wird im *Fluorescenzmikroskop* dazu benützt, die fluorescierenden Tuberkelbakterien auf entfärbtem, nicht leuchtenden Grund besonders kontrastreich sichtbar zu machen.

Zur Beobachtung besonders feiner Strukturen und zur Sichtbarmachung von lebenden Spirochäten aus syphilitischen Primäraffekten oder von Leptospiren aus dem Urin von Personen, die an WEILscher Krankheit leiden, wird gern die *Dunkelfeldmikroskopie* herangezogen. Alle corpusculären Elemente erscheinen bei ihr auf Grund des TYNDALL-Effektes hell leuchtend auf schwarzem Untergrund. — Die *Elektronenmikroskopie* hat bis heute der *praktischen* bakteriologischen Diagnostik noch keine Vorteile gebracht. — Die Vorzüge der *Phasenkontrastmikroskopie* scheinen mehr auf histologischem als auf mikrobiologischem Gebiet zu liegen.

Ergänzt werden diese Beobachtungen durch die Messung der *Bakteriengröße*, wobei allerdings zu beachten ist, daß ein genaues Maß kaum angegeben werden kann, da Wachstum und Teilungsvorgänge es wesentlich beeinflussen. Die Länge der üblichen Krankheitserreger liegt zwischen etwa 1 und 7 μ, ihre Breite überschreitet kaum 1 μ. Kokken haben meist einen Durchmesser von 0,8—1 μ.

Oft nicht weniger wichtig als die Morphologie der einzelnen Bakterien ist ihre *Lagerung*. Sie ist bei den meisten Keimen in den üblichen Präparaten zu sehen, besonders, wenn sie von Bouillonkulturen angefertigt sind. In manchen Fällen, wie bei Milzbrandbacillen und Diphtheriebakterien, ist die Beurteilung eines *Klatschpräparates* von festen Nährböden von besonderem Vorteil, da hierbei der ursprüngliche Zusammenhang am besten gewahrt bleibt. Bei Kokken spricht man von Diplokokken, Streptokokken oder Staphylokokken, je nachdem sie zu zweien, in Ketten oder Traubenform gelagert sind. Auch Einheiten mit vier (Micrococcus tetragenus) oder acht Kokken (Sarcinen) sind bekannt. — Bei den Stäbchenbakterien sind die Verhältnisse ähnlich. Neben völlig unregelmäßiger Lagerung, wie bei den Angehörigen der Coli-, Typhus-, Paratyphus-, Enteritis- und Ruhrgruppe, findet sich Anordnung in Ketten (Streptobacillus ulceris cancrosi, Milzbrandbacillus), in V-, Y-, Finger- oder Hirschgeweihform (Diphtheriebakterien), in Palisaden- oder Parkettmusterform (Pseudodiphtheriebakterien), oder in Zöpfen (Tuberkelbakterien).

In manchen Fällen kann durch das mikroskopische Bild die Diagnose schon gesichert sein oder einen solchen Grad von Sicherheit erreicht haben, daß in dringenden Fällen eine vorläufige Mitteilung an den Arzt möglich ist. Die Erreger der Malaria, der Kala-Azar, des Rückfallfiebers und der WEILschen Krankheit bedürfen keiner weiteren Untersuchung. Auch bei manchen bakteriellen Erkrankungen, wie bei der Gonorhoe oder bei der Tuberkulose, genügt im allgemeinen das mikroskopische Bild. Bei der weitaus größten Zahl der Krankheitserreger jedoch schließen sich *biologische Prüfungen* an.

Zunächst wird das *Wachstum in flüssigen und auf festen Nährböden beobachtet.* In Bouillon z.B. finden sich Streptokokken als krümeliger Bodensatz. Staphylokokken trüben die Nährbrühe diffus. Choleravibrionen bilden auf Peptonwasser eine Kahmhaut. Pestbakterien wachsen am Rande des Röhrchens empor. — Früher, vor der Einführung der serologischen Methoden, als den Wuchsformen weit größere Aufmerksamkeit geschenkt wurde, spielte die *Gelatinestichkultur* mit ihren mannigfaltigen Wachstumsmöglichkeiten eine große Rolle. — Auf *Plattenkulturen* werden neben der Größe und Form die Randzeichnung, Oberfläche, Farbe, Konsistenz, Verschiebbarkeit und Verwurzelung der Kolonie heute noch als wesentliche differentialdiagnostische Merkmale angesehen. Hierher gehört auch die Erkennung der Rauh-Formen (R-Formen, rough), die bei vielen Bakterienarten neben den normalen Glattformen (S-Formen, smooth) gebildet werden. Die Glattformen sind meist durch eine glatte, spiegelnde und feuchte Oberfläche, durch regelmäßige, kreisrunde Begrenzung und hochgewölbte Form ausgezeichnet. Die Rauhformen dagegen besitzen eine rauhe, glanzlose und trockene Oberfläche, einen unregelmäßigen, gezackten oder gekerbten Rand und eine nur geringe Koloniewölbung. Der Ausbildung der Rauhformen, die sich außer durch ihr Aussehen auch durch ihre Agglutinabilität in physiologischer Kochsalzlösung von den Glattformen unterscheiden, gehen Veränderungen in der Antigenstruktur und ein Nachlassen der Pathogenität parallel.

An diese Indizien schließt sich eng eine Reihe von kulturellen Methoden an, die das *Wachstum unter bestimmten physikalischen Bedingungen* prüft. So läßt das Verhalten gegen Luftsauerstoff zwei große Gruppen, die *Aerobier* und die *Anaerobier*, unterscheiden. Die ersten gedeihen nur bei Sauerstoffzutritt, die letztgenannten bei Sauerstoffabschluß. Diese beiden Gruppen werden durch die fakultativen Aerobier und fakultativen Anaerobier mit allen Übergängen verbunden.

Alle *Methoden der Anaerobenzüchtung* beruhen auf der Entfernung des Sauerstoffs aus den flüssigen oder festen Nährböden. Teils wird die Atmosphäre durch physikalische Methoden sauerstoffarm gemacht, wie beim ZEISSLER-Verfahren, wo ein zur Aufnahme der Kulturschalen und Röhrchen bestimmtes Glasgefäß durch eine Vakuumpumpe luftleer gepumpt wird. Teils wird der Sauerstoff chemisch gebunden, wie beim Pyrogallol-Natronlauge-Verfahren oder bei der Zugabe von reduzierenden Substanzen, wie Ascorbinsäure oder Leberstückchen in der TAROZZI-Bouillon. Und schließlich sind in Nachahmung der natürlichen Wachstumsverhältnisse biologische Methoden üblich, so bei der FORTNER-Platte, wo die Hälfte einer

Kulturschale mit dem sauerstoffzehrenden Bacterium prodigiosum, die andere Hälfte mit dem zu züchtenden Anaerobier beimpft wird. Dieses Verfahren hat den Vorteil, daß an Stelle des entzogenen Sauerstoffs die gasförmigen Stoffwechselprodukte der Aerobier treten. Hierdurch entstehen ähnliche Bedingungen, wie sie die Anaerobier in mischinfizierten Wunden oder auch bei den meisten Abbauprozessen organischer Substanz in der freien Natur vorfinden.

Damit sind aber die Ansprüche mancher Bakterienarten an die sie umgebende Atmosphäre noch nicht erschöpft. Die BANG-Bakterien benötigen bei der Erstzüchtung besonders reichlich *Kohlensäure* und auch manche Gonokokkenstämme werden vorteilhaft in einem CO_2-haltigen Kulturgefäß gezüchtet.

Für die Entscheidung, ob es sich bei einer Bakterienkultur um eine pathogene oder apathogene Art handelt, liefert oft das *Wachstum bei verschiedenen Temperaturen* einen wertvollen Anhalt. Die Spanne, innerhalb derer freilebende Bakterien sich vermehren können, ist groß. Sie reicht von etwa 0° C bis etwa 30° C, bei bestimmten thermophilen Arten sogar bis 74° C. Die menschenpathogenen Bakterien dagegen sind weitgehend der Temperatur des Blutes angepaßt und deshalb meist bei 37° C optimal züchtbar. Jedoch gibt es Ausnahmen: Pestbakterien haben ihr Temperaturoptimum bei 30° C. Allerdings wachsen die meisten pathogenen Keime, wenn auch langsamer, noch bei Zimmertemperatur von 22° C. Manche sind jedoch gegen eine Temperaturerniedrigung so empfindlich, daß diese Eigenschaft zu ihrer Unterscheidung von ähnlichen, apathogenen Verwandten herangezogen wird. So gestattet die Bebrütung einer aus dem Nasen-Rachenraum isolierten Kultur von gramnegativen Diplokokken bei 22° und 37° meist schon eine Entscheidung darüber, ob es sich um Meningokokken handeln kann, oder um einen der zahlreichen Saprophyten der oberen Luftwege.

Mit dem Grad des erreichten Parasitismus hängen eng die *Ansprüche an den Nährboden* zusammen. Je stärker eine Species an ihren Wirt angepaßt ist, um so mehr bedarf sie zu ihrer Vermehrung wirtskörpereigener Substanzen. Der Choleravibrio, wahrscheinlich einer der phylogenetisch jüngsten Krankheitserreger, gedeiht im Gegensatz zu den meisten anderen Bakterien recht gut in Peptonwasser, eine Erfahrung, die sich ein elektives Anreicherungsverfahren, die Vorkultur in Peptonwasser, zunutze macht. Die Mehrzahl der Krankheitserreger benötigt Kochextrakte aus Fleisch, Bouillon oder Nährbrühe, die für besonders anspruchsvolle Bakterien, wie Meningokokken und Gonokokken, mit menschlichem Eiweiß, wie Blut, Serum oder Ascites, versetzt wird. Und schließlich gibt es Bakterienarten, die für ihr Wachstum bestimmte chemisch definierte Substanzen benötigen. So bedürfen das Influenzabacterium und die es einschließende Gruppe der hämoglobinophilen Bakterien des Hämoglobins. Die Tularämieerreger lassen sich auf künstlichen Nährböden meist nur züchten, wenn sie zuvor eine Tierpassage durchlaufen haben. Für die Erreger der Lepra ist bis heute noch keine Züchtungsmethode bekannt. — Die Virusarten vermehren sich nur auf lebenden Zellen, in der Gewebekultur auf der Chorioallantois und im Dottersack des Hühnereis. Ähnlich verhalten sich die Rickettsien. Jedoch lassen sich die SEIFFERTschen Mikroorganismen aus faulendem Material, die elektronenoptisch gleiche Bilder liefern wie das Bronchopneumonievirus der Maus und das Pleuropneumonievirus des Rindes, auf gewöhnlichen Nährböden züchten.

Die Wasserstoffionenkonzentration der Nährböden ist insofern von Bedeutung, als die meisten pathogenen Arten eine schwach alkalische Reaktion verlangen. Nur die Tuberkelbakterien lieben einen stärkeren Säuregehalt und die Choleravibrionen ein stark alkalisches Milieu, was bei diesen zur elektiven Anreicherung auf dem Blutalkaliagar nach DIEUDONNÉ benützt wird.

Der durch die vorangegangenen Untersuchungen meist schon sehr klein gewordene Kreis der diagnostisch in Betracht kommenden Bakterienarten wird nun durch die *Prüfung der biochemischen Leistungen* noch weiter eingeengt. So können durch den Nachweis der Indolbildung mit Hilfe von EHRLICHschem Reagens apathogene Stämme aus der Coligruppe von den Erregern der typhös-paratyphösen und enteritischen Erkrankungen abgetrennt oder innerhalb der Ruhrgruppe bestimmte Ruhrtypen erkannt werden. Die VOGES-PROSKAUERsche Reaktion, mit der Acetyl-Methyl-Carbinol nachgewiesen wird, unterscheidet das Bacterium coli vom Bact. lactis aerogenes. — Die Aldehydreaktion auf der ENDO-Platte gestattet die Ausschaltung aller apathogenen Milchzuckervergärer von der weiteren Untersuchung und die Erkennung der den Milchzucker nicht vergärenden Keime aus der Typhus-Paratyphus-Enteritis-Ruhrgruppe. Die Keime aus der Brucellagruppe lassen sich durch die Schwefel-Wasserstoffbildung unterscheiden.

In ähnlicher Weise wird die Fähigkeit zur Bildung bestimmter differential-diagnostisch wichtiger *Fermente* bewertet, wie der Gelatinase, die manche Bakterien zur Verflüssigung der Gelatine befähigt, der Plasmakoagulase, die bei Staphylokokken neben anderen Merkmalen zur Prüfung der Pathogenität herangezogen wird, der Oxydase, die es gestattet, gramnegative Kokken durch eine biochemische Reaktion in einer Mischkultur zu erkennen, ferner der eiweiß- und fettlösenden Fermente und der Reduktasen. Von großer praktischer Bedeutung ist das meist auf der Blutagarplatte nachgewiesene Hämolysin, das die große Gruppe der hämolysierenden von den nichthämolysierenden Bakterien abgrenzt.

Breitesten Raum jedoch nehmen die fermentativen Leistungen ein, die man als „*Zuckervergärung*" bezeichnet. Dabei handelt es sich um den Abbau von Kohlenhydraten, Alkoholen, organischen Säuren und deren Salze. Am bekanntesten sind die „LINGELSHEIMsche Reihe", Farbindikatornährböden mit Dextrose, Maltose und Lävulose zur Unterscheidung gramnegativer Kokken, und die kleinen und großen „Bunten Reihen" in der Diagnostik der Coli-Typhus-Paratyphus-Enteritis-Ruhrgruppe. Ihren Namen erhielten die „Bunten Reihen" wegen der den einzelnen Nährböden zum Nachweis der Zuckerspaltung zugefügten Farbindikatoren.

Unerläßlich für alle diese biochemischen Prüfungen ist das *Arbeiten mit Reinkulturen*. Zu ihrer Gewinnung sind für praktische Belange meist mehrfache Passagen über feste Nährböden ausreichend, wobei jeweils mikroskopisch geprüfte Einzelkolonien überimpft werden. *Strengsten Anforderungen an die Reinheit* eines Bakterienstammes genügt jedoch nur die *Mikromanipulierung*. Zu ihrer Durchführung wird in einem Mikromanipulator mit einer sehr fein ausgezogenen Glascapillare eine einzelne Bakterienzelle aus einem hängenden Tropfen herausgefischt und in einen flüssigen Nährboden verimpft. Die entstehende Kultur stammt bei einwandfreier Technik, besonders wenn das Mikromanipulieren öfter widerholt wird, mit Sicherheit von dieser Zelle ab (Einzell-Kultur).

Bei vielen Bakterienarten genügen die bisher beschriebenen morphologischen und kulturell-biochemischen Eigenschaften, um eine Diagnose stellen zu können. Bei anderen dagegen ist die Zahl der Indizien zur Feststellung ihrer Identität immer noch nicht ausreichend. Bei ihnen muß als Schlußstein der diagnostischen Beweisführung die *serologische Prüfung*, meist in Form der Agglutinationsprobe, oder selbst der Tierversuch eingesetzt werden.

Bei der *Agglutination* wird die zu prüfende Kultur mit dem diagnostisch in Betracht kommenden Immunserum, gegebenenfalls mit weiteren Seren in geeigneten Verdünnungen zusammengebracht und der Ausfall der Reaktion abgelesen (GRUBERsche Reaktion). Bei Übereinstimmung des zu prüfenden Stammes mit dem bekannten Testserum tritt eine mehr oder weniger starke Flockung ein. Im negativen Fall, also bei Nichtübereinstimmung des Antigen-Antikörpersystems, bleibt die Bakteriensuspension milchig getrübt. Je nach dem Antigenaufbau der Bakterien wird die Technik der Reaktion verschieden gewählt. Sind die zu prüfenden Kulturen scharf umschriebene serologische Einheiten, wie die Pneumokokken oder Meningokokken, so empfiehlt sich wegen ihrer Einfachheit und Schnelligkeit die *Objektträgeragglutination*. In einen Tropfen einer vorher als günstig ermittelten Serumverdünnung wird mit der Impfnadel etwas Bakterienmasse eingerieben. Nach kurzem Hin- und Herschwanken des Objektträgers läßt sich die eingetretene Agglutination mit dem unbewaffneten Auge ablesen. — Besteht bei dem vorliegenden Stamm jedoch eine stärkere serologische Verwandtschaft zu anderen pathogenen oder apathogenen Arten, wie etwa beim Choleravibrio, so muß eine Agglutinationsreihe in Reagensgläsern angesetzt werden. Zu diesem Zweck stellt man von dem Testserum fallende Verdünnungen, beginnend mit 1:100, 1:200, 1:400, bis zum Endtiter des Serums her. Dabei wird als Endtiter die Verdünnung bezeichnet, bei der das Serum den zu seiner Herstellung verwendeten Stamm gerade noch agglutiniert. Ein solches Serum hat die Eigenschaft, alle homologen Stämme bis zum Endtiter zu agglutinieren, heterologe Stämme dagegen, die in ihrer Antigenstruktur mit ihm nur teilweise übereinstimmen, nur in niedrigeren Verdünnungen. Beweisend für das Vorliegen des homologen Stammes ist deshalb nur die Agglutination bis zum Endtiter (Titer, Titergrenze) des Serums. — Bei einer dritten Gruppe von Krankheitserregern, so bei den Angehörigen der Salmonella- und Brucellagruppe, sind die Antigenverhältnisse so kompliziert, daß die vom Tier gewonnenen Rohseren zu einer exakten Diagnose wenig geeignet sind. Bei ihnen müssen die übergreifenden, unspezifischen Agglutinine zunächst durch Absorption entfernt werden. Mit den in den Seren verbleibenden Agglutininen (Einfaktorenseren) wird dann der mosaikartige Antigenaufbau dieser Krankheitserreger ermittelt (qualitative Receptorenanalyse).

Diese serologischen Reaktionen besitzen einen kaum zu übertreffenden Grad von Spezifität, und meist ist mit ihrer Anwendung die Beweiskette geschlossen, die bakteriologische Diagnose ist gestellt. Nur in seltenen Fällen muß der *Tierversuch* zu ihrer endgültigen Sicherung herangezogen werden. Dabei braucht keinesfalls beim Versuchstier ein gleiches oder ähnliches Krankheitsbild wie beim Menschen zu entstehen, wie etwa beim Tetanus, beim Gasbrand oder der WEILschen Krankheit. Es genügt vielmehr, und das ist der häufigere Fall, daß bestimmte örtliche oder allgemeine Krankheitserscheinungen auftreten, die erfahrungsgemäß von einer Bakterienart bei einer bestimmten Applikationsweise ausgelöst werden. Dies ist der Fall bei der Toxizitätsprüfung von Diphtheriebakterien, wo bei subcutaner Verabfolgung der Keime ein sulziges Ödem an der Injektionsstelle, seröse Ergüsse in den Körperhöhlen und Rötung und Schwellung der Nebennieren beobachtet werden, weiter bei der Breslauinfektion der Maus, beim PAULschen Versuch zur Pockendiagnose oder bei der NEILL-MOOSERschen Reaktion zur Sicherung fleckfieberähnlicher Krankheiten.

Ausgezeichnetes leistet der Tierversuch ferner bei der *Auffindung von so spärlich vorhandenen Keimen*, daß sie sich dem üblichen mikroskopischen und kulturellen Nachweis entziehen. So gelingt der Nachweis der Tuberkelbakterien im Liquor cerebrospinalis, in anderen Punktaten oder im Urin oft nur durch die Injektion dieser Flüssigkeiten bei einem Meerschweinchen, dem empfänglichsten Versuchstier für diese Bakterienart. Die Diagnose der BANGschen Krankheit durch die unmittelbare Einverleibung von Patientenblut oder der Nachweis des Erregers der WEILschen Krankheit, der Leptospira icterohaemorrhagiae, durch Injektion von Blut oder Urin bei dem gleichen Versuchstier sind weitere Beispiele für die Überlegenheit des Tierversuches in Fällen, wo die Erreger mikroskopisch nur schwer nachgewiesen werden können oder ihre Züchtung auf künstlichen Nährböden Schwierigkeiten bereitet.

Eine besondere Form des Tierversuchs ist die *Xenodiagnose*. Zum Nachweis schwer züchtbarer, durch Arthropoden übertragener Krankheitserreger im Patienten werden diesem die Überträger angesetzt. Nach einer bestimmten Zeitspanne werden diese getötet und in ihren inneren Organen die nun zahlreich vorhandenen Erreger mikroskopisch nachgewiesen. Bei der CHAGASschen Krankheit, einer durch geflügelte Wanzen übertragenen Trypanosomenkrankheit, wird z. B. diese Methode angewendet.

Die *Empfänglichkeit* für manche Krankheitserreger und die *natürliche Resistenz* gegen andere machen den Tierversuch auch geeignet, eine bestimmte Bakterienart aus einer Mischflora zu isolieren. Das klassische Beispiel hierfür ist die Pneumokokkendiagnose aus dem Sputum. Bei intraperitonealer Einverleibung einer Sputumflocke bei einer weißen Maus wird die übliche Rachenflora durch die Abwehrkräfte des Organismus vernichtet, während die Pneumokokken sich im Verlauf von 8—12 h anreichern und in Reinkultur durch Punktion entnommen werden können. In ähnlicher Weise gelingt der Nachweis von Tetanusbacillen in einer aeroben und anaeroben Mischflora. Wird einer weißen Maus ein excidiertes Gewebestück in eine Hauttasche an der Schwanzwurzel eingebracht, so entwickelt sich beim Vorhandensein dieser Bacillen durch die Sekretion ihrer Toxine ein Tetanus der hinteren Extremitäten.

Bei epidemiologischen Untersuchungen schließlich wird der Tierversuch zur *Typendiagnose* herangezogen, so bei der Unterscheidung von Tuberkelbakterien in Humanus-, Bovinus- und Gallinaceusstämme durch ihre unterschiedliche Pathogenität für verschiedene Versuchstiere. Die Abtrennung der Breslaubakterien von den Paratyphus B-Bakterien gelingt im Tierversuch, weil jene bei der Maus ein septisches Krankheitsbild erzeugen, diese für sie apathogen sind.

Die in der Natur mancher Krankheiten gelegene Unsicherheit des Nachweises ihrer Erreger bringt es mit sich, daß neben den bakteriologischen Methoden oft gleichzeitig *serologische Untersuchungen* angestellt werden. So ergänzt die WIDALsche *Reaktion* wesentlich die bakteriologische Typhus- und Paratyphusdiagnose sowie die Erkennung der Brucellosen und der Tularämie. Beim Fleckfieber ist die analoge WEIL-FELIXsche *Reaktion* sogar das alleinige Auskunftsmittel. Der HIRST-*Test* zur Diagnose der Grippe beruht auf der hemmenden Wirkung des Serums grippekranker Patienten auf die Agglutination von Hühnerblutkörperchen durch das Grippevirus. *Die Komplementbindungs- und Flockungsreaktionen* haben ihr Hauptanwendungsgebiet bei der Syphilis, die erstgenannte auch bei der WEILschen Krankheit und bei der Echinokokkeninfektion. Und schließlich sind noch *Cutanreaktionen* in Gebrauch, so bei der BANGschen Krankheit, beim Lymphogranuloma inguinale, bei der Trichinose und bei der Echinokokkeninfektion. Die Herstellung der hierfür benötigten Antigene fällt in den Arbeitsbereich des Bakteriologen.

Müßten in jedem Falle alle geschilderten Methoden herangezogen werden, so wäre eine bakteriologische Diagnose während der Dauer der Krankheit kaum zu erwarten. Es sind deshalb für häufig vorkommende Krankheitserreger abgekürzte Verfahren entwickelt worden, die eine Diagnose in kürzester Zeit ermöglichen, ohne ihre Exaktheit zu gefährden. Trotzdem ist die Zeitspanne, die sie in Anspruch nehmen, weitgehend von der Art des zu untersuchenden Materials, von den in ihm enthaltenen Erregern und den im Einzelfall angewendeten Verfahren abhängig. Stehen daher mehrere Methoden zur Verfügung, so wird man nach Möglichkeit derjenigen den Vorzug geben, deren Ergebnis rasch gewonnen werden kann, womit man dem behandelnden Arzt rechtzeitig die Möglichkeit für eine spezifische Behandlung und bei den Seuchen dem Amtsarzt möglichst früh die Unterlagen für sein Eingreifen gibt. So wird man bei der Tetanusdiagnose den langwierigen Bacillennachweis indirekt durch den Nachweis ihres Toxins führen, bei der Gasbranddiagnose die Kultur und die Typendiagnose — falls sie nicht ausdrücklich gewünscht sind — durch den Tierversuch ersetzen, der unter günstigen Verhältnissen schon nach 24 h eine Beurteilung gestattet. Bei der Enteritis wird man sich zunächst mit der Mitteilung der Diagnose „Keim aus der Enteritisgruppe" begnügen und die exakte serologische Typendiagnose erst anschließend vornehmen oder sie einem Speziallaboratorium überlassen.

Wieweit bei der Beurteilung eines Bakterienstammes die Zahl der Indizien eingeschränkt werden kann, sollen mehrere einfach gewählte Beispiele zeigen. Sie veranschaulichen gleichzeitig in ihrer Gegensätzlichkeit die für eine rasche Diagnosestellung notwendige Anwendung verschiedenartiger Methoden.

1. Eine Stuhlprobe soll auf Erreger der Typhus-Paratyphus-Enteritisgruppe untersucht werden. Eine kleine Stuhlmenge, möglichst eine Schleim- oder Eiterflocke, wird auf mehrere Milchzucker-Indikatornährböden (LEIFSON-, ENDO- und DRIGALSKI-Platten) verimpft, um am nächsten Tag durch entsprechende Verfahren der Kolonien die milchzuckervergärenden Colikeime von den verdächtigen, milchzuckernichtvergärenden Keimen trennen zu können. Gleichzeitig wird eine größere Stuhlmenge in einen Anreicherungsnährboden, meist in Tetrathionatbouillon, verimpft, der die Colikeime in ihrer Vermehrung hemmt, die pathogenen Keime dagegen begünstigt. — Am 2. Tag werden die in der Anreicherungsflüssigkeit gewachsenen Kulturen ebenfalls auf Milchzucker-Indikatornährböden ausgesät und die am 1. Tag angelegten Plattenkulturen durchmustert. Finden sich nur Milchzuckervergärer, so ist damit die Originalkultur unverdächtig. In diesem Fall besteht noch Aussicht, daß die Aussaat des Anreicherungsnährbodens am nächsten Tag ein positives Resultat zeitigt. Sind dagegen Milchzuckernichtvergärer vorhanden, so werden diese nach Kolonieform und Farbe wiederum in unverdächtige und verdächtige Kolonien eingeteilt, wobei es sich bei den erstgenannten meist um solche Angehörige der Coligruppe handelt, die den Milchzucker verspätet oder gar nicht spalten (Bact. coli „imperfectum", Intermediuskeime). Sind die verdächtigen Kolonien reichlich vorhanden, so kann versucht werden, durch Objektträgeragglutination mit abgesättigten Einfaktorenseren eine Diagnose zu stellen, was mit dieser Methode auch meist gelingt. Sind jedoch nur so wenige verdächtige Kolonien gewachsen, daß sie zu einer serologischen Diagnose nicht ausreichen, so werden weitere flüssige Indikatornährböden mit bestimmten assimilierbaren Zusätzen, eine „Bunte Reihe", beimpft. — Am 3. Tag wird, falls eine Diagnose schon am 2. Tag gestellt wurde, das Resultat der Anreicherung mit ihr verglichen, andernfalls werden die Kolonien auf den Anreicherungsplatten in gleicher Weise behandelt, wie tags zuvor die Originalkulturen, also in unverdächtige und verdächtige geschieden und diese serologisch identifiziert, gegebenenfalls auch hier unter Dazwischenschalten einer Bunten Reihe. Liegt vom 2. Tag her eine Bunte Reihe vor, so gestattet sie z. B. durch die Indolbildung und Saccharosevergärung, bei gleichzeitiger Spaltung des Traubenzuckers unter Gasbildung, die vorliegende Kultur als apathogen von der weiteren Untersuchung auszuschließen. Fehlen jedoch die Indolbildung und die Saccharosevergärung bei gleichzeitiger Spaltung des Traubenzuckers unter Gasbildung, so kann ein Paratyphus- oder Enteritiserreger vorliegen, jedoch keine Typhus- oder Ruhrkultur, abgesehen von dem seltenen Erreger der Newcastle-Ruhr. Erfolgte unter sonst gleichen Bedingungen keine Gasbildung, so kann es sich wohl um eine Typhus- oder Ruhrkultur außer dem Newcastle-Typ, aber nicht um einen Keim aus der Paratyphus-Enteritisgruppe handeln. Diese Hinweise sind für die serologische Diagnose wertvoll, da sie jeweils eine ganze Reihe von Agglutinationsreaktionen überflüssig machen. Bei normalem Verlauf der Untersuchung kann also eine Diagnose in 24—72 h gestellt werden, vorausgesetzt, daß keine kulturellen oder serologischen Besonderheiten vorliegen, die die Untersuchungszeit wesentlich verlängern können.

2. In einem Eiter sollen pathogene Keime nachgewiesen werden: Es werden ein GRAM-Präparat und ein ZIEHL-NEELSEN-Präparat angefertigt und sofort durchmustert, da sich nach dem Ausfall der mikroskopischen Untersuchung das weitere Vorgehen, die Beimpfung von

Spezialnährböden oder das Anstellen von Tierversuchen richten kann. In dem vorliegenden Beispiel sollen im GRAM-Präparat grampositive Kokken in Ketten und Haufen, im ZIEHL-NEELSEN-Präparat keine säurefesten Stäbchen gefunden werden. Die vorläufige Diagnose, die bei Dringlichkeit des Falles dem Arzt schon jetzt mitgeteilt werden kann, lautet: Streptokokken und Staphylokokken. Darauf wird mit einer entsprechenden Eitermenge eine Blutagarplatte und zur Anreicherung der Keime ein Bouillonröhrchen beimpft. — Am 2. Tag wird die Blutagarplatte durchmustert und darauf zweierlei Kolonien festgestellt: 1. kleine, farblose, tautropfenförmige Kolonien mit stark ausgeprägter Hämolyse des Nährbodens. Ein mikroskopisches Präparat einer solchen Kolonie zeigt bei GRAM-Färbung grampositive Kokken in Ketten. Diagnose: hämolysierende Streptokokken. 2. große, runde, gewölbte, porzellanweiße, glänzende Kolonien ohne Hämolyse. Ein entsprechendes Präparat zeigt grampositive Kokken in Haufen. Diagnose: nichthämolysierende weiße Staphylokokken. Ein GRAM-Präparat aus der Bouillon, die bei diffuser Trübung auch reichlichen Bodensatz zeigt, ergibt grampositive Kokken in Ketten und Haufen. — Die Aussaat der Bouillon auf eine weitere Blutplatte ergibt am 3. Tag ebenfalls hämolysierende Streptokokken und nichthämolysierende Staphylokokken. Dieses Resultat, das mit dem mikroskopischen Befund im Ausgangspräparat und mit dem Kulturbefund in der Ausgangskultur übereinstimmt, wird nun als endgültige Diagnose dem Einsender mitgeteilt.

3. Ein excidiertes Gewebsstück soll auf Tetanusbacillen untersucht werden: Von einer verdächtigen Stelle, die sorgfältig ausgesucht werden muß, wird ein Präparat hergestellt und nach GRAM gefärbt. Zwischen reichlicher grampositiver und gramnegativer Flora sollen sich spärlich verdächtige Sporenbildner befinden. Die betreffende Stelle wird sorgfältig ausgeschnitten und einer weißen Maus an der Schwanzwurzel implantiert. Zeigt die Maus am 2. oder 3. Tag einen typischen Tetanus der hinteren Extremitäten, so ist der Nachweis der Tetanusbacillen gesichert. Der kulturelle Nachweis der Bacillen kann sich anschließen, dauert aber mehrere Tage und bringt keinerlei Vorteile.

Diese drei Beispiele zeigen, wie verschieden das Vorgehen im Einzelfall sein kann und auch sein muß. So wurde bei der Tetanusdiagnose auf jede kulturelle Untersuchung verzichtet und das beweisende Indizium im Nachweis der toxischen Stoffwechselprodukte der Tetanusbacillen durch den Tierversuch gesehen. Bei der Stuhluntersuchung wurde, was dem Nichtbakteriologen zunächst unbegreiflich erscheint, auf jede mikroskopische Diagnose verzichtet, dagegen die kulturell-biochemischen und serologischen Eigenschaften als Indizien herangezogen. Und schließlich wurde bei der Eiteruntersuchung die Diagnose vor allem durch das mikroskopische Bild gestellt.

In jedem Falle ist es für den Arzt wichtig, zu wissen, nach welcher Zeit er mit einem Resultat rechnen kann. Oft gibt das am Einsendungstag durchmusterte *mikroskopische Präparat* schon wertvolle Hinweise auf die Art der Infektion, so bei Meningokokken oder Pneumokokken im Liquor, bei Gonokokken im Sekret, bei der Leptospira icterohaemorrhagiae im Urin, bei Tuberkelbakterien im Sputum, bei Staphylokokken oder Streptokokken im Eiter, bei Leishmanien im Sternalpunktat oder bei Malariaparasiten im Blut. Abgesehen aber von der Diphtheriediagnose, wo unter günstigen Umständen schon nach 8stündiger Bebrütung ein Resultat zu erhalten versucht werden kann, ist bei den gebräuchlichen *kulturellen Verfahren* eine Diagnose vor Ablauf von 1—2 Tagen unmöglich. Das Gros der bakteriologischen Untersuchungen benötigt diese Untersuchungszeit. In manchen Fällen dauert die Diagnosestellung jedoch wesentlich länger, so bei der Züchtung von Typhusbakterien aus dem Blut bis zu einer Woche, von BANG-Bakterien bis zu 3 Wochen, von Tuberkelbakterien bis zu 6 Wochen. Am meisten Zeit nehmen die exakte kulturelle Anaerobierdiagnose, ferner der Tierversuch auf Tuberkelbakterien und schließlich die Typendiagnose der Tuberkelbakterien in Anspruch, welche von der Einsendung des Materials bis zu ihrer Beendigung etwa 3 Monate benötigt.

Hinsichtlich der *Bewertung der Laboratoriumsresultate* muß darauf hingewiesen werden, daß *die bakteriologisch-serologische Diagnose keine Krankheitsdiagnose sein will und auch nicht als solche aufgefaßt werden darf.* Sie ist nur ein, wenn auch wesentlicher Hinweis für die Beurteilung des klinischen Bildes und nur in denen Rahmen verwertbar. Dies schließt nicht aus, daß manchen Laboratoriumsbefunden eine sehr hohe, oft ausschlaggebende Beweiskraft zukommt. So wird der Nachweis von Tuberkelbakterien im Sputum, von Meningokokken oder Pneumokokken im Liquor, ferner von Recurrensspirochäten im Blut oder von Leishmanien im Sternalpunktat auf eine entsprechende Erkrankung schließen lassen. Zahlreich aber sind die Fälle, in denen der Befund von Krankheitserregern für sich allein keine Diagnose gestattet. Hierher gehören alle Infektionskrankheiten, bei denen man mit Bacillenträgern oder Dauerausscheidern rechnen muß. Im Laboratorium lassen sich kein Typhus, keine Diphtherie, aber auch keine Ruhr und kein Gasbrand diagnostizieren, sondern nur Typhus-, Diphtherie- und Dysenterieerreger oder Gasbrandbacillen. Ob jene von Erkrankten stammen oder von Dauerausscheidern und Bacillenträgern und ob bei dem Nachweis der Gasbrandbacillen ein entsprechendes Krankheitsbild oder nur eine symptomlose Infektion einer Unfallwunde vorliegt, diese Entscheidungen hat der behandelnde Arzt zu treffen. Es wäre ebenso verfehlt, wenn er bei der Nichtübereinstimmung seiner Untersuchung mit dem bakteriologisch-serologischen Resultat an dem bakteriologischen Ergebnis zweifeln wollte, wie es unberechtigt wäre, wenn der Bakteriologe an dem Ausfall der klinischen Untersuchung Kritik üben würde. Aber gerade für den behandelnden Arzt ist es oft schwer, eine *Entscheidung zu treffen, ob ein bakteriologischer Befund im Rahmen des Krankheitsbildes verwertbar ist.* Bei der Häufigkeit der Ansiedlung von Diphtheriebakterien im Rachen Gesunder z. B. ist es nicht erstaunlich, wenn dieser sonst unbemerkt bleibende Zustand im Verlauf einer einfachen Angina entdeckt wird. Er stellt aber den Arzt vor die Alternative, einen ursächlichen Zusammenhang zwischen dem klinischen und dem bakteriologischen Befund anzunehmen oder abzulehnen, d. h., die Serumtherapie einzuleiten oder auf sie zu verzichten. Noch schwieriger ist die *Beurteilung der serologischen Reaktionen.* Denn es darf nicht vergessen werden, daß diese, wie alle biologischen Vorgänge, im Gegensatz zu den chemischen Reaktionen nicht streng spezifisch sind, ganz abgesehen davon, daß ihr quantitativer Ausfall bis zu einem gewissen Grade von der Versuchsanordnung und der Ablesetechnik beeinflußt wird. Unsicher ist vor allem ihre Beurteilung bei den Krankheiten, bei denen durch eine Schutzimpfung Antikörper im Serum nachweisbar sind, die sich von den bei einer Erkrankung auftretenden Schutzstoffen nicht unterscheiden lassen. In Zeiten, in denen große Bevölkerungsteile gegen Typhus und Paratyphus geimpft sind, ist die *Bewertung der* WIDALschen *Reaktion* recht problematisch, wenn auch beim Typhus abdominalis durch den getrennten Nachweis der gegen die Bakterienkörper und -geißeln gerichteten Agglutinine, der O- und H-Agglutinine, eine Unterscheidung der durch eine Schutzimpfung und der durch eine Erkrankung erzeugten Antikörper bis zu einem gewissen Grade möglich ist. Bei den serologischen Reaktionen kommt als weitere Möglichkeit einer Fehldeutung hinzu, daß noch lange Zeit nach Überstehen einer Infektionskrankheit das spezifische Antikörperbildungsvermögen auch durch unspezifische Reize angeregt werden kann und deshalb positive Seroreaktionen, selbst wenn ihr Titer ansteigen sollte, nicht ohne weiteres als beweiskräftig angesehen werden dürfen. Bei der Agglutinationsreaktion ist diese Erscheinung unter dem Namen „anamnestischer Widal" bekannt. Und schließlich spricht das Auffinden eines bestimmten Antikörpers nur für die Auseinandersetzung des Makroorganismus mit dem entsprechenden *Antigen*, was bei dem mosaikartigen Antigenaufbau vieler Bakterienarten nicht mit einer Speciesdiagnose gleichbedeutend ist. Zwar weist z. B. der Nachweis von Agglutininen gegen SHIGA-KRUSE-Bakterien auf eine Infektion mit diesen Keimen hin, da sie eine eng umschriebene serologische Einheit bilden, der Nachweis von Antikörpern gegen das Bacterium abortus BANG läßt aber die Möglichkeit einer Infektion mit dem Bacterium melitense offen, da diese beiden Arten gemeinsame Antigene besitzen. Ähnlich liegen die Verhälfnisse in der Typhus-Paratyphus-Enteritis-Gruppe. Leider ist wegen der Vielfalt der Möglichkeiten eine generelle Beantwortung der Frage, wieweit ein bakteriologisch-serologisches Resultat die ätiologische Beurteilung eines Krankheitsbildes erleichtern kann, nicht möglich. Dies muß vielmehr in jedem einzelnen Fall unter Berücksichtigung der Anamnese, der Krankheitszeichen, der Krankheitsdauer und der Laboratoriumsbefunde erwogen werden.

Der mikrobiologisch geschulte Arzt weiß aber auch, daß ein *negatives Ergebnis* der Untersuchung nur mit dem durch die Umstände gegebenen Maß an Kritik gewertet werden darf, zumal der Wortlaut der Mitteilung durch die meist gebrauchte Wendung „nicht nachweisbar" darauf hindeutet, daß zwar *in der untersuchten Stichprobe des Krankheitsproduktes mit den angewendeten Methoden bestimmte Bakterien nicht gefunden werden konnten,* daß aber die Möglichkeit ihres Vorhandenseins offengelassen wird. Dies gilt vor allem für einen *einmaligen negativen Befund.* Er kann durch die Spärlichkeit der Erreger oder ihre Schädigung durch Chemotherapeutica oder Antibiotica oder auch durch falsche Entnahme vorgetäuscht werden. So gelingt der Nachweis einer tuberkulösen Meningitis nur selten im Liquorsediment mit der üblichen Färbemethode, und die Erreger der Endocarditis lenta sind nach Einsetzen der Behandlung kaum noch zu züchten. Und schließlich führt die Untersuchung des Blutes eines WEIL-Kranken nicht mehr zum Ziel, wenn die ersten Krankheitstage, die günstigste Zeitspanne für den Nachweis der Leptospira icterohaemorrhagiae, ungenützt vorübergegangen sind.

Wieweit ein mehrmaliges negatives Resultat einen bestimmten Verdacht als unbegründet zu verwerfen gestattet, kann nur im Einzelfall und nach Erschöpfung aller diagnostischen Möglichkeiten entschieden werden.

Schrifttum.

BREED, R. S., E. G. D. MURRAY u. A. P. HITCHENS: BERGEYS Manual of determinative Bacteriology. Baltimore 1948. — DUBOS, R. J.: Bacterial and Mycotic Infections of Man. Philadelphia-London-Montreal 1948. — GRADWOHL, R. B. H.: Clinical laboratory methods and diagnosis, Bd. 2. St. Louis 1948. — HABS, H.: Bakteriologisches Taschenbuch. Leipzig 1948. — KAHLFELD, FR.: Bakteriologische Nährbodentechnik. Leipzig 1948. — KOLLE-HETSCH: Bakteriologie und Infektionskrankheiten von H. HETSCH und H. SCHLOSSBERGER. Berlin u. Wien 1942. — MÜLLER, R.: Medizinische Mikrobiologie. Berlin-München-Wien 1946. — Naturforschung und Medizin in Deutschland 1939—1946. Bd. 68. Hygiene, Teil 3, herausgeg. von E. RODENWALDT. Wiesbaden 1948. — SCHMIDT, H.: Bakteriologie und Immunitätsforschung. In Naturforschung und Medizin in Deutschland 1939—1946. Bd. 64. Wiesbaden 1948. — Grundlagen der spezifischen Therapie und Prophylaxe bakterieller Infektionskrankheiten. Berlin 1940.

Bakterien- und Pilzkrankheiten.

Salmonellosen (Typhus, Paratyphus, Enteritis).

Es ist in den letzten Jahrzehnten Brauch geworden, die Erkrankungen durch *Typhus-, Paratyphus- und Enteritisbakterien* (Salmonellabakterien) gemeinsam zu besprechen. Trotz der Verschiedenheit der Pathogenese, des klinischen Bildes und auch der Epidemiologie der typhös-paratyphösen Krankheiten und der Gastroenteritiden wird dieses Vorgehen mit der engen Verwandtschaft der Erreger hinsichtlich ihrer morphologischen und färberischen Eigenschaften, ihrer serologischen Struktur und ihres Ernährungsstoffwechsels begründet. Eine weitere Bestätigung findet die natürliche Zusammengehörigkeit dieser Krankheitsgruppen durch die Möglichkeit, ihre Erreger in eine fast lückenlose Stufenleiter des Parasitismus einzuordnen, die vom toxogenen, ubiquitären Enteritiserreger bis zum hochpathogenen, standortgebundenen Typhuserreger alle Übergänge umfaßt.

Der *Typhus abdominalis* (engl. typhoid fever; frz. fièvre typhoide) ist eine der ältesten beschriebenen Erkrankungen. Seine Abgrenzung gegen das Fleckfieber (engl. typhus, frz. fièvre pétéchiale) und das Rückfallfieber war jedoch immer schwierig. Erst in der Mitte des 16. Jahrhunderts trennte HIERONYMUS FRACASTORIUS den Typhus abdominalis vom Fleckfieber und von der Pest. In neuerer Zeit wurde sein klinisches Bild von GRIESINGER umrissen. Kurz darauf konnte das Rückfallfieber durch die Entdeckung seines Erregers durch OBERMEIER ätiologisch abgetrennt werden, während CURSCHMANN das Fleckfieber den akuten exanthematischen Krankheiten zuteilte. EBERTH und fast gleichzeitig mit ihm ROBERT KOCH sahen die Typhusbakterien zuerst in den Schnitten innerer Organe. Im Jahre 1884 züchtete sie erstmalig GAFFKY und schuf damit die Grundlage für die Typhusbekämpfung. Um die Jahrhundertwende wurden der *Paratyphus A* (BRION und KAYSER 1902) und der *Paratyphus B* (ACHARD und BENSAUDE 1896) — wobei der besonderen Verdienste SCHOTTMÜLLERS gedacht sein soll — und im ersten Weltkrieg der Paratyphus C (NEUKIRCH, HIRSCHFELD u. a.) abgetrennt. Etwa mit gleichem zeitlichen Beginn wurde die Aufmerksamkeit auf die *Fleischvergiftungen* gelenkt und mit der Entdeckung der GÄRTNER-Bakterien (GÄRTNER 1888) und der Breslaubakterien (KAENSCHE 1896, LÖFFLER 1890) die Forschungsgrundlage für diese Krankheiten geschaffen. Jedoch wurde lange die Ansicht vertreten, daß die Enteritiserreger mit den Paratyphus-B-Keimen identisch seien und je nach den Umständen ein typhöses oder ein enteritisches Krankheitsbild hervorgerufen könnten. Durch die Arbeiten der Kieler Schule (FISCHER, MÜLLER, BITTER, GÄRTNER) zeigte sich dann, zunächst mit kulturellen Methoden, daß der Paratyphus B und die akute Gastroenteritis in ihrer Ätiologie, Klinik und Epidemiologie scharf zu trennende Einheiten sind. Diese Kieler Lehre bildete die Grundlage für die moderne Salmonellaforschung. Die zu Beginn der 20er Jahre einsetzenden serologischen Arbeiten (WEIL und FELIX, ANDREWES, BRUCE WHITE, BOECKER, KAUFFMANN u. a.) schufen die heutige Typeneinteilung und Technik.

Bei Berücksichtigung der klinischen Bilder lassen sich vor allem die zwei Gruppen der *typhös-paratyphösen Krankheiten* und der *akuten Gastroenteritiden* aufstellen, zu denen mit geringerer Bedeutung die *Salmonellosen des Kleinkindes* hinzukommen. Dabei muß aber berücksichtigt werden, daß die Salmonellen mit Ausnahme der Erreger des Typhus abdominalis und der Paratyphen in erster Linie Erreger von *Tierseuchen* sind. Von besonderer wirtschaftlicher und hygienischer Bedeutung sind die Krankheiten der Schlachttiere, der Rinder, Pferde, Schweine und Schafe, dann des Geflügels und schließlich der Nager, insbesondere der Ratten und Mäuse, die als Verbreiter mancher Salmonellen eine unheilvolle Rolle spielen. Die Kenntnis dieser Tierkrankheiten und ihrer Epidemiologie ist für das Verständnis der menschlichen Krankheiten unerläßlich.

Als *typhös-paratyphös* dürfen beim Menschen nur solche Allgemeinerkrankungen bezeichnet werden, deren Grundlage eine spezifische Affektion des Lymphgefäßsystems, vornehmlich des Verdauungskanals, ist und die durch eine bestimmte bakteriämische Verlaufsform gekennzeichnet sind. Verursacht werden sie durch die Erreger des Typhus abdominalis und der Paratyphen A, B und C. Von HÖRING werden sie den cyclischen Infektionskrankheiten zugerechnet.

Bei den *akuten Gastroenteritiden* dagegen handelt es sich um meist kurzdauernde, lokale Darmerkrankungen, bei denen das Bild der Intoxikation im Vordergrund steht und ein Einbruch der Erreger in die Blutbahn in der Regel nicht stattfindet. Aber auch in den seltenen Fällen, in denen, auf dem Höhepunkt der Krankheit, der Erregernachweis im Blut gelingt, ist es nicht angängig, von Paratyphus zu sprechen, da die Einschwemmung der Erreger in die Blutbahn nur ein *Symptom*, aber *nicht das Wesen* der typhösen Erkrankung ausmacht. Verursacht werden die Enteritiden durch eine große Zahl von kulturell-biochemisch ziemlich einheitlichen, jedoch serologisch unterscheidbaren Enteritiserregern, unter denen die Breslau- und GÄRTNER-Keime die bekanntesten sind.

Septische Erkrankungen des Kleinkindes sind durch langdauernde, meist uncharakteristische Temperaturerhöhungen gekennzeichnet. Oft kommt es zu Pneumonien oder zu lokalen eitrigen Prozessen, Meningitis oder Pleuritis. Die Darmsymptome treten zurück, der Nachweis der Erreger gelingt nur selten im Stuhl, meist aber im Blut und regelmäßig an der Stelle ihrer sekundären Ansiedlung. Verursacht werden diese Krankheitsbilder ebenfalls durch Keime aus der Gruppe der Enteritisbakterien. Über die Epidemiologie der meist sporadisch auftretenden Fälle ist kaum etwas bekannt.

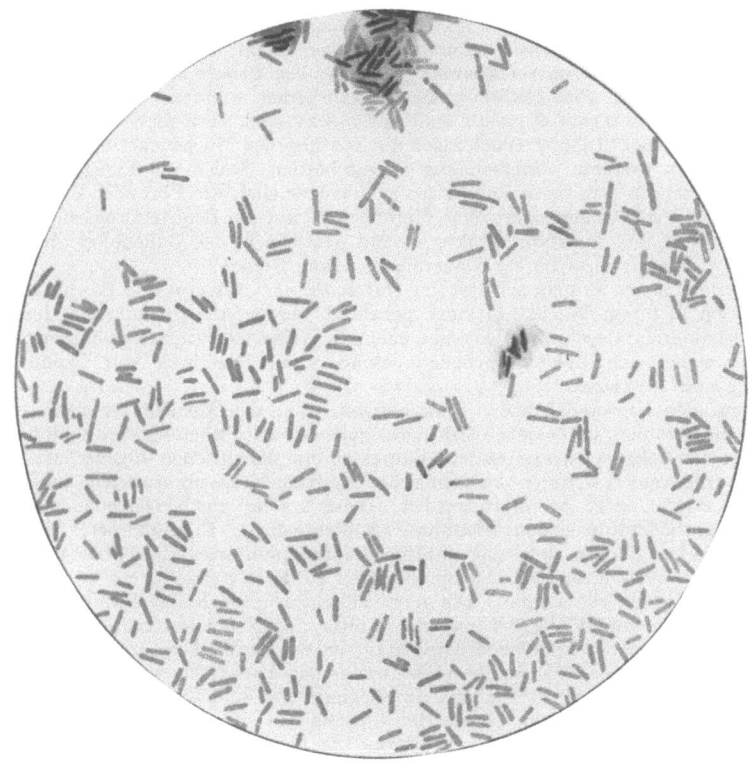

Abb. 64. Colibakterien. Färbung nach GRAM.

Diese klinische Einteilung wird durch die *epidemiologischen Daten* bestätigt. Sowohl der Typhus abdominalis, als die drei Paratyphen A, B und C sind auf den Menschen beschränkt und werden von Mensch zu Mensch durch Kontakt oder durch Nahrungsmittel weiterverbreitet. Die Enteritiskeime dagegen sind primär Erreger von Tierkrankheiten und werden nur gelegentlich auf den Menschen übertragen. Eine Weiterverbreitung von Mensch zu Mensch ist bei ihnen selten. Die septischen Krankheitsbilder des Kleinkindes nehmen insofern eine Mittelstellung ein, als sie klinisch den typhös-paratyphösen Bildern ähnlich sind, ihre Erreger jedoch zu den Enteritiskeimen gehören.

Gemeinsam sind allen Erregern aus der Typhus-Paratyphus-Enteritisgruppe (Salmonellagruppe) die *färberischen* und *morphologischen Eigenschaften*, bestimmte *biochemische Leistungen* und der *Antigenaufbau*. Auf der Auswertung feiner Unterschiede basiert die Typenlehre, die die Erforschung der Epidemiologie und die Bekämpfung der Salmonellosen wesentlich gefördert hat.

Der *Gattungsname Salmonella* wurde früher besonders in der angelsächsischen Literatur nur für die Angehörigen der Paratyphus-Enteritisgruppe gebraucht. Er setzt sich heute unter Einbeziehung des Typhusbacteriums, das als Eberthella typhi eine Sonderstellung einnahm, immer mehr durch. Die Benennung erfolgte nach D. E. Salmon, der zusammen mit Th. Smith im Jahre 1886 das Bacterium suipestifer Amerika beschrieb.

Bei den Salmonellen, die bei serologischer Unterscheidung in annähernd 200 Typen aufgeteilt werden, handelt es sich um *gramnegative, begeißelte, sporenlose Stäbchen*, die gelegentlich zu Fäden auswachsen. Ihre mikroskopische Unterscheidung vom Bacterium coli und anderen gramnegativen Darmkeimen ist ebensowenig möglich wie eine Unterscheidung der einzelnen Typen (s. Abb. 64). — Sie sind auf den üblichen Nährböden leicht züchtbar und vergären *Dextrose* und andere Kohlenhydrate mit oder ohne Gasbildung. *Lactose, Saccharose, Adonit* und *Salicin* werden dagegen nicht angegriffen. Ein Abbau von Eiweißkörpern zu *Indol* findet nicht statt. Im allgemeinen bilden sie H_2S.

Die *Unfähigkeit der Salmonellen, Lactose zu spalten*, bildet das in der Laboratoriumspraxis *wichtigste differentialdiagnostische Merkmal gegenüber den Keimen der Coligruppe*, die zumeist Milchzucker angreifen. Eine Reihe von Lactosenährböden, von denen die meist gebrauchten die nach Endo, Drigalski, Leifson und McConkey sind, ermöglichen durch Zusatz von Farbindikatoren, bei Stuhluntersuchungen die apathogenen Milchzuckervergärer als unverdächtig von der weiteren Untersuchung auszuschalten. Sollen die Erreger aus Material gezüchtet werden, in dem sie in Reinkultur zu erwarten sind, wie Blut oder Eiter, so werden sie zunächst in Galle angereichert, eine Methode, die auf die Beobachtung zurückgeht, daß sich die Typhus- und Paratyphusbakterien mit Vorliebe in der Gallenblase des Menschen ansiedeln, wo sie zur Ursache der Dauerausscheidung werden.

Nach einem neuen Prinzip arbeitet der *Nährboden nach* Wilson und Blair, auf dem die Colibakterien in ihrem Wachstum stark gehemmt werden, die Salmonellen, insbesondere die Typhusbakterien, als schwarze Kolonien wachsen. Wegen seines ausgezeichneten Selektionsvermögens eignet sich dieser Nährboden besonders zum Nachweis von Typhusbakterien in Wasser und Abwasser.

Die auf den Lactosenährböden verdächtigen, d. h. den Milchzucker nach 24 h nicht vergärenden Kolonien, unter denen sich Salmonellen und Ruhrkeime, aber auch apathogene Keime aus der Coligruppe oder andere Bakterien der gleichen Eigenschaft verbergen können, werden einer weiteren biochemischen Untersuchung unterworfen, indem sie auf eine sog. „*Bunte Reihe*" verimpft werden. Diese besteht aus verschiedenen festen und flüssigen Nährböden, in denen bestimmte Kohlenhydrate, Eiweißkörper, Alkohole und Salze organischer Säuren den eingeimpften Bakterienkulturen angeboten werden. Ihre Zerlegung wird auch hier durch Farbindikatoren sichtbar gemacht, ein Vorgang, der der Nährbodenreihe ihren Namen gab. Die gebräuchlichste, sog. „*Kleine Bunte Reihe*" besteht neben Schrägagar zur Weiterzüchtung der Kultur aus Neutralrottraubenzuckeragar zum Nachweis vorhandener oder fehlender Gasbildung bei der Dextrosevergärung, aus Saccharose-Bouillon zum Nachweis der Saccharosespaltung, aus Lackmusmolke zum Nachweis der Traubenzucker-, Milchzucker- und Eiweißzerlegung und schließlich aus Trypsinbouillon zum Nachweis der Indolbildung. Diese Bunte Reihe läßt sich durch Einbeziehung weiterer assimilierbarer Substanzen beliebig erweitern. Die heute beliebten *polytropen Nährböden* gestatten die Ablesung verschiedener biochemischer Reaktionen in einem einzigen Nährboden (z. B. Kliglers Eisenagar). Nach dem Ausfall der biochemischen Reaktionen kann entweder die geprüfte Kultur wiederum als unverdächtig ausgeschaltet oder als Angehörige der Salmonellagruppe betrachtet werden, wobei gleichzeitig zwischen Typhus-, Paratyphus-Enteritis- und Ruhrerregern unterschieden werden kann. *Diese Diagnose ist jedoch immer serologisch zu erhärten* und, wenn die Möglichkeiten hierzu vorhanden sind, durch eine ausführliche *Antigenanalyse* zu ergänzen. Eine endgültige Diagnose nur auf den Ausfall der Bunten Reihe hin zu stellen, ist im allgemeinen als unzureichend abzulehnen.

Während bei den besprochenen Bunten Reihen die in der Bakteriologie auch sonst gebräuchlichen Nährbodengrundlagen zur Anwendung kommen, setzt sich in den letzten Jahren ein neues Prinzip mit Erfolg durch. Es besteht darin, daß den Bakterien bestimmte assimilierbare C-Quellen (Dextrose, Arabinose, Rhamnose, Dulcit, Natriumcitrat) in einem synthetischen Ammoniumnährboden angeboten werden. Der Ausfall der biochemischen Reaktionen auf dieser „Ammonreihe" (Hohn und Herrmann), der ebenfalls durch Farbreaktionen abgelesen wird, gestattet neben der Abtrennung der Colikeime von den Salmonellen eine Einteilung der letzteren in 3 Gruppen, die sich durch die quantitativ verschiedenen Fähigkeiten der Verwertung der C-Quellen unterscheiden. In der ersten, „*ammonschwachen*" *Gruppe* sind die Keime zusammengefaßt, denen eine

Assimilation der C-Quellen nicht gelingt. In der zweiten *Übergangsgruppe* befinden sich die Stämme, die bestimmte C-Quellen, zum Teil nur schwach, angreifen, während in der dritten, „*ammonstarken*" *Gruppe* die Salmonellen zusammengefaßt sind, die alle Kohlenhydrate assimilieren. Diese Einteilung bietet gegenüber den üblichen Bunten Reihen insofern etwas Neues, als sie Rückschlüsse auf die Pathogenität und außerdem auf die Standortgebundenheit des betreffenden Erregers zu ziehen gestattet. Als allgemeine Regel kann gelten, daß ammonstarke Stämme ubiquitär verbreitet sind und nur geringe Pathogenität besitzen, daß aber mit fortschreitender Ammonschwäche die Stämme immer mehr einer bestimmten Wirtsspecies angepaßt sind und dort erhöhte Pathogenität entwickeln, um schließlich bei vollkommener Ammonschwäche nur noch bei einem einzigen Wirt hochpathogen zu sein.

Weiter gestattet die kulturell-biochemische Untersuchung in manchen Fällen die Aufstellung besonderer *Kulturtypen*, die insofern von praktischer epidemiologischer Bedeutung sind, als sie oft eine Aufdeckung des Infektionsweges und der Infektionsquelle ermöglichen. So läßt sich z. B. das Typhusbacterium durch die vorhandene oder fehlende Vergärung von Xylose oder Arabinose in verschiedene Kulturtypen aufteilen, die epidemiologische Zusammenhänge wahrscheinlich machen oder verneinen lassen. Wenn z. B. an einem bestimmten Ort durch die Untersuchungen des zuständigen Untersuchungsamtes nur xylosevergärende Typhusausscheider bekannt sind, ein neu auftretender Krankheitsfall jedoch durch eine Xylose nicht vergärende Kulturvariante verursacht ist, so erlaubt dies den Schluß, daß die bekannten Ausscheider als Infektionsquelle nicht in Frage kommen, daß vielmehr nach einer neuen Quelle gefahndet werden muß. Andererseits gestattet allerdings die Übereinstimmung der Kulturtypen keinen sicheren Schluß auf einen Zusammenhang, es sei denn, daß der betreffende Typ sehr selten vorkommt. Bei Paratyphus-B-Erregern, bei Breslau-, GÄRTNERStämmen und anderen Typen sind die Verhältnisse ähnlich. — Mit gutem praktischen Erfolg werden in den letzten Jahren auch Bakteriophagen zur Typisierung von Typhusbakterien herangezogen. Dieses Vorgehen gründet sich auf die Erfahrung, daß die aus Erkrankten, Dauerausscheidern oder Nahrungsmitteln gezüchteten Typhuskulturen sich nur gegen einen bestimmten Phagenstamm empfindlich erweisen, gegen andere jedoch nicht. Da dieses Verhalten als konstant gilt, gelingt es mit einfacher Methodik, eine größere Zahl von Untertypen aufzustellen und so auf epidemiologische Zusammenhänge zu schließen.

Noch weitgehendere Schlüsse gestatten solche *Kulturtypen, von denen erfahrungsgemäß bekannt ist, daß sie eine bestimmte Tierspecies als Standort bevorzugen.* Hierher gehört z. B. der rhamnosenegative Breslautyp, der seinen Standort bei der Ente hat und bei dem deshalb mit großer Wahrscheinlichkeit Enteneier die Infektionsquelle bilden. Weiter sind hier ammonschwache Breslaustämme zu nennen, die besonders häufig bei Tauben gefunden werden. Dieser „Taubentyp" ist außerdem oft durch eine mangelhafte Ausbildung seines O-Antigens — es fehlt ihm das Antigen V — gekennzeichnet. Ähnliche Zusammenhänge dieser Art, die auch phylogenetisch interessant sind, finden sich in der GÄRTNER-Gruppe, wo dulcitnegative Stämme ebenfalls bei der Ente ihren Standort haben (Essentyp).

Nachdem durch den Ausfall der kulturell-biochemischen Prüfungen das Vorliegen eines Salmonellakeimes wahrscheinlich gemacht worden ist, wird der Stamm serologisch geprüft. Die *serologische Diagnose* gründet sich heute allgemein auf das KAUFFMANN-WHITE-*Schema* (s. Tabelle 9), eine Bestimmungstabelle, in der die für die Diagnose der einzelnen Salmonellatypen wichtigen Antigene vermerkt sind.

Tabelle 9. *Auszug aus dem* KAUFFMANN-WHITE-*Schema (1949).*

Untergruppe		Typ	Antigene		
			0	H spez.	H unspez.
A		S. paratyphi A	II	a	—
B		S. paratyphi B	IV, V	b	1, 2 ...
		S. typhi murium (Typ Breslau)	IV, V	i	1, 2 ...
		S. heidelberg	IV, V	r	1, 2 ...
		S. abortus ovis	IV	c	1, 6 ...
		S. abortus equi und weitere 27 Typen	IV	e, n, x	—
C	C_1	S. paratyphi C (Typ Erzindjan)	VI, VII, (Vi)	c	1, 5 ...
		S. cholerae suis (Typ Suipestifer Amerika)	VI, VII	c	1, 5 ...
		S. cholerae suis var. kunzendorf (Typ Suipestifer Kunzendorf)	VI, VII	—	1, 5 ...
		S. typhi suis (Typ Glässer-Voldagsen)	VI, VII	(c)	1, 5 ...
		S. bareilly und weitere 22 Typen	VI, VII	y	1, 5 ...
	C_2	S. newport und weitere 16 Typen	VI, VIII	e, h	1, 2 ...
D		S. typhi	IX (Vi)	d	—
		S. enteritidis (Typ Gärtner) und weitere 22 Typen	IX	g, m	—
E		und weitere Gruppen mit etwa 67 Typen			

Die Tabelle unterscheidet drei verschiedene Antigengruppen: das O-Antigen, das spezifische und das unspezifische H-Antigen. Diese Einteilung ergibt sich aus dem serologischen Aufbau der Salmonellabakterien. Ihre morphologische Differenzierung in Bakterienleib und Geißeln spiegelt sich serologisch insofern wieder, als die Bakterienkörper thermostabile, die Geißeln thermolabile Antigene sind, die bei ihrer Einverleibung bei einem Versuchstier jeweils die Bildung homologer Antikörper hervorrufen. Da sowohl die Körper als auch die Geißeln sich meist aus mehreren Antigenen zusammensetzen, werden beim Versuchstier mehrere Agglutinine hervorgerufen. Die Körperantigene und die ihnen entsprechenden Agglutinine werden als O-Antigene und O-Agglutinine bezeichnet, die Geißelantigene und ihre dazu gehörigen Agglutinine als H-Antigene und H-Agglutinine. Der Typus der O-Agglutination ist körnig, der der H-Agglutination flockig. Die Bezeichnung O und H ist von den Verhältnissen bei Proteusbakterien abgeleitet. Bei ihnen wachsen die geißellosen, unbeweglichen, also nur aus Bakterienleib bestehenden Formen auf festen Nährböden als umgrenzte Kolonie ohne Hauch, während die begeißelten, beweglichen Formen hauchartig über die Nährböden ausschwärmen.

Kompliziert werden die serologischen Verhältnisse dadurch, daß bei vielen Salmonellabakterien bestimmte gesetzmäßige Veränderungen in der Struktur der O- und der H-Antigene vorkommen, deren wichtigste der sog. *Phasenwechsel* im H-Antigen ist. Er beruht darauf, daß bei geeigneter serologischer Untersuchung bei einem Teil der Einzelkolonien einer Kultur nur das für den betreffenden Typ „spezifische" H-Antigen, bei dem anderen Teil dagegen nur das „unspezifische", also auch bei anderen Typen vorkommende Antigen nachgewiesen werden kann. Bei der Verimpfung solcher spezifischer oder unspezifischer Kolonien erhält man jedoch die jeweilige serologische Ausgangsform nicht rein, sondern die spezifischen Kolonien spalten in geringerem Prozentsatz unspezifische Kolonien ab und umgekehrt. Dieser Vorgang, der bei der serologischen Diagnose und bei der Herstellung agglutinierender

Seren eine wichtige Rolle spielt, wird als Phasenwechsel bezeichnet. Salmonellatypen, die ihm unterworfen sind, bezeichnet man als diphasisch, Stämme, die den Phasenwechsel vermissen lassen, je nach dem Vorhandensein der spezifischen oder unspezifischen Phase, als monophasisch-spezifisch oder monophasisch-unspezifisch.

Ein weiteres serologisches Phänomen, das nur bei Salmonella typhi bekannt ist, erschwert die Typhusdiagnose oft erheblich. Die meisten Kulturen enthalten das sog. *Vi-Antigen*, das diese Bezeichnung nach seinen vermuteten Beziehungen zur Virulenz dieser Stämme hat. Ist dieses Antigen voll entwickelt, so ist der Typhusstamm trotz Vorhandensein des O-Antigens O-inagglutinabel. Da frisch gezüchtete Typhusstämme daneben oft ein schlecht entwickeltes Geißelantigen besitzen, bereiten sie als inagglutinable Stämme häufig Schwierigkeiten. Der einfache Weg, durch Agglutination in einem Vi-Serum die Natur der Inagglutinabilität zu klären, wird heute immer mehr beschritten. Wenn Vi-Serum nicht erhältlich ist und die Selbstherstellung Schwierigkeiten bereitet, empfiehlt es sich, durch einstündiges Kochen der Bakterienaufschwemmung im Wasserbad das Vi-Antigen zu zerstören und so die O-Agglutinabilität herzustellen. Eine mehrmalige Überimpfung auf optimale Nährböden begünstigt meist die für die H-Antigendiagnose notwendige gute Geißelentwicklung.

Im KAUFFMANN-WHITE-Schema werden die Körper-(O-)Antigene mit römischen Ziffern, die spezifischen Geißel-(H-)Antigene mit kleinen Buchstaben, die unspezifischen H-Antigene meist mit arabischen Ziffern, in einigen Fällen aus historischen Gründen ebenfalls mit kleinen Buchstaben bezeichnet. Typen mit gleichem O-Antigen werden zu Gruppen (A, B, C usw.) zusammengefaßt. So werden z. B. alle Stämme mit dem Antigen IV in die B-Gruppe, alle Stämme mit dem Antigen IX in die D-Gruppe eingereiht. Zu diesem für eine Gruppe charakteristischen Antigen können noch Nebenantigene treten, z. B. das Antigen V in der B-Gruppe, die Antigene VII oder VIII in der C-Gruppe und das Antigen XII, das als „übergreifendes" Antigen in fast allen Gruppen vorkommt (s. Tab. 9).

Ein Salmonellatyp ist also durch den Nachweis seiner O-Antigene, seiner spezifischen H-Antigene und bei diphasischen Typen außerdem seiner unspezifischen H-Antigene charakterisiert (Serotyp).

Praktisch geht die Diagnose so vor sich, daß der auf der Bunten Reihe verdächtige Stamm zunächst durch Agglutination in Seren, die nur O-Agglutinine der verschiedenen Gruppen A, B, C, D usw. enthalten, in eine dieser Gruppen eingereiht wird. Dann erfolgt die Bestimmung der H-Antigene, bei diphasischen Stämmen nach vorheriger Phasentrennung.

Bei diesem Vorgehen werden mit großem Erfolg sog. *Einfaktorenseren* verwendet. Dies sind Seren, aus denen alle unerwünschten Agglutinine durch Absorption mit entsprechenden Bakterien entfernt sind, während das erwünschte Agglutinin noch optimal wirksam ist. Mit ihnen wird die Agglutination in kürzester Zeit auf dem Objektträger ausgeführt. Die Seren IV, b und 2 ermöglichen so z. B. die Diagnose der Paratyphus-B-Bakterien, die Seren IV, i und 2 die Diagnose der Breslaubakterien. Die früher allgemein geübte Methode der Agglutination eines Stammes in fallenden Verdünnungen eines komplexen Rohserums und seine Beurteilung nach dem erreichten Agglutinationstiter wird durch die Verwendung absorbierter Seren immer mehr verdrängt, da bei der Vielzahl der möglichen Antigenkombinationen und der immer neu auftauchenden Typen nur eine Methode zum Ziel führen kann, die die feinste Antigenstruktur zu klären imstande ist. — Wo die Möglichkeit einer Antigenanalyse nicht gegeben ist, empfiehlt sich die *Einsendung an Speziallaboratorien*, wie sie durch die Errichtung sog. Salmonellazentralen geschaffen wurden, die ihrerseits Teststämme und Testseren von der Internationalen Salmonellazentrale am Staatlichen Seruminstitut in Kopenhagen erhalten.

Abgesehen von der engen morphologischen, biochemischen und serologischen Verwandtschaft der einzelnen Salmonellatypen läßt sich an Hand der Beziehungen zwischen den menschlichen und tierischen Salmonellosen zeigen, daß die Verschiedenheit der Krankheitsbilder und ihrer Epidemiologie auf die *Erreichung verschiedener Stufen des Parasitismus durch die einzelnen Angehörigen der Typhus-Paratyphus-Enteritisgruppe* zurückzuführen ist. Dabei ist es zweckmäßig, etwas schematisiert mehrere Gruppen zu unterscheiden.

Die größte, weit über 100 serologische Typen umfassende Gruppe bilden die sog. „*seltenen Enteritiserreger*", die ihren Namen dem Umstand verdanken, daß sie gelegentlich als Ursache menschlicher Gastroenteritiden gefunden werden. Häufig sind aber mit ihrem Erscheinen in den Dejekten keinerlei Krankheitszeichen verbunden, und die oft genug beobachtete Einmaligkeit des Befundes läßt nur den Schluß zu, daß es sich bei ihnen um Darmpassanten handelt, deren Herkunft im Einzelfall fast regelmäßig ungeklärt bleibt. Da jedoch freilebende Salmonellen bis jetzt noch nicht beobachtet wurden, der tierische Darm dagegen ein reiches Virusreservoir für diese Keime ist, wird man zwanglos annehmen müssen, daß die Aufnahme mit Nahrungsmitteln tierischer Herkunft oder mit durch tierische Dejekte verunreinigten Speisen erfolgte. Bei vielen dieser seltenen Typen ist bis heute eine pathogene Wirkung weder beim Menschen noch beim Tier nachgewiesen, wobei dahingestellt sein mag, ob eine Pathogenität wirklich nicht vorhanden ist, oder besonderer Umstände und der Seltenheit des Befundes wegen sich der Beobachtung bisher entzog. Wahrscheinlicher ist der zweite Fall, da auch bei sicher pathogenen Typen symptomlose Ausscheider beobachtet werden. Andererseits scheint zur Entfaltung einer pathogenen Wirkung die Erfüllung bestimmter Vorbedingungen, vor allem einer reichlichen Endotoxinbildung im genossenen Nahrungsmittel, nötig zu sein, was meist von unglücklichen Zufällen bei ihrer Zubereitung abhängt. Der Pathogenitätsmechanismus ähnelt also weitgehend dem beim Botulismus, was wohl bis zu einem gewissen Grade für alle Enteritiserreger gilt. Ihre Abgrenzung gegenüber dem Formenkreis der Colibakterien ist nicht immer leicht. Es versagen gelegentlich sowohl biochemische als auch serologische und pathogenetische Merkmale.

Das Hauptunterscheidungsmerkmal gegenüber der Coligruppe, die fehlende Lactosevergärung, ist nicht immer beweisend, da auch Salmonellakeime mit dieser Eigenschaft bekannt sind (Salmonella anatum.) Ähnlich verhält es sich mit der Indolbildung (S. eastbourne). Auch die serologische Unterscheidung kann im Einzelfall im Stich lassen, da der Nachweis von wohldefinierten Salmonella-O- und -H-Antigenen in der Coligruppe keine Seltenheit ist. Andererseits sind Stämme bekannt, die nachweislich Enteritiden hervorrufen, die aber wegen bestimmter Eigenschaften nicht in die Salmonellagruppe eingeordnet werden können.

Noch völlig ungeklärt ist die Beobachtung, daß diese seltenen Typen oft an geographisch verschiedenen Orten gefunden werden, ohne daß eine epidemiologische Verbindung sichtbar wäre. Obwohl eine Verschleppung bei dem weltumfassenden modernen Verkehr durchaus denkbar ist, muß auch die Möglichkeit der Bildung gerichteter serologischer Varianten erwogen werden. Dafür spricht, daß es gelungen ist im Laboratorium Bedingungen kennenzulernen, die vererbbare Veränderungen bei den Bakterien hervorrufen.

Die zweite Gruppe wird von einer Reihe von Salmonellen gebildet, die, wie die seltenen Enteritiserreger, beim Menschen die Ursache von Nahrungsmittelvergiftungen sein können, die aber ihre regelmäßigen Standorte im Tierreich haben und dort teils als Kommensalen, teils als Krankheitserreger von großer wirtschaftlicher und hygienischer Bedeutung sind. Die Breslaubakterien (S. typhi murium) und die verschiedenen GÄRTNER-Typen stehen ihrer Bedeutung nach an erster Stelle. In größerem Abstand folgen S. newport und andere Typen der C-Gruppe. Bei *erwachsenen gesunden Tieren* findet man sie oft als harmlose *Bewohner des Darmes*, ohne daß eine Erkrankung vorausgegangen ist oder nachzufolgen braucht. Von diesen Tieren unterscheiden sich die *Dauerausscheider* dadurch, daß sich die Keime in der Gallenblase, in der Leber oder den portalen Lymphknoten angesiedelt haben und oft in großen Mengen ausgeschieden werden. Bei ihnen besteht anscheinend ein Zustand biologischen Gleichgewichts zwischen Mikro- und Makroorganismus, der seinen Ausdruck in der latenten Infektion findet. Jedoch können bei geeigneter Disposition des Wirtstieres, etwa bei anderweitiger Erkrankung, reichlichem Wurmbefall (Leberegel), Futterwechsel, Überanstrengung, sich die Salmonellen stark vermehren und den gesamten Organismus überschwemmen, ohne daß es bei diesen „*sekundären Tiersalmonellosen*" zur Ausbildung eines eigenen, spezifischen Krankheitsbildes kommt.

Eine ähnliche Bedeutung hat die Disposition bei der *Enteritis der erwachsenen Rinder*, wo ebenfalls der Zustand des Wirtskörpers eine ausschlaggebende Rolle spielt, wo sich aber bei Erfüllung der prädisponierenden Momente, im Gegensatz zu den „sekundären Salmonellosen", ein spezifisches Krankheitsbild, die Enteritis, ausbildet. Der Akzent des Krankheitsausbruchs liegt hier also nicht auf der spezifischen Ursache, dem Erreger, der nach unseren Anschauungen alle Voraussetzungen zur Pathogenese erfüllt, sondern auf der auslösenden Ursache (STANDFUSS). — *Bei jungen Tieren* dagegen können die gleichen Keime ohne auslösende Ursache ein primäres Krankheitsbild hervorrufen, wie etwa beim Kälberparatyphus, beim Ferkeltyphus oder bei verschiedenen Geflügelparatyphosen.

Während die eben besprochenen Erreger meist bei verschiedenen Tierspecies ihren Standort haben, sind die Angehörigen einer letzten Gruppe, die Erreger der *primären Tiersalmonellosen*, jeweils an eine bestimmte Species streng angepaßt und für sie hochpathogen. Hierher gehören z. B. die Erreger des Stutenabortes, des Schafabortes und des Schweineparatyphus, die daher auch für die menschliche Pathologie bedeutungslos sind. Sie finden ihre Parallele in den Erregern der typhös-paratyphösen Krankheiten des Menschen, die nicht auf Tiere übertragen werden können, für den Menschen aber hochpathogen sind.

Es ist nun interessant, daß in den letzten Jahren auch beim Menschen ein den Verhältnissen bei den sekundären Tiersalmonellosen ähnlicher Vorgang als „*Infektbahnung*" stärkere Beachtung fand. Die als Begleitbacterium der Virusschweinepest bekannte Salmonella cholerae suis var. Kunzendorf, die beim Menschen als Enteritiserreger vorkommt, wird auch als Erreger einer echten typhösen Erkrankung gefunden. Voraussetzung hierfür ist jedoch in der überwiegenden Zahl der Fälle die *Infektbahnung durch eine vorausgehende andere Krankheit*, wie Malaria, Rückfallfieber, Fleckfieber, Ruhr, Hepatitis epidemica u. a.

Es besteht also eine Stufenleiter von der symptomlosen Infektion bei erwachsenen gesunden Tieren über die Salmonellosen bei den weniger resistenten Jungtieren zu den sekundären Tiersalmonellosen, die einer auslösenden Ursache bedürfen, aber kein spezifisches Krankheitsbild darstellen, weiter zur Enteritis des erwachsenen Rindes, wo prädisponierende Momente ein wohlumschriebenes Krankheitsbild auslösen, bis schließlich zu den primären Tiersalmonellosen. Sie und die Parallelität dieser Verhältnisse beim Menschen zeigen deutlich die verschiedenen Entwicklungsstufen des Parasitismus, dessen die einzelnen Angehörigen der Salmonellagruppe fähig sind. Diese Verhältnisse spiegeln sich wider in ihrem Verhalten auf den synthetischen Ammonnährböden. Während die seltenen Enteritiserreger die Fähigkeit haben, auf ihnen alle angebotenen Kohlenstoffquellen zu assimilieren, und die hochpathogenen, standortgebundenen Erreger bei Mensch und Tier diese Fähigkeit fast ganz vermissen lassen, finden sich bei den Erregern der sekundären Tiersalmonellosen alle Übergänge von ammonstarken zu ammonschwachen Typen. Man wird nicht fehlgehen, dieses biochemische Verhalten als weiteren Beweis für die natürliche Zusammengehörigkeit der Typhus-, Paratyphus- und Enteritiserreger anzusehen. Es dürfte berechtigt sein, den von ROBERT KOCH 1882 ausgesprochenen Satz, ein Organismus sei um so empfindlicher gegen den Nährboden, je mehr er zum reinen Parasiten werde, in umgekehrter Form als Argument dafür heranzuziehen, daß die Fähigkeit der Vermehrung auf anorganischen Nährböden ein Zeichen für eine nur geringgradige Anpassung an einen organischen Wirt darstelle.

Akute Gastroenteritis.

Man geht selten fehl, wenn man auf Grund der geschilderten epidemiologischen Verhältnisse die *Infektionsquelle* für die akute Gastroenteritis des Menschen (Nahrungsmittelvergiftung, Fleischvergiftung) beim *Tier* sucht, denn Ansteckungen von Mensch zu Mensch sind selbst bei größeren Krankheitsausbrüchen selten. Auch scheiden erkrankte Personen nach ihrer Genesung relativ selten Enteritiskeime aus. Ihr weitverbreitetes Vorkommen bei unseren *Haustieren* macht diese aber zu einem ständigen und recht unübersichtlichen Virusreservoir.

Als Erreger kommen wegen ihrer weiten Verbreitung vor allem die Breslau- (S. typhi murium) und GÄRTNER-Keime (S. enteritidis) in Betracht. In weiterem Abstand folgen Typen aus der C-Gruppe und schließlich Typen aus anderen Gruppen.

Es ist ohne weiteres ersichtlich, daß gerade diejenigen tierischen Infektionen eine epidemiologisch verhängnisvolle Rolle spielen, bei denen es nicht zur Ausbildung von Krankheitssymptomen kommt, obwohl die Erreger im gesamten Organismus verbreitet sind, also die sekundären Salmonellosen. Diese Fälle entziehen sich leicht der bakteriologischen Fleischbeschau. Wie übereinstimmend aus den Statistiken hervorgeht, liegt die *größte Gefahr im Genuß des Fleisches von notgeschlachteten Tieren*, insbesondere, wenn dieses in Form von *rohem Hackfleisch* genossen wird. Bis zu 80% aller Fleischvergiftungen sind auf dieses Nahrungsmittel zurückzuführen, vor dessen Verzehr nicht eindringlich genug gewarnt werden kann. Die Bedingungen für Vermehrung und Toxinbildung scheinen in ihm besonders günstig zu sein.

Nicht immer ist es aber primär infiziertes Fleisch, das die Gastroenteritis verursacht. Es besteht auch die Möglichkeit, daß ursprünglich einwandfreie Fleischwaren bei ihrer *Aufbereitung* infiziert werden, meist durch Geräte, die bei der Schlachtung von erkranktem Vieh ohne nachherige sorgfältige Reinigung verwendet wurden. Ferner ist daran zu denken, daß Fleisch, aber auch andere Nahrungsmittel tierischen und anderen Ursprungs durch die *Ausscheidungen von Ratten und Mäusen* verunreinigt werden können. Epizootien unter diesen Tieren sind nicht selten. Einzelne Tiere überleben aber regelmäßig die Seuche und bilden als chronische Dauerausscheider eine ständige Gefahr für die Speisekammer.

Die Beobachtung, daß manche Enteritiserreger, wie die Breslau- und GÄRTNER- (Ratin-) Bakterien, unter Mäusen und Ratten verheerende Seuchen verursachen können, führte zur biologischen Bekämpfung dieser Nager mit ausgelegten Kulturen. Das Verfahren hatte auch, z. B. bei einer großen Mäuseplage in Thrazien, gute Erfolge aufzuweisen. Da es jedoch zur Ursache von menschlichen Erkrankungen werden kann, ist es in Deutschland seit dem Jahre 1936 verboten (Verordn. d. Reichsm. d. I. v. 16. 3. 36).

Epidemiologisch nicht weniger bedeutungsvoll sind die *Salmonellosen des Geflügels*, besonders der *Enten*, bei denen junge Tiere häufig tödlich erkranken, während ältere zu Keimträgern werden. Besonders anfällig scheinen die Khaki-Cambell-Enten zu sein. Die Erreger siedeln sich in den Ovarien an und gehen von dort auf die unbeschalten *Eier* über. Aber auch einwandfreie Eier können durch den Kot der Tiere äußerlich infiziert werden. In diesem Falle werden menschliche Nahrungsmittel entweder von der Außenseite der Schale aus infiziert, oder vom Eiinhalt aus, wenn die Erreger nach einer Lagerung von mindestens 7 Tagen die Schale durchwandert haben. In den Jahren 1929—1938 wurden 61 Enteritisausbrüche mir 325 Erkrankungen und 5 Todesfällen durch Geflügelfleisch und 175 Ausbrüche mit 1244 Fällen, darunter 21 mit tödlichem Ausgang, durch Enteneier bekannt (BOECKER).

Die Gesamtheit dieser Möglichkeiten (s. Schema 2) bildet die Quelle für die Nahrungsmittelvergiftungen des Menschen. Jedoch ist es im allgemeinen nicht so, daß schon geringe Bakterienmengen oder sogar einzelne Keime eine Erkrankung hervorrufen. *Zur Auslösung einer pathologischen Reaktion müssen größere*

Bakterienmengen aufgenommen werden. Durch ihren Zerfall im Darm und durch die Resorption des dabei freiwerdenden Endotoxins kommt es zum Brechdurchfall. Weit häufiger noch sind Infektionen, bei denen den Keimen vor der Aufnahme Gelegenheit gegeben wurde, sich in den infizierten Nahrungsmitteln zu vermehren und ihre *äußerst giftigen Stoffwechselprodukte* zu bilden. Wieweit durch die Zersetzung der Nahrungsmittel aus diesen toxische Abbauprodukte entstehen, die ihrerseits bei der Vergiftung mitwirken, ist im einzelnen unbekannt. Wahrscheinlich kommt beiden Vorgängen Bedeutung zu. Besondere Gefahr geht deshalb von *den Nahrungsmitteln aus, die bei mehrstündiger Lagerung einen günstigen Nährboden für die Bakterienvermehrung und die Toxinbildung abgeben,* wie rohes oder nur schwach gebratenes Hackfleisch, Cremes aller Arten, Speiseeis, Puddings, Mayonnaisen, Fleischsalate usw. Die betroffenen Nahrungsmittel

Schema 2. *Infektketten der Enteritis.*

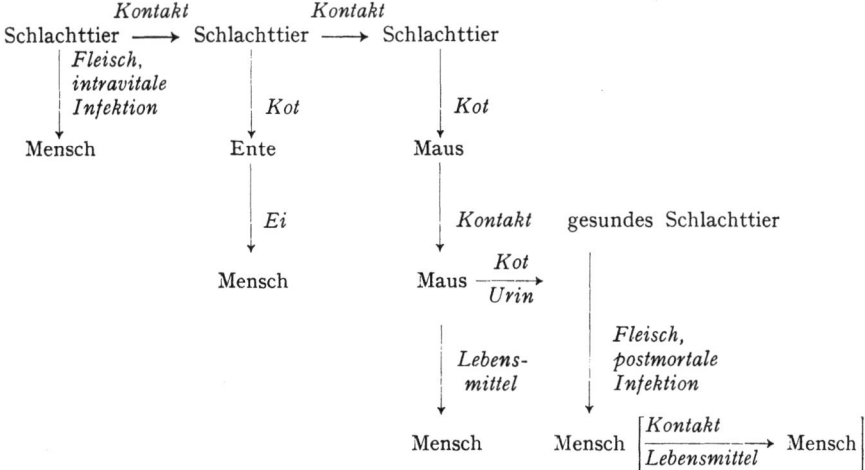

brauchen auch bei starker Durchwucherung mit den Keimen *keine sinnfälligen Veränderungen* aufzuweisen, ein Umstand, der die Gefährlichkeit der Erreger wesentlich erhöht. Auch die Aufbewahrung der gefährdeten Speisen im Eisschrank verhindert nicht sicher die Toxinbildung, da die Salmonellen zu den Bakterien gehören, die sich auch bei niedriger Temperatur, wenn auch langsam, vermehren. Eine Abtötung durch Kühlschranktemperaturen findet nicht statt. Durch Kochen und Braten werden die Enteritiskeime abgetötet, vorausgesetzt, daß die Temperaturen auch im Innern der Nahrungsmittel für genügend lange Zeit eine ausreichende Höhe erreichen. Die Zerstörung der vorgebildeten Toxine ist jedoch nicht sicher. Die übliche Zubereitung der Eier durch 3—5 min langes Sieden oder als Spiegelei genügt keinesfalls zur Vernichtung der Erreger, da hierbei nur Temperaturen zwischen 54 und 67° C erreicht werden. Erst nach 8 min langem Kochen können Enteneier gefahrlos gegessen werden.

Bei Bestehen jener Voraussetzungen kann es auf mannigfache Weise zu den gefürchteten Gastroenteritisausbrüchen kommen, die meist eine ganze Familie oder, bei besonders unglücklicher Verkettung der Umstände, eine große Zahl von Menschen betreffen. Die überaus zahlreichen Epidemien der letzten Jahrzehnte sind beredte Beispiele hierfür.

Meist einige Stunden nach dem Genuß der infizierten Speise stellen sich Unwohlsein, Kopfschmerzen, Erbrechen und heftige Durchfälle ein. Die Temperatur steigt rasch auf 39—40°. Die Patienten werden hinfällig. Bei besonders starker Giftaufnahme kann in diesem

Stadium der Tod durch Kreislaufschwäche eintreten. Meist sinkt jedoch das Fieber lytisch ab und die Patienten erholen sich im Verlauf von einigen Tagen. Die Erreger werden zu Beginn der Erkrankung oft in großen Mengen ausgeschieden. Bald, oft schon im Verlauf von wenigen Stunden, nimmt ihre Zahl erheblich ab und schließlich führen nur noch *Anreicherungsmethoden* zur Diagnose. In seltenen Fällen gelingt auf dem Höhepunkt des Krankheitsbildes ihr Nachweis durch die Blut-Gallekultur. Die WIDAL*sche Reaktion* liefert wegen des raschen Abklingens der Erscheinungen meist ein negatives Ergebnis. Es kann jedoch versucht werden, durch eine Blutentnahme nach etwa 2 Wochen nachträglich die Natur der Erkrankung festzustellen. Bei der Bewertung der WIDALschen Reaktion muß eine vorausgegangene Schutzimpfung mit TAB-Impfstoff berücksichtigt werden. Durch die unspezifischen H-Antigene der in der Vaccine vorhandenen Paratyphus-B-Bakterien kommt es oft zur Agglutination der zur WIDALschen Reaktion verwendeten Breslaukultur, um so stärker, je mehr sie in der unspezifischen Phase vorliegt. — Eine flockige Agglutination einer GÄRTNER-Kultur kann jedoch nicht durch die Typhus-Paratyphus-Schutzimpfung verursacht sein.

Bei der bakteriologischen Klärung solcher Erkrankungen, die in jedem Falle aus seuchenpolizeilichen Gründen anzustreben ist, muß darauf geachtet werden, daß außer der *möglichst frühzeitigen Untersuchung von Stuhl und Erbrochenem* der Kranken alle *Speisereste*, seien sie auch nur in kleinster Menge vorhanden, mit Anreicherungsmethoden untersucht werden. Besondere Sorgfalt ist dabei den *Eierschalen* zu widmen. Der Erfolg einer solchen umfassenden Untersuchung liegt neben der bakteriologischen *Sicherung der Diagnose* in der Identifizierung der aus dem Kranken und aus einem genossenen Nahrungsmittel gezüchteten Keime und damit oft in der *Aufdeckung des Infektionsweges* und *der Infektionsquelle, deren Ausschaltung die wichtigste prophylaktische Maßnahme* ist. Es wurde schon darauf hingewiesen, daß in manchen Fällen serologische oder kulturell-biochemische Eigenschaften der Erreger epidemiologische Zusammenhänge wahrscheinlich machen oder ausschließen lassen, ebenso, daß manche Kulturtypen ihren Standort bei einer bestimmten Wirtsspecies haben, wie rhamnosenegative Breslaukeime und dulcitnegative GÄRTNER-Keime (Essen-Typ) bei der Ente und ammonschwache Breslaukeime bei der Taube (s. S. 477). Solche Feinheiten, die der Typendifferenzierung die Berechtigung für die epidemiologische Praxis geben, sollten, wo dies immer möglich ist, bei den seuchenpolizeilichen Erhebungen verwertet werden. Die *Zuziehung eines Tierarztes* empfiehlt sich bei allen epidemiologischen Untersuchungen, wenn die Art der Erreger auf ein tierisches Virusreservoir hinweist.

Die *prophylaktische Bekämpfung der akuten Gastroenteritis ist zunächst eine veterinärmedizinische Aufgabe.* Die Überwachung der Tierbestände, die Bekämpfung der Tierseuchen, die Überwachung der Schlachthöfe und die bakteriologische Fleischbeschau sind in hohem Maße geeignet, eine Übertragung auf den Menschen zu verhindern. An zweiter Stelle steht die *Aufklärung über die Gefahren*, die durch roh genossenes Fleisch, durch Speiseeis, Puddings, Mayonnaisen, aber auch durch Geflügelfleisch, wie geräucherte Gänsebrust, drohen. Immer wieder ist darauf hinzuweisen, daß jede längere Lagerung bei höherer Temperatur die Vergiftungsgefahr vergrößert. Um die Gefahr zu mindern, die durch infizierte Enteneier droht, dürfen diese in Deutschland nur mit dem an sichtbarer Stelle angebrachten Hinweis: „Achtung Entenei, 8 min kochen" verkauft werden.

Typhus abdominalis und die Paratyphen A, B und C.

Die größte Bedeutung unter den Salmonellosen haben beim Menschen die typhös-paratyphösen Krankheiten, der Typhus abdominalis und die Paratyphen A, B und C. Und hier wiederum steht der Typhus abdominalis an erste Stelle, in kurzem Abstand gefolgt vom Paratyphus B. Die Paratyphen A und C dagegen sind in Europa seltener.

Eine fünfte typhöse Krankheit (Paratyphus K) wird durch S. sendai in Japan verursacht. Der Erreger ist serologisch mit S. paratyphi A verwandt und, wie die anderen Typhus-Paratyphus-Erreger, beim Menschen standortgebunden.

Der *Typhus abdominalis* ist weltweit verbreitet. Die gleiche Eigenheit zeigt der *Paratyphus B*, jedoch mit der Einschränkung, daß an seine Stelle in einigen Teilen Ostasiens der Paratyphus C tritt. Der *Paratyphus A* findet sich endemisch nur in wärmeren Zonen. In Europa verläuft seine Nordgrenze etwa von der nördlichen Adria zum Schwarzen Meer. Trotz zahlreicher Einschleppungen in den beiden Kriegen vermochte er nicht, in Deutschland Fuß zu fassen. Der *Paratyphus C* ist in mehreren Herden im östlichen Mittelmeergebiet (Balkan, Naher Osten, Südrußland), in Zentralafrika (Haut Katanga, Ruanda Urundi), im tropischen Südamerika (Britisch Guayana, Kolumbien) und im Fernen Osten (Niederländisch Indien, China) endemisch.

Die weitgehende Übereinstimmung der klinischen Bilder, der Epidemiologie und der auf ihr aufgebauten Bekämpfungsmaßnahmen macht es möglich, diese Krankheiten gemeinsam zu besprechen. Die im folgenden für den Typhus abdominalis gemachten Angaben haben also sinngemäß auch für die Paratyphen Gültigkeit.

Die von den Typhus- und Paratyphusbakterien erreichte Stufe des Parasitismus mit ihrer strengen Standortgebundenheit, ihrer hohen Pathogenität und ihren Ausscheidungsverhältnissen beim Menschen bestimmt die Epidemiologie dieser Seuchen entscheidend. *Als Ansteckungsquelle kommt nur der bakterienausscheidende Mensch in Betracht*, der die Keime entweder durch Kontakt oder durch Vermittlung von Nahrungsmitteln, insbesondere von Milch und Wasser, auf ein anderes Individuum überträgt. Die Erreger werden in jedem Falle durch den Mund über den Verdauungstrakt aufgenommen: „*Man ißt seinen Typhus.*"

Beim Typhus abdominalis handelt es sich nach HÖRING um eine cyclische Infektionskrankheit. Nach einer Inkubationszeit von 2—3 Wochen, die aber bei der Aufnahme großer Bakterienmengen, wie sie z. B. bei Laboratoriumsinfektionen vorzukommen pflegt, stark verkürzt sein kann, treten die bekannten klinischen Symptome auf, unter ihnen die *hohe Kontinua, während deren Dauer die Erreger im strömenden Blut nachweisbar sind*, und die eigentümliche Benommenheit der Patienten, die der Krankheit ihren Namen gab (τυφός = Dunst, Nebel). Hinzu kommen die durch Veränderungen im Knochenmark, einem Lieblingssitz der Erreger (Sternalpunktion), hervorgerufene Leukopenie, die relative Bradykardie und die Milzschwellung. — Gegen Ende der ersten Krankheitswoche finden sich am Rumpf die diagnostisch wichtigen Roseolen, metastatische Ablagerungen der Erreger in den Lymphräumen der Haut. Im histologischen Präparat der Milz, der Leber und der Lymphknoten sieht man die charakteristischen Typhome. — Die Veränderungen des Darms sind ein charakteristisches anatomisches Kennzeichen. Ihre zeitliche Entwicklung steht in engem Zusammenhang mit den verschiedenen Stadien der Krankheit. Jedoch besteht keine feste Beziehung zwischen der Schwere der Darminfektion und der des Gesamtkrankheitsbildes, ja, die Darmveränderungen können sogar fehlen. In der ersten Krankheitswoche kommt es zur markigen Schwellung der PAYERschen Plaques, in der 2.—3. Woche zu ihrer Verschorfung und Nekrose. In dem sich anschließenden dritten Stadium stoßen sich die nekrotischen Teile ab, eine Tatsache, die insofern von diagnostischer und epidemiologischer Bedeutung ist, als *die Erreger nun fast immer in den Dejekten angetroffen werden*. Im vierten Stadium heilen die Geschwüre ab. — In den Nieren bilden sich häufig metastatische Bakterienherde. Besonders in späteren Krankheitsstadien und nach Abfall des Fiebers werden daher die *Erreger im Urin* ausgeschieden. Subjektive Symptome von seiten der Harnwege brauchen dabei nicht zu bestehen. Eine Dauerausscheidung der Keime mit dem Urin ist jedoch beim Typhus abdominalis ungewöhnlich. Von den selteneren Fundorten der Erreger sind noch *Muskelabscesse* und *Zahneiterungen* (Pulpitis) zu erwähnen, die sich während der Genesung, in einzelnen Fällen sogar nach Jahren, bilden können. Auch an das Auftreten der Erreger im *Sputum* während der im Beginn der Erkrankung häufig bestehenden Pneumonie muß gedacht werden.

Die wichtigste Lokalisation ist jedoch die *Besiedlung der Gallenblase* und der Gallengänge der Leber mit Typhusbakterien, die über Jahre und Jahrzehnte

zehnte bestehen kann, und von der aus die Erreger kontinuierlich oder schub-
weise über den Darm mit dem Kot ausgeschieden werden. Der hiervon betroffene
Personenkreis, der sich bei deutlicher Bevorzugung des weiblichen Geschlechts
(Frauen 80%, Männer 18%, Kinder 2%) aus etwa 3—5% der Typhuskranken
zusammensetzt, bildet *die epidemiologisch so überaus wichtige Gruppe der Dauerausscheider.* Die in den Faeces gefundenen Erreger entstammen also meist der
Gallenblase und nur in bestimmten Stadien der Krankheit dem lymphatischen
Apparat des Darmes. Ob eine ins Gewicht fallende Vermehrung im Darmlumen
selbst stattfindet, ist nicht gewiß.

Bis jetzt ist leider kein sicheres Mittel bekannt, die betreffenden Personen
von dieser unheilvollen Eigenschaft zu befreien. Chemotherapeutische und
antibiotische Mittel versagen, auch die Vaccinetherapie führt nicht zum Ziel.
Das erfolgreichste Vorgehen ist die Exstirpation der Gallenblase, zu der sich
die Patienten trotz der einschneidenden Operation manchmal entschließen, weil
durch entzündliche Veränderungen subjektive Beschwerden vorhanden sind.
Eine Garantie der Heilung kann aber im Einzelfall nicht übernommen werden,
da vorher nicht zu entscheiden ist, ob die Ansiedlung der Erreger sich nur auf
die Gallenblase oder auch auf die Gallengänge der Leber erstreckt.

*Zusammenfassend kann also gesagt werden, daß sich im allgemeinen die Erreger
im Blut während des gesamten Fieberstadiums, im Stuhl mit steigender Wahrscheinlichkeit von der ersten bis dritten Krankheitswoche und im Urin gegen Ende der
Krankheit nachweisen lassen. Bei Dauerausscheidern finden sich die Erreger im
Stuhl und nur selten im Urin.*

Diese Angaben beziehen sich in gleicher Weise auch auf die Paratyphen.
Nur der Paratyphus C macht insofern eine Ausnahme, als gröbere anatomische
Veränderungen des Darmes selten sind und der Nachweis der Erreger im Stuhl
meist nicht gelingt. Jedoch werden hier häufig Dauerausscheider beobachtet,
die den Erreger mit dem Urin entleeren. Sie scheinen die Weiterverbreitung
zu übernehmen.

Diese örtliche und zeitliche Verteilung der Typhusbakterien im menschlichen
Organismus ist zunächst in diagnostischer Hinsicht wichtig.

Zum *Erfolg der bakteriologischen Diagnose* trägt die *Wahl des Untersuchungsmaterials* durch den behandelnden Arzt und der *Zeitpunkt der Entnahme* wesentlich
bei. Die besten Resultate werden bei der *Untersuchung des Blutes* erzielt. Es
soll möglichst zu Beginn der Erkrankung an drei aufeinanderfolgenden Tagen
in Mengen von je etwa 10 cm³ mit trocken sterilisierter Spritze entnommen und
untersucht werden, ohne das bakteriologische Resultat der vorherigennt Enahme
abzuwarten. Erst in späteren Stadien der Krankheit werden die anfangs in
hohem Prozentsatz positiven Blutbefunde spärlicher, um mit dem Abfall des
Fiebers ganz aufzuhören. Wegen der hohen Empfindlichkeit der Typhusbakterien
gegenüber der Bactericidie des Blutes empfiehlt es sich, das entnommene Blut
vor der Gerinnung in die von den Untersuchungsämtern gelieferten antibactericiden *Rindergalleröhrchen* einzubringen. Die Anstellung der WIDALschen
Reaktion ist mit einem so vorbehandelten Blut allerdings nicht mehr möglich.
Um diesen Nachteil auszugleichen, ist es von Nutzen, neben einem Blut-Galle-
röhrchen einige Kubikzentimeter Blut ohne irgendwelche Zusätze zur serologischen Diagnose mit einzusenden. Da die Typhusbakterien im Blut oft nur
spärlich vorhanden sind, werden die Blut-Gallekulturen bei negativem Ausfall
der Untersuchung nach 1—2tägiger Bebrütung weitere 5—7 Tage bebrütet und
nach dieser Zeit nochmals abschließend untersucht. Der Einsender muß daher
wissen, daß ihm noch nach dieser Zeit ein positives Resultat mitgeteilt
werden kann.

Für sterile Entnahme und sauberen Versand eignen sich in hohem Maße die automatisch arbeitenden Venülen, die ohne Zusatzfüllung oder auch mit Galle oder Liquoid, einem antibacteriiden Stoff, geliefert werden. Auf jeden Fall sind einwandfrei sterilisierte Versandröhrchen zu verwenden, da eine sich entwickelnde bakterielle Verunreinigung die spärlichen Typhuskeime überwuchern und damit ihren Nachweis verhindern kann.

Die *Untersuchung von Stuhl,* dem vorher selbstverständlich keine Desinfektionsmittel beigegeben werden dürfen, zeitigt, wie erwähnt, entsprechend den anatomischen Veränderungen des Darms, die besten Resultate etwa in der dritten Krankheitswoche, wenn die nekrotischen Geschwüre sich reinigen. Jedoch sind auch positive Ergebnisse in der ersten und zweiten Woche durchaus nicht selten. Es muß sogar angenommen werden, daß der Stuhl Typhuskranker schon während der Inkubation Ansteckungen hervorrufen kann. Von der vierten Woche an hört die Ausscheidung bei den meisten Kranken ziemlich rasch auf, vorausgesetzt, daß die Patienten nicht durch die Ansiedlung der Erreger in der Gallenblase zu Dauerausscheidern werden.

Positive Urinbefunde sind gegen Ende der Krankheit und nach Abfall des Fiebers zu erwarten. Die Erreger werden zu diesem Zeitpunkt oft in ungeheuren Mengen ausgeschieden. Oft werden allerdings positive Befunde dadurch vorgetäuscht, daß die Kranken Stuhl und Urin in das gleiche Gefäß entleeren und der Urin auf diese Weise sekundär infiziert wird.

Die *bakteriologische Untersuchung von Sputum, Eiter, Exsudaten und Roseoleninhalt* ist von untergeordneter Bedeutung. Ihre Untersuchung sollte jedoch nicht versäumt werden, wenn es sich um Kranke handelt, bei denen die bakteriologische Diagnose Schwierigkeiten macht, was ab und zu immer wieder beobachtet wird. Zur *postmortalen Klärung* verdächtiger Fälle werden meist ein abgebundenes Darmstück, mesenteriale Lymphknoten, Milz, Leber und Knochenmark untersucht.

Für ordnungsgemäße Entnahme und Versand von Stuhl, Urin und anderem Material sind nach Möglichkeit die Gefäße zu verwenden, die von den Untersuchungsämtern kostenlos durch die zuständige Apotheke abgegeben werden. Sie genügen den Forderungen der praktischen Seuchenhygiene. Bei den Stuhlgefäßen ist darauf zu achten, daß sie mit Hilfe des am Stopfen befestigten Metalllöffels nur mit einer etwa haselnußgroßen Menge Stuhl gefüllt werden, da sonst, besonders bei warmem Wetter, durch Gärung die Gefahr der „Explosion" besteht, die das verarbeitende Personal stark gefährdet. Behelfsmäßige Verpackung der Proben, die erfahrungsgemäß gern in Salbentöpfen, Streichholzschachteln, Pappkartons oder Packpapier erfolgt, ist aus dem gleichen Grunde unter allen Umständen zu unterlassen. Die beigefügten Meldekarten sind sorgfältig auszufüllen und durch kurze Angabe über Art und Dauer der Krankheit zu ergänzen. Die Arbeit des Laboratoriums wird hierdurch wesentlich erleichtert. Die Gefäße sind ebenfalls mit dem Namen des Patienten zu versehen. Für schnellen Transport ist Sorge zu tragen.

Das Ergebnis der Stuhl- und Urinuntersuchung kann in besonders günstigen Fällen schon nach 24 h vorliegen. Meist werden aber mehrere Tage benötigt, um alle diagnostischen Maßnahmen (Originalkultur, Anreicherung, kulturellbiochemische Untersuchung, Agglutination) auszuwerten. Häufig kann nach einem Tag schon ein vorläufiges Ergebnis bekanntgegeben werden, wenn zwar bestimmte diagnostische Merkmale für das Vorliegen eines pathogenen Keimes sprechen, diese aber noch durch weitere Maßnahmen ergänzt werden müssen.

Die bakteriologische Diagnose der typhösen Krankheiten wird durch die WIDALsche *Reaktion* ergänzt, d. h., durch den Nachweis spezifischer Agglutinine im befallenen Organismus. Zu diesem Zweck sind etwa 5 cm³ Blut zu entnehmen und ohne irgendwelche Zusätze zur Untersuchung zu geben.

GRUBER beobachtete 1896 die Agglutination von pathogenen Bakterien durch ein homologes Immunserum. Ihm gebührt das Verdienst, dieses Phänomen als eine spezifische Immunitätsreaktion erkannt zu haben. WIDAL wies einige Monate später darauf hin, daß durch den Nachweis spezifischer Agglutinine bei einem Kranken eine serologische Diagnose möglich sei. Um beiden Autoren gerecht zu werden, empfiehlt es sich, eine GRUBERsche und eine WIDALsche Reaktion zu unterscheiden, je nachdem, ob mit einem bekannten Serum ein unbekannter Stamm identifiziert oder mit bekannten Stämmen ein unbekanntes Patientenserum auf Agglutinine untersucht werden soll.

Nachdem im ersten Weltkrieg für das deutsche Heer die *Schutzimpfung* eingeführt worden war, schien die WIDALsche Reaktion ihren Wert für die Typhusdiagnose verloren zu haben, denn die bei einer Erkrankung und bei einer Schutzimpfung auftretenden Agglutinine ließen sich damals nicht unterscheiden. Zwar versuchte man auf verschiedene Weise die Brauchbarkeit der Reaktion wieder herzustellen, so vor allem durch die Auswertung der Titerhöhen und des Titeranstiegs und durch die Beurteilung der Mitagglutination von anderen Salmonellakeimen. Alle diese Versuche führten nicht zum Ziel, insbesondere nicht, das soll hier ausdrücklich betont werden, die Aufstellung eines Grenztiters, d. h. einer solchen Serumverdünnung, bei der ein Schutzgeimpftenserum keine positive Reaktion mehr gibt, ein Krankenserum dagegen noch positiv reagiert. Wie durch Untersuchungen zu Beginn des zweiten Weltkrieges an größerem Material festgestellt wurde, besteht wohl eine gewisse statistisch gesicherte Differenz zwischen den Titerhöhen bei den Gruppen der Schutzgeimpften und Kranken, im Einzelfall aber ist eine eindeutige Entscheidung kaum möglich.

Eine Wendung trat ein durch die Einführung der *qualitativen Receptorenanalyse*, die davon ausgeht, daß erfahrungsgemäß im Serum von Schutzgeimpften nur Geißel-(H-)Agglutinine auftreten, im Serum von Kranken dagegen zusätzlich auch Körper-(O-)Agglutinine. In den Kriegsjahren hat sich beim Typhus abdominalis die qualitativ nach O- und H-Agglutininen ausgewertete WIDALsche Reaktion im großen und ganzen bewährt. Sie wird so angestellt, daß das Patientenserum in den üblichen Verdünnungen mit einem Typhusstamm, der vorwiegend eine H-Agglutination gibt, und mit einem geißellosen Typhusstamm, der dementsprechend nur mit vorhandenen O-Agglutininen reagiert, angesetzt wird. Auf diese Weise ist der getrennte Nachweis der O- und H-Agglutinine möglich. Die Beurteilung der erhaltenen Resultate hat zu berücksichtigen, daß positive O-Agglutinationen erfahrungsgemäß auch bei einem geringen, wenn auch je nach der Technik wechselnden Prozentsatz der Schutzgeimpften (etwa 3%) auftreten, daß also ihr Nachweis eine Erkrankung nicht unbedingt beweist. Andererseits lassen etwa 30% der Kranken die O-Agglutination vermissen. Für die Auswertung der WIDALschen Reaktion läßt sich deshalb folgende einfache Regel aufstellen: *Bei Kranken mit unklarer Impfanamnese und bei Schutzgeimpften ist der alleinige Nachweis von H-Agglutininen nicht zu verwerten. Bei geeigneter Technik kommt einer positiven O-Agglutination diagnostischer Wert zu, jedoch spricht eine fehlende O-Agglutination nicht gegen einen Typhus abdominalis. Bei nicht schutzgeimpften Patienten kann der Ausfall der H-Agglutination verwertet werden.* — Für den letzten Satz gilt allerdings eine kleine Einschränkung, da vorhandene H-Agglutinine in seltenen Fällen von einem früher durchgemachten Typhus herrühren und eventuell durch die neuerliche fieberhafte Erkrankung eine unspezifische Titersteigerung erfahren können *(anamnestischer Widal)*. — Die O-Titer liegen beim Typhus abdominalis meist zwischen 1:50 und 1:800, die H-Titer zwischen 1:100 und 1:6400, seltener höher. — Beim Paratyphus B, dessen Erreger ebenfalls in dem kombinierten deutschen Impfstoff TAB enthalten sind, läßt sich dieses qualitative Verfahren nicht anwenden, da O-Agglutinine vom kranken Organismus nur selten gebildet werden. Jedoch gestatten die bei Kranken meist sehr hohen H-Titer (bis 1:25000 und höher), die bei Schutzimpfungen im allgemeinen nicht annähernd erreicht werden, eher eine Beurteilung als beim Typhus abdominalis. Jedoch können im Einzelfall Zweifel entstehen. Auch die Beurteilung einer positiven Paratyphus-A-Reaktion ist bei Schutzgeimpften mit der gleichen Unsicherheit behaftet. Die serologische Diagnose der BANGschen Krankheit und des Fleckfiebers (WEIL-FELIXsche Reaktion) wird dagegen durch die Typhus-Paratyphus-Schutzimpfung nicht beeinträchtigt.

Mit einer positiven WIDAL*schen Reaktion kann schon am Ende der ersten Krankheitswoche gerechnet werden.* Sind die Resultate zu dieser Zeit negativ, so ist die Reaktion eventuell mehrmals im Abstand von 5—8 Tagen zu wiederholen. Die höchsten Agglutinationswerte werden gegen Ende der Krankheit erreicht. Mit fortschreitender Rekonvaleszenz werden die Titer wieder niedriger, um in der Regel im Verlauf von einigen Monaten ganz zu verschwinden. Jedoch lassen sich in manchen Fällen auch noch nach Jahren Antikörper nachweisen, die dann unter Umständen Anlaß zu den erwähnten anamnestischen Reaktionen geben können.

In neuerer Zeit wird versucht, durch den Nachweis von Vi-Agglutinin die Spezifität der Reaktion zu erhöhen und auch solche Fälle zu erfassen, in denen keine O- oder H-Agglutinine nachweisbar sind. Diese Methode hat jedoch ihre Brauchbarkeit in größerem Umfange noch zu erweisen. Bis zu einem gewissen Grad eignet sie sich auch zur Auffindung von Dauerausscheidern.

Wenn bei der Besprechung der Fundorte und Austrittspforten der Erreger beim Menschen gezeigt werden konnte, daß die natürlichen Abgänge, Stuhl und Urin der Kranken, der Genesenden und der Dauerausscheider, die Rolle der Krankheitsverbreiter übernehmen, so muß dies noch dahin erweitert werden, daß anläßlich größerer Untersuchungsreihen ab und zu Personen gefunden werden, die, meist in der Umgebung Typhuskranker, manchmal aber auch ohne nachweisbare Beziehungen zu solchen, Typhusbakterien ausscheiden, ohne daß dieser Befund durch erneute Untersuchungen reproduzierbar wäre. Da es sich, wie sorgfältige Untersuchungen erweisen, nicht um Dauerausscheider handeln kann, muß angenommen werden, daß bei diesen „*temporären Ausscheidern*" die Bakterien symptomlos den Verdauungtrakt durchwandern, ohne sich für die Dauer festzusetzen oder Krankheitserscheinungen zu verursachen. Diese Befunde sind bei Epidemien gar nicht selten und müssen deshalb in die Betrachtung der Ansteckungsquellen miteinbezogen werden.

Von den drei Personenkreisen, den *Kranken*, zu denen vom epidemiologischen Standpunkt aus auch die *Genesenden* gezählt werden, den *temporären Ausscheidern* und den *Dauerausscheidern*, sind naturgemäß die letztgenannten die gefährlichsten, teils wegen der oft unvorstellbaren Menge der ausgeschiedenen Keime, teils wegen der Länge der Ausscheidung und der damit gegebenen mannigfaltigen Möglichkeiten, die Erreger weiterzugeben, vor allem aber wegen der ihnen oft fehlenden Kenntnis ihres Zustandes. Sie sind es, die die endemische Verseuchung eines Bezirkes bedingen und die Seuche nicht zum Erlöschen kommen lassen. Sie sind es auch, die den Abdominaltyphus zu einer „*ortsgebundenen Plage*" machen, im Gegensatz zu den großen *Wanderseuchen* Pest, Cholera und Grippe, die in kurzer Zeit ganze Länder und Kontinente überfluten können.

Daher wird auch verständlich, daß die *Typhusmorbidität in enger Korrelation zu den Lebensbedingungen und hygienischen Gewohnheiten eines Volkes* steht. In Deutschland, wo der Typhus durch die seuchenpolizeiliche Überwachung der letzten Jahrzehnte so unter Kontrolle gehalten wurde, daß viele Ärzte während des Studiums und auch in langen Jahren ihrer Praxis keinen Fall zu Gesicht bekamen, haben sich die Verhältnisse heute grundlegend geändert. Die große Zahl der als Dauerausscheider Heimkehrenden, verbunden mit den in Deutschland völlig veränderten Lebensbedingungen, schufen für die Typhusbekämpfung eine vollkommen neue, seit fast einem halben Jahrhundert nicht mehr gekannte Situation. Die in erschreckendem Maße zu beobachtende Gleichgültigkeit gegenüber den Erfordernissen der öffentlichen Hygiene und der persönlichen Sauberkeit, der Mangel an guter Seife, die gedrängten Lebensverhältnisse des gesamten deutschen Volkes in Küche, Wohnraum und Abort und die schlechte Ernährungslage begünstigten lange Jahre hindurch die Verbreitung der typhösen Krankheiten.

Die *Übertragung der Erreger* kann grundsätzlich auf zwei Arten erfolgen, durch *Kontakt* von Mensch zu Mensch und durch *Vermittlung von Lebensmitteln*. Zwischen diesen beiden Extremen sind mannigfaltige Übergänge möglich. Bei größeren Epidemien sind oft beide Übertragungsweisen kombiniert, sei es, daß ein Ausbruch primär durch Wasser, Milch oder ein anderes Nahrungsmittel verursacht wird und sich daran, wie fast immer, eine Reihe von Kontaktinfektionen anschließt, oder sich eine Kontaktepidemie durch Aufpfropfung einer Milch- oder Wasserepidemie ausweitet. Nach PRIGGE wurden von etwa 6000 in ihrer Entstehung geklärten Typhusfällen 70% durch Kontakt, 14% durch Wasser, Milch und andere Nahrungsmittel und 16% bei der Krankenpflege, Wäschereinigung usw. übertragen. Unter besonders unhygienischen Verhältnissen können auch *Fliegen* die Rolle der Verbreiter übernehmen. Von ihnen aufgenommene Typhus- und Paratyphusbakterien sind mehrere Tage lebensfähig und können, auf Lebensmittel gebracht, zu weiteren Infektionen Anlaß geben.

Einen Sonderfall bildet die Typhusinfektion durch den *Genuß von Austern*, wie sie z. B. in Frankreich und Italien nicht selten beobachtet wird. Diese Leckerbissen gedeihen besonders gut auf den Bänken in den Mündungsgebieten größerer Flüsse, sind dort aber auch der Infektion durch Typhusbakterien, die mit den Abwasser führenden Flüssen ins Meer geschwemmt werden, ausgesetzt. — Unter besonderen Umständen können auch *Haustiere* typhöse Krankheiten übertragen, nämlich dann, wenn sie in der Nähe eines Dauerausscheiders leben und durch die Aufnahme und Ausscheidung der Erreger zu temporären Ausscheidern werden. Bei grönländischen Schlittenhunden, die die Gewohnheit haben, menschliche Dejekte zu fressen, ist diese eigenartige Infektkette für den Typhus abdominalis, bei Kühen, aber auch bei Pferden, Schweinen und Geflügel für den Paratyphus B erwiesen.

Obwohl die genannten Zahlen deutlichmachen, daß gerade den Kontaktinfektionen große epidemiologische Bedeutung zukommt, sind doch die explosionsartigen Seuchenausbrüche mehr gefürchtet. Sie werden meist durch Wasser oder Milch verursacht und können je nach der Größe der Verbraucherkreise Tausende von Personen befallen und zu wahren Katastrophen Anlaß geben. Die Wasserepidemien in Gelsenkirchen 1901 mit 2500 Kranken, in Hannover 1926 mit 2400 Kranken und in Pforzheim 1919 mit 3700 Kranken, die Milchepidemien in Anklam 1935 mit 266 Kranken und in Königsberg 1934 mit 223 Kranken zeigen die Gefährlichkeit dieser Übertragungsweise.

Keine Art der Wasserversorgung, vom einfachen Brunnen bis zum hochentwickelten zentralen Wasserwerk, schließt eine Infektionsmöglichkeit aus. Besonders die große Zahl der *offenen Brunnen* auf dem Lande ist bei unsachgemäßer Anlage in endemischen Typhusgebieten eine ständige Gefahr. Es ist erstaunlich, mit welcher Sorglosigkeit das Wasser oft aus einem Boden gewonnen wird, der durch die unmittelbare Nachbarschaft der Abortgrube oder des Dunghaufens mit Fäkalien gleichsam infiltriert ist. Oft läßt schon die örtliche Besichtigung, ohne Vornahme einer bakteriologischen und chemischen Untersuchung, die offensichtlichen Mängel eines solchen Brunnens erkennen. Mangelhafte Abdichtung nach oben, Rückflußmöglichkeit des Schmutzwassers, defekte Brunnenwände, an denen oft die Spuren eindringenden Wassers verfolgt werden können, eine Schwimmschicht an der Wasseroberfläche oder gar eingedrungenes Getier zeigen sofort das Sanierungsbedürfnis einer solchen Anlage an. Man wird kaum fehlgehen, wenn man bei einem solchen Befund eine umschriebene Hausepidemie auf den Genuß des Wassers zurückführt, auch wenn der bakteriologische Nachweis der Typhusbakterien aus dem Wasser aus später zu erörternden Gründen nicht gelingt.

Ungleich größer ist die *Verantwortung*, die ein Gemeinwesen mit der Anlage und dem Betrieb einer *zentralen Wasser*versorgung auf sich nimmt. Hier droht die meiste Gefahr durch Werke, die das Wasser größeren Flußläufen entnehmen, da die hier unumgängliche physikalische und chemische Behandlung, sei es durch technische Mängel oder menschliche Unzulänglichkeit, versagen kann. Die Fernhaltung aller Abwässer oberhalb der Entnahmestelle bis zu einer Entfernung, die die biologische Selbstreinigung des Wassers sicher gewährleistet, ist eine Mindestforderung der Trinkwasserversorgung durch Oberflächenwasser.

Aber auch Wasser, das dem *Grundwasserspiegel* oder einer *gefaßten Quelle* entnommen wird, ist nicht unter allen Umständen als einwandfrei anzusehen. Bei besonders gelagerten geologischen Verhältnissen können im Einzugsgebiet der Quelle Spalten oder schlecht filtrierende Schichten ein Eindringen von Oberflächenkeimen in das Wasser begünstigen.

Weiter ist es möglich, daß bei einwandfreier Beschaffenheit des Wassers eine *Verseuchung erst innerhalb des Rohrleitungsnetzes* erfolgt. Der normalerweise im Leitungssystem herrschende Druck schließt zwar eine Infektionsmöglichkeit an defekten Stellen im allgemeinen aus, jedoch kann unter besonderen Umständen, z. B. bei Abschaltung des Netzes, ein Unterdruck entstehen, der verunreinigtes Wasser aus der Umgebung einer Rohrleitung in verhängnisvoller Weise ansaugt. Eine wesentliche Gefährdung bilden hier die Kriegsschäden an Wasserleitungen und Kanalisationen, die, gerade wenn sie nur in geringem, technisch nicht offensichtlich hervortretendem Umfang vorhanden sind, eine ständige Bedrohung der Trinkwasserversorgung darstellen, ganz abgesehen von der durch die Kriegsjahre bedingten Versäumnis der Erneuerung veralteter hygienischer Anlagen.

Ein instruktives Beispiel hierfür ist eine Typhusepidemie in einem Orte Nordbadens, bei der in einer überalterten Wasserleitung in der Nähe von Dung- und Jauchegruben vielfach Löcher von einer Größe bis zu 13×3 cm und außerdem durch Zugabe von Farbstoffen eine Verbindung zwischen der Quellfassung des Stadtbrunnens und einem Abwassergraben gefunden wurden. In diesen waren in der fraglichen Zeit die Ausscheidungen von Typhuskranken gelangt. In einem mit diesem Graben in Verbindung stehenden Bach konnten Typhuskeime nachgewiesen werden.

Eine noch nicht ganz geklärte Erscheinung ist die sog. „*Wasserkrankheit*", die sich bei manchen Epidemien etwa 14 Tage vor Auftreten des Typhus bei einem großen Teil der Bevölkerung des befallenen Gebietes einstellt. Es treten mehrtägige Magen-Darmstörungen mit Übelkeit, Leibschmerzen, Erbrechen und Durchfall auf, nicht selten mit Temperaturen bis 39⁰ und darüber. Die Entleerungen sind zum Teil blutig-schleimig. Bei der Trinkwasserepidemie in Hannover 1926 war die Zahl der „Wasserkranken", schätzungsweise 10 000—30 000, besonders eindrucksvoll. Die während dieser Epidemie und an anderen Orten gemachten epidemiologischen und bakteriologischen Beobachtungen sprechen dafür, daß es sich dabei nicht um eine spezifische Infektionskrankheit handelt, sondern um eine *toxische Störung* durch verunreinigtes Trinkwasser, bei dessen Genuß auch die Typhusbakterien mit aufgenommen werden.

Daß die geringfügigen Kosten einer *ständigen bakteriologischen und chemischen Kontrolle* des Wassers nicht gescheut werden dürfen, ist eine Selbstverständlichkeit.

Sie hat sich jedoch nicht nur auf das aufbereitete Wasser zu erstrecken, sondern auch auf das Rohwasser, um bei dessen Verschlechterung sofort die entsprechenden technischen Maßnahmen (Filterung, Chlorierung, Sperrung) einleiten zu können.

Unübersichtlicher sind die durch die moderne Art der zentralen Versorgung ermöglichten *Milchepidemien*. Die Vielzahl der anliefernden Kleinbetriebe mit ihren oft wenig hygienischen Einrichtungen und Gewohnheiten erhöht die Infektionsmöglichkeiten beträchtlich. Die Hauptgefahr liegt in der Anwesenheit eines Dauerausscheiders auf einem Gehöft oder in der Sammelmolkerei. Von ihm aus gelangen die Erreger in die Milch. Auch das Spülen der Kannen mit verschmutztem Wasser ist eine Gefahrenquelle, da die *Milch im Gegensatz zum Wasser ein ausgezeichneter Nährboden für die Keime der Typhus-Paratyphusgruppe ist*, die sich bei längerem Stehen, auch bei Einsaat geringster Mengen, stark vermehren. Augenfällige Veränderungen finden dabei nicht statt, da die Typhusbakterien die Milch weder säuern noch zur Gerinnung bringen. Die *Pasteurisierung* vor der Abgabe an den Verbraucher ist deshalb unumgänglich notwendig. Es darf jedoch nicht angenommen werden, daß damit jede Gefährdung erlischt. Abgesehen von technischen Zwischenfällen gibt es auch nach der Pasteurisierung noch eine große Zahl von Verunreinigungsmöglichkeiten in der Molkerei, wie sie sich z.B. in der Königsberger Epidemie verhängnisvoll erwiesen, ferner beim Kleinverteiler und beim Verbraucher, so daß es sich empfiehlt, jede Milch, die nicht in sorgfältig verschlossener Flasche geliefert wird, vor dem Genuß bis zum Kochen zu erhitzen.

Die Kennzeichen jeder durch Nahrungsmittel verursachten Epidemie sind das explosionsartige Auftreten, das sich in einem steilen Anstieg der Seuchenkurve äußert, und die Beschränkung der Erkrankungen auf den Verbraucherkreis des Nahrungsmittels. Bei einer von einer zentralen Wasserversorgung ausgehenden Epidemie sind die Benützer des „Wasserfeldes" bedroht. Erst im späteren Verlauf der Seuche werden diese Kennzeichen verwischt. Durch die meist unvermeidlichen Kontaktinfektionen fällt die Kurve mehr oder weniger langsam ab und die Beschränkung auf den primär gefährdeten Personenkreis ist nicht mehr deutlich. *Bei Kontaktepidemien dagegen steigt die Morbiditätskurve nur langsam an und erreicht ihren Höhepunkt längere Zeit nach dem Auftreten der ersten Krankheitsfälle.*

Es soll nicht verschwiegen werden, daß mit der geschilderten Verbreitungsweise des Typhus abdominalis nicht alle Rätsel seiner Seuchenformel gelöst sind. Oft liegen die Verhältnisse durchaus nicht so einfach. So haben z. B. die *jahreszeitlichen Morbiditätsschwankungen* mit ihrem Gipfel im späten Sommer und Herbst (Nachsommerfieber) und die Beobachtung, daß manche Örtlichkeiten eine dauernde starke Verseuchung zeigen, an anderen dagegen trotz häufiger Einschleppung der Typhus kaum Fuß fassen kann, bis heute noch keine allgemein anerkannte Deutung gefunden. PETTENKOFER baute, ausgehend von dieser Problematik, seine Lehre von der örtlich-zeitlichen Bedingtheit der Seuchenentstehung auf. Befruchtend sind die PETTENKOFERSCHEN Ideen auf die Entwicklung der epidemiologischen Forschung insofern gewesen, als sie eine einseitige Betrachtung der Seuchenlehre vom Standpunkt des Bakteriologen aus verhinderten. Abwegig aber ist ihre heutige Formulierung durch WOLTER, miasmatische Einwirkungen eines siechenhaften Bodens seien unter dem Einfluß gewisser klimatischer Faktoren die primäre Typhusursache, die ihrerseits zu einer Bodengasintoxikation des Blutes führe, auf Grund derer dann sekundär sich aus den Colikeimen die Typhusbakterien entwickelten. Diese Theorie widerspricht ebensosehr der praktischen Erfahrung, wie die Anschauung, unter besonderen Bedingungen könnten sog. Gelbkeime sich in echte Typhusbakterien verwandeln (DRESEL).

Die für die Ergreifung von *hygienischen Maßnahmen* ausschlaggebende Suche nach der Infektionsquelle wird bei jedem gehäuften Auftreten typhöser Erkrankungen mit einer *Analyse der Seuchenkurve* beginnen müssen. Die Neuerkrankungen sind hierzu tageweise zu registrieren, und in jedem einzelnen Fall ist durch eine eingehende epidemiologische Anamnese zu klären, wo sich der Betreffende im Zeitpunkt der Infektion, also etwa 2—3 Wochen vor Ausbruch der ersten Krankheitserscheinungen aufhielt, welche Nahrungsmittel genossen wurden, ob Beziehungen zu Kranken oder zu bekannten Dauerausscheidern bestanden, ob in der Umgebung leichte, abortive Erkrankungen auftraten usw. Bei sorgfältiger Befragung verhelfen oft glückliche Zufälle dazu, den Zeitpunkt der Ansteckung oder das infektiöse Vehikel festzustellen, wenn z. B. in einer bestimmten Zeitspanne abwesende Familienmitglieder gesund bleiben, oder umgekehrt Besucher nach ihrer Abreise ebenfalls erkranken. Ferner ist sofort zu prüfen, ob die Betroffenen einem bestimmten Verbraucherkreis angehören, wobei auf die regionale Verteilung der Kranken, ihre Bindung an bestimmte Stadtviertel, Brunnen oder Wasserverteilungsnetze, Gaststätten und Lebensmittelgeschäfte geachtet werden muß. Epidemiologisches Denken und Ausdauer führen dabei oft zum Ziel. Gegebenenfalls ist mit den aufsichtführenden Stellen der Wasserwerke oder der Milchzentralen die Frage einer möglichen Störung des Betriebes zu klären und eine verschärfte technische und bakteriologische Kontrolle vorzunehmen. Auf diese Weise wird es meist bald gelingen, bei einem Ansteigen *typhöser* Erkrankungen festzustellen, ob es sich um eine Häufung von Kontaktinfektionen handelt, wie sie z. B. im Rahmen des jahreszeitlich bedingten Typhusgipfels in den Monaten August, September, Oktober und November beobachtet wird, oder um eine Nahrungsmittelinfektion. Noch mehr ist für die Bekämpfung gewonnen, wenn die Erhebungen gleichzeitig die Entscheidung gestatten, von welchem Lebensmittel die Epidemie ihren Ausgang nahm.

Der *bakteriologische Nachweis der Erreger gelingt in zentralen Wasserleitungen kaum*, da die Einbrüche pathogener Keime in das Leitungssystem durch das Zusammentreffen besonders ungünstiger Umstände meist einmalig und kurzdauernd sind. Da sich zudem die Keime im Wasser nicht vermehren, sind nach Ablauf der Inkubationszeit von 2—3 Wochen die Leitungen fast immer wieder keimfrei. Ähnliche Schwierigkeiten ergeben sich bei Milchepidemien. Am ehesten gelingt der Nachweis in ländlichen Schachtbrunnen.

Man geht dabei so vor, daß man eine größere Menge Wasser durch ein Filter schickt und die Filterrückstände untersucht, oder daß man durch bestimmte chemische Substanzen Fällungen hervorruft und in diesen die Keime nachweist. Auch sollte nicht versäumt werden, Schlamm vom Boden und von den Wänden des Brunnens zu untersuchen, da sich die Typhusbakterien dort oft länger halten als im klaren Wasser. — Für die Filtration eignen sich vorzüglich Membranfilter. Ihre Filtermasse besteht aus dünnen Nitrocellulosehäutchen, die durch Auskochen keimfrei gemacht werden. Nach beendeter Filtration wird die Membran mit den auf ihr sitzenden Bakterien mit steriler Pinzette entweder in einen flüssigen Anreicherungsnährboden (Galle, Tetrathionatbouillon) gebracht oder auf Indicatorplatten mit der Bakterienschicht nach oben sorgfältig ausgebreitet. Durch Diffusion der Nährstoffe wachsen die Keime auf der Oberfläche der Filterhaut.

Zur Ausfällung organischer Substanzen werden in einem sterilen Cylinder auf 1 l Wasser zur Alkalisierung 4 cm³ 10%ige Sodalösung gegeben. Unter kräftigem Umrühren werden darauf 2,5 cm³ Liquor ferri oxychlorati zugefügt. Nach 1 h wird das überstehende Wasser von dem braunen, flockigen Bodensatz abgegossen. Das Sediment wird zentrifugiert und zu dem Zentrifugat so lange tropfenweise eine 25%ige Lösung von Kaliumtartrat zugegeben, bis völlige Lösung eintritt. Das so erhaltene Produkt wird in der üblichen Weise bakteriologisch verarbeitet. Für solche Wasseruntersuchungen eignet sich besonders der Wismut-Sulfit-Agar nach WILSON und BLAIR.

Nachdem auf diese Weise der Typus der Infektion festgestellt und der als Infektionsquelle in Betracht kommende Personenkreis ausfindig gemacht worden ist, kann die Arbeit des Bakteriologen durch die Untersuchung von Stuhl und Urin und gegebenenfalls durch serologische Untersuchungen zur *Ermittlung des in Frage kommenden Dauerausscheiders* einen wertvollen Beitrag leisten. Denn jede Typhusprophylaxe gipfelt in der Unschädlichmachung der Dauerausscheider.

Ferner erweist sich für die Feststellung epidemiologischer Zusammenhänge die *genaue serologische und kulturell-biochemische Analyse der gezüchteten Bakterientypen* als sehr wertvoll, sei es um ihre Einheitlichkeit zu erweisen oder Verbindungen zu bekannten oder neu gefundenen Dauerausscheidern auszuschließen oder wahrscheinlich zu machen. Die im Vergleich zum Paratyphus B geringe Variationsbreite der Typhusbakterien und die kleine Zahl ihrer kulturellen Untertypen läßt hoffen, daß die Typeneinteilung durch Bakteriophagen, die in England schon gute epidemiologische Erfolge gezeitigt hat, ihre allgemeine Brauchbarkeit erweisen wird.

Die erfolgversprechendste Maßnahme einer auf lange Sicht arbeitenden Typhusprophylaxe ist die *frühzeitige Diagnose*, die sachgemäße *Isolierung der Kranken*, ihre *bakteriologische Kontrolle* und ihre ständige *gesundheitspolizeiliche Überwachung* im Falle einer Dauerausscheidung. Die gesetzliche Grundlage ist hierfür die Verordnung des Reichsministers des Innern betreffend die Bekämpfung übertragbarer Krankheiten vom 1. 12. 38 (Reichsgesetzblatt 1938, S. 1721). Sie schreibt die *Meldepflicht* innerhalb 24 h für alle Verdachts-, Erkrankungs- und Todesfälle, sowie für alle Dauerausscheider und temporären Ausscheider vor.

Die *Kranken* sind nach Möglichkeit zu isolieren, ihre Abgänge mit einem geeigneten Desinfektionsmittel zu vermengen (z. B. Kresolseifenlösung, Kalkmilch, Chlorkalkmilch, den verschiedenen Chloraminen, Caporit usw.). Die Wäsche ist in einem mit Desinfektionslösung getränkten Tuch zu sammeln und zu kochen. Das Badewasser ist zu desinfizieren (1 l Chlorkalk in 5 l Wasser gelöst, davon etwa 200 cm³ auf 100 l Wasser). Für das Pflegepersonal ist eine Schüssel mit einem anerkannten Desinfektionsmittel aufzustellen (Sagrotan, Zephirol, Quartamon u. a.). *Genesene* dürfen entlassen werden, wenn nach Abklingen der Krankheitserscheinungen eine *dreimalige bakteriologische Untersuchung im Abstand von je einer Woche* und eventuell die Duodenalsondierung keine Bakterienausscheidung ergibt. Jedoch dürfen Ausscheider nicht länger als 10 Wochen nach ihrer Genesung festgehalten werden. Werden weiterhin noch Bakterien gefunden, so sind die Betroffenen unter Aushändigung des „*Merkblattes für Dauerausscheider*", nach eingehender Belehrung über die von ihnen ausgehende Gefahr und Anhaltung zu persönlicher Hygiene, zu entlassen. Sie sind dem Gesundheitsamt als Dauerausscheider zu melden. *Bakteriologische Nachuntersuchungen* sind 1—2mal jährlich vorzunehmen. *Die Beschäftigung in Nahrungsmittelbetrieben, in Molkereien und Wasserwerken sowie in Gemeinschaftsküchen ist für Dauerausscheider untersagt.* Sie sollen ein eigenes Bett und eigenes Waschgerät besitzen. Bett- und Leibwäsche ist gesondert zu sammeln und getrennt von der übrigen Wäsche zu kochen. Sie sind zur gründlichen Händereinigung nach jeder Stuhl- und Urinentleerung und vor dem Bereiten von Mahlzeiten anzuhalten. Die Überwachung der Gesundheitsämter hört auf, wenn 10 Untersuchungen im Abstand von jeweils 1 Woche die Ungefährlichkeit der Dejekte erweisen.

Die zweite Maßnahme ist die *Überwachung des Nahrungsmittelhandels, der Schlachthöfe, Molkereien, Gemeinschaftsküchen, sowie der Wasserversorgung und der Abwasserbeseitigung.* Alle Personen, die in solchen Betrieben eine Tätigkeit beginnen, müssen zuvor durch ein Untersuchungsamt bakteriologisch untersucht werden. Milch, Wasser und Abwasser unterliegen ebenfalls einer bakteriologischen, zum Teil auch chemischen Kontrolle, um bei jedem von der Norm abweichenden Befund die technischen Anlagen überprüfen und gegebenenfalls zusätzliche Maßnahmen, wie Chlorierung usw., ergreifen zu können. Die allgemeine Überwachung der Schwimmbäder ist ein dringendes Erfordernis.

Die dritte Maßnahme betrifft den *unmittelbaren Schutz der Gefährdeten durch Schutzimpfung.* Hierfür verwendet man heute in Deutschland fast ausschließlich den kombinierten TAB-Impfstoff, der außer gegen Typhus abdominalis gegen die Paratyphen A und B schützt. Man wird jedoch nur in Zeiten besonderer Gefährdung impfen, bzw. solche Personen, die einer Ansteckung in besonderem Maße ausgesetzt sind, wie Ärzte, Pfleger oder Medizinische Assistentinnen. Die Erfahrungen des letzten Krieges haben zwar gezeigt, daß auch bei Ausbruch einer Epidemie geimpft werden kann, ohne eine nachteilige Wirkung der „negativen Phase", einer durch die Bindung natürlicher Schutzstoffe an den Impfstoff vermuteten Schutzlosigkeit, befürchten zu müssen. Jedoch mahnen einige Erfahrungen der ersten Nachkriegszeit zur Vorsicht.

In den beiden Weltkriegen haben die verwendeten Impfstoffe ihren Wert beim deutschen Heer erwiesen. Es ist jedoch zu beachten, daß der Schutz nur relativ ist und z. B. durch massive Aufnahme von Keimen oder durch schlechte körperliche Verfassung des Betroffenen durchbrochen werden kann. Die Krankheit verläuft dann bezüglich ihrer Schwere wie bei einer nichtgeimpften Person.

Der TAB-Impfstoff besteht aus einer bei 56^0 C abgetöteten Aufschwemmung von 500 Millionen Typhuskeimen und je 250 Millionen Paratyphus-A- und Paratyphus-B-Keimen in 1 cm³. Zur Konservierung sind 0,5% Carbolsäure zugesetzt. Zur Erstimpfung werden subcutan unterhalb des Schlüsselbeins 0,5 cm³, 1 cm³ und nochmals 1 cm³ im Abstand von je 1 Woche injiziert. Der Schutz hält knapp 1 Jahr an, nach jeweils 9 Monaten empfiehlt sich eine Wiederholungsimpfung mit 1 cm³ Impfstoff.

Akute Gastroenteritis durch Staphylokokken und andere Bakterien.

In vielen Fällen akuter Gastroenteritis gelingt es trotz sorgfältigster bakteriologischer Untersuchung nicht, aus den Ausscheidungen der Patienten und den genossenen Speisen Keime aus der Salmonellagruppe zu züchten. Dennoch weisen die epidemiologischen Erhebungen oft eindeutig auf ein bestimmtes Nahrungsmittel als Quelle der Infektion hin. In diesen Fällen muß, wenn sich eine chemische Ursache oder ein Botulismus ausschließen lassen, eine Vergiftung durch andere Keime erwogen werden. Verwendet man Bakteriennährböden, die keine wachstumshemmende Wirkung auf bestimmte Gruppen von Mikroorganismen ausüben, so finden sich nicht selten hämolysierende Staphylokokken, ferner Coli-, Pyocyaneum- und Proteusbakterien und schließlich aerobe und anaerobe Sporenbildner.

Bei den Staphylokokken ist es mit Hilfe des DOLMAN-*Tests* möglich, toxische Stämme zu erkennen, da diese ein einheitliches, thermostabiles, neurotropes Endotoxin produzieren. Kulturfiltrate der verdächtigen Stämme werden im Wasserbad $1/_2$ h gekocht und jungen Katzen in einer Dosis von 1 cm³ je Kilogramm Körpergewicht intraperitoneal injiziert. Nach etwa $1/_2$ h zeigen sie ein der Gastroenteritis des Menschen ähnliches Krankheitsbild mit Durchfällen, Erbrechen und Speichelfluß, das mehrere Stunden anhält und dann in Heilung übergeht.

Ein besonderes Kennzeichen der Staphylokokkenintoxikation ist die sehr kurze, nur wenige Stunden währende Inkubationszeit.

Werden die Möglichkeiten der bakteriologischen Untersuchung, insbesondere die Typendifferenzierung und der DOLMAN-Test, im Rahmen der epidemiologischen Untersuchungen zur Aufdeckung der Infektkette sinnvoll eingesetzt, so gelingt es nicht selten, den Nasen-Rachenraum oder das Panaritium eines Küchen-angestellten als Infektionsquelle zu ermitteln.

Die Natur des toxischen Agens der übrigen Bakterien ist noch wenig geklärt. Neben der Ansicht, toxische Abbauprodukte der Nahrungsmittel spielten eine Rolle, steht die Anschauung, daß die in großen Mengen vorhandenen Leibes-substanzen der Bakterien die Vergiftung bewirkten. Nur selten gelingt es jedoch, bei den isolierten Stämmen Toxine nachzuweisen, die sich nicht auch bei Kulturen finden, die keine Beziehungen zu Krankheitsprozessen aufweisen. Für den Untersucher ist es deshalb schwierig, den Zusammenhang zwischen der Krankheit und den aus dem Nahrungsmittel isolierten Keimen zu bejahen. Hinzu kommt, daß die erwähnten Mikroorganismen, besonders im Sommer und bei unzweck-mäßiger Lagerung, auch in Nahrungsmitteln angetroffen werden, ohne daß von ihnen Gesundheitsschädigungen ausgehen. Gerade auf diesem Gebiete tritt deutlich zutage, daß über den Mechanismus der Bakterienpathogenität nur sehr wenig bekannt ist. Zusammenhänge sollten deshalb nur dann als möglich an-gesehen werden, wenn die verdächtigen Keime sich sowohl in den Speisen als auch in den Ausscheidungen der erkrankten Personen finden und die Kulturen sich durch exakte biochemische und serologische Untersuchungen, unter Um-ständen durch die *Phagentypisierung*, als übereinstimmend erweisen. Aber auch dann läßt sich die Möglichkeit nicht ausschließen, daß die Keime wohl mit dem Nahrungsmittel aufgenommen wurden, aber nur als harmlose Beimengungen zur Darmflora den Intestinaltrakt durchwanderten.

Weitgehend vermieden werden können solche Gastroenteritisausbrüche, die, ähnlich den durch Salmonellen bedingten Epidemien, je nach der Größe der Essens-gemeinschaft als Familieninfektionen oder als Massenvergiftungen auftreten, durch *größte Sauberkeit* bei der Zubereitung und in der gefährlichen, warmen Jahreszeit durch entsprechende *Kühllagerung* der Speisen. Es ist aber zu berück-sichtigen, daß die üblichen, wenige Grad über Null liegenden Kühlschrank-temperaturen das Wachstum vieler Keime nur verlangsamen, aber nicht hemmen (s. S. 755). Eiweißreiche Zubereitungen, wie Fleischsalate, Mayonnaisen, Beaf-steak Tartar, aber auch Kartoffelsalat, der erfahrungsgemäß oft zum Anlaß von Intoxikationen wird, sollten deshalb grundsätzlich erst am Tage des Verzehrs hergerichtet werden. Personen mit eiternden Prozessen an der Haut, beson-ders an den Fingern, sollten für die Dauer der Krankheit von jeder Tätigkeit in der Küche entbunden werden.

Bakterienruhr.

Bei der Ruhr bestätigt sich die schon aus den Anfangszeiten der Bakterio-logie datierende Erfahrung, daß mit der genauen Kenntnis des Erregers einer Infektionskrankheit durchaus noch nicht alle ihre Rätsel gelöst sind. Obwohl die Biologie der Ruhrerreger weitgehend bekannt ist und die Infektkette der Ruhr in unkomplizierter Form von Mensch zu Mensch verläuft, sind doch die Ursachen ihres Kommens und Gehens und vieles aus ihrer Pathogenese und Klinik noch in fast völliges Dunkel gehüllt. Wie kaum eine andere In-fektionskrankheit trotzt sie den hygienischen Maßnahmen und taucht plötz-lich und unvermutet auf, besonders da, wo Menschen in großer Zahl unter mangel-haften Bedingungen zusammenleben. Hier kann sich die Ruhr mit ungeheurer Schnelligkeit ausbreiten, und es bedarf zu ihrer Eindämmung aller hygienischen Erfahrung. Nur zu oft steht der Arzt ihrem Umsichgreifen machtlos gegen-über; dann nämlich, wenn sie in einer großen Gemeinschaft aus heute noch unbekannten Gründen *gleichzeitig* an verschiedenen Stellen ausbricht, wenn enge und dürftige Lebensverhältnisse ihre Verbreitung begünstigen und ihre Bekämpfung erschweren oder wenn Hunger, Unterernährung und andere Seuchen ihr den Boden bereiten. Werden die ersten Fälle festgestellt, so ist fast immer auch schon die Epidemie da. So ist zu allen Zeiten die Dysenterie eine der gefürchtetsten Kriegsseuchen gewesen, vor der kaum ein Heer verschont blieb. Dies beweisen auch die Zahlen aus den zwei vergangenen Weltkriegen, in denen es der ärztlichen Kunst zwar in einem früher nie gekannten Ausmaß gelang, die Zahl der Opfer der Infektionskrankheiten niedrig zu halten, in denen aber die Dysenterie immer noch beträchtliche Morbiditätsziffern aufwies. Aber auch im zivilen Leben, in geschlossenen Anstalten, in Irrenhäusern, Heimen und Ferienkolonien, kurz überall, wo Menschen eng gedrängt leben, ist die Ruhr wegen ihrer Bösartigkeit und Unberechenbarkeit gefürchtet.

Immer ist der Mensch die *Infektionsquelle*. An ihn sind alle Ruhrerreger so stark angepaßt, daß Tiere bei natürlicher Infektionsweise nicht erkranken und sich die Keime in ihrem Verdauungstrakt nicht halten können. Unmittelbar oder mittelbar, *durch direkten Kontakt oder durch Vermittlung von Gegenständen* und schließlich durch mechanische Übertragung *durch Fliegen* gibt er die Erreger weiter.

Die hohe Infektiosität dieser Krankheit und ihre schnelle, kaum einzudämmende Ausbreitung ist nicht erstaunlich, wenn man weiß, daß in vielen Fällen leichter und schwerer Ruhr die Erreger sich oft in unvorstellbaren Massen in den flüssigen Stühlen finden, die bei der demoralisierenden Wirkung dieser Krankheit auch von sonst willensstarken Personen unter ungünstigen Umweltverhältnissen bald wahllos abgesetzt werden und bei ihrer Häufigkeit jeden Ruhrkranken zu einem Mittelpunkt neuer Infektionsmöglichkeiten machen.

Die *Ruhrerreger* sind Angehörige der Gattung Shigella, gramnegative, unbewegliche Stäbchen, die sich in ihrem Antigenaufbau und in ihren Stoffwechselleistungen unterscheiden. Ähnlich wie die Salmonellagruppe wird die Ruhrgruppe auch heute noch durch weitere serologische und kulturelle Typen erweitert. So sind in den letzten Jahren zu den SHIGA-KRUSE-, KRUSE-SONNE-(E-)*Ruhr-* und SCHMITZ-*Bakterien* noch die mehrere Typen umfassende SACHS-LARGE-Gruppe und das *Bacterium alcalescens* hinzugekommen. Der Ausbau der FLEXNER-*Gruppe* auf heute 18 Typen hat ebenfalls einen beträchtlichen Umfang erreicht. Außerdem sind eine Reihe von *Einzelstämmen* als Ruhrerreger beschrieben, deren Pathogenität für den Menschen jedoch noch nicht endgültig erwiesen ist. Wieweit die sich immer verfeinernde serologische und biochemische Diagnostik der praktischen Ruhrbekämpfung dienlich sein kann, ist heute noch nicht zu überblicken. Es ist aber denkbar, daß aus dem Ausbau der Laboratoriumsmethoden nicht nur die *Diagnostik* Vorteile zieht, sondern wichtige Erkenntnisse für die *Impfstoffbereitung* gewonnen werden und daß, ähnlich wie in der Salmonellagruppe, die Typendiagnostik der Ruhrerreger Infektketten und *epidemiologische Zusammenhänge* aufzudecken gestattet. Voraussetzung hierfür ist, daß die Ruhrtypendiagnose breiteren Eingang in die bakteriologischen Laboratorien findet.

Es ist vielfach üblich, die Ruhrerreger in die ektotoxinbildenden SHIGA-KRUSE-Bakterien (Shigella dysenteriae) und in die Gruppe der nichtgiftbildenden Dysenteriebakterien zu unterteilen, zu der die große FLEXNER-Gruppe (Shigella paradysenteriae), die KRUSE-SONNE-(E-)Ruhr-Bakterien (Shigella sonnei), die SCHMITZ-Bakterien (Shigella ambigua) und einige Einzelstämme gehören. Zwar entspricht diese Einteilung insofern den toxikologischen Verhältnissen, als die SHIGA-KRUSE-Bakterien ein hochgiftiges Ektotoxin produzieren, mit dem beim Tier ein therapeutisch wirksames, antitoxisches Serum gewonnen werden kann. Die Erreger der FLEXNER-Gruppe und die KRUSE-SONNE-Bakterien vermögen dies nicht. Aber schon bei den allgemein zu den Nichtgiftbildnern gerechneten SCHMITZ-Bakterien lassen sich kleine Mengen von Ektotoxin nachweisen. Die toxikologische Einteilung verliert jedoch an Wert beim Vergleich mit dem beim Menschen erzeugten Krankheitsbild. Denn sowohl die Ektotoxinbildner wie die Nichtektotoxinbildner können alle Abstufungen in der Schwere der klinischen

Erscheinungen hervorrufen, vom abortiven, kaum beachteten Durchfall bis zur schwersten toxischen Ruhr, ohne daß der Grund für ein derartig unterschiedliches Verhalten angegeben werden könnte. Die Zuweisung einer Sonderstellung für die SHIGA-KRUSE-Bakterien ist aber insofern von Wichtigkeit, als die Injektion ihres antitoxischen Serums auch bei verzweifelten Fällen Heilung bewirken kann, eine Therapie, die bei den Nichtgiftbildnern nicht möglich ist.

Oft scheiden die Ruhrkranken im akuten Anfall die Erreger in großen Mengen und fast in Reinkultur aus. Es wäre aber verfehlt, zu glauben, daß sie deshalb bei jeder Ruhrepidemie oder gar bei jedem Ruhrkranken unschwer nachgewiesen werden könnten. Wie die Erfahrung lehrt, läßt sich bei vielen Kranken keine bakteriologische Diagnose stellen. Die Gründe hierfür sind nur zum Teil bekannt. Bei der meist üblichen Einsendung der Stuhlproben durch Post oder Boten spielt sicher der Umstand mit, daß ein großer Teil der sehr labilen Ruhrerreger durch die *Einflüsse der Temperatur* oder durch *Gärungs- und Fäulnisvorgänge* im Stuhl selbst zugrunde geht. Da aber auch bei Innehaltung aller Vorsichtsmaßregeln die Kulturen oft mißlingen, wird man damit rechnen müssen, daß es, abgesehen von der Amöbenruhr, Durchfälle gibt, die nicht bakteriellen Ursprungs sind oder deren Erreger auf den üblichen Differentialnährböden nicht als Ruhrerreger erkannt werden. Sicher ist, daß Proteus- und Pyocyaneumbakterien, Salmonellabakterien, sowie Staphylokokken und Streptokokken ruhrähnliche Bilder hervorrufen können. Wie bei einem Teil der *Sommerdiarrhoen* der Säuglinge können vielleicht auch beim Erwachsenen *klimatische Schädigungen* eine auslösende Ursache sein.

Wie aus der erwähnten Hinfälligkeit der Ruhrkeime — die KRUSE-SONNE-Bakterien machen eine Ausnahme — und aus ihrer Empfindlichkeit gegenüber den Temperaturschwankungen und der Wasserstoffionenkonzentration ihrer Umgebung hervorgeht, bedarf es zur bakteriologischen Untersuchung der Stuhlproben besonderer Vorkehrungen. Wo immer die Gelegenheit besteht, sollten *vorgewärmte Nährböden direkt am Krankenbett mit frischem Stuhl oder mit einem Analabstrich beimpft und unter Wärmeschutz zum Brutschrank transportiert werden.* Nur wenn dies unmöglich ist, dürfen die üblichen Stuhleinsendungsgefäße benützt werden. Die Erfolge sind aber entsprechend geringer. Die Züchtungsaussichten sinken beträchtlich, wenn die Proben länger als 24 h unterwegs sind. Wie Erfahrungen lehren, kann bei SHIGA-KRUSE-Fällen bereits ein zweistündiger Transport der Proben die Erreger vernichten, während ihre Züchtung bei Verimpfung am Krankenbett in hohem Prozentsatz gelingt. Der Schwierigkeit der Züchtung wird insofern Rechnung getragen, als man sich bei Epidemien mit Stichproben begnügt und darauf verzichtet, jeden einzelnen Fall bakteriologisch zu klären. — Ruhrbakterienbefunde in Blut und Urin bilden seltene Ausnahmen. Bei *Sektionen* finden sich die Erreger in den *Darmgeschwüren* und oft in den *Mesenterialdrüsen*.

Als Nährböden für die Ruhrkeime dienen im allgemeinen die gleichen wie bei der Typhus-Paratyphus-Enteritisdiagnose. Sehr gute Erfolge werden mit dem Desoxycholat-Citrat-Nährboden nach LEIFSON in der Modifikation nach HYNES erzielt. Mit ihm ist der Nachweis von nur spärlich Dysenteriekeime beherbergenden, gesunden Keimträgern möglich. Die in der Salmonelladiagnose leistungsfähige Tetrathionatanreicherung ist der Anreicherung in Selenit-F-Brühe unterlegen. Die endgültige Zuordnung gezüchteter Kulturen zur Ruhrgruppe gestatten die *Bunte Reihe*, in der sich die Vergärung von Mannit, Dulcit, Rhamnose, Arabinose, Maltose, Saccharose und Lactose und die Indolbildung als wichtig erweisen und die *Agglutination* in diagnostischen Ruhrseren. Sie ist wegen des Fehlens von Geißel-(H-) Antigenen gegenüber der Salmonellagruppe vereinfacht, erfordert jedoch wegen der vielfältigen antigenen Beziehungen mancher Ruhrtypen untereinander und wegen ihrer Neigung, auf den Nährböden in die Rauh-(R-)Form überzugehen, einige Erfahrung. — Der Erreger der KRUSE-SONNE-(E-) Ruhr kann oft schon an der Form seiner Kolonien erkannt werden, da die normalen, im akuten

Krankheitsstadium fast ausschließlich gefundenen, als allein pathogen angesehenen „Rundformen" bei der Weiterzüchtung regelmäßig „Flachformen" abspalten, Kolonien, die im Gegensatz zu den kreisrunden, hochgewölbten, glänzenden Rundformen flach, unregelmäßig begrenzt und matt sind. Beide Formen besitzen verschiedene Antigene.

Die WIDALsche Reaktion bei der Dysenterie ist umstritten. Im akuten Anfall gelingt es kaum, Agglutinine nachzuweisen, da Antikörper nicht vor Ablauf von 1—2 Wochen gebildet werden. Doch kann sie zuweilen bei chronischen Erkrankungen oder nach Abklingen der Erscheinungen nachträglich die Diagnose bestätigen. Die Menge der gebildeten Agglutinine ist meist gering. Einen für Ruhr beweisenden Titer anzugeben, ist nicht dankbar, da auch Seren Gesunder positive Agglutinationsergebnisse zeigen können. Im allgemeinen werden Titer unter 1:100 nicht bewertet. Bei der KRUSE-SONNE-(E-)Ruhr lassen sich im allgemeinen nur Agglutinine gegen die Rundform nachweisen.

Die Diagnose der Ruhr wird am Krankenbett und nicht im Laboratorium gestellt. Überall, wo gehäufte Durchfälle unabhängig von einer Essensgemeinschaft auftreten, muß an Ruhr gedacht werden. Zahlreiche Todesfälle sprechen für SHIGA-KRUSE-Ruhr. Der positive Bakterienbefund bestätigt nur die Diagnose und gibt darüber hinaus dem Kliniker und dem Epidemiologen wertvolle Hinweise. *Ein negativer Befund spricht aber niemals gegen Ruhr.* Das Abwarten eines bakteriologischen Ergebnisses darf deshalb auch nie Grund sein, die im Interesse der Seuchenbekämpfung unbedingt notwendigen Maßnahmen hinauszuzögern.

Die Dysenterie ist eine ausgesprochene *Krankheit der warmen Jahreszeit.* Wohl finden sich im Winter und im Frühjahr vereinzelte Fälle, manchmal auch kleine Epidemien, besonders von KRUSE-SONNE-Ruhr, deren jahreszeitliche Bindung nicht so ausgeprägt ist. *Die eigentliche Ruhrzeit aber beginnt mit dem Ansteigen der Temperaturen im Sommer und erreicht ihren Höhepunkt im Hochsommer und Herbst,* also in einer Zeit, in der auch „unspezifische" Darmkatarrhe gehäuft auftreten. Ob es sich bei diesen schon um besonders leichte Ruhrfälle handelt, die, in ihrer Genese meist verkannt, die Masse der Erreger für die folgende Epidemie liefern, oder ob sie, durch den Genuß von unreifem Obst, verdorbenen Nahrungsmitteln oder großen Mengen kalter Getränke hervorgerufen, die Ansiedlung der Ruhrerreger nur begünstigen, ist noch nicht entschieden. Jedenfalls findet man, ähnlich der „Wasserkrankheit" bei Typhus- und Paratyphusepidemien, vor dem Ausbruch der Ruhr oft eine größere Zahl von Durchfällen, die meist so leicht sind, daß ärztliche Hilfe nicht in Anspruch genommen wird. Sie entziehen sich deshalb der Kenntnis der Gesundheitsbehörde, die erst nachträglich auf sie aufmerksam wird, wenn bei Ausbruch echter Ruhr eine epidemiologische Anamnese erhoben wird. — *Meist fällt die Periode der größten Ruhrhäufigkeit mit der stärksten Fliegenvermehrung zusammen.* Allerdings darf allein aus dieser Tatsache nicht auf einen unmittelbaren Zusammenhang zwischen den beiden Häufigkeitskurven geschlossen werden, denn die Ruhr wird auch in Gegenden beobachtet, in denen durch günstige sanitäre Einrichtungen Gelegenheit zur Infektion der Fliegen kaum gegeben ist. Mit dem Eintritt kühler Witterung schwinden die Epidemien meist rasch oder lösen sich in sporadische Einzelfälle auf.

Die hygienischen Maßnahmen zur *Bekämpfung der Ruhr* verfolgen drei Ziele: Die Isolierung aller Ausscheider, die Unterbrechung der Infektketten und den Schutz der Gesunden. Zu den *Ausscheidern* sind nicht nur die Ruhrkranken *mit ihren typischen blutig-schleimigen Durchfällen* zu rechnen, sondern auch die leicht und *atypisch erkrankten Personen.* Gerade diese werden im Beginn von Epidemiezeiten zu wenig beachtet. Durch ihr verhältnismäßig gutes Wohlbefinden

werden sie selten bettlägerig, gehen ihren Berufen nach und werden zu gefährlichen Keimstreuern. Besondere Aufmerksamkeit verdienen die *Sommerdiarrhoen
der Säuglinge*, die außer durch Wärmestauung auch durch Salmonellen und Ruhrerreger verursacht sein können. Auch ältere Kinder und Erwachsene mit
wäßrigen Durchfällen sind verdächtig, an der Verbreitung der Ruhr beteiligt
zu sein. Diese leichten Fälle sind sehr häufig, wahrscheinlich häufiger als die
klinisch als echte Ruhr imponierenden Erkrankungen. Durch die modernen
Nährböden ist die Möglichkeit gegeben, die epidemiologisch außerordentlich
wichtigen *gesunden Keimträger* aufzufinden, in denen sich die Erreger von einem
Sommer zum andern halten.

Die zweite Maßnahme ist die Unterbrechung aller für die Verbreitung der
Ruhrerreger in Betracht kommenden Infektketten. Die *direkte Übertragung* kann
weitgehend durch *persönliche Sauberkeit* vermieden werden. Waschen der Hände
nach dem Stuhlgang und vor dem Essen sollte nicht nur während Epidemiezeiten und bei unmittelbarer Gefährdung empfohlen, sondern jedem Menschen
schon in seiner Jugend als eine Selbstverständlichkeit anerzogen werden. Kurzhalten und regelmäßiges Säubern der Fingernägel *während* des Händewaschens
vermindert nicht nur die Ausbreitung der Ruhr, sondern schützt auch weitgehend vor der Oxyuriasis.

Nicht minder wichtig ist die Bekämpfung der Ruhr durch Unterbrechung
des *indirekten Übertragungsweges*. Regelmäßige *Kontrollen der Sauberkeit in
Küche und Vorratsraum* und bei jeglichem *Personal*, das mit der Herstellung,
dem Handel, der Zubereitung und dem Auftragen der Speisen beschäftigt ist,
sind wichtige vorbeugende Maßnahmen. Küchenbedienstete mit leichten
Durchfällen sind zunächst als ruhrverdächtig anzusehen und bis zum Beweis ihrer
Ungefährlichkeit von ihrer Tätigkeit fernzuhalten. Dies gilt vor allem für Angestellte in Großküchen und Gaststätten. Gemeinsames Spielzeug in Kinderheimen, gemeinsame Schwämme und Handtücher in Familien und Heimen,
nicht zuletzt die in den Klosetts vieler Restaurants gebräuchlichen Rollhand-
tücher können die Bakterien leicht unter einen größeren Personenkreis verbreiten. — Dagegen sind Ruhrinfektionen durch *Trinkwasser* seltene Ausnahmen,
wenn auch gelegentlich mit dieser Übertragungsmöglichkeit gerechnet werden
muß. Erfahrungen des letzten Krieges haben die überraschende Tatsache erwiesen, daß das *Wasser in Häfen* und auf Reeden Ruhrkeime in so großer Zahl
enthalten kann, daß ihr bakteriologischer Nachweis unschwer glückt, obwohl
sich Flexner-Keime nur 3 Tage lebend in Seewasser halten. Das Baden in
solchen Gewässern ist deshalb nicht ungefährlich, ebenso die Verwendung des
Seewassers für Reinigungszwecke auf Schiffen.

Experimentelle Untersuchungen über die Verbreitungsmöglichkeiten der
Ruhr durch *Fliegen* zeigen, daß Dysenterieerreger noch 8—10 Tage nach der
Verfütterung aus diesen Insekten gezüchtet werden können. Größere Bedeutung
hat die *mechanische Übertragung*, denn in der Umgebung von Ruhrkranken
lassen sich die Erreger unschwer an den Fliegen nachweisen. Manche Gattungen
wie Lucilia und Sarcophaga, finden sich in großer Zahl auf im Freien abgesetzten
Stühlen. Besonders angelockt werden sie durch Blutbeimengungen. Die Fliegenplage kann zusätzlich an Bedeutung gewinnen, wo unhygienische Verhältnisse
und die Unachtsamkeit und Verständnislosigkeit der Menschen der Fliegenvermehrung Vorschub leisten und aus den gleichen Gründen Infektionsherde
für diese Insekten geschaffen werden. Behelfsmäßige Latrinen sind dieser Gefahr
stark ausgesetzt. Sie kann vermieden werden durch ihre fliegensichere Anlage
(Rauchlatrinen, s. S. 272). Außerdem sind die Fäkalien in kurzen Abständen zu
desinfizieren.

Gebrannter Kalk wird mit der gleichen Menge Wasser vorsichtig besprengt. Nachdem er zu Pulver zerfallen ist, werden zu 1 l 3 l Wasser zugegeben und mit dieser Kalkmilch die Fäkalien übergossen. Das Einstreuen von Kalkpulver ist unzweckmäßig. Um die Latrinen nicht zu Fliegenbrutplätzen zu machen, werden sie in kürzeren Abständen mit Erde zugeschüttet und neu angelegt.

Neben die hygienischen Maßnahmen tritt die *spezifische Prophylaxe* durch die *aktive Immunisierung*. Die Meinungen über ihre Wirksamkeit sind heute noch geteilt, da die Beurteilung ihres Erfolges durch die Unzulänglichkeit unseres Wissens über die antigene Wirksamkeit der einzelnen Erregertypen und über ihre geographische Verbreitung erschwert wird. So lassen sich z. B. auch die im Kriege in großem Maßstab durchgeführten Impfungen nur mit großer Zurückhaltung bewerten, da bei ausbleibenden Erkrankungen die positiven Kontrollen meist fehlen und bei Erkrankung der Impflinge nur durch eingehende Vergleiche der epidemieeigenen Stämme mit den zur Impfstoffbereitung verwendeten der Wert oder Unwert der Impfung ersichtlich ist. Nach den vorliegenden Erfahrungen ist es sicher, daß die immunisierende Wirkung der einzelnen *Erregerarten* streng spezifisch ist und ein übergreifender Schutz gegen andere Arten nicht erzielt wird. Darüber hinaus ist es zweifelhaft, ob die *Untertypen* etwa der FLEXNER-Gruppe sich in ihrer schützenden Wirkung gegenseitig vertreten können. Die Konsequenz aus dieser Erkenntnis besteht entweder in der Herstellung monovalenter Impfstoffe gegen den Erreger, der erfahrungsgemäß in einem Epidemiegebiet vorherrscht, oder in der Herstellung polyvalenter Impfstoffe auf möglichst breiter Basis. Beide Lösungen haben Vor- und Nachteile. Die Verwendung *monovalenter Impfstoffe* ist deshalb günstig, weil Schutzstoffe gegen einen bestimmten Erregertyp in ausreichender Menge erzeugt werden. Sie krankt aber daran, daß in einem bestimmten Bezirk kaum jemals nur ein einziger Erregertyp angetroffen wird, abgesehen davon, daß unsere Kenntnisse über die geographische Verbreitung der Ruhrtypen auf Stichproben aufgebaut und sehr spärlich sind und auch kaum mit der Konstanz solcher Verbreitungsgebiete gerechnet werden kann. Die einzelnen Erregerarten und -typen finden bei ihrer engen Bindung an den Menschen und bei der starken Fluktuation des modernen Verkehrs in alle Landstriche Eingang. Unter besonders gelagerten Verhältnissen haben sich solche Impfstoffe jedoch bewährt, so in Indonesien und bei den mohammedanischen Mekkapilgern eine SHIGA-KRUSE-Vaccine, die durch längere Einwirkung von Formalin auf SHIGA-KRUSE-Bakterien gewonnen wird. Auch aus dem Ektotoxin dieser Keime läßt sich durch Behandlung mit Formalin ein nur wenig toxischer Impfstoff mit guter immunisierender Wirkung — ein Anatoxin oder Formoltoxoid — herstellen. Eine neuere Vaccine besteht aus dem Endotoxin, d. h. aus den abgetöteten Bakterienleibern, und dem Toxin der SHIGA-KRUSE-Bakterien, gebunden an ein Adsorbens (ETA-Impfstoff). Verschiedene Adsorbentien, wie z. B. Aluminiumhydroxyd oder Alaun, verzögern die Resorption im Organismus und machen die Impfstoffe weniger toxisch. Monovalente Vaccinen können auch mit giftarmen Typen hergestellt werden. Sie werden da mit Erfolg angewendet, wo bei einem bestimmten Personenkreis, wie in Irrenanstalten, Lagern oder Gefängnissen, der Erregertyp bekannt ist.

Die *polyvalenten Impfstoffe* haben den Vorteil, daß sie universeller anwendbar sind und auf breiterer Basis wirken. Dem steht der Nachteil gegenüber, daß wegen der Vielzahl ihrer Komponenten jede einzelne in ihrer Wirkung beschränkt bleiben muß. Eine Erhöhung der Keimzahl in den Impfstoffen ist kaum tragbar, da die Ruhrvaccinen toxischer sind als z. B. die vielgebrauchte Typhus-Paratyphus-Vaccine (TAB) und die Reaktion bei den Impflingen sehr stark sein kann. Dies wirkt sich ungünstig auf die Zahl der freiwilligen Impfungen aus. Trotzdem ging aus praktischen Erwägungen die Tendenz der letzten Jahre

darauf hinaus, die polyvalenten Impfstoffe auszubauen. Sie bestehen heute
meist aus einem Formoltoxoid der SHIGA-KRUSE-Bakterien und einer formo-
lisierten Mischung der SHIGA-KRUSE-Bakterien mit den häufigsten Endotoxin-
bildnern.

Bei der *Impfstoffherstellung* ist nicht nur die Auswahl geeigneter Ruhrtypen, sondern
bestimmter Stämme mit guter antigener Wirksamkeit ausschlaggebend. Rauhstämme sind
unbrauchbar, da sie andere Antigene besitzen als die pathogenen Glatt-(S-)Formen und
deshalb keine die S-Formen beeinflussenden Antikörper hervorrufen. Bei den SHIGA-KRUSE-
Stämmen sind außerdem serologische Besonderheiten zu berücksichtigen, die, ähnlich dem
Formenwechsel in der Salmonellagruppe, darin bestehen, daß in Trypaflavinlösung inagglutinable, endotoxinhaltige Kolonien (O-Formen) bei der Weiterverimpfung regelmäßig in
Kolonien gleicher Art und in agglutinable, endotoxinfreie Kolonien (o-Formen) aufspalten.
Die Nachkommenschaft der letzteren besteht nur aus o-Formen ohne Abspaltung von
O-Formen. Bei Verwendung von o-Formen ist es daher möglich, endotoxinfreie Ektotoxine
zu erhalten.

Die *Serumbehandlung* der Ruhr ist da angezeigt, wo SHIGA-KRUSE-Bakterien
als Erreger gefunden werden. Außer dem an den Zelleib gebundenen thermo-
stabilen, aus einem Komplex von Polysacchariden, Lipoiden und Fettsäuren
bestehenden Endotoxin, das den Endotoxinen der anderen Ruhrkeime entspricht,
produzieren sie ein leicht lösliches, thermolabiles Ektotoxin mit Eiweißcharakter.
Das Endotoxin ist enterotrop und verursacht die Darmerscheinungen, das Ektotoxin neurotrop und für die schwere Schädigung des Kreislaufs und die nervösen Störungen verantwortlich. Gegen das letztgenannte richtet sich die antitoxische Serumbehandlung, die wie bei allen durch Toxinbildner hervorgerufenen
Krankheiten möglichst frühzeitig angewendet werden muß. Bei schweren Fällen
werden 10000—20000, aber auch bis 100000 AE verabfolgt.

Außer diesem monovalenten Serum steht ein polyvalentes Serum zur Verfügung, das außer einer antitoxischen SHIGA-KRUSE-Komponente antiinfektiöse
Stoffe gegen die häufigsten anderen Ruhrtypen enthält. Der Erfolg seiner
Anwendung ist gering. Der Vorteil der Polyvalenz bringt den Nachteil mit
sich, daß nur eine Komponente zur Wirkung gelangt, abgesehen von der Tatsache, daß antiinfektiöse Seren nicht entfernt die Heilkraft der antitoxischen
besitzen.

Wie bei jeder Serumtherapie muß auch bei der Dysenterie vorher geklärt
werden, ob der Patient schon früher eine Seruminjektion bekommen hatte.
Liegt der Verdacht einer Sensibilisierung gegen das Serum einer bestimmten
Tierart vor, so sind die notwendigen Vorsichtsmaßnahmen zu ergreifen (s. S. 515).

Die biologische Bekämpfung der Ruhrerreger mit *Bakteriophagen* ist noch
umstritten. Die bisher erzielten Erfolge sind nicht überzeugend. Auch in vitro
ist jedoch die Wirksamkeit der Phagen an bestimmte Voraussetzungen gebunden,
die in vivo nicht immer gegeben sein dürften. Ähnlich wie bei der aktiven Immunisierung die Wirkung sich nur auf homologe Stämme erstreckt, ist auch
die Bakteriolyse ein Vorgang, der nur bei der Korrespondenz von Phagen und
Krankheitserreger eintritt. Mißerfolge dürfen deshalb erst als solche verbucht
werden, wenn die Lysosensibilität des aus dem Kranken gezüchteten Erregers
mit dem therapeutisch verwendeten Phagen in vitro sichergestellt ist. Ferner
ist zu berücksichtigen, daß Phagen nur in alkalischem Milieu mit einem Optimum
bei p_H 7,0—8,5 wirksam sind und in saurem Milieu zerstört werden. Eine aus-
sichtsreiche Behandlung setzt deshalb die Neutralisierung der Magensäure und
geeignete Kost voraus.

Die *Sulfonamidbehandlung* der Ruhr wird im allgemeinen günstig beurteilt.
Die Vermehrung der Erreger wird gehemmt und dadurch ein ungünstiger Einfluß auf die Toxinbildung ausgeübt.

Cholera.

Die *Geschichte der Cholera* als Wanderseuche beginnt erst in allerneuster Zeitrechnung. Keine 150 Jahre sind vergangen, seit sie, im Jahre 1817, von ihrer *Heimat Indien* aus zu ihrem ersten Seuchenzug ansetzte. Den Charakter einer Wanderseuche, in dieser Eigenschaft und in ihren Ausmaßen mit der Pest vergleichbar, behielt sie bis zum heutigen Tage bei. Zwar wurde Mitteleuropa seit etwa 50 Jahren nicht mehr von größeren Epidemien heimgesucht, aber in außereuropäischen Ländern, vor allem in Indien, im Mittleren und Nahen Osten und, wie die große Epidemie des Jahres 1947 lehrt, auch in Ägypten, ist sie nach wie vor eine Seuche, die wegen der Plötzlichkeit ihrer Ausbrüche, ihrer raschen Ausbreitung und der großen Zahl der Todesopfer größte Aufmerksamkeit von seiten der Gesundheitsbehörden erfordert.

Setzt man die Geburtsstunde der Cholera als Wanderseuche auf das Jahr 1817 fest, so erhebt sich die Frage nach ihrer Entstehung. Nach unserem heutigen Stande der Kenntnisse muß es in jenem Jahr zu einer spontanen Änderung in dem Wirt-Gast-Verhältnis zwischen Makro- und Mikroorganismus gekommen sein, die sich am zwanglosesten durch einen Wandel in den physiologischen Eigenschaften des Mikroorganismus, etwa analog der Mutation bei höheren Lebewesen, erklären läßt. Solche Vorgänge sind im Laboratorium noch nie exakt beobachtet worden, wohl in erster Linie deshalb, weil die Seltenheit eines solchen, im Rahmen der natürlichen Evolution zu postulierenden Ereignisses seine Beobachtung unter experimentellen Bedingungen unwahrscheinlich macht. Man wird deshalb in der Beurteilung der immer wieder auftauchenden Behauptung, Krankheitserreger entstünden aus ihren apathogenen Verwandten, sehr vorsichtig sein müssen und sie nur da als gesichert ansehen, wo eindeutige epidemiologische Beobachtungen zwingend für sie sprechen. Ein solcher Fall scheint bei der Cholera vorzuliegen. Es ist undenkbar, daß eine so eindrucksvolle und gefährliche Seuche nicht ihren Niederschlag in schriftlichen Berichten gefunden hätte oder die Erinnerung an sie nicht im Volke lebendig geblieben wäre. Die Cholera war außerhalb Indiens bis in das zweite Jahrzehnt des 19. Jahrhunderts aber unbekannt oder jedenfalls eine Krankheit von beschränkter regionaler Bedeutung, bis sie im Jahre 1817 zur pandemischen Seuche wurde. Für ihr geringes phylogenetisches Alter spricht auch die nahe Verwandtschaft der Choleravibrionen mit apathogenen Wasservibrionen und ihre für die bakteriologische Diagnose bedeutungsvollen, geringen Ansprüche an künstliche Nährböden.

An die Geschichte der Cholera knüpfen sich die Namen großer Bakteriologen und Hygieniker. Im Jahre 1883 teilte Koch die Entdeckung des Erregers aus Alexandrien mit, wohin er zur Bekämpfung dieser Seuche gerufen worden war. Die Cholera war aber auch das Objekt, an dem Pettenkofer 1892 zu beweisen suchte, die Vibrionen spielten eine nur untergeordnete Rolle, die Seuche entstünde vielmehr in enger Abhängigkeit von bestimmten Böden. Wirklich schien der heroische Selbstversuch, dem er sich durch Verschlucken einer Cholerakultur unterzog, für die Bodenlehre zu sprechen, denn Pettenkofer erkrankte nur an einigen dünnen, wäßrigen Entleerungen, aber nicht an einer typischen Cholera. Die Beweiskraft eines solchen Versuches ist jedoch nur gering zu veranschlagen, da, abgesehen davon, daß Pettenkofer schon früher die Cholera durchgemacht hatte, heute bekannt ist, daß nicht jeder Mensch, der Choleravibrionen aufnimmt, erkranken muß. Wie die epidemiologischen Erfahrungen lehren, finden sich in der Umgebung von Kranken sehr oft gesunde Ausscheider.

Heute ist unbestritten, daß der *Vibrio cholerae* der Erreger der Cholera ist und daß er *von Mensch zu Mensch* in homogen-homonomer Infektkette übertragen wird. Nicht erklärt ist allerdings die quantitative Seite des Seuchengeschehens, das Anschwellen der in ihrer Heimat endemischen Cholera zu kleineren und größeren Epidemien und ihre zahlreichen verhängnisvollen pandemischen Ausweitungen, zu denen sie seit dem Jahre 1817 bis zur Neuzeit immer wieder ansetzt. Diese Vorgänge sind um so rätselhafter, als der Mensch allein Träger der Infektion ist und Beziehungen zu anderen Lebewesen nicht vorhanden sind. Eine Auswirkung besonderer Umwelteinflüsse auf die Vermehrung tierischer Virusreservoire und Überträger, wie dies etwa bei der Pest der Fall ist, kann deshalb mit Sicherheit ausgeschlossen werden. Auffällig ist, daß im Gegensatz zum ersten Weltkrieg die Cholera im zweiten Weltkrieg keine Rolle spielte.

Der Mensch beherbergt die Erreger in seinem Darm, von wo sie während der Krankheit in ungeheuren Mengen mit den Faeces ausgeschieden und unter ungünstigen sanitären Bedingungen in die Umgebung verstreut werden. Oft sind sie so zahlreich in den Entleerungen vorhanden, daß das mikroskopische Präparat einer Schleimflocke sie in Reinkultur zeigt und bereits eine Verdachtsdiagnose gestattet. Nach der Genesung verschwinden sie im allgemeinen im Verlauf von etwa 2 Wochen aus dem Organismus. Langdauerndes Ausscheiden wie bei Typhusdauerausscheidern gibt es nicht, was wohl auf die Eigenschaft der Vibrionen zurückzuführen ist, sich nur im Darmvolumen aufzuhalten und im Gegensatz zum Typhus abdominalis sich nicht in der Gallenblase anzusiedeln. *Gesunde Keimträger,* die mehrere Wochen lang die Erreger ausscheiden, sind aber nicht selten. In Epidemiezeiten kann ihre Zahl beträchtlich ansteigen. Diese Personen sind mit den alimentären Ausscheidern beim Typhus abdominalis vergleichbar. Ähnlich wie die Empfänglichkeit für die Cholera sehr verschieden ist und neben schwersten, in kurzer Zeit tödlich ausgehenden Erkrankungen leichte und abortive Verlaufsformen vorkommen, gibt es auch hinsichtlich des Ausscheidens alle Übergangsformen von der spärlichen, nur durch besondere Anreicherungsmethoden nachweisbaren Beimengung der Vibrionen zur normalen Stuhlflora bis zur Entleerung von Reinkulturen. Es ist ohne weiteres einleuchtend, daß der an sein Lager gefesselte, schwer Cholerakranke hauptsächlich für seine unmittelbare Umgebung eine Gefahr bedeutet. und auch das nur, wenn es in schmutzigen und engen Verhältnissen an der Pflege fehlt und die notwendigen Vorsichtsmaßregeln nicht eingehalten werden. Dagegen ist, wie auch bei anderen Infektionskrankheiten, die Rolle der Leichtkranken und der gesunden Keimträger verhängnisvoller, da sie sich, ohne von der Gefährlichkeit ihrer Ausscheidungen etwas zu wissen, frei bewegen, ihre Fäkalien achtlos absetzen und mit einer Vielzahl von Personen in Berührung kommen. Eine Infektionsquelle wird in ihnen nicht vermutet und deshalb keine Vorsichtsmaßregel ergriffen. Gelangen die Erreger durch *direkten Kontakt* oder durch Vermittlung von *infizierten Nahrungsmitteln* in den Verdauungstrakt eines gesunden Individuums und gelingt es ihnen, die *Säureschranke des Magens* zu überwinden und sich im Dünndarm anzusiedeln, so ist die Infektkette geschlossen, da die alkalisches Milieu liebenden Vibrionen im Dünndarm beste Lebensbedingungen vorfinden. Enges Zusammenleben und unsaubere Verhältnisse begünstigen naturgemäß die Kontaktinfektion, weshalb ärmere Bevölkerungsschichten bevorzugt befallen werden. Gefährlicher ist die *Übertragung durch Wasser,* ein Infektionsweg, der durch die Gewohnheit der Orientalen, in Flüssen zu defäzieren, und durch die geringen Nährbodenansprüche der Vibrionen begünstigt wird. Durch Trinken des verunreinigten Wassers, durch Mundspülen und Zähneputzen finden die Erreger den Weg in den Darm anderer Personen. Nicht nur unter primitiven Bedingungen wird dieser Infektionsweg beschritten. Auch zentrale Wasserversorgungen können, wenn sie mangelhaft sind und ungenügend überwacht werden, zu explosionsartigen Ausbrüchen Anlaß geben. Die große Hamburger Epidemie des Jahres 1892 ist ein Beispiel für ein solches Geschehen.

In der zu jener Zeit mit ungefiltertem Elbwasser versorgten Stadt brach durch eine unglückliche Verkettung von Umständen eine der größten Explosionsepidemien des letzten Jahrhunderts aus, während Altona, das mit einwandfreiem Wasser gespeist wurde, fast völlig verschont blieb.

Hinsichtlich der Ausbreitung durch Kontakt und Wasser ist die Epidemiologie der Cholera der des Typhus abdominalis nicht unähnlich. Wie bei diesem werden je nach dem beschrittenen Weg *Tardiv-* und *Explosivepidemien* unterschieden, die sich im Verlauf eines Seuchenganges in verschiedener Weise kombinieren können. Auch die jahreszeitlichen Morbiditätskurven zeigen Ähnlichkeit, da beide Krankheiten ihre höchsten Erkrankungsziffern in der trockenen Jahreszeit, im Spätsommer und Herbst, haben. Während dieses Verhalten beim Typhus abdominalis noch keine allgemein anerkannte Erklärung gefunden hat, läßt sich das Ansteigen der Cholera durch die in der warmen Jahreszeit besonders günstigen Lebensbedingungen der Erreger in der freien Natur sowie durch den Wassermangel erklären. Die Zahl der Wasserstellen verringert sich rasch, ihre Ergiebigkeit schwindet, die wenigen noch brauchbaren werden von einer großen Zahl von Menschen besucht und sind dadurch stärkeren Verunreinigungen ausgesetzt. Zugleich zwingt der Durst die Menschen, auch nicht einwandfreies Wasser zu trinken. Damit endet aber die Übereinstimmung in der Epidemiologie der beiden Seuchen, denn der Typhus abdominalis ist eine Krankheit, die mit seltener Zähigkeit an bestimmten Örtlichkeiten haftet und nur schwer auszurotten ist, die deshalb den Typ der „ortsgebundenen Plage", der „Nistseuche", repräsentiert, während die Cholera als ausgesprochene Wanderseuche mit der gleichen Plötzlichkeit auftaucht, wie sie später wieder verschwindet. Mit der Infektkettenbildung hängt es zusammen, daß sich die Cholera mit Vorliebe längs der Verkehrswege und Wasserstraßen ausbreitet, eine Gefahr, die heute im Zeitalter des weltumspannenden Verkehrs mehr denn je Anlaß zu besonderen sanitätspolizeilichen Maßnahmen gibt. Die Wasserstraßen im Osten Deutschlands, besonders die Weichsel mit ihren Nebenflüssen, waren es auch in den letzten Jahrzehnten, auf denen gelegentlich durch die Schifferbevölkerung die Cholera eingeschleppt wurde.

Die Reaktionsfähigkeit des menschlichen Organismus auf die Choleravibrionen ist sehr verschieden. Es werden deshalb alle Abstufungen in der Schwere des Krankheitsbildes beobachtet. Die mildeste Verlaufsform ist der *unkomplizierte leichte Durchfall*, der, isoliert auftretend, kaum an Cholera denken läßt und deshalb meist nur im Rahmen von Epidemien richtig diagnostiziert wird. Schon charakteristischer verläuft die *Cholerine*, da bei ihr die Stühle reiswasserähnlich sein können und in diesem Fall auch die für die Cholera durch den Wasserverlust charakteristischen Austrocknungserscheinungen beobachtet werden. Beide Krankheitsbilder sind prognostisch noch als günstig zu beurteilen. Dies trifft nicht mehr zu für die *Cholera gravis*, den typischen Choleraanfall. Die Patienten sind schwer krank, *Transporte sind unter allen Umständen zu vermeiden*. Die Durchfälle, die durchaus nicht immer reiswasserähnlich sind, werden profus, der Wasserverlust ist kaum noch auszugleichen. Die Augen sinken in die Höhlen zurück, der natürliche Turgor der Haut schwindet, Hautfalten gleichen sich nicht mehr aus, die Stimme wird tonlos und rauh. Die Körpertemperatur sinkt unter normal. Quälend sind für die Patienten die Muskelschmerzen, vor allem in den Beinen. In dem immer spärlicher werdenden Urin findet sich Eiweiß. Unbehandelt sterben die meisten Patienten in diesem Stadium, nur selten kommt es zur Heilung. Ungünstig ist auch die Prognose, wenn die Erkrankung in das *Choleratyphoid* übergeht, wenn unter typhusartigen Erscheinungen die Temperaturen ansteigen und die Patienten delirant werden. Neben diesen Krankheitsbildern, bei denen offensichtlich der Darm im Mittelpunkt des Geschehens steht, ist die *Cholera siderans* selten. Nach plötzlichem Krankheitsbeginn aus völligem Wohlbefinden heraus sterben die Patienten in wenigen Stunden im Kollaps, ohne daß Darmerscheinungen aufzutreten brauchen.

Wahrscheinlich sind diese Formen durch schwere Störungen im Histaminstoff-wechsel bedingt.

Sowohl für die Diagnose des Einzelfalls als auch für die Seuchenprophylaxe ist die rasche und exakte *bakteriologische Diagnose* unerläßlich. Im Gegensatz zu anderen Darmkrankheiten kann schon das *mikroskopische Präparat* einer den flüssigen Entleerungen entnommenen Schleimflocke wertvolle Hinweise geben. Bei Färbung mit verdünnter Fuchsinlösung finden sich, oft in Reinkultur, die bei GRAM-Färbung negativen *Choleravibrionen* (Vibrio comma, s. Abb. 65).

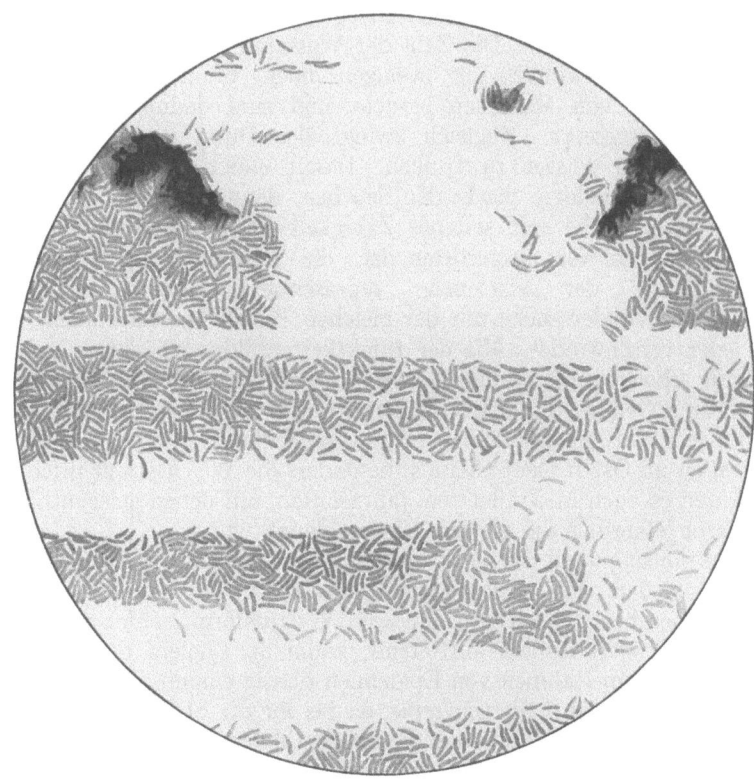

Abb. 65. Choleravibrionen. Fuchsin-Färbung.

Zeigen die kommaförmigen, durch eine einzige, am dickeren Ende ansetzende Geißel lebhaft beweglichen Keime im *hängenden Tropfen* das Bild des „tanzenden Mückenschwarms", so rechtfertigt dieser Befund schon die vorsorgliche Ein-leitung seuchenpolizeilicher Maßnahmen. Der Verdacht ist jedoch in jedem Falle durch die *Züchtung der Erreger* zu erhärten. Zu diesem Zweck werden Schleim-flocken oder die flüssigen Entleerungen selbst, unter Umständen aus Sammel-stühlen, zur elektiven Anreicherung der Vibrionen in verdünntes Peptonwasser verimpft, wo sich diese an der sauerstoffreichen Flüssigkeitsoberfläche aufhalten und in typischen Fällen ein zartes Häutchen bilden. Ihre Untersuchung im hängenden Tropfen zeigt wiederum den charakteristischen Bewegungstyp. Da Choleravibrionen alkalisches Milieu lieben, wird die Peptonwasseranreicherung nach 8 h auf einen alkalischen festen Nährboden, am besten auf den Rinderblut-agar nach DIEUDONNÉ, ausgesät, der auch mit den Entleerungen ohne vorherige Anreicherung beimpft werden kann. Seine Reaktion hemmt die normale Darmflora fast vollständig, begünstigt aber das Wachstum der schon nach 12 h als flache, durchsichtige Kolonien in Erscheinung tretenden Choleravibrionen, die erneut gefärbt und auf ihre Beweglichkeit untersucht werden. Außerdem kann ihre Identität durch die Objektträgeragglutination mit einem Choleraserum wahrscheinlich gemacht werden. Verdächtige Kolonien werden nun auf Schrägagar verimpft und nach 16stündiger Bebrütung mittels der GRUBERschen Reaktion geprüft. Die positive, körnige O-Agglutination ist für Choleravibrionen beweisend, H-Antigene haben sie mit apathogenen Wasservibrionen gemeinsam.

Da ein positiver Laboratoriumsbefund schwerwiegende Konsequenzen nach sich zieht, kann bei den ersten Fällen einer Epidemie die Agglutinationsprobe durch den PFEIFFERschen Versuch ergänzt werden, bei dem die auflösende Wirkung von Choleraimmunserum auf echte Choleravibrionen das Kriterium für die Choleravibrionendiagnose bildet. Da bei der Bakteriolyse im Gegensatz zur Agglutination Komplement zum Zustandekommen der Reaktion notwendig ist, wird der PFEIFFERsche Versuch in vivo durchgeführt.

Bestimmte Mengen der fraglichen Kultur und eines hochwertigen, Lysine enthaltenden Immunserums werden in die Bauchhöhle eines Meerschweinchens injiziert. Ein Kontrolltier erhält den fraglichen Stamm und Normalserum. In Abständen von $^1/_2$ h werden beide Tiere mit Glascapillaren punktiert und von der Peritonealflüssigkeit gefärbte Präparate und hängende Tropfen angefertigt. Handelt es sich um Choleravibrionen, so werden sie im Versuchstier durch die Lysine des Serums aufgelöst. Im Kontrolltier dagegen vermehren sie sich unbeeinflußt durch das Normalserum und führen den Tod dieses Tieres herbei. Handelt es sich nicht um Choleravibrionen, so sterben beide Tiere.

Die WIDALsche Reaktion hat nur geringe Bedeutung, da sie erst spät positiv wird. Für die Frühdiagnose ist sie unbrauchbar. Nützlich erweist sie sich nur zur nachträglichen Diagnose ausgeheilter Fälle.

Für die Bekämpfung der Cholera nimmt die bakteriologische Diagnose deshalb einen hervorragenden Rang ein, weil allein durch sie die atypischen Krankheitsbilder, die sich kaum von der akuten Gastroenteritis oder dem üblichen Sommerdurchfall unterscheiden, erkannt werden. Aber gerade die atypisch Kranken sind es, die als Vorboten einer Epidemie für die weite Verbreitung der Erreger in einer bis dahin noch gesunden Umgebung sorgen. Ihre Erkennung und sofortige Isolierung ist deshalb mindestens so wichtig, wie die der typischen Cholerakranken. Es bedarf kaum des Hinweises, daß bei der Bedeutung der Seuche nicht nur jeder Cholerakranke, sondern auch jeder Verdacht meldepflichtig ist. Die laufende Desinfektion besonders der Faeces und des Erbrochenen ist peinlich genau durchzuführen, ebenso die Schlußdesinfektion nach dem Tode des Patienten oder nach der Genesung, wenn die dreimalige Untersuchung des Stuhles keine Choleravibrionen mehr ergibt. Um größtmögliche Sicherheit zu erreichen, wird für diese Untersuchung die Verarbeitung einer größeren Stuhlmenge, sorgfältig aufgeschwemmt in verdünntem Peptonwasser, empfohlen. Im allgemeinen kann 1—2 Wochen nach der Genesung mit negativem Befund gerechnet werden. Auch Personen, die mit Cholerakranken in Berührung kamen, erfordern die Aufmerksamkeit der Gesundheitsbehörden. Diese Ansteckungsverdächtigen werden, entsprechend der längsten Inkubationszeit, während 5 Tagen beobachtet. Die alten Vorschriften der 40tägigen Absonderung, der „Quarantäne", sind durch die Erkenntnisse epidemiologischer und klinischer Forschung wie bei anderen Krankheiten auch bei der Cholera hinfällig geworden. Die internationalen Vereinbarungen über die sanitätspolizeiliche Behandlung von Choleraschiffen sehen nur die Isolierung der Cholerakranken und Choleraverdächtigen vor.

Eine weitere Bekämpfungsmaßnahme ist das Ausfindigmachen der Infektionsquellen und ihre sofortige Isolierung. Ähnlich wie beim Typhus abdominalis gestattet auch bei der Cholera die Analyse der Seuchenkurve weitgehende

theoretische Schlüsse. Sporadische Fälle entstehen wohl immer durch Kontaktinfektion. Epidemiologische Erhebungen und bakteriologische Stuhluntersuchungen in ihrer Umgebung entlarven häufig atypisch Kranke oder auch
gesunde Keimträger als Virusreservoire. Die ersten Fälle erkennen und die
Infektionsquellen verstopfen, heißt eine Choleraepidemie im Keime ersticken.
Ebenso spricht eine tardiv verlaufende Seuchenkurve für Kontaktinfektionen,
deren Eindämmung sich nach den örtlichen Gegebenheiten richten muß.
Schnellt aber die Seuchenkurve plötzlich hoch, wird der Ausbruch explosiv,
dann ist bei größeren Epidemien meist das Trinkwasser verantwortlich, bei
kleineren Milch oder auch ein anderes Nahrungsmittel. Hier kann nur die Belehrung der Bevölkerung über die Gefahren des Genusses unabgekochter Speisen
und, wenn es die örtlichen Verhältnisse erlauben, auch ihre Sperrung eine Ausweitung der Epidemie verhüten. Schwierig ist die Überwachung der Wasserversorgung bei Einzelbrunnen in dicht besiedelten Gebieten, leichter bei zentraler Wasserversorgung, wo die Desinfektion des Leitungsnetzes keinen wesentlichen technischen Schwierigkeiten begegnet. Das rasche Absterben der Vibrionen
in saurem Milieu macht die 1%ige Beimengung von Salzsäure zum Trinkwasser
für diesen Zweck geeignet. — Oft bringt eine Bevölkerung den notwendigen
einschneidenden Vorkehrungen kein Verständnis entgegen, so daß mit einer
freiwilligen Mitarbeit nicht gerechnet werden darf. Hygienische Maßnahmen
sind im Beginn einer Seuche, wenn ihre Härte noch nicht voll verspürt wird,
meist unpopulär, aber erfolgversprechend, während bei längerem Zuwarten
ihre Wirksamkeit in Frage gestellt ist.

Der *persönliche Schutz* ist leichter durchzuführen als beim Typhus abdomi-
nalis. Das Meiden direkter Berührung mit Kranken, das Meiden verseuchter
Örtlichkeiten und der Genuß von nur gekochten, von einwandfrei gesunden
Personen zubereiteten Speisen und ihr Schutz vor Fliegen verhüten mit großer
Sicherheit eine Erkrankung. Dies wird durch die Beobachtung bestätigt, daß
eine die epidemiologischen Zusammenhänge nicht kennende, unter primitiven
Bedingungen lebende eingeborene Bevölkerung in hohem Hundertsatz erkrankt,
während der Europäer durch seinen höheren Lebensstandard meist vor der
Krankheit geschützt ist.

Bei jeder Einreise in ein Choleragebiet und bei jedem drohenden Ausbruch
ist die *aktive Immunisierung* mit abgetöteten Choleravibrionen angezeigt. Der
nach dem gleichen Prinzip wie die Typhus-Paratyphus-Vaccine hergestellte
Impfstoff verleiht bei dreimaliger, in Abständen von 1 Woche vorgenommener,
subcutaner Impfung mit je 0,5, 1,0 und 1,0 cm³ guten, aber nicht absoluten
Schutz, der etwa 3 Monate anhält. Erneuert werden muß er nach dieser
Zeit bei Anhalten der Gefährdung durch eine einmalige Injektion von 1,0 cm³
Impfstoff.

Diphtherie.

Die Unerbittlichkeit des Auftretens der Diphtherie, die hohe Zahl ihrer
Todesopfer unter den Kindern und die Machtlosigkeit, mit der man ihr zu allen
Zeiten gegenübergestanden hatte, haben zu vielen schriftlichen Überlieferungen
über die „Bräune" — wie sie früher in Deutschland hieß — geführt. Besonders
im 17., 18. und 19. Jahrhundert hatte sie sich in zahlreichen Wellen über Europa
ergossen. Die erste moderne Beschreibung stammt aus dem Jahre 1819, als
BRETONNAUX in Tour eine schwere Epidemie erlebte und der Krankheit den
heutigen Namen gab. Aber mehr als ein halbes Jahrhundert verstrich, bis
ihre Ätiologie geklärt werden konnte. — Schon früh zu Beginn der bakteriologischen Ära, im Jahre 1884, züchtete LÖFFLER den Diphtherieerreger (Coryne-

bacterium diphtheriae) auf Serumnährböden aus den Belägen des Rachenraumes diphtheriekranker Patienten, nachdem ihn KLEBS und KOCH einige Jahre vorher in mikroskopischen Schnitten gesehen hatten. Damit war die Grundlage für die künftigen Forschungen gegeben. Aber sogleich tauchten Widersprüche auf. Denn die Lokalisation der Erreger auf den Schleimhäuten der oberen Luftwege deckte sich nicht mit den histologischen Befunden, die etwa zur gleichen Zeit in sehr sorgfältigen Untersuchungen von OERTEL erhoben worden waren. Die anatomischen Veränderungen, die den Gesamtorganismus betrafen und damit auf eine Allgemeininfektion hinwiesen, konnten nicht auf die damals allein bekannte unmittelbare Bakterienwirkung zurückgeführt werden. Diese Diskrepanz der Befunde führte schon OERTEL zu der Deutung, daß von den Erregern Gifte noch ungekannter Art gebildet werden müßten, die als Ursache der Krankheitserscheinungen anzusehen seien. Die Bestätigung dieser Hypothese ließ nicht lange auf sich warten. Wiederum war es LÖFFLER, der dieses Gift 1888 beschrieb. Im gleichen Jahr wurde es von ROUX und YERSIN dargestellt und seine Wirkung beim Versuchstier studiert. So weit waren die Forschungen gediehen, als v. BEHRING die Rätsel der Immunität an dem Beispiel der Diphtherie experimentell zu klären suchte. Seit dem Beginn seiner ärztlichen Tätigkeit hatte ihn dieses Problem beschäftigt. Ausgehend von der LISTERschen Lehre der Antisepsis, zog ihn die Vorstellung immer mehr in ihren Bann, daß es möglich sein müsse, nicht nur Bakterien im erkrankten Organismus abzutöten, sondern diesen gegen den Befall mit Krankheitserregern zu feien. Die Vorstellung von der Möglichkeit einer „Konservierung" des menschlichen Körpers hatte ihren Ursprung in der allbekannten Beobachtung, daß auch tierisches, für den menschlichen Genuß bestimmtes Fleisch durch eine geeignete Behandlung, z. B. durch Räuchern, gegen Bakterienbefall und damit vor dem Verderb, der Fäulnis, geschützt werden könne. So seltsam diese Ideenverbindung durch die Übertragung der Verhältnisse bei toter Materie auf den belebten Organismus anmutet, die Überzeugung von ihrer Richtigkeit und das zähe Festhalten an dem eingeschlagenen Weg führten zu einer der größten Entdeckungen in der Geschichte der Medizin, der Entdeckung der Antitoxine und, darauf aufbauend, zur Entwicklung der Serumtherapie und der aktiven und passiven Immunisierung. Zunächst glaubte v. BEHRING im Jodoform eine Substanz in der Hand zu haben, mit der er den Organismus gegen Krankheiten schützen könne. Obwohl sich diese Annahme nicht in dem erhofften Umfange bestätigte, bildeten die tierexperimentellen Arbeiten, die die Wirkung dieses und anderer Desinfizientien auf den infizierten Körper zum Gegenstand hatten, die Grundlage für seine späteren Entdeckungen. Zwar war es schon früher bekannt gewesen, daß manche Tierarten eine Immunität gegen bestimmte Bakterien besaßen. METSCHNIKOFF hatte dies durch seine Phagocytoseversuche (1880) zu erklären versucht. Auch war bekannt, daß eine Vorbehandlung von Tieren mit Krankheitserregern eine spätere Infektion unwirksam mache. Das Neue an der Entdeckung v. BEHRINGs aber war, daß er im Verlauf seiner chemotherapeutischen Experimente die Anwesenheit von Stoffen im Serum nachwies, die nicht gegen die Bakterien gerichtet waren, sondern gegen ihre Gifte, ihre Toxine, daß sich diese Stoffe, im Gegensatz zu den chemischen Desinfizientien, streng spezifisch verhielten, d. h. nur gegen das Gift wirkten, mit dem sie erzeugt worden waren, und schließlich, daß diese Stoffe mit dem Serum auf andere Tiere übertragen werden konnten und dort die gleiche Wirkung entfalteten. Infizierte er Meerschweinchen mit Diphtheriekulturen und gelang es ihm, die Tiere durch desinfizierende Stoffe am Leben zu erhalten, so waren sie gegen eine spätere tödliche Dosis gefeit. Und damit schien v. BEHRING auch das Wesen der

Immunität erklärt: als eine natürliche Unempfänglichkeit gegenüber bestimmten Krankheiten, verursacht durch die im Blutserum gegen die Bakterientoxine vorhandenen Stoffe, die Antitoxine. Die Versuche waren zunächst mit Diphtheriebakterien ausgeführt worden. Aus praktischen Erwägungen heraus wurden sie mit Tetanuskulturen fortgesetzt und erst später wieder, nachdem die Erfolge sicher waren, auf das alte Versuchsobjekt übertragen. Mit der klaren Prägnanz des Ausdrucks, die an die wissenschaftliche Diktion seines Lehrers ROBERT KOCH erinnert, umriß er die Eigenschaften der neu entdeckten Antitoxine (1894): a) Die Heilung einer spezifischen Krankheit geht mit der Produktion spezifisch-giftwidriger (antitoxischer) Agentien einher. b) Diese spezifisch-giftwidrigen Agentien kreisen im Blut. c) Diese Agentien sind auch außerhalb des Gefäßsystems im Blut des geheilten Individuums durch einen spezifischen Giftschutz für andere Individuen nachweisbar. d) Der durch die Einverleibung eines Antitoxins erzeugte Giftschutz immunisiert auch gegen die krankmachende Wirkung derjenigen Parasiten, von welchen das in Frage kommende Gift herstammt, und zwar nicht bloß vor der Ansteckung mit dem Parasiten, sondern auch nach der Ansteckung und bei schon bestehender Krankheit. In diesen Sätzen spiegelt sich die Entwicklung der kommenden Jahrzehnte wider, die die Anwendung des antitoxischen Prinzips in der Prophylaxe und Therapie der Infektionskrankheiten brachte. Auch deuten sie schon die Möglichkeit der aktiven Immunisierung an, die v. BEHRING 1913, 4 Jahre vor seinem Tode, als Krönung seines Werkes der Öffentlichkeit übergab.

Es besteht heute kein Zweifel mehr, daß die Serumtherapie der Diphtherie und anderer Infektionskrankheiten, deren Erreger Ektotoxine bilden, einer der größten therapeutischen Fortschritte in der Medizin ist. Man weiß aber auch, daß der Rückgang der Diphtherie, der mit dem Zeitpunkt der Einführung der antitoxischen Serumbehandlung einsetzte, nur zu einem Teil auf die Wirkung des v. BEHRINGSchen Heilmittels zurückzuführen war. Ein Zufall hatte es gefügt, daß seine Entdeckung in eine Zeitspanne fiel, in der die in den Jahren zuvor ansteigende Seuchenkurve der Diphtherie ihre höchsten Werte überschritten hatte und wieder im Absinken begriffen war. Glücklich kann dieser Zufall deshalb genannt werden, weil die Serumtherapie, die zu Beginn ihrer Anwendung noch mancherlei Mängel, besonders eine nur geringe antitoxische Wertigkeit der Seren aufzuweisen hatte, sich viel rascher durchsetzte, als es etwa bei ansteigender Seuchenkurve der Fall gewesen wäre.

In gewissen Abständen regelmäßig wiederkehrende *epidemische Wellen* sind, außer bei der Diphtherie, auch von anderen Infektionskrankheiten bekannt. Je höher die Kontagiosität einer Seuche, d. h. die Erkrankungsbereitschaft des Menschen ihr gegenüber ist (DE RUDDER), in um so kürzeren Abständen folgen solche Wellen. Unter den akuten Zivilisationsseuchen, bei denen die Verhältnisse besonders übersichtlich sind, stehen die Masern mit ihrem hohen Kontagionsindex an erster Stelle. Bei ihnen sind die Pausen zwischen den Epidemien kurz. Sie betragen, je nach den epidemiologischen Bedingungen, 2—3—4 Jahre. Es folgen Keuchhusten und Scharlach mit etwa 3—6jährigen Intervallen und schließlich die Diphtherie mit ihrer geringen Kontagiosität mit 10—15jährigen Zwischenräumen. Wie weit diese Periodizität durch weitere Seuchenwellen im Abstand von 30 Jahren und durch säkulare Schwankungen überlagert wird, läßt sich wegen der relativ kurzen Zeitspanne, aus der verwertbare statistische Aufzeichnungen vorliegen, nur schwer ersehen. In der Definition dieser Wellen als „statistischer Durchschnitt der Infektionswahrscheinlichkeiten einer wechselnden Zahl Empfänglicher" (DE RUDDER) liegt die Erklärung, die ihr Auftreten als quantitative Steigerung einer Endemie auffaßt: Mit der wachsenden Zahl empfänglicher Personen durch Geburtennachschub und Bevölkerungsfluktuation wächst unter sonst gleichen Bedingungen die Wahrscheinlichkeit des Ausbruchs einer Epidemie. Auch die Dauer einer einzelnen Welle hängt weitgehend von der Kontagiosität ab. Je höher diese ist, um so rascher ist der Seuchenablauf. Entsprechend flach ist die Form der Wellen bei der Diphtherie mit ihrer geringen Kontagiosität.

Neben den in mehrjährigen Abständen ablaufenden Seuchenbewegungen steht der *jahreszeitliche Verlauf der Epidemiekurve*. Die Diphtherie ist, zusammen mit dem ihr epidemiologisch eng verwandten Scharlach, eine Krankheit der Wintermonate. Diese Bevorzugung der kalten Jahreszeit findet sich auf der gesamten nördlichen Halbkugel. In der südlichen Hemisphäre verläuft die Morbiditätskurve in gleicher Weise; sie erreicht im Südwinter, der im Kalender unserer warmen Jahreszeit entspricht, ihre höchsten Werte. Hierzu paßt die Beobachtung, daß die jahreszeitlichen Schwankungen in den Tropen, in denen sich die Jahreszeiten nicht durch Kälte und Wärme unterscheiden, nur gering sind. Eine befriedigende Deutung für dieses Verhalten ist noch nicht gefunden. Weder eine vermehrte Übertragungswahrscheinlichkeit im Winter erklärt sie widerspruchslos, noch hat sich je eine Virulenzänderung der Erreger nachweisen lassen. Am wahrscheinlichsten ist die Erklärung, die in einer veränderten Disposition des Menschen die Ursache für die erhöhte Morbidität im Winter sieht, obwohl auch diese Auffassung mehr durch analoge Beobachtungen bei anderen Infektionskrankheiten, etwa beim Frühjahrsgipfel der Tuberkulose oder der Frühjahrsmalaria gestützt wird, als durch exakte Beweise.

Neben diesen Wellenbewegungen der Morbiditätskurve, die die Zahl der beobachteten Fälle zur Zeit in Beziehung setzt, findet sich noch eine weitere Wellenbewegung großen Ausmaßes, die die *Schwere der Erkrankungen* betrifft. Von jeher war es aufgefallen, daß der „Genius epidemicus", das Erscheinungsbild der Diphtherie, sich periodisch ändert, daß manche Epidemien leicht, andere dagegen mit schweren klinischen Erscheinungen und mit hoher Letalität verlaufen. In der zweiten Hälfte des 18. Jahrhunderts z. B. war die in Europa weit verbreitete Krankheit wegen ihrer Bösartigkeit gefürchtet. Dies änderte sich zu Beginn des 19. Jahrhunderts, als die Seuche fast zur Bedeutungslosigkeit herabsank. Aber in den 50er Jahren erhob sie sich von neuem und damit wuchs auch ihre Gefährlichkeit. Erst in den 90er Jahren trat eine Änderung ein: Die schweren klinischen Formen, die noch wenige Jahre zuvor das Gesicht der Seuche geprägt hatten, traten zugunsten leichterer Bilder immer mehr zurück. Auch in den ersten Jahrzehnten dieses Jahrhunderts hielt sich die Letalitätskurve auf gleichmäßig niedriger Höhe, ohne den 12jährigen Morbiditätsschwankungen zu folgen. Erst im letzten Jahrzehnt nimmt die Bösartigkeit der Seuche wieder zu.

Die Erklärung dieses Genius epidemicus stößt auf ähnliche Schwierigkeiten wie die der jahreszeitlichen Periodizität. Virulenzänderungen der Erreger, insbesondere verstärkte Toxinbildung, werden ebenso verantwortlich gemacht, wie eine besondere Disposition des Menschen, ohne daß die eine oder andere Vermutung exakt bewiesen werden könnte.

Die Möglichkeit der *Virulenzänderung* ist deshalb hypothetisch, weil es bisher noch nicht gelungen ist, solche Wandlungen an den auf künstlichen Nährböden gezüchteten Erregern nachzuweisen. Doch besagen naturgemäß negative Resultate unter den weitgehend normierten Verhältnissen der in-vitro-Bakteriologie wenig über die Möglichkeit solcher Vorkommnisse unter natürlichen Bedingungen. Andererseits können aber Bakterienstämme zum Studium von Virulenzänderungen nicht auf dem lebenden Makroorganismus, auf dem Menschen oder einem Versuchstier, gehalten werden, da bei einer solchen Versuchsanordnung der Zustand des Wirts weitgehend die Beurteilung des Resultats beeinflußt. Der auf den ersten Blick der experimentellen Klärung leicht zugänglich erscheinenden Prüfung der Virulenzschwankungen sind damit enge, prinzipielle Grenzen gesetzt.

Die Diphtherie wird von DE RUDDER den *akuten Zivilisationsseuchen* zugerechnet, einer Gruppe von Krankheiten, die außerdem Masern, Keuchhusten und Scharlach umfaßt. Sie alle haben gemeinsam, daß sie von Mensch zu Mensch übertragen und die Erreger vorwiegend durch Tröpfcheninfektion oder durch die Luft verbreitet werden. Dieser Infektionsmodus bringt es mit sich, daß diese Krankheitsgruppe besondere Bedeutung da gewinnt, wo Menschen zivilisationsbedingt dicht zusammenleben. Er hat aber auch zur Folge, daß die üblichen Bekämpfungsmaßnahmen, die die „Seuchen der Unkultur", Typhus, Fleckfieber, Cholera, Pest und Lepra, immer mehr aus Mitteleuropa verbannten, bei den akuten Zivilisationsseuchen fast wirkungslos sein müssen. Gerade an dem Beispiel der Diphtherie wird zu zeigen sein, daß allgemeine hygienische Maßnahmen, Sauberkeit, Überwachung der Wasser-, Milch- und Nahrungsmittelversorgung, Wohnungshygiene oder Bekämpfung tierischer Virusreservoire und Überträger, nicht oder nur unwesentlich den Seuchengang beeinflussen. Um so mehr bilden spezifische Maßnahmen, die letztlich auf der Entdeckung des Diphtherieerregers und seiner Toxine durch LÖFFLER und auf der Entdeckung der spezifischen, antitoxischen Immunität durch v. BEHRING fußen, den Kern der Seuchenbekämpfung.

Die an sich einfache Infektkette Mensch → Mensch → Mensch → wird dadurch kompliziert, daß die Erreger nicht nur von *kranken Personen* an gesunde weitergegeben werden. Diese Art der Übertragung bildet sogar die Ausnahme, denn nur in der Minderzahl der Fälle kann bei einem Diphtheriekranken ein direkter Erwerb der Erreger von einem anderen Kranken nachgewiesen werden. Insbesondere gilt dies für Zeiten außerhalb größerer Epidemien, in denen die Zahl der Kranken relativ klein ist und ihre Verteilung auf die Bevölkerung anscheinend den Gesetzen des Zufalls folgt. Die Bedeutung der Kranken in der Epidemiologie der Diphtherie wird noch dadurch vermindert, daß sie meist bettlägerig sind und deshalb der Kreis der einer Infektion ausgesetzten Personen beschränkt ist. Aus diesen Beobachtungen ergibt sich die zwingende Folgerung, daß außer den Diphtheriekranken ein weiterer Personenkreis an der Ausbreitung dieser Seuche beteiligt sein muß. Die Entdeckung der Diphtheriebakterien und ihre bakteriologische Abgrenzung von den apathogenen Pseudodiphtheriebakterien gaben die Möglichkeit, die Lücke in der Infektkette zu schließen. Denn die wichtigsten Diphtherieüberträger sind *gesunde Personen.* Sie gliedern sich in mehrere Gruppen. Die erste ist die der *Dauerausscheider.* Sie entstehen dadurch, daß nach dem Abklingen der Krankheit die Erreger nicht immer aus dem Organismus verschwinden, sondern weiterhin auf den Schleimhäuten des Rachens, unter Umständen auch der Nase, nachgewiesen werden können. Ein Vergleich mit den Dauerausscheidern bei den typhösen Krankheiten liegt nahe, wenn auch die Verschiedenheit der Austrittspforte der Erreger wesentliche epidemiologische Unterschiede bedingt. Während die Dauerausscheider beim Typhus abdominalis und bei den Paratyphen vor allem bei persönlicher Unsauberkeit und bei schlechten hygienischen Umweltbedingungen eine Gefahr für ihre Umgebung sind und unter besonders unglücklichen Verhältnissen zum Anlaß gewaltiger Seuchenausbrüche werden können, ist die Weitergabe der Diphtherieerreger auch bei bester Hygiene nur schwer zu verhindern. Die Wahrscheinlichkeit ihrer Übertragung ist vielmehr eine *Funktion der Dichte des*

Zusammenlebens. Ein weiterer Unterschied besteht in der Dauer der Ausscheidung. Nur selten verlieren Typhusdauerausscheider im Laufe der Jahre oder Jahrzehnte ihre unheilvolle Eigenschaft; meist hält sie für den Rest des Lebens an. Bei den Diphtherie-Rekonvaleszenten dagegen ist die Ausscheidung meist auf einige Wochen beschränkt. Eine zeitliche Grenze kann jedoch nicht angegeben werden, da sich in Einzelfällen noch nach Monaten Diphtheriebakterien in den Rachen- und Nasenabstrichen nachweisen lassen.

Die zweite Gruppe sind die *Keimträger.* Sie unterscheiden sich von den Dauerausscheidern dadurch, daß eine vorangegangene Erkrankung nicht nachgewiesen werden kann. Sie müssen ihr Trägertum durch die Aufnahme der Diphtheriebakterien von einem Kranken, einem Dauerausscheider oder einem anderen Keimträger erworben haben. Ihre Zahl in einer Bevölkerungsgruppe ist großen Schwankungen unterworfen und im Gegensatz zu der leichter zu bestimmenden Zahl der Dauerausscheider nur durch Reihenuntersuchungen feststellbar. In Epidemiezeiten und darüber hinaus in der Umgebung von Diphtheriekranken sind sie häufig anzutreffen. Die Ausscheidung ist kürzer als bei den Dauerausscheidern und währt durchschnittlich nur 10 Tage (DUDLEY, GEGENBAUER und GOTTLIEB). Die Ursache dieses Verhaltens ist unbekannt. Reihenuntersuchungen, die in einem umschriebenen Personenkreis in regelmäßigen Zeitabständen vorgenommen werden, zeigen aber weiter, daß mit dem Aufhören der Ausscheidung bei den bekannten Keimträgern die Diphtheriebakterien keineswegs aus dieser Gemeinschaft verschwinden müssen, sondern daß sie unter Umständen bei anderen, bisher freien Personen neu auftauchen können. Dadurch ergeben sich, ganz im Gegensatz zu den Typhusdauerausscheidern, Verhältnisse, die durch ihre Unbeständigkeit eine Bekämpfung der Diphtherie durch Unschädlichmachung der Keimträger fast unmöglich machen. Dies muß immer berücksichtigt werden, wenn bei Gesunden in einer engeren Gemeinschaft, sei es in einer Schule oder in einem Heim, positive Bakterienbefunde erhoben werden und die Isolierung ihrer Träger gefordert wird. Je umfangreicher bakteriologische Untersuchungen angestellt und je öfter sie wiederholt werden, um so mehr stellt sich die praktische Undurchführbarkeit eines solchen Verlangens heraus. Die Häufigkeit der Keimträger und ihre starke Fluktuation veranlaßten DE RUDDER, von der „praktischen Ubiquität" der Diphtherieerreger zu sprechen, was bedeuten soll, daß „die Erreger hinreichend häufig vorkommen, um jedem Menschen (vor allem in dichtbesiedeltem Milieu) jederzeit über kurz oder lang Gelegenheit zu geben, mit ihnen in Kontakt zu treten".

Die dritte Gruppe bilden die zwar nicht sehr zahlreichen, aber gefährlichen „*Inkubationsträger*", d. h. die Personen, die, ohne davon Kenntnis zu haben, sich in der Inkubation der Diphtherie befinden und bei dem ungehinderten Verkehr mit ihrer Umgebung die toxischen Erreger leicht an einen größeren Personenkreis weitergeben können.

Der Nachweis von toxischen *Diphtheriebakterien beim Rind* hat die Frage aufwerfen lassen, wieweit auch tierische Reservoire bei ihrer Verbreitung eine Rolle spielen. Wenn gelegentliche Infektionen aus dieser Quelle im Bereich der Möglichkeit liegen und unter ländlichen Verhältnissen erwogen werden müssen, so fallen sie doch, zur Häufigkeit der menschlichen Virusreservoire in Beziehung gesetzt, epidemiologisch kaum ins Gewicht.

Zu der Vielzahl der in die epidemiologische Betrachtung einzubeziehenden Ansteckungsquellen gesellt sich eine Unsicherheit, die mit den Eigenschaften des Erregers zusammenhängt. Wird nämlich die *Toxizität* der aus Ausscheidern gezüchteten Stämme geprüft, so stellt sich heraus, daß ein Teil im Tierversuch kein Toxin bildet. Dies gilt besonders für die aus Keimträgern, in geringerem

Maße für die aus Rekonvaleszenten stammenden Kulturen. Solche Toxizitäts-
verluste bei pathogenen Keimen sind nichts Außergewöhnliches. Sie werden
bei manchen Arten im Reagensglas beobachtet, sei es, daß sich der Verlust
als dauerhaft erweist oder daß er durch geeignete Maßnahmen, wie Änderung
des Nährmilieus oder Tierpassagen, wieder rückgängig gemacht werden kann.
Bei den Diphtheriebakterien scheint die Umwandlung nur von toxischen zu
atoxischen Stämmen zu verlaufen. Der umgekehrte Vorgang wurde im Reagensglas noch nicht beobachtet. Ob unter natürlichen Verhältnissen mit ihm zu
rechnen ist, ist ungewiß. Bis zur Klärung dieser Frage sind deshalb die atoxischen
Stämme noch ein Unsicherheitsfaktor in der Epidemiologie der Diphtherie.

Die Beurteilung der in-vivo-Vorgänge wird dadurch erschwert, wenn nicht
sogar unmöglich gemacht, daß der Nasen-Rachenraum durch die ihm inne-
wohnenden Abwehrkräfte sich selbst reinigen und jederzeit durch neue Stämme
besiedelt werden kann, ohne daß hierüber eine exakte Kontrolle möglich wäre.
Ebensowenig wie es einem Bakteriologen einfallen würde, Variabilitätsstudien
in einem der Luft offen ausgesetzten Kulturgefäß zu machen, so wenig gestattet
die zeitlich aufeinanderfolgende Züchtung zweier in bestimmten Merkmalen
voneinander abweichenden Keime aus dem Nasen-Rachenraum den Schluß, daß
eine Umwandlung stattgefunden habe. Unter diesem einschränkenden Gesichtspunkt sind die Beobachtungen zu werten, die eine Umwandlung apathogener
in pathogene Diphtheriebakterien oder eine Umwandlung eines Typs in einen
anderen Typ auf Grund einer kontinuierlichen Untersuchung der Rachenflora
behaupten.

Alle Personen, die Diphtheriebakterien im Nasen-Rachenraum beherbergen,
die „Inkubationsträger", die Kranken, die Dauerausscheider und die Keimträger, streuen sie beim Sprechen, Niesen und Husten in ihre Umgebung aus.
Je enger Menschen zusammenleben, je mehr sie in überfüllten Räumen, in Verkehrsmitteln oder auf der Straße miteinander in Kontakt kommen, um so leichter
gelangen die Keime auf die Schleimhäute der Atmungswege von anderen Personen, um so größer ist die Ansteckungsmöglichkeit und in einer gefeiten Bevölkerungsgruppe die Zahl der gesunden Keimträger. Neben der häufigen *Tröpfcheninfektion* kann die *Kontaktinfektion* Bedeutung erlangen, wenn in einer Familie
unter räumlich beengten oder ungepflegten Verhältnissen, in Kinderheimen,
Schulen oder Ferienkolonien Kinder in nahen körperlichen Kontakt treten,
oder wenn gemeinsames Waschgerät oder viel gebrauchtes Spielzeug die Infektion vermitteln. Dann steht unter Umständen diese „Schmutz und Schmierinfektion" gleichberechtigt neben der Tröpfcheninfektion. Sie ist aber an ein
besonderes Milieu gebunden.

Trotz der leichten Infektionsmöglichkeit sind *gehäufte Erkrankungen* innerhalb einer Gemeinschaft, einer Familie, einer Schule oder eines Kinderheimes,
nicht gerade häufig. Meist kommen nur *Einzelfälle* zur Beobachtung, deren
Infektionsquellen nur schwer oder gar nicht festzustellen sind. Dieser Tatbestand ist zunächst verwunderlich, da man bei einer Krankheit, die in erster
Linie durch Tröpfcheninfektion vermittelt wird, in der Umgebung der Patienten
kleinere oder größere Epidemien erwarten würde. Auch erkranken, trotz im
Laufe der Jahre sich sicher wiederholender Infektionen, durchaus nicht alle
Menschen. Besonders bei Erwachsenen ist die Gefahr gering, auch wenn in
ihrer Anamnese nichts auf eine Diphtherie hindeutet. Um dieses Phänomen
zu erklären, muß auf eine immunbiologische Reaktion eingegangen werden, die
im Jahre 1908 von SCHICK ausgearbeitet wurde und als SCHICK-*Test* bekannt ist.
Injiziert man einer Versuchsperson, die noch nie mit Diphtheriebakterien in
immunbiologische Reaktion getreten ist, intracutan eine bestimmte Menge

Diphtherietoxin, so entsteht als Ausdruck der Giftwirkung eine lokale Entzündung: Der SCHICK-Test ist positiv. Umgekehrt bleibt bei der Einverleibung des Giftes bei einem Diphtherierekonvaleszenten die lokale Reaktion als Zeichen einer Gewebsimmunität aus: Der SCHICK-Test ist negativ. Mit dieser einfach auszuführenden Probe ist man also in der Lage, diphtherieempfängliche von nichtempfänglichen Personen unterscheiden zu können. Bei großen Reihenuntersuchungen stellt sich nun heraus, daß eine durch den negativen SCHICK-Test erwiesene Immunität durchaus nicht nur im Anschluß an eine klinisch manifeste Diphtherie auftritt, sondern daß sie auch durch *stumme Feiung*, d. h. durch eine symptomlos, unterschwellig verlaufende Infektion, hervorgerufen werden kann. Besonders eindrucksvoll ist das Fortschreiten dieser Durchimmunisierung bei Kindern im ersten Lebensjahrzehnt. Den größten Prozentsatz schickpositiver, also empfänglicher Kinder, sieht man bei Beendigung des ersten Lebensjahres. Dann nimmt ihre Zahl, je nach den Umweltbedingungen, mehr oder weniger rasch ab, meist so, daß am Ende der Schulzeit nur noch ein geringer Prozentsatz vom empfänglichen und ein hoher Prozentsatz von schicknegativen, immunen Individuen vorhanden ist. Aus diesen speziellen Immunitätsverhältnissen erklärt sich zum Teil die geringe Ausbreitungstendenz der Diphtherie, denn ein großer Teil der von einem Virusreservoir ausgestreuten Bakterien trifft auf berets, gefeite Personen und ruft bei ihnen keine Krankheit hervor. Sie können abier je nach den Umständen, zu Keimträgern werden. Die in der Umgebung von Diphtheriekranken oder allgemein in Epidemiezeiten stark erhöhte Zahl der gesunden Ausscheider erklärt sich auf diese Weise zwanglos. Versteht man unter Kontagiosität die Fähigkeit, die Krankheit und unter Infektiosität die Fähigkeit, die Erreger zu übertragen, so kann man nach den geschilderten immunbiologischen Verhältnissen die Diphtherie als eine Krankheit mit hoher Infektiosität, aber geringer Kontagiosität bezeichnen. *Warum aber manche Personen erkranken, andere dagegen stumm gefeit werden, darüber kann heute noch keine schlüssige Auskunft gegeben werden.*

Die *klinische Diagnose* der Diphtherie ist nicht einfach, und auch dem erfahrenen Arzt unterläuft gelegentlich, daß ein sicher als Diphtherie angesehenes Krankheitsbild sich auch bei größter Sorgfalt der Untersuchung bakteriologisch nicht bestätigen läßt und umgekehrt, daß ein bei einer als Angina imponierenden Erkrankung vorsichtshalber gemachter Abstrich in der Kultur echte, toxische Diphtheriebakterien zutage fördert. Um so mehr erwartet der Arzt von dem Bakteriologen eine diagnostische Hilfe. Leider liegt es aber im Wesen der bakteriologischen Diphtheriediagnostik, daß sie nicht immer in dem notwendigen und von allen Beteiligten gewünschten Umfang gewährt werden kann, vor allem da sie oft hinsichtlich ihrer Schnelligkeit enttäuscht. *Es wäre deshalb ein Fehler, die Serumtherapie von dem Ausfall der bakteriologischen Diagnose abhängig zu machen.* Wie bei jeder Krankheit, die durch Ektotoxin bildende Bakterien hervorgerufen wird, ist es auch bei der Diphtherie wichtig, das antitoxische Serum möglichst frühzeitig zu verabfolgen, um das frei kreisende Toxin abzufangen und seine Bindung in den peripheren Nerven und im Myokard zu verhindern.

Bei jeder Injektion von Diphtherieserum, aber auch von jedem anderen therapeutischen Serum, muß bedacht werden, daß der betreffende Patient vielleicht schon durch eine frühere Injektion, mag sie auch viele Jahre zurückliegen, gegen das Serum einer bestimmten Tierart sensibilisiert wurde. Es ist deshalb unumgänglich notwendig, sich vor der Verabreichung zu vergewissern, ob nicht schon früher Seruminjektionen gemacht wurden. Unterbleibt diese Frage, so trägt der Arzt die Verantwortung für den sich eventuell einstellenden *anaphylaktischen Schock* mit allen Folgen dieser überstürzt verlaufenden Antigen-Antikörperreaktion, die eine das übliche Maß überschreitende Bildung von Histamin hervorruft. Wenn auch die bei Laien weitverbreitete Gepflogenheit, jeden Impfstoff als „Serum" zu bezeichnen, die Erhebungen oft erschwert und dabei sicher manche Injektion zu einer „Seruminjektion" gestempelt wird, obgleich sie es nicht ist, empfiehlt es sich doch, in allen Zweifelsfällen so vorzugehen, als ob schon eine Sensibilisierung stattgefunden hätte, d. h. vor der Injektion zu *desensibilisieren*. Hierzu wird zunächst 1 cm³ des therapeutischen Serums subcutan verabfolgt und die Reaktion des Patienten (örtliche Rötung und Schwellung, Puls und Atmung) während der nächsten halben Stunde kontrolliert. Zeigen sich keine Besonderheiten, so kann das restliche Serum ebenfalls subcutan injiziert werden. Stellen sich nur leichte örtliche oder allgemeine Erscheinungen ein, so ist das restliche Serum, auf kleine Portionen verteilt, in Abständen zu injizieren. Unter keinen Umständen darf es intravenös gegeben werden. Werden vom Patienten exakte Angaben über die Herkunft des Serums gemacht, so genügt ein Wechsel der Serumart. Immer empfiehlt es sich, die Verträglichkeit des Serums mit Hilfe der Ophthalmo-Reaktion mit 1 : 10 verdünntem Serum zu prüfen.

Zu unterscheiden vom anaphylaktischen Schock ist die *Serumkrankheit*, die meist nach 7—10 Tagen auftritt und sich in einem Exanthem mit oft fast unerträglichem Jucken, zuweilen auch in Neuritiden, äußert. So quälend dieses Ereignis für einen Kranken ist, so ist es doch kaum mit Gefahr verbunden und läßt sich meist durch Calciuminjektionen und Antihistaminpräparate mildern und abkürzen. Niemals darf deshalb die Furcht vor der Serumkrankheit dazu verleiten, eine antitoxische Behandlung weniger konsequent durchzuführen. Die Serumkrankheit ist als allergische Reaktion aufzufassen und kann im Gegensatz zum anaphylaktischen Schock auch ohne vorherige Seruminjektion auftreten. Sie ist deshalb, im Falle einer Allergie, unvermeidbar. Sie ist jedoch seltener geworden, seit die Seren weitgehend fermentativ gereinigt (Fermoserum, Aphylactoserum) und enteiweißt werden und hochwertiger sind, d. h. seit es gelingt, die gleiche Zahl von antitoxischen Einheiten in einer kleineren Serummenge zu verabfolgen. Die Enteiweißung ist dadurch möglich, daß die spezifischen Antikörper nur an bestimmte Eiweißfraktionen (Pseudoglobuline) gebunden sind. Der Verlust der Albumine und Euglobuline, in denen keine oder nur geringe Mengen von Antikörpern verankert sind, wirkt sich deshalb nur unwesentlich auf die antitoxischen Eigenschaften eines Serums aus.

Als *Maßstab* für den Antitoxingehalt eines Serums dient die Antitoxineinheit (A.E.) oder Immunitätseinheit (I.E.), in den angelsächsischen Ländern die „Unit" (U.), eine ursprünglich für jede Serumart willkürlich bestimmte Antitoxinmenge, die jederzeit aus Standardtrockenseren durch Auflösen in einer abgemessenen Menge physiologischer Kochsalzlösung hergestellt werden kann. Die Standardseren behalten ihren Antitoxingehalt bei Abschluß von Wasser, Licht, Sauerstoff und Wärme unverändert bei. Für alle Seren und Impfstoffe ist eine staatliche Prüfung am Institut für experimentelle Therapie „PAUL EHRLICH" in Frankfurt vorgeschrieben.

Die *bakteriologische Diagnose* der Diphtherie spielt sich so ab, daß die durch Abstreichen der erkrankten Partien des Rachens, der Nase oder gegebenenfalls einer Wunde infizierten Diphtherietupfer im Laboratorium auf die Anwesenheit von Diphtheriebakterien untersucht werden. So selbstverständlich es ist, so soll doch darauf hingewiesen werden, daß von der *Sorgfalt des Abstreichens* die bakteriologische Diagnose weitgehend abhängt. Besonders falsche Rücksichtnahme auf die Beschwerden des Patienten kann zu folgenschweren diagnostischen Irrtümern führen. Örtliche therapeutische Maßnahmen sind keinesfalls vor dem Abstreichen anzuwenden, bei Wiederholungsuntersuchungen sind sie mindestens einige Stunden vorher auszusetzen.

Nicht selten wird von dem einsendenden Arzt der Wunsch geäußert, aus einem *Nativpräparat* eine Schnelldiagnose zu stellen. So begreiflich dieser Wunsch ist, es kann ihm nicht immer entsprochen werden. Besonders dann nicht, wenn sich der Transport über längere Zeit, etwa über mehrere Stunden oder bei Postversand über einen ganzen Tag, erstreckte. Oft ist das Material so an der Watte angetrocknet, daß es sich nicht mehr für einen Ausstrich eignet. Aber auch ein mikroskopisches Präparat von einem frisch beschickten Tupfer läßt sich oft nur schwer beurteilen und gibt leicht zu Mißverständnissen Anlaß, da das Fehlen von typischen Stäbchen durchaus nicht gegen eine Diphtherie spricht und einzelne vorhandene Stäbchen die Diagnose Diphtheriebakterien nicht mit Sicherheit stellen lassen. Manche Laboratorien lehnen deshalb prinzipiell die Beurteilung des frischen Präparates ab. Läßt sie sich aus irgendwelchen Gründen nicht vermeiden, so sollte, um das Vertrauen in die bakteriologische Diagnostik nicht zu erschüttern, auf die Fehlerquellen hingewiesen werden. Meist wird dagegen ein Präparat zur Diagnose der differentialdiagnostisch in Erwägung zu ziehenden *Angina* PLAUT-VINCENTI angefertigt. Die für sie charakteristischen, in Symbiose lebenden Spirochäten und fusiformen Stäbchen sind bei Carbolfuchsin- oder Viktoriablaufärbung gut darstellbar und leicht zu erkennen. Auch Infektionen mit dem Soorpilz lassen sich so nachweisen.

Die Tupfer werden auf Nährböden ausgestrichen und über Nacht bebrütet. Meist wird neben dem schon von LÖFFLER angegebenen, mit Traubenzucker versetzten und in der Hitze koagulierten *Rinderserum* einer der *Tellurnährböden* verwendet, in denen Tellursalze zu metallischem Tellur reduziert werden, das die Diphtheriebakterienkolonien dunkeloliv färbt. Beide Nährböden haben Vorteile und Nachteile. Der Vorzug des LÖFFLER-Serums besteht in dem raschen Wachstum der Erreger, dem leider die makroskopische Ununterscheidbarkeit der Diphtheriebakterienkolonien von denen der übrigen Rachenbewohner gegenübersteht. Es muß daher von jeder Kultur ein mikroskopisches Präparat angefertigt werden, was unter Umständen, besonders in Epidemiezeiten, eine wesentliche Belastung darstellen kann. Diesen Nachteil vermeiden die Tellurplatten, von denen die CLAUBERGschen Modifikationen die bekanntesten sind. Sie hemmen das Wachstum eines beträchtlichen Teils der apathogenen Rachenflora und gestatten deshalb bei Sterilität des Nährbodens oder bei atypischen Kolonieformen, die betreffende Kultur durch die makroskopische Besichtigung auszuschalten. Nur von den verdächtigen Kolonien müssen mikroskopische Präparate angefertigt werden. Manche Nährbodenmodifikationen enthalten bestimmte Zucker und Farbindicatoren und gestatten allein durch die Besichtigung ohne mikroskopische Kontrolle eine endgültige Diphtheriebakteriendiagnose. Leider erstreckt sich die hemmende Wirkung der Tellurnährböden in geringem Grade auch auf die Diphtheriebakterien, so daß eine Diagnose nicht immer nach 24 h möglich ist. Die Kulturen müssen deshalb einen weiteren Tag bebrütet und nochmals beurteilt werden. Falls durch Postversand ein Tag beansprucht wurde, kann deshalb unter ungünstigen Bedingungen, auf die der Bakteriologe jedoch keinen Einfluß hat, die Diagnose erst am 3. Tag gestellt werden.

Die von den verdächtigen Kolonien angefertigten *mikroskopischen Präparate* werden meist nach NEISSER gefärbt, eine Methode, die die aus Volutin bestehenden metachromatischen BABES-ERNSTschen Polkörperchen dunkelblau in dem gelb tingierten Bakterienleib erscheinen läßt. Die mikroskopische Diagnose setzt Übung und Kritik voraus. Sie hat die Diphtheriebakterien (Corynebact. diphtheriae) von den apathogenen Pseudodiphtheriebakterien zu unterscheiden oder, da bei beiden morphologisch differente Typen existieren, korrekter ausgedrückt, die Gruppe der Diphtheriebakterientypen von der Gruppe der Pseudodiphtherie- bakterien (Diphtheroiden). Wohl sind bei typischen Stämmen die *morphologischen Unterschiede* recht beträchtlich, da die Diphtheriebakterien beschrieben werden als mehr oder weniger lange, ziemlich schlanke, leicht gebogene Stäbchen mit abgerundeten, oft aufgetriebenen Enden in denen die BABES-ERNSTSCHEN Körperchen liegen. Die Pseudodiphtheriebakterien (Corynebact. pseudodiph- theriticum) sind kürzer, gedrungener, gerade, zeigen keine Auftreibungen und keine oder nur vereinzelte oder sehr plumpe Polkörperchen. Unterschiede

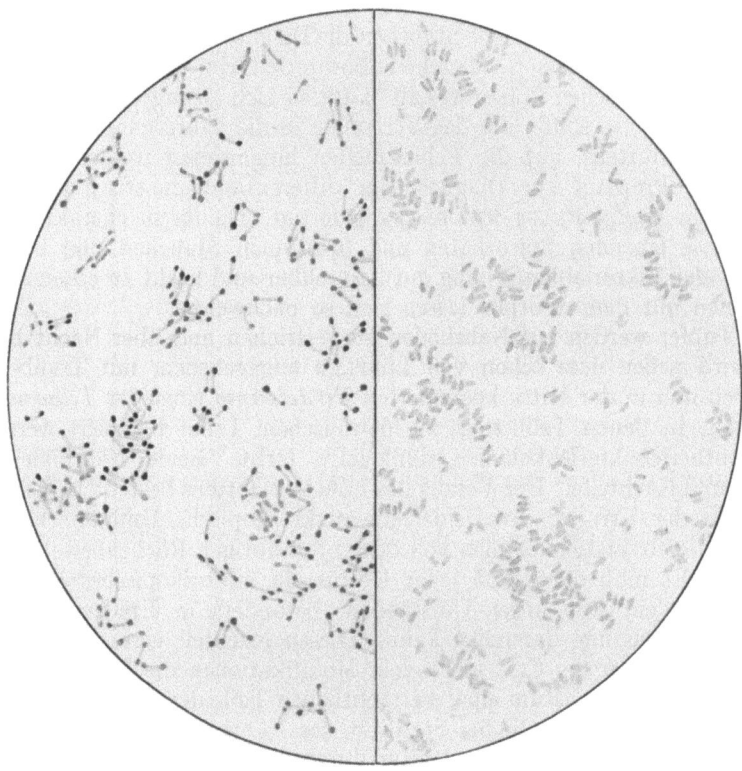

Abb. 66. Corynebakterien. Links Diphtheriebakterien, rechts Pseudodiphtheriebakterien. Färbung nach NEISSER.

bestehen auch in der *Lagerung*. Die einzelnen Stäbchen der Diphtheriebakterien liegen im allgemeinen in V-, Y- oder Fingerform, das Gesamtbild gleicht dem Inhalt einer achtlos auf eine Unterlage ausgeschütteten Streichholzschachtel. Bei den Diphtheroiden herrscht die Parallellagerung vor, so daß Palisaden- oder Parkettmusterformen entstehen. Wären diese Charakteristika regelmäßig ausgeprägt, so machte die morphologische Diagnose keine Schwierigkeiten (s. Abb. 66). Diese entstehen aber durch Stämme, die sowohl Eigenschaften der einen, als auch Eigenschaften der anderen Gruppe besitzen und sich deshalb schwer einordnen lassen. Verwechslungsmöglichkeiten entstehen besonders bei den sog. *hyperaciden Pseudodiphtheriebakterien* (Corynebact. xerosis), die sich häufig in der Nase von Säuglingen und auf Wunden, aber auch sonst als harmlose Bewohner des Nasen-Rachenraumes finden und oft den Habitus ihrer pathogenen Verwandten annehmen. Dieser Unsicherheitsfaktor in der mikroskopischen Diagnose kann durch die *Prüfung der Zuckervergärung*, vergleichbar mit der Bunten Reihe bei der Salmonelladiagnose, beseitigt werden. Wie bei den CLAUBERG-Nährböden erwähnt, können die notwendigen Zucker zusammen mit einem Farbindicator schon den festen Nährböden zugefügt werden (Indicatorplatten). Sie können aber auch in flüssigen Nährböden den Reinkulturen angeboten werden. Wichtig ist das Verhalten gegenüber Harnstoff, Dextrose, Saccharose und Stärke, wie aus Tabelle 10 hervorgeht. Durch die Einbe-

Tabelle 10. *Biochemische Differentialdiagnose von Corynebakterien.*

		Harnstoff	Dextrose	Saccharose	Stärke
Corynebact. diphtheriae	Typ Gravis . . .	—	+	—	+
	Typ Mitis	—	+	—	—
	Typ Intermedius	—	+	—	—
Corynebact. xerosis		—	+	+	—
Corynebact. pseudodiphtheriticum		+ oder —	—	—	—

ziehung von Stärke in die Bunte Reihe kann der Typ Gravis von den Typen Mitis und Intermedius unterschieden werden. Der Typ Intermedius läßt sich vom Typ Mitis durch sein zarteres Wachstum und durch die ausgesprochene Keulenform der einzelnen Stäbchen abgrenzen. — Auf weitere biochemische Unterschiede zwischen den Diphtheriebakterien und den Diphtheroiden, die sich z. B. auf das Verhalten bei bestimmten Färbemethoden (LANGER-Färbung) und auf das Wachstum in aerobem und anaerobem Milieu (Hochschichtagar) beziehen, soll hier nicht eingegangen werden, auch nicht auf weitere Unterscheidungsmöglichkeiten der drei Diphtheriebakterientypen durch Koloniemorphologie, mikroskopisches Bild, Hämolyse, Titrationsverfahren und andere Methoden.

An die Aufstellung der *drei Diphtheriebakterientypen* Gravis, Mitis und Intermedius wurde zunächst die Hoffnung geknüpft, falls qualitative Unterschiede in der Toxinbildung bestünden, eine wirkungsvollere Serumtherapie in die Hand zu bekommen. Diese Erwartungen haben sich nicht bestätigt, da alle drei Typen das gleiche Toxin produzieren. Dennoch sind die einzelnen Typen, wenigstens im statistischen Durchschnitt, für die verschiedene Schwere der Krankheitsbilder verantwortlich. Der Typ Gravis verursacht im allgemeinen ernstere Erkrankungen mit höherer Letalität als die beiden anderen Typen. Es wäre aber unberechtigt, beim Vorliegen der Typen Mitis und Intermedius auf eine energische Serumtherapie verzichten zu wollen, da die Prognose im Einzelfall immer ungewiß ist. Wertvolle Hinweise liefert die Typendiagnose bei epidemiologischen Erhebungen, insbesondere bei der Aufdeckung von Infektketten.

Nach großen englischen Statistiken wurden von 25 000 Diphtheriefällen aus den Jahren 1933—43 etwa 11 500 durch den Typ Gravis und je annähernd 7 000 durch die Typen Intermedius und Mitis verursacht. Von etwa 2 700 Gravisstämmen erwiesen sich 98%, von 2 500 Intermediusstämmen 96,5%, von etwa 3 600 Mitisstämmen 85% und von etwa 100 nicht typisierbaren Stämmen etwa die Hälfte als toxisch.

Die Toxizität eines Stammes wird im *Tierversuch* geprüft, der auf verschiedene Weise angestellt werden kann. Beim klassischen Vorgehen wird 1 cm³ einer Aufschwemmung der zu prüfenden Reinkultur einem Meerschweinchen subcutan über dem Brustbein injiziert. Handelt es sich um einen Toxinbildner, so stirbt das Tier nach 2—3 Tagen, selten später. Bei der Sektion finden sich in der Umgebung der Injektionsstelle ein sulzig-blutiges Ödem, seröse Ergüsse in den Körperhöhlen und vergrößerte und gerötete Nebennieren. Wird einem Kontrolltier der Toxinbildner zusammen mit Diphtherieserum injiziert, so bleiben die Erscheinungen aus. Atoxische Stämme sind wirkungslos. — Empfindlicher ist die RÖMERsche Intracutanprobe. Bei intracutaner Injektion rufen giftbildende Stämme nach 24—48 h örtliche Rötung, ödematöse Schwellung und Nekrose hervor. Auch bei ihr bleiben nach vorheriger Behandlung eines Kontrolltieres mit antitoxischem Serum die Erscheinungen aus. — Der Tierversuch gestattet keine Unterscheidung der atoxischen Diphtheriebakterien von den Pseudodiphtheriebakterien. — Nach der Methode von ELEK kann das Toxinbildungsvermögen eines Stammes in einfacher Weise in der Plattenkultur geprüft werden.

Maßnahmen zur *Bekämpfung der Diphtherie*, die auf einer Verbesserung der hygienischen Umweltbedingungen basieren, sind nur zum Teil wirkungsvoll. Sie sind da von Nutzen, wo die Diphtherie unter den gedrängten Verhältnissen eines ärmlichen Milieus, in einem Kindergarten oder einer Schule auf dem Wege der *Schmutz- und Schmierinfektion* verbreitet wird. Sorgfältige Körperpflege, allgemeine Sauberkeit, Bereitstellung von eigenem Waschzeug für jede Person, Verhinderung des gemeinsamen Gebrauchs von Spielwaren sind Maßnahmen, die diesen Infektionsweg unterbinden können. Aber auch bei den besten hygienischen Einrichtungen läßt sich die *Tröpfcheninfektion* kaum vermeiden. Wohl kann auch hier manches durch geeignete *Erziehung* und *Propaganda* erreicht werden. Selbstdisziplin beim Sprechen, Niesen und Husten schützt den Mitmenschen weitgehend vor einer Ansteckung, doch wäre es eine Utopie, zu glauben, daß sie allen Menschen anerzogen werden könne. Der Aufenthalt in überfüllten Verkehrsmitteln, das Warten und Anstehen in Läden und Büros, kurz, die Lebensweise des heutigen Menschen, machen eben Infektionen fast unvermeidlich.

Der Schwerpunkt der Diphtheriebekämpfung liegt deshalb nicht so sehr auf der Verbesserung der Umweltbedingungen, als auf der Vermeidung der Erkrankung durch *aktive Immunisierung*. Diese ist, besonders wenn sie in großem Umfang in den gefährdeten Altersklassen durchgeführt wird, die wirkungsvollste Bekämpfungsmaßnahme gegen die Diphtherie. Sie ist vielleicht sogar das einzige Mittel, diese Seuche, die in den letzten Jahrzehnten in Europa besonders in Deutschland wieder bedenklich zunimmt, langsam zurückzudrängen. Wie bei allen durch Ektotoxinbildner hervorgerufenen Krankheiten wird sie durch die Injektion des Toxins erzielt. Zu seiner Gewinnung wird ein als guter Giftbildner bekannter Stamm in einen geeigneten flüssigen Nährboden verimpft und ihm dort Gelegenheit gegeben, sein wasserlösliches Toxin zu bilden. Nachdem die Giftbildung ihren Höhepunkt erreicht hat, wird der Nährboden keimfrei filtriert. Das Filtrat enthält das zur Impfstoffbereitung dienende Gift. Seine Injektion in nativem Zustand würde jedoch starke Reaktionen auslösen. Es muß deshalb entgiftet werden. Die ersten dahingehenden Versuche, die auf v. BEHRING zurückgehen, wurden durch Mischen von Diphtherietoxin mit antitoxischem Serum unternommen. Die Mischungen wurden so eingestellt, daß sie einen geringen Giftüberschuß, eine „toxische Spitze" behielten. Die immunisierende Wirkung war befriedigend, die unerwünschten Reaktionen an der Injektionsstelle jedoch beträchtlich. Dieser Nachteil konnte zum Teil durch Verwendung neutralisierter oder überneutralisierter Gemische vermieden werden. Jedoch waren auch bei ihnen die Nebenerscheinungen noch so stark, daß sie einer allgemeinen Einführung der Schutzimpfung hinderlich im Wege standen. — Als wesentlich ungiftiger erwiesen sich die später von RAMON eingeführten Flockungsimpfstoffe. Wird Diphtherietoxin mit einer bestimmten, optimalen Antitoxinmenge versetzt, so flockt es unter geeigneten Versuchsbedingungen aus. Die gewaschenen und in CarbolKochsalzlösung suspendierten Flocken enthalten neutralisiertes Toxin. Die im Vergleich zu den Toxin-Antitoxingemischen bedeutend langsamere Resorption dieser Flocken bei den Impflingen, das Fehlen von Nährbodenbestandteilen und unerwünschtem antigenen Eiweiß und damit die Möglichkeit einer stärkeren Dosierung verliehen diesem Impfstoff schon einen hohen Grad von Vollkommenheit.

Einen wesentlichen Fortschritt brachte die Einführung der *Formoltoxoide* (GLENNY, SÜDMERSEN). Sie verdanken ihre Entstehung der Erfahrung, daß das Toxin der Diphtheriebakterien, aber auch der anderen Ektotoxinbildner, durch längere Einwirkung von etwa 1%igem Formol ungiftig wird, ohne — und das ist das wesentliche bei dieser Entdeckung — seine immunisierende Wirkung einzubüßen. Mit Hilfe der EHRLICHschen Seitenkettentheorie ist dieser Vorgang so zu erklären, daß durch das Formol die für die Giftwirkung des Toxins verantwortliche toxophore Gruppe zerstört wird, während die den immunbiologischen Effekt erzeugende haptophore Gruppe in ihrer Wirksamkeit unbeeinträchtigt bleibt. — Eine Steigerung der Wirksamkeit dieser Impfstoffe und eine noch bessere Verträglichkeit läßt sich durch Zugabe von Aluminiumsalzen, besonders von Alaun, und Aluminiumhydroxyd zu den Formoltoxoiden erzielen. Hierdurch entstehen Präcipitate oder Adsorbate, die im menschlichen Organismus eine resorptionsverzögernde Depotwirkung entfalten und meist reaktionslos vertragen werden. Solche Impfstoffe sind ,,Behring Al. F.T." und ,,Ditoxoid Asid". Ihr Gehalt an wirksamem Antigen wird in Schutzeinheiten (SE) ausgedrückt, ihre Unschädlichkeit und ihre immunisierende Wirkung wird staatlich geprüft.

Der Impfstoff wird unter aseptischen Kautelen subcutan am Oberarm oder unterhalb des Schlüsselbeins injiziert. Die Dosierung richtet sich nach seinem Gehalt an Schutzeinheiten und ist aus Tabelle 11 zu ersehen.

Tabelle 11. *Dosierung von Diphtherieimpfstoff.*

Es erhalten	von einem Impfstoff mit		Frühestens 4 Wochen nach der ersten Impfung ist mit der gleichen Impfstoffmenge nachzuimpfen. Bei stärkerer Reaktion auf die Erstimpfung ist jedoch von einer Zweitimpfung abzusehen.
	30 oder mehr SE	weniger als 30, mehr als 10 SE	
Kleinkinder	0,5 cm³	1,0 cm³	
Kinder bis zum 12. Lebensjahr . .	0,3 cm³	0,5 cm³	
Ältere Schulkinder.	0,2 cm³	0,3 cm³	
Erwachsene bis zum 30. Lebensjahr.	0,2 cm³		
Ältere Erwachsene	0,1 cm³		

Vorsorglich ist nach frühestens 4 Wochen eine zweite Injektion mit der gleichen Impfstoffmenge zu machen. Bei stärkeren Reaktionen soll jedoch auf sie verzichtet werden. Der Impfschutz setzt langsam, im Verlauf von einigen Wochen ein und hält meist mehrere Jahre an. — Je jünger die Impflinge sind, um so reaktionsloser vertragen sie die Immunisierung. Deshalb können bei kleinen Kindern größere Impfstoffmengen injiziert werden als bei Schulkindern. Erwachsene dagegen reagieren oft mit unangenehmen Nebenerscheinungen. Da ihre Gefährdung durch Überstehen der Krankheit und durch stumme Feiung gering ist, sollen bei ihnen keine Massenimpfungen durchgeführt werden. Die Impfung

sollte sich deshalb auf besonders gefährdete Erwachsene, z. B. Krankenpflegepersonal, beschränken. Eine vorherige Prüfung ihrer Immunitätslage durch die
SCHICKsche Reaktion empfiehlt sich. Die Impftermine finden, falls die Seuchenlage nicht zu anderem zwingt, zweckmäßig im Februar und Oktober statt.
Die Zeit des größten Impfschutzes fällt dann mit der Zeit der größten Diphtheriehäufigkeit zusammen. Auch überschneiden sich diese Termine nicht mit
denen der Pockenschutzimpfung.

Die zweite Möglichkeit zur Verleihung eines wirksamen Schutzes gegen die
Diphtherie ist die *passive Immunisierung* durch die Einverleibung von antitoxischem Diphtherieserum. Diese Art der Immunisierung hat den Vorzug,
daß sie unmittelbar nach der Injektion in voller Stärke einsetzt, aber den Nachteil, daß sie wegen der raschen Ausscheidung des artfremden Eiweisses nur kurze
Zeit, wenige Tage, anhält. Außerdem sensibilisiert sie den Impfling gegen das
Serum der betreffenden Tierart.

Aktive und passive Immunisierung sind nicht gleichwertig. Es muß in
jedem Falle auf Grund der Seuchenlage entschieden werden, welche der beiden
von Vorteil ist: Die *aktive Immunisierung* ist dann durchzuführen, wenn
keine unmittelbare Infektionsgefahr droht, wenn aber in absehbarer Zeit mit
einem Anstieg der Diphtheriemorbidität zu rechnen ist und vorsorglich ein
Schutz verliehen werden soll. Sie ist die Methode der Wahl bei der *Bekämpfung
der Diphtherie als Seuche.* Die *passive Immunisierung* ist anzuwenden, wenn eine
unmittelbare Infektionsgefahr besteht, wenn z. B. in einer Familie ein Kind
an Diphtherie erkrankt und ihr Übergreifen auf die Geschwister verhindert
werden soll. Sie dient bei besonderer Gefährdung der *Prophylaxe des Einzelfalles.* — Unter Umständen können auch beide Impfarten kombiniert werden.
Die Toxoid-Adsorbatimpfstoffe erlauben die gleichzeitige Anwendung von Antitoxin, ohne wesentlich von ihrer immunisierenden Wirkung einzubüßen. In
diesem Falle setzt der passiv erworbene Schutz unmittelbar ein und wird nach
seinem Abklingen durch den langsam zunehmenden aktiven Schutz ersetzt.

Dem Schutz der Umgebung und der Allgemeinheit dient die *Isolierung der
Kranken.* Stehen keine speziellen Diphtheriestationen zur Verfügung, so ist
auf den allgemeinen Infektionsstationen die Übertragung auf andersartig Erkrankte („cross infection" s. S. 773) durch peinliche Sauberkeit zu verhindern.
Die Patienten dürfen erst entlassen werden, wenn nach ihrer Genesung eine
*dreimalige Untersuchung von Rachen- und Nasenabstrichen („Nachuntersuchung")
im Abstand von 3 Tagen* Diphtheriebakterienfreiheit ergibt. Desinfizierende
Mittel dürfen unmittelbar vor dem Abstreichen nicht angewendet werden. Ein
sicheres Verfahren zur Erzielung der Bakterienfreiheit gibt es leider nicht. Bei
hartnäckigen Fällen bringt oftmals der Tierversuch die ersehnte Entlassung aus
der Isolierung, wenn er das fehlende Toxinbildungsvermögen des Stammes erweist.

Um die *Einschleppung der Diphtherie* in bisher freie Gemeinschaften nach
Möglichkeit zu verhindern, muß nach amtlicher Vorschrift bei Einweisungen
in Kinderheime, beim Besuch von Ferienlagern und Erholungsstätten durch
eine einmalige bakteriologische Untersuchung des Rachens und der Nase („Eingangsuntersuchung") die Diphtheriebakterienfreiheit der betreffenden Kinder
nachgewiesen werden.

Brucellosen.

Maltafieber.

In den englischen Sanitätsberichten des vergangenen Jahrhunderts spielte
lange Zeit eine Krankheit eine rätselhafte Rolle, die bei den auf Malta stationierten Einheiten und bei der Mittelmeerflotte häufig beobachtet wurde. Bald

nach dem Eintreffen neuer Truppen erkrankte regelmäßig ein großer Teil an einem *wellenförmig verlaufenden Fieber* (undulant fever), das nach seinem Hauptverbreitungsgebiet Maltafieber oder Mittelmeerfieber genannt wurde. Schon früh in der mit den Arbeiten ROBERT KOCHs beginnenden Periode der großen bakteriologischen Entdeckungen, im Jahre 1887, fand D. BRUCE den Erreger dieser für die englischen Mittelmeerstreitkräfte so bedeutungsvollen Seuche. Aus dem Blut der Kranken züchtete er einen Mikroorganismus, den er wegen seiner Kleinheit zunächst als Mikrococcus melitensis bezeichnete, der aber später als zu den Stäbchenbakterien gehörig erkannt und Bacterium melitense genannt wurde.

Zu Ehren von BRUCE wird er in Anlehnung an den in den angelsächsischen Ländern waltenden Brauch, bestimmten Bakteriengruppen die Namen ihrer Entdecker zu geben (Salmonella, Shigella, Pfeifferella, Klebsiella), heute als *Brucella melitensis* bezeichnet. Zusammen mit der *Brucella abortus*, dem Erreger des seuchenhaften Verwerfens (BANGschen Krankheit) des Rindes und der *Brucella suis*, dem Erreger einer Schweineseuche, gehört er zur *Brucellagruppe*.

Mit der Entdeckung des Erregers war wohl ein wesentlicher Schritt zur Klärung der Seuche getan, aber weder die *Infektionsquelle* noch die *Übertragungsweise* waren bekannt. Eine ätiologische Seuchenprophylaxe war deshalb noch nicht möglich. Erst 2 Jahrzehnte später gelang es der englischen Mittelmeerkommission, die Epidemiologie dieser Krankheit zu klären. Als *Virusreservoire* wurden die in den befallenen Gebieten reichlich gehaltenen Ziegen und Schafe festgestellt. Von ihnen geht die Infektion durch den Genuß von Milch und Milchprodukten auf den Menschen über. Die Richtigkeit dieser Erkenntnis erwies sich nach dem Verbot des Genusses roher Milch in der Garnison von Malta im Jahre 1906. Die Morbidität sank um 80% steil ab, während sich die Krankheitsziffern bei der Zivilbevölkerung auf gleicher Höhe hielten. — Später stellte sich heraus, daß das Maltafieber nicht nur auf die Insel Malta und das Mittelmeergebiet beschränkt ist. Es kommt in vielen Ländern der tropischen, subtropischen und gemäßigten Zone vor, seine Verbreitung ist aber bei der engen Bindung an das tierische Virusreservoir davon abhängig, in welchem Umfang Ziegen als Haustiere gehalten werden. In Deutschland, England und Skandinavien ist es nicht heimisch. Die seltenen hier beobachteten Fälle sind in den endemischen Verbreitungsgebieten erworben und eingeschleppt.

Die nördliche Begrenzung des Krankheitsraumes in Europa erfuhr allerdings in den letzten Jahrzehnten eine gewisse Berichtigung, denn es stellte sich heraus, daß das Maltafieber in langsamem *Vordringen nach Norden* begriffen ist. Diese geomedizinisch und epidemiologisch bedeutsame Tatsache läßt sich besonders gut im östlichen Frankreich verfolgen, wo innerhalb von 30 Jahren die Zahl der befallenen Departements von 2 auf 17 anstieg. Hier wurde auch zum erstenmal beobachtet, daß Melitensisinfektionen des Menschen von abortierenden Rindern ausgingen. Damit war erwiesen, daß der Standort des Erregers nicht auf die Ziege und das Schaf beschränkt ist, sondern daß auch das Rind zum Wirt der Brucella melitensis und zur Infektionsquelle für den Menschen werden kann. Die Infektkette hat man sich dabei so vorzustellen, daß die Erreger von der Ziege auf das Schaf und von diesem auf die Rinderbestände des gleichen landwirtschaftlichen Betriebes übertragen werden. Auch der dritte Erreger aus der Gruppe der Brucellosen, die Brucella suis, kann von ihrem natürlichen Standort, dem Schwein, auf das Rind und von ihm auf den Menschen übergehen. Die Bedeutung dieser Erkenntnis liegt darin, daß die von den drei Brucellen für den Menschen gefährlichste, die Brucella melitensis, auf diese Weise aus dem durch die Verbreitung der Ziegenzucht begrenzten Raum im südlichen Europa heraustritt und unter Anpassung an das Rind weiter nach Norden vorrückt.

Ebenso ist es nicht ausgeschlossen, daß die vom Schwein selten auf den Menschen übergehende Brucella suis bei Einbeziehung des Rindes in die Infektkette unter gegebenen Umständen häufiger auf den Menschen übertragen wird. Unter den Augen des Epidemiologen vollzieht sich damit bei der Brucella melitensis durch die Anpassung an eine neue Tierspezies eine weitgehende Wandlung ihrer *Loimologie*. Diese Entwicklung steht aber noch am Anfang. Erst die nächsten Jahrzehnte müssen erweisen, ob die vielfach geäußerte Vermutung sich bestätigen wird, daß das Maltafieber auch für Mitteleuropa eine ernste Gefährdung bringen könne. Aus diesen veränderten Verhältnissen ergibt sich als Konsequenz für die bakteriologische Diagnose und ihre Verwertbarkeit für die Klärung epidemiologischer Zusammenhänge, daß in den Gebieten, in denen die Brucella melitensis und die Brucella abortus gefunden werden, mit der Diagnose des Erregertyps die Infektionsquelle noch nicht eindeutig bestimmt ist und umgekehrt durch eine bekannte Infektionsquelle die biochemische und serologische Typendifferenzierung nicht überflüssig gemacht wird.

Die späte Entdeckung des Zusammenhanges zwischen dem Maltafieber des Menschen und der Melitensisinfektion unter den Ziegen und Schafen ist wohl auf die Tatsache zurückzuführen, daß die befallenen Tiere die Erreger beherbergen, ohne wesentliche *Krankheitserscheinungen* zu zeigen. Dies gilt jedoch nur für Herden, in denen diese Zoonose chronisch-endemisch ist. In Beständen, die frisch infiziert werden, können gehäufte Aborte, bei Schafen bis zu 40%, auftreten. Bei dieser Gelegenheit werden die Keime in großer Zahl ausgeschieden und führen zur raschen Durchseuchung des Bestandes. Nach Abklingen der akuten Erscheinungen geht die Krankheit in ein chronisches Stadium über, in dem die Erreger mit dem Urin und der Milch ausgeschieden werden. Die Seuche erlischt nur schwer in einem Bestand, da die latent infizierten Tiere die Erreger durch Kontakt und infiziertes Futter ständig weitervermitteln.

Für den *Übergang der Seuche auf den Menschen* ist in erster Linie die Milch epidemiologisch bedeutungsvoll, denn die große Zahl der Dauerausscheider unter den Ziegen (auf Malta etwa 10%) gibt reichlich Gelegenheit, die Erreger aufzunehmen. Ähnlich wie beim Typhus abdominalis erfolgt die Ansteckung per os. Gegenüber dem großen Personenkreis, der durch den Genuß der Schafs- und Ziegenmilch gefährdet ist, ist die Zahl der durch direkten Kontakt mit den infizierten Tieren und ihren Ausscheidungen Gefährdeten nur unbedeutend. Wieweit überdies bei Landwirten, Hirten und anderen Personen, die mit den Tieren in enge Berührung kommen, Kontakt oder Milchgenuß zum Infektionsvermittler wird, läßt sich im Einzelfall kaum abgrenzen.

Da die Bakterienausscheidung nach dem Werfen der Ziegen zu Beginn des Sommers am stärksten ist, zeigt die Morbiditätskurve eine gewisse *jahreszeitliche Bindung*. In den trockenen und heißen Sommermonaten sind Erkrankungen des Menschen am häufigsten.

Nach einer Inkubation von 2—3 Wochen beginnt das *Maltafieber* meist allmählich mit einem sich über eine längere Reihe von Tagen erstreckenden Temperaturanstieg bis etwa 40⁰. Die morgendlichen Remissionen sind dabei oft von starken Schweißausbrüchen begleitet. Ebenso langsam fällt die Temperatur wieder ab. Nach dieser ersten Fieberwelle, die meist etwa 2—3 Wochen dauert, können sofort oder nach einem fieberfreien Intervall ein oder mehrere neue Anfälle auftreten, die jedoch in der Regel kürzer und weniger schwer sind. Auf diese Weise entsteht das für die Krankheit charakteristische undulierende Fieber. Milz und Leber sind meist fühlbar vergrößert. Neuralgien, Gelenkerkrankungen und Entzündungen der Hoden und Nebenhoden vervollständigen das Bild. Im späteren Verlauf werden die Kranken anämisch, Herzschwäche und Ödeme können hinzutreten.

Im *Blut* der Kranken sind die Erreger während des Fiebers nachzuweisen. Im *Urin* werden sie in großer Menge ausgeschieden. Dies kann auch nach der

Genesung noch lange Zeit anhalten, so daß solche Personen, ähnlich den Dauerausscheidern beim Typhus abdominalis, zur Quelle neuer Infektionen werden
können. Die Infektkette bietet folgendes Bild:

Schema 3. *Infektketten des Maltafiebers.*

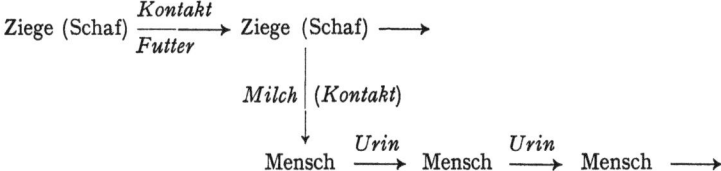

Die *Laboratoriumsdiagnose* kann bakteriologisch durch Züchtung des Erregers
aus dem Blut und dem Urin gestellt werden. Die *Kultur* nimmt längere Zeit,
bis zu einigen Wochen, in Anspruch, da die Keime sehr langsam wachsen.

Blutkuchen oder frisch entnommenes, ungeronnenes Blut wird in Bouillon gebracht
oder mit Liquoid, einer antibactericiden Substanz, versetzt und bei 37° C bebrütet. In
Abständen von etwa 5—9 Tagen werden die Kulturen mikroskopisch geprüft und auf Schräg-
agarröhrchen ausgesät. Bei erfolgreicher Züchtung finden sich zunächst zarte, bei weiterer
Züchtung üppiger wachsende Kolonien, die aus sehr feinen und kurzen, fast kokkenför-
migen Stäbchen bestehen. Sie sind unbeweglich und verhalten sich bei der GRAM-Färbung
negativ (s. Abb. 67, S. 529). Durch Maltafieber-Immunserum werden sie bis zur Titergrenze
agglutiniert. Allerdings gestattet die GRUBERsche Reaktion keine *Differentialdiagnose* gegenüber der Brucella abortus und der Brucella suis, da die Maltafieberstämme auch von
Seren, die mit diesen Typen hergestellt sind, agglutiniert werden. Eine exakte Typendiagnose kann nur durch kulturell-biochemische Methoden und durch die Agglutination in
abgesättigten Seren gestellt werden (s. S. 528).

Eine weitere Diagnosemöglichkeit ist durch den *Tierversuch* gegeben. Meerschweinchen wird am Krankenbett frisch entnommenes Patientenblut in einer
Menge von einigen Kubikzentimetern intraperitoneal injiziert. In Abständen
von einer Woche werden die Tiere punktiert und ihr Serum auf seinen Agglu-
tiningehalt geprüft. Lassen sich Agglutinine nachweisen, so wird das Tier nach
6—8 Wochen seziert. Die Milz erweist sich als vergrößert und wie die Leber
von kleinen Knötchen durchsetzt. Aus der Milz können Kulturen angelegt
werden, die in der beschriebenen Weise zu identifizieren sind.

Eine raschere Diagnose als Erregerzüchtung und Tierversuch gestattet die
WIDALsche *Reaktion*. Die spezifischen Antikörper treten frühestens nach der
ersten Woche, oft später auf. Es empfiehlt sich deshalb bei Verdacht auf Mittelmeerfieber, sich nicht mit einer einmaligen negativen Reaktion zufrieden zu
geben, sondern sie in Abständen von etwa einer Woche mehrmals zu wiederholen. In manchen Fällen sind während des ganzen Verlaufs der Krankheit
keine Agglutinine nachweisbar. Ein Titer von 1:100 wird im allgemeinen als
beweisend angesehen. Eine positive WIDALsche Reaktion gestattet keine Differentialdiagnose gegenüber den anderen Brucellosen. Doch kann durch komplizierte
Absättigung des Patientenserums das Maltafieber serologisch abgegrenzt werden.

Brauchbar ist auch eine *Cutanreaktion*, die nach intradermaler Injektion von
abgetöteten Erregern oder nach Einreiben einer die Erreger enthaltenden Salbe
im positiven Falle eine Rötung der betreffenden Hautstelle bewirkt. Die Dosierung muß vorsichtig vorgenommen werden, da manche Patienten sehr stark,
unter Umständen mit örtlichen Nekrosen, reagieren.

Zur *Bekämpfung* des Maltafiebers ist der durch den Milchgenuß gefährdete
Personenkreis über die damit verbundenen Gefahren aufzuklären. In den Verbreitungsgebieten ist das Trinken von unerhitzter Milch unter allen Umständen
zu vermeiden. Pasteurisieren oder Kochen schützt, wie der Rückgang der Erkrankungen bei der englischen Maltagarnison zeigte, sicher vor dem Erwerb

der Krankheit. Da die Milch der Ziegen und Schafe die Hauptinfektionsquelle ist, steht und fällt die Erkrankungsgefahr mit der Konsequenz dieser Maßnahmen. An eine Prophylaxe durch Sanierung der Tierbestände zu denken, ist heute noch eine Utopie. Der volkswirtschaftliche Schaden ist in den verseuchten Beständen zu gering, um die hohen Kosten einer Ausmerzung der Dauerausscheider und der Aufzucht melitensisfreier Bestände zu lohnen. — *Maltafieberkranke*, deren Urin zur Quelle neuer Infektionen werden kann, sind zu isolieren und ihre Ausscheidungen in gleicher Weise wie bei den Typhuskranken unschädlich zu machen. Dauerausscheider sind zu belehren und zu größter Sauberkeit anzuhalten.

BANGsche Krankheit.

Die zweite Krankheit aus der Gruppe der Brucellosen ist die beim Rind weit verbreitete BANG*sche Krankheit*, das seuchenhafte Verkalben. Sie wird durch die Brucella abortus hervorgerufen und ist überall in der Welt, wo Rinder gezüchtet werden, zu Hause. Der durch sie verursachte volkswirtschaftliche Schaden durch den Verlust an Kälbern, Milch, Fett und Fleisch wird in Deutschland jährlich auf etwa 250 Millionen Mark und auf etwa ebenso viele Dollar in Amerika geschätzt. In Deutschland dürfte durchschnittlich ein Drittel der Ställe verseucht sein.

Bangfreie Bestände werden meist dadurch befallen, daß infizierte Tiere gekauft und in sie eingereiht werden. Ähnlich wie bei der Melitensisinfektion der Schafe kommt es zunächst zu einzelnen Aborten, die zu wichtigen Ausgangspunkten der Seuche werden. Denn in ungeheuren Mengen werden die Erreger beim Verkalben ausgeschieden und verstreut. Wird Futter oder Trinkwasser mit ihnen verunreinigt, so gelangen sie, ebenso wie durch Kontakt, unschwer auf andere Tiere. Der Typus der Ausbreitung dieser Zoonose ist also der einer Fütterungs- und Stallinfektion. Bald nach dem infektiösen Abort verschwinden die Keime aus dem Uterus, siedeln sich aber nun im Euter an, von wo sie unter Umständen jahrelang mit der Milch ausgeschieden werden. Damit wird die Seuche innerhalb eines Bestandes chronisch.

Die *Übertragung der Erreger vom Rind auf den Menschen* ist von der bei der Melitensisinfektion etwas verschieden. Während bei dieser der Schwerpunkt der Epidemiologie auf den Milchinfektionen liegt und die Kontaktinfektionen in den Hintergrund treten, sind die Verhältnisse bei der BANGschen Krankheit umgekehrt. Bei ihr erkrankt bevorzugt der Personenkreis, der in *enge Berührung mit dem Rind* kommt, also Landwirte, Stallpersonal, Viehhändler, Metzger und Veterinäre. Dieser Unterschied bedeutet, daß die Streuung einer Infektionsquelle bei der Melitensisinfektion im allgemeinen größer ist als bei der BANG-Infektion. Die Zahl der durch Milchgenuß infizierten Personen ist in den Statistiken der einzelnen Länder verschieden. Offenbar wird ihre Höhe durch bestimmte Gewohnheiten, durch hygienische Einrichtungen und durch die soziale Lage der Bevölkerung beeinflußt.

Das Überwiegen der Kontaktinfektion wird durch die *Morbiditätsverhältnisse* bei den verschiedenen Altersstufen und Geschlechtern bestätigt. Kinder und Jugendliche, die viel Milch trinken, erkranken seltener als die Altersklassen zwischen 20 und 40 Jahren. Männer, die aus beruflichen Gründen in engeren Kontakt mit dem Vieh kommen als Frauen, zeigen eine höhere Morbidität. Allerdings ist auch bei den Fällen, die nachweislich auf Milchinfektion zurückgeführt werden können, die Beteiligung der Männer etwa doppelt so stark wie die der Frauen, eine Tatsache, die bis heute nur durch eine höhere Resistenz der Frau zu erklären ist. — Übertragungen von Mensch zu Mensch werden nicht beobachtet, da die Erreger nur selten im Urin erscheinen. Die von der Melitensisinfektion etwas verschiedene Infektkette läßt sich deshalb wie folgt darstellen:

Schema 4. *Infektketten der* BANGS*chen Krankheit.*

Rind $\xrightarrow[\text{Futter}]{\text{Kontakt}}$ Rind $\xrightarrow[\text{Futter}]{\text{Kontakt}}$ Rind $\longrightarrow$

Kontakt | *Milch*

Mensch

Auffällig in der Epidemiologie der BANGschen Krankheit ist das *Mißverhältnis zwischen der überaus weiten Verbreitung der Seuche in den Tierbeständen und den relativ seltenen Erkrankungen des Menschen.* Diese Beobachtung unterscheidet die BANG-Infektion auch wesentlich vom Maltafieber, von dem ein großer Prozentsatz der empfänglichen Bevölkerung in wenigen Jahren erfaßt wird. Hieraus kann geschlossen werden, daß die Pathogenität der Brucella abortus für den Menschen nicht sehr hoch, oder die Disposition des Menschen für den Erwerb der Infektion nur gering ist. Es scheint so zu sein, daß nur eine massive Erregerdosis den Ausbruch der Krankheit herbeiführt, eine Erregermenge, die im allgemeinen in der Milch nicht vorhanden sein dürfte. Hinzu kommt noch, daß im Gegensatz zum Typhuserreger und anderen Krankheitskeimen die Brucella abortus sich in der Milch nicht vermehrt. Explosionsartige Epidemien, wie sie in Analogie zum Typhus abdominalis bei der Übertragung durch Milch zu erwarten wären, gibt es nicht, ein Grund mehr, für den Ausbruch der Krankheit eine besondere Disposition der Befallenen anzunehmen. Andererseits ist mit der Möglichkeit zu rechnen, daß die häufige Aufnahme geringer Keimmengen durch unterschwellige Reize bei dem exponierten Personenkreis eine stumme Feiung erzeugt. Diese Anschauung läßt sich bis zu einem gewissen Grade durch serologische Untersuchungen in bestimmten Berufszweigen stützen. Ohne daß in der Anamnese eine entsprechende Erkrankung zu erheben wäre, findet man in wechselndem Prozentsatz positive Agglutinationsbefunde bei Tierärzten und Angehörigen landwirtschaftlicher Berufe.

Nicht unerwähnt darf bleiben, daß BANG-Infektionen beim Menschen in den letzten Jahrzehnten in *zunehmendem Maße* beobachtet werden. Gewiß ist dies zu einem Teil auf die verfeinerte Diagnostik und die vermehrte Aufmerksamkeit, die dieser Krankheit entgegengebracht wird, zurückzuführen. Doch genügen diese Argumente allein nicht, die höhere Morbidität zu erklären. Vieles spricht für die Möglichkeit, daß, ähnlich dem Übergang der Brucella melitensis auf das Rind, der Mensch erst in neuerer Zeit in den Kreis der Wirte der Brucella abortus einbezogen wurde und die BANG-Keime mit fortschreitender Anpassung steigende Bedeutung für ihn gewinnen. Es ist in diesem Zusammenhang die Ansicht ausgesprochen worden, daß die Brucellosen durch diese Änderungen in ihren Wirtsbeziehungen in die Reihe der bedeutungsvollen Seuchen des Menschen aufrücken könnten.

Eine solche, auf den ersten Blick phantastisch anmutende Hypothese ist bei näherer Betrachtung nicht ungewöhnlich und durch Beispiele aus der Seuchenlehre zu belegen. Die im Rahmen der Evolution jedes belebten Wesens sich in der Biologie der Bakterien abspielenden Veränderungen folgen bei den Krankheitserregern den Gesetzen des Parasitismus, die im Laufe der phylogenetischen Entwicklung aus freilebenden apathogenen Organismen über die verschiedenen Stufen der Anpassung an ihre Wirte hochpathogene Erreger auf einem einzigen oder einigen wenigen Wirten entstehen lassen. Die meisten bedeutenden menschlichen Seuchen sind zwar schon sehr alt. Wahrscheinlich muß die

Entstehung des Fleckfiebers, des Typhus abdominalis und der Tuberkulose, ebenso wie die Entstehung der großen Wurmseuchen, der Ankylostomiasis und der verschiedenen Saugwurmkrankheiten, in die Anfänge des Menschengeschlechts verlegt werden. Bei anderen Krankheiten aber spielen sich solche epidemiologisch interessante Veränderungen vor unseren beobachtenden Augen ab. Ein Beispiel für die Entstehung einer Seuche bietet die Geschichte der *Cholera*. Ihre Geburtsstunde als Wanderseuche wird auf das Jahr 1817 verlegt, in dem sie ihre erste große pandemische Wanderung antrat. Vorher war sie unbekannt oder höchstens eine Krankheit von lokaler Bedeutung. — Und noch ein Beispiel aus der neuesten Zeit: Ein bislang nur als Enteritiserreger bekannter Angehöriger der *Salmonellagruppe*, die Salmonella cholerae suis var. kunzendorf, tritt seit dem Jahrzehnt nach dem ersten Weltkrieg in den Balkanländern in steigendem Maße als Erreger einer typhösen Krankheit auf. Das Krankheitsbild unterscheidet sich in keiner Weise von dem durch den klassischen Paratyphus-C-Erreger (S. paratyphi C) hervorgerufenen. Gleichzeitig wurde die Salmonella paratyphi C im gleichen Krankheitsraum immer mehr zurückgedrängt und ist heute dort kaum noch zu finden. — Ein Beispiel für den umgekehrten Vorgang, das Verschwinden einer Seuche, ist der *Englische Schweiß*, der im 16. Jahrhundert 5mal in England auftrat, ohne allerdings auf Schottland und Irland überzugreifen, und der auch das europäische Festland mit mehreren Seuchenzügen heimsuchte. Heute ist diese rätselhafte Krankheit ausgestorben.

Die *klinischen Erscheinungen* der BANG-Infektion ähneln dem Bild des Maltafiebers (s. S. 534). Sie verläuft aber im allgemeinen leichter. Charakteristisch ist das zu den hohen Temperaturen in auffälligem Gegensatz stehende, gute subjektive Befinden der Patienten. Bei Frauen kann die Krankheit unter Umständen einen Abort auslösen.

Die *Laboratoriumsdiagnose* wird in ähnlicher Weise wie bei der Melitensisbrucellose gestellt. Gute Aussicht auf Züchtung des Erregers besteht beim Anlegen einer *Blutkultur*. Bei der Entnahme des Blutes ist unbedingt zu beachten, daß es nicht durch Haut- oder Luftkeime verunreinigt wird. Bei dem langsamen Wachstum der BANG-Bakterien, das sich meist über mehrere Wochen erstreckt, würden schnellwachsende Keime die Kulturen überwuchern und eine Diagnose unmöglich machen. Bevor deshalb die mit dem Blut beschickten Kulturröhrchen in die für die Erstzüchtung der Brucella abortus unerläßliche CO_2-Atmosphäre gebracht werden, müssen sie durch aerobe Bebrütung auf sekundäre Verunreinigungen untersucht werden.

Die *Erreger* sind kleine, fast kokkenförmige Stäbchen, die sich von den anderen Brucellen morphologisch nicht unterscheiden lassen. Sie sind ungefähr 0,8—1,8 μ lang und 0,3—0,4 μ breit und besitzen keine Geißeln, sind also unbeweglich. Bei der GRAM-Färbung tingieren sie sich rot (s. Abb. 67). Die Unterscheidung von der Brucella melitensis und der Brucella suis ist durch die unterschiedliche Empfindlichkeit gegen geringe Zusätze von Farbstoffen (Methylviolett, Thionin, Pyronin) zu den Nährböden und durch biochemische Leistung (Schwefelwasserstoffbildung) möglich. Der Antigenaufbau der einzelnen Typen zeigt trotz der nahen serologischen Verwandtschaft deutliche Differenzen.

Anders als in der Salmonellagruppe, wo jeder Typ entweder ein für ihn charakteristisches Antigen besitzt oder durch eine besondere Antigenkombination gekennzeichnet ist, besitzen die Brucellen die gleichen Antigene. Ihre Menge ist aber auf die einzelnen Typen verschieden verteilt. Durch komplizierte quantitative Absättigungen gelingt es deshalb auch serologisch, die Typenzugehörigkeit zu bestimmen.

Der *Tierversuch* wird in gleicher Weise wie bei der Melitensisinfektion angestellt (s. S. 525). — Wenig aussichtsreich ist es, die Erreger im *Urin* nachweisen zu wollen, da sie sich hier, wenn überhaupt, nur sehr spärlich finden. Dies wirkt sich epidemiologisch aus. Während beim Maltafieber durch die im Urin ausgeschiedenen Erreger Infektionen von Mensch zu Mensch vorkommen, wird dies bei der BANGschen Krankheit nicht beobachtet.

Einfacher als die Erregerzüchtung und rascher zum Ziel führt die WIDAL*sche Reaktion*. Es ist jedoch zu berücksichtigen, daß die Agglutinine im Beginn der Erkrankung nur zögernd gebildet werden. Meist steigt der Agglutinationstiter erst nach 2—3 Wochen, oft noch später, auf verwertbare Höhe an, in manchen Fällen bleibt er während des ganzen Krankheitsverlaufes negativ. Eine einmalige ergebnislose Untersuchung ist deshalb nicht zu verwerten. Es empfiehlt sich, in Abständen von etwa einer Woche mehrmals nach Agglutininen zu fahnden. Ein Titer von 1:100 bis 1:200 wird im allgemeinen als beweisend angesehen, doch müssen gewisse Einschränkungen bei der Verwertbarkeit des serologischen Resultats gemacht werden. Bei der Infektion stark ausgesetzten Personen, bei Tierärzten, Landwirten, Viehhändlern und Schlächtern, finden sich oft positive Titerwerte, ohne daß eine manifeste Erkrankung oder anamnestisch

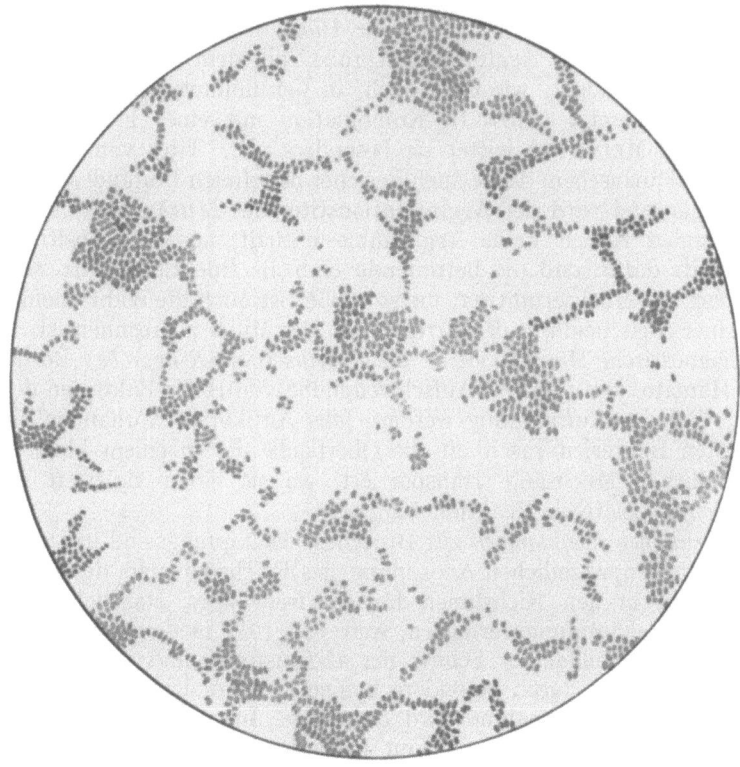

Abb. 67. Erreger der BANGschen Krankheit. Färbung mit Carbolfuchsin.

eine Brucellose nachzuweisen wäre. Bei der Beurteilung von serologischen Befunden im Verlauf einer fieberhaften Krankheit ist deshalb immer der Beruf des Patienten zu berücksichtigen. Dies gilt besonders bei niedrigen Agglutinationswerten. Bei Kranken liegen die Titer meist zwischen 1:200 und 1:50000. Eine Unterscheidung der BANGschen Krankheit und des Maltafiebers durch die Titerhöhe der Agglutinationsreaktion ist nicht möglich. Da die Erreger beider Krankheiten serologisch nahe verwandt sind, werden oft BANG- und Maltastämme gleich hoch agglutiniert. Zwar läßt sich nach vorheriger quantitativer Absättigung des Serums die Differentialdiagnose stellen, doch erfordert dieses Vorgehen spezielle Erfahrung in der serologischen Brucelladiagnose.

Weitere diagnostische Hilfsmittel sind eine *Komplementbindungsreaktion*, ähnlich der WASSERMANNschen Reaktion, und spezifische *Flockungsreaktionen* (MEINICKE, MENCK). Sie liefern etwa gleiche Resultate. — In den Rahmen der klinischen Diagnose fällt die schon beim Maltafieber erwähnte *Intracutan-probe*, bei der eine stark verdünnte Aufschwemmung abgetöteter Erreger mit feiner Kanüle injiziert wird. In einer Salbe suspendiert, lassen sich die Keime auch percutan applizieren. Bei der im positiven Falle entstehenden allergischen Reaktion können lokale Nekrosen und starke Allgemeinreaktionen die Folge sein. Es dürfen deshalb nur stark verdünnte Antigene verwendet werden. Eine Unterscheidung der einzelnen Brucellosen ist mit dieser Methode nicht möglich.

Die *Bekämpfung der* BANGschen *Krankheit* ist zunächst eine veterinär-hygienische Aufgabe. Sie ist, auch abgesehen von der Möglichkeit der Über-tragung auf den Menschen, in allen viehzüchtenden Ländern vordringlich, da der volkswirtschaftliche Schaden durch diese Seuche sehr hoch ist. Ihre Vor-aussetzung ist eine sichere und einfache *Diagnose beim Rind.* Bewährt hat sich seit langer Zeit die Agglutinationsprobe mit dem *Blutserum,* besonders wenn die Reaktion nicht, wie oft üblich, in Verdünnungen von 1:50, sondern von 1:20 an angesetzt wird. In Kombination mit einer Flockungsreaktion (SACHWEH oder MEINICKE) leistet sie besonders viel. Titer von 1:5 bis 1:20 sind als normal anzusehen, da sie auch in sicher bangfreien Beständen angetroffen werden. Ergänzend wird der Agglutinationstiter des *Milchserums* geprüft. Da es bei gesunden Kühen keine Agglutinine enthält, sprechen positive Werte ab 1:5 bereits dafür, daß die betreffende Kuh als Infektionsquelle verdächtig ist. Je höher der Milchserumtiter, um so größer ist auch die Wahrscheinlichkeit, daß mit einer Ausscheidung der Erreger mit der Milch zu rechnen ist. — Eine weitere diagnostische Möglichkeit ist die *Abortus*-BANG-*Ringprobe.* Bei ihr wird eine mit Hämatoxylin gefärbte Aufschwemmung von BANG-Bakterien der Milch zugesetzt. Bei der Aufrahmung werden, falls Antikörper vorhanden sind, die agglutinierten Bakterien rasch an die Oberfläche der in einem kleinen Röhr-chen befindlichen Milchsäule transportiert, wo sie einen violetten Ring als Ausdruck einer positiven Reaktion bilden.

Die *hygienischen Maßnahmen* zur Brucellosebekämpfung sind in Deutschland in der Viehseuchenpolizeilichen Anordnung des Reichsministers des Innern vom 7. 10. 1936 und in den Richtlinien für ein freiwilliges, staatlich gefördertes Abortus-BANG-Bekämpfungsverfahren vom 1. 3. 1935 niedergelegt. Den Kern dieser Maßnahmen bildet der Schutz der abortusfreien und die Sanierung der verseuchten Bestände durch besondere hygienische Vorsichtsmaßregeln. — Als weitere Bekämpfungsmaßnahme wird die aktive Immunisierung in Form der Kälberimpfung empfohlen. Sie scheint nach den vorliegenden Berichten eine Methode zu sein, die auch in stark verseuchten Beständen die Seuche zu tilgen geeignet ist. Sie wird so durchgeführt, daß im Abstand von 4 Wochen die Kälber subcutan zweimal, zunächst mit schwach, dann stärker virulenten Kulturen geimpft werden. Die Wirkung hat man sich so vorzustellen, daß bei den jün-geren Tieren als Folge der Impfung eine eventuelle Infektion nicht haftet, das Verkalben ausbleibt und dadurch keine neuen Dauerausscheider entstehen. Die in einem Bestand noch vorhandenen Ausscheider unter den älteren Tieren nehmen dabei von Jahr zu Jahr an Zahl ab, womit langsam auch die Ansteckungs-quellen in Fortfall kommen. Allerdings dürfen bei diesem Verfahren keine Tiere aus verseuchten Beständen zugekauft werden. Über die Dauer des Impfschutzes ist noch wenig bekannt. Immunisierte Tiere zeigen eine positive Agglutination im Blutserum, jedoch treten keine positiven Milchserumtiter auf.

Bei der weiten Verbreitung der Seuche wird es der Anstrengung von Jahr-zehnten bedürfen, sie zu tilgen. Die *Übertragung auf den Menschen* muß deshalb zusätzlich durch andere Mittel verhindert werden. Beide Infektionswege, Kon-takt mit dem Vieh und Milchgenuß, sind hierbei zu berücksichtigen. Bei den durch engen beruflichen Umgang mit den Tieren gefährdeten Personen, den Tierärzten, Melkern und Landwirten, gründet sich die Verhütung zunächst auf die *Aufklärung* über die drohende Gefahr. Tierärzte sollen *Gummihandschuhe* tragen oder zumindest die Haut der Hände und Arme mit einer *desinfizierenden Salbe* einreiben. Nach allen geburtshilflichen Eingriffen ist eine einwandfreie Händedesinfektion eine Selbstverständlichkeit. Für diesen besonders gefährdeten Personenkreis besteht auch die Möglichkeit der *aktiven Immunisierung* mit abgetöteten BANG-Erregern. Da die Infektionsgefahr mit der Güte der hygienischen Einrichtungen eines bäuerlichen Betriebes abnimmt, wird sie durch zweckmäßige Anlage, gute Instandhaltung und peinliche Sauberkeit eingeschränkt. Ungleich leichter ist die Verhinderung der Übertragung durch Milchgenuß, da die übliche *Pasteurisierung* mit Sicherheit Infektionen des Menschen verhindert. Die Aufklärung über die Gefahren des Trinkens roher Milch ist eine propagandistische Maßnahme, deren Wert auch im Hinblick auf andere Seuchen, Tuberkulose und Typhus abdominalis, nicht hoch genug eingeschätzt werden kann. Durch das Reichsmilchgesetz vom 31. 6. 1930 (1. Ausführungsverordnung vom 15. 5. 1931) ist es verboten, die Milch von kranken Kühen oder von Dauerausscheidern unerhitzt in den Verkehr zu bringen. — Erkrankungen des *Menschen* sind meldepflichtig. Da Ansteckungen von Mensch zu Mensch nicht beobachtet werden, sind im Gegensatz zum Maltafieber, bei dem der Urin der Kranken zur Quelle neuer Infektionen werden kann, besondere Maßnahmen bei der Krankenpflege nicht erforderlich.

Schweinebrucellose.

Eine dritte Krankheit aus der Gruppe der Brucellosen kann bei trächtigen Schweinen, ähnlich der BANGschen Krankheit beim Rind, zum seuchenhaften Verwerfen führen. In Nordamerika richtet sie viel Schaden an, in Europa tritt sie in Dänemark und in der Schweiz auf. Die Seuche wird unter den Tieren durch Stall- und Fütterungsinfektion verbreitet. Außerdem bilden Zuchteber gefährliche Virusreservoire, da sich die *Brucella suis* häufig in ihrer Samenblase findet und beim Deckakt auf weibliche Tiere übertragen werden kann. Der Mensch infiziert sich durch Kontakt. Das Fleisch geschlachteter Tiere scheint hochinfektiös zu sein, da neben dem Personenkreis, der mit der Aufzucht der Schweine zu tun hat, hauptsächlich Schlächter befallen werden. In Deutschland sind Brucella-suis-Infektionen des Menschen noch nicht mit Sicherheit beobachtet worden.

Krankheiten durch anaerobe Sporenbildner.

Unter den Infektionserregern des Menschen steht der großen Gruppe der aeroben Keime eine verhältnismäßig kleine Zahl von anaeroben Sporenbildnern gegenüber, also derjenigen Bakterien, deren markanteste physiologische Eigenschaft es ist, sich nur bei Sauerstoffabschluß vermehren zu können. Diese Anaerobiose und die Eigenschaft, Sporen zu bilden, mit deren Hilfe sie physikalische Einflüsse, wie Wärme und Kälte, Sonnenbestrahlung und Austrocknung, aber auch chemische Einwirkungen, z. B. von Desinfizientien, ungeschädigt überstehen können, bestimmen weitgehend die Epidemiologie der durch diese Keime verursachten Krankheiten, des *Gasbrandes*, des *Tetanus* und des *Botulismus*. Die Keime leben als Saprophyten im tierischen und menschlichen Darm und werden mit dem Kot ausgeschieden. Im Boden bilden sie die Sporen. Fast immer geht daher die Infektion des Menschen von gedüngter oder mit den Fäkalien unserer Haustiere verunreinigter Erde aus. Eine Übertragung von Mensch zu Mensch findet beim Gasbrand und beim Tetanus praktisch nicht statt, beim Botulismus ist sie sogar unmöglich.

Bei der Gasbrandgruppe und beim Tetanus bedarf es zum Angehen der Infektion einer Verletzung der Körperoberfläche und besonderer anaerober, vermehrungsfördernder Bedingungen in der Wunde. Gasbrand und Tetanus treten deshalb im Frieden meist als Unfallfolgen auf, deren Vermeidung bei richtigem Eingreifen des Arztes nicht schwierig ist. Nur in Kriegszeiten bedeuten sie für ihn wegen ihrer durch die Art der modernen Kriegführung gesteigerten Häufigkeit eine ernste Sorge. In ihrer pathogenen Wirkung unterscheiden sich ihre Erreger dadurch, daß bei den Gasbrandkeimen unter geeigneten Wachstumsbedingungen eine oft durch kein Mittel einzudämmende Vermehrung einsetzt und in wenigen Stunden oder Tagen weite Teile des Organismus zu erkrankten Gebieten werden, während die Tetanuserreger an der Eintrittspforte liegenbleiben, sich ohne wesentliche lokale Reaktion vermehren und nur ihre Toxine in den Organismus senden. Beim Botulismus dagegen sind die Erreger bei jeder Art der Einverleibung für den Menschen unschädlich. Bei ihm sind es die in einem Nahrungsmittel unter anaeroben Bedingungen vorgebildeten Toxine, die das gefürchtete Krankheitsbild verursachen. Hierdurch ergibt sich eine enge Parallele zu den Nahrungsmittelvergiftern aus der Enteritisgruppe. Auch bei diesen tritt die Wirkung der aufgenommenen lebenden Bakterien weit hinter der Wirkung ihrer in der Nahrung erzeugten Gifte zurück. Nicht mit Unrecht wird unter Berücksichtigung dieser Verhältnisse der Bacillus botulinus nur bedingt den pathogenen Mikroorganismen zugerechnet und als toxogener Saprophyt bezeichnet.

Da die Anaerobier bei Zutritt freien Sauerstoffs nicht gedeihen, müssen sie in sauerstofffreien Kulturmedien gezüchtet werden. Grundsätzlich sind zwar die gleichen Methoden wie bei aeroben Keimen anwendbar, also die Züchtung in flüssigen Nährböden und auf der Oberfläche und in der Tiefe von Erstarrungsnährböden; jedoch muß dafür gesorgt werden, daß der Luftsauerstoff mechanisch entfernt bzw. chemisch oder biologisch gebunden wird. Der erste Weg wird z.B. bei dem ZEISSLERschen Verfahren eingeschlagen, bei dem die beimpften Nährböden in ein Glasgefäß gebracht und aus diesem die Luft durch eine Vakuumpumpe abgesaugt wird. Die chemische Bindung gelingt entweder durch Zugabe von reduzierenden Stoffen, wie Ascorbinsäure, Traubenzucker oder organischer Substanz in Form von Leberstückchen oder gekochtem Fleisch zum Nährboden selbst, oder durch Bindung des Luftsauerstoffs innerhalb eines die Kulturen enthaltenden Gefäßes durch Chemikalien, wie beim Pyrogallol-Natronlaugeverfahren. Natürlichen Verhältnissen kommt das Verfahren nach FORTNER weitgehend nahe, bei dem auf einen Teil des in einer luftdicht verschlossenen Schale befindlichen Nährbodens der zu züchtende Anaerobier verimpft wird, auf den anderen Teil ein stark sauerstoffzehrendes Bacterium, meist das als Wunder- oder Hostienbacillus bekannte Bacterium prodigiosum.

Bei der erstrebten Gewinnung von Reinkulturen ist zu beachten, daß die Anaerobier in viel höherem Maße als die Aerobier Vorliebe zeigen, in Symbiose mit anderen aeroben oder anaeroben Keimen zu gedeihen. Die Trennung solcher Mischkulturen ist nicht immer einfach. Unter Umständen führt nur die komplizierte Methode des Mikromanipulierens zum Ziel. Die Reinzüchtung und die exakte bakteriologische Diagnose nehmen deshalb meist längere Zeit in Anspruch als dies bei den meisten Aerobiern der Fall ist, eine Tatsache, die dem behandelnden Arzt, ähnlich wie bei der Diphtherie, zur Pflicht macht, sein therapeutisches Handeln nicht auf den Ausfall der bakteriologischen Diagnose, sondern auf das klinische Bild zu stützen.

Gasbrand.

Erschreckend hoch ist in jedem *Krieg* die Zahl derer, die an einer oft geringfügigen Weichteilverletzung zugrunde gehen, wenn Sporen der Erreger aus der Gasbrandgruppe in die Wunde gelangen und dort günstige Lebens- und Vermehrungsbedingungen finden. Daran hat sich auch im letzten Krieg nicht viel geändert, obwohl die Biologie der Gasbranderreger seit dem ersten Weltkrieg bis in viele Einzelheiten bekanntgeworden ist und vielfache Versuche unternommen wurden, durch passive Immunisierung und durch Chemotherapeutica den Ausbruch der Krankheit zu verhindern oder die ausgebrochene Krankheit

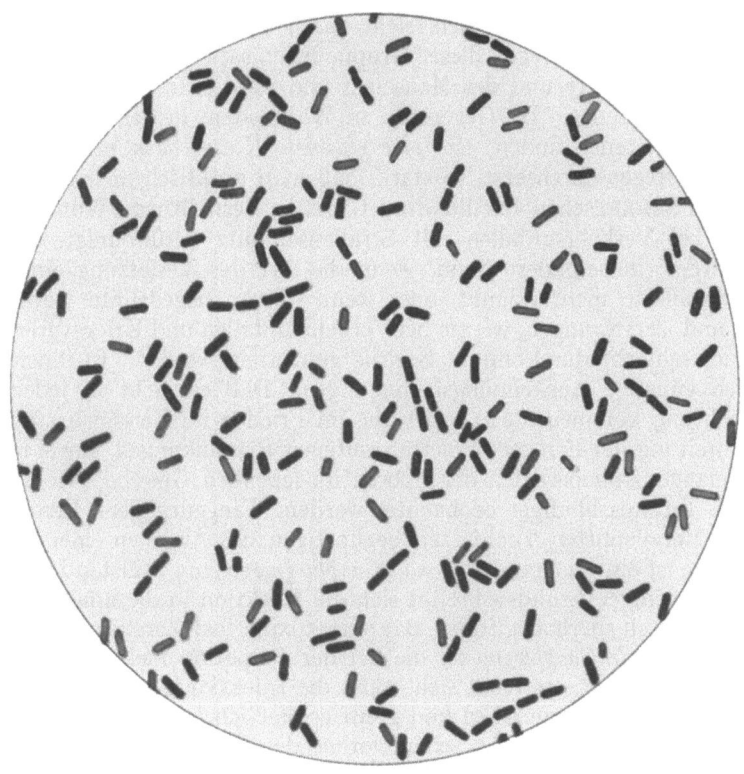

Abb. 68. Gasbrandbacillen WELCH-FRÄNKEL. Färbung nach GRAM.

zum Stillstand und zur Heilung zu bringen. Unvergleichlich seltener sind Erkrankungen im Frieden. Sie treten meist nach schweren, mit ausgedehnten Weichteilzerstörungen einhergehenden *Verkehrsunfällen* auf, bei denen Straßenstaub mit den darin fast immer enthaltenen Gasbrandsporen und der sonstigen aeroben und anaeroben Flora in die Wunden gelangt. Auch kann sich, ausgehend von einem *artifiziellen Abort*, ein Gasbrand der Uterushöhle und der Uterusmuskulatur entwickeln. Selbst ein perforiertes Magen- oder Darmulcus kann gelegentlich zum Ausgangspunkt der Infektion werden. Ganz besonders tragisch für Patient und Arzt sind aber die nicht seltenen Fälle, wo bei der *Injektion von Arzneimitteln* die Erreger ins Gewebe verschleppt werden und dort günstige Bedingungen vorfinden.

Erreger des Gasbrandes ist sehr häufig der Bacillus phlegmonis emphysematosae (WELCH-FRÄNKELscher Bacillus, Clostridium perfringens, s. Abb. 68), der einzige unbewegliche

Keim in der ganzen Gruppe. Er läßt sich in 4 toxikologisch unterscheidbare Typen A—D unterteilen und erzeugt den klassischen Gasbrand. An zweiter Stelle steht der Bacillus oedematiens (Novyscher Bacillus, Clostridium novyi), in weiterem Abstand gefolgt vom Bacillus gigas, vom Bacillus septicus (Clostridium septicum) und Bacillus histolyticus (Clostridium histolyticum). Am seltensten sind der Bacillus sporogenes Metschnikoff und der erst neuerdings entdeckte Bacillus oedematis maligni gracilis.

In den meisten Fällen entsteht der Gasbrand nicht durch einen einzigen Erregertyp, sondern auf dem Boden komplizierter *Mischinfektionen* der einzelnen Erreger miteinander, mit anderen Anaerobiern oder mit Aerobiern, die mithelfen, durch Sauerstoffzehrung ein wachstumsförderndes Milieu zu schaffen. Die Anaerobenzüchtungsmethode nach Fortner ist eine Übertragung dieser natürlichen Symbiose auf die künstlichen Verhältnisse der Plattenkultur.

Die Mischinfektionen lassen sich leicht durch die *Art des Erwerbs* eines Gasbrandes erklären. Die Erreger dieser Gruppe leben saprophytisch weitverbreitet im Darm der Haustiere und des Menschen und werden in großen Mengen mit dem Kot ausgeschieden. Im Gegensatz zu Waldboden, in dem sich pathogene Sporenbildner seltener finden, ist *jeder gedüngte Kulturboden* mit den Sporen der Gasbranderreger durchsetzt, so stark, daß man praktisch in jeder Erdprobe den Welch-Fränkelschen Bacillus findet. Es ist deshalb jede Wunde, die mit Erde oder bei Verkehrsunfällen mit Straßenschmutz verunreinigt wird, gasbrandgefährdet, insbesondere dann, wenn die Art der Verletzung eine gründliche Wundtoilette nicht erlaubt, oder wenn durch ausgedehnte Gewebsquetschungen und -zerstörungen, wie sie bei Verkehrsunfällen und Kriegsverletzungen häufig sind, schlecht durchblutete Bezirke geschaffen werden. In ihnen finden die Sporen günstige Auskeimungsbedingungen. Daß es nicht in jedem Falle zur Vermehrung kommen muß, zeigen die im Frieden im Vergleich zur ubiquitären Verbreitung der Erreger immerhin seltenen Erkrankungen, sowie mitunter jahrzehntelange Ruheperioden der Sporen im lebenden Gewebe, wie sie allerdings beim Tetanus häufiger beobachtet werden. Eingedrungene Fremdkörper, Holz- und Metallsplitter, Tuchfetzen begünstigen das Angehen einer Infektion.

Nur selten ist ein Gasbrand als *lokale Gasphlegmone* zum Stillstand zu bringen. Oft schon in wenigen Stunden breitet sich die Infektion in die umgebende Muskulatur aus, durch die hochgiftigen Bakterientoxine ihre Zerstörung bewirkend. Diese *fortschreitende Gasphlegmone*, die bei der Palpation meist ein charakteristisches Knistern zeigt, erstreckt sich, wenn die Infektionsquelle an einer Extremität liegt, über das ganze Glied und greift schließlich auch auf die Muskulatur des Rumpfes über, wenn nicht schon vorher der Tod durch toxisch bedingte Kreislaufschwäche eintritt. Das schwerste Bild der Infektion liegt vor, wenn die Erreger in die Blutbahn einbrechen und es zu der in kurzer Zeit zum Tode führenden *Anaerobensepsis* kommt. — Je nach dem Erregertyp sind die Zerstörungen an der Muskulatur verschieden. Vom zunderartigen Zerfall mit großen Gasblasen, wie man sie beim Bacillus phlegmonis emphysematosae (Welch-Fränkel) antrifft, findet man viele Übergänge über sulzigglasiges (Bac. oedematiens, Bac. gigas) oder blutiges Ödem (Bac. septicus) bis zur Histolyse (Bac. histolyticus). Die Erfahrungen des zweiten Weltkrieges zeigten, daß die Gasbrandinfektion nicht auf die Muskulatur beschränkt ist, sondern sich auch auf das Gehirn erstrecken kann. Sehr selten ist die Infektion des inneren Auges durch Vermittlung eines eingedrungenen Fremdkörpers.

Zur *bakteriologischen Untersuchung* wird Punktionsflüssigkeit aus den erkrankten Partien oder ein infiziertes Gewebsstück benötigt. Den Erregernachweis gestattet am raschesten der Tierversuch. Das verdächtige Material wird zunächst 8—12 h in Leberbouillon bebrütet und davon 1—2 cm^3 einem Meerschweinchen intramuskulär injiziert. Meist zeigen sich die typischen Zeichen des Gasbrandes schon nach etwa 24 h. Das Tier stirbt innerhalb von 3 Tagen. Wird Wert auf eine bakteriologische Typendiagnose gelegt, so muß nach den Regeln der Anaerobenzüchtung verfahren werden. Sie nimmt längere Zeit in Anspruch.

Die Angriffswaffe der Erreger sind hochwirksame *Toxine*, die für den lokalen Muskelzerfall und für den geschädigten Allgemeinzustand verantwortlich sind. Mit ihnen ist es möglich, durch aktive Immunisierung bei Versuchstieren *Antitoxine* zu erzeugen, die beim Menschen zur Prophylaxe und Therapie dienen. Wenn die bisher erzielten Erfolge im Gegensatz zur Tetanusverhütung und zur Prophylaxe und Therapie der Diphtherie noch nicht befriedigen, so findet dies zum Teil seine Erklärung darin, daß die als Gasbranderreger des Menschen anzutreffenden Bacillen verschiedene Toxine produzieren und bei der Notwendigkeit schnellen Handelns, für das die bakteriologische Diagnose meist zu spät kommt, polyvalente Seren verwendet werden müssen. — Wenn eine therapeutische Wirksamkeit vorhanden sein soll, so muß das Serum in sehr hohen Dosen, während der ersten Tage in Mengen von mehreren hundert Kubikzentimetern als intravenöse Dauertropfinfusion gegeben werden, da alles darauf ankommt, die im Kreislauf vorhandenen Toxinmengen wirkungsvoll zu neutralisieren. Niemals aber kann die Serumbehandlung die *primäre Wundversorgung* ersetzen, die nach wie vor die beste Gasbrandprophylaxe ist.

Wie sich die hohe *Gasbrandhäufigkeit* an der Westfront des ersten Weltkrieges durch die mit intensiver Bodenkultur verbundene Düngung erklären ließ, so können saisonmäßige Schwankungen in den Erkrankungsziffern mit dem jahreszeitlich bedingten Zustand des Bodens in Zusammenhang gebracht werden. Einer hohen Morbidität im Sommer, bedingt durch die vielfältigen Verschmutzungsmöglichkeiten der Kleidungsstücke, stehen kleinere Zahlen im Winter durch die Auswirkung der Frostperiode gegenüber. Doch darf nicht übersehen werden, daß in besonders harten Wintern unter ungünstigen Verhältnissen auch Erfrierungen zum Ausgangspunkt einer Infektion werden können. Es scheint auch, als ob feuchter Boden die Infektion begünstige.

Die hohe Zahl von über 100 bisher bekanntgewordenen Gasbrandfällen nach der *Injektion von Arzneimitteln* zeigt deutlich, wie groß die Verantwortung des Arztes bei jeder Art der parenteralen Einverleibung von Medikamenten ist. Sicherlich liegt aber die Zahl noch höher, da aus begreiflichen Gründen meist auf eine Publikation verzichtet wird und oft nur bei einem gerichtlichen Nachspiel solche Fälle in die Fachpresse gelangen. Um weiteres Unglück zu verhüten, ist es wichtig, die Herkunft der Keime unter allen Umständen festzustellen. In den in Ampullen abgefüllten Medikamenten der pharmazeutischen Industrie wurden sie noch nicht nachgewiesen. Die Frage, ob an der Außenseite von Ampullen oder an Glasfeilen haftende Erreger eine Infektion verursachen können, läßt sich theoretisch bejahen, ebenso die Möglichkeit einer Infektion von der Haut des Patienten aus. Trotzdem wird diese Art der Gasbrandentstehung sich kaum exakt beweisen lassen. Es sind aber Fälle bekannt, wo in Flaschen aufbewahrte und zur wiederholten Entnahme vorgesehene Flüssigkeiten durch den Gebrauch verunreinigt und so zur Ursache der Erkrankung wurden. Weitaus am gefährlichsten ist jedoch die immer noch weit verbreitete Gepflogenheit, bei Injektionsspritzen die anerkannten Sterilisierverfahren durch das *Ausspülen mit Alkohol* ersetzen zu wollen, oder anderweitig sterilisierte Spritzen bis zum Gebrauch in Alkohol aufzubewahren. Diese Verfahren gründen sich auf die Ansicht, Alkohol sei ein ausgezeichnetes Desinfektionsmittel, eine Anschauung, die schon KOCH widerlegte. Der 70%ige Alkohol entwickelt zwar gegenüber vegetativen Bakterienformen gute keimtötende Wirkung, bei Anwesenheit von

Sporen jedoch versagt er vollkommen. Milzbrandsporen, für die lange Beobachtungszeiten vorliegen, sind noch nach monate- und jahrelanger Einwirkung keimfähig, und die Sporen der Anaerobier machen keine Ausnahme.

Wie die Erfahrung zeigt, gelangen die Sporen auf verschiedenen Wegen in den Alkohol. Schon im *Handelsalkohol* können sie nachgewiesen werden. Größere Bedeutung dürfte die *Infektion durch das Einlegen von verunreinigten Spritzen, Kanülen und Instrumenten* haben. Dieser Infektionsmodus ist nicht verwunderlich, da der mit dem Schuhwerk in die Häuser geschleppte Straßenstaub fast immer Gasbrandsporen enthält. Trotz ihrer großen Verbreitung und der in der modernen Therapie sich immer mehr ausbreitenden Gepflogenheit, Arzneimittel parenteral zu verabfolgen — für Berlin wurde vor dem Krieg die Zahl der täglichen Injektionen auf 30—40 000 geschätzt —, besteht ein offensichtliches Mißverhältnis zwischen der Infektionsmöglichkeit und der Zahl der Krankheitsfälle. Dies läßt sich dadurch erklären, daß die lokalen Gewebsverhältnisse und der Allgemeinzustand der Patienten bei der Entstehung der Krankheit eine bedeutende Rolle spielen. Örtliche Durchblutungsstörungen und Nekrosen, Blutergüsse, Fremdkörper und andere Bakterien, darniederliegender Kreislauf oder schlechte Immunitätslage scheinen begünstigende Faktoren zu sein. Daß auch die Art des Arzneimittels nicht ohne Belang ist, zeigt die Häufung der Gasbrandfälle bei Verabfolgung von bestimmten Medikamenten, von Adrenalinpräparaten und Coffein, die erfahrungsgemäß örtliche Anämie hervorrufen. Am gefährlichsten sind intramuskuläre Injektionen, während andere Applikationsweisen, auch die subcutane, kaum ins Gewicht fallen.

Dies zeigt eine Beobachtung, wo ein Patient nach intramuskulärer Injektion eines Asthmamittels an Gasbrand verstarb, während ein weiterer in der fraglichen Zeit fünf subcutane Einspritzungen mit der gleichen, zwischen den einzelnen Injektionen in nachweislich infiziertem Alkohol aufbewahrten Spritze reaktionslos vertrug.

Wenn auch das Angehen einer Gasbrandinfektion nach Arzneimittelinjektion durch das unglückliche Zusammentreffen mehrerer Umstände ein ausgesprochen schicksalhaftes Ereignis ist, so entbindet dies den Arzt doch nicht von der Verpflichtung, jede im Rahmen seiner Tätigkeit mögliche Sorgfalt bei der Sterilisation von Spritzen und Kanülen anzuwenden. Eine sichere Gewähr für Keimfreiheit geben nur Instrumente, die im Autoklaven oder im Heißluftschrank kurz vor Gebrauch einwandfrei sterilisiert wurden. In jedem ärztlichen Betrieb, in dem diese technischen Möglichkeiten zur Verfügung stehen, sollte nur so verfahren werden. Von der Industrie sind für diesen Zweck kleine, zweckmäßige Heißluftapparate entwickelt worden. Es ist jedoch kaum anzunehmen, daß sie in der ärztlichen Praxis allgemein Eingang finden, so wünschenswert auch ihre Anwendung wäre. Hier ist die Spritzensterilisation ein noch nicht restlos gelöstes Problem. Das übliche Auskochen der Instrumente während einer viertel oder halben Stunde vernichtet zwar alle vegetativen Formen, läßt aber viele Sporen unbeeinflußt. Damit ist diese Methode kein sicheres Sterilisationsverfahren. Sie kann es nur dann werden, wenn primär keine Sporen vorhanden sind. Dies ist aber im Einzelfall trotz gründlicher mechanischer Reinigung der Instrumente immer unsicher. Es ist deshalb empfohlen worden, durch chemische Zusätze zum Kochwasser seine sporozide Wirkung zu erhöhen. Mit gleichzeitiger Zugabe von 0,25% Formalin und 2% Soda gelingt die Abtötung der resistente ten Sporen in 15 min.

Die Schwierigkeiten der Praxis liegen aber nicht so sehr in der Sterilisation selbst, als in der *Aufbewahrung* der Spritzen bis zum Gebrauch. Eine sowohl technisch wie bakteriologisch einwandfreie Lösung bietet bis heute nur die Trockensterilisation im Heißluftschrank, in dem die kompletten Instrumente einzeln in geeigneten geschlossenen Behältern keimfrei gemacht und anschließend uneröffnet bis zum Gebrauch aufbewahrt werden. Allen anderen Verfahren haftet die Gefahr einer bakteriellen Verunreinigung an. Insbesondere sollte grundsätzlich auf die Verwendung von Alkohol als Aufbewahrungsflüssigkeit verzichtet werden. Zwar kann er durch Destillation oder eigens hierfür entwickelte Filtergeräte bei sorgfältiger Überwachung des Vorgangs und sachgemäßer Behandlung der Apparatur keimfrei gemacht und damit eine Infektion mit ursprünglich vorhandenen Sporen ausgeschlossen werden. Nicht ausgeschlossen wird aber die viel häufigere sekundäre Infektion mit anaeroben Sporenbildnern, da dem Alkohol eine sporozide Wirkung völlig abgeht.

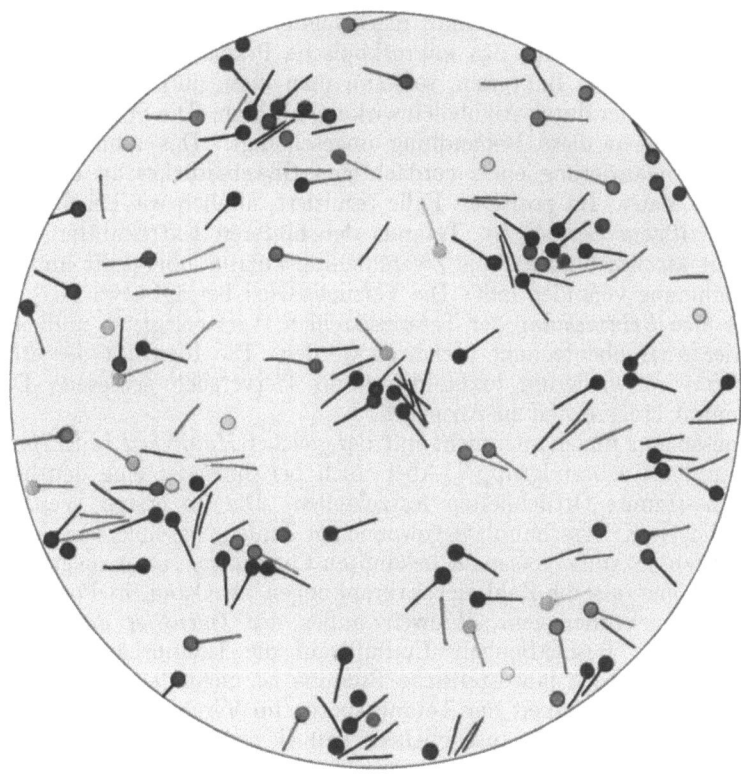

Abb. 69. Tetanusbacillen. Färbung nach GRAM.

Tetanus.

Das über die Epidemiologie des Gasbrandes Gesagte gilt in ähnlicher Weise auch für den Tetanus. Sein Erreger findet sich als harmloser Saprophyt im Darm unserer Haustiere, besonders der Pferde und Rinder. Mit den Dejekten ausgeschieden, bildet er im Erdreich widerstandsfähige Sporen, die unter geeigneten Bedingungen in Wunden auskeimen, sich vermehren und das äußerst giftige Tetanustoxin produzieren, das allein für die Krankheitserscheinungen verantwortlich ist.

Die von NICOLAIER 1884 in Wunden gesehenen und von KITASATO 1889 in Reinkultur gezüchteten Tetanusbacillen (Clostridium tetani) sind schlanke, in jungen Kulturen grampositive, später gramnegative, bewegliche Stäbchen, die in alternden Kulturen endständige,

runde Sporen bilden (s. Abb. 69). Hierdurch entsteht die einprägsame Trommelschläger-
form. Ihnen gleicht im gefärbten Präparat der apathogene Bacillus tetanomorphus (Clostridium tetanomorphum), der durch Kulturverfahren und durch seine Unwirksamkeit im
Tierversuch abgegrenzt werden kann. Beim Bacillus cochlearius (Clostridium cochlearium)
und beim Bacillus tertius (Clostridium tertium) sind die ebenfalls endständigen Sporen oval,
wodurch für den Geübten schon mikroskopisch eine Unterscheidungsmöglichkeit gegeben ist.

Zur *toxikologischen Diagnose* sind bei Tetanusverdacht sofort, vor jeder Anti-
toxingabe, etwa 10 cm³ Blut zu entnehmen. Mit dem im Serum enthaltenen Toxin
läßt sich durch Injektion bei Mäusen ebenfalls ein Tetanus erzeugen. Nach Einspritzung von 0,5 cm³ an der Schwanzwurzel tritt ein Starrkrampf der Hinterbeine
auf, der den Tieren die charakteristische *Robbenstellung* verleiht. Kontrollmäusen
wird das vorher mit Antitoxin vermischte Serum injiziert. Sie bleiben ohne
Krankheitserscheinungen. Der Versuch nimmt etwa 1 Tag in Anspruch. —
Zur *bakteriologischen Diagnose* muß das excidierte Gewebe der Eintrittspforte
untersucht werden. Ergibt das mikroskopische Präparat eine stärkere Verunreinigung mit anderen Bakterien, so kann man diese durch 20 min langes Erhitzen auf 80° C oder durch Alkoholeinwirkung abtöten. Die Sporen der Tetanusbacillen überstehen diese Behandlung ungeschädigt. Das schnellste Resultat
zeitigt die Implantierung eines verdächtigen Gewebsstückes an der Schwanzwurzel einer Maus. Im positiven Falle resultiert, ähnlich wie bei der Injektion
von toxinhaltigem Serum, ein Tetanus der hinteren Extremitäten, der nach
einiger Zeit ascendierend auf die Zwerchfellmuskulatur übergreift und das Tier
an Atemlähmung verenden läßt. Die Versuchsdauer beträgt etwa 1—3 Tage. —
Wird auf eine *Reinzüchtung* der Tetanusbacillen Wert gelegt, so muß nach den
Regeln der Anaerobentechnik verfahren werden. Die Identität der erhaltenen
Reinkultur wird wiederum toxikologisch im Tierversuch erwiesen. Das Verfahren nimmt längere Zeit in Anspruch.

Tetanussporen finden sich nicht mit der gleichen *Häufigkeit in Erdproben* wie
die Sporen der Gasbrandgruppe. Aber auch bei ihnen ist eine deutliche Bindung an bestimmte Örtlichkeiten festzustellen. Die im ersten Weltkrieg auf
dem westlichen Kriegsschauplatz gewonnenen Zahlen, besonders in der auch in
Friedenszeiten als stark verseucht bekannten Champagne, im Aisnegebiet, liegen
wesentlich höher als die Zahl der Erkrankungen im Osten, in Polen, auf dem
Balkan und in Vorderasien. Wieweit außer der *Intensität der Bodenkultur*
seine geologische Beschaffenheit Einfluß auf die Tetanushäufigkeit hat, ist
noch unbekannt. Eine jahreszeitliche Bindung ist nicht deutlich.

Die geringere Häufigkeit der Tetanussporen im Vergleich zu den Gasbrand-
sporen wird aber dadurch ausgeglichen, daß sie niedrigere Ansprüche an die
Schädigung des sie umgebenden Gewebes stellen und der Tetanus deshalb im
Frieden häufiger beobachtet wird als der Gasbrand. Während bei den Erregern
der Gasbrandgruppe örtliche Ernährungsstörungen, Blutungen und Nekrosen,
Fremdkörper oder die Symbiose mit aeroben Keimen Voraussetzung für ihre
Vermehrung und die Entfaltung ihrer pathogenen Eigenschaften sind, genügen
beim Tetanusbacillus oft schon kleine Verletzungen der Haut, manchmal sogar
kaum beachtete oberflächliche Wunden, sogar Abschürfungen, z. B. nach Erfrierungen, um dem Erreger im Gewebe oder im Wundschorf günstige Lebensbedingungen zu schaffen. Wo aber die Bedingungen zum Auskeimen der Sporen
nicht gegeben sind, kann noch nach Monaten oder Jahren ein Tetanus ausbrechen,
wenn die mit Fremdkörpern eingeheilten Sporen durch ein Trauma oder einen
chirurgischen Eingriff günstige Vermehrungsbedingungen finden, auskeimen und
die vegetativen Formen ihre Giftproduktion aufnehmen. Es ist deshalb angezeigt, bei Operationen von Fremdkörpern diesen *Spättetanus* durch eine vorherige Gabe von antitoxischem Serum zu verhindern.

Auch bei aseptischen Eingriffen kann bei besonders unglücklicher Fügung ein Tetanus die Folge sein, wenn das nicht mehr wie früher aus Katzendarm, sondern aus der Submucosa von Schafdarm hergestellte *Catgut* infolge ungenügender Sterilisation Sporen enthält. Allerdings schließen heute die modernen Methoden der Catgutherstellung und die laufende bakteriologische Untersuchung des Nahtmaterials ein solches Ereignis fast mit Sicherheit aus. Ausnahmen sind auch die Fälle, wo die Erkrankung ihren Ursprung von einer *Operationswunde des Darmtraktes* aus nimmt.

Weitere klinische Formen sind der in Europa seltene, aber in Ländern geringer Zivilisation häufige, von der Nabelschnurwunde ausgehende *Tetanus der Neugeborenen* und schließlich der *Puerperaltetanus*, der, ähnlich wie die Gasbrandinfektion des Uterus, sich gelegentlich nach artefiziellen Aborten einstellt. Alle diese Formen sind aber nur durch den Sitz der Eintrittspforte und die Eigenart der sich hieraus ergebenden klinischen Bilder, nicht aber ihrem Wesen nach verschieden. Immer ist die Ursache die an der Infektionsstelle einsetzende *Giftproduktion*. Denn im Gegensatz zu den Gasbranderregern *bleiben die Tetanusbacillen an der Eintrittspforte liegen* und verursachen *keine örtliche Erkrankung*. Ihre Tätigkeit beschränkt sich auf die Bildung eines Ektotoxins, das zu einem größeren Teil über die endoneuralen Lymphbahnen der motorischen Nerven zum Zentralnervensystem wandert, zu einem kleineren Teil in die Blutbahn gelangt. Der im Nerv zurückgelegte Weg beträgt stündlich etwa 1 cm. Der größte Teil der Inkubationszeit wird deshalb von der Bindung des Toxins an die Zellen des Zentralnervensystems in Anspruch genommen.

Die Giftproduktion kann in weiten Grenzen schwanken. Neben Stämmen mit geringem Toxinbildungsvermögen stehen solche mit hoher Toxizität. Auch ist die Menge der eingebrachten Sporen nicht unwichtig, denn zu einer so schrankenlosen Vermehrung wie bei den Gasbranderregern kommt es bei den Tetanusbacillen nie. Oft stößt sogar ihr mikroskopischer Nachweis in den excidierten Wunden auf Schwierigkeiten. Diese Faktoren wirken sich auf die Dauer der Inkubationszeit aus, die je nach der Giftproduktion zwischen 1 Tag und 4 Wochen, im Mittel zwischen 1 und 2 Wochen schwankt. Fälle mit schnellem Ausbruch werden als „Frühtetanus" dem „Spättetanus" mit einer Inkubationszeit von 3—4 Wochen gegenübergestellt. Diese Wechselbeziehung zwischen der Höhe der Giftproduktion und der Länge der Inkubation gestattet einen prognostischen Schluß: Je länger die Inkubationszeit, um so günstiger die Heilungsaussicht.

Die sehr kurzen Inkubationszeiten von nur wenigen Tagen zeigen die Notwendigkeit der *sofortigen Serumprophylaxe* nach jeder Verletzung, die mit Straßenstaub, Gartenerde oder gar tierischen Ausscheidungen verschmutzt ist.

Als prophylaktische Schutzgabe werden heute im allgemeinen 3000 A.E. als hinreichend angesehen. Sie werden subcutan injiziert und wirken etwa 1—2 Wochen. Diese *Tetanusprophylaxe* hat sich, wie große Statistiken erweisen, als überaus segensreich gezeigt. Wie bei jeder Serumgabe ist die Gefahr des anaphylaktischen Schocks zu vermeiden (s. S. 515).

Im ersten Weltkrieg sank die Zahl der Tetanusfälle beim deutschen Heer von 3,8 $^0/_{00}$ der Verwundeten nach Einführung der Prophylaxe auf 0,4 $^0/_{00}$. Auf amerikanischer Seite erkrankten bei allgemein durchgeführter Prophylaxe sogar nur 0,014 $^0/_{00}$ der Verwundeten. Gute Vergleichszahlen lieferte auch der Polenfeldzug des zweiten Weltkrieges. Bei streng durchgeführter Prophylaxe auf deutscher Seite erkrankten 0,36 $^0/_{00}$, bei spät oder gar nicht durchgeführter Prophylaxe bei den Polen 6,6 $^0/_{00}$ der Verwundeten. Wieweit solche günstigen Resultate die allgemeine Einführung der prophylaktischen Serumgabe fördern, zeigt die Schätzung, daß in Deutschland jährlich im Durchschnitt etwa 1 Million Schutzinjektionen verabfolgt werden.

Bedeutend geringere Wirkung entfaltet das Serum, wenn es spät in der Inkubation oder gar erst *nach Ausbruch der klinischen Erscheinungen* angewendet wird. Dies erklärt sich aus dem Mechanismus der Intoxikation: Die Giftmengen, die bereits in den Ganglienzellen verankert sind, können aus ihrer Bindung nicht mehr herausgelöst und neutralisiert werden. Diese ist so fest, daß sich mit giftbeladenen Emulsionen des Zentralnervensystems beim Versuchstier kein Tetanus erzeugen läßt, während dies mit dem Serum unschwer gelingt. Dennoch sinkt die Sterblichkeit bei richtiger Serumbehandlung von etwa 90% auf 50%, da zwar nicht mehr das gebundene Gift neutralisiert, aber durch wiederholte Serumgaben eine laufende Prophylaxe gegen neugebildetes Toxin getrieben wird. Die *Serumtherapie* ist deshalb in jedem Fall anzuwenden.

Die empfohlenen therapeutischen Serummengen sind hoch. Sie bewegen sich zwischen je 12500 A.E. intravenös und intralumbal am 1. und 2. Tag, 12500 A.E. intravenös am 3. und 4. Tag und einer mehrtägigen Gabe von täglich 125000 A.E. Dabei werden Gesamtmengen bis zu 680000 A.E. erreicht.

Neben diese spezifische Therapie tritt die *chirurgische Behandlung des Infektionsherdes* und damit die Unterbindung des Toxinnachschubes, die Bekämpfung der Unruhe der Kranken durch Dauernarkose und schließlich die sorgfältige Pflege und die Stützung des Kreislaufs.

Ähnlich wie bei der Diphtherie und grundsätzlich bei allen Krankheiten, die durch die Wirkung eines Ektotoxins hervorgerufen werden, ist es auch beim Tetanus möglich, Mensch und Tier *aktiv zu immunisieren*. Es werden Impfstoffe benützt, für die das aus flüssigen Kulturen gewonnene Toxin durch Formalin entgiftet (Formoltoxoid) und zur Resorptionsverzögerung an Aluminiumhydroxyd gebunden wird. Im französischen Heer wurde nach den günstigen Erfahrungen in der Veterinärmedizin die aktive Schutzimpfung der Truppe, zum Teil in Kombination mit der Typhus-Paratyphusimpfung (TBT-Impfstoff), eingeführt. Impfschäden scheinen dort jedoch nicht selten zu sein. Im deutschen Heer wurde auf die aktive Immunisierung verzichtet. Die Gründe hierfür waren zunächst in den ausgezeichneten Erfolgen zu suchen, die mit der Serumprophylaxe im ersten Weltkrieg, später im spanischen Bürgerkrieg und allgemein in der zivilen Praxis erzielt worden waren. Andererseits rieten die Erfahrungen bei der nicht alle Individuen gleichmäßig schützenden aktiven Diphtherieschutzimpfung zu abwartender Haltung. Allerdings scheinen die neueren Erfahrungen die aktive Immunisierung zu befürworten. Der mit ihr erzielte Schutz hält mehrere Jahre an und läßt sich nach seinem Abklingen durch eine *Nachimpfung* wieder herstellen. — Um dem Nachteil zu steuern, daß der volle Impfschutz erst nach einigen Wochen erreicht wird, kann die Toxoidinjektion als *Simultanimpfung* mit einer Serumgabe kombiniert werden.

Botulismus.

Der Botulismus ist eine verhältnismäßig selten auftretende Intoxikation mit den in Nahrungsmitteln gebildeten Toxinen des Bac. botulinus, nicht aber eine eigentliche Infektionskrankheit. Aus der *Entstehung der Intoxikation durch den Genuß infizierter Lebensmittel* ergeben sich gewisse epidemiologische Parallelen zu der durch Keime aus der Salmonellagruppe verursachten akuten Gastroenteritis. Denn wie diese tritt der Botulismus meist als Gruppenerkrankung auf. Massenerkrankungen kommen kaum vor; das Ereignis beschränkt sich fast immer auf einen kleinen Personenkreis, da die Bildung des Giftes an Bedingungen geknüpft ist, die bei Massenverpflegung kaum gegeben sind. Vor allem fällt beim Bac. botulinus das für die Enteritiserreger so charakteristische, sich in wenigen Stunden abspielende, schrankenlose *Durchwuchern eines Nahrungsmittels* unter aeroben Bedingungen fort. Als Anaerobier verlangt er Sauerstoffarmut des ihn umgebenden Nährmediums, wie sie nur in bestimmten Konserven und Dauerwaren vorhanden ist. Klinische Unterschiede ergeben sich aus den Angriffspunkten der Gifte. Während das *Endotoxin der Enteritiskeime* hauptsächlich die Schleimhaut des Darmes und die Kreislauforgane in Mitleidenschaft zieht, ist das *Ektotoxin des Bac. botulinus* ein hochwirksames Nervengift, das, ähnlich wie die Toxine der Diphtheriebakterien und der Tetanusbacillen, unlösliche Verbindungen mit dem Zentralnervensystem eingeht. In der Natur dieser Toxine liegt aber begründet, daß ein wirksames Antitoxin hergestellt werden kann. Bei den Endotoxinen der Salmonellen ist dies nicht möglich.

Wenn man schon manche Krankheiten als *schicksalhaft* ansehen will, so trifft dies sicher für den Botulismus zu. Sein Erreger ist zwar weit verbreitet in der Erde und im Darm der Tiere und des Menschen, aber die Infektion der Nahrungsmittel, die Vermehrung der Keime in ihnen, die Bildung der Toxine und ihre unveränderte Aufnahme durch den Menschen sind an so viele begünstigende Bedingungen geknüpft, daß eine lückenlose Ursachenkette nur selten realisiert wird. Die erste Bedingung ist erfüllt, wenn Dauerwaren, Würste, Schinken oder Konserven in Dosen oder Gläsern, mit *sporenhaltiger Erde oder Staub*, bei Schlachtungen mit *Darminhalt* der Tiere verunreinigt werden. Für die Vermehrung der Keime ist es dabei gleichgültig, ob der Inhalt der Konserven aus tierischen Produkten, Fleisch, Büchsenschinken, Leber-, Blutwurst oder Fischen, besteht, oder ob pflanzliche Erzeugnisse, wie Spargel, Spinat, Bohnen oder Obst, ihren Inhalt bilden. Allerdings sind die Gemüsearten, die mit Erde stärker in Berührung kommen, wie etwa Spargel und Spinat oder manche Bohnenarten, mehr gefährdet. Aus ähnlichen Gründen sind die Fleischkonserven aus Hausschlachtungen mehr der Infektion ausgesetzt als die aus Schlachthof-Schlachtungen. Bei tierischen Produkten ist außerdem die Möglichkeit in Erwägung zu ziehen, daß das Fleisch von Tieren stammt, die wegen Botulismus notgeschlachtet wurden. In all diesen Nahrungsmitteln findet der Botulismuserreger günstige Vermehrungsbedingungen, vorausgesetzt, daß in ihnen *anaerobe Verhältnisse* vorliegen, unter denen allein das Auskeimen der Sporen, die Vermehrung und die Toxinproduktion einsetzen. Bei Konserven in Dosen und Gläsern ist allerdings zuvor noch eine dritte Bedingung zu erfüllen: Die eingebrachten Sporen müssen die Hitzebehandlung überstehen. Dagegen tötet sie Einsalzen und Räuchern nicht ab. Wie die epidemiologischen Erhebungen bei Botulismusepidemien in Deutschland ergaben, sind die meisten Ausbrüche durch selbsthergestellte Konserven verursacht worden, während Industrieprodukte durch amtliche, sich auf wissenschaftliche Prüfungen stützende Vorschriften weitgehend geschützt sind. *Bombierte Dosen* sind zu vernichten (s. S. 763).

Die *Anaerobiose* kommt dadurch zustande, daß in den luftdicht verschlossenen Konserven der Sauerstoff durch die organische Substanz gebunden wird. Bei nicht fest verschlossenen Gefäßen kann die abdichtende Wirkung durch eine oberflächliche Fettschicht zustande kommen. Bei Dauerwaren, Würsten, entsteht die zusagende, sauerstoffarme Atmosphäre meist in den inneren Partien, wohin wegen einer festen Haut oder auch wegen einer unter der Haut liegenden Fettschicht der Sauerstoff nicht eindringen kann. Ähnlich liegen die Verhältnisse bei Schinken, insbesondere bei Rollschinken, wo in die Gewebsspalten gelangte Sporen ebenfalls günstige Vermehrungsbedingungen finden. Wichtig ist die Konsistenz der Konserve. Ist sie stark wasserhaltig oder gar flüssig, wie Obst-, Gemüse-, viele Fleisch- und Fischkonserven, so verteilt sich das wasserlösliche Toxin gleichmäßig, auch wenn nur geringe Sporenmengen eingebracht

wurden. Bei festen Dauerwaren dagegen, bei Würsten und Schinken, ist das
Gift auf seine Bildungsstätte und je nach Länge der Lagerung auf die nähere
oder weitere Umgebung beschränkt. Dies wirkt sich in zweierlei Hinsicht aus.
Einmal wird hierdurch erklärt, warum mitunter nur ein Teil derjenigen Personen erkrankt, die von dem Nahrungsmittel aßen. Schließlich ist das Wissen
um diese verschiedene Toxinverteilung notwendig, um ein als Botulismusursache
verdächtiges Nahrungsmittel in der richtigen Weise zu untersuchen. Während
nämlich *bei flüssigem Material eine Stichprobe* zum Bakterien- oder Toxinnachweis
genügt, muß bei *festem Material die gesamte Konserve* zur Untersuchung herangezogen werden.

Aber auch wenn durch die Erfüllung aller genannten Bedingungen Toxin
gebildet wurde, muß dies nicht zwangsläufig zu einer Intoxikation führen,
da die Gifte *hitzempfindlich* sind und durch geeignete Zubereitung der Speisen
zerstört werden. Dies trifft aber nur zu, wenn die Erhitzung einen Grad erreicht, der nicht bei jeder Art der Zubereitung garantiert ist. Eine Temperatur
von 80⁰ C während 15 min scheint noch keine sichere Zerstörung zu gewährleisten.
Nach Modellversuchen müssen Speisen 25—60 min auf 80⁰ C oder 25—40 min
auf 90⁰ C oder 4—20 min auf 100⁰ C erhitzt werden. Diese Zeiten und Temperaturen werden wohl kaum erreicht, da die meisten Konserven in garem
Zustand geliefert werden und zum Anrichten nur kurz erhitzt zu werden brauchen.
Ein einigermaßen sicherer Schutz kann allein durch längeres Kochen erzielt
werden.

Oft schon mehrere Stunden nach dem Genuß des toxinhaltigen Nahrungsmittels stellen
sich zunächst die Zeichen einer akuten Gastroenteritis ein. Fast gleichzeitig kommt es zu
schweren toxischen Erscheinungen am Zentralnervensystem bis zur Bulbärparalyse: Augen-
muskellähmungen, Lähmungen der Sprach- und Schluckmuskulatur und schließlich der
Atemmuskulatur. Oft tritt um den 3. oder 4. Tag der Tod durch Versagen der Atmung
und des Kreislaufes ein.

Wie bei allen Toxinbildnern ist die antitoxische *Serumbehandlung* sofort
einzuleiten, um möglichst große Mengen des freien Toxins zu binden und unschädlich zu machen. Dem trägt eine amtliche Anordnung Rechnung, nach
der in bestimmten größeren Städten und Krankenanstalten Botulismusserum
vorrätig gehalten werden muß. Aber auch spät, eventuell sogar erst nach Tagen
zur Behandlung kommenden Patienten ist unter allen Umständen Serum zu
verabreichen, da es viel mehr als die entsprechende Behandlung des Tetanus
eine *Heilwirkung* entfaltet. Ohne die bakteriologische Diagnose abzuwarten,
injiziert man bei jedem begründeten Verdacht unter Beachtung der bei der
Diphtherie besprochenen Vorsichtsmaßregeln intramuskulär je 50—100 cm³ an
mehreren aufeinanderfolgenden Tagen. In schweren Fällen wird das Serum
intravenös oder intralumbal gegeben.

Der *Bacillus botulinus* (Clostridium botulinum) ist ein grampositives, durch peritriche Begeißelung bewegliches Stäbchen mit drittelständigen Sporen (s. Abb. 70). Auf der Traubenzucker-
blutplatte wächst er in Kolonien mit lockenförmigen Ausläufern, meist mit deutlicher Hämolyse. Durch die Produktion von verschiedenartigen Giften läßt er sich in die Typen A—E
einteilen, von denen in der menschlichen Pathologie fast ausschließlich die Typen A und B wichtig sind. Beim Typ C lassen sich noch 2 Untertypen, C α und C β unterscheiden. Das Toxin
des Typs A ist wirksamer als das des Typs B. In Nordamerika, wo mit dem Aufblühen der
Konservenindustrie der Botulismus zu einem heute allerdings gelösten Problem der Gesundheitsführung wurde, gehört die Mehrzahl der isolierten Stämme (84%) zum Typ A, der Rest
zum Typ B. In Europa herrscht der Typ B vor. Neben der großen Giftigkeit der A-Stämme
wirkte sich in Amerika besonders verhängnisvoll der Umstand aus, daß die Vergiftungen
hauptsächlich durch pflanzliche Konserven mit hohem Wassergehalt zustande kamen,
während in Deutschland Fleisch- und Fischdauerwaren den größten Anteil stellten. Hierdurch erklärt sich leicht, daß die Letalität in Amerika mehr als 3mal höher lag als in
Deutschland. Wichtiger aber als zur Erklärung regionaler Letalitätsunterschiede ist die
Kenntnis des qualitativ verschiedenen Giftbildungsvermögens für die *Herstellung therapeuti-*

scher Seren. Sie sind nur gegen das homologe Toxin wirksam. Mit dem Antitoxin A läßt sich das Toxin B ebensowenig neutralisieren wie umgekehrt. Dieses Verhalten zwingt zur Herstellung polyvalenter Seren, die zumindest die Antitoxine A und B enthalten sollen.

Da der Botulismus nicht durch die Wirkung der Bacillen, sondern der vorgebildeten Toxine zustande kommt, bedient sich die *Laboratoriumsdiagnose* in erster Linie des Toxinnachweises. Doch sollte im Erbrochenen gegebenenfalls der kulturelle Nachweis der Erreger versucht werden. Die Untersuchung des Stuhls ist weder bei negativem noch bei positivem Ausfall beweiskräftig, da geringe aufgenommene Sporenmengen sich dem Nachweis entziehen, Botulismuserreger aber auch im Darm Gesunder nachgewiesen werden können. Bei Todes-

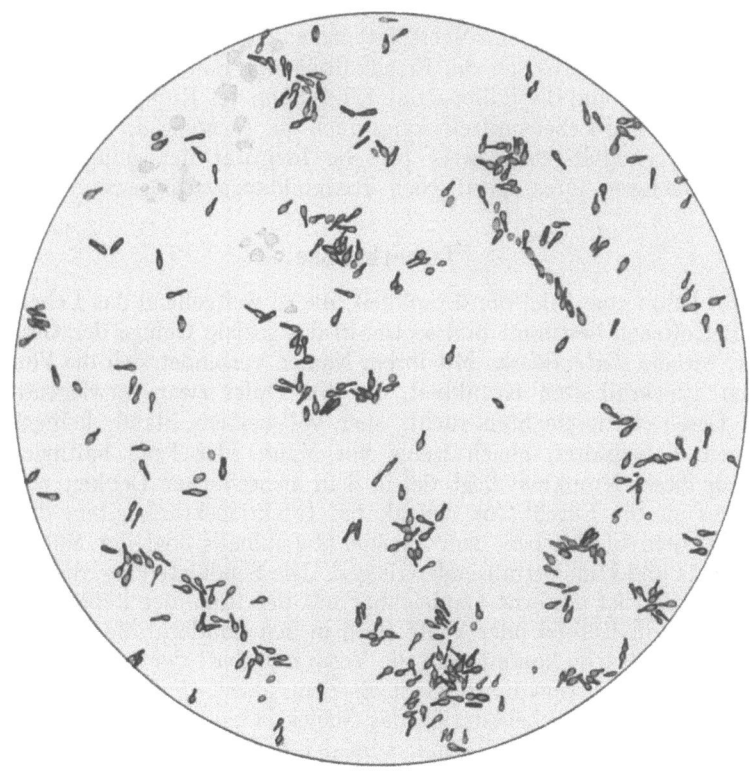

Abb. 70. Botulismusbacillen. Färbung nach GRAM.

fällen die Ursache durch die *bakteriologische Untersuchung der Organe* zu klären, sollte ebenfalls nicht unterlassen werden, da eine Überschwemmung des Organismus mit den Erregern beschrieben und auch im Tierversuch reproduzierbar ist.

Da das Toxin in den ersten Krankheitstagen im Blut kreist, werden vor Beginn der Serumtherapie etwa 20 cm³ Blut entnommen und auf seinen Toxingehalt im *Tierversuch* geprüft. Hierzu werden Meerschweinchen je 0,5 cm³ Patientenserum und weiteren Tieren als Kontrolle je 0,5 cm³ Patientenserum, vermischt mit 0,5 cm³ antitoxischem Botulismusserum, intraperitoneal injiziert. Im positiven Falle sterben die Versuchstiere innerhalb von 24 h, während die Kontrolltiere am Leben bleiben. — Wurde die toxikologische Untersuchung zu Beginn der Erkrankung unterlassen, so kann nach ihrem Abklingen durch den Nachweis der vom Organismus gebildeten *Antitoxine* noch nachträglich die Diagnose Botulismus gesichert werden. Doch ist diese Untersuchung an das Vorhandensein der verschiedenen Toxine im Laboratorium geknüpft. Sie wird in ähnlicher Weise wie der Toxinnachweis im Tierversuch durchgeführt.

Um weitere Unglücksfälle zu vermeiden, ist in jedem Falle von Botulismus nicht nur die Diagnose mit allen Mitteln zu sichern, sondern unbedingt das *ursächliche Nahrungsmittel ausfindig zu machen*. Alle in Betracht kommenden Konserven, seien es auch nur kleine Reste, sind auf *Toxin* zu untersuchen. Dabei ist zu berücksichtigen, daß es in festen Dauerwaren nicht überall vorhanden zu sein braucht. Die Untersuchung von Stichproben genügt deshalb nicht. Besonders verdächtige Stellen werden ausgesucht, unter Umständen muß das ganze Material zerkleinert, am besten durch den Wolf gedreht werden. Das *Toxin* wird entweder durch direkte Verfütterung oder durch Injektion eines wäßrigen Schüttelauszugs beim Meerschweinchen nachgewiesen. Bei Erkrankung der Tiere ist charakteristisch die Erschlaffung der Bauchmuskulatur, die verlangsamte Atmung und die taillenartige Einziehung des Rumpfes in der Zwerchfellgegend. Aus den Lebensmitteln kann auch die *Züchtung der Erreger* versucht werden. Den endgültigen Beweis für die Identität der gefundenen Keime liefert der Nachweis ihres spezifischen Toxinbildungsvermögens.

Tuberkulose.

Es gibt kaum eine Infektionskrankheit, die so weitgehend das Lebensschicksal der Betroffenen bestimmt und so tief in das soziale Gefüge der Gesellschaft eingreift, wie die *Tuberkulose*. Mit ihrem Namen verbindet sich die Vorstellung von einer schicksalhaften Krankheit, die ihre Opfer zwar vorwiegend in den unteren Gesellschaftsschichten sucht, aber vor keinem Stand, keinem Beruf, vor keinem Lebensalter, gleich wenig vor Mann oder Frau haltmacht. Die Furcht vor dieser Krankheit liegt tief in dem menschlichen Denken verwurzelt, viel stärker als die Furcht vor den akuten Infektionskrankheiten, denen, wie der Grippe, dem Fleckfieber, dem Typhus abdominalis oder der Malaria, jährlich Tausende und Hunderttausende erliegen. Die Sonderstellung, die die Tuberkulose einnimmt, ist entfernt vergleichbar mit der Rolle der Lepra in früheren Jahrhunderten in Europa oder heute noch in den Ländern, die ihre Reservate bilden. Diese Tatsache kommt dem die Verwandtschaft der Erreger kennenden Arzt noch deutlicher zum Bewußtsein als dem Laien. Fast bei jeder anderen Infektionskrankheit entscheidet sich das Schicksal rasch, eine Wohltat für die Befallenen und ihre Umgebung. Anders bei der Tuberkulose. Der meist unmerkliche Beginn der Krankheit, das zunächst wenig gestörte Allgemeinbefinden und das Fehlen von ausgesprochenen Schmerzen lassen oft die Krankheit erst offenbar werden, wenn die Zeit der günstigsten Heilungsaussichten schon vorüber ist. Aber auch dann wechseln Remissionsperioden mit Perioden der Exacerbation, Zeiten, in denen die aufkeimende Hoffnung auf eine endgültige Genesung oft jäh durch neue Enttäuschungen abgelöst wird. Wohl kann durch die moderne Thoraxchirurgie, durch konsequente Heilstättenbehandlung und durch die neuen antibiotischen und chemotherapeutischen Mittel eine große Zahl von Kranken, die sonst dem Siechtum verfallen wären, der Heilung zugeführt werden. Aber manchmal versagt jede ärztliche Hilfe, ohne daß ein Grund hierfür ersichtlich wäre. Die Patienten verfallen und treten in die letzten Stadien der Krankheit ein, in denen sie der Umgebung und sich selbst nur noch zur Last fallen. Die Langwierigkeit des Leidens, die Unfähigkeit der Befallenen, körperliche Arbeit zu leisten, die Notwendigkeit monate- und jahrelanger Kuraufenthalte rauben den Familien die Väter und Ernährer, den Kindern die Mütter und sind nicht selten Ursache ehelicher Zerwürfnisse und sozialen Absinkens der betroffenen Familien. Aber auch bei günstigen Umweltbedingungen, dann, wenn alle äußeren Voraussetzungen für eine Heilung gegeben sind, besteht für nicht sehr willensstarke Personen die Gefahr des Sichverlierens in der Zauberbergatmosphäre der Heilstätten, die manchen den Anschluß an das Leben nur schwer wieder finden läßt. Viel enger als die akuten Infektionskrankheiten ist deshalb die Tuberkulose mit der sozialen Umwelt verknüpft, so sehr, daß sie geradezu als „soziale Krankheit" bezeichnet wurde. Diese Verknüpfung besteht in zweifacher Hinsicht: Auf dem Boden ungünstiger sozialer Verhältnisse entwickelt sie sich mit besonderer Vorliebe, andererseits begünstigt sie die Ausbildung eines ungünstigen wirtschaftlichen und sozialen Milieus.

Ungünstige Umweltbedingungen äußern sich zunächst in einem Maximum an Exposition. Beredtes Zeugnis hierfür liefern die Jahrzehnte des wirtschaftlichen Aufschwungs in der zweiten Hälfte des vorigen Jahrhunderts, als durch die Abwanderung großer Bevölkerungsteile vom Lande nach den aufblühenden Industriestädten die Hygiene mit der technischen Entwicklung zunächst nicht Schritt halten konnte, als in den Industriestädten die trostlosen Viertel der Mietskasernen entstanden, als unvernünftige Preispolitik jeden Fußbreit bebaubaren Bodens für Wohnzwecke nutzbar machte, ohne Rücksicht darauf, ob Licht und Sonne in das System der Höfe und Hinterhäuser eindringen konnte, als es weitverbreitete Gepflogenheit war, neu erbaute, noch feuchte Häuser durch kinderreiche Familien — *Trockenwohner* — beziehen zu lassen. Die Zusammendrängung vieler Personen in kleinen Räumen, die wirtschaftliche Notwendigkeit, Zimmer oder Schlafstellen an Fremde zu vermieten, all dies schuf die zu einer hohen Tuberkulosemorbidität führenden Voraussetzungen von seiten des häuslichen Milieus. Es wäre aber unrichtig, wollte man nur die *Wohndichte* und die *Größe* und *bauliche Beschaffenheit der Wohnungen* zur Tuberkulose in Beziehung setzen und nur daraus die Gefährdung herleiten. Ebenso wichtig ist die *Pflege der Wohnung*. Auch unter gedrängten Verhältnissen lassen sich Infektionen verhüten, wenn Ordnung und Sauberkeit regieren, und auch in guten baulichen Anlagen ist die Exposition groß, wenn die Räume der sorgenden Pflege ermangeln.

Die Industrialisierung und die mit ihr verbundene Konzentration großer Bevölkerungsteile in den großen Städten war jedoch nicht nur ein sich negativ auswirkender Faktor in der Ausbreitung der Tuberkulose. Vergleicht man in großen Statistiken, wie sie etwa von der Hygienesektion des Völkerbundes herausgegeben wurden, die Tuberkulosesterblichkeitsziffern in den Hauptstädten mit denen ihrer Länder, so fällt für die letzten Jahrzehnte des 19. Jahrhunderts die große Tuberkulosehäufigkeit überhaupt, aber auch ein starkes Überwiegen der städtischen Ziffern auf. Beginnend mit der Jahrhundertwende jedoch nähern sich deutlich die städtischen Zahlen denen des flachen Landes. In manchen Ländern liegen sie sogar unter diesen. Dies ist darauf zurückzuführen, daß die Nachteile der Lebensführung in den Industriestädten sehr bald durch *günstige Folgen der Industrialisierung* ausgeglichen wurden. In der Tat wirken sich die Hebung des Lebensstandards durch verbesserte Verdienstmöglichkeiten, die allgemeinen hygienischen und sozialen Einrichtungen der Großstadt mit ihrer Fürsorge für Säuglinge und Schulkinder, mit ihrer Sozialversicherung und allgemeinen Wohlfahrtspflege im positiven Sinne aus. Aus der innigen Verflechtung tuberkulosefördernder und -vermeidender Faktoren läßt sich deshalb der Schluß ziehen, daß eine schematische Abhängigkeit zwischen der Tuberkulosehäufigkeit und der Industrialisierung nicht besteht, daß es vielmehr darauf ankommt, *in welcher Weise die Industrialisierung durchgeführt*, und von welchen sozialen Erscheinungen sie begleitet wird. Soviel scheint festzustehen, daß überall, wo den Arbeitern günstige Existenzbedingungen und damit Möglichkeiten einer Hebung des Lebensstandards gegeben werden, die Tuberkulose im Rückzug begriffen ist. Andererseits muß berücksichtigt werden, daß die günstigeren Ziffern ländlicher Bezirke auch durch unvollständige Erfassung der Tuberkulösen vorgetäuscht werden können. Das Nicht-Schritt-Halten der ärztlichen Versorgung der Landbevölkerung mit der in den Städten ist es auch, was der Stadt bis heute noch den Vorsprung in der Tuberkulosebekämpfung sichert. Durch die moderne Entwicklung der Tuberkulosefürsorge, die sich immer mehr auch auf die ländlichen Gebiete ausdehnt, durch die Verbesserung der Umweltbedingungen und durch das Eindringen hygienischen Denkens in die konservativere Landbevölkerung wird sich dieser Nachteil mit der Zeit ausgleichen lassen.

Der zweite Umweltfaktor, der die Tuberkulose nicht unwesentlich im guten oder schlechten Sinne beeinflußt, ist die *Ernährung*. Der steile Anstieg der Morbidität im ersten Weltkrieg in den Ländern, die am meisten unter Ernährungsschwierigkeiten zu leiden hatten und der unveränderte Trend der Kurve in den am Krieg unbeteiligten Staaten bewies mit der Sicherheit des Experimentes die Auswirkungen des in normalen Zeiten nur schwer analysierbaren Ernährungsfaktors. Der rapide Anstieg der Tuberkulose nach dem zweiten Weltkrieg spricht in dem gleichen Sinne.

Der dritte Faktor ist der *Beruf*. Eine Sonderstellung nehmen die Erwerbszweige ein, in denen die *Arbeit mit einer besonderen Ansteckungsgefahr* verbunden ist. Der Umgang von Ärzten und Pflegepersonal mit offen Tuberkulösen, die Verarbeitung ihrer Ausscheidungen in Laboratorien durch Bakteriologen, medizinisch-technische Assistentinnen und Laboranten und die Wartung infizierter Versuchstiere durch Tierwärter schaffen eine Exposition, die die zahlreichen Erkrankungen in dem genannten Personenkreis verständlich macht. An zweiter Stelle stehen Berufe *mit allgemein ungünstigen Arbeitsbedingungen oder mit spezieller Schädigung der Lunge* durch bestimmte Staubarten oder sonstige reizende Stoffe. Bezüglich der Einzelheiten sei auf die entsprechenden Kapitel im Rahmen der Arbeitshygiene verwiesen. Jedoch läßt eine überdurchschnittliche Tuberkulosemorbidität in einem Erwerbszweig nicht ohne weiteres den Schluß zu, daß die Eigenart der Arbeitsverrichtung die Erkrankung ursächlich bedinge. Es muß darauf geachtet werden, ob der Beruf nicht auf konstitutionell Minderwertige und Schwächliche eine besondere Anziehungskraft ausübt, wie etwa das Schneider- und Schusterhandwerk oder der Bürodienst und ob die Tuberkulosehäufigkeit daher auf einer *negativen Auslese* beruht. — Die Würdigung der Rolle des Berufes für die Tuberkulosemorbidität ist jedoch unvollständig, wenn sein Einfluß nur vom Standpunkt des Gefährdeten aus betrachtet wird. Es gibt eine Reihe von Berufen, deren Angehörige, falls sie an einer offenen Tuberkulose leiden, ihre Umgebung in ganz besonderem Maße gefährden. Die tuberkulöse Krankenschwester oder Kindergärtnerin und der tuberkulöse Lehrer sind Beispiele hierfür.

Eine Sonderstellung hinsichtlich ihrer Gefährlichkeit nehmen die *asozialen Tuberkulösen* ein, jene unbelehrbare Gruppe von Menschen, die sich jeder Untersuchung und Therapie zu entziehen wissen und durch ihr Verhalten die Krankheit nicht nur in ihrem engeren Familienkreise, sondern oft genug in ihrer weiteren Umgebung verbreiten. Übergänge zum *antisozialen Verhalten* sind besonders bei tuberkulösen Trinkern fließend.

Nicht unterschätzt werden darf die sozialhygienische Bedeutung der *Alterstuberkulose*, die wegen der oft nur geringen und atypischen klinischen Erscheinungen die Patienten nur selten den Arzt aufsuchen läßt und auch dann nicht immer erkannt wird. Ältere Leute werden oft etwas nachlässiger gegen sich selbst, halten sich überwiegend im Hause auf und beschäftigen sich mit der Erziehung der Kinder. Immer wieder werden Fälle bekannt, wo erst der zweite oder dritte Todesfall in einer Familie auf den Großvater oder die Großmutter als Infektionsquelle hinweist. Es ist nicht übertrieben, wenn gesagt wurde, eine Greisentuberkulose entdecken heiße eine ganze Familie retten. Nur die gewissenhafte Durchführung von *Umgebungsuntersuchungen* durch Sputumkontrollen und Röntgenuntersuchungen kann solche Infektionsquellen aufdecken und unschädlich machen.

Immer noch umstritten ist die Frage, wieweit eine spezifische *Tuberkulosedisposition* erblich ist. Die Zwillingsuntersuchungen v. VERSCHUERs sprechen für eine Belastung mancher Familien, doch sind diese Resultate nicht unwidersprochen geblieben. Die immer wieder geäußerte Ansicht, daß der leptosome Körperbau, der für die Ansteckung besonders empfänglich mache, vererbbar sei, ist im Hinblick auf die Anschauung zweifelhaft, daß in gefährdeten Familien sich solche Typen unter dem Einfluß der Infektion im frühen Kindesalter in jeder Generation neu herausbilden. Wie aber auch die Zusammenhänge zwischen Konstitution und Tuberkulose sein mögen, in jedem Falle ist es wichtig, derartig gefährdete Personen durch *geeignete Lebensführung* und durch vernünftige *Berufsberatung* von jeder überdurchschnittlichen Gefährdung fernzuhalten.

Es könnte zunächst ungerechtfertigt erscheinen, bei einer Infektionskrankheit der Besprechung des Erregers die Besprechung der Umwelteinflüsse und der Disposition voranzustellen. Doch entspricht dies bei der Tuberkulose der Wichtigkeit der einzelnen Faktoren. Selbstverständlich ist das *Tuberkelbacterium im Seuchengeschehen ein unentbehrlicher Faktor*, ohne den nie und nimmer eine Tuberkulose auftritt. Aber so richtig der Satz ist, daß es ohne spezifischen Erreger keine Tuberkulose gibt, so wenig gilt die umgekehrte Formulierung, die Aufnahme der Tuberkelbakterien müsse zur Tuberkulose führen. Wie durch die Immunitätsreaktionen mit ihren Stoffwechselprodukten, den *Tuberkulinen*, nachgewiesen und durch Sektionen bestätigt werden kann, setzen sich unter den modernen Lebensbedingungen fast alle Menschen, meist schon in ihrer Jugend, immunbiologisch mit den Tuberkelbakterien auseinander, ohne dadurch zu erkranken. Nur bei einem kleinen Teil der exponierten Personen tritt die Krankheit klinisch in Erscheinung. Und hierfür wird, soweit unsere heutigen Kenntnisse ein Urteil zulassen, vor allem die *ungünstige soziale Umwelt* und die *individuelle Disposition* verantwortlich gemacht. Beiden kommt deshalb im Tuberkulosegeschehen ausschlaggebende Bedeutung zu.

Es war einer der großen Tage in der Geschichte der Medizin, als ROBERT KOCH am 24. März 1882 in der Sitzung der Berliner Physiologischen Gesellschaft die *Entdeckung des Tuberkelbacillus* bekanntgab. Wie kaum ein anderer Krankheitserreger hatte er lange dem Nachweis getrotzt, da die Färbemethoden, die schon früher bei dem Studium des Milzbrandbacillus und anderer Mikroorganismen so gute Dienste geleistet hatten, versagten. Wohl war es bereits gelungen, durch Übertragung tuberkulösen Materials auf Versuchstiere eine ähnliche Krankheit hervorzurufen und sie von Tier zu Tier zu übertragen. Aber die Erreger blieben unsichtbar. Erst nach langen, vergeblichen Versuchen gelang ihre Darstellung und die Erklärung für ihr merkwürdiges färberisches Verhalten: Sie sind von einer wachsartigen Hülle umgeben, die das Eindringen der Farbstoffe unter normalen Bedingungen verhindert. Gelingt es aber, die Farbe durch einen Kunstgriff im Bacterium zu verankern, so läßt sie sich durch Alkohol-Säurebehandlung nicht wieder herauslösen: *die Tuberkelbakterien sind „säurefest".*

Bei der heute gebräuchlichen *Methode nach* ZIEHL-NEELSEN werden die Präparate zunächst unter Erhitzen mit Carbolfuchsin gefärbt. Durch die Wärmebehandlung dringt die rote Farbe in die Bakterien ein, die sich bei der nachfolgenden Entfärbung des erkalteten Präparates mit Salzsäure-Alkohol im Gegensatz zu den übrigen Präparatbestandteilen nicht entfärben. Wird anschließend mit verdünntem Methylenblau nachgefärbt, so erscheinen die Bakterien leuchtend rot auf blauem Untergrund (s. Abb. 71).

Das Tuberkelbacterium ist als säurefestes Stäbchen ein pathogener Repräsentant einer größeren Gruppe, der *Mycobakterien*. Nur noch ein weiterer Ver-

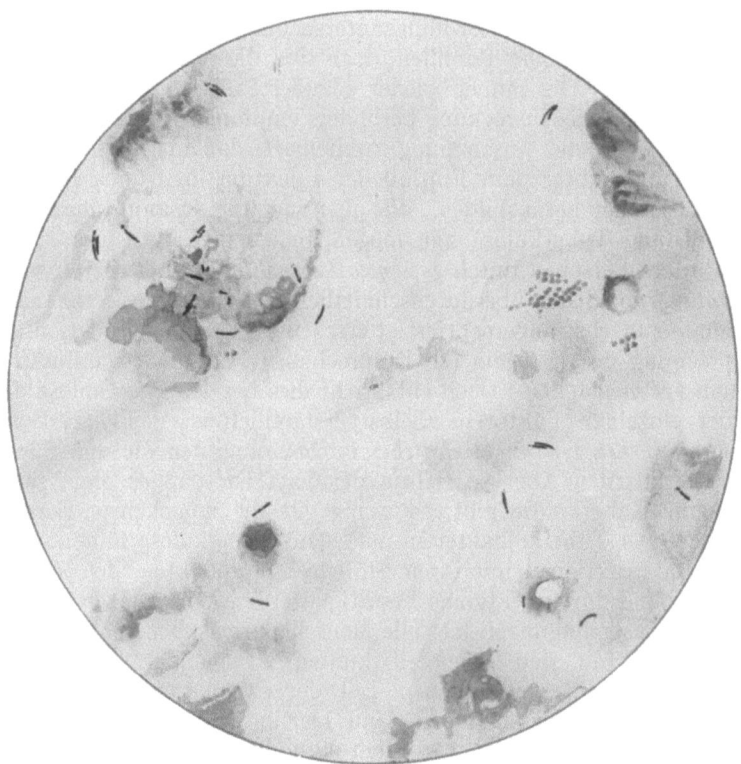

Abb. 71. Tuberkelbakterien im Sputum. Färbung nach ZIEHL-NEELSEN.

treter, das mit dem Tuberkelbacterium morphologisch nahe verwandte *Leprabacterium* (Mycobact. leprae), ist menschenpathogen. Nicht nur aus Gründen der systematischen Einordnung, sondern wegen der wichtigen Differentialdiagnose zwischen diesen beiden pathogenen Keimen und ihren saprophytischen Verwandten ist es wichtig zu wissen, daß eine Reihe von säurefesten Mikroorganismen, wie das Mycobact. phlei (Grasbacillen, Timotheebacillen) und das Mycobact. lacticola (Butterbacillen) in der freien Natur vorkommt. An Gräsern und, mit der Nahrung aufgenommen, in den Ausscheidungen des Viehs, in der Milch und deshalb auch in der Butter, und schließlich im Wasser, oft reichlich an tropfenden Wasserhähnen, und seltsamerweise an Trompetenmundstücken findet man diese Bakterien. Wegen ihres häufigen Vorkommens in tierischen Produkten erscheinen sie gelegentlich im Magensaft und Stuhl des Menschen, ohne bei der Durchwanderung des Verdauungstraktes irgendwelche Bedeutung zu gewinnen, es sei denn, *Anlaß zu Fehldiagnosen* zu geben. Wichtiger noch sind die *Smegmabakterien* (Mycobact. smegmatis), da sie als Saprophyten des Genitalsekrets in den Urin gelangen und dort diagnostische Irrtümer verursachen können. — Ein nur tierpathogenes säurefestes Stäbchen ist das *Mycobact. paratuberculosis*, der JOHNE-Bacillus, Erreger einer chronischen Enteritis des Rindes.

Bald nach ihrer Entdeckung stellte sich heraus, daß die Tuberkelbakterien keine einheitliche Art sind, sondern in mehrere kulturelle *Typen* mit verschiedener Tierpathogenität aufgeteilt werden können. Der *Typ humanus* (Mycobact. tuberculosis var. hominis) zeigt auf festen Nährböden „eugonisches" Wachstum: Die Kolonien sind warzenartig, trocken, bröcklig-erhaben und fest haftend. Er ist für Meerschweinchen, nicht für Kaninchen und Vögel pathogen. Der *Typ bovinus* (Mycobact. tuberculosis var. bovis) wächst „dysgonisch": Seine Kolonien sind denen des Bacterium coli ähnlich, flach, feucht und konfluierend. Er ist für Meerschweinchen und Kaninchen, nicht für Vögel pathogen. Der *Typ gallinaceus* (Mycobact. avium) ähnelt in seinem Wachstum am meisten dem Typus bovinus. Er wächst wegen der Anpassung an die höhere Temperatur der Vögel noch üppig bei 45^0 C. Er ist für Kaninchen und Vögel, nicht für Meerschweinchen pathogen.

Verhältnismäßig leicht ist durch die Vielzahl der zur Verfügung stehenden Methoden die *bakteriologische Diagnose*. Schon im einfachen, nach ZIEHL-NEELSEN gefärbten *Sputumpräparat* lassen sich die rot gefärbten, oft Rubinsplittern gleichenden Tuberkelbakterien in größerer oder kleinerer Zahl nachweisen. Sind die Erreger nur spärlich vorhanden, so wird mit Erfolg von der *Anreicherung* Gebrauch gemacht.

Beim *Antiforminverfahren* wird Sputum mit der doppelten Menge Antiformin gemischt und unter mehrmaligem Umschütteln etwa $^1/_2$ h im Brutschrank belassen. Das durch diese Prozedur verflüssigte Sputum wird mit der gleichen Menge Wasser versetzt, kräftig geschüttelt und dann mindestens $^1/_2$ h mit hoher Tourenzahl zentrifugiert. Die Tuberkelbakterien finden sich im Sediment, das nach ZIEHL-NEELSEN gefärbt wird.

Für die Untersuchung von *Eiter* empfiehlt sich wegen der Spärlichkeit der Erreger fast immer die Anreicherung. Die mikroskopische Untersuchung des *Liquors* bietet wenig Aussicht auf Erfolg. Am ehesten finden sich Tuberkelbakterien in dem bei längerem Stehen sich absetzenden Spinnwebgerinnsel. Im *Stuhl* werden sie am besten durch das Antiforminanreicherungsverfahren, im *Urin* durch Untersuchung des Sedimentes nachgewiesen.

Der mikroskopische Befund von säurefesten Stäbchen im Sputum, im Liquor und Eiter gestattet im allgemeinen die Diagnose Tuberkelbakterien. Dies gilt jedoch nicht für den Nachweis von säurefesten Stäbchen im Magensaft, im Stuhl und Urin, da die hier vorkommenden säurefesten Saprophyten, im Stuhl die in der freien Natur vorkommenden Mycobakterien, im Urin die Smegmabakterien, mikroskopisch nicht mit Sicherheit von den Tuberkelbakterien unterschieden werden können. Die bei diesem Untersuchungsmaterial allein zulässige mikroskopische Diagnose „säurefeste Stäbchen" läßt deshalb die Möglichkeit des Vorliegens von Tuberkelbakterien oder von Saprophyten offen. Die Entscheidung bringt der Tierversuch.

Eine wesentlich höhere Ausbeute an positiven Befunden liefert der *fluorescenzmikroskopische Nachweis* der Tuberkelbakterien nach HAGEMANN. Doch ist hierzu eine besondere optische Einrichtung notwendig.

Von einer starke ultraviolette Anteile aussendenden Lichtquelle wird das Strahlenbündel durch Filter geführt, die den größten Teil des sichtbaren Lichtes absorbieren, Ultraviolettstrahlen dagegen durchlassen. Diese werden in der üblichen Weise als Lichtquelle für ein normales Mikroskop verwendet, dessen Kondensor zur Vermeidung von Absorptionsverlusten aus Quarz besteht. Durch eine der ZIEHL-NEELSEN-Methode ähnliche Färbung mit Fluorochromen, Farbstoffen, die bei Auftreffen des für das menschliche Auge unsichtbaren ultravioletten Lichtes als Sekundärstrahlung sichtbares Licht aussenden (z.B. Auramin), werden die in dem zu diagnostizierenden Präparat vorhandenen Tuberkelbakterien elektiv gefärbt. Liegen sie im Strahlengang des ultravioletten Lichtes, so leuchten sie auf dunklem Untergrund hell auf. Zum Schutz des Auges werden die restlichen Ultraviolettstrahlen durch ein auf das Okular aufgesetztes Sperrfilter absorbiert.

Leider hat das Fluorescenzverfahren einen Nachteil, der nicht unerwähnt bleiben darf. Es ist nämlich so empfindlich, daß insbesondere die Untersuchung von Sputum gelegentlich auch bei sicher nicht an Tuberkulose erkrankten Personen positiv ausfällt. Wie die Kontrolle durch den Tierversuch zeigt, handelt es sich bei den in solchen Präparaten nachgewiesenen säurefesten Stäbchen meist nicht um Tuberkelbakterien. Bei der Anwendung dieser Methode ist deshalb ein positiver Sputumbefund im Gegensatz zur ZIEHL-NEELSEN-Färbung nicht für eine Tuberkulose beweisend. Er gestattet, ähnlich wie bei der Untersuchung von Stuhl und Urin, nur die Diagnose „säurefeste Stäbchen".

Finden sich im mikroskopischen Präparat keine Tuberkelbakterien, so kann eine *Kultur* angelegt werden. Die ursprüngliche KOCHsche Methode der Züchtung in Bouillon mit Glycerinzusatz ist heute für diagnostische Zwecke verlassen. Gut bewähren sich der Nährboden nach PETRAGNANI, die verschiedenen Amino-Eiersubstrate nach HOHN, auf denen die Tuberkelbakterien frühestens nach 10 Tagen nachweisbar sind. Ihre Kontrolle ist bis auf 6 Wochen auszudehnen. Diesen Nährböden ist das einfach und billig herzustellende, flüssige, halbsynthetische Milieu nach KIRCHNER mindestens gleichwertig. In ihm wachsen die Keime rasch, üppig und wenig behindert durch allfällige bakterielle Verunreinigungen, oft schon in wenigen Tagen. Durch Zusatz von die Oberflächenspannung vermindernden Chemikalien („Tween 80") können die sonst krümelig wachsenden Tuberkelbakterien zu diffusem Wachstum gebracht werden (DUBOS).

Der *Tierversuch* am Meerschweinchen kann aus dreierlei Gründen erforderlich sein: Er gestattet den *Nachweis geringster Bakterienmengen*, da diese Tiere bei subcutaner Einimpfung auch nur vereinzelter lebensfähiger Tuberkelbakterien erkranken, ferner die *Differentialdiagnose* zwischen Tuberkelbakterien und apathogenen säurefesten Stäbchen und schließlich die *Typendiagnose*.

Zum *Nachweis* und zur *Differentialdiagnose* wird das verdächtige Material in eine Kniefalte („Leistenbeuge") eines Meerschweinchens injiziert und das Tier nach Ablauf einer Woche in Abständen von einigen Tagen auf Vergrößerung der subcutanen Lymphknoten untersucht. Zur Beschleunigung der Diagnose wird es bei deutlichem Tastbefund getötet, ohne den in der Regel nach etwa 2 Monaten eintretenden Spontantod abzuwarten. Bei der Sektion findet man die regionalen, mesenterialen, retroperitonealen und portalen Lymphknoten vergrößert und verkäst und zahlreiche Tuberkel in Milz und Leber. In späteren Krankheitsstadien ist auch die Lunge beteiligt. Da ein ähnliches Bild aber durch Bakterien aus der Pasteurellagruppe und durch Streptokokken (Streptococcus zooepidemicus, epizootische Lymphadenitis der Meerschweinchen) verursacht werden kann, muß die Diagnose in jedem Falle durch den mikroskopischen Nachweis der Tuberkelbakterien erhärtet werden. Eine weitere *Beschleunigung* des Tierversuchs ist durch die *Tuberkulinprobe* gegen Ende der 3. Woche möglich. In die rasierte Haut wird Alttuberkulin in der Verdünnung 1:5 bis zur Quaddelbildung injiziert. Beherbergt das Tier Tuberkelbakterien, so entwickelt sich an der Injektionsstelle nach 24—48 h eine bei tuberkulosefreien Tieren vermißte Nekrose. Apathogene säurefeste Stäbchen rufen beim Meerschweinchen keine Krankheit hervor. Die *Typenbestimmung* durch den Tierversuch ist langwierig und nimmt unter Umständen 3 Monate in Anspruch, da zunächst eine Reinkultur gezüchtet werden muß, mit der Meerschweinchen und Kaninchen, unter Umständen auch Vögel infiziert werden (s. S. 549).

Die *Typeneinteilung* ist keineswegs nur von begrenzter, mikrobiologischer Bedeutung; vielmehr sind mit ihr wesentliche *epidemiologische Unterschiede* verbunden. Unterzieht man die aus tuberkulösen Lungenprozessen bei *Erwachsenen* gezüchteten Tuberkelbakterien einer Typendiagnose, so findet man überwiegend den Typ humanus. Nur etwa 2% der Stämme sind Bovinustypen. Noch weit seltener wird der Typ gallinaceus angetroffen; durch ihn verursachte Prozesse sind außergewöhnliche Ausnahmen. Anders ist das Bild bei der Untersuchung der *kindlichen Tuberkulose*. Bei ihr verschieben sich die Anteile der Typen humanus und bovinus deutlich zugunsten des letzteren, der bis zu 30% der Erkrankungen verursacht. Die Bezeichnungen humanus und bovinus deuten also nur auf eine gewisse Standortgebundenheit hin. Pathogen sind — entgegen der ursprünglichen Ansicht KOCHs — beide für den Menschen. Man hat deshalb davon auszugehen, daß bei der Tuberkulose *zwei Virusreservoire* bestehen, die beide als Infektionsquelle in Frage kommen, nämlich der *offen Tuberkulöse*, fast ausschließlich als Verbreiter des Typ humanus, und das *bakterienausscheidende Rind*, fast ausschließlich als Verbreiter des Typ bovinus. Wieweit aber diese Infektionsquellen gefährlich werden, hängt von der Möglichkeit der Infektkettenbildung ab. Hier greifen Lebensgewohnheiten und soziale Umstände ein. Das durch die Zivilisation bedingte Zusammenleben der Menschen auf engem Raum in Wohnung, Siedlung und Stadt, die Arbeitsbedingungen in Büros, Werkstätten und Fabriksälen und die Entwicklung der modernen Transportmittel machen für den *Erwachsenen* den hustenden offen Tuberkulösen zur dominierenden Ansteckungsquelle. Demgegenüber tritt die Möglichkeit einer Infektion durch perlsüchtige Rinder wegen des spärlicheren Milchgenusses in den Hintergrund. Hinzu kommt, daß Erwachsene für den bovinen Typ weniger empfänglich zu sein scheinen. Es ist deshalb nicht verwunderlich, wenn bei ihnen die *Lungentuberkulose* in etwa 98% durch den Typ humanus verursacht wird. Die restlichen Bovinusinfektionen können direkt vom Rind (Landwirte, Melker) oder von der Bovinustuberkulose eines Menschen erworben sein. Der *Lupus* dagegen wird, aus noch unbekannten Gründen, häufig durch den Typ bovinus hervorgerufen.

Anders liegen die Verhältnisse beim *Kind*. Ein beträchtlicher Teil der die Erwachsenen bedrohenden Infektionsquellen kommt wegen der Eigenart seiner Lebensführung in Fortfall, dafür ersteht ihm bei *reichlichem* Genuß roher Milch eine neue Gefahr, was dadurch erhärtet wird, daß ein Großteil der kindlichen Erkrankungen *Fütterungstuberkulosen* sind, die allerdings nicht immer mit der bovinen Tuberkulose gleichzusetzen sind.

Die *Analyse der Infektketten* ergibt, daß der *aerogenen Infektion*, der Übertragung der Tuberkelbakterien durch Ausschleudern beim Husten, Sprechen und Niesen, die größte Bedeutung zukommt. Bei geeigneter Versuchsanordnung gelingt es, die Flugbahnen der bakterienhaltigen Tröpfchen zu photographieren und den Beweis für die Gefahren zu liefern, die von undisziplinierten offen Tuberkulösen, aber auch von allen anderen Personen ausgehen, die pathogene Keime, wie Diphtheriebakterien, Meningokokken oder das Grippevirus, in ihrem Nasen-Rachenraum beherbergen. Der Wirkungsbereich versprühter Tröpfchen ist jedoch nicht sehr groß. Sie sinken dank ihrer Schwere rasch zu Boden und sind in einem Abstand von über 1 m von der hustenden Person kaum noch gefährlich. Es ist deshalb von LANGE darauf hingewiesen worden, daß die FLÜGGEsche *Tröpfcheninfektion* nur in einem Teil der Fälle für die Übertragung verantwortlich sei und daß sie in ihrer Bedeutung von der *Staubinfektion* übertroffen werde. Ausgehustete bakterienhaltige Sekrettröpfchen kleben an Staubpartikeln an, trocknen rasch ein und werden dadurch flugfähig. Im Freien mit dem Wind, in geschlossenen Räumen durch Gehen, Staubwischen oder durch Zug aufgewirbelt, werden sie eingeatmet und können bei ihrer Kleinheit bis in die Alveolen vordringen, was größeren Sekrettröpfchen wegen der komplizierten Filtration durch die oberen Luftwege kaum gelingt. Hinzu kommt, daß die Lebensfähigkeit der Tuberkelbakterien in der Außenwelt ziemlich groß ist, vorausgesetzt, daß sie in schützenden Schleim oder in Eiweiß eingehüllt sind. Doch verkürzt direkte Sonnenbestrahlung oder auch helles diffuses Licht ihre Lebensdauer. Die Übertragungsmöglichkeiten im Freien und in sonnigen und lichten Wohnungen werden dadurch beeinträchtigt. Es gehört zu den Auswirkungen des sozialen Milieus, daß sich Tuberkelbakterien in Wohnstätten, die diese Bedingungen nicht erfüllen, lange Zeit am Leben halten und die Bewohner gefährden.

In unsauberen Verhältnissen gewinnt die *Schmutz- und Schmierinfektion* Bedeutung. Erwachsene sind von ihr weniger betroffen als *Kinder*, die beim Spielen und allerlei Tun mit tuberkelbakterienhaltigem Schmutz und Staub viel intensiver in Berührung kommen und bei ihren unsauberen Gewohnheiten das infektiöse Agens in den Mund bringen. Die Anwesenheit von Phthisikern mit mangelnder Spuckdisziplin macht ein solches Milieu besonders gefährlich.

Andere Übertragungsmöglichkeiten, etwa durch Stuhl bei Darmtuberkulose oder bei Verschlucken des Sputums, durch Urin bei Urogenitaltuberkulose oder durch Eiter bei Knochenprozessen sind gegenüber dem Sputum der Phthisiker epidemiologisch bedeutungslos. Die unter Kulturvölkern übliche Sauberkeit verhindert Infektionen aus diesen Quellen weitgehend.

Auch durch *Nahrungsmittel* werden Tuberkelbakterien vom humanen Typ kaum verbreitet. Wie schon erwähnt, ist aber die Übertragung des Typ bovinus durch die Milch für das Entstehen der kindlichen Tuberkulose bedeutungsvoll. Es kann daher nicht eindringlich genug darauf hingewiesen werden, welche Gefährdung der Genuß unerhitzter Milch in sich birgt, besonders, wenn sie aus Sammelmolkereien stammt. Durch die Herkunft aus verschiedenen Ställen wächst die Gefahr der Infektion verständlicherweise. Positive Befunde in bis zu 10% der Milch- und Butterproben sind keine Seltenheit. — Durch die Bestimmungen des *Fleischbeschaugesetzes* wird in Deutschland Fleisch von erkrankten Tieren nur bei bestimmten Formen der Tuberkulose und auch dann nur in gekochtem Zustand als Freibankfleisch verkauft (s. S. 244). Dieser Infektionsweg ist deshalb in den Ländern, die solche Vorsichtsmaßregeln anwenden, zu vernachlässigen.

Die Erfolge, die in allen Kulturländern in der *Bekämpfung der Tuberkulose* erzielt wurden, zeigen, daß die Seuche mit geeigneten Maßnahmen eingedämmt werden kann. Jedoch bedarf es hierzu systematischer Arbeit. Es ist deshalb verständlich, wenn die Bekämpfung nicht privater Initiative allein überlassen bleibt, sondern der Staat zumindest einen Teil der Aufgaben übernimmt, wie dies in Deutschland durch die Einrichtung der den Gesundheitsämtern angegliederten *Tuberkulosefürsorgestellen* geschieht. Ihre Aufgabe ist eine vielfache. In den Sprechstunden erhalten Gesunde und Kranke, die aus eigenem Antrieb kommen oder vom Arzt überwiesen werden, *Rat und Hilfe*. Durch den bakteriologischen Nachweis der Erreger, durch Röntgenuntersuchungen und Tuberkulinproben wird die *Diagnose* gestellt und die Kranken einer geeigneten *Behandlung* zugeführt, die aber nicht zum Aufgabenbereich der Fürsorgestelle gehört. Dagegen übernimmt sie die *Betreuung* der aus tuberkulösen Familien stammenden *Jugendlichen*. Sie, die besonders anfällig sind, müssen durch verständnisvolle und sachkundige Berufsberatung von jedem überdurchschnittliche Gefährdung bringenden Beruf ferngehalten werden. Neben dieser Tätigkeit, die durch besonders vorgebildete Ärzte ausgeübt wird, versorgen *Fürsorgerinnen im Außendienst* die Erkrankten und ihre Familien. Ihre Aufgabe ist es, die *sozialen Verhältnisse zu überprüfen*, durch *Aufklärung* und *Rat* die Ansteckungsgefahr für die besonders disponierten Säuglinge, für Kinder, Jugendliche und andere Familienmitglieder zu vermindern, die offen Tuberkulösen über die von ihnen ausgehende Gefahr und die Möglichkeiten ihrer Verminderung zu unterrichten. Die Anerziehung der so wichtigen *Spuckdisziplin* und die *Belehrung über die Desinfektion* des Auswurfs gehören ebenso zu ihren Pflichten wie die Bemühungen, jedem Ansteckungsfähigen zumindest ein eigenes Bett, möglichst aber ein eigenes Zimmer zukommen zu lassen. Und nicht zuletzt ist es Aufgabe der Fürsorgerinnen, beim Verdacht von Neuerkrankungen in gefährdeten Familien die notwendigen Untersuchungen zu veranlassen und dadurch die Möglichkeit der Frühdiagnose durch die modernen physikalischen, klinischen und bakteriologischen Methoden zu schaffen. — Bei asozialen Kranken, die einsichtslos, leichtsinnig oder böswillig ihre Umgebung gefährden, kann die *zwangsweise Überführung in ein Krankenhaus* angeordnet werden. Auch die Sorge um ihre Familie wird den Tuberkulösen zum Teil durch die ihr zuteil werdende *Unterstützung* abgenommen.

Die frühzeitige Erkennung aller Tuberkulösen, im Idealfall in einem Stadium, in dem die Erreger noch nicht ausgeschieden werden, ist das erstrebenswerte Ziel jeder Tuberkulosebekämpfung. Leider bereitet sie beträchtliche Schwierigkeiten, da der Beginn der Krankheit oft nicht bemerkt oder falsch gedeutet wird und dann Stadien erreicht werden, in denen nicht nur die Prognose für die Befallenen sich ungünstig gestaltet, sondern auch die Gefahr für ihre nähere und weitere Umgebung sich ständig vergrößert. Erfolg oder Mißerfolg der Bekämpfung hängen deshalb nicht nur von amtlichen Maßnahmen, sondern von der *verständnisvollen Mitwirkung jedes einzelnen Arztes* gab. Jeder Verdachtsfall und Krankheitsfall ist sofort zu melden und in Zusammenarbeit mit den Tuberkulosefürsorgestellen, Fachärzten und Krankenhäusern der Behandlung zuzuführen.

Es darf jedoch nicht das letzte Ziel sein, der Tuberkulose nur da entgegenzutreten, wo Patienten wegen ihres Leidens oder aus einem anderen Grunde den Arzt aufsuchen, sondern auch da, wo sie ein unerkanntes Dasein führt. Die Möglichkeit hierzu bieten die *Röntgen-Reihenuntersuchungen* in Form der billigen und rasch durchzuführenden Schirmbildphotographie. Mit ihr ist der Kampf gegen die Tuberkulose in ein aktives Stadium eingetreten. Wie die Erfahrungen lehren, waren 50% und mehr der dabei erkannten Tuberkulosen ihren Trägern unbekannt. Voraussetzung für den Bekämpfungserfolg ist allerdings die möglichst *umfassende Einbeziehung aller Bevölkerungsteile und -schichten* in die Aktion, wobei sich oft ein gewisser Zwang als notwendig erweist. Erfahrungsgemäß entzieht sich gerade ein epidemiologisch wichtiger Prozentsatz von Tuberkulösen, nicht zuletzt die Asozialen, der ärztlichen Untersuchung.

Neben der Bekämpfung der Tuberkulose durch die frühzeitige Erkennung der Ansteckungsfähigen, durch Betreuung, Kontrolle und Aufklärung und schließlich durch konservative und chirurgische Therapie steht der *Schutz der Gesunden* durch allgemeine hygienische Maßnahmen. Die Möglichkeit ausreichender und abwechslungsreicher Ernährung, besonders bei den am stärksten disponierten jugendlichen Altersklassen, die Schaffung guter Wohnverhältnisse durch vernünftige Bauhygiene, überhaupt jede Hebung des Lebensstandards sind Schritte auf diesem Wege. Licht, Luft und Sonne sind die stärksten Feinde der Tuberkelbakterien, die bei ihrer Einwirkung rasch ihre Infektionskraft verlieren. Die Auflockerung der Städte durch Bau moderner Siedlungen und die Erziehung der Menschen zum richtigen Bewohnen trägt deshalb viel zur Verminderung der Tuberkulose bei. — So unbestritten der Wert solcher Maßnahmen ist, so geteilt sind die Meinungen über den Nutzen der *aktiven Immunisierung*. Zur Impfung nach CALMETTE wird ein durch jahrelange Passagen über Gallenährböden seiner Pathogenität für Meerschweinchen und Kaninchen beraubter boviner Stamm benützt. Er wurde ursprünglich an Säuglinge lebend verfüttert; heute wird er nach negativem Ausfall der Tuberkulinprobe subcutan injiziert. Er soll eine mehrjährige Immunität gegen eine nicht zu massive Neuinfektion gewährleisten und damit die Kinder während der Zeit der größten Gefährdung schützen. Weniger als Auswirkung des Lübecker Unglücks, bei dem im Anschluß an eine BCG-(Bacille CALMETTE-GUERIN)Impfung 76 Säuglinge durch die tragische Verwechslung des Impfstammes mit einer virulenten Kultur verstarben, als durch Zweifel an der Beweiskraft vieler vorliegenden Statistiken konnte sich die aktive Immunisierung in Deutschland noch nicht allgemeine Zustimmung verschaffen. Um die bestehenden Zweifel zu beheben, wäre die *alternierende Impfung* der Angehörigen der einzelnen Altersklassen dringend erwünscht.

Lepra.

Bei der Betrachtung einer Weltkarte der *Lepraverbreitung* wird man feststellen, daß, ähnlich wie bei anderen gefürchteten Seuchen, beim Fleckfieber, bei der Pest und der Cholera, Europa heute eine der kleinen, ausgesparten Inseln innerhalb des Verbreitungsgebietes dieser seit Jahrtausenden bekannten und gefürchteten Krankheit ist. Nur in den baltischen Ländern und in einigen umgrenzten Gebieten Norwegens sind ausschließlich lokale Bedeutung besitzende Relikte aus früheren Jahrhunderten übriggeblieben. Die Lepra im Gebiet von Memel und im Kanton Wallis ist im Erlöschen begriffen und beansprucht mehr historisches als seuchenpolizeiliches Interesse. Etwas größer ist die Zahl der Leprösen in den europäischen Randländern des Mittelmeerbeckens, wo sie in Spanien und Portugal, in Italien und auf dem Balkan immerhin in die Tausende geht. In tropischen und subtropischen Gebieten dagegen ist die Lepra weit verbreitet, wenn auch der Hundertsatz der Kranken in den einzelnen Gebieten wechselt. Fast ganz Afrika, der Süden Nordamerikas, Mittelamerika und, mit Ausnahme des südwestlichen Teiles, der südamerikanische Kontinent, Indien, China und Japan, der Nordosten Australiens und die gesamte Inselwelt der Südsee sind endemische Verbreitungsgebiete. Allgemein gilt die Feststellung, daß tropische, feuchte Gegenden am stärksten befallen sind. Hier finden sich Gebiete, wo, wie in Bengalen, auf einigen Südseeinseln, in Nigeria und im Kongogebiet, die Verseuchung der Bevölkerung bis zu 20% beträgt, während sie in den übrigen tropischen und subtropischen Gebieten auf etwa $1—10^0/_{00}$ geschätzt wird. Etwa 7 Millionen soll die Zahl der Leprösen insgesamt betragen. Die südlichen Ausläufer der Kontinente und die nördliche Polarregion sind leprafrei.

Die heutige Verbreitung der Lepra gibt aber nur ein unzureichendes Bild von der Ausdehnung ihrer Seuchengebiete in früheren Jahrhunderten. Wie die *Geschichte* lehrt, war *im Mittelalter ganz Europa befallen*. Wahrscheinlich durch römische Soldaten und später durch heimkehrende Kreuzfahrer eingeschleppt, wurde sie über Jahrhunderte hin zu einer Geißel dieses Erdteils, vor der die Menschen einen mindestens ebenso panischen Schrecken empfanden wie vor den Pocken und der Pest, obgleich das Gesicht der Seuche ein völlig anderes Gepräge zeigte.

Manche Erinnerungen an jene Geschehnisse haben sich bis in die neueste Zeit erhalten. So wurde die biblische Gestalt des aussätzigen Lazarus Ursprung für viele Wortbildungen, deren tiefere Bedeutung dem Volke heute kaum noch bekannt ist. So trägt der Stadtteil St. Lazare in Paris seinen Namen nach einem Lepraheim. Der Lazariterorden widmete sich der Pflege der Leprösen. Die holländische Bezeichnung Melaatscheid und der im Rheinland für den

Ort der früheren Leproserien gebräuchliche Ausdruck Melaten leiten sich ebenfalls von Lazarus ab. — „Gutleutstraßen", „Gutleuthäuser" sind in manchen Städten bis heute erhalten. In den St.-Georgs-Häusern, wie die Lepraheime in Norddeutschland hießen, liegt der Ursprung des modernen Krankenhauswesens. „Feldsieche", „Sondersieche", „Mieselsüchtige" sind weitere Bezeichnungen für Lepröse, deren die Sprache zahlreiche kannte. „Der arme Heinrich", ein das Schicksal eines schwäbischen Fürsten behandelndes Gedicht *Hartmanns von Aue* ist eine der ergreifendsten zeitgenössischen Schilderungen der psychischen Situation der von dieser furchtbaren Krankheit Befallenen. Auch in der bildenden Kunst, in der Darstellung des heiligen Lazarus im Gestühl des Kölner Domes, fand sie ihren Niederschlag.

Heute, wo die Infektiosität dieser Krankheit für den Erwachsenen als gering erachtet wird, verwundert es, mit welch *drakonischer Härte im Altertum und Mittelalter die Gesellschaft die bedauernswerten Individuen ausstieß*, die ohne eigene Schuld von der Lepra befallen waren. Sie ist aus dem Erhaltungstrieb des Gesunden zu erklären, der mit allen Mitteln sich auch über Familienbande und, wie der „arme Heinrich" zeigt, über Standesvorrechte hinwegsetzte, um dieser Seuche Einhalt zu gebieten, die zwar beim einzelnen erst in Jahren und Jahrzehnten zur vollen Auswirkung kommt, aber mit unabänderlicher Gewißheit ihren Träger zum ekelerregenden Siechen und zum Krüppel macht. Nur das Privilegium des Bettelns verblieb den Bedauernswürdigen, die mit einer Klapper ihre Annäherung anzeigen mußten und sich nur auf eine bestimmte Entfernung einem Gesunden nähern durften.

Heute sind viele Einzelheiten der *Epidemiologie* bekannt, wenn auch die Lepra wie kaum eine andere Krankheit ihre Rätsel nur langsam preisgibt. Der Erreger ist gefunden, die Infektkette wenigstens im Prinzip geklärt. An dem Schicksal der Leprösen hat sich jedoch wenig geändert. Nach wie vor trifft sie das harte Los, aus der menschlichen Gesellschaft ausgeschieden zu werden, wenn auch die Einsicht der modernen Hygiene und Seuchenlehre nur das unumgänglich Notwendige verlangt und das Los der Befallenen durch die Schaffung menschenwürdiger Lebensumstände zu mildern sucht. Aber immer noch dominiert der Wille der Gesunden, sich vor dieser Krankheit zu schützen und sei es durch Maßnahmen der zwangsweisen Asylierung und Isolierung von Kranken, wie sie der heutigen Auffassung von der persönlichen Freiheit und der Zulässigkeit ihrer Beschränkung sonst fremd sind. Ihre Begründung erhält diese Handlungsweise durch die gesicherte Tatsache, daß *nur der Leprakranke zum Ausgangspunkt neuer Infektionen* werden kann und daß sich die Krankheit *in homogener Infektkette von Mensch zu Mensch* weiterverbreitet. Gelegentlich auftretende Befürchtungen, daß von importierten Teppichen, von Früchten Leprainfektionen ausgehen könnten, sind unbegründet. Ein tierisches Virusreservoir für die Lepra gibt es nicht. Die Beobachtung, daß bei Tieren, bei Ratten (Mycobacterium STEFANSKY, Mycobacterium lepraemurium) und bei Büffeln, lepraähnliche Krankheiten vorkommen, zeigt nur, daß auch in der Gruppe der Mycobakterien, wie bei vielen anderen Bakteriengruppen, eine phylogenetische Anpassung einzelner ihrer Vertreter an bestimmte zoologische Species stattfand. Eine epidemiologische Verknüpfung tierischer und menschlicher Krankheiten läßt sich jedoch nicht nachweisen.

Da sich die Lepra hauptsächlich an der Körperoberfläche lokalisiert, sind *Haut und Schleimhäute die Austrittspforten* der Erreger. Besonders im *Nasenschleim* finden sich, oft schon in frühesten, klinisch kaum in Erscheinung tretenden Stadien der Krankheit, reichlich die Erreger, was zu der Annahme Veranlassung gab, daß die Nase Eintrittspforte und Ort der ersten Ansiedlung sei. In geringerem Maße werden die Erreger von zerfallenden Knoten und von erkrankten Hautpartien aus in Freiheit gesetzt. Die unterschiedliche Einschätzung der epidemiologischen Bedeutung bakterienarmer und bakterienreicher Fälle verlor bis zu einem gewissen Grade an Wert, als OBERDÖRFFER zeigte, daß jahreszeitliche Zyklen den Reichtum der Bakterienausscheidung bestimmen, eine Erkenntnis, die sich für die Bekämpfung als wichtig erweist.

Über das *Schicksal der Erreger* nach dem Verlassen des menschlichen Organismus ist mangels experimenteller Möglichkeiten wenig bekannt. Die epidemiologischen Beobachtungen sprechen dafür, daß in der Regel nur *langdauernder, intensiver Kontakt* mit einem Kranken die Infektion erwerben läßt. Es sind jedoch auch Fälle bekannt, wo die Exposition nachweislich kurz war. Aber schon über die *Eintrittspforte* sind die Meinungen geteilt. Der meist vertretenen Anschauung, daß der *Nasenraum* die erste Ansiedlungsstelle der Mikroorganismen sei, gesellt sich die Auffassung zu, daß auch *schrundige oder oberflächlich verletzte Haut* durch direkten oder indirekten Kontakt, vielleicht auch durch übertragende Insekten, die in der Umgebung von Leprösen gelegentlich säurefeste Stäbchen enthalten, zur Eintrittspforte werden könne. Erschwert wird die Aufklärung des Infektionsweges durch die für eine Infektionskrankheit ungewöhnliche Dauer der Inkubationszeit, die bis zu 8 Jahren und mehr betragen kann. Über den Verbleib der Erreger während dieser Zeit im Organismus sind wir nicht unterrichtet.

Die Feststellung, daß sich die Lepra von Mensch zu Mensch wahrscheinlich durch langdauernden und wiederholten Kontakt verbreitet, ist nur das Rückgrat ihrer Epidemiologie, die durch eine Reihe weiterer Faktoren beeinflußt wird. Zunächst ist die gesicherte Tatsache anzuführen, daß Ärzte und Pflegepersonal auch bei langjähriger Tätigkeit so gut wie nie erkranken. Diese Beobachtung bestätigt die allgemeine epidemiologische Erfahrung, daß die *Lepra überwiegend eine Schmutzkrankheit* ist, eine Krankheit ärmlicher und gedrängter Verhältnisse, die es schwer hat, unter hygienisch einwandfreien Bedingungen ihre Infektkette aufrechtzuerhalten. Sie stimmt ferner mit der Erfahrung überein, daß *Erwachsene* gegenüber der Infektion hohe Resistenz besitzen. Selbst in Ehen, in denen der eine Teil leprös ist, erkrankt der Partner nur selten. Dagegen ziehen sich *Kinder* lepröser Eltern, wenn sie nicht bald nach ihrer Geburt in leprafreie Umgebung verbracht werden, mit großer Wahrscheinlichkeit die Infektion zu. Die unterschiedliche Empfänglichkeit der verschiedenen Altersklassen ist noch ungeklärt. Sie beruht offenbar nicht auf der Ausbildung einer stummen Durchseuchung der Bevölkerung. Weiterhin bedarf noch der Deutung, warum *manche Gebiete* trotz regen Verkehrs und trotz nachweislicher Einschleppung *von Lepra frei bleiben* und warum sie *trotz intensiver moderner Bekämpfungsmaßnahmen in vielen Bezirken nicht zum Weichen zu bringen ist.*

Dieses interessante geomedizinische Verhalten, das sich weder durch Unterschiede in der Lebenshaltung, noch durch eine Rassedisposition der Bevölkerung erklären läßt, macht wahrscheinlich, daß ein besonderer *Umweltfaktor* das epidemiologische Verhalten der Lepra nachhaltig beeinflußt. Eine gesetzmäßige Verknüpfung des Seuchengeschehens mit *geomorphologischen Besonderheiten* zu finden, gelang bis heute nicht, obwohl an manchen Orten ausgeprägte regionäre Unterschiede in den Befallziffern zu finden sind. Im allgemeinen sind Trockengebiete, Steppen, Hochflächen und Gebirgsländer weniger verseucht als feuchtwarmes tropisches Tiefland, die Städte weniger als das flache Land. Gelegentlich wurde auch die Ansicht geäußert, daß *andere Krankheiten*, wie Malaria oder Wurmseuchen, eine *besondere Disposition* für die Lepra schaffen. So wurde ihr plötzliches Auftreten auf Nauru im Jahre 1920 mit einer gleichzeitig ablaufenden

Grippeepidemie in Verbindung gebracht. Doch auch diese Hypothese ließ sich nicht bestätigen, ebensowenig wie der Versuch, das geomedizinische Verhalten der Lepra mit der Häufigkeit des *Fischgenusses* in Zusammenhang zu bringen.

In den letzten Jahren erregte die Arbeitshypothese OBERDÖRFFERS Aufsehen, der die Lepra begünstigende Faktor sei in einer *chronischen Vergiftung mit den Sapotoxinen* bestimmter Pflanzen zu suchen. Sie finden sich in Colocasia- und Alocasiaarten, tropischen Knollenfrüchten (Taro), die in manchen Gegenden wesentlich zur Volksernährung beitragen. In Europa, wo Taroarten fehlen, lieferten die Samen der überall zu findenden Kornrade (Agrostemma githago) durch die früher häufige Verunreinigung des Brotgetreides die notwendigen Sapotoxinmengen. Diese Hypothese wird nach OBERDÖRFFER durch die Beobachtung gestützt, daß in den Tropen die Verbreitung des Tarogenusses und die Verbreitung der Lepra kongruent sind und daß in den Gebieten, in denen ihr Auftauchen oder Erlöschen historisch belegt werden kann, entsprechende Umstellungen in den Ernährungssitten vorausgingen. In Europa soll im Mittelalter die Lepra zu dem Zeitpunkt geschwunden sein, als durch bessere Reinigung des Getreides stärkere Kornradebeimischungen vermieden wurden, aber in den Randbezirken endemisch geblieben sein, in denen durch primitive Verarbeitungsmethoden die Beimengungen ein bestimmtes Maß überschritten. Auch die periodischen Erhöhungen des Bakteriengehaltes der Hautläsionen sollen sich mit dem jahreszeitlich bedingten Colocasiagenuß in Verbindung bringen lassen. Die Wirkung der Sapotoxine soll in der Bindung einer wasserlöslichen Cholesterin-Eiweißverbindung bestehen, die beim Nebennierenstoffwechsel gebildet wird. Die höhere Anfälligkeit des Kindesalters und die Disposition mancher Erwachsener wird nach der gleichen Theorie durch eine endokrin bedingte Abweichung des Nebennierenstoffwechsels von der Norm erklärt. Gelungene Versuche, Leprabakterien nach Sapotoxinfütterung bei Affen zum Haften zu bringen, werden als Bestätigung der Hypothese gedeutet. — Neuere Untersuchungen haben jedoch starke Zweifel an dieser Theorie entstehen lassen.

Die recht vielgestaltigen *klinischen Erscheinungen* der Lepra werden heute in tuberkuloide und lepromatöse Prozesse eingeteilt, je nachdem, welche Gewebsreaktion im Vordergrund steht. Bei den tuberkuloiden Formen, die als Zeichen guter Widerstandsfähigkeit des Makroorganismus angesehen werden, finden sich die Erreger nur sehr spärlich, für die lepromatösen Formen sind die Leprazellen — vacuolisierte Makrocyten mit reichlich Bakterien — charakteristisch. Mit dem *Lepromintest*, einer Hautreaktion mit einem sterilen Antigen aus lepromatösem Gewebe, können sie immunbiologisch unterschieden werden. Tuberkuloide Formen geben eine positive Reaktion, die bei den bakterienreichen, widerstandsschwachen lepromatösen Formen und bei Gesunden vermißt wird. Abgesehen von dem feineren histologischen Bau der erkrankten Partien lassen sich die klinischen Bilder der *Fleckenlepra* mit ihren Hautanästhesien und Pigmentierungsanomalien — beim Dunkelhäutigen helle, rostfarbige Flecken, beim Europäer gelblichrote Verfärbungen —, die *Knotenlepra* mit ihrer typischen Facies leonina und schließlich die *Nervenlepra* mit ihren schweren, an die Syringomyelie erinnernden Verstümmelungen abgrenzen. Meist sieht man jedoch Mischformen. Oft erst nach Jahrzehnten, wenn der Kranke durch die Organveränderungen zum Krüppel, zum „ausgebrannten Krater" geworden ist, hört das Fortschreiten der Prozesse auf. Doch bleibt es unsicher, ob sie nicht erneut aufflackern. Überhaupt ist die Lepra eine Krankheit, bei der, vergleichbar mit der Tuberkulose, Zeiten der Exacerbation und Remission so häufig wechseln, daß eine Beurteilung des therapeutischen Erfolges von antileprösen Mitteln nur bei großer Kritik und an einem großen Krankenkreis möglich ist. Die meist angewendeten *Medikamente* sind Abkömmlinge des Chaulmograöles, eines pflanzlichen Produktes aus verschiedenen Hydnocarpusarten. Doch auch bei sorgfältiger Anwendung und Dosierung ist die Zahl der Rückfälle ungewöhnlich groß. Das Öl wird intramuskulär oder in kleinen Dosen intracutan in die erkrankten Hautpartien injiziert. Spontanheilungen in den ersten Krankheitsstadien werden als seltene Ereignisse beobachtet.

Die *mikroskopische Diagnose* der Lepra wird mit den gleichen Methoden gestellt wie die der Tuberkulose. Die von HANSEN im Jahre 1873 entdeckten, zu den säurefesten Stäbchen gehörenden Leprabakterien (Mycobact. leprae) werden nach ZIEHL-NEELSEN gefärbt. Bakterienarme Präparate werden zweckmäßigerweise im Fluorescenzmikroskop untersucht. Die Erreger lassen sich mikroskopisch nicht mit Sicherheit vom Mycobact. tuberculosis unterscheiden. Schwierigkeiten in der klinischen Differentialdiagnose können deshalb auch bakterioskopisch meist nicht entschieden werden, es sei denn, daß die *zigarrenbündelförmige Lagerung* der Leprabakterien in den sog. *Globi* einen gewissen Hinweis gibt. Markante Unterschiede werden erst beim Versuch der Züchtung und beim Versuch der Übertragung auf das Tier deutlich. Während Tuberkelbakterien auf geeigneten Nährböden wachsen, gibt es bis heute keine Methode, Leprabakterien mit Sicherheit zur Vermehrung zu bringen. Ebensowenig können bei Laboratoriumstieren mit Leprabakterien, abgesehen von reaktiven Erscheinungen an der Impfstelle, krankhafte Veränderungen erzeugt werden. Der strikte Beweis für die Erregerrolle des Mycobact. leprae konnte deshalb bis heute wegen der Unerfüllbarkeit der HENLE-KOCHschen Forderung nicht erbracht werden. Doch spricht sein mit großer Regelmäßigkeit in den Prozessen Lepröser nachgewiesenes Vorkommen mit an Sicherheit grenzender Wahrscheinlichkeit für seinen ursächlichen Zusammenhang mit der Lepra. Die gelegentlich auftauchenden Behauptungen über filtrierbare Erreger entbehren der sicheren Grundlage.

Eines kurzen Hinweises bedarf die *Entnahme des Untersuchungsmaterials*. Abstriche werden aus schon besprochenen Gründen aus der *Nase*, aus dem oft zahlreiche Erreger enthaltenden *Ohrläppchen* und vom Rande der verdächtigen *Hautaffektionen* gemacht. In der Nase sitzen die Mikroorganismen meist in dem vorderen unteren Teil der Scheidewand, oft in tieferen Lagen und nur einseitig. Kräftiges Reiben mit dem Tupfer erweist sich deshalb als erforderlich. Soll das Material aus dem Ohrläppchen entnommen werden, so wird sein unterer Teil zwischen Daumen und Zeigefinger der linken Hand gepreßt, mit einem Skalpell oder einer Impflanzette die Epidermis abgehoben und das austretende Sekret auf dem Objektträger ausgebreitet. Bei der Untersuchung einer Hautstelle wird ähnlich verfahren: In der zwischen Daumen und Zeigefinger oder mit der Pinzette straff gehaltenen Randpartie wird mit Skalpell oder Lanzette ein oberflächlicher Schnitt von etwa 1 cm Länge gesetzt, der möglichst nicht bluten, aber dem bakterienhaltigen Sekret den Austritt ermöglichen soll.

Die *Bekämpfung der Lepra* ist eines der problematischen Kapitel moderner Tropenhygiene. Sie darf, soll sie nicht Stückwerk bleiben, nicht privater Initiative überlassen werden, sondern muß mit allen zur Verfügung stehenden staatlichen Mitteln organisiert werden. Die stark unterschiedlichen Befallziffern in den einzelnen Ländern, die Mentalität der verschiedenen Völker und die wirtschaftliche Lage eines Landes erfordern dabei ein jeweils besonderes, der Eigenart der Verhältnisse angepaßtes Handeln. Der oberste Grundsatz, der bei der heutigen Kenntnis der Epidemiologie der Lepra die Prophylaxe bestimmen muß, die *Isolierung aller infektiösen Kranken*, läßt sich nur da durchführen, wo ihre geringe Zahl die Gründung von Lepraheimen oder Leprakolonien technisch möglich und finanziell tragbar macht. In manchen Ländern der Erde sind sie mustergültig verwirklicht. In ihnen wird angestrebt, den Kranken ihre früheren Lebensgewohnheiten zu erhalten, sie in ihren Berufen weiterarbeiten zu lassen und schließlich durch die Möglichkeit der Bestellung von Haus und Garten und durch die Haltung von Kleinvieh ihnen das schwere Los ihrer Absonderung zu erleichtern. Sogar die Eheschließung ist unter Leprösen möglich, wenn auch dadurch das Problem der Nachkommenschaft erwächst. Die Störung der Zeugungsfähigkeit stellt sich meist zu spät ein, um die Verhütung der Konzeption zu gewährleisten. Da die Säuglinge möglichst rasch nach der Geburt aus dem leprösen Milieu entfernt werden müssen und deshalb das Schicksal der Eltern und Kinder noch bedauernswerter wird, beschreiten die Japaner den klaren Weg der Sterilisation der Männer. Doch hat sich diese Lösung wegen verschiedenartiger Bedenken in anderen Ländern nicht durchgesetzt. — Wo die Zahl der Kranken in die Hunderttausende geht, ist ihre Isolierung undurchführbar, wenn man nicht daran denken will, weite Gebiete als Reservate für die Befallenen bereitzustellen, in denen sie, da die Leichtkranken arbeitsfähig sind, eigene Verwaltung und Wirtschaft aufbauen können.

Sollten die Forschungen der nächsten Jahre ergeben, daß der Lepra mit dem Absetzen der Sapotoxinschädigung der Boden entzogen werden kann, so würde der Weg der Ernährungsumstellung eine weitere erfolgreiche Waffe in der Bekämpfung dieser furchtbaren Krankheit sein.

In ihre *Heimat zurückgekehrte Lepröse* werden in Deutschland der Aufsicht der Gesundheitsämter unterstellt. Falls sie sich der ärztlichen Überwachung nicht entziehen und ihre häuslichen Verhältnisse geordnet sind, wird von einer Asylierung abgesehen. An ihre Stelle treten Vorschriften über die Unterbringung in einem besonderen Raum der Wohnung, der außer von den nächsten Angehörigen durch Fremde nicht betreten werden darf. Die Gebrauchsgegenstände Lepröser sind zu kennzeichnen und dürfen nur von ihnen selbst benutzt werden. Für laufende Desinfektion ist Sorge zu tragen. Schulen, Bäder und Friseurgeschäfte dürfen nicht besucht werden. Auch der Besuch von öffentlichen Veranstaltungen kann untersagt werden. Für die Berufsausübung gelten insofern Beschränkungen, als Tätigkeiten, die engen Kontakt mit anderen Personen erfordern, verboten sind. Die Einhaltung der Vorschriften muß monatlich einmal durch unangemeldeten Besuch des Amtsarztes kontrolliert werden. Personen, die mit Leprösen in Gemeinschaft lebten, werden von der letzten Infektionsmöglichkeit ab 5 Jahre lang in halbjährigen Abständen auf Krankheitszeichen untersucht.

Pest.

Es gibt kaum eine Krankheit, deren Name allein eine solche Fülle von Furcht und Grauen erweckt wie die *Pest*. So tief ist die Vorstellung von dieser Geißel, die jahrhundertelang in verheerenden Seuchenzügen Europa überzog, in das Gedächtnis der Menschen eingegraben, daß ihre Nennung auch heute noch, nach fast zwei Jahrhunderten ihres Ausbleibens, den Inbegriff der unabwendbaren, schicksalhaften und durch keine Maßnahme aufzuhaltenden Seuche darstellt. Wie gewaltig der Eindruck ihres Ablaufs und die Furcht vor einer neuen Welle die Menschen bewegte, ist aus manchen Sitten ersichtlich, die heute noch gepflegt werden, ohne daß ihr Ursprung mit der Pest in Zusammenhang gebracht würde. Das „Gesundheit" beim Niesen wie das bei der gleichen Gelegenheit übliche „Jesus" des Spaniers sind Bannformeln, mit denen man dem Seuchengeschehen, das unterschiedslos Jung und Alt, Männer und Frauen, Arm und Reich dahinraffte, Einhalt gebieten wollte. Aber auch mancher Fluch beschwört heute noch die Pest, sicherlich ohne daß mit ihm eine klare Vorstellung verbunden würde. Als Vorläufer der modernen Desinfektionsmittel hat das „Kölnisch Wasser" seinen Ursprung in scharfriechenden Pestessenzen, mit denen man den Ansteckungsstoff abwehren und unschädlich machen wollte.

Aber nicht alles, was im Laufe der Jahrhunderte als Pest angesehen wurde, ist das gewesen, was heute im Zeitalter der ätiologischen Infektionslehre als

Pest bezeichnet wird, *eine Krankheit der Nagetiere und Menschen, die durch ein Bacterium aus der Gruppe der Pasteurellen verursacht wird.*

Die *Heimat der Pest* wird nach Asien und Afrika verlegt, wo sie in mehreren großen Gebieten endemisch ist. Wohl der ausgedehnteste Herd liegt in *Hochasien*, in den Gebirgsketten Tibets und der Mongolei, im *Tarbagatai*, ferner in der südchinesischen Provinz *Yünnan*. Ein weiterer Herd findet sich nördlich des *Kaspischen Meeres* mit Ausläufern nach Südosten und Südwesten, doch scheint der 42. Längengrad in westlicher Richtung noch nicht überschritten zu sein. Im Süden schließen sich die Pestherde des Nahen Ostens an, mit ihrem Zentrum in *Mesopotamien* und im *Koweit*. Seit langem endemisch ist sie im *Hochland von Assir* südöstlich von Mekka. *Nördlich des Viktoriasees* liegt das Zentrum der afrikanischen Pest, die in neuerer Zeit auch am *Unterlauf des Nils* Fuß faßte. Die Vorbedingung für die Entstehung und Erhaltung dieser Endemiegebiete sind geomorphologische und klimatische Besonderheiten, die eine hohe Populationsdichte einer unkontrollierbaren *Nagerfauna*, des *Virusreservoirs* der Pest, begünstigen. Gebiete mit Steppencharakter und geringen Niederschlägen sind es, die einer starken Vermehrung dieser Pestträger Vorschub leisten. In diesen Gegenden ist die Pest eine *Tierseuche*, die unabhängig vom Menschen unter den verschiedensten Nagerarten auftritt. Murmeltiere, besonders die Tarbagane (Arctomys bobac), Zieselmäuse, Springhasen, Mäuse, Wiesel und Iltisse sind je nach den örtlichen Umständen die Virusreservoire. Begünstigt durch die Überschreitung einer gewissen Populationsdichte, entstehen bei ihnen Epizootien, denen zahlreiche Tiere zum Opfer fallen. Ein Teil von ihnen aber übersteht die Seuche oder erkrankt chronisch. In diesen überdauert die Pest die seuchenfreie Zeit; sie sind die epidemiologisch wichtigen Bindeglieder zwischen den einzelnen Ausbrüchen. Die Infektkette unter den Nagern wird hauptsächlich durch *Flöhe*, seltener, in Hungerszeiten und auf der Wanderung, durch das Auffressen der Artgenossen aufrechterhalten. Auch wo eine Nagerpopulation durch die Seuche völlig ausstirbt, können neu zuwandernde Tiere durch Ektoparasiten infiziert werden, da sich diese monatelang ohne Nahrung in den Erdhöhlen und Nestern ihrer Wirte am Leben halten können. Solche Pestepizootien können sich innerhalb weiter Gebiete abspielen, ohne daß der Mensch von ihnen Kenntnis erhält. Nur wenn Tiere in der Nähe menschlicher Siedlungen erkranken, wenn sie bei Annäherung des Menschen nicht fliehen und sich sogar greifen lassen, wird er des Ablaufs der Seuche gewahr. Die Menschen dieser Landstriche, überwiegend Pelztierjäger und Nomaden, wissen um die Gefahr, die von den kranken Tieren ausgeht.

Eine *Ausweitung* erfahren diese *Pestherde erster Ordnung* durch die in ihren Ursachen noch nicht völlig geklärten *Wanderungen der Nager*, gut studiert bei den skandinavischen Lemmingen. In manchen Jahren kommt es aus unbekannter Ursache zu ungewöhnlich starker Vermehrung, die schließlich den Tieren die Existenz in einem bestimmten Areal unmöglich macht und sie zur Wanderung zwingt. Unter ihnen finden sich chronisch Kranke, Keimträger, die den Pesterreger in bisher nicht befallene Gebiete verschleppen. Schon auf dem Marsch oder an ihrem neuen Ansiedlungsort können sie zu Infektionsquellen für ihre Artgenossen und für andere Nager werden. Dieses natürliche Überfluten der durch die faunistischen Artgrenzen gekennzeichneten Areale wird heute vielfach durch die Auswirkungen des modernen *Verkehrs* ersetzt. Große Futtermittel- und Lebensmitteltransporte auf Eisenbahnen und Schiffen gestatten das Überwechseln in Gebiete, die durch die normale Tierbewegung kaum erreicht würden. Durch beide Vorgänge, durch den natürlichen Wandertrieb und durch die Verschleppung der Nager bilden sich auch heute noch ständig

Pestherde zweiter Ordnung, die auf der ganzen Welt verteilt in den Niederungen und Delten der großen Flüsse und in den weitläufigen Küstenplätzen zu finden sind. Manche dieser Pestherde sterben nach Monaten oder Jahren wieder aus, in anderen gelingt es aber der Seuche, dauernd Fuß zu fassen, oft für lange Zeit unbemerkt, wenn nicht systematische Untersuchungen der Ratten, der fast ausschließlichen Virusreservoire dieser Gebiete, oder ein Pestfall beim Menschen die Anwesenheit des Erregers verrät. Aber noch eine weitere Seuchenbewegung ist zu verzeichnen: Die Bildung der *Pestherde dritter Ordnung* durch die gelegentliche Einschleppung infizierter Nager in Hafenstädte und moderne Großstädte.

Die gefährlichsten Infektionsquellen für den Menschen sind in den endemischen Pestgebieten die jagdbaren Nager, an ihrer Spitze die wegen ihres Felles geschätzten

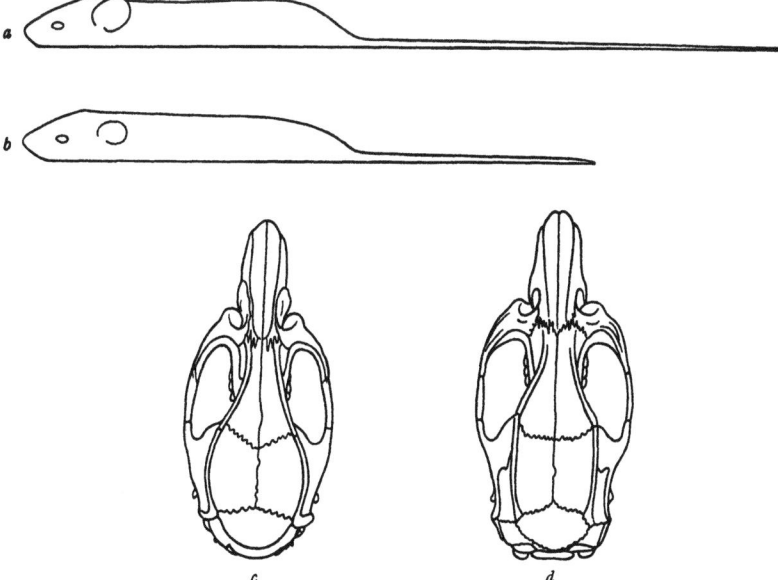

Abb. 72. Unterscheidung von Hausratte und Wanderratte. *a* und *c* Hausratte, *b* und *d* Wanderratte
(nach Schouteden).

Tarbagane. Schon beim Ergreifen der erlegten Tiere und beim Abhäuten kann die Pest erworben werden. Unscheinbare Verletzungen der Haut genügen den Erregern als Eintrittspforte. In den Pestherden zweiter Ordnung sind Ratten, in Südrußland Ziesel, in Nordamerika „ground squirrels" die Infektionsquellen, in den Pestherden dritter Ordnung Ratten. *Der Mensch wird durch Flöhe infiziert,* die von ihren an der Pest eingegangenen, erkalteten Wirten abwandern und den Menschen zu ihren Blutmahlzeiten aufsuchen.

Das epidemiologisch wichtigste Reservoir ist die *Hausratte* (Mus rattus rattus), die durch ihre Lebens- und Nistgewohnheiten den engsten Kontakt mit dem Menschen gewinnt. Weit weniger gefährlich ist die *Wanderratte* (Mus decumanus, Epimys norvegicus).

Die große, graue, an der Bauchseite unter Umständen weißliche *Hausratte* ist etwa 21 cm lang, ihr Schwanz über körperlang. Ihre Ohren überdecken, nach vorn geklappt, die Augen. Die Zahl ihrer Schwanzringe beträgt mindestens 200. Die schmutzig braune, an der Bauchseite stets weißliche Wanderratte dagegen mißt etwa 25 cm. Ihr Schwanz ist unter körperlang, ihre Ohren erreichen die Augen nur knapp. Sie haben weniger als 200 Schwanzringe. Auch an der Schädelform (s. Abb. 72) und an den Fußschwielen lassen sie sich unterscheiden.

In ihrer *Lebensweise* unterscheiden sich beide Arten stark. Die Hausratte nistet in der Nähe des Menschen, in seiner Behausung. Sie bevorzugt die oberen Stockwerke und ist nicht selten in Speichern und unter Dächern zu finden. Diese Örtlichkeiten meidet die Wanderratte. Sie hält sich in Kanälen, Abwassergräben, Kloaken und Kellerräumen auf. Diese verschiedene Lebensweise macht es verständlich, daß die Ektoparasiten der Hausratte häufiger Gelegenheit haben, auf den Menschen überzugehen als die Ektoparasiten der dem Menschen mehr entrückten Wanderratte. Hinzu kommt, daß in vielen Gegenden die stärkere Wanderratte die früher weit verbreitete Hausratte immer mehr zurückdrängt, ein epidemiologischer Faktor, der unzweifelhaft auf die Pesthäufigkeit mancher Gebiete entscheidenden Einfluß nimmt. Die ökologischen Beziehungen zwischen den beiden Arten liefern zum Teil die Erklärung dafür, daß die Pest in Europa nicht mehr wie in früheren Zeiten epidemisch auftritt. Dies wird dadurch bestätigt, daß manche an Hausratten arme Orte in den Tropen, wie Kalkutta, von der Pest weitgehend verschont bleiben. Andererseits dürfen die Fortschritte im Wohnungsbau und in der Hebung des hygienischen Niveaus der europäischen Völker in ihrer seuchenverhütenden Wirkung nicht zu gering veranschlagt werden. Die feste und übersichtliche Bauweise moderner Häuser bietet weitgehenden Schutz gegen das Eindringen der Nager und erleichtert ihre Bekämpfung bei gelegentlicher Ansiedlung. Die gegenüber früheren Zeiten zweckmäßigere und geschütztere Aufbewahrung von Nahrungsvorräten und die hygienisch einwandfreie Beseitigung von Speiseresten und Müll entzieht den Ratten Nahrung und Brutplätze.

Von den zahlreichen auf Ratten lebenden *Floharten* sind die meisten für den Menschen ungefährlich, da sie kaum auf ihn übergehen. Andere sind gelegentliche, aber nicht regelmäßige Überträger. Zu ihnen gehören der nordische oder europäische Rattenfloh Ceratophyllus (Nosopsylla) fasciatus, Xenopsylla astia und Xenopsylla brasiliensis, die beiden letztgenannten als gelegentliche Vermittler der Pest in Niederländisch-Indien und in Südamerika, und schließlich der Menschenfloh, Pulex irritans, ein Kosmopolit. *Der eigentliche Pestfloh aber ist Xenopsylla (Laemopsylla) cheopis, der tropische Rattenfloh.* Die Bezeichnungen Rattenfloh, Menschenfloh, Hundefloh, Katzenfloh usw. deuten darauf hin, daß diese Parasiten bei bestimmten Species ihren Standort haben. Doch ist die Bindung sehr verschieden stark. Von den Floharten, die kaum, auch bei längerem Hungern, zu einer Blutmahlzeit auf einem fremden Wirt zu veranlassen sind, bis zu den Flöhen, die diesen Wechsel leicht vollziehen, gibt es alle Übergänge. Diese Eigentümlichkeit ihrer Biologie gewinnt im Hinblick auf die Pest wesentliche Bedeutung. Das verhältnismäßig leichte Überwechseln von Xenopsylla cheopis von der Ratte auf den Menschen macht diesen Floh zum epidemiologisch wichtigsten Pestüberträger. Als „*Flohindex*" bezeichnet man entweder die durchschnittliche Häufigkeit aller Flöhe oder von Xenopsylla cheopis allein auf den Ratten.

Die *Verbreitungsgebiete von Xenopsylla cheopis* sind Asien, Afrika, Australien und die warmen Küstengebiete Amerikas. Auch in den nördlichen Randländern des Mittelmeerbeckens wird er angetroffen. Sein Hauptmerkmal, das er mit dem Menschenfloh teilt, ist das Fehlen der Stachelkämme (Ctenidien) am Kopf. Wie alle Flöhe hält er sich teils im Fell, teils in der nächsten Umgebung seines Wirtes auf. Männchen und Weibchen saugen am liebsten täglich Blut. Aus den Eiern, die entweder in den Nestern des Wirtes abgelegt werden oder auf diesem selbst und dann zu Boden fallen, entwickeln sich in wenigen Tagen die lichtscheuen, mit langen Borsten besetzten, fußlosen Larven, die sich von organischer Substanz ernähren. Nach dreimaliger Häutung verpuppen sie sich in einem Kokon, aus dem sie nach frühestens 7—10 Tagen, hervorgelockt durch Erschütterungen bei der Annäherung des Wirtes, ausschlüpfen. Die Dauer der Entwicklung ist von Temperatur und Feuchtigkeit abhängig.

Die *Übertragung der Pestbakterien* unter den Nagern oder von den Nagern auf den Menschen kommt so zustande, daß die beim Saugen mit dem Blut aufgenommenen Erreger in den Vormagen und Magen gelangen. Unter bestimmten Vorbedingungen, nämlich bei hoher Feuchtigkeit und mäßiger Temperatur, vermehren sie sich stark im Vormagen und *blockieren* ihn schließlich. Der hungrige Floh ist dann nicht imstande, bei erneutem *Saugen* Blut in seinen Magen aufzunehmen. Er regurgitiert die im Vormagen befindlichen, mit Pestbakterien vermengten Blutreste und infiziert auf diese Weise seinen Wirt. Außerdem ist nicht ausgeschlossen, daß die in dem beim Blutsaugen eifrig abgesetzten *Kot* enthaltenen Bakterien durch Kratzen und Scheuern in die Haut eingerieben werden, eine Infektionsart, deren prinzipielle Möglichkeit bei Versuchstieren erwiesen ist.

Die Verknüpfung der Überträgerfunktion mit klimatischen Faktoren bringt es mit sich, daß die *Pest ihren jahreszeitlichen Gipfel in der Zeit hat, in der hohe Feuchtigkeit herrscht.* Sobald diese bei einem Witterungswechsel sinkt, fällt auch meist die Morbiditätskurve rasch ab. Daß in Trockengebieten die Pest kaum epidemischen Charakter annimmt, ist auf die gleiche Ursache zurückzuführen. Die Morbiditätsgipfel liegen deshalb in den einzelnen Ländern in verschiedenen Monaten.

Immer geht einem gehäuften Auftreten von Menschenpest ein Rattensterben voraus. Die Flöhe verlieren ihre Blutspender und werden, falls sie nicht auf andere Nager treffen, durch den Hunger gezwungen, den Menschen anzugehen. Doch ist diese Möglichkeit nicht immer unmittelbar gegeben. Ob sie eine längere Wartezeit überleben oder infolge der Ungunst trockener Luft vorzeitig eingehen, hängt ebenfalls von den klimatischen Bedingungen ab. Auch dieser Umstand macht die feuchten Monate zu bevorzugten Pestzeiten. Hinzu kommt noch, daß Temperaturen über 27° C sich auf die Entwicklung der Eier schädlich auswirken. In der Zeit der größten Hitze ist deshalb die Vermehrung der Flöhe stark eingeschränkt.

Wenige Tage nach dem infizierenden Stich treten die ersten *Krankheitserscheinungen* auf. In weitaus der Mehrzahl der Fälle entsteht die *Beulen- oder Bubonenpest*, bei der die der Eintrittspforte zunächst liegenden Lymphdrüsen — meist die der Leistenbeuge — unter Schmerzen anschwellen. Das periglanduläre Gewebe ist hämorrhagisch-ödematös und fühlt sich teigig an. Zu Beginn der Drüsenvergrößerung steigt die Temperatur an, oft unter Schüttelfrösten. Starke Kopfschmerzen und Gliederschmerzen, verbunden mit Schwindel und Erbrechen, stellen sich ein. Im Laufe der ersten Woche sterben die meisten Patienten an der durch die Bakterienendotoxine verursachten Herzschwäche. — Nur selten brechen die Erreger in die Blutbahn ein, es kommt zur *Pestsepsis*. Während die Beulenpest nach Rückgang der Drüsenschwellung oder nach dem Durchbruch der Einschmelzung nach außen in Heilung übergehen kann, führt die Pestsepsis mit Sicherheit zum Tode. Ebenfalls selten entsteht die *primäre Hautpest*, ein Krankheitsbild, das bei der Pest des Mittelalters vorherrschend gewesen sein muß. Die Bezeichnung „schwarzer Tod", die bei den riesigen, etwa 25 Millionen Opfer fordernden Epidemien der Jahre 1347—1350 geprägt wurde, deutet auf flächenhafte, sich dunkel verfärbende Hautblutungen hin. Pusteln, Bläschen und Furunkel vervollständigen das Bild der Hautpest, die gelegentlich auch in der Umgebung befallener Lymphknoten sekundär auftritt. Auch sie kann in Pestsepsis übergehen.

Mit einer *Übertragung der Pest von Mensch zu Mensch* ist bei diesen Krankheitsbildern seltener zu rechnen. Bei der Bubonenpest finden sich nur wenige Erreger im Blut, so daß die Gefahr einer Flohinfektion und damit der Weitergabe der Erreger gering ist. Bei der Pestsepsis sind sie zwar im Blut zu finden, doch spielt auch sie, nicht zuletzt wegen ihrer Seltenheit, erfahrungsgemäß eine untergeordnete epidemiologische Rolle. In diesen Fällen endet also die Infektkette beim Menschen blind. Anders ist es jedoch, wenn im Anschluß an eine Pestsepsis oder eine Bubonenpest sich *sekundär* das Bild der *Pestpneumonie* entwickelt. Dann finden sich die Erreger, oft in ungeheuren Mengen, im blutig-serösen Sputum und werden ausgehustet. *Diese Kranken können zum Ausgangspunkt einer primären Lungenpestepidemie werden*, die sich unter günstigen Bedingungen mit der der *Tröpfcheninfektion* eigenen Schnelligkeit innerhalb einer Bevölkerung ausbreitet. Enge, ärmliche Lebensverhältnisse leisten solchen Epidemien Vorschub, die bevorzugt im Winter beobachtet werden, wenn die Kälte die Menschen näher zusammenrücken läßt. Lungenpestepidemien können riesige Ausmaße annehmen. Allein im Winter 1910/11 starben in der Mandschurei etwa 60 000 Personen. *Staubinfektionen* durch verstreutes Sputum sind dagegen selten, da die Pestbakterien das Austrocknen nur kurze Zeit überdauern.

Durch die Möglichkeit der Tröpfcheninfektion erweitern sich die Infektketten in einer für den Menschen besonders gefährlichen Weise. An die heterogen-heteronomen Infektketten, die Nager mit Nager und Nager mit Mensch durch die Vermittlung des Flohs verbinden, schließen sich die homogen-homonomen Übertragungen von Mensch zu Mensch an. Durch die Tröpfcheninfektion kann aber die Pest auch wieder auf Nager übergehen oder auf Haustiere, Pferde, Rinder, Schafe und Ziegen, und schließlich auf Vögel, die alle ihrerseits wieder zur Infektionsquelle für weitere Tiere und für den Menschen werden können. Diese Vielfalt der epidemiologischen Verknüpfungen (s. Schema 5) macht es verständlich, daß bei den großen Pestepidemien des Mittelalters ein Entrinnen fast unmöglich war, denn die Infektion konnte überall erworben werden, beim Menschen, bei den verschiedensten Tieren und ihren Parasiten. Die Epidemiologie der Pest kann deshalb auch von Ausbruch zu Ausbruch neue Abwandlungen erfahren, die ihre Ursache in der Biologie der Virusreservoire und Überträger, in den Lebensgewohnheiten und dem Kulturniveau der Menschen und schließlich in geomorphologischen und klimatischen Bedingungen haben. Daher hat jedes Land durch seine Eigenarten seine besondere *Pestformel*, seine Eigengesetzlichkeit des Seuchenverlaufs. Ihre Kenntnis ist für die *Bekämpfung* wichtig.

Schema 5. *Infektketten der Pest.*

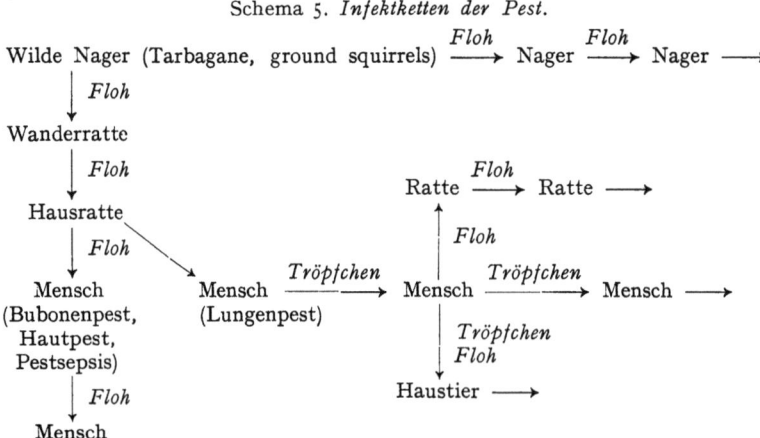

Sie beginnt mit der exakten *bakteriologischen Diagnose* beim Menschen, dessen Erkrankung oft der erste Indicator für eine unter den Ratten eines Bezirkes ausgebrochene Epizootie ist, oder bei verendeten Nagern selbst. Die *Pestbakterien* (Pasteurella pestis) sind kurze, ovoide, gramnegative, unbewegliche Stäbchen, die in typischen Präparaten durch Retraktion des Plasmas sich an den Polen stärker färben (s. Abb. 73). Diese Eigenschaft der *Polfärbung* teilen sie mit ihren Verwandten aus der Pasteurellagruppe, dem Erreger der hämorrhagischen Septicämie (Pasteurella multocida) und dem Pseudotuberkulosebacterium (Pasteurella pseudotuberculosis).

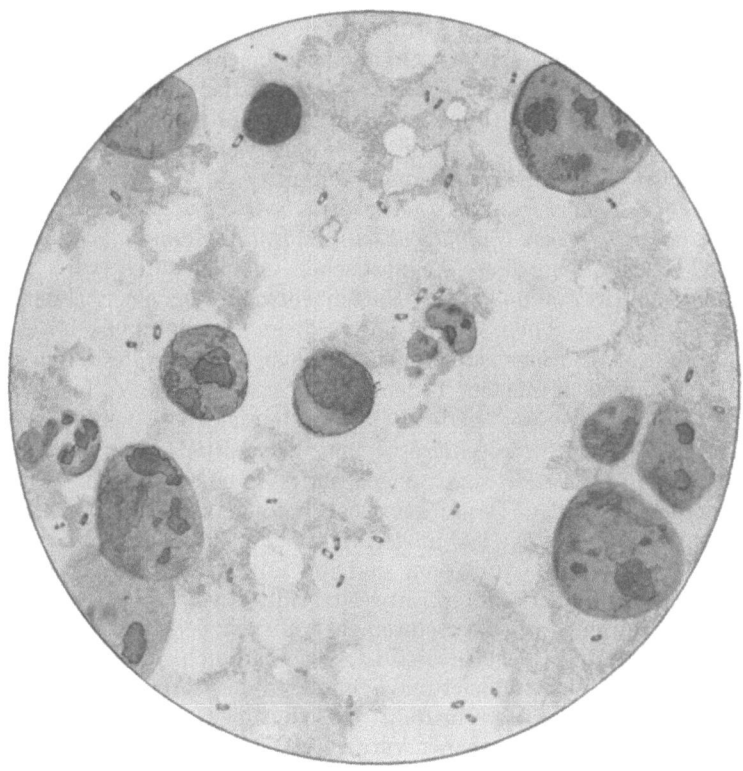

Abb. 73. Pestbakterien. Polfärbung.

Ein nicht unwesentliches morphologisches Merkmal ist ihre Neigung, *Involutionsformen* zu bilden, besonders, wenn die Kulturen auf 3% Kochsalz enthaltenden Nährböden gezüchtet werden.

Je nach dem klinischen Bild wird beim Lebenden das *Punktat* aus *vergrößerten Drüsen* oder *Blut*, Inhalt der *Bläschen und Furunkel* und schließlich *Sputum* untersucht. Von der Leiche kann durch Punktion von *Milz* und *Leber*, bei der Sektion auch von anderen Organen Untersuchungsmaterial gewonnen werden. Bei Ratten werden Milz, Leber und Blut bakteriologisch verarbeitet. Sehr oft finden sich schon im *mikroskopischen Präparat* die typischen, durch die Polfärbung fast diplokokkenähnlich erscheinenden Kurzstäbchen. Ihr Nachweis beim Menschen spricht mit großer Sicherheit für Pest, bei Nagern ist er nur ein Hinweis auf die Notwendigkeit der weiteren gründlichen Untersuchung, da andere Pasteurellen ähnliche mikroskopische Bilder liefern. Die Kulturen werden bei 30° C, der optimalen Temperatur für Pestbakterien, bebrütet. Vielleicht deutet dieses von dem der übrigen pathogenen Bakterien abweichende Verhalten auf eine Anpassung an winterschlafhaltende Nager hin. Auf den üblichen *Nährböden* wachsen die Pestbakterien in zwei verschiedenen Kolonieformen, in zarten, grauen Kolonien mit unregelmäßigem Rand und in größeren gelblichen Kolonien mit fein gezacktem Saum, doch muß die Diagnose serologisch durch die GRUBER*sche Reaktion* und durch den *Tierversuch* bestätigt werden. Hierzu werden die verdächtigen Bakterien *Meerschweinchen* in die rasierte Bauchhaut eingerieben. Handelt es sich um Pesterreger, so sterben sie innerhalb einer Woche. Bei der Sektion finden sich vergrößerte, hämorrhagische Lymphdrüsen und reichlich Erreger enthaltende, grauweiße Knötchen in Milz, Leber und Lunge. Die percutane Impfung des Meerschweinchens ist wertvoll, wenn nicht Reinkulturen, sondern Organe von Leichen oder von Tierkadavern untersucht werden sollen, in denen Bakterien aus der Proteus- und Coligruppe überwiegen, die die Pestkulturen zu überwuchern drohen. Für sie wirkt die Bauchhaut als undurchdringliches Filter. *Ratten* werden durch Stich mit einer infizierten Nadel an der Schwanzwurzel geimpft.

Die Wichtigkeit einer exakten bakteriologischen Diagnose erhellt daraus, daß ihr Ausfall schwerwiegende sanitätspolizeiliche Entscheidungen notwendig macht. Erst nach Erschöpfung aller diagnostischen Möglichkeiten wird man sich bei verdächtigen Erkrankungen von Ratten entschließen, einen Hafenplatz als pestverseucht zu bezeichnen, da die notwendigen Beschränkungen des Warenverkehrs und die Sanierungsmaßnahmen, denen sich die von Pesthäfen kommenden Schiffe unterziehen müssen, bedeutende wirtschaftliche Verluste nach sich ziehen. Andererseits verlangt jeder Fall von Menschenpest rasches und zweckmäßiges Handeln. Jeder *Pestverdächtige* und jeder *Pestkranke* muß der Gesundheitsbehörde sofort *gemeldet* und ungezieferfrei *isoliert* werden. Für exakte Einhaltung der laufenden Desinfektion ist besonders bei der pneumonischen Form Sorge zu tragen. Die Schlußdesinfektion ist als Raumentseuchung mit Formalin durchzuführen. Außerdem sind die Räume, in denen sich Patienten aufhielten, mit einem anerkannten Entwesungsmittel von Ungeziefer zu befreien. In Pesträumen ausgesetzte Meerschweinchen dienen gegebenenfalls als „Flohfallen". Für Ärzte und Pflegepersonal ist, wenn Tröpfcheninfektion möglich ist, ein dicht gewebter Gesichtsschleier und Schutzkleidung vorgeschrieben. Für Pestleichen gelten besondere Vorschriften. Überführungen sind sowohl im innerdeutschen als im zwischenstaatlichen Verkehr erst 1 Jahr nach dem Tode zulässig. Personen, die mit Pestkranken in Berührung kamen, sind 6 Tage lang ansteckungsverdächtig und müssen ärztlich beobachtet werden. — Mit der Verhütung der Weiterverbreitung darf sich aber die Aufgabe des Hygienikers nicht erschöpfen. Vielmehr *muß der Seuche aktiv entgegengetreten werden.* Dazu gehört zunächst bei jedem Krankheitsfall das Aufdecken und Unschädlichmachen der Infektionsquelle, die ein Mensch oder die Rattenbevölkerung eines Ortes sein kann. Wieweit die Anwendung von DDT in der Pestbekämpfung Gutes zu leisten vermag, müssen größere Erfahrungen lehren. Bei Versuchen in Amerika drückte die einmalige Verstäubung von 10%igem DDT-Puder in die Schlupfwinkel der Ratten den Cheopisindex von 27,5 in 1—2 Wochen auf 0,2 herab. Erst im Verlauf von 4 Monaten stieg er langsam auf 2,3 an. Günstige Ergebnisse wurden in Texas auch bei der Bekämpfung des durch Flöhe übertragenen murinen Fleckfiebers gesehen.

Falsch wäre es, in pestgefährdeten Orten, in Hafenplätzen und Großstädten, in seuchenfreier Zeit den Dingen ihren Lauf zu lassen, bis ein allgemeines Rattensterben oder ein Pestfall beim Menschen anzeigt, daß die Seuche bereits Fuß fassen konnte. Sobald dies geschehen ist, läßt sie sich nur schwer oder überhaupt nicht mehr ausrotten. Dies lehrt seit der Intensivierung des Schiffsverkehrs die Bildung endemischer Pestherde in der ganzen Welt und die Verschleppung der Pest nach dem nordamerikanischen Kontinent. Der Ausweitung des primären kalifornischen Herdes konnten auch die Rocky Mountains keine Grenze setzen. Im Laufe von wenigen Jahrzehnten überstieg die Nagetierpest („silvatic plague") diesen natürlichen Schutzwall und drang nach Osten in die großen Ebenen vor, aus denen sie wohl nicht mehr zu vertreiben ist. Sogar in Binnenstädten von pestfreien Kontinenten kann, wie das Beispiel von Paris 1919 zeigt, die Pest unter den Nagern Fuß fassen und auch gelegentlich auf den Menschen übergreifen, nicht zuletzt deshalb, weil der sonst nur in tropischen Gegenden lebensfähige Pestfloh in zentralgeheizten Häuserblocks adäquate Lebensbedingungen findet. Die Pestherde erster Ordnung, die großen Endemiegebiete Asiens und Afrikas, können in absehbarer Zeit nicht pestfrei gemacht werden. Und auch die Pestherde zweiter Ordnung lassen sich nur unter Kontrolle halten. Der von ihnen ausgehenden *Verschleppung mit dem Schiffsverkehr* kann jedoch gesteuert werden. Diesem Ziel dienen Vorsichtsmaßregeln, die verhindern sollen, daß Ratten auf Schiffe und von den Schiffen an Land gelangen. Runde Scheiben an den Haltetauen sollen das Hinüberwechseln der gewandten Kletterer verhindern, doch wird es sich nie vermeiden lassen, daß sie mit der Ladung eingeschleppt werden. *Entrattungen* bannen deshalb die von ihnen ausgehende Gefahr und vermindern zugleich die durch die gefräßigen Nager angerichteten wirtschaftlichen Schäden. Schiffe, die aus einem pestverseuchten Hafen kommen, werden an ihrem Bestimmungsort systematisch nach Ratten durchsucht. In den letzten 40 Jahren konnten auf diese Weise in Hamburg über 600 Pestratten gefunden und unschädlich gemacht werden. Aber auch ohne unmittelbar drohende Gefahr müssen die Ratten mit allen Mitteln bekämpft und ihr Bestand möglichst niedrig gehalten werden. Besondere Sorgfalt ist darauf zu verwenden, daß sie nicht in die Häuser und damit in die Nähe der Menschen gelangen. Die *neuzeitliche Bauweise* in den Städten verhindert dies zwar bis zu einem gewissen Grade, doch bieten offene Fenster und ungeschützte Kanaleinmündungen noch genügend Gelegenheit zur Einwanderung. *Verdrahtungen und Siebe* können dies unterbinden. *Lebensmittel* sind, auch im Hinblick auf die Verhütung der Leptospirosen, rattensicher zu verwahren. *Speiseabfälle* dürfen unter keinen Umständen achtlos weggeworfen werden, da sie die Nager anlocken. Außerdem fördert die leichte Befriedigung des Nahrungsbedürfnisses ihre rasche Vermehrung. Schwieriger ist die *Sanierung von ländlichen Bezirken*, wo die oft unübersichtliche Anlage der Gebäude genügend Schlupfwinkel bietet und durch die Haltung von Kleintieren und Vieh reichlich Futter vorhanden ist. In tropischen Gebieten sind durch geeignete Konstruktion der Häuser und strenge Wohnungsaufsicht den Ratten die Nistmöglichkeiten zu nehmen. Bambusrohre, beliebte Schlupfwinkel dieser Tiere, dürfen nur gespalten als Baumaterial verwendet werden. Eine vollständige Rattenvernichtung ist auch deshalb kaum möglich, weil immer ein Teil sich den Bekämpfungsmaßnahmen zu entziehen weiß und entvölkerte Bezirke rasch Nachschub von außen erhalten. Dies bedeutet für die Praxis, daß die *Rattenbekämpfung regelmäßig und in bestimmten Abständen* durchgeführt werden muß. Die Monate März und April erweisen sich deshalb als günstig, weil die Tiere in der Hauptbrunstzeit anscheinend ihre sonstige Vorsicht aufgeben und die Köder leichter annehmen. Außerdem werden zum Teil schon trächtige Tiere miterfaßt. Einen zweiten Termin kann man, falls erforderlich, in den Herbst legen. Wichtig für den Erfolg der Entrattung ist ihre Durchführung in möglichst kurzer Zeit, d. h. im Laufe von

1 Woche, höchstens von 2 Wochen auf einem möglichst großen Areal. Dadurch wird das Abwandern und spätere Zuwandern der Tiere verhindert. Da sie wählerisch sind, müssen die Köder aus einwandfreien Nahrungsmitteln bestehen, frisch und sorgfältig zubereitet sein. Als *Gifte* werden Meerzwiebelpräparate, Harnstoffpräparate, Thallium (Zelio), Phosphor, Barium, Arsen und Strichnin verwendet. Mit den Giften imprägnierte Getreidekörner müssen zur Unfallverhütung rot gefärbt und die Packungen mit warnenden Aufschriften versehen sein. *Bakterienkulturen* aus der Salmonellagruppe, die, wie die Ratinstämme (s. S. 482), wegen ihrer hohen Pathogenität für Ratten wirksame Vertilgungsmittel sind, dürfen seit dem Jahre 1936 in Deutschland nicht mehr ausgelegt werden, da sie, durch Ratten auf Lebensmittel verschleppt, auch dem Menschen gefährlich werden. Die *Haltung von Hunden und Katzen* reduziert einen Rattenbestand kaum. Die Entrattung durch *Giftgas* ist auf besondere Objekte beschränkt und an geschultes Personal gebunden (s. S. 678). Am meisten wird sie angewandt bei Schiffen als *Blausäuredurchgasung*. Meist mit Zyklon B durchgeführt, tötet sie alle Nager und ihre Flöhe. Schiffsladungen werden nicht geschädigt. Sie ist aber für den Menschen äußerst giftig. Unglücksfälle kommen deshalb gelegentlich immer wieder vor. *Generatorgas* mit seinem hohen Gehalt an CO_2 tötet die Ratten, aber nicht ihre Flöhe. Die Schiffsladung verdirbt ebenfalls nicht. Nur bei unempfindlichem Ladungsgut kann *Schwefeldioxyd*, SO_2, verwendet werden. Es vernichtet Ratten und Flöhe.

Eine spezifische Prophylaxe ist bei der Pest durch *aktive Immunisierung* möglich. Abgetötete Pestbakterien entfalten aber nur geringe immunisatorische Wirkung. Aus diesem Grunde werden Lebendvaccinen mit natürlich abgeschwächten Stämmen, wie sie gelegentlich bei Ratten gefunden werden, bevorzugt. Auf Java und Madagaskar haben sie sich gut bewährt. Die erzielte Immunität ist aber, ähnlich wie beim Typhusimpfstoff, nicht absolut. Besteht unmittelbare Gefährdung, so tritt durch die *Serumprophylaxe* ein augenblicklicher Schutz ein. Bei Krankenpflegepersonal, Ärzten, Desinfektoren, Angehörigen von Pestkranken und anderen Personen, die der Ansteckung ausgesetzt sind, ist dieses Verfahren empfehlenswert. Bei Andauern der Gefahr kann es durch die aktive Immunisierung ergänzt werden.

Tularämie.

In Mitteleuropa wird die *Tularämie*, eine epidemiologisch und klinisch der Pest verwandte Krankheit, in einigen Herden in Niederösterreich, in Südmähren und in der Westslowakei, neuerdings auch in Deutschland angetroffen. Größere Verbreitungsgebiete finden sich in Italien, in Griechenland und in der europäischen und asiatischen Türkei (Thrazien, Vansee). Auch in Norwegen und Schweden ist sie nicht selten. Stark befallen ist Südrußland, wo sie schon seit langer Zeit bekannt ist, und schließlich Japan und die Vereinigten Staaten. Nach dem kalifornischen Distrikt Tulare, wo sie 1912 als pestähnliche Krankheit unter den Erdhörnchen gehäuft beobachtet wurde, erhielt sie ihren Namen.

Die *Epidemiologie* der Tularämie zeigt in den verschiedenen endemischen Herden mannigfache Unterschiede. Überall aber ist sie eine Seuche, die primär bei Nagetieren auftritt und nur unter besonderen Bedingungen auf den Menschen übergeht. Eine Infektkettenbildung von Mensch zu Mensch kommt im allgemeinen nicht zustande. Sie gleicht damit einer Reihe von Zoonosen, die, wie die Pest, die Brucellosen oder manche Salmonellosen, von Tier zu Tier übertragen werden, deren Infektketten deshalb der Einschaltung des Menschen zu ihrer Aufrechterhaltung nicht bedürfen.

Wegen der Verwurzelung der Tularämie in der Tierwelt sind ihren *Endemie-gebieten* Grenzen gezogen. Sie beschränken sich im wesentlichen auf Gegenden mit Steppencharakter und geringen jährlichen Niederschlagsmengen, wie sie einer Vermehrung der Nager Vorschub leisten. Große Gebiete Osteuropas entsprechen diesen Bedingungen, während Mittel- und Westeuropa geomorphologisch und klimatisch weniger günstig sind.

Die Zusammenhänge zwischen geomorphologischer Situation, Klima und Nager-häufigkeit bestimmen auch die Epidemiologie der menschlichen Erkrankungen. Einzelinfektionen können überall vorkommen, wo tierische Virusreservoire vor-handen sind und betreffen vorwiegend Jäger. In epidemischer Häufung scheint die Tularämie nur dann auf den Menschen überzugehen, wenn die Na-gerpopulation eine bestimmte Dichte erreicht und dadurch Seuchen größeren Ausmaßes unter ihnen entstehen. Denn bei dem geringen Kontakt zwischen Nager und Mensch bedarf es zahlreicher Infektionsgelegenheiten, um einen epidemischen Ausbruch beim Menschen zu realisieren.

Unter den Tieren sind Kaninchen und Feldhasen, Ziesel, Erdhörnchen, Mäuse und Lemminge und nicht zuletzt Wasserratten die hauptsächlichsten *Virusreservoire.* Sie erkranken zum Teil tödlich, immer aber übersteht ein Teil der Tiere die Krankheit und bildet das Bindeglied zwischen den einzelnen Aus-brüchen. Von Nager zu Nager weiterverbreitet wird die Tularämie vorwiegend durch Ektoparasiten, ohne daß eine bestimmte Art als typischer Überträger namhaft gemacht werden könnte. Fliegen, Stechmücken und Bremsen, Läuse und Flöhe, Wanzen, Milben und Zecken können während langer Zeit das Bac-terium tularense beherbergen und die Infektion vermitteln. Der enge Kontakt unter den Nagern und das Fressen der toten Artgenossen sind weitere Möglich-keiten der Infektkettenbildung. Außer den Nagern lassen sich auch andere Säugetiere natürlich infizieren. In Epidemiezeiten kommt es gelegentlich zu Katzensterben, die wahrscheinlich im Verzehren der bakterienhaltigen Beute-tiere ihren Ursprung haben. Auch der Übergang der Krankheit auf Schafe wurde beobachtet. Der Kreis der uns bekannten Virusreservoire erweiterte sich noch mehr, als auch Kaltblüter — Schildkröten und Frösche, die sich an den Aus-scheidungen der Nager infizieren — als Träger der Erreger festgestellt wurden.

Nicht alle Virusreservoire sind für das Zustandekommen menschlicher Erkran-kungen gleich wichtig. Von der Tularämie der *Haustiere* wird angenommen, daß sie, wie die menschliche Tularämie, nur ein blinder Ausläufer der Infekt-kette sei und als Infektionsquelle für den Menschen untergeordnete Be-deutung habe. Dagegen ist das Vorkommen des Bact. tularense bei *Kalt-blütern*, so bei der griechischen Landschildkröte und bei Fröschen, auch für die Pathogenese menschlicher Erkrankungen von Bedeutung. Mit den bakterien-haltigen Ausscheidungen dieser Tiere werden die Gewässer verunreinigt, in denen der Mensch beim Baden und Waschen sich die Infektion durch die Haut und die Schleimhäute zuzieht oder in denen Nagetiere die Keime aufnehmen. Das Hauptvirusreservoir für den Menschen sind *Nager*, wenn auch die Art der Ansteckung verschieden sein kann. In Amerika überwiegen die Fälle, bei denen die Infektion durch das Abhäuten und Zerlegen von Wildkaninchen und anderen Tieren erworben wird. Auch der Genuß ungenügend erhitzten Fleisches kann gefährlich sein. Anders dagegen in Ost-Europa. Hier muß unterschieden werden zwischen den Sommer- und Winterepidemien, deren Epidemiologie verschieden ist. *Die Sommertularämie beruht in erster Linie auf Wasserinfektionen.* Sie entstehen durch Verunreinigungen der Flüsse und Seen mit den Kadavern verendeter und mit den Ausscheidungen erkrankter Tiere, unter denen die Wasserratten die wichtigsten sind. Die Menschen infizieren sich beim Trinken

und Baden, beim Wäschewaschen oder beim Waten im Wasser. Den Beweis
für diesen Infektionsmodus liefert die Tatsache, daß in vielen Fällen die nachweisbare Eintrittspforte der Erreger, der Primäraffekt, an den unteren Extremitäten liegt, die häufig in enge und lang dauernde Berührung mit dem Wasser
kommen. Außerdem sind im Wasser die Bakterien oft so zahlreich vorhanden,
daß sie sich im Tierversuch nachweisen lassen.

Im Winter treten die durch Staub übertragenen Fälle in den Vordergrund.
Dementsprechend findet man die Eintrittspforte nur selten an der Haut. Es
überwiegen die pulmonalen und intestinalen Formen. Dieser jahreszeitliche
Wechsel in der Epidemiologie der Tularämie ist dadurch begründet, daß im
Winter die Berührung mit Wasser aus naheliegenden Gründen stark eingeschränkt
wird und deshalb die Wasserinfektion nur noch ausnahmsweise möglich ist.
Mit dem Beginn der kalten Jahreszeit jedoch ziehen sich viele Nager, voran die
Feldmaus, ein wichtiges Virusreservoir in Südrußland, in die Nähe menschlicher
Behausungen zurück. In Scheunen, Speichern und Getreidehaufen kommt es
unter ihnen durch die hohe Populationsdichte vielfach zu Tularämieausbrüchen,
die genügend Infektionsstoff liefern, um den Menschen mit dem beim Dreschen
entstehenden Staub pulmonal oder durch die Aufnahme der mit Staub infizierten
Nahrungsmittel intestinal zu infizieren. Daß bei den Winterepidemien auch die
Beschmutzung der Nahrungsmittel und des Trinkwassers durch die Ausscheidungen der Mäuse Erkrankungen verursachen kann, bedarf kaum der Erwähnung.

Gegenüber diesen Infektketten tritt die Rolle von *Insekten als Krankheits-
vermittler* zwischen Tier und Mensch wesentlich zurück. Doch ist ihre Bedeutung
in den verschiedenen Endemiegebieten und auch zu verschiedenen Jahreszeiten
wechselnd. In Amerika kommen im Frühjahr viele Infektionen durch Zecken
(Dermacentor andersoni u. a.) zur Beobachtung. Ihre Stiche und das Einreiben
zerdrückter Tiere oder ihrer Exkremente in Kratzeffekte oder in die unverletzte
Schleimhaut können die Krankheit hervorrufen. Im Sommer sind Stechinsekten
(Chrysops discalis) die hauptsächlichsten Überträger (s. Schema 6).

Schema 6. Infektketten der Tularämie.

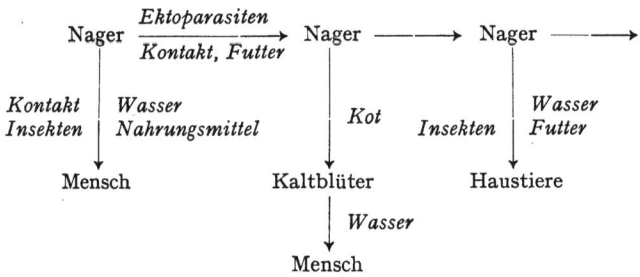

Der *Krankheitsverlauf* beim Menschen ist mannigfaltig und richtet sich nach
der Eintrittspforte der Erreger. Dadurch entsteht eine gewisse Abhängigkeit
des klinischen Bildes von den epidemiologischen Verhältnissen. An der
Stelle des Eindringens der Keime in den menschlichen Organismus bildet
sich der tularämische Primäraffekt, der als äußerer Primäraffekt entweder im
Bereich der Haut (ulceroglanduläre Form), der sichtbaren Schleimhäute, vorwiegend der Augen (oculoglanduläre Form), oder als innerer Primäraffekt in
der Lunge oder im Darm (typhöse Form) liegt. Mit seiner die Regel darstellenden
Ausheilung erlischt die Krankheit. Nur selten entsteht die lympho-hämatogene
Generalisationsform, die bei ungünstiger Prognose häufig zum Tode führt. Bei
der glandulären Form schließlich bilden sich trotz Schwellung und teilweiser

Vereiterung der Lymphknoten keine Ulcerationen der Häute oder Schleimhäute aus. Das Überstehen der Krankheit führt zu *dauernder Immunität*.

Eine chemotherapeutische *Behandlung* ist nicht bekannt, doch entfaltet Streptomycin ausgezeichnete Wirkung und bringt die Krankheit in wenigen Tagen zur Ausheilung. Schutzimpfungsversuche mit abgetöteten Erregern verliefen bis jetzt erfolglos.

Die *Diagnose* der Tularämie ist nicht schwierig, wenn das Wissen um das Vorkommen dieser Krankheit bei den Nagetieren auf die richtige Spur leitet. Aber auch dort, wo sie zu den seltenen Vorkommnissen gehört oder nur gelegentlich eingeschleppt wird, ist sie einfach zu diagnostizieren, wenn eine sorgfältige *epidemiologische Anamnese* enge Beziehungen zu Nagetieren ergibt. Denkt man an die Möglichkeit einer Tularämie, so stehen kulturelle und serologische Methoden, sowie eine Intracutanprobe zur Sicherung der Diagnose zur Verfügung.

Der *Erreger* (Bact. tularense, Pasteurella tularensis) ist ein kleines, aerob wachsendes, unbewegliches, gramnegatives Stäbchen, das in jungen Kulturen teilweise, in älteren Kulturen ausschließlich Kokkenform annimmt. Seine Ansprüche an künstliche Nährböden sind hoch. Bei der Erstzüchtung wächst es im allgemeinen auf den üblichen Medien nicht. Es erweist sich als notwendig, Patientenblut vor Ablauf der 2. Krankheitswoche, Lymphdrüsenpunktat oder Material vom Primäraffekt vor Ablauf von 4 Wochen zunächst auf Meerschweinchen, Mäuse oder Kaninchen intraperitoneal oder subcutan zu verimpfen. Nach Einschaltung der Tierpassage gelingt die Züchtung. Blut und Organstücke der bei positivem Ausfall des Versuchs innerhalb von 1—2 Wochen an einem pestähnlichen Krankheitsbild zugrunde gehenden Tiere werden auf den Blut-Traubenzucker-Cystin-Agar nach FRANCIS oder auf einen Nährboden aus koaguliertem Eigelb überimpft, auf denen die Keime zunächst stark verzögert — innerhalb einer Woche, unter Umständen nach 2—3 Wochen — wachsen. Erst bei mehrmaliger Überimpfung stellt sich, ähnlich wie bei den Brucellen, das Wachstum schon nach 1—2 Tagen ein.

Die hohe Infektiosität des Erregers für den Menschen und seine Fähigkeit, durch die Haut und Schleimhäute einzudringen, machen besondere *Vorsichtsmaßregeln bei den bakteriologischen Untersuchungen* notwendig. Wie beim Arbeiten mit dem Erreger der WEILschen Krankheit müssen Gummihandschuhe und Schutzbrille und außerdem eine Gesichtsmaske getragen werden.

Nach Ablauf der 1. Woche kann mit dem Patientenserum die WIDALsche *Reaktion* angestellt werden. Schon ein Titer von 1:20 ist beweisend. In der 3. Krankheitswoche ist sie bei etwa 90% der Patienten positiv und erreicht ihre höchsten Werte zwischen der 4. und 7. Woche. Die Titer klingen nur langsam ab und können durch unspezifische Reize noch lange nach der Rekonvaleszenz wieder ansteigen. In Endemiegebieten, wo außerdem unterschwellige, aber zu serologischen Reaktionen führende Infektionen häufig sind, dürfen deshalb positive Agglutinationsergebnisse nur unter kritischer Würdigung des Krankheitsbildes gewertet werden. Wegen der serologischen Verwandtschaft des Bact. tularense mit den Brucellen empfiehlt es sich, einen Abortus-BANG-Stamm und einen Melitensisstamm zur Kontrolle in die WIDALsche Reaktion mit einzubeziehen. Gestatten die erzielten Titer keine eindeutige serologische Diagnose, so muß nach entsprechender Absättigung der übergreifenden Agglutinine die Reaktion wiederholt werden. *Komplementbindende Antikörper* sind ebenfalls etwa von der 2. Woche an im Serum nachzuweisen. Die *Intracutanprobe* mit einer formalinisierten Aufschwemmung von abgetöteten Tularämiebakterien (Tularämin) stimmt mit der Serumagglutination ziemlich überein, wird aber etwas früher positiv. Die Reaktion erreicht nach Injektion von 0,1 cm³ Antigen nach etwa 36—48 h ihren Höhepunkt. In einem gelblich getönten Hof bildet sich ein Bläschen von 0,5—1,0 cm Durchmesser. Aus ihm entsteht eine entweder unter Borkenbildung oder unter Abstoßung der nekrotischen Teile innerhalb einer Woche abheilende Pustel.

Die *Bekämpfung* der Tularämie steht vor einer schwierigen Aufgabe, da die Dichte der wildlebenden Nager kaum beeinflußt werden kann. Nur die in Häusern lebenden Tiere lassen sich wirksam bekämpfen, ohne daß es allerdings gelingt, neuerliches Einwandern zu verhindern. Jedoch können strenges Vermeiden jeden Kontaktes mit Nagern, größte Vorsicht beim Abhäuten der Tiere und beim Zurichten der Felle, wie auch der Schutz der Nahrungsmittel vor Mäusen und Ratten manche Infektion verhindern. Das Baden in stehenden und fließenden Gewässern der Endemiegebiete ist unter allen Umständen zu unterlassen; nicht sicher einwandfreies Trinkwasser ist abzukochen.

Milzbrand.

Kaum ein Arzt bekommt heute während langer Praxis einen Fall von *Anthrax* zu Gesicht, wenn ihn nicht das Schicksal in ein Land verschlägt, wo diese Krankheit zu den häufigeren Ereignissen gehört, wie in Ost- und Südosteuropa oder in manchen überseeischen Ländern. Man versteht deshalb kaum noch, daß um diese Krankheit in den letzten 2 Jahrzehnten des vorigen Jahrhunderts einer der heftigsten wissenschaftlichen Streite ausgefochten wurde. Es waren ROBERT KOCH und LOUIS PASTEUR, die um die Fragen seiner Ätiologie und Epidemiologie einen jahrelangen, erbitterten Kampf führten, der oft sogar von persönlicher Schärfe getragen war. Es tut der Größe PASTEURs und der grundlegenden Bedeutung seiner Arbeiten auf dem Gebiete der Mikrobiologie keinen Abbruch, wenn man rückblickend in den wesentlichen Punkten KOCH als Sieger in jenen Diskussionen ansehen darf. Über die damals erzielten speziellen Forschungsergebnisse hinaus ist dieser wissenschaftliche Streit zwischen den beiden großen Bakteriologen ein glänzendes Beispiel für die Auseinandersetzung zweier rassebedingter Temperamente und der daraus resultierenden Arbeitsmethoden: PASTEUR als Romane ist großzügig in seiner Arbeitsweise, aber etwas sprunghaft, für den Deutschen KOCH sogar manchmal zu wenig exakt, mehr seinem scharfen Verstand vertrauend als der Logik des Experiments, aber mit genialen Einfällen, die ihn eine in der Veterinärmedizin lange Jahre geübte Technik der Schutzimpfung gegen den Milzbrand finden ließen. Jenes öffentliche Experiment von Pouilly-le Fort, bei dem schutzgeimpfte Schafe bei späterer Infektion mit virulentem Material gesund blieben, knüpfte dabei an die früher bei der Verhütung der Hühnercholera erzielten Erfolge an. Die Krönung seiner, fast möchte man sagen, intuitiven Arbeitsmethode, war die im Jahre 1885 veröffentlichte Schutzbehandlung von Menschen, die von tollwutkranken Tieren gebissen worden waren. PASTEUR entwickelte dieses Verfahren, ohne daß der Erreger der Tollwut bekannt gewesen wäre, auch baute er seine Versuche nicht wie JENNER bei der Pockenschutzimpfung auf der Erfahrungstatsache auf, daß die natürliche Infektion mit einem durch Tierpassagen abgeschwächten Krankheitserreger einen Schutz zu verleihen imstande sei. — Anders dagegen ROBERT KOCH. Mit nüchterner Sachlichkeit führte er seine Arbeit durch und fügte durch das exakte Experiment Baustein um Baustein in das Gebäude seiner Beweisführung ein. Er gründete seine Untersuchungen auf die schon von anderen Forschern in der Frage der Ätiologie des Milzbrandes erzielten Resultate. Zwar war ihm noch unbekannt, daß schon im Jahre 1849 POLLENDER nach der Ursache dieser Tierseuche geforscht und sie auch in stäbchenförmigen Gebilden in den Organen der Tiere gefunden zu haben glaubte. Die technischen Mittel seiner Zeit hatten ihm nicht gestattet, den Beweis für seine Entdeckung anzutreten. KOCH baute vielmehr auf den Arbeiten von DAVAINE auf, der die gleichen Befunde erhoben hatte, und dem es auch geglückt war, durch Tierversuche, nämlich durch Übertragung von stäbchenhaltigem Blut, die Krankheit weiterzuführen. Damit war aber die Bakteriennatur dieser Stäbchen noch nicht erwiesen, da immer noch mit der Möglichkeit zu rechnen war, daß die beobachteten Gebilde als Reaktionsprodukte des erkrankten Organismus zwar regelmäßig nachweisbar, aber nicht das krankheiterzeugende Agens seien. Für diese Deutung sprach, daß bei der Überimpfung von bacillenhaltigem und von nicht bacillenhaltigem Blut in manchen Fällen von der Regel abweichende Resultate erzielt worden waren. Diese Befunde sind heute dadurch zu erklären, daß die damals angewandten Methoden durchaus Irrtümer zuließen.

Der Haupteinwand jedoch, der gegen die Erregertheorie geltend gemacht wurde, war nicht bakteriologischer, sondern epidemiologischer Natur. Aufmerksame Beobachter hatten bemerkt, daß das Vorkommen von Milzbrandfällen beim Tier in enger Beziehung zur Bodenbeschaffenheit stand. Flußtäler, Sümpfe, Ufer von Seen, überhaupt ein feuchtes Milieu schienen die Seuche zu begünstigen. Aber auch die Witterungsverhältnisse übten einen entscheidenden Einfluß aus. Starke Niederschläge und Überschwemmungen sowie hohe Bodenwärme, wie sie in den Sommermonaten erreicht wird, ließen die Erkrankungsziffern hochschnellen. Und schließlich waren es bestimmte Bezirke, ,,Milzbrandwiesen", auf denen Jahr für Jahr Infektionen vorkamen, ohne daß die Ursache dafür anzugeben war. Mit diesen Beobachtungen stand die Tatsache in Widerspruch, daß nach übereinstimmendem Urteil die beobachteten Stäbchen im Blut der Tiere eine Lebensdauer hatten, die Tage oder auch Wochen kaum überschritt. Die Annahme DAVAINEs, daß sich der Milzbrand durch Verschleppung der Stäbchen durch Luftströmungen und Insekten verbreite, stand mit den epidemiologischen Erfahrungen nicht in Einklang. Wenn die beobachteten Stäbchen wirklich die Milzbranderreger waren, mußten sie resistenter sein, als alle bisherigen Versuche erwiesen hatten.

Die Bemühungen KOCHs gingen nun darauf hinaus, solche resistente Entwicklungsformen, die gegen abwechselndes Austrocknen und Anfeuchten, gegen Hitze und Kälte und gegen die Sonnenbestrahlung schützten, zu finden und mikroskopisch sichtbar zu machen. Mit den primitiven Hilfsmitteln seiner Wollsteiner Praxis gelang es ihm, dieses Ziel zu erreichen. Unter seinen Augen vollzog sich im Mikroskop die Vermehrung der Stäbchen und nach einer gewissen Zeit die *Sporenbildung*. Brachte er die Sporen in neue Präparate, so wuchsen sie wieder zu Fäden aus.

Er selbst kleidete das Ergebnis seiner Untersuchungen in folgende Sätze: ,,1. Im Blute und in den Gewebssäften des *lebenden* Tieres vermehren sich die Bacillen außerordentlich schnell in derselben Weise, wie es bei verschiedenen anderen Arten Bakterien beobachtet ist, nämlich durch Verlängerung und fortwährende Querteilung. 2. Im Blute des toten Tieres oder in geeigneten anderen Nährflüssigkeiten wachsen die Bacillen innerhalb gewisser Temperaturgrenzen und bei Luftzutritt zu außerordentlich langen, unverzweigten *Leptothrix*-ähnlichen Fäden aus, unter Bildung zahlreicher Sporen. 3. Die Sporen des *Bacillus anthracis* entwickeln sich unter gewissen Bedingungen (bestimmte Temperatur, Nährflüssigkeit und Luftzutritt) wieder unmittelbar zu den ursprünglich im Blut vorkommenden Bacillen."

Durch diese Entdeckung des Entwicklungscyclus des Milzbrandbacillus und durch die zum erstenmal gelungene Reinzüchtung in einem Nährsubstrat außerhalb des belebten Organismus waren die epidemiologischen Besonderheiten des Milzbrandes geklärt. Aber mehr noch. Damit war zum erstenmal eine Forderung erfüllt, die HENLE 1840 erhoben hatte. Er hatte gefordert, daß nur dann ein bestimmter Mikroorganismus als Erreger einer Krankheit angesehen werden dürfe, wenn er konstant bei einem Krankheitsbild nachgewiesen werde, wenn seine Reinkultur außerhalb des Organismus in flüssigen oder auf festen Nährböden gelinge und wenn mit diesen Reinkulturen die Erzeugung des gleichen Krankheitsbildes bei einem bisher gesunden Organismus möglich sei. Diese Forderungen haben als KOCHsche Trias bis heute Gültigkeit behalten und bilden eine der wesentlichen Grundlagen der Infektionslehre und der Seuchenbekämpfung.

Durch die Entdeckung der Milzbrandätiologie war aber nicht nur die Ursache und die Epidemiologie dieser Seuche geklärt, sondern durch die Einführung der modernen bakteriologischen Methoden die Tür für die Erforschung der anderen Infektionskrankheiten geöffnet worden. Hierin liegt die umwälzende Bedeutung der KOCHschen Milzbrandarbeiten.

Zur Zeit ROBERT KOCHs war der Anthrax in Deutschland noch überaus weit verbreitet. Erst die nächsten Jahrzehnte brachten durch die Anwendung wirksamer Bekämpfungsmethoden einen wesentlichen Rückgang, so daß die Zahl der befallenen Tiere im Jahr 1913 in Deutschland nur noch 6816, im Jahre 1919 nur noch 743 betrug. In den folgenden Jahren stieg die Zahl wieder an, um 1929 mit 2653 Erkrankungen eine beträchtliche Höhe zu erreichen. Darauf kam es wieder zu einem raschen Abfall. Die Zahlen vor dem zweiten Weltkrieg liegen etwa um 1000. Die Zahlen der Erkrankungen beim Menschen waren 1919 = 18, 1928 = 252 und 1939 = 46.

In diesen Zahlen spiegelt sich ein Wandel in der Epidemiologie dieser Seuche wieder. Bis zur Zeit vor dem Weltkrieg war der Milzbrand eine *Bodenkrankheit*, die sich von Tier zu Tier mittels der resistenten Sporen fortpflanzte. Von dieser Zeit an wurden die Fortschritte in ihrer Bekämpfung zum Teil dadurch zunichte gemacht, daß mit der steigenden *Einfuhr von infektiösen tierischen Futtermitteln* eine neue Infektionsquelle erschlossen wurde. Dies geht deutlich aus dem starken Absinken der Morbiditätskurve in den Kriegsjahren hervor, in denen der Import fast vollständig lahmgelegt war. Das Wiederansteigen bis 1929 ist auf die Wiederaufnahme der Einfuhr und auf die Konjunkturjahre zurückzuführen. Der endemische Milzbrand spielt in Deutschland heute keine Rolle mehr.

Die Verbreitung der Infektion unter dem Weidevieh hat man sich so vorzustellen, daß darmmilzbrandkranke Tiere die Erreger in großer Zahl ausscheiden und die Kadaver gefallener Tiere die vegetativen Formen in riesigen Mengen enthalten. Von hier gelangen sie bei der bald einsetzenden Fäulnis in das umgebende Erdreich. Unter dem Einfluß des Luftsauerstoffs und bei hoher Temperatur und Feuchtigkeit entwickeln sich die widerstandsfähigen Sporen, die sich zunächst nur in der näheren Umgebung der Kadaver finden. Aber bald werden sie verschleppt, zum Teil durch Menschenhand bei unsachgemäßer Beseitigung der Kadaver, zum Teil durch Getier. Aasfresser, vor allem Raubvögel, können die Sporen durch äußeren Kontakt oder in ihrem Darm in milzbrandfreie Gegenden verschleppen, ohne selbst zu erkranken. Die besten Möglichkeiten für die Verbreitung der Sporen bieten aber, wie die Erfahrung lehrt, starke Niederschläge und Überschwemmungen, wobei die Krankheitserreger über große Gebiete verstreut werden. Werden die Sporen bei der Futteraufnahme durch Weidetiere verschluckt, so keimen sie in ihrem Darm aus, vermehren sich und rufen den für diese Tiere charakteristischen inneren Milzbrand hervor. Damit ist die Infektkette dieser Zoonose geschlossen. Infektionen während des Winters kommen in ähnlicher Weise durch Sporen im Trockenfutter vor.

Die Übertragung des Milzbrandes durch stechende Insekten spielt in Mitteleuropa eine nur untergeordnete Rolle, ist aber in Ländern mit stärkerem Befall nicht selten. Stomoxys calcitrans und Tabanus striatus werden angeschuldigt. Laboratoriumstiere lassen sich durch Aedes sylvestris infizieren.

In diesen Infektketten Tier → Tier → Tier oder Tier → Stechinsekt → Tier bildet der *Mensch* nur einen blinden Ausläufer, wie wir es auch bei anderen Zoonosen gewohnt sind. Ebenso wie die Pest eine Seuche der Nagetiere ist und nur unter besonderen Umständen auf den Menschen übergeht, ebenso wie die Tularämie, die BANGsche Krankheit und die Krankheiten der Enteritisgruppe in erster Linie Tierseuchen sind, aber den Menschen ebenfalls befallen können, so greift auch der Milzbrand nur gelegentlich auf den Menschen über. Bei diesem tritt er allerdings in mannigfaltigeren Formen auf als beim Tier. Eine Übertragung von Mensch zu Mensch ist so außerordentlich selten, daß sie als Zwischenglied in der Infektkette vernachlässigt werden kann. *Der Milzbrand befällt fast immer solche Personen, die durch ihren Beruf mit Tieren in Berührung kommen oder die mit der Verarbeitung tierischer Produkte beschäftigt sind.* Die Art der Erkrankung richtet sich nach der Eingangspforte.

Die weitaus häufigste Form ist der *Hautmilzbrand*, der *Milzbrandkarbunkel* (Pustula maligna). Zwar ist es unwahrscheinlich, daß die Erreger die unverletzte Haut durchdringen können. Werden sie aber in geringfügige Verletzungen, in Abschürfungen oder oberflächliche Kratzwunden gebracht, so entwickelt sich an der meist an einer unbekleideten Körperstelle liegenden Eintrittspforte zunächst ein kleines, mit seröser oder blutig-seröser Flüssigkeit gefülltes Bläschen, das sich nach kurzer Zeit mit einem schwarzen Schorf bedeckt. Die Umgebung ist meist ödematös und eigentümlich verfärbt. Oft kommt es in der Nähe des primären Bläschens zu weiteren Eruptionen. Das Allgemeinbefinden ist im allgemeinen wenig in Mitleidenschaft gezogen; Temperaturerhöhungen fehlen meist. Stellen sich keine Komplikationen ein, so heilt dieser örtliche Milzbrand unter konservativer Behandlung in 2—3 Wochen aus. Selten kommt es nach Ablauf einer Woche zu einem Einbruch der Erreger in den Kreislauf und damit zum prognostisch ungünstigen *inneren Milzbrand.* Hinweise auf die Gefahr einer Generalisierung gibt die *Blutkultur*, mit der in schweren Fällen oft mehrere hundert Keime im Kubikzentimeter nachgewiesen werden können. Bemerkenswert ist, daß auch der Sitz der Pustula eine gewisse prognostische Bedeutung hat. Je weiter entfernt vom Kopf sie auftritt, um so günstiger ist die Aussicht auf Heilung. Mit einer kombinierten Serum-Neosalvarsankur und mit Penicillin werden günstige Heilerfolge erzielt. Jedes chirurgische Vorgehen bringt durch die Eröffnung der Lymph- und Blutbahn die Gefahr der Milzbrandsepsis mit sich.

Der beschriebene Infektionsmodus macht erklärlich, daß der Milzbrandkarbunkel sich vorwiegend bei Personen findet, die in nahe und wiederholte *Berührung mit Tieren* kommen. Landwirtschaftliche Arbeiter, Tierärzte, Schlächter und Fleischbeschauer sind die bevorzugten Berufskreise. Besonders groß sind die Gefahren bei Notschlachtungen und beim Abhäuten gefallener Tiere. In Ländern starker Milzbrandhäufigkeit sind *Übertragungen durch Stechinsekten* nicht selten. Geringer ist die Zahl der Fälle, wo die *Infektion im gewerblichen Betrieb* erworben wird. Transportarbeiter, Gerber, Fellzurichter, Woll- und Filzkämmer, Spinnereiarbeiter und Teppichmacher bilden in diesem Fall den bevorzugt befallenen Personenkreis.

Viel seltener als der Hautmilzbrand ist der *innere Milzbrand*, der sich bei etwa 3% der Kranken findet. Je nach der Art der Infektion lokalisiert er sich in der Lunge oder im Darm.

Der *primäre Lungenmilzbrand* entsteht durch das Einatmen sporenhaltigen Staubes und tritt als Berufskrankheit in solchen Betrieben auf, die sich mit der Verarbeitung tierischer Produkte befassen und stauberzeugend sind

Seine Bezeichnung als „Hadernkrankheit" oder in England als „woolsorter disease" weist auf die Arbeitsstätte als bedingende Ursache hin. Die Krankheit bietet das Bild einer schweren Pneumonie. Der Auswurf ist schaumig-klebrig, manchmal mit Blut vermengt. Stechende Brustschmerzen quälen die Patienten, deren Sensorium meist frei ist. Die Sterblichkeit ist sehr hoch; im Verlauf einer Woche sterben die meisten Patienten.

Der *primäre Darmmilzbrand* ist sehr selten. Bei Kulturvölkern wird er kaum beobachtet. Er entsteht durch den Verzehr von Fleisch, in dem sich durch Lagerung Sporen bildeten. Frisches Fleisch dagegen scheint ungefährlich zu sein, da die vegetativen Milzbrandkeime im Magensaft abgetötet werden. Nach kurzer Inkubation treten galliges, oft auch blutiges Erbrechen und profuse Durchfälle auf. Die Patienten sterben unter dem Bilde einer schweren Intoxikation.

Die direkte Übertragung auf den Menschen verlor in den letzten Jahrzehnten durch das Erlöschen des endemischen Milzbrandes immer mehr an Bedeutung. Wenn trotzdem die Zahl der Erkrankungen nicht im gleichen Maße abnahm, so ist dies ähnlich wie beim Milzbrand der Tiere durch Einschaltung einer neuen Infektionsquelle zu erklären. Mit dem gesteigerten *Import ausländischer Häute, Felle und Tierhaare* wurde der Milzbrand in Deutschland zu einer Berufskrankheit, die nicht nur wie früher Tierhalter, Viehhändler, Metzger und Abdecker befiel, sondern die Berufszweige, die sich mit dem Transport und der Verarbeitung der eingeführten tierischen Produkte beschäftigten. Der erste Weltkrieg erwies die Richtigkeit dieser Beobachtungen. Während in den nach wie vor am Welthandel beteiligten Ländern die Milzbrandmorbidität etwa gleichblieb, sank sie in den vom Import abgeschnittenen Gebieten stark ab, um erst nach Beendigung des Krieges wieder ihre frühere Höhe zu erreichen.

Die *Bekämpfung des Milzbrandes* ist auf seine Epidemiologie aufgebaut. Sie sucht durch Ausschaltung der Infektionsquellen die Krankheit ursächlich zu verhüten. Die Grundlage hierfür bietet zunächst die *bakteriologische Diagnose*, die den Milzbrand bei Mensch und Tier zu erkennen und die Grenzen seiner endemischen Ausbreitung zu bestimmen gestattet. Man wird sich dieses Hilfsmittels immer bedienen, um den Hautmilzbrand des Menschen gegen den Staphylokokkenfurunkel und das sehr ähnliche Bild der auf dem Balkan häufigen Staphylokokkenphlegmone, den Lungenmilzbrand gegen Pneumonie und den Darmmilzbrand gegen Ruhr, Typhus und die akute Fleischvergiftung abzugrenzen. Beim Tier kommen differentialdiagnostisch Rauschbrand, malignes Ödem oder akute Darmerkrankungen aus der Salmonellagruppe in Betracht.

Die *bakteriologische Diagnose* soll durch drei verschiedene Methoden gesichert werden: durch die mikroskopische Untersuchung, durch das Kulturverfahren und durch den Tierversuch.

Bei Hautmilzbrand im Abstrich, bei Lungenmilzbrand im Sputum und bei Darmmilzbrand in den flüssigen Entleerungen finden sich bei *mikroskopischer Betrachtung* meist reichlich die charakteristischen *Stäbchen*, die bei einer Länge von durchschnittlich $7\,\mu$ eine Dicke von etwa $1\,\mu$ besitzen. Sie färben sich grampositiv und haben die Eigentümlichkeit, daß die Enden scharf abgekantet, verdickt und an der kurzen Fläche eingezogen erscheinen. Hierdurch entsteht bei der Aneinanderlagerung von 2 Stäbchen eine bikonvexe Lücke, bei längeren Verbänden die für Milzbrandbacillen typische Bambusform. Um die Erreger herum findet sich in Gewebsausstrichen oft eine hellere Zone, die *Kapsel*, die aber nur im befallenen Organismus, nicht aber in der Kultur gebildet wird.

Dieser mikroskopische Befund erlaubt jedoch noch nicht die Diagnose Bacillus anthracis, da andere, saprophytische Mikroorganismen ein ähnliches Bild zeigen können. In jedem Falle ist die Kultur und zur endgültigen Sicherung der Tierversuch heranzuziehen.

Die *Kultur* ist einfach, da der Milzbrandbacillus auf gewöhnlichem Nähragar wächst. Er gehört zu den aeroben Mikroorganismen. Die Oberflächenkolonien, die bereits nach 12—16 h eine ansehnliche Größe erreichen, haben ein charakteristisches Aussehen. Sie zeigen das Bild eines „Medusenhauptes". Bei schwacher Vergrößerung bemerkt man, daß sich die Kolonie am Rand in eine Reihe von schnörkelartigen Ausläufern auflöst, die in das umgebende Nährsubstrat zahlreiche Fäden aussenden. Sie kehren, für den Milzbrandbacillus typisch,

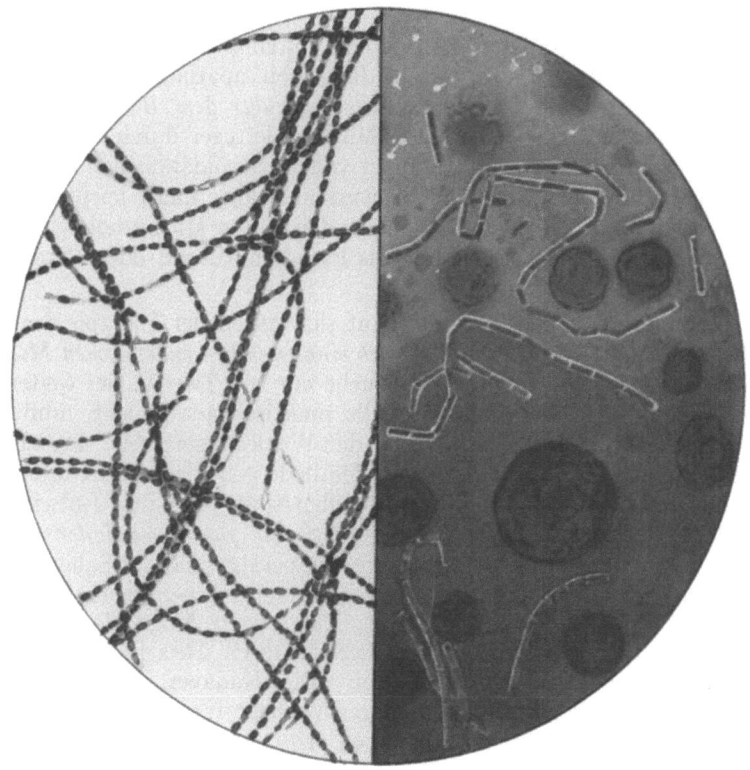

Abb. 74. Milzbrandbacillen. Links ältere Kultur, Sporenfärbung nach MÖLLER. Rechts Organausstrich, Kapselfärbung nach OLT.

in Form einer Schlinge immer wieder zur Kolonie zurück. Milzbrandbacillen sind im Gegensatz zu verwandten apathogenen Arten unbeweglich. Jede verdächtige Kultur muß deshalb auf ihre *Beweglichkeit* im hängenden Tropfen oder im Dunkelfeld geprüft werden. In den zuerst nur aus vegetativen Formen bestehenden Kolonien entwickeln sich nach 1—2 Tagen mittelständige *Sporen*, die bei gewöhnlicher Färbung mit Methylenblau als ungefärbte, lichtbrechende Körperchen zu sehen sind. Mit bestimmten Färbemethoden, z. B. nach ZIEHL-NEELSEN oder MÖLLER, können sie dargestellt werden (s. Abb. 74).

Es geht schon auf KOCH zurück, an Seidenflächen angetrocknete *Milzbrandsporen als Testmaterial für die Prüfung von Desinfektionsverfahren* zu verwenden. Ihre leichte Züchtbarkeit und ihre nur in geringen Grenzen schwankende Resistenz machen sie für solche Versuche geeignet. Nachteilig ist ihre Pathogenität, die das Arbeiten erschwert. Dennoch haben sich die HOFMANN-*Sporen*, Dauerformen eines apathogenen Sporenbildners mit annähernd gleicher Resistenz, nicht allgemein eingebürgert. Zur Erfolgsprüfung von *Sterilisationsgeräten*, von Heißluftsterilisatoren und Autoklaven, sind Milzbrandsporen ungeeignet. Für diese Zwecke werden sie durch das resistenteste Testmaterial, native Sporenerde, ersetzt.

Zur Sicherung der bakteriologischen Diagnose wird mit der gezüchteten Reinkultur ein *Tierversuch* angestellt. Das empfindlichste Versuchstier ist die weiße Maus. Nach subcutaner Impfung an der Schwanzwurzel tritt der Tod nach 1—2—3 Tagen ein. An der Impfstelle findet sich bei der Sektion ein ausgedehntes, sulzig-ödematöses Infiltrat. Die Milz ist stark vergrößert und, dem Namen der Krankheit entsprechend, von tief dunkelroter Farbe. In gefärbten Ausstrichen finden sich die von Kapseln umgebenen, charakteristischen Bambusformen (s. Abb. 74).

Die Untersuchung verdächtiger Stämme durch Präparat, Kultur und Tierversuch ist nicht nur zur Unterscheidung von apathogenen Sporenbildnern notwendig, sondern auch zur *Abgrenzung gegenüber dem Bacillus anthracoides*. Er unterscheidet sich von dem echten Milzbranderreger durch seine Beweglichkeit. Solche Stämme können als Erreger von milzbrandähnlichen Erkrankungen bei Mensch und Tier vorkommen. Sie verlaufen aber meist leichter. Da diese Stämme wegen ihrer Begeißelung nicht zu den echten Milzbrandbacillen gerechnet werden, wird das Krankheitsbild als Pseudomilzbrand oder Paramilzbrand bezeichnet.

Auf die bakteriologische Diagnose baut sich neben der Therapie der menschlichen Erkrankungen die *Bekämpfung des einheimischen endemischen Milzbrandes* bei den Weidegängern auf. Da diese Seuche nur von Tier zu Tier weitergegeben wird und der Mensch als Infektionsquelle praktisch ausscheidet, muß das Ziel die Unterbrechung der Infektkette unter den Weidegängern sein. Die einfachste, schon auf ROBERT KOCH zurückgehende Methode geht davon aus, daß im frisch gefallenen Tier noch keine Sporen vorhanden sind. Um ihre Entwicklung zu unterbinden, werden *Milzbrandkadaver möglichst rasch mindestens 1 m tief eingegraben*. Die hier vorhandene niedrige Temperatur und der Sauerstoffmangel verhindern die Sporenbildung, und die vegetativen Formen gehen bei den rasch einsetzenden Fäulnisprozessen zugrunde. Eine zweite Möglichkeit ist die *Vernichtung der Kadaver in den Abdeckereien*. Durch Hitzebehandlung werden auch schon gebildete Sporen abgetötet. Die Kadaver müssen jedoch zur Verhütung von Infektionen mit besonderer Vorsicht transportiert werden. Auf diese einfachen Bekämpfungsmaßnahmen ist es zurückzuführen, daß der endemische Milzbrand in Deutschland stark zurückgegangen ist und auch in anderen Ländern immer mehr an Bedeutung verliert. Ein zweiter Weg zur Verhütung des Milzbrandes ist die von PASTEUR angegebene *Schutzimpfung* mit abgeschwächten Milzbranderregern. Ausgehend von der Beobachtung, daß die Keime bei Verimpfung auf Hühner apathogen werden, wird durch ihre Züchtung bei einer Temperatur von 42—43° C die Vaccine I gewonnen, in der sie eine solche Virulenzeinbuße erleiden, daß sie nur noch für Mäuse, aber nicht mehr für die widerstandsfähigeren Meerschweinchen und Kaninchen virulent sind. Als Vaccine II wird ein Impfstoff bezeichnet, der durch geringere Abschwächung für Mäuse und Meerschweinchen, aber nicht für Kaninchen pathogen ist. Mit beiden Vaccinen wird in 10tägigem Abstand geimpft. Abweichend von der sonst üblichen Herstellung flüssiger Impfstoffe werden die abgeschwächten Milzbranderreger an Seidenfäden angetrocknet und diese unter die Haut eingeführt. Die Tiere machen eine leichte Erkrankung durch. Der Schutz hält etwa 1 Jahr an. Ein moderneres Verfahren ist die *Simultanimpfung*, bei der den Tieren gleichzeitig, aber an verschiedenen Körperstellen, abgeschwächte

Milzbranderreger und Immunserum eingespritzt werden. Der Vorteil besteht darin, daß der Impfschutz unverzüglich einsetzt. — Gute Erfolge werden auch mit einem von BESREDKA angegebenen Impfstoff, der intracutan injiziert wird, erzielt.

Ungleich schwieriger ist es, von *importierten tierischen Produkten* ausgehende Infektionen zu verhüten. Durch ihre Unterbindung könnte etwa ein Drittel der Erkrankungen des Menschen verhindert werden. Wie groß die Gefahr ist, zeigt die Untersuchung einer halben Million Trockenhäute aus den verschiedensten Ursprungsländern. Fast 1000 waren milzbrandinfiziert. Die südamerikanischen Produkte zeitigten die schlechtesten Ergebnisse, gefolgt von den Waren aus China, Indien, Afrika und schließlich Europa. Solche Untersuchungen lassen sich allerdings nicht mit bakteriologischen Methoden durchführen. Diese sind zu wenig empfindlich und zu teuer. Gut bewährt hat sich die *serologische Prüfung* nach ASCOLI und VALENTI. Durch Kochen von Proben der tierischen Rohstoffe werden wäßrige Extrakte hergestellt und diese im Reagensglas mit Milzbrandserum unterschichtet. Sind in den Extrakten milzbrandeigene Eiweißkörper vorhanden, so bildet sich an der Berührungsstelle der beiden Flüssigkeiten ein weißer Ring. Diese *Thermopräcipitationsprobe* ist sehr empfindlich und ausreichend spezifisch.

Leider ist die Präcipitationsprobe in Deutschland zur Untersuchung importierter tierischer Produkte noch nicht allgemein vorgeschrieben. Nur in Preußen besteht seit 1934 der Zwang zur Untersuchung der eingeführten *Häute*. Trockenhäute sind in hohem Prozentsatz infiziert, gesalzene Häute nur ausnahmsweise. Die Desinfektion der Häute macht beträchtliche Schwierigkeiten, da alle bisher angegebenen Verfahren Nachteile aufweisen. Die Forderungen, daß die Abtötung der Sporen sicher gewährleistet sein muß, daß aber die Qualität der Rohstoffe nicht leiden und die Desinfektion sich bei der späteren Verarbeitung nicht nachteilig auswirken darf, lassen sich nur schwer erfüllen. Die Entwicklung immer neuer Methoden zeigt, daß ein allseits befriedigendes Verfahren noch nicht gefunden ist.

Von den verschiedenen Verfahren wird besonders die Desinfektion mit Pickelflüssigkeit (0,5—2,0% Salzsäure und 10% Kochsalz) nach GEGENBAUER und REICHEL empfohlen. Weitere Desinfektionsmittel sind Sublimatlösung nach SEYMOUR-JONES und ein Gemisch von Natronlauge mit Kochsalz nach HAILER.

Seit 1929 ist für *Fleisch* und *Knochenmehl* die thermische Sterilisation vorgeschrieben. Für *Tierhaare* und *Borsten* wurden besondere Bestimmungen über Lagerung und Desinfektion erlassen. Bei ihnen liegen die Verhältnisse günstiger als bei den Häuten.

Mit diesen Vorschriften ist eine wesentliche Lücke in der Verhütung des Milzbrandes geschlossen. Aber immer noch bestehen Infektionsmöglichkeiten für Mensch und Tier, die nur dann weitgehend ausgeschaltet werden könnten, wenn durch internationale Abmachungen die Ursprungsländer verpflichtet würden, milzbrandfreie Ware zu liefern. Dies wird sich jedoch nur schwer erreichen lassen. Daher *bilden Betriebe, die sich mit der Verarbeitung tierischer Produkte befassen*, durch ihre Abwässer und festen Abfallstoffe *eine ständige Gefahr*. Gelangt sporenhaltiges Material in Bachläufe, die zur Bewässerung von Wiesen dienen, so liegt die Infektion von Weidegängern nahe, ebenso, wenn feste Abfallstoffe als Düngemittel verwendet werden. Trotz sorgfältiger Überwachung der Kläranlagen und des Verbotes des Verkaufs von Rückständen läßt sich diese Infektkette kaum ganz unterbinden. Die sicherste Verhütung ist die Einleitung der Abwässer auf Rieselfelder und die Behandlung des anfallenden Schlammes mit Ätzkalk. Auch die festen Abgänge der Gerbereien können in ähnlicher Weise unschädlich gemacht werden.

Die Maßnahmen, die den Milzbrand der Tiere durch eingeführte Rohstoffe
verhindern sollen, schützen auch den Menschen weitgehend vor dieser Krankheit.
Darüber hinaus haben die *Berufsgenossenschaften* Vorschriften erlassen, die
sich mit der persönlichen *Prophylaxe* der Arbeiter befassen. Schutzkleidung
in gefährdeten Betrieben, ausreichende Wasch- und Reinigungsmöglichkeiten
werden gefordert. Die Staubentwicklung ist möglichst zu unterbinden, wertlose
Abfälle und Materialien sind zu vernichten. Die Aufklärung der Betriebsange-
hörigen ist ein weiterer, wichtiger Bekämpfungsfaktor. Bei verdächtigen Krankheitszeichen ist sofort ärztliche Hilfe aufzusuchen.

Malleus.

Ein eindrucksvolles Beispiel für die Möglichkeit, eine Seuche durch kon-
sequentes Vorgehen zum Aussterben zu bringen, ist der nach den schleimigen
Absonderungen des Nasen-Rachenraumes auch *Rotz* genannte *Malleus*. Primär
eine *Krankheit der Einhufer*, war er in früheren Zeiten in Mitteleuropa in gleicher
Weise verbreitet, wie heute noch in Osteuropa und in überseeischen Ländern.
Dank energischer Maßnahmen sanken jedoch etwa seit der Jahrhundertwende
die Erkrankungsziffern stetig ab. Nur im ersten Weltkrieg schnellten sie
wieder sprunghaft in die Höhe: Der Feldzug im Osten und die verschlech-
terten veterinärhygienischen Verhältnisse hatten den Malleus zur Kriegsseuche
gemacht. Nach Beendigung des Krieges wurde er im Verlauf von wenigen
Jahren bedeutungslos; 1937 sank die Zahl der in Deutschland gemeldeten Fälle
auf Null.

Kranke Tiere sind die Infektionsquelle. Sie sorgen in einem Viehbestand für
die Ausstreuung der Erreger, die mit dem Schleim des erkrankten Nasen-Rachenraumes und mit dem Sekret der Hautgeschwüre den Körper verlassen. Durch
direkte *Berührung* oder auf dem Wege über *Futter* und *Wasser*, seltener durch
Inhalation infizierten Staubes werden sie von anderen Tieren aufgenommen,
die bei der hohen Infektiosität der Erreger fast immer erkranken. *Eintrittspforte* ist das lymphatische Gewebe der Rachenorgane oder die Darmschleimhaut.
Auch durch die verletzte Haut können die Erreger in den Organismus eindringen.
Meist erkranken zunächst die Lungen und erst sekundär die Schleimhäute der
oberen Luftwege und die Haut, auf der sich größere und kleinere, beim Fortschreiten der Krankheit geschwürig zerfallende Knötchen bilden. Je nach dem
klinischen Verlauf werden zwei Krankheitsformen unterschieden, der beim
Pferd häufigere, sich über Monate und Jahre hinziehende, gelegentlich ausheilende *chronische Rotz* und der beim Esel fast ausschließlich beobachtete *akute
Rotz*, der unter schweren Krankheitserscheinungen meist innerhalb von 2 Monaten
tödlich endet.

Rotzkranke Tiere sind auch die Virusreservoire für den Menschen. Durch
langanhaltenden und engen *Kontakt* bei ihrer Haltung und Pflege erkrankt er,
wenn die Erreger auf Epitheldefekte oder auf die Schleimhäute gelangen und
von hier aus in den Organismus eindringen. Weit seltener kommt es zu Infektionen bei der Verarbeitung von Häuten und Fellen rotzkranker Tiere. Denn
die Empfänglichkeit des Menschen ist nicht groß. Epidemische Ausbreitung ist
unbekannt, immer sind es sporadische Fälle, die zur Beobachtung kommen.
Haben aber die Rotzbakterien im Organismus Fuß gefaßt, gelingt es ihnen,
sich zu vermehren und ihre Pathogenität zu entfalten, so wird die *Prognose*
ernst, besonders beim akuten Rotz, der, ähnlich wie beim Einhufer, zum Tode
führt, ohne daß ihm mit irgendeiner Therapie Einhalt zu gebieten wäre. Etwas
günstiger sind die Heilungsaussichten beim chronischen, manchmal nur wenige

Erscheinungen machenden Rotz, der die Tendenz hat, sich zu lokalisieren. Bei ihm wurde gelegentlich von der Vaccinetherapie Gutes berichtet. Doch besteht jederzeit die Gefahr des Überganges in die akute, tödlich endende Form. Daß noch Jahre nach scheinbaren Heilungen Rückfälle auftreten können, macht die leichten Verlaufsformen so unheimlich.

Beim akuten Verlauf bildet sich nach etwa 4 tägiger Inkubation an der Infektionsstelle eine Infiltration, die bald geschwürig zerfällt. Die regionalen Lymphdrüsen schwellen an und sind schmerzhaft. In diesem Stadium können erysipelähnliche Hautrötungen und Ödeme den Verlauf komplizieren. Meist schon wenige Tage danach treten die ersten septischen Erscheinungen auf. Das bisher unregelmäßig remittierende Fieber verstärkt sich, auf der Haut und den Schleimhäuten entstehen Flecken, die sich schließlich zu eitergefüllten, ungedellten Bläschen entwickeln. Gleichzeitig bilden sich an den Schleimhäuten der oberen Luftwege Knoten verschiedener Größe, Abscesse in der Lunge, in . der Muskulatur, im subcutanen Bindegewebe und an der äußeren Haut. Auch die Gelenke sind entzündlich verändert. In diesem Stadium der Krankheit sterben die Patienten meist an rasch zunehmender Herzschwäche. In den Knoten und Geschwüren, in den serösen und eitrigen Ergüssen finden sich die *Erreger*. — Beim *chronischen Rotz* ist die Eintrittspforte meist unbekannt; die ersten Krankheitzeichen sind wenig ausgeprägt; Glieder- und Gelenkschmerzen leiten die Krankheit ein und nur langsam bilden sich die charakteristischen Erweichungsherde. Im Laufe von Monaten und Jahren heilen sie ab, während wieder neue Knoten erscheinen. Nur etwa die Hälfte der Kranken wird geheilt. *Immunität* wird durch das Überstehen der Krankheit nicht erworben.

Die Gefährlichkeit des Malleus macht es verständlich, daß das *Reichsviehseuchengesetz die Meldung* jedes Verdachts- und Krankheitsfalles und die ausnahmslose *Tötung* jedes rotzkranken und unter Umständen auch rotzverdächtigen Tieres vorschreibt. Der konsequenten Ausmerzung aller Virusreservoire sind die erzielten Erfolge zu verdanken. Diese Art der Bekämpfung hat jedoch zur Voraussetzung, daß alle verdächtigen Tiere erkannt werden. Hierzu verhelfen neben klinischen Inspektionen, bei der leichte und latente Fälle nicht immer erkannt werden können, in der Reihenfolge ihrer Wichtigkeit serologische, immunologische und bakteriologische Untersuchungen.

Unter den serologischen Methoden zeitigt die *Komplementbindungsreaktion* die besten Erfolge. Sie ist praktisch in allen Fällen positiv. Weniger empfindlich ist die *Agglutination* in Form der WIDALschen Reaktion, die allerdings beim chronischen Rotz nicht selten negativ ausfällt. Ihr Vorteil gegenüber der Komplementbindungsreaktion liegt in der Möglichkeit der Frühdiagnose, da sie schon nach wenigen Tagen positiv wird, in einer Zeit, in der die Komplementbindungsreaktion noch versagen kann. Niedrige Titer kommen auch bei gesunden Tieren vor. Als beweisend wird die Agglutination bei einer Serumverdünnung von etwa 1:1000 angesehen. — Die gleichen Methoden dienen auch zur Erkennung des Malleus beim Menschen.

Den serologischen Methoden steht die *Malleinprobe* nur wenig nach. Das Mallein, eine in ähnlicher Weise wie das Tuberkulin gewonnene Substanz, wird den verdächtigen Tieren entweder *subcutan injiziert* oder in das *untere Augenlid* eingebracht. Nach der Injektion entsteht außer einer lokalen Reaktion Fieber. Durch die Bildung von Antikörpern bei dieser Anwendungsweise wird die Beurteilung späterer serologischer Reaktionen erschwert. Diesen Nachteil vermeidet die *Conjunctivalreaktion*, bei der die Rötung der Bindehaut positiv gewertet wird. Sie kann wiederholt werden, da eine Sensibilisierung nicht eintritt.

Die *bakteriologische Untersuchung* menschlichen und tierischen Materials tritt gegenüber diesen Methoden in den Hintergrund. Die Durchmusterung *mikroskopischer Präparate* ist nur bei Punktaten aus geschlossenen, nicht mischinfizierten Knoten aussichtsreich. Bei fortgeschrittener Krankheit versagt sie meist. Ähnlich sind die Erfolgsaussichten bei der direkten Züchtung. Das gramnegative, kleine, schlanke, unbewegliche und sporenlose *Bacterium mallei* (Malleomyces mallei) wächst auf den üblichen Nährböden und bildet auf Kartoffeln einen honigartigen Belag. Gegenüber Kohlenhydraten ist es wenig aktiv. In jungen Kulturen sieht man oft, ähnlich wie bei den Pasteurellen, Polfärbung, in älteren nähert sich das Aussehen der Stäbchen dem der Diphtheriebakterien. Beweisend für das Vorliegen einer Rotzkultur ist die *positive Agglutination in homologem* Serum und der *Tierversuch*. Wenige Tage nach intraperitonealer Injektion des Stammes bei männlichen Meerschweinchen schwellen die Hoden und Nebenhoden an (STRAUSSsche Reaktion). Innerhalb von 3 Wochen gehen die Tiere an der Infektion zugrunde. In den inneren Organen finden sich bei der Sektion Knötchen, die wie das Hodenexsudat reichlich Erreger enthalten. Der Tierversuch dient auch dem *direkten Nachweis der Erreger* in den erkrankten Partien. Sind diese, wie es sehr oft der Fall ist, mischinfiziert, so wird zunächst versucht, nach subcutaner Verimpfung des Materials bei mehreren Meerschweinchen die Erreger aus den vergrößerten Lymphknoten in Reinkultur zu isolieren. — *Laboratoriumsarbeiten mit Rotzerregern sind sehr gefährlich* und bedürfen einer besonderen Erlaubnis.

Alle krank befundenen Tiere werden getötet und die Kadaver unter besonderen Vorsichtsmaßregeln in Abdeckereien vernichtet. *Entschädigungen an die Besitzer* gleichen die wirtschaftlichen Härten aus. Schlachtungen sind verboten. Die Ställe werden desinfiziert und alle ansteckungsverdächtigen Tiere einer neunmonatigen Quarantäne unterworfen. Vom Ausland importierte Tiere müssen, um die Einschleppung zu vermeiden, serologisch untersucht werden. Für verseuchte Bestände gelten besondere, einschneidende Bestimmungen. In Ländern, wo seuchenpolizeiliche Maßnahmen strikt durchgeführt werden, ist nicht nur die Krankheit unter den Tieren im Rückgang begriffen, sondern auch die Zahl menschlicher Infektionen weitgehend vermindert. — Aufklärung über die Gefahr, die von rotzkranken Tieren ausgeht, und die Erziehung zu größter Sauberkeit beim Umgang mit Tieren sind weiter dazu angetan, *Infektionen des Menschen* zu vermeiden. Erkrankt er aber, so sind strengste Vorsichtsmaßregeln erforderlich, um eine Weiterverbreitung zu verhüten, denn auch er kann zur Infektionsquelle für seine Umgebung werden. Jeder nicht unbedingt erforderliche Umgang ist zu vermeiden. Rotzkranke und -verdächtige sind zu melden und zu isolieren. Die laufende Desinfektion und die Schlußdesinfektion sind sorgfältig auszuführen. Sektionen müssen unter besonderen Vorsichtsmaßregeln vorgenommen werden.

Melioidosis.

Eine ätiologisch und klinisch dem Rotz verwandte, aber in ihrer Epidemiologie davon verschiedene Krankheit ist die nur in Indien, Cochinchina und Indonesien beheimatete *Melioidosis*, der Pseudorotz. *Virusreservoire sind Nager*, vor allem kranke, aber auch gesunde Ratten, die den Erreger, das im Gegensatz zu den Rotzbakterien bewegliche, bei der Erstzüchtung üppig wachsende und Gelatine verflüssigende Bacterium whitmori (Malleomyces pseudomallei) mit ihren Ausscheidungen auf *Nahrungsmittel* bringen und so den Menschen infizieren. Die *Diagnose* stützt sich bei der Vielgestaltigkeit der klinischen Bilder — es gibt akut-septische und chronisch-örtliche Formen — hauptsächlich

auf den Erregernachweis durch die Kultur und auf die der Rotzdiagnose nachgebildeten serologischen Reaktionen. Die *Prophylaxe* dieser bisher nur bei Eingeborenen festgestellten Krankheit besteht in der Bekämpfung der Ratten und
in dem Schutz der Nahrungsmittel vor den Ausscheidungen dieser Tiere.

Rotlauf.

Es gibt nur wenige Infektionserreger, die sich längere Zeit außerhalb des
menschlichen oder tierischen Körpers am Leben halten können. Zu ihnen gehört
die Gruppe der anaeroben Sporenbildner — Tetanus-, Gasbrand- und Botulismusbacillen —, deren widerstandsfähigen Dauerformen Erhitzung, Sonnenbestrahlung und Austrocknen wenig anhaben. Unter den Nichtsporenbildnern
sind die *Rotlaufbakterien, Krankheitserreger des Schweines*, überdurchschnittlich
resistent. Bei der *Aufnahme von Futter* und *Wasser*, beim *Wühlen in schlammigem
Boden* und schließlich durch *kleine Hautverletzungen* wird die Infektion erworben.
Sie äußert sich nach einer Inkubationszeit von 3—5 Tagen als septische All-
gemeinerkrankung. Die Diagnose wird erleichtert durch ein zunächst an dünnen
Hautstellen auftretendes, hellrotes bis braunrotes Exanthem. Es kann fehlen,
wenn die Tiere rasch einer massiven Infektion erliegen. Leichte Fälle verlaufen
als „*Backsteinblattern*", bis zu 5 cm großen, rechteckigen, scharf umschriebenen,
erhabenen Flecken. Die *mit dem Kot und dem Urin der kranken Tiere in großen
Mengen ausgeschiedenen Erreger* gelangen in den Boden, wo sie sich über viele
Monate am Leben halten und durch die Wärme des Sommers in den oberen
Schichten vermehren können. So schließt sich die *Infektkette*, die nur schwer
durch hygienische Maßnahmen zu unterbrechen ist. Durch die verschiedene
Stärke der Bodenverseuchung ist die Krankheit in einzelnen Gegenden ungleich
verbreitet. Enzootisch in ganz Europa vorkommend, tritt sie häufig, beson-
ders im Sommer, epizootisch auf. Erschwerend kommt hinzu, daß es *gesunde
Keimträger* gibt, die einen Bestand rasch verseuchen können.

Die *Bekämpfungsmaßnahmen* setzen mit der Schutzimpfung bei den Schweine-
beständen ein. Die in Deutschland geübte Methode ist die *Simultanimpfung*,
bei der gleichzeitig die zur aktiven Immunisierung dienende lebende Rotlauf-
kultur und das den passiven Schutz vermittelnde Rotlaufserum injiziert werden.
Die großen volkswirtschaftlichen Schäden, die durch diese Tierseuche vor der
Einführung der Impfung angerichtet wurden, konnten mit ihr stark vermindert werden.

Der beim *Menschen zur Beobachtung kommende Rotlauf* (Erysipeloid) befällt
fast ausschließlich Personen, die durch ihren Beruf *engen Kontakt mit Schweinen*
haben. Landwirte, Viehhändler und Metzger erkranken häufig in Ausübung
ihrer Tätigkeit, Tierärzte bei der Schutzimpfung. Charakteristisch ist der *Sitz
der Krankheit*, die vorwiegend von kleinen Verletzungen der Hände und Vorder-
arme ausgeht. Nach einer Inkubationszeit von wenigen Tagen rötet sich die
Eintrittspforte unter starken Schmerzen. Von ihr breitet sich die Entzündung,
ähnlich dem Streptokokkenerysipel, langsam über die benachbarten Hautpartien
aus. Nicht selten kommt es zu örtlicher Lymphangitis, aber nur selten zur
Generalisation. Die Krankheit ist fast immer gutartig und heilt unter Serumbehandlung in 2—3 Wochen aus. Wirksame Chemotherapeutica sind unbekannt.

Neben der Aufnahme der Erreger durch die verletzte Haut fallen *Infektionen
durch den Genuß des Fleisches* rotlaufkranker Schweine kaum ins Gewicht. Doch
sind Massenerkrankungen dieser Art beschrieben worden. In Deutschland sind
sie durch die vorsorglichen Maßnahmen der amtlichen Fleischbeschau nicht zu
befürchten.

Die *Diagnose* stützt sich auf den Erregernachweis. In den *Kulturen*, die von einem excidierten Hautstückchen angelegt werden, finden sich schlanke, grampositive, einzeln oder in kurzen Ketten liegende, unbewegliche Stäbchen, deren Identität mit den *Rotlaufbakterien* (Erysipelothrix, rhusiopathiae Bacterium erysipelatos suum) im *Tierversuch* erwiesen wird. Bei subcutaner Impfung erliegen weiße Mäuse in 2—4 Tagen der Infektion. In den inneren Organen sind die charakteristischen Stäbchen nachweisbar. Der Tierversuch kann auch unmittelbar mit dem Ausgangsmaterial angestellt werden. Eine Fehlerquelle ist die Spontaninfektion der Mäuse mit dem *Bact. murisepticum* (Erysipelothrix murisepticia), das von dem Erreger des Erysipeloids kaum unterscheidbar ist. Ist die Excision eines Hautstückchens unerwünscht, so empfiehlt sich, an der Grenze des Erysipeloids eine kleine Menge physiologischer Kochsalzlösung intracutan zu injizieren und sofort wieder zu aspirieren. In ihr lassen sich die Erreger mit den angegebenen Methoden ebenfalls nachweisen.

Der *Prophylaxe* der menschlichen Erkrankungen dient die Bekämpfung der Seuche bei den Schweinen. Beim Umgang mit kranken Tieren ist größte Vorsicht geboten, jede Verletzung ist ausgiebig zu desinfizieren. Bei Laboratoriumsinfektionen soll von der Serumprophylaxe Gebrauch gemacht werden.

Rattenbißkrankheit.

Gelegentlich tritt beim Menschen eine von den Japanern *Sodoku* genannte Krankheit auf, die durch ein *Spirillum*, einen den Vibrionen verwandten Mikroorganismus, verursacht wird. Meist nach dem *Biß von Ratten*, dem natürlichen Standort des Erregers, von *Mäusen* (Microtus montebelloi) und *anderen Nagern* und schließlich von *Katzen*, die sich die Infektion wahrscheinlich bei der Rattenjagd holen, entsteht ein Krankheitsbild, das nach 7—21tägiger Inkubation mit hohem Fieber, Schüttelfrost und schwerem Krankheitsgefühl beginnt. An der meist schon abgeheilten Bißstelle entwickelt sich ein schmerzhafter Primäraffekt, dessen Umgebung gerötet und ödematös ist. Bald vergrößern sich die regionalen Lymphknoten. In den ersten Krankheitstagen erscheint häufig ein stark juckendes, papulöses Exanthem, das den gesamten Körper, auch das Gesicht, überziehen kann. Gelegentlich werden die Patienten somnolent oder delirant. Das Fieber hält sich etwa 1 Woche, um dann abzusinken und nach einem fieberfreien Intervall von mehreren Tagen wieder anzusteigen. Weiterhin können sich zahlreiche Schübe anschließen, die dann von kürzerer Dauer sind. Die Kranken werden mit der Zeit sehr hinfällig, sie magern ab und werden anämisch. Übertragungen von Mensch zu Mensch kommen nicht vor.

Beweisend für die Diagnose ist der *Nachweis des Erregers* im Lymphdrüsenpunktat, im Blut oder im Reizsaft der Bißstelle mit der bei der Malaria üblichen *Ausstrich- oder Dicken-Tropfen-Methode*. Im positiven Falle findet sich das plumpe und starre, etwa 2—5 μ lange, gramnegative, 2—6 enge, regelmäßige Windungen aufweisende *Spirillum minus*. Zuverlässiger ist der *Tierversuch*, für den Blut oder Lymphdrüsenpunktat Mäusen oder Meerschweinchen intraperitoneal injiziert wird. In der nach etwa 3—15 Tagen mit Glascapillaren entnommenen Peritonealflüssigkeit finden sich die kleinen, durch amphitrische Begeißelung lebhaft und ruckartig sich bewegenden Spirillen, die damit an Choleravibrionen erinnern. Auch in den aus dem Blut der Versuchstiere angefertigten Dunkelfeld- oder Dicken-Tropfen-Präparaten lassen sie sich nachweisen.

Auf Salvarsan (5 Injektionen zu 0,45—0,6 g im Abstand von 5 Tagen) heilt die Infektion leicht aus, so leicht, daß in Gegenden, in denen wegen starker

Anophelenverbreitung die Anwendung der Impfmalaria bedenklich ist, von künstlicher Sodokuübertragung zur *Fiebertherapie der Paralyse* Gebrauch gemacht wird.

Die *Prophylaxe* dieser Krankheit, die gehäuft in Japan und anderen asiatischen Ländern, seltener in den übrigen Erdteilen, gelegentlich auch in Deutschland, beobachtet wird, besteht in der *Bekämpfung der Ratten* (Mus decumanus) und der Vermeidung jedes Kontaktes mit diesen Tieren, die an manchen Orten in hohem Prozentsatz infiziert gefunden werden. Gelegentlich finden sich die Erreger auch bei den zahmen *Nagern der Laboratorien*, deren Biß schon im Hinblick auf die Leptospira icterohaemorrhagiae nie als harmlos angesehen werden darf. Die *Desinfektion der Bißstelle* nach den üblichen Vorschriften darf nicht unterlassen werden.

Eine weitere durch Rattenbiß übertragbare Krankheit des Menschen wird durch *Actinomyces muris ratti* (Streptobacillus moniliformis) verursacht.

Krankheiten durch Staphylokokken und Streptokokken.

Kokken sind weitverbreitete Mikroorganismen, bei denen sich zahlreiche morphologisch, färberisch und physiologisch definierte Arten und Typen unterscheiden lassen. Viele von ihnen sind überall in der *Außenwelt*, im Boden, in der Luft, auf Pflanzen, überhaupt auf jedem organischen Material zu finden. Eine kleine Gruppe ist durch ihre physiologischen Eigenschaften in der *Milchwirtschaft* wichtig, so der Streptococcus lactis und der Streptococcus cremoris, spontane Säuerer der Milch, und der bei der Yoghurtbereitung neben Stäbchenbakterien wichtige Streptococcus thermophilus. Einige leben als belanglose *Saprophyten* auf der Haut und den Schleimhäuten des Menschen und in seinem Darm. Die Angehörigen einer weiteren Gruppe können bei Mensch und Tier zu *Krankheitserregern* werden. Allerdings entsprechen die meisten nicht der üblichen Vorstellung von krankmachenden Mikroorganismen, da ihre Pathogenität so gering ist, daß sie bei gesunden Individuen parasitieren, ohne im allgemeinen deren Funktionen zu beeinträchtigen. Nur wenn das biologische Gleichgewicht zwischen Mikro- und Makroorganismus gestört wird, können die Kokken die Oberhand gewinnen und Krankheitserscheinungen verursachen, z. B. beim Diabetes oder im Verlauf von Infektionskrankheiten, oder wenn örtliche Schädigungen, durch ein schlecht sitzendes Kleidungsstück, durch Kragen und Rockärmel, geringfügige Läsionen der schützenden Epitheldecke oder wenn Gewalteinwirkungen stärkere Verletzungen verursachen. In den weitaus meisten Fällen sind deshalb keine Infektketten nachweisbar; jeder Mensch ist gewissermaßen sein eigenes Virusreservoir. Nur selten führen besondere Lebensbedingungen innerhalb einer Gemeinschaft, in einer Familie, in Schulen und Lagern oder gelegentlich in schlecht geführten Krankenstationen oder in Entbindungsheimen, zu epidemischen Häufungen. Bei solchen Ereignissen werden sie durch Kontakt und durch allerlei Gebrauchsgegenstände übertragen, sicher auch durch Fliegen und andere Insekten, die die Kokken mechanisch verschleppen. Enge, unsaubere Lebensverhältnisse und die Scheu vor Wasser und Seife leisten der Übertragung Vorschub.

Die häufigste *Staphylokokkenerkrankung* ist der *Furunkel*, der seinen Lieblingssitz im Nacken, am Gesäß oder an den Handgelenken hat, also an Stellen, die einer starken Beanspruchung durch Kleidung und äußere Einflüsse ausgesetzt sind. Der schmerzhafte Prozeß, an dem fast immer auch die regionären Lymphdrüsen beteiligt sind, heilt nach Abstoßen des nekrotischen zentralen Pfropfs meist von selbst, manchmal erst nach chirurgischem Eingriff. Nicht selten entwickelt sich die chronische, hartnäckig jeder Therapie trotzende *Furunkulose*, bei der über Monate hin immer wieder neue entzündliche Herde entstehen.

Als Erreger werden fast immer *hämolysierende Staphylokokken* (Staphylococcus aureus, Micrococcus pyogenes var. aureus) gefunden. Im mikroskopischen Präparat liegen die etwa $1\,\mu$ großen, kugelrunden, grampositiven Kokken als Folge ihrer regellosen Teilung in Traubenform (s. Abb. 75). Sie sind unbeweglich und bilden auf den gebräuchlichen Nährböden einen goldgelben Farbstoff. Andere, seltener bei Krankheitsprozessen angetroffene Stämme wachsen als weiße

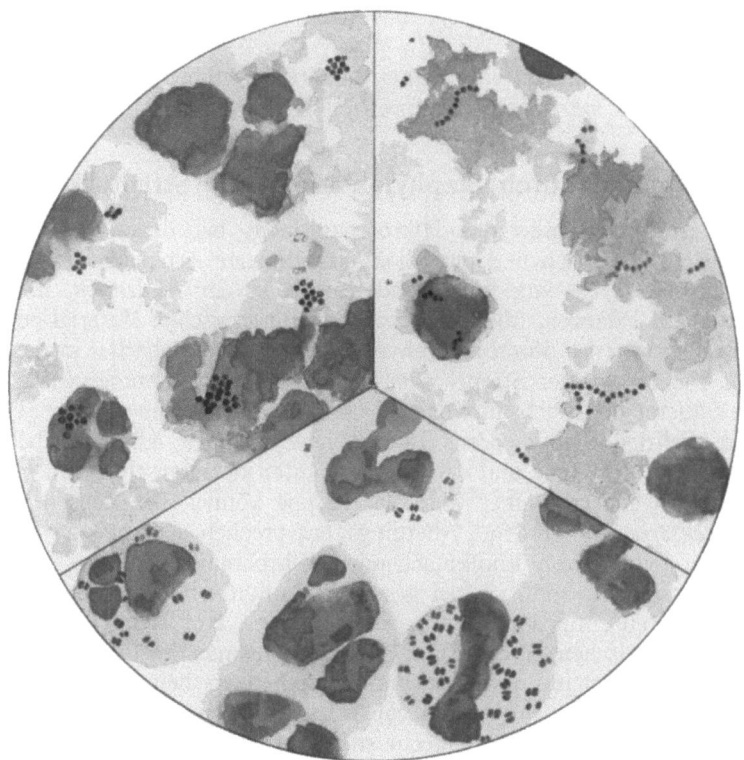

Abb. 75. Kokken. Links oben Staphylokokken, rechts oben Streptokokken, unten Gonokokken. Färbung nach GRAM.

(Staphylococcus albus, Micrococcus pyogenes var. albus) oder citronengelbe (Staphylococcus citreus, Micrococcus citreus) Kolonien. Ein wichtiges Merkmal der Aureusstämme ist die auf Blutagarplatten durch die Wirkung eines Hämolysins verursachte Hämolyse. — Neben chirurgischer und medikamentöser Behandlung, neben lokaler Applikation von Salben und Wärme gibt die *Autovaccinetherapie* oft überraschende und anhaltende Heilerfolge. Sie ist eine aktive Immunisierung mit dem aus dem Krankheitsprozeß isolierten Stamm. Zwar mag es unlogisch erscheinen, mit Bakterien zu immunisieren, die bereits als Krankheitserreger im Körper vorhanden sind. Doch bestätigt vielfältige Erfahrung die Vorstellung, daß in größerer Menge in gesundes Gewebe injizierte Bakterien einen viel stärkeren antigenen Reiz auszuüben imstande sind als im krankhaft veränderten Gewebe.

Zur *Herstellung der Autovaccine* werden die Kokken in Reinkultur gezüchtet und aus ihnen eine Aufschwemmung in physiologischer Kochsalzlösung hergestellt. Nach ihrer

Abtötung im Wasserbad bei 56° C oder durch eine andere schonende Methode wird die Aufschwemmung auf Sterilität geprüft und auf eine bestimmte Keimdichte, meist 100—1000 Millionen je Kubikzentimeter, verdünnt. Ein 0,5%iger Carbolsäurezusatz dient der Sicherung der Sterilität. Dieses Antigen wird den Patienten in Abständen von mehreren Tagen in steigenden Mengen subcutan oder intramuskulär injiziert. Bei richtiger Dosierung treten an der Injektionsstelle eine leichte Rötung, Schwellung und Schmerzhaftigkeit, aber keine stärkeren Allgemeinsymptome auf. — In den angelsächsischen Ländern und in Frankreich wird neben der Vaccinierung mit Bakterienaufschwemmungen die Immunisierung mit Staphylokokken-Formoltoxoiden, zum Teil beide in Kombination, geübt.

Weitere Staphylokokkenerkrankungen sind die oft rezidivierenden *Hordeola*, *Schweiß*- und *Talgdrüsenabscesse*, *Mastitiden* und *Osteomyelitiden*. Den Übergang zur *Staphylokokkensepsis* bildet die auf dem Balkan nicht seltene *Staphylokokken-phlegmone* des Gesichts, bei der die Erreger reichlich in den Blutkulturen nachgewiesen werden. Staphylokokken finden sich auch häufig bei *Anginen*.

Nicht immer einfach zu entscheiden ist die Frage, ob bei der bakteriologischen Untersuchung gezüchtete Staphylokokken die Erreger des Krankheitsprozesses sind, oder ob sie etwa von der Haut des Patienten oder des Arztes oder von mangelhaft sterilisierten Instrumenten sekundär in das Untersuchungsmaterial gelangten. Gewisse morphologische und fermentative Eigenschaften, sowie der Tierversuch gestatten bis zu einem gewissen Grade eine Trennung der pathogenen und apathogenen Arten, doch ist die Prüfung zeitraubend und verzögert die bakteriologische Diagnose wesentlich. Es empfiehlt sich aus diesem Grunde die peinlich saubere Entnahme des Untersuchungsmaterials und sein Transport in einwandfreien, von den Laboratorien zur Verfügung gestellten Gefäßen.

Ein bei manchen Staphylokokkenstämmen mit dem DOLMAN-Test nachweisbares, thermostabiles Enterotoxin befähigt sie bei starker Vermehrung in einem Nahrungsmittel, eine *akute Gastroenteritis* auszulösen (s. S. 495). Es wird heute angenommen, daß die Mehrzahl der Nahrungsmittelvergiftungen, bei denen keine Salmonellen nachgewiesen werden können und bei denen die Inkubationszeit nur wenige Stunden beträgt, durch Staphylokokkentoxine verursacht wird. Bei solchen Begebenheiten sind gelegentlich die gleichen Keime in einer Staphylokokkeneiterung eines Küchenangestellten zu finden, ein Hinweis darauf, daß solche Personen während ihrer Krankheit nicht mit der Zubereitung von Speisen beauftragt werden sollen. Die Identität der Stämme wird durch biochemische Untersuchung und durch die Phagensensibilität wahrscheinlich gemacht.

Nicht so günstig in ihrer Prognose sind die durch hämolysierende *Streptokokken* (Streptococcus pyogenes) hervorgerufenen Krankheiten.

Die wie die Staphylokokken grampositiven, kugeligen bis ovalen, unbeweglichen Mikroorganismen bilden infolge der Tendenz, sich nur in einer Ebene zu teilen, im mikroskopischen Präparat kürzere oder längere *Ketten*. Auf festen Nährböden wachsen sie als kleine, farblose Kolonien, die auf der Blutagarplatte von einem relativ großen Hämolysehof umgeben sind. Die älteren, sich auf morphologische und biochemische Merkmale aufbauenden Einteilungsprinzipien werden immer mehr durch die serologische Typendifferenzierung abgelöst. Mit Hilfe der Präcipitationsreaktion wurden von LANCEFIELD verschiedene Gruppen aufgestellt, in die sich die meisten bei Krankheitsprozessen gefundenen Typen einreihen lassen.

Im Gegensatz zu den Staphylokokken, die meist umschriebene, abgekapselte Prozesse verursachen, sind die zur serologischen Gruppe A gehörenden hämolysierenden Streptokokken (s. Abb. 75) oft Erreger von diffus sich ausbreitenden Entzündungen, von *Phlegmonen* und *Erysipelen*. Sehr gefürchtet sind sie als *Sepsiserreger*. Dann sind sie im strömenden Blut nachzuweisen.

Die bakteriologische *Sepsisdiagnose* ist nicht schwierig, wenn *am Krankenbett* Blutkulturen angelegt werden. Von etwa 20 cm³ steril entnommenem Venenblut werden vor der Gerinnung etwa 10 cm³ in verflüssigten und auf 50° abgekühlten Agar gebracht und nach gründlicher Vermengung in sterile Petrischalen ausgegossen. Einen Teil dieser Blut-Agarmischung läßt man in hoher Schicht im Reagensglas erstarren. Anaerobe Streptokokken (Streptococcus putridus) wachsen in den tieferen Schichten dieses Nährbodens. Die übrigen 10 cm³ werden zur Anreicherung spärlich vorhandener Keime in ein Kölbchen mit 50—100 cm³ Traubenzuckerbouillon gegeben. Nach 1—2tägiger Bebrütung, die bei Verdacht auf Endocarditis lenta auf 6—8 Tage ausgedehnt wird, finden sich in den Nährböden die Streptokokken oder andere Sepsiserreger, die nach den üblichen Methoden diagnostiziert werden. — Vereinfacht wird die Technik der Blutkultur durch die Verwendung von *Liquoid* (polyanaetholsulfonsaurem Natrium), einer antibacterieden und gerinnunghemmenden Substanz. Am Krankenbett werden zu 1 cm³ einer 1%igen Lösung 5—10 cm³ Blut gegeben und ins Laboratorium zur weiteren Verarbeitung eingesandt. — Nicht selten entstehen, ähnlich wie bei Staphylokokken, Zweifel, ob die gezüchteten Keime ursächlich mit dem Krankheitsprozeß in Beziehung stehen oder ob sie als sekundäre bakterielle Verunreinigungen anzusehen sind. Diese Frage ist auch bei eingehender Prüfung der Kultur nicht immer endgültig zu entscheiden. In Zweifelsfällen sollte nicht unterlassen werden, die Blutentnahme in kurzen Abständen zu wiederholen. Gelegentlich läßt sich auch durch den Nachweis von spezifischen Antikörpern im Blut die Erregernatur der gefundenen Mikroorganismen wahrscheinlich machen. Außer hämolysierenden Streptokokken können in Blutkulturen vergrünende Streptokokken, Enterokokken, Staphylokokken, Typhus- und Paratyphusbakterien, Colibakterien und viele andere Keime gefunden werden.

Eine Sonderstellung nehmen *hämolysierende Streptokokken beim Scharlach* ein. Die hier mit großer Regelmäßigkeit nachweisbaren Stämme zeichnen sich durch die Bildung eines Ektotoxins aus, mit dem sich im Tierkörper bei künstlicher Immunisierung ein Antitoxin gewinnen läßt. Ihre ätiologische Rolle ist jedoch umstritten. Neben der Ansicht, daß die toxinbildenden hämolysierenden Streptokokken die alleinigen Erreger der Scarlatina seien, steht die Virustheorie, die ihnen nur nebensächliche Bedeutung oder die eines Begleitbacteriums zumißt. Die Auffassung BINGELs verbindet beide Theorien durch die Annahme, daß die üblichen hämolysierenden Streptokokken durch den Befall mit einem Virus die für Scharlachstreptokokken typischen Eigenschaften annehmen. Wie sich diese Fragen auch klären werden, für die *Scharlachprophylaxe* ist es wichtig, daß mit *Formoltoxoiden hämolysierender Streptokokken* aktiv immunisiert werden kann. Empfängliche Individuen lassen sich mittels der DICK-Probe, der intracutanen Injektion von Scharlachtoxin, erkennen. Beim Fehlen von Antikörpern tritt eine charakteristische Rötung auf, während bei immunen Personen das Gift reaktionslos neutralisiert wird. Vor den anderen Streptokokkenerkrankungen zeichnet den Scharlach *hohe Infektiosität* aus. Neben den häufigen Tröpfchen- und Kontaktübertragungen werden gelegentlich Übertragungen durch Milch beobachtet. Erkrankte sind deshalb zu isolieren und erst nach 42 Tagen zu entlassen. Durch diese Maßnahme werden die sog. *Heimkehrfälle*, Erkrankungen von Geschwistern und Mitschülern, weitgehend vermieden. Der Scharlach ist meldepflichtig.

In Meerschweinchenzuchten findet sich gelegentlich eine Spontanerkrankung durch hämolysierende Streptokokken (Streptococcus zooepidemicus), die *epizootische Lymphadenitis*. Die von der Eintrittspforte (Nasen-Rachenraum, Extremitäten) auf dem Lymphwege fortschreitende Infektion kann durch ihre Ähnlichkeit mit der Impftuberkulose zu diagnostischen Verwechslungen Anlaß geben.

Zu den *nichthämolysierenden Streptokokken* zählen die *Enterokokken*, die nach serologischer Definition der Gruppe D angehören. Sie finden sich bei *Peritonitis*, *Cystitis*, *Pyelitis* und *Cholecystitis* und lassen sich gelegentlich als *Endokarditis-*

erreger aus dem Blut isolieren, sind aber im allgemeinen, worauf der Name hinweist, *harmlose Bewohner des Verdauungstraktes.*

Von ungleich größerer Bedeutung ist der *Streptococcus viridans* (Streptococcus mitis), der häufigste Erreger der *Endocarditis lenta.* Seine Bezeichnung viridans deutet auf die Bildung grüner Höfe hin, die auf Blut-Agarplatten durch Umwandlung des Hämoglobins in Methämoglobin entstehen. Diese Eigenschaft der Vergrünung teilt er mit einer größeren Zahl von Mundstreptokokken, von denen er nicht leicht zu unterscheiden ist. Ein einheitliches Gruppenantigen ist bei den verschiedenen Stämmen nicht vorhanden. Er wird durch die Blutkultur nachgewiesen, die wie bei der Sepsis am Krankenbett angelegt wird (s. S. 587). Sein langsames Wachstum in der Erstkultur erlaubt die bakteriologische Diagnose kaum vor Ablauf einer Woche. Manches deutet darauf hin, daß die Endocarditis lenta ihren Ursprung von Erkrankungen der Tonsillen oder Zähne aus nimmt. Sorgfältige Mund- und Zahnpflege ist deshalb eine prophylaktische Maßnahme, die vielleicht die Krankheit verhindern kann.

Anaerobe Streptokokken sind neben hämolysierenden Streptokokken gefürchtete Erreger der meldepflichtigen *Puerperalsepsis.* Sie sind nur bei Benützung eines Anaerobennährbodens zu diagnostizieren (s. S. 588). Zur Verhütung der Weiterverbreitung solcher Infektionen schreibt der Gesetzgeber vor, daß Hebammen, die einer an Sepsis Erkrankten Beistand leisteten, bis 8 Tage nach Beendigung dieser Tätigkeit ihrem Beruf anderweitig nicht nachgehen dürfen. Am Ende dieser Zeit haben sie sich nach den Vorschriften des Hebammenlehrbuchs zu desinfizieren.

Zu den Streptokokken zählt auch die *Gruppe der Pneumokokken* (Diplococcus pneumoniae), die durch ihre Form und Lagerung im mikroskopischen Präparat, durch ihren Stoffwechsel und durch ihre serologischen Eigenschaften von den übrigen Streptokokken abgrenzbar sind. Sie sind lanzettförmig und liegen mit der Schmalseite gegeneinander gelagert, meist zu zweien. Auf der Blutplatte wachsen sie in zarten, flachen Kolonien mit zentraler Delle und Vergrünung oder Schwärzung des Nährbodens. Nach ihrer Fähigkeit, im immunisierten Tier Antikörper zu bilden, lassen sich über 30 *Typen* aufstellen, von denen die Typen I—III häufig Erreger menschlicher Erkrankungen, besonders der *lobären Pneumonie* sind. Die übrigen werden als Gruppe X zusammengefaßt. Eigentümlicherweise findet sich bei einer oft bei Futterumstellung epidemisch auftretenden Stallseuche der Meerschweinchen, der Pneumokokkenperitonitis, fast ausschließlich der Typ XIX als Erreger. Diese in manchen Beständen sich hartnäckig haltende Zoonose kann Laboratorien großer Teile ihrer Versuchstiere berauben.

Im Organismus sind Pneumokokken befähigt, als Reaktion auf die Abwehrkräfte des Körpers *Kapseln* zu bilden, die die Träger der Typenspezifität sind. Typ III nimmt insofern eine Sonderstellung ein, als er auch in der Kultur reichlich Kapselsubstanz produziert, die den Kolonien ein schleimiges Aussehen verleiht (Pneumococcus mucosus). Die *Typendiagnose*, die nach Einführung der Sulfonamide zwar nicht mehr für die Therapie, aber für die Aufdeckung epidemiologischer Zusammenhänge wichtig sein kann, wird mit Hilfe der *Objektträgeragglutination* oder der NEUFELDschen *Quellungsreaktion* gestellt.

Zur *Quellungsreaktion* wird Sputum eines Patienten, in dem vorher Pneumokokken mikroskopisch festgestellt wurden, oder Punktat aus dem Peritoneum einer mit dem Untersuchungsmaterial infizierten weißen Maus, des empfindlichsten Versuchstieres (s. S. 469), auf dem Objektträger mit den verschiedenen Typenseren vermischt. Bei Übereinstimmung von Serum und Typ quillt die Kapsel, die mikroskopisch als heller Hof um die Keime in Erscheinung tritt.

Pneumokokken finden sich häufig im Nasen-Rachenraum Gesunder, ohne dort Krankheitserscheinungen hervorzurufen. Die Infektionen der Luftwege entstehen deshalb weniger durch Übertragung der Keime von Mensch zu Mensch, als durch Aktivierung der normalerweise auf den Schleimhäuten lebenden Kokken. Dies schließt natürlich nicht aus, wie durch epidemiologische Untersuchungen in engeren Gemeinschaften bestätigt wird, daß die Fluktuation der einzelnen Typen sehr stark sein kann. Durch ein äußeres Ereignis, eine Erkältung, eine erschöpfende Anstrengung, als Folge einer Thomasmehlschädigung oder im Verlauf einer schwächenden Krankheit kann es zur *Infektbahnung* kommen, zur Störung des biologischen Gleichgewichts zwischen Mikro- und Makroorganismus, die den Pneumokokken die Entfaltung ihrer pathogenen Eigenschaften gestattet. Auf Grund dieses Entstehungsmechanismus erübrigen sich bei Pneumoniekranken Isolierungsmaßnahmen. Nur aus den Tropen sind aus Zwangsarbeiterlagern Pneumokokken*epidemien* mit hoher Letalität bekannt.

Auch beim *Ulcus serpens*, bei der *Pneumokokkenperitonitis*, die besonders junge Mädchen befällt, ferner bei septischen Prozessen und Meningitis und schließlich bei *Ohreiterungen* sind Pneumokokken die Erreger, bei den letztgenannten bevorzugt der Typ III (Pneumococcus mucosus).

Neben den durch ihre Häufigkeit bei menschlichen Erkrankungen wichtigen Streptokokken gibt es einige weitere, die in der Veterinärpathologie eine Rolle spielen, wie der zur serologischen Gruppe C gehörende *Streptococcus equi*, der Erreger der Druse, einer Krankheit des Nasen-Rachenraumes der Pferde, und der *Streptococcus agalactiae*, der Erreger einer lokalen Eutererkrankung, des „Gelben Galts" des Rindes, die deshalb volkswirtschaftlich bedeutungsvoll ist, weil die Milch erkrankter Kühe als verdorben anzusehen ist und nicht in den Handel gebracht werden sollte.

Meningitis epidemica.

In ihrer Epidemiologie der Diphtherie nicht unähnlich, ist die *Meningitis epidemica* eine Krankheit, die ausschließlich von *Mensch zu Mensch* weiterverbreitet wird. Ihre Erreger, die *Meningokokken*, sind so anspruchsvoll und gegen Austrocknen und Temperaturschwankungen so empfindlich, daß sie nur in seinem Nasen-Rachenraum leben und sich vermehren können; in der Außenwelt gehen sie in kurzer Zeit zugrunde. Es ist deshalb unwahrscheinlich, daß unbelebte Gegenstände die Infektion vermitteln. Der *gesunde Keimträger*, der in einer engen Gemeinschaft, in einer Familie, Schule oder in einem Heim, in überfüllten Verkehrsmitteln oder im Beruf die Erreger beim Husten, Niesen und Sprechen, gebunden an kleine Sekrettröpfchen, in seine unmittelbare Umgebung verstreut, ist als Virusreservoir das wichtigste Glied in der Infektkette dieser Krankheit. Seine Rolle ist unheilvoller als die des *Kranken*, der durch die Bindung an das Bett nur noch mit wenigen Menschen in Berührung kommt. Die Zahl der Keimträger in einer Bevölkerung ist normalerweise nicht groß, sie kann aber in Epidemiezeiten und in der Umgebung Kranker so zunehmen, daß sie deren Zahl um ein Vielfaches übersteigt. Es ist deshalb als ein unglückliches, in seiner Ursache unbekanntes Ereignis anzusehen, wenn Meningokokken auf dem Blutwege, wo sie zu Beginn der Erkrankung in Blutkulturen nachweisbar sind, zu den Hirnhäuten verschleppt werden und sich dort ansiedeln. Unbehandelt führt die Krankheit in hohem Prozentsatz zum Tode oder zu bleibenden Defekten. Sulfonamide sind wirksame Heilmittel. Gelegentlich kann die Meningitis epidemica, die auch im Frühjahr und Herbst, in den Zeiten stärkerer Häufung, meist sporadisch auftritt, dieses Gepräge verlieren und innerhalb kleinerer oder größerer Gemeinschaften umgrenzte Epidemien verursachen. Ausbrüche in Heimen, Schulen und Kasernen sind gefürchtet. Eintrittspforte für die Erreger sind die Schleimhäute der oberen Luftwege und wahrscheinlich auch die der Augen.

Die *bakteriologische Diagnose* der Meningitis epidemica wird aus dem *Liquor cerebrospinalis* mikroskopisch und durch die Kultur gestellt. Im Präparat finden sich intra- und extracellulär die oft verschieden großen und verschieden stark gefärbten, gramnegativen, semmelförmigen *Meningokokken* (Diplococcus intracellularis, Neisseria meningitidis). Auf künstlichen Nährböden lassen sie sich am besten bei Zusatz von menschlichem Eiweiß — Blut, Serum oder Ascites — und bei halbanaerober Bebrütung züchten. Beweisend für die bakteriologische Diagnose ist neben morphologischen Eigenschaften ihr Verhalten gegenüber bestimmten Kohlenhydraten: Dextrose und Maltose werden gespalten, Lävulose nicht. Mit Hilfe agglutinierender Seren lassen sich 4 Typen unterscheiden.

Um die früher viel geübte *Bekämpfungsmethode*, in der Umgebung von Kranken durch die Untersuchung von Rachenabstrichen nach Keimträgern zu fahnden und diese zu isolieren, ist es still geworden. Das damit Erreichte steht zu dem Aufwand an Kosten und Arbeit in keinem Verhältnis, abgesehen davon, daß in Epidemiezeiten durch die Isolierung dieser Personen die Zahl der Keimträger in einer Bevölkerung nur unwesentlich vermindert wird. Leider gibt es, wie bei allen durch Tröpfchen übertragenen Infektionskrankheiten, auch bei der Meningitis epidemica keine sicher wirksamen Verhütungsmaßnahmen. Die heutige Lebensweise schafft, besonders in den Städten, zu viele Infektionsmöglichkeiten, als daß diese vermieden werden könnten. Nur bei bedrohlichem Ansteigen der Morbidität ist es deshalb berechtigt, Schulen, Lager und Vergnügungslokale zu schließen und Veranstaltungen zu unterbinden, bei denen viele Menschen sich auf engem Raum zusammenfinden.

Gonorrhoe.

Unter den Geschlechtskrankheiten tritt im Gegensatz zu der durch die Mannigfaltigkeit des klinischen Bildes, des immunbiologischen Verhaltens und der Übertragungsweisen ausgezeichneten Lues die *Gonorrhoe* eintöniger in Erscheinung. Sie ist in der Regel auf die Schleimhaut des Urogenitalapparates und auf die mit ihm in Verbindung stehenden Organe beschränkt, kann gelegentlich aber auch zur Allgemeininfektion werden. Eine nicht oder unvollständig behandelte Gonorrhoe wird chronisch; bei geringen oder fehlenden Krankheitserscheinungen bleiben die Schleimhäute mit Gonokokken besiedelt und, was epidemiologisch von Bedeutung ist, die Ansteckungsfähigkeit bleibt erhalten. *Virusreservoir ist der Tripperkranke*, der die Erreger im Regelfall durch den *Kontakt* der Schleimhäute beim *Geschlechtsverkehr* auf seinen gesunden Partner überträgt. Durch Unsauberkeit können die Erreger auf die *Augenbindehaut* gelangen, wo sie eine ernste, sofortige augenärztliche Behandlung notwendig machende Krankheit verursachen. Die früher sehr häufige und als Erblindungsursache gefürchtete *Blenorrhoea neonatorum* wird seit der Anwendung der von CREDÉ angegebenen, gesetzlich vorgeschriebenen Einträufelung einer $1^1/_2$%igen Silbernitratlösung unmittelbar nach der Geburt in beide Augen nur noch selten beobachtet. Direkte *außergeschlechtliche Übertragungen* der Gonorrhoe können durch gemeinsames Schlafen in Betten von Erwachsenen auf Kinder, besonders auf kleine Mädchen, oder durch unsaubere Gewohnheiten zustande kommen. Gemeinsam benutzte Handtücher, Schwämme und andere Gegenstände bedingen *indirekte Übertragungen*, doch sind diese nur innerhalb einer kurzen Zeitspanne möglich. Die Lebensfähigkeit der Gonokokken beträgt auch unter optimalen Bedingungen in der Außenwelt nur wenige Stunden. — *Immunität* wird durch das Überstehen einer Gonorrhoe nicht erworben.

Die *bakteriologische Diagnose* der Gonorrhoe wird heute noch überwiegend durch den Nachweis der gramnegativen, semmelförmigen Diplokokken (Gonococcus, Neisseria gonorrhoeae) in dem nach GRAM gefärbten *Ausstrichpräparat* gestellt. Nur wenn es allein auf die Lagerung der Erreger ankommt, kann das einfacher zu färbende *Methylenblaupräparat* durchmustert und nur bei unverdächtigem Bild auf die anschließende Sicherung der Diagnose durch das GRAM-Präparat verzichtet werden. Relativ einfach ist die Erkennung bei der frischen Gonorrhoe des Mannes, wenn die Gonokokken praktisch in Reinkultur und zahlreich in der *typischen intracellulären Lagerung* vorhanden sind (s. Abb. 75, S. 586). Schwierig kann sie werden bei chronisch Kranken oder bei der Frau, wenn reichliche Beimengung anderer Keime das Bild verschleiert und nur vereinzelte intracelluläre gramnegative Kokken gefunden werden. In diesen Fällen leistet der sachgemäße Nachweis durch die *Kultur* mehr. Voraussetzung für ihr Gelingen ist die *Beimpfung* optimaler, menschliches Eiweiß enthaltender Nährböden *direkt am Krankenbett* mit den in geeigneter Weise entnommenen Sekretproben, ihr rascher, *vor Abkühlung geschützter Transport* ins Laboratorium und ihre Bebrütung in aerober, anaerober und CO_2-Atmosphäre. Die Einsendung von an Tupfern angetrocknetem Sekret hat keine Aussicht auf Erfolg. — Die in ihrem Prinzip der WASSERMANNschen Reaktion gleichende *Komplementbindungsreaktion* ist nur im chronischen Stadium, wenn der Erregernachweis nicht mehr gelingt, oder bei Komplikationen, wie Arthritis, Iritis und Adnexitis, wertvoll.

Das bezüglich der sozialen Bedeutung der Geschlechtskrankheiten und ihrer Bekämpfung bei der Syphilis Gesagte gilt in ähnlicher Weise auch für die Gonorrhoe.

Ulcus molle.

Harmloser als die übrigen Geschlechtskrankheiten verläuft im allgemeinen das *Ulcus molle*, doch muß sorgfältig darauf geachtet werden, ob sich auf seinem Boden nicht als Folge einer Mischinfektion mit dem Treponema pallidum ein Ulcus durum, ein syphilitischer Primäraffekt, bildet. Die Krankheit wird fast ausschließlich durch den *Geschlechtsverkehr* übertragen, unterscheidet sich aber in ihrer Epidemiologie von den anderen Geschlechtskrankheiten dadurch, daß *bei Frauen gesunde Keimträger* vorkommen. Das Fehlen eines Geschwürs ist deshalb bei der klinischen Untersuchung einer als Infektionsquelle verdächtigen Partnerin nicht beweisend; trotzdem kann sich der Erreger, das Streptobacterium Unna-Ducrey (Hemophilus ducreyi), *am Scheideneingang* vorfinden. In Präparaten, die nicht mit dem Eiter des Geschwürs, sondern mit Gewebsteilchen von seinen unterminierten Rändern angefertigt werden, finden sich die gramnegativen Stäbchen in fischzugförmiger Anordnung. Die *Kultur* der zu den hämoglobinophilen Bakterien gehörenden Stäbchen in mit Wasserdampf gesättigter Atmosphäre bestätigt die Diagnose.

Bezüglich der Bekämpfung sei auf das Kapitel Syphilis verwiesen.

Granuloma venereum.

Eine Geschlechtskrankheit fast ausschließlich tropischer Länder ist das dem Ulcus molle ähnliche *Granuloma venereum*, das sich unbehandelt über Jahre und Jahrzehnte hinziehen kann und schwere Verstümmelungen an den Geschlechtsorganen verursacht. Aus dem Primäraffekt, einer kleinen Papel, wird ein serpiginöses Geschwür, in dessen Umgebung durch Autoinfektion neue, unter Umständen zusammenfließende Herde entstehen können. Stärkere Beschwerden werden nicht hervorgerufen. Der *Erreger*, die zu den Kapselbakterien gehörende

Klebsiella granulomatis, wird ausschließlich durch Kontakt beim Geschlechtsverkehr übertragen. Ihr Nachweis wird durch die Kultur geführt, wobei zu beachten ist, daß sie bei der Erstzüchtung am besten auf Nährböden mit Blutzusatz gedeiht.

Aktinomykose, Madurafuß.

Die *Aktinomykose* ist in erster Linie eine Tierkrankheit. Häufig werden Rinder befallen, gelegentlich auch andere Haustiere, so Pferde, Esel und Schweine, Hunde und Katzen, und manche Tiere der freien Wildbahn. Durch den Strahlenpilz verursachte *Infiltrationen der Zunge, der Kieferpartien*, überhaupt des gesamten *Nasen-Rachenraumes*, des *Darmes* und schließlich der *Lungen* und der *Haut* beherrschen zunächst das Bild. Beim Fortschreiten der Prozesse entstehen ausgedehnte Metastasen. Die Lokalisation der Krankheit spricht dafür, daß die *Erreger mit dem Futter aufgenommen* werden und durch Läsionen der Schleimhaut in das Gewebe eindringen. An Wahrscheinlichkeit gewinnt diese Annahme durch den *häufigen Befund von Holzsplittern*, Getreidegrannen und anderen Fremdkörpern, die vielleicht Träger der in der freien Natur vorkommenden Pilze sind. Von ihnen gehen, wie dies in histologischen Präparaten deutlich wird, die ersten Krankheitserscheinungen aus. Auf eine Übertragung von Tier zu Tier deutet nichts in der Epidemiologie dieser Krankheit hin, es sei denn, daß die Milch aus erkrankten Eutern zur Überträgerin werde. Bewiesen ist dies keineswegs.

Ungleich seltener tritt die *Aktinomykose beim Menschen* auf, wo sie ebenfalls bevorzugt die Organe der Mundhöhle, die Lunge und den Darm und schließlich andere Organe befällt. *Kranke Zähne* sind vielleicht die Eintrittspforte. Auch Fremdkörper werden nicht selten in den Prozessen gefunden. Charakteristisch sind die *brettharten Infiltrationen und Knoten*, die in späteren Stadien von Abscessen und Fisteln durchsetzt sind. Gelegentlich bilden sich *Metastasen*, die prognostisch ungünstig zu werten sind. Der Therapie dienen chirurgische Eingriffe und Röntgenbestrahlung.

In dem rahmig-dickflüssigen, oft durch Blutbeimengungen rotbraun gefärbten Eiter finden sich die für die *Diagnose wichtigen Erreger*. Breitet man ihn in dünner Schicht in einer Petrischale aus, so fallen nicht selten schon bei makroskopischer Betrachtung im durchfallenden Licht oder gegen einen schwarzen Untergrund *kleine, gelbliche Körnchen* auf, die *Drusen*, Pilzgeflechte mit angelagerten Leukocyten. Sie besitzen eine derbere Konsistenz als reine Leukocytenansammlungen. Die verdächtigen Partikel werden auf einen Objektträger gebracht und durch Zusatz von 10%iger Kalilauge aufgehellt. Im mikroskopischen Bild läßt sich ein *zentrales Pilzgeflecht mit radiär angeordneten Kolben* erkennen. Die mit dem Eiter in der üblichen Weise angefertigten gefärbten *Ausstrichpräparate* zeigen gewöhnlich ein anderes Aussehen. Wohl finden sich in typischen Fällen die nestförmig im Präparat verstreuten Fadengeflechte und auch gelegentlich kolbige Auftreibungen und Verzweigungen (s. Abb. 76). Oft aber sind nur die Zerfallsprodukte der Fäden vorhanden, kurze, grampositive, in Form und Lagerung noch am ehesten mit Corynebakterien zu vergleichende Stäbchen. In diesen Fällen wird die endgültige Diagnose durch die *Kultur* gestellt. Auf der Oberfläche oder in der Tiefe bestimmter optimaler Nährböden wächst *Actinomyces bovis* (Actinomyces israeli), der Erreger der Strahlenpilzkrankheit bei Mensch und Tier, bei anaerober Bebrütung in Form von charakteristischen Kolonien. In Präparaten allerdings sind auch diese in Form und Lagerung den Diphtheroiden ähnlich. — Die in der freien Natur weit verbreiteten *aeroben Stämme* scheinen keine Krankheitserreger zu sein.

Unklar ist die *Infektkette* der menschlichen Aktinomykose. Gelegentlich gefundene Fremdkörper weisen zwar darauf hin, daß die Art der Infektion der beim Rind entspricht. Meist sind aber solche Hinweise nicht gegeben und es erkranken auch Personen, die durch ihre Lebensgewohnheiten vor den in der freien Natur vegetierenden Pilzen geschützt scheinen. Rätselhaft ist auch, warum mit den aus dem Menschen gezüchteten Erregern eine Infektion des Rindes und der bekannten Laboratoriumstiere nicht gelingt. Dieser Umstand weist darauf hin, daß ein besonderer, vielleicht in der Disposition begründeter

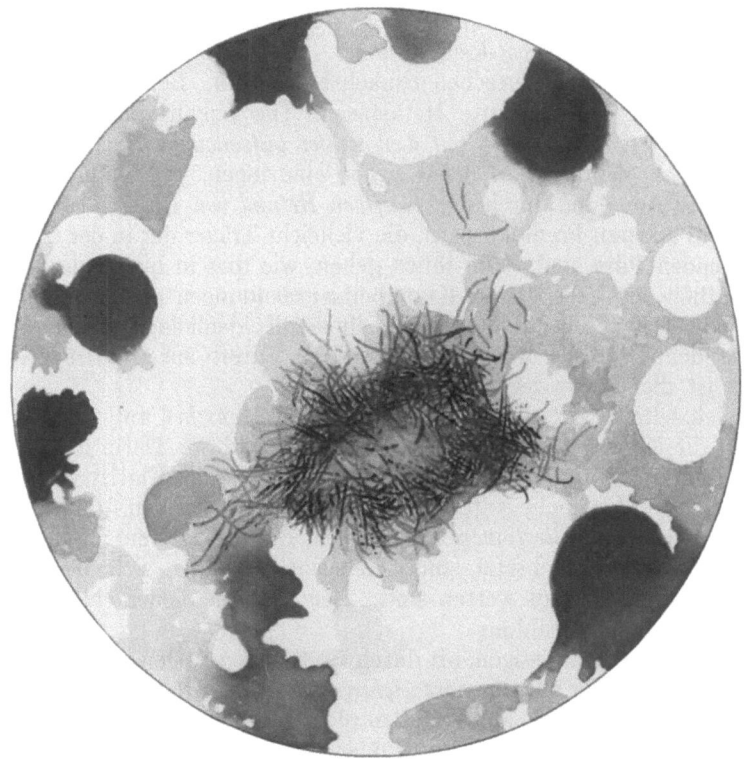

Abb. 76. Actinomyces, Färbung nach GRAM.

Faktor für das Haften der Erreger unerläßlich ist. Es ist deshalb nicht unberechtigt, von einer schicksalhaften Erkrankung zu sprechen.

Eine wirksame *Bekämpfung der Aktinomykose* gibt es bis heute nicht. Auch die gutgemeinten Ratschläge, das Kauen von Grashalmen und Getreideähren zu unterlassen, dürften kaum zur Verminderung der Erkrankungsziffern beitragen. Vielleicht leistet eine einwandfreie Mundpflege und regelmäßige Sanierung der Zähne noch am ehesten Gewähr, daß die Infektion nicht zum Haften kommt.

In seiner Epidemiologie besser geklärt ist der nach der vorderindischen Stadt Madura benannte *Madurafuß* (Nocardiose), eine Krankheit der tropischen Gebiete Indiens, Afrikas und Amerikas. Fast ausschließlich die barfuß gehenden Eingeborenen, Männer häufiger als Frauen, ziehen sich bei kleinen Verletzungen des Fußes die Pilzinfektion zu, die durch mehrere weiß, gelb, rot oder schwarz gefärbte Varianten (Nocardia madurae u. a.) verursacht wird. Die Krankheit ist chronisch und wenig schmerzhaft. Die ursprüngliche Eintrittspforte verheilt oft, während die Pilze weiter in die Tiefe wachsen. Später bilden sich Fisteln, aus denen übelriechender, dünnflüssiger Eiter entleert wird. In ihm finden sich, ähnlich wie bei der Aktinomykose, die für die Diagnose wichtigen *Drusen*, deren Fadenenden aber *keine kolbigen Auftreibungen* tragen. Im Verlauf von Jahren schwillt das befallene Glied immer mehr an. Es bilden sich Knoten, die wieder zerfallen, während der gewebezerstörende Prozeß immer mehr in die Tiefe dringt. Fieber und Allgemeinerscheinungen fehlen, wenn keine Sekundärinfektion hinzutritt, auch sind die Läsionen wenig schmerzhaft. Im Laufe der Jahre atrophiert die Muskulatur des Unterschenkels, bis schließlich im Endstadium der Krankheit ein unförmig aufgetriebener, eiternder und nässender Fuß an einem atrophischen Bein den Kranken zum Krüppel macht. Im Gegensatz zur Aktinomykose kommt es nicht zu Metastasenbildung, die Krankheit bleibt auf den Ort der Infektion beschränkt. — Ein ähnliches Krankheitsbild wird durch einen Fadenpilz, Monosporium apiospermum, verursacht.

Eine *Prophylaxe* ist ohne weiteres möglich. Die Krankheit läßt sich durch gutes Schuhwerk und ausreichende Fußpflege mit Sicherheit vermeiden.

Dermatomykosen.

Mehrere Pilze vermögen in den oberflächlichen oder tieferen Schichten der Haut und an den Haaren zu parasitieren und dabei Krankheitserscheinungen hervorzurufen. Die beteiligten Arten sind an den Menschen oder an Tiere angepaßt und finden sich nicht in der freien Natur, wo ihre nah verwandten saprophytischen Arten leben. Der parasitäre Ursprung der Dermatomykosen wird durch den Nachweis der das Pilzgeflecht (Mycel) bildenden Fäden (Hyphen) und der Sporen (Konidien) im Mikroskop oder in der Kultur erbracht.

Zur Anfertigung der *mikroskopischen Präparate* werden Haare oder Hautschuppen in 15%iger Kalilauge aufgehellt oder gefärbt. — Wird eine kleine Probe des Untersuchungsmaterials auf einen Objektträger gebracht und unter einem Deckglas in der feuchten Kammer mehrere Tage bei Zimmertemperatur gehalten, so gestattet die Art des Wachstums oft die Pilzdiagnose. — Für *Kulturen*, die ebenfalls bei Zimmertemperatur bebrütet werden, eignen sich die französischen SABOURAUD- und die deutschen GRÜTZ-Nährböden. Die verschiedenen Arten zeigen auf ihnen charakteristisches Wachstum. Neben dem Nachweis der Pilze lassen sich Cutanreaktionen mit ihren Stoffwechselprodukten diagnostisch verwerten.

Zu den häufigen Pilzkrankheiten zählt die *Trichophytie*, die in ihrer *oberflächlichen Form* meist als kleiner, roter, schuppender Fleck beginnt, der aber bald an Größe zunimmt und entweder mit kleieförmigen Schuppen oder mit Bläschen bedeckt ist. Sitzt die Infektion auf der behaarten Kopfhaut, so wird sie als *Herpes tonsurans* bezeichnet, da ein Teil der Haare, aber nicht alle, abbrechen. Der Prozeß kommt im weiteren Verlauf in der Mitte, an der zuerst befallenen Partie, zum Erlöschen, schreitet aber an den Rändern weiter. Die Erscheinungen werden von leichtem Jucken begleitet.

Aus der oberflächlichen Form kann sich die *tiefe Trichophytie* entwickeln, die nicht selten Eiterkokken die Ansiedlung ermöglicht. Sie sitzt bei Kindern meist am Kopf, bei Männern am Bart. Auch die Nägel können befallen sein.

Die *Erreger*, verschiedene Trichophytonarten, werden entweder von Mensch zu Mensch durch direkten Kontakt oder durch Vermittlung von Gegenständen bei Friseuren, wie Bürsten und Rasierpinseln, oder in Bädern übertragen. Die Infektion kann aber auch von Haustieren, vom Vieh, vom Hund, von der Katze oder vom Geflügel, erworben werden. Unsauberkeit und schlechte hygienische Einrichtungen leisten der Krankheit Vorschub. Je nachdem, ob die Pilze bevorzugt auf der Oberfläche der Haare oder in ihrer Tiefe wuchern, werden sie als Ektothrixarten (Trichophyton gipseum, rosaceum) oder als Endothrixarten (Trichophyton crateriforme, acuminatum, violaceum) bezeichnet.

Die *Prophylaxe* besteht wie bei allen Dermatomykosen in größter Sauberkeit und in der Meidung des Umgangs mit Erkrankten. In der Pubertät heilt die Krankheit von selbst aus.

Die Erreger der *Epidermophytie*, das Epidermophyton inguinale und das Epidermophyton interdigitale, befallen im Gegensatz zu den Trichophytiepilzen nicht die Haare. Die erste Art findet sich fast immer an der Innenseite der Oberschenkel am Scrotum und an den Labien, nur selten an anderen Körperstellen, die zweite Art an Händen und Füßen, bevorzugt in den Interdigitalräumen. Die Krankheit tritt vorwiegend im Sommer auf, wenn stärkere Schweißabsonderung günstige Ansiedlungsbedingungen schafft. Sie kommt nur beim Menschen vor und wird durch enge Berührung, beim Geschlechtsverkehr oder durch infizierte Kleidungsstücke, gemeinsam gewaschene Wäsche („Wäscherkrätze") und andere Gegenstände übertragen. Nicht alle Personen sind gleich empfänglich.

Ähnlich wie das Epidermophyton inguinale befällt auch das Mikrosporon minutissimum, der Erreger des *Erythrasma*, die Innenseite der Oberschenkel. Zur Entfaltung der pathogenen Eigenschaften dieses Pilzes, der auch auf der gesunden Haut gefunden wird, gehört eine besondere Disposition. Männer erkranken bevorzugt.

Unter Schulkindern kann die *Mikrosporie* epidemisch auftreten, eine Krankheit der behaarten Kopfhaut, die durch verschiedene Mikrosporonarten (Mikrosporon audouinii u. a.) verursacht wird. Die Haare brechen in rundlichen Herden kurz über der Kopfhaut ab, die Haut ist mit weißen Schuppen bedeckt. Auch diese Krankheit wird von Mensch zu Mensch übertragen und ist sehr infektiös.

An stark Schweiß absondernden Körperstellen, bevorzugt an der Brust, findet sich die kaum Beschwerden verursachende *Pityriasis versicolor*. Der Erreger, Mikrosporon furfur, läßt sich in den an Pigmentierungen erinnernden gelblichen Flecken leicht nachweisen. Die Krankheit ist kaum ansteckend. Sie findet sich nicht selten bei tuberkulösen Individuen, so daß es geraten erscheint, bei der Feststellung einer Pityriasis nach einer Tuberkulose zu fahnden.

Vom Menschen oder von Tieren (Mäusen, Katzen, Vögeln) kann der *Favus (Erbgrind)* erworben werden, eine Pilzkrankheit, die durch verschiedene Achorionarten (Achorion schönleini) hervorgerufen wird. Säuglinge und Kinder werden meist von infizierten Erwachsenen angesteckt, so daß es zu typischen Familieninfektionen kommt. Beim Umgang mit Tieren ziehen sich die Erwachsenen den Tierfavus (Achorion quinckeanum) zu.

Bezüglich der klinischen Erscheinungen und der Therapie der Dermatomykosen muß auf die Lehrbücher der Dermatologie verwiesen werden.

Coccidioidomykose.

Die auch unter den Namen *Coccidioidales Granulom* und *Valleyfieber* bekannte Krankheit ist bis heute nur in wenigen umschriebenen Herden in Kalifornien (San Joaquin Valley) und in den Chacogebieten Argentiniens und Uruguays heimisch. Sie befällt besonders neu zugewanderte Personen, vorwiegend Frauen, und verläuft meist leicht, grippeähnlich. An die primäre Lungeninfektion schließt sich ein Erythema nodosum an, das eigentliche Valleyfieber. Selten entstehen progrediente Allgemeininfektionen (Coccidioidales Granulom), die entweder sehr rasch oder nach längerer Krankheitsdauer an Endokarditis oder Meningitis zum Tode führen. — *Erreger* ist ein bis zu 50 μ großer runder *Pilz* (Coccidioides immitis), in dessen Innern zahlreiche, beim Platzen der Hülle freiwerdende Sporen liegen. Ihr allerdings seltener Nachweis im Sputum und die intracutane *Coccidioidinprobe* sichern die Diagnose.

Die *Epidemiologie* der Coccidioidomykose gleicht bis zu einem gewissen Grade der Epidemiologie der durch grampositive Sporenbildner hervorgerufenen Krankheiten. Wie bei diesen ist die Erde die Infektionsquelle, während eine Übertragung von Mensch zu Mensch unwahrscheinlich ist. Allerdings ist die Eintrittspforte von der der Anaerobierinfektionen verschieden. Vornehmlich bei großer Trockenheit und bei Sandstürmen werden die Pilze eingeatmet und führen in der Lunge zu den besprochenen Erscheinungen.

Eine wirksame Prophylaxe ist bis heute unbekannt.

Schrifttum.

a) Sammelwerke:

Dubos, R. J.: Bacterial and Mycotic Infections of Man. Philadelphia—London—Montreal 1948. — Gradwohl, R. B. H.: Clinical laboratory methods and diagnosis, Bd. 2. St. Louis 1948. — Gundel, M.: Die ansteckenden Krankheiten. Stuttgart 1950. — Kolle-Hetsch: Experimentelle Bakteriologie und Infektionskrankheiten, herausgeg. von H. Hetsch und H. Schlossberger. Berlin u. Wien 1942. — Müller, R.: Medizinische Mikrobiologie. Berlin—München—Wien 1950. — Schönfeld, W.: Lehrbuch der Haut- und Geschlechtskrankheiten. Stuttgart 1947.

b) Einzeldarstellungen:

Bader, R.-E.: Die Typhus-Paratyphus-Enteritisgruppe. Erg. Hyg. **26**, 235 (1949). — Boecker, E.: Praktische Diagnostik der Bacillen der Typhus-Paratyphus-Enteritis-Gruppe der Ruhrgruppe und der Coligruppe. Jena 1948. — Bürgers, J.: Epidemiologie der Diphtherie und aktive Schutzimpfung. Erg. Hyg. **17**, 231 (1935). — Carlinfanti, E., u. L. Molina: Die statistische Beurteilung des Impferfolges nach obligatorischer Diphtherieschutzimpfung. Erg. Hyg. **25**, 202 (1943). — Grumbach, A.: Die Febris undulans als Berufskrankheit und Unfallfolge. Schweiz. Z. Unfallmed. u. Berufskrkh. **2** (1940). — Gundel, M.: Die Ursachen des Rückganges der Tuberkulosesterblichkeit und die moderne Tuberkulosebekämpfung. Erg. Hyg. **13**, 1 (1932). — Habs, H.: Brucellosis I. Ergebnisse der neueren experimentell-bakteriologischen Untersuchungen über Bact. abortus Bang und Bact. melitense. Zbl. Hyg. **28**, 481 (1933). — Brucellosis II. Epidemiologie und Bekämpfungsmaßnahmen. Zbl. Hyg. **30**, 369 (1934). — Herrmann, W.: Die bakteriologische Diphtheriediagnose. Erg. Hyg. **25**, 231 (1943). — Kauffmann: Die Bakteriologie der Salmonellagruppe. Kopenhagen 1941. — Klimmer, M.: Der neueste Stand der Forschung über das Bangsche Bakterium. Erg. Hyg. **13**, 327 (1932). — Koller, R.: Das Rattenbuch. Hannover 1932. — Krumbiegel, I.: Eurasische Mäuse als Seuchenüberträger. Beiträge zur Hygiene und Epidemiologie, herausgeg. von H. Bermann und H. Habs, H. 3. Leipzig 1948. — Mørsch, E.: Experimentelle Grundlagen der Diagnose und Therapie menschlicher Pneumokokken-Infektionen. Erg. Hyg. **25**, 358 (1943). — Oberdörffer, M.: Über Leprabekämpfung. Leipzig 1941. — Prigge, R.: Diphtherie-Schutzimpfung mit hochaktiven Impfstoffen. Erg. Hyg. **22**, 1 (1939). — Raška, K.: Die Bacillenruhr. Erg. Hyg. **25**, 308 (1943). — Roelcke, K.: Die Kruse-Sonne-(E-)Ruhr. Stuttgart 1943. — Sahling, Th.: Die Wohnungsratten und ihre Bekämpfung. Merkblätter der Landesanstalt für Wasser-, Boden- und Lufthygiene. Berlin 1941. — Seelemann, M.: Streptokokken bei Tieren und ihre Übertragbarkeit auf den Menschen. Erg. Hyg. **24**, 463 (1941). — Standfuss, R.: Die Tierparatyphosen. Erg. Hyg. **15**, 659 (1934). — Weil, A. J.: Dysentery. A progress report for the years 1942 to 1946. J. of Immun. **55**, 363 (1947). — Wohlfeil, T., u. H. Becker: Über Tularämie. Veröff. Volksgesdh.dienst **50**, H. 3. 280.

Spirochätosen.

Fusospirochätosen.

Plaut-Vincentsche Angina.

Zu den wenigen Krankheiten, deren bakteriologische Diagnose nicht mit kulturellen Methoden, sondern mikroskopisch gestellt wird, gehört die Plaut-Vincentsche *Angina*. Klinisch für den Erfahrenen oft schon an den schmierigen

Belägen im Rachen, an ihrer häufigen Beschränkung auf eine Tonsille und an dem eigenartigen, stinkenden Mundgeruch erkennbar, läßt sich der Verdacht unschwer durch die Anfertigung eines *Ausstrichpräparates* von den erkrankten Partien, am besten von ihren Rändern, bestätigen. Wird es mit den üblichen Anilinfarben oder mit Viktoriablau gefärbt, so finden sich im positiven Falle reichlich die für die Krankheit charakteristischen Spirochäten und fusiformen Stäbchen.

Die *Spirochaeta Plaut-Vincenti* (Borrelia vincentii) ist 10—25 μ lang und besitzt etwa 5 grobe, unregelmäßige Windungen. Die gramnegativen, unbeweglichen, an den Enden

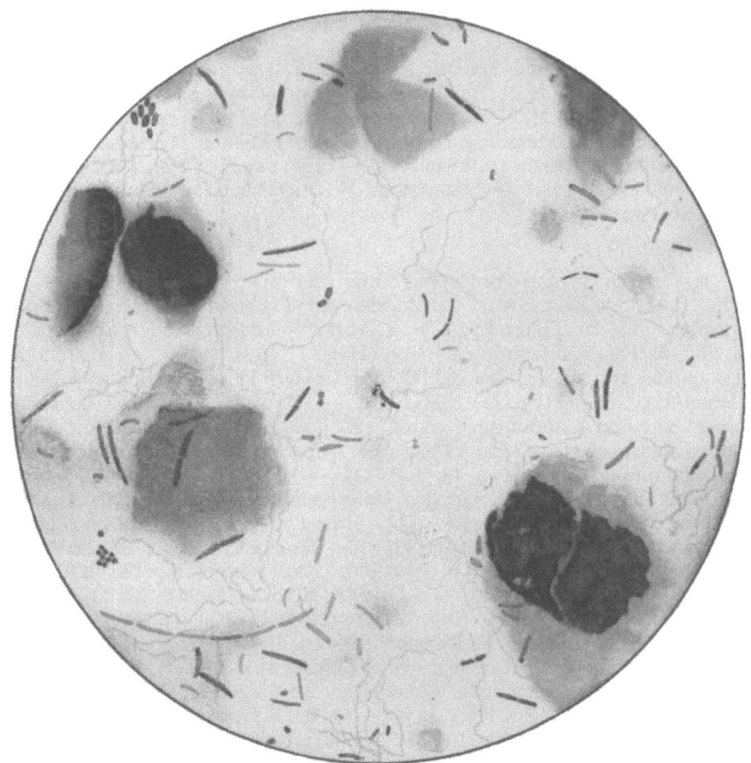

Abb. 77. Ausstrichpräparat bei Angina PLAUT-VINCENTI. Fuchsinfärbung.

zugespitzten *Fusobakterien* (Fusobacterium plauti-vincenti), die mit den fast ausschließlich tierpathogenen Nekrobakterien eng verwandt sind, liegen oft zu zweien hintereinander. Mit Anilinfarben färben sie sich unregelmäßig (s. Abb. 77). Im GIEMSA-Präparat erscheinen einzelne Teile des Bakterienleibes rot. Sie lassen sich nach morphologischen und physiologischen Gesichtspunkten in mehrere Arten einteilen, die alle nur unter anaeroben Bedingungen züchtbar sind.

Nur spärliche Anwesenheit dieser Keime im Präparat berechtigt nicht zur Diagnose Angina PLAUT-VINCENTI, da sie häufig auch bei gesunden Personen der Rachenflora beigemengt sind. Lieblingssitze sind Zahnfleischränder und cariöse Zähne. Es ist deshalb die Frage noch nicht endgültig geklärt, ob diese in Symbiose lebenden Mikroorganismen die Erreger der Angina PLAUT-VINCENTI sind oder ob sie nur auf der aus anderer Ursache geschädigten Schleimhaut günstige Ansiedlungs- und Vermehrungsbedingungen finden. Für die erste Möglichkeit sprechen die Beobachtungen, daß die Krankheit in größeren und kleineren Gemeinschaften epidemisch auftreten oder von bestimmten Personen ihren Ausgang nehmen kann, ferner Heilerfolge mit Salvarsan und schließlich die Lagerung der Symbionten in den erkrankten Partien. Im histologischen Schnitt sieht man die Spirochäten weit in das noch gesund erscheinende Gewebe vorgedrungen. Weiter zentral finden sich Spirochäten und fusiforme Stäbchen oft in Reinkultur. Erst in der Mitte des Prozesses sind sie mit anderen Rachenkeimen vergesellschaftet. Die zweite Möglichkeit ist deshalb nicht von der Hand zu weisen, weil eine mikroskopisch nicht von der PLAUT-VINCENTschen unterscheidbare Symbiose, wie schon erwähnt, bei Gesunden, ferner bei der Alveolarpyorrhoe, bei Balanitis, bei ulcerösen Prozessen der Haut, bei der Bronchialspirochätose, bei Lungengangrän und -abscessen, im Empyemeiter und als regelmäßiger Befund beim Ulcus tropicum angetroffen wird.

Die *Verhütung der* Angina PLAUT-VINCENTI, die in normalen Zeiten meist nur sporadisch vorkommt, gründet sich auf größte Sauberkeit und sorgfältige Mundpflege. Ihre epidemische Häufung in Kriegs- und Notzeiten, in Lagern und engen Gemeinschaften weist darauf hin, daß ein in der Disposition der Kranken begründeter, auslösender Faktor mindestens ebenbürtig an die Seite der Mikroorganismen tritt. Ausreichende und abwechslungsreiche Ernährung dürfte deshalb im Verein mit der persönlichen Prophylaxe die besten Aussichten auf Verhütung dieser Krankheit ergeben.

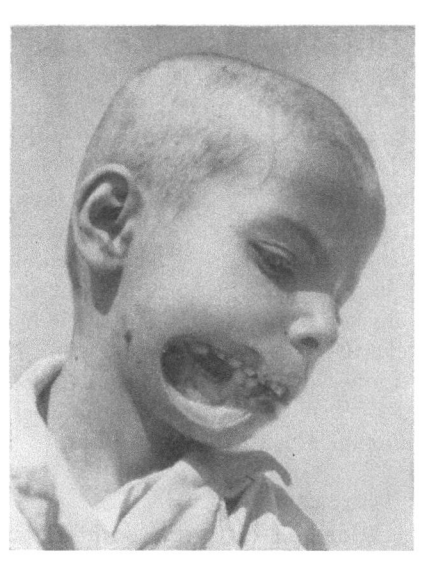

Abb. 78. Noma.

Noma.

Bei Unterernährung, körperlicher Erschöpfung und Vitaminmangel, besonders beim Skorbut, und schließlich im Anschluß an Fleckfieber, Rückfallfieber und Kala Azar kann die meist harmlose und auch ohne besondere Therapie in kurzer Zeit ausheilende Angina PLAUT-VINCENTI durch *unaufhaltsames Fortschreiten der geschwürigen Prozesse und durch starken Gewebszerfall* kompliziert werden. Gelegentlich greift dann die Krankheit, über einen Mundwinkel auswandernd, auf die äußere Haut über und führt zum *Wasserkrebs, Noma,* dem große Teile des Gesichts zum Opfer fallen und der oft mit der Entblößung ausgedehnter Knochenpartien einhergeht (s. Abb. 78). Kinder sind bevorzugt betroffen. Letaler Ausgang ist die Regel. Es ist aber erstaunlich, wie weit bei günstig verlaufener Noma diese Defekte wieder verheilen. Eine Narbe am Mundwinkel weist meist als einziger bleibender Schaden auf die überstandene Krankheit hin. Salvarsan hilft in solchen Fällen nur, wenn der Allgemeinzustand der Patienten nicht zu schlecht und wenn gleichzeitig durch vitaminreiche Ernährung die Möglichkeit einer allgemeinen Kräftigung gegeben ist.

Ulcus tropicum.

Das *Ulcus tropicum,* als dessen Erreger die Spirochaeta schaudinni im Verein mit Fusobakterien angesehen werden, findet sich weit verbreitet in den meisten tropischen und subtropischen Gegenden. Feuchtwarme Gebiete sind bevorzugt. Wegen der besonderen Lebensbedingungen der barfuß gehenden Eingeborenen meist auf diese beschränkt, befällt das Leiden nur dann Europäer, wenn sie sich Verletzungen an den Unterschenkeln zuziehen. Vorwiegend an den Stellen, die geringe Weichteilbedeckung zeigen, am Knöchel, an der Ferse, am Schienbein und an den Zehen, entstehen *scharf begrenzte, wie mit dem Locheisen gestanzte Geschwüre* mit wallartig aufgeworfenem Rand, die nur geringe Tendenz zur Spontanheilung zeigen, sich im Verlaufe von Monaten und Jahren flächenhaft bis Handtellergröße ausbreiten und sich in die Tiefe bis auf das Periost erstrecken können. Ihre Oberfläche ist mit übelriechendem, schmierigen Wundsekret bedeckt, unter dem sich nur wenig Granulationsgewebe findet. Unter den unterminierten Hauträndern und in den zentralen Teilen der Geschwüre sind reichlich Spirochäten und Fusobakterien nachweisbar. Gelegentlich entstehen durch Sekundärinfektionen Phlegmonen und septische Prozesse, die nicht selten zum Tode führen.

Da schon geringfügige Verletzungen an Dornen und Steinen ein Geschwür verursachen können, sind *alle entstehenden Epitheldefekte sorgfältig zu behandeln.* Eingeborene Träger sind in kurzen, regelmäßigen Zeitabständen auf beginnende Ulcera zu untersuchen. Eine sicher wirkende Therapie bei schon vorhandenem Geschwür gibt es nicht, bei jedem Kranken ist individuelles Vorgehen erforderlich. Neben der *Ruhigstellung* des Beines durch Liegen und Hochlagern wird örtlich mit *Pudern* und *Salben*, mit *desinfizierenden* und *granulationsanregenden Maßnahmen*, mit *Stauung* und *Lichtbädern* behandelt. Die Wirkung von Salvarsan ist unzuverlässig. Seine Anwendung empfiehlt sich aber trotzdem, schon um die vom Ulcus tropicum nicht immer leicht zu unterscheidenden Frambösiegeschwüre differentialdiagnostisch auszuschließen. Die Kost der Patienten soll eiweiß- und vitaminreich sein. Nach der Abheilung entstehen Narben mit dünner, glänzender Bedeckung, die ihren Träger bei den geringsten Verletzungen zu neuen Ulcera disponieren. Bei der Auswahl eingeborener Arbeitskräfte ist hierauf Rücksicht zu nehmen.

Syphilis.

Unter den Infektionskrankheiten nehmen die Geschlechtskrankheiten durch die Eigenart ihrer Übertragungsweise und durch ihre soziale Bedeutung eine Sonderstellung ein. Ihnen allen ist gemeinsam, daß sie im Regelfall durch den Geschlechtsverkehr übertragen werden. Ihre Erreger sind stark an den Menschen angepaßt und in der Außenwelt so hinfällig, daß, von Ausnahmen abgesehen, die direkte Berührung der Haut oder Schleimhäute mit den erkrankten, erregerhaltigen Partien zum Erwerb der Krankheit notwendig ist. *Die Infektionsquelle ist deshalb der geschlechtskranke Mensch, der wesentlichste Faktor in der Ausbreitung ein häufig wechselnder Geschlechtsverkehr.* Aus diesem Grunde ist es verständlich, daß in Zeiten absinkender Moral, in Kriegen, Hunger- und Notzeiten die Morbiditätsziffern rasch ansteigen und die Geschlechtskrankheiten zu einer ernsten Gefahr für ein Volk werden. Viel mehr noch als bei den anderen Infektionskrankheiten ist es die *Verantwortungslosigkeit der Befallenen*, die die Ausbreitung begünstigt. Die bei der Syphilis und der chronischen Gonorrhoe oft nur geringen Krankheitserscheinungen unterstützen die Gleichgültigkeit an sich schon verantwortungsloser Träger. Hinzu kommt, daß das Bekanntwerden einer venerischen Infektion meist eine solche Benachteiligung im täglichen Leben nach sich zieht, daß Infizierte peinlich bemüht sind, ihre Krankheit zu verbergen. Die recht unzulänglichen Versuche, sich bei Erwerb einer Geschlechtskrankheit selbst zu behandeln, heute noch unterstützt durch die beim Laien weitverbreitete Ansicht von der Allheilkraft der Sulfonamide und das oft lange Zögern beim Aufsuchen ärztlicher Hilfe sind Faktoren, die sowohl die Ausbreitung begünstigen als die Heilungsaussichten wesentlich verschlechtern.

Erreger der *Syphilis* ist die von SCHAUDINN im Jahre 1906 entdeckte *Spiro-chaeta pallida* (Treponema pallidum), so genannt wegen ihrer schweren Dar-stellbarkeit mit den üblichen Farbstoffen. Zu ihrem Nachweis wird deshalb meist auf die Färbung der Präparate verzichtet und die *Untersuchung im Dunkel-feld* vorgezogen. Im *Reizsaft des Primäraffektes* und im *Lymphknotenpunktat* läßt sie sich mit dieser Methode nachweisen. Die ruhige gleichmäßige Vorwärts-bewegung der um ihre Längsachse rotierenden und gelegentlich Abknickungs-bewegungen vollführenden, mit zarten Windungen versehenen Organismen

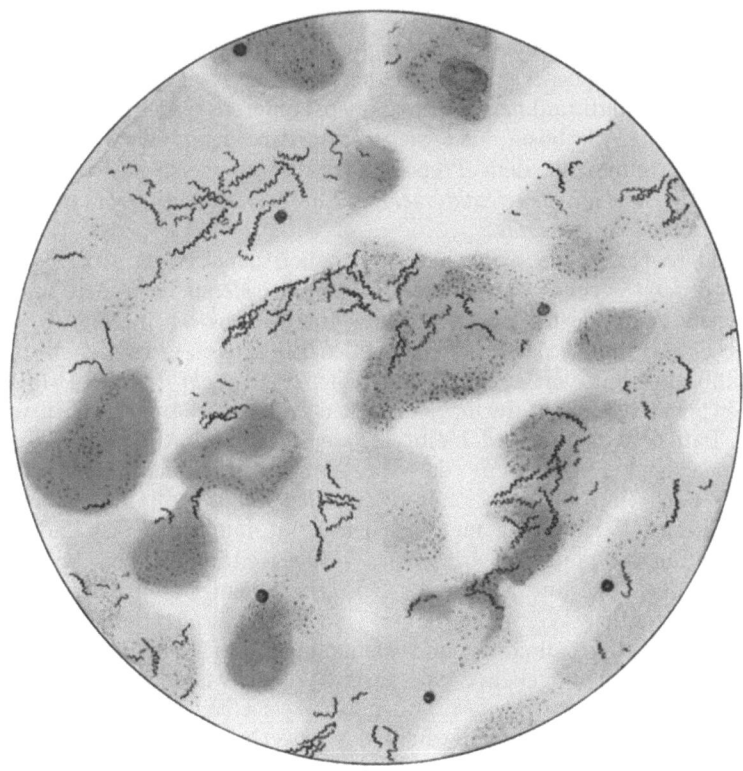

Abb. 79. Syphilisspirochäten. Schnittpräparat, Färbung nach LEVADITI.

schützt bei einiger Erfahrung vor Verwechslungen mit anderen Spirochäten. Der Erregernachweis ist im Frühstadium, vor dem Positivwerden der serologi-schen Reaktionen, eine wichtige diagnostische Maßnahme, die die Einleitung der *Frühbehandlung* gestattet. Soll die Anwesenheit der Spirochäten in inneren Organen festgestellt werden, so empfiehlt sich ihre Versilberung in histologischen Schnitten nach der Methode von LEVADITI. In dem gelb gefärbten Gewebe heben sich die durch Anlagerung von reduziertem Silber schwarz erscheinenden Spirochäten deutlich ab (s. Abb. 79).

Von größerer Bedeutung als der Erregernachweis sind, abgesehen von der Diagnose im Frühstadium, die serologischen Reaktionen, an ihrer Spitze die *Komplementbindungsreaktion nach* WASSERMANN.

Das *Prinzip der* WASSERMANN*schen Reaktion* beruht darauf, daß die in dem Serum eines Syphilitikers vorhandenen Antikörper sich im Reagensglas mit dem aus der Leber eines luischen Fetus gewonnenen Antigen unter Verbrauch von Komplement verbinden. Ob die dieser ersten Phase der Reaktion, dem „syphilitischen System", zugefügte Komplementmenge gebunden wird (positive Reaktion) oder noch verfügbar ist (negative Reaktion), wird in einem zweiten Versuch, mittels des „hämolytischen Systems" geprüft. Dem Patientenserum-Antigen-Komplementgemisch werden Hammelerythrocyten und Serum eines Kaninchens (Ambozeptor) zugegeben, das durch Immunisierung mit Hammelerythrocyten Hammelblut-hämolysine enthält. Da die Hämolyse zu den serologischen Reaktionen gehört, die nur bei An-wesenheit von Komplement zustande kommen, zeigt die Auflösung der Blutkörperchen, daß im syphilitischen System das Komplement wegen des Fehlens des Luesantikörpers nicht gebunden worden war (negative WASSERMANNsche Reaktion). Tritt dagegen keine Hämolyse ein, so besagt dies, daß das Komplement bereits im ersten Versuch verbraucht worden war (positive WASSERMANNsche Reaktion). — Bei den sog. *Nebenreaktionen* nach MEINICKE, KAHN, SACHS-GEORGI und MÜLLER und bei der Citocholreaktion treten bestimmte Antigene mit dem Patientenserum in Reaktion, die ihren sichtbaren Ausdruck in einer Flockenbildung findet.

Die *serologischen Reaktionen* sind nicht absolut spezifisch für Lues. Gele-gentlich finden sich positive Resultate bei anderen Krankheiten, bei Malaria, Rückfallfieber, Schlafkrankheit, bei malignen Tumoren, ferner in der Schwanger-schaft. Bei der Frambösie sind sie wegen der engen Verwandtschaft des Treponema pertenue mit dem Treponema pallidum meist positiv, ebenso bei der Pinta. *Die serologischen Reaktionen sind deshalb nur in Verbindung mit dem klinischen Befund zu bewerten.*

Wie andere pathogene Spirochäten hat auch der Erreger der Syphilis die Fähigkeit, durch die scheinbar *gesunde Haut und Schleimhaut* in den Organismus einzudringen. Zumindest genügen kleinste, für das unbewaffnete Auge unsicht-bare Epitheldefekte, um den Spirochäten den Eintritt zu ermöglichen und nach einer Inkubationszeit von etwa 2—3 Wochen den *syphilitischen Primäraffekt*, den harten Schanker (Ulcus durum), entstehen zu lassen. Mit seiner Entwicklung wird der Patient *infektiös* und bleibt es, wenn auch in Abhängigkeit von der verschiedenartigen Entwicklung der Haut- und Schleimhautefflorescenzen in der Stärke wechselnd, bis zum Ende des *zweiten Stadiums*. Im *dritten Stadium* dagegen und im Verlauf der metaluischen Erkrankungen *Tabes* und *Paralyse* ist die Infektiosität praktisch erloschen. — Die weitaus meisten Ansteckungen kommen bei der Lues durch die *enge Berührung* beim Geschlechtsverkehr und beim Kuß zustande. Weitaus seltener sind *außergeschlechtliche direkte Über-tragungen* auf Ärzte, Zahnärzte und Hebammen, auf Säuglinge durch syphi-litische Ammen und umgekehrt, auf gesunde Geschwister und schließlich bei unkontrollierten *Bluttransfusionen*. Auch *indirekte Übertragungen* durch Gegen-stände sind möglich. Wie oft allerdings der Erwerb der Infektion auf infizierte Eßbestecke oder Trinkgläser, auf das gemeinsame Rauchen von Zigaretten oder Pfeifen zurückzuführen ist, kann bei der Länge der Inkubationszeit und unter Berücksichtigung der Erfahrung, daß Geschlechtskranke die Herkunft der In-fektion aus begreiflichen Gründen gern verschleiern, nur schwer entschieden werden. Infektionen durch *ärztliche Instrumente* sind heute selten geworden. Die Ansteckungsmöglichkeit auf Aborten wird vom Laien meist überschätzt. Tragisch ist das Schicksal der schon mit den Zeichen der *konnatalen Lues* ge-borenen Kinder.

Mit dem Erwerb einer Syphilis wird der *Organismus so umgestimmt*, daß eine nochmalige Infektion nicht haften kann. Dies ist besonders im Hinblick darauf wichtig, daß syphilitische Säuglinge wohl an ihre keine Krankheitszeichen zeigenden Mütter, von denen sie ja die Infektion erwarben, angelegt werden dürfen, aber nicht an gesunde Ammen. Zeigen die Kinder aber keine klinischen Symptome, so dürfen sie nicht von der syphilitischen Mutter gestillt werden, wenn sich diese erst innerhalb der letzten 2 Monate vor der Geburt infizierte. In diesem Falle ist es möglich, daß die Spirochäten noch nicht auf dem Wege vom mütterlichen Kreislauf über die Placenta in den kindlichen Orga-nismus eingedrungen sind. Da sich dies erst innerhalb der ersten Lebensmonate feststellen läßt, dürfen die Kinder auch nicht einer Amme angelegt, sondern müssen künstlich ernährt werden. — Mit der Ausheilung der Syphilis wird auch wieder eine Neuinfektion möglich.

Die *Bekämpfung der Syphilis und der übrigen Geschlechtskrankheiten* ist eine ärztliche und soziale Aufgabe, der in allen Kulturländern größte Aufmerksamkeit gewidmet wird. An der Spitze der Maßnahmen stehen die *einwandfreie Diagnose* und die auf ihrer Grundlage eingeleitete *Behandlung.* Die bei der homogen-homonen Verbreitungsweise theoretisch mögliche Ausrottung der Geschlechtskrankheiten wird in geordneten Zeiten in hohem Maße auch in der Praxis erreicht. So war es in vielen Staaten gelungen, durch intensive Luesbehandlung in Verbindung mit anderen Maßnahmen die Erkrankungsziffern so herabzudrücken, daß in dem Jahrzehnt vor dem Kriege die Demonstration eines Primäraffektes im Hochschulunterricht eine Seltenheit geworden war. Auch die Neuerkrankungen an Gonorrhoe waren stark zurückgegangen. Im Salvarsan, in den Sulfonamiden und im Penicillin stehen heute *Heilmittel* zur Verfügung, die hoffen lassen, auch die durch den Krieg in der Ausrottung der Geschlechtskrankheiten erlittenen Rückschläge wieder wettzumachen.

Über die Bewegungen der Geschlechtskrankheiten geben große Statistiken Auskunft, die sich auf den Meldungen der Ärzte und Gesundheitsämter aufbauen. Sie werden in Deutschland nicht namentlich gemacht, um ein Fernbleiben der Patienten von der ärztlichen Behandlung aus Angst vor dem Bekanntwerden ihres Leidens zu verhindern. Nur wenn sich *Kranke der Behandlung entziehen*, werden schärfste Maßnahmen bis zur zwangsweisen Krankenhauseinweisung angewendet. Zur Aufgabe des Arztes gehört ferner die *Belehrung* der Kranken über ihren Zustand und die Gefahren weiteren Geschlechtsverkehrs mit seinen strafrechtlichen Folgen und nicht zuletzt die psychische Beeinflussung labiler, durch die Tatsache einer venerischen Infektion gelegentlich bis zum Suicid getriebener Kranker. Bemerkenswert ist in diesem Zusammenhang, daß in Deutschland die Behandlung Geschlechtskranker nur approbierten Ärzten, aber nicht Heilpraktikern erlaubt ist. Eine weitere Maßnahme ist die *Verfolgung der Infektketten* und die *Aufdeckung der Infektionsquellen* mit ihrer Unschädlichmachung. Die *Überwachung der öffentlichen und geheimen Prostitution* ist ein wichtiges Glied in diesen Bemühungen. Um eine Gefährdung des Ehepartners und der Nachkommenschaft nach Möglichkeit auszuschließen, fordert eine vernünftige Gesetzgebung vor der Heirat den *Nachweis des Freiseins von ansteckenden Krankheiten.* Systematische *serologische Untersuchungen* bei Schwangeren geben die Möglichkeit rasch einsetzender Therapie. *Bluttransfusionen* dürfen nur nach vorheriger serologischer Untersuchung der Spender ausgeführt werden. Und nicht zuletzt hat die *Propaganda* in geeigneter Form auf das Wesen, die Erkennung, die Gefahren und die Möglichkeiten der Verhütung der Geschlechtskrankheiten hinzuweisen, ein Beginnen, das dort am aussichtsreichsten und von Erfolg gekrönt sein wird, wo gesunde und stabile soziale Verhältnisse die frühe Gründung einer Ehe gestatten und wo eine aufgeschlossene Eltern- und Lehrerschaft eine vernünftige Erziehung der Jugend gewährleisten.

Frambösie.

In den tropischen Gebieten Afrikas, Asiens, Australiens und Südamerikas ist die *Frambösie* neben der Malaria und der Ankylostomiasis eine der großen Plagen der eingeborenen Bevölkerung. Doch sind die einzelnen Gebiete unterschiedlich durchseucht. Es gibt Gegenden, oft neben stark befallenen Endemiegebieten, die fast oder völlig frei sind von dieser Krankheit. So wird

sie auf der Insel Bali vermißt und in den Gebirgsgegenden Javas, obgleich der
Verkehr vielfältige Einschleppungen aus den benachbarten Bezirken ermöglicht
und begünstigt. Es ist unbekannt, warum *Bergländer* im allgemeinen dem
Einbruch der Krankheit mehr Widerstand entgegensetzen als *tropische Tief-
länder*, in denen oft die gesamte Bevölkerung heimgesucht wird. Eine Ausnahme
von dieser Regel bilden *verkarstete Kalkgebirge*, deren Bewohner sehr unter
dieser Seuche leiden. Auch hierfür gibt es keine schlüssige Erklärung, es sei
denn, daß der die Unreinlichkeit unterstützende Wassermangel dieser Gegenden
verantwortlich gemacht werde. Das flache Land ist stärker befallen als die
Städte.

Feststeht, daß die Frambösie *schmutzige* und *ärmliche Verhältnisse* bevorzugt.
Dort ist sie, im Gegensatz zu der ihr klinisch und ätiologisch verwandten Lues,
vorwiegend eine *Krankheit des Kindesalters*. Kinder sind es auch, die für ihre
Altersgenossen und die Erwachsenen die wichtigste *Infektionsquelle* bilden.
Durch engen *Kontakt* oder durch Vermittlung von infizierten Gegenständen
werden die Erreger von *Mensch zu Mensch* übertragen, wenn kleine Epitheldefekte ihnen als Eintrittspforte dienen. Der *Befall ganzer Familien* ist deshalb
für die Frambösie charakteristisch. Die enge Bindung an bestimmte Bezirke
läßt immer wieder den Verdacht auftauchen, daß *Insekten* in die Infektketten
eingeschaltet sein könnten. Tatsächlich gelingt es auch, in Fliegen aus der
Umgebung Frambösiekranker Spirochäten nachzuweisen, ebenso wie die experimentelle Übertragung auf diesem Wege glückt. Es muß deshalb damit gerechnet
werden, daß dieser gelegentlich beschritten wird, wenn die Erreger in kleine Haut-
wunden oder Rhagaden verschleppt werden. Seine epidemiologische Bedeutung
darf jedoch nicht überschätzt werden. Durch den *Geschlechtsverkehr* wird die
Krankheit nur ausnahmsweise übertragen.

Das *klinische Bild* hat mit dem der Lues die drei Stadien gemeinsam, die
sich allerdings auf einen kürzeren Zeitraum zusammendrängen. Doch sind die
inneren Organe weniger befallen; die Erreger haben eine stärkere Affinität zur
Haut. An dem Ort der Infektion, bei Kindern häufig an Mund und Nase, bei
Erwachsenen an den Extremitäten, bei Müttern an den Brustwarzen, entwickelt
sich der im Gegensatz zur Lues weiche, zunächst schmerzhafte *Primäraffekt*,
eine oder mehrere zusammenfließende Papeln, die sich zu einem Geschwür
umwandeln. Das *zweite Stadium* wird durch das Erscheinen multipler Efflorescenzen charakterisiert. Sie sitzen mit Vorliebe an den Vereinigungsstellen von
Haut und Schleimhaut, am Mund, an der Nase und am After, aber auch an
anderen Körperstellen, im Gesicht, am Rumpf und an den Extremitäten, am
seltensten an der behaarten Haut. Die Erscheinungen können sehr vielgestaltig
sein. Von kleinen Flecken und Knötchen bis zur typischen Himbeerpapel werden
alle Übergänge beobachtet. Nach mehreren Monaten bis Jahren heilen sie ab,
gelegentlich kommt es auch zu weiteren Schüben. Im *dritten Stadium* bilden
sich in den verschiedensten Organen, im Bindegewebe, in der Muskulatur, im
Periost und im Knochen, gummiähnliche, mit starkem Gewebszerfall einhergehende Granulome. Selten ist die *Rhinopharyngitis mutilans*, bei der Gewebszerstörungen im Nasen-Rachenraum schwere Verstümmelungen verursachen. Noch
nach langen Jahren können Hyperkeratosen und Pigmentierungsanomalien an
den *Fußsohlen* von überstandener Frambösie Zeugnis ablegen. Die *Prognose* ist
nicht zuletzt deshalb günstiger als bei der Syphilis, weil Späterkrankungen des
Nervensystems fehlen.

Die *Diagnose* wird durch den *Nachweis des Erregers* (Treponema pertenue)
im Reizsaft der Geschwüre bestätigt. In noch geschlossenen Papeln finden
sie sich besonders reichlich. Im Dunkelfeld, im GIEMSA-Präparat oder im

Tuscheausstrich sind sie unschwer darzustellen, doch ist eine morphologische Unterscheidung vom Treponema pallidum nicht möglich. Auch die WASSERMANN-sche Reaktion versagt hier, da sie bei den meisten Frambösiekranken positiv ist.

In der *Therapie* wurde das früher viel gebrauchte Jodkalium durch Salvarsan abgelöst, das oft schon nach einer einzigen Injektion von 0,45—0,6 g die Erscheinungen abklingen läßt. Es wurde damit zum stärksten Propagandisten für die europäische Medizin. Nicht nur zu ihrem Vorteil. Ihre guten Erfahrungen bei der Frambösie bringen die Eingeborenen zu dem Glauben, das Heilmittel müsse gegen alle Krankheiten, z. B. auch gegen Tuberkulose, helfen. Enttäuschungen können so nicht ausbleiben. Aber auch bei der Frambösie darf das Abklingen der Hauterscheinungen nicht mit Heilung gleichgesetzt werden. Um sie zu erreichen, muß eine regelrechte *Salvarsankur* durchgeführt werden, der sich jedoch die eingeborene Bevölkerung meist entzieht, wenn die Efflorescenzen verschwunden sind. Rückfälle sind dann kaum vermeidbar. Aber auch bei gutem Willen der Kranken zwingen die bei Farbigen oft auftretenden Dermatitiden zum Abbruch der Behandlung. So ist das Salvarsan ein ausgezeichnetes Mittel zur individuellen Behandlung, aber die mit ihm erhoffte Zurückdrängung oder gar Ausrottung der Seuche ist bis heute illusorisch geblieben. Zwar wurde in vielen Gegenden, die unter guter ärztlicher Kontrolle stehen, erreicht, daß die stationärer Behandlung bedürfenden Schwerkranken immer seltener werden und die Behandlung der Krankheit mehr zum Arbeitsbereich der Polikliniken gehört. Damit hat sich jedoch nur das klinische Bild, nicht aber Verbreitung und Häufigkeit der Seuche gewandelt. — Die *Seuchenprophylaxe* kann dadurch intensiver gestaltet werden, daß die Erkrankten in den allerersten Stadien sich einer ausreichenden Kur unterwerfen. Dem steht aber die an vielen Orten fest verwurzelte Volksmeinung entgegen, man dürfe eine exanthematische Krankheit nicht vor ihrem Höhepunkt behandeln. Die Infektkette durch Schaffung günstigerer Lebensbedingungen und durch Erziehung zur individuellen Hygiene zu unterbrechen, dürfte für die meisten Tropengebiete in absehbarer Zeit unmöglich sein.

Pinta.

Die dritte durch Treponemen verursachte Krankheit ist neben der Lues und Frambösie die *Pinta* (Caraté, Purú-Purú), die endemisch in Mexiko und Kolumbien, sporadisch im übrigen Mittelamerika, in Nordbrasilien und Argentinien vorkommt. Sie bevorzugt die Landstriche längs der Flüsse und Höhen von 1400—1500 m und bedarf einer Durchschnittstemperatur von 20—30° C und hoher relativer Feuchtigkeit. Für diese geomorphologische und klimatische Bindung der Pinta, die bevorzugt die drei ersten Lebensjahrzehnte befällt, hat sich noch keine Erklärung gefunden.

Juckende, verschiedenfarbige Fleckenbildung ohne Sensibilitätsstörungen machen die Pinta zu einer *Hautkrankheit*, die ihre Träger stark entstellen kann. Sie verläuft, von der Infektionsstelle sich langsam über die Nachbarschaft ausbreitend, chronisch und heilt erst nach Jahren von selbst aus. Depigmentierte Flecken bleiben zurück. Die WASSERMANNsche Reaktion sowie die Reaktionen nach MEINICKE und KAHN sind positiv. Der Erreger, das regelmäßig gewundene, 8—37 μ, im Mittel etwa 18 μ messende *Treponema herrejoni* (Treponema carateum) parasitiert in den Lymphspalten der erkrankten Partien und kann im Reizsaft mit der Dunkelfeldtechnik nachgewiesen werden. Mit GIEMSA-Lösung, Carbolfuchsin oder Gentianaviolett läßt es sich färben. Die Kultur gelang noch nicht. Oft finden sich neben den Treponemen reichlich Pilzfäden, denen jedoch keine ursächliche Bedeutung beigemessen wird. Das Leiden wird mit Neosalvarsan und Quecksilberpräparaten behandelt, die sekundäre Pilzinfektion mit antimykotischen Salben.

Die *Übertragungsweise* des Treponema ist noch nicht geklärt. Es wird angenommen, daß enger Kontakt zur Infektion führe, wenn mit dem Hautsekret ausgeschiedene Treponemen auf Epitheldefekte Gesunder gelangen. Diese Ansicht stützt sich auf die Beobachtung, daß die Pinta eine Krankheit ärmlicher, gedrängter und schmutziger Verhältnisse ist. Sie ist jedoch, ebensowenig wie die Frambösie, eine Geschlechtskrankheit. Vielleicht sind *Simulien* in die Infektkette eingeschaltet. In ihrem Magen konnten die Erreger nach 4 h noch lebensfähig nachgewiesen werden.

Leptospirosen.

WEILsche Krankheit.

Alljährlich in den Sommermonaten tritt eine Krankheit gehäuft auf, deren hervorstechende Symptome ein mehr oder weniger ausgeprägter Ikterus, in Schüben verlaufendes Fieber, Nierenschädigung und Muskelschmerzen sind. Eine zusammenfassende Darstellung ihres klinischen Bildes war schon im Jahre 1886 von WEIL gegeben worden, ohne daß allerdings damals die Ätiologie und Epidemiologie dieser in nicht geringem Prozentsatz tödlichen Krankheit geklärt werden konnte. Erst 3 Jahrzehnte später zwang ihr epidemisches Auftreten in den Schützengräben der Westfront zu einer intensiven Beschäftigung mit dem *Icterus infectiosus*, der WEILschen Krankheit, wie sie nach ihrem ersten Schilderer genannt wurde. Im Laufe dieser Untersuchungen gelang es zunächst HÜBENER und REITER, die Krankheit auf Meerschweinchen zu übertragen und damit ihre infektiöse Natur einwandfrei zu belegen. Kurze Zeit darauf fanden UHLENHUTH und FROMME den Erreger, eine Spirochäte, die sie Spirochaeta icterogenes nannten. Unabhängig von diesen Untersuchungen waren die Japaner INADA und IDO kurze Zeit vorher zu dem gleichen Ergebnis gelangt. Dem Erreger der Krankheit, die in den japanischen Kohlengruben eine unheilvolle Rolle spielte, hatten sie den Namen *Leptospira icterohaemorrhagiae* gegeben.

So verschieden die Schauplätze der Seuche in beiden Ländern waren, eines war ihnen gemeinsam. In den Gräben der Westfront hatte die Eigenart der Lebensweise der Truppen zu einer starken Rattenplage geführt und auch in den japanischen Gruben fanden sich diese Nager in großer Zahl. Der Zusammenhang zwischen ihrem ungewöhnlich zahlreichen Auftreten und der Häufung menschlicher Krankheitsfälle mußte sich deshalb demjenigen aufdrängen, der nach der Ansteckungsquelle, dem *Virusreservoir* dieser Seuche, fahndete. Heute ist durch vielfältige epidemiologische Erfahrungen und durch experimentelle Untersuchungen erwiesen, daß *Ratten*, und zwar hauptsächlich die Wanderratten, der primäre Standort der Leptospira icterohaemorrhagiae sind. Ihr Befall wechselt zwar nach Ort und Zeit stark, so daß Zahlen zwischen 2 und 85% angegeben werden. Doch ist der Nachweis der Spirochäten in 50% der Tiere keine Seltenheit. Eigenartigerweise erkranken die befallenen Ratten nicht. Sicher ist dies einer der Gründe, warum die epidemiologische Verknüpfung zwischen der Ratte als Virusreservoir und dem Menschen als Opfer der Krankheit erst entdeckt wurde, als die enge Korrelation zwischen der Rattenhäufigkeit und den Morbiditätsziffern in den Schützengräben offensichtlich wurde. Wäre die Leptospira icterohaemorrhagiae Erreger einer tödlichen Rattenseuche, wie etwa das Pestbacterium oder das Tularämiebacterium, so wären die Zusammenhänge wahrscheinlich früher erkannt worden.

Die Spirochäten finden sich in den *Nieren* der Ratten. Mit dem *Urin*, in dem sie mit dem Dunkelfeldmikroskop leicht nachgewiesen werden können, werden sie kontinuierlich ausgeschieden. Nur wenn, durch die Ernährung bedingt, der Rattenurin saure Reaktion annimmt, können sie zeitweilig verschwinden, da schon kleine Mengen von Säure sie rasch vernichten. Haben die Leptospiren einmal in einem Rattenvolk Eingang gefunden, so schreitet die Durchseuchung rasch fort. Durch direkten Kontakt, durch Vermittlung des Futters oder durch Wasser, das mit infektiösem Rattenurin verunreinigt wurde, werden die Leptospiren von Tier zu Tier übertragen.

Aber nicht nur wildlebende Ratten, sondern auch die *zahmen Albinos* der Laboratorien sind oft in hohem Prozentsatz, in Heidelberg z. B. in 14%, infiziert. Das Wissen um diese Tatsache ist deshalb wichtig, weil Versuche mit Ratten mit besonderer Vorsicht durchgeführt werden müssen. Erkrankungen durch Laboratoriumsinfektion verlaufen wegen der meist massiven Erregerdosis sehr schwer, oft tödlich.

Der gelegentliche Nachweis der Leptospira icterohaemorrhagiae bei anderen Tieren, wie *Hund, Katze und Fuchs*, zeigt, daß der Erreger der WEILschen Krankheit in der Tierwelt nicht streng standortgebunden ist. Wesentliche epidemiologische Bedeutung für den Menschen haben jedoch diese zusätzlichen Virusreservoire nicht.

Die *Übertragung der Leptospiren auf den Menschen* kann auf verschiedene Weise vor sich gehen, doch ist wegen ihrer Hinfälligkeit immer ein enger Kontakt mit den Ratten selbst oder mit ihrem Milieu nötig. Der typische Infektionsweg dürfte die Übertragung durch *infizierten Rattenurin* sein, sei es, daß der Mensch durch Baden, durch einen Unglücksfall oder durch die Art seines Berufes mit Wasser in Berührung kommt, das mit den Ausscheidungen dieser Tiere verunreinigt ist, oder daß Rattenurin durch die Ungunst hygienischer Verhältnisse in den Behausungen auf menschliche Nahrungsmittel gelangt und die Leptospiren mit diesen aufgenommen werden. Gefährlich ist auch der *Biß* der Tiere, da durch ihn große Erregermengen direkt ins Gewebe gelangen können. Diese Infektionsart ist besonders da zu vermeiden, wo Ratten für Versuchszwecke gezüchtet werden oder wo mit Ratten im Rahmen von medizinischen Versuchen unvorsichtig umgegangen wird. Auch die *Berührung* der Tiere kann zur Infektion führen. Zum Verständnis dieser Infektionsmöglichkeiten muß vorausgeschickt werden, daß die Leptospiren die Fähigkeit besitzen, die unverletzte Haut und Schleimhaut zu durchdringen.

Wenn man von den Epidemien in den rattenverseuchten Schützengräben und in japanischen, später auch englischen, schottischen und deutschen Kohlengruben absieht, entstehen die meisten Krankheitsfälle durch *Vermittlung von Wasser*, in dessen Nähe sich Ratten aufhalten. Oft gelingt es, den kausalen Zusammenhang zwischen den Virusreservoiren und den Kranken dadurch zu erhärten, daß die Personen in nicht einwandfreien Gewässern, in nicht regulierten, stagnierenden Flüssen, in schlammigen Tümpeln oder in nicht sorgfältig angelegten Bädern gebadet hatten und daß in der Umgebung des Infektionsortes gefangene Ratten in hohem Prozentsatz mit Leptospiren infiziert gefunden werden. Oft fördern dabei epidemiologische Erhebungen an offiziellen oder geduldeten *Badeplätzen* geradezu ideale Lebensbedingungen für diese gefährlichen Tiere zutage. Manchmal gelingt es auch, die Anwesenheit der Erreger im Wasser dadurch zu beweisen, daß an der Bauchhaut rasierte Meerschweinchen für einige Zeit in das verdächtige Wasser gebracht werden. Sind Spirochäten vorhanden, so erkranken die Tiere nach der üblichen Inkubationszeit von 6 bis 8 Tagen.

Nicht selten sieht man Erkrankungen als Folge von *Unglücksfällen*, bei denen Personen ins Wasser stürzen. Die meist nur kurz dauernde Exposition wird dadurch ausgeglichen, daß es sich oft um besonders verschmutzte Gewässer handelt. Von den Grachten in Holland und den Fleeten in Hamburg sind vielfache Beispiele für diese Infektionsweise bekannt. Auch nach Selbstmordversuchen in solchen Gewässern sind Fälle von WEILscher Krankheit entstanden.

Ein nicht unbedeutendes Kontingent an Kranken stellen die *Kanal- und Sielarbeiter*. Durch den unvermeidbaren Kontakt mit dem verschmutzten Wasser sind sie einer Infektion in hohem Maße ausgesetzt. Bei diesem Personenkreis ist die WEILsche Krankheit eine *Berufskrankheit* im Sinne der Unfallgesetzgebung.

Die Zahl der Fälle, in denen durch Rattenurin verunreinigte *Nahrungsmittel* nachweislich die Infektionsquelle bilden, ist bedeutend geringer. Dies mag damit zusammenhängen, daß die Art und Beschaffenheit der meisten Nahrungsmittel den Spirochäten keine günstigen Lebensbedingungen bieten. Es ist aber auch die Beschmutzung eines Nahrungsmittels mit Rattenurin ein Ereignis, das sich meist nicht sinnfällig dokumentiert und deshalb in der epidemiologischen Anamnese nicht erscheint. Können die typischen Infektionswege ausgeschlossen werden, so gibt die Frage nach Ratten in Keller oder Speisekammer oft wertvolle Hinweise auf die Infektionsquelle. Es sollte dann nie versäumt werden, einzelne Tiere zu fangen und an ein Laboratorium einzusenden. Der positive Ausfall ihrer Untersuchung macht Zusammenhänge sehr wahrscheinlich.

Trinkwasserinfektionen sind selten. Bei modernen zentralen Wasserversorgungsanlagen kommen sie kaum vor. Die sorgfältige Auswahl des Ursprungswassers, die Art seiner Gewinnung und Aufbereitung, sein Transport zum Verbraucher in einem geschlossenen Leitungsnetz und die dauernde Überwachung dieser Anlagen machen eine Verunreinigung mit leptospirenhaltigem Rattenurin unwahrscheinlich. Wo diese Voraussetzungen unter primitiven Verhältnissen fehlen, wo das Ursprungswasser nicht einwandfrei ist oder wo die Art der Anlage oder ihr baulicher Zustand Infektionsmöglichkeiten zulassen, können Wasserepidemien entstehen. Bekannt ist ein Seuchenausbruch in Lissabon, bei dem aus den Umständen gefolgert werden konnte, daß die Infektionen von dem Wasser eines Brunnens ausgegangen waren, der mit dem durch Ratten verseuchten Kanalisationsnetz in Verbindung gestanden hatte. — Schlecht angelegte oder defekte Zisternen können ebenfalls zu Aufenthaltsorten von Ratten und damit zu Gefahrenquellen werden.

Neben diesen Infektketten bedürfen die unglücklichen Zufälle besonderer Erwähnung, wo die *Infektion im Laboratorium* erworben wird, sei es, daß mit Ratten gearbeitet wird, deren Infektiosität nicht bekannt ist, oder, daß bei Tierversuchen mit Leptospiren oder beim Arbeiten mit Kulturen infektiöses Material auf die Haut oder die Schleimhäute verspritzt wird. Selbstverständlich können auch durch infizierte Instrumente gesetzte kleine Verletzungen zur Eintrittspforte der Erreger werden. Solche Infektionen sind deshalb gefürchtet, weil die WEILsche Krankheit durch die massiven Dosen der Laboratoriumsbedingungen meist schwer und nicht selten tödlich verläuft. Bei allen Arbeiten mit Leptospiren oder bei Versuchen mit Ratten müssen deshalb nach amtlicher Vorschrift Gummihandschuhe und Schutzbrille getragen werden. Außerdem ist Serum vorrätig zu halten (Runderlaß des Reichs- und Preußischen Ministers des Innern vom 22. 8. 1936). Ebenso wie die Infektionen unter Kanal- und Sielarbeitern zählen auch die Laboratoriumsinfektionen bei Ärzten und ärztlichem Personal zu den Berufskrankheiten.

Bei dem starken Befall der Ratten mit Leptospiren und der weiten Verbreitung dieser Tiere in Stadt und Land ist es erstaunlich, daß die WEILsche Krankheit beim Menschen *nicht häufiger* beobachtet wird. Zu einem kleinen Teil läßt sich diese Diskrepanz darauf zurückführen, daß das Krankheitsbild in manchen Fällen verkannt wird. Infektionen des Menschen sind, wie der positive Ausfall des Tierversuchs an Meerschweinchen lehrt, auch ohne die typischen klinischen Erscheinungen möglich. Wenn bei der wahrscheinlich großen Zahl von leichten und abortiven Infektionen die sorgfältige Erhebung einer epidemiologischen Anamnese nicht den Verdacht einer WEILschen Krankheit aufkommen läßt und deshalb keine der diagnostischen Laboratoriumsmethoden angewandt wird, werden diese vom typischen Verlauf abweichenden Krankheitsbilder kaum der WEILschen Krankheit zugerechnet. Die Vermutung unerkannter Infektionen ist um so berechtigter, als in den Seren einer großen Zahl von Personen Antikörper gegen die Leptospira icterohaemorrhagiae nachgewiesen werden können, ohne daß in der Anamnese die sich der Erinnerung gut einprägende Gelbsuchterkrankung festzustellen wäre. Dies allein genügt jedoch nicht, das Mißverhältnis zwischen dem reichlichen Vorkommen der Virusreservoire und den seltenen Erkrankungen zu erklären. Es muß vielmehr bei der nachweislich hohen Empfindlichkeit der Spirochäten gegen widrige Umweltbedingungen, gegen physikalische Einflüsse, wie Wärme und Kälte, Sonnenbestrahlung und Austrocknung, besonders aber gegen saure Reaktion des sie umgebenden Milieus, angenommen werden, daß der größte Teil der in die Außenwelt gelangenden Erreger rasch zugrunde geht. Und schließlich scheint die Empfänglichkeit großen Schwankungen unterworfen zu sein, denn es erkranken in einem gleichermaßen exponierten Personenkreis immer nur wenige, meist sogar nur einzelne Personen. Mehrere Fälle in einer Familie oder in einem Hause gehören zu den Seltenheiten. Eine so starke Erkrankungshäufigkeit, wie sie in den japanischen Kohlengruben, bei einzelnen Badeepidemien oder im ersten Weltkrieg in den Gräben der Westfront während des Stellungskrieges gesehen wurde, ist durch das unglückliche Zusammentreffen aller die Infektion begünstigenden Umstände bedingt: Starke Rattenplage, hoher Infektionsindex mit Leptospiren und enger Kontakt mit unter schlechten hygienischen Bedingungen lebenden Menschen. Besonders die letzte Bedingung, die *enge Vergesellschaftung der Nager mit dem Menschen*, ist für die Seuchenlage der WEILschen Krankheit von ausschlaggebender Bedeutung.

Die Epidemiologie der WEILschen Krankheit macht es verständlich, daß die Infektionsmöglichkeit in *feuchten, sumpfigen Gebieten*, in der Nähe von Flüssen, Seen, Teichen und Kanälen und schließlich auch unter den künstlich geschaffenen Verhältnissen feuchter Kohlengruben besonders groß ist. Denn an diesen Orten halten sich die Wanderratten, die gefährlichsten Spirochätenträger, mit Vorliebe auf, und in diesem Milieu finden die Leptospiren die günstigsten Lebensbedingungen. — *Der Morbiditätsgipfel* liegt in den Sommermonaten, da die Erreger wegen der hohen Wärme des Wassers und seines reichen Gehaltes an organischer Substanz lange infektiös bleiben und die Badegewohnheiten des Menschen in dieser Zeit der Infektion weiteren Vorschub leisten.

Denkt man auf Grund des klinischen Bildes oder einer sorgfältig erhobenen epidemiologischen Anamnese an die Möglichkeit einer WEILschen Krankheit, so ist die Sicherung der *Diagnose* durch eine der zahlreichen Laboratoriumsmethoden nicht schwierig. Allerdings führen sie nur zum Erfolg, wenn der Zeitpunkt der einzelnen Untersuchungen richtig gewählt wird.

Die *Frühdiagnose* ist deshalb so sehr anzustreben, weil dadurch die Möglichkeit der *Serumtherapie* gegeben ist, die, wenn sie in den ersten Krankheitstagen angewendet wird, sicheren Erfolg hat, mitunter lebensrettend sein kann. Für diesen Zweck stehen Tierseren und Rekonvaleszentenseren zur Verfügung.

Nur während der ersten Krankheitstage finden sich die Leptospiren im *Blut*. Später lassen sie sich hier nicht mehr nachweisen. Werden während dieser Zeit, die meist vor dem Ausbruch des Ikterus liegt, 3—5 cm³ frisches Patientenblut einem *Albinomeerschweinchen* injiziert, so stellt sich nach etwa 8 Tagen ein Ikterus ein, der deutlich an den Conjunctiven, den Ohren und den Füßen zu sehen ist. Nach einigen weiteren Tagen erliegt das Tier der Infektion. Bei der Sektion findet sich ein Ikterus der inneren Organe. In der Leber, der Milz und den Nieren lassen sich die Erreger lebend im Dunkelfeldpräparat oder in nach GIEMSA gefärbten Ausstrichen nachweisen. Schöne Bilder gibt in Schnittpräparaten die Versilberung nach LEVADITI. — Der Tierversuch liefert ein früheres Ergebnis durch die Dunkelfelduntersuchung des Peritonealexsudats. Beginnend mit dem 3. Tag nach der Infektion wird mit feinen Glascapillaren etwas Flüssigkeit aus der Bauchhöhle entnommen und auf Leptospiren untersucht. Mitunter werden diese nachgewiesen, ohne daß das Versuchstier deutliche Krankheitserscheinungen zeigt. Für das Anlegen von Kulturen eignet sich das Herzblut der Meerschweinchen.

Die *Leptospiren* sind sehr zarte, fadenartige Gebilde von 7—14 μ Länge und etwa 0,2 μ Dicke. Form und Bewegungstyp sind unverkennbar: Das meist starre und gerade Mittelstück mit sehr engen Windungen läuft in zwei dünnere Enden aus, die hakenförmig eingebogen sind und an denen oft ein Endkorn zu sehen ist. Der Vergleich mit einem Kleiderbügel ist treffend. Die eingebogenen Enden rotieren ziemlich lebhaft.

Während der ersten Krankheitstage lassen sich *Kulturen* in Leitungswasser anlegen, dem 3—10% Kaninchenserum beigefügt ist. Das bei der Punktion gewonnene Patientenblut wird in Mengen von 0,5—1,0 cm³ auf mehrere solche Kulturröhrchen verteilt. Die Leptospiren wachsen am günstigsten im Dunkeln bei etwa 28° C. Nach Ablauf einer Woche werden sie erstmalig und dann laufend mehrere Wochen im Dunkelfeld auf Wachstum untersucht. Außer dieser einfach herzustellenden Nährflüssigkeit ist im Laufe der Jahre eine größere Zahl von zum Teil komplizierten Spezialnährböden entwickelt worden.

Ist die Zeit der ersten Krankheitstage ungenützt verstrichen, so bietet die kulturelle Blutuntersuchung nur noch wenig Aussicht auf Erfolg. Dagegen finden sich nach Ablauf der ersten oder zweiten Krankheitswoche die Erreger, oft in sehr großer Menge, manchmal in ganzen Knäueln, im *Urin*. Die Dunkelfelduntersuchung, bei der die lebhaft beweglichen Leptospiren kaum zu verkennen sind, läßt die Diagnose in wenigen Minuten stellen. Zweifelhaft ist der Befund, wenn zwar verdächtige, aber unbewegliche Gebilde nachgewiesen werden. Bei saurer Reaktion des Urins und bei längerem Stehen werden die Erreger aufgelöst. Es empfiehlt sich deshalb, den Urin durch entsprechende Diät am Vortage der Untersuchung alkalisch zu machen. Tierversuch und Kultur sind auch beim Nachweis der Erreger im Urin sicherere Methoden als die Mikroskopie.

Gelegentlich finden sich die Erreger im *Sputum*, im *Erbrochenen* und auf den *Schleimhäuten*. Bei entsprechender Modifikation der Versuchsanordnung lassen sie sich auch hier nachweisen.

Etwa zur gleichen Zeit, in der die Erreger im Urin erscheinen, treten im Serum Antikörper auf. *Agglutinine* und *Lysine* werden in einer der WIDALschen Reaktion ähnlichen Versuchsanordnung nachgewiesen, bei der fallende Verdünnungen des Patientenserums bis 1:10000 mit lebenden Leptospirenkulturen versetzt werden. Bei positivem Ausfall kommt es, wie die Dunkelfeldkontrolle ergibt, in den niedrigeren Verdünnungen zur Agglutination, in den höheren zur Lyse der Leptospiren. — Mittels einer der WASSERMANNschen

Reaktion nachgebildeten *Komplementbindungsreaktion* lassen sich komplementbindende Antikörper nachweisen. Da für sie, im Gegensatz zur Agglutination-
Lyse, abgetötete Erreger verwendet werden können, wird sie in manchen Laboratorien wegen ihrer Ungefährlichkeit bevorzugt. Nicht alle Stämme stimmen
serologisch überein; es empfiehlt sich daher, die Reaktionen mit mehreren
Kulturen anzusetzen.

Die *ursächliche Verhütung* hat die Bekämpfung der Ratten zum Ziel. Groß-
aktionen, die in regelmäßigen Abständen durch Auslegen von Giftködern gegen
diese Schädlinge unternommen werden, sind nur dann erfolgreich, wenn sie
überall gleichzeitig einsetzen und damit die Abwanderung an benachbarte
Futterplätze und die Neuzuwanderung vereiteln. Badeplätze, an denen sich
Infektionen ereignen, sind sofort zu schließen und erst nach einwandfreier Sanierung wieder freizugeben. Das Baden an Stellen, wo Ratten beobachtet werden,
ist unter allen Umständen zu unterlassen. Generell sollten in Badeanstalten
keine Nahrungsmittel mitgenommen werden. In Wohnungen, besonders auf
dem Lande, wo die Bekämpfung schwierig ist, sind Nahrungsmittel rattensicher aufzubewahren, am zweckmäßigsten auf einem Brett, das an 4 Drähten
an der Decke aufgehängt wird. Bei gefährdeten Personen, wie Sielarbeitern
und Bergwerksarbeitern, kann eine Vaccination mit abgetöteten Erregern den
Ausbruch der Krankheit verhüten.

Stuttgarter Hundeseuche.

Die *Stuttgarter Hundeseuche* ist eine Krankheit, die vorwiegend bei Hunden
epidemisch auftritt und diese in hohem Prozentsatz tötet. Ein Teil der Tiere
übersteht jedoch die Infektion und wird zu Dauerausscheidern. Die Seuche
verläuft beim Menschen ähnlich der WEILschen Krankheit, unter Umständen
mit schweren Lungen- und Nierenblutungen. Erreger ist die mit der Leptospira
icterohaemorrhagiae nah verwandte *Leptospira canicola*, die sich von ihr aber
serologisch und durch ihre geringere Pathogenität unterscheidet. Ob sie nur
ein besonderer serologischer Typ der WEIL-Spirochäte oder eine selbständige
Art ist, wofür ihre epidemiologische Sonderstellung spricht, ist noch unentschieden. Kompliziert werden die epidemiologischen Verhältnisse dadurch, daß
beim Hund auch die echte Leptospira icterohaemorrhagiae bei ähnlichen klinischen Erscheinungen gefunden wird. Die Krankheit kann durch enge Berührung
mit Hunden auf den Menschen übergehen, ist bei ihm aber selten.

Kurzfristige Leptospirosen.

In den Jahren 1891 und 1926/27 wurden in Schlesien nach den großen Überschwemmungen dieser Jahre bei der bäuerlichen Bevölkerung Epidemien einer
kurzfristigen, im allgemeinen gutartigen Krankheit beobachtet, die ohne Zweifel
mit der Ausuferung der Flüsse in Zusammenhang standen. Bei mehreren Fällen
dieses ,,*Schlammfiebers*" gelang die Züchtung von Leptospiren aus dem Blut
der Patienten. Ein ähnliches ,,*Wasserfieber*" wurde im Jahre 1928 nach starken
Überschwemmungen im Gebiet von Moskau einwandfrei als Leptospirose erkannt
und ihr Erreger, die *Leptospira grippo-typhosa*, von der Leptospira icterohaemorrhagiae abgetrennt. Nach Ablauf eines Jahrzehnts stellte sich die Identität
des im niederbayrischen Donaugebiet auftretenden ,,*Erntefiebers*" mit den
schlesischen und russischen Ausbrüchen heraus. Eine Epidemie in Schlesien
1939 trug weiter zur Klärung des Schlammfiebers bei, das mit den in anderen
europäischen Ländern und anderen Erdteilen auftretenden verwandten Krankheiten zur Gruppe der kurzfristigen Leptospirosen gerechnet wird.

Über die *Virusreservoire* dieser Krankheit gehen die Meinungen noch auseinander. Überwiegend wird angenommen, daß, ähnlich wie bei der WEILschen Krankheit Ratten, beim Schlammfieber Mäuse primär die Erreger beherbergen. Diese Anschauung erhält ihre Stütze durch den Nachweis der Leptospira grippotyphosa in zahlreichen in den Epidemiegebieten gefangenen Feldmäusen (Microtus arvalis). Jedoch sind verschiedene Mäusepopulationen sehr ungleich infiziert, und auch der Befall innerhalb eines Mäusevolkes wechselt bei mehrmaliger Untersuchung stark. Hierin unterscheiden sich die Virusreservoire des Schlammfiebers von denen der WEILschen Krankheit, den Ratten, bei denen die Infektionsverhältnisse stabil zu sein scheinen. Einmal infiziert, beherbergen sie die Leptospira icterohaemorrhagiae ihr ganzes Leben lang in den Nieren. Vielleicht ist dies einer der Gründe, warum beim Icterus infectiosus eine viel stärkere Korrelation zwischen der Häufigkeit der Virusreservoire und der WEILschen Krankheit zutage tritt als bei den kurzfristigen Leptospirosen, wo Jahre starker Mäusevermehrung durchaus nicht von einem vermehrten Auftreten des Schlammfiebers gefolgt sein müssen, und umgekehrt in Jahren, in denen die Mäuseplage das normale Maß nicht überschreitet, ausgedehnte Epidemien einsetzen können. Als Konsequenz dieser epidemiologischen Beobachtung muß der Schluß gezogen werden, daß nicht die Zahl der Virusreservoire an sich die Häufigkeit der menschlichen Erkrankungen beeinflußt, sondern der Umstand, ob eine Mäusepopulation stark oder schwach mit Leptospiren infiziert ist. Von welchen Faktoren dies abhängt, ist noch völlig unbekannt. Eine Seuche scheint durch die Leptospiren bei den Mäusen nicht verursacht zu werden. Gegen die Mäusetheorie spricht, daß die Verdünnung des Mäuseurins bei den die Epidemien einleitenden Überschwemmungen so stark ist, daß wohl einzelne Krankheitsfälle, aber nicht unter Umständen Tausende von Personen umfassende Seuchenausbrüche verursacht werden können. Dies Argument ist denn auch die Hauptstütze der zweiten Hypothese, daß die oberen Schichten der überfluteten oder sumpfigen Gegenden die primären Leptospirenherde seien. Das Auftreten großer Epidemien ließe sich hierdurch leicht erklären und auch der Befall der Mäuse — als sekundärer Vorgang — wäre nicht ungewöhnlich. Doch mahnt gegenüber dieser Anschauung der Umstand zur Reserve, daß die Leptospiren recht empfindliche Organismen sind und deshalb ihre Vermehrungsfähigkeit in der freien Natur nicht sehr wahrscheinlich ist. Hinzu kommt, daß ein solcher Fall der Verwurzelung eines menschlichen Krankheitserregers im Boden, abgesehen von den durch besondere Verhältnisse ausgezeichneten anaeroben Sporenbildnern, in der Epidemiologie kaum eine Parallele hätte.

Festeht jedenfalls, daß die Infektion durch enge *Berührung mit infiziertem Wasser* erworben wird. Sie betrifft bevorzugt Landleute, die bei Feldarbeiten („Erntefieber") oder bei dem Bemühen, landwirtschaftliche Produkte aus dem Überschwemmungsgebiet zu retten, die durchfeuchteten oder überfluteten Bezirke betreten. Nicht weniger gefährlich ist das Baden im Überschwemmungswasser oder in Bädern, die durch die Art ihrer Anlage keine Gewähr für Leptospirenfreiheit geben. Begünstigend sind hohe Außentemperaturen. Je nach der Bodenbeschaffenheit, der Wetterlage, des Umfangs der durch sie hervorgerufenen Überschwemmung und der Zahl der exponierten Personen kommt es zu großen, oft Tausende von Kranken umfassenden Epidemien oder zu kleineren, umschriebenen Ausbrüchen, wie sie vorwiegend bei den Besuchern von Schwimmbädern gesehen werden. Auch Einzelerkrankungen kommen vor. Es entsteht hierdurch eine enge Verknüpfung der Seuche mit der geomorphologischen Situation, mit meteorologischen Faktoren und den Berufsgewohnheiten der Bewohner, wie dies selten bei einer Krankheit der gemäßigten Zone beobachtet wird.

Beim Durchwaten des infizierten Wassers oder beim Baden durchwandern die Leptospiren die *unverletzte Haut*. Selten sind die Fälle, wo sie durch eine *Wunde*, etwa nach einem Mäusebiß, in den Organismus eindringen.

Nach einer Inkubationszeit von 3—14 Tagen beginnt das *Schlammfieber*, oft durch einen Schüttelfrost eingeleitet, plötzlich aus völliger Gesundheit mit Fieber, Kopf- und Glieder-schmerzen und den charakteristischen Wadenschmerzen. Die Patienten fühlen sich schwer-krank. Das Gesicht ist gedunsen; die Bindehäute sind stark gerötet. Die Temperaturkurve bildet eine Kontinua, die etwa nach 1 Woche wieder zur Norm absinkt. Zwischen dem 2. und 5. Tag entwickelt sich oft ein masernartiges Exanthem, das außer Rumpf und Extremi-täten auch Hand- und Fußrücken überzieht. Ähnlich wie bei der WEILschen Krankheit findet sich Albumen im Urin. Ikterus fehlt meist, doch ist dies nicht die Regel. Leber-schädigungen sind häufig. Meningitische Reizungen werden beobachtet.

Die *Diagnose* läßt sich exakt nur durch Laboratoriumsmethoden stellen. Am ehesten führt die *Züchtung des Erregers* zum Ziel, der in den ersten Krank-heitstagen in etwa der Hälfte der Fälle im *Blut* nachgewiesen werden kann. Auch im *Liquor* findet er sich. In späteren Krankheitsstadien wird er mit dem *Urin* ausgeschieden. Eine Übertragung der Krankheit von Mensch zu Mensch ist damit zwar denkbar, aber bis heute noch nicht beobachtet. — In der 2. Woche treten im Serum *Antikörper* auf, die eine serologische Diagnose gestatten. In gleicher Weise wie bei der WEILschen Krankheit wird der Agglutination-Lyse-versuch und die Komplementbindungsreaktion mit entsprechenden Stämmen bewertet. Die Antikörper sind noch lange nach Überstehen der Krankheit nachweisbar und gestatten nachträglich, unter Umständen nach Jahren, eine Diagnose.

Die in der Frage des Virusreservoirs herrschende Unsicherheit macht eine ursächliche Bekämpfung des Schlammfiebers heute noch unmöglich. Die Pro-phylaxe gipfelt in der Vermeidung jeder Berührung mit verdächtigem Wasser, einer Forderung, die zwar leicht aufzustellen, aber in den befallenen Gebieten, in denen die Krankheit oft den Charakter einer Berufskrankheit trägt, schwer durchzuführen ist. Da das Schlammfieber seine größte Verbreitung während der Überschwemmungsperioden hat, ist in seinen Endemiegebieten von der Regulierung der Flüsse und von der Anlage von Staubecken ein nicht unwesent-licher prophylaktischer Erfolg zu erwarten.

Eine ähnliche Krankheit tritt unter den Arbeitern der oberitalienischen Reisfelder auf. Diese *Reisfelderleptospirose* („Sommerinfluenza") wird ebenfalls durch eine Spirochäte vom „Icterogenestyp", durch die *Leptospira bataviae* verursacht. Wie dieser Name schon andeutet, ist der Erreger auch auf Java heimisch. Er findet sich dort bei schwer verlaufenden, der WEILschen Krankheit ähnlichen Erkrankungen. Die Epidemiologie der Sommerinfluenza gleicht weit-gehend der des Schlammfiebers. Außerdem findet sich in Oberitalien bei ähnlichen klinischen Bildern die Leptospira mezzano, die mit einer in Queensland iso-lierten Leptospire (Leptospira pomona) serologisch identisch ist.

In Japan wird das *Siebentagefieber* („Nanukayami") durch die Leptospira hebdomadis und das *Herbstfieber* („Akiyami") durch die Leptospira autumnalis hervorgerufen. In Dänemark, Deutschland und Italien wurde eine weitere Spiro-chäte, die Leptospira sejroe, als Erreger von *Überschwemmungsfiebern* gefunden.

Weit verbreitet in der Schweiz, aber auch in anderen Ländern, z. B. Austra-lien, scheint eine Leptospirose zu sein, die wegen ihrer Beziehungen zum Schwein als *Schweinehüterkrankheit*, Maladie des porchers, oder auch wegen der Angliede-rung der Schweinezucht an Molkereibetriebe als „Molkereigrippe" bezeichnet wird. Ihr Erreger ist die Leptospira pomona, die ihren Standort beim Schwein hat und in den Beständen leicht übertragen wird, ohne wesentliche Krankheits-erscheinungen auszulösen. Im Schweineserum finden sich Antikörper, deren

Nachweis leicht einen Überblick über die geographische Verbreitung dieser Leptospire gewinnen läßt Die Leptospiren werden im Urin in großen Mengen ausgeschieden und häufig auf Schweinehirten, Schlächter und Molkereiangestellte übertragen, bei denen sie ein den anderen Leptospirosen ähnliches Krankheitsbild verursachen.

Die *Erreger* dieser zahlreichen Leptospirosen sind *morphologisch* weder untereinander noch von der Leptospira icterohaemorrhagiae zu unterscheiden. Sie können aber durch serologische Reaktionen, nämlich durch die Agglutination-Lyse, durch die Komplementbindung, den RIECKENBERGschen Versuch, die Züchtung in Nährböden mit Immunserumzusatz und schließlich durch den PFEIFFERschen Versuch und den Schutzversuch mit aktiver und passiver Immunisierung differenziert werden. Außerdem unterscheiden sie sich zum Teil durch ihre verschiedene Tierpathogenität.

Neben dieser großen Zahl von Arten finden sich in der freien Natur, besonders in neutral oder leicht alkalisch reagierenden *stehenden Gewässern Leptospiren*, die morphologisch nicht von den pathogenen Arten zu unterscheiden sind. An diesen zeitweise für apathogene WEIL-Spirochäten angesehenen Mikroorganismen (Spirochaeta biflexa) wurden Umzüchtungen in pathogene Stämme versucht. Die zunächst erfolgversprechenden Ergebnisse erwiesen sich später als nicht mehr reproduzierbar, so daß die nahe Verwandtschaft dieser Wasserleptospiren mit den pathogenen Leptospiren nicht als bewiesen gelten kann.

Rückfallfieber.

Europäisches Rückfallfieber.

Beim *Rückfallfieber* unterscheidet man mehrere klinisch weitgehend übereinstimmende Krankheiten, die sich jedoch durch bestimmte Eigenschaften ihrer Erreger, *Spirochäten* aus der Untergruppe der *Spironemen*, und durch verschiedene, jeweils charakteristische *Überträger* voneinander abgrenzen lassen. Der für Europa wichtigste Repräsentant ist das *europäische oder paläarktische Rückfallfieber*. Wie das Fleckfieber wird es durch *Läuse* übertragen. *Der Mensch ist das alleinige Virusreservoir.* Die im südlichen Europa und in überseeischen Ländern heimischen Rückfallfieber werden zum Teil auch durch Läuse, meist aber durch *Zecken* der zur Unterfamilie der Argasinae gehörenden Gattung Ornithodorus verbreitet. *Läuserückfallfieber sind im allgemeinen durch epidemisches, Zeckenrückfallfieber durch sporadisches Auftreten gekennzeichnet.*

Die *Epidemiologie des europäischen Rückfallfiebers* darzulegen, hieße im wesentlichen das ausführen, was für das Fleckfieber Gültigkeit hat (s. S. 670). Durch die unerläßliche Einschaltung der Läuse, und zwar der Kleider- und Kopfläuse, in die Infektketten ist die Seuche an die Verbreitung und Häufigkeit dieser Parasiten und damit an den kulturellen Stand eines Volkes, an seine Lebensbedingungen und Gewohnheiten gebunden. Allerdings scheint für eine Rückfallfieberepidemie eine stärkere Verlausung Voraussetzung zu sein als für eine Fleckfieberepidemie.

In Europa ist das Rückfallfieber heute nur noch in einigen Gebieten des Ostens und Südostens, in Rußland, in der Türkei, in Griechenland und schließlich in Bosnien und der Herzegowina anzutreffen. Dies war jedoch nicht immer so. Noch um das Jahr 1880 fand es sich in Deutschland. In den Jahrzehnten zuvor trat es sogar in größeren Epidemien auf. Bei einer solchen Gelegenheit sah OBERMEIER im Jahre 1868 in Berlin die Erreger im frischen Blutpräparat. Dieses Ereignis ist deshalb denkwürdig, weil es das erste Mal war, daß lebende Krankheitserreger im menschlichen Blut nachgewiesen wurden. Seltsamerweise fand der Fund zunächst nur geringe Würdigung. OBERMEIER selbst starb mehrere Jahre darauf an der Cholera, ohne die Bedeutung seiner Entdeckung gewürdigt zu sehen. — Auch in anderen europäischen Ländern, vor allem auf den britischen Inseln, war das Rückfallfieber in der damaligen Zeit weit verbreitet. In den 80er Jahren aber verschwand es aus Mittel- und Westeuropa. Die Verbesserung der Lebensbedingungen durch den wirtschaftlichen Aufstieg, die Auswirkungen der in diesen Jahren als jüngste Wissenschaft aufblühenden Hygiene und die bessere ärztliche Versorgung der Bevölkerung entzogen der Seuche den Boden. Zu Beginn des ersten Weltkrieges fand es sich nur noch in einigen Reservaten in Polen, Rußland und auf dem Balkan, vor allem in Bosnien und der Herzegowina. Von ihnen aus verbreitete es sich in den folgenden Kriegsjahren im Osten und wurde auch häufig nach Deutschland eingeschleppt. Zu dem größten bisher beobachteten Seuchenausbruch kam es jedoch erst nach dem Kriege. Als Pandemie durchzog es Rußland in den „schweren Jahren" von 1918—23 in mehreren Wellen von Süden nach Norden. In ihrem Verlauf erkrankten nach russischen Schätzungen etwa 10 Millionen Menschen. Die grenzenlose Verelendung der Massen, der Hunger und andere Seuchen, an erster Stelle das Fleckfieber, schufen die Grundlage für die Ausbreitung des Rückfallfiebers, das sehr oft Salmonellosen, an ihrer Spitze dem Paratyphus C (Paratyphus N der Russen), den Weg bahnte. Mit der Verbesserung der Lebensbedingungen im Jahre 1923 erlosch es und ist seit dieser Zeit in Europa in ständigem Rückgang begriffen. Nur in Elendsquartieren führt es mancherorts ein verborgenes Dasein. Die Insassen von Nachtasylen, von Gefängnissen und zweifelhaften Herbergen bilden auch heute noch den bevorzugt befallenen Personenkreis. Entgegen den Erwartungen trat die Febris recurrens im zweiten Weltkrieg kaum in Erscheinung. — Eine schwere außereuropäische Epidemie durchzog vom Tschad ausgehend 1926 den englisch-ägyptischen Sudan und forderte bei einer Letalität von 70% über 10000 Todesopfer. Eine 1942 vom Fezzan ausgehende Epidemie forderte unter mehr als 1 Million Kranker etwa 50000 Todesopfer.

Das *jahreszeitliche Maximum* der Krankheitsziffern ist an die Zeit des stärksten Läusebefalls gebunden. Wie beim Fleckfieber findet es sich vorwiegend am Ende der kalten Jahreszeit, die durch die Besonderheiten der Winterkleidung den Läusen günstige Lebensbedingungen bietet. In den Monaten März bis Mai erreicht die Verbreitung ihre größte Ausdehnung.

Beim Blutsaugen an einem Recurrenskranken nehmen die Läuse die Spirochäten (Sp. obermeieri sive recurrentis, Borrelia recurrentis) auf. Sie gelangen in den Magen, wo sich ihre Zahl zunächst rasch vermindert. Nach etwa 1 Woche erscheinen sie reichlich in der Cölomflüssigkeit und befallen bei den weiblichen Tieren die Eier. Auf diese Weise wird die nächste und unter Umständen auch die übernächste Generation infektiös, ein epidemiologisch wichtiger Vorgang, der beim Fleckfieber nicht beobachtet wird. Über die Art des Eindringens der Spirochäten in den menschlichen Organismus herrscht noch keine völlige Klarheit. Zum Teil wird angenommen, daß durch den Biß der Laus die Erreger ins Gewebe und ins Blut gelangen, was damit belegt wird, daß die Spirochäten in der Speicheldrüse nachweisbar sind, zum Teil wird, ähnlich wie beim Fleckfieber, eine Übertragung durch den Läusekot für möglich gehalten. Die Erreger können auch durch Zerdrücken der Läuse in Freiheit gesetzt werden. Ihre leicht verletzlichen Beine enthalten sie oft sehr reichlich. Bei verlausten Individuen sind fast immer Kratzeffekte vorhanden, die ein Durchdringen der Haut erleichtern, doch scheinen die Erreger auch die unverletzte Epidermis durchwandern zu können. Diese Fähigkeit hätten sie mit der Leptospira icterohaemorrhagiae gemeinsam. Beim Umgang mit Blutproben und bei der Injektion von Arzneimitteln ist deshalb Vorsicht geboten. Sicher ist auch, daß die Erreger mit ungenügend gereinigter Spritze vom Kranken auf den Gesunden übertragen werden können. Hiervon wird Gebrauch gemacht bei der *Fiebertherapie* der Paralytiker durch künstliche Recurrensübertragung, zu der neben der Malaria tertiana übrigens noch andere Krankheiten, wie Sodoku und Mittelmeerzeckenfleckfieber, benützt werden. Die leichte therapeutische Beeinflußbarkeit des Rückfallfiebers durch Salvarsan macht es hierfür geeignet.

Außer den Läusen werden *Wanzen* als gelegentliche Überträger beschuldigt. Diese Art der Verbreitung muß wohl im Einzelfall in Erwägung gezogen werden, doch spricht das epidemiologische Verhalten des Rückfallfiebers, besonders die enge Bindung der Morbiditätskurve an die Kurve der jahreszeitlichen Läusehäufigkeit und der durchschlagende Erfolg der Entlausung für eine geringe Bedeutung dieser nächtlichen Plagegeister, die überdies im Sommer ihre größte Aktivität entwickeln.

Nach einer Inkubationszeit von knapp einer Woche setzt der erste *Anfall* meist plötzlich ein. Unter Schüttelfrost erreicht die Körpertemperatur 39—40⁰. Starke Kopfschmerzen und Gliederschmerzen, Hyperästhesie der Wadenmuskulatur, Schienbein- und Kreuzschmerzen quälen die Kranken, die meist völlig schlaflos sind. Übelkeit und Erbrechen kommen hinzu, ein leichter Ikterus, sowie Haut- und Schleimhautblutungen und auf der Höhe des Fiebers nicht selten meningeale Reizungen mit Delirien. Die Milz ist vergrößert, der Puls beschleunigt. Dieser Zustand hält mehrere Tage, bis zu einer Woche an. Dann sinkt das Fieber kritisch und die Krankheitszeichen schwinden. In der nun folgenden fieberfreien Zeit, die 4—10 Tage dauern kann, fühlen sich die Kranken relativ wohl, bis sich ein neuer Fieberanfall einstellt. Er gleicht dem ersten, ist jedoch meist etwas kürzer. Bei etwa der Hälfte der Kranken folgt ihm die endgültige Genesung. Es kann aber auch ein dritter, vierter und sogar fünfter Anfall auftreten, jedoch verlängern sich dabei meist die fieberfreien Zwischenräume, und die einzelnen Attacken werden kürzer. Biologisch interessant ist die Beobachtung, daß im fieberfreien Intervall entnommenes Serum die Spirochäten des vorhergehenden Anfalls abtötet, nicht aber die des folgenden. Dieses Verhalten beruht auf der Bildung von sog. Rezidivstämmen, die andere antigene Eigenschaften haben als der ursprüngliche Stamm. Bei längeren Tierpassagen bilden sich diese Modifikationen wieder zurück.

Die Prognose ist im allgemeinen günstig, zumal im *Salvarsan* ein Heilmittel zur Verfügung steht, das dem Ideal der *Therapia magna sterilisans* weitgehend nahekommt. Schon eine einmalige Dosis von 0,45—0,6 g Neosalvarsan genügt, um 98% der Kranken zu heilen. Dabei ist es gleichgültig, ob die Injektion während des Anfalls oder im fieberfreien Intervall gegeben wird. In diesem Falle wird das Wiederauftreten des Fiebers verhindert. Über seine therapeutische Wirkung hinaus hat das Salvarsan epidemiologische Bedeutung. Eine 1—2malige Gabe sterilisiert das Blut, so daß Läuse sich an den Patienten nicht mehr infizieren und die Erreger nicht weiterverbreiten können. Die Salvarsanbehandlung ist deshalb in jedem Falle anzuwenden. — Das Überstehen der Krankheit verleiht keine dauernde Immunität.

Als eine besondere Form des Rückfallfiebers wurde das um die Mitte des vorigen Jahrhunderts zuerst von GRIESINGER in Ägypten beschriebene *biliöse Typhoid* aufgefaßt, eine schwere mit Ikterus einhergehende Krankheit mit schlechter Prognose, die auch in anderen Randländern des Mittelmeeres und des Schwarzen Meeres, in Rußland und schließlich in Westafrika und Ostasien beobachtet wird. Nach neueren Erfahrungen handelt es sich bei ihm wahrscheinlich um Mischinfektionen von Recurrens oder Hepatitis epidemica mit dem Paratyphus C, der mit Vorliebe im Verlauf von anderen Infektionskrankheiten manifest wird und bei schlechtem Allgemeinzustand der Patienten schwerste Krankheitsbilder mit hoher Letalität erzeugt.

Die *Laboratoriumsdiagnose* stützt sich auf die mikroskopische Untersuchung des Blutes. *Im ungefärbten Blutpräparat* sieht man bei Immersionsvergrößerung die etwa 15—20 μ langen und 0,2—0,5 μ breiten Spironemen (Borrelia recurrentis) als stark lichtbrechende, sich lebhaft zwischen den Blutkörperchen schlängelnde Fäden, auf die man zunächst durch die den Zellen mitgeteilte Bewegung aufmerksam wird. Die Ortsveränderung bei der Bewegung ist nur gering. Im *Dunkelfeldpräparat* sind sie besonders gut erkennbar.

Die Anfertigung der *gefärbten Präparate* entspricht der für den Nachweis der Malariaplasmodien. Noch mehr als bei der Malaria empfiehlt sich beim Rückfallfieber, neben dem Blutausstrich prinzipiell den Dicken Tropfen zu

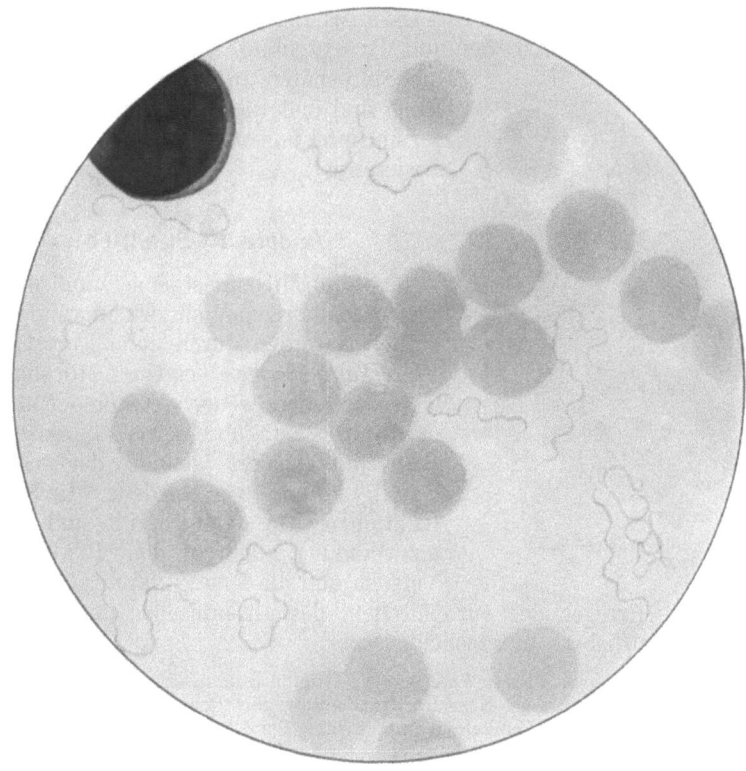

Abb. 80. Recurrensspirochäten. Färbung nach GIEMSA.

untersuchen, da die Erreger im Blut oft nur spärlich vorhanden sind. Während bei der Malaria der Zeitpunkt der Blutentnahme gleichgültig ist, müssen die Präparate beim Rückfallfieber möglichst *während des Fieberanstieges* angefertigt werden. Im Intervall ist der Erregernachweis ungewiß. — Bei GIEMSA-*Färbung* sind die Spirochäten violett gefärbt, die Zahl ihrer Windungen je nach der Schnelligkeit des Trocknens verschieden (s. Abb. 80). Zuweilen finden sich zu Ringen aufgerollte Exemplare, die leicht übersehen oder verkannt werden. — Mit der BURRIschen Tuschemethode lassen sie sich im Blutausstrich als helle Aussparungen auf dunklem Grunde leicht nachweisen. — Die *Kultur*, die in Ascitesflüssigkeit bei Zugabe von Kaninchenniere und in Kaninchenserum gelingt, hat keine große praktische Bedeutung. Der *Tierversuch*, für den einer jungen weißen Maus 0,5 cm³ Patientenblut intraperitoneal injiziert wird, kann als empfindliches Reagens auf die Anwesenheit der Erreger angestellt werden. Meist schon nach 24 h finden sich die Spirochäten in dem an der Schwanzspitze entnommenen

Blut, verschwinden aber, falls die Tiere an der Infektion nicht eingehen, nach einigen Tagen aus dem Kreislauf. Im Gehirn lassen sie sich durch erneute Über-impfung auf eine Maus noch lange nachweisen. Sicherer als mit dem Dicken Tropfen gelingt es mit dem Tierversuch, die Diagnose auch im Latenzstadium zwischen den Fieberanfällen zu stellen.

Die *Bekämpfung* des Rückfallfiebers geschieht nach den gleichen Gesichts-punkten wie die des Fleckfiebers (s. S. 675). Durch systematische *Entlausung* kann, wie die Erfahrungen des ersten Weltkrieges zeigten, eine Rückfallfieber-epidemie rasch zum Erlöschen gebracht werden. Der einzelne Kranke ist nicht mehr infektiös, wenn er entlaust ist. In läusefreier Umgebung bedarf er deshalb keiner Isolierung. Beim Arbeiten mit Patientenblut ist Vorsicht geboten, da die Spirochäten in geeignetem Milieu lang-lebig sind und die Möglichkeit von Labora-toriumsinfektionen durch Kontakt mit Blut erwiesen ist.

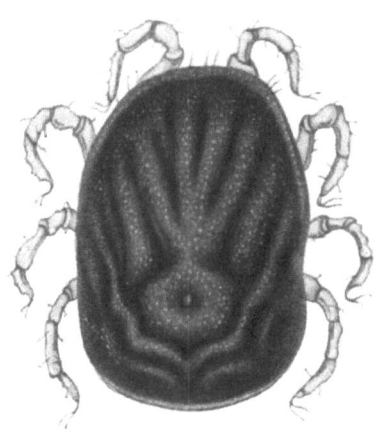

Abb. 81. Ornithodorus moubata.

Andere Rückfallfieber.

Die im Mittelmeergebiet und in vielen Teilen der übrigen Welt beheimateten Rück-fallfieber werden durch nahe *Verwandte der Spirochaeta obermeieri* erzeugt. Morphologisch lassen sich diese weder voneinander noch von der Spirochaeta obermeieri abgrenzen. Die *Differentialdiagnose* gelingt dagegen sero-logisch durch verschiedene Immunitäts-reaktionen, wie Agglutination und Komple-mentbindung. Durch den PFEIFFERschen Versuch und die RIECKENBERGsche Reaktion lassen sich die Erreger des europäischen, des afrikanischen und des ameri-kanischen Rückfallfiebers unterscheiden.

Für den RIECKENBERGschen *Versuch* werden je 1 Tropfen Immunserum, Spirochätenkultur, Meerschweinchenblut und 2%ige Natriumcitratbouillon auf dem Objektträger gemischt und nach einigen Minuten im Dunkelfeld untersucht. Bei Übereinstimmung von Immun-serum und Stamm beladen sich die Spirochäten unter der Wirkung der im Serum enthaltenen Thrombocytobarine mit Thrombocyten.

Die Differenzen sind jedoch so geringfügig, daß die Berechtigung, von ver-schiedenen Arten zu sprechen, zweifelhaft ist. Wahrscheinlich handelt es sich um Standortvarietäten, die ihre biologische Sonderstellung durch die Anpassung an gewisse Zwischenwirte erwarben. Wohl werden auch in manchen außer-europäischen Ländern Rückfallfieber durch *Läuse* übertragen, meist aber durch verschiedene *Zeckenarten*, an die die betreffenden Erreger angepaßt sind (s. Tabelle 12).

Unter den durch Zecken übertragenen Rückfallfiebern hat die *mittelafri-kanische oder äthiopische Recurrens* größere Bedeutung. Ihr Hauptverbreitungs-gebiet liegt im früheren Deutsch-Ostafrika, in Portugiesisch Ost- und Westafrika, in Uganda, im Kongofreistaat und in Nordostrhodesien, wahrscheinlich auch in Nordafrika. Längs der Karawanenstraßen zu den großen afrikanischen Seen sind die Rasthäuser und Eingeborenenhütten mit den in hohem Prozentsatz infi-zierten Zecken stark verseucht. *Erreger* ist die *Spirochaeta duttoni* (Borrelia duttoni), die auf Ratten und Mäuse leicht verimpfbar ist. *Überträger* ist *Ornitho-dorus moubata*, eine zur Unterfamilie der Argasinen gehörende Zecke.

Tabelle 12. *Rückfallfieber. Erreger, Überträger und geographische Verbreitung.*

Name	Erreger	Überträger	Vorkommen
Europäisches Rückfallfieber	Borrelia recurrentis (Spirochaeta obermeieri, Sp. recurrentis)	Kleiderlaus	Europa, Afrika, Asien
Spanisches Rückfallfieber	Sp. hispanica	Ornithodorus erraticus (O. marocanus) Kleiderlaus	Spanien, Portugal, Griechenland
Mittelafrikanisches Rückfallfieber (Zeckenfieber, Tick disease, African tick fever, Relapsing fever of tropical Africa)	Borrelia duttonii (Sp. duttoni) Borrelia duttonii (Sp. crocidura)	O. moubata O. erraticus	Süd-, -Ost-, Zentral-Afrika Trop. Westafrika
Kenya-Rückfallfieber	Borrelia carteri?	Kleiderlaus	Kenya
Nordafrikanisches Rückfallfieber	Borrelia berbera (Sp. berbera, Sp. aegyptica, Sp. duttoni)	Kleiderlaus O. erraticus O. franchini O. moubata O. savignyi	Algier, Abessinien Marokko Tripolis Somaliland Abessinien
Nordamerikanisches Rückfallfieber	Borrelia hermsi Borrelia parkeri Borrelia turicatae (Sp. novyi?)	O. hermsi, parkeri und talaje O. turicata	Vereinigte Staaten von Amerika Zentraltexas, Mexiko, Südwestkansas
Süd- und Mittelamerikanisches Rückfallfieber	Borrelia venezuelensis (Sp. neotropicalis)	O. talaje O. venezuelensis	Panama, Kolumbien, Venezuela
Asiatisches Rückfallfieber (Bombay relapsing fever, „Bombay Spirillenfieber")	Borrelia carteri (Sp. carteri) Sp. sogdiana	Kleiderlaus O. papillipes	Vorderasien, Indien, China Palästina, Innerasien

Wie bei allen *Argasinen* ist das Köpfchen der erwachsenen Tiere mit dem Kragen und den Mundwerkzeugen auf die Unterseite des Körpers verlagert, so daß es von oben nicht sichtbar ist. Die Haut der Tiere ist lederartig, mit Warzen besetzt. Ein scharf abgesetzter Seitenrand fehlt ihnen. Die Weibchen erreichen eine Größe von 12 mm, die Männchen von 8 mm. Beide befallen den Menschen. Unterschieden werden sie durch die Form der zwischen dem 2. Beinpaar liegenden Geschlechtsöffnungen. In den Gelenkhäuten der Hüften des 1. Beinpaares münden die Coxaldrüsen, aus denen während des Saugens spirochätenhaltiges Serum ausgeschieden wird (s. Abb. 81).

Ornithodorus moubata liebt trockenes Milieu. In den Savannengebieten Afrikas ist sie in den Häusern der Eingeborenen weit verbreitet. Feuchte Waldgebiete meidet sie. Tagsüber findet man die Zecken im trockenen Fußboden der Hütten oder in Spalten und Rissen des Mauerwerkes und der Dächer. Auf Karawanenrastplätzen leben sie im Sand.

In diesen Verstecken legen die Weibchen etwa 1000 Eier in mehreren Gelegen ab, wofür eine vorherige Blutnahrung unerläßlich ist. Aus den Eiern entwickeln sich die sechsbeinigen Larven, die ohne Nahrungsaufnahme in der Eihülle verbleiben und aus denen nach 2—3 Wochen durch Häutung die achtbeinigen Nymphen entstehen. Nach 3—7 weiteren Häutungen, zwischen die jeweils eine Blutmahlzeit eingeschaltet wird, entwickeln sich aus ihnen die Geschlechtstiere. Diese saugen etwa alle 7—10 Tage Blut und haben eine Lebensdauer von mehreren Jahren. Etwa ebenso lange Zeit können sie auch im Hungerzustand überdauern.

Im Gegensatz zu den Ixodinae, bei denen die geschlechtsreifen Tiere als echte Ektoparasiten dauernd auf ihrem Wirt leben und ihn nur zur Eiablage verlassen, suchen die Argasinae ihre Blutspender nur zur Nahrungsaufnahme auf. Ihre Lebensgewohnheiten sind also mit denen der Wanzen vergleichbar. Im Anschluß an das Blutsaugen, das etwa $1/_2$ h dauert, ziehen sie sich in ihre Schlupfwinkel zurück, in denen sie sich tagsüber versteckt halten.

Virusreservoir für das afrikanische Rückfallfieber ist der Mensch. Kranke, aber auch gesunde Personen, besonders Kinder, können Spirochätenträger sein und die Erreger an die Zecken vermitteln, die in verkehrsreichen Gebieten bis zu 50%, in abgelegeneren Gebieten bis zu 9% infiziert gefunden werden. Wieweit *tierische Reservoire* eine epidemiologisch wichtige Rolle spielen, ist im einzelnen noch wenig geklärt. Spirochäten sind in verschiedenen Tierarten nachgewiesen worden, die als Blutspender für Ornithodorus moubata in Frage kommen.

Nach dem infizierenden Stich durchwandern die Spirochäten die Darmwand der Zecken und verschwinden zunächst im Verlauf von etwa 1 Woche fast völlig. Dann erscheinen sie in großer Zahl in der Cölomflüssigkeit, wandern von dort in die *Coxaldrüsen* ein und werden bei erneutem Saugen mit der Drüsenflüssigkeit ausgeschieden. Außerdem finden sie sich in der *Speicheldrüse*, im Magen, den MALPIGHIschen Gefäßen und in den *Ovarien*, wo sie die *Eier* und damit die nächste Zeckengeneration infizieren. Diese ist in jedem Entwicklungsstadium infektionstüchtig und kann die Erreger wiederum an die *nächste Generation* weitergeben. Bis zur dritten Generation wurden solche Übertragungen beobachtet.

Die mit der Coxalflüssigkeit ausgeschiedenen Spirochäten gelangen auf die Haut und dringen in den menschlichen Organismus ein. In Analogie zum europäischen Rückfallfieber, wo die Erreger Kratzeffekte und auch die gesunde Haut als Eintrittspforte benützen, muß auch beim mittelafrikanischen Rückfallfieber mit diesem Infektionsmodus und mit der Durchdringung der Schleimhäute, hauptsächlich der Augenbindehaut, gerechnet werden. Daß die Spirochäten beim Stich der Zecke den Stichkanal als Eintrittspforte benützen können, ist ebenfalls sicher (Ornithodorus papillipes, hermsi).

Die *Bekämpfung* des mittelafrikanischen Rückfallfiebers ist, im Gegensatz zu der durch Läuse übertragenen Recurrens, sehr schwierig, da eine wirkungsvolle Unterbrechung der Infektkette weder beim Menschen, noch bei den Überträgern möglich ist. Stellt schon die weite Verbreitung der Krankheit bei der ärztlich und hygienisch wenig kontrollierten eingeborenen Bevölkerung eine heute fast unlösbare therapeutische Aufgabe, um wieviel mehr läßt die Einschaltung gesunder Träger eine epidemiologisch wirksame Bekämpfung der Erreger im Menschen unmöglich erscheinen. An eine Ausrottung der tierischen Virusreservoire ist gar nicht zu denken.

Bei der weiten Verbreitung der Zecken, ihrer Lebensweise und ihren biologischen Eigentümlichkeiten ist auch die Ausrottung der Überträger eine Utopie. Eine Vergasung, wie sie gegen Wanzen üblich, aber sogar unter mitteleuropäischen Verhältnissen problematisch ist, läßt sich bei der Primitivität der Rasthäuser und Eingeborenenhütten nicht durchführen. Dem bei den Läusen wirksamen Aushungern steht bei den Zecken die Möglichkeit des jahrelangen Hungerns und der Benützung von Säugetieren als Nahrungsquelle entgegen. Einmal eingeschleppt, ist deshalb das Zeckenrückfallfieber, im Gegensatz zum Läuserückfallfieber, eine kaum ausrottbare, ortsgebundene Seuche.

Es bleibt im wesentlichen nur die persönliche *Prophylaxe*, die in der Meidung der Rasthäuser und der Eingeborenenbehausungen als Schlafgelegenheit besteht. Müssen sie doch aufgesucht werden, so empfiehlt sich das Anbringen einer Hängematte. Auch ein richtig eingebrachtes Mückennetz schützt gegen den Stich der

Überträger. Die Füße des Bettes können in Schalen mit Petroleum gestellt werden. Das Emporwandern der Zecken wird dadurch verhindert. Glatte, harte Fußböden sind eine wirkungsvolle Maßnahme im Kampf gegen Ornithodorus moubata. — Die Salvarsantherapie versagt häufig beim afrikanischen Rückfallfieber. Rezidive sind häufiger als bei der europäischen Recurrens.

Wegen seines Vorkommens in Europa und wegen der Vielgestaltigkeit seiner Epidemiologie verdient das *spanische Rückfallfieber* einer kurzen Erwähnung. Sein *Erreger*, die *Spirochaeta hispanica*, wird durch *Ornithodorus erraticus* (marocanus) übertragen. Diese Zecke lebt mit Vorliebe in Schweineställen und in den Bauten kleiner Nager. Wie Untersuchungen zeigen, können Schweine, Hunde, Füchse, Schafe und eine Reihe von Nagetieren zu Virusreservoiren werden. Die epidemiologischen Verhältnisse werden außerdem dadurch kompliziert, daß sich *weitere Überträger* in die Infektketten einschalten können. Durch den Stich von *Rhipicephalus sanguineus*, einer im Mittelmeergebiet beim Hund weit verbreiteten Zecke aus der Unterfamilie der Ixodinae (s. S. 683), können die Erreger auf den Menschen und von Mensch zu Mensch sogar durch *Läuse* übertragen werden. Die Bekämpfung der Krankheit hat die Vielzahl der Infektkettenbildung zu berücksichtigen.

Die übrigen Rückfallfieber (s. Tabelle 12) bieten bezüglich ihrer Epidemiologie keine Besonderheiten. Ihre Bekämpfung hat jeweils die Eigenart der örtlichen Verhältnisse und die Biologie der Überträger zu berücksichtigen.

Schrifttum.

a) Sammelwerke:

GRADWOHL, R. B. H.: Clinical Laboratory Methods and Diagnosis, Bd. 2. St. Louis 1948. — GUNDEL, M.: Die ansteckenden Krankheiten. Stuttgart 1950. — KOLLE-HETSCH: Experimentelle Bakteriologie und Infektionskrankheiten, herausgeg. von H. SCHLOSSBERGER. Berlin u. Wien 1942. — MÜLLER, R.: Medizinische Mikrobiologie. Berlin-München-Wien 1950. — RUGE, H., P. MÜHLENS u. M. ZUR VERTH: Krankheiten und Hygiene der warmen Länder. Leipzig 1942.

b) Einzeldarstellungen:

KATHE, J.: Das Schlamm- oder Feldfieber. Erg. Hyg. **24**, 159 (1941). — RIMPAU, W.: Das deutsche Feldfieber. Erg. inn. Med. **59**, 140 (1940). — Die Leptospirose. Eine kurze Darstellung für Ärzte, Tierärzte und Gesundheitsbehörden. Monographien der Medizinischen Klinik, H. 8. München-Berlin 1950.

Protozoenkrankheiten.

Malaria.

Bis zum Jahre 1880 stand als letztes Bollwerk der Lehre von den seuchenverursachenden *Miasmen* die *Malaria*.

Für die Ätiologie der meisten pandemischen, epidemischen und endemischen Seuchen hatte die Lehre von den *Kontagien* gesiegt, auch wenn die Entdeckung der meisten Krankheitserreger noch ausstand. Ihr unmittelbarer Nachweis war für mehrere Seuchen gelungen. Analogieschlüsse und Indizien häuften sich. Die Forschungsmethoden und ihr Handwerkszeug waren geschaffen. Die Aufklärung ihrer Epidemiologie konnte nur noch eine Frage der Zeit sein. Sie blieb nicht lange aus.

Aber ebenso wie alle Beweise und Indizien die Überzeugung stützten, die Seuchen müßten durch belebte Kontagien übertragen werden, so unabweisbar schien es, die Malaria entstünde unter dem Einfluß krankmachender Dünste. Danach trug sie ihren italienischen Namen „mal aria" und dafür sprach

eindeutig ihr Gebundensein an große Sumpfgebiete längs der Flüsse und Küsten
Europas, besonders Südeuropas, und der tropischen Küstenländer. Die Einbeziehung geographischer Betrachtungsweise in epidemiologische Probleme war
noch in ihren Anfängen. Es hätte sonst einer sorgfältigen Analyse der geomorphologischen Bedingungen nicht entgehen können, daß es Gebiete gab, in denen
trotz täglichen Herwehens übler Gerüche von Sumpfgeländen her zum trockenen
Land die Malaria fehlte — die Mangrovenwälder der tropischen Küsten und
Lagunengebiete bestimmter geologischer Beschaffenheit — und daß die Malaria
auch hoch im Gebirge vorkam, wo Sümpfe ganz fehlten und nur kümmerliche
Wasseradern durch das Gestein rieselten.

Als sprechende Mahnmale ihres unheilvollen Wirkens standen an den Küsten
des Mittelmeers die Ruinen einst seegewaltiger Städte, wie *Milet*, *Ephesus*,
Tarsus, die zugrunde gingen, als ihre Hafenbecken zu Sümpfen wurden. Die
nicht mehr bebaute *Campagna di Roma* war zu einem Herd schwerer Fieber
geworden. Am Rande der *Pontinischen Sümpfe*, um deren Trockenlegung sich
2 Jahrtausende gemüht hatten, war *Nympha* in einen Märchenschlaf versunken.

Eindrucksvoll war, was die Geschichte berichtete über den Untergang ganzer
Heere und ihrer Führer, wenn Kriegszüge sie in den späten Sommermonaten in
die Gebiete stagnierender Sümpfe geführt hatten. Eindeutig schien der Tod
großer Männer der Geschichte, Alexanders, Alarichs, mehrerer deutscher Kaiser
auf ihren Römerzügen, auf das ,,Sumpffieber" als Ursache hinzuweisen. Wer dem
,,mörderischen Klima" der Tropen leidlich gesund entrann, wußte von diesem
Klima mit seinen allabendlich aus den Sümpfen aufsteigenden Miasmen zu
berichten, die eine Stadt wie *Batavia* zum ,,Grab der Holländer" gemacht
hatten. Daß er heimgekehrt immer wieder an Fieberanfällen erkrankte, ohne
daß die Krankheit auf die Menschen seiner Umgebung überging, wie bei den
kontagiösen Krankheiten, bewies doch deutlich, daß nur die Miasmen der tropischen Sümpfe die Ursache gewesen sein konnten.

Hier mußte also eine andere Ursache vorliegen als bei den Keimen pflanzlicher
Art, den Bakterien, die bisher als Krankheitserreger festgestellt worden waren.
So war es auch. Denn der Erreger der Malaria, den der französische Militärarzt
LAVERAN im Jahre 1880 in Constantine in Algier fand, war kein Bacterium,
sondern ein *Protozoon*.

LAVERAN hatte in den Blutkörperchen von Malariakranken das *Pigment*
gesehen, das bei der Aufzehrung des Erythrocyten durch den Parasiten als dessen
Stoffwechselprodukt entsteht. Er sah auch, daß einige dieser von Parasiten
erfüllten Erythrocyten die Form von Halbmonden hatten. Daß es sich um ein
tierisches Lebewesen handeln müsse, erkannte er, als er die Geißelbildung
beobachtete, das Ausschleudern lebhaft beweglicher Geißeln. Es findet statt,
wenn Blut, welches männliche Geschlechtsformen des Parasiten enthält, sich
im Präparat ebenso abkühlt wie im Mückenmagen, wenn eine Mücke dieses Blut
gesogen hat.

Der große Eindruck, den die Entdeckung vieler bakterieller Krankheitserreger anfangs der 80er Jahre des vorigen Jahrhunderts hervorrief, verzögerte
die Anerkennung der bedeutungsvollen Entdeckung LAVERANs. Aber schon von
1885 ab brachten die Arbeiten der italienischen Forscher MARCHIAFAVA, GOLGI
und CELLI volle Klarheit *über zwei Tatsachen*, die eine, daß im Körper des Menschen der Malariaparasit einen ungeschlechtlichen *Entwicklungscyclus* durch-
macht, in dessen Verlauf der Zerfall von Parasiten in junge Teilungsformen,
die *Schizogonie*, zusammenfällt mit dem *Fieberanfall*, die zweite, daß innerhalb des Genus *Plasmodium* der Ordnung der *Hämosporidien*, in das die Parasiten eingeordnet wurden, drei Arten vorkommen, das *Plasmodium vivax*, der

Erreger des *Tertianfiebers* (Andertagsfiebers), das Plasmodium *malariae*, der Erreger des *Quartanfiebers* (Drittetagsfiebers) und das *Plasmodium immaculatum sive falciparum*, der Erreger des *Tropicafiebers* oder „bösartigen Tertianfiebers" (Subtertian- oder Aestivo-autumnal-Fiebers).

Dazu ist in neuerer Zeit eine vierte, selten vorkommende Art, das *Plasmodium ovale*, getreten, das eine dem Tertianfieber ähnliche Erkrankung hervorruft. Schließlich ist experimentell gelungen, mit dem *Plasmodium knowlesi*, einem Parasiten des Rhesusaffen, beim Menschen leichte Fieberanfälle hervorzurufen.

Dagegen sind alle Versuche fehlgeschlagen, menschliche Malariaparasiten bei Versuchstieren zum Haften zu bringen, und ebenso war es bis dahin nie gelungen, eines der zahlreichen Plasmodien, die im Laufe der Zeit bei Affen und Vögeln gefunden wurden, auf den Menschen zu übertragen, noch viel weniger einen der vielen bei anderen Tieren gefundenen, den Plasmodien verwandten Blutkörperchenparasiten. Sie sind streng spezifisch. Von Mensch zu Mensch lassen sich die Plasmodien nur durch Einspritzung von Blut übertragen.

Wie aber die Malariaplasmodien in den Menschen gelangen, blieb unaufgeklärt bis zum Jahre 1898. Irgendwie mußte ein Zusammenhang mit den Sümpfen bestehen. An Insekten oder unsichtbare Lebewesen, die als Träger einer infektiösen Materie den Menschen befallen, dachte man schon im Altertum. Der Geograph STRABO berichtet, die Einwohner von *Myus*, einer Stadt am Mäander landeinwärts von *Milet*, hätten ihre Stadt der Mücken wegen verlassen und sich in die Polis der Milesier aufnehmen lassen müssen. Mehr als Vermutungen sind es nie gewesen.

Aus einem kühnen Analogieschluß heraus hatte PATRIK MANSON dazu geraten, Mücken der Familie der Culiciden auf die Möglichkeit zu untersuchen, es möchte sich in ihnen eine Entwicklung der Malariaparasiten vollziehen. Eine solche Entwicklung hatte er bei den Filarien, tropischen Nematoden, beobachtet, deren Embryonen im Blute kreisen und, von Stechmücken aufgenommen, in diesen zu infektionstüchtiger Reife sich entwickeln.

Der englische Militärarzt RONALD ROSS unterzog sich dieser Aufgabe. Seine Versuche mit menschlicher Malaria führten zu keinem sicheren Ergebnis, weil er Mücken der Gattungen *Culex* und *Aedes* benutzte, in denen sich die Parasiten der menschlichen Malaria nicht entwickeln. Nur in zwei Exemplaren einer *Anophelesart* (A. stephensi) fand er pigmentierte Körperchen. Wohl aber hatte er Erfolg, als er Culexmücken an Reisvögeln saugen ließ, die mit *Plasmodium praecox*, einem spezifischen Plasmodium der Vögel, infiziert waren. Hier fand er 1898 den geschlechtlichen Entwicklungskreis dieses Parasiten.

Inzwischen hatte in Italien GRASSI seit Jahren die *Korrelation* des Vorkommens der Malaria mit Mücken der Gattung Anopheles festgestellt. Die nunmehr von ihm, BIGNAMI und FELETTI nach Analogie der Untersuchungen von Ross durchgeführten Versuche klärten den Entwicklungscyclus der Malariaparasiten für die menschliche Malaria endgültig auf, eben ihre Bindung an *Anophelen*.

Es ergab sich, nach Analogie der Ergebnisse von ROSS, daß die Malariaplasmodien im Menschen, ihrem Zwischenwirt, eine *asexuelle Entwicklung, die Schizogonie*, durchmachen, die in mehreren Generationen abläuft. In der *Anophelesmücke*, ihrem *Wirt*, von ihr mit dem Blut aufgesogen, durchlaufen sie eine *sexuelle Entwicklung*, eine *Gamogonie*, die mit einer *Sporogonie* abschließt, worauf die Mücke imstande ist, durch Sichelkeime, *Sporozoiten*, den Menschen zu infizieren (s. Abb. 82).

Den unmittelbaren Beweis, daß dieser *Generationswechsel* zwischen Mensch und Anopheles die Grundlage für die Malariaepidemiologie bildet, daß es *ohne Träger von Malariaparasiten, aber auch ohne Anophelen keine Malaria* geben kann, lieferten SAMBON und LOW. Sie brachten 1900 3 Monate in einem Fiebernest

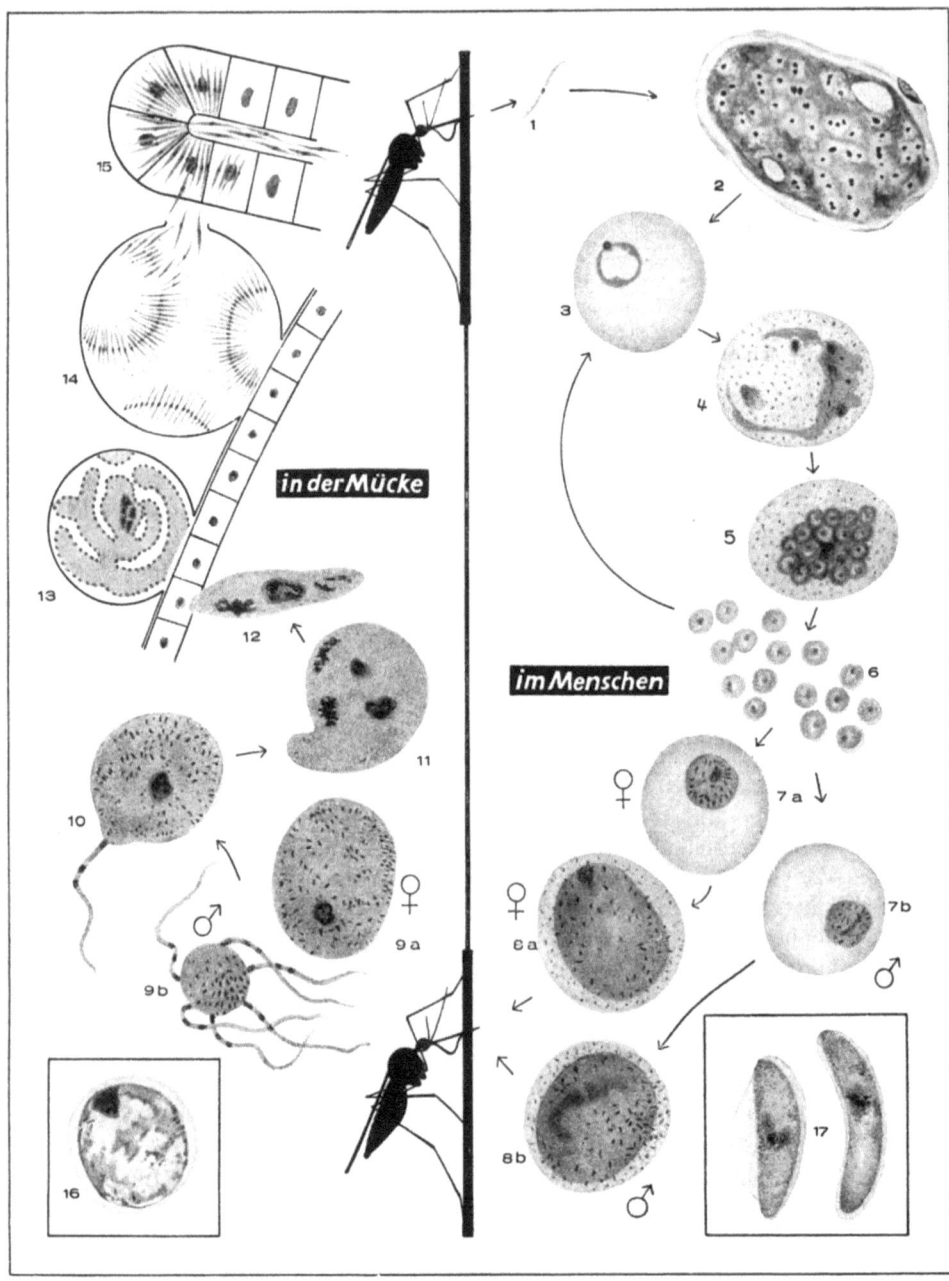

Abb. 82. Entwicklungskreislauf der Malariaparasiten. *1* Sporozoit; *2* Leberform; *3—6* Schizogonie; *7a* und *8a* Makrogamet; *7b* und *8b* Mikrogametocyt; *9a* reifer Makrogamet; *9b* geißelnder Mikrogametocyt; *10* Befruchtungsvorgang; *11* Retortenform des befruchteten Makrogameten; *12* Ookinet; *13* Oocyste mit Sporoblasten; *14* Oocyste mit Sporozoiten; *15* Sporozoiten in der Speicheldrüse; *16* Makrogamet des Quartanparasiten; *17* Makrogamet und Mikrogametocyt des Tropicaparasiten.

der römischen Campagna zu, aber in einem mückensicher eingedrahteten Haus, ohne zu erkranken. Auch gelang es, mit infizierten Anophelen, die nach England geschickt waren, dort in einer malariafreien Gegend Freiwillige mit Erfolg mit Malaria zu infizieren.

Die geographische Verbreitung der Malaria ist somit gebunden an das Vorkommen von Mücken des Genus *Anopheles*, eines an vielen Arten reichen Genus. Seine verschiedenen Vertreter sind je nach ihren biologischen Bedürfnissen an engere oder weitere, *spezifische Ortslagen* gebunden, d. h. an Lagen, welche ihnen die Möglichkeit geben, ihre *vollkommene Verwandlung* in den 4 Stadien von Ei, Larve, Puppe und Imago zu durchlaufen, ohne daß die Entwicklung durch die Ungunst klimatischer oder geologisch-hydrologischer Verhältnisse gehemmt oder unterbrochen wird. Solche Möglichkeiten finden Mücken dieses Genus, je nach ihren Eigenschaften, von den Tropen bis zum hohen Norden und praktisch auf dem ganzen bewohnten Teil der südlichen Halbkugel, auch noch in sehr erheblichen Höhen der warmen Länder.

Der Verbreitung der *Malaria* aber sind engere Grenzen gezogen durch die *Temperatur*. Von ihr hängt es ab, ob überhaupt der in der Mücke ablaufende Teil des Entwicklungscyclus der Plasmodien zu seinem Ende gelangt, in welcher Zeit er abläuft, in welchem Prozentsatz die Mücken infiziert werden und in welchem Grade sie infektiös werden. Die Abläufe und ihr Ergebnis steigern sich bei höherer Temperatur. *Dies ist eines der Grundelemente der Epidemiologie der Malaria.*

Als Grenze wird angenommen die 17° Juli-Isotherme. Damit erreicht die Verbreitung der Malaria auf der nördlichen Halbkugel den 62., auf der südlichen den 47. Breitengrad. Mit der Abnahme der durchschnittlichen Tagestemperatur nach der Höhe zu sind der Verbreitung der Malaria auch vertikale Grenzen gezogen. Schon in Höhen über 1500 m über See nimmt selbst in den Tropen ihre Häufigkeit stark ab. Es ist aber in den Anden noch in 3500 m Höhe ein autochthoner Fall von Malaria beobachtet worden (MARTINI).

An dieser Verbreitung nehmen alle drei Plasmodienarten teil, aber nicht gleichmäßig. Das Plasmodium immaculatum wird als „Tropicaparasit" bezeichnet. Sein Hauptverbreitungsgebiet sind die warmen Länder, keineswegs aber allein die Tropen; in den nördlichen Teilen der gemäßigten Zone jedoch ist sein Vorkommen an enge klimatische Bedingungen gebunden. Ubiquitär verbreitet über alle Zonen ist das Plasmodium vivax, der Tertianparasit. Er überwiegt aber in der gemäßigten Zone. Das Plasmodium malariae, der Quartanparasit, kommt überwiegend im gemäßigten und subtropischen Klima vor.

Innerhalb dieses Ausbreitungsbereichs der Plasmodien sind die Anophelen sowohl in ihrer Biologie, wie in ihrem Vermögen, die Plasmodien zur Entwicklung zu bringen, abhängig von dem Zusammenwirken von Temperatur, Luftfeuchtigkeit und Luftbewegung, also von den wichtigsten Faktoren des Klimas und ihren Einwirkungen auf die Erdoberfläche. Damit erklärt sich, daß es Erdgebiete gibt, die dauernd Herde stärkster Verbreitung der Malaria sind (hyperendemische Gebiete), andere, in denen die Malaria nur saisonweise auftritt, schließlich solche, in denen nur ungewöhnliche Klimavorgänge das Entstehen von Malariaepidemien zur Folge haben. Auch daß schwere Malariajahre solchen folgen, in denen eine Endemie zurückgeht, ist die Folge davon, ebenso die Tatsache, daß die Malaria in Gebiete einbrechen kann, die Jahrzehnte oder länger völlig frei waren.

Auch nicht klimabedingte Vorgänge auf der Erdoberfläche, zusammenhängend mit natürlichen oder durch den Menschen herbeigeführten Erdbewegungen in ihrer Einwirkung auf die hydrologischen Verhältnisse, selbst die Unterlassung oder auch die Ausführung bestimmter Kulturarbeiten, können die Biologie der Anophelen entscheidend beeinflussen („Menschenhandmalaria").

Aus alledem folgt, daß die Erforschung der Epidemiologie der Malaria, soweit sie den Überträger, die Anophelesmücke, betrifft, angewiesen ist auf eine genaue *geomorphologische, speziell hydrologische Analyse der Landschaft*, auf die

Beobachtung aller auf sie einwirkenden Klimafaktoren und der durch sie, auf dem Wege über die Erosion und deren Folgen bewirkten Dynamik ihres Werdens. Sümpfe und Altwasser der Flüsse entstehen als Folge von Überschwemmungen. Bei Delta- und Lagunenbildung wirken die Kräfte der vom Land herabrinnenden Wasser zusammen oder stehen im Streit mit Strömungen des Meeres. Die geomorphologische Analyse aller dieser Ortslagen bietet die Möglichkeit, für die Malaria die *Kausalreihe des epidemiologischen Geschehens* bis zu den letzten Ursachen zu verfolgen.

Viel weniger gesichert und schwer erfaßbar ist *das zahlenmäßige Vorkommen der Seuchen, die unter dem Namen Malaria zusammengefaßt werden.* Darüber, daß die Malaria die verbreitetste aller Krankheiten ist, besteht kein Zweifel. Eine Schätzung, daß etwa 600 Millionen Malariaerkrankungen im Jahre vorkommen, dürfte nicht zu hoch, eher zu niedrig gegriffen sein.

In großen Gebieten, in denen niemand der Infektion entgeht, in denen im Lauf des Jahres jedermann mehrmals von infizierenden Mücken gestochen wird, in denen im Laufe des Lebens von frühester Kindheit an, manchmal schon beim Fetus auf placentarem Wege, eine Infektion stattfindet und immer neue Infektionen folgen, wird die Malaria als *hyperendemisch* bezeichnet. Dazu gehören weite Gebiete der asiatischen, afrikanischen und amerikanischen Tropen. In anderen Gebieten tritt sie *epidemisch*, mitunter in starker Ausbreitung große Teile der Bevölkerung erfassend, auf, um dann wieder für lange Zeit zu verschwinden. Saisonale Begrenzung einer endemischen Malaria ist, auch wo sie hyperendemisch und endemisch herrscht, fast immer zu beobachten. In der gemäßigten Zone ist die Malaria eine ausgesprochene Saisonkrankheit, die in Europa im Mai einsetzt und gegen Ende Oktober abklingt. In anderen Gebieten ist sie an eng begrenzte Bezirke gebunden und führt nur zu sporadisch auftretenden Erkrankungen, sie wird *hypendemisch*.

Selbst für ein epidemiologisch so gründlich bearbeitetes Gebiet wie die Südstaaten der USA gibt es keine genauen Statistiken der Malariamorbidität. Auch Versuche, die Anzahl der Malariatodesfälle auf die Zahl der *Malariafälle* zu beziehen, kann nur für ein ärztlich und hygienisch betreutes Gebiet einigermaßen brauchbare Schätzungsziffern liefern. So hat man z. B. für die USA. die Anzahl der Malariafälle für die Jahre 1935 und 1936 auf etwa 1 Million geschätzt. Wenn dabei eine Letalität schwankend zwischen 4 und 25 in den verschiedenen Staaten je 100000 angenommen wurde, so können solche Zahlen nicht auf andere Erdgebiete mit einer primitiven und hygienisch wenig überwachten Bevölkerung, wie die meisten Tropengebiete, übertragen werden. Vor allem pflegen einzelne, in ein zuvor relativ malariafreies Gebiet einbrechende Epidemien schwere Opfer zu fordern, wie die Epidemie auf Ceylon 1934/35, der gegen 80000 Menschen erlagen, bei einer Erkrankungsziffer von 1,5 Millionen.

Für Vorderindien ist geschätzt worden, bei einer Bevölkerung von 350 Millionen Menschen kämen von rund 100 Millionen Malariakranken im Jahr kaum mehr als $^1/_{10}$ zur Behandlung und auch dann nur zu einer ganz ungenügenden.

Hoch ist der Prozentsatz der Erkrankungen und Todesfälle, wenn größere Menschenmengen aus malariafreien Ländern in Malariagebiete einziehen, wie die großen Truppenkontingente der europäischen Mächte in den beiden Weltkriegen. Der große Malariafriedhof in *Saloniki* zeigt das erschütternde Bild der Opfer, die im ersten Weltkrieg der schweren mazedonischen Malaria gebracht wurden. Um so eindrucksvoller ist es, wieviel geringer in den gleichen Gebieten die Opfer im zweiten Weltkrieg waren, dank der Abwehrmöglichkeiten, die aus der Erkenntnis der Malariaepidemiologie und durch die chemische Industrie geschaffen worden waren.

Der erfahrene Untersucher kann die Formen der *Schizogonie* der Malaria-parasiten im frischen, *ungefärbten Blut* innerhalb der Blutkörperchen erkennen an ihrem für jede der drei wichtigen Arten charakteristischen Pigment, den Tertianparasiten auch an seiner lebhaften amöboiden Beweglichkeit im Erythro-cyten, die ihm den Namen *Plasmodium „vivax"* eingetragen hat, die Geschlechts-formen des Tropicaparasiten an ihrer Halbmondform, und, wie LAVERAN es tat, die männlichen Geschlechtsformen aller drei Parasiten, wenn sie im Blut-präparat unter dem Deckglas Geißeln entwickeln.

Alle Routineuntersuchungen bedienen sich des nach GIEMSA *gefärbten Präpa-rates* entweder in der Form des dünnen Ausstrichs oder des Dicken-Tropfen-Präparates. In beiden Präparaten wird die Trennung der Parasiten in *unge-schlechtliche und geschlechtliche* Formen deutlich erkennbar. Allerdings erfahren die zarten Parasiten beim Trocknen der Präparate Veränderungen, die als *Kunst-produkte* anzusprechen sind. So *erscheinen* im Ausstrichpräparat die ungeschlecht-lichen Formen in ihren Jugendformen und zunächst beim Heranwachsen als *Ringe*, weil sich beim Trocknen ihr Plasma um eine Vacuole anordnet und der Kern zur Seite rückt. Dadurch entsteht das Bild eines Siegelrings. In den Dicken-Tropfen-Präparaten, wo solche Ringe sich meist nicht bilden, erscheint das Plasma mitunter wie zerfetzt, das Pigment zu Klumpen zusammengerückt.

Bei einiger Übung ist es im Blutausstrich nicht schwierig, schwieriger im Dicken-Tropfen-Präparat, die drei Parasitenarten voneinander zu unterscheiden, sobald ihre Entwicklung angelaufen ist. Anfangs erscheinen alle Jugendformen als Ringe. Bei der Tertiana und Quartana, wo sie, langsam wachsend, ein Drittel bis die Hälfte des Durchmessers der Erythrocyten einnehmen, sind sie zu-nächst noch ununterscheidbar. Die jüngsten Formen des Tropicaparasiten aber erscheinen als sehr kleine, höchstens $^1/_4$ des Durchmessers des Erytrocyten ein-nehmende Ringe, manchmal auch als eine seinem Rande anhaftende Scheibe. Häufig haben die Tropicaringe mehrere Kerne und recht oft sind Blutkörperchen von mehreren Parasiten gleichzeitig befallen. Beides kommt auch bei Tertian-und Quartanringen vor, aber nur selten. Man nimmt an, daß die Jugend-formen des Tropicaparasiten die befallenen Blutkörperchen wieder verlassen können, um andere zu befallen. Das Entstehen der sog. MAURERschen *Flecken*, unregelmäßiger, bei Giemsafärbung rötlich erscheinender Flecken auf dem Periplast der Erythrocyten, wird so gedeutet (s. Abb. 83.).

Wächst der Tropicaparasit heran, so kann er die Größe eines Tertian- und Quartanringes erreichen. Finden sich nur Ringe mittlerer Größe im Präparat, so ist die Diagnose unsicher. Aber schon wenige Stunden später bringt das weitere Wachstum der Tertian- und Quartanparasiten die Entscheidung.

Die Tropicaparasiten verschwinden in diesem Wachstumsstadium aus dem strö-menden Blut und siedeln sich an der Wand der Capillaren der inneren Organe an, vor allem im Gehirn und im Darm. Sie vollenden dort die ungeschlecht-liche Entwicklung bis zur Teilung in 16—20 junge Parasiten, *Merozoiten*, die nun wieder im strömenden Blut den Kreislauf der Schizogonie beginnen, schließ-lich in ungeheuren Mengen das Blutbild erfüllend.

Diese Eigenart der Tropicaparasiten, durch die sie die Blutströmung in den Capillaren behindern, trennt u. a. klinisch das Bild der Malaria tropica vom Bild der beiden anderen Malariaarten. Sie wird zur Ursache schwerer klinischer Sym-ptome, des *Malariakomas* und choleraähnlicher *Malariadurchfälle*.

Nur gelegentlich, in tödlich verlaufenden Fällen sub finem vitae, erscheinen auch Teilungsformen des Tropicaparasiten im strömenden Blut, ein signum mali ominis.

Die heranwachsenden Tertian- und Quartanparasiten sind mit zunehmendem Aufbrauch der Substanz des Erythrocyten beladen mit Pigment, der Tertianparasit mit fein verteiltem, der Quartanparasit mit grobem Pigment. Auch der Tropicaparasit bildet ein fein verteiltes Pigment. Es ist aber in seinen im Blut kreisenden Jugendformen noch nicht zu erkennen. Daher der Name *Pl. immaculatum.*

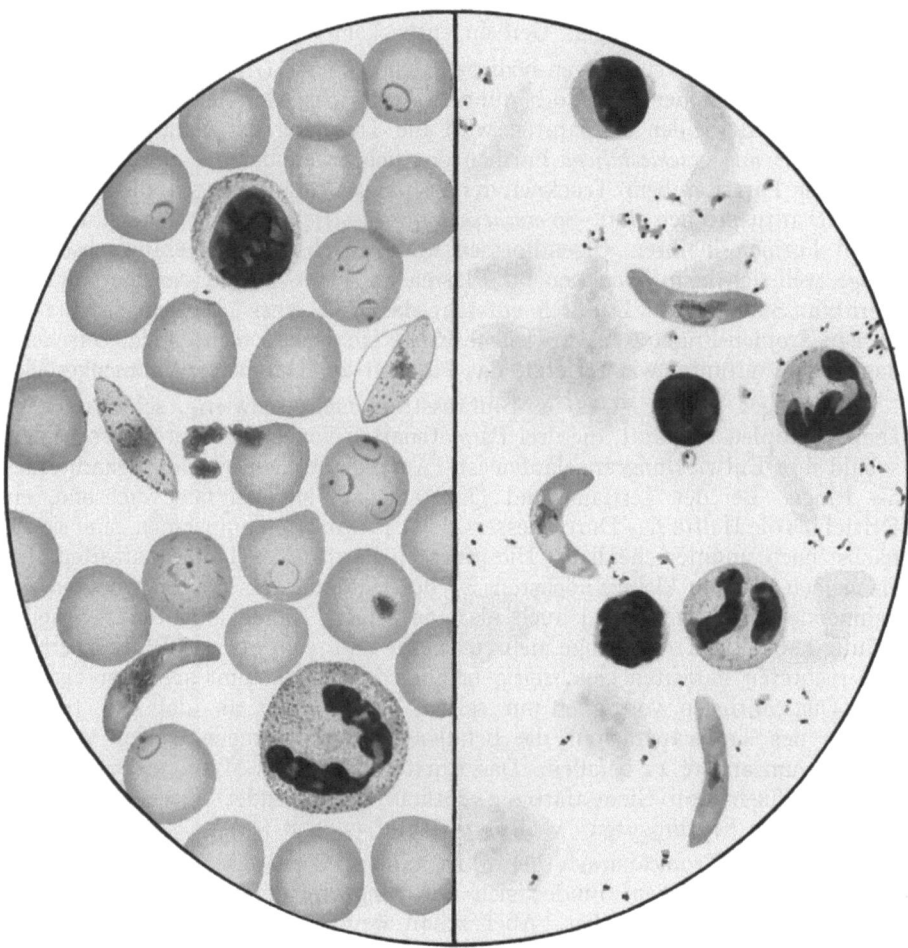

Abb. 83. Plasmodium immaculatum. Links Ausstrich (kleine und große Ringe, Halbmondformen, MAURERsche Fleckung), rechts Dicker Tropfen (zahlreiche Ringe, Gameten).

Für den Tertianparasiten ist kennzeichnend, daß sich das *Blutkörperchen* rasch bei seinem Wachstum *vergrößert* und daß sich innerhalb des Blutkörperchens eine feine rote Körnung bildet, die SCHÜFFNERsche *Tüpfelung.* Das Endstadium ist eine maulbeerartige Anhäufung von 18—24 jungen Merozoiten (s. Abb. 84).

Beim Quartanparasiten unterbleibt die Vergrößerung. Der Parasit füllt schließlich den Erythrocyten ganz aus, nachdem er *mitunter* zuvor, während des Heranwachsens, in der *Form eines schmalen, später breiteren Bandes* über den Erythrocyten hingespannt erschien. SCHÜFFNER-Tüpfelung tritt hier nie auf. Das Endprodukt seiner Schizogonie sind 8—12 Merozoiten, die *manchmal,* wenn sie sich um das grobe, verklumpte Pigment regelmäßig anordnen, das Bild einer *Margueritenblume* darbieten (s. Abb. 85).

Die Schizogonieformen des seltenen *Plasmodium ovale* nehmen eine Zwischenstellung ein. Seine Merozoitenanordnung erinnert stark an Pl. malariae, es ist aber eine ausgesprochene SCHÜFFNER-Tüpfelung vorhanden. Als charakteristisch gilt die ovale Form der meisten Schizonten, eine Verzerrung und Vergrößerung der Erythrocyten im Präparat,

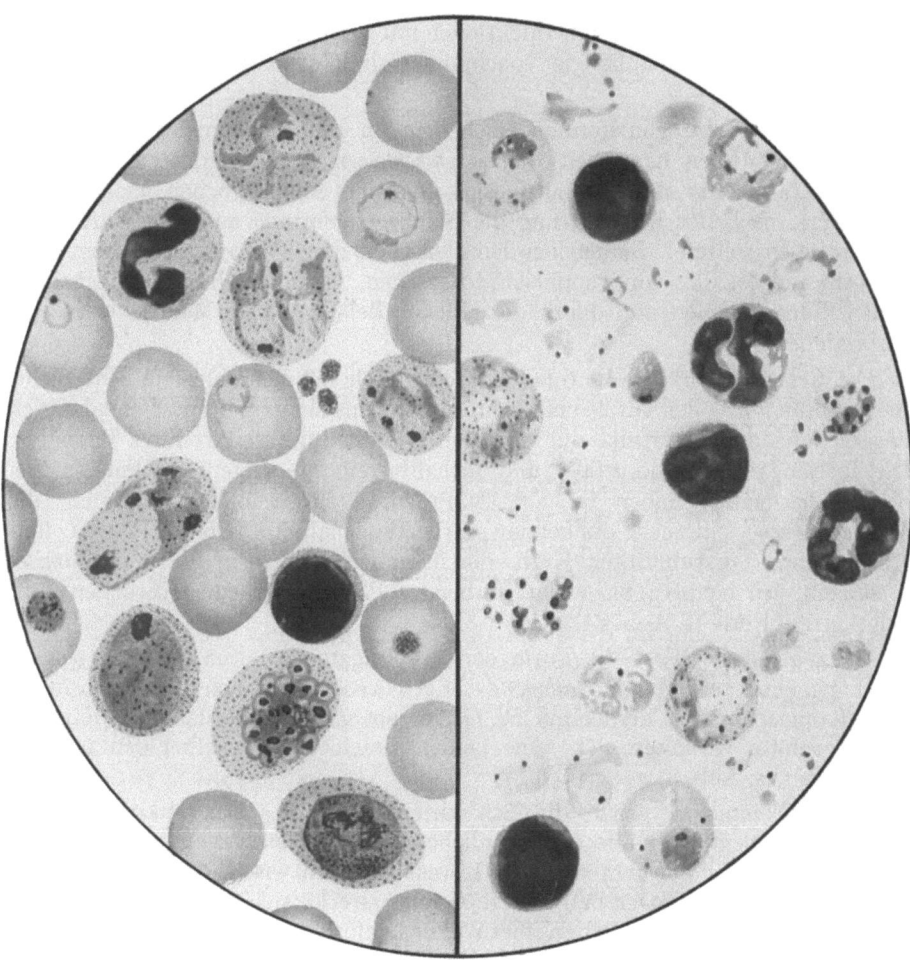

Abb. 84. Plasmodium vivax. Links Ausstrich (junge ringförmige Schizonten, ältere Teilungsformen, SCHÜFFNERsche Tüpfelung, Morula, Gameten), rechts Dicker Tropfen (Ringe, SCHÜFFNERsche Tüpfelung, Morulaformen, Gameten).

zweifellos ein Kunstprodukt und wahrscheinlich Symptom einer starken Erweichung des Erythrocyten.

Der Kreislauf der ungeschlechtlichen Entwicklung vollzieht sich beim Tertianparasiten in 2×24 h, beim Quartanparasiten in 3×24 h. *Da mit dem Zerfall der Teilungsformen in Merozoiten der Fieberanfall parallel läuft*, erklärt sich, daß bei der Tertiana die Fieberanfälle, meist plötzlich mit einem Schüttelfrost beginnend, einander ein um den anderen Tag folgen, bei der Quartana zwei fieberfreie Tage eingeschaltet sind. Auch bei der Tropica nimmt die Schizogonie 2×24 h in Anspruch. Da hier aber das Fieber nur wenig absinkt, kommt der Cyclus nur bei sehr genauen Messungen in kurzen Abständen zum Ausdruck.

Nur ein scheinbares Abweichen von dieser Regel ist es, wenn bei Tertiana und Quartana auch an den Zwischentagen Fieber auftritt. Hier handelt es sich um die Cyclen von zwei oder drei aus verschiedenen Infektionen stammenden Parasitenstämmen, die nebeneinander und unabhängig voneinander ablaufen. So kann es zu einer *Tertiana duplicata* und in seltenen Fällen zu einer *Quartana duplicata*, ja selbst *triplicata* kommen. Die Häufigkeit des Auftretens täglicher Fieberanfälle bei einigen Tertianstämmen legt allerdings den Gedanken nahe, daß es sich nicht notwendig um Infektionen mit verschiedenen Stämmen handeln muß, deren Cyclen unabhängig voneinander sind, sondern um ein und denselben Stamm.

Neben den Schizogonieformen erscheinen im Blut nach mehr oder minder langem Verlauf der Krankheit die *Geschlechtsformen* der Parasiten. Sie sind für den Krankheitsverlauf bedeutungslos und sind einige Wochen nachweisbar, auch wenn nach der Entfieberung die Schizogonieformen aus dem Blut völlig verschwinden sollten. Sie machen den Menschen zum *Virusreservoir*, denn diese Formen sind es, die, von Anophelen aufgesogen, in diesen ihre geschlechtliche Entwicklung beenden und damit die Mücken befähigen, die Malaria weiter zu verbreiten.

Die *Geschlechtsformen*, die *Gameten*, teilen sich im menschlichen Blut nicht. Sie wachsen zur vollen Größe eines Blutkörperchens heran und unterscheiden sich bei Tertiana und Quartana nur durch ihre Größe und die Art ihres Pigments. Die Tertiangameten sind größer und enthalten ein fein verteiltes Pigment. Bei beiden Plasmodien haben im GIEMSA-Präparat die weiblichen Formen, die *Makrogameten*, ein sich dunkelblau färbendes, nährstoffreiches Plasma und einen kompakten rubinroten Kern, die männlichen Formen, die *Mikrogametocyten*, ein sich hellblau bis violett färbendes Plasma und einen rötlichen, aufgelockerten Kern (s. Abb. 84, 85).

Ganz abweichend ist die Form der Tropicagameten. Sie strecken sich in die Länge und bekommen *Halbmond-* oder *Sichelform*. Nach dieser Form ist dem Tropicaparasiten der Name *Pl. falciparum* gegeben worden. In Färbung und Kernform verhalten sich seine beiden Geschlechter wie bei den anderen Plasmodien (s. Abb. 83).

Im Mückenmagen gehen die Schizonten zugrunde. Der Mikrogametocyt sendet unter dem Kältereiz geißelähnliche *Mikrogameten* aus, von denen einer den Makrogameten befruchtet, dessen Kernsubstanz inzwischen eine Reduktionsteilung erfahren hat. Der befruchtete Gamet streckt sich aus einer runden zu einer Retortenform, schließlich zu einer Würmchenform, dem *Ookineten* (bewegliches Ei), der die Zellen der Magenwand durchdringt und an der Außenwand des Magens eine *Cyste*, die *Oocyste*, bildet. Bei starker Infektion sind an einem herauspräparierten Mückenmagen, besonders an seinem hinteren Abschnitt, viele solcher Cysten verschiedener Größe zu erkennen. In den Cysten teilen sich Kern und Plasma in rascher Folge in *Sporoblasten* und diese wieder in zahllose sichelförmige Keime, die Sporozoiten, die die ganze Cyste erfüllen. Nur das Pigment, das den Makrogameten von den Blutkörperchen des Menschen bis hierher begleitet hatte, bleibt beisammen. An seiner besonderen Art und Anordnung in den Cysten ist für den erfahrenen Untersucher zu erkennen, mit welcher Parasitenart die Mücke infiziert war.

Nach vollendeter *Sporogonie* platzt die Cyste. Die Sichelkeime gelangen in die Leibeshöhle der Mücke und erreichen, chemotaktisch angezogen, die Speicheldrüsen der Mücke, die damit infektionstüchtig geworden ist (s. Abb. 82, S. 624).

Die Dauer dieser Vorgänge in der Mücke ist abhängig von der Außentemperatur. Sie kann überhaupt nur vollendet werden bei einer Lufttemperatur von mindestens 17° und nimmt 16—35 Tage in Anspruch, je nach Lufttemperatur und Parasitenart.

Die Mücke bleibt bei Infektion mit Pl. vivax 60 Tage, bei Infektion mit Pl. immaculatum 40 Tage infektionstüchtig.

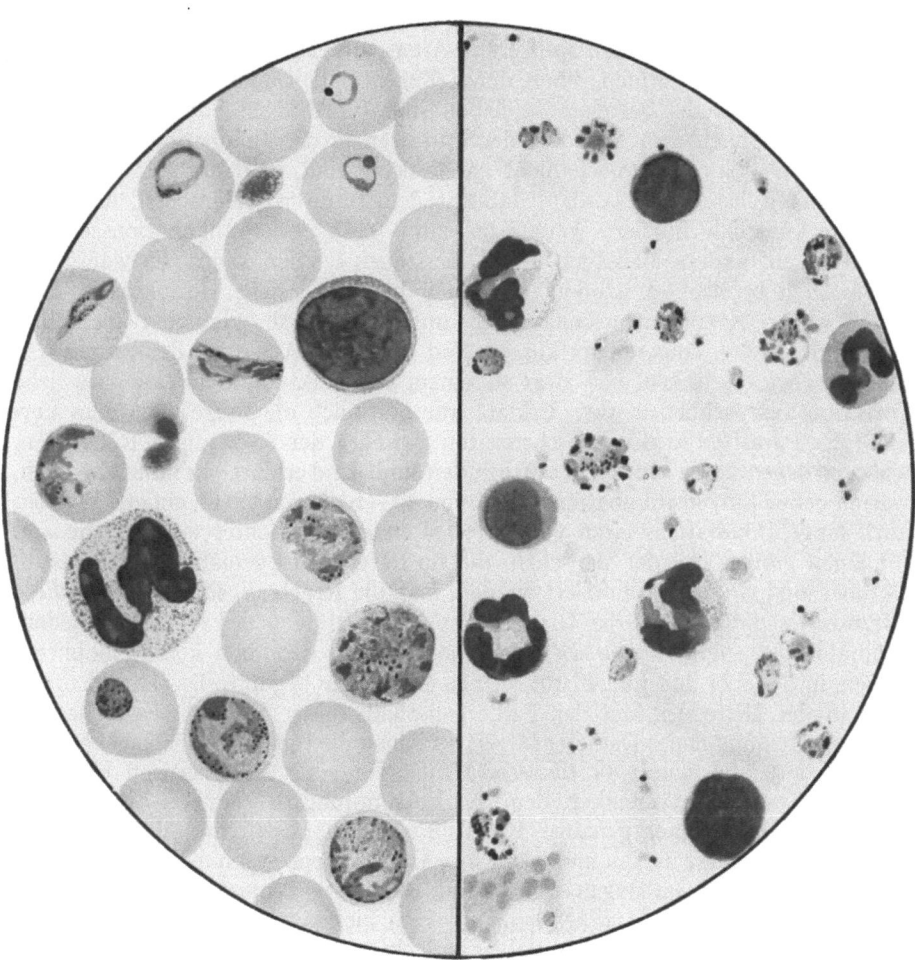

Abb. 85. Plasmodium malariae. Links Ausstrich (junge ringförmige Schizonten ohne Pigment, ältere Ringformen mit Pigment, bandförmige Teilungsformen, mehrkernige Teilungsformen, Morula, Gameten), recht Dicker Tropfen (Ringe, Morulaformen, Gameten).

Bei der Vogelmalaria wurde schon seit langem nachgewiesen, daß mit der Einimpfung der Sporozoiten in den Warmblüter durch den Mückenstich im Vogel nicht unmittelbar die Schizogonie beginnt, sondern daß die Sporozoiten zunächst in *Gewebszellen*, in Zellen des *Reticuloendothels*, eindringen und sich hier unter Teilung lebhaft vermehren. Man sprach von *exoerythrocytären Formen* (E-Formen). Etwas Ungewöhnliches stellte das innerhalb der Entwicklungscyclen der Blutprotozoen nicht dar. Bei einem der Trypanosomen, dem *Schizotrypanum cruzi*, wechseln im Blut kreisende Flagellaten mit geißellosen Gewebsformen. Bei den *Leishmanien* überwiegen Gewebsformen und sind Geißelformen im Blut selten.

In den letzten Jahren gelang englischen Forschern zuerst beim *Plasmodium cynomolgi*, dann bei der Malaria tertiana, schließlich auch bei der Malaria tropica der sichere Nachweis des *präerythrocytären Stadiums*, das sich an die Übertragung der Sporozoiten durch die Mücke unmittelbar anschließt. An der Beobachtung SCHAUDINNs, daß die Sporozoiten unmittelbar in die Erythrocyten eindrängen, hatten schon seit langem Zweifel bestanden, aber ein paralleles Verhalten der menschlichen Parasiten zu den Vogelplasmodien wollten manche Forscher nicht ohne weiteres gelten lassen. Nun fanden sich in *Parenchymzellen der Leber* bei künstlich durch Mücken infizierten Affen und Menschen über 50 μ große, kernreiche Parasitenformen, über deren Zugehörigkeit zum Cyclus der Plasmodien keine Zweifel bestehen geblieben sind (s. Abb. 82, S. 624).

Die Frage nach dem Standort der Parasiten in der Inkubationszeit, in der Zeit, in der sie im Blute noch nicht nachweisbar sind, ist damit gelöst. Es war experimentell festgestellt worden, daß mit dem Blute von Menschen, die durch Mücken künstlich infiziert waren, bis zum 9. Tage der Inkubationszeit die Infektion auf andere Menschen nicht übertragen werden kann. Es war ferner seit langem beobachtet worden, daß auch bei erfolgreicher Prophylaxe, d. h. wenn weder Krankheitserscheinungen auftreten, noch Parasiten im Blute gefunden werden, längere oder kürzere Zeit nach dem Aussetzen der Prophylaxe die Menschen erkranken, und zwar zu einem Zeitpunkt, an dem eine natürliche Infektion auszuschließen war. Erklärt war nun auch die Frage nach dem Verbleib der Parasiten in den Zwischenzeiten zwischen den so häufigen Rückfällen, während denen sie im Blut nicht aufzufinden sind. Und erklärt war nunmehr auch, warum neben kurzen Inkubationszeiten von 10—14 Tagen bis zu einigen Wochen auch lange Inkubationszeiten von 6—10 Monaten beobachtet werden. Sie sind für einen großen Teil der Menschen, die im Bereich des gemäßigten Klimas im Oktober und November infiziert werden, fast die Regel. *Spätrezidive* und diese *Spätmanifestationen* sind die Ursache des Neuauftretens der Malaria in jedem Frühjahr, der sog. *Frühjahrswelle* in einer Zeit, in der noch keine Anophelen fliegen, in der aber ihre junge Brut sich zu entwickeln beginnt. Das ist in Europa etwa in der Mitte des Mai der Fall. Innerhalb dieser Frühjahrswelle kommt es zur Ausbildung neuer Gametenträger, an denen die junge Anophelengeneration sich infiziert und damit *in unserem Klima* die neue Malariasaison einleitet.

Kein Arzt und Hygieniker, dem die Bekämpfung der Malaria als Aufgabe gestellt ist, kann einer genauen Kenntnis der Anophelen und ihrer Biologie entraten. Es genügt für ihn nicht, nur ihre Unterschiede gegenüber gewöhnlichen Stechmücken der Gattungen *Culex* und *Aedes* zu kennen, wie sie Abb. 86 zeigt. Die *Hauptunterscheidungsmerkmale* seien hier kurz zusammengestellt:

1. So gut wie alle Anophelen haben gefleckte, so gut wie alle anderen Stechmücken ungefleckte Flügel.

2. Die weiblichen Anophelen haben neben dem Stechapparat liegende Taster von gleicher Länge wie dieser. Bei den anderen Stechmücken sind die Taster kurz.

3. Die Anophelen haben, an der Zimmerwand oder an Spinnweben sitzend, eine Haltung, bei der Kopf, Brust und Hinterleib in einer geraden Linie *gestreckt* sind. Es sieht so aus, als habe man einen Pfeil schräg in die Wand geschossen. Fast alle anderen Mücken biegen den Hinterleib ein, sie sitzen, wie man sagt, *gehuckt* an der Wand.

4. Die Larven der Anophelen, kleine, sehr bewegliche, würmchenähnliche Schwimmer, unterscheiden sich von den Larven der anderen Stechmücken dadurch, daß sie sich mit ihrem ganzen Leib parallel zur Wasserfläche an diese anlegen. Die Larven der anderen Stechmücken haften nur mittels des Atemrohrs ihres Hinterendes an der Wasseroberfläche und hängen von dieser schräg herab.

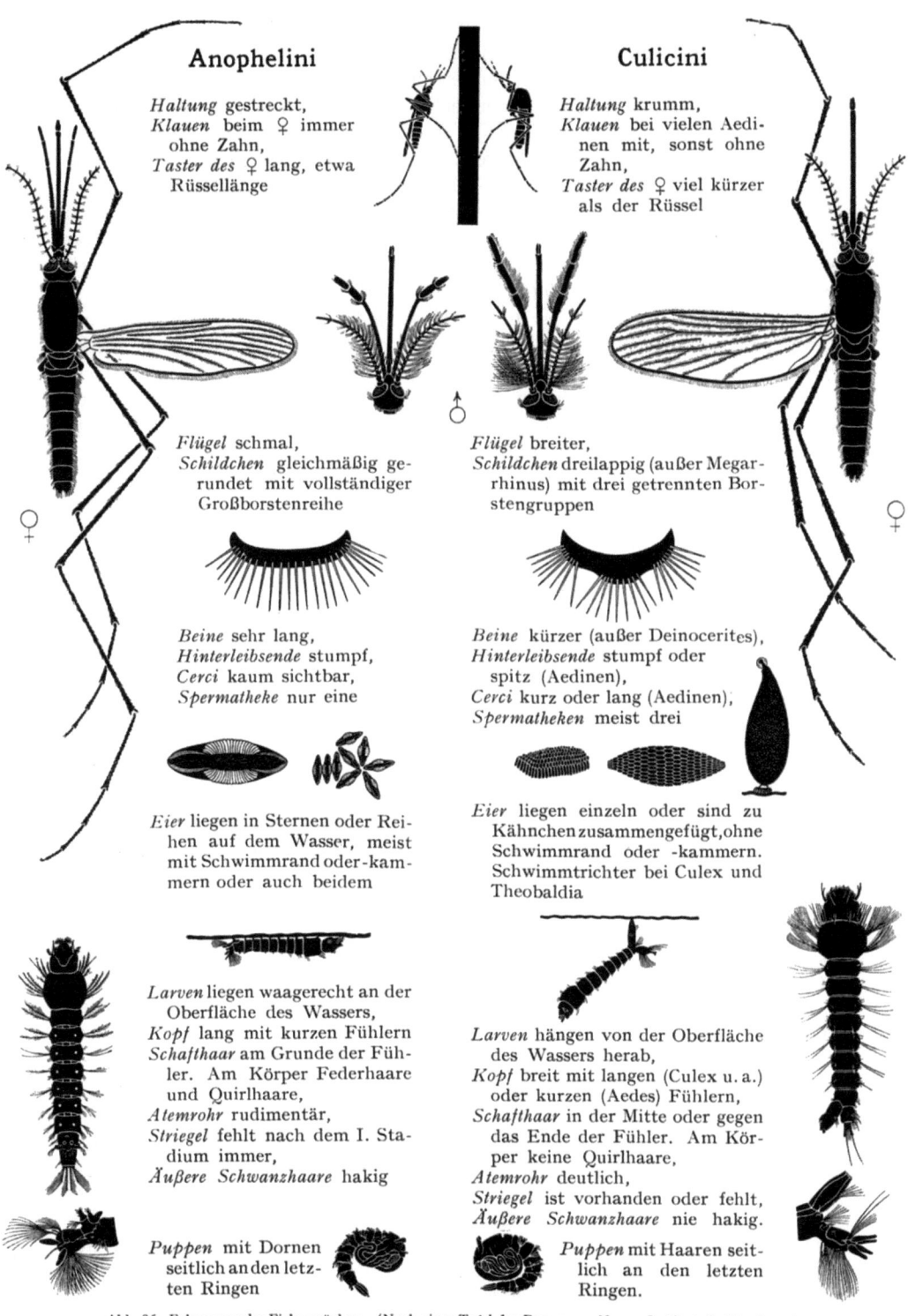

Anophelini

Haltung gestreckt,
Klauen beim ♀ immer
  ohne Zahn,
Taster des ♀ lang, etwa
  Rüssellänge

Culicini

Haltung krumm,
Klauen bei vielen Aedi-
  nen mit, sonst ohne
  Zahn,
Taster des ♀ viel kürzer
  als der Rüssel

Flügel schmal,
Schildchen gleichmäßig ge-
  rundet mit vollständiger
  Großborstenreihe

Flügel breiter,
Schildchen dreilappig (außer Megar-
  rhinus) mit drei getrennten Bor-
  stengruppen

Beine sehr lang,
Hinterleibsende stumpf,
Cerci kaum sichtbar,
Spermatheke nur eine

Beine kürzer (außer Deinocerites),
Hinterleibsende stumpf oder
  spitz (Aedinen),
Cerci kurz oder lang (Aedinen),
Spermatheken meist drei

Eier liegen in Sternen oder Reihen auf dem Wasser, meist
  mit Schwimmrand oder -kam-
  mern oder auch beidem

Eier liegen einzeln oder sind zu
  Kähnchen zusammengefügt, ohne
  Schwimmrand oder -kammern.
  Schwimmtrichter bei Culex und
  Theobaldia

Larven liegen waagerecht an der
  Oberfläche des Wassers,
Kopf lang mit kurzen Fühlern
Schafthaar am Grunde der Füh-
  ler. Am Körper Federhaare
  und Quirlhaare,
Atemrohr rudimentär,
Striegel fehlt nach dem I. Sta-
  dium immer,
Äußere Schwanzhaare hakig

Larven hängen von der Oberfläche
  des Wassers herab,
Kopf breit mit langen (Culex u. a.)
  oder kurzen (Aedes) Fühlern,
Schafthaar in der Mitte oder gegen
  das Ende der Fühler. Am Kör-
  per keine Quirlhaare,
Atemrohr deutlich,
Striegel ist vorhanden oder fehlt,
Äußere Schwanzhaare nie hakig.

Puppen mit Dornen
  seitlich an den letz-
  ten Ringen

Puppen mit Haaren seit-
  lich an den letzten
  Ringen.

Abb. 86. Erkennung der Fiebermücken. (Nach einer Tafel des BERNHARD-NOCHT-Instituts in Hamburg.)

Der Arzt muß vielmehr für das von ihm zu bearbeitende Gebiet die dort vorkommenden *Arten* der Anophelen kennen und unterscheiden können, nötigenfalls sie erst feststellen und ihre Biologie erforschen.

Jede geographische Provinz hat ihre eigenen Anophelesarten. In den Tropen können in einem Gebiet 30 Arten oder mehr gefunden werden, weiter nach dem Norden, in Europa, sind es nur wenige Arten. Eine von ihnen, die häufigste, *Anopheles maculipennis*, ist in mehrere Rassen gespalten, die sich in ihrem biologischen Verhalten und in ihrer Gefährlichkeit voneinander unterscheiden.

Auch diese *Rassen* muß der Malariauntersucher in Europa unterscheiden können. Am leichtesten sind sie zu erkennen an der *Form* und *Färbung ihrer Eier*. In den Hauptmalariagebieten Südeuropas sind die Rasse *A. maculipennis labranchiae* und die Arten *A. elutus* und *A. superpictus* die Hauptüberträger, in anderen Gebieten Europas ist es die Rasse *A. maculipennis atroparvus*. In Südostasien und seinen Inseln ist *A. sundaicus* der Hauptüberträger, in Afrika *A. funestus* und *A. gambiae*, in Amerika *A. quadrimaculatus* und *A. albimanus*. Bestimmungstabellen und stilisierte Abbildungen erleichtern heute in fast allen Malariagebieten dem Arzt die morphologische Diagnose der Arten und Rassen.

Die *Morphologie und Biologie der Anophelesarten* des Arbeitsgebietes genau zu kennen, ist unentbehrlich, weil *keineswegs alle Arten Malariaüberträger* sind. Zwar gelingt es, fast alle Anophelen künstlich durch Saugen an Gametenträgern zu infizieren, in der Natur aber sind nur einzelne Arten regelmäßige Besucher des Menschen. Viele ziehen Blutmahlzeiten an Tieren vor. Nur einzelne Arten sind Hausbesucher und -bleiber. Einige Arten sind leichter infizierbar als andere, d. h. die Parasiten entwickeln sich in ihnen rascher und reichlicher.

Die wichtige Einsicht, es sei daher *nicht notwendig, alle Anophelen zu bekämpfen*, sondern nur die Arten, welche für das betreffende Gebiet als Malariaüberträger gefährlich sind, verdanken wir MALCOLM WATSON. Die Methode, nur die gefährlichen Arten zu bekämpfen, wird daher treffend als *Speciesassanierung* (SWELLENGREBEL) bezeichnet. Sie setzt voraus eine genaue Erforschung der Biologie der verschiedenen Anophelesarten.

Die Wasseransammlungen, in denen die Anophelen ihre Eier ablegen und in denen ihre Larven und Puppen leben, sind für die meisten Arten typisch und von recht verschiedener Beschaffenheit. So brütet eine große Zahl der gefährlichsten Arten in *Brackwasser* sehr bestimmter Begrenzung des Salzgehaltes, das stagniert und sonnenbeschienen ist (Anopheles elutus in Südeuropa, A. sundaicus in Südostasien). Andere Arten bevorzugen leicht strömendes Wasser (A. maculatus), andere finden ihre besten Bedingungen, wenn Bäche oder Flüsse in der Trockenzeit wasserarm werden und sich in Tümpel oder Rinnsale auflösen (A. culicifacies auf Ceylon, A. superpictus in Griechenland). Einige Arten sind sonnenliebend, andere bevorzugen beschattete Brutplätze, einige Arten brüten auch in den Blattachseln von Pflanzen oder in Astlöchern von Bäumen.

Viele über große Gebiete verbreitete Arten sind nicht wählerisch. Sie brüten in Wasser jeder Beschaffenheit und Örtlichkeit. Von ihnen sind viele ungefährlich, leider ist das aber nicht die Regel. Die beiden gefürchtetsten Malariaüberträger Afrikas, *A. funestus* und *gambiae*, sind Überallbrüter. *A. gambiae* bevorzugt zum Überfluß auch noch alle besonnten Brutmöglichkeiten in der Umgebung menschlicher Behausungen. Er ist in seinen biologischen Gewohnheiten dem *Aedes aegypti*, dem Überträger des Gelbfiebers, ähnlich, mit den gleichen epidemiologischen Konsequenzen.

Eine der wichtigsten Eigenschaften der Mücke selbst ist ihre *Flugweite*. Zwischen Arten, die sich nur wenige hundert Meter von ihren Brutplätzen entfernen und Arten, die über 10 km weit fliegen, um ihre Brutplätze aufzusuchen, bestehen viele Übergänge. Auch ein Mitreisen mit Transportmitteln ist beobachtet worden. Wahrscheinlich ziehen menschliche Ausdünstungen solche Arten an, die vorzugsweise *anthropophil* sind. *Denn einzelne Arten zeichnen sich durch eine besondere Vorliebe für Menschenblut aus.* Unter ihnen ist auch *A. gambiae.* Es wird als sicher angenommen, daß die berüchtigte, eine ungeheure Gefahr für Amerika heraufbeschwörende Invasion von *A. gambiae* nach Brasilien zustande kam durch den Transport von Imagines in den Räumen eines französischen Torpedoboots Ende 1929 oder Anfang 1930. Das Schiff hatte die 3300 km von Dakar nach Natal in kaum 100 h durchfahren. Im März 1930 wurden die ersten Larven von A. gambiae in der Nähe von Natal, etwa 1 km von der Landungsstelle des Zerstörers entfernt, gefunden, also innerhalb eines geringen Flugabstandes.

Viel kommt darauf an, ob eine Mücke nur im Freien sticht, ob sie das Haus nur zur Blutmahlzeit besucht und es wieder verläßt oder ob sie im Hause verbleibt, in Nordeuropa auch in ihm überwintert. Instinkte, Angezogenwerden durch bestimmte Ausdünstung von Menschen oder Tieren können epidemiologisch entscheidend sein.

Die Tatsache, daß manche Anophelen zunächst von den Dünsten des Viehs angezogen werden und sich vorzugsweise an ihm ernähren, kann ausgenützt werden, um sie durch Einstallen oder Einkralen von Vieh zwischen Brutplatz und menschlicher Behausung auf das Vieh abzulenken.

Das Auftreten einzelner Mückenarten zu bestimmten Jahreszeiten im Zusammenhang mit den dann gerade für sie günstigen Brutplatzbedingungen steht in engster Beziehung zur Epidemiologie. Im Klima der gemäßigten Zone sind es die im Mai in großen Sümpfen zur Eiablage schreitenden Anophelen der Arten A. maculipennis und elutus, die die Frühjahrswelle der Tertiana in die neue Sommerepidemie überleiten. Im trockenen August und September ist es in Griechenland der in allmählich austrocknenden Bergbächen brütende A. superpictus, der eine gefahrvolle Tropicaepidemie in Gang bringen kann. In den Tropen sind es die Wechsel zwischen Trocken- und Regenzeit, die den Anstoß geben zu einer Epidemie oder zum Aufflackern einer Endemie, und zwar kann, je nach den klimatischen oder geologischen Verhältnissen, in dem einen Gebiet ein Zusammenhang zwischen Regen, viel Wasser und dem Auftreten der Malaria bestehen, in anderen bricht die Epidemie aus, wenn eine abnorme Trockenheit die Brutplätze beeinflußt. Immer sind die biologischen Eigenarten der Anophelen ausschlaggebend.

Alle diese Einzeltatsachen und viele andere müssen bekannt sein, will man die Bekämpfung der Malaria auf die Mückenabwehr und -bekämpfung einstellen. *Das aber ist der einzige Weg zu einem durchschlagenden Erfolg. Denn darüber besteht Einigkeit, daß die Malaria mit therapeutischen Mitteln allein nicht ausgerottet werden kann.* Die uns bisher zu Gebote stehenden Mittel beugen der Erkrankung, richtig angewendet, vor, sie retten Menschenleben, engen auch den Bereich der Epidemie ein. *Solange aber Gametenträger und übertragende Anophelen vorhanden sind, wird an der potentiellen Erhaltungsmöglichkeit einer Endemie und des Ausbruchs einer Epidemie nichts geändert.*

Notwendig ist daher, den Stand der Verbreitung der Malaria innerhalb der Bevölkerung genau aufzunehmen. Die Aufnahme beginnt mit der Feststellung des Hundertsatzes der Erkrankten in der Bevölkerung, des *Erkrankungsindex*. Ihr schließt sich an die einfach durchzuführende Untersuchung, wie viel Menschen auf Hundert innerhalb der Bevölkerung eine vergrößerte Milz haben. Dieser *Milzindex* gibt sofort ein klares, zuverlässiges Bild vom Grad der Durchseuchung, es sei denn, daß eine andere Tropenseuche, Kala Azar oder Bilharziose, im gleichen Gebiet vorkäme.

Zur Orientierung genügt dafür die Untersuchung von 100 Kindern und 100 Erwachsenen. Ein Milzindex von 50% deutet auf schwere Verseuchung, besonders wenn zahlreich Milzen gefunden werden, deren Grenze bis zum Nabel reicht.

Das dritte ist die Feststellung des *Parasitenindex*, des Hundertsatzes positiv befundener Blutpräparate und unter ihnen wiederum der Hundertsatz der Gameten enthaltenden, der *Gametenindex*, als Indicator für die Zahl der *Virusreservoire*. Ein Parasitenindex von 20% weist bereits auf eine erhebliche Gefährdung.

Dazu kommt noch ein Faktor, der sich nicht durch einen Index erfassen läßt, die soziale und wirtschaftliche Lage der Bevölkerung. Schlechte Behausung, primitive Ackerbauverhältnisse sind der Verbreitung der Anophelen und ihrem Hausbesuch günstig. Eine verunglückte Ernte, Schwächezustände durch unzureichende Ernährung oder aus anderen Ursachen, das was englische Forscher als „human factor" bezeichnet haben, setzen die natürlichen Abwehrkräfte des Organismus herab und erleichtern dadurch das Haften und die Auswirkung der Infektion. Die Voraussetzungen für den Ausbruch einer schweren Epidemie sind gegeben, wenn die Ursache solcher Schädigungen gleichzeitig die Verbreitung der Anophelen begünstigt. Solche Folgen kann z. B. eine Klimaschwankung haben, wie 1934 das Ausbleiben des Westmonsuns auf Ceylon, das die Schuld trug am Ausfall der Reisernte und am Entstehen günstiger Brutplätze für Anopheles culicifacies.

Ist gesichert, daß die Bevölkerung unter dem Joch einer Malariaendemie lebt oder das Opfer einer hereinbrechenden Epidemie ist, daß somit zahlreiche Menschen vorhanden sind, an denen sich die Mücken infizieren können, so schließt sich die Feststellung des *Anophelenindex* an, der Anzahl der Anophelen, die durchschnittlich in einem Schlafraum einer Ortschaft gefangen werden. Es folgen die Arbeit im Gelände, das Aufsuchen ihrer Brutplätze und deren geomorphologische Analyse.

Sind die biologischen Eigenschaften der Anophelen eines Gebietes hinsichtlich ihrer Fähigkeit, Malariaparasiten zur Entwicklung zu bringen, noch nicht bekannt, kommen etwa mehrere Arten in Frage, so muß ihre Morphologie und Biologie erforscht werden. Sodann wird durch die *Sektion* einer möglichst großen Anzahl von Mücken jeder Art, die in oder bei den Häusern gefangen wurden, der *Oocystenindex* festgestellt, der Hundertsatz der Mücken, an deren Magenwand Oocysten gefunden werden, nötigenfalls und noch sicherer der *Sporozoitenindex*, der Hundertsatz, bei dem in den Speicheldrüsen Sporozoiten sich befinden. Für die meisten Malariaüberträger sind diese Daten aber bekannt. Sodann muß die Zusammengehörigkeit der infiziert befundenen Imagines mit den aus den Brutplätzen gefischten Larven festgestellt werden, nötigenfalls durch *Einlarvenzucht*.

Schließlich ist es in Hinblick auf die Bekämpfung der Larven in den Brutplätzen und für die *Erfolgskontrolle* der Auswirkung der angewendeten Mittel nötig, festzustellen, wie groß vor und nach deren Anwendung der *Larven- und Puppenindex* ist, die Zahl der Larven des 4. Stadiums und der Puppen.

Mit den in allen diesen Indices sich ausdrückenden Tatbeständen, mit der Beobachtung des sozialen Lebens der Bevölkerung, mit der Analyse der Landschaft und ihres Klimas ist der Untersucher im Besitz der Steinchen, aus denen er das Mosaikbild der Epidemiologie der Malaria zusammenfügt. Es entsteht ebensosehr aus mühevoller Kleinarbeit, wie es auf tiefer Erfahrung in der

Beurteilung jener Tatbestände beruhen muß, und wie es auch nur der zusammenzufügen imstande ist, der gelernt hat, epidemiologisch zu denken. Nicht immer stehen alle Gegebenheiten zu Gebote. Manche Lücke muß aus der Erfahrung ergänzt werden.

Gelingt aber die Zusammenfassung des Bildes, so stehen wir bei der Malaria, wie bei wenigen anderen Seuchen, vor einer *lückenlosen Kausalreihe*, die sich hinsichtlich einer Epidemie etwa in folgendem Beispiel darstellt: Entwaldung eines Gebirges durch jahrtausendelangen Raubbau, infolgedessen Abkommen reißender Bäche und Flüsse in Regenzeiten; Herabspülen großer Mengen von Erosionsmaterial, Auswassern der Flüsse unter Hinterlassung von stagnierenden Wasserflächen, wenn mit dem Aufhören der Regen die Wasserführung der Gewässer rasch wieder sinkt; Aufbau von Delten und Lagunen; Einnistung malariaübertragender Anophelen; Ansiedlung einer Bevölkerung, in der sich viele Gametenträger befinden, in primitiven Lebensumständen nahe den Sümpfen und Lagunen, mitunter Einwanderung zahlreicher Menschen, die voll empfänglich sind für die Infektion, Senkung der Lebenshaltung der Bevölkerung durch wirtschaftliche Not oder einen Ernteausfall; rasches Ansteigen der Zahl der Malariafälle, nachdem im Verlauf der Frühjahrswelle aus Rezidiven und Spätmanifestationen die Zahl der Gametenträger angestiegen ist.

Bei jeder Endemie und Epidemie werden die sie bestimmenden Faktoren in anderer Zusammensetzung und verschiedener Stärke wirksam sein. Dies zu erkennen und richtig zu bewerten, entscheidet über die Wahl der Wege und Mittel, der Seuche zu Leibe zu gehen.

Der Hygieniker steht hier mit seinem Planen und Handeln auf dem Boden gesicherterer Tatbestände als bei vielen anderen Seuchen. Es ist kein zu stolzes Wort, zu sagen, wer die Epidemiologie der Malaria beherrsche, reite die hohe Schule der Epidemiologie.

Selbst wenn es nicht zur selbstverständlichen ersten Pflicht des Arztes gehörte, die Kranken zu heilen und Todesfälle zu verhüten, müßte ihm die Bekämpfung der Epidemie genug Anlaß sein, alle Kranken möglichst rasch von ihren Parasiten zu befreien und sie als Virusreservoire unschädlich zu machen.

Für die Heilung der Kranken sind so wirksame Mittel in unserer Hand, daß man mit Recht bei Todesfällen an Malaria von „unnötigen Toten" gesprochen hat. Mit seltenen Ausnahmen kann jede *rechtzeitig klinisch erkannte* Malaria geheilt werden, auch die ernste Erkrankung an Malaria tropica. Gelingt es nicht, so liegt es daran, daß der günstige Zeitpunkt des therapeutischen Handelns verpaßt wurde.

Todesfälle an Malaria tropica, die leider nie ganz vermieden werden, beruhen auf der zu späten Stellung der Diagnose und unzureichender Medikation. Sie sind die Folge, wenn ein Kranker unterläßt oder nicht imstande ist, sich in ärztliche Behandlung zu begeben, oder wenn Ärzte keine Erfahrung in der Erkennung und Behandlung der Krankheit haben. Das ist bei den meisten Ärzten leider der Fall, die, im gemäßigten Klima lebend, weder im klinischen Unterricht Malariakranke gesehen haben, noch später in ihrer Praxis je einen Malariakranken zu behandeln hatten.

Bei der Malaria tertiana und quartana braucht beides nicht notwendig schwere Folgen zu haben. An Tertiana sterben nur Menschen, die neben der Malariainfektion Schwächungen irgendwelcher Art erfahren haben. Bei Malaria tropica aber entscheiden mitunter wenige Stunden über das Geschick des Erkrankten. Gerät er in einen komatösen Zustand, so kommt oft jede Therapie zu spät. Wo die Heilmittel nicht hingelangen, in primitiven Ländern, fällt der Malaria viel kindliches Leben zum Opfer.

Seit die Gattin des Vizekönigs von Peru, die *Gräfin Chinchon*, 1638 durch
Pulver aus der Rinde eines Baumes der peruanischen Anden geheilt, und seit
1640 diese Fieberbaumrinde nach Europa eingeführt wurde, besitzt die Arznei-
kunde ein *spezifisches Heilmittel* gegen die Malaria. Aus der Rinde wurden
mehrere antifebrile Alkaloide gewonnen, deren wirksamstes, das *Chinin*, in
chemischen Verbindungen wie Chininum hydrochloricum, Chininum sulfuricum
und Chininum tannicum bis vor etwa 20 Jahren fast ausschließlich verwendet
wurde. Das Mittel wurde in den letzten 75 Jahren fast monopolistisch in Niederländisch-Ostindien von dem Baum *Cinchonia ledgeriana* gewonnen, der in Höhen
von 1600 m gedeiht, wo er durch Pfropfung auf der Wurzel einer anderen Cin-
choniaart, der *C. succirubra*, gezogen wird.

In ausreichender Menge hat aber das Mittel nie zur Verfügung gestanden
und damit auch kaum einem Zehntel der Malariakranken der Erde helfen können.
In den letzten Jahrzehnten ist daher versucht worden, auch die anderen Alkaloide der Chinarinde in einer Mischung unter dem Namen *Totaquina* zur Massen-
behandlung auszunutzen.

Heute, wo wirksame *synthetische Mittel* gegen die Malaria geschaffen sind, ist
die Monopolstellung des Chinins erschüttert. Aber trotz mancher Unvollkommenheiten steht das Chinin an Wirksamkeit den synthetischen Mitteln in ihrer
jetzigen Zusammensetzung nicht nach.

In Dosen von 1 g des salzsauren Präparates, $1^1/_2$ g des schwefelsauren, 3 g
des Tanninpräparates, 10 Tage hintereinander gegeben, in ernsten Fällen von
Tropica in den ersten Tagen in etwas erhöhter Dosis oder intramuskulär als
Urethanchinin angewendet, heilt Chinin jeden Fall von Malaria zuverlässig, soweit
überhaupt eine Malariaerkrankung durch eine einmalige Kur geheilt werden kann.
Denn es gehört zum *Wesen der Malaria*, daß sie zwar als akute Infektionskrankheit einsetzt, daß sie aber eine *chronische Infektionskrankheit* ist, *die zu
Rückfällen neigt*. Das Auftreten der Rückfälle aber zu verhüten, besitzen wir
vorläufig keine therapeutische Möglichkeit. Sie treten auf unter dem Einfluß
vieler den Körper schwächender, äußerer Lebensumstände, die zu beherrschen wir nicht imstande sind, Anstrengungen, Durchnässungen, Ernährungsstörungen, Blutverluste, interkurrente Erkrankungen und vieles andere. Auch
provozieren kann man ihr Auftreten durch solche Beanspruchungen des Körpers
und hat es lange getan, weil man *irrigerweise* annahm, bei einem solchen künstlich erzeugten Rezidiv sei dann leichter eine endgültige Ausheilung der Krankheit einzuleiten. In Zeiten von Not und im Kriege ist die Häufigkeit der Rezidive
sehr gesteigert. Als Regel kann aber gelten, daß bei einer Malaria tropica
nach 1 Jahr, bei einer Tertiana nach 2 Jahren keine Rezidive mehr auftreten;
nur die Quartana ist hartnäckiger. Die Annahme, eine Malaria bliebe viele Jahre
hindurch bestehen, beruht fast immer auf Selbsttäuschungen oder diagnostischen
Irrtümern.

Rezidive verhütet das Chinin nicht, und ebenso gelingt das nicht mit dem
therapeutisch dem Chinin gleichwirksamen, synthetischen Mittel, dem *Atebrin*,
einem Acridinabkömmling, das heute überall auf der Erde unter verschiedenen
Namen, Italchin, Atabrine, Mecaprin, Acrichin, nachgeahmt wird und im zweiten
Weltkrieg in allen Heeren fast ausschließlich und mit Erfolg angewendet wurde.
In täglichen Dosen von $3 \times 0{,}1$ g gegeben, heilt es sofort nach dem Einsetzen
des Fiebers behandelte Kranke in 5, spätestens 7 Tagen. Es hat den Nachteil,
bei vielen Menschen eine vorübergehende Gelbfärbung der Haut zu verursachen, die aber bald wieder schwindet. Dafür ist es frei von lästigen Neben-
wirkungen der genannten Chiningaben, unter denen viele Menschen leiden,
Ohrensausen, Kopfschmerzen, Spannungsgefühl im Kopf. Mitunter besteht eine

ausgesprochene Idiosynkrasie gegen Chinin, die seine Anwendung fast unmöglich machen kann, und vor allem sind chronisch Malariakranke gefährdet, weil bei ihnen eine Chiningabe *Schwarzwasserfieber* auslösen kann.

Beide Mittel aber leisten zweierlei nicht. Erstens verhüten sie nicht das Auftreten von Rezidiven und zweitens sind sie unwirksam gegen die Gameten des Tropicaparasiten. Diese Nachteile wiegen schwer, denn damit erreichen wir auch durch sorgfältige Behandlung nicht die Ausheilung von Virusreservoiren gerade der gefährlichsten Form der Malaria.

Ein weiteres Präparat, das *Plasmochin*, ein Derivat des Methylenblaus, leistet dies, und zwar in sehr vollkommener Weise, wirkt aber wiederum nicht auf die Schizonten des Tropicaparasiten. Schon mit einer niedrigen, ungefährlichen Dosis von 0,02 g, nötigenfalls wiederholt nach 8 Tagen, gelingt es, die Gameten im Blut zum Verschwinden zu bringen und damit ihre Träger als Virusreservoire auszuschalten. Man kann mit der Durchbehandlung einer durch eine schwere Epidemie infizierten Bevölkerung die Zahl der Gametenträger sehr rasch vermindern und so die Epidemie rascher zum Erlöschen zu bringen, als es mit den übrigen Bekämpfungsmaßnahmen möglich gewesen wäre. Damit ist dies Mittel eine der wertvollsten medikamentösen Waffen für die Bekämpfung der Malaria als Seuche. Das gleiche leistet das leider nicht in ausreichendem Rahmen erprobte Präparat *Certuna* (Cilional), Dimethylamino-oxychinolaminobutan, das den Vorteil besserer Verträglichkeit hat. Denn beim Plasmochin ist leider die Spanne zwischen wirksamer und toxischer Dosis nur gering. Das Präparat ist keineswegs indifferent. Bei Überschreitung einer gewissen Höhe der Dosis ruft es Methämoglobinbildung hervor und ist auch schon zur auslösenden Ursache von Schwarzwasserfieber geworden. Enttäuscht hat es auch insofern, als die ihm lange zugeschriebene rezidivverhütende Wirkung sich im Kriege als eine Illusion erwiesen hat, so daß die englische und amerikanische Armee es schon seit 1943 aus der Standardtherapie ausschalteten.

Bisher besteht also der therapeutische Anteil jeder Malariabekämpfung darin, die Kranken mit Chinin oder Atebrin zu heilen und, soweit dies auf Grund des mikroskopisch festgestellten Gametenindex als notwendig erscheinen sollte, durch kleine Plasmochindosen die Gametenträger unschädlich zu machen.

Noch nicht mit Sicherheit erreicht ist aber das Ziel, das ROBERT KOCH durch Chininisierung der Bevölkerung ganzer Bezirke einiger Tropengebiete angestrebt hatte. Seine Absicht war, aus der *Kette* des Kreislaufs der Malariaparasiten einen Schäkel herauszubrechen, indem man durch ein Medikament den Menschen unempfänglich macht gegen die Infektion durch die Mücke überhaupt, mit anderen Worten durch *ein Medikament, das die Sporozoiten abtötet* in dem Augenblick, in dem die infizierte Mücke den Menschen sticht. Erst ein in diesem Sinne kausal wirkendes Mittel würde den Rang eines echten Prophylakticums haben.

Die Forschung in dieser Richtung in Deutschland führte zunächst zur Herstellung einiger weiterer Präparate, des Sontochins und des Resochins, Chinolinabkömmlingen. Von ihnen steht das Sontochin in seiner Wirkungsbreite dem Atebrin gleich und hat bei prophylaktischer Anwendung die angenehme Eigenschaft, daß eine Gelbfärbung der Haut bei längerem Gebrauch, der Haupteinwand gegen das Atebrin, nicht eintritt. Das Resochin, das unter den Namen *Chloroquin, Aralen* in Amerika, als *Nivaquin B* in Frankreich hergestellt wird, ist als Therapeuticum und Prophylakticum dem Atebrin überlegen. Schon 0,25—0,3 g täglich verhüten den Ausbruch der Krankheit.

1942 gelang dann in England die Herstellung eines Präparates auf neuer Basis, eines Chlorguanids, des *Paludrins*, dem zunächst Wunderwirkungen zugeschrieben wurden. Mit diesem Mittel sind bei *Tropicainfektionen* auch kausalprophylaktische Wirkungen erzielt worden, nach den Angaben erfahrener und vorsichtiger Prüfer aber nur bis zur Hälfte der Fälle. Das war mit Sontochin im Tierversuch, aber nicht beim Menschen gelungen.

Gelungen war, ebenfalls bei Tropica, eine Kausalprophylaxe mit Plasmochin, aber nur mit Dosen, deren gefährliche Höhe ihre weitere Anwendung verbot. Mit dem Paludrin gelingt es bei Tropica mit einer Dosis von 100 mg zwischen dem 2. und 6. Tag nach dem infizierenden Stich, die Infektion zu unterbinden. Diese Wirkung fehlt aber gegenüber den Tertianparasiten. Auch ist bei Tertiana die Wirkung bei klinischer Behandlung nicht besser als die des Chinins und des Atebrins. Leider fehlt dem Paludrin auch die gametocide Wirkung des Plasmochins. Angegeben wurde, Paludrin, wie übrigens auch Certunagaben verhinderten die Weiterentwicklung des Parasiten im Mückenmagen, übten also eine Lähmungswirkung aus, wie sie bezüglich der Entwicklung auch bei Trypanosomen nach Gaben von Germanin beobachtet wurde (RODENWALDT und DOUWES).

Gegen die Verwendung von Sulfonamiden spricht nach Tierversuchen die Erfahrung, daß dabei eine Festigung der Parasiten, selbst gegen Schizontenmittel, bewirkt werden kann.

Trotz eines gewaltigen Aufwandes an Mitteln und geistiger Energie ist es also bisher nicht gelungen, ein sicher kausal wirkendes Mittel gegen die Malariainfektion herzustellen. Eine Ausrottung der Malaria wäre übrigens allein durch ein solches Mittel nicht zu erreichen.

Infiziert werden die Menschen daher, auch wenn sie die bisher zur Verfügung stehenden Mittel mit großer Gewissenhaftigkeit täglich prophylaktisch zu sich nehmen, vorläufig auf jeden Fall. Sie erkranken nicht, aber sie werden zu Trägern von Parasiten. Die Prophylaxe tötet diese nicht ab, sondern unterdrückt ihre Entwicklung nur so weit, daß es nicht zum Ausbruch des Fiebers kommt. Sie ist eine *klinische Prophylaxe*.

Sind die Menschen aber nach dem Aussetzen der Schutzdosen in Lebensumständen, wie sie auch das Auftreten von Rezidiven begünstigen, dann kann die Erkrankung nach kürzerer oder längerer Zeit ausbrechen. Unzweifelhaft jedoch wird der Körper während der Prophylaxe in vielen Fällen mit der Infektion fertig. Dann kommt es auch nach dem Verlassen des Malariagebietes und nach dem Aussetzen der Prophylaxe nicht zur Erkrankung.

Der Wert der sog. ,,klinischen Prophylaxe" ist, sicherlich zu Unrecht, auch von den Klinikern im Kriege bezweifelt worden. Denn abgesehen davon, daß die Prophylaxe bei ruhiger, normaler, regelmäßiger Lebensführung, auch in den Tropen, die Mehrzahl der gewissenhaft Prophylaxe Treibenden freihält von Malariaerkrankungen, leistet sie jedenfalls immer so viel, Schutz zu verleihen in einer Zeit und über Zeitspannen hinweg, wenn der äußeren Lebenslage wegen, auf Expeditionen, im Kriege, der Ausbruch der Krankheit höchst unerwünscht wäre. Sie verschiebt die Erkrankung auf eine Zeit, in der für die Behandlung günstigere Bedingungen bestehen. Auch das gleichzeitige Auftreten vieler Erkrankungen in einer größeren Gemeinschaft, deren Leistung dadurch ganz lahmgelegt werden könnte, wird dadurch vermieden und die Erkrankungen werden, wenn sie wirklich einsetzen, auf längere Zeiträume verteilt.

Aus guten Gründen haben daher die Heere aller Länder im zweiten Weltkrieg die Prophylaxe während der Malariasaison durchgeführt, fast überall mit Atebrin in Dosen von 0,06—0,1 g am Tage. Diese Dosen sind ohne Schädigung Jahre hindurch genommen worden und haben ihren Zweck nach Erfahrungen an Hunderttausenden von Kriegsteilnehmern erfüllt.

Versagen kann die Prophylaxe, auch wenn sie gewissenhaft durchgeführt wird, wenn der Mensch aus verschiedenen Gründen körperlich geschwächt ist, durch Überanstrengung, durch Hunger, durch Magen-Darmstörungen, die die Resorption des Mittels behindern, durch Blutverluste. *Versagt hat dann aber nicht das Mittel, sondern der Mensch.* In Gebieten schwerer Malaria ist daher immer zu raten, in solchen Lagen die Prophylaxe zu verstärken oder eine vorbeugende Kur von 7 Tagen durchzuführen. Bei Europäerinnen, die in den Tropen niederkommen, ist dies für das Wochenbett stets anzuraten.

Zwischen der bescheidenen Beschränkung auf die Abwehr der Anophelen, daß sie nicht mehr zum Stechen kommen, und dem weitgesteckten Ziel der Sanierung eines Gebietes bis zu einem Grade der *Verminderung der Dichtigkeit* seiner Anophelenpopulation, daß die Wahrscheinlichkeit einer Gefährdung verschwindet, gibt es viele Möglichkeiten der Bekämpfung.

Es gibt geologische Situationen, in denen die Naturkräfte stärker sind als die Kräfte, die der Mensch im Rahmen des wirtschaftlich tragbaren zur Aufhebung der Mückenbrutplätze einsetzen kann. Das gilt für viele Delta- und Lagunengebiete, besonders der Tropen. Oft sind sie menschenleer, eben weil die Belastung durch die Malaria in ihnen zu schwer ist. Aber auch jeder Versuch, sie zu besiedeln, scheitert an der Unmöglichkeit, die Ungunst der Lage zu ändern. Soweit sie besiedelungsfähig geblieben sind, zahlt die Bevölkerung jahraus jahrein ihren Zoll an kindlichem Leben. Jede neue Generation wächst heran, indem sie langsam unter immer erneuten Infektionen in der Kindheit das Maß an Immunität gewinnt, das ihr zu einem *relativen Gleichgewichtszustand mit ihren Parasiten verhilft.* Die Infektion aber begleitet jeden einzelnen sein ganzes Leben hindurch und kompliziert jeden Schwächezustand aus anderer Ursache. Jede Entbindung, jede Verwundung, jede Infektionskrankheit geht gepaart mit einem Malariarezidiv. Für jeden aber, der solche Gebiete betritt, ungeschützt durch Immunität, birgt die Infektion die gleiche Gefahr wie für jedes Kind.

Der eine Weg, der beschritten wurde, in Gebieten schwerer endemischer Malaria sich durch *persönliche Mückenabwehr* zu schützen, war die richtige Anbringung und sorgfältige *Unterhaltung eines Drahtschutzes der Häuser,* ihrer Fenster, Türen, Galerien, Lüftungsöffnungen, um das Eindringen der Anophelen vollständig zu verhindern. Die Technik hat dieses Problem auch in seinem Zusammenhang mit wohnungsklimatischen Bedingungen, die damit eng verbunden sind, gelöst. Mitunter genügt in Gegenden geringerer Bedrohung die Eindrahtung des Schlafzimmers oder der Gebrauch eines richtig angebrachten Mückennetzes über dem Bett.

Schutz im Freien geben *Mückenschleier und Handschuhe und gut schließende Kleidung,* alles in warmen Ländern nicht ohne persönliches Unbehagen zu tragen. Einreibemittel von längerer Schutzdauer als 2, höchstens 3 h besitzen wir noch nicht. Unvorsichtig handelt, wer sich der Infektion aussetzt, indem er in den Abendstunden eine Eingeborenenniederlassung aufsucht.

Die Bekämpfung der Imagines im Freien ist undurchführbar. Ableitung auf das Vieh, wo sie möglich ist, kann die Dichtigkeit des Hausbesuches stark vermindern, Abtrieb oder Abschlachten des Viehs die Lage rasch verschlechtern.

Schon seit über einem Jahrzehnt aber war damit begonnen worden, durch eine *Mückendesinfektion* (MARTINI) zu versuchen, die Dichtigkeit der hausbesuchenden Mücken zu vermindern. Die Entwicklung infektionstüchtiger Mücken sollte durch *Wegfangen* der im Hause verbleibenden Mücken, durch *Räuchern mit Pyrethrum* oder durch *Vernebelung und Verstäubung von pyrethrumhaltigen Lösungen* verhindert werden. In Holland wird seit über einem Jahrzehnt dies Verfahren durchgeführt in Häusern, unter deren Bewohnern Gametenträger festgestellt worden waren.

Seit 1943 hat die Verwendung des *Gesarols,* des Dichlordiphenyltrichlormethylmethan (DDT) und verwandter Präparate (Gix) große Erfolge gebracht. In Italien ließ sich im letzten Kriegsjahr erweisen, daß es durch gründliches Bespritzen der Wände und Decken aller Baulichkeiten, von Wohnungen, Ställen

und Vorratsräumen, in Malariagebieten mit einer 5 %igen Aufschwemmung des
Mittels in Kerosen (gereinigtem Petroleum) gelingt, die Dichtigkeit der Anophelen soweit zu senken, daß die Infektionsgefahr auf ein geringes herabgesetzt
wird. In dem schweren Malariagebiet um die Tibermündung hat seit 2000 Jahren
niemals ein gleich guter Gesundheitszustand geherrscht, wie nach Durchführung
dieser Methoden (MISSIROLI).

Es wird sich zeigen müssen, inwieweit diese Methode auch in Malariagebieten
anwendbar und wirksam ist, in denen die übertragenden Mücken keine Haus-
verbleiber sind in dem Sinne, daß sie bis zum Abflug zur Eiablage im Haus verweilen, sondern, daß sie, wie A. maculatus, das Haus und seine Bewohner nur in
kurzen Abendstunden besuchen und nach der Blutmahlzeit sofort wieder verlassen.

Wo aber die im Haus verbleibenden Anophelen als Überträger vorherrschen,
sind mit dieser Malariadesinfektion Erfolge erzielt worden. So wurde bei vergleichenden Untersuchungen in einigen kleinen Städten Mexikos durch Abtötung
großer Mengen von Imagines mittels DDT, bevor sie zur Eiablage gelangten,
erreicht, daß auch eine erhebliche Verminderung in der Larvenbesetzung der
umliegenden Brutplätze eintrat. Die völlige Ausrottung der Malaria wird jedoch
auf diese Weise wahrscheinlich nicht erreicht werden können, und es bleibt
bei einer dauernden Belastung durch eine kostspielige Maßregel. Erwünscht ist
aber als Nebenerfolg die Abtötung der Hausinsekten.

Das *Endziel jeder Malariabekämpfung* muß aber sein, durch *Ausschaltung
aller Mückenbrutstätten* und durch Verhütung des Entstehens neuer Brutstätten
durch Menschenhand der gefährlichen Mückenart die Lebensbedingungen zu
nehmen.

Eine bewundernswerte Leistung hat in dieser Hinsicht in Zusammenarbeit
mit den brasilianischen Gesundheitsbehörden die Rockefeller-Foundation zustande
gebracht. Nach Nordwestbrasilien war im Jahre 1930 durch Schiffsverkehr der
gefährlichste Malariaüberträger Afrikas, *A. gambiae*, importiert worden und hatte
von 1938 ab schwere Malariaepidemien verursacht. Durch planmäßige Ausschaltung aller Brutplätze gelang es, ihn vollständig auszurotten. Der größte
Teil Sardiniens ist durch gleiche Maßnahmen von A. labranchiae befreit worden.

In allen Gebieten endemischer Malaria muß, soll dem dort lebenden Volk
eine gesunde Entwicklung, dem Einwandernden ein Leben ohne tägliche Gefährdung gesichert sein, danach getrachtet werden, die Dichtigkeit der Mücken-
population so zu senken, daß die Wahrscheinlichkeit der Übertragung der Malaria
stark herabgemindert oder gleich Null wird.

In einem unter intensiver Bodenkultur stehenden Lande der gemäßigten
Zone, wie Deutschland, war das bis auf einige kleine Zentren der Malaria an
der Nordseeküste so vollkommen gelungen, daß auch nach dem ersten Weltkrieg
trotz der Rückkehr zahlreicher Parasitenträger die Malaria sich nicht wieder
einnistete. Zwar gab es noch überall in Deutschland Anophelesbrutplätze, aber
ihr Umfang und ihre Zahl waren gering. Sie reichten nicht aus, die nötige Menge
von Mücken hervorzubringen, um eine Endemie zu unterhalten und eine Epidemie einzuleiten. Nach dem zweiten Weltkrieg, als große Gebiete Ostdeutsch-
lands kulturell zurückgingen, als Kanäle und Drainagewerke verfielen, konnte die
Malaria, eingeschleppt durch Parasitenträger, wieder dort Fuß fassen, wo sie in
früheren Jahrhunderten endemisch geherrscht hatte.

Zu so intensiver Bodenkultur, daß die Malaria weicht, fehlen in vielen Gebieten Südeuropas und fast der ganzen tropischen Zone meist die Möglichkeiten
und die Mittel.

Beim Ausbruch einer Epidemie, wie sie so oft, einer leichten Endemie auf-
gepfropft, ausbricht, wenn die klimatischen Verhältnisse des Jahres der Vermehrung der Anophelen günstig sind, muß unmittelbar, ohne Zeitverlust eingegriffen werden. Dann kann durch die *Abtötung der Larven in den Brutplätzen*
rasch eine Verminderung der Dichtigkeit der Mücken erzielt werden. Überschichten der Wasseroberfläche mit einem dünnen Ölfilm, der das Atemrohr
der Larven verstopft, ihr Bestäuben mit Fraßgiften, Schweinfurter Grün oder
Calciumarsenitpräparaten, tötet die Larven ab. Als zweckmäßig hat sich das
Emulgieren der Fraßgifte in Ölen erwiesen. Auch DDT wird mit Erfolg über
Sumpfwasserflächen verstäubt. Je nach den örtlichen Umständen und den zur
Verfügung stehenden Mitteln geschieht das Überschichten oder Verstäuben mit
handbedienten Apparaten, mit Motorverstäubern oder, wenn große Flächen
erfaßt werden sollen, mit Flugzeugen, Sonderkonstruktionen für diesen Zweck.

Geschieht dies alles unter genauer Beobachtung der biologischen Eigenschaften
der Anophelen, in richtiger Auswahl der Methoden und richtiger Beurteilung
der Beschaffenheit, Ausdehnung und Vegetation der zu behandelnden Wasserflächen, sowie sorgfältiger *Erfolgskontrolle*, so sind die Ergebnisse gut, solange
die Arbeit läuft, mitunter während einer ganzen Malariasaison. Eine Dauer-
wirkung aber ist damit nicht zu erreichen. Es ist ein hygienisches Handeln
mit einem sich dauernd wiederholenden Kostenaufwand, mit großen Ansprüchen
an geschultes Personal, Gerät und Bekämpfungsmittel. Es ist ein Kampf gegen
Symptome.

Ätiologisch wirksamer ist die Besetzung der Gewässer mit *larvenfressenden
Fischchen*, Gambusien und anderen Arten. Aber im europäischen Klima ist man
nicht sicher, ob sie den Winter überleben und ob sie rechtzeitig bei der einsetzenden Malariasaison die ausreichende Vermehrungsquote erreichen. Im warmen
Klima wird ihr Wirken oft durch den üppigen Wuchs oberflächlicher Wasserpflanzen behindert, die den Larven Schutz gewähren. Soweit durch ihr Einsetzen ein natürliches biologisches Gleichgewicht innerhalb der Brutplätze geändert wird, stellt es sich nach einiger Zeit wieder her, so daß auch diese Maßnahme
von Zeit zu Zeit wiederholt werden muß.

Ein Eingreifen in die Biologie der Anophelen ist dort möglich, wo es sich
um Arten handelt, deren Larvenleben an enge Bedingungen gebunden ist. Mehrere
gefährliche Brackwasserbrüter, darunter A. elutus Südeuropas, A. sundaicus
Südostasiens, vertragen in ihren meist sehr ausgedehnten Brutplätzen nur einen
Salzgehalt engbegrenzter Konzentration, zwischen 1 und 2%. Gelingt es, das
Brackwasser überwiegend durch Süßwasser zu ersetzen oder den Salzgehalt
über das den Larven zuträgliche Maß zu erhöhen, so sterben sie ab.

Empedokles hat um 500 v. Chr. durch Versüßen eines Brackwassersumpfes in *Selinunt*
eine schwere Malariaepidemie bezwungen. Ein Beispiel aus unseren Tagen ist die Aussalzung
der Lagune von *Durazzo* in Albanien, die damit ungefährlich gemacht wurde.

Einen bleibenden Erfolg, einen Wegfall der jährlichen Belastung durch
symptomatische Maßnahmen kann nur die *Beseitigung der Brutplätze* haben
bis zu dem Ausmaß, daß die Dichtigkeit der Anophelen aufhört, gefahrbringend
zu sein. Im kleinen, mit geringen Mitteln ist das zu erreichen, wenn man *zunächst vor der eigenen Tür kehrt*, wenn rings um eine Niederlassung durch Auf-
höhen von Vertiefungen, durch Drainage, durch Anpflanzen wasseraufsaugender
Pflanzen, wie Eukalyptus oder Weiden, möglichst viele Wasseransammlungen
zum Verschwinden gebracht werden oder der Möglichkeit ihres Entstehens vorgebeugt wird. Fast noch wichtiger ist, zu verhindern, daß durch die Hand des
Menschen Brutplätze erst geschaffen werden. „*Menschenhandmalaria*" nennen
wir die durch unverständige Eingriffe des Menschen in Form und Gestalt der

Erdoberfläche heraufbeschworenen Gefahren. Mit Ziegelgruben ohne Wasser-
ablauf, mit Erdaushub längs Straßen- und Eisenbahndämmen, mit dem Ab-
schnüren einer Meeresbucht von der Einwirkung von Ebbe und Flut durch einen
Straßendamm, durch Anlage von Fischteichen graben sich die Menschen oft ihr
eigenes Grab.

Die Trockenlegung ausgedehnter Sumpfgelände ist schwierig, oft undurchführbar. Bewegung von vielen Tausenden von Kubikmetern Erde ist die
teuerste Arbeitsweise der Bodensanierung. Sie sparsam in großem Maßstab
durchzuführen, gelingt durch ein der Natur abgelauschtes und klug in Dienst
gestelltes Verfahren, die *Colmatta*. Das Wasser von Flüssen, die viel Erosionsmaterial mit sich führen, wird in Kanäle, Gräben und Rinnsale aufgelöst, über
das Sumpfgebiet geleitet und dort zu Stagnation gebracht. Das niedersinkende
Material drückt das Wasser in der Richtung des Gefälles fort und höht das
Gelände auf. Ein abführendes Netz von Gräben und Kanälen, sammelt die
Wasser und ihre Stoßkraft wieder und leitet sie stromabwärts in See. Das
Ganze bietet das Bild des Capillarnetzes der Lunge, wird auch so bezeichnet.
Die malariareichen Gebiete um die Mündungen des *Po*, der *Brenta* und des
Rheno nördlich und südlich von *Ravenna* sind durch jahrzehntelange geduldige
Arbeit des Wassers selbst zu fruchtbarem Ackerland und malariafrei geworden.
Auf Sumatra hat das kluge Volk der Bataker schon seit Jahrhunderten ver-
sumpfte Täler mit dem vom Wasser herabgespülten Tuff der Vulkane bewohn-
bar gemacht.

Den gleichen Erfolg, allerdings unter Aufwendung großer Mittel an Maschinen
und Kraft, hat das *Aufspritzen* von Baggerschlick auf große Geländeflächen. Er
wird mit verlegbaren Rohrsystemen über die Fläche verteilt. Dieser Arbeitsweise
haben manche Tropenstädte und ihr Hafengelände ihre Sanierung zu danken.

In engeren räumlichen Grenzen, mitunter aber auch auf mehreren Quadrat-
kilometern ist es möglich, Sumpfgelände zum Austrocknen zu bringen, wenn
es von Gewässern und Rinnsalen gespeist wird, die aus umliegenden Hügel-
und Berggeländen hereinfließen. Durch einen das Sumpftal umkreisenden
Hügelfußdrain fängt man sie ab, ehe sie den Talboden erreichen und leitet
sie in der Richtung auf die See ab. Auch dies ist ein kostspieliges, aber einmaliges Werk.

Mit diesen 3 Verfahren wird Endgültiges geschaffen, das nur noch der Unterhaltung bedarf, aber die kommenden Generationen materiell wenig belastet.

Immer erneute Anforderungen stellt die Sanierung, wenn Sumpfgelände an
der See eingepoldert werden. Allerdings wird in den Poldern, den Kögen, die
Brutmöglichkeit der Mücken auf den Bereich der abführenden Gräben und
Kanäle beschränkt, also auf einen geringen Bruchteil der ursprünglichen Brut-
fläche, der leicht zu beherrschen ist durch regelmäßige Entkrautung und nötigenfalls durch Bestäuben mit Larviciden. Aber das Einpoldern verlangt die Errichtung kräftiger Pumpwerke, wenn die Gelände ganz oder zum Teil unter dem
Meeresspiegel bei Ebbe liegen, oder wenn bei großer Ausdehnung des Gebietes
dem abzuleitenden Wasser die Stoßkraft fehlt, eine Mündung gegen Trift und
Brandung offen zu halten. Dies ist die Lage bei Teilen der großartigen Sanierung der *Pontinischen Sümpfe*, womit ein Jahrtausende altes Problem seine
Lösung fand.

Lagunen und Flußmündungen so offen zu halten, daß das Süßwasser ungehemmt ausströmen oder bei Flut Seewasser mit seinem den Anophelen
ungünstigen Prozentsatz an Salz einströmen kann, ist eine Aufgabe, die noch
an vielen Küsten aller Erdteile ungelöst ist. Dies sind die Gebiete, in denen
ausgedehnte Brackwasserlagunen zur Ursache schwerster Malaria werden.

Versandete Mündungen offen zu halten durch Kunstwerke, durch Dämme oder Hafenmolen, hat sich jedesmal als ein hoffnungsloses Ringen menschlichen Könnens mit einem Titanen erwiesen. Der Mensch möge den vom Lande herabrinnenden Wassern so viel technische Hilfe bieten wie er will, die küstenversetzenden, verbündeten Kräfte von Trift und Brandung sind stärker als selbst wasserreiche tropische Flüsse, weil diese oft in der Trockenzeit infolge der Entwaldung der Gebirge wenig Wasser führen. Nur die Ableitung der Landwasser zu einer natürlich offen bleibenden Mündung eines starken Flusses oder zu einem durch Baggern offen gehaltenen Hafengebiet hin kann hier eine Lösung bringen, falls die wirtschaftliche Bedeutung des Gebietes nicht ein umfangreiches Polderwerk mit großen Pumpstationen rechtfertigt. Das ist nur selten der Fall.

Bei augenblicklicher Notwendigkeit, eine Epidemie einzuschränken, kann im kleinen, mühselig und nur mit kurzdauernder Wirkung, durch in kurzen Zwischenpausen wiederholtes Aufgraben einer verschließenden Sandbank dem Wasser einer Lagune der Weg in See gebahnt oder der Flut Eingang gewährt werden. Damit wird dem Brüten der Brackwasserbrüter wenigstens für die Zeit solcher Arbeiten ein Ende gemacht.

Viel schwieriger sind die Bachbrüter zu bekämpfen. Verlegung der Bäche in Untergrunddrainagen ist teuer, das Drainmaterial besonders in den Tropen raschem Verschleiß unterworfen. Ölen aus Öltropfern bedeutet dauernde Bedienung. Beschattung des Wassers kann das Brüten sonnenliebender Arten einschränken. Begradigung des Laufs und Zementfassungen der Ufer, dadurch Verstärkung der Strömung, schließlich regelmäßige Durchspülung von Stauwerken her erreichen viel sind aber selten auf ausreichende Länge des Wasserlaufs durchzuführen und bedürfen dauernder Überwachung.

Vielfältig und abgestuft in ihrem Zusammenwirken sind die Bedingungen, unter denen die endemische Malaria eines Gebietes steht oder eine Epidemie aufflammt. Die Siedlungsverhältnisse der Bevölkerung, ihre wirtschaftliche Lage, der Grad ihrer Verseuchung, die Art der Überträger und ihre biologischen Eigenschaften, die Geomorphologie und Klimatologie des Gebietes, alles ist miteinander verknüpft, greift ineinander und bedingt sich gegenseitig.

Nichts wäre daher irriger und überheblicher als die Annahme, die Malaria, dieser vielgewandte Gegner, sei mit der Anwendung weniger, einfacher Mittel zu bekämpfen, etwa *nur* durch medikamentöse Behandlung der Bevölkerung oder durch Prophylaxe, *nur* durch Larvenbekämpfung, *nur* durch Bekämpfung und Abwehr der Imagines. Einer Epidemie ein Ende zu bereiten, eine endemische Malaria einzudämmen, eine Mückenart auf einen Grad ungefährlicher Dichtigkeit einzuengen, wird nur gelingen, wenn *alle Waffen* eingesetzt werden, die Forschung und Erfahrung uns gegeben haben. Nur so ist eine der Großleistungen der modernen Seuchenbekämpfung zustande gekommen, die Ausrottung des in Nordwestbrasilien eingedrungenen A. gambiae.

Jedes schematische Anwenden einer Bekämpfungsmethode aber wäre verkehrt. Jede Lage verlangt eine Sonderanalyse aller Einzelfaktoren. Erst auf Grund *klarer Einsicht in die Zusammenhänge* kann Zweckmäßiges geplant und getan werden.

Schlafkrankheit.

Die bei verschiedenen Tierarten, aber auch bei Pflanzen parasitierenden *Trypanosomen* sind längliche, spindelförmige, zur Protozoenklasse der Flagellaten gehörende Mikroorganismen mit einem großen Kern und einem Blepharoplast, an dessen Basalkorn eine Geißel entspringt. Nach der Lage des Blepharoplast werden verschiedene Formen unterschieden, je nachdem er hinter dem Kern

(Trypanosomaform), unmittelbar vor dem Kern (Crithidiaform) oder am Vorderende des Trypanosoma (Leptomonasform) liegt. Die Geißel, die vom Blepharoplast nach dem Vorderende zieht und dort frei wird, hebt in ihrem Verlauf den den Parasiten umhüllenden Periplast ab, so daß deren Duplikatur eine sich lebhaft bewegende, undulierende Membran bildet. Die einzelnen Formen sind nicht konstant. Ihre Ausbildung ist eng mit ihrem Entwicklungscyclus in den befallenen Makroorganismen verknüpft, ja sogar von dem Sitz in seinen verschiedenen Organen abhängig. Sie vermehren sich wie alle Protozoen durch Längsteilung. Fast alle Trypanosomen machen einen Wirtswechsel zwischen Warmblüter und übertragendem Insekt durch, doch kommt auch direkte Übertragung von Warmblüter zu Warmblüter vor. Gesetzmäßig ist dies bei der Beschälseuche der Pferde, der Dourine, gelegentlich bei der Schlafkrankheit durch den Coitus der Fall.

Von der großen Zahl der Arten sind nur zwei für den Menschen pathogen, das *Trypanosoma gambiense* zusammen mit einer biologischen Variante, dem *Trypanosoma rhodesiense* als Erreger der Schlafkrankheit und das *Schizotrypanum cruzi* als Erreger der CHAGASschen Krankheit. Zahlreicher sind tierpathogene Arten. In Afrika verursacht das *Trypanosoma brucei* eine Tierseuche, die Nagana, die in weiten Landstrichen jede Haustierhaltung unmöglich macht. In Indien und Australien ist das *Trypanosoma evansi* Erreger der Surrah, einer Krankheit bei Pferd, Rind, Büffel und Kamel. Alle diese Trypanosomenkrankheiten haben gemeinsam einen Beginn mit uncharakteristischen Fieberanfällen, Auftreten von Ödemen und schließlich Erscheinungen von Seiten des Zentralnervensystems, die zur Todesursache werden. Bei dem in Südamerika durch das *Trypanosoma equinum* verursachten „Mal de Caderas" und bei der durch das *Trypanosoma equiperdum* verursachten europäischen Dourine herrschen Lähmungserscheinungen vor.

Wegen des ausschließlichen Vorkommens der übertragenden Insekten, Fliegen aus der Gattung der Zungenfliegen, Glossinen, in Afrika ist die *Schlafkrankheit* auf diesen Kontinent und in ihm auf diejenigen Bezirke beschränkt, die ihnen adäquate Lebensbedingungen bieten. Hier aber ist sie eine furchtbare Seuche, die sich in den letzten Jahrzehnten durch die Schaffung zahlreicher und schneller Verkehrswege stark ausbreitete und für die Entvölkerung weiter Gebiete verantwortlich ist. Deshalb ist heute auch der Europäer in viel höherem Maße gefährdet als in früheren Zeiten, in denen die Schlafkrankheit fast ausschließlich eine Seuche der Eingeborenen war. Ihre nördliche Grenzlinie zieht etwa vom Senegal zum oberen Nil, ihre südliche von Angola nach Mozambique.

In den befallenen Gebieten ist der *Mensch das Virusreservoir*, vielleicht auch einige Tierarten. Die Streitfrage, ob auch dem im afrikanischen Wild angetroffenen *Trypanosoma brucei*, dem Erreger der Nagana, eine ursächliche Rolle bei der Schlafkrankheit zukomme, ist, nicht zuletzt durch die Selbstversuche TAUTEs und HUBERs, die sich mehrmals ohne zu erkranken mit diesem Trypanosoma infizierten, in negativem Sinne entschieden worden. *Es ist deshalb daran festzuhalten, daß das Trypanosoma gambiense und das ihm nah verwandte Trypanosoma rhodesiense die alleinigen Erreger der Schlafkrankheit sind.* Ihr Aufenthalt in den Lymphspalten und im Blut gibt den *übertragenden Glossinen* — Männchen und Weibchen — genügend Gelegenheit, sich beim Blutsaugen zu infizieren. Das Trypanosoma gambiense wird vorwiegend durch die Glossina plapalis, seltener durch die Glossina morsitans und schließlich durch die Glossina pallidipes und tachinoides übertragen, das Trypanosoma rhodesiense vorwiegend durch die Glossina morsitans, in einigen Gegenden durch die Glossina swynnertoni. Aber erst nach durchschnittlich 4 Wochen werden die Fliegen infektiös, wenn sich die aufgenommenen Flagellaten im Verdauungstrakt zunächst zu Crithidiaformen und dann wieder zu Trypanosomaformen verwandelt haben. Sie bleiben es während ihres ganzen Lebens, das bei den Männchen etwa 5 Wochen, bei den Weibchen 3 Monate dauert. Saugen sie während dieser Zeit erneut am Menschen Blut, so übertragen sie auf ihn die Trypanosomen.

Häufig entsteht durch die Einimpfung der Flagellaten ins Gewebe ein *Primäraffekt*, der Trypanosomenschanker. In ihm lassen sich die Erreger nachweisen, eine für die Frühtherapie sehr bedeutsame Tatsache. Ohne daß zunächst Krankheitserscheinungen auftreten, schließt sich eine Periode an, während der die Erreger nur bei systematischen oder zufälligen Untersuchungen im Blut gefunden werden. Mit dem Auftreten von Fieberanfällen geht die Krankheit in ihr *erstes Stadium* über, in dem die Trypanosomen auch in den Lymphspalten nachweisbar sind. Dies offenbart sich durch die *Vergrößerung der Nackendrüsen*, deren Tastbarkeit *ein wichtiges Frühsymptom* der Schlafkrankheit ist. In ihrem Punktat, frisch oder im nach GIEMSA gefärbten Dicken Tropfen, lassen sich die Erreger nachweisen. Die Fieberanfälle dauern meist nur wenige Tage und enden mit starkem Schweiß. Ihr Abstand, der zunächst mehrere Wochen betragen kann, verkürzt sich mit dem Fortschreiten der Krankheit immer mehr, schließlich auf etwa 1 Woche. Flüchtige Erytheme und Exantheme charakterisieren dieses Stadium, das sich über Monate hinzieht. Mit dem Durchbrechen der Blut-Liquorschranke tritt die Krankheit in ihr *zweites, am ehesten mit der Paralyse vergleichbares Stadium* ein, in dem die Erreger im Zentralnervensystem nachweisbar sind. Schwere motorische Störungen beherrschen zusammen mit psychischen Veränderungen das Bild. Bald stellt sich kaum zu bannende *Schlafsucht* ein, die den körperlichen Verfall rasch beschleunigt. Die Patienten nehmen keine Nahrung mehr auf, magern immer mehr ab und gehen an Entkräftung, oft auch an Meningitis oder Herzschwäche zugrunde. Infektionen mit Trypanosoma gambiense erstrecken sich unbehandelt meist über mehrere Jahre. Rhodesienseinfektionen verlaufen akuter; meist schon innerhalb eines Jahres sterben die Patienten, unter Umständen ohne schlafsüchtig zu werden.

Die *Diagnose der Schlafkrankheit*, die in frühen Stadien mit Malaria und Rückfallfieber, undulierendem Fieber und Typhus verwechselt werden kann, wird durch den Nachweis der Erreger im Trypanosomenschanker, im Lymphdrüsenpunktat, im Blut, Liquor cerebrospinalis und im Sternalpunktat gestellt. Der nach GIEMSA *gefärbte Ausstrich oder Dicke Tropfen* (s. Abb. 87) genügt meist, um die Trypanosomen festzustellen. Doch ist ein negatives Resultat nicht beweisend, da die Erreger oft in Schüben, nur während des Fiebers und auch dann spärlich im Blut nachweisbar sind. Mehrfache Kontrolluntersuchungen sind deshalb unbedingt erforderlich. Reizsaft aus dem Primäraffekt und Lymphdrüsenpunktat kann auch im *ungefärbten Frischpräparat*, gegebenenfalls im *Dunkelfeldmikroskop* untersucht werden. Liquor wird durch Zentrifugieren sedimentiert und der Bodensatz untersucht. Die *Kultur der Trypanosomen* auf Citratblut-Ringerlösung ist möglich, bietet aber keine diagnostischen Vorteile. Auf Laboratoriumstiere, wie Mäuse, Ratten und Meerschweinchen, sind sie verimpfbar. Sie erliegen der Infektion.

Die Schlafkrankheit hat viel von ihrem Schrecken verloren, seit im Germanin (Bayer 205), einem organischen Harnstoffabkömmling, ein *Therapeuticum* zur Verfügung steht, das unter der Voraussetzung nicht zu später Anwendung die Krankheit zur Heilung bringt. Es wirkt ausgezeichnet im ersten Stadium, solange die Trypanosomen noch nicht die Blut-Liquorschranke durchbrochen haben. Ist aber dieses prognostisch ungünstige Ereignis eingetreten, so läßt sich zwar durch die Injektion von Germanin das Blut trypanosomenfrei machen, nicht aber das Zentralnervensystem. Es kommt deshalb darauf an, die Schlafkrankheit möglichst zu Beginn zu diagnostizieren, um durch sofortige Germaninbehandlung die Erfolgsaussichten günstig zu gestalten. Bei Spätfällen muß diese mit Arsen und Antimonpräparaten (Tryparsamid, Fuadin, Neostibosan) kombiniert werden. Unvorsichtige Dosierung von Tryparsamid kann zu Erblindung

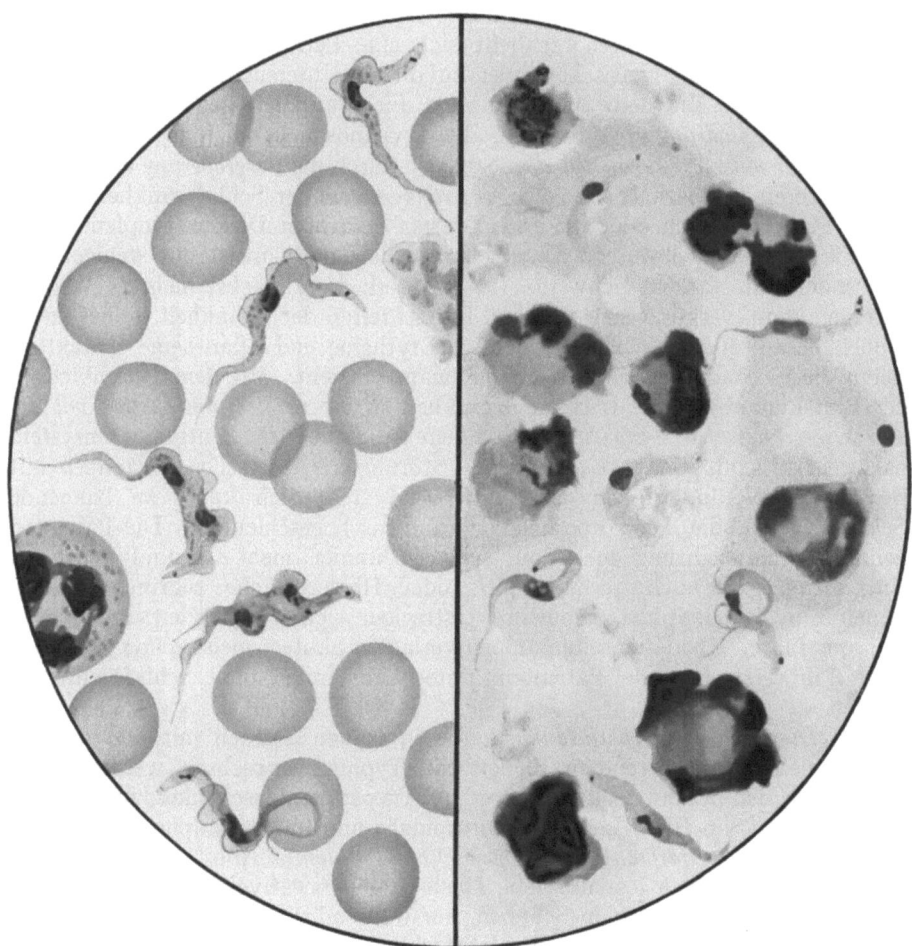

Abb. 87. Trypanosoma gambiense. Links Ausstrich, rechts Dicker Tropfen. Färbung nach Giemsa.

führen. Bezüglich der Dosierung ist zu beachten, daß bei zögernder Behandlung die Trypanosomen arzneifest werden können. Am wenigsten gilt diese Beobachtung für das Germanin. Erst nach mehrjähriger Trypanosomenfreiheit kann ein Kranker als geheilt betrachtet werden.

Die *Epidemiologie der Schlafkrankheit* wird im Cyclus Mensch-Fliege-Mensch vorwiegend durch die Biologie der Glossinen bestimmt.

Die *Fliegen der Gattung Glossina*, die Tsetsefliegen, bewohnen nur den afrikanischen Kontinent. Leicht sind sie von anderen Fliegen dadurch zu unterscheiden, daß ihre *Flügel* in der Ruhe wie die beiden Teile einer Schere übereinander liegen. Charakteristisch ist ihr langer, waagerecht abstehender und vorn zugespitzter *Stechrüssel.* Die *Arista,* das Fühlerorgan, trägt dorsal lange Haare, die gefiedert sind (s. Abb. 88, 89). Die Glossinen sind *lebendgebärend.* In

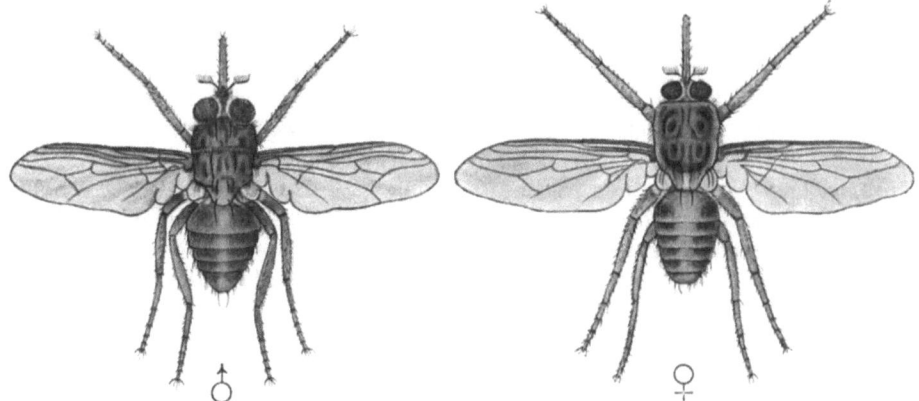

Abb. 88. Glossinen. Links Glossina palpalis, rechts Glossina morsitans. Flügel gespreizt.

Abständen von 1—2 Wochen wird jeweils eine Larve ausgestoßen, die sich einige Zentimeter tief in den Boden eingräbt und sich dort als bräunlich gefärbtes

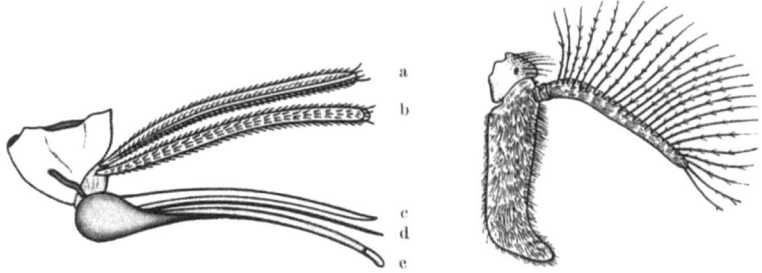

Abb. 89. Kopforgane der Glossinen. Links a und b Taster, c Oberlippe, d Hypopharynx, e Unterlippe. Rechts Arista.

Tönnchen verpuppt (s. Abb. 90). Nicht zu trockner und nicht zu warmer Boden im Buschwerk, im lichten Schatten umgestürzter Bäume, an deren Unterseite sich die Weibchen gerne aufhalten, ist für die Entwicklung der Puppenlager am geeignetsten. Nach einer Ruhezeit, die bei Temperaturen zwischen 20 und 30° C etwa 3 bis 7 Wochen in Anspruch nimmt, schlüpfen die Glossinen. Die Lebenszeit der Weibchen

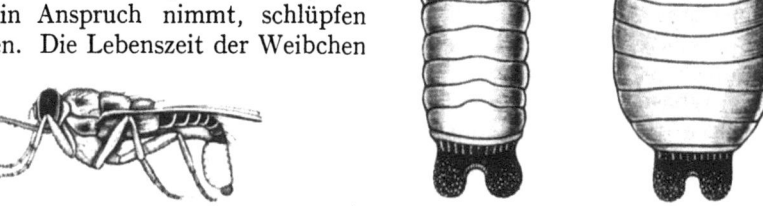

Abb. 90. Links Glossina morsitans, Larve ausstoßend. Mitte Larve. Rechts Tönnchen.

beträgt etwa $2^1/_2$—3 Monate. Mehr als 4 Pärchen dürfte die Nachkommenschaft nicht betragen, eine relativ geringe Zahl, die für die wirksame Bekämpfung bedeutungsvoll ist. Im Gegensatz zu den Malariamücken saugen Männchen und Weibchen Blut, und zwar durchschnittlich alle 4 Tage. Da die Infektiosität bis zum Lebensende vorhält, können durch ein einziges Exemplar zahlreiche Menschen infiziert werden. — Die Stechgewohnheiten einzelner Glossinenarten sind verschieden. *Glossina palpalis* sticht vorwiegend während des Tages, zwischen 9 und 16 Uhr. *Glossina morsitans* pausiert während der heißesten Mittagsstunden, sticht aber auch in hellen Nächten. Der Stich ist recht schmerzhaft. Angelockt werden sie durch Bewegung jeder Art. Auf gehende Menschen, vorüberfahrende Boote, Autos und Eisenbahnen stürzen sie sich unter Umständen in großer Zahl und werden auf diese Weise über weite Strecken befördert.

Sehr unterschiedlich und deshalb die Epidemiologie der Schlafkrankheit entscheidend beeinflussend ist die *Bindung der Glossinenarten an bestimmte geomorphologische Situationen*. *Glossina palpalis*, die klassische Schlafkrankheitsüberträgerin, deren Verbreitungsgebiet sich im Westen von der Senegalmündung und Angola bis in das Gebiet der großen Seen und des Oberlaufs des Nils erstreckt, benötigt Schatten, hohe Luftfeuchtigkeit und große Wärme. Diese Bedingungen sind in Afrika ideal verwirklicht längs der Fluß- und Seeufer. In ihren *Galeriewäldern* findet sie die besten Lebensbedingungen. Sie entfernt sich nur unbedeutend aus diesem Gelände. Begraste oder gar kahle Flußufer meidet sie. Durch dieses Verhalten ist die Glossina palpalis in einem größeren Gebiet sehr ungleichmäßig verteilt. Steppengebiete sind frei. Die glossinenreichen *Fliegengürtel* liegen längs der Flüsse und Seen und an den Wasserstellen, deren Durchquerung für den Menschen die notwendige Exposition schafft. Die für die Menschen gefährlichsten Stellen sind Flußübergänge und Furten, außerdem, da die Flüsse in Afrika als Hauptverkehrswege dienen, die Anlegeplätze, vorausgesetzt, daß diese Stellen im Bereich der Bewaldung liegen. Eingeborene, deren Siedlungen sich meist außerhalb der gefährlichen Zonen befinden, werden hauptsächlich beim Fischfang infiziert, Frauen auch beim Wasserschöpfen.

Glossina morsitans dagegen liebt geringe Luftfeuchtigkeit und hohe Wärme. Sie findet deshalb ihr Lebensoptimum in trockenen, sonnigen Savannen, in denen einzelne Baumgruppen oder lichtes Gebüsch ihr das Brutgeschäft ermöglichen. Ihr Hauptverbreitungsgebiet reicht vom Senegal und Abessinien im Norden bis nach Transvaal im Süden. Ähnlich, nur mit geringeren Ansprüchen an Wärme, verhält sich *Glossina swynnertoni*. Ihr Vorkommen ist auf das Gebiet des Viktoriasees beschränkt.

Bei der weiten Verbreitung der Glossinen ist es nicht verwunderlich, daß die Schlafkrankheit, die früher in der Hauptsache eine Seuche des tropischen Westafrikas war, durch die Erschließung dieses Erdteils in bisher noch nicht befallene Gebiete des Ostens verschleppt wurde. Die durch die europäische Kolonisierung immer mehr zunehmende Befriedung weiter Gebiete wirkte sich als Folge der daraus erwachsenden Freizügigkeit der Eingeborenen im gleichen Sinne aus. Ähnliche Wirkungen hatten die großen Menschenbewegungen durch die zwei Weltkriege und schließlich die friedliche Durchdringung des früher an natürlichen Hindernissen reichen Kontinents mit Eisenbahnen, Auto- und Karawanenstraßen. Der Verschleppung infizierter Fliegen ist demgegenüber geringere Bedeutung beizumessen.

Die *Bekämpfung der Seuche* bedient sich zweier wichtiger Maßnahmen, der *Fliegenvernichtung* und der *medikamentösen Behandlung der menschlichen Virusreservoire*. Die Fliegenvernichtung liegt durch die geringe Vermehrungstendenz der Glossinen und ihre geringe Flugweite durchaus im Bereich der Möglichkeit. Sie kann durch Abschuß des ihnen Nahrung liefernden Großwildes bis zu einem gewissen Grade erreicht werden. Radikal wirken bei Glossina palpalis *Abholzungen der Galeriewälder*, doch stehen dieser Maßnahme die hohen Kosten und die Gefahren von klimatischen Veränderungen entgegen. Unter

Umständen können künstliche geomorphologische Eingriffe die Malaria auf den Plan rufen. Außerdem erfordert der Kahlschlag, soll er von bleibendem Wert sein, bei der hohen Fruchtbarkeit tropischen Bodens ständige Nachrodung, wenn das Land nicht sofort unter Kultur genommen werden kann, und dauernde Fortführung der Bodenkultur, wenn es nicht zu unwiederherstellbarer Zerstörung der Humusschicht (soil erosion) kommen soll. Leider bringen aber auch die forstwirtschaftlichen Maßnahmen in der Bekämpfung der Schlafkrankheit insofern nur einen Teilerfolg, als durch die Einschaltung der an die trockene Savanne angepaßten Glossina morsitans die strenge Bindung der Seuche an den Wald verlorenging. Obwohl deshalb die Rodung als wirksames Bekämpfungsmittel an Bedeutung verloren hat, wird sie doch überall da durchgeführt, wo an besonders exponierten Orten, in der Nähe von Siedlungen, an Furten und Schiffsanlegeplätzen, eine unmittelbare Gefährdung besteht. Etwa 500—1000 m sollte die Länge eines Kahlschlags flußaufwärts und -abwärts von einer gefährdeten Stelle betragen. Auf kleineren Arealen bringen auch *bewegte Fliegenfallen* fühlbare Erleichterung und drücken die Glossinendichte unter den gefährlichen Schwellenwert herab.

Die Entdeckung *der prophylaktischen und sterilisierenden Wirkung des Germanins* ist die Grundlage für die zweite Bekämpfungsmaßnahme, die Ausschaltung der Virusreservoire. Was früher durch die Errichtung von Schlafkrankheitslagern außerhalb der Palpalisgürtel zum Teil erreicht, aber auch wieder durch die Einschaltung der Glossina morsitans als Überträger illusorisch gemacht wurde, die Unterbrechung der Infektkette Mensch → Fliege → Mensch, läßt sich heute durch die systematische Germaninbehandlung erzielen. Schon eine einmalige Gabe von 1,0 g bei einem Kranken verhindert nach wenigen Minuten für etwa 3 Monate die Infektion der Glossinen und schützt, Gesunden injiziert, etwa die gleiche Zeit vor der Erkrankung.

Chagaskrankheit.

Eng mit den Trypanosomen der Schlafkrankheit verwandt, unterscheidet sich das *Trypanosoma (Schizotrypanum) cruzi, der Erreger der* CHAGAS-*Krankheit*, von ihnen hauptsächlich durch die Art seiner Vermehrung. Obwohl es wie die Trypanosomen im strömenden Blut nachweisbar ist, vermehrt es sich darin nicht, sondern im Gewebe, in der quergestreiften Muskulatur. Durch diese biologische Eigentümlichkeit entstehen zwei morphologisch differente Formen des gleichen Parasiten, nämlich die im Blute lebenden Trypanosomaformen und die schubweise zur Vermehrung in die Muskulatur und in das Reticuloendothel eindringenden Leishmaniaformen, die im Gewebe keiner Bewegungsorgane mehr bedürfen. Sie teilen sich intracellulär und liegen oft in großen Nestern beisammen. Als Trypanosomaformen erscheinen sie wieder im peripheren Blut.

Die *natürlichen Wirte* des Trypanosoma cruzi sind neben einer größeren Zahl von Urwaldtieren das *Gürteltier* (Tatu) und das *Opossum*, ferner der *Hund* als wichtige Infektionsquelle für den Menschen. Außerdem kann auch der Mensch als Virusreservoir in die Infektketten eingeschaltet sein. Doch finden sich die Erreger nur während des akuten Krankheitsstadiums reichlich im Blut. Im chronischen Stadium sind sie sehr spärlich und selbst im Dicken Tropfen nicht mit Sicherheit nachzuweisen. Übertragen wird die CHAGAS-Krankheit durch eine große Zahl von *geflügelten Raubwanzen aus der Familie der Reduviiden*, von denen die wichtigste Panstrongylus megistus (Triatoma megista, Conorrhinus megistus) ist. Dieses etwa 3 cm große Insekt lebt zum Teil in den Häusern von

Eingeborenen. Männchen und Weibchen kommen nachts aus ihren Schlupfwinkeln hervor und bringen dem Menschen, meist im Gesicht, nachblutende
Stiche bei, was ihnen den volkstümlichen Namen „Barbiero" eintrug. *Mit
dem Blut werden die Trypanosomen aufgenommen,* die in den Wanzen während
3—4 Wochen eine Entwicklung durchmachen und sich am Ende dieser Zeit als
infektiöse Trypanosomaformen zahlreich im Enddarm finden. Nicht durch den
Stich, sondern *durch den beim Saugen häufig abgesetzten Kot* werden die Erreger
wieder auf den Menschen übertragen. Durch Kratzwunden oder durch die
Augenbindehaut können sie in den Organismus eindringen. Diese Infektkette
wird dadurch erweitert, daß die *Trypanosomen auch von Wanze zu Wanze übertragen* werden können. Durch gegenseitiges Anstechen und durch Koprophagie
breitet sich die Infektion rasch in einer Wanzenpopulation aus, in der dann
alle Entwicklungsstadien, Larven, Nymphen und Imagines, meist in hohem
Prozentsatz, befallen gefunden werden (s. Schema 7). Direkt auf die Nachkommenschaft übertragen wird dagegen die Infektion nicht.

Schema 7. *Infektketten der* CHAGAS-*Krankheit.*

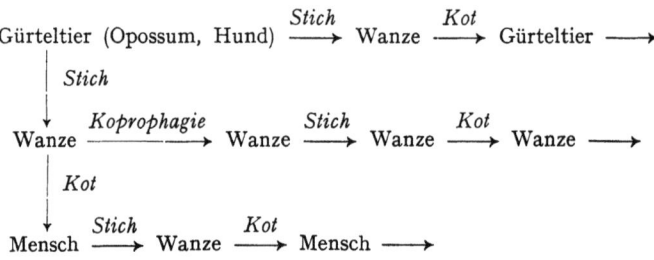

Etwa 1—4 Wochen nach dem Eindringen der Erreger beginnt das akute Stadium, das
etwa 3—4 Wochen dauert und mit unregelmäßigem Fieber einhergeht. Leber und Milz
schwellen an, ebenso die Lymphdrüsen. Charakteristisch ist das *Ödem der Lider,* das sich
auch auf die übrigen Gesichtspartien ausdehnen kann, und die *Conjunctivitis.* Kinder,
besonders Säuglinge, sind am empfänglichsten und durch die Krankheit auch am meisten
gefährdet. Sie werden anämisch und sterben nicht selten an allgemeinem Kräfteverfall
oder an Encephalomyelitis. Durch die Ansiedlung der Teilungsformen in der Herzmuskulatur
können auch nach Überstehen der Krankheit schwere chronische Störungen von seiten dieses
Organs zurückbleiben. Bei Erwachsenen verläuft die Infektion oft harmlos. Gelegentlich
werden auch ohne Krankheitserscheinungen Trypanosomen im Blut gefunden.

Die bei der Schlafkrankheit wirksamen Trypanosomenmittel versagen. Eine
spezifische Therapie gibt es nicht.

Die Diagnose stützt sich auf den Nachweis der Erreger im nach GIEMSA
gefärbten *Blutausstrich* und *Dicken Tropfen,* die während des Fiebers angefertigt
werden müssen. Bei der Spärlichkeit der Trypanosomen im Blut läßt jedoch
diese Methode oft im Stich. Bei begründetem Verdacht wird deshalb die *Kultur*
und der *Tierversuch* am Meerschweinchen oder an der Maus notwendig. Als
leistungsfähig erweist sich auch die *Xenodiagnose,* bei der sicher trypanosomen-
freie Triatomen den Kranken angesetzt werden. Bei positivem Ausfall lassen
sich die Erreger nach mehreren Wochen in ihrem Enddarm nachweisen. Serologisch kann die Diagnose durch eine *Komplementbindungsreaktion* erhärtet
werden.

Die *Bekämpfung* versucht, die Infektkette durch die *Vernichtung der Reduviiden* und ihr *Fernhalten von menschlichen Behausungen* zu unterbrechen. Feste
Bauweise, pflegliche Haltung der Wohnräume und die Entfernung allen unnötigen
Gerümpels entziehen ihnen die Schlupfwinkel und Lebensmöglichkeiten. *Mücken-
netze* schützen in gefährdeten Gegenden vor ihren Stichen. *Haustiere, die als*

Träger der Infektion erkannt sind, müssen aus dem Bereich menschlicher Wohnungen entfernt werden. *Kranke sind unter Mückennetzen zu isolieren.* Auch darf beim Auftreten der Krankheit die *Fahndung nach gesunden Keimträgern* unter den Familienangehörigen nicht unterlassen werden.

Leishmaniosen.

Kala Azar.

Unter der Bezeichnung *Leishmaniosen* wird eine Gruppe von Krankheiten zusammengefaßt, die durch Protozoen aus der Klasse der *Flagellaten* verursacht werden. Das kennzeichnende morphologische Merkmal dieser nach dem Engländer LEISHMAN benannten Parasiten ist das Fehlen der Geißeln als Folge einer weitgehenden Anpassung an den die aktive Beweglichkeit entbehrlich machenden Gewebsparasitismus. Die Flagellatennatur der Leishmanien wird aber sofort offenbar, wenn sie sich auf künstlichen Nährböden oder im Verdauungstrakt der übertragenden Mücke zu begeißelten Leptomonasformen entwickeln, schlanken Flagellaten mit einem großen Kern und einem an das Vorderende verlagerten Blepharoplast, an dessen Basalkorn die Geißel entspringt. Eine undulierende Membran fehlt. Im befallenen Organismus sind die Leishmanien oval und etwa 2—4 μ lang. Neben dem großen, peripher liegenden Kern findet sich, meist senkrecht zu ihm gestellt, der kommaförmige Blepharoplast. Sie vermehren sich durch Längsteilung.

Die wichtigste Leishmaniose, *Kala Azar* („Schwarze Krankheit", Splenomegalia infantum, tropische Splenomegalie), ist in vielen tropischen und subtropischen Ländern von der Pyrenäenhalbinsel bis zum Fernen Osten mit Ausnahme der ostasiatischen Inselwelt, ferner in Zentralafrika und Südamerika weit verbreitet. Ihre geomedizinischen Grenzen werden durch die Verbreitungszonen der übertragenden *Phlebotomen* bestimmt. Stark befallen sind Indien und verschiedene Teile Chinas, in geringerem Grade die Gegend des Kaspischen und Schwarzen Meeres, Kleinasien und fast die gesamte Mittelmeerküste und Portugal. Die früher übliche Abtrennung der im Mittelmeergebiet beobachteten Splenomegalia infantum (Leishmania infantum) von der vorwiegend in Asien vorkommenden Kala Azar (Leishmania donovani) bezieht sich heute nur noch auf epidemiologische Unterschiede. Als Ausdruck der Bildung biologischer Varianten des gleichen Erregers (Leishmania donovani, interna) wird es heute erklärt, daß die Krankheit im Mittelmeergebiet vorwiegend auf kleine Kinder beschränkt und neben dem Menschen der Hund ein wichtiges Virusreservoir ist, daß aber die indische Kala Azar meist Jugendliche und Erwachsene befällt und Hunde nicht in die Infektkette eingeschaltet sind.

Nach dem heutigen Stande unserer epidemiologischen Kenntnisse ist *in Indien und in Südamerika das alleinige Virusreservoir der Mensch.* Die sich meist chronisch über Monate und Jahre hinziehende Krankheit gibt den übertragenden Sandfliegen (Phlebotomus argentipes) genügend Gelegenheit, sich durch Blutsaugen mit den Leishmanien zu infizieren. Schon wenige Tage nach dem Stich haben die in der Mücke durch rasch aufeinanderfolgende Längsteilungen zu Leptomonasformen auswachsenden Parasiten sich so stark vermehrt, daß sie in ihrem Verdauungstrakt mühelos nachgewiesen werden können und ihn blockieren, so daß neue Blutmahlzeiten unmöglich werden, ein Vorgang, der seinerseits die Vermehrung im Zwischenwirt begünstigt. Obwohl sie in großer Zahl in dessen obere Verdauungswege einwandern, besteht doch Grund zu der Annahme, daß sie weniger durch erneuten Stich in die Capillaren eingeimpft, als mit zerdrückten Phlebotomen in Kratzwunden eingerieben werden.

Der *jahreszeitliche Gipfel* der Erkrankungshäufigkeit fällt in Indien in die Zeit des Südwestmonsuns (November—Februar), dessen Feuchtigkeit die Entwicklung der Leishmanien in den Überträgern begünstigen soll. Die sonst endemische Krankheit zeigt gelegentlich epidemische Häufung, doch ist der Verlauf der Seuchenkurve im allgemeinen flach. Vernachlässigte, schmutzige Verhältnisse bieten den Überträgern gute Entwicklungsmöglichkeiten (s. S. 719) und machen die Kala Azar zu einer Krankheit vorwiegend der ärmeren Bevölkerungsschichten der Stadtränder und des flachen Landes. Die geringe Flugweite der Phlebotomen bringt es mit sich, daß sie herdförmig, oft als Familieninfektion, auftritt und nur sehr langsam wandert.

Im *Mittelmeergebiet* und in China erweitert sich die homogen-homologe Infektkette durch die Einschaltung des *Hundes als Virusreservoir* zur homogen-heterologen Infektkette (s. Schema 8). Die Hunde können erkranken, doch gibt es offensichtlich auch gesunde Tiere, die als *Keimträger* gefährlich werden. Wahrscheinlich übertrifft sogar die Bedeutung der tierischen Virusreservoire die der erkrankten Menschen für die Ausbreitung der Kala Azar wesentlich. Mit dieser Auffassung steht die Beobachtung in Einklang, daß die Splenomegalie meist sporadisch auftritt, eine Besonderheit, die oft bei in der Tierwelt verwurzelten und nur unter besonderen Bedingungen auf den Menschen übergehenden Seuchen beobachtet wird, ferner die Erfahrung, daß es mit der an manchen Orten energisch durchgeführten Behandlung aller Kala-Azar-Kranken nicht gelingt, die Zahl der Neuinfektionen wesentlich herabzudrücken. Auch erkranken die ihre Hunde aus ihrer Nähe fernhaltenden Mohammedaner in geringerer Zahl als die übrige Bevölkerung. *Überträger im Mittelmeergebiet* sind Phlebotomus perniciosus, major und perfiliewi.

Schema 8. *Infektketten der Kala Azar im Mittelmeergebiet.*

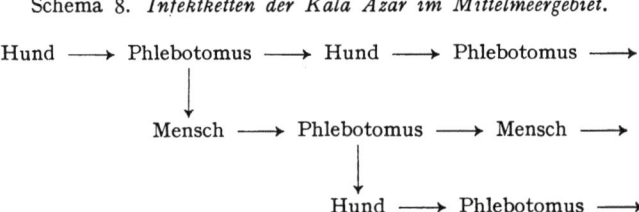

Nach einer in ihrer Dauer sehr unterschiedlichen Inkubationszeit beginnt die Krankheit entweder plötzlich mit an Malaria tropica erinnernden Erscheinungen oder schleichend. Dem mehrere Wochen anhaltenden *Initialfieber*, das bei 4stündiger Messung eine deutliche *tägliche Doppelzacke* zeigt, folgt eine fieberfreie Periode, an die sich mehrere *Nachschübe* anschließen. Charakteristisch sind die starke, oft groteske Schwellung von Milz und Leber, die allmählich einsetzende Anämie, die Leukopenie und relative Lymphocytose, die Gelenkbeschwerden, die Herzschwäche und schließlich die bei Hellhäutigen charakteristische eigentümlich graue Verfärbung der Haut. Die Krankheit führt, wenn sie nicht behandelt wird, fast immer in spätestens einigen Jahren zum Tode. Mit der Einführung der *Antimontherapie* hat sich dies jedoch geändert. Bei richtig durchgeführter Kur mit einem der neueren Antimonpräparate (Neostibosan, Fuadin u. a.) heilt sie in der Mehrzahl der Fälle aus. Das Überstehen von Kala Azar hinterläßt langdauernde *Immunität*.

Die klinische *Diagnose* wird gesichert durch den Erregernachweis. Im Dicken-Tropfen-Präparat des Sternalmarks finden sich bei GIEMSA-Färbung die Leishmanien in den Makrophagen. Bessere Erfolgsaussichten gibt die Untersuchung des Milzpunktats, in dem sie oft sehr zahlreich vorhanden sind. Der negative Ausfall der Untersuchung ist nicht beweisend. Lassen sich mikroskopisch keine Leishmanien nachweisen, so klärt oft die Kultur auf N.N.N.-(NICOLLE-NOVY-McNEAL-)Agar die Diagnose (Agar 14,0 g, Kochsalz 6,0 g, Aqua dest. 900 g. Auf 2 Teile verflüssigten Agar wird 1 Teil Kaninchen- oder Hundeblut gegeben. Den Nährboden läßt man im Reagensglas schräg erstarren und beimpft vom Kondenswasser aus). Da immer nur in einem Teil der Röhrchen Vermehrung eintritt, müssen mehrere beimpft werden. Im Kondenswasser finden sich die begeißelten Leptomonasformen. *Tierversuche* werden am Hamster angestellt. Neben dem Erregernachweis stehen *Serumreaktionen* zur Verfügung, die zwar nicht absolut spezifisch sind, aber doch für Kala Azar sprechen. Bei der allerdings erst nach einigen Monaten Krankheitsdauer positive Resultate gebenden *Formol-Gel-Probe* wird 1 cm³ Patientenserum mit 1 Tropfen handelsüblichem Formalin versetzt. Je nach der Stärke der Reaktion erstarrt das Serum im Laufe von wenigen Minuten bis Stunden, wird trüb und manchmal nach 1 Tag schokoladenbraun. Beim *Antimontest* wird 1 cm³ des 1:10 verdünnten Krankenserums mit einer 4%igen Lösung von Neostibosan oder einem anderen fünfwertigen Antimonpräparat unterschichtet. Bei positivem Ausfall entstehen an der Berührungsfläche Ausflockungen. Ähnlich sind die *Globulinfällungs-* und die *Hämolysereaktionen*, bei denen destilliertes Wasser dem Serum bzw. dem Blut zugefügt wird. Auch hier sprechen Trübungen für Kala Azar.

Die *Bekämpfung der Seuche* setzt an den Virusreservoiren und an den Überträgern ein. In den Gebieten, in denen der Mensch alleinige Infektionsquelle ist, kann versucht werden, durch systematische chemotherapeutische Behandlung der Erkrankten die Infektionsmöglichkeiten für die Mücken zu vermindern. Wo Hunde als Infektionsquelle auftreten, ist von ihrer Haltung abzuraten. Ihre Gefährlichkeit geht daraus hervor, daß sie bis zu 70% infiziert gefunden werden. Besondere Aufmerksamkeit ist der Phlebotomenbekämpfung zu widmen. Ihre Grundsätze sind beim Pappatacifieber (s. S. 719) behandelt.

Orientbeule.

In ähnlicher *geographischer Verbreitung* wie Kala Azar, fast im gesamten Mittelmeergebiet, in Südrußland, im Mittleren Osten, in Indien und China, aber auch weit verbreitet in Nordafrika, seltener im übrigen Afrika, in Süd- und Mittelamerika, ist eine *Hautleishmaniose* heimisch, die unter verschiedenen Bezeichnungen (Orient-, Aleppo-, Bagdad-, Delhibeule u. a.) bekannt ist. Der *Erreger, die Leishmania tropica*, ist von dem Erreger der Kala Azar mikroskopisch nicht zu unterscheiden. Jedoch kann mit beiden Arten keine wechselseitige Immunität erzielt werden.

Das wichtigste *Virusreservoir* ist der Mensch, bei dem die Krankheit als chronische Hautaffektion verläuft. Ähnliche Erscheinungen finden sich auch bei Hunden und im Mittleren Osten bei Nagetieren (Rhombomys opimus). Auch sie können zur Infektionsquelle für den Menschen werden (s. Schema 9).

Schema 9. *Infektketten der Orientbeule.*

Hund (Nager) ⟶ Phlebotomus ⟶ Hund (Nager) ⟶ Phlebotomus ⟶

Mensch ⟶ Phlebotomus ⟶ Mensch ⟶ Phlebotomus ⟶

Hund (Nager)

Meist an einer unbedeckten Körperstelle entsteht nach einer Inkubationszeit, die Wochen bis Monate und noch länger währt, eine kleine juckende, gerötete Papel, die sich im Verlauf von mehreren Monaten zu einem geschwürig zerfallenden Knötchen entwickelt. Die schmerzlose Ulceration schreitet langsam fort und erreicht unter Umständen *Fünfmarkstückgröße* und mehr. Nach durchschnittlich 1 Jahr heilt sie von selbst ab, strahlige, landkartenförmige Narben hinterlassend. Immunität wird nur gegen den lokalen Stamm erworben.

Zur parasitologischen *Diagnose* wird etwas Material vom Geschwürsrand abgekratzt, auf dem Objektträger ausgestrichen und nach GIEMSA gefärbt. Die Leishmanien finden sich in Endothel- und anderen Zellen oder auch extracellulär, aber nur selten im Blut. Die Kulturen werden in der gleichen Weise wie bei Kala Azar angelegt.

Die *Therapie* ist nicht sehr dankbar. Manche Fälle heilen nach Antimonbehandlung (Fuadin), andere werden nicht beeinflußt. Auch örtliche Injektionen von Atebrin-Musonat, Solustibosan, Berberin und Emetin, Ätzungen mit Milchsäure, Vereisungen und Salbenbehandlung führen nicht sicher zum Ziel.

An den erkrankten Individuen beladen sich beim Blutsaugen *Phlebotomen* (Phlebotomus pappatasii, perniciosus, sergenti) mit den Erregern, die sich in gleicher Weise wie die Leishmania donovani in der Mücke stark vermehren und in die oberen Verdauungsabschnitte einwandern. Durch erneuten Stich, aber wahrscheinlich häufiger durch das Einreiben der Erreger aus zerdrückten Phlebotomen wird die Orientbeule erworben. Jedoch ist auch *Kontaktinfektion* möglich. Kleine Kinder werden bevorzugt befallen. In manchen Gegenden ist sie so stark verbreitet, daß kaum jemand der Infektion entgeht. Die Phlebotomen lieben trockene, warme Gegenden, entsprechend auch die trockene Jahreszeit. Ihre Lebensgewohnheiten bedingen die oft herdförmige Verbreitung und die Ortsgebundenheit der Plage.

Die *Bekämpfung* gründet sich auf die Behandlung der Erkrankten, auf die Vernichtung der Phlebotomen und auf den persönlichen Schutz (s. S. 719). Wo Hunde und Nagetiere als Virusreservoire bekannt sind, ist ihnen besondere Aufmerksamkeit zu schenken. In Kleinasien ist es üblich, Kinder an unauffälligen Körperstellen künstlich zu infizieren, um sie gegen die spätere natürliche Infektion zu *immunisieren*. Neuerdings werden Schutzimpfungen mit Kulturleishmanien mit gutem Erfolg durchgeführt.

Espundia.

Eine der Orientbeule ähnliche, aber bösartige Hautleishmaniose — *amerikanische Leishmaniose, Espundia, Uta, Buba* — ist in Süd- und Mittelamerika und Mexiko heimisch. Innerhalb dieser Länder sind feuchtheiße Gegenden bevorzugte Verbreitungsgebiete. Die nach einer Inkubationszeit von Wochen bis Monaten meist im Gesicht entstehenden, indolenten Geschwüre gleichen zunächst den Orientbeulen, zeigen aber weit geringere Heilungstendenz. Nach Monaten oder Jahren entstehen neue Ulcera an der Berührung von Haut und Schleimhaut im Bereich des Nasen-Rachenraums. Sie greifen auf die benachbarten Weichteile, auf Knorpel und Knochen über und verursachen starke Gewebszerstörungen und Verstümmelungen. Zur *Diagnose* werden nach GIEMSA gefärbte Ausstriche von den Geschwürsrändern mikroskopiert. In ihnen findet sich der mikroskopisch von den besprochenen Leishmanien ununterscheidbare Erreger, die *Leishmania braziliensis.* Ihre Züchtung gelingt auf NNN-Agar (s. S. 655). Antimonpräparate geben bessere Therapieerfolge als bei der Orientbeule. Die Krankheit hinterläßt Immunität.

Von *Mensch zu Mensch übertragen* wird die Krankheit durch *Phlebotomen* (Phlebotomus intermedius), die sich an den Geschwüren mit den Erregern beladen. Auch *Kontaktinfektionen* sind möglich. Männer sind wegen ihrer beruflichen Arbeit im Freien stärker befallen als Frauen, Kinder mehr als Erwachsene. Gelegentlich werden bei der sonst endemischen Seuche Epidemien beobachtet.

Aus der Übertragungsweise der amerikanischen Leishmaniose ergibt sich ihre *Bekämpfung*. Die Kranken sind, um die Übertragung durch Stechmücken zu unterbinden, phlebotomensicher zu isolieren und alle Infektionsmöglichkeiten durch Kontakt zu vermeiden. Das Hauptaugenmerk jedoch ist auf die Ausrottung der Phlebotomen aus der Nähe menschlicher Wohnungen nach den beim Pappatacifieber dargelegten Grundsätzen (s. S. 719) zu richten.

Amöbenruhr.

Die ursprüngliche Ansicht, die Ruhr werde in den gemäßigten Zonen durch Bakterien, in den tropischen und subtropischen Gebieten durch Amöben verursacht, hat sich nicht bestätigt. Es zeigte sich mit der Entwicklung leistungsfähiger bakteriologischer Methoden und der besseren ärztlichen Versorgung immer mehr, daß die bakterielle Ruhr eine kosmopolitische Krankheit ist, die überall gefunden wird, wo Menschen siedeln, deren Häufigkeit aber mit der *Dichte des Zusammenlebens* und der *Ungunst der Umweltbedingungen* in enger Korrelation steht. Diese ubiquitäre Verbreitung zeigt die *Amöbenruhr* nicht. Zwar ist auch ihr Auftreten an mangelhafte hygienische Verhältnisse, an bestimmte Lebensgewohnheiten, Sitten und Gebräuche gebunden. Darüber hinaus ist sie aber fast ausschließlich eine Krankheit warmer Klimate. In der *tropischen und subtropischen Zone* findet sie sich in zahlreichen größeren Herden rings um den ganzen Erdball. Stark heimgesucht sind Indien, Indochina und China, die Philippinen und Formosa, Süd- und Mittelamerika, der Nahe Osten, Nordafrika und weite Gegenden Ost- und Westafrikas. Noch bis vor wenigen Jahrzehnten war die Amöbenruhr in diesen Gebieten neben der Malaria die gefürchtetste Tropenseuche. Fast $1/_3$ der Beamten, die Deutschland früher in seine afrikanischen Kolonien schickte, wurde durch sie und durch ihre gefürchtete Folgekrankheit, den Leberabsceß, tropendienstunfähig. In den *gemäßigten Zonen* wird sie vermißt. Nur sehr selten kommen Erkrankungen vor, meist eingeschleppt aus warmen Ländern oder in der Umgebung von Tropenrückkehrern. Sie haben, wie die vereinzelt beobachteten authochtonen Fälle, keine seuchenpolizeiliche Bedeutung.

Diese auf den ersten Blick dem Verständnis keine Schwierigkeiten bereitenden seuchengeographischen Verhältnisse werden dadurch kompliziert, daß die Ruhramöben nicht auf die Gebiete beschränkt sind, in denen die Amöbenruhr vorkommt. Man findet ihren Erreger, die *Entamoeba histolytica,* nicht nur, wie nach der Verbreitung der Krankheit geschlossen werden könnte, in den Tropen und Subtropen, sondern, wie Reihenuntersuchungen auf Darmprotozoen zeigen, auch in den gemäßigten Zonen. Allerdings ist hier der Prozentsatz der Befallenen niedriger. In Deutschland werden je nach dem untersuchten Personenkreis und der Untersuchungstechnik etwa 5—20% Ruhramöbenträger festgestellt, die keinerlei klinische Erscheinungen zeigen. Diese Inkongruenz wird verschieden erklärt. Manche Tropenärzte führen sie darauf zurück, daß die in den gemäßigten Zonen gefundenen Amöbenstämme (Entamoeba dispar) zwar morphologisch keine Unterschiede gegenüber der Entamoeba histolytica aufweisen, aber apathogen sein sollen. Gegen diese Annahme spricht das große Experiment

zweier Weltkriege, in deren Verlauf Zehntausende von Amöbenträgern aus
tropischen Gebieten in die gemäßigte Zone zurückkehrten, ohne daß dadurch
die Verbreitungskarte der Amöbenruhr wesentlich hätte korrigiert werden müssen.
Wahrscheinlicher ist die Annahme, daß alle in den verschiedenen Zonen gefundenen Stämme vom Histolyticatyp identisch sind, daß es aber zur klinischen
Manifestation der Amöbenruhr außer einer lokalen Schädigung eines besonderen,
klimatischen Faktors bedarf, der in den warmen Ländern vorhanden ist, in den
gemäßigten Klimaten jedoch fehlt. Allerdings steht zu dieser Theorie in Widerspruch, daß auch in den heißen Sommermonaten Mitteleuropas, die bei besonderen Wetterlagen subtropisches Gepräge tragen können, die Amöbenruhr nicht
beobachtet wird. Dem Einwand, daß sie lediglich nicht diagnostiziert werde,
ist entgegenzuhalten, daß die häufigste Folgekrankheit der Amöbenruhr, der
Leberabsceß, in unseren Breiten nicht auftritt.

Oft ist es schon möglich, in Gebieten, in denen Bakterienruhr und Amöbenruhr gleichzeitig vorkommen, die *Differentialdiagnose am Krankenbett* durch die
Besichtigung des entleerten Stuhles zu stellen. Bei der *Bakterienruhr* findet sich
in den zahlreichen, unter starken Tenesmen entleerten Stühlen meist reichlich
blutiger Schleim, der innig mit Eiter durchsetzt ist und den Faeces ein opakes
Aussehen gibt. Bei der *Amöbenruhr* dagegen sind Leukocyten nur spärlich
vorhanden. Die Stühle sind durch ausgiebige Schleimbeimengungen glasig,
durchsichtig und in besonders typischen Fällen durch innige Vermengung von
Schleim und Blut himbeergeleeartig.

Soll aber die Amöbenätiologie einer Ruhr exakt gesichert werden, so
müssen die Amöben *mikroskopisch* nachgewiesen werden. Hierfür gibt es zwei
Wege, die Anfertigung eines *frischen Stuhlpräparates* unmittelbar nach der
Defäkation und seine Durchmusterung möglichst auf einem geheizten Objektträger und die Anfertigung eines *mit Hämatoxylin gefärbten Dauerpräparates.*
Für beide eignen sich am besten die schleimigen Partien, da sie die Erreger
bevorzugt enthalten.

Vorbedingung für die Amöbendiagnose ist die Kenntnis der in den Präparaten
zu erwartenden Bilder. Grundsätzlich unterscheidet man bei allen Amöben,
auch den apathogenen, die sehr hinfälligen, sich im Darm durch Teilung vermehrenden *vegetativen Formen* und die aus ihnen entstehenden resistenten
Dauerformen, die *Cysten.* Mit den Faeces ausgeschieden, werden diese bei
Aufnahme durch andere Personen zum Anlaß der Weiterverbreitung. Im Darm
ihrer neuen Wirte entstehen aus den Cysten wieder vegetative Formen, die sich
durch Teilung fortpflanzen. *Dieser Entwicklungscyclus wird bei der Entamoeba
histolytica dadurch kompliziert, daß zwei morphologisch und biologisch verschiedene
vegetative Formen auftreten können.* Aus den normalen *Minutaformen*, die im
Darmlumen leben und sich dort vermehren ohne pathogene Wirkung zu entfalten, entstehen unter geeigneten Bedingungen größere Amöben, die *Magnaformen*, die durch besondere Fermente in die Darmschleimhaut eindringen. Erst
ihr Auftreten führt zur Amöbenruhr. Sie sollen sich unter besonderen Bedingungen wieder zu Minutaformen zurückbilden können.

Das *ungefärbte Präparat* ist leicht und schnell anzufertigen und gestattet
dem Geübten eine rasche Diagnose. Allerdings nur dem Geübten, denn seine
Beurteilung erfordert spezielle Erfahrung in der Amöbendiagnostik und eine
sehr kritische Bewertung des Resultats. Die morphologische Unterscheidung
zwischen der Ruhramöbe *Entamoeba histolytica* und der apathogenen, weit
verbreiteten *Entamoeba coli* ist nicht einfach. Dem Ungeübteren können Verwechslungen mit Blutzellen, Gewebszellen — „tote Amöben" — oder pflanzlichen Produkten, wie Sporen und Pollen, erfahrungsgemäß leicht unterlaufen.

Eine aus den Entleerungen sorgfältig ausgesuchte Schleimflocke wird auf dem Objektträger mit einem Tropfen physiologischer Kochsalzlösung verrieben und zunächst mit einem mittleren Trockensystem, dann mit dem Immersionsobjektiv durchmustert. Ein Zusatz von Lugolscher Lösung zum Präparat läßt die Kerne der Amöben und Cysten besser hervortreten.

In lebendem Zustand sind die *Gewebsformen* (Magnaformen) etwa 20—30 μ groß und deutlich in ein homogenes, durchsichtiges Ektoplasma und ein körnig getrübtes Entoplasma geschieden. Im Entoplasma finden sich neben dem Kern der Amöbe in Fällen klinischer Amöbenruhr zahlreiche phagocytierte Erythrocyten, die oft lebhaft bewegt werden. Der stark lichtbrechende Kern erscheint rund. Seiner Membran ist wenig Chromatin angelagert, das durch Lücken unterbrochen scheint. Sein Binnenkörper (Caryosom) liegt meist zentral. Die Art der Bewegung ist sehr charakteristisch: Aus dem Ektoplasma brechen ruckweise bruchsackartige Pseudopodien hervor, in die dann Teile des Entoplasmas nachfließen. Dieser Bewegungstyp, der Einschluß der roten Blutkörperchen und die deutliche Scheidung in Ekto- und Entoplasma sichern die Diagnose Ruhramöben.

Die *Minutaformen* sind kleiner, etwa 12—20 μ groß. Eine Scheidung in Ekto- und Entoplasma ist ebenfalls zu erkennen, doch ist das Entoplasma oft gröber granuliert und enthält nicht selten in den Nahrungsvacuolen Bakterien. Der Kern weist den gleichen Bau wie den Magnaformen auf. Erythrocyten finden sich nicht. Der Bewegungstyp ist ähnlich wie bei der Gewebsform, doch etwas träger.

Die *Cysten* sind 10—15 μ groß, meist rund und besitzen in unreifem Zustand 1 oder 2 Kerne, eine Glykogenvacuole und stark lichtbrechende Chromidialkörper. Die reife Cyste enthält 4 Kerne.

Die *vegetative Form* der differentialdiagnostisch wichtigsten Darmamöbe, der apathogenen *Entamoeba coli*, ist etwa 20—40 μ groß. Ihr fehlt die Scheidung in Ekto- und Entoplasma. Ihr Plasma ist stärker vacuolisiert als das der Entamoeba histolytica und enthält reichlicher Bakterien und andere geformte Nahrungsbestandteile, aber keine Erythrocyten. An ihrer Kernmembran ist reichlich Chromatin angelagert, das Caryosom liegt meist exzentrisch. Ihre Bewegungen sind langsam, kriechend, die Pseudopodien breit.

Die *Cysten* sind etwa 17—25 μ groß und besitzen in unreifem Zustand fast immer zwei Kerne, zwischen die eine große Vacuole eingelagert ist. In der reifen Cyste ist die Vacuole nicht mehr nachweisbar und die Kernzahl auf 8 gestiegen.

Mit Hilfe der *Zinksulfatmethode* lassen sich die Cysten anreichern.

Die Anfertigung des *gefärbten Präparates* ist umständlicher und erfordert mehrere Stunden. Es hat den großen Vorteil, daß die gefärbten Amöben leichter zu diagnostizieren sind und die Durchsicht der Präparate nicht an eine bestimmte Zeit gebunden ist. Die *Eisenhämatoxylinfärbung nach* Heidenhain wird, da sie nicht zu den üblichen Routineuntersuchungen gehört, wie folgt beschrieben:

1. Ausstreichen des Stuhles auf 4 Deckgläsern (festen Stuhl mit physiologischer Kochsalzlösung verdünnen). Diese sofort, d. h. ohne daß der Ausstrich eintrocknet, mit der Schichtseite nach unten auf Sublimatalkohol werfen. Die Deckgläser sollen dabei schwimmen.

2. Fixieren mit Sublimatalkohol, 20 min (konz. wäßrige Sublimatlösung [7 g Sublimat in 100 cm³ heißem dest. Wasser lösen], davon 2 Teile, 1 Teil 96%igen Alkohol).

3. Einlegen in Jodalkohol, 20 min zur Entfernung des Sublimats (Lugolsche Lösung in 70%igem Alkohol bis zur Cognakfarbe).

4. Einlegen in 70%igen Alkohol, mindestens 30 min.

5. Abspülen mit Wasser.

6. Beizen mit 4%igem Eisenalaun 1 h (4 g Eisenammoniumalaun (violette Krystalle) in 100 cm³ dest. Wasser).

7. Abspülen mit Leitungswasser.

8. Färben mit Hämatoxylin 1 h (1 g Hämatoxylin in 10 cm³ 96%igem Alkohol lösen und 90 cm³ dest. Wasser zufügen, 4 Wochen reifen lassen).

9. Abspülen mit Leitungswasser.

10. Differenzieren mit 2%igem Eisenalaun je ein Präparat 1, 2, 3 und 4 min (1 Teil der 4%igen Lösung und 1 Teil dest. Wasser).

11. Wässern mindestens 30 min.

12. Entwässern in der Alkoholreihe: in 48-, 70-, 80-, 96%igem, absolutem Alkohol (als Ersatz Carbolxylol) Xylol, jeweils 2 min.

13. Einbetten in Canadabalsam, Caedax oder Euparal.

Vom Ausstreichen bis zum Einbetten dürfen die Präparate niemals trocken werden! Ab Nr. 3 Schichtseite nach oben!

Von den vier verschieden lang differenzierten Präparaten wird das beste ausgesucht und mit dem Immersionsobjektiv mikroskopiert. Bei gelungener Färbung sind die morphologischen Einzelheiten der dunkelblau erscheinenden Amöben deutlich zu erkennen. Schwierigkeiten macht auch im gefärbten Präparat bisweilen die Unterscheidung der Entamoeba histolytica von der Entamoeba coli. Die übrigen beim Menschen parasitierenden apathogenen Arten, Entamoeba hartmanni, Endolimax nana, Jodamoeba bütschlii und Dientamoeba fragilis sind meist leicht abzugrenzen. Folgender Bestimmungsschlüssel gestattet eine Einteilung in vier Gattungen. Bezüglich der Einzelheiten muß auf die Lehrbücher der Parasitologie verwiesen werden.

Kern mit kleinem, zentral oder exzentrisch gelegenen Caryosom und einem Belag von Chromatinkörnern an der Membran . . . . . Entamoeba (E. histolytica, coli, hartmanni).

Kern mit exzentrisch gelegenem, umfangreichen Caryosom ohne Chromatinbelag an der Membran . . . . Endolimax (E. nana).

Kern mit großem, runden, zentral gelegenen Caryosom, das von einer Schicht achromatischer Granula umgeben ist . . . . Jodamoeba (Jodamoeba bütschlii).

Seltener ein Kern, meist zwei Kerne, aus einer Anhäufung grober Chromatinbrocken bestehend, umgeben von einem schmalen, hellen Hof . . . . Dientamoeba (D. fragilis).

Wie bei der bakteriellen Ruhr sind auch bei der Amöbenruhr keine Tiere in die Infektketten eingeschaltet. *Der Mensch allein ist die Infektionsquelle* und vermittelt die Erreger mit seinen Ausscheidungen direkt oder indirekt an weitere Personen. Wegen der Hinfälligkeit der vegetativen Amöben ist die Infektion nur durch Cysten möglich. Diese halten sich in der Außenwelt ziemlich lange; noch nach Wochen und Monaten behalten sie in abgesetzten Stühlen und im umgebenden Erdreich, ferner in Wasser und angetrocknet an Gemüse ihre Infektiosität. Auch überstehen sie die Passage durch den Fliegendarm und werden noch nach mehreren Tagen infektionstüchtig ausgeschieden. Infizierte Nahrungsmittel und Trinkwasser spielen die epidemiologisch bedeutsamste Rolle. In Flußgebieten breitet sich die Ruhr meist von Dorf zu Dorf stromabwärts aus. Die Kontaktinfektion tritt dagegen in den Hintergrund.

Die Epidemiologie der Amöbenruhr unterscheidet sich von der der bakteriellen Ruhr insofern, als die Zahl der Ruhramöben beherbergenden Personen in den Endemiegebieten weitaus größer ist als die Zahl der Ruhrbakterien-Ausscheider, und die Dauer der latenten Darmlumeninfektion sich oft über Jahre, ja sogar Jahrzehnte erstreckt. Die Möglichkeit der Aufnahme von Cysten ist also sehr häufig gegeben. Doch wird die starke Exposition durch die geringe Pathogenität der Entamoeba histolytica wieder ausgeglichen. Anscheinend führt das Verschlucken der Dauerformen und die nachfolgende Darmlumeninfektion mit Minutaformen nur dann zur Entwicklung der Magnaformen und zur Erkrankung, wenn zu dem erwähnten klimatischen Faktor eine Schädigung der Darmwand hinzukommt. Auf die Notwendigkeit einer örtlichen Noxe wird aus dem Umstand geschlossen, daß in manchen endemischen Ruhrgegenden der Tropen bei über 50% der Bevölkerung Darmlumeninfektionen gefunden werden, ohne daß eine entsprechende Zahl von Ruhrkranken zur Beobachtung kommt. Für Panama z. B. wurde ein Verhältnis zwischen Kranken und Amöbenträgern von 1:156 berechnet. Die disponierende Schädigung scheint mannigfaltiger Art sein zu können: Erkältungen, kalte Getränke und Diätfehler werden angeschuldigt. Durch Selbstversuche (WESTPHAL) ist wahrscheinlich gemacht, daß auch eine vorausgegangene bakterielle Infektion durch Ruhr- oder Salmonellakeime den Boden für eine Amöbenruhr ebnen kann. Eine in der gemäßigten Zone harmlose Darmlumeninfektion mit Entamoeba histolytica kann deshalb bei Personen, die in die Tropen ausreisen, zur Quelle einer Amöbenruhr werden.

Nach einer Inkubationszeit von 3—4 Wochen beginnt die Krankheit meist schleichend, im Gegensatz zur bakteriellen Ruhr mit ihrem akuten Beginn. Da durchaus nicht alle Patienten starke Durchfälle haben, sind es manchmal erst die Blut- und Schleimbeimengungen zum Stuhl, die auf die Art der Erkrankung hinweisen. Oft sind die Stühle normal geformt und nur an der Oberfläche mit blutigem Schleim bedeckt. Temperaturerhöhungen fehlen bei reiner Amöbeninfektion meist, nur bei den akuter verlaufenden Mischinfektionen sind sie ausgeprägt. Längs des Dickdarms, besonders in der Gegend der Flexuren, werden ziehende Schmerzen verspürt. Wird die Krankheit nicht behandelt, so kann sie chronisch werden und durch ihre Rezidive die Gesundheit langsam untergraben. Die Patienten sind wegen der Verdauungsstörungen unterernährt, ihre Haut ist fahl. Speisen und Getränke werden schlecht vertragen, da wegen der meist bestehenden anaciden Gastritis und der spastischen Obstipation die Verdauungstätigkeit gestört ist. — Die gefürchtetste Folge der Amöbenruhr ist die *Amöbenhepatitis* und der aus ihr durch eitrige Einschmelzung entstehende *Leberabsceß*. Er kommt dadurch zustande, daß Amöben aus dem Darm über die Pfortader oder auf dem Lymphwege nach der Leber verschleppt werden und sich dort ansiedeln. Es entstehen meist eine, seltener mehrere Absceßhöhlen, die mit gelbem, rahmigen oder durch Blutbeimengungen braun gefärbten Inhalt angefüllt sind. In der Absceßwand lassen sich die Amöben nachweisen. Der Verlauf dieser Komplikation ist vielgestaltig. Neben akut auftretenden Abscessen stehen über Jahre sich hinziehende Prozesse. Ihre Diagnose ist entsprechend erschwert. Ein wichtiges Frühsymptom sind die in die rechte Schulter oder in das Schulterblatt ausstrahlenden Schmerzen. Sie und unregelmäßiges Fieber, manchmal auch Schüttelfröste und profuse Nachtschweiße, die Vergrößerung der Leber und ihre Druckschmerzhaftigkeit, die Leukocytose und eigenartig graugelbe Verfärbung des Gesichts erwecken bei Tropenleuten den Verdacht, daß ein Leberabsceß vorliegt. Wenn der Absceß eine gewisse Größe erreicht hat und nicht operiert wird, bricht er spontan durch, entweder in die Bauchhöhle, in die Pleurahöhle, in den Verdauungstrakt oder in die Lunge, mitunter auch durch die Bauchhaut nach außen. Die drei letzten Möglichkeiten sind als relativ günstig anzusehen, da der Absceß nach Entleerung des Inhalts ausheilen kann. Alles kommt aber darauf an, die Amöbenruhr vor der Beteiligung der Leber am Krankheitsprozeß möglichst früh zu diagnostizieren und zu heilen. Wird die Diagnose Amöbenruhr richtig gestellt, so besteht hierzu die Möglichkeit durch in den letzten Jahrzehnten entwickelte Medikamente. Durch sie ist die Amöbenruhr ihrer Schrecken für die in den Tropen lebenden Weißen entkleidet worden.

Die alte Behandlungsmethode mit der bei den Indianern gebräuchlichen Radix ipecacuanha ist heute verlassen, fand aber ihre Fortsetzung in der Medikation des *Emetins*, des wirksamen Bestandteils dieser Wurzel. In Dosen von 0,03—0,1 g tötet es nach intramuskulärer, subcutaner oder intravenöser Injektion elektiv die Gewebsformen ab. Es ist deshalb das Mittel der Wahl bei der *Behandlung des beginnenden Leberabscesses*. Kleinere Einschmelzungen können sich zurückbilden, größere allerdings müssen immer operativ behandelt werden. Auch die klinischen Erscheinungen der akuten Amöbenruhr verschwinden unter dieser Therapie rasch. Leider hat das Emetin den Nachteil, daß es auf die Minutaformen nicht wirkt. Die Amöben verschwinden nicht aus den Stühlen dieser Personen, die deshalb ständig in Gefahr schweben, erneut zu erkranken. Ein Übergang in chronische Ruhr ist also möglich. Diese Lücke in der Therapie füllen die zwei Präparate *Yatren* und *Rivanol* aus, die auf die Minutaformen und die Gewebsformen wirken. Allerdings sind sie gegen die Amöbenhepatitis und den Leberabsceß wirkungslos. Doch empfiehlt sich auch in diesen Fällen ihre Anwendung, da bei einer Lebererkrankung die gleichzeitig immer bestehende Besiedelung des Darmes mit Amöben bekämpft werden muß. Bei *frischer Amöbenruhr* kann Yatren oder Rivanol allein zum Erfolg führen. Yatren wird dabei in Dosen von 3mal täglich 0,1—0,25 g verabfolgt, Rivanol als Rivanoletten

3mal täglich 0,075—0,15 g. Yatren wirkt abführend, Rivanol stopfend. Bei chronischer Ruhr ist eine kombinierte Kur angebracht, die durch Emetinbehandlung eingeleitet werden kann. In *chronischen Fällen* kann Yatren auch in Form von $^1/_2$%igen Dauereinläufen gegeben werden. Nach vorherigem Spüleinlauf wird die täglich eingeführte Flüssigkeitsmenge langsam von 200 cm³ auf 800 cm³ gesteigert, wobei die Patienten angehalten werden, den Einlauf möglichst 20—24 h bei sich zu behalten.

Versuche, Yatren und Rivanol, ähnlich der Chinin- oder Atebrinprophylaxe bei der Malaria, vorbeugend gegen die Amöbenruhr zu geben, hatten keinen Erfolg.

Die wirksame Behandlung der Amöbenträger mit den beiden Heilmitteln hat jedoch über den unmittelbaren therapeutischen Erfolg beim einzelnen Kranken hinaus auch *prophylaktischen* Wert innerhalb einer Gemeinschaft, da auf diese Weise die Zahl der Cysten ausscheidenden Personen verringert wird. Der Schwerpunkt der *Vorbeugung* liegt allerdings nicht auf der medikamentösen Behandlung, sondern auf der Verbesserung der hygienischen Umweltbedingungen und der Vermeidung aller Infektionsmöglichkeiten. Bei der weiten Verbreitung der Minutaträger unter den Eingeborenen ist der Kontakt mit ihnen möglichst zu meiden. Eingeborenes Personal ist in regelmäßigen Abständen zu untersuchen und gegebenenfalls zu behandeln. Besondere Aufmerksamkeit ist allen Speisen zu widmen, die, wie Früchte oder Salate, unabgekocht genossen werden und deren Herkunft unbekannt oder verdächtig ist. Eingeborene Straßenhändler haben oft die Gepflogenheit, welke Gemüse in zweifelhaftem Wasser aufzufrischen. Die Beschaffung einwandfreien Trinkwassers und eine den Forderungen moderner Hygiene entsprechende Fäkalienbeseitigung tragen, ebenso wie die Anlage fliegensicherer Latrinen und die fliegensichere Aufbewahrung der Nahrungsmittel, weitgehend zur Verhütung der Amöbenruhr bei.

Coccidiose.

Weit verbreitet im Tierreich finden sich die *Coccidien*, Protozoen, die fast ausschließlich als Zellparasiten eine ähnliche Entwicklung wie die Plasmodien durchlaufen. Aus den erwachsenen Coccidien, den Schizonten, entstehen durch Teilung die Merozoiten, die wieder zu Schizonten heranwachsen. Daneben bilden sich aus den Merozoiten die Geschlechtsformen, die weiblichen Makrogameten und männlichen Mikrogametocyten, Vorstufen der Mikrogameten. Der befruchtete Makrogamet ist die bei den meisten Arten im Stuhl erscheinende und deshalb für die Diagnose wichtige Oocyste, in der sich die Sporoblasten entwickeln. Durch ihre Teilung entstehen die Sporen, aus ihnen die infektionstüchtigen Sporozoiten.

In der *Gattung Eimeria* finden sich *Krankheitserreger unserer Haustiere.* Die Pathogenität der Eimerien ist allerdings nicht groß. Schwache, symptomlose Infektionen sind bei einem hohen Prozentsatz der Rinder, Schafe, Ziegen und Schweine festzustellen. In Laboratorien sind Kaninchen und Mäuse häufig infiziert. Auch das Geflügel ist nicht verschont. Über den Umfang der Verbreitung läßt sich durch die beim Nachweis der Wurmeier mit Erfolg angewendete Kochsalzanreicherung ein Bild gewinnen. Nur wenn die aufgenommenen Sporozoiten sehr zahlreich sind und massive Infektionen entstehen, kommt es zu klinischen Erscheinungen.

Beim *jungen Rind* ist die durch *Eimeria zürni* verursachte ,,Rote Ruhr`` gefürchtet, die bei 1—2 Jahre alten Tieren dann gehäuft auftreten kann, wenn diese aus abflußlosen Tümpeln getränkt werden, in die der Kot der Tiere und damit die Oocysten in großen Mengen hineingelangen. Nicht selten gehen die

Tiere an massiven Infektionen zugrunde. Auch bei *Schafen* und *Ziegen* treten tödliche Coccidiosen auf.

Beim *Kaninchen* führen 3 Eimeriaarten *(Eimeria stiedae, magna* und *perforans)* bei starkem Befall zu Krankheitserscheinungen. Die Tiere magern durch die Coccidien, die ihren Sitz teils in der Leber, teils im Darm haben, ab, bekommen Durchfälle und können an der Infektion zugrunde gehen.

In *Mäusezuchten* führt *Eimeria falciformis* gelegentlich zu verheerenden Epidemien, denen bis zu zwei Drittel der Tiere zum Opfer fallen. Begünstigend sind schlechte Pflege und feuchte Käfige. Mehrmaliges Umsetzen in reine, trockene Umgebung bringt in wenigen Tagen die Seuche zum Erlöschen. Bei gehäuften Durchfällen bei Mäusen ist deshalb neben der Breslauinfektion immer an die Coccidiose zu denken. Die Untersuchung des Kotes bringt durch den Nachweis von zahlreichen runden, etwa $20\,\mu$ großen, stark lichtbrechenden Oocysten rasche Klärung der Diagnose.

In der *Gattung Isospora* finden sich neben Krankheitserregern bei *Hund* und *Katze* auch die in wenigen Fällen beim *Menschen* beobachtete *Isospora hominis* und die häufigere *Isospora belli*. Obwohl Coccidienbefunde beim Menschen sehr selten sind, muß doch eine homogene Infektkette angenommen werden (HERRLICH und LIEBMANN), da keine morphologisch gleichen Coccidien bei Tieren bekannt sind, von denen die Infektion erworben werden könnte. Im Stuhl werden, besonders bei Kochsalzanreicherung, die gegen $30\,\mu$ langen und etwa $15\,\mu$ breiten, unreifen Oocysten von Isospora belli mit ihrem abgekugelten Protoplasmainhalt nachgewiesen. Nach 2—3 Tagen entwickeln sich in ihnen bei Sauerstoffzutritt je 2 Sporen von 12—$14\,\mu$ Länge und 7—$9\,\mu$ Breite mit je 4 Sporozoiten und einem großen Restkörper. — Schwache Infektionen verlaufen symptomlos, stärkere gehen gelegentlich mit Durchfällen einher. Bei experimenteller Infektion stellt sich allgemeines Krankheitsgefühl mit Durchfällen, Koliken, Übelkeit und Erbrechen ein. — Die Oocysten von Isospora hominis, deren Pathogenität noch umstritten ist, sind kleiner und werden reif ausgeschieden.

Oroyafieber, Verruga peruana.

Die nach BARTON benannten *Bartonellen* bilden eine Gruppe von Parasiten, deren Stellung im System der Mikroorganismen noch ungeklärt ist. Sie zeigen Verwandtschaft mit den Rickettsien und den Piroplasmen, ohne aber bei diesen eingereiht werden zu können. Als *Parasiten der Erythrocyten* sind sie im Tierreich weit verbreitet. Man findet sie bei Affen und Hunden, bei verschiedenen Nagern und schließlich bei Kaltblütern, bei Fröschen und Fischen. Gut studiert ist die *Bartonellose der Ratte*, die dann klinisch manifest wird, wenn die unter diesen Tieren weitverbreitete *Bartonella muris* durch künstliche Milzentfernung aktiviert wird. Ein einziger Vertreter dieser Gruppe, die *Bartonella bacilliformis*, ist für den Menschen pathogen. Sie erzeugt eine Krankheit, bei der 2 Stadien unterschieden werden, das akut verlaufende *Oroyafieber* (CARRIONsche Krankheit) und die sich daran nach kürzerer oder längerer Latenz anschließende *Verruga peruana*, eine chronische Haut- und Schleimhauterkrankung.

Das *Krankheitsareal* ist im wesentlichen auf einige tief eingeschnittene, feucht-heiße Täler der westlichen peruanischen Anden in 800—3000 m Höhe beschränkt. Außerdem sind kleinere Herde in Kolumbien und Equador bekannt. In diesen Gebieten ist die Bartonellose allerdings seit langem heimisch. Schon aus der Zeit der spanischen Eroberung liegen Berichte über verheerende Epidemien vor.

Virusreservoir ist der Mensch, in dessen Erythrocyten die Erreger oft reichlich eingeschlossen sind. Ob außerdem tierische Infektionsquellen in die Infektketten eingeschaltet sind, ist noch ungewiß. Im Blut von Eidechsen sollen ebenfalls Bartonellen gefunden worden sein. *Überträger sind Phlebotomen* (Phlebotomus verrucarum und noguchii). Phlebotomus noguchii wurde bei Fängen in den Endemiegebieten natürlich infiziert gefunden. Für die Überträgerrolle der Sandfliege spricht ferner die gute Übereinstimmung ihrer Verbreitungsgebiete mit den endemischen Herden der CARRIONschen Krankheit. Bemerkenswert ist die Bindung dieser Phlebotomen an die genannten Gegenden auf Grund des Vorkommens von bestimmten Euphorbiaceen, deren Milchsaft den Männchen als Nahrung dient. Phlebotomus verrucarum findet sich häufiger in Häusern als im Freien, Phlebotomus noguchii nur im Freien. Die Weibchen fliegen und stechen nur wenige Stunden während der Dämmerung, etwa von 18—22 Uhr, eine Gewohnheit, deren Kenntnis für die Prophylaxe wichtig ist.

Nach dem übertragenden Stich entwickelt sich nach einer Inkubationszeit von etwa 2—4 Wochen das akute, zunächst typhusähnliche erste Stadium, das eigentliche *Oroyafieber*, das auch nach dem peruanischen Studenten CARRION benannt wird, der im Jahre 1885 durch einen Selbstversuch die einheitliche Ätiologie der beiden Stadien beweisen wollte und verstarb. Über mehrere Wochen zieht sich ein unregelmäßig remittierendes Fieber hin, neben dem sich rasch eine starke Anämie entwickelt. Die Morbidität beträgt etwa 10—40%. Europäer sind schwerer betroffen als die eingeborene Bevölkerung. Die Genesung erfordert mehrere Wochen. Kurze Zeit nach Abklingen des Fiebers treten als Ausdruck des zweiten Stadiums, der ungefährlichen *Verruga peruana*, die ersten Knoten auf, meist im Gesicht und an den Extremitäten. Gelegentlich entsteht die Verruga auch ohne vorangegangenes Fieber. Die Knoten zeigen verschiedene Größe und verschiedenes Aussehen und neigen zu Blutungen. Von kaum fühlbaren Efflorescenzen bis zu großen sarkomähnlichen Tumoren werden alle Übergänge beobachtet. Nach mehreren Schüben, die von nur unwesentlichen Allgemeinerscheinungen oder auch von leichtem Temperaturanstieg und rheumatischen Beschwerden begleitet sein können, heilt die Krankheit im Verlauf von einigen Wochen bis Jahren von selbst. Sie hinterläßt Immunität. Eine wirksame Therapie ist nicht bekannt. Teilweise wurden Erfolge mit Arsen-Antimonverbindungen erzielt.

Die *Diagnose* stützt sich im ersten Stadium auf den Nachweis der Bartonella bacilliformis im *Blut*. In den nach GIEMSA gefärbten *Ausstrichen* finden sich in den Erythrocyten die polymorphen, kokken- bis stäbchenförmigen, bis zu 2 μ langen, rot gefärbten Erreger. Oft sind zahlreiche Blutkörperchen mit mehreren Parasiten befallen. Die *Kultur* gelingt auf dem Leptospirennährboden nach NOGUCHI bei aeroben Bedingungen. In den *Knoten* lassen sich charakteristische Zelleinschlüsse nachweisen. Mit Patientenblut oder Kulturbartonellen können *Rhesusaffen* oberhalb der Augenbrauen infiziert werden. Es entstehen in der Stirngegend ebenfalls Knoten.

Zur *Bekämpfung* der Krankheit sucht man die Infektkette an den empfindlichsten Stellen zu unterbrechen. Infektiöse Kranke werden phlebotomensicher isoliert und die in den Räumen vorhandenen Stechmücken getötet, ihre Brutplätze in der Umgebung der Wohnstätten vernichtet (s. S. 719). Der persönliche Schutz besteht in Eindrahtung der Häuser und in dem Gebrauch von geeigneten Mückennetzen. Zurückhaltung während der Flugzeit der Phlebotomen (18—22 Uhr) ist empfehlenswert.

Schrifttum.

a) Sammelwerke:

CRAIG, C. F., u. E. C. FAUST: Clinical Parasitology. Philadelphia 1949. — DOFLEIN, F. u. E. REICHENOW: Lehrbuch der Protozoenkunde. Jena 1950. — KOLLE-HETSCH: Experimentelle Bakteriologie und Infektionskrankheiten, herausgeg. von H. HETSCH und H. SCHLOSSBERGER. Berlin u. Wien 1942. — MARTINI, E.: Lehrbuch der medizinischen Entomologie. Jena 1946. — MÜLLER, R.: Medizinische Mikrobiologie. Berlin—München—Wien 1946. — RUGE, H., P. MÜHLENS u. M. ZUR VERTH: Krankheiten und Hygiene der warmen Länder. Leipzig 1942. — STITTS Diagnosis, Prevention and Treatment of Tropical Diseases von R. P. STRONG. Philadelphia 1943. — Tropenhygienische Schriftenreihe, herausgeg. von E. RODENWALDT. Stuttgart 1940—45. — VOGEL, H.: Grundriß der Tropenkrankheiten. Stuttgart 1947.

b) Einzeldarstellungen:

GRASSI, B.: Studie di uno zoologo sulla malaria. Rom 1900. — KIKUTH, W.: Die Bartonellen und verwandte Parasiten bei Mensch und Tieren. Erg. Hyg. **13**, 559 (1932). — MALAMOS, B.: Beitrag zur Klinik, Therapie und Epidemiologie der Mittelmeer-Kala-Azar. Erg. inn. Med. **52**, 1 (1937). — PEUS, F.: Die Fiebermücken des Mittelmeergebietes. Leipzig 1942. — ROSS, R.: Untersuchungen über Malaria, deutsch von CL. SCHILLING. Jena 1905. — RUGE, H., u. E. RÖPER: Der heutige Stand der Chagaskrankheit mit besonderer Berücksichtigung der Epidemiologie und der Übertragungsversuche auf Säugetiere. Erg. Hyg. **19**, 352 (1937). — SCHÜTT, R.: Heutiger Stand unserer Kenntnisse über viscerale Leishmaniosen. Erg. Hyg. **23**, 64 (1940). — SOPER, F. L., u. D. B. WILSON: Anopheles gambiae in Brazil 1930 to 1940. New York 1943. — SWELLENGREBEL, N. H., u. E. RODENWALDT: Die Anophelen von Niederländisch-Ostindien. Jena 1932. — ULMANN, E.: Tsetsefliegen und Trypanosomenentwicklung. Tropenhyg. Schriftenreihe, herausgeg. von E. RODENWALDT, H. 5. Stuttgart 1942. — Veröffentlichungen der Rockefeller Foundation. WEYER, F.: Die Malariaüberträger. Leipzig 1939. — Die Malariaüberträger Afrikas. Merkblätter des Instituts für Schiffs- und Tropenkrankheiten, Hamburg. Leipzig 1941. — Bestimmungsschlüssel für die Anopheles-Weibchen und -Larven in Europa, Nordafrika und Westasien. Merkblätter des Instituts für Schiffs- und Tropenkrankheiten, Hamburg. Leipzig 1942. — WESTPHAL, A.: Amöbenruhr auf Grund bazillärer Ruhrschädigungen. Tropenhyg. Schriftenreihe, herausgeg. von E. RODENWALDT, H. 10. Stuttgart. 1943. — ZUMPT, F.: Tsetsefliegen. Merkblätter des Instituts für Schiffs- und Tropenkrankheiten, Hamburg. Leipzig 1942.

Viruskrankheiten.

Etwa 2 Jahrzehnte nach Beginn der großen bakteriologischen Entdeckungen, im Jahre 1897, führte LÖFFLER zum ersten Male den Nachweis, daß Krankheiten auch durch unsichtbare Mikroorganismen hervorgerufen werden können. Es gelang ihm, die Maul- und Klauenseuche mit keimfreien Filtraten auf gesunde Tiere zu übertragen. Dieser Entdeckung war schon ein anderes Ereignis vorausgegangen, bei dem die Erfahrungen bei der aktiven Immunisierung gegen Milzbrand durch einen kühnen Analogieschluß auf eine andere Krankheit, auf die Tollwut, übertragen worden waren, deren Erreger, ein Virus, noch nicht bekannt war. Und auch diese segensreiche Entdeckung PASTEURs hatte etwa ein Jahrhundert zuvor schon einen Vorläufer gehabt, die Pockenschutzimpfung durch JENNER, ebenfalls eine aktive Immunisierung mit einem unbekannten Erreger, eine Segenstat, die im wahrsten Sinne des Wortes das Gesicht der Menschheit wandelte.

Mit der Entdeckung LÖFFLERs begann die eigentliche Virusforschung als ein in den ersten Jahrzehnten ihres Bestehens allerdings etwas vernachlässigtes Teilgebiet der Mikrobiologie. Erst durch die Entwicklung der letzten 20 Jahre wurde sie zu einer groß ausgebauten Forschungsrichtung, in die sich Ärzte und Naturwissenschaftler teilen. Die anfänglichen Schwierigkeiten waren darin begründet, daß die in der Bakteriologie fruchtbaren Arbeitsmethoden bei den Viren meist versagten. Die Unmöglichkeit, sie mit den besten Mikroskopen

sichtbar zu machen und sie auf den gebräuchlichen Bakteriennährböden zur
Vermehrung zu bringen, verbunden mit der Unmöglichkeit, ihren Stoffwechsel
als Unterscheidungsmerkmal zu studieren und das Fehlen einfacher serologischer
Methoden boten zunächst fast unüberwindliche Schwierigkeiten. Der Auf-
schwung, den die Virusforschung in den letzten Jahrzehnten nahm, ist denn
auch in der Tat mit der Einführung und Weiterentwicklung neuer Arbeitsweisen
eng verbunden. Es ist bezeichnend, daß LÖFFLER, der die Tür zu diesem Gebiet aufgestoßen hatte, das Wort „Neue Methoden, meine Herren!", zugeschrieben wird.

Die *Definition der Viren* stößt auch heute noch auf beträchtliche Schwierigkeiten und ihre Stellung im System der Krankheitserreger, ja sogar die Frage,
ob sie Lebewesen oder unbelebte Materie sind, ist stark umstritten. Schon
ihre *Größe* bewegt sich innerhalb weiter Extreme. Manche Viren, wie die Erreger
der Maul- und Klauenseuche, sind mit 8—12 mμ kleiner als die größten Eiweiß-
moleküle (Hämocyanin, 22 mμ). Andere, wie das Psittakosevirus, liegen bei
Anwendung geeigneter optischer Methoden schon innerhalb der Grenze der
Sichtbarkeit. Bei noch größeren Organismen, den Rickettsien, die den Anschluß
an die kleinsten Bakterien herstellen, ist die Zugehörigkeit zu den Viren ungewiß,
zumal manche von ihnen durch Bakterienfilter zurückgehalten werden und
sich auch biologisch den Bakterien nähern. Die *Filtrierbarkeit* ist deshalb für
die Abgrenzung der Viren ein fragliches Kriterium geworden, wenn auch der
Gebrauch von bakteriendichten Filtern in der Praxis des Laboratoriums nach
wie vor eine große Rolle spielt.

Die *Ansprüche der Viren* an die sie umgebenden Medien sind sehr verschieden.
Sie vermehren sich nicht auf künstlichen Bakteriennährböden, auch nicht auf
solchen, die für an den Menschen hochangepaßte Krankheitserreger geeignet
sind. Nur einige, deren Virusnatur aber umstritten ist, wie die *Erreger der Aga-*
laktie der Ziege, der *Peripneumonie* des Rindes und zahlreiche, als *L-Kulturen*
bezeichnete Krankheitserreger bei Nagern, bilden auf festen Nährböden Kolonien oder in flüssigen Nährböden Trübungen. Nahe verwandt mit ihnen sind
die *Phagen*, spezifische Parasiten der Bakterien. Sie vermehren sich auf künstlichen Nährböden, vorausgesetzt, daß diesen passende Bakterien zugesetzt sind.
Die Spezifität mancher Phagen ist so groß, daß sie sich nur bei Anwesenheit
einer bestimmten Bakterienart, andere sogar nur eines bestimmten Stammes
vermehren. Dieses Verhalten findet seine Nutzanwendung in der Bakterien-
diagnostik (s. S. 477) und in der Epidemiologie (s. S. 494). Eine weitere Gruppe
vermehrt sich in der *Gewebekultur*, d. h. in einer Nährflüssigkeit, der frisches
Organgewebe beigefügt ist. Schon hier wird deutlich, daß der Aufenthalt in
lebendem Gewebe für die Vermehrung eine wesentliche Voraussetzung ist. —
Als glücklicher Umstand ist zu werten, daß viele Viren trotz sonst ausgeprägter
Wirtspezifität auf embryonalem Hühnergewebe züchtbar sind. Eine wichtige
Domäne der Virusforschung ist deshalb die *Eihaut-* und die *Dottersackkultur*. Sofern
die Viren tierpathogen sind, werden ferner durch die Infektion empfänglicher *Ver-*
suchstiere ihre pathogenen und immunbiologischen Eigenschaften studiert.

Die *Epidemiologie der Viruskrankheiten* weist gegenüber der bakterieller
Krankheiten keine grundlegenden Unterschiede auf. Jede bei Bakterien beobachtete Infektkettenbildung ist auch bei den Viren möglich und ebenso bedingen Umwelteinflüsse, Disposition und Immunitätslage der Wirte den Ablauf
der einzelnen Krankheit und der Seuche. Wenn aber im Vergleich zu Protozoenkrankheiten mit ihren lückenlos zu konstruierenden Kausalketten schon
die Übertragungsweise mancher bakteriellen Infektionen eine verwirrende, aber
meist durch die Methoden der Bakterienzüchtung aus belebter und unbelebter

Umgebung und durch die Ergebnisse serologischer Untersuchungen zu klärende Fülle von Möglichkeiten zuläßt, wieviel größer sind die Schwierigkeiten bei den Viruskrankheiten, wo wegen der Unsichtbarkeit der Organismen und wegen des Fehlens einfacher Züchtungsmethoden ihr Nachweis unter Umständen nur in der Eikultur oder im Tierversuch glückt. Ist bei einem Erreger aber auch dieses Vorgehen nicht möglich, wie z. B. beim Hepatitis-epidemica-Virus, so bildet die Einschaltung eines empfänglichen Menschen für den Erregernachweis ein fast unüberwindbares Hindernis in der Erforschung der Übertragungsweisen. *Unsere Kenntnisse über die Epidemiologie vieler Viruskrankheiten leiten sich deshalb nur aus der Analyse des Seuchengeschehens und aus Analogieschlüssen ab.* Daß mit dieser Methode gute Einblicke gewonnen werden können, zeigt gelegentlich die Bestätigung der gezogenen Schlüsse durch spätere experimentelle Ergebnisse.

Eine Sonderstellung nehmen die durch *Gliederfüßler übertragenen Viruskrankheiten* ein. Sie gehören, wie das Fleckfieber und das Gelbfieber, das Pappatacifieber und die Dengue, zu den beststudierten Seuchen. Dies hängt damit zusammen, daß durch die meist unerläßliche Einschaltung der Insekten nur eine einzige, durch die Biologie der Gliederfüßler bestimmte Möglichkeit der Übertragung besteht. Die jahreszeitliche Seuchenkurve, außergewöhnliche epidemische Häufungen und die Bindung an bestimmte geomorphologische Situationen und Klimate lassen sich in diesen Fällen in der Regel zwanglos erklären.

Bei den meisten nicht durch Insekten übertragenen Viruskrankheiten ist die Epidemiologie weniger klar. Zwar weiß man mit Sicherheit, daß manche Viren, wie die Schnupfenerreger, die verschiedenen Typen des Grippevirus, das Virus der Masern und überwiegend auch das der Pocken, durch *Tröpfcheninfektion von Mensch zu Mensch* weiterverbreitet werden. Austrittspforte und Eintrittspforte für die Erreger ist der Nasen-Rachenraum. Bei einer weiteren Gruppe ist enger *Kontakt* nötig, um die Krankheit zu übertragen, wie beim Lymphogranuloma inguinale oder auch bei der Tollwut. Seltener werden Viruskrankheiten, wie das Trachom, auch durch *Vermittlung von infizierten Gegenständen* weiterverbreitet. Erreger, die gegen Austrocknen unempfindlich sind, halten sich für kürzere oder längere Zeit im *Staub* infektionsfähig. Beim Fleckfieber kann dies wichtig werden, bei der Psittakose ist dieser Infektionsweg als Regel anzusehen. Auch der Erreger des Queenslandfiebers scheint durch Staub übertragbar zu sein. Bei vielen anderen Viren jedoch ist die Art der Übertragung noch in Dunkel gehüllt. Dies gilt in besonderem Maße für nur sporadisch auftretende Krankheiten.

Wahrscheinlich ebenso häufig wie bei Infektionen durch Bakterien muß von manchen Viruskrankheiten angenommen werden, daß ihre Erreger *beim Menschen weit verbreitet sind und er sich im biologischen Gleichgewicht* mit ihnen befindet. Wird dieses aus innerer oder äußerer Ursache gestört, so wirkt dies als Infektbahnung und führt zur Erkrankung. Dem Zusammenwirken von Krankheitserreger und auslösender Ursache kommt hier besondere Bedeutung zu. Solche Individuen sind als *gesunde Keimträger* und damit als Infektionsquellen wichtig.

Die *immunbiologischen Verhältnisse* sind bei den Viruskrankheiten nicht einheitlich. So wird z. B. gegen das Virus des Schnupfens und des Herpes offensichtlich keine Immunität erworben. Andere verleihen zwar keinen sicheren individuellen Schutz, bedingen aber trotzdem innerhalb einer Bevölkerungsgruppe eine statistisch nachweisbare geringere Empfänglichkeit, wie z. B. das Pappatacifieber. Das Überstehen wieder anderer führt — eine bei bakteriell bedingten Krankheiten seltenere Erscheinung — zu stark ausgeprägter und langdauernder, oft lebenslänglicher Immunität, bei den Masern, dem Gelbfieber und den Pocken.

Die sich über viele Jahrzehnte erstreckende Immunität verlockt geradezu zu *Schutzimpfungen*. Nicht immer allerdings liegen die Verhältnisse so günstig wie bei der Variola, wo in dem Erreger der Kuhpocken in ausreichender Menge ein natürlicher Impfstoff zur Verfügung steht, der beim Menschen eine nur unwesentliche Krankheit, aber trotzdem langdauernde Immunität gegen die echten Pocken hervorruft. Eine ähnliche Möglichkeit ist bei anderen Viruskrankheiten nicht gegeben. Die Gewinnung des Impfmaterials ist deshalb bei diesen an den Tierversuch oder an die Eikultur gebunden. Nur wenn sich das Virus im Versuchstier in einem bestimmten Organ anreichert, wie bei der Tollwut im Zentralnervensystem des Kaninchens oder beim Fleckfieber im Darm der Laus, oder wo es auf dem Hühnerei zur Vermehrung zu bringen ist, kann ein Impfstoff bereitet werden, vorausgesetzt, daß die Erreger sich dabei so verändern, daß die Impfung ohne Erkrankungsgefahr und dennoch mit ausreichender immunisatorischer Wirkung durchgeführt werden kann. Denn im Gegensatz zu den Bakterienimpfstoffen, die fast ausschließlich abgetötet angewendet werden, ist die Wirkung der Virusvaccinen meist an das Vorhandensein des *lebenden Erregers* geknüpft. Die Erkenntnis, daß viele Viren eine stärkere *biologische Plastizität* besitzen als die Bakterien, d. h., daß es durch geeignete Tierpassagen und Verimpfungen auf einzelne Organe gelingt, Dauermodifikationen zu erzeugen, die ihren Tropismus für bestimmte Zellen verlieren und gleichzeitig ihre hohe Pathogenität einbüßen, förderte die Impfstoffbereitung ungemein. Wichtig ist dabei die Erfahrung, daß diese Veränderungen sich im allgemeinen nur in einer Richtung bewegen und die neuen Eigenschaften mit großer Konstanz festgehalten werden. Ein Zurückschlagen in die ursprüngliche, virulente Form ist deshalb im allgemeinen nicht zu befürchten. Dabei ist erstaunlich, daß trotz der abgeschwächten Pathogenität die immunisatorische Wirkung erhalten bleibt. Jedoch läßt der Schutz im allgemeinen etwas früher nach, als beim Überstehen der unter natürlichen Bedingungen erworbenen Infektion. So hält die Pockenimmunität nach der Impfung mit Kuhpocken höchstens 7—10 Jahre, in den Tropen sogar nur die Hälfte dieser Zeit an, während das Überstehen der echten Pocken einen Schutz bis ins hohe Alter verleiht.

Eine andere Möglichkeit, Virusstämme für eine Vaccination geeignet zu machen, ist ihre *Injektion in öliger Suspension* oder ihre *Bindung an oberflächenaktive Stoffe*, wie Aluminiumhydroxyd. Die geringen Mengen von freiwerdendem Virus genügen anscheinend nicht, um die Krankheit hervorzurufen, sind aber ausreichend, um die Antikörperbildung anzuregen. Um einen ähnlichen Vorgang handelt es sich wahrscheinlich bei den Tollwutschutzimpfungen nach HÖGYES und nach PASTEUR, bei denen das Passagevirus durch Verdünnung bzw. durch Trocknen verträglich gemacht wird. — Auch die Einwirkung von chemischen Agentien kann zum Ziel führen. Wie bei den Bakterienvaccinen bewirken *Phenol* oder *Formalin* schon in geringer Konzentration die Abtötung und gestatten die Herstellung von Impfstoffen in den Fällen, in denen die Wirksamkeit nicht an das lebende Virus gebunden ist.

Die *Laboratoriumsdiagnose* der Viruskrankheiten liegt heute noch sehr im argen. Die Umständlichkeit der Züchtung, die hohen Kosten und die Langwierigkeit des Tierversuchs und schließlich das Fehlen von einfachen serologischen Methoden sichern der klinischen Diagnose ihren Vorsprung. Ähnlich günstige Verhältnisse wie in der Fleckfiebergruppe, wo die Agglutination verschiedener Proteusstämme durch das Patientenserum in einfacher Weise die Diagnose bestätigt, liegen bei anderen Viruskrankheiten nicht vor. Auch der HIRST-Test, der die serologische Diagnose der Grippe gestattet, steht bis heute in seiner Art vereinzelt da (s. S. 688).

Rickettsiosen.

Unter der Bezeichnung Rickettsiosen faßt man eine Reihe von Krankheiten zusammen, die durch eine Gruppe biologisch verwandter Erreger, die Rickettsien, verursacht werden.

Benannt nach dem Engländer RICKETTS, der mit WILDER zusammen im Jahre 1910 im Blut von Fleckfieberkranken kleine polgefärbte Doppelstäbchen gesehen hatte, sind die *Rickettsien* Mikroorganismen, deren Stellung im natürlichen System noch umstritten ist. Weder den Bakterien, denen sie in der Form ähneln, von denen sie sich aber morphologisch durch ihre Kleinheit und physiologisch durch ihre Lebensäußerungen unterscheiden, noch den Protozoen lassen sie sich eindeutig zuordnen. Sie sind Parasiten der Zellen, die sich nur in lebendem Gewebe vermehren und damit eine wesentliche Eigenschaft der Viren besitzen. Von diesen unterscheiden sie sich jedoch durch den bakterienähnlichen Bau, durch ihre Größe und durch ihre Färbbarkeit mit den üblichen Anilinfarben. Meist werden sie deshalb neben den Bakterien, Protozoen und Viren als eine eigene Gruppe angesehen. Ihr gehört eine größere Zahl von Arten an, die meist Parasiten von Arthropoden sind, ohne jedoch im allgemeinen diese ihre Wirte zu schädigen. Aber wie bei den meisten Gruppen der verschiedenen Mikroorganismen nur eine einzige oder einige wenige Arten durch ihre Pathogenität für den Menschen oder für Tiere bedeutungsvoll sind, so nehmen auch bei den Rickettsien einige Arten durch ihre pathogenen Eigenschaften eine Sonderstellung ein.

Die *Rickettsiosen des Menschen* werden nach klinischen Gesichtspunkten in die Fleckfiebergruppe, in die Fünftagefiebergruppe und in die Q-Fiebergruppe eingeteilt.

In der *Fleckfiebergruppe*, die exanthematische Krankheiten umfaßt, ist der wichtigste Krankheitserreger die Rickettsia prowazeki, der Erreger des epidemischen Fleckfiebers. Seine Infektkette umfaßt den Menschen als Virusreservoir und die Kleiderlaus als Überträger der Erreger von Mensch zu Mensch. Die Rickettsie pflanzt sich dabei in alternierendem Wechsel zwischen dem Menschen und der Laus fort.

Die anderen Rickettsiosen aus der Fleckfiebergruppe, die endemischen Fleckfieber, verhalten sich epidemiologisch anders als das epidemische Fleckfieber. Bei ihnen bilden Tiere, hauptsächlich Nager, die Virusreservoire und die Krankheit verbreitet sich unter diesen ohne Zwischenschaltung des Menschen durch bestimmte Ektoparasiten. Der Mensch erkrankt nur, wenn die Parasiten gelegentlich auf ihn übergehen und die Erreger auf ihn übertragen. Während er also ein unerläßliches Zwischenglied zur Aufrechterhaltung der Infektkette des epidemischen Fleckfiebers darstellt, ist seine Rolle, epidemiologisch gesehen, bei den Infektketten der übrigen Rickettsiosen unwichtig. Wie bei vielen Zoonosen ist bei ihnen die Erkrankung des Menschen nur ein blinder Ausläufer der Seuche. Eine Verbreiterrolle kommt dem Menschen im allgemeinen nicht zu.

Zur *Gruppe des Fünftagefiebers* gehört das Wolhynische Fieber und die klinisch ähnlich verlaufende WEIGLsche Krankheit. Beide gehören nicht zu den exanthematischen Krankheiten, sondern sind durch periodische, häufig in fünftägigem Turnus auftretende Fieberanfälle gekennzeichnet. Sie werden durch Läuse übertragen. Ihre Epidemiologie gleicht weitgehend der des Fleckfiebers, da der Mensch das Virusreservoir und damit ein unerläßlicher Faktor in der Weiterverbreitung ist.

Das Q-Fieber verläuft ebenfalls ohne Exanthem unter dem Bilde einer meist mehrere Wochen dauernden, fieberhaften Erkrankung mit pneumonischen

Erscheinungen. Es ähnelt epidemiologisch den endemischen Fleckfiebern. Sein Erreger, die Rickettsia burneti, findet sich in Australien in einer Beutelratte, im Bandicoot (Isodon torosus), in den anderen Verbreitungsgebieten vor allem aber beim Rind, der wichtigsten Infektionsquelle für den Menschen. Wahrscheinlich ist auch der Hund Virusreservoir. Wohl identisch mit dem Q-Fieber ist das in den USA vorkommende *Neunmeilenfieber von Montana*.

Die Fleckfiebergruppe.

Epidemisches Fleckfieber.

Manches Seuchengeschehen, das von den großen Ärzten der Vergangenheit überliefert wurde, kann heute nicht mehr eindeutig einer der in der modernen Medizin ätiologisch definierten Infektionskrankheiten zugerechnet werden. Die Gründe hierfür sind verschiedener Art. Vor allem brachte die Einteilung der Krankheiten nach ihren hervorstechenden Symptomen mit sich, daß in früheren Zeiten manches heute Zusammengehörige getrennt, häufiger aber ätiologisch Verschiedenes als identisch angesehen wurde. Nicht selten mag der Fall eingetreten sein, daß zwei nebeneinander ablaufende Seuchen als einheitliches Geschehen gedeutet und damit die klinischen Bilder verwischt wurden. Dies gilt auch für das *Fleckfieber*, diese *Krankheit der Unkultur*, die seit vielen Jahrhunderten als gefürchtete Seuche im Frieden und im Kriege auftritt. So läßt die „Pest des Tukydides" verschiedene Deutungen zu. Doch wird heute überwiegend angenommen, daß sie, die in Athen zur Zeit des ersten Peloponnesischen Krieges in den Jahren 430 und 429 v.Chr. auftrat und nicht nur große Teile des Volkes mit Perikles, dem Staatsoberhaupt, dahinraffte, sondern auch die Hegemonie Athens in Griechenland brach, eine Fleckfieberepidemie war. Die erste sichere Schilderung stammt von HIERONIMUS FRACASTORIUS, der das Fleckfieber 1546 von ähnlichen exanthematischen Krankheiten abtrennte. Das Wüten der Seuche unter den französischen Belagerern Neapels im Jahre 1528, dem 30000 Mann zum Opfer gefallen sein sollen, und ihre anschließende Ausbreitung über große Gebiete Italiens gaben ihm reichlich Gelegenheit, klinische Erfahrungen zu sammeln. Vielleicht datiert von diesem Zeitpunkt an insofern ein Wechsel im Seuchencharakter, im Genius epidemicus des Fleckfiebers, als es weit mehr als früher die Tendenz zur epidemischen Ausbreitung zeigte. In kaum einem Kriege oder einer Hungersnot, in kaum einer Zeit des wirtschaftlichen Niedergangs und der Verelendung der Massen fehlte es bis zur heutigen Zeit. Doch wurden die Unterschiede zwischen dem Fleckfieber, dem Rückfallfieber und den typhösen Krankheiten immer wieder übersehen, bis 1868 die Entdeckung der Recurrensspirochäte durch OBERMEIER es möglich machte, das Rückfallfieber ätiologisch abzutrennen. Fast zur gleichen Zeit gelang GRIESINGER und MURCHISON die klinische Unterscheidung des Fleckfiebers vom Typhus abdominalis, die durch die Entdeckung des Typhusbacteriums durch EBERTH und GAFFKY 1880 bestätigt wurde.

In der neueren Zeit spielte das Fleckfieber als „Hungertyphus" zu Beginn des 19. Jahrhunderts in den englischen Industriebezirken eine verheerende Rolle. Die Aufhebung der Kornzölle führte zur Verarmung des Bauernstandes, zu einem Überangebot an Arbeitskräften in den Industriestädten und damit zu einem Lohnsturz, der ein der Seuche Tür und Tor öffnendes Absinken des Lebensstandards zur Folge hatte. — In der Mitte des vorigen Jahrhunderts war die Krankheit auch in Deutschland noch weit verbreitet. Die schlesischen Epidemien veranlaßten VIRCHOW zu heftigen politischen Angriffen gegen die preußische Regierung. Erst in den folgenden Jahrzehnten wurde durch den gewaltigen Auftrieb, den die ärztliche Wissenschaft durch die Bakteriologie und die Hygiene erhielt und durch die wirtschaftliche Entwicklung Deutschlands das Fleckfieber rasch und wirksam nach Osten zurückgedrängt. Nur vereinzelte Fälle, meist eingeschleppt durch Arbeiter aus den östlichen Gebieten, kamen in der Folgezeit zur Beobachtung. Praktisch war die Seuche in Deutschland erloschen. Daß aber mit ihrer Wiederkehr immer gerechnet werden muß, wenn durch einschneidende Ereignisse im Leben der Völker die Verlausung überhand nimmt, zeigten der erste Balkankrieg und der erste Weltkrieg. Zwar konnten auf deutscher Seite größere Epidemien durch planmäßige Entlausung vermieden werden. Die Gesamtzahl der Erkrankten bei den deutschen Truppen und bei der Zivilbevölkerung der besetzten Länder war aber durch die Weiträumigkeit der Front im Osten doch bedeutend. Bei den Alliierten auf dem Balkan lagen die Ziffern ungleich höher. In Serbien kam es während der Epidemie von 1915 zu etwa 150 000 Todesfällen. Die zu Kriegsende in Deutschland durch die ständige Einschleppung auf über 3500 Fälle gestiegene Erkrankungsziffer wurde in den folgenden Jahren durch die Normalisierung der Lebensbedingungen praktisch wieder auf Null herabgedrückt. Ähnliche Verhältnisse dürfte auch der zweite Weltkrieg gebracht haben. Den Einfluß von Hunger- und Notzeiten zeigen besonders deutlich die riesigen Fleckfieberepidemien, die in den „schweren Jahren" von 1919—23 Rußland heimsuchten. In mehreren Seuchenwellen zog das Fleckfieber, zusammen mit dem Rückfallfieber und dem Paratyphus C, dem „Paratyphus N" der Russen, von Süden nach Norden und wütete in unvorstellbarer Weise unter der notleidenden Bevölkerung. Die Schätzungen sprechen von über 25 Millionen Kranken.

Die Entdeckung des *Erregers* ließ lange auf sich warten. Erst 1910 fand W. RICKETTS in den Darmepithelien infizierter Läuse kleine kokken- bis stäbchenförmige, meist in Diploform zusammenliegende Gebilde, die er für die Erreger des Fleckfiebers hielt. Wenige Tage nach der Veröffentlichung seiner Beobachtung wurde er selbst das Opfer der Seuche. Während des ersten Balkankrieges 1913 in Serbien und 1915 in Deutschland sah ST. V. PROWAZEK zusammen mit DA ROCHA LIMA bei Fleckfieberkranken die gleichen Mikroorganismen. Auch er erlag kurz danach der Infektion, die er sich bei seinen Untersuchungen zugezogen hatte. Zu Ehren beider Forscher gab DA ROCHA LIMA diesen Mikroorganismen, deren Erregernatur in der Folgezeit gesichert wurde, den Namen *Rickettsia prowazeki* (Rickettsia prowazekii).

Es sind $0,3 \times 0,4 \mu$ bis $0,3 \times 0,9 \mu$ messende längliche, ziemlich polymorphe Gebilde, die oft paarweise zusammenliegen und den Eindruck von Diplokokken oder Doppelstäbchen machen. Bei der GRAM-Färbung verhalten sie sich negativ. Mit den in der Bakteriologie gebräuchlichen Anilinfarben lassen sie sich färben; bessere Resultate gibt die GIEMSA-Färbung, bei der sie rot erscheinen. Ihre Züchtung gelingt nicht auf den üblichen Bakteriennährböden, sondern nur in Kulturen mit lebenden Zellen. Die Rickettsia prowazeki läßt sich auf Versuchstiere, Affen und Meerschweinchen, übertragen, erzeugt jedoch kein ernstes Krankheitsbild, was differentialdiagnostisch gegenüber anderen Rickettsien bedeutungsvoll ist.

Der Mensch ist das alleinige Virusreservoir für das Fleckfieber. Ohne Fleckfieberkranke keine Infektion der *Kleiderläuse*, und ohne diese keine Verbreitung des Fleckfiebers. Und zwar finden sich die Erreger spärlich während der Inkubation, reichlich meist nur während der ersten Krankheitswoche im Blut. Zwei Wochen nach Abklingen des Fiebers dürften sie endgültig verschwunden sein. Beim Blutsaugen infizieren sich die *Läuse* (Pediculi vestimenti), die alleinigen *Überträger* des Fleckfiebers, um nach wenigen Tagen den Infektionsstoff nach der Abwanderung auf einen anderen Menschen weiterzugeben. Unterstützt wird dies durch ihre Gewohnheit, die fieberkranken Wirte zu verlassen.

Bei den am Menschen schmarotzenden Läusen unterscheidet man zwei Arten, die *Menschenlaus* (Pediculus humanus) und die *Filzlaus* (Phtirius pubis). Pediculus humanus wird in zwei Rassen, die *Kopflaus* (Pediculus capitis) und die *Kleiderlaus* (Pediculus vestimenti) unterteilt. Sie unterscheiden sich morphologisch nur geringfügig, in der Praxis durch ihren Sitz im Kopfhaar bzw. in der Kleidung. In der Pathologie des Fleckfiebers spielt nur die Kleiderlaus eine Rolle. Bei ihr unterscheidet man helle und dunkle Rassen. — Die Läuse sitzen fast ausschließlich an der Innenseite der Wäsche, nahe am Körper, da sie hier die ihnen zusagende Temperatur und Ernährungsmöglichkeit finden. Ihr Nahrungsbedarf wird durch mehrmals am Tage wiederholte kleine Blutmahlzeiten gedeckt. Hunger wird nur wenige Tage vertragen. Die Weibchen, die eine Lebensdauer von ungefähr 4—6 Wochen haben, legen während dieser Zeit bis zu 300 Eier. Günstigenfalls, d. h. bei optimaler Temperatur, entwickeln sich aus ihnen nach etwa 1 Woche die Larven und in einer weiteren Woche die geschlechtsreifen Tiere. Meist zieht sich aber die Entwicklung über 3—4 Wochen oder noch länger hin.

Bald nach dem Blutsaugen an einem Fleckfieberkranken erscheinen die Parasiten in den Epithelzellen des Magens und des Dünndarmes der Laus. Sie vermehren sich so stark, daß sie nach kurzer Zeit die Zellen ausfüllen und ausdehnen. Schließlich platzen diese und die Rickettsien liegen nun .in großer Zahl in der Magenhöhle. Von dort breiten sie sich bis zum Vorderdarm und zum Enddarm aus. Gleichzeitig erscheinen sie im Kot und machen die Läuse, meist vom 4. Tag ihrer Ansteckung an, infektiös für den Menschen. Bei starker Infektion und damit starker Zerstörung der Magenwand ist das Leben der Überträger abgekürzt.

Außer durch Blutsaugen lassen sich Läuse auch künstlich durch den Anus infizieren. Unter mikroskopischer Kontrolle werden ihnen mit feinen Glascapillaren Rickettsienaufschwemmungen in den Darm eingeführt. Nach Ablauf etwa 1 Woche scheidet die Laus die Erreger wieder aus. Durch diese massive Infektion wird aber ihre Lebensdauer stark verkürzt. Die Ausarbeitung dieser Methode ist für die Impfstoffherstellung aus herauspräparierten, infizierten Läusedärmen wichtig geworden.

Die *Kontagiosität* des Fleckfiebers ist bedeutend, denn mit großer Leichtigkeit gehen die Läuse von einem Träger auf den anderen über. Mit Wäsche, Kleidern und Pelzen, ja sogar mit dem Wind werden sie verschleppt. Die Enge des Zusammenlebens begünstigt weitgehend den Wirtswechsel. Dies ist der Grund, warum Truppenteile, Menschen in Lagern, in Gefängnissen, Heimen und Asylen und die Bewohner von dicht bevölkerten Wohnvierteln besonders gefährdet sind. Auch in überfüllten Verkehrsmitteln, auf Straßenbahnen und Eisenbahnen, können die Läuse leicht überwandern. Verhängnisvoll ist auch die Indolenz mancher Bevölkerungsgruppen und -schichten gegen ihr Ungeziefer und die Gewöhnung an die Parasiten, deren Anwesenheit als unvermeidlich angesehen wird. Nicht selten verbinden die Menschen mit dem Läusebefall die Vorstellung von einer besonders guten Gesundheit. Dieser Aberglaube geht vielleicht auf die Beobachtung zurück, daß Läuse fieberkranke Personen rasch verlassen. Nicht seßhafte Bevölkerungsteile mit starker Verlausung bilden eine ständige Gefahr für ihre Umgebung. Ihr Weg kann durch Fleckfieberfälle gekennzeichnet sein.

Es ist noch unsicher, ob die Erreger direkt durch den *Biß* der Laus übertragen werden können, da sich in ihrer Speicheldrüse keine Rickettsien finden. Gewiß ist aber, daß der *Läusekot*, wenn er mit den in ihm enthaltenen Rickettsien in Kratzeffekte, vielleicht auch in Bißstellen eingerieben wird, die Krankheit hervorruft. Infektiös sind auch beim Kratzen zerquetschte Läuse, wenn ihr Darminhalt in *Epitheldefekte* gelangt. Nach einer Inkubationszeit von etwa 10—14 Tagen treten die ersten Krankheitserscheinungen beim Menschen auf, der nun zur Infektionsquelle für seine eigene Läusepopulation wird. Die Infektkette ist damit lückenlos geschlossen.

Erst in neuerer Zeit wurde einer zweiten Übertragungsmöglichkeit, der *Staubinfektion*, mehr Beachtung geschenkt. Zwar ist auch sie ohne Vermittlung der Läuse nicht möglich, da die Erreger niemals mit dem Stuhl oder Urin, mit dem Speichel oder Schweiß der Patienten ausgeschieden werden. In jedem Fall bedarf es, wenn man von der Übertragungsmöglichkeit durch unsaubere *Injektionsspritzen* absieht, zur „Entbindung" des Patienten von den Rickettsien eines Läusestichs, ihrer Vermehrung im Darmepithel und ihrer Ausscheidung mit dem Kot. Damit kann aber die Rolle der Laus als Überträger beendet sein. Wird rickettsienhaltiger Läusekot mit Staub eingeatmet, so können die Schleimhäute der Atmungswege zur Eintrittspforte der Erreger werden. Ebenso kann infektiöser Läusekot, der, von einer früheren Verlausung stammend, noch an Kleidungsstücken oder anderen Gegenständen haftet, das Fleckfieber vermitteln, wenn er auf die Haut gelangt und in Epitheldefekte eingerieben wird. So erklärt sich, daß das Fleckfieber gelegentlich auch bei nicht verlausten Personen auftritt. Wegen der Empfindlichkeit der Rickettsien gegen rasches und starkes Eintrocknen spielt jedoch diese Übertragungsweise gegenüber der „natürlichen" Infektion eine untergeordnete Rolle. Dies beweisen die großen Erfolge in der Bekämpfung des Fleckfiebers im ersten Weltkrieg, die ohne Beachtung dieses Infektionsweges erzielt wurden. Trotzdem ist es erstrebenswert, die Bekämpfungsmaßnahmen, die die Vernichtung der Läuse zum Ziel haben, auch auf die Abtötung der Erreger auszudehnen. Da nicht alle Maßnahmen beide Ziele erreichen, kann der restlose Erfolg der Seuchenbekämpfung von der gewählten Methode abhängen.

Die *geographische Verbreitung* des Fleckfiebers ist an das Vorkommen der Läuse gebunden. Sie bevorzugen kühle und gemäßigte Klimate. Man. findet deshalb das Fleckfieber heute noch weit verbreitet im Osten Europas und auf dem Balkan. In Asien und Afrika sind weitere große Herde. In den tropischen Gebieten ist es vor allem eine Seuche der kühleren Höhenlagen. Die Hochflächen Mexikos, Kolumbiens und Boliviens sind stark befallen, während die heißen Niederungen frei sind. In Afrika sind die Hochflächen von Uganda und Ruanda Urundi Endemiegebiete. Die geringere Häufigkeit in den tropischen Tieflländern hängt damit zusammen, daß wegen der leichteren Kleidung die Verlausung kaum so überhand nehmen kann wie in kühleren Breiten oder in tropischen Höhenlagen, wo die Notwendigkeit stärkerer Bekleidung ein den Läusen adäquates Kleinklima schafft.

Aus dem gleichen Grunde ist das Fleckfieber in den gemäßigten Zonen eine *Krankheit des Winters.* Er ist für die Laus, die eine Wärme von 28—30° C liebt, die ihre Vermehrung fördernde Jahreszeit. Seltener Wäschewechsel, zusätzliche Kleidungsstücke, verminderte Bademöglichkeiten und engeres Zusammenleben begünstigen die Verlausung. In der Regel beginnt deshalb die Fleckfieberzeit im Herbst und endet Anfang Mai. Epidemien erreichen ihren größten Umfang meist am Ausgang des Winters. Dann nimmt die Zahl der Krankheitsfälle mit dem Ansteigen der Temperaturen rasch ab. Im Sommer ist ihre Zahl gering.

Die jahreszeitlichen Temperaturschwankungen und die ihnen angepaßten Bekleidungsgewohnheiten beeinflussen aber nicht nur die Vermehrung der Überträger, sondern in diesen auch die Schnelligkeit der Entwicklung der Rickettsien. Unter dem Einfluß der durch die dickere Winterkleidung erzeugten höheren und gleichmäßigeren Temperaturen an der Körperoberfläche reichern sie sich in den Läusedärmen rascher an und werden zahlreicher ausgeschieden. Unter dem Einfluß der leichteren Sommerkleidung dagegen wird ihre Entwicklung in den Läusen verzögert. Hierdurch wiederum werden die Läuse langlebiger; sie können bei niedriger Temperatur und geringer Infektion über ein Vierteljahr alt werden. *Die Seuche übersommert.* Diese quantitativen Verhältnisse spiegeln sich auch in der Schwere des Krankheitsbildes beim Menschen wider. Die massiven Winterinfektionen rufen ein ernsteres Krankheitsbild hervor, die geringeren Infektionen des Sommers ein leichteres. Dementsprechend infizieren sich auch die Läuse an den Winterkranken massiver als an den Sommerkranken. Aus

dieser Verflechtung von Ursachen und Wirkungen entsteht das epidemiologische
Bild der Seuche.

Die Krankheit beginnt nach kurzen Prodromalerscheinungen oft mit einem Schüttelfrost.
Die Temperatur steigt rasch an, erreicht etwa am 3. Tag ihren Höchstwert und hält sich als
hohe Kontinua, die nur gelegentlich morgendliche Remissionen zeigt, während des ganzen
Krankheitsverlaufs, d. h. etwa 2 Wochen. Dann fällt sie in wenigen Tagen lytisch ab. Zusammen mit ihrem Auftreten röten sich Gesicht und Conjunctiven. Zwischen dem 3. und
4. Tag erscheinen auf der Haut zarte, rote Fleckchen, die das zwischen dem 4. und 6. Tag
aufschießende Exanthem ankündigen. Im Gegensatz zum Typhus abdominalis, wo die
Roseolen in Schüben auftreten, stellen sich die Efflorescenzen beim Fleckfieber gleichzeitig
ein. Sie sind, ebenfalls im Gegensatz zum Typhus, auch auf den Handtellern und Fußsohlen,
manchmal sogar im Gesicht zu finden. Mit ihrem Erscheinen verstärken sich die Krankheitszeichen; die Patienten werden delirant. Das Exanthem, das auf dem Höhepunkt
stecknadelkopf- bis linsengroß und von blaßroter bis bläulichroter Farbe ist, wird um den
8. Tag hämorrhagisch. Mit dem Absinken des Fiebers verschwindet es, für einige Zeit eine
bläuliche Pigmentierung hinterlassend. Gleichzeitig verliert sich die gedunsene Rötung des
Gesichts; es wird fahl und eingefallen. Das volle Bewußtsein stellt sich wieder ein und die
Genesung macht rasche Fortschritte. Wird aber das Sensorium nach Abfall des Fiebers
nicht alsbald wieder frei, so ist der Kranke meist verloren. Die kritische Zeit der Krankheit
ist um den 10. Tag, an dem oft durch Versagen des Kreislaufs, durch eine Pneumonie oder
eine hämorrhagische Nephritis der Tod eintritt.

Die *Letalität* ist hoch. Je nach Alter der Patienten, der Schwere der Epidemie und den äußeren Umständen, besonders den Pflegemöglichkeiten, beträgt
sie bis zu 50%. Die einzelnen *Lebensalter* sind verschieden gefährdet. Kinder
scheinen die Krankheit im allgemeinen leicht und gut zu überstehen. Kräftige
jüngere Erwachsene bieten ihr viel Widerstand. Doch jenseits des 3. Jahrzehnts
fordert sie viele Opfer, besonders unter geistig Schaffenden, unter Ärzten und
ärztlichem Hilfspersonal. Frauen erliegen bei gleichem Lebensalter der Krankheit weniger als Männer. Viele Todesopfer lassen sich jedoch vermeiden, wenn
die Patienten möglichst rasch und auf schonendstem Weg in gute Pflege kommen.

Die klinische Diagnose wird erhärtet durch die WEIL-FELIXsche *Reaktion*.
In ihrer Ausführung gleicht sie der WIDALschen Reaktion, denn wie bei dieser
werden im Krankenserum vorhandene Agglutinine nachgewiesen. Sie unterscheidet sich aber von ihr im Prinzip dadurch, daß nicht Agglutinine gegen
den Fleckfiebererreger, die Rickettsia prowazeki, nachgewiesen werden, sondern
gegen einen besonderen Stamm von Bact. proteus, den WEIL und FELIX 1915
aus dem Urin und dem Blut eines Fleckfieberkranken züchteten. Es ist der
Typ X_{19}, der in einer unbegeißelten O-Form (Bact. proteus $X_{19}O$) und in einer
begeißelten H-Form (Bact. proteus $X_{19}H$) vorkommt. Im Gegensatz zur Salmonellagruppe, wo die Körper-(O-)Antigene für die Gruppe und die Geißel-
(H-)Antigene für die Bakterienart kennzeichnend sind, werden die einzelnen
Stämme durch ihre O-Antigene charakterisiert. Für die Anstellung der WEIL-
FELIXschen Reaktion wird deshalb der unbegeißelte Stamm $X_{19}O$ verwendet.
Die mit ihm erzielte Agglutination ist körnig.

Die Bezeichnungen O und H, die heute allgemein in der Bakteriologie für unbegeißelte
und begeißelte Stämme, bzw. für die in ihnen enthaltenen Antigene und ihre entsprechenden
Antikörper gebraucht werden, haben ihren Ursprung in den Wachstumsverhältnissen der
Proteusstämme auf festen Nährböden. Die begeißelten, beweglichen H-Formen wachsen
wegen ihrer starken Beweglichkeit nicht in Form von umschriebenen Kolonien, sondern
schwärmen Hauchartig über den Nährboden aus. Die unbeweglichen O-Formen wachsen
als umschriebene Kolonien Ohne Hauch.

Die Beziehungen dieser Proteusstämme zum Fleckfieber sind trotz vieler
Bemühungen und Theorien heute noch nicht völlig geklärt. Die ursprüngliche
Annahme, daß sie die Erreger seien, ist mit Sicherheit widerlegt. Hierfür
sprechen folgende Gründe: Mit Proteus X_{19}-Stämmen kann weder beim Menschen
noch beim Meerschweinchen eine Fleckfieberinfektion gesetzt werden. Mit den

Rickettsien gelingt dies. Mit Proteusstämmen immunisierte Tiere sind gegen eine Rickettsieninfektion nicht resistent. Umgekehrt verleiht das Überstehen eines Fleckfiebers den Tieren keine Immunität gegen eine tödliche Dosis von Proteusbakterien. In den Läusen finden sie sich selten. — Eine weitere Theorie, die in den Proteusbakterien eine besondere Entwicklungsform der Rickettsien sieht, hat sich nicht beweisen lassen und ist unwahrscheinlich. Auch die Erklärung, das gemeinsame Auftreten der beiden Mikroorganismen sei eine Symbiose besonderer Art, befriedigt nicht völlig, da Agglutinine gegen Proteusbakterien zwar regelmäßig im Patienten vorhanden sind, die Proteuskeime jedoch nur selten gefunden werden. Diesen Widerspruch sucht die Theorie zu überbrücken, die Antigengemeinschaft zwischen Rickettsien und Proteusbakterien und der Nachweis der letztgenannten im Fleckfieberkranken seien nur zufällig. Für diese Annahme spricht, daß die ursprüngliche Ansicht, X_{19}-Stämme kämen nur in Fleckfieberkranken vor, revidiert werden mußte. Man findet sie fernab von jedem Fleckfieberfall gar nicht selten.

In Dänemark, also in fleckfieberfreiem Milieu, waren von 538 geprüften Proteusstämmen 6 mit dem Typ X_{19} verwandt, 21 gehörten zum Typ X_2, 9 waren identisch und 17 verwandt mit dem Typ X_K (KAUFFMANN).

Komplizierend kommt hinzu, daß bei den ebenfalls durch Rickettsien hervorgerufenen endemischen Fleckfiebern andere Proteusstämme mit immunbiologischen Eigenschaften gefunden werden, die der WEIL-FELIXschen analoge diagnostische Reaktionen ermöglichen. Die Stämme Proteus X_K (Kingsbury) und X_2 gehören hierher.

Die *Höhe des Agglutinationstiters* ist bei Kranken oft beträchtlich und erreicht Werte bis 1:50000. Als beweisend wird im allgemeinen ein Titer von 1:100 angesehen. Doch hat die Festlegung eines solchen Grenzwertes eine geringere Bedeutung als bei der WIDALschen Reaktion in der Salmonellagruppe, da eine Beeinträchtigung ihrer Verwertbarkeit durch eine vorangegangene Schutzimpfung kaum ins Gewicht fällt. Allerdings findet man auch positive Agglutinationstiter bei Personen, die in ihrer Anamnese kein Fleckfieber angeben; in der Umgebung von Fleckfieberkranken sind sie nicht selten. Es handelt sich wohl immer um Personen, die das Fleckfieber in sehr leichter Form, meist als „Grippe", durchmachten. Aus dem Ergebnis von Reihenuntersuchungen läßt sich deshalb die endemische Verbreitung der Seuche in einer umschriebenen Bevölkerungsgruppe erkennen. Bei solchen Untersuchungen, aber auch bei der Schnelldiagnose am Krankenbett, bewährt sich die Objektträgeragglutination mit Frischblut.

Eine spezifische *Agglutination mit Aufschwemmungen der Rickettsia prowazeki* selbst ist ebenfalls möglich, bietet jedoch gegenüber der Proteusagglutination keine Vorteile.

Im Gegensatz zur WIDALschen Reaktion läßt sich die WEIL-FELIXsche Reaktion in gewissen Grenzen prognostisch verwerten. Ein stetiges Ansteigen des Titers spricht auch bei schweren Fällen für einen günstigen Ausgang. Niedrige Titer findet man entweder bei sehr leichten, aber auch bei schweren Fällen, bei denen der schlechte Allgemeinzustand eine wirksame Antikörperbildung nicht erlaubt. Ernst ist immer die Prognose bei schwerem Fleckfieber mit niedrigem Agglutinationstiter oder wenn der Titer im Verlauf der Krankheit absinkt.

Die *Bekämpfung des Fleckfiebers* ist gleichbedeutend mit der *Bekämpfung der Kleiderlaus*. Auf ihre Zurückdrängung aus West- und Mitteleuropa ist es zurückzuführen, daß die Seuche in diesem Teil des Kontinents unbekannt geworden ist. In normalen Zeiten bedarf es keiner zusätzlichen Maßnahmen. Wegen der in Kulturländern selbstverständlichen Sauberkeit durch Baden und

Wäschewechsel können sich die Läuse nicht ansiedeln. Auch der Abscheu des Mittel- und Westeuropäers gegen jede Art von Ungeziefer läßt ihn, falls es zufällig zu einer Verlausung kommt, rasch gegen diese Parasiten einschreiten.

Regelmäßiger Wäschewechsel ist eine wirksame Maßnahme, weil das Alter einer Läusegeneration unter optimalen Verhältnissen vom Ei bis zum nächsten Ei mindestens 15 Tage beträgt. Vom Körper entfernt sterben die Läuse, wenn sie keine Möglichkeit der Nahrungsaufnahme haben, bei einer Temperatur von 25—30⁰ C in wenigen Tagen ab. Bei 10—20⁰ C können sie 7 Tage hungern, bei 35—37⁰ C nur 1 Tag. Allerdings haben die Nissen eine längere Lebensdauer. Ihrer Entwicklung ist eine Temperatur von 32—35⁰ C am günstigsten. Dabei schlüpfen die Larven in knapp 1 Woche. Bei niedrigen Temperaturen verlängert sich diese Zeit bis zu 16 Tagen bei 25⁰ C. Unter 22⁰ C wird die Entwicklung aufgehalten. Sollen also Kleidungsstücke läusefrei gemacht werden, so empfiehlt sich ihre Aufbewahrung bei hoher Temperatur. — Aus diesen Zahlen ist ersichtlich, daß bei 1—2wöchigem Wäschewechsel die Lebensbedingungen für die Läuse so ungünstig werden, daß sie sich auf ihrem Wirt nicht halten können. Die Verluste, die sie erleiden, werden durch die Vermehrung nicht ausgeglichen. Die Gewohnheiten einer Bevölkerung hinsichtlich ihres Kleiderwechsels sind also entscheidend für die Frage, ob bei einer Einschleppung das Fleckfieber Bedeutung erlangen wird oder nicht. Daß es in Deutschland nach dem zweiten Weltkrieg trotz der Verseuchung der aus dem Osten zurückströmenden Truppen und Flüchtlinge nicht Fuß fassen konnte, ist mit auf die Sauberkeit der deutschen Bevölkerung zurückzuführen.

Nicht immer aber läßt sich der Kleiderwechsel regelmäßig durchführen. Was in Friedenszeiten eine Selbstverständlichkeit ist, kann unter anomalen Verhältnissen, auch beim besten Willen der Beteiligten, unmöglich werden. Kriege mit all ihren Folgeerscheinungen, wirtschaftlicher Niedergang und Verelendung großer Bevölkerungsteile, Flüchtlingselend und Seuchenkatastrophen sind schon zu allen Zeiten ein Nährboden der Verlausung und damit des Fleckfiebers, der Krankheit der „lausigen Zeiten", gewesen. Hier genügen die Selbstverständlichkeiten eines bürgerlichen Daseins nicht mehr, der Seuche den Boden zu entziehen. Soll sie nicht um sich greifen, müssen spezielle Abwehrmaßnahmen ergriffen werden.

Als persönliche *Prophylaxe* wenig wirkungsvoll ist das *Einreiben des Körpers* mit übel oder scharf riechenden Substanzen, abgesehen davon, daß die Beeinträchtigung des Wohlbefindens durch diese Maßnahme erheblich sein kann. Wie stark der Widerstand gegen widerlich riechende Substanzen ist, zeigten im zweiten Weltkrieg die Erfahrungen mit dem allgemein abgelehnten „Rußlapuder".

Dagegen kann heute die Wäsche gefährdeter Personen mit den modernen Kontaktinsektiziden wirksam imprägniert werden. Die auf der Grundlage des *DDT-Wirkstoffes* (Dichlor-diphenyl-trichlormethylmethan) in der Schweiz und in Deutschland hergestellten Präparate wirken zwar langsam aber mit hoher Sicherheit auf die Parasiten ein und verhindern die Krankheitsübertragung.

Ist die Verlausung schon eingetreten, so muß sie mit allen Mitteln bekämpft werden. Ein einfaches und beliebtes Soldatenmittel ist das *Bügeln* der Kleider, besonders der Nähte, des Lieblingssitzes der Parasiten, mit dem heißen Bügeleisen. Heiße Steine oder ein erhitztes Messer können im Notfall den gleichen Dienst tun. Bei warmem Wetter empfiehlt sich das Sonnen der Kleidung und des Bettzeugs, da Läuse gegen Sonnenstrahlen sehr empfindlich sind. Ameisen sind ausgesprochene Feinde der Läuse. In der Nähe von Ameisenhaufen abgelegte Kleidung wird in kurzer Zeit läusefrei.

Wäsche, die bei der üblichen Reinigung das *Kochen* verträgt, wird durch dieses Verfahren sicher läuse- und nissenfrei. Bei empfindlichen Geweben, wie Wollsachen, genügt ein 15 min langer Aufenthalt in Wasser von 55° C, um alle Läuse und ihre Brut abzutöten. Um die Benetzbarkeit der Stoffe zu erhöhen, wird zweckmäßig Seifenwasser verwendet.

Alle diese Verfahren genügen aber nicht, wenn es gilt, eine große Zahl von Personen, ganze Stadtteile, Dörfer, Truppenteile oder Flüchtlingslager zu entlausen. Denn bei jeder Epidemiegefahr muß das Ziel sein, den gesamten gefährdeten Personenkreis parasitenfrei zu machen. Hierzu war bis zum zweiten Weltkrieg die Einrichtung von bodenständigen oder behelfsmäßigen *Entlausungsanstalten* notwendig.

Im Prinzip besteht jede solche Anstalt aus einer „reinen" und einer „unreinen" Seite, die voneinander streng getrennt sind. Der Betrieb spielt sich so ab, daß die verlausten Personen die unreine Seite betreten und dort ihre Kleider ablegen. Während diese in besonderen Kammern entlaust werden, unterziehen sie sich der Körperreinigung durch Einseifen und Duschen, eventuell durch Scheren der Haare, um dann auf die reine Seite überzuwechseln. Wenn beide Arbeitsgänge zeitlich aufeinander abgestimmt sind, können dort die läusefreien Kleidungsstücke sofort in Empfang genommen werden. Durch den Ausgang der reinen Seite verlassen die entlausten Personen die Anstalt.

Die Entlausung der Kleidungsstücke kann dabei durch heiße Luft oder durch Dampf erfolgen.

Die *Entlausung durch Dampf* hat den Vorteil, daß seine Durchdringungsfähigkeit groß ist und Dampferzeugungsanlagen an vielen Orten vorhanden sind. Dem stehen aber wesentliche Nachteile gegenüber. Vor allem ist das Verfahren teuer, da schon Temperaturen von 70—90° C genügen würden, die Läuse abzutöten. Neuanlagen sind nur unter größeren Kosten zu errichten. Dampf schädigt Gummi, Leder und Wolle. Für diese Gegenstände sind chemische Verfahren notwendig.

Deshalb hat sich das Arbeiten mit *heißer Luft* als zweckmäßigeres Verfahren immer mehr durchgesetzt. Ungeschützt werden Läuse bei 70° C in kurzer Zeit abgetötet. Da jedoch die Textilien einen wirkungsvollen Schutz ausüben, ist es zur Regel geworden, 90 min bei 90° C zu entwesen. Voraussetzung für den Erfolg ist Trockenheit der zu entlausenden Gegenstände und ihre lockere Packung. Durch elektrische Fernthermometer, durch in das Gut eingebrachte Schmelzröhrchen oder durch die biologische Probe mit eingebrachten Läusen lassen sich die Betriebsbedingungen überwachen. Schwierig ist bei größeren Kammern die gleichmäßige Erhitzung, da Luft ein schlechter Wärmeleiter ist und das eingebrachte Entlausungsgut mit zunehmender Dichte der Packung in steigendem Maße die Luftzirkulation behindert. Um auch in den ungünstigsten Stellen, den Kaltluftinseln, die nötige Temperatur zu erreichen, muß entweder über Gebühr erhitzt werden, was zur Schädigung des Gutes führen kann (kritische Temperatur 120° C) oder es müssen die Einwirkungszeiten untragbar verlängert werden. Beide Nachteile vermeidet eine kräftige *Luftumwälzung*, die deshalb in größeren Kammern meist notwendig ist.

Noch einen Schritt weiter gingen die Konstrukteure des TCP-Gerätes (TRAUTMANN, CLAUBERG und PFLAUM), die durch *zwangsläufige Führung von Heißluft* von 80° C durch schmale Kammerzüge die Entwesungszeit auf 15 min herabdrücken konnten.

Unter Feldverhältnissen werden *behelfsmäßige Entlausungsanlagen* errichtet. Auch hier ist die Anwendung trockener Hitze das beste Verfahren. Überall vorhandene Backöfen leisten gute Dienste, ebenso der Bau von speziellen

Heißluftkammern, die aus Holz, Steinen oder Blech bestehen können und nach
außen zur Vermeidung von Wärmeverlusten isoliert sein sollen. Die Luft wird in
ihnen meist durch Heizung vom Boden aus erwärmt. Auch Dampfanlagen können
behelfsmäßig errichtet werden. Dem Erfindungsgeist des technisch interessierten
Arztes ist bei der Ausführung der beiden Methoden großer Spielraum gelassen. —
Durch trockene Hitze und Dampf werden außer den Läusen auch die Rickettsien
abgetötet.

Wieweit sich alle diese Einrichtungen durch die Anwendung des in der
Schweiz als Kontaktinsektizid erkannten *DDT-Wirkstoffes* (Dichlor-diphenyl-
trichlormethylmethan) in Zukunft als überflüssig erweisen werden, ist zur Zeit
noch nicht zu übersehen. Es steht jedoch fest, daß dieses Präparat und die aus
ihm entwickelten deutschen Insektizide Lucex, Multocid, Neocid, Contacta, Gix,
eine bisher nicht erreichte Wirkung auf Läuse und andere Insekten besitzen.
Diese Stoffe sind geruchlos und für Warmblüter gefahrlos, aber starke Kontaktgifte für die Parasiten, die, bei auch nur kurzer Berührung, nach spätestens
48 h eingehen. Bei der Großentlausung werden die Präparate als Puder verwandt. Eine Imprägnierung der Wäsche ist möglich (Lauseto, Duolit). Die
Rickettsien werden durch sie nicht abgetötet.

Die Anwendung von *Blausäure* (Cyanwasserstoff, HCN) ist sehr wirkungsvoll, da ihr Durchdringungsvermögen und ihre Giftigkeit für das Ungeziefer
groß sind. Ein Nachteil ist ihre Gefährlichkeit für den Menschen. Schon die
Einatmung geringster Mengen genügt, um den augenblicklichen Tod herbei-
zuführen. Deshalb ist ihre Anwendung in der Ungezieferbekämpfung auf wenige
Gelegenheiten beschränkt. Sehr große Räume, ganze Gebäude oder Eisenbahn-
wagen können unter bestimmten Voraussetzungen damit entwest werden.
Jedoch ist, um schwere Unglücksfälle zu verhüten, die Innehaltung besonderer
Vorschriften durch gut geschultes Personal erforderlich. — Blausäure tötet die
Rickettsien nicht ab.

Blausäure ist eine klare Flüssigkeit, die bei —15° C erstarrt und bei 27° C siedet. Bei
Zimmertemperatur ist sie sehr flüchtig. In dem heute meist verwendeten *Cyclon B* ist die
Flüssigkeit an einen Träger adsorbiert. Außerdem ist ein als Warner dienendes, die Schleimhäute reizendes Gas beigefügt. Es ist in Büchsen verpackt, die im Freien aufgeschnitten
und bis zum Gebrauch mit einer Gummikappe versehen werden. Nach dem Aufstellen in
den zu entwesenden Räumen werden die Kappen abgenommen, worauf sich rasch das gasförmige HCN entwickelt. Eine blausäuredichte Maske ist beim Arbeiten unbedingt
erforderlich.

Ungefährlicher ist wegen seiner starken Reizwirkung *Schwefeldioxyd* (SO₂),
das durch Verbrennen von Schwefel (60 g/1 m³), durch Einleiten des Gases
selbst (100 g/1 m³) oder Verbrennen von käuflichen Schwefelpräparaten (Diametan
usw.) erzeugt wird.

Ist die Seuche bereits ausgebrochen, so muß den *Kranken* besondere Aufmerksamkeit gewidmet werden. *Jeder verlauste Patient bedeutet für seine Umgebung, auch wenn diese zunächst noch läusefrei ist, eine ungeheure Gefahr.* Die
Läuse wandern gern ab, besonders von Fieberkranken, deren hohe Körpertemperatur ihnen nicht zusagt. Alle Patienten sind daher auf dem schonendsten
Wege so rasch wie möglich zu entlausen und in läusefreie Umgebung zu bringen.

Die Kranken werden auf einem mit 3%iger Kresolseifenlösung getränkten
Laken entkleidet. Die Körperhaare, außer in den Achselhöhlen, an den Hoden
und in der Analspalte, werden kurz geschnitten, der Körper mit Schmierseife,
Cuprex oder einem warmen Desinfiziens (Sagrotan 1%ig, Kresolseifenlösung
1%ig usw.) sorgfältig abgewaschen und frische Wäsche bereitgestellt. Alle
Wäsche, die der Kranke in der letzten Zeit getragen hatte und alles Bettzeug
werden entlaust, am besten gekocht, um auch die im Läusekot enthaltenen

Rickettsien mit Sicherheit zu töten. Kleider werden in der üblichen Weise mit Heißluft oder Dampf behandelt. Gegenstände aus Leder, Gummi oder Pelze leiden jedoch durch beide Verfahren. Sie müssen entweder in Gaskammern oder durch Abbürsten mit Kresolseifenlösung entwest werden. Ebenso müssen alle Gebrauchsgegenstände, vor allem die Bettstelle, unter Umständen sogar die ganze Wohnung, durch gründliches Waschen oder durch Versprühen von DDT-Präparaten läusefrei gemacht werden. In die Entlausung mit einzubeziehen sind alle Personen aus der Umgebung des Kranken und alle die, welche mit ihm in Berührung kamen. Sie sind bis zur Beendigung der Inkubationszeit ärztlich zu überwachen.

Der sicher *läusefreie Kranke* braucht in läusefreier Umgebung nicht mehr isoliert zu werden. Er kann ohne Bedenken mit andersartig Kranken zusammengelegt werden, da er nicht mehr infektiös ist. Mit der Entfernung der Überträger ist die Infektkette unterbrochen.

Lediglich durch Injektionsnadeln können, wenn sie nach Gebrauch bei einem Fleckfieberkranken nicht einwandfrei sterilisiert werden, die Rickettsien noch übertragen werden. Dieser Infektionsmodus gleicht in seiner Wirkung dem Stich der infizierten Laus.

Ein gefährdeter Personenkreis kann durch *Impfung* geschützt werden. Es gibt verschiedene Methoden, die sich im wesentlichen durch die Gewinnung des aus einer Rickettsienaufschwemmung bestehenden Impfstoffes unterscheiden. Immer aber handelt es sich um eine *aktive Immunisierung mit dem Krankheitserreger* selbst. Im zweiten Weltkrieg wurde der WEIGLsche *Impfstoff*, eine phenolisierte *Aufschwemmung von rickettsienhaltigen Läusedärmen*, in großem Maßstab erprobt. Er entfaltet, in seiner Wirkung dem Typhusimpfstoff vergleichbar, eine gute immunisierende Kraft, schützt aber nicht absolut vor einer Erkrankung. Wird diese bei besonders massiver Infektion doch erworben, so verläuft sie jedoch leichter, meist ohne die gefürchteten schweren nervösen Symptome. Der Impfstoff ist schwierig zu gewinnen. Die zu seiner Bereitung dienenden Läuse, die im großen Zuchten gezogen werden, müssen künstlich mit Rickettsien infiziert werden. Dies geschieht durch peranale Injektion einer Aufschwemmung in den Läusedarm unter dem Präpariermikroskop. Da die Rickettsien zur Vermehrung mehrerer Tage bedürfen, müssen die Läuse während dieser Zeit an fleckfieberimmunen Personen gefüttert werden. Aus den stark infizierten Läusen werden die Därme herauspräpariert und zu Impfstoff verarbeitet. 25—100 Därme sind für eine Impfung notwendig. Sie besteht aus 3 Injektionen im Abstand von 8 Tagen.

Bei anderen Verfahren, die die Umständlichkeit und die hohen Kosten dieser Methode vermeiden, werden die Rickettsien aus dem Lungengewebe von infizierten Mäusen, Kaninchen und Hunden oder aus dem infizierten Dottersack bebrüteter Hühnereier gewonnen.

Die Beobachtung, daß mit den Fleckfieberrickettsien und den Erregern des murinen endemischen Fleckfiebers eine kreuzweise Immunität erzielt werden kann, führte zur Verwendung der Rickettsia mooseri als Impfstoff gegen das Fleckfieber. Die Wirksamkeit dieser Vaccine, die aus lebenden Erregern besteht und nur durch verschiedene Verfahren (Trocknen, Zugabe von Eidotter, Olivenöl oder Galle) abgeschwächt wird, ist noch umstritten. In einem geringen, jedoch nach der geimpften Bevölkerungsgruppe wechselndem Prozentsatz werden unerwünschte Impfreaktionen beobachtet. Es können auch Todesfälle vorkommen.

BRILLsche Krankheit.

Als BRILLsche *Krankheit* bezeichnet man ein in den Großstädten des östlichen Amerikas sporadisch auftretendes, mildes Fleckfieber, das ebenfalls durch die *Rickettsia prowazeki* hervorgerufen wird, dessen Epidemiologie und Übertragungsweise aber noch wenig geklärt sind. Im allgemeinen tritt es in läusefreier Umgebung auf. Die befallenen Personen sind meist Einwanderer aus den Fleckfiebergebieten Europas.

Endemische Fleckfieber.

Von dem klassischen epidemischen Fleckfieber mit seiner Infektkette Mensch → Laus → Mensch → unterscheiden sich die endemischen Fleckfieber beträchtlich. Bei ihnen ist nicht der Mensch das Virusreservoir, sondern Tiere, meist Nager, unter denen Ektoparasiten, Flöhe, Zecken und Milben, für die Verbreitung der Rickettsien sorgen. Nur gelegentlich, wenn die Parasiten von ihren tierischen Wirten abwandern und zufällig den Menschen befallen, erkrankt er. Dieser Vorgang ist von bestimmten Voraussetzungen abhängig. Nur wenn die Rickettsien unter den tierischen Virusreservoiren weit verbreitet und diese stark von Übertragern befallen sind und wenn durch besondere hygienische Verhältnisse, durch das enge räumliche Zusammenleben der Nager mit dem Menschen, die Ektoparasiten leicht auf diesen übergehen können, wird ein Schwellenwert der Infektionswahrscheinlichkeit erreicht, der menschliche Erkrankungen zur Folge hat. Wegen der Notwendigkeit der Erfüllung dieser Vorbedingungen treten diese Fleckfieber nur selten epidemisch, meist sporadisch-endemisch auf. Von Mensch zu Mensch verbreiten sie sich im allgemeinen nicht, da ihre Erreger in den Läusen kein Fortkommen finden. Eine Ausnahme bilden nur zwei hierher gehörende Krankheiten, das mexikanische Fleckfieber (Tabardillo) und das mandschurische Fleckfieber. Ihre primären Virusreservoire sind zwar ebenfalls Nager, doch kann auch der Mensch zur Quelle neuer Infektionen werden, da sich Läuse in die Infektketten einschalten und die Krankheit von Mensch zu Mensch übertragen können.

Nach der *Art der Infektketten* lassen sich deshalb einschließlich des epidemischen Fleckfiebers drei epidemiologisch wichtige Gruppen unterscheiden:

1. Das echte Fleckfieber mit der Infektkette

   Mensch → Laus → Mensch →

2. Die endemischen Fleckfieber mit der Infektkette

   Tierisches Reservoir → Ektoparasiten → Tierisches Reservoir →
   ↓
   Mensch

3. Das mexikanische (Tabardillo) und mandschurische Fleckfieber mit der Infektkette

   Ratte → Rattenfloh (Rattenlaus) → Ratte →
   ↓
   Mensch → Laus → Mensch →

Bilden die *Überträger* das Einteilungsprinzip, so lassen sich 4 Gruppen aufstellen:

1. Das durch Läuse übertragene epidemische Fleckfieber. Das durch Läuse und Flöhe übertragene mexikanische und mandschurische Fleckfieber.

2. Die Gruppe der durch Flöhe übertragenen Rickettsiosen (murines Fleckfieber).

3. Die Gruppe der durch Zecken übertragenen Rickettsiosen (Zeckenfleckfieber).

4. Die Gruppe der durch Milben übertragenen Rickettsiosen (Milbenfleckfieber).

Die Fleckfieberforschungen sind noch stark im Fluß. Besonders die gegenseitigen Beziehungen der in den verschiedensten Teilen der Welt beschriebenen Rickettsiosen bedürfen weiterer Klärung.

Die meisten endemischen Fleckfieber kommen in überseeischen Ländern vor und haben dort oft nur regionale Bedeutung. Nur zwei von ihnen, das *endemische Rattenfleckfieber* und *das Mittelmeerzeckenfleckfieber* (Fièvre boutonneuse) finden sich in Europa, und zwar im Mittelmeerraum. Das Rattenfleckfieber ist endemisch in einigen umschriebenen Herden der südfranzösischen und westitalienischen Küste, in Tunis, Ägypten und Syrien, in Jugoslawien und vor allem in Griechenland. Herde des weit häufigeren Mittelmeerzeckenfleckfiebers sind in Portugal und Spanien, an der gesamten französischen Südküste, in vielen Orten Italiens, längs der nordafrikanischen Küste von Casablanca bis Alexandria, auf Kreta und ebenfalls weit verbreitet in Griechenland. Dieser gemeinsame Krankheitsraum macht die klinische und bakteriologisch-serologische Unterscheidung der beiden Krankheiten zu einer hygienisch wichtigen Aufgabe, die jedem Arzt gestellt wird, der in diesen Ländern in der Seuchenbekämpfung tätig ist. Sie erhält dadurch besondere Bedeutung, daß in ihren Verbreitungsgebieten auch das klassische, epidemische Fleckkfieber vorkommt und differentialdiagnostisch abgegrenzt werden muß. Dies rechtfertigt ihre Gegenüberstellung, obwohl sie durch die Verschiedenheit ihrer Überträger (Floh, Zecke) in getrennte Gruppen gehören. Die richtige Diagnose liegt nicht nur im Interesse des Einzelfalles, bei dem wegen der Verschiedenheit der Letalität die Prognose interessiert (Sterblichkeitsziffer beim epidemischen Fleckfieber 3—60%, bei den beiden anderen 1—2%), sondern vordringlich im Interesse der Seuchenbekämpfung. Von der exakten Diagnose hängt es ab, ob die richtigen und beim epidemischen Fleckfieber unbedingt notwendigen Maßnahmen ergriffen werden. Jede Verwechslung mit dem Ratten- oder Zeckenfleckfieber kann katastrophale Folgen nach sich ziehen. Bei der hohen Kontagiosität und dem schnellen Umsichgreifen des epidemischen Fleckfiebers läßt es sich nur schwer eindämmen oder zum Erlöschen bringen, wenn die günstigen Augenblicke ungenutzt verstrichen sind. Umgekehrt bringt eine Verkennung der endemischen Fleckfieber zwar keine unmittelbare Gefahr mit sich. Werden sie aber als echtes Fleckfieber diagnostiziert, so entsteht durch den Umfang der Maßnahmen eine starke Belastung des Gesundheitsdienstes und des betroffenen Personenkreises, ganz abgesehen davon, daß die Entlausung für die endemischen Fleckfieber des Mittelmeerraumes vollkommen belanglos ist und das Auftreten der Krankheit in keiner Weise beeinflußt.

Das *endemische Rattenfleckfieber* (murines Fleckfieber, endemischer Flecktyphus, kleinasiatisches Fleckfieber, indisches Fleckfieber, Toulonschiffsfieber, Touloner Fleckfieber, australisches Fleckfieber, Shop typhus of Malaya, mandschurisches Fleckfieber) ist, wie aus den Synonymen hervorgeht, außer im Mittelmeerraum in vielen Teilen der Welt heimisch. Überall, wo durch die Gunst der Verhältnisse Ratten zahlreich vorkommen, wie in Hafenstädten und in der Nähe von Getreidespeichern, und wo die hygienischen Gegebenheiten den Übergang der Rattenflöhe auf den Menschen erleichtern, wird es beobachtet; so in den Großstädten des südlichen und südöstlichen Nordamerikas, in Südamerika, in Australien, in den Malaiischen Staaten, in Indien und schließlich in Afrika außer in den Mittelmeerländern im Belgischen Kongo, in Sierra Leone, in Senegambien und in Südafrika. In Nordamerika zeigte es in den letzten Jahren die Tendenz, von den Großstädten auf kleine Städte und auf ländliche Gebiete überzugreifen. Dies wird mit der Wanderung infizierter Ratten in Verbindung gebracht. Im Gegensatz zum Fleckfieber liegt das Maximum der Erkrankungshäufigkeit in den Sommermonaten und im Herbst.

Übertragen wird der Erreger, die Rickettsia mooseri (Rickettsia typhi), *von Nager zu Nager* durch den bei der Pest so gefürchteten *Rattenfloh*, Xenopsylla cheopis, zum Teil auch durch *Rattenläuse*; auf den *Menschen* allein durch den *Rattenfloh* und den *Menschenfloh*, Pulex irritans. Wahrscheinlich führt auch das Fressen von Rattenkadavern bei ihren Artgenossen zur Ansiedlung der Rickettsien. Ähnlich wie beim klassischen Fleckfieber die Läuse, beherbergen die Flöhe sie während ihres ganzen Lebens, ohne allerdings durch die Infektion Schaden zu nehmen. In ihrem Kot halten sie sich lange Zeit am Leben, so daß auch *Staubinfektionen* denkbar sind. Epidemiologische Beobachtungen bei der französischen Marine sprechen dafür, daß noch ein dritter Infektionsweg, durch infizierte *Nahrungsmittel*, existiert. Auf den Kriegsschiffen erkrankten nur die Mannschaften, deren Brotvorräte der Beschmutzung durch Ratten ausgesetzt waren, während die Offiziere, die das Brot täglich vom Land erhielten, gesund blieben. Nach Behebung jenes Mißstandes sank die Morbidität von $8,7\,^0/_{00}$ auf $1,1\,^0/_{00}$.

Die Flöhe sind nach der Blutmahlzeit an einem infizierten Tier nicht sofort infiziös. Erst nach einigen Tagen erlangen sie diese Fähigkeit, die ihren Höhepunkt zwischen der 3. und 6. Woche erreicht.

Etwa 12 Tage nach dem infizierenden Flohstich stellen sich beim Menschen meist plötzlich Kopfschmerzen und Muskelschmerzen, Müdigkeit und Fieber ein. Im Laufe von wenigen Tagen erreichen die Temperaturen 38—40⁰ C und fallen dann im Verlauf von etwa 1 Woche langsam zur Norm ab. Der Puls ist mäßig beschleunigt, der Blutdruck erniedrigt. Um den 6. oder 7. Tag schießt ein makulopapulöses Exanthem auf. Die einzelnen Flecken haben einen Durchmesser von 3—4 mm und sind blaurosa. Handflächen und Fußsohlen sind häufig befallen. — Abortive Fälle sind nicht selten. Besonders schwere Erkrankungen können die Unterscheidung vom klassischen Fleckfieber schwierig machen.

Die WEIL-FELIXsche *Reaktion* mit Proteus $X_{19}O$ ist positiv. Sie gestattet keine Unterscheidung vom klassischen Fleckfieber. Ebenso besteht bei vorbehandelten Meerschweinchen eine kreuzweise Immunität zwischen dem Fleckfieber und dem murinen Fleckfieber. Durch Reinfektion von Tieren, die vorher mit der Rickettsia prowazeki bzw. mit der Rickettsia mooseri immunisiert wurden, läßt sich daher ebenfalls keine Differentialdiagnose stellen. Dagegen ist die NEILL-MOOSERsche *Reaktion* beim murinen Fleckfieber positiv, beim echten Fleckfieber negativ oder schwach angedeutet.

Für die NEILL-MOOSERsche *Reaktion* wird männlichen Meerschweinchen Patientenblut intraperitoneal injiziert. Die Tiere reagieren mit Fieber und einer etwa nach 1 Woche auftretenden Periorchitis mit starkem Scrotalödem. Nach einer weiteren Woche klingen beide Erscheinungen wieder ab. In den Zellen der Tunica vaginalis finden sich reichlich Rickettsien.

Das Mittelmeerzeckenfleckfieber (Fièvre boutonneuse, Marseiller Fieber, tick bite fever, Fièvre exanthematique de Tunisie ou du Littoral méditerranéen usw.) hat sein Hauptverbreitungsgebiet in den Randländern des Mittelmeeres, außerdem in Portugal, Nordfrankreich, England und Rumänien, in Übersee in manchen Teilen Afrikas (Kongogebiet, Kenya, Tanganjika, Südafrika), in Indien und im Fernen Osten, in Australien und in Nord- und Südamerika.

Virusreservoire sind wilde Nager und der Hund, der die epidemiologisch wichtige Infektionsquelle für den Menschen bildet. An ihm belädt sich die *Zecke* Rhipicephalus sanguineus mit dem *Erreger, der Rickettsia conori*, und überträgt ihn beim Wirtwechsel auf weitere Hunde, oder, wenn die Verhältnisse dies zulassen, auf den Menschen.

Die hell- bis dunkelbraun gefärbte *Hundezecke Rhipicephalus sanguineus* (s. Abb. 91), eine Verwandte des in Deutschland weit verbreiteten Holzbockes (Ixodes ricinus), lebt in den wärmeren Ländern der ganzen Welt auf Caniden und auf wildlebenden Nagern. Auch in Deutschland wird sie gelegentlich angetroffen und kann in Häusern mit Zentralheizung überwintern. In den Mittelmeerrandländern findet sie ein besonders zusagendes Klima und ist dort weit verbreitet. Die Unterfamilie *Ixodinae*, zu der Rhipicephalus sanguineus gehört, ist dadurch zu erkennen, daß die Mundwerkzeuge (das „Köpfchen") unmittelbar am Vorderrand des Tieres ansitzen und bei der Betrachtung von oben sichtbar sind. Bei den *Argasinae* sind sie auf die Unterseite verlagert, so daß sie von oben unsichtbar sind. Nur die Beine ragen über den Körperrand heraus (s. Abb. 81, S. 618). Erwachsene Exemplare von Rhipicephalus sanguineus sind beim männlichen Geschlecht etwa 2—4 mm, beim weiblichen etwa 2—3,5 mm lang. Mit Blut vollgesogene Weibchen erreichen eine Länge von etwa 1 cm. Das Weibchen ist von der Rückenseite her leicht vom Männchen zu unterscheiden, da sein Rückenschild nur die Hälfte des Körpers bedeckt. — Vollgesogene Weibchen verlassen etwa 1—2 Wochen nach der Blutaufnahme ihren Wirt und legen nach weiteren 3—5 Tagen mehrere tausend Eier. Nach etwa 3 Wochen schlüpfen die Larven, kriechen an Pflanzen und ähnlichem empor und befallen von hier aus einen Wirt. Nach mehreren Tagen, die sie mit Blutsaugen verbringen, verlassen sie ihn wieder und häuten sich auf der Erde zur Nymphe. Nach Aufsuchen eines neuen Wirts verbleiben sie auf ihm 3—8 Tage, um ihn dann wieder zu verlassen. Nach etwa 2—3 Wochen entstehen durch neue Häutung die geschlechtsreifen Tiere. Sie suchen einen neuen Wirt auf, bei dem sie sich festsaugen. Nach wenigen Tagen werden die Weibchen begattet und fallen nach 1 bis 2 Wochen ab, um ihre Eier abzulegen.

Verschiedene Rhipicephalus-arten sind wichtige Krankheits-überträger unserer Haustiere. Sie sind ausschließlich oder mit verantwortlich für die Verbreitung von Theileriosen, Babesiosen, Anaplasmosen und Viruskrankheiten.

Als Folge der Lebensgewohnheiten der Überträger tritt die Krankheit vorwiegend im *Hochsommer* und im *Herbst* auf. Ländliche Bezirke und die Randgebiete der Städte

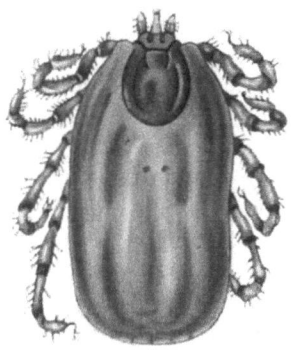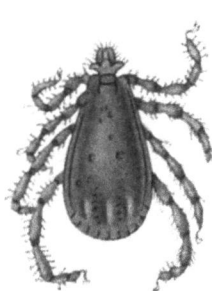

Abb. 91. Rhipicephalus sanguineus. Links Weibchen. Rechts Männchen.

sind stärker befallen als ihre Zentren. Beides steht im Gegensatz zum jahreszeitlichen und regionalen Auftreten des klassischen Fleckfiebers.

Durch den *Biß der Zecke* werden die Rickettsien auf den Menschen übertragen. Der Mechanismus des Eindringens ist noch nicht restlos geklärt, da die Rickettsien zwar im Verdauungstrakt, aber nicht in der Speicheldrüse der Zecke nachgewiesen werden können. Wie es sich aber auch im einzelnen verhalten mag, an der Bißstelle, die meist an Brust, Leib oder Oberschenkeln angetroffen wird, entwickelt sich schon nach kurzer Zeit eine kleine Blase, die nach der Entleerung vertrocknet und sich mit einem *schwarzen Schorf (tache noire)* bedeckt. Bei einem Teil der Fälle wird dieser Primäraffekt vermißt. Dies hängt damit zusammen, daß die Rickettsien auch durch die Schleimhäute eindringen können. Es sind Fälle bekannt, bei denen die Infektion beim Absuchen und Zerdrücken von Zecken mit den beschmutzten Fingern durch die Conjunctiven erfolgte. Auch experimentell läßt sich die Krankheit durch Einträufeln von Zeckensaft in den Bindehautsack übertragen.

Das Mittelmeerzeckenfleckfieber zeichnet sich durch gutartigen *Verlauf* aus. Nach einer Inkubation von 5—6 Tagen steigt unter grippalen Erscheinungen die Temperatur an, wobei die Kurve weitgehend der des murinen Fleckfiebers gleicht. Etwa um den 3. Tag erscheint ein maculopapulöses Exanthem. Die Flecken sind stecknadelkopf- bis linsengroß und bei voller Ausbildung von kräftigem Rot. Meist entwickeln sich aus ihnen Papeln von 2 bis 5 mm Durchmesser (Fièvre boutonneuse, Knopffieber). Die Krankheit dauert gegen 2 Wochen. Der Ausgang ist fast immer günstig.

Die *Agglutination mit Proteus* $X_{19}O$ ist positiv. Sie gestattet keine Abgrenzung vom klassischen und vom murinen Fleckfieber. Die NEILL-MOOSER*sche Reaktion* ist mit griechischen Stämmen stark positiv. Doch verhalten sich Erreger nicht in allen Gegenden gleich. Im positiven Falle läßt sich die Reaktion deshalb zu der für die seuchenpolizeilich wichtige Differentialdiagnose gegenüber dem epidemischen Fleckfieber, nicht gegenüber dem murinen Fleckfieber verwerten. Bei den *Immunitätsreaktionen mit vorbehandelten Meerschweinchen* zeigt sich, daß nur die mit der Rickettsia conori immunisierten Tiere gegen eine gleichartige Reinfektion gefeit sind, daß aber die Tiere, die mit der Rickettsia prowazeki und der Rickettsia mooseri immunisiert sind, mit typischem Scrotalödem erkranken. Können diese Versuche nicht ausgeführt werden, so ist die Differentialdiagnose aus dem klinischen Verlauf und der *epidemiologischen Anamnese* zu stellen. Das Fehlen von Läusen, die Haltung von Hunden und ihr Befall mit Zecken, sowie die enge Berührung mit diesen Tieren sind Argumente, die im Verein mit dem Auftreten in ländlichen Bezirken oder an der Peripherie der Städte und der vorzugsweisen Bindung an die Sommer- und Herbstmonate wichtige Hinweise geben.

Die *Reinhaltung der Hunde,* auf denen die Zecken oft zu mehreren Hundert gefunden werden, ist eine wichtige *prophylaktische Maßnahme.* Die üblichen Entlausungsmittel oder Einreibungen mit Cuprex, Carbolseife, Campherspiritus oder 3%iger Kreolinlösung sind gegen sie wirksam. Durch Hunde in die Häuser verschleppte Zecken werden durch Vergasung vernichtet. Beim Großvieh hat sich zur Prophylaxe der erwähnten Protozoenkrankheiten das „Dippen" bewährt, der wöchentlich einmalige Durchtrieb durch ein Arsenbad.

Am Menschen haftende Zecken sind rasch zu entfernen, da sie durch die Giftwirkung ihres Speichels Krankheitserscheinungen, seltener auch die „Zeckenlähme", eine durch Lähmungen manchmal zum Tode führende Krankheit, verursachen können. Mit Blut gefüllte Zecken haben die Größe einer Erbse und sind schon als gestielte Hämangiome operiert worden. Sie dürfen nicht mit Gewalt abgelöst werden, da dann die Mundwerkzeuge steckenbleiben und Infektionen mit Eitererregern die Folge sein können. Man betupft sie mit Öl, Petroleum, Vaseline, Alkohol, Chloroform oder Tabaksaft und kann sie dann nach einigen Minuten Wartezeit entfernen. Ein anderes Mittel ist, sie durch Annähern, nicht Berühren, einer brennenden Zigarette zum Abfallen zu veranlassen.

Eine Sonderstellung unter den murinen Fleckfiebern nehmen das *mexikanische Fleckfieber (Tabardillo)* und das mit ihm eng verwandte oder identische *mandschurische Fleckfieber* ein. Bei beiden sind die Virusreservoire Nager, unter denen die Erreger (Rickettsia mooseri, Rickettsia typhi), durch Flöhe verbreitet werden. Auch auf den Menschen wird die Infektion durch Flöhe, hauptsächlich durch Xenopsylla cheopis übertragen. Bis hierher gleicht die Epidemiologie der der übrigen murinen Fleckfieber. Hinzu kommt nun aber, daß die Seuche auch von Mensch zu Mensch durch Läuse übertragen werden kann und damit die gleiche epidemische Ausbreitungsmöglichkeit besteht wie beim europäischen Fleckfieber. Mit der Übertragung durch Läuse stimmt die Beobachtung überein, daß das Tabardillofieber sich in den kühleren Höhenlagen Mexikos weit verbreitet findet, aber in den heißen Niederungen fehlt.

Zu der Gruppe der durch *Zecken übertragenen Rickettsiosen* gehört außer dem schon besprochenen Mittelmeerzeckenfleckfieber das Felsengebirgsfleckfieber (Rocky mountain spotted fever), das Tobia-Fieber, das indische und das São Paulo-Fleckfieber und schließlich das südafrikanische und das Kenya-Zeckenfleckfieber.

Aus dieser Gruppe hat das *Felsengebirgsfleckfieber* wegen seiner hohen Letalität und seiner weiten Verbreitung stärkere Bedeutung. *Das Rocky mountain spotted fever* kommt in zwei Spielarten im Westen und Osten von Nordamerika vor. Sein *Erreger ist die Rickettsia rickettsi,* die ihren natürlichen Standort bei Nagern und einer großen Zahl von anderen Wildtieren hat. Unter ihnen sorgen verschiedene *Zecken* für die Weiterverbreitung des Erregers, im Westen *Dermacentor andersoni*, im Osten *Dermacentor variabilis*, außerdem *Haemaphysalis leporis*. Auf den Menschen wird die Krankheit fast ausschließlich durch *Dermacentor andersoni* übertragen, dessen Biologie die Epidemiologie der menschlichen Erkrankungen bestimmt.

Die Jugendstadien der Zecken halten sich auf kleineren Säugern, die geschlechtsreifen Tiere auf größeren und gelegentlich auf dem Menschen auf. Infiziert sich die Larve an einem Nager, so gehen die Erreger über die Nymphenstadien auf die erwachsene Zecke und unter Umständen auf die nächste Generation über. Erfolgt die Infektion im Herbst, so hält sich der Erreger während der kalten Jahreszeit, in der die Nymphenstadien durchlaufen werden. Die herangewachsenen Zecken finden sich nach der Schneeschmelze bei Einbruch des warmen Wetters an der Vegetation von feuchten, tief eingeschnittenen Tälern, wo sie ihre Wirte und auch den Menschen erwarten. Sie können 2 Jahre ohne Nahrung leben. Durch die Frühjahrswärme und das erste Blutsaugen vermehren sich die während der Winterkälte in nur geringer Menge im Überträger nachweisbaren und kaum Erkrankungen hervorrufenden Erreger sehr stark und erlangen in wenigen Stunden hohe Pathogenität. Die Sterblichkeit erreicht dann in manchen Gebieten bis zu 80%. Mit dem Fortschreiten der Jahreszeit und der beginnenden Trockenheit suchen die Zecken im Erdreich Schutz und werden damit weniger gefährlich. — Die WEIL-FELIXsche *Reaktion* kann beim Rocky mountain spotted fever mit den Proteus-Stämmen $X_{19}O$ und X_2O positiv sein.

Der *Bekämpfung* dienen verschiedene Mittel, die alle den Zweck verfolgen, die Infektkette Wirtstier→Zecke→Wirtstier→ zu unterbrechen. Das *Abbrennen* ganzer Areale tötet die Zecken und viele Virusreservoire. *Abschuß* der verschiedenen Nagetiere, wie Wildkaninchen und Erdhörnchen, und das Auslegen von *strychninhaltigen Ködern* entzieht den Jugendstadien die Wirte. Durch *Arsenbäder* (Dipping) werden auf dem Weidevieh die erwachsenen Zecken vernichtet. Auch versuchte man gegen sie mit ihren natürlichen Feinden, den *Schlupfwespen*, vorzugehen. Die *Weiden* müssen vor dem Auftrieb des Viehs auf Zeckenfreiheit untersucht werden. Ein *Impfstoff*, der aus infizierten Zuchtzecken gewonnen wird, verleiht den in den gefährlichen Gebieten arbeitenden Personen eine etwa 1jährige gute Immunität. Sie macht jedoch eine geeignete *Schutzkleidung* nicht überflüssig. Täglich zweimaliger *Wechsel der Kleidung* und ihr sorgfältiges Durchsuchen nach Zecken wird empfohlen. Neuerdings werden Methoden geprüft, die gegen die Zecken selbst immunisieren sollen.

Ein gefährlicher Repräsentant der durch *Milben übertragenen Rickettsiosen* ist das in Japan, Formosa und anderen Gebieten Ostasiens und in Australien vorkommende *Tsutsugamushifieber* (japanisches Fluß- oder Überschwemmungsfieber, Kedanifieber). Es findet sich längs der großen Flüsse, in deren Überschwemmungsgebiet die Milben leben. Wegen der hohen Sterblichkeit, die durchschnittlich 40% beträgt, werden solche Gegenden häufig von den Menschen gemieden, so daß weite Landstriche unbewohnt bleiben.

Virusreservoire sind kleine Nager, vor allem die Wühlmaus (Microtus montebelloi), an der die *Überträger*, die etwa $1/_3$ mm großen, roten, sechsbeinigen *Larven von Trombicula akamushi* (Kedani-Milbe) reichlich gefunden werden. Gefährlich für den Menschen sind nur diese Larven, da die Nymphen und die erwachsenen Milben nicht mehr parasitisch leben.

Etwa Ende Mai legen die *Kedani-Milben* ihre Eier in den Boden ab. Aus ihnen schlüpfen im Juni die Larven, die bald ihre Wirte aufsuchen, sich an ihnen mit Blut vollsaugen und sich bei dieser Gelegenheit mit dem *Erreger, der*

Rickettsia orientalis (R. akamushi, Rickettsia tsutsugamushi) infizieren. Hierauf verkriechen sie sich in die Erde, wo sie in ein Ruhestadium verfallen. Durch eine Häutung werden sie zu Nymphen, die, ebenso wie die nach einer weiteren Häutung entstehenden Imagines, sich von organischer Substanz des Bodens ernähren. Im Mai des nächsten Jahres legen die Weibchen ihre Eier, in denen sich die Erreger finden. Diese werden dadurch auf die neue Milbengeneration übertragen, deren Larven, je nachdem, ob sie Mäuse oder den Menschen aufsuchen, die Rickettsien unter den Nagern verbreiten oder den Menschen infizieren. Da die jährlichen Überschwemmungen nach der Schneeschmelze die für die Entwicklung der Parasiten notwendigen Nährstoffe und die zuträgliche Feuchtigkeit liefern, werden die Larven in der Zeit nach diesem Ereignis zur gefürchteten Plage. Aus der Biologie der Kedanimilbe erklärt sich die starke *jahreszeitliche Bindung* der Seuche.

Nach einer etwa einwöchigen Inkubationszeit entsteht an der Bißstelle der Milbenlarve eine kleine Nekrose. Die abführenden Lymphwege mit ihren Lymphknoten entzünden sich, während gleichzeitig die Körpertemperatur ansteigt. Es entsteht ein typhusähnliches Bild mit hoher, etwa 2—3 Wochen anhaltender und dann lytisch absinkender Kontinua und Milzschwellung, Bradykardie, Leukopenie und relativer Lymphocytose. Etwa am 7. Krankheitstag erscheint zunächst im Gesicht ein kleinfleckiges Exanthem, das dann auf den Rumpf übergreift und nach seinem Abblassen eine vorübergehende Pigmentierung hinterläßt. — Die durch das Überstehen der Krankheit erzeugte Immunität hält nur kurze Zeit vor. Die WEIL-FELIXsche Reaktion mit Bact. proteus X_KO ist positiv, mit Bact. proteus $X_{19}O$ und X_2O negativ.

Die *Bekämpfung* der Krankheit hat die Ausrottung der Virusreservoire und der Milben zum Ziel. Durch *Regulierung der Flüsse* werden die Lebensbedingungen der Nager verschlechtert, ausgelegte *Köder* mit Phosphor und Arsen dezimieren sie. Durch *Petrolisieren* der Ufer versucht man die Milben abzutöten. Mit Stämmen geringer Virulenz werden *Impfstoffe* hergestellt. Zur persönlichen Prophylaxe wird *Schutzkleidung* getragen.

Verwandt oder identisch mit dem Tsutsugamushifieber ist das *Sumatran mite fever* (Pseudotyphus von Delhi). Ähnliches gilt für den *Malayan scrub typhus*, der nicht mit dem Shop typhus of Malaya verwechselt werden darf, der zu den durch Flöhe übertragenen endemischen Rattenfleckfiebern gehört. Für beide Krankheiten sind Ratten die Virusreservoire. Überträger ist die Milbe Trombicula deliensis. Die Prognose dieser indischen Milbenfleckfieber ist günstiger als die des Tsutsugamushifiebers. — Zusammenhänge mit dem australischen MORSMANN-*Fieber* werden ebenfalls angenommen.

Fünftagefieber.

Zu den Rickettsiosen gehörend, aber klinisch vom Fleckfieber und seinen Verwandten leicht abzutrennen, ist das durch Läuse übertragene *Fünftagefieber* oder *Wolhynische Fieber*. Es ist wie das Fleckfieber eine Krankheit der Kriege und Notzeiten, eine Krankheit „lausiger Zeiten". Durch die Biologie der Überträger bedingt, liegt sein Morbiditätsmaximum im Winter. Im Sommer und Herbst finden sich kaum Erkrankungen. Zu ausgedehnten Epidemien kommt es aber im Gegensatz zum Fleckfieber aus unbekannten Gründen kaum.

In weiten Gebieten *Osteuropas* ist es endemisch, doch wird es bei seinem in normalen Zeiten nur vereinzelten Auftreten wenig beachtet. Im ersten Weltkrieg stiegen die Erkrankungsziffern stark an. Auf deutscher und alliierter Seite wurden mehrere hunderttausend Fälle in Polen und Rußland, in Frankreich und Belgien (Schützengrabenfieber, Trench fever, Fièvre des tranchées) gezählt. Auch im zweiten Weltkrieg trat die Krankheit im Osten und Westen wieder auf, ebenso im Spanischen Bürgerkrieg.

Ihr klinisches Merkmal sind die nach einer Inkubationszeit von mehreren Wochen in etwa 5tägigen Abständen auftretenden Fieberanfälle, die allerdings manchmal recht schwach ausgeprägt sind. Nach mehreren solchen Attacken, meist nach 3—4, heilt die Krankheit aus, ohne Folgen zu hinterlassen. — Der einzelne Fieberanstieg beginnt mit Frostgefühl, ihm folgt ein Hitzestadium, das durch einen Schweißausbruch beendet wird. Kopf-, Glieder- und Muskelschmerzen erzeugen ein starkes Krankheitsgefühl. Die häufig auftretenden Schienbeinschmerzen sind charakteristisch. Leber und Milz sind oft vergrößert. Das Blutbild zeigt eine Leukocytose. — Eine langdauernde Rekonvaleszenz verzögert oft die Wiederherstellung bei dieser in ihrer Prognose durchaus gutartigen, aber langdauernden Krankheit. Sie hinterläßt keine absolute Immunität. Eine einfach auszuführende Laboratoriumsdiagnose gibt es nicht. Die WEIL-FELIXsche Reaktion ist negativ.

Das *Virusreservoir* ist der Mensch. Nicht nur während der Krankheit, sondern noch lange danach, nachweislich bis zu 3 Jahren, findet sich der *Erreger*, *die Rickettsia quintana*, im Blute. Ja sogar Menschen, die kein Fünftagefieber in ihrer Anamnese aufweisen, können als Keimträger die Erreger beherbergen. Diese Feststellung ermöglicht die *Xenodiagnose:* Rickettsienfreie Läuse werden verdächtigen Personen angesetzt und nach frühestens 4 Tagen ihr Darm auf Rickettsien untersucht. Im positiven Falle finden sich diese in großer Zahl den Epithelien des Magen-Larmkanals angelagert. Die Ausschaltung der Kranken als Infektionsquelle hat nicht die gleiche prophylaktische Bedeutung wie beim Fleckfieber. Sonst ähnelt die Epidemiologie der des Fleckfiebers. Wie dieses wird das Fünftagefieber durch die *Kleiderlaus*, daneben auch durch die *Kopflaus* übertragen. In ihrem Kot finden sich die Erreger, die beim Kratzen in Epitheldefekte eingerieben werden.

Die klinisch ähnlich verlaufende WEIGLsche *Krankheit* wird durch einen der Rickettsia quintana verwandten Erreger, die bei der Laus ebenfalls extracellulär lebende *Rickettsia weigli*, verursacht.

Queenslandfieber.

Ohne Exanthem tritt das Queensland-(Q-)Fieber auf. Es wird durch 1 bis 3 Wochen dauernde Temperaturerhöhungen gekennzeichnet, die von starken Rücken-, Glieder- und Gelenkschmerzen begleitet sind. Im Röntgenbild finden sich die Zeichen einer zentralen Pneumonie. Hartnäckiger Husten kann sich einstellen. Die WEIL-FELIXsche Reaktion mit Proteus $X_{19}O$ und X_KO ist negativ. Das Hauptvirusreservoir ist in *Australien* der Bandicoot und andere wilde Nager, die Infektionsquelle für den Menschen wahrscheinlich der Hund, der mit dem Erreger, der Rickettsia burneti (Rickettsia diaporica, Coxiella burnetii), auch künstlich infiziert werden kann. Übertragen wird es durch Zecken, Haemaphysalis humerosa und Rhipicephalus sanguineus. Unter dem befallenen Personenkreis stehen die Waldarbeiter an erster Stelle. Bei Übertragung auf Meerschweinchen resultiert ein mehrtägiges Fieber mit Milz-, Inguinaldrüsen- und Mesenterialdrüsenschwellung ohne Hodenveränderungen. In *Amerika* werden bevorzugt Schlachthofarbeiter durch das Umgehen mit den großen Schlachttieren befallen, die dort Virusreservoire sind.

Identisch mit dem Q-Fieber ist eine in Nordamerika beobachtete Krankheit, das *Neunmeilenfieber von Montana*, das durch die Zecken Dermacentor andersoni und Ornithodorus turicata übertragen wird.

Während des Krieges wurden im Mittelmeerraum ähnliche Krankheitsbilder beobachtet (Balkanfieber, Balkangrippe), deren Identität mit dem Q-Fieber heute erwiesen ist. Die Krankheit scheint sich nach Norden auszubreiten, da nach dem Kriege auch Fälle in der Schweiz und in Süddeutschland bekannt wurden. — Laboratoriumsinfektionen, wahrscheinlich durch Inhalation der Erreger mit Staub, sind häufig. Bei Arbeiten mit den Erregern ist deshalb größte Vorsicht geboten.

Grippe.

Der größte bisher bekannte Ausbruch der *Grippe*, die fast jedes Jahr im Winter kleinere Epidemien verursacht und in mehrjährigen Abständen ausgedehnte Seuchenzüge unternimmt, ist die gewaltige *Pandemie* der Jahre 1918—23, der auf ihrer Wanderung rund um den Erdball etwa 8 Millionen Menschen zum Opfer fielen. Durch *Tröpfcheninfektion* in homogen-homonomer Infektkette von Mensch zu Mensch verbreitet und durch den modernen Verkehr begünstigt, ist die Grippe das typische Beispiel einer *Wanderseuche*, die in wenigen Tagen und Wochen politische und natürliche Grenzen überwindet. Doch wandert sie nie schneller als der Verkehr. Die Gefährlichkeit der einzelnen Epidemien ist sehr verschieden. Der Pandemie des ersten Weltkrieges mit ihrer hohen Letalität gerade unter den jüngeren, kräftigen Jahrgängen stehen harmlose Epidemien mit verschwindend geringer Sterblichkeit und oft kaum beachtete Einzelfälle gegenüber, eine Erscheinung, die noch der Erklärung harrt. Ungeklärt sind auch die Beziehungen zur epidemischen Encephalitis, obwohl die überdurchschnittliche Häufigkeit ihrer Koinzidenz einen inneren Zusammenhang vermuten läßt. — Der Morbiditätsgipfel liegt meist in den ersten Monaten des Jahres.

Erreger ist ein Virus, bei dem zwei serologische Varianten, A (Tarpeia alpha) und B (Tarpeia beta), unterschieden werden. Die Möglichkeit der Züchtung im bebrüteten Hühnerei gestattet die Herstellung eines *Impfstoffes* aus Chorioallantoisflüssigkeit, der bei dreimaliger subcutaner Injektion im Abstand von 1 Woche einen gewissen Schutz verleiht. Darüber hinaus dienen Aufschwemmungen des gezüchteten Virus als Antigen für eine *Komplementbindungsreaktion* und für den HIRST-*Test*, die beide die Laboratoriumsdiagnose ermöglichen. Mit ihnen gelingt es, unter der Vielzahl der als ,,Grippale Infekte" bezeichneten Krankheitsbilder diejenigen zu erkennen, die durch das Grippevirus verursacht werden.

Der HIRST-Test beruht auf der Beobachtung, daß eine Aufschwemmung von Grippevirus im Reagensglas Hühnererythrocyten bis zu einer, in einem Vorversuch zu bestimmenden Verdünnung zusammenballt. Wird im Hauptversuch der Virusaufschwemmung Grippeantikörper enthaltendes menschliches Serum zugesetzt, so wirkt dieses hemmend auf die Zusammenballung und es wird ein niedrigerer Titer festgestellt. Da auch im Serum nicht grippekranker Menschen entsprechende Antikörper vorkommen können, ist für das Vorliegen einer Grippe nur ein Anstieg des Antikörpergehaltes im Verlauf von 2, 14 Tage auseinanderliegenden Blutentnahmen beweisend.

Den früher, auf Grund ihres häufigen Vorkommens als Erreger angesehenen *Influenzabakterien* (Hemophilus influenzae) wird heute nur noch eine sekundäre Rolle im Krankheitsgeschehen zuerkannt. Sie scheinen die Gefährlichkeit des Virus zu erhöhen. Außerdem werden sie nicht selten als Eitererreger bei Kindern, z. B. als Meningitiserreger, gefunden.

Differentialdiagnostisch muß die Grippe von der Psittakose, vom Q-Fieber, von der Pneumonitis und von den erst in den letzten Jahrzehnten genauer studierten Viruspneumonien unbekannter Ätiologie abgegrenzt werden. In engen Gemeinschaften, in Familien und Heimen können die letztgenannten zum Ausbruch von kleinen, bei Säuglingen oft tödlich verlaufenden Epidemien führen. Über ihre Ätiologie und Epidemiologie ist kaum etwas bekannt. Die klinische Diagnose wird durch den positiven Ausfall der *Kälteagglutination* gestützt. Dieser zwar nicht spezifische und auch nur bei etwa der Hälfte der Erkrankten positive Test beruht auf der Beobachtung, daß das Patientenserum menschliche Blutkörperchen der Gruppe 0 bei Kühlschranktemperatur (0—5° C) bis zu einem gewissen Titer zusammenballt, während dieses Phänomen bei Brutschranktemperatur (37° C) ausbleibt.

Psittakose (Ornithose).

Zu den Krankheiten, deren regionäre Verbreitung durch das Vorkommen der tierischen Virusreservoire bestimmt ist, gehört die *Psittakose*. Die wichtigsten *Infektionsquellen* sind *Papageienarten* Südamerikas, seltener Afrikas, vor allem *Wellensittiche*. Über ihren Befall in der freien Natur ist wenig bekannt. Anscheinend erst in der Gefangenschaft oder in Zuchtbeständen entwickelt sich, heute unabhängig von der Einfuhr neuer Tiere, die zahlreiche Opfer fordernde Krankheit. Sie bekommen Durchfälle und Schnupfen, verweigern die Nahrungsaufnahme, magern ab und gehen schließlich ein. Die Lungen bleiben, im Gegensatz zur Erkrankung des Menschen, frei. Unter den Papageien verbreitet sich die Infektion durch Kontakt oder Futter. Nicht alle Tiere erkranken bei der Aufnahme des Virus, können aber zu epidemiologisch wichtigen *Keimträgern* werden. Auch andere Stubenvögel, selbst *Hühner* und *Tauben* werden angesteckt und damit zur Infektionsquelle für den Menschen. Eine Erweiterung der Kenntnis der Virusreservoire brachte die Beobachtung, daß auf den Faröerinseln seit etwa 20 Jahren im Anschluß an das Rupfen von *Sturmvögeln* eine Krankheit auftritt, die in ihrem klinischen Verlauf Ähnlichkeit mit der Psittakose zeigt. Sie endet bei vielen Patienten, besonders bei schwangeren Frauen, tödlich. Die Sturmvögel beherbergen den auch beim Menschen gefundenen Erreger, der weder mikroskopisch noch im Tierversuch sich vom Psittakosevirus unterscheidet. Nach diesen Erfahrungen scheint es gerechtfertigt, die Bezeichnung Psittakose durch die treffendere Bezeichnung *Ornithose* zu ersetzen.

Der *Erreger* (Miyagawanella psittacii, Rickettsia psittaci), ein relativ großes Virus von etwa 200—350 mμ Größe, findet sich reichlich im Verdauungtrakt und wird von hier auf die Federn und in die Umgebung verschmiert. Bei der verwerflichen Gewohnheit, Papageien die Nahrung im Munde darzubieten, aber auch bei regelrechter Versorgung der Vögel und schließlich mit dem Federstaub durch die Luft können die Erreger auf den Menschen übergehen. Züchter, Händler, Tierliebhaber und Tierärzte sind aufs höchste gefährdet. Im Vordergrund der meist plötzlich mit hohem Fieber beginnenden, schweren typhus- oder grippeähnlichen Krankheit steht die Pneumonie. Benommenheit und Delirien können sie begleiten. Die Letalität ist mit etwa 20% hoch.

Wegen der *hohen Infektionsgefahr* beim Arbeiten mit den Erregern sind für die Bearbeitung von Untersuchungsmaterial bestimmte Institute vorgesehen. Im Sputum, in den ersten Krankheitstagen im Blut und bei Verstorbenen in Lunge, Milz und Leber lassen sich die Erreger durch den *Mäuseversuch* nachweisen. Bei intraperitonealer Infektion erkranken die Tiere nach wenigen Tagen, um nach weiteren 48 h einzugehen. Der Sektionsbefund ist charakteristisch. — Verdächtige Tiere werden mit Chloroform getötet und in einem gut verschlossenen Gefäß zur Untersuchung eingesandt.

Im Gegensatz zu den meisten anderen vom Tier erworbenen Krankheiten endet die *Infektkette der Psittakose* beim Menschen nicht blind. Wie zahlreiche Erfahrungen lehren, *bedeutet jeder Kranke eine starke Gefährdung für seine Umgebung.* Ärzte und Pflegepersonal können sich in Ausübung ihres Berufes leicht infizieren. Wegen des starken Umsichgreifens der Psittakose in den letzten Jahrzehnten und der großen Zahl ihrer Opfer, nicht zuletzt aber wegen der unvernünftigen Haltung mancher Züchter erwies es sich als notwendig, als Ergänzung des im Jahre 1900 erlassenen Gesetzes betreffend die Bekämpfung der gemeingefährlichen Krankheiten, im Jahre 1934 das *Reichsgesetz zur Bekämpfung der Papageienkrankheit* zu erlassen, das neben einem Einfuhrverbot für Papageien dem Arzt zur Pflicht macht, jeden Verdachts-, Krankheits- und Todesfall der

Gesundheitsbehörde zu melden. Die Meldung jedes engen Kontaktes mit Stuben-
vögeln verhindert die Infektion.

Encephalitis.

Die große Encephalitispandemie, die in den letzten Jahren des ersten Weltkrieges ihren Zug um die Welt begann und etwa 6 Jahre andauerte, war nicht
das erste Geschehnis dieser Art. Schon in früheren Jahrhunderten wurde
aus verschiedenen Teilen Europas über Epidemien berichtet, die nach ihrer
Symptomatologie als *Encephalitis lethargica* angesehen werden müssen. Dies
gilt auch für die Nona, eine in Italien in den Jahren 1890/91 als Nachkrankheit
der großen *Grippeepidemie* dieser Zeit beobachtete Encephalitis. Die Vergesellschaftung dieser beiden Krankheiten scheint kein Zufall gewesen zu sein, da
auch bei anderen, kleineren Ausbrüchen, vor allem aber bei der Seuchenwelle
von 1917—23 die eigenartige Verflechtung dieser Seuchen Anlaß zu zahlreichen Erklärungsversuchen gab. Bis heute gelang es jedoch nicht, eine gesetzmäßige Beziehung zwischen ihnen zu erkennen, so daß hieraus wohl der Schluß
gezogen werden muß, daß eine Infektbahnung, wie sie bei Viruskrankheiten
sonst nicht ungewöhnlich ist, nicht vorliegt, daß aber das Auftreten beider
Krankheiten vielleicht von einem dritten, noch unbekannten Faktor bedingt
oder unterstützt wird.

Überwiegend wird heute angenommen, daß die von v. Economo beschriebene
Encephalitis lethargica durch Tröpfcheninfektion von Mensch zu Mensch verbreitet werde. Hierfür sprechen der in die Wintermonate fallende Morbiditätsgipfel, die hohe Ausbreitungsgeschwindigkeit, wie sie häufig ist bei durch Tröpfchen übertragenen Krankheiten und das katarrhalische Stadium im Beginn der
Erkrankung. Doch scheint eine besondere individuelle Disposition notwendig
zu sein, da gehäuftes Vorkommen in Familien, Schulen und Heimen nur sehr
selten beobachtet wird. Die in ihrer Symptomatologie recht vielgestaltige
Krankheit tritt fast immer sporadisch auf. Alle Altersklassen werden, meist
ohne Bevorzugung eines der Geschlechter, befallen. Die Prognose ist wegen
der hohen Letalität und bei Geheilten wegen der Aussicht, noch nach Jahren
dem Parkinsonismus zu verfallen, schlecht.

Es gehört zu den vielen Rätseln in der Epidemiologie der Infektionskrankheiten, daß nach Beendigung des pandemischen Seuchenzuges die Encephalitis
lethargica als Seuche ausstarb. Nur noch gelegentlich flackert sie in Einzelerkrankungen auf, deren Identität mit der ursprünglichen Seuche jedoch schwer
zu beweisen ist, da der *Erreger*, wie heute allgemein angenommen wird, ein
Virus, noch unbekannt ist und deshalb Laboratoriumsmethoden zur sicheren
Diagnose der Krankheit noch nicht aufgebaut werden konnten.

Etwas mehr ist über die Epidemiologie und Ätiologie anderer Encephalitiden
bekannt, die in einigen Ländern der Erde endemisch und epidemisch vorkommen.
So ist es heute sicher, daß die nach dem Ort ihrer ersten großen Epidemie (1932)
benannte, in den mittleren und westlichen Staaten Nordamerikas endemische
St.-Louis-Encephalitis durch Stechmücken verbreitet wird. Im Experiment
läßt sich das mit den Erregern der japanischen und West-Nil-Encephalitis
(Erro nili) verwandte Virus (Erro scelestus) durch verschiedene Arten der Gattungen Culex, Aedes und Theobaldia (Culiseta), außerdem durch die Zecke
Dermacentor andersoni von Maus zu Maus übertragen. Natürlich infiziert
befunden wurden bei umfangreichen Fängen in den Endemiegebieten Culex
pipiens und tarsalis. Mit der Einschaltung tierischer Überträger in die Infektkette lassen sich die epidemiologischen Daten dieser Krankheit leicht in Einklang

bringen: Die enge Bindung an Flußläufe, der Morbiditätsgipfel im Sommer und Herbst, das bevorzugte Auftreten der Krankheit in ländlichen Bezirken, an der Peripherie der Städte und in den Vororten und schließlich das Mißlingen aller Versuche, das Virus aus dem Nasen-Rachenraum der Kranken zu züchten.

Mehrere Nagerarten der Epidemiegebiete wurden im Experiment als empfänglich für das Virus gefunden, doch ist bis heute über ihre Rolle als natürliche *Virusreservoire* noch nichts bekannt. Auch Vögel sind als Infektionsquelle verdächtig, zumal der Erreger in Dermanyssus gallinae, einer Hühnermilbe, gefunden wurde.

Die klinische Diagnose der St.-Louis-Encephalitis wird mit der *Komplementbindungsreaktion* und dem *Neutralisationstest* bestätigt. Möglichst zu Beginn der Erkrankung und noch einmal nach der Genesung werden Blutproben entnommen und auf die Anwesenheit von Antikörpern geprüft. Ihr Nachweis in beiden Proben spricht für ein früheres Überstehen der Encephalitis, ihr Fehlen im allgemeinen für das Vorliegen einer andersartigen Erkrankung. Fehlen sie jedoch in der ersten Probe und sind sie in der zweiten nachweisbar, so spricht dies für eine St.-Louis-Encephalitis. — Der *Erreger* ist im Liquor cerebrospinalis nicht und im Blut so selten zu finden, daß es sich nicht lohnt, nach ihm zu fahnden. Im Gehirn Verstorbener ist er jedoch durch intracerebrale Injektion bei bestimmten Mäusestämmen (Swiss-W mice) leicht nachzuweisen. Auch auf der Chorioallantois des bebrüteten Hühnereis läßt er sich züchten. Seine Identität mit dem St.-Louis-Encephalitisvirus muß serologisch erwiesen werden.

Wahrscheinlich ebenfalls durch Stechmücken (Culex, Aedes) wird die epidemiologisch ähnliche *japanische Encephalitis B* übertragen, die ebenfalls im Sommer und Herbst ihren Morbiditätsgipfel hat. Die Sterblichkeit, die bei der St.-Louis-Encephalitis etwa 20—30% beträgt, ist bei ihr noch höher, bis zu 60%. Über die Virusreservoire ist ebenfalls nichts Endgültiges bekannt. Bei einer Reihe von Haustieren, vor allem beim Geflügel, verursacht der Erreger (Erro japonicus) eine zur Antikörperbildung, aber nicht zur Erkrankung führende Virämie.

Das natürliche Reservoir des Erregers (Erro silvestris) der *russischen (sibirischen) Encephalitis* sind Nager der sibirischen Wälder. Unter ihnen wird er durch Ixodes persulcatus verbreitet, eine Zecke, die bei Befall des Menschen auch ihn infizieren kann. Es erkranken meist Waldarbeiter. Entsprechend den Lebensgewohnheiten der Ixodinen (s. S. 683) tritt die Krankheit gehäuft im Frühling und Sommer auf. Die Letalität beträgt etwa 30%. Der Erreger ist immunbiologisch mit dem Virus des *Louping Ill*, der Drehkrankheit der Schafe, verwandt.

Die auf dem amerikanischen Kontinent im Sommer häufige, durch 2 Virustypen, Ost- und West-Virus (Erro equinus), verursachte *Encephalitis der Pferde* wird gelegentlich auf den Menschen, besonders auf Kinder übertragen. Als Überträger gelten Aedesarten, Dermacentor andersoni und Triatoma sanguisuga.

Poliomyelitis.

Es wird heute allgemein angenommen, daß der Erreger der *Poliomyelitis* weit verbreitet ist und daß die relative Seltenheit der Krankheit in epidemiefreien Zeiten auf der Resistenz der meisten Menschen gegenüber dem Erreger beruht. Diese Anschauung gründet sich außer auf den vielfach gelungenen Erregernachweis auf die klinische Beobachtung, daß alle Abstufungen in der Schwere der Krankheitsbilder gesehen werden, von leichten katarrhalischen oder gastrointestinalen Symptomen bis zu den schwersten Lähmungen der

Atmungsmuskulatur, die den Tod in wenigen Stunden herbeiführen. Ohne Zweifel gehört die Poliomyelitis zu den Seuchen, die ihr Gesicht im Laufe der Zeiten veränderten. Denn erst seit der Mitte des vergangenen Jahrhunderts sind größere Epidemien bekanntgeworden. In neuerer Zeit hat es den Anschein, als ob diese Krankheit immer mehr an Bedeutung gewinne.

Der zu den kleinsten Virusarten gehörende *Erreger* (Legio debilitans) läßt sich auf Affen, der Lansing-Stamm intracerebral auf Mäuse übertragen. Studien an einigen bis heute isolierten Stämmen zeigten jedoch bald, daß ihre antigenen und immunbiologischen Eigenschaften nicht einheitlich sind, d. h., daß auch beim Poliomyelitisvirus wie bei vielen anderen pathogenen Mikroorganismen mit dem Vorkommen von Typen gerechnet werden muß.

Die Poliomyelitis zeigt eine charakteristische *Altersverteilung*. Am meisten befallen werden die Altersklassen zwischen 1 und 10 Jahren, schon seltener die zwischen 11 und 20 Jahren. In den folgenden Lebensjahrzehnten kommen Erkrankungen, wahrscheinlich als Ausdruck stummer Durchseuchung, nur noch ausnahmsweise vor. In großen Städten herrscht sie während des ganzen Jahres, tritt aber gehäuft meist nur alle 3—5 Jahre im Sommer auf. In ländlichen Bezirken dagegen lassen sich ziemlich deutlich epidemiefreie Zeiten und Epidemiezeiten unterscheiden. Man ist heute geneigt, den *Saisonrhythmus* der Poliomyelitis auf die Einschaltung von *Fliegen* in die Infektkette zu beziehen. Diese Annahme erhält ihre Stütze durch den mehrfachen Nachweis der Erreger in freilebenden Insekten, in den Fäkalien von Kranken und Rekonvaleszenten, die sie über viele Wochen ausscheiden können, und in den Abwässern. Doch scheinen Fliegen keine ausschließliche Rolle zu spielen, da die Poliomyelitis in gepflegten Stadtvierteln ebenso vorkommt wie in schmutzigen Gegenden und auch dem Erlahmen der Fliegentätigkeit im Winter eine Abnahme der Erkrankungsziffern nicht immer parallel geht. Man wird deshalb annehmen müssen, daß auch durch direkten und indirekten Kontakt, wie er im Spielalter der Kinder alltäglich und unvermeidbar ist, die Infektion weiterverbreitet wird. Der Nachweis des Virus im Nasen-Rachenraum spricht jedenfalls für diese Möglichkeit.

Die weite Verbreitung der Erreger und die relativ geringe Morbidität machen auch die Poliomyelitis zu einer schicksalhaften Erkrankung, für deren *Verhütung* bis heute noch kaum etwas getan werden kann. Schutzimpfungen sind unwirksam.

Tollwut.

Menschen, die in früheren Zeiten von einem wutkranken Tier gebissen wurden, lebten wochenlang in qualvoller Erwartung einer Krankheit, die unter dem Namen *Tollwut, Lyssa, Rabies* oder, nach ihrem furchtbarsten Symptom, als *Hydrophobie* bekannt ist und ausnahmslos zum Tode führt. Nach einer in ihrer Länge von der Menge des aufgenommenen Virus und dem Sitz der Eintrittspforte abhängigen Inkubationszeit, die sich zwischen 14 Tagen und mehreren Monaten bewegt, stellen sich zunächst meist psychische Veränderungen ein. Die Patienten werden launisch und gebärden sich auffällig. Ihr Verhalten wird ziel- und planlos. Sie werden von einer inneren Unruhe gepeinigt, verlassen ihre gewohnte Umgebung und begehen unmotivierte Handlungen. Meist zieht sich dieses schon qualvolle *Initialstadium* etwa 2—3 Tage hin. Beginnend mit dem Ansteigen der Temperatur und einer rasch zunehmenden Salivation schließt sich das *Stadium der Krämpfe* an. Das erste bedrohliche Symptom sind Schluckbeschwerden, die sich rasch zu Schlingkrämpfen steigern und jede Flüssigkeitsaufnahme unmöglich machen. Schon der Versuch, einen Schluck Wasser zu trinken, der Anblick von Flüssigkeit oder das Geräusch fließenden Wassers, ja sogar nur der Gedanke daran lösen quälendste Schmerzen aus (Hydrophobie). Der Durst steigert sich dauernd und die Patienten erwarten in furchtbarer Angst neue Attacken. Im Laufe von wenigen Stunden wird die Atmung unregelmäßig, schnappend, die Kranken werden unruhig, toben, schreien und sind nur noch durch stärkste Narkotica im Bett zu halten. Schließlich greifen die Krämpfe auf die Rumpfmuskulatur über. Die Temperaturen steigen währenddessen weiter an und erreichen bis 42° C. Die meisten Patienten sterben in diesem Stadium. Oft tritt eine scheinbare Besserung ein, die Anfälle lassen nach und die Patienten erlangen wieder das Bewußtsein. Nach wenigen Stunden aber kündigen sich rasch *fortschreitende Lähmungen* an, in deren Verlauf der Tod eintritt. — Die Prognose der zum Ausbruch gelangten Krankheit ist infaust. Ein Therapeuticum ist bis heute unbekannt.

In den Gebieten, in denen die Tollwut auch heute noch weit verbreitet ist, in Rußland, Polen und auf dem Balkan, sind Caniden, besonders Hunde und Wölfe, ferner Füchse, Dachse und Schalenwild die *Virusreservoire*, in anderen Ländern, auch in Deutschland, Hunde, Rinder, Katzen, Pferde, Schafe, Schweine und weitere Haustiere. Auch Ratten können erkranken und gelegentlich Geflügel. Die Infektion scheint bei allen Warmblütern zu haften. Außer England, Australien und einigen Inseln Indonesiens, die sich durch ihre Insellage und durch strenge Einfuhrverbote für Hunde von der Seuche frei halten konnten, ist kein Land von der Tollwut verschont. Durch die Eigenart der Lebensweise unserer Haustiere ist in Mitteleuropa der Hund das epidemiologisch wichtigste Virusreservoir, da seine Bewegungsfreiheit ihn zur Ansteckungsquelle für viele andere Tiere machen kann, ehe er eingefangen und getötet wird oder an der Krankheit von selbst zugrunde geht. In anderen Ländern übernehmen Wölfe und Schakale die Verbreiterrolle. Unter den Tieren wird der Tollwuterreger (Formido inexorabilis), ein neurotropes Virus von etwa 100—150 mμ Größe, mit dem Speichel durch Biß oder auch durch Lecken übertragen.

An dieser sich zunächst unter Tieren verbreitenden Zoonose kann auch der *Mensch* erkranken, wenn das Virus in eine Wunde gelangt und dadurch Gelegenheit findet, in das Zentralnervensystem einzudringen. In den meisten Fällen kommen Verletzung und Infektion gleichzeitig durch den *Biß infektiöser Tiere* zustande. Ähnlich wirkt sich die Einimpfung des Erregers in Kratzwunden aus, wenn entweder die Krallen vorher mit dem virushaltigen Speichel benetzt oder dieser nachträglich durch Lecken aufgebracht wird. Seltener ist das Eindringen des Virus durch Hautschrunden oder durch die Schleimhäute oder gar die indirekte Übertragung durch infizierte Gebrauchsgegenstände.

Nicht alle Personen erkranken nach einem nachweislich infektiösen Biß, doch gehen die Meinungen über die Häufigkeit der *Morbidität* auseinander. Über eine individuelle Widerstandsfähigkeit ist nichts bekannt, auch scheinen Geschlecht und Lebensalter keinen Einfluß auszuüben. Eine gewisse Erkrankungsprognose läßt sich aus dem *Sitz der Infektionsstelle* und ihrer Art stellen. Je näher die Eintrittspforte dem Zentralnervensystem liegt, je kürzer also der durch das Virus zurückzulegende Weg ist, um so ungünstiger sind die Aussichten. Verletzungen am Kopf und Hals sind am gefährlichsten. Desgleichen sind tiefe Verletzungen mit ausgedehnten Weichteilzerstörungen weit bedenklicher als oberflächliche Wunden. Hinzu kommt, daß unbekleidete Körperstellen meist einer massiveren Infektion ausgesetzt sind als der Rumpf oder die Extremitäten, wo der infizierende Speichel zum großen Teil durch die Kleider zurückgehalten wird. Manche Beobachtungen sprechen dafür, daß nicht alle Virusstämme gleich infektiös sind. Von praktischer Bedeutung sind kurze Inkubationszeiten, weil der prophylaktische Impfschutz erst nach etwa 2—3 Wochen wirksam wird.

Der Verlauf der Seuchenkurve in den letzten 50 Jahren zeigt, daß eine gesetzlich geregelte und gewissenhaft durchgeführte *Bekämpfung* die Morbiditätsziffern bei Mensch und Tier stark herabdrücken kann. Die in dem *Tierseuchengesetz vom 26. Juni 1909* und in dem *Runderlaß des Reichsministers des Innern vom 28. März 1941* ausgearbeiteten Vorschriften sind darüber hinaus geeignet, die Tollwut in Deutschland völlig auszumerzen. Starke Rückschläge in diesem Bestreben brachten die beiden Weltkriege, in denen Neueinschleppungen unvermeidlich waren, und die Tatsache, daß nicht alle Nachbarländer in gleich energischer Weise gegen die Tollwut vorgehen. Die segensreiche Auswirkung eines generellen *Hundeeinfuhrverbotes* erfuhren nur England und Australien, die sich auf diese Weise von der Seuche freihalten konnten. Da die Bekämpfung in der möglichst frühzeitigen Unschädlichmachung aller krankheitsverdächtigen und kranken Tiere gipfelt, schreibt das Gesetz die *Meldepflicht* und die Untersuchung durch den beamteten Tierarzt vor. Schon bei *Tollwutverdacht* müssen Hunde und Katzen getötet werden. Die Tötung ist aber auszusetzen, wenn ein Mensch gebissen wurde. In diesem Falle sind die Tiere einzusperren und zu beobachten. Auch müssen Hunde und Katzen, die *Kontakt mit kranken Tieren* hatten, getötet oder unter besonderen Bedingungen einer dreimonatigen Quarantäne unterzogen werden. Bei Ausbruch von Tollwut wird für die Dauer von mindestens 3 Monaten Hundesperre verhängt. Hunde sind anzuketten oder einzusperren. *Ausfuhr* und *Einfuhr* von Hunden unterliegen besonderen Bestimmungen. In einigen Ländern, z. B. Ungarn, werden sie generell einer *Schutzimpfung* unterzogen, die sich in Verbindung mit anderen seuchenpolizeilichen Maßnahmen im allgemeinen günstig auf die Seuchenlage auswirkte und durch Verminderung der Virusreservoire auch die Zahl der menschlichen Infektionen zurückgehen ließ. Eine vollständige Ausrottung der Seuche ist jedoch, abgesehen von England, in keinem europäischen Lande gelungen, wohl wegen der starken Verwurzelung der Seuche unter den Tieren der freien Wildbahn. Bis sie gelingt, ist die *prophylaktische Schutzimpfung* des von einem tollwutverdächtigen oder -kranken Tiere gebissenen Menschen die vordringlichste Aufgabe.

Nach den Erfolgen bei der Milzbrandprophylaxe faßte PASTEUR den Entschluß, ein Verfahren gegen die Tollwut auszuarbeiten, obwohl ihr Erreger unbekannt und die Existenz unsichtbarer Krankheitskeime in der damaligen Zeit noch unbewiesen war. Erst 12 Jahre später, im Jahre 1897, zeigte LÖFFLER an dem Beispiel der Maul- und Klauenseuche, daß auch mit bakterienfreien Filtraten Krankheiten übertragbar sind. Die Möglichkeit der Abschwächung der Pathogenität der Milzbrandbacillen durch physikalische Einflüsse bewog PASTEUR, die im Zentralnervensystem vermuteten Erreger durch Trocknen ihrer Pathogenität zu berauben. Der Versuch gelang; die erste Impfung bei einem Kind, das mehrmals von einem tollen Hunde gebissen worden war, schützte es vor der Erkrankung. Seit dem Jahre 1885 werden in aller Welt den überall errichteten Impfzentralen auf schnellstem Wege Menschen zugeführt, die von tollwutverdächtigen oder -kranken Tieren gebissen wurden. Zwar wird heute meist nicht mehr nach der ursprünglichen Technik PASTEURs geimpft, aber *das Prinzip, die prophylaktische Einverleibung eines durch Kaninchenpassagen veränderten Virus*, ist das gleiche geblieben. Zur Gewinnung des Impfstoffes wird das „Straßenvirus“ enthaltende Gehirn tollwutkranker Hunde auf Kaninchen überimpft und auf diesen Tieren in mehreren Passagen weitergeführt. Dabei verkürzen sich die Inkubationszeiten von 20 bis auf 6 Tage, um dann konstant zu bleiben („Virus fixe“). Die Kaninchen erkranken nicht an der rasenden, sondern an der „stillen“ Wut, einem Krankheitsbild, bei dem Lähmungen vorherrschen.

Ihr Rückenmark wird herauspräpariert und beim ursprünglichen Verfahren nach PASTEUR über Ätzkalk getrocknet. Zur Impfung wurde zunächst eine Verreibung von 14 Tage lang getrocknetem Mark injiziert. Es folgen dann in täglichen Abständen Injektionen von 13, 12 usw. bis von 4, 3 und in bedenklichen Fällen auch von 2 und 1 Tag lang getrocknetem Mark. Mehrere solcher Behandlungsserien schlossen sich aneinander an. Dieses Verfahren wurde in Zukunft verschiedentlich modifiziert, da es gelegentlich wirkungslos blieb oder auch als Impfschäden Lähmungen auftraten, die zwar meist ausheilten, aber in besonders ungünstigen Fällen zum Tode führten. Schließlich ging auch das Bestreben dahin, mit kürzerer Behandlungszeit den gleichen Erfolg zu erzielen und haltbare Impfstoffe herzustellen, die eine Dezentralisierung des Verfahrens ermöglichen. Heute wird in Deutschland mit dem Impfstoff nach SEMPLE gearbeitet, bei dem mit Phenol abgetötete, große Mengen von Virus fixe injiziert werden. Die Impfschäden sind bei diesem Verfahren gering. Es nimmt etwa 2 Wochen in Anspruch. Ebenfalls große Mengen von abgetötetem Virus fixe werden beim Verfahren von HEMPT innerhalb von 4—5 Tagen injiziert. Wie HÖGYES zeigen konnte, lassen sich auch mit lebendem Virus Impfungen erfolgreich durchführen, vorausgesetzt, daß der Impfstoff stark verdünnt wird und dadurch geringe Virusmengen verabfolgt werden. Das Verfahren von FERMI ist eine Simultanimpfung. Gleichzeitig mit Tollwutimmunserum wird eine Virus-fixe-Vaccine injiziert, die durch Phenol zum Teil, aber nicht vollständig abgetötet ist.

Eine eingehende Besprechung der *Indikation zur Wutschutzimpfung* ist in den Richtlinien des ROBERT-KOCH-Institutes enthalten. Wegen der Gefährlichkeit der Krankheit muß die Behandlung unter allen Umständen raschestens begonnen, soll aber wegen der möglichen Impfschäden nicht unnötigerweise eingeleitet werden. Einfach liegen die Verhältnisse, wenn ein Hund eingesperrt und durch den Tierarzt beobachtet werden kann. Die in wenigen Tagen zum Tode führende Krankheit erfordert schnelles Handeln beim Menschen. Ist der Hund jedoch durch den Zwang der Verhältnisse oder in Unkenntnis der Sachlage vorzeitig getötet worden, so kann sein Mageninhalt wertvolle Aufschlüsse geben. Tollwutkranke Hunde haben die seltsame Gewohnheit, allerlei unverdauliche Gegenstände zu verschlucken. Um die Diagnose zu sichern, wird der Kopf des getöteten oder verendeten Tieres sorgfältig in mit Desinfektionslösung getränkte Tücher verpackt, an eine Wutschutzzentrale eingesandt und dort auf NEGRISCHE Körperchen untersucht. Es sind dies in histologischen Schnitten in den Ganglienzellen des Gehirns, vor allem des Ammonshorns und des Rückenmarks nachweisbare runde bis ovale Einschlußkörperchen, für die Tollwut charakteristische Reaktionsprodukte auf die Erreger. Da ihr Fehlen jedoch nicht mit Sicherheit gegen Tollwut spricht, muß bei begründetem Verdacht durch Einimpfung von Gehirn- oder Rückenmarksubstanz unter die Dura oder in die Muskulatur eines Kaninchens ein Tierversuch angestellt werden. Er ist die empfindlichste Reaktion auf das Vorhandensein des Virus, selbst in angefaultem Material, nimmt aber mehrere Wochen in Anspruch. — Bleibt der beobachtete Hund 14 Tage lang gesund, so ist die Impfung überflüssig. Wo immer es angängig ist, sollte deshalb ein verdächtiges Tier eingesperrt und vom Tierarzt beobachtet, niemals aber voreilig und ohne zwingenden Grund getötet werden. Auch bei bestem Willen kann nicht immer so verfahren werden. Hunde, die im Erregungsstadium sich viele Kilometer von ihrem Standort entfernen, fallen oft Menschen unerwartet an, ohne daß man ihrer habhaft werden kann. In allen unklaren Fällen ist deshalb an Hand aller epidemiologisch wichtigen Umstände eingehend zu prüfen, ob die Behandlung eingeleitet werden muß. Der Sitz des Bisses und seine Art, die Wahrscheinlichkeit der Speichelinfektion, Vorgeschichte und

Verhalten des Hundes vor, während und nach dem Angriff auf den Menschen und die Seuchenlage in dem betreffenden Bezirk sind ebenso zu berücksichtigen wie die psychische Situation des Patienten. — Die sofortige *Wundbehandlung* mit Jodtinktur und anderen desinfizierenden Lösungen, sogar schon mit Seifenwasser und die chirurgische Versorgung der Bißstelle verringern die Infektionsgefahr nicht unwesentlich.

Lähmungswut.

Die Epidemiologie einer auf der Insel Trinidad im Jahre 1929 erstmalig beim Menschen beobachteten, unter dem Bilde einer LANDRYSCHEN Paralyse („Raiva") verlaufenden Tollwut ist von der der klassischen Seuche verschieden. Virusreservoire sind, wie auch bei ähnlichen Epidemien in Südamerika, Rinder und Pferde, bei denen die Erreger durch Fledermäuse und Vampire übertragen werden. Diese sind anscheinend latent infiziert, ohne zu erkranken. Die Bißwunden, aus denen sie das austretende Blut saugen, sind die Eintrittspforten für das Virus. In gleicher Weise werden Menschen infiziert, wenn sie im Schlaf von Vampiren angefallen werden. Der Erreger ist dem Tollwutvirus nahe verwandt, doch läßt er sich nicht ohne weiteres auf Hunde übertragen. NEGRIsche Körperchen aber werden gefunden und die übliche Tollwutimpfung verhindert den Ausbruch der Krankheit.

Pseudowut.

Die bei Haustieren in Europa und Südamerika vorkommende *Pseudowut (AUJETZKYsche Krankheit, Tollkrätze)* unterscheidet sich deutlich von der Tollwut. Sie ist beim Tier eine akute Encephalomyelitis, deren Erreger beim Menschen nur selten Krankheitserscheinungen in Form eines mehrtägigen, fast unerträglichen Hautjuckens verursacht, ohne jedoch schädliche Folgen zu hinterlassen.

Pocken.

Um die von EDWARD JENNER im Jahre 1798 eingeführte *Pockenschutzimpfung* nicht nur in ihren Auswirkungen, sondern als eine ihrer Zeit weit vorauseilende Großtat zu würdigen, ist es aufschlußreich, sich zu vergegenwärtigen, daß damals nur etwa ein Jahrhundert vergangen war, seit KIRCHER zum erstenmal nach Kleinlebewesen gesucht und LEEUWENHOECK mit den von ihm selbst konstruierten Linsen Bakterien gesehen hatte. Noch war der Streit um die Möglichkeit der Urzeugung, der Generatio aequivoca, in vollem Gange. Sogar die Entwicklung mancher Würmer und Insekten blieb unklar, obwohl die Entstehung vieler Arten aus Eiern gesichert war. Trotz der überzeugenden Versuche von SPALLANZANI (1765) und später von FR. SCHULZE (1836) hielt sich auch in den Köpfen bedeutender Männer die Meinung, Kleinlebewesen entstünden aus organischer Substanz. Noch ein halbes Jahrhundert später konnte sich der durch seine 3 Forderungen für die Anerkennung der Pathogenität eines Mikroorganismus in die Geschichte der Mikrobiologie eingegangene, kritische HENLE die Entstehung der Eingeweidewürmer nur durch Urzeugung erklären. Mikroorganismen als Krankheitserreger waren noch nicht bekannt. Erst 1839 entdeckte SCHÖNLEIN den Favuspilz und leitete damit die Epoche der Mikrobiologie ein. Es ist deshalb fast ein Wunder zu nennen, daß die von einer Kuhmagd geäußerte Ansicht "I cannot get smallpox for I have had cowpox" JENNER zum Nachdenken anregte. Die Erhebungen, die er zur Bestätigung dieser Ansicht anstellte, schienen das Gesagte zu bestätigen. Dennoch vergingen Jahrzehnte, bis er sich entschloß, einem Kind nicht nur Kuhpocken einzuimpfen, sondern es einige Wochen später mit echter Variola zu infizieren. Daß er dies wagte, war die Tat, die seinen Ruhm begründet. Denn Kuhpocken auf Menschen zu übertragen, eben auf jene Volksmeinung hin, war schon vor ihm von Laien wiederholt versucht worden. Was JENNER vorausgesehen und erwartet hatte, traf ein, das Kind blieb gesund. Wohl war durch tausendfältige Beobachtung schon seit langem bekannt gewesen, daß das Überstehen mancher Krankheiten gegen eine gleiche spätere Infektion feie. Aber mit dem Experiment JENNERs war erwiesen, daß unter geeigneten Umständen auch das *Überstehen einer ähnlichen, harmlosen Krankheit* gegen ihre bösartige Schwester immunisiere, eine Erfahrung, die erst in den letzten Jahrzehnten bei einigen Viruskrankheiten zu brauchbaren Impfmethoden führte.

Verfolgt man die Geschichte der Pocken, so muß festgestellt werden, daß das Experiment JENNERs nicht der erste Versuch war, gegen die Variola Schutz zu verleihen. Schon seit langem hatte man danach getrachtet, ein Mittel zu finden, das vor dieser Krankheit bewahre, die in Abständen von 5—25 Jahren auftrat und mit großer Sicherheit alle die Personen erfaßte, die bisher von der Seuche verschont geblieben waren. Die Beobachtung, daß nicht alle Pockenepidemien und innerhalb eines Seuchenausbruchs nicht alle Erkrankungen gleich bösartig sind, wurde zum Anlaß, Pockeneiter von leicht Erkrankten auf Gesunde zu überimpfen, in der Annahme, die entstehende Krankheit verlaufe ebenfalls milder. Diese Methode der *Inoculation* oder *Variolisation* war in Europa unbekannt, sie wurde aber in großem Umfang in China, im vorderen Orient und, wie wir heute wissen, auch in Afrika geübt. Der Eiter aus Pockenpusteln wird dabei in Hautschnitte eingebracht. Wahrscheinlich ist für den harmlosen Verlauf weniger die Eigenart des betreffenden Pockenstammes als die Art seiner Applikation verantwortlich. Mit dieser Beobachtung stimmt überein, daß auch bei manchen anderen Viruskrankheiten die nicht dem natürlichen Infektionsmodus entsprechende Einverleibung des Erregers oft ein mitigiertes Krankheitsbild hervorruft. In Europa eingeführt wurde diese Methode durch die Frau des englischen Gesandten am türkischen Hofe, *Montague*, die im Jahre 1717 in Konstantinopel eines ihrer Kinder und später in England ein zweites Kind inoculieren ließ. Nach der Erprobung der Methode an Verbrechern und Waisenkindern, die ermutigend verlief, ließ sich das englische Königshaus und der Adel inoculieren. Allgemein eingeführt wurde jedoch die Variolisation in Europa nicht. Mehrere Gründe waren hierfür maßgebend. Neben religiösen Einwänden, die auch heute noch gegen Schutzimpfungen aller Art vorgebracht werden, war es die Technik des Inoculierens, die viele vor dieser Methode zurückschrecken ließ. Die Kurpfuscher, die sich in dieser Kunst übten, begnügten sich meist nicht mit dem einfachen Einbringen des infektiösen Eiters in seichte Hautschnitte, wie dies vollkommen ausreichend gewesen wäre. Sie setzten tiefe Verletzungen oder entfernten größere Hautpartien, so daß es nicht selten zu Sekundärinfektionen kam, kein Wunder in einer Zeit, in der die Begriffe Asepsis und Antisepsis völlig unbekannt waren. Noch etwas kam hinzu. Da man mit virulentem Pockenvirus arbeitete, konnte es gelegentlich geschehen, daß Inoculierte zum Ausgangspunkt neuer Pockenepidemien wurden. Diese verliefen aber, da nun die Ansteckung auf dem natürlichen Wege erfolgte, durchaus nicht harmlos. Aus diesen Gründen wurde die Variolisation nicht allgemein eingeführt, sondern blieb das Reservat weniger bevorzugter Kreise. Eine Wirkung auf die Seuchenverbreitung war deshalb auch nicht zu erkennen. Dies war etwa die Situation, als gegen Ende des 18. Jahrhunderts die JENNERsche Methode bekannt wurde. Mit ihr vollzog sich ein grundlegender Wandel nicht nur in dem Gesicht der Seuche, sondern in der Bevölkerungsstruktur Europas. Die hohe Sterblichkeit, die selbst durch den damaligen Kinderreichtum der meisten Familien kaum aufgewogen werden konnte, hörte mit einem Schlage auf. Es setzte eine Bevölkerungsvermehrung ein, wie sie Europa und alle anderen Länder, in denen die Pocken eingedämmt wurden, bisher nicht gekannt hatten. Die Besorgnis, daß durch diese Entwicklung die ausgeglichene Relation zwischen Lebensraum und Bevölkerungsdichte gefahrbringend gestört werde, fand ihren ersten Niederschlag in den Theorien des Nationalökonomen MALTHUS. Wohl mag scheinen, als ob die stetig zunehmenden Bevölkerungsziffern an vielen Nöten unserer Zeit Schuld tragen. Doch darf dies nicht dazu verleiten, dem Arzt aus dem Gebrauch einer durch menschlichen Entdeckergeist gegen eine Krankheit geschaffenen Waffe einen Vorwurf zu machen. Denn die ethische Pflicht ihrer Anwendung ist ungleich stärker als jede, ohnehin durch den Zeitgeist diktierte vernunftmäßige Einstellung. Vor allem aber darf nicht vergessen werden, welches Elend die regelmäßigen Pockenepidemien mit sich brachten. Meist wurden ja Kinder und Jugendliche betroffen, da die älteren Jahrgänge die Krankheit schon bei früheren Seuchenzügen überstanden hatten. Aber nicht nur, daß etwa jeder dritte Befallene an dieser Krankheit starb, auch viele Genesene waren durch die zurückbleibenden Narben für ihr ferneres Leben entstellt. Kein Mensch konnte des Lebens froh sein, bis er nicht die Pocken überstanden hatte. So stark war die Furcht und auch die Resignation vor dieser furchtbaren Seuche, daß die Sitte bestanden hatte, Kinder in ein Pockenhaus zu schicken, um sich dort durch Zerdrücken einer Borke in der Hand die Pocken zu erwerben. Dieser „Pockenkauf" sollte rasch ein Schicksal entscheiden, dessen natürlichen Ablauf zu erwarten, unerträglich schien.

Die Erfolge der JENNERschen Pockenschutzimpfung bewirkten, daß schon im Beginn des vorigen Jahrhunderts die meisten europäischen Länder sich um die Schaffung gesetzlicher Grundlagen bemühten. Doch wurden sie nicht überall mit der gleichen Strenge durchgeführt. Auch heute noch sind in den verschiedenen Ländern die Bestimmungen über die Impfung uneinheitlich. So kennt England, gemäß seiner Auffassung von der persönlichen Freiheit seiner Staatsbürger, die *Gewissensklausel*, die jedem gestattet, sich durch Abgabe einer schriftlichen Erklärung von der Impfung fernzuhalten. Es kennt aber auch noch Pockenepidemien. — Frühzeitig wurde der *Wert der Impfung für die Heere* erkannt und dort wegen der Gunst der äußeren Bedingungen meist lückenlos durchgeführt.

So überzeugend die Impferfolge zunächst waren, bald stellten sich Enttäuschungen ein. Die Erfahrung, daß das Überstehen der natürlichen Krankheit einen lebenslänglichen Schutz verleihe, wurde auf die Vaccination übertragen. Noch JENNER mußte erleben, daß ein von ihm geimpfter Patient an den Pocken erkrankte. Es fehlte eben in der damaligen Zeit an den Voraussetzungen, um erkennen zu können, daß *der Kuhpockenerreger ein mitigiertes Virus* ist, dessen geringe Krankheitserscheinungen mit einer kürzeren Immunität erkauft werden müssen. Heute ist durch vielfältige Erfahrung bekannt, daß in unseren Breiten der Impfschutz vielleicht 7—10 Jahre, unter tropischen Bedingungen höchstens die Hälfte dieser Zeit anhält. Allerdings verschwindet er nach dieser Zeitspanne nicht völlig und mildert noch lange den Krankheitsablauf. Oft sind die Erscheinungen bei dieser *Variolois* genannten Pockenform so leicht, daß ihre klinische Diagnose Schwierigkeiten bereitet oder daß sie überhaupt verkannt werden, besonders in einer Umgebung, in der die Pocken nicht heimisch sind und das Krankheitsbild deshalb den Ärzten nicht bekannt ist. Gelegentlich muß auch damit gerechnet werden, daß Krankheitsfälle aus Angst vor unangenehmen behördlichen Maßnahmen verheimlicht werden.

Nichts aber hindert, durch die *Revaccination*, die Wiederholung der Impfung nach Ablauf des Schutzes, den alten Zustand der Immunität wieder herzustellen. So sehr man jedoch in Europa zu Beginn des 19. Jahrhunderts gewillt war, die Erstimpfung einzuführen, so wenig konnte sich die Wiederimpfung durchsetzen. Hindernd wirkte sich zunächst aus, daß die Pocken durch die neue Methode viel von ihrem Schrecken verloren hatten und deshalb die Aktivität in ihrer Bekämpfung stark nachließ und schließlich, daß die Revaccination einen Verwaltungsapparat erforderte, der nicht überall vorhanden und den aufzubauen man nicht gewillt war. Nur im preußischen Heer wurde seit dem Jahre 1834 eine zweite Impfung vorgenommen. Diese Maßnahme erwies sich als segensreich, denn es blieb in Zukunft von den Pocken verschont, auch in den Jahren 1870 bis 1874, als die letzte große Pockenepidemie auf deutschem Boden auftrat und bei der Zivilbevölkerung über 180000 Opfer forderte. Daß diese Epidemie entstehen konnte, war aber nicht nur der Unterlassung der Revaccination zuzuschreiben, sondern einer *Veränderung, die mit dem Impfstoff vor sich gegangen war*. Der bei der Einführung der Vaccination vollauf befriedigende Impferfolg nahm nämlich im Laufe der Jahrzehnte immer mehr ab. Dies ist darauf zurückzuführen, daß die damals geübte *Überimpfung des Kuhpockenvirus von Mensch zu Mensch* einen nachteiligen Einfluß auf seine immunbiologische Leistung ausübte. Die Vaccine „humanisierte". Aber auch die Weiterimpfung von Rind zu Rind erwies sich als unzweckmäßig, da dabei ihre Wirksamkeit ebenfalls nachließ.

Alle diese Umstände wirkten zusammen, um die Pocken in Europa nicht aussterben zu lassen und den großen Seuchenzug zwischen 1870 und 1874 zu ermöglichen. Dieser hatte aber insofern eine segensreiche Seite, als die Fragen der Vaccination nun mit großer Energie angegangen wurden. Sowohl die Vaccination wurde gesetzlich geregelt als auch die Impfstoffbereitung auf eine bessere Grundlage gestellt. *In Deutschland wurde im Jahre 1874 das Reichsimpfgesetz erlassen, das die zweimalige Impfung verlangt. Die erste hat stattzufinden vor Ablauf des Kalenderjahres, in dem das Kind das 1. Lebensjahr vollendet, die zweite im 12. Lebensjahre*. Für die der Militärdienstpflicht unterworfenen Personen fand außerdem während ihrer Dienstzeit eine dritte Impfung statt. Wie die Erfahrungen der beiden Weltkriege zeigten, in denen mehrfach die Pocken eingeschleppt wurden, genügt dieser Impfschutz, um größere Epidemien zu verhüten. Auch wenn einige primäre Fälle auftreten, reißen die Infektketten bald ab, weil nicht genügend empfängliche Individuen vorhanden sind. Bei länger zurückliegender Impfung verläuft die Krankheit milder, da nach Ablauf des absoluten Schutzes eine *Restimmunität* noch lange Zeit anhält. — Der Impfstoff wurde dadurch verbessert, daß die Weiterimpfung von Mensch zu Mensch unterlassen und der *humane* durch den *animalen Impfstoff* ersetzt wurde, der allerdings nach den bisherigen schlechten Erfahrungen nicht von Rind zu Rind weitergeimpft, sondern als *Retrovaccine* bereitet wird. Dies bedeutet, daß das Virus jeweils vom Menschen auf das Rind zurückgeimpft und von hier aus wieder als Impfstoff auf den Menschen gebracht wird. Bei Innehaltung dieser *alternierenden, homogen-heterologen Infektkette*, die noch durch Einschaltung des Kaninchens (Lapine) erweitert werden kann, wird die aktiv-immunisierende Eigenschaft des Virus in voller Stärke erhalten (s. Schema 10). Für die Güte der Vaccine sind in Deutschland besondere *Impfanstalten* verantwortlich, von denen aus die Amtsärzte und, da in Deutschland alle approbierten Ärzte das Impfgeschäft ausüben dürfen, auch diese mit Impfstoff versorgt werden. Zu seiner

Schema 10. *Infektketten der Pocken und der Kuhpocken.*

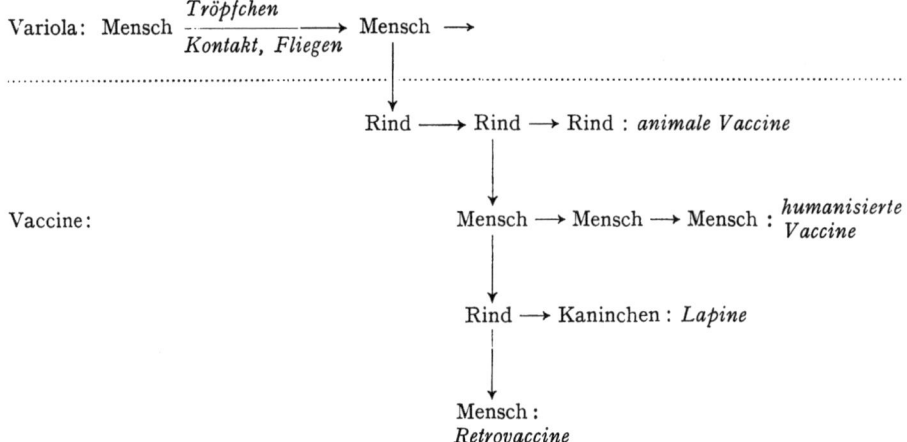

Gewinnung wird einem *jungen Rind* die Bauchhaut rasiert, sorgfältig gereinigt
nnd oberflächlich scarifiziert. Nach Einreiben des Kuhpockenvirus wird das
gesamte Wundgebiet mit einem Schutzverband versehen. Zu dem Zeitpunkt,
an dem die Pusteln aufgeschossen, aber noch nicht vereitert sind, wird das
Tier getötet und der Verband abgenommen. Darauf werden die Pusteln mit
dem scharfen Löffel in einem Zuge — um Blutbeimengungen zu vermeiden —
abgekratzt. Das gewonnene Rohmaterial, die „*Pulpa*", wird dann sofort bei
—15⁰ C eingefroren. In diesem Zustand hält es sich jahrelang virulent. Entnommen werden die jeweils benötigten Mengen, die zur Homogenisierung in
Kugelmühlen zerrieben und zur Konservierung mit Glycerin versetzt werden.
Von diesem Gemisch wird dann durch Verdünnen mit 1,25⁰/₀₀iger Agarlösung
die Handelsvaccine, die *Pockenlymphe*, bereitet, die so eingestellt wird, daß
sie, 1:5000 verdünnt, auf der Meerschweinchencornea innerhalb von 3 Tagen
eine allgemeine Trübung hervorruft. Sie soll im Eisschrank aufbewahrt werden,
wo sie mehrere Monate einwandfrei bleibt. — Um die Haltbarkeit des in der
Wärme rasch verderbenden Impfstoffes zu gewährleisten, wird er als *Trocken-
vaccine* zur Verwendung *in tropischen Gebieten* in luftleere Röhrchen eingeschmolzen. — Brauchbare Impfstoffe werden heute wohl in allen Ländern zur
Verfügung stehen. Trotzdem kann es einmal wichtig sein, zu wissen, daß ein
letzter Impfstoffrest noch dazu dienen kann, im Notfall bei Kälbern oder jungen
Büffeln neue Vaccine selbst zu bereiten. Dazu bedarf es nicht der modernen
Einrichtung einer Impfanstalt, sondern nur einer einwandfreien Technik und
sauberer Haltung der Tiere. Stehen keine Impfstoffreste zur Verfügung, so kann
Pustelinhalt von Pockenkranken auf Kälber übertragen und, zur Sicherheit nach
mehreren Passagen, zu Pockenlymphe verarbeitet werden.

Beimengungen von Bakterien zum Impfstoff sind bei der geschilderten Art
seiner Bereitung unvermeidlich, wenn auch die Keimzahlen durch das Glycerin
stark reduziert werden. *Pathogene Keime dürfen jedoch nicht in der Lymphe
vorhanden sein*, was durch bakteriologische Kontrollen vor ihrer Abgabe gewährleistet wird. Völlig bakterienfreie Impfstoffe durch die Züchtung der
Erreger, der Paschenschen *Körperchen* (Borreliota variolae), auf der *Eikultur*
herzustellen, gelingt zwar, doch hat dieses Verfahren bisher noch keine allgemeine Anwendung gefunden.

Die Impfung wird im Frühjahr und im Herbst von den Gesundheitsämtern
für die Erstimpflinge in öffentlichen Impfterminen, für die Wiederimpflinge im

Einvernehmen mit den Schulleitern in den Schulen vorgenommen. *Überschneidungen mit anderen Impfungen sind zu vermeiden.* Sie ist kostenlos. Es ist jedoch jedermann unbenommen, die Impfung durch den Privatarzt durchführen zu lassen. Ihr Erfolg wird auf einem roten Impfschein vermerkt. Bei der Erstimpfung werden am rechten, bei der Wiederimpfung am linken Arm, und zwar über der vorher mit Alkohol gereinigten, unteren Ansatzstelle des Musculus deltoideus, im Abstand von mindestens 2 cm, mit der mit Lymphe beschickten Impflanzette in der Epidermis zwei 3 mm lange, seichte, nicht blutende Schnitte gesetzt. Den Impfstoff läßt man von selbst eintrocknen; ein Verband wird nicht angelegt.

Nach dem Verschwinden der durch den Impfschnitt erzeugten traumatischen Reaktion, die als Quaddel einige Stunden oder als zarte Rötung 1 bis 2 Tage sichtbar sein kann, bildet sich ein dünner, gelblicher Schorf. Am 3. oder 4. Tage entwickelt sich beim Erstimpfling zunächst die *Macula*, aus der eine *Papel* mit dem sie umgebenden geröteten Hof, der *Aula*, entsteht. Erst am 5. oder 6. Tage entsteht das perlmuttergraue, runde oder ovale *Bläschen* mit seiner zentralen Eindellung, das der Impfarzt bei der *1 Woche nach dem Impftermin stattfindenden Nachschau* zu Gesicht bekommt. Bis etwa zum 12. Tage vergrößert sich noch die die Pustel umgebende Macula und wird damit zur *Area*. Nach etwa 3 Wochen ist der Prozeß abgeklungen. Die zur braunen Kruste eingetrocknete Pustel fällt ab und legt die Impfnarbe frei, die als sicheres Zeichen der Impfung bestehen bleibt.

Beim *Wiederimpfling* ergibt sich durch die bestehende *Allergie* ein anderes Bild. Bei bester Abwehrlage tritt die am Tage der Nachschau bereits wieder verschwundene *Macula* in Form eines roten Flecks um den Impfschnitt auf. Stärkere Reaktionen sind die *Papel*, die bei der Nachschau meist noch als *Knötchen* tastbar ist und bei seiner Einschmelzung das *modifizierte Bläschen*. Sind keine Abwehrkräfte mehr vorhanden, so ähneln die Erscheinungen weitgehend einer Erstimpflingsreaktion.

Eine meist harmlose *Komplikation der Impfung* ist das Auftreten von sekundären Efflorescenzen auf der gesunden Haut. Nase, Lippen, Ohren, ferner die Genitalien sind Lieblingssitze der Pusteln. Gefährlich kann ihre Lokalisation an den Augen werden. Solche Komplikationen können durch den Arzt kaum vermieden werden, wohl aber hat er *die Pflicht, sich durch Befragen der Angehörigen oder der Impflinge davon zu überzeugen, daß weder bei der zu impfenden Person noch bei den in Wohnungsgemeinschaft mit ihr lebenden Personen Krankheiten bestehen, die eine Impfung verbieten.* Gegebenenfalls sind sie von der Impfung zurückzustellen. Als Gegenindikation gelten Ernährungsstörungen und Bronchitiden, schwere Rachitis, ferner Ekzeme, auf denen bei Verschleppung der Erreger das nicht ungefährliche *Eczema vaccinatum* entstehen kann, die aber auch durch die Vaccination in unangenehmer Weise aktiviert werden können. Nicht geimpft werden soll bei *Blepharitis* und nicht zuletzt bei allen *infektiösen Hautkrankheiten*, besonders nicht bei der *Impetigo contagiosa*. Auch bei Veranlagung zu *Krämpfen* beim Impfling und seinen Angehörigen ist von einer Impfung abzusehen, da angenommen wird, daß in solchen Familien eine besondere Disposition zur *Encephalitis post vaccinationem*, der ernstesten Komplikation, besteht. Ihre Ursache ist noch unklar. Es ist unbekannt, ob die Erscheinungen durch das Vaccinevirus selbst hervorgerufen werden oder ob ein im Körper latent vorhandenes Virus durch die Impfung aktiviert wird. Es ist auch daran zu denken, daß der Vaccinestamm bei den vielen notwendigen Tier- und Menschenpassagen mit einem anderen Virus verunreinigt wurde, das bei besonderer Disposition des Impflings — diese scheint in allen Fällen unerläßlich zu sein —

eine Encephalitis verursacht. Nach den großen Statistiken zu urteilen, ist die Gefahr der Encephalitis um so größer, je länger mit der Erstimpfung gewartet wird. Es empfiehlt sich deshalb, Kinder möglichst im 1. Lebensjahr zu impfen. Encephalitiden bei Wiederimpfungen sind außerordentlich selten. So schmerzlich solche Zwischenfälle für die Betroffenen sind, dürfen sie doch nicht dazu führen, den Impfzwang zu lockern. Denn es muß der Unvernunft impfgegnerischer Tendenz immer wieder entgegengehalten werden, daß das Fehlen der Pocken in Mitteleuropa lediglich eine Folge der strikt durchgeführten Impfungen ist und daß mit ihrem Aussetzen in dem Augenblick wieder mit verheerenden Epidemien zu rechnen ist, in dem durch Geburtenzugang und Bevölkerungsfluktuation eine genügende Zahl empfänglicher Individuen vorhanden ist.

Ist eine Pockenepidemie bereits ausgebrochen, so ist schnellstes Handeln notwendig. Nach neueren Erfahrungen muß man dazu raten, daß nicht nur alle ungeimpften Personen, sondern auch alle geimpften vacciniert werden. Die kürzere Inkubation der Impfpocken gibt die Möglichkeit, bereits in der Inkubation befindliche Personen zu schützen. Unbedingt sind bei drohender Gefahr alle Kinder unter $\frac{1}{2}$ Jahr zu impfen, da die Vaccination für sie unschädlich ist, sie andernfalls aber mit Sicherheit der Seuche erliegen.

Nur die dauernde Achtsamkeit gegenüber den Pocken und die strenge Durchführung der Vaccination schützen gegen diese Seuche. Jede Nachlässigkeit in der Handhabung der Impfung würde nach wenigen Jahren die Zahl der pockenempfänglichen Personen so stark ansteigen lassen, daß mit einer neuen Seuchenwelle gerechnet werden müßte. Es gibt keine andere Krankheit, die den Arzt in die glückliche Lage versetzt, sie mit so geringen Mitteln mit Sicherheit zu verhüten, aber auch keine Krankheit, bei der die Gleichgültigkeit so katastrophale Folgen hätte. Denn wie die Erfahrung zeigt, werden die Pocken immer wieder eingeschleppt, eine Möglichkeit, die durch die Schnelligkeit des modernen See- und Luftverkehrs noch gesteigert wird. Das *Erkennen der ersten Fälle* erweist sich deshalb zur Verhütung der Ausbreitung der Seuche unter ungeimpften Personen oder solchen mit abgeklungenem Impfschutz als überaus wichtig, weshalb die Kenntnis des *klinischen Bildes* der Pocken für jeden Arzt unerläßlich ist.

Nach einer Inkubationszeit von durchschnittlich 10—13 Tagen setzt die Krankheit plötzlich und heftig ein. Gleich zu Beginn des 3tägigen *Initialstadiums* steigt die Temperatur zu oft extrem hohen Werten an, denen sich die Pulsfrequenz angleicht. Fast immer klagen die Patienten über Kopfschmerzen, Gliederschmerzen, besonders aber über starke *Kreuzschmerzen*, ein Symptom, das bei unklaren, mit hohem Fieber einsetzenden Krankheitserscheinungen immer an Variola denken lassen sollte. Bei einem großen Teil der Kranken findet sich ein Initialexanthem (rash), das dem eigentlichen Pockenexanthem vorausgeht. Am Ende des Initialstadiums entstehen, zunächst meist im Gesicht und an anderen unbekleideten Körperstellen, leicht erhabene, hirsekorngroße Flecken von rosa Färbung. Die Augenlider werden ödematös. Schon im Verlauf von wenigen Stunden breiten sie sich über den Rumpf und in den nächsten Tagen auch über die Extremitäten aus. Mit dem Beginn dieses *Eruptionsstadiums*, das ebenfalls etwa 3 Tage dauert, sinkt — im Gegensatz zu den anderen exanthematischen Krankheiten — das Fieber ab und die Kranken fühlen sich auffällig wohl. Etwa am 5. Tag nehmen die Efflorescenzen an Größe zu, um sich am 6. Tag in perlmutterartig schimmernde Bläschen umzuwandeln. Ihr Inhalt ist noch klar, erst etwa am 8. Tage wird im *Suppurationsstadium* ihr Inhalt trüb-eitrig. Charakteristisch ist neben ihrer Färbung die zentrale

Eindellung als Folge des gekammerten Baus der Blase. Als prognostisch ungünstig wird angesehen, wenn die Eruptionen hämorrhagisch werden („schwarze Blattern"). Am 9. Tage hat die Vereiterung ihren Höhepunkt erreicht. Mit der Suppuration setzen erneute Beschwerden ein. Die Temperatur steigt an, durch toxische Wirkung werden die Patienten oft delirant. In diesem Stadium fordert die Krankheit durch akut einsetzende Herzschwäche die meisten Todesopfer. Es hält bis etwa zum 12. Tage an. Dann beginnen die Blasen einzutrocknen, und zwar in der Reihenfolge der Eruption. Das Abstoßen der Borken nimmt 1—2 Wochen in Anspruch. An den Stellen ihres früheren Sitzes bleiben Pigmentierungen und je nach der Tiefe des Prozesses mehr oder weniger ausgeprägte Narben zurück. — Diese typische Verlaufsform kann mannigfache Abweichungen erfahren. Der Charakter der jeweiligen Epidemie und der Immunitätszustand der Befallenen variieren sie nachhaltig. Eine spezifische Therapie ist nicht bekannt. Einpinselungen mit Kaliumpermanganat lindern etwas die Beschwerden der Kranken, die fliegensicher in abgedunkelten Zimmern untergebracht werden.

Die klinische Diagnose wird durch die *Laboratoriumsuntersuchung* bestätigt. Die Erreger, die PASCHEN*schen Körperchen* (Borreliota variolae), messen im Durchschnitt etwa 150 mμ und sind bei geeigneter Färbung mit Carbolfuchsin oder mit Viktoriablau gerade noch sichtbar zu machen. Sie werden in Ausstrichpräparaten von Pustelinhalt gefunden. Ihr mikroskopischer Nachweis ist jedoch nicht beweisend. Sichergestellt wird die Diagnose erst durch den PAULschen Versuch: Zum Versand des Untersuchungsmaterials wird der Inhalt einer verdächtigen Pustel auf einen Objektträger gebracht, dort in dicker Schicht ausgebreitet, nach dem Trocknen mit einem zweiten Objektträger bedeckt und sorgfältig verpackt. Im Laboratorium wird der Pustelinhalt in einigen Tropfen 50%igen Glycerins aufgenommen und in die vorher mit einer Nadel oberflächlich scarifizierte Kaninchencornea eingebracht. Nach etwa 2 Tagen finden sich im Verlauf der Scarifikationen kleine Knötchen, die nach Einträufeln von einigen Tropfen 1%iger Fluoresceinlösung und anschließender Spülung als grünlich fluorescierende Erhebungen noch besser sichtbar gemacht werden können. Wird das enucleierte Auge in Sublimatalkohol eingelegt, so trüben sich die Knötchen. In histologischen Schnitten finden sich neben den Epithelkernen die früher für die Erreger gehaltenen GUARNIERI*schen Körperchen*, die heute als spezifische Reaktionsprodukte der Zellen auf die Einwirkung des Virus angesehen werden. Der positive Ausfall des PAULschen Versuchs ist für die Pocken beweisend, doch spricht ein negatives Resultat nicht gegen Pocken. Pocken und Pockenverdacht sind anzeigepflichtig.

Der pockenkranke Mensch ist das Virusreservoir der Seuche. Entgegen der ursprünglichen Ansicht, daß in erster Linie der *Inhalt der Pusteln* ansteckend sei, ist heute bekannt, daß diese Austrittspforte von der *Ausscheidung des Virus im Nasen-Rachenraum* an Gefährlichkeit übertroffen wird. Schon im Initialstadium findet es sich reichlich in den Sekreten der oberen Atmungswege und wird beim Sprechen, Husten und Niesen ins Freie befördert. Die Isolierung des ersten Pockenfalles wird deshalb einen kleinen Kreis von Erkrankungen kaum verhindern können. *Eintrittspforte* ist ebenfalls die Schleimhaut des Nasen-Rachenraumes. Mit der *Übertragung durch Tröpfchen*, deren hervorragende Bedeutung in der Pockenepidemiologie gesichert ist, steht die hohe Kontagiosität der Seuche in Einklang. Wahrscheinlich können auch gesunde oder nur unwesentlich erkrankte Personen als *Keimträger* die Erreger weiter vermitteln. Dies ist besonders dann der Fall, wenn sich in einer gut immunisierten Bevölkerung an der Eintrittspforte lediglich eine „Pharyngitis variolosa" entwickelt. Durch das Vorhandensein des Virus in den Efflorescenzen kann auch der *direkte oder indirekte Kontakt* mit dem Pustelinhalt des Kranken zur Infektion führen, wie dies die mittelalterliche Sitte des „Pockenkaufens" beweist. Die Fälle, in denen sich Pocken ohne nachweisbaren Kontakt mit einem Kranken entwickeln, lassen sich leicht mit der Virusverschleppung durch *Fliegen* erklären. Diese lästigen Insekten werden durch den Geruch der Pockenkranken angelockt und finden sich bei mangelnder Pflege in großer Zahl auf den eiternden Pusteln ein. Um die mechanische Verschleppung auf Nahrungsmittel oder auf die Haut und die Schleimhäute anderer Personen zu verhindern, sind deshalb die Patienten unter allen Umständen fliegensicher zu isolieren.

Alastrim.

Unabhängig von den klassischen Pocken wurden im Verlauf der letzten 50 Jahre in Amerika, Afrika und Ostasien, ferner in Holland, England, Portugal und in der Schweiz Pockenepidemien mit auffallend leichtem Verlauf beobachtet. Die Krankheit, die in den verschiedenen Endemiegebieten als *Alastrim*, Sanagapocken, weiße oder Kaffernpocken, Samoapocken und in England als „mild smallpox" bezeichnet wird, beginnt ähnlich wie die Variola, doch fehlt das Stadium der Suppuration und die es begleitenden schweren Allgemeinerscheinungen. Die erzeugte Immunität ist nur kurzdauernd und schützt nicht gegen Variola, dagegen verleiht die Vaccination vollen Schutz gegen die Alastrim. Der Erreger läßt sich durch Laboratoriumsmethoden nicht von dem echten Pockenerreger unterscheiden. Es wird angenommen, daß er, in ähnlicher Weise wie das Kuhpockenvirus, eine Dauermodifikation ist.

Hepatitis epidemica.

Es ist eine eigenartige Tatsache, daß die *Hepatitis epidemica*, die in den meisten Kriegen der Vergangenheit ·eine nicht zu unterschätzende Bedeutung erlangt hatte und auch im Frieden immer wieder in kleineren und größeren Epidemien aufgetreten war, in der Zeit zwischen den zwei Weltkriegen völlig in Vergessenheit geriet. Auch die sporadischen Erkrankungen an „katarrhalischem Ikterus" oder „Ikterus simplex", die den meisten Ärzten wohlbekannt waren, mahnten nicht mehr an die großen Epidemien, die im ersten Weltkrieg die rumänischen Truppen, im östlichen Mittelmeerraum die englischen und französischen Armeen und schließlich die Mittelmächte heimgesucht hatten. Auch im Zulu- und Burenkrieg, im Amerikanisch-Spanischen Krieg und im Deutsch-Französischen Krieg 1870/71 waren die Erkrankungsziffern an allen Fronten hoch. Im Amerikanischen Sezessionskrieg und schließlich unter den Truppen Napoleons — um nur die größten Ausbrüche zu erwähnen — war die Hepatitis epidemica eine stete Begleiterin der Truppen.

Und doch ist es nicht schwer, die Gründe zu erkennen, die die Erinnerung an diese Seuche erlöschen ließen. Der erste Grund ist wohl der, daß trotz der hohen Morbiditätsziffern die Krankheit fast immer gutartig verlief und sich deshalb ihr Gesicht dem Gedächtnis nicht so tief einprägte wie das der anderen Kriegsseuchen, des Fleckfiebers und Rückfallfiebers, des Typhus abdominalis, der Ruhr und der Malaria. Auch die Epidemien unter der Zivilbevölkerung aller Länder halten keinen Vergleich mit den großen Seuchenzügen der Cholera und der Pest aus, deren Nennung auch heute noch, nach Jahrzehnten der Verbannung aus Mitteleuropa, Vorstellungen von unsagbarem Leid und Elend und von menschlicher Hilflosigkeit auslöst. Als zweiter Grund ist anzuführen, daß es keine Laboratoriumsmethode gibt, die eine eindeutige Diagnose und eine

Einordnung der hierher gehörenden Krankheitsbilder erlaubt. Und schließlich wandelte sich mit dem Ausgang des ersten Weltkrieges das Seuchengesicht der Hepatitis: Epidemien wurden in Mitteleuropa immer seltener, meist wurden nur noch einzelne sporadische Erkrankungen beobachtet. Aber auch bei diesen gingen die Meinungen über die Genese auseinander. Die Krankheit war als Seuche bedeutungslos geworden.

Es ist nicht sicher, ob die außergewöhnlich hohe Morbidität dieser für die meisten Ärzte im zweiten Weltkrieg so überraschend aufgetretenen Infektionskrankheit, die an fast allen Fronten die gefürchtetsten Kriegsseuchen, wie Typhus, Ruhr und Fleckfieber, in Mazedonien sogar die Malaria, an Bedeutung weit übertraf, ihre Ursache nur in den durch den Krieg und seine zwangsläufigen Begleiterscheinungen unvermeidlichen epidemiologischen Gegebenheiten hatte, ob nicht vielmehr die Kriegsereignisse nur einer Seuchenentwicklung Vorschub leisteten, die sich einige Jahre vorher angebahnt und damals schon den Charakter einer beginnenden pandemischen Ausbreitung getragen hatte. Denn die zu Beginn der 30er Jahre in den europäischen Ländern nur sporadisch aufgetretene Krankheit begann in den folgenden Jahren ohne ersichtlichen Zusammenhang der einzelnen Herde sich epidemisch auszubreiten. In der Umgebung Hamburgs, in Schleswig-Holstein und Westfalen, im sächsischen Erzgebirge und im Rheinland, in Süddeutschland weit verbreitet in Nordbaden und Franken, in Württemberg, im Allgäu, aber auch in den außerdeutschen Ländern, in Spanien, in der Schweiz, in Dänemark, Frankreich, in England, Holland und den nordischen Staaten, im Baltikum und schließlich auf dem Balkan und in Syrien, überall wurden kleinere und größere Epidemien beobachtet. Diese pandemische Ausbreitung der Hepatitis unter der Zivilbevölkerung ist ebenfalls nicht ohne Beispiel. Sie bildete nur eine erneute Welle in dem Auftreten und Abebben dieser Seuche, die in Intervallen etwa eines Generationsalters ihr Haupt regelmäßig zu erheben scheint.

Die *Epidemiologie* der Hepatitis epidemica ist im Frieden und im Kriege verschieden. *Unter normalen Bedingungen* ist sie, ähnlich wie die akuten Zivilisationsseuchen, Masern und Scharlach, Diphtherie und Keuchhusten, eine Erkrankung des Kindesalters. Alle sorgfältig durchgeführten epidemiologischen Erhebungen zeigen, daß diejenigen Altersklassen bevorzugt befallen werden, in denen die Kinder durch Kinderschule, Schule oder Heimunterbringung zum erstenmal in besonders engen Kontakt mit ihren Altersgenossen kommen, während dagegen Säuglinge und Jugendliche nach dem 15. Lebensjahr selten erkranken. Nur unter besonderen Lebensumständen findet sich im Frieden ein zweiter, allerdings bedeutend niedrigerer Morbiditätsgipfel unter jungen Erwachsenen. Nämlich dann, wenn sie innerhalb von engen Gemeinschaften leben, beim Militär oder Arbeitsdienst, in studentischen Vereinigungen oder in Ferienlagern. Diese Altersverteilung findet ihre zwanglose Erklärung darin, daß mit dem Verlassen des Elternhauses und dem Eintritt in die Schule die Exposition einem Maximum zustrebt. Parallel mit ihr steigt die Morbidität, um nach erfolgter Immunisierung durch Überstehen der Krankheit oder durch stumme Feiung wieder abzunehmen. Die Fälle unter jugendlichen Erwachsenen betreffen solche Personen, die entweder mit dem Erreger noch nicht in Berührung kamen oder bei denen die Immunität bereits wieder abgeklungen ist. Die Annahme mehrerer, in ihrem immunisatorischen Verhalten verschiedener Erregerarten läßt auch die Möglichkeit von Zweiterkrankungen offen, wenn bereits Immunisierte in enge Lebensgemeinschaft mit solchen Personen treten, die heterologe Stämme beherbergen, eine Möglichkeit, die überall gegeben ist, wo sich Personen aus verschiedenen Gegenden treffen.

Unter Kriegsverhältnissen dagegen gewinnt der zweite Morbiditätsgipfel wesentlich an Bedeutung. Bei der Truppe erkranken bevorzugt die Jahrgänge von 18—25 Jahren, wenn auch ältere Personen nicht verschont bleiben. Diese Verschiebung der Altersmorbidität ist eine durch die Eigenart der Lebensumstände bei der Truppe mit ihrem engen Zusammenleben, mit dem damit verbundenen regelmäßigen Absinken der allgemeinen und persönlichen Hygiene und den körperlichen Strapazen und psychischen Belastungen bedingte Erscheinung. Dies zeigt die Erfahrung, daß die Hepatitis epidemica bei der Zivilbevölkerung der betreffenden Gebiete, wenn sie überhaupt beobachtet wird, die gewohnte Bevorzugung des Kindesalters zeigt, ohne auf die Erwachsenen überzugreifen.

Welchen Einfluß die Dichte der Belegungsstärke und die beengten Verhältnisse auf Kriegsschiffen auf die Erkrankungsziffern ausüben, zeigen die Beobachtungen, daß 1923 bei der deutschen Marine von den an Bord wohnenden Mannschaften $42^0/_{00}$, von den an Land wohnenden $18^0/_{00}$ erkrankten. Außerdem stieg die Morbidität an, je kleiner die Schiffsgattung war. Sie verhielt sich auf Linienschiffen, Kreuzern, Torpedobooten und Tendern wie $1:1,4:2:3$. Die Morbidität der enger wohnenden Mannschaften verhielt sich zu der der Offiziere und Deckoffiziere wie $15:1$ und $5,5:1$ (RUGE).

Ein weiterer Unterschied zwischen Friedens- und Kriegshepatitis spiegelt sich in der *Höhe der Morbiditätsziffern* wieder. Im Frieden ist auch bei Einbeziehung atypischer Fälle die Morbidität der Hepatitis epidemica bei Kindern selbst in Epidemiezeiten nicht besonders hoch. Bei in Nordbaden und Mainfranken angestellten Erhebungen betrug sie bei den Kindern bis zu 15 Jahren nur 3—26%. In zahlreichen Familien mit mehreren Kindern erkrankte nur ein einziges Kind, ohne daß in der Anamnese der übrigen eine immunitätbedingende Gelbsuchterkrankung hätte nachgewiesen werden können. Sogar bei Geschwistern, die das Bett teilen mußten, überstieg die Morbidität unter den zunächst gesund gebliebenen nicht 44%. Dies spricht dafür, daß der Erreger der Hepatitis eine nur geringe Kontagiosität besitzt, und daß sehr enger Kontakt und massive Infektionsdosen oder wiederholte Infektionen notwendig sind, um die Erreger nicht nur zum Haften, sondern auch zur Entfaltung ihrer pathogenen Eigenschaften zu bringen. Anders dagegen verhält es sich bei den Epidemien in Kriegszeiten unter den Erwachsenen. Hier ist die Morbidität oft erstaunlich hoch. Die Infektionsrate der amerikanischen Armee im Mittelmeerraum betrug 40—50% ihrer Kopfstärke. Auf deutscher Seite gab die Hepatitis epidemica im gleichen Raum zu größerer Sorge Anlaß als die Malaria, da die durch die lange Erkrankungsdauer von durchschnittlich etwa 60 Tagen verursachten Ausfälle die durch Malaria weit übertrafen. Wenn für die größere Höhe der Erkrankungsziffern im Kriege die Feldverhältnisse mit ihren veränderten Lebensbedingungen verantwortlich gemacht werden, so stützt sich eine solche Auffassung auf die Beobachtung, daß auch in Friedenszeiten ungewohnte körperliche Strapazen, Aufregungen und Diätfehler oft in der Anamnese der Kranken als auslösende Faktoren zu ermitteln sind.

Unter normalen Bedingungen ist die Hepatitis epidemica eine *Saisonkrankheit*. Einzelnen Erkrankungen im Sommer folgt ein Anstieg der Seuchenkurve im Herbst. Meist zieht sich eine Epidemie während des Winters in gleicher Stärke hin, um gegen seinen Ausgang zu erlöschen oder sich im Frühjahr in einzelne Fälle aufzulösen. Die gleiche jahreszeitliche Verteilung findet sich auch in der südlichen Hemisphäre. Dort tritt die Hepatitis bevorzugt in den Monaten auf, die klimatisch dem nördlichen Herbst und Winter entsprechen. — Die *Seuchenkurven* zeigen einen ausgesprochen tardiven Charakter, ein explosives Auftreten gehört auch in enger Gemeinschaft, in einer Familie, in Heimen oder Lagern, zu seltenen Ereignissen. Meist ist es so, daß zunächst ein einzelner Fall auftritt und erst einige Wochen oder Monate später weitere Fälle nachfolgen.

Im *klinischen Verlauf* der Krankheit lassen sich zwei Stadien unterscheiden. Bei der überwiegenden Anzahl der Patienten beginnt das erste Stadium mit Magen-Darmstörungen mit oder ohne Fieber. Die Patienten klagen über Appetitlosigkeit; Erbrechen kann sich einstellen. Manche Kranke neigen zu Durchfällen, manche sind obstipiert. Die Leber ist druckempfindlich und oft leicht vergrößert. Dieser Zustand hält meist nur wenige Tage an, dann klingen die subjektiven Beschwerden ab. Und nun beginnt mit dem Auftreten des Ikterus das zweite, sich meist über 2—3 Wochen, seltener über mehrere Monate erstreckende Stadium. Der Urin wird bierbraun, die Stühle oft, aber durchaus nicht immer, acholisch. Bis auf leichten Druck in der Lebergegend und rasche Ermüdbarkeit fühlen sich die Patienten jedoch wohl. Nach Abklingen des Ikterus stellt sich die Gesundheit meist wieder völlig her. Bei älteren Patienten jedoch bleiben nicht selten Leberschäden zurück. Auch epidemiologisch ist diese Einteilung in zwei Stadien von Wichtigkeit, da allgemein angenommen wird, daß die Infektiosität der Patienten mit dem Beginn der ikterischen Phase aufhört.

Bei jedem Ausbruch kommt neben den typischen Erkrankungen eine große Zahl von *atypischen Erkrankungen* zur Beobachtung, die teils mit nur angedeuteter Verfärbung, teils ohne Ikterus als leichte Unpäßlichkeit verlaufen. Sie werden meist nur im Rahmen einer Epidemie richtig diagnostiziert. Sie sind aber epidemiologisch als Virusreservoire bedeutungsvoll. Auch sprechen Beobachtungen dafür, daß die Erreger von gesunden Zwischenträgern weitergegeben werden können.

Es darf heute als gesichert gelten, daß der *Erreger* der Hepatitis epidemica ein *Virus* ist. Alle Versuche, einen bakteriellen Erreger zu finden, sind fehlgeschlagen. Auch Keime aus der Typhus-Paratyphus-Gruppe, denen nach den Erfahrungen des ersten Weltkrieges vielfach ikterogene Eigenschaften zugesprochen wurden, lassen sich als ätiologisches Agens bei der Hepatitis epidemica mit Sicherheit ausschließen. Die bakteriologischen Befunde, die 1916 bei den Epidemien auf den Dardanellen, 1918 in Rumänien, während der Hungerjahre 1918—23 in Rußland und schließlich bei einer größeren Zahl von Hepatitiskranken außerhalb der großen Epidemien erhoben wurden und die meist serologische Varianten von Paratyphus-B-Keimen ergaben, sind nach den Erfahrungen des zweiten Weltkrieges in den gleichen Krankheitsräumen anders zu deuten. Die in den Blutkulturen der Kranken meist gefundenen Keime aus der Salmonella-C-Gruppe (Bacterium paratyphi C, Bacterium suipestifer kunzendorf) sind die Erreger des Paratyphus C, einer echten typhösen Krankheit, die allerdings meist nicht selbständig auftritt, sondern im Anschluß an eine andere Infektionskrankheit, an Malaria, Rückfall- oder Fleckfieber und Ruhr. Auch der Hepatitis epidemica kommt in diesen Fällen nur die Rolle der *Infektbahnung* zu.

Dagegen gelingen Übertragungen der Krankheit von Mensch zu Mensch durch bakterienfreie Filtrate von Duodenalsaft, Faeces und Serum. Leider ist es bis heute nicht gelungen, das Virus bei Versuchstieren zum Haften oder in Gewebe- oder Eikulturen zur Vermehrung zu bringen. Jedoch ist die Sichtbarmachung mit dem Elektronenmikroskop neuerdings geglückt. Auch fehlt es an Laboratoriumsmethoden, die eine exakte Diagnose der Hepatitis epidemica gestatten. Die Erkennung ist deshalb allein auf die Deutung des klinischen Bildes angewiesen.

Noch nicht eindeutig geklärt ist die Frage, ob der Erreger der Hepatitis eine einheitliche Virusart ist, oder ob, ähnlich der Aufspaltung des Grippevirus in die Typen A und B, zwei Virusarten zu unterscheiden sind. Klinische und immunbiologische Besonderheiten bei Spontanerkrankungen und bei experimenteller Übertragung von Mensch zu Mensch deuten darauf hin.

Es sollen zwei Virustypen unterscheidbar sein: die Stämme IH *(infectious hepatitis)* und die Stämme SH *(homologous serum hepatitis)*. Die Inkubationszeit einer durch das *Virus IH* hervorgerufenen Hepatitis beträgt zwischen 17 und 37 Tagen. Der Beginn der Krankheit ist plötzlich und meist von Fieber begleitet. Die Erreger finden sich schon in der Inkubationszeit und im ersten Krankheitsstadium im Blut, außerdem in den Faeces der Kranken. Mit dem Auftreten des Ikterus sind sie nicht mehr nachweisbar. Nach der Ausheilung sind die Patienten gegen eine experimentelle Neuinfektion mit dem Virus IH, nicht aber mit dem Virus SH immun. — Die Inkubationszeit der durch das *Virus SH* bedingten Hepatitis ist bedeutend länger. Sie wird mit 2—4$^1/_2$ Monaten angegeben. Im Beginn der Erkrankung wird das Fieber meist vermißt oder es hält sich auf bescheidener Höhe. Das Virus findet sich im Blut. Es auch im Stuhl nachzuweisen, ist bis jetzt noch nicht gelungen. Überstehen der Erkrankung macht die Patienten gegen eine neuerliche Infektion mit dem Virus SH immun, schützt dagegen nicht gegen das Virus IH. Manche Beobachtungen sprechen sogar dafür, daß die Empfänglichkeit für das Virus IH steigt. Und schließlich ist das Virus SH im Gegensatz zum Virus IH bei intranasaler Verabfolgung meist wirkungslos, während die parenterale Einverleibung regelmäßig gelingt.

Die *Art der Übertragung* der Hepatitis epidemica ist noch nicht bis in alle Einzelheiten bekannt. Nach den Erfahrungen im Kriege und im Frieden muß angenommen werden, daß verschiedene Wege möglich sind. Gesichert ist die Beobachtung, daß die Krankheit vor allem da gehäuft auftritt, wo Menschen unter schlechten hygienischen Verhältnissen eng zusammenleben. Dies spricht für eine direkte Übertragung des krankmachenden Agens von Mensch zu Mensch. Diese Anschauung wird durch eine große Zahl von Einzelbeobachtungen gestützt, bei denen die Infektketten lückenlos und beweiskräftig rekonstruiert werden konnten. Allerdings ist zu berücksichtigen, daß die Infektion nicht immer von typisch erkrankten Personen ausgehen muß, sondern daß auch abortiv Erkrankte und gesunde Personen die Glieder der Kette sein können. Die große Zahl von gelungenen Übertragungen der Hepatitis auf gesunde Versuchspersonen lieferte den experimentellen Beweis für diese zunächst aus epidemiologischen Erwägungen gewonnene Erkenntnis. Welches jedoch im einzelnen der natürliche Infektionsweg ist, scheint noch ungewiß, insbesondere welche Bedeutung der Tröpfcheninfektion und der anal-oralen Schmierinfektion zukommt. Das Zusammentreffen des jährlichen Morbiditätsgipfels der Hepatitis mit dem der durch *Tröpfchen* übertragenen Krankheiten, Grippe, Scharlach, Diphtherie und Masern, und die Schwierigkeit, auch bei größter Sauberkeit weitere Übertragungen zu verhüten, sprechen für diese Art der Infektion; die geringe Infektiosität und das Fehlen von katarrhalischen Erscheinungen, sowie das seltene Gelingen des Nachweises der Erreger im Nasopharyngealraum sprechen dagegen. Auf eine Übertragung durch *Schmutz- und Schmierinfektion* deuten die im Vordergrund stehenden Krankheitserscheinungen am Magen-Darmkanal, die im zweiten Weltkrieg beobachtete Vergesellschaftung mit der Dysenterie, vor allem aber der regelmäßige Nachweis des Erregers in keimfreien Filtraten von Stuhlaufschwemmungen, mit denen sich Versuchspersonen per os infizieren lassen. Doch muß einschränkend bemerkt werden, daß zu einer solchen Annahme nicht die Beobachtung paßt, daß Nahrungsmittelinfektionen anscheinend nicht vorkommen und daß es auch nicht gelingt, durch größte Sauberkeit weitere Infektionen in einer Gemeinschaft zu verhüten.

Die Übertragung durch *Wasser* wurde bei einigen Ausbrüchen wahrscheinlich gemacht und bei einer Epidemie durch Verabfolgung von verdächtigem Wasser an Versuchspersonen experimentell gesichert. Jedoch sprechen alle epidemiologischen Beobachtungen dafür, daß dieser Infektionsweg eine Ausnahme darstellt. Er muß jedoch im Einzelfall erwogen werden, zumal die üblichen *Chlorierungsverfahren gegen das Virus unwirksam* sind.

Die Beobachtung, daß das infektiöse Agens im Blut vorhanden ist und schon Serummengen von 0,01 cm^3 genügen, um die Krankheit hervorzurufen, läßt die Möglichkeit offen, daß auch *Stechinsekten* die Hepatitis übertragen können. Bei einigen Epidemien in Süddeutschland konnte dieser Infektionsmodus allerdings mit Sicherheit ausgeschlossen werden. Doch können epidemiologische Beobachtungen im vergangenen Kriege aus dem Mittelmeerraum im Sinne einer Insektenübertragung gedeutet werden. Nach englischer Auffassung entspricht das Intervall zwischen dem jahreszeitlichen Auftreten der Stechinsekten und dem Anstieg der Hepatitismorbidität etwa der für die homologe Serumhepatitis angenommenen Inkubationszeit von 3 Monaten. Ebenso sinkt die Hepatitiskurve 3 Monate nach dem Aufhören der Stechmückenplage ab. Auch die Beobachtung, daß die in festen Feldbetten schlafenden Offiziere in höherem Prozentsatz erkrankten als die Mannschaften, deren Decken tagsüber aufgerollt oder ausgebreitet der frischen Luft ausgesetzt waren, wird als Möglichkeit für die Einschaltung eines blutsaugenden Insekts in die Infektkette gedeutet. Experimentelle Übertragungsversuche durch Wanzen führten zu keinem verwertbaren Ergebnis. Diese Fragen harren noch der experimentellen Klärung.

Es kann heute als gesichert gelten, daß für eine große Zahl von Hepatitisausbrüchen die *künstliche Übertragung des Virus* bei parenteraler Einverleibung von Impfstoffen und Seren verantwortlich gemacht werden muß. Eine ganze Reihe von kleineren Epidemien wurde dadurch verursacht, daß bei der Impfung mit humaner Pockenlymphe, bei Injektion von Masernrekonvaleszentenserum oder von Mumpsrekonvaleszentenplasma oder bei Bluttransfusionen die Spender dieser Stoffe das Virus im Blut enthielten und es bei seiner großen Widerstandsfähigkeit gegen Lagern und gegen Chemikalien auf weitere Personen übertrugen. Eine der größten Seuchenkatastrophen des vergangenen Krieges war die Erkrankung von 80000 Mann amerikanischer Truppen nach Gelbfieberschutzimpfung. Es ist sogar wahrscheinlich, daß bei schlechter Reinigung der Kanülen die an ihnen haftenden Serumspuren genügen, um die Krankheit zu übertragen. Nach englischen Angaben reichten die in manchen Kliniken, besonders auf Geschlechtskrankenstationen, vorhandenen Injektionsnadeln im Kriege nicht aus, um bei ordnungsgemäßer Sterilisation die große Zahl der täglichen *Injektionen* bewältigen zu können. Deshalb wurde vielfach auf die Sterilisation verzichtet und die Kanülen zwischen den einzelnen Injektionen mit Leitungswasser oder destilliertem Wasser durchgespült. Dieses Vorgehen genügte anscheinend nicht, um die Blutreste zu entfernen, die bei intravenösen Injektionen meist aspiriert werden, um das richtige Liegen der Nadel in der Vene zu sichern. Aber auch schon Blut*entnahmen* bei mehreren Patienten ohne wirkungsvolle Reinigung der Instrumente sind bedenklich, ja sogar die Benützung eines ungereinigten Schneppers kann, wie die Erfahrungen lehren, zum Ausbruch einer Krankenhausepidemie führen. Solche, im angloamerikanischen Schrifttum als „homologous serum hepatitis" „transfusion jaundice", „postvaccinal or vaccinal jaundice or hepatitis", „postinoculation or inoculation jaundice", „syringe hepatitis" und schließlich als „late postarsphenamine jaundice" beschriebene Erkrankungen werden auf das erwähnte Virus SH bezogen. Abgesehen von einigen älteren, nachträglich aus den epidemiologischen Umständen gedeuteten Epidemien, bei denen humane Vaccine bzw. Masernrekonvaleszentenserum als übertragendes Agens in Frage kamen, ist über diesen Infektionsmodus in Deutschland weniger bekanntgeworden. Daß dies mit einer intensiveren Instrumentensterilisation zusammenhängt, kann als gesichert erscheinen.

Eine wirksame *Bekämpfung* der Hepatitis wird so lange erfolglos bleiben, bis die Ausscheidung des Virus durch kranke und gesunde Keimträger geklärt und die Art der Übertragung auf andere Personen und die Bedingungen der Keimaufnahme bekannt sind. Eine Isolierung der Kranken kommt wohl immer zu spät, da die Erreger mit dem Beginn der ikterischen Krankheitsphase im Patienten nicht mehr nachweisbar sind. Der hygienischen Prophylaxe sind nur die Fälle zugänglich, in denen das Virus durch Spritzen und Kanülen übertragen wird. Ihre einwandfreie Sterilisation zwischen den einzelnen Injektionen oder Blutentnahmen gewährleistet sicher die Krankheitsverhütung.

Gelbfieber.

Im tropischen Westafrika und in manchen Teilen Zentralafrikas liegt wahrscheinlich der ursprüngliche Herd des Gelbfiebers. Erst durch den Schiffsverkehr und die Sklaventransporte wurde es nach Süd-, Mittel- und einigen Teilen Nordamerikas gebracht. So brachen in Brasilien, Westindien und Mittelamerika im 18. und 19. Jahrhundert verheerende Epidemien aus, die ihre Opfer vor allem unter den Europäern forderten. Ganze Schiffsbesatzungen starben aus und die Schiffe wurden zu Wracks. Neuere epidemiologische Untersuchungen mit Hilfe von Immunitätsbestimmungen lassen aber auch die Vermutung zu, daß das Gelbfieber schon zu früheren Zeiten als Zoonose unter den Warmblütern der riesigen tropischen Waldgebiete Südamerikas heimisch war. Da die großen Epidemien auf diesem Kontinent jedoch erst mit der Zunahme des Schiffsverkehrs auftraten, muß mit der Möglichkeit gerechnet werden, daß die für die großen Epidemien unter den Menschen verantwortlichen Überträger — Stechmücken aus der Aedesgruppe — mit ihm nach Süd- und Mittelamerika verschleppt wurden. Heute sind diese Herde, die sich an der Ostküste unter Einbeziehung der Westindischen Inseln vom Golf von Mexiko bis nach Santos und an der Westküste von Mexiko bis nach Chile erstreckten und den großen Flüssen ins Landesinnere folgten, durch systematische Bekämpfungsmaßnahmen weitgehend eingeengt. So ist das Gelbfieber in Westindien, Mittel- und Nordamerika verschwunden und auch die Verbreitungsgebiete in Südamerika sind auf einen Bruchteil der früheren Ausdehnung zusammengeschrumpft. Man findet es heute auf dem *amerikanischen Kontinent* noch in den nördlichen Teilen Brasiliens und im Innern *Kolumbiens*, in *Afrika* im Gebiet des Golfs von Guinea mit Ausläufern bis zum Sudan und nach Zentralafrika. In *europäische Häfen* wurde das Gelbfieber des öfteren eingeschleppt, jedoch kam es nie zur Bildung endemischer Krankheitsherde, obwohl durch das Vorkommen der übertragenden Stechmücke Aedes aegypti in den Mittelmeerländern die Voraussetzung für eine Weiterverbreitung gegeben ist.

Es ist eine eigenartige Tatsache, daß sich Gelbfieber- und Aedesverbreitung auch in andern Ländern nicht decken. In vielen Teilen Afrikas, in Südeuropa, im Nahen und Fernen Osten ist die Krankheit trotz des Vorkommens der Mücken nicht bekannt. Es ist bis heute noch nicht gelungen, die Ursache dieser Inkongruenz zu ergründen. Umstritten ist, ob es eine Rassenimmunität gibt. Bei in Holländisch-Guyana eingewanderten Malaien und Chinesen war die Mortalität auffallend niedrig. Die Annahme von verschiedenen Überträgerrassen hat sich nicht bestätigt, da sich Aedesmücken aus Ostasien im Experiment ebenfalls infizieren lassen. Auch die Vermutung, daß das Gelbfieber in den Gegenden, in denen Denguefieber heimisch ist, nicht Fuß fassen könne, weil das Überstehen von Dengue gegen Gelbfieber immunisiere, erwies sich als unrichtig. Eine wechselseitige Immunität besteht bei keinem der Erreger der 4 Krankheiten aus der Gelbfiebergruppe, dem Gelbfieber, dem Pappataci- und Denguefieber und dem Rifttalfieber. Das Fehlen des Gelbfiebers im Osten Afrikas, im Gebiet des Indischen Ozeans, glaubt man durch die relative Aedesarmut der in Nord-Südrichtung verlaufenden Gebirgszüge erklären zu können.

Leider ist die durch die erzielten Bekämpfungserfolge bei den übertragenden Stechmücken lange Zeit als berechtigt erscheinende Hoffnung auf **völlige**

Ausrottung dieser Seuche illusorisch geworden, seit erkannt wurde, daß zwei epidemiologisch sich verschieden verhaltende Gelbfieber vorkommen: das *Stadt-gelbfieber* und das *Busch-* oder *Dschungelgelbfieber*. Wie schon die Namen andeuten, bestehen zwischen beiden Unterschiede in ihrer regionalen Verteilung. Das *Stadtgelbfieber* findet sich vorwiegend in den großen Städten und Küstenplätzen, wo es die großen Epidemien der Vergangenheit verursachte. Ihre Entstehung ist so zu deuten, daß in diesen Orten infolge der starken Bevölkerungsfluktuation und Zuwanderung sich in bestimmten Zeitabständen eine große Zahl von nicht gelbfieberimmunen Personen ansammelte, die bei entsprechender Mückendichte eine epidemische Ausbreitung der Seuche ermöglichte. Dieses Gelbfieber mit der Infektkette Mensch→Aedes→Mensch findet sich auch als „*ländliches Gelbfieber*" auf dem flachen Lande, nur mit dem Unterschied, daß hier wegen der geringen Bevölkerungsverschiebungen größere Epidemien nicht vorkommen. In diesen Bezirken ist es endemisch. Da die Krankheit eine lebenslängliche Immunität hinterläßt, erkranken meist die Kinder, bei denen die klinischen Symptome besonders leicht zu sein pflegen. Die vereinzelten Fälle von typischem Gelbfieber betreffen Erwachsene ohne Immunität, die neu zuwandern. Das Fehlen von epidemischem Gelbfieber in einem bestimmten Bezirk bedeutet deshalb nicht unter allen Umständen das Fehlen der Seuche überhaupt. Im Gegenteil, es kann Ausdruck einer besonders intensiven Durchseuchung der eingeborenen Bevölkerung sein. Solche Bezirke werden als „*stumme Gelbfieberzonen*" bezeichnet. Durch den *Mäuseschutzversuch*, mit dem die Schutzstoffe nachgewiesen werden, die sich im Serum von erkrankten oder stumm gefeiten Personen noch Jahrzehnte nach der biologischen Auseinandersetzung des Makroorganismus mit dem Virus finden, lassen sich ihre Grenzen genau festlegen.

Zu seiner Durchführung wird weißen Mäusen das Gelbfiebervirus (Charon evagatus) zusammen mit dem Serum der zu prüfenden Person intracerebral injiziert. Enthält das Serum keine Impfstoffe, so erkrankt die Maus an einer Gelbfieberencephalitis; sind dagegen Schutzstoffe vorhanden, so bleibt die Maus gesund. Da bei Personen, die die Krankheit überstanden haben, die Antikörper noch jahrzehntelang im Serum wirksam sind, gestattet dieser Tierversuch das regionale Bild der Seuche sehr genau festzulegen. Außerdem läßt er Schlüsse auf die Seuchenbewegung zu. Finden sich z. B. die Schutzstoffe bei allen Altersklassen der Bevölkerung, so ist das Gelbfieber endemisch; zeigen jedoch nur noch die älteren Jahrgänge Schutzstoffe, so spricht dies dafür, daß die Seuche zwar früher vorhanden war, zur Zeit der Untersuchung aber ausgestorben ist.

Das *Busch-* oder *Dschungelgelbfieber* findet sich auch fern von allen menschlichen Siedlungen in den großen Urwaldgebieten in Südbrasilien, Bolivien, Ostkolumbien und im Innern von Ecuador, weniger verbreitet in den Flußgebieten des Amazonen- und Magdalenenstromes. Virusreservoire sind hier nicht Menschen, sondern Affen, unter denen die Infektion durch Stechmücken der Gattungen Hämagogus, Aedes und Sabethina verbreitet wird. Aedes aegypti ist in die Infektkette nicht eingeschaltet. Die Krankheit ist also eine Zoonose der Affen, die zu ihrer Aufrechterhaltung des Menschen nicht bedarf. Nur gelegentlich, ausschließlich während der Regenzeit, erkranken Waldarbeiter dieser Gebiete. Die Grenzen des Buschgelbfiebers lassen sich ebenfalls im Mäuseschutzversuch mit dem Serum der Urwaldtiere umreißen. Die den Menschen gefährdenden Gebiete können auf diese Weise gemieden werden.

Die *Erreger* (Charon evagatus) der beiden Gelbfieberarten sind nicht zu unterscheiden. Sie besitzen eine Größe von durchschnittlich $22\,\mu$. Auf Affen und Mäuse lassen sie sich übertragen, auf Gewebekulturen sind sie züchtbar.

Auch die *Krankheitsbilder* des Stadtgelbfiebers und des Dschungelgelbfiebers unterscheiden sich nicht.

Mit der Blutmahlzeit an einem Gelbfieberpatienten während der ersten 3—4 Krankheitstage belädt sich die Mücke mit dem Virus. Aber erst nach einer Zeit, deren Länge von der Temperatur abhängt, wird sie infektiös und überträgt mit ihrem Speichel die Erreger auf weitere Personen. Die Wichtigkeit des klimatischen Faktors für die Verbreitung des Gelbfiebers ergibt sich daraus, daß bei einer Durchschnittstemperatur von 18° C die Entwicklung des Virus 30 Tage, von 37° C nur 4 Tage beansprucht. Da sich das Virus in der Mücke bis zu ihrem Lebensende hält und für die wiederholten Eiablagen immer neue Blutmahlzeiten erforderlich sind, ist die Gefährlichkeit der Mücke bedeutend.

3—6 Tage nach dem Stich der virusübertragenden Mücke setzt das Gelbfieber meist sehr plötzlich mit hohem Fieber und Schüttelfrost ein. Kopfschmerzen, heftige Kreuzschmerzen und schwerstes Krankheitsgefühl beeinträchtigen stark das Allgemeinbefinden. Gesicht und Konjunktiven sind gerötet. Die Lebergegend ist druckempfindlich. Am 3. bis 4. Tag meldet sich der Ikterus an, der noch eiweißfreie Urin wird gelb. In diesem Stadium sinkt das Fieber oft für kurze Zeit ab und in seltenen Fällen folgt die Genesung. Meist aber steigen die Temperaturen nach einigen Stunden wieder an und es beginnt das zweite, toxische Stadium der Krankheit. Die Urinmenge nimmt beträchtlich, oft bis zur Anurie, ab. Es finden sich Eiweiß, Cylinder und Epithelien. Der Ikterus verstärkt sich, blutiges Erbrechen stellt sich ein. Die Leber ist vergrößert und schmerzhaft. Das Blut ist eingedickt und die Gerinnungszeit verzögert. Die Kranken sterben in diesem Zustand, aber bei vollem Bewußtsein, in hohem Prozentsatz (20—85%). Andernfalls tritt zwischen dem 6. und 10. Krankheitstag rasche Besserung ein. — Bei Kindern verläuft die Krankheit viel leichter, meist ohne Ikterus, Erbrechen und Albuminurie. Auch bei Erwachsenen sind abortive und larvierte Formen nicht selten.

Die Diagnose ist während der Epidemien und in schweren Fällen meist nicht schwierig. Vereinzelte und leichte Fälle lassen differentialdiagnostisch an Denguefieber, Hepatitis epidemica, WEILsche Krankheit und Schwarzwasserfieber denken. Zur Anstellung der Immunitätsreaktion ist während der Erkrankung und bei ungeklärter Diagnose noch einmal am Ende der 3. Woche Blut zu entnehmen. In den Gelbfieberländern sind *Viscerotomiedienste* eingerichtet, die bei allen an unklaren, fieberhaften Krankheiten Verstorbenen Leberproben mit dem Viscerotom zur Untersuchung entnehmen.

Im Jahre 1881 veröffentlichte C. FINLAY eine epidemiologische Studie über das Gelbfieber, in der er Stechmücken der Übertragung des infektiösen Agens von Mensch zu Mensch beschuldigte. Es bedurfte jedoch längerer Zeit, bis sich seine durch ausgedehnte Untersuchungen in den Epidemiegebieten gebildete Anschauung durchsetzte, daß *Aedes aegypti* (Stegomya fasciata) die Überträgerin dieser gefürchteten Seuche sei. Denn die Einschaltung von Insekten in die Infektketten menschlicher Seuchen schien damals außerhalb jeder Wahrscheinlichkeit zu liegen. Die Anophelen wurden als Überträger der Malaria erst im Jahre 1897 durch GRASSI erkannt. Die Aufdeckung der Rolle der Aedesmücke in der Epidemiologie des Gelbfiebers gewann deshalb über diese Krankheit hinaus allgemeine biologische Bedeutung.

Aedes aegypti (Stegomya fasciata) ist in den Tropen und Subtropen fast der ganzen Welt verbreitet. In Südeuropa findet man diese Mücke auf der Iberischen Halbinsel, an der französischen Riviera, in Italien und auf dem Balkan, besonders an der adriatischen Küste. In Afrika, Asien und Australien, Süd- und Nordamerika wird sie in weiten Gebieten angetroffen. Die $3^1/_2$—5 mm große Mücke ist durch eine lyraförmige, weiße oder silbrige Zeichnung auf dem schwarzen Bruststück leicht zu erkennen (s. Abb. 92). Die schwarz-weiße Färbung der Beine und die weiße Zeichnung der Seiten des Bruststückes und des Hinterleibes („Tigermoskito") findet sich dagegen auch bei anderen Stechmücken. Durch ihr dreilappiges Schildchen läßt sie sich von den mit einem runden Schildchen versehenen Anophelen abgrenzen. Das spitz zulaufende Hinterende

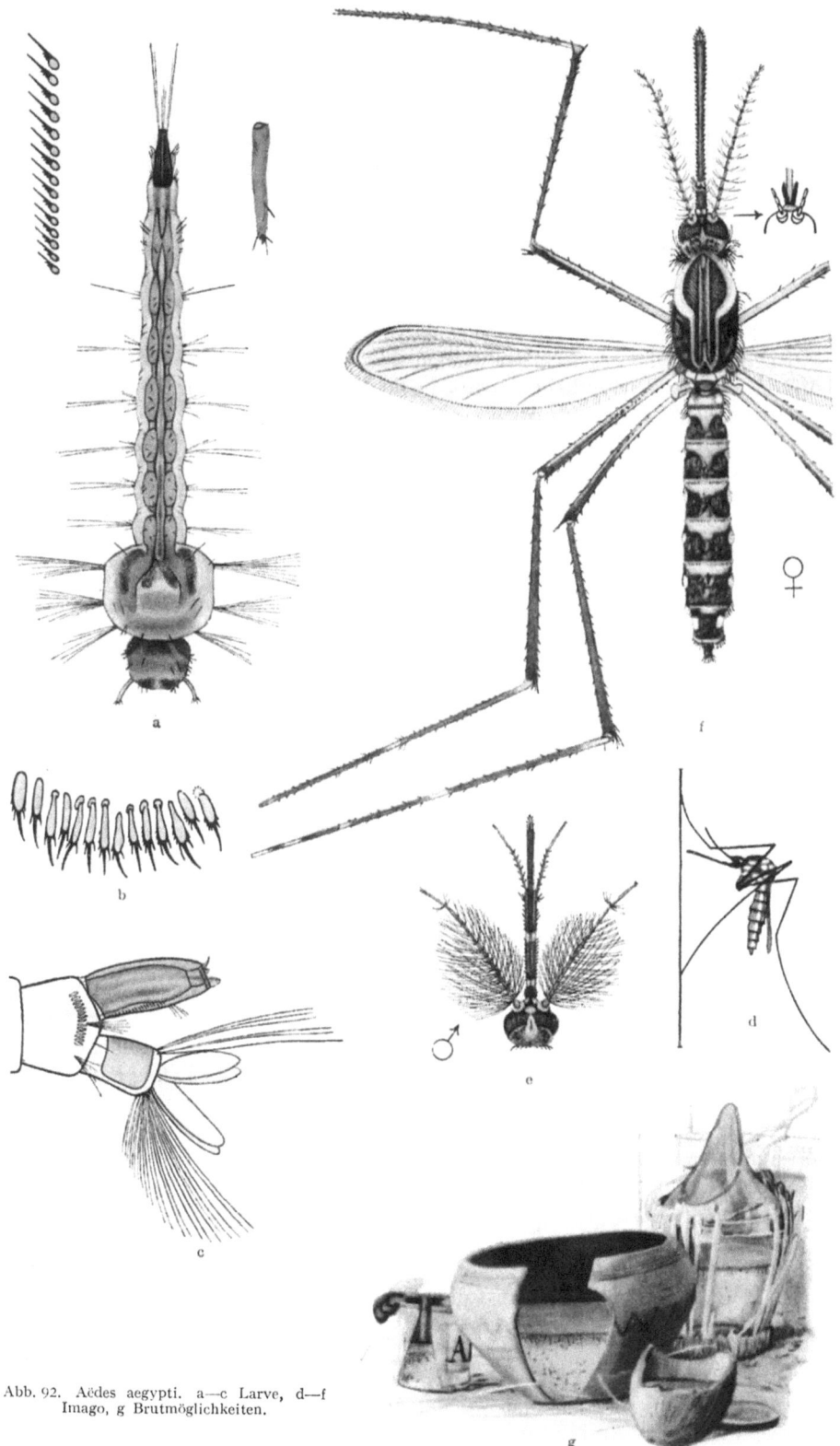

Abb. 92. Aëdes aegypti. a—c Larve, d—f
Imago, g Brutmöglichkeiten.

und die gezahnten Klauen unterscheiden sie von Culex, Theobaldia und Mansonia, die ebenfalls ein dreilappiges Schildchen besitzen.

Die Mücke ist ein ausgesprochener *Hausbewohner*. Nur selten findet man sie fernab von menschlichen Wohnungen. In den Schlafräumen sind sie besonders häufig anzutreffen. Die Weibchen, die allein Blut saugen, *stechen den ganzen Tag, vornehmlich in den Morgenstunden*. Ihre Gewohnheit, alle 2—3 Tage Blut zu saugen, macht sie als Überträger sehr gefährlich, zumal sie das einmal aufgenommene Virus bis zu ihrem Lebensende beherbergen. Die Mücken fliegen im allgemeinen nicht weit, doch können Entfernungen vom Land bis zu Schiffen, die im Hafen oder auf der Reede liegen, ohne weiteres überwunden werden. Es ist jedoch eine ihrer Eigentümlichkeiten, daß sie gern auf Schiffen, mit der Bahn und in Flugzeugen reisen und auch in Wasseransammlungen auf Schiffen brüten. Im Bilgewasser von Segelschiffen werden sie weithin mitgeführt. Sie bilden deshalb auf den großen Verkehrslinien eine nicht unbeträchtliche Gefahr. Durch internationale Abkommen über ihre Bekämpfung sucht man deshalb die Gelbfieberausbreitung zu verhindern. Die Lebensdauer der Mücke beträgt bei der für ihre Entwicklung optimalen Temperatur von 32—37° C etwa 4 Wochen, doch kann sie sich bei niedrigeren Temperaturen wesentlich verlängern, so daß auch ausgedehnte Reisen mit Schiffen gut überstanden werden.

Bei der *Eiablage* ist die Mücke sehr anspruchslos, doch werden größere Wasserstellen mit erdigem Grund und krautigen Rändern gemieden. Sehr reichlich finden sich die Larven in kleinen Wasseransammlungen, wie sie in der Umgebung menschlicher Behausungen durch Unachtsamkeit entstehen. In hohlen Bäumen, Regentonnen und Zisternen, in Schlammfängen und Dachrinnen, in Viehtränken, aber auch in wassergefüllten Büchsen und Töpfen, ja in Scherben, in Cocosschalen und jedem Gerümpel, in dem sich während der Regenzeit Wasser ansammelt, findet sich die Brut. Schmutziges Wasser und Beschattung begünstigen die Entwicklung (s. Abb. 92).

Die *Bekämpfung des Gelbfiebers* ist gleichbedeutend mit der Bekämpfung von Aedes aegypti. Ähnlich wie bei der Ausrottung der malariaübertragenden Anophelen richten sich die Maßnahmen in erster Linie nicht gegen die Imagines, sondern gegen ihre Brut. Doch ergeben sich hierbei wesentliche Unterschiede. Zwar hat auch die Anophelenbekämpfung die Beseitigung aller Wasseransammlungen zum Ziel, die den Mücken als Brutplätze dienen können. Wo dies aber nicht möglich ist, müssen die Larven mit chemischen Mitteln getötet werden. Die Brutgewohnheiten von Aedes gestalten die Bekämpfung leichter. Ihre Abneigung gegen Wasserstellen mit erdigem oder krautigem Grund und ihre Vorliebe für kleine und kleinste Wasseransammlungen in der unmittelbaren Nähe menschlicher Behausungen machen sie zu einem „Haustier", dessen Bekämpfung überall Erfolg hat, wo mit Nachdruck und planvoller Zielstrebigkeit das Entstehen aller unnötigen Brutplätze vermieden und die vorhandenen entfernt werden und wo außerdem Vorsorge getroffen wird, daß das Gebrauchswasser durch geeignete Schutzvorrichtungen nicht zum Mückenbrutplatz werden kann. Die systematische Beseitigung aller Brutmöglichkeiten durch speziell für diesen Zweck ausgebildete Personen — *Moskitobrigaden* — hat in Südamerika ihre Wirksamkeit in der Bekämpfung des epidemischen Gelbfiebers erwiesen. Dabei wurde die Erfahrung gemacht, daß eine völlige Ausrottung, die sehr große Kosten verursacht, zwar erreicht werden kann, daß sie aber für eine erfolgreiche Prophylaxe nicht notwendig ist. Erfahrungsgemäß genügt es, wenn der „*kritische Hausindex*" auf 5 % herabgedrückt wird, d. h., wenn bei sorgfältigen Erhebungen sich in einem bestimmten Bezirk nur noch bei 5 % der Anwesen Aedesbrut findet. Die Gefahr einer epidemischen Ausbreitung besteht dann kaum noch. Allerdings ist dieser

Schwellenwert nicht überall gültig. Bei großen Gemeinden, bei starker Bevölkerungsfluktuation und bei der Anwesenheit von vielen empfänglichen Personen ist er tiefer anzusetzen. Der Vorteil eines solchen, durch vielfache Erfahrung in seiner Gültigkeit bestätigten Kompromisses liegt in der wesentlichen Vereinfachung und damit Verbilligung der Maßnahmen. Die Verhältnisse liegen hier ähnlich wie bei vielen hygienischen Forderungen, deren restlose Erfüllung bei bester Organisation und bei gewaltigem Geldaufwand durchaus möglich ist, wo aber das gleiche Ziel mit einem Bruchteil der Mittel erreicht wird, wenn die Erfordernisse der praktischen Seuchenbekämpfung als Maßstab des Handelns zugrunde gelegt werden. Bei einem nur wenige Prozent betragenden Index sind die laufenden Kosten gering und die Gefahr einer gefahrbringenden Mückenvermehrung besteht kaum. Die geringe Flugweite, die über 30 m praktisch nicht hinausgeht, gestattet leicht, von vorhandenen Imagines auf in unmittelbarer Nähe befindliche Brutplätze zu schließen.

Jeder Gelbfieberkranke ist mückensicher zu isolieren. Die Krankenhäuser der gefährdeten Gebiete verfügen meist über Abteilungen, in denen dies unschwer durchzuführen ist. Jedoch ist auch Vorsorge zu treffen, daß die Mücken der Räume, in denen sich der Kranke vor seiner Krankenhauseinweisung befand, unschädlich gemacht werden.

Die Räume werden hierzu abgedichtet und ausgeschwefelt. Bei restloser Verbrennung werden für 1 m³ 50 g Schwefel benötigt. Das entstehende wirksame Agens ist Schwefeldioxyd, das Anhydrid der schwefligen Säure. Das Betreten der Räume ist nur mit Gesichtsschleier, Handschuhen und Gamaschen gestattet.

Neben diese Maßnahmen tritt der *persönliche Schutz* durch Eindrahten der Häuser und Schlafen unter dem Mückenschleier. Gelbfieberverdächtige Örtlichkeiten sind nach Einbruch der Dunkelheit zu meiden. Da die Bekämpfung in Eingeborenensiedlungen oft schwierig ist, sind die Europäerwohnungen in genügender Entfernung von ihnen anzulegen.

Eine weitere Möglichkeit der Bekämpfung besteht in der *Impfung* gefährdeter Bevölkerungsgruppen. In Südamerika hat sie sich millionenfach bewährt. Von mehreren Methoden, die in den vergangenen Jahren erprobt wurden, haben sich besonders zwei mit Erfolg in die Praxis eingeführt.

Durch Kulturpassagen des normalen ,,pantropen" oder ,,viscerotropen" Virus wird ein ,,neurotropes" Virus erhalten, das seine Pathogenität für Versuchstiere und den Menschen verliert, ohne jedoch seine immunisierende Fähigkeit einzubüßen. Aus Hühnereikulturen solcher Stämme werden die Impfstoffe bereitet, die vor der Verwendung im Tierversuch auf ihre Apathogenität und ihre immunogene Eigenschaft untersucht werden. Ein Teil der geimpften Personen zeigt etwa am 6. Tag eine leichte Temperatursteigerung. In dieser Zeit kann das Virus im Blut nachgewiesen werden. Aedesmücken können sich zwar infizieren, aber das Virus nicht weitergeben.

Bei einer anderen Art der Impfstoffbereitung wird emulgierte Gehirnsubstanz von Mäusen, die mit abgeschwächten Stämmen infiziert wurden, ähnlich wie der Pockenimpfstoff in eine Hautskarifikation eingebracht.

Mit dem *Ausbau des Verkehrswesens* und der Entwicklung immer schnellerer Beförderungsmöglichkeiten wächst beim Gelbfieber, wie bei anderen Seuchen, der Pest und der Cholera, dem Fleckfieber und den Pocken, die Gefahr der *Verschleppung* in bisher epidemiefreie Gebiete. Die Reisen mit dem Schiff und mehr noch mit dem Flugzeug sind zum Teil kürzer geworden als die Inkubationszeiten dieser Seuchen. Dadurch entsteht die Gefahr, daß Personen, die sich an dem Ausgangsort ihrer Reise mit Gelbfieber infizierten, erst am Bestimmungsort erkranken. Liegt dieser in einem aedesfreien Gebiet, so ist allerdings

ein solcher Krankheitsfall, seuchenpolizeilich gesehen, belanglos. Eine Gefahr
der Weiterverbreitung besteht bei Fehlen der Überträger nicht. Nicht viel
bedenklicher ist es, wenn infizierte Aedes in eine überträgerfreie und klimatisch
ungünstige Gegend verschleppt werden. Sie können zwar unter Umständen
eine begrenzte Zahl von Erkrankungen hervorrufen. Dann reißt jedoch die
Infektkette unweigerlich ab, da die Mücken bei nicht zusagenden Temperaturen
rasch absterben und wegen des Fehlens einer einheimischen Überträgerfauna
die Gelbfieberfälle isoliert bleiben. Klimatische Bedingungen, die den Gelb-
fiebermücken eine längere Lebensmöglichkeit bieten, dürften in Südeuropa nur
in Südspanien und im Ostteil des Schwarzen Meeres im Sommer vorherrschen,
in den übrigen Ländern des Mittelmeerbeckens nur ausnahmsweise in besonders
heißen Monaten. Aus der Tatsache aber, daß die Aedesverbreitung weit größer
ist als die Gelbfieberverbreitung, erwächst die Gefahr, daß in der Inkubationszeit
befindliche Reisende an ihrem Bestimmungsort erkranken und dort bei großer
Aedeshäufigkeit zum Ausgangspunkt einer Epidemie werden. Ähnlich ist die
Gefahr einzuschätzen, wenn infizierte Mücken in ein zusagendes Klima verschleppt werden. Daß die großen Epidemien auf dem amerikanischen Kontinent
im 18. und 19. Jahrhundert wahrscheinlich entweder durch die Einschleppung
des Gelbfiebervirus durch Kranke oder durch die Verschleppung der Überträger
durch den Schiffsverkehr entstanden, wurde schon erwähnt. Um wieviel größer
sind die Gefahren, die durch die heutigen Beförderungsgeschwindigkeiten drohen.
Die Bildung neuer Gelbfieberherde ist dann eine Frage der Mückendichte und
der Empfänglichkeit der Bevölkerung. Wie hoch die Zahl der Todesopfer sein
kann, auch dafür sind die Epidemien in den amerikanischen Küstenplätzen warnende Beispiele.

Zur Vermeidung dieser Gefahr ist das „Internationale Sanitätsabkommen für
die Luftfahrt" vom Jahre 1933 geschlossen worden, in dem die an ihm beteiligten Länder auf bestimmte Maßnahmen zur Vermeidung der Überträgerver-
schleppung verpflichtet werden.

Die Flugplätze sind in aedesfreien Gegenden anzulegen und von Brutplätzen frei zu halten.
Für Passagiere und Personal dürfen 6 Tage vor Antritt des Fluges keine Infektionsmöglich-
keiten bestanden haben. Flugzeug und Gepäck müssen aedesfrei sein. Gelbfieberverdächtige
Personen haben sich besonderen sanitätspolizeilichen Maßnahmen zu unterziehen.

Ist auf einem Schiff ein Gelbfieberfall aufgetreten, so ist es verpflichtet, mindestens
200 m vom Land zu ankern. Alle Mücken an Bord sind zu vernichten und eine 6tägige
Quarantäne zu verhängen. Kommen Schiffe aus Epidemiegegenden, so gelten sie als verdächtig, wenn die Reise weniger als 6 Tage dauerte oder in ihnen Aedesmücken gefunden
werden.

In sehr gefährdeten Gegenden sind besondere Sanitätsflughäfen vorzusehen,
die selbst vollkommen seuchenfrei sind und bei völligem Abschluß von der
Umgebung nur mit dem Flugzeug zu erreichen sind. Bei drohender Seuchen-
gefahr stehen den Ärzten weitgehende Befugnisse über Abwicklung und Unterbrechung des Verkehrs zu.

Leichte Sommerfieber der warmen Länder.

Mit der Bezeichnung *leichte Sommerfieber der warmen Länder* werden zwei
charakteristische Eigenschaften des *Pappatacifiebers* und des *Denguefiebers* angedeutet: Ihre günstige Prognose und ihre durch die Art der Überträger bedingte
klimatische Gebundenheit. Aber auch das klinische Bild und die Epidemiologie
der beiden Krankheiten zeigen viele gemeinsame Züge. So ist es oft schwierig,
außerhalb von Epidemiezeiten Einzelfälle klinisch richtig einzuordnen, da die
Symptomatologie der beiden Krankheiten durch fließende Übergänge verbunden

wird. Aber auch die Einheitlichkeit umschriebener Epidemien ist nicht immer beweisbar. So ist es unsicher, ob die oft im Beginn eines epidemischen Ausbruchs von Denguefieber beobachteten leichten und kurzdauernden Krankheitsbilder nicht Pappataciinfektionen sind, die im Verlauf der Epidemie dem schwereren Denguefieber weichen, oder ob sich bei einheitlichem Erreger nur das klinische Erscheinungsbild wandelt. Die Schwierigkeiten der Differentialdiagnose werden dadurch erhöht, daß es keine Laboratoriumsmethoden gibt, die eine Erkennung der Krankheiten oder gar ihre Unterscheidung gestatten. Die Bedeutung beider Krankheiten liegt darin, daß sie oft schlagartig große Teile der Bevölkerung befallen, manchmal in solchem Ausmaß, daß die Aufrechterhaltung der öffentlichen Dienste gefährdet sein kann, wie bei der bekannten Dengueepidemie in Athen 1928, in deren Verlauf 650000 Personen, 80% der Bevölkerung, erkrankten. In Epidemiegebiete verlegte Truppenteile werden oft bis zur Kampfunfähigkeit betroffen.

Pappatacifieber.

Bekannt war in den bosnischen Garnisonen des alten Österreich, daß mit dem Erscheinen des Sirius, des Hundssterns, alljährlich eine Krankheit ihren Einzug hielt, die im Laufe von einigen Monaten einen großen Teil der Besatzungen erfaßte, die aber trotz ihrer anfänglichen Bedrohlichkeit so gut wie immer in Heilung ausging. Es war das „Hundsfieber", das nach der italienischen Bezeichnung seines Überträgers, einer Stechmücke, *Phlebotomus pappatasii*, heute fast allgemein als *Pappatacifieber* bezeichnet wird. In der Herzegowina, wo fast jeder neu eintreffende Soldat von Pappatacifieber befallen wurde, erhielt es den Namen „Soldatenfieber". Eine alte Beobachtung war es auch, daß das Überstehen der Krankheit keine sichere Immunität hinterläßt. Manche Personen erkranken alljährlich. Statistisch läßt sich jedoch nachweisen, daß die alteingesessene Bevölkerung in den Gebieten endemischer Verbreitung weniger anfällig ist, wahrscheinlich als Ausdruck der mit frühester Kindheit beginnenden und alljährlich sich wiederholenden Immunisierung.

Damit steht im Einklang, daß virushaltiges Blut, wenn es zusammen mit Rekonvaleszentenserum einer empfänglichen Versuchsperson injiziert wird, nicht zum Ausbruch der Krankheit führt.

Etwa 3—7 Tage nach dem infizierenden Stich stellt sich, meist aus völliger Gesundheit heraus, schwerstes Krankheitsgefühl ein. Oft schon nach wenigen Stunden erreicht die Temperatur 39—40°C und mehr. Manchmal ist auch der höchste Temperaturgipfel erst am 2. Krankheitstag festzustellen. Dazu gesellen sich Kopfschmerz und Schwindelanfälle bis zu leichten Ohnmachten. Die Augen sind druckempfindlich, es besteht Conjunctivitis und Lichtscheu. Die Nahrungsaufnahme wird verweigert, „nichts schmeckt", die Kranken wünschen vollkommene Ruhe. Meist am 3. Krankheitstag sinkt die Temperatur ab („Dreitagefieber"). Kurz danach weichen die schweren subjektiven Krankheitszeichen einer mehrere Tage währenden Rekonvaleszenz, die durch körperliche Schwäche, Arbeitsunlust und mangelnden Appetit gekennzeichnet ist. Oft stellen sich in diesem Stadium Durchfälle ein.

Nicht immer tritt die Krankheit gleich schwer auf. Besonders zu Beginn der Pappatacisaison kommen leichtere klinische Bilder zur Beobachtung, was mit einem Virulenzverlust des Virus während der epidemiefreien Zeit erklärt wird. Mit dem Fortschreiten der Jahreszeit verstärken sich die Symptome und die Krankheit ist oft auch von längerer Dauer. Sie geht, wenn sie nicht durch ein anderes Leiden kompliziert wird, immer in völlige Heilung über, Rückfälle sind aber nicht selten. Außer der Schilderung der subjektiven Beschwerden durch die Patienten führen als wichtigste Symptome die Rötung der Bindehäute, das gedunsene Gesicht, die ausgeprägte Bradykardie und Leukopenie und das Fehlen eines Milztumors den Arzt zu der richtigen Diagnose.

Sie ist nicht schwer zu stellen in Epidemiezeiten, wenn man an Pappatacifieber denkt, sie kann bei den ersten Fällen einer Epidemie oder bei Einzelvorkommen jedoch Schwierigkeiten machen, da in den Gegenden, in denen es heimisch ist, wohl immer mit Malaria und Rückfallfieber, mit Typhus, Gastroenteritis, Maltafieber und Grippe gerechnet werden muß. Die Unterscheidung vom Denguefieber ist, wie schon erwähnt, in vielen Fällen nicht möglich. Differentialdiagnostisch verwertbar sind das beim Denguefieber meist auftretende Exanthem und die Gelenkschmerzen.

Die *Epidemiologie* dieser Krankheit wird in ihren Grundzügen durch die Lebensgewohnheiten ihres *Überträgers* bestimmt. Die zur Familie der Mottenmücken, Psychodidae, gehörenden *Phlebotomen* sind sehr kleine, nur etwa $2\frac{1}{2}$ mm lange, gelblichgraue, fast durchsichtige Insekten, die sich von den eigentlichen Stechmücken im Aussehen wesentlich unterscheiden. Ihr gedrungener Körper ist behaart, die Flügel werden wie „Engelsflügel" erhoben getragen. Auffällig sind ihre schwarzen Augen. Werden Phlebotomen aus der Ruhe aufgestört, so machen sie einen kurzen, fast wie ein Hüpfen anmutenden Flug nach der Seite, ein recht charakteristisches Erkennungszeichen. Man findet sie meist in wenig besonnten Räumen, in Ställen oder dunklen Ecken der Wohnräume. Entsprechend ihrer geringen Flugweite sind sie häufiger in den unteren Geschossen der Häuser anzutreffen. Tagsüber verhalten sie sich ruhig, kommen aber bei anbrechender Dunkelheit zur Nahrungsaufnahme aus ihren Verstecken, Nur die Weibchen saugen Blut. Ihre Stiche, die einen durchdringenden, brennenden Schmerz auslösen, bringen sie an allen unbekleideten Körperstellen an, mit Vorliebe an den Knöcheln und Handgelenken. Sie verursachen mitunter langdauernde Infiltrationen. Oft sitzen sie in großer Zahl auf der unbekleideten Haut, die dadurch wie mit Sandkörnern bestreut erscheint. Die Bezeichnung Sandfly für die Mücke hat hier ihren Ursprung. Ihre langlebigen, überwinternden *Larven* finden sich außerhalb der Häuser in nicht zu feuchter Umgebung, wo sie von organischen Stoffen leben. Schutthaufen, Müllansammlungen, Kehricht und Abfälle sind die hauptsächlichsten Brutstätten.

Die Phlebotomen nehmen das 25—60 mμ große Virus des Pappatacifiebers mit dem Blut eines kranken Menschen auf, in dem es knapp 2 Tage nachweisbar ist. Aber erst nach etwa 1 Woche sind die Mücken in der Lage, es durch erneuten Stich weiter zu vermitteln. So einfach diese Infektkette Mensch→ Stechmücke→Mensch in den eigentlichen Tropen ist, wo die Phlebotomen das ganze Jahr hindurch vorhanden sind, so wenig klar ist die Entstehung der ersten Fälle in den Subtropen, wo die Phlebotomen Anfang Juni erscheinen und sich im Oktober wieder verlieren. Virusträger unter den Menschen konnten noch nicht nachgewiesen werden. Da sich die Larven von den Kadavern der nach der Eiablage sterbenden Weibchen ernähren, wird die Erhaltung des Virus über die epidemiefreie Zeit auf diese Weise erklärt.

Die Klimaansprüche der Phlebotomen beschränken das Pappatacifieber im europäischen Raum auf die Gebiete des Mittelmeerbeckens. Portugal und Spanien, Südfrankreich, Italien und der Balkan bilden die nördliche Begrenzung. Hier ist das Pappatacifieber eine ausgesprochene Sommerkrankheit. Kurz nach dem ersten Auftreten der Phlebotomen, Ende Mai, setzen die Erkrankungen ein, erreichen schon im gleichen Monat und im Juni ihren Gipfel und nehmen dann an Zahl bis zum Herbst ab. Nach Oktober werden kaum noch Erkrankungen beobachtet. Weitere Verbreitungsgebiete erstrecken sich über den Nahen und Mittleren Osten bis Indien, nach Südchina, die Philippinen und die Sundainseln. Große Teile Afrikas sind befallen, auch in Süd- und Mittelamerika ist das Pappatacifieber heimisch. Außer in den Tieflandgebieten findet es sich auch in Gebirgsgegenden, bis etwa 600 m Höhe. Je nach den klimatischen Besonderheiten sind in diesen Gebieten die Überträger ganzjährig oder, wie meist in den Randgebieten, nur während der warmen Monate anzutreffen. Dieser Eigenart entspricht das jahreszeitliche Auftreten des Pappatacifiebers.

Mit der *geringen Flugweite* der Überträger hängt es zusammen, daß das Pappatacifieber ausgesprochen *ortsgebunden* ist. Schon in oberen Stockwerken ist die Morbidität geringer. Epidemien, die sich auf einzelne Häuserblocks oder auf Straßenzüge beschränken, sind keine Seltenheit. Größere Epidemien verbreiten sich von einem Zentrum aus kontinuierlich oder, wie es meist der Fall ist, sie entstehen durch Zusammenfließen vieler kleinerer Herde. Auf Schiffe, die im Hafen oder auf der Reede liegen, greift das Pappatacifieber kaum über.

Die Bruteigentümlichkeiten der Phlebotomen machen es verständlich, daß das Pappatacifieber überall dort bevorzugt auftritt, wo auf die Entfernung von Schutt, Müll und Abfällen aller Art wenig Aufmerksamkeit verwandt wird. Aus dieser Erkenntnis ergibt sich die erste Forderung zur *Bekämpfung* dieser Krankheit: die Reinhaltung der Umgebung menschlicher Wohnungen von allen Stoffen, die den Larven als Unterschlupf und zur Nahrung dienen können. Dieser Maßnahme dürfte der wesentlichste Erfolg beschieden sein. — Die Bekämpfung der Imagines in den Räumen ist demgegenüber schwierig. Öfteres Kalken der Wände, Anstriche mit DDT-haltigen Präparaten und reichlich Luftbewegung durch Zug, Punkhas oder elektrische Ventilatoren verscheuchen diese Insekten. Licht lockt sie an. Gegen Flit und ähnliche Mittel sind sie empfindlich. Durch das Anbringen von Mückennetzen an den Schlafstätten kann bei entsprechender Wahl der Netze (15—18 Fäden auf 1 cm) und entsprechender Imprägnation mit DDT ein persönlicher Schutz erzielt werden. Doch ist durch die Engmaschigkeit solcher Netze der Luftaustausch so stark beeinträchtigt, daß das Schlafen unter ihnen nicht angenehm ist. Viele Menschen ziehen deshalb vor, sich bei weniger dichtem Netz der Gefahr einer Pappataciinfektion auszusetzen. Das im Mittelmeergebiet beliebte Schlafen auf den flachen Dächern der Häuser schützt wegen des geringen Flugvermögens der Überträger im allgemeinen vor ihrem Stich. Der zur Verhütung neuer Mückeninfektionen wichtige Mückenschutz der Kranken kommt wegen des kurzen Aufenthalts des Erregers im Blut meist zu spät.

Denguefieber.

Schwere Krankheitszeichen und längere Dauer der Krankheit sind beim Denguefieber die Regel.

Nach einer Inkubation von etwa 1 Woche oder kürzer beginnt die Krankheit *ungemein plötzlich* aus voller Gesundheit heraus mit bedrohlichen Erscheinungen. Die Körpertemperatur steigt rasch an, manchmal unter Schüttelfrost, begleitet von heftigen Kopf- und Gelenkschmerzen („Knokkelkoorts" der Holländer). Wie beim Hundsfieber sind die Bindehäute gerötet, das Gesicht verquollen. Oft tritt um diese Zeit ein flüchtiges kleinfleckiges Exanthem am Rumpf und an den Extremitäten auf, das auch die Volarseiten der Hände und Füße nicht verschont. Der Appetit ist schlecht, die Kranken erbrechen oft und sind obstipiert. Kopf- und Gelenkschmerzen quälen die Kranken. Manchmal sind die großen Gelenke und die ihnen benachbarten Muskeln und Sehnen so schmerzhaft, daß sie unfähig sind, sich im Bett zu bewegen. Ihr Gang nimmt eine eigentümliche, übertrieben-gespreizte Form an, die bei Unbeteiligten zum Spott reizt („Dandy-Krankheit"). Meist erkranken auch die kleinen Gelenke der Hände und Füße. So entsteht das Bild völliger Hilflosigkeit. — Das Fieber verläuft unregelmäßig. Es kann nach dem ersten Anfall zur Norm zurückkehren, meist steigt es aber nach einem sattelförmigen Abfall noch einmal an und erreicht am 5. oder 6. Tag ein zweites Maximum, um dann abzusinken. In dieser Zeit oder auch nach der Entfieberung tritt häufig ein zweites, vielgestaltiges Exanthem auf, dessen Lieblingssitze die unbekleideten Körperteile sind und das nach etwa 2 Tagen wieder verblaßt. Die 7tägige Dauer (,,Siebentagefieber") wird als typisch angesehen, doch gibt es mannigfaltige Abweichungen von diesem Verlauf. Wie auch beim Pappatacifieber entspricht die Pulszahl nicht der Höhe der Temperatur, die Leukocyten sind vermindert. Die Milz ist nicht vergrößert. Der Blutdruck ist niedrig. Die völlige Wiederherstellung der Kranken nimmt oft längere Zeit in Anspruch. Chronische Gelenkbeschwerden machen sich unangenehm bemerkbar.

Eine sichere *Immunität* wird nicht erworben. Schon nach wenigen Tagen oder Wochen können Neuerkrankungen auftreten. Aus dem statistischen Unterschied in der Anfälligkeit einheimischer und zugewanderter Personen ist jedoch ersichtlich, daß das Leben im Endemiegebiet relativen Schutz verleiht. In diesem Sinne spricht auch die Beobachtung, daß umfangreiche Denguefieberepidemien in bestimmten Abständen auftreten, nämlich dann, wenn durch Abklingen des erworbenen Schutzes bei der eingeborenen Bevölkerung und durch Neuzugewanderte die Zahl der Empfänglichen einen gewissen Schwellenwert überschreitet.

Das *Virus* kann in den ersten Krankheitstagen im Blut nachgewiesen werden. Durch Übertragung von Blut auf gesunde Personen läßt sich die Krankheit erzeugen. Die natürlichen Überträger sind Stechmücken, vor allem die Gelbfiebermücke *Aedes aegypti* (Stegomya fasciata), daneben Aedes albopictus und obturbans. Etwa 8—10 Tage nach der Blutmahlzeit an einem Kranken sind sie für weitere Personen infektiös und bleiben es wahrscheinlich bis zu ihrem Tode. Eine Weitergabe des Virus an eine neue Mückengeneration findet nicht statt.

Die *geographische Verbreitung* der Überträger bestimmt das landschaftliche Vorkommen der Seuche. Die Stechmücke Aedes aegypti findet sich im gesamten Tropengürtel, die beiden anderen Aedesarten im Fernen Osten. Im Norden und Süden wird das endemische Verbreitungsgebiet des Denguefiebers etwa durch die 20° C Sommerisotherme begrenzt. Im Vergleich zum Pappatacifieber, das sich auch in trockenen Höhenlagen findet, ist die Krankheit mehr auf die feuchtwarmen Niederungen beschränkt. Epidemieartige Überschreitungen dieser klimatischen Zone sind im Mittelmeerraum und auch in anderen Gegenden nicht selten. Ja, Epidemien großen Ausmaßes sind in den Randgebieten geradezu charakteristisch. Die bekannte Athener Epidemie von 1928, die ihre Vorläufer 1889, 1900 und 1910 hatte, erfaßte nahezu die ganze Bevölkerung und legte das gesamte öffentliche Leben lahm. Bei einer Epidemie in Galvestone erkrankten 1922 etwa 30000 Personen. Je weiter aber solche Epidemien nach Norden und Süden vorstoßen, um so mehr wird dabei, bedingt durch die jahreszeitlichen Klimaunterschiede, das Denguefieber zu einer Krankheit der warmen Sommermonate, in denen die Mückendichte ihre höchsten Werte erreicht.

In der Beseitigung aller Wasseransammlungen, die Brutmöglichkeiten bieten, in der Gazeabdeckung der nicht zu entbehrenden Wasserstellen und in dem Ausschwefeln der Gebäude gipfelt die *Bekämpfung* der dengueübertragenden Aedesmücken, deren Aussehen und Lebensgewohnheiten beim Gelbfieber besprochen wurden.

Rifttalfieber.

Eine den Sommerfiebern der warmen Länder, besonders dem Denguefieber ähnelnde Krankheit ist das im Gebiet des Riftflusses in Ostafrika und, wie der Mäuseschutzversuch ergibt, außerdem in Kenia, in Uganda, im englisch-ägyptischen und im französischen Sudan auftretende Rifttalfieber. Es dauert etwa 3—4 Tage und verläuft beim Menschen gutartig. Vom Pappataci- und Denguefieber unterscheidet es sich durch seine Epidemiologie. Es ist eine primär unter Schafen und Lämmern dieser Gebiete auftretende, meist tödliche Krankheit, die nur sekundär durch einen noch unbekannten Überträger den Menschen befällt. Durch die schweren Leberveränderungen, die es bei den Tieren hervorruft (enzootische Hepatitis), ist der Erreger (Charon vallis) dem Gelbfiebervirus verwandter als die Erreger des Pappataci- und Denguefiebers. Versuchstiere können infiziert werden. Mit dem durch wiederholte Passagen bei der weißen Maus im Sinne des Neurotropismus veränderten Virus läßt sich ein für die aktive Immunisierung der Schafe geeigneter Impfstoff herstellen. Beim Menschen ist eine spezifische Therapie unbekannt, eine Prophylaxe erübrigt sich wegen der Gutartigkeit der Krankheit.

Lymphogranuloma inguinale.

In Deutschland selten, aber in anderen, tropischen Ländern und hier besonders in Hafenstädten häufig ist das durch ein Virus (Miyagawanella lymphogranulomatis) hervorgerufene *Lymphogranuloma inguinale*, eine Geschlechtskrankheit, deren Übertragung von Mensch zu Mensch keine epidemiologischen Besonderheiten bietet. Es äußert sich klinisch in Lymphadenitis und Perilymphadenitis mit eitrigen Einschmelzungen. Die Diagnose stützt sich im wesentlichen auf die FREIsche *Reaktion*, die als Intracutanprobe mit einem aus Lymphogranulomatoseeiter oder aus der Eikultur bereiteten Antigen vorgenommen wird. Eine innerhalb von 1—2 Tagen an der Injektionsstelle auftretende Entzündung, deren zentraler Teil nekrotisieren kann, wird als positiv gewertet. Immunität wird durch das Überstehen der Krankheit nicht verliehen.

Die Bekämpfung des Lymphogranuloma inguinale richtet sich nach den bei der Syphilis dargelegten Grundsätzen.

Schrifttum.

a) Sammelwerke:

BIELING, R.: Viruskrankheiten. Leipzig 1944. — DOERR, R.: Filtrierbare Virusarten. Erg. Hyg. **16**, 121 (1934). — DOERR, R., u. C. HALLAUER: Handbuch der Virusforschung. Wien 1938. — GILDEMEISTER, E., E. HAGEN u. O. WALDMANN: Handbuch der Virusforschung. Jena 1939. — GINS, H. A.: Neuere Ergebnisse der Virusforschung unter besonderer Berücksichtigung der Schutzimpfung. Erg. Hyg. **21**, 103 (1938). — GRADWOHL, R. B. H.: Clinical Laboratory Methods and Diagnosis, Bd. 2. St. Louis 1948. — HAGEN, E.: Viruskrankheiten des Menschen. Med. Praxis, Bd. 30. Dresden u. Leipzig 1941. — KOLLE-HETSCH: Experimentelle Bakteriologie und Infektionskrankheiten, herausgeg. von H. HETSCH und H. SCHLOSSBERGER. Berlin u. Wien 1942. — MÜLLER, R.: Medizinische Mikrobiologie. Berlin—München—Wien 1950. — RIVERS, M.: Viral and Rickettsial Infections of Man. Philadelphia—London—Montreal 1948. — RUGE, H., P. MÜHLENS u. M. ZUR VERTH: Krankheiten und Hygiene der warmen Länder. Leipzig 1942.

b) Einzeldarstellungen:

BLATTNER, R. J., and F. M. HEYS: Blood sucking vectors of encephalitis: experimental transmission of St. Louis-encephalitis (Hubbard strain) to white swiss mice by the American dog tick, Dermacentor variabilis Say. J. of exper. Med. **79**, 439 (1944). — BORMANN, F. v.: Hepatitis epidemica. Erg. inn. Med. **58**, 201 (1940). — BORMANN, F. v., R.-E. BADER, H. DEINES u. K. UNHOLTZ: Hepatitis epidemica (Epidemische Gelbsucht) in Deutschland (1937—1938). Beitrag zur Hygiene und Epidemiologie, herausgeg. von H. HABS und H. ZEISS, H. 1. Leipzig 1943. — CASALS, J.: Immunological relationship among central nervous system virus. J. of exper. Med. **79**, 341 (1944). — CHUMAKOV, M. P., and N. A. SEITLENOK: Tick-borne encephalitis in the European part of USSR and Sibiria. Science (Lancaster, Pa.) **92**, 263 (1940). — ECONOMO, C. v.: Die Encephalitis lethargica. Berlin u. Wien 1929. — EYER, H.: Zur Epidemiologie des Fleckfiebers. Mil.arzt **7**, 333 (1942). — GROTH, A., u. H. O. MÜNSTERER: Forschungsergebnisse auf dem Gebiet der Vaccination und vaccinalen Immunität. Erg. Hyg. **17**, 1 (1935). — IMHÄUSER, K.: Viruspneumonien: Q-Fieber und Virusgrippe. Klin. Wschr. **1949**, 353. — KANEKO, R., u. Y. AOKI: Über die Encephalitis epidemica in Japan. Erg. inn. Med. **34**, 342 (1928). — KUDICKE, R.: Ausbreitung und Bekämpfung des Fleckfiebers. Schriftenreihe für Seuchenbekämpfung, herausgeg. von R. KUDICKE, H. 1. Stuttgart 1944. — MARTINI, E.: Die leichten Sommerfieber der warmen Länder. Tropenhyg. Schriftenreihe, herausgeg. von E. RODENWALDT, H. 4. Stuttgart 1942. — McHAMMON, W. D., and W. C. REEVES: Laboratory transmission of St. Louis-encephalitis virus by three genera of mosquitoes. J. of exper. Med. **78**, 241 (1943). — MOOSER, H.: Die Beziehungen der murinen Fleckfieber zum klassischen Fleckfieber. Basel 1945. — Der gegenwärtige Stand der Rickettsienforschung. Wien. klin. Wschr. **1947**, Nr 3. — NEAL, J. B.: Encephalitis. New York 1942. — OTTO, R.: Fortschritte der Fleckfieberforschung. Flecktyphus und endemisches Fleckfieber, sowie ihnen nahestehende exanthematische Krankheiten. Erg. Hyg. **15**, 610 (1934). — PETTE, H.: Die akut entzündlichen Erkrankungen des Nervensystems. Leipzig 1942. — PFAFFENBERG, R.: Die Psittacosis (Papageienkrankheit) in den Jahren 1931—1935. Erg. Hyg. **18**, 251 (1936). — REITHMANN, E.: Endemisches Fleckfieber im Mittelmeerraum. Beiträge zur Hygiene und Epidemiologie, herausgeg. von H. HABS und H. ZEISS. Leipzig 1944. — RIEMSCHNEIDER, R.: Zur Kenntnis der Kontakt-insektizide. Die Pharmazie, 2. Beih., Erg.-Bd. 1. Berlin 1947. — SCHWEINBURG, F.: Neuere Ergebnisse der Tollwutforschung. Erg. Hyg. **20**, 1 (1937). — WEYER, F.: Phlebotomen. Merkblätter des Instituts für Schiffs- und Tropenkrankheiten, Hamburg. Leipzig 1941. — WINKLE, ST.: Die Bedeutung der Proteus-Antigen-Analyse für die serologische Diagnostik der Rickettsiosen im Zusammenhang mit der Ökologie der X-Stämme. Beiträge zur Hygiene und Epidemiologie, herausgeg. von H. BERMANN und H. HABS. Leipzig 1948. — WOHLRAB, R.: Immunität und Schutzimpfungsverfahren bei den Erkrankungen der Fleckfiebergruppe. Schriftenreihe für Seuchenbekämpfung, herausgeg. von R. KUDICKE, H. 1. Stuttgart 1944.

Helminthenkrankheiten.

Der *Mensch der modernen Zivilisation* macht sich kaum je Gedanken darüber, daß er der *natürliche Wirt für eine große Zahl von Parasiten ist.* Besonders unter primitiven Verhältnissen, wie sie auch heute noch auf dem weitaus größeren Teil der Erdoberfläche vorherrschen, bildet der Mensch eine Lebensgemeinschaft, eine Biozoenose, mit mehreren Arten von Läusen, Flöhen und Milben, ganz zu schweigen von der großen Zahl der Mikroben, Bakterien, Protozoen und Virusarten, die auf seiner Körperoberfläche, in den Körperhöhlen und in den inneren Organen parasitieren. Und ebenso ist der Mensch ein Lebensraum, ein Biotop, für ein Reihe von Würmern, die in seinen Körperhöhlen, in der Muskulatur, im Unterhautzellgewebe, in den inneren Organen, wie Leber und Lunge, ja sogar im Gehirn und im Blut, leben können. Fast immer aber sind wir geneigt, einen derartigen Befall nicht als den Ablauf einer gesetzmäßigen Lebensgemeinschaft aufzufassen, sondern als ein ebenso zufälliges wie unnatürliches, störendes und meist ekelerregendes Ereignis. Daß dies nicht überall der Fall ist, zeigt die Tatsache, daß manche Völker z. B. in der Besiedlung mit Läusen ein Zeichen vortrefflicher Gesundheit sehen, eine Anschauung, die darauf zurückgehen dürfte, daß bei fieberhaften Krankheiten die Parasiten abwandern, eine Beobachtung, die man auch an infizierten Laboratoriumstieren machen kann.

Die Beamten des alten Athen hatten gesetzlichen Anspruch auf freie Speisung im Prytaneion, eine Ehrung, die auch ihren Sekretären — Beisitzern, παϱασίτοι — zuteil wurde. Erst später, als in der Verfallszeit Roms die Klienten der Reichen sich die Vorteile der Speisung zu verschaffen wußten, erhielt die ursprünglich ehrenvolle Bezeichnung einen verächtlichen Klang. Seit dieser Zeit ist der Parasit ein Lebewesen, das seinen Unterhalt auf Kosten anderer bestreitet.

Für manche Wurmarten ist der Mensch neben einer oder mehreren tierischen Species nur einer der möglichen Wirte, wobei alle Abstufungen vom seltenen, zufälligen, bis zum gesetzmäßigen Befall möglich sind. Für andere ist er der ausschließliche Wirt. Dies bedeutet, daß mit seinem Ausfall auch der betreffende Parasit als Species aussterben würde, gewiß ein einleuchtender Beweis für die Naturgesetzlichkeit einer solchen Lebensgemeinschaft.

Nun gehört Mitteleuropa zwar keineswegs zu den *klassischen Wurmländern,* *wie China, Abessinien und weite Gebiete der Tropen,* in denen durch große Bevölkerungsdichte und durch den wirtschaftlichen Zwang, im Ackerbau menschliche Fäkalien zu verwenden, durch das reichliche Vorkommen von Zwischenwirten und durch eine wenig entwickelte öffentliche Hygiene alle Vorbedingungen für das Zustandekommen einer starken Verwurmung der Bevölkerung gegeben sind. Wie sehr aber der Befall des Menschen mit parasitischen Würmern von diesen Faktoren abhängt, zeigte z. B. der erste Weltkrieg, in dessen Verlauf die Befallsziffern auch in Deutschland stark anstiegen. Leider gilt dies für den zweiten Weltkrieg in noch viel stärkerem Maße. Die Helminthosen wurden durch das Zusammenwirken mancher Faktoren in vielen Gegenden zu einer ernsten Sorge des Arztes. Weit im Vordergrund steht der Befall mit *Spulwürmern,* der so überhand nahm, daß bei Kindern Todesfälle vorkamen und ein Abgang von mehreren hundert Exemplaren nach Kuren durchaus keine Seltenheit war. Früher wurde ähnliches nur in exotischen Gebieten beobachtet. Die Bekämpfung der Wurmkrankheiten wurde damit zu einem wesentlichen Teilgebiet ärztlicher Tätigkeit.

Die *Diagnose der im Darm parasitierenden Würmer* wird im allgemeinen durch den mikroskopischen *Nachweis ihrer Eier im Stuhl* gestellt. Nur die sich bezüglich ihrer Eiablage abweichend verhaltenden *Oxyuren* werden durch die *Untersuchung eines Analabstriches* nachgewiesen. Aus den Eiern von *Strongyloides stercoralis* schlüpfen schon *im Darm die Larven,* so daß deren Auffinden zur richtigen Diagnose führt. Bei den *Taenien* empfiehlt es sich, auf *abgehende Proglottiden* zu achten, da die Eier gelegentlich erst außerhalb des menschlichen Körpers freigegeben werden. — Die einfachste Untersuchungsmethode ist die mikroskopische Durchmusterung eines *Nativpräparates,* zunächst mit 50—60facher und dann mit 200—270facher Vergrößerung: Ein Stuhlpartikelchen wird auf dem Objektträger mit soviel physiologischer Kochsalzlösung verrieben, daß nach Bedecken mit dem Deckglas Druckschrift durch das Präparat hindurch gelesen werden kann. — Je nach der Beschaffenheit des Stuhles gestattet das Präparat nach HEIN eine 3—5fache *Anreicherung* gegenüber dem Nativverfahren: Der Stuhl wird auf dem Objektträger in mehrfacher Dicke des Nativpräparates mit physiologischer Kochsalzlösung ausgebreitet, nach vollständigem Trocknen mit Cedernöl aufgehellt und mit oder ohne Deckglas mikroskopiert. Das Verfahren, das mit der Dicken-Tropfen-Methode des Blutpräparates Ähnlichkeit hat, gestattet außerdem das Aufbewahren der Präparate und die Wahl des Zeitpunktes der Untersuchung. — Für Nematoden-, nicht für Trematodeneier geeignet ist die *Kochsalzanreicherung nach* WILLIS. Eine Stuhlprobe wird in einem etwa 2,5 cm weiten Glasröhrchen sorgfältig mit gesättigter Kochsalzlösung homogenisiert, dann das Gefäß weiter mit Kochsalzlösung vorsichtig bis zum Rand gefüllt und mit einem Objektträger bedeckt. Infolge ihres geringen spezifischen Gewichts steigen die Eier empor und setzen sich an seiner Unterseite fest. Nach etwa 10 min wird er sorgfältig abgehoben, mit einem Deckglas bedeckt und sorgfältig mikroskopiert. Nach dem gleichen Prinzip arbeitet die „Hamburger *Deckglasauszählung".* — Die *Zinksulfatmethode nach* FAUST gestattet außerdem die Anreicherung von Amöbencysten. Ein Teil Stuhl wird mit 10 Teilen Brunnenwasser sorgfältig verrührt und durch eine Lage feuchten Mull in ein Zentrifugenglas filtriert. Der Inhalt wird etwa 50 sec bei 2500 Umdrehungen zentrifugiert, die überstehende Flüssigkeit abgegossen, wieder 2—3 cm³ Wasser zugefügt, das Sediment darin verrührt, mit Wasser aufgefüllt und wieder zentrifugiert. Dieser Vorgang wird so lange wiederholt, bis die überstehende Flüssigkeit klar ist. Sie wird abgegossen und durch 2—4 cm³ 33%ige Zinksulfatlösung ersetzt.

Nach Verrühren des Sediments wird mit der Zinksulfatlösung aufgefüllt. Nach erneutem, etwa 50 sec langem Zentrifugieren bei 2500 Umdrehungen wird der auf der Oberfläche schwimmende Film mit der Öse auf einen Objektträger übertragen und mit einem Deckglas bedeckt. — Die *Anreicherung nach* TELEMANN ist für alle Helmintheneier brauchbar: 1 g Stuhl wird in ein Zentrifugenglas gegeben und mit je etwa 5 cm³ halbverdünnter, etwa 16—18%iger Salzsäure und Äther nach Verschließen mit einem Gummistopfen kräftig durchgeschüttelt. Hierauf wird etwa 2 min zentrifugiert. Durch rasches Abgießen werden alle Schichten bis auf den untersten Bodensatz entfernt. Er wird nach Zugabe von Wasser homogenisiert, erneut zentrifugiert und nach Abgießen des Wassers zum mikroskopischen Präparat verarbeitet. — *Quantitative Methoden* werden nur für Spezialzwecke benötigt. Die Zahl der in 1 g Stuhl gefundenen Eier gestattet bei der bekannten Eiproduktion der Weibchen eine annähernde Schätzung der vorhandenen Würmer. Die Untersuchungsmethode nach STOLL-ZSCHUCKE und der „quantitative TELEMANN" nach ERHARDT sind hier als erfolgreiche Methoden zu nennen.

Über die Fragen der praktischen Bekämpfung hinaus bieten die *Entwicklungscyclen* mancher parasitischen Würmer mit ihrem Wechsel zwischen dem *Wirt, in dem die geschlechtliche Vermehrung stattfindet*, und dem *Zwischenwirt, in dem die ungeschlechtlichen Formen ihren Sitz haben*, eine solche Fülle von biologisch interessanten Erscheinungen, daß die Beschäftigung mit den Helminthen zu dem Anziehendsten gehört, was das große Gebiet der Parasitologie bietet. Hinzu kommen morphologische Veränderungen durch den Parasitismus als Ausdruck strenger Anpassung an die Lebensbedingungen im Wirtsorganismus, Rückbildung der Organe für die Aufnahme und Verarbeitung der Nahrung und für die Ausscheidung der Stoffwechselprodukte. An ihre Stelle tritt eine starke Entwicklung der Haftorgane und die zur Erhaltung der Art nötige Ausbildung der Geschlechtsorgane mit ihrer oft kaum vorstellbaren Produktion von Eiern und Embryonen.

Eng verbunden mit den Lebensgewohnheiten der Würmer im menschlichen Organismus ist ihre pathogene Wirkung. Die Art des Eindringens, die Wanderungen im Menschen, der endgültige Sitz der Würmer und die Eigentümlichkeiten der Eiablage sind nicht weniger bedeutungsvoll als der dem Makroorganismus zugefügte Nahrungs- oder Blutentzug und die Absonderung giftiger Stoffwechselprodukte. Als deren Folge ist die bei allen Helminthosen auftretende Eosinophilie aufzufassen. Aus der Vielfalt der Schädigungen erklärt sich die *Vielgestaltigkeit der klinischen Bilder*, die von dem erscheinungslosen Befall über nervöse Störungen bis zur wohlumschriebenen Krankheit eine breite Symptomenskala umfassen kann. Niemals dürfen aber fehlende oder geringe Beschwerden dazu verleiten, Wurminfektionen als belanglos anzusehen. Abgesehen von nicht offensichtlich in Erscheinung tretenden Schädigungen, sind solche Personen, ähnlich wie die Dauerausscheider bei manchen bakteriellen Krankheiten, eine ständige Gefahr für ihre Umgebung, die nur durch ihre erfolgreiche Behandlung zu beseitigen ist.

So wirkungsvoll manche Bekämpfungsmaßnahmen sind, sie richten sich meist nur gegen eine einzelne Parasitenart, da jede Species durch Besonderheiten ihrer Biologie ausgezeichnet ist. Durch diese werden die Methoden der Wurmprophylaxe bestimmt. Ein universales Mittel zur Wurmprophylaxe gibt es deshalb nicht. Andererseits ermöglicht die strenge Bindung an gesetzmäßige Lebensabläufe eine viel intensivere Bekämpfung als sie meist bei bakteriellen Infektionen möglich ist. Die Ausrottung der Hakenwurmkrankheit in den westdeutschen Kohlenrevieren belegt dies nicht weniger deutlich als der Rückgang der Trichinose und des Bandwurmbefalls nach Einführung der amtlichen Fleisch-beschau.

Jede Species besitzt in ihrem Entwicklungsgang einen oder mehrere schwache Punkte, an denen die Bekämpfungsmaßnahmen mit Erfolg ansetzen können. Die Kenntnis der Entwicklungscyclen und der Infektketten ist daher Voraussetzung für jedes kausalhygienische Handeln, sei es nun, daß die Infektion in ein-facher Form von Mensch zu Mensch weitergegeben wird, oder daß die Biologie der betreffenden Species durch Einschaltung eines oder mehrerer Zwischen-wirte gekennzeichnet ist.

Beim Menschen kommen als Parasiten nur die *Rundwürmer* und die *Platt-würmer,* von diesen nur die *Saugwürmer* und die *Bandwürmer* in Betracht. Da jedoch die für eine Bekämpfung wichtigen biologischen Eigenarten nicht der zoologischen Systematik folgen, wäre eine Besprechung parasitierender Würmer gemäß der zoologischen Einteilung einer medizinisch-hygienischen Be-trachtungsweise nicht förderlich. Für den Arzt ist es vielmehr dienlich, zu wissen, wie die Lebensgeschichte der Parasiten abläuft und welche Wege die einzelnen Entwicklungsstadien einschlagen, nachdem sie den menschlichen Organismus verlassen haben. Denn aus der Kenntnis dieser Daten, die meist strengen Ge-setzen folgen, ergibt sich fast in jedem Falle die Möglichkeit einer *Unterbrechung des Entwicklungscyclus* an der günstigsten Stelle und damit einer *kausalen Ver-hütung* der Infektion des Menschen. *Es erschien deshalb zweckmäßig, die Dar-stellung hier unter epidemiologischen Gesichtspunkten vorzunehmen* und im Rah-men einer medizinisch-hygienischen Besprechung nur diejenigen morphologischen und physiologischen Eigenheiten hervorzuheben, die für die Erkennung und für die Bekämpfung bedeutungsvoll sind.

Werden die *Infektketten* der Darstellung zugrunde gelegt, so lassen sich vier große epidemiologische Gruppen unterscheiden, innerhalb deren sich Unter-schiede durch die Art der Aufnahme der Eier oder der Embryonen ergeben. Die einfachste Infektkette ist die von Mensch zu Mensch ohne Einschaltung eines Zwischenwirtes. Komplizierter sind schon die Infektketten, bei denen die betreffende Wurmspecies einen Teil ihres Entwicklungsganges in einen tierischen Organismus verlegen muß, so daß sich eine alternierende Kette zwischen Mensch und Tier ergibt, wobei der Mensch entweder als Wirt oder auch als Zwischen-wirt beteiligt sein kann. Von dieser Art des Entwicklungscyclus unterscheiden sich weiter die Infektketten, wo die ontogenetische Entwicklung des Parasiten zwei tierische Zwischenwirte verlangt. Und schließlich wird bei der letzten Form der Infektkette der zweite Zwischenwirt durch ein Entwicklungsstadium auf einer Pflanze ersetzt, als Anpassung an die Lebensbedingungen des pflanzen-fressenden Wirtes. Dabei ergibt sich folgende Einteilung:

I. Infektkette:
→ Mensch → Mensch → Mensch →

1. Aufnahme durch den Mund:
   a) Infektion durch Eier, in der Regel auch Autoinfektion (Oxyuris, Hymenolepis).
   b) Infektion durch Eier, keine Autoinfektion (Ascaris, Trichocephalus).
2. Aufnahme durch die Haut:
   Infektion durch Larven (Ankylostoma, Strongyloides).

II. Infektkette:
→ Mensch (Wirt) → Tier (Zwischenwirt) → Mensch (Wirt) →
oder
→ Mensch (Zwischenwirt) → Tier (Wirt) → Mensch (Zwischenwirt) →
oder
→ Tier (Wirt und Zwischenwirt) → Mensch (Wirt und Zwischenwirt) →

1. Aufnahme durch den Mund:

   a) Infektion durch Finnen bei Fleischgenuß (Taenia solium, Taenia saginata).
   b) Infektion durch Larven durch Vermittlung von Krustern (Dracunculus).
   c) Infektion durch Eier (Echinococcus, Cysticercus).
   d) Infektion durch eingekapselte Embryonen bei Fleischgenuß (Trichinella).

2. Aufnahme durch die Haut:

   a) Infektion durch Cercarien (Schistosomen, Cercaria ocellata).
   b) Infektion durch Stechinsekten (Filarien).

III. Infektkette:

→ Mensch (Wirt) → Tier (Zwischenwirt) → Tier (Zwischenwirt) → Mensch (Wirt) →

Aufnahme durch den Mund: Infektion durch Finnen bei Fisch- und Krebsgenuß (Dibothriocephalus, Clonorchis, Opisthorchis, Paragonimus).

IV. Infektkette:

→ Mensch (Wirt) → Tier (Zwischenwirt) → Pflanze → Mensch (Wirt) →

Aufnahme durch den Mund: Infektion durch Cysten beim Kauen von Pflanzen (Fasciola, Dicrocoelium, Fasciolopsis).

Enterobius vermicularis.

Fast jeder Mensch hat schon, zumal im Kindesalter, Bekanntschaft gemacht mit den *Madenwürmern* (Oxyuris, Enterobius vermicularis), etwa 1 cm langen Würmchen, die im Blinddarm, im Wurmfortsatz und im Dickdarm leben. Für ihre starke Verbreitung ist neben dem Absinken der allgemeinen Hygiene in Notzeiten die Umstellung der Ernährung auf überwiegende Kohlenhydratkost verantwortlich zu machen. Immer wieder werden sie beschuldigt, Appendicitis zu verursachen. Ihre lästigste Eigenschaft ist die Gewohnheit der geschlechtsreifen Weibchen, in die unteren Abschnitte des Dickdarms zu wandern, bei Bettruhe des Trägers aus dem Anus herauszukriechen und in der Analspalte und in den weiblichen Genitalien Tausende von farblosen, doppelt konturierten, $55 \times 30 \mu$ großen Eiern abzulegen (s. Abb. 93 r). Die Eigenart der Fortbewegung, bei der das lange, zu einer feinen Spitze ausgezogene Hinterende in die Schleimhaut eingebohrt wird und der Wurm sich unter schlängelnden Bewegungen vorwärts schiebt, verursacht einen fast unerträglichen Juckreiz, der besonders Kinder, aber auch Personen mit großer Selbstbeherrschung zum Kratzen verleitet. Hautreizungen und chronische Ekzeme können die Folge sein. Epidemiologisch bedeutungsvoll ist, daß das Kratzen die Verschleppung von Eiern oder ganzen Würmern in den Mund begünstigt. Unter den Fingernägeln von infizierten Kindern sind sie unschwer nachzuweisen. Da in den Eiern bei Körperwärme und in der Wärme des Bettes in wenigen Stunden infektionstüchtige Embryonen heranreifen, können durch ihre Aufnahme immer neue Reinfektionen und durch den entstehenden Circulus vitiosus ein Massenbefall entstehen. Durch 2 Eigenarten in der Biologie dieses Parasiten, durch die *Ablage der Eier außerhalb des Darmes* und durch ihre *rasche Reifung bei Körpertemperatur* wird also die Epidemiologie dieser Helminthose weitgehend bestimmt. *Direkte Berührung* und die *Verschleppung der Eier durch Gebrauchsgegenstände*, durch Handtücher und Schwämme, durch Spielzeug, und nicht zuletzt durch Brot tragen zur raschen Ausbreitung der Infektion bei. Es verwundert nicht, daß die Oxyuriasis durch diese Übertragungsweise zu ausgesprochenem Familienbefall neigt und daß sie sich in Kindergärten und Schulen rasch einnistet. Daß auch bei größter Sauberkeit in einer Familie die Ausbreitung sich nicht immer vermeiden läßt, beruht darauf, daß die Eier mit ihrer klebrigen Hülle an Fäden und Staubteilchen haften, mit denen aufgewirbelt sie leicht auf die Schleimhäute des Rachens und der Nase gelangen können. Ihr Nachweis im Staub des Fußbodens in Schlafzimmern

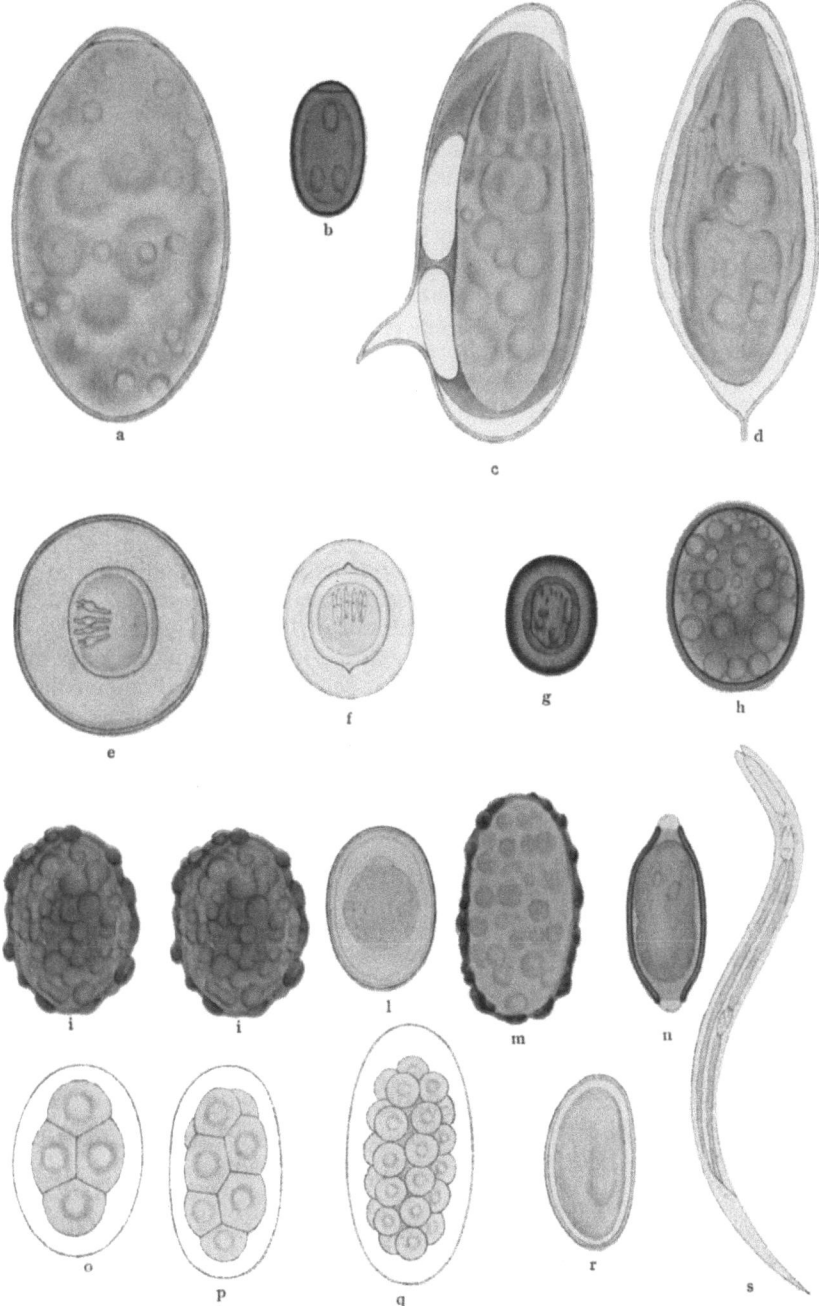

Abb. 93. Wurmeier. a Fasciola hepatica, b Dicrocoelium lanceatum, c Bilharzia mansoni, d Bilharzia haematobia, e Hymenolepis diminuta, f Hymenolepis nana, g Taenia saginata, h Diphyllobothrium latum, i, k, l, m Ascaris lumbricoides (i Aufsicht, k optische Mitte, l ohne Schleimhülle, m unbefruchtet), n Trichuris trichiura, o Ankylostoma buodenale, p Necator americanus, q Trichostrongylus, r Enterobius vermicularis, s Larve von Strongyloides stercoralis.

befallener Personen, ja selbst auf hohen Schränken gelingt mühelos. Die häufige Empfehlung, den Kindern zur Behinderung des Kratzens Höschen anzuziehen, verhindert diesen Infektionsweg nur unvollkommen, da die Eier wegen ihrer Kleinheit leicht durch die Maschen des Gewebes fallen und im Laufe der Nacht im Bett günstige Entwicklungsbedingungen finden. Das Aufwirbeln des Staubes beim Bettenmachen und Reinigen der Zimmer gehört deshalb zu den die Infektion am meisten vermittelnden Tätigkeiten.

Obwohl die Lebensdauer der Würmer nur wenige Wochen beträgt, ist die endgültige Heilung der Oxyuriasis wegen der fast unvermeidbaren Autoinfektion äußerst schwierig und gehört zu den undankbarsten Aufgaben des Arztes. Sie führt nur zum Ziel, wenn der befallene Personenkreis, eine Schulklasse, ein Kindergarten oder eine Familie, lückenlos behandelt wird, und sich die Behandlung sowohl auf die Abtreibung der Würmer als auch auf die Abtötung der abgelegten Eier erstreckt. Außerdem sind wegen der hohen Arzneiresistenz der Würmer und ihrer Eier bis heute noch kaum Verfahren bekannt, die in jeder Hinsicht befriedigen. Insbesondere sind die meisten empfohlenen Analsalben wirkungslos. Unentbehrlich sind daher gleichzeitige *hygienische Maßnahmen.* Indifferente Einläufe vor dem Zubettgehen spülen oft große Mengen legereifer Weibchen aus dem Darm, eine Maßnahme, die dem Befallenen außerdem durch die Verminderung oder Vermeidung des Juckreizes ungestörte Nachtruhe und damit wesentliche Erleichterung verschafft. Nicht weniger wichtig ist die morgendliche Waschung des Gesässes, am besten unter der Brause, um abgelegte Eier zu entfernen, eine Prozedur, die sich nach Möglichkeit auch an jede Defäkation anschließen sollte. Daß peinliche Sauberkeit unerläßlich ist, bedarf kaum der Erwähnung. Das Kurzhalten der Fingernägel, bei kleinen Kindern das Einbinden der Hände unterstützen die Prophylaxe.

Der Therapieerfolg muß durch sorgfältige Untersuchungen über mehrere Wochen hin kontrolliert werden. Da wegen der Eigenart der Eiablage die Untersuchung des Stuhls zwecklos zu sein pflegt, bedarf es zum Eiernachweis einer besonderen Technik. Sie besteht darin, die Umgebung des Anus abzustreichen und das Geschabsel auf einem Objektträger auszubreiten. Die Eier lassen sich leicht an ihrer Form und der charakteristischen, doppelt konturierten, farblosen Hülle erkennen.

Mit Vorteil verwendet man den Analwischer nach SWELLENGREBEL, ein pistillähnliches Glasgerät, dessen halbkugelige Fläche geätzt und dadurch rauh ist, oder den *NIH-Wischer* des National Institute of Health, der, ähnlich einem Diphtherietupfer, aus einem in ein Reagensglas versenkbaren Glasstab besteht. Über sein unteres Ende ist ein durch einen kleinen Gummiring festgehaltenes Zellophanblättchen von der Größe eines Deckglases gelegt. Durch drehende Bewegungen in der Analgegend setzen sich in seinen Falten die Oxyureneier fest. Zur Untersuchung wird mit einer Pinzette der Gummiring nach oben geschoben und das sich dadurch lösende Zellophanblättchen in einem Tropfen Wasser auf einem Objektträger ausgebreitet. Darauf wird es mit einem zweiten Tropfen und einem Deckglas bedeckt und mikroskopiert.

Hymenolepis nana.

Ein anderer Parasit, der *Zwergbandwurm* (Hymenolepis nana), ein Bewohner vorwiegend wärmerer Länder, verhält sich epidemiologisch ähnlich wie die Oxyuren. Da die Eier auch bei ihm in infektionstüchtigem Zustand ausgeschieden werden und zur Weiterentwicklung keines tierischen Zwischenwirtes bedürfen, verläuft die Infektkette wie die der Oxyuren von Mensch zu Mensch. Allerdings ist die Autoinfektion der befallenen Personen nicht so sehr die Regel, da der Zwergbandwurm den Darm nicht verläßt und die 40—50 μ großen *Eier*, genauer die in eine Embryonalhülle eingeschlossenen sechshakigen *Oncosphären* (s. Abb. 93 f, S. 727), mit dem Stuhl ausgeschieden werden. Nimmt sie der Träger selbst oder ein anderer Mensch auf, so wird die Hülle zerstört und die Oncosphäre dringt in eine Darmzotte ein, wo sich ein finnenähnliches *Cysticercoid* bildet. Nach wenigen Tagen bricht es nach dem Darmlumen durch und wächst hier zum reifen Bandwurm heran. In dem gleichen Individuum kann sich also sowohl das bei den Bandwürmern übliche Finnenstadium als auch der geschlechtsreife Wurm entwickeln, eine Eigenart des Entwicklungscyclus, die den Menschen gleichzeitig zum Wirt und zum Zwischenwirt werden läßt.

Es ist bemerkenswert, daß neben dieser direkten Entwicklung das Finnenstadium auch in tierische Zwischenwirte, in Flöhe und Mehlkäfer, verlegt werden kann, ein Infektionsweg, der bei Hymenolepis nana im Gegensatz zu einer morphologisch nicht unterscheidbaren Hymenolepisart bei Ratten und Mäusen, *Hymenolepis fraterna*, allerdings kaum praktische Bedeutung hat. Wie kreuzweise Infektionsversuche zeigen, gelingt es trotz morphologischer Übereinstimmung nur schwer, den Zwergbandwurm des Menschen bei den Nagern und die Parasiten der Ratten und Mäuse beim Menschen zum Haften zu bringen. Bei der wechselseitigen Infektion der Nager ergeben sich ähnliche Verhältnisse. Es muß deshalb angenommen werden, daß sich bei den verschiedenen Species *biologische Varietäten* herausgebildet haben. Werden junge Ratten und Mäuse jedoch vitaminarm ernährt, so gelingt die Ansiedlung der Bandwürmer. Es ist deshalb nicht ausgeschlossen, daß auch unterernährte Kinder durch Eier infiziert werden können, die durch Nager auf Speisen ausgeschieden werden. Vielleicht ist dies auch einer der Gründe, warum Hymenolepis nana, der hauptsächlich im südlichen Europa, seltener auch in Belgien und Frankreich und schließlich in Afrika und Amerika vorkommt, vorwiegend ein Parasit des Kindesalters ist.

Ähnlich wie bei den Madenwürmern ergibt sich auch hier die *Bekämpfung* aus den epidemiologischen Eigentümlichkeiten. Das Abtreiben der Würmer, die Verhinderung der Selbstinfektion durch größte Sauberkeit und die Bekämpfung der Ratten- und Mäuseplage erweisen sich als wirksam.

Ascaris lumbricoides.

Es bedarf nach den Erfahrungen der Nachkriegsjahre, in denen der Befall des Menschen mit dem *Spulwurm* (Ascaris lumbricoides) in ungeahnter Weise zugenommen hat, und auch ernste Komplikationen, wie Ileus, Leberabscesse und Pankreasnekrosen, nicht ausgeblieben sind, kaum eines Hinweises auf die Wichtigkeit dieser Schmarotzer. Sie leben im Dünndarm des Menschen, wo das Männchen bis zu einer Länge von 25 cm, das Weibchen bis zu 40 cm heranwachsen kann. Dieses produziert täglich bis zu 200000 braungelb gefärbte, mit einer buckligen Hülle umgebene, 50—75×40—$60\,\mu$ große Eier (s. Abb. 93 i-m, S. 727), die im Darm abgesetzt werden und mit den Dejekten ins Freie gelangen. Zu diesem Zeitpunkt sind sie jedoch noch unreif und es bedarf im Sommer einer Spanne von 3—4 Wochen, bei ungünstigen Bedingungen noch längerer Zeit, bis sich in ihnen ein infektionstüchtiger Embryo entwickelt hat. In dieser Tatsache liegt ein entscheidender Unterschied gegenüber der Entwicklung der Oxyuren. Direkte Selbstinfektion und Kontaktinfektion werden hierdurch verhindert. Die Infektkette verläuft vielmehr so, daß die Eier mit den zur Düngung verwendeten menschlichen Dejekten auf Gemüse gelangen und, wenn diese unsauber zubereitet und roh genossen werden, wieder aufgenommen werden. Besonders verhängnisvoll wirkt sich dabei die Unsitte der „Kopfdüngung" aus.

Im Darm verläßt der Embryo die Eischale, wächst aber nicht sogleich zum geschlechtsreifen Wurm heran. Vielmehr durchbricht er die Darmwand und

gelangt in das Pfortadersystem. Am 2. Tag finden sich die etwa 0,3 mm langen
Embryonen in der Leber und gelangen über das rechte Herz in die Lunge, wo
sie etwa am 3. Tag aus dem Gefäßsystem in das Alveolenlumen durchbrechen
und dabei *flüchtige eosinophile Infiltrate* verursachen. Diese können gelegentlich mit tuberkulösen Infiltraten verwechselt werden. Diese Wanderung wird
durch die Bronchen und die Trachea fortgesetzt. Vom Schlund aus begeben
sich die Larven etwa am 8. Tag den Ösophagus hinab und siedeln sich dann
endgültig, nach zweimaliger Häutung während der Wanderung etwa 1 mm groß
geworden, im Darm an. Nach etwa $2^1/_2$ Monaten sind sie geschlechtsreif. Es
besteht kein Zweifel, daß diese komplizierte Entwicklung ihre Erklärung durch
das *biogenetische Grundgesetz* findet, nach dem *die Entwicklung des Einzelindi-*
viduums eine Wiederholung der phylogenetischen Entwicklung ist. Der jeweils
erreichte endgültige Sitz anderer Nematoden, die innerhalb ihrer Wirtsorganis-
men ähnliche Wanderungen unternehmen, zeigt dies deutlich.

Der Grad der Durchseuchung richtet sich also danach, was mit den menschlichen Fäkalien geschieht. Bei einwandfreier *Schwemmkanalisation* bestehen
kaum Möglichkeiten einer Infektion, vorausgesetzt allerdings, daß die Dejekte
nicht ungeklärt auf Rieselfelder geleitet werden, auf denen Gemüsebau betrieben
wird. Hierdurch kann, wie neuere Erfahrungen zeigen, ein bis 80%iger Befall
der Bevölkerung mit Ascariden verursacht werden. Werden die Dejekte jedoch
durch die Kanalisation unschädlich gemacht, so ist dies die beste Bekämpfung
der Seuche. Von dem idealen Ziel, der allgemeinen Einführung der Schwemmkanalisation, sind wir jedoch noch sehr weit entfernt. Deshalb bilden die *Gruben-*
klosetts, mit deren Inhalt in kleinen Städten und auf dem Lande mit Vorliebe
Gärten und Felder gedüngt werden, eine unerschöpfliche Quelle für immer
neue Infektionen, besonders wenn die sog. „Kopfdüngung" angewendet wird.
Diese Verhältnisse sind auch der Grund, warum die Ascaridiasis meist als *Familien-*
infektion auftritt. Ein weiterer Infektionsweg ist dadurch möglich, daß Eier
von *außerhalb der Klosetts abgesetzten Dejekten* verschleppt werden und besonders
bei Kindern zu Schmutz- und Schmierinfektion Anlaß geben. Auf dem Lande
sind *schlecht angelegte Dunggruben* eine Ursache der Verwurmung. Wie sehr die
Epidemiologie dieser Parasiten von den Lebensgewohnheiten ihrer Träger abhängt, zeigt die Beobachtung, daß im Orient, wo die Defäkation in den Flüssen
beliebt ist, auch Trinkwasser zum Vermittler der Infektion werden kann.

Die *Bekämpfung der Ascariden* hat drei Angriffsmöglichkeiten: die Vernichtung der Eier durch ordnungsgemäße Beseitigung der Fäkalien, die sorgfältige Reinigung aller gefahrbringenden, roh genossenen Gemüsearten und das
Abtreiben der Würmer aus dem befallenen Organismus. Die Schwemmkanalisation ist ein ideales Bekämpfungsmittel, wenn ihre Anlage eine Gefährdung
des Gemüsebaues mit Sicherheit ausschließt. Da Ascarideneier sehr hitze-
empfindlich sind, scheint die *Heißvergärung des Abwasserschlamms* bis auf 70° C ihre
Abtötung zu gewährleisten. *Die Verrieselung ungeklärter Abwässer auf Gemüsefelder*
hat unter allen Umständen zu unterbleiben. Ebenso wichtig ist es, durch großzügige
Propaganda darauf hinzuweisen, welche gesundheitlichen Gefahren die Verwendung menschlicher Fäkalien zur Düngung von Gemüsen, die für den menschlichen Verzehr bestimmt sind, in sich birgt. Daß im Einzelfall das gründliche
Säubern roh genossener Gemüse, besonders der Salate, eine Infektion verhindern
kann, ist sicher; jedoch darf den küchentechnischen Maßnahmen wegen der in
diesen Dingen meist beobachteten Nachlässigkeit für die allgemeine Bekämpfung
der Spulwürmer kein zu hoher Wert beigelegt werden. Auch das Abtreiben der
Würmer beim Menschen hat kaum epidemiologische Auswirkungen, da die
Erfassung aller Befallenen sehr schwierig ist. Meist bestehen ja keine oder nur

geringe Beschwerden, wie Magen-Darmstörungen oder nervöse Symptome, die den Patienten nur dann zum Arzt treiben, wenn sie bei starken Verwurmungen ein größeres Ausmaß annehmen oder wenn es sich um sehr empfindliche Personen handelt. Aber auch dann wird die Natur des Leidens sehr oft verkannt, da die *Durchmusterung des frischen Stuhlpräparates* und die Anreicherung der Eier mit verschiedenen Methoden in Mitteleuropa leider nicht in dem Ausmaß zum Rüstzeug des ärztlichen Handelns gehört wie in den Tropen, wo sie eine Selbstverständlichkeit sind. Chirurgische Erkrankungen, Ileus, Einwanderung der Würmer in die Gallenwege, in die Gallenblase und in die Leber und schließlich Pankreasnekrose bei Invasion in den Ductus Wirsungianus, sind auch bei starker Verwurmung seltene Ereignisse. Es ist zu berücksichtigen, daß eine bestehende Verwurmung bei ausbleibender Reinfektion nur etwa $1/_2$ Jahr andauert, da die Lebensdauer der Parasiten diese Zeit kaum übersteigt.

Trichuris trichiura.

In seinem epidemiologischen Verhalten den Spulwürmern sehr ähnlich, tritt der *Peitschenwurm* (Trichuris trichiura, Trichocephalus dispar) als Krankheitserreger des Menschen kaum in Erscheinung. Mit seinem dünnen Vorderende haftet der fast 5 cm lange Wurm in der Schleimhaut des Blinddarms, des Wurmfortsatzes und des Dickdarms. Seine charakteristischen, citronenförmigen, etwa $55 \times 25 \mu$ großen Eier (s. Abb. 93 n, S. 727) finden sich wie die der Ascariden im Stuhl der Befallenen und erleiden auch das gleiche Schicksal, weshalb gleichzeitiger Befall mit Trichocephalus und Ascaris häufig beobachtet wird. Den Eiern, die eine sechsmonatige Reifung in der Außenwelt durchmachen müssen, bis sie infektionstüchtig werden, und die eine Lebensdauer von mehreren Jahren besitzen, entschlüpfen nach der Aufnahme mit der Nahrung im menschlichen Darm die Embryonen, die sich im Gegensatz zu den Spulwurmlarven direkt entwickeln, ohne eine Wanderung durch den Körper anzutreten.

Die *Bekämpfung* richtet sich nach den gleichen Grundsätzen wie beim Ascaris lumbricoides. Die Abtreibung der Würmer ist jedoch recht schwierig.

Ankylostoma duodenale.

Die Epidemiologie der besprochenen Helminthosen wird im wesentlichen dadurch bestimmt, daß die Infektion durch Eier zustande kommt, die bei der Ablage oder kurz danach infektionstüchtig sind (Oxyuris, Hymenolepis), oder durch Eier, die diese Eigenschaft je nach der herrschenden Temperatur und Feuchtigkeit erst nach Wochen oder gar Monaten erlangen (Ascaris, Trichocephalus). Für die Epidemiologie des *Hakenwurmes* (Ankylostoma duodenale) und eines seiner Verwandten (*Necator americanus*, s. Abb. 94) ist die Tatsache bestimmend, daß die Embryonen schon in der Außenwelt den Eiern entschlüpfen und die Larven gewisse, engumgrenzte Ansprüche an Temperatur und Feuchtigkeit stellen. Zwangsläufig ergibt sich damit ein neues biologisches Problem, das der Eintrittspforte. Es wird durch *das Eindringen der infektionstüchtigen Larven durch die unverletzte* Haut eines neuen Trägers gelöst.

Ursprünglich ein Bewohner tropischer und subtropischer Gebiete, wo über 200 Millionen Menschen an der Hakenwurmseuche leiden, und wo er durch die jährlich auf 1 Million geschätzten Todesfälle die Malaria an Gefährlichkeit übertreffen kann, vermag dieser Parasit auch in gemäßigte Klimate vorzudringen, vorausgesetzt, daß die für seine Entwicklung notwendigen Faktoren, nämlich eine Temperatur von 25° C und hohe Feuchtigkeit vorhanden sind. Diese Bedingungen erfüllen in Mitteleuropa neben manchen Gruben in Belgien, Frankreich und Ungarn auch die westdeutschen Kohlengruben, besonders des Aachener Reviers und die Gruben in der Gegend von Dortmund, Herne und Bochum, in die der Hakenwurm um die Jahrhundertwende durch italienische Arbeiter eingeschleppt wurde. Im deutschen Braunkohlen-, Erz- und Kalibergbau, bei dem

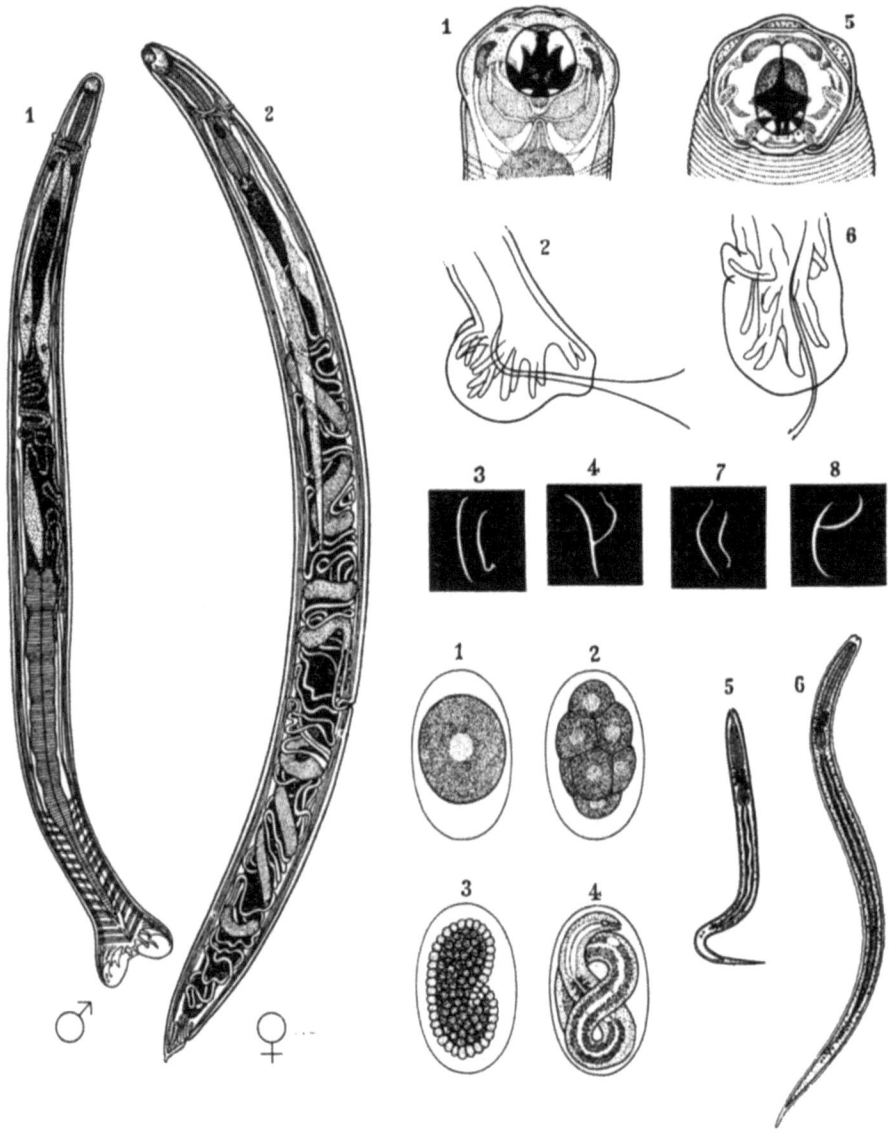

Abb. 94. Links Ankylostoma duodenale. Rechts oben Unterschiede zwischen Ankylostoma und Necator: 1 Kopf, 2 Bursa copulatrix, 3 Weibchen und Männchen, 4 Pärchen in Copula von Ankylostoma, 5—8 desgl. von Necator. Rechts unten Entwicklung von Ankylostoma: 1—4 verschiedene Stadien der Embryonalentwicklung, 5 rhabditiforme Larve, 6 filariforme Larve (z. T. nach Looss).

die notwendigen bioklimatischen Bedingungen fehlen, konnte er sich nicht ansiedeln. Schon im vorigen Jahrhundert, beim Bau des Gotthard-Tunnels, hatte die Hakenwurmseuche als „Tunnelanämie" sich ihre Opfer unter den Arbeitern dieses Unternehmens geholt.

Die Männchen und Weibchen des etwa 1,5 cm langen Rundwurms leben, an die Darmschleimhaut angesaugt, im Dünndarm des Menschen, wo sie durch

Blutentzug ihre gefährliche Tätigkeit entfalten. Die Bedeutung ihrer Ansiedlung geht daraus hervor, daß 1 Wurm täglich etwa 0,1—1,4 cm³ Blut aufnimmt, was bei einer Wurmzahl von 500 den monatlichen Entzug von etwa 1,5 l Blut bedeutet. Nur der Befall mit wenigen Würmern ist ungefährlich. Bei 100 findet man leichte Krankheitszeichen und ab 1000 wird die entstehende sekundäre Blutungsanämie, die vielfach als eine der Ursachen der geringeren Leistungsfähigkeit tropischer Völker angesehen wird, lebensgefährlich.

Die ovalen, dünnschaligen, $60 \times 40\,\mu$ messenden Eier (s. Abb. 93 o u. p, S. 727) werden mit dem Stuhl entleert. Aus ihnen entwickeln sich im zusagenden Milieu zunächst die rhabditiformen Larven, die sich im Verlauf von wenigen Tagen häuten und zu den durch den besonderen Bau ihres Ösophagus ausgezeichneten filariformen Larven werden, die sich wiederum häuten. Diese letzte Haut bleibt als Hülle erhalten und verleiht den „gescheideten" Larven hohe Resistenz gegen schädliche äußere Einflüsse. Bei Trockenheit halten sie sich in der Erde auf, wo sie eine Lebensdauer von mehreren Monaten besitzen. Bei Temperaturen über 20° C und entsprechender Feuchtigkeit steigen sie an Pflanzen, Gräsern oder auch Grubenhölzern empor und bilden dort, zu Tausenden aneinander haftend, kleine „Zöpfe", die darauf warten, von einem Menschen abgestreift zu werden. Auf seiner Haut werfen sie ihre Hülle ab und dringen durch das unverletzte Integument ein, ein Vorgang, den Looss 1897 als erster in Ägypten im Selbstversuch und später im Experiment beobachtete. „Bodenkrätze, Tunnelkrätze", „ground itch" sind die Folgen der Durchwanderung zahlreicher Larven, besonders von Necator americanus. Nach ähnlicher, entwicklungsgeschichtlich bedingter Wanderung wie der der Spulwürmer siedeln sich die Ankylostomen im Darm an.

Die *Bekämpfung* der Seuche, die sich die *Rockefeller-Stiftung* seit 1909 mit umfassender Organisation in den befallenen Gebieten zum Ziel setzt, basiert auf der genauen Kenntnis der Biologie dieser Würmer. Ähnlich wie bei den Ascariden könnte die Einführung der Schwemmkanalisation die Seuche in kurzer Zeit zum Erlöschen bringen. Leider ist sie heute noch für weite mitteleuropäische Gebiete eine Utopie, wieviel mehr für die tropischen Verbreitungsgebiete der Ankylostomiasis, wo die Bewohner fast durchweg unter primitiven Lebensbedingungen stehen. In diesen Gebieten setzen die Bekämpfungsmaßnahmen mit großzügiger *Propaganda* für eine Sanierung ein, die im *Bau von einwandfreien Latrinen* besteht, die, bis zum Grundwasser reichend, es den Larven unmöglich machen, mit der menschlichen Haut in Berührung zu kommen. Daß durch hygienische Maßnahmen die Seuche tatsächlich zum Erlöschen gebracht werden kann, zeigen die Erfolge in den westdeutschen Kohlenrevieren, wo innerhalb eines Jahrzehnts die Ankylostomiasis, die 1900 noch 25 000 Träger zählte, vollständig ausgerottet werden konnte. Auch hier bedurfte es einer großzügigen Organisation, die keinem befallenen Bergmann gestattete, unter Tag zu arbeiten. Der Nachweis der Verwurmung wurde dabei nicht nur durch die übliche *mikroskopische Stuhluntersuchung* geführt, sondern durch die *Stuhlkultur* in Schlamm aus Tierkohle, bei der die natürlichen Schlüpfbedingungen für die Larven im Laboratorium erzeugt und die gescheideten Larven nachgewiesen werden. Auch sehr geringer Befall ist mit dieser Methode feststellbar. Die zweite Maßnahme bestand in der *Verbesserung der Aborthygiene* unter Tag durch Aufstellung von Kübeln und Behandlung ihres Inhaltes mit Kalkmilch zur Unschädlichmachung der Larven, ferner in der Aufklärung der Bergleute über die Gefahren sorglos abgesetzten Stuhles. Auch einem geeigneten *Hautschutz* durch das Verbot des Barfußgehens kommt Bedeutung zu. — Daß bei der Gefährlichkeit der Würmer bei jedem Befallenen *Wurmkuren* vorzunehmen sind, ist selbstverständlich. Die Einnahme von Tetrachlorkohlenstoff hat sich gut bewährt,

95% der Würmer werden durch eine einmalige Gabe von 3 cm³ abgetrieben. Er ist jedoch nicht ganz indifferent und wirkt nicht auf die in tropischen Gebieten weit verbreiteten Ascariden. Aus propagandistischen Gründen ist deshalb *Oleum chenopodii* oder seine wirksame Substanz, das *Ascaridol*, zu empfehlen. Beide treiben sowohl Hakenwürmer als auch Ascariden ab. Der Beweis der völligen Heilung ist durch die Kotkultur zu führen.

In vielen Gegenden des amerikanischen Kontinents sind die *Larven von Ankylostoma braziliense* eine gefürchtete Plage. Die bei Hund und Katze heimischen Parasiten sind zwar imstande, durch die menschliche Haut einzudringen, sie erreichen jedoch nicht den Kreislauf, sondern irren Wochen und Monate unter der Haut umher („Creeping eruption", „Larva migrans"), bis sie schließlich absterben. Die täglich einige Millimeter bis Zentimeter wandernden Larven verursachen Entzündungen und starken Juckreiz. Häufig schließen sich Sekundärinfektionen an. Es kann versucht werden, sie mit Chloräthyl oder Kohlensäureschnee zu vereisen. Ähnliche Bilder werden durch die Wanderungen eines Wurmes, Gnathostoma spinigerum, und durch Fliegenlarven hervorgerufen.

Strongyloides stercoralis.

In ähnlicher klimatisch bedingter Verbreitung wie die Ankylostomen ist auch das *Darmälchen* (Strongyloides stercoralis) ein Parasit des Menschen. Jedoch erreicht der Befall mit diesen 2—3 mm langen, in die Schleimhaut eingebetteten Würmchen nie die Gefährlichkeit seines nahen Verwandten, des Hakenwurms. Seine Lebensgeschichte unterscheidet sich dadurch von der der Ankylostomen, daß die Eier bereits im Darm die Embryonen freigeben (s. Abb. 93 s, S. 727). Da in frischem Stuhl nur diese eine lebende Nematodenlarve bekannt ist, ist ihre Diagnose nicht schwierig. Die weitere Entwicklung zeigt eine besondere Eigenart. Die mit dem Stuhl ausgeschiedenen Embryonen entwickeln sich entweder direkt zu sog. filariformen Larven, die aber keine Hülle tragen, oder indirekt zu einer oder mehreren frei lebenden Generationen von Männchen und Weibchen, den Rhabditisformen, deren Nachkommen, ebenfalls filariforme Larven, in ähnlicher Weise wie die gescheideten Larven der Hakenwürmer in den Menschen eindringen. Durch die zur Bekämpfung der Ankylostomiasis ergriffenen Maßnahmen wird auch die Ausbreitung der Strongyloidesinfektionen verhindert.

Taenia solium, Taenia saginata.

Bei einer Anzahl von Parasiten erweitert sich das epidemiologische Bild durch die Einbeziehung eines oder mehrerer Zwischenwirte in die Infektkette, sei es, daß der Mensch Wirt ist, d. h. in ihm sich die geschlechtliche Entwicklung des Parasiten vollzieht, und die ungeschlechtlichen Stadien in eine oder mehrere tierische Species verlegt werden (Taenia solium, saginata), oder sei es, daß umgekehrt der Mensch Zwischenwirt ist (Echinococcus). Unter besonderen Umständen ist es auch möglich, daß sich, wie in dem Beispiel der Cysticerkose, im Menschen Entwicklungsformen ansiedeln, die ihren normalen Sitz im Tier haben, daß also die Rollen getauscht werden und der Mensch selbst zum Zwischenwirt wird. Immer aber ist zur Vermehrung der Parasiten notwendig, daß alle Stadien der Entwicklung durchlaufen werden.

Die Epidemiologie der ersten zwei hierher gehörenden Würmer, des *Schweinebandwurms* und des *Rinderbandwurms* (Taenia solium und Taenia saginata), ist so ähnlich, daß sie gemeinsam besprochen werden können. Für beide ist der Mensch der Wirt, da in seinem Darm die geschlechtsreifen Würmer leben, die bei

Taenia solium eine Länge bis zu 3 m, bei Taenia saginata bis zu 10 m und darüber erreichen können.

An den sehr kleinen *Kopf*, an dem der Schweinebandwurm 4 Saugnäpfe und ein Rostellum mit doppeltem Hakenkranz trägt, der Rinderbandwurm nur die Saugnäpfe, schließt sich die *Proliferationszone* an und an diese die einzelnen *Bandwurmglieder*, die *Proglottiden*, bis 1000 an der Zahl. Leicht sind die beiden Arten an der Struktur der reifen Proglottiden zu unterscheiden. Bei etwa gleicher Breite von 5—7 mm sind die von Taenia solium 10—12 mm, die von Taenia saginata etwa 20 mm lang. Der Uterus, der, strotzend mit Eiern gefüllt,

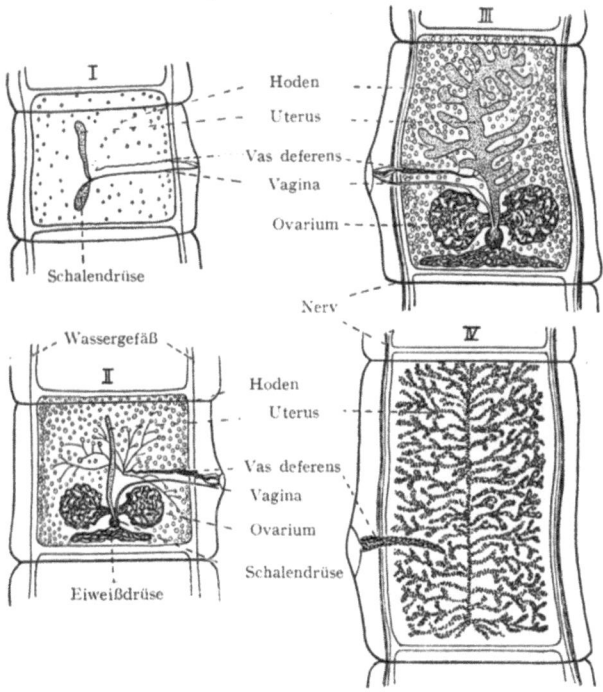

Abb. 95. Proglottiden von Taenia saginata in verschiedenen Reifestadien.

den Inhalt der Glieder fast völlig ausfüllt, zeigt bei dem ersten nur 7—10 verzweigte Seitenäste, bei dem letztgenannten 20—32 Seitenäste (s. Abb. 95). Die Eier dagegen sind schwer zu unterscheiden; bei etwa gleicher Größe sind die des Rinderbandwurms ovaler als die des Schweinebandwurms (s. Abb. 93 g, S. 727).

Die Glieder des Rinderbandwurms gehen häufig mit dem Stuhl ab, ohne vorher die Eier zu entleeren. Diese werden deshalb oft im Stuhl vermißt. Beim Schweinebandwurm dagegen finden sich sowohl Eier als auch ganze Proglottiden in den Dejekten. Zur Weiterentwicklung muß die in der Embryonalhülle befindliche Onkosphäre von Taenia solium durch das Schwein, von Taenia saginata durch das Rind aufgenommen werden. Im Verdauungstrakt löst sich die Embryonalhülle, die sechshakige Onkosphäre durchbricht die Darmwand und gelangt auf dem Blutweg in die Muskulatur, wo sie sich ansiedelt und 3 Wochen nach der Verfütterung als stecknadelkopfgroßes Bläschen in Erscheinung tritt. In 3 Monaten reift es zur Finne heran, die beim Schweinebandwurm als *Cysticercus cellulosae*, beim Rinderbandwurm als *Cysticercus bovis* bezeichnet wird. In ihrem Innern findet sich, eingestülpt wie ein umgekehrter Handschuhfinger, der Kopf des zukünftigen Bandwurms. Die Finne harrt nun der Aufnahme durch den Wirt, den Menschen, in dem sich, wenn er das cysticercushaltige Fleisch in ungarem Zustand verzehrt, der Bandwurm entwickelt. Bereits nach etwa 3 Monaten stößt er die ersten reifen Glieder ab. Die Lebensdauer der Finnen ist sehr hoch, es können Jahrzehnte vergehen, bis sie zugrunde gehen und verkalken. Erhitzen des Fleisches tötet sie rasch, schon Temperaturen von 48° C vernichten sie fast augenblicklich. Kühltemperaturen werden dagegen gut vertragen. Bei —18° C ist ihre Lebensdauer noch etwa 60 Std, bei —2,5 bis 6° C 150 Std.

Die *Bekämpfung* ergibt sich zwangsläufig aus der Biologie der Parasiten: Ihre Empfindlichkeit gegen die bei den üblichen Zubereitungsmethoden erreichten Temperaturen, bei denen das Muskeleiweiß gerinnt, weist den Weg für den *individuellen Schutz*, da der Erwerb eines Bandwurms nur möglich ist, wenn rohes oder ungenügend gebratenes oder gekochtes Fleisch verzehrt wird. Gegen den Befall schützt auch bis zu einem gewissen Grade die *amtliche Fleischbeschau*, die für alle Schlachthaus-Schlachtungen in Deutschland verbindlich ist. Bei ihr werden die Lieblingssitze der Cysticercen im tierischen Zwischenwirt, besonders die Kaumuskulatur, einer Kontrolle unterzogen. Durch diese segensreiche Maßnahme ist die Taenia solium in Deutschland fast völlig ausgerottet worden, während sie im östlichen Europa, voran Serbien mit 12% Befall, noch weit verbreitet ist. Taenia saginata ist häufiger, zweifellos eine Folge der Gewohnheit, vorzugsweise Rindfleisch in rohem Zustand zu verzehren. Ihr klassisches Verbreitungsgebiet ist Abessinien. Als letzte Bekämpfungsmaßnahme hat die *Abtreibung der Würmer* beim Menschen zu gelten, die in Mitteleuropa wohl meist durchgeführt wird, wenn ihre Anwesenheit durch den Abgang der Proglottiden festgestellt wird, die übrigens den After auch aktiv verlassen können und dann im Bett oder in den Kleidern gefunden werden. Bei einer Wurmkur nicht durch genaue Inspektion des Wurmes den Abgang des Kopfes festzustellen, ist eine schwere Nachlässigkeit, da sich aus ihm der Bandwurm in kurzer Zeit regeneriert.

Trotz der Größe der Parasiten sind die durch sie verursachten *gesundheitlichen Störungen* meist nur gering. Ein eigentliches Krankheitsbild entwickelt sich nicht, wenn auch manchmal wegen nervöser Symptome oder Magen-Darmbeschwerden der Arzt aufgesucht wird.

Anlaß zu bedrohlichen Störungen können diese Parasiten jedoch geben, wenn der Mensch nicht durch Aufnahme der Finnen zum Wirt, sondern durch Aufnahme der Eier zum Zwischenwirt wird, ein Ereignis, das glücklicherweise fast ausschließlich bei der in Deutschland sehr seltenen Taenia solium beobachtet wird, wahrscheinlich als Folge einer geringeren Zwischenwirtspezifität dieses Wurmes. Bei Taenia saginata dagegen scheint die ungeschlechtliche Entwicklung streng an das Rind gebunden zu sein. Diese *Cysticercose* ist dann ein besonders unglückliches Ereignis, wenn die Finnen sich nicht, wie es gewöhnlich beim Tier der Fall ist, in der Muskulatur ansiedeln, sondern in den inneren Organen, in Herz, Leber, Lunge, Niere, im Auge und im Gehirn. Die *Untersuchung von Bandwurmgliedern* durch Ärzte und Hilfspersonal hat deshalb mit *allergrößter Vorsicht* zu erfolgen, um ein Verschlucken von Eiern unter allen Umständen zu vermeiden. Nicht weniger tragisch ist es, wenn bei Beherbergung einer Taenia beim Erbrechen, etwa gelegentlich einer Wurmkur, Eier in den Magen befördert werden und ihnen damit Gelegenheit gegeben wird, sich zum Cysticercus zu entwickeln. Da jeder Taenia-solium-Träger eine Gefahr für sich selbst und für seine Umgebung darstellt, ist es unbedingt notwendig, schon aus diesem Grunde jeden dieser Parasiten abzutreiben.

Echinococcus.

Die Cysticercose durch die Finne von Taenia solium leitet über zu einer weiteren Helminthose, bei der der Mensch als Zwischenwirt die Finnenform des *Hundebandwurmes* (Taenia echinococcus) beherbergt. Bei ihm ist der *Hund als Träger des Wurms* der Wirt, während die Zwischenwirte durch verschiedene Säugetiere repräsentiert werden. Der Mensch ist in der Infektkette nur ein blinder Ausläufer, da die Infektion von ihm nicht an den Hund weitergegeben wird. Es ist meist eine selbstverschuldete Krankheit, wenn sich die Finne dieses Bandwurmes, der *Hülsenwurm* (Echinococcus granulosus und alveolaris), in der Leber, in der Lunge oder gar im Auge oder Zentralnervensystem ansiedelt, dort je nach den örtlichen Verhältnissen bis zur Größe eines Kinderkopfes heranwächst und teils durch Verdrängung der Organe (Echinococcus granulosus), teils durch an einen malignen Tumor erinnerndes Wachstum (Echinococcus alveolaris) verheerende Zerstörungen anrichtet. Denn fast immer führt beim Menschen der nahe Kontakt mit dem Hund, vor allem die verwerfliche Sitte des Beleckenlassens, zur Infektion mit den Eiern, die mit dem Kot in großer Zahl ausgeschieden werden und bei den unsauberen Gewohnheiten des Hundes leicht auf die Schnauze gelangen und über das ganze Fell verschmiert werden. In den Echinococcen entwickeln sich durch komplizierte Sprossung immer neue Brutkapseln und Kopfanlagen (Skolices), der „Hydatidensand". Wird ein Echinococcus vom Hund gefressen, so entwickeln sich aus den Skolices die Bandwürmer, die aus 3 bis 4 Gliedern bestehen und nur wenige Millimeter lang sind, meist aber in sehr großer Zahl, oft in Zehntausenden von Exemplaren, im Dünndarm vorhanden sind.

Die *Bekämpfung* hat davon auszugehen, daß zwar der Hund in Mitteleuropa der einzige Wirt, der Mensch jedoch nicht der einzige Zwischenwirt ist. Um die Infektkette aufrechtzuerhalten, müssen sich die Echinococcen noch bei anderen Species finden. Und wirklich werden die Finnen beim Schaf, Rind und Schwein, selten auch bei der Ziege und beim Pferd, sogar beim Geflügel angetroffen. Da sich der Hund nur durch die Aufnahme rohen, echinococcenhaltigen Fleisches infizieren kann, ist unter allen Umständen die *Verfütterung* von nicht untersuchten Eingeweiden aller in Betracht kommenden Tierarten an Hunde zu unterlassen. Wie verheerend sich die Nichtbefolgung dieser Regel auswirken kann, zeigen die Verhältnisse in Holländisch Friesland, wo Eingeweide von Schafen als Hundefutter im Handel sind. Dort sind 40% der Schafe befallen und 0,81% der den Arzt aufsuchenden Patienten leiden an Echinococcen. — Ergänzt werden diese vorbeugend hygienischen Maßnahmen durch *Abtreibungskuren* bei den befallenen Hunden und durch die *Vernichtung ihrer Exkremente*. Die individuelle Prophylaxe besteht in der *Vermeidung jedes engen Kontakts* mit Hunden, besonders in Gegenden, wo, wie z. B. in Mecklenburg, mit einer weiten Verbreitung dieser Parasiten gerechnet werden muß. — Zur *Diagnose* menschlicher Erkrankungen wird neben einer Komplementbindungsreaktion eine Hautreaktion ausgeführt.

Trichinella spiralis.

Eine eigentümliche Infektkette zeigt die *Trichineninfektion*. Zwar werden auch bei ihr wie bei den Taenien die Parasiten (Trichinella spiralis) durch den Genuß ungenügend zubereiteten Fleisches auf den Menschen übertragen, jedoch mit dem Unterschied, daß jeder befallene Organismus — es kommen außer dem Menschen praktisch Schwein, Ratte, Fuchs und Dachs in Betracht — zugleich Wirt und Zwischenwirt ist. Wird nämlich ungenügend erhitztes Fleisch, in dem sich die Muskeltrichinen befinden — kleine mit unbewaffnetem Auge

gerade noch wahrnehmbare Kapseln mit einer, ab und zu auch zwei eingerollten Larven — verzehrt, so werden die Larven frei. Sie reifen in wenigen
Tagen zu den geschlechtsreifen Darmtrichinen heran. Nach der Begattung
gebären die fast $^1/_2$ cm langen viviparen Weibchen im Verlauf von mehreren
Wochen in der Schleimhaut des Darmes über 1000 Jungtrichinellen, die mittels
eines Mundstachels tiefer in das Gewebe und schließlich in die Kreislauforgane
eindringen. Nach einer Wanderung über Herz und Lunge setzen sie sich in der
quergestreiften Skelettmuskulatur fest, um sich dort einzukapseln. Ihre Lebensdauer während der nun folgenden inaktiven Phase ist sehr lang; noch nach
Jahrzehnten sind die Muskeltrichinen entwicklungsfähig. Schließlich aber sterben
sie ab und verkalken. Außerhalb des Körpers der Warmblüter kommt also
keines der Entwicklungsstadien der Trichinella vor. Sie sieht das Licht des
Tages nie.

Die *Diagnose der menschlichen Erkrankung*, die unter dem Bild einer akuten
Infektion mit Fieber und Bradykardie, Blutdrucksenkung, Gesichtsödem,
Muskelschmerzen, Myokarditis, Somnolenz und Eosinophilie verläuft, wird heute
durch eine empfindliche Cutanreaktion und durch eine Komplementbindungsreaktion gesichert. Das Antigen hierfür wird aus Muskeltrichinen hergestellt,
die durch künstliche Verdauung stark trichinösen Fleisches gewonnen werden.

Die Trichinose ist heute dank der umfassenden staatlichen Maßnahmen in
Deutschland bedeutungslos geworden. Die *Fleischbeschau*, die in Preußen schon
1877 eingeführt wurde, unterbrach die häufigste Infektkette der Trichine:
Schwein→Ratte→Schwein, so daß im Jahre 1932 auf 1 Million Schweine
nur noch 9 infizierte kamen. Dagegen fanden sich im gleichen Jahr 2—5%
der eingeführten Schweine befallen. Durch die Fleischbeschau läßt sich aber die
Infektion nicht völlig ausrotten, da nach neueren Erkenntnissen eine weitere
wichtige Infektkette durch sie nicht erfaßt wird. In relativ hohem Prozentsatz
sind nämlich *Füchse* und *Dachse* Träger der Trichinen. Nach dem Verenden
werden sie entweder von Ratten gefressen, die die Trichinen an die Schweine
weitergeben, oder sie werden aus Unkenntnis oder Unachtsamkeit nach dem
Abbalgen vom Jäger oder Fuchsfarmhalter an Schweine verfüttert. Durch die
praktische Anwendung der sich hieraus ergebenden Lehren, durch die *Vermeidung der Verfütterung von ungekochtem Fuchs- und Dachsfleisch* wird sich die
Schweinetrichinose noch weiter verringern lassen. Es muß aber mit allem
Nachdruck darauf hingewiesen werden, daß *der erzielte Erfolg nur durch die
konsequente Durchführung der Fleischbeschau aufrechterhalten werden kann*, und
daß daneben die *Bekämpfung der Nager* auf Schlachthöfen und Abdeckereien
nicht vernachlässigt werden darf, ebenso wie das *Verbot, Schweine mit rohen
Schlachtabfällen* zu füttern, streng beachtet werden muß.

Dracunculus medinensis.

Vielleicht ist das alte Arztsymbol, die um den Äsculapstab sich windende
Schlange, ursprünglich das Zunftzeichen von Heilbehandlern gewesen, die ihre
Patienten von einem unangenehmen Schmarotzer, dem *Guineawurm* (Dracunculus
medinensis) befreiten, der im Nahen und Mittleren Osten, in den Nilländern und
anderen Teilen Afrikas, in Indien und Brasilien weit verbreitet ist. Noch heute
sieht man in den Barbierläden Bucharas als Ausweis der ärztlichen Kunst
ihrer Inhaber kleine Holzstäbe, auf die diese meterlange, nur wenige Millimeter
dicke *Filarie* sorgfältig aufgewickelt ist. Meist wenige Wochen vor der größten
Trockenheit, während der sich die Menschen um die wenigen versiegenden
Wasserstellen sammeln, durchbricht das im Unterhautzellgewebe lebende

Weibchen — das Männchen ist nur wenige Zentimeter lang und für seinen Wirt belanglos — die Haut an einer Körperstelle, die mit Wasser häufig in Berührung kommt, meist an den Beinen, bei indischen Wasserträgern auch am Rücken oder bei Wäscherinnen an den Armen. Wenn auf dem Grunde des entstehenden Geschwürs das Kopfende des etwa 1 mm dicken Wurmes sichtbar wird, so ist der Zeitpunkt für seine Entfernung gekommen. Die einheimischen Ärzte erfassen das Ende mit einem kleinen, gespaltenen Holzstäbchen und wickeln den Wurm darauf, ihn täglich um einige Zentimeter herausziehend. Doch ist diese Methode nicht ungefährlich, da bei einem Abreißen des Wurmes langwierige Entzündungen die Folge sein können. Sicherer ist es, in den Parasiten eine Sublimatlösung zu injizeren, ihn auf diese Weise zu töten und gleichzeitig zu fixieren. Das Herausziehen läßt sich dann viel leichter bewerkstelligen. Schließlich sind auch operative Methoden zu seiner Entfernung beschrieben worden. Wird nicht eingegriffen, so entleeren sich durch den Reiz des Wassers aus dem am Kopfende des Wurmes platzenden Uterus wiederholt in großer Zahl die etwa $^1/_2$ mm langen Embryonen. Sie bewegen sich frei im Wasser und müssen von einem Cyclopskrebs (Cyclops leuckarti, coronatus, magnus u. v. a.) aufgenommen werden. Im Laufe eines Monats wachsen sie in ihm zu infektionstüchtigen, etwa 1 mm großen Larven heran. Bis zu 40% der Kruster findet man in manchen Brunnen infiziert. Wird ein solches Tier beim Trinken des Wassers mitverschluckt, was durch die knappen Wasserverhältnisse und durch den Zwang, auch nicht einwandfreies Wasser zu genießen, stark unterstützt wird, so stirbt der Krebs im Magensaft ab und die Larve wird frei. Sie wandert in die Körperhöhlen oder in den bindegewebigen Retrooesophagealraum ein und wächst dort bis zur Trockenzeit des nächsten Jahres zum geschlechtsreifen Wurm heran. Das Erscheinen des Wurmes unter der Haut wird für den Träger durch einen mehr oder weniger starken Juckreiz und allergische Symptome, wie Erbrechen, Durchfall und Exantheme, hervorgerufen durch ein histaminähnliches Gift, unangenehm; gefährlich wird der Parasit, wenn er sich in den Geschlechtsorganen aufhält. Er kann Entzündung und Atrophie der Hoden hervorrufen.

Die *Prophylaxe* besteht in der sorgfältigen Inspektion jedes Trinkwassers auf das Vorhandensein der Cyclopskrebse, gegebenenfalls in seiner Filtration durch dichte Gazefilter. Sorgfältige Anlage der Brunnen verhindert die Infektion der Kruster.

Bilharzien.

Eine Seuche, die bei uns nicht endemisch vorkommt, bei der es aber nicht ausgeschlossen erscheint, daß durch die Kriegsereignisse einzelne Fälle eingeschleppt worden sind, ist die *Bilharziose*. Ihre Erreger sind mehrere verwandte Saugwurmarten, die durch verschiedene geographische Verbreitung und durch verschiedene Sitze im menschlichen Organismus ausgezeichnet sind. Bilharzia haematobia (Schistosoma haematobium), die in weiten Gebieten Afrikas — in den Nilländern sind 60—85% der Bevölkerung befallen —, in Mesopotamien, auf Cypern und Kreta, im Irak, in Palästina und schließlich in Südportugal vorkommt, lebt in den Venen der Harnblase und der Harnwege. *Schistosoma mansoni*, das ebenfalls in Afrika, ferner im tropischen Süd- und Mittelamerika gefunden wird, *Schistosoma intercalatum*, ein Parasit Äquatorialafrikas, und schließlich *Schistosoma japonicum* im Fernen Osten entfalten ihre gefürchtete Tätigkeit in den Darm- und Mesenterialvenen und im Pfortadersystem. Biologisch interessant sind diese 1—2 cm langen Würmer dadurch, daß das Männchen in seinem zu einem Kanal eingerollten Körper (Canalis gynaecophorus) das bedeutend dünnere Weibchen mit sich herumträgt (s. Abb. 96).

47*

Die Krankheitserscheinungen, bei denen man ein akutes und ein chronisches Stadium unterscheidet, werden durch die Ablagerung der Eier in die Venen-

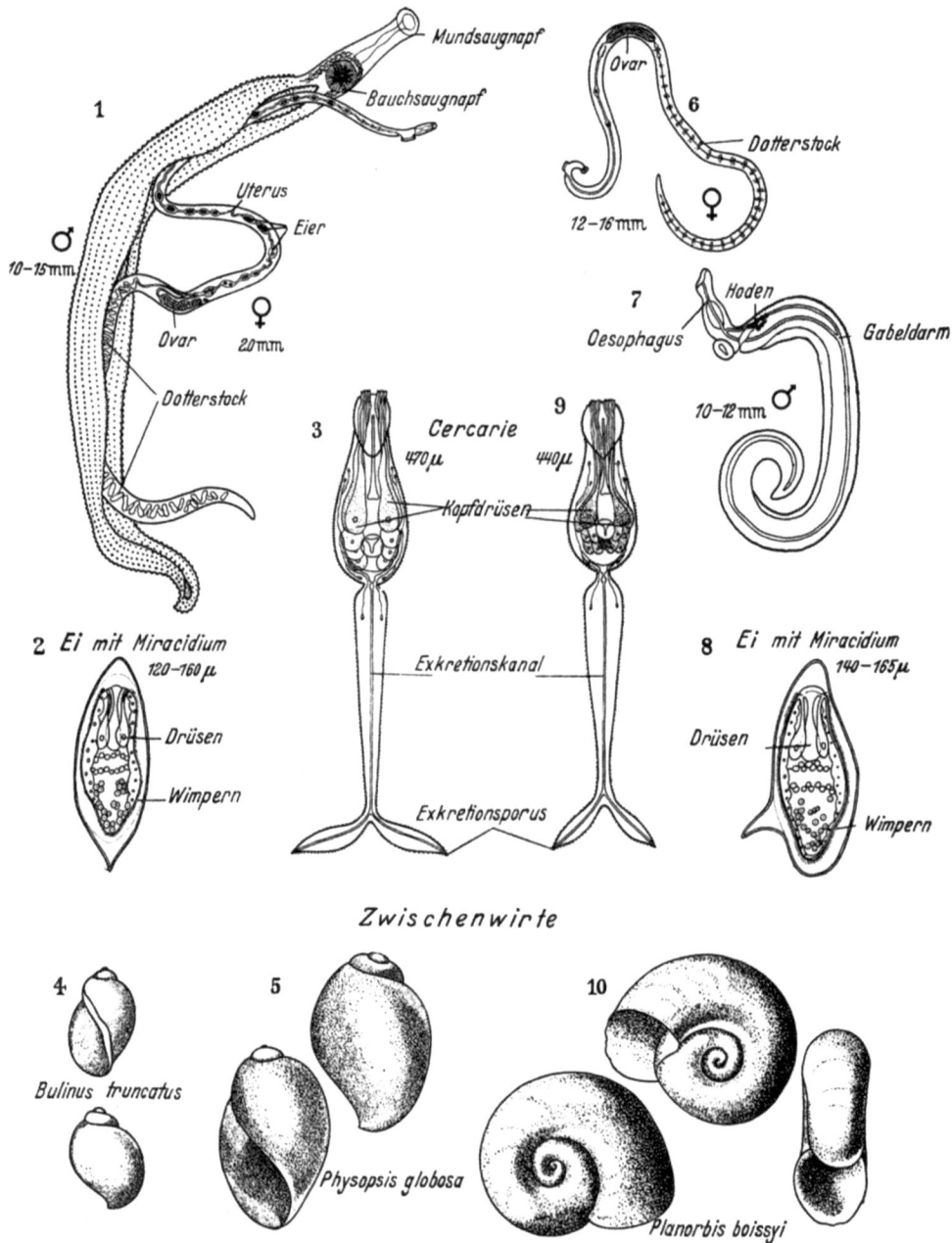

Abb. 96. Bilharzien. 1—3 Bilharzia haematobia (1 Männchen und Weibchen, 2 Ei mit Miracidium, 3 Cercarie) 4 und 5 Zwischenwirte von Bilharzia haematobia. 6—9 Bilharzia mansoni, 10 Zwischenwirt von Bilharzia mansoni.

geflechte der Blase, des Darmes und des Mesenteriums, der Leber und der Lunge verursacht. Die je nach der Art mit einem End- oder Seitenstachel versehenen

Eier (s. Abb. 93 c und d, S. 727) dringen in das Gewebe ein und verursachen dort langwierige Entzündungen, Wucherungen und Gewebszerfall, was ihnen schließlich ermöglicht, in das Innere der Blase oder des Darmes einzubrechen, von wo sie ausgeschieden werden. Gelangen sie ins Wasser, so schlüpfen aus ihnen bald die *Wimperlarven*, die Miracidien, die in die Zwischenwirte, Schnecken der Gattungen Bulinus, Physopsis und Planorbis, eindringen und dort eine komplizierte Entwicklung durchmachen, bis schließlich aus ihnen die *Gabelschwanzcercarien* entstehen, die im Sommer bei günstiger Temperatur und Besonnung aus ihrem Zwischenwirt ausschwärmen und darauf warten, in die unverletzte Haut eines Menschen einzudringen (s. Abb. 96).

Aus dieser Infektkette läßt sich unschwer die *Prophylaxe* ableiten: Ein *generelles Badeverbot*, überhaupt die Vermeidung jeder Berührung mit verdächtigem Wasser — als solches gilt in den Verbreitungsgebieten jedes Oberflächenwasser — schützt sicher vor der Infektion. Dagegen ist Meerwasser, Wasser aus tiefen Brunnen und Wasserleitungen ungefährlich, auch schneckenfreies Oberflächenwasser, wenn es mindestens 3 Tage gestanden hat, da die Cercarien nur eine Lebensdauer von 2 Tagen haben. Wirksam ist ferner die *Chlorierung*, natürlich auch das *Abkochen* des Wassers. Die Schnecken können durch Zugabe von *Kupfersulfat* (1:50000 bis 1:100000) vernichtet werden. Die Beseitigung der menschlichen Fäkalien durch eine *einwandfreie Schwemmkanalisation* könnte auch hier, wie bei vielen Wurmseuchen, die Infektkette wirkungsvoll unterbrechen, doch ist sie in den Gebieten, in denen die Bilharziose endemisch ist, nicht durchzuführen. Die *Behandlung der Kranken* mit Antimonpräparaten ist langwierig und erfordert eine sorgfältig überwachte Kur.

Wenig bekannt ist eine *Badedermatitis*, eine harmlose Erkrankung, die in England, Frankreich, in der Schweiz und in Deutschland durch Cercarien von Vogelbilharzien verursacht wird. Vor allem zur Zeit der Wasserblüte, des Erscheinens planktonischer Algen, schwärmen *Cercarien* vom *Ocellata*-Typ aus bestimmten Schnecken (Limnaea und Planorbis) unserer Gewässer aus und dringen, sich dicht unter der Wasseroberfläche haltend, bei Badenden in die Haut ein. Hierdurch entstehen ringförmig um den Körper oder die Extremitäten angeordnete, flohstichähnliche Affektionen. Die Cercarien entwickeln sich jedoch nicht weiter, sondern sterben bald ab. In Nordamerika verursacht die Cercaria elvae eine ähnliche Hautkrankheit („swimmer's itch"). Die Prophylaxe besteht im Meiden der befallenen Gewässer.

Filarien.

Während bei den bisher besprochenen Parasiten, mit Ausnahme der Filarie Dracunculus medinensis, bei der die Larven durch ein Hautgeschwür entleert werden, die Weitergabe der Infektion durch Entwicklungsstadien vollzogen wird, die mit den natürlichen Abgängen des Menschen, meist mit dem Stuhl, ins Freie gelangen, folgt nun eine Gruppe von Schmarotzern, die den Wirtsorganismus mit Hilfe blutsaugender Insekten verlassen. Es sind dies eine Reihe weiterer *Filarien*, die zum Teil als Krankheitserreger beim Menschen vorkommen, zum Teil aber auch ohne nachteilige Folgen beherbergt werden. Die geschlechtsreifen Würmer, die eine beträchtliche Länge erreichen können — das Weibchen der afrikanischen Filarie (Onchocerca volvulus) hat eine Länge bis zu 50 cm —, leben im subcutanen Bindegewebe oder in den Lymphräumen. Sie sind vivipar. Ihre Larven, die für die Artbestimmung wichtigen *Mikrofilarien*, halten sich entweder ebenfalls im Unterhautzellgewebe auf oder sie wandern in die Blutbahn ein. An beiden Orten werden sie von *Stechinsekten* aufgenommen. In deren

Brustmuskulatur machen sie eine Entwicklung durch, an deren Ende sie, nun infektionstüchtig, sich in der Rüsselscheide ihres Zwischenwirtes ansiedeln und im Augenblick des Stiches wieder in den Menschen eindringen. Hier wachsen sie zu den Geschlechtsformen heran.

Gefürchtet ist die fadenförmige, 8—10 cm lange *Filaria bancrofti (Wuchereria bancrofti)*, die überall in den Tropen vorkommt und durch Lymphgefäßstauung zum Wegbereiter von Kokkeninfektionen wird, als deren Folge sich die *tropische Elephantiasis* ausbilden kann. Es ist bis heute noch unbekannt, warum die Mikrofilarien dieses Parasiten, ähnlich den Larven einer anderen Filarienart *(Filaria malayi)*, in den Gegenden, wo ihre Überträger nachts stechen (Culex, Anopheles), einen nächtlichen *Turnus* haben, d. h. nur während der Nacht im strömenden Blut zu finden sind („Microfilaria nocturna"), während sie in manchen Gegenden der Südsee, wo zwei Überträger vorhanden sind, von denen der eine auch während des Tages sticht (Aedes), dauernd im Blut angetroffen werden.

Nur auf den afrikanischen Kontinent beschränkt ist eine weitere Filarie, die *Wanderfilarie* (Loa Loa), die nur wenige Zentimeter lang wird, für ihren Träger jedoch sehr lästig ist, da sie im Unterhautzellgewebe ständig wandert. Dabei verursachen die Würmer, die oft in der Vielzahl vorhanden sind, flüchtige entzündliche Schwellungen, die *Calabar- oder Kamerunbeulen*, die wegen des entstehenden Juckreizes eine nicht unwesentliche psychische Belastung des ohnehin in den Tropen labileren Europäers bedeuten, zumal diese Filarien mehrere Jahrzehnte alt werden können. Durchwandern die Filarien die Bindehaut des Auges, was gelegentlich geschieht, so können sie operativ entfernt werden. Die Mikrofilarien haben gegenüber den Embryonen der Filaria bancrofti einen umgekehrten *Turnus*, man findet sie nur während des Tages im strömenden Blut („Mikrofilaria diurna"), eine biologische Anpassung an tagsüber stechende *Bremsen* der Gattung Chrysops.

Ohne tageszeitlichen Turnus finden sich im Blut die Mikrofilarien von *Dipetalonema perstans* (Acanthocheilonema perstans), eines Parasiten des tropischen Afrika, und von *Mansonella ozzardi*, einer in Süd- und Mittelamerika heimischen Filarie. Für die menschliche Pathologie sind beide ohne Bedeutung.

Nicht im Blut leben die Mikrofilarien von *Onchocerca volvulus* und der wahrscheinlich mit ihr identischen *Onchocerca caecutiens*. Die bis zu 60 cm langen Weibchen und die etwa 3 cm langen Männchen finden sich eng verknäult in erbsen- bis taubeneigroßen Bindegewebsknoten, meist an Stellen, wo die Haut dem Knochen eng anliegt. Beschwerden gehen von ihnen nur selten aus, jedoch verlassen ihre Embryonen bald die Knoten und bei Ansiedlung der Elterntiere in der Kopfregion können die Mikrofilarien in die Augen einwandern und dort Hornhauttrübungen, Iritis und Opticusatrophie verursachen. Durch rechtzeitige Operation der Knoten können die Patienten davor bewahrt werden. Übertragen werden sie durch *Kriebelmücken* (Simulium). Sie sind in Afrika weit verbreitet, in Amerika nur in Guatemala und Mexiko.

Diphyllobothrium latum.

Durch die Einschaltung von zwei Zwischenwirten sehr kompliziert sind die Entwicklungscyclen einiger weiterer Parasiten, von denen der eine, der *Breite Bandwurm* oder *Fischbandwurm* (Diphyllobothrium latum, Dibothriocephalus latus), in manchen Gebieten Mitteleuropas nach der Taenia saginata der häufigste Bandwurm des Menschen ist. Die Bindung seines Vorkommens an Fische und an bestimmte Gewohnheiten der Nahrungsaufnahme erklärt seine starke Verbreitung in den Randgebieten der östlichen Ostsee. Finnland hat den stärksten Befall. Auch die Umgebung des Kurischen Haffs ist stark heimgesucht. In manchen Dörfern sind bis zur Hälfte der Bewohner Träger dieses Parasiten, von dem oft mehrere den Menschen bewohnen und der eine Lebensdauer von einigen Jahrzehnten erreichen kann. Weitere Vorkommen finden sich in Europa in der Umgebung der schweizerischen und oberitalienischen Seen, ferner in einigen Seengebieten Nordamerikas.

Der erwachsene Wurm, der eine Länge von über 10 m erreichen kann, hat einen mandelförmigen Kopf mit zwei seitlichen Sauggruben. Ein Hakenkranz fehlt ihm. Die einzelnen Glieder, von denen er bis zu 4000 besitzt, sind im Gegensatz zu denen der Taenia saginata und solium wesentlich breiter als lang. Der rosettenförmige Uterus der letzten, geschlechtsreifen Proglottiden entleert nach der Befruchtung die etwa $70 \times 45 \mu$ großen, gedeckelten Eier durch eine besondere Uterusmündung, so daß sie im Stuhl nachgewiesen werden können (s. Abb. 93 h, S. 727).

Die Eier müssen zur Weiterentwicklung ins Wasser gelangen, wo die *Wimperlarve*, das Coracidium, schlüpft und mehrere Tage lebensfähig bleibt. Wird sie während dieser Zeit von einem schon aus der Lebensgeschichte des Medinawurms bekannten Kruster (Cyclops, Diaptomus) gefressen, so bildet sich in ihm das *Procercoid*, das erste Finnenstadium. Bei Aufnahme der infizierten

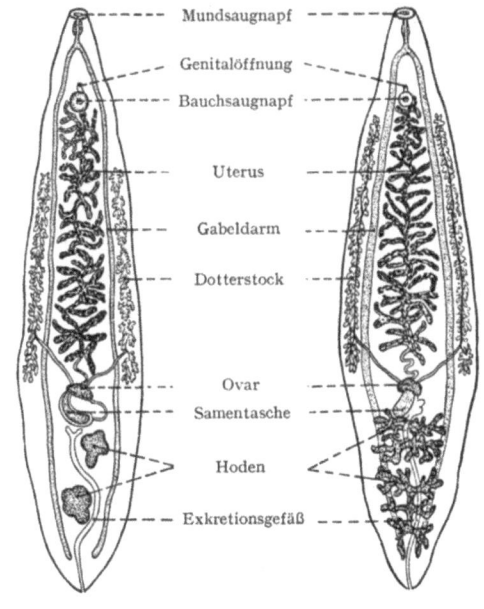

Abb. 97.
Links Opisthorchis felineus. Rechts Clonorchis sinensis.

Kruster durch bestimmte Fische, die als *Hilfs-* oder *Transportwirte* bezeichnet werden, entwickelt sich in diesen das zweite Finnenstadium, das für den Menschen infektionstüchtige *Plerocercoid*. Wird aber ein infizierter Fisch vor der Ansiedlung des Parasiten in den Eingeweiden oder der Muskulatur von einem anderen Exemplar gefressen, so kommt es erst in diesem zur Plerocercoidbildung, so daß sich also die Zahl der Zwischenwirte durch die Einschaltung dieses „*Wartewirtes*" noch vergrößert. Die Infektion des Menschen wird durch die Unsitte der Fischerbevölkerung gefördert, die Fische in ungarem Zustand, im Haffgebiet in Form der zwar schmackhaften, aber gefährlichen Fischsalate, zu sich nehmen.

Die *Bekämpfung* des Breiten Bandwurms ist eine dringliche Aufgabe, da durch seinen Befall in einem wenn auch geringen Prozentsatz (1:5000) eine *Anämie* entstehen kann. Sie unterscheidet sich von einer echten Perniciosa durch ihre Ausheilung nach Abtreiben des Wurmes. Interessant ist, daß diese Blutkrankheit vornehmlich dann auftritt, wenn die Bandwurmträger das Haffgebiet verlassen, wahrscheinlich eine Folge der Ernährungsumstellung, durch die an dem neuen Wohnort der Genuß der beliebten rohen Quappenleber in Wegfall kommt. Sie ist im Haffgebiet zwar eine wesentliche Infektionsquelle, gleichzeitig aber eine wirksame Leberprophylaxe der Anämie (VOGEL). So einfach die *persönliche Prophylaxe* durch die Meidung ungenügend gekochter Fischspeisen erscheint, so schwierig ist sie in der Praxis infolge der fest eingewurzelten Gewohnheit der Fischerbevölkerung, rohe Fische zu verzehren, wobei noch Vorstellungen aus der Volksmedizin eine Rolle zu spielen scheinen, nach denen die Darmanhänge der Quappe, die selbst reichlich Plerocercoide enthalten können, als Gegenmittel wirken sollen. — Noch viel schwieriger, ja fast unmöglich scheint die *allgemeine Bekämpfung* dieser Wurmseuche zu sein, da neben dem Menschen noch eine größere Zahl fischfressender Tiere, wie Katze, Hund, Luchs, Wolf und Bär, als Träger des geschlechtsreifen Wurmes bekannt sind, die den Entwicklungscyclus auch bei sorgfältiger Unschädlichmachung der menschlichen Fäkalien und bei Verminderung der menschlichen Bandwurmträger durch systematische Abtreibung aufrechterhalten können. Die Erfolge, die durch die Einführung der Fleischbeschau bei den anderen großen Taenien erzielt

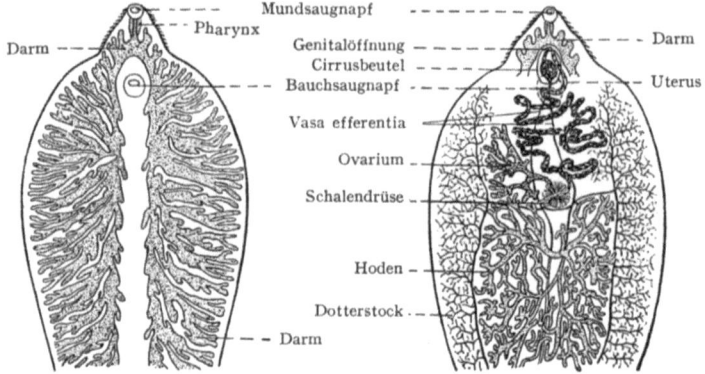

Abb. 98. Fasciola hepatica. Links Verdauungsorgane. Rechts Geschlechtsorgane.

wurden, sind hier nicht zu erreichen, da sich eine Fleischbeschau bei den Fischen nicht durchführen läßt.

Opisthorchis felineus, Clonorchis sinensis.

Zweier Zwischenwirte zur Entwicklung bedarf auch der *Katzenleberegel* (Opisthorchis felineus), ein Saugwurm, der in Deutschland häufig in der Gegend des Kurischen Haffs, ferner in Schweden, Holland, Frankreich, Italien, Rumänien, Ungarn, Rußland und Japan beim Menschen angetroffen wird. Er lebt in der Leber, seltener im Pankreas des Menschen, der Katze und des Hundes, wo er bei geringem Befall keine Erscheinungen hervorruft. Werden aber die Parasiten durch wiederholte Infektionen sehr zahlreich, so kann es zu schweren Störungen der Gesundheit kommen. Die häufigsten Symptome sind Lebervergrößerung, Ikterus und Abmagerung. Gelegentlich finden sich Carcinome der Leber.

Die in lebendem Zustand blattförmigen und durchsichtigen, zwittrigen Würmer werden etwa 1 cm lang (s. Abb. 97). Ihre kleinen, nur etwa $30 \times 11\ \mu$ messenden, gedeckelten, hellbraunen Eier kommen mit der Galle in den Darm und mit den Faeces in die Außenwelt, müssen aber zur Weiterentwicklung ins Wasser gelangen. Die in ihnen enthaltenen *Miracidien* schlüpfen erst, wenn die Eier von einer *Schnecke* (Bithynia) aufgenommen werden. Nach einer komplizierten Entwicklung und ungeschlechtlichen Vermehrung schwärmen die nun entstandenen *Cercarien*, ähnlich wie die der Bilharzien, an warmen, sonnigen Tagen aus und befallen als zweiten Zwischenwirt (Hilfswirt, Transportwirt) bestimmte *Fische*, in denen sie sich nach kurzer Zeit encystieren und nun für den Menschen und die tierischen Wirte infektiös sind. Dieser Infektionsmodus macht es erklärlich, daß der Katzenleberegel sehr oft mit dem Breiten Bandwurm vergesellschaftet vorkommt. Durch die weitgehende Übereinstimmung ihrer Epidemiologie ist auch die *persönliche Prophylaxe* und die *Bekämpfung der Seuche* mit den gleichen Schwierigkeiten verbunden wie beim Diphyllobothrium latum, so daß mit ihrer Ausrottung in absehbarer Zeit nicht gerechnet werden kann. — In ganz ähnlicher Weise wird in Ostasien ein Verwandter des Katzenleberegels, der *Chinesische Leberegel* (Clonorchis sinensis), verbreitet (s. Abb. 97). In einer Bevölkerung, die Fische roh zu verzehren gewohnt ist, ist er der Erreger einer gefürchteten Seuche.

Paragonimus westermani.

Unter den beim Menschen parasitierenden Trematoden nimmt der zwittrige *Lungenegel* (Paragonimus westermani) durch seinen Sitz in der Lunge eine Sonderstellung ein. Blutiger Auswurf, selbst lebensbedrohende Lungenblutungen sind die Symptome dieser im Fernen Osten verbreiteten Krankheit. Je zu zweien sitzen die 1—2 cm langen, kaffeebohnenförmigen, bräunlichrot gefärbten Saugwürmer in den Bronchiolen. Ihre goldbraun gefärbten, 80—118 × 48—60 μ messenden, gedeckelten *Eier* werden entweder mit dem Sputum oder, wenn sie verschluckt werden, mit dem Stuhl ausgeschieden. Der erste Zwischenwirt ist eine *Schnecke* (Melania), der zweite verschiedene *Süßwasserkrabben* und der *japanische Flußkrebs*. Ihr Verzehr in ungenügend gekochtem Zustand vermittelt dem Menschen die Infektion. Dieser Infektionsmodus weist den Weg für die Prophylaxe.

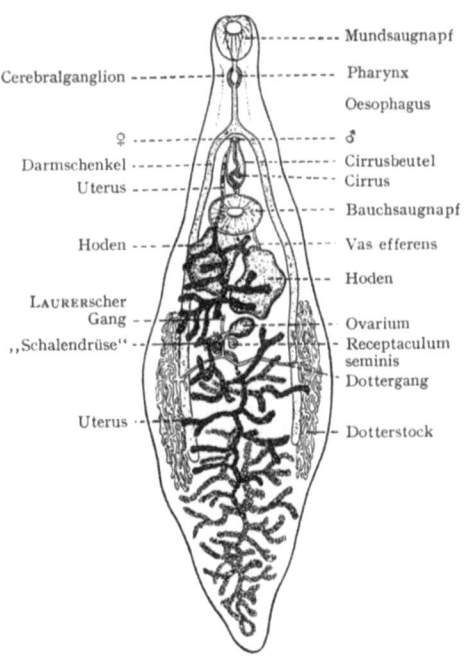

Abb. 99. Dicrocoelium lanceatum.

Fasciola hepatica, Dicrocoelium lanceatum.

In ihrem Entwicklungsgang der Nahrungsaufnahme der Pflanzenfresser angepaßt sind zwei Saugwürmer, die nur ausnahmsweise auf den Menschen übergehen, aber bei Haustieren in feuchten Jahren großen Schaden anrichten können, der *Große Leberegel* (Fasciola hepatica, s. Abb. 98) und der *Kleine Leberegel* (Dicrocoelium lanceatum, s. Abb. 99). Beide sind Parasiten der Leber, wo sie durch ihre Bohrtätigkeit und durch ihre Reizwirkung schwere Veränderungen hervorrufen. Die *Eier* des Großen Leberegels werden von einer *Schlammschnecke* (Limnaea) aufgenommen, die des Kleinen Leberegels (s. Abb. 93 a u. b, S. 727) von kalkbödenliebenden *Lungenschnecken* (Helicella und Zebrina), weshalb seine Verbreitung auf die Trias- und Juraformationen beschränkt ist. Die in den Schnecken entstehenden Cercarien encystieren sich an Pflanzen und werden vom Vieh aufgenommen. Bei der Seltenheit der Infektion des Menschen erübrigen sich prophylaktische Maßnahmen.

Fasciolopsis buski.

Der *Darmegel* (Fasciolopsis buski) ist ein Parasit, der im Fernen Osten häufig im Darm der Menschen angetroffen wird. Neben ihm ist auch das Schwein Träger dieses Saugwurmes, der bei einer Länge von etwa 5 cm sich oft in großer Zahl im Dünndarm, manchmal auch im Magen findet. Langwierige Diarrhöen und Anämie und schließlich Ödeme und Ascites sind die Folgen stärkeren Befalls. Der Entwicklungscyclus ähnelt dem der Leberegel. *Schnecken* (Planorbis) bilden die Zwischenwirte, die sie verlassenden *Cercarien* encystieren sich an den Blättern und Früchten der *Wassernuß* (Trapa natans und bicornis), die als Schweinefutter verwendet wird. Durch das Aufbeißen der Nüsse infiziert sich auch der Mensch mit den an ihnen haftenden *Metacercarien*. Unterstützt wird die Infektkette durch die Gewohnheit, die Wassernüsse mit menschlichen Fäkalien zu düngen. Kurzes Eintauchen der Nüsse in kochendes Wasser schützt vor der Infektion.

Schrifttum.

a) Sammelwerke:

BRUMPT, E.: Précis de Parasitologie. Paris 1949. — BRUMPT, E., u. M. NEVEU-LEMAIRE: Parasitologie des Menschen, übersetzt und bearbeitet von A. ERHARDT. Berlin 1950. — CRAIG, C. F., and E. C. FAUST: Clinical Parasitology. Philadelphia 1949. — FAUST, E. C.: Human Helminthology. Philadelphia 1939. — FIEBIGER, J.: Tierische Parasiten. Wien 1947. — GRADWOHL, R. B. H., and P. KOURÍ: Clinical Laboratory Methods and Diagnosis, Vol. III Parasitology and Tropical Medicine. St. Louis 1948. — HEIDEGGER, E.: Wurmtafeln zur Bestimmung der wichtigsten Haustierparasiten. Stuttgart 1937. — KREIS, A.: Kompendium der parasitischen Würmer im Menschen. Basel 1947. — NEUMANN, R. O., u. M. MAYER: Wichtige tierische Parasiten und ihre Überträger. München 1914. — REICHENOW, E., u. G. WÜLKER: Leitfaden zur Untersuchung der tierischen Parasiten des Menschen und der Haustiere. Leipzig 1929. — RUGE, H., P. MÜHLENS u. M. ZUR VERTH: Krankheiten und Hygiene der warmen Länder. Leipzig 1942. — SCHLIEPER, C.: Helminthologische Untersuchungsmethoden. Merkblätter für Medizinische Parasitologie, herausgeg. von E. RODENWALDT. Stuttgart 1949. — SZIDAT, L., u. R. WIGAND: Leitfaden der einheimischen Wurmkrankheiten. Leipzig 1934. — WIGAND, R.: Therapie der Infektionen des Menschen durch Würmer. Leipzig 1943.

b) Einzeldarstellungen:

ERHARDT, A., u. R. WIGAND: Die Askaridiasis. Merkblätter für Medizinische Parasitologie, herausgeg. von E. RODENWALDT. Stuttgart 1948. — Die Oxyuriasis (Enterobiasis). Merkblätter für Medizinische Parasitologie, herausgeg. von E. RODENWALDT. Stuttgart 1949. — HEINE, W.: Epidemiologie und Bekämpfung der Ankylostomiasis in der Welt. Erg. Hyg. **21**, 157 (1938). — STAUDACHER, W.: Zur Klinik der Trichinose. Dtsch. Arch. klin. Med. **191**, 128 (1943). — VOGEL, H.: Die Bilharziosen Afrikas. Merkblätter des Instituts für Schiffs- und Tropenkrankheiten, Hamburg. Leipzig 1942.

Ungeziefer.

Von den zahlreichen Parasiten des Menschen, die *unter den Bedingungen der Unkultur* entweder dauernd oder nur in bestimmten Entwicklungsstadien auf ihm leben oder ihn nur zur Nahrungsaufnahme aufsuchen, sind die meisten in Mitteleuropa dem höheren Lebensstandard gewichen. Dies gilt vor allem für das „Körperungeziefer", zu dem die *Krätzemilben* und *Läuse* zählen. Ihre Anwesenheit wird vom Kulturmenschen als unangenehm empfunden. Sie wirkt ekelerregend und ist dadurch der beste Anreiz zur raschen Lösung des Wirt-Gast-Verhältnisses. Auch die *Flöhe* sind bei uns selten geworden, die die Verbindung zum „Wohnungsungeziefer" herstellen, dessen typische Vertreter *Wanzen* und *Zecken* der Gattungen Ornithodorus und Argas sind. Es gilt aber nicht oder nur wenig für das „Gemeinde- und Freilandungeziefer", *Fliegen* und

Mücken. Der Einfluß menschlicher Kultur und gehobener Lebensführung reicht meist nicht aus, um in ihre Biologie störend einzugreifen.

Manche dieser Parasiten spielen als *Seuchenüberträger* bei uns und in wärmeren Zonen eine verhängnisvolle Rolle. Aber auch abgesehen von dieser Funktion wird der Mensch durch ihre Anwesenheit und durch ihre Stiche belästigt, da die beim Blutsaugen abgesonderten Fermente lokale Entzündungen hervorrufen. Größere Unannehmlichkeiten verursachen die Stiche allerdings nur dann, wenn kleine Kinder oder empfindliche Personen gestochen werden.

Zu den Parasiten, die durch ihre Anwesenheit stärkere Krankheitserscheinungen auslösen, gehört die *Krätzemilbe* (Sarcoptes scabiei, Acarus scabiei). Immer in Zeiten, in denen die persönliche Sauberkeit Not leidet und viele Menschen auf engem Raum zusammengedrängt leben, nimmt die *Krätze* überhand und greift auch gelegentlich auf gepflegte Personen über, wenn diese durch die Eigenart ihres Berufes oder ihrer Lebensführung mit vielen Menschen in enge Berührung treten. Denn die Krätzemilbe wird von Mensch zu Mensch übertragen, meist durch direkten Kontakt oder auch durch Vermittlung von ungewaschenen, wenige Tage zuvor benützten Kleidungsstücken oder Betten. An einer dünnen, zarten, für das Eindringen geeigneten Hautstelle, mit Vorliebe zwischen den Fingern und an den Handgelenken, bohren sich die Milben unter die Haut ihres Wirtes ein. Dabei entsteht ein kleines Bläschen, an dem der durch die Bohrtätigkeit der Tiere mehrere Zentimeter weit sich erstreckende, durch abgesetzten Kot dunkler gefärbte Milbengang beginnt. In ihm legen die Weibchen ihre Eier ab, aus denen nach etwa 3 Tagen die sechsbeinigen Larven schlüpfen. Die Männchen finden sich in kurzen Höhlen der Oberhaut. Nach dem Durchlaufen eines einzigen Nymphenstadiums bei den Männchen, von zweien bei den Weibchen, entstehen im Verlauf von einigen weiteren Tagen die Imagines. Die Dauer der Entwicklung hängt von der Temperatur ab. Höhere Hauttemperaturen sind es auch, die die Milben zu lebhafter Tätigkeit veranlassen. Damit hängt zusammen, daß der Juckreiz in der Wärme des Bettes und im Sommer stärker als im Winter fühlbar wird. Die Befallenen werden zum Kratzen gezwungen, das den unter der Haut sitzenden Parasiten nur wenig anhaben kann, aber in kürzerer oder längerer Zeit zu Verletzungen der Epitheldecke und, zusammen mit der Reaktion der Haut auf die Milben, zu Ekzemen führen kann. Durch Kokken können Sekundärinfektionen entstehen. Wird die Krankheit nicht alsbald behandelt, so bilden sich an den verschiedensten Stellen weitere Herde, meist an der Brust, am Bauch und an den Genitalien. Bei indolenten, verwahrlosten Personen, bei Geisteskranken und Gelähmten kann das Bild der *Norwegischen Krätze* mit starker Krustenbildung entstehen. Diagnostiziert wird die Krätze durch die genaue Inspektion der befallenen Stellen und durch den mikroskopischen Nachweis der bis etwa 0,4 mm großen Milben. Oft bringt erst die Wirksamkeit der Behandlung den Beweis für die klinische Diagnose.

Gelegentlich gehen die Erreger der *Räude verschiedener Tiere* auf den Menschen über. Bei innigem Kontakt mit Pferden erkranken Pferdepfleger nach einer Inkubationszeit von wenigen Tagen an einem krätzeähnlichen Bild, das aber nach Beseitigung der Infektionsmöglichkeit in der Regel spontan ausheilt. Dabei zurückbleibende pigmentierte Stellen werden bei der Krätze meist vermißt. Der Erreger, *Sarcoptes equi*, spricht gut auf die üblichen Krätzemittel an. Von Hunden, meist von Schoßhündchen, kann *Sarcoptes canis*, von Katzen *Sarcoptes cati* erworben werden, die sich beim Menschen an den Hautstellen ansiedeln, die der Berührung mit den Tieren bevorzugt ausgesetzt sind.

Selten kommt es durch *Tyroglyphen*, die in Mehl, auf getrocknetem Obst und anderen Nahrungsmitteln leben, zur „*Krämerkrätze*". — Bei der mikroskopischen Untersuchung von Stuhlpräparaten findet sich besonders in Kriegs- und Notzeiten, in denen die Ausgangsprodukte für unsere Nahrungsmittel weniger sorgfältig ausgewählt werden, eine kleine Mehlmilbe, *Tyroglyphus farinae*, die als harmlos zu bewerten ist.

Ebenfalls im Mehlstaub ist gelegentlich in großen Mengen *Pediculoides ventricosus* nachweisbar, eine Milbe, die beim Menschen papulöse Efflorescenzen hervorrufen kann.

In Hühnerställen findet sich die auch auf den Menschen übergehende und heftiges Hautjucken verursachende Milbe *Dermanyssus gallinae*.

Beim Durchstreifen unserer einheimischen Wälder beißt sich oft eine Zecke, der *Holzbock* (Ixodes ricinus) an der Haut des Menschen fest, um bei ihm Blut zu saugen. Der Befall ist harmlos, wenn nicht durch gewaltsames Entfernen die Mundwerkzeuge in der Haut steckenbleiben und Anlaß zu einer Sekundärinfektion geben. In sehr seltenen Fällen allerdings kann der Biß der einheimischen Zecken zu *Lähmungen unter dem Bilde der* LANDRYschen *Paralyse* führen. Bei exotischen Zecken wird dies häufiger beobachtet. Befallen werden vorwiegend Kinder, bei denen das Suchen und Entfernen der meist am Nacken sitzenden Zecke lebensrettend wirkt. Wird durch Auftragen von Öl, Tabaksaft oder Petroleum deren Atmung behindert, so läßt sie von selbst los, ohne daß ihr Biß Folgen hinterläßt. In anderen Ländern sind Zecken Überträger von Rückfallfieber (Ornithodorus moubata) und von Krankheiten aus der Fleckfiebergruppe (Rhipicephalus sanguineus, Dermacentor andersoni).

In manchen Gegenden Süddeutschlands (Sendlingen, Hammelburg, Schlerntal) finden sich im Herbst oft zahllose Exemplare von *roten Larven verschiedener Trombiculaarten*. Durchstreift man diese Gebiete beim Wandern oder Beerensuchen, so setzen sie sich auf der Haut für einige Tage fest und verursachen starkes Jucken („Beiß"). In Stachelbeerplantagen können sie zu einer fast unerträglichen Plage werden. Nach einigen Tagen fallen sie von selbst wieder ab. In Japan sind Thrombiculaarten Überträger des Tsutsugamushifiebers.

Der Befall mit *Läusen* ist jedem Kulturmenschen ein unangenehmes Ereignis. Durch den hohen Lebensstandard, durch den regelmäßigen Wäschewechsel und den Gebrauch von Wasser und Seife sind in Mitteleuropa die *Kleiderläuse* (Pediculus corporis) fast völlig verschwunden und mit ihnen das *Fleckfieber*, das *Rückfallfieber* und andere Krankheiten, die in früheren Zeiten eine unheilvolle Rolle spielten. In anderen Ländern sind sie heute noch alltäglich. Dagegen führen die *Filzläuse* (Phtirus pubis) noch immer ein, wenn auch meist verheimlichtes Dasein. Sie sind keine Krankheitsüberträger. Sie werden überwiegend durch den Geschlechtsverkehr oder unter ärmlichen, unsauberen Verhältnissen durch gemeinsame Benützung des Bettzeuges und der Wäsche übertragen. *Die Kopflaus* (Pediculus humanus capitis) ist besonders unter Schulkindern gar nicht selten. Auch sie ist als Krankheitsverbreiter unwichtig, kann aber durch den Juckreiz lästig fallen und Ekzeme und gelegentlich auch bakterielle Infektionen verursachen. *Weichselzöpfe* (Plicae polonicae), durch Hautsekret und Schmutz verklebte Haare, als Folge starker Verlausung, Unsauberkeit und nässender Ekzeme, sieht man bei uns höchstens noch bei verwahrlosten, debilen Individuen. In den *Insektiziden aus der DDT-Gruppe* stehen ausgezeichnete Bekämpfungsmittel gegen die Läuse zur Verfügung.

Flöhe, die von Mensch und Tier erworben werden und in zahlreichen Arten vorkommen, werden im allgemeinen mit Humor in Kauf genommen und ihre Stiche nur als lästig empfunden. Anders ist es, wenn sie als Krankheitsüberträger auftreten und Rickettsiosen und die Pest unter Nagetieren und Menschen verbreiten. Das Fernhalten von Tieren aus menschlichen Wohnungen, größte

Sauberkeit und die Vernichtung der in den Ritzen des Fußbodens lebenden Larven vermindern die Flohplage. — Unangenehm für den Menschen ist der von Mexiko aus in fast die gesamte Tropenzone verschleppte *Sandfloh* (Sarcopsylla [Tunga] penetrans), der in trockenen Gebieten zur ausgesprochenen Plage wird. Die Männchen unterscheiden sich in ihrer Lebensweise nicht von der anderer Flöhe. Die Weibchen dagegen dringen nach der Begattung und nach dem Blutsaugen in die Haut ein. Dort schwillt ihr Hinterleib unförmig bis zu Erbsengröße an, bis die Eier entleert werden oder der Floh aus dem Wirt herausfällt. Das Einbohren macht wenig Beschwerden, später stellen sich durch das Anschwellen Spannungsgefühl und stärkerer Juckreiz ein. Durch Kratzen entzünden sich die befallenen Stellen, hauptsächlich die mit zarter Haut versehenen Interdigitalräume der Zehen und das Nagelbett. Gelegentlich entstehen unangenehme bakterielle Infektionen. In den ersten 1—2 Tagen tötet 1 Tropfen Carbolsäure den Floh rasch ab. Soll er operativ entfernt werden, so ist aseptisches Vorgehen wegen der Infektionsgefahr unerläßlich.

Obwohl immer wieder der Übertragung verschiedenster Krankheiten beschuldigt, scheinen die einheimischen *Wanzen* keine wesentliche gesundheitsschädigende Bedeutung zu haben. Ihr zahlreiches Vorkommen in Wohnungen, in Betten, Möbeln, hinter Bildern und Tapeten und ihre nächtlichen Angriffe auf den Menschen, die bisweilen starken Reaktionen auf ihre Stiche und ihr widerlicher Geruch machen sie trotzdem zu unangenehmen Gästen, deren Anwesenheit als Indikator für mangelhafte Sauberkeit und Ordnung gewertet wird. Große geflügelte *Wanzen der Gattung Triatoma* sind in Südamerika Überträger der CHAGASschen Krankheit.

Die häufig in Küchen anzutreffenden, von Abfällen lebenden *Schaben* sind keine Krankheitsüberträger. Ihre vollständige Ausrottung ist wie die der Wanzen oft nur durch sorgfältige Raumvergasung möglich.

Stechmücken sind in Mitteleuropa meist harmlos. In anderen Ländern übertragen sie die Malaria (Anopheles), das Gelbfieber (Aedes), das Pappatacifieber (Phlebotomus), das Denguefieber (Aedes), die Leishmaniosen (Phlebotomus) und Wurmkrankheiten (Culex, Aedes, Anopheles, Mansonia, Culicoides). Bezüglich ihrer Bekämpfung wird auf die Besprechung der einzelnen Krankheiten verwiesen.

Stechfliegen sind regelmäßige Überträger der Schlafkrankheit (Glossina) und gelegentliche Verbreiter des Milzbrandes und der Tularämie (Stomoxys). Nicht stechende Fliegen tragen im Sommer viel zur Verbreitung der Darmkrankheiten bei. — *Fliegenlarven* verursachen bei Mensch und Tier die *Myiasis.* Dabei wird nach MARTINI die *oberflächliche, maligne und benigne Myiasis* und die *Myiasis der tiefer gelegenen Schleimhäute,* der Luftwege, des Magens und des Darmes, unterschieden. An der erstgenannten sind zahlreiche Arten beteiligt. Oberflächliche Krankheitsprozesse der Haut, eiternde Wunden und Geschwüre werden von den Fliegen bevorzugt mit Eiern belegt. Gefährlich werden die Larven, wenn sie in die Nase und in die Ohren eindringen (Calliphora). Die Eigenschaft mancher Arten (z. B. Lucilia), nur nekrotisches Gewebe zu verzehren und Harnstoff zu bilden, wird für den Verlauf der Krankheitsprozesse günstig bewertet und durch das Aufbringen der Maden aus sterilen Zuchten therapeutisch ausgenützt. Einer der *Erreger der gutartigen Hautmyiasis,* der bei Mensch und Tier vorkommenden *Dasselbeulen,* ist die Larve von *Cordylobia anthropophaga.* Das Weibchen legt die Eier in den Sand, wo die ausschlüpfenden Larven ihre Wirte erwarten und bei der Berührung rasch und oft unbemerkt in die Haut eindringen. Erst nach einigen Tagen bildet sich ein furunkelähnliches, heftige Schmerzen verursachendes Geschwür. Nach etwa 2 Wochen ist die Entwicklung beendet und die über 1 cm langen Larven wandern aus, um sich im Boden zu verpuppen. Hauptwirte sind Ratten, die bei zahlreichem Befall eingehen können. Ziehen sie sich während der Regenzeit in Häuser zurück, so tritt beim Menschen die Krankheit gehäuft auf. Durch Aufbringen von Paraffinum liquidum können die Larven zum Verlassen der Beulen gezwungen werden. Weiter werden Dasselbeulen verursacht durch Dermatobia-, Hypoderma- und andere Larven.

Zur *Myiasis des Magen-Darmkanals* kommt es durch das Verschlucken von eierbelegten Nahrungsmitteln. Zahlreiche Fliegenarten können beteiligt sein. Im Mittelmeergebiet ist der Verzehr von Schafkäse, in dem sich die Larven von *Piophila casei* entwickelt haben, oft die Ursache der Darmmyiasis. Gelegentlich werden solche Ereignisse von Reizerscheinungen des Darmes begleitet. Die Krankheit endet mit der Ausscheidung der Larven, wenn sie nicht durch immer neue Aufnahme von Eiern unterhalten wird.

Als *Hautmaulwurf* (creeping disease) wird die oberflächliche, stark juckende Wanderung von Fliegenlarven (Gastrophilus) unter der Haut bezeichnet. Die beste Therapie der bei zahlreichem Befall sehr quälenden Krankheit ist die chirurgische Entfernung der Larve am Gangende. Eine ähnliche Krankheit kann auch durch wandernde Nematodenlarven, z. B. durch die in Florida häufigen *Hundeankylostomen* (Ankylostoma braziliense) verursacht werden. Die an den Menschen nicht angepaßten Parasiten irren unter der Haut umher, bis ihr Absterben nach Wochen oder Monaten die Erscheinungen abklingen läßt. Chloräthylvereisung der Gangenden tötet sie ab.

Schrifttum.

a) Sammelwerke:

CRAIG, C. F., u. E. C. FAUST: Clinical Parasitology. Philadelphia 1949. — JARCHO, S.: Arthropod-borne diseases with spezial reference to prevention and control. War Medicine **3**, 447, 596 (1943). — MARTINI, E.: Lehrbuch der medizinischen Entomologie. Jena 1946. — REICHMUTH, W.: Neuere Ergebnisse und Probleme der Schädlingsbekämpfung. Naturforschung und Medizin in Deutschland 1939—1946, Bd. 67, Teil 2 Hygiene, herausgeg. von E. RODENWALDT. Wiesbaden 1948. — WEYER, F.: Grundriß der medizinischen Entomologie. Leipzig 1948. — WEYER, F., u. F. ZUMPT: Gesundheitsschädliche Insekten und Spinnentiere der warmen Länder. Hamburg 1942.

b) Einzeldarstellungen:

Merkblätter des Instituts für Schiffs- und Tropenkrankheiten, Hamburg: MARTINI, E., u. F. ECKSTEIN: Läuse. Leipzig 1943. — VOGEL, H.: Die Bilharziosen Afrikas. Leipzig 1942. — WEYER, F.: Flöhe. Leipzig 1942. — Sandfloh und Hühnerkammfloh. Leipzig 1942. — Die Gelbfiebermücke. Leipzig 1941. — ZUMPT, F.: Rhipicephalus sanguineus. Leipzig 1946. — Die Stubenfliege. Leipzig 1941. — Magenfliegen und Hautmaulwurf. Leipzig 1941. — Tsetsefliegen. Leipzig 1942. — Merkblätter der Landesanstalt für Wasser-, Boden- und Lufthygiene: HASE, A., u. W. REICHMUTH: Läusebekämpfung. Berlin 1942. — KEMPER, H.: Bettwanzenbekämpfung. Berlin 1942. — Die Bekämpfung von Schaben und Heimchen. Berlin 1940. — Über Hausmotten und ihre Bekämpfung. Berlin 1940. — PEUS, F.: Ameisen und ihre Bekämpfung. Berlin 1942. — Die Flohplage und ihre Bekämpfung. Berlin 1940. — Die Stechmückenplage und ihre Bekämpfung. Berlin 1942. — REICHMUTH, W.: Die Bekämpfung der Wohnungsmilben. Berlin 1940. — ULMANN, E.: Tsetsefliegen und Trypanosomenentwicklung. Tropenmedizinische Schriftenreihe, herausgeg. von E. RODENWALDT, H. 5. Stuttgart 1942.

Keimhemmung und Keimtötung.

Die ursprüngliche Lehre von der miasmatischen Natur der Infektionsstoffe führte zwangsläufig zu Gegenmaßnahmen, bei denen Räucherungen mit angenehm oder scharf riechenden Stoffen oder Einreibungen mit Essenzen das krankmachende Agens vertreiben oder vernichten sollten. Seltsam muten heute die meisten dieser Handlungen an, weil sie, unter der Geißel der Seuchen und in Unkenntnis der Zusammenhänge entstanden, nicht mehr sein konnten als ein Tasten im Dunkeln, das zwar manchmal das Richtige traf, wie die Verbrennung von allerlei Gegenständen nach Seuchenausbrüchen und im weiteren Sinne auch die Quarantänemaßnahmen, meist aber unnütz, manchmal sogar schädlich waren.

Auf eine gesicherte Grundlage wurden diese, dem jahrtausende alten Erfahrungsschatz entstammenden Verfahren erst gestellt, als durch PASTEUR *und* KOCH *die moderne Mikrobiologie begründet und die Infektionskrankheiten als Resultat der Tätigkeit der Mikrobenwelt erkannt wurden.*

Die in der ersten Hälfte des vorigen Jahrhunderts sich anbahnenden und in der zweiten Hälfte sich fast überstürzenden Entdeckungen auf dem Gebiete der medizinischen Mikrobiologie sind gleichzeitig die Geburtsstunde der wissenschaftlich begründeten *Methoden zur Vernichtung der Kleinlebewesen.* Ohne sie und ohne ihre Weiterentwicklung und Vervollkommnung wäre die moderne Chirurgie und die Prophylaxe und Bekämpfung der Seuchen unmöglich. Der ursprünglich verhältnismäßig enge Rahmen dieser Forschungsrichtung mit seiner Beschränkung auf die medizinische Wissenschaft und auf einige kleine Gebiete der Gärungsbakteriologie erfuhr bald auf den verschiedensten Gebieten eine ungeahnte Ausweitung, nicht zuletzt auf dem der Vorratswirtschaft. Der starke Bevölkerungszuwachs, das Entstehen der modernen Großstädte, die Industrialisierung und hierdurch bedingt die Veränderung der Wirtschaftsstruktur vieler Länder machten es notwendig, Nahrungsmittel über weite Strecken zu transportieren, jahreszeitliche Ausgleiche bei kurzfristig anfallenden Gütern zu schaffen und nicht zuletzt ganz allgemein empfindliche Nahrungsmittel ihrem Verwendungszweck zu erhalten. Die Wichtigkeit allein des letzten Punktes ergibt sich aus der Angabe, daß jährlich in Deutschland schätzungsweise für 1,5 Milliarden Mark Nahrungsmittel durch Verderb verlorengehen.

Die Erkenntnis, daß Mikroorganismen nicht nur Erreger von Infektionskrankheiten, sondern, vertreten durch zahllose apathogene Arten, Ursache der Zerstörung vieler lebenswichtiger Güter sind, könnte zu der Forderung führen, alle Kleinlebewesen rücksichtslos zu bekämpfen und die Nahrungsmittel durch entsprechende Behandlung, durch Sterilisation, von ihnen zu befreien. Die Verwirklichung dieses bei den Krankheitserregern immer angestrebten Zieles wird bei den apathogenen Fäulniserregern in der Lebensmittelindustrie nur da verfolgt, wo, wie in der Konservenindustrie, das verderbliche Gut für erheblich lange Zeit haltbar gemacht werden soll. Meist begnügt sich aber die Hygiene — wie so oft — mit einem Kompromiß zwischen der absoluten Forderung und der durch vielfältige Erfahrung noch als tragbar erkannten Mindestforderung. Es wird deshalb nur in wenigen Fällen eine wirkliche *Keimfreiheit* angestrebt, die nur durch entsprechende *Hitzebehandlung* erzielt werden kann; wichtiger ist die durch die Hemmung der Keimvermehrung über einen gewissen Zeitraum hin erzielte *Keimarmut.* Sie kann dadurch erreicht werden, daß die Nahrungsmittel bestimmten Veränderungen unterworfen werden, die ihnen, wie das *Salzen, Pökeln, Räuchern* und *Trocknen,* die zur Vermehrung der Bakterien notwendige Feuchtigkeit entziehen. Aber auch ein anderer Weg ist gangbar, bei dem alle in die Struktur der organischen Substanz eingreifenden Veränderungen vermieden werden und eine Konservierung nur durch physikalische Einflüsse erzielt wird, die *Kältekonservierung* von Fleisch, Obst und Gemüse. *Mit* der Natur arbeiten die Verfahren, wo durch Bevorzugung bestimmter Mikroorganismen Stoffwechselprodukte entstehen, die das Wachstum anderer, unerwünschter Keime hemmen, wie dies bei der *alkoholischen Gärung,* bei der

Silage, insbesondere bei der Sauerkrautbereitung (Bact. acetylcholini), bei den hauptsächlich im Orient entwickelten *Säurungsverfahren* zur Erhaltung der Milch (Yoghurt, Kefir, Kumys) und bei vielen anderen biologischen Einsäuerungen der Fall ist. Und schließlich können den verderblichen Nahrungsmitteln Spuren von *Chemikalien* beigegeben werden, die die Entwicklung der Bakterienflora hemmen. — In der *Seuchenbekämpfung* werden zur Abtötung der pathogenen Bakterien fast ausschließlich *Hitze* und *Chemikalien* angewendet.

Physikalische Einflüsse.

Temperatur.

Die uralte Erfahrung, daß die Zersetzung organischer Substanz bei hohen Temperaturen rasch, bei niedrigen langsam vor sich geht, ist heute bis in viele Einzelheiten durch das Studium der Temperatureinflüsse auf die Lebensvorgänge der Mikroorganismen wissenschaftlich begründet. Eine weite Spanne, etwa von $-45°$ C bis $+200°$ C, umfassen die Temperaturen, deren Anwendung auf den verschiedenen Gebieten der Mikrobiologie sich als notwendig erweist (s. Tabelle 13). An eine Zone optimaler Lebensentfaltung zwischen etwa $20°$ C und $40°$ C schließt sich nach unten eine Zone der verlangsamten und schließlich der völlig gehemmten Lebensvorgänge an, ohne daß es allerdings im allgemeinen zur Abtötung der Mikroorganismen kommt. Nur ganz wenige pathogene Arten (z. B. Meningokokken und Gonokokken) vertragen eine Abkühlung schlecht und sterben rasch ab. Nach oben schließt sich eine Zone der Wachstumshemmung an, deren Temperaturen allerdings bei längerer Einwirkungsdauer schon den Tod der Mikroorganismen bedingen können. Je höher die Temperaturen ansteigen, um so

Tabelle 13. *Bedeutung verschiedener Temperaturen für Mikroorganismen.*

> 500°	Verbrennen, Ausglühen	Zone der Abtötung der Sporen
180°	Medizinische Sterilisation durch Heißluft	
134° 120° 110°	Medizinische Sterilisation durch gespannten Dampf, Sterilisation von Konserven	Zone der Abtötung vegetativer Bakterienformen
100°	Medizinische Desinfektion durch strömenden Dampf, Auskochen, Tyndallisation, Weck-Verfahren, „Einkochen"	
85° 73° 64°	Pasteurisierung: Hocherhitzung Kurzzeiterhitzung Dauererhitzung	
56°	Abtötung von vegetativen Bakterienformen zur Impfstoffbereitung	Zone der Wachstumshemmung
37°	Optimale Bruttemperatur für pathogene Bakterien	
22°	Optimale Bruttemperatur für apathogene Bakterien	Zone der Vermehrung
+ 5° + 3°	Kühlschranktemperatur, Kurzzeitige Konservierung von Nahrungsmitteln	
—1° —5°	Langzeitige Konservierung von Nahrungsmitteln	Zone der Wachstumshemmung
—45°	Tiefkühlung	

kürzere·Zeiten sind notwendig, um irreversible Plasmaveränderungen hervorzurufen. Eine Temperatur von 100⁰ C ist für die meisten vegetativen Bakterienformen in wenigen Minuten tödlich, wobei allerdings das Milieu, in dem sie sich
befinden, von ausschlaggebender Bedeutung ist. So ist es nicht gleichgültig,
ob auf die Lebewesen trockene Luft von 100⁰ C oder strömender Wasserdampf
oder kochendes Wasser einwirken. Bei den Sporen ist dieser Unterschied auch
bei weiterer Erhöhung der Temperatur stark ausgeprägt. Während gespannter
Wasserdampf von 120⁰ C in wenigen Minuten mit Sicherheit alle Kleinlebewesen
einschließlich ihrer Dauerformen abtötet, genügt hierfür trockene Luft von
dieser Temperatur nicht. Um Sterilität zu erzielen, müssen Temperaturen von
180⁰—200⁰ C mindestens 20 min einwirken.

Temperaturen von —1⁰ C bis —45⁰ C werden in den letzten 15 Jahren in
immer steigendem Maße zur Tiefkühlung von Fleisch, Fisch, Geflügel, Eiern,
Obst und Gemüse angewendet. 1942 konnten in Deutschland in 225 Schnell-
gefrieranlagen etwa 100000—150000 Tonnen Gefriergut verarbeitet werden.
Das Gefrierverfahren arbeitet je nach der technischen Ausführung mit kalter
Luft, mit Kühlsole oder schnell verdampfenden Kältemitteln. Die bei —20⁰ C
und tiefer gefrorenen Nahrungsmittel werden bei etwas höheren Temperaturen,
die sich jedoch, wie auch die Gefriertemperaturen, nach der Art und Beschaffenheit der Güter richten, gelagert. Fleisch ist, auf diese Weise konserviert, bis zu
12 Monaten, Geflügel bis zu 7 Monaten und Eimasse bis zu 1 Jahr haltbar.
Die Gefahr, die durch *Verarbeitung von Enteneiern* entsteht, die mit Keimen
der Enteritisgruppe infiziert sind (s. S. 482), versucht man durch vorheriges
Pasteurisieren bei 65⁰ C zu bannen. *Unterhalb von —5⁰ C vermehren sich Bakterien nicht mehr.* Wie wenig aber durch diese niedrigen Temperaturen die Keimzahlen verringert werden, geht daraus hervor, daß in 1 g Eimasse noch bis
zu 1000 Keime vorhanden sein können.

Gelegentlich verhält sich die Keimabnahme umgekehrt proportional zu den Temperaturen, wie bei Beeren, deren Keimzahlen bei etwa 1jähriger Lagerung bei —20⁰ C um
40%, bei —10⁰ C um 95% und bei —2⁰ C um über 91% abnehmen. Diese der Erwartung
nicht entsprechenden Vorgänge werden nicht durch den Einfluß der Temperatur, sondern
durch die Entwicklung von Kohlensäure aus frischen Früchten erklärt. Enzyme, wie das
zuckerspaltende Invertin, die Lipasen und Katalasen, sind noch bis —20⁰ C wirksam.

Gefriermilch, Gefrierrahm und *Speiseeis* werden in großem Maßstab in Amerika
hergestellt, allein von letztgenanntem jährlich 1,5 Milliarden Liter, was etwa dem
17. Teil der deutschen Jahreserzeugung an Milch entspricht. Die Vorschrift,
daß nach Mischen der Bestandteile eine Pasteurisierung bei 65⁰ C vorgenommen
werden muß, spricht für das geringe Vertrauen, das der keimtötenden Wirkung
der angewandten Kältegrade entgegengebracht wird. In Deutschland schreibt
die Verordnung über Speiseeis vom 15. Juli 1933 (Reichsgesetzblatt I S. 510)
leider nur vor, daß Speiseeis mit Trinkwasser und mit pasteurisierten, sterilisierten oder abgekochten Milcherzeugnissen herzustellen ist.

Beim Auftauen tiefgekühlten Gefriergutes muß nach besonderen Vorschriften
verfahren werden, um seine Ansehnlichkeit und geschmackliche Güte zu erhalten.
Für raschen Verbrauch ist Sorge zu tragen, da die Anfälligkeit aufgetauten Gutes
gegen bakterielle Infektion bedeutend ist. Aus diesem Grunde ist jede, auch
nur kurzdauernde Erhöhung der Temperatur peinlich zu vermeiden; die „Kühlkette" darf vom Erzeuger bis zum Verbraucher, auch beim Transport, niemals
unterbrochen werden.

Die Beobachtung, daß auch die meisten pathogenen Bakterien bei niedrigen Temperaturen nicht abgetötet, sondern nur Lebensvorgänge, Stoffwechsel und Vermehrung,
unterbrochen werden, wird im bakteriologischen Laboratorium für ihre Konservierung nutzbar gemacht. Bei einer als *Lyophilisation* bezeichneten Methode werden Bakterien in

geeigneten Apparaturen sehr rasch auf unter —20⁰ C abgekühlt und ihnen dabei im Vakuum Flüssigkeit entzogen. In luftleeren Röhrchen bei Zimmertemperatur aufbewahrt, halten sie sich jahrelang am Leben und können jederzeit durch Einbringen in Bouillon wieder zur Vermehrung gebracht werden.

Die hohen Kosten der Tiefkühlung und die Größe der Anlagen macht diese Art der Nahrungsmittelkonservierung nur da rentabel, wo größere Zeiträume überbrückt werden müssen. Im Haushalt, in Großküchen, Hotels und Gastwirtschaften, wo leicht verderbliches Gut nur kurze Zeit frisch zu halten ist, genügen *Temperaturen um +3⁰ bis +5⁰ C*, die mit bedeutend einfacheren technischen Mitteln und mit relativ geringen Kosten erzeugt werden können.

Der früher weit verbreitete *Eisschrank*, in dem die niedrige Temperatur durch eingelegtes Eis erzeugt wird, wird immer mehr durch die modernen *automatischen Kühlschränke* verdrängt, die Weiterentwicklungen der im Jahre 1874 von Linde erfundenen Ammoniakverdichtungsmaschine sind. Auch die Bestrebungen, das Eis durch in Würfel gepreßten *Kohlensäureschnee* („Trockeneis", —79⁰ C) zu ersetzen, konnten sich trotz mancher Vorteile nicht durchsetzen. Die beim Schmelzen des Eises entstehende lästige Feuchtigkeit und Nässe entfallen zwar beim Kohlensäureschneeverfahren, da die Würfel ohne jeden Rückstand verdampfen; auch können die Schränke durch das geringere Volumen und die niedrigere Verdampfungstemperatur der Kohlensäurewürfel besser ausgenutzt werden.

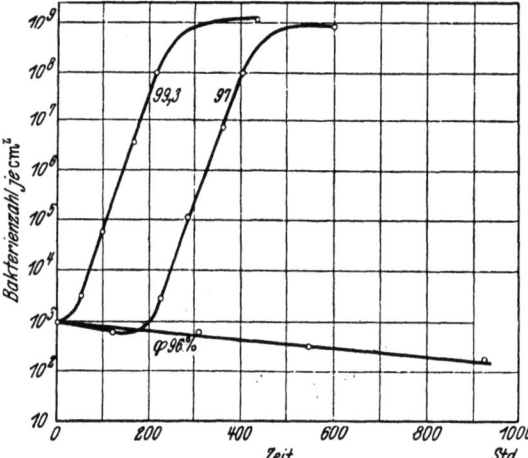

Abb. 100. Wachstumskurven von Fäulnisbakterien auf Fleisch bei verschiedenen Gleichgewichtsfeuchtigkeiten (nach Heiss).

Beiden Methoden haftet aber der Nachteil an, daß eine aufmerksame Wartung der Schränke notwendig und die Temperatur nicht regelbar ist.

Vom ärztlichen Standpunkt aus ganz zu verwerfen ist die Gewohnheit, *Getränke durch Zugeben von Eisstückchen zu kühlen*. Natureis wird immer aus gesundheitlich verdächtigem Oberflächenwasser gewonnen und auch aus einwandfreiem Wasser hergestelltes Kunsteis ist während der Fabrikation und noch mehr während des Transportes Verunreinigungen ausgesetzt, die es für den menschlichen Genuß untauglich machen.

Die modernen *elektrischen Kühlschränke* sind relativ trocken, lassen sich innerhalb bestimmter Grenzen auf beliebige Temperatur einstellen und arbeiten vollautomatisch.

Sie können nach dem *Kompressor*- oder dem *Absorptionsprinzip* arbeiten. Bei dem ersten wird ein leicht flüchtiges Gas (Ammoniak, schweflige Säure, Methylchlorid, Fluor-Chlorderivate) mittels eines *Kompressors* außerhalb des Kühlschranks kondensiert und die dabei freiwerdende Wärme an die Raumluft abgegeben. Das verflüssigte Gas wird in einem Rohrsystem durch den Kühlraum geführt, wobei es sich ausdehnt, verdunstet und der Umgebung Wärme entzieht. Das erwärmte Gas wird zum Kompressor zurückgeführt, dort erneut unter Wärmeabgabe kondensiert und wieder dem Kühlraum zugeleitet. — Bei den *Absorptionsmaschinen* wird ebenfalls im Kühlraum ein verflüssigtes Gas verdampft und dabei der Umgebung Wärme entzogen. Außerhalb des Kühlraumes wird es von einem Absorptionsmittel, z. B. Calciumchlorid, aufgenommen und dann durch eine Wärmequelle (Gas-, Petroleum- oder elektrische Beheizung) verdampft. Hierdurch wird es auf hohen Druck gebracht und verflüssigt, wobei es Wärme an die umgebende Raumluft abgibt. Wieder dem Kühlraum zugeleitet, absorbiert es erneut durch Verdampfen Wärme aus dem Kühlraum. Im Gegensatz zu den Kompressormaschinen arbeiten bei dieser technischen Ausführung die Schränke ohne sich bewegende Teile und lautlos. Die Betriebskosten sind jedoch höher (4:1) als beim Kompressorprinzip. Die erreichten Temperaturen bewegen sich bei beiden Typen um + 5° C. Das Kompressorverfahren eignet sich auch für größere und größte Anlagen, wie sie in vielen Städten als Kühlhäuser mit einer Nutzfläche von 20000 m² und mehr bestehen.

Das *Hauptanwendungsgebiet der Kühlschränke* liegt im Haushalt, in Gaststätten, Krankenhäusern und Lebensmittelbetrieben. Hier haben sie die Aufgabe, leicht verderbliche Nahrungsmittel, wie Milch, Fleisch, Butter, über kürzere Zeiträume vor der bakteriellen Zersetzung und damit vor dem Verderb zu bewahren. Es wird dabei in Kauf genommen, daß bei den erreichten Temperaturen keine völlige Vermehrungshemmung der üblichen, in den Nahrungsmitteln vorhandenen Keime erzielt wird, sondern nur eine starke Verlangsamung der biologischen Prozesse. Neben der Temperatur spielt der *Wassergehalt* der Nahrungsmittel eine nicht unerhebliche Rolle. In feuchten Eisschränken vermehren sich die häufig auf Nahrungsmitteln gefundenen Coli-, Proteus- und Fluorescensbakterien noch verhältnismäßig gut. Aber auch pathogene Keime, etwa aus der Salmonellagruppe, können bei längerer Lagerung in einem günstigen Milieu sich vermehren und ihr verhängnisvolles Toxin bilden. Eine relative Feuchtigkeit von 97—100%, wie sie in Eisschränken im Gegensatz zu maschinellen Kühlschränken mit 75—85% meist herrscht, ist einer Vermehrung der Bakterien

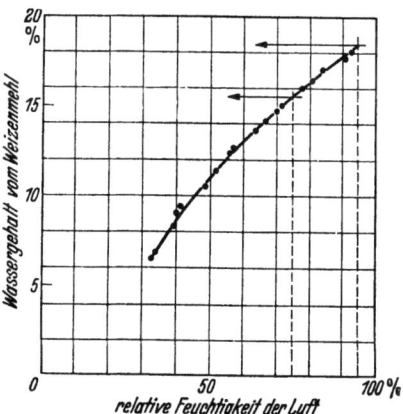

Abb. 101. Abhängigkeit des Wassergehaltes von Mehl von der relativen Feuchtigkeit der Luft. Bis zu 95% und 75% herab ist Bakterien- bzw. Schimmelpilzwachstum möglich (nach Heiss).

besonders zuträglich. Die Grenzfeuchtigkeit liegt etwa bei 96% (s. Abb. 100). Auf Lebensmitteln mit einem geringeren Wassergehalt als dieser relativen Feuchtigkeit entspricht, ist Bakterienwachstum nicht mehr möglich. Dagegen gedeihen Schimmelpilze noch bei geringerer relativer Feuchtigkeit, etwa bis zu 77% (s. Abb. 101) und auch bei Temperaturen bis etwa —8° C.

Als Faustregel kann gelten, daß das *Bakterienwachstum bei einer Temperatursenkung um 10° C um das 2—3fache verlangsamt wird*. Da daher die Vermehrung bei 0° C gegenüber Sommertemperaturen auf den 8.—27. Teil reduziert wird, sind Güter, die bei 30° C nur 1 Tag gelagert werden können, bei 0° C eine Woche bis einen Monat lagerfähig. Aus diesen Zahlen ist ohne weiteres ersichtlich, daß nicht nur die aktuelle Temperatur und Feuchtigkeit auf die Haltbarkeit von Einfluß sind, sondern auch die *Ausgangskeimzahlen*. Je höher sie liegen, um so rascher werden Bakterienmengen erreicht, die den Geschmack der Nahrungsmittel beeinträchtigen oder sie sogar für den Genuß untauglich machen. Die Abhängigkeit der Haltbarkeit von Fleisch vom Anfangskeimgehalt auf der Oberfläche zeigt Abb. 102.

Auch *chemische Vorgänge*, die, wie das Mürbewerden des Fleisches, die Aromabildung der Butter oder die Fermentation von Tee, Kaffee und Tabak, zum Wohlgeschmack beitragen, sonst aber unerwünscht sind, werden durch die Temperatur nachhaltig beeinflußt. Ähnlich wie das Bakterienwachstum gehen fermentative Vorgänge, wie das Talgigwerden von Fetten, Ölen und fetthaltigen Produkten, Oxydationen und der Vitaminabbau bei niedrigen Temperaturen ungleich langsamer vor sich.

Oberhalb von 10° C bewegen sich die Temperaturen rasch einem Optimum zu, das für die in der freien Natur lebenden Bakterien bei 22° C, für die an den

48*

Menschen angepaßten apathogenen und pathogenen Arten mit wenigen Ausnahmen 37⁰ C beträgt. Manche Keime vermehren sich innerhalb einer weiten
Spanne, wie etwa Bacterium coli, manche sind, als Folge hochgradiger Anpassung an den Wirtsorganismus, nur innerhalb enger Grenzen vermehrungs-
oder sogar lebensfähig (Gonokokken, Meningokokken). Wenige Grad über der
optimalen Temperatur werden die Lebensvorgänge der meisten Bakterien
rasch unterbunden, ohne daß allerdings zunächst eine wesentliche Schädigung
auftritt. Erst *Temperaturen über 50⁰ C vernichten Mikroorganismen bei längerer
Einwirkungszeit.* Viel angewendet zur schonenden Abtötung wird ein Aufenthalt
von ¹/₂—2 h im Wasserbad von 56—58⁰ C. Für die Bereitung von *Impfstoffen*
ist es wichtig, die sichere Abtötung mit möglichster Schonung der Bakterien-
struktur zu verbinden. Vaccinen werden hierdurch weniger toxisch. *Sporen*
zeigen sich auch bei sehr langer Einwirkungszeit diesen Temperaturen gegenüber resistent.

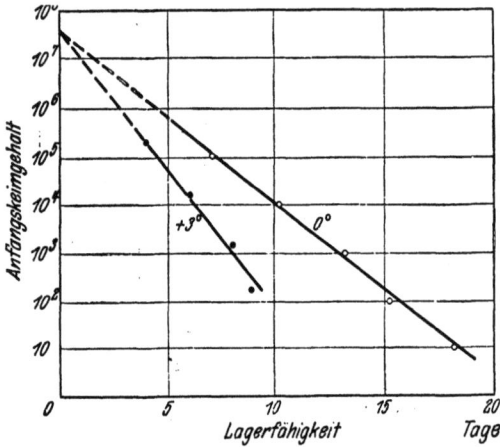

Abb. 102. Abhängigkeit der Haltbarkeit von Fleisch vom
Anfangskeimgehalt auf der Oberfläche (nach HEISS).

Für vegetative Formen nimmt
die zur Abtötung notwendige Einwirkungsdauer mit steigender Temperatur rasch ab. Zwischen 60⁰
und 85⁰ C liegen daher die Wärmegrade, die zur *Pasteurisierung* von
Flüssigkeiten Anwendung finden.
Im Jahre 1866 von PASTEUR für
die Haltbarmachung von Wein bei
60⁰ C eingeführt, wird sie hauptsächlich für die Sicherheitsbehand-
lung von Milch (s. S. 233), neuerdings auch in steigendem Maße
von Obstsäften herangezogen. Gesundheitsschädigende Keime, wie
Tuberkel-, Typhus- und Bangbakterien, ebenso viele apathogene Arten werden
mit Ausnahme der Sporen abgetötet.

Bevor auf die Wirkung der Temperaturen zwischen 100⁰ und 200⁰ C eingegangen wird, die in der medizinischen Desinfektion und Sterilisation eine domi-
nierende Rolle spielen, aber auch in der Nahrungsmittelindustrie immer mehr
an Bedeutung gewinnen, müssen die *Resistenzverhältnisse der Mikroorganismen*
kurz gestreift werden. Ihre *Dampfresistenz*, d. h. ihre als Kriterium heran-
gezogene Widerstandskraft gegenüber strömendem Wasserdampf ist sehr verschieden. Nach KONRICH werden *3 Resistenzgruppen* unterschieden. In der
ersten befinden sich alle Nichtsporenbildner, die vegetativen Formen der Sporenbildner und die Virusarten. Sie werden durch strömenden Dampf praktisch
sofort abgetötet. Die zweite Gruppe wird durch Milzbrandsporen repräsentiert,
die je nach dem verwendeten Stamm 1—10 min dem Dampf widerstehen
können. Die dritte Resistenzstufe schließlich umfaßt die in „nativer Sporenerde" nachweisbaren Dauerformen höchstresistenter, apathogener Sporenbildner.
Im Gegensatz zu den aus dem gleichen Material gewonnenen *Kultursporen*
setzen die *nativen Sporen* der Hitzeeinwirkung den größten Widerstand entgegen; auch bei mehrstündiger Dampfeinwirkung ist eine Abtötung nicht
möglich. Die anaeroben Sporenbildner, die Tetanusbacillen, die Gruppe der
Gasbrandbacillen und die Botulismusbacillen werden zu dieser Resistenzstufe
gerechnet, obwohl ihre Widerstandsfähigkeit zum Teil geringer — zwischen
2 und 180 min — ist.

Aus der Wirkung auf die Angehörigen der einzelnen Gruppen läßt sich ohne weiteres der Wert der in der Medizin und in der Technik angewandten Keimtötungsverfahren ableiten.

Das *Kochen*, das Erhitzen von Flüssigkeiten auf den Siedepunkt, bei Wasser auf annähernd 100⁰ C, ist eine in der ärztlichen Praxis beliebte und weit verbreitete Methode, Instrumente keimfrei zu machen. Sie ist einfach und billig. Auch in der Krankenpflege ist das Auskochen von Wäsche, Geschirr, Eßbestecken und anderen unempfindlichen Gegenständen ein beliebtes Entkeimungsmittel. Seine Leistungsfähigkeit wird allerdings vielfach überschätzt. Nach dem über die Resistenzstufen Gesagten gewährleistet das Kochen in der üblichen Zeit von 5—30 min mit Sicherheit nur eine Abtötung der Viren, der Nichtsporenbildner und der vegetativen Formen der Sporenbildner. Von den Dauerformen werden nur die weniger resistenten, von den pathogenen Arten die Milzbrandsporen und einige Vertreter aus der Gasbrandgruppe, vernichtet. Auf die höher resistenten Dauerformen der 3. Stufe bleibt dieses Verfahren ohne Einfluß. *Wenn man mit dem Deutschen Arzneibuch unter Sterilisation eine völlige Befreiung eines Gegenstandes von allen lebenden Mikroorganismen (Sporen und vegetativen Formen) versteht*, so darf das Kochen nicht als Sterilisation bezeichnet werden. Aber auch eine *Desinfektion, die Befreiung von allen pathogenen Mikroorganismen*, läßt sich mit den üblichen Einwirkungszeiten nicht sicher gewährleisten, da ein Teil der anaeroben Sporenbildner eine höhere Kochresistenz hat. Diese Feststellung besagt allerdings nicht, daß nicht in der Praxis mit dieser Methode Sterilität erreicht werden *kann* und auch sicher oft erreicht wird, nämlich dann, wenn hochresistente Sporen der Stufe 3 an dem keimfrei zu machenden Material nicht vorhanden sind. Bei sorgfältiger Pflege ärztlicher Instrumente, die grobe Verschmutzungen ausschließt, dürfte dies oft der Fall sein.

Die bestechende Einfachheit und die Billigkeit des Kochens führte mehrfach zu Versuchen, durch besondere *Zusätze zum Kochwasser* eine verstärkte Wirkung zu erzielen und dieses Verfahren zu einer Sterilisationsmethode zu machen. Schon die zur Verhinderung des unangenehmen Rostens der Instrumente zugesetzte *Soda* verbessert die bactericide Wirkung des siedenden Wassers, jedoch werden native Erdsporen erst bei Einwirkungszeiten abgetötet, die praktisch nicht angewendet werden können. Ein Zusatz von 1% Soda tötet sie noch nicht in 8 h, ein Zusatz von 2% Soda in 7 h und ein Zusatz von 5% in 4 h ab. Es wurde deshalb nach anderen Zusätzen gesucht, die eine sichere Sterilität in kürzerer Zeit ermöglichen sollten. Der naheliegende Gedanke, die modernen Desinfektionsmittel müßten sich hierfür eignen, bewahrheitete sich jedoch nur zum Teil. Auch das verhältnismäßig stark wirkende Zephirol genügt nicht zur sicheren Überwindung der Resistenzstufe 3. Schließlich wurde jedoch im *Formalin* ein Mittel gefunden, das bei einem Zusatz von 0,1—0,2% zu einer 2%igen Sodalösung durch 5—10 min langes Kochen native Erdsporen vernichtet. Damit ist die Möglichkeit gegeben, ohne zusätzliche Apparaturen mit dem in jeder ärztlichen Praxis vorhandenen Kochgerät eine einwandfreie Sterilisation zu erzielen. Geruchsbelästigung tritt bei der angegebenen Formalinmenge nicht auf.

Wirkungserhöhende Zusätze empfehlen sich besonders auch da, wo die *Höhenlage* eines Ortes einen niedrigeren Siedepunkt und damit eine schlechtere Keimtötungswirkung des kochenden Wassers bedingt. Während bei Meereshöhe Wasser bei 100⁰ C siedet, erreicht es den Siedepunkt in 200 m Höhe bei 99,3⁰ C, in 500 m Höhe bei 98,3⁰ C, in 1000 m Höhe bei 96,5⁰ C und in 2000 m Höhe schon bei 93,1⁰ C.

Die Anwendung *strömenden Dampfes* zur Keimvernichtung ist weit weniger beliebt als die des siedenden Wassers. Das hat seinen Grund darin, daß besondere Geräte benötigt werden, ohne daß dadurch wesentliche Vorteile erkauft

würden. Nur in besonderen Fällen, wie bei der bakteriologischen Nährböden-
bereitung, hat sich dieses Verfahren eingebürgert. Im Kochschen *Dampftopf*
werden alle Medien sterilisiert, die eine höhere Erhitzung nicht vertragen, sei
es wegen der Zerstörung bestimmter Chemikalien oder Bakteriennährstoffe oder
wegen des Verlustes der Gelierfähigkeit bei Erstarrungsnährböden. Da die
Wirkung des strömenden Dampfes die des kochenden Wassers nicht übertrifft,
muß bei der Nährbodenbereitung peinlich darauf geachtet werden, daß Sporen
der Resistenzstufe 3 nicht in das Ausgangsmaterial hineingelangen. Die Resistenzstufe 2 wird von strömendem Dampf etwa in der gleichen Zeit überwunden
wie von kochendem Wasser.

Durch einen Kunstgriff allerdings können in Flüssigkeiten auch höchstresi-
stente Sporen durch strömenden Dampf abgetötet werden, nämlich dann, wenn
an Stelle der einzeitigen Keimabtötung die mehrzeitige oder *fraktionierte Sterilisation*, die *Tyndallisation*, tritt. Sie basiert auf der Erfahrung, daß durch die
übliche halbstündige Dampfbehandlung mit Sicherheit zunächst alle vegetativen
Formen vernichtet werden. Läßt man darauf die Flüssigkeit über Nacht bei
Zimmertemperatur stehen, so keimen die Sporen aus. Die entstehenden vegetativen Formen werden am nächsten Tag durch eine zweite Dampfbehandlung
abgetötet. Gewöhnlich wird zur Sicherheit dieses Vorgehen noch ein drittes
oder sogar viertes Mal wiederholt. Es läßt sich also bei geeigneter Versuchsanordnung ein Effekt erzielen, der sonst nur mit höheren Temperaturen und
kostspieligen Apparaten erreicht werden kann. Außerdem gewährleistet dieses
Verfahren eine weitgehende Schonung des zu sterilisierenden Gutes. Sein Gelingen ist allerdings an die unabdingbare Voraussetzung geknüpft, daß das die
Sporen enthaltende Medium ein so günstiger Nährboden ist, daß sie auskeimen.
Schon Wasser erfüllt diese Bedingung nicht, noch weniger Medien, die eine,
wenn auch geringe bakteriostatische, wachstumshemmende, Wirkung ausüben.

Mit der *Erhöhung der Temperaturen über 100° C* ist eine rasche Verkürzung
der für die Sterilisation notwendigen Zeiten verbunden. Doch ist es nicht gleichgültig, ob die Bakterien feuchter Wärme — Wasser und Wasserdampf — oder
trockener Wärme — heißer Luft — ausgesetzt werden. Die *feuchte Wärme*
wirkt rascher und hat bessere Durchdringungskraft. Es ist aber ein Nachteil,
daß ihre Erzeugung an kostspielige technische Einrichtungen geknüpft ist
und das Sterilisiergut durchfeuchtet wird. Die Sterilisation durch *heiße Luft*
dagegen läßt alle Gegenstände trocken, ist aber nur für solches Gut brauchbar,
das eine Erhitzung auf 180—200° C verträgt. Außerdem sind die Sterilisations-
zeiten länger und die Tiefenwirkung ist geringer.

Wird die Temperatur von gesättigtem Dampf — Wasser verhält sich ähnlich — über 100° C gesteigert, so nimmt die keimtötende Wirkung zunächst
langsam, dann aber immer rascher zu. Für native Sporenerde, die bei 100° C
eine Resistenz von mehr als 20 h besitzt, liegt sie bei 110° C bei etwa 2 h und
bei 120° C bei etwa 8 min. Bei weiterer Erhöhung der Temperatur auf 134° C
verringert sie sich auf wenige Sekunden; alle Mikroorganismen werden praktisch sofort abgetötet.

Weit verbreitet und im chirurgischen und bakteriologischen Betrieb unentbehrlich ist die *Entkeimung durch gespannten Wasserdampf im Autoklaven*.
Gebräuchlich ist die Anwendung von Temperaturen zwischen 105 und 120° C,
in seltenen Fällen sogar bis 134° C. Jedoch wird heute angestrebt, die Geräte
einheitlich für Dampf von 120° C, entsprechend einem Überdruck von 1 Atm.,
herzustellen. Diese Betriebsbedingung gewährleistet universale Verwendbarkeit,
Wirtschaftlichkeit und hohe Betriebssicherheit. Die Gefahr einer Schädigung
besteht dabei für die meisten Sterilisiergüter nicht, abgesehen von manchen

für Injektionen bestimmten Arzneimitteln, die sich bei dieser Temperatur zersetzen und deshalb einer Sonderbehandlung (sauberster Herstellung, Tyndallisation, Filtration) bedürfen. Native Sporenerde wird unter diesen technischen Bedingungen im Idealfall in etwa 8 min keimfrei gemacht. Dies setzt jedoch voraus, daß gesättigter, luftfreier Wasserdampf verwendet wird, daß jedesTeilchen des Sterilisiergutes der Temperatur während der angegebenen Zeit ausgesetzt ist und daß keine Eiweiß- oder Fettumhüllungen die Mikroorganismen schützen. Um deshalb für ungünstige Umstände einen gewissen Sicherheitsfaktor einzuschalten, wird meist eine Sterilisierzeit von mindestens 15 min gewählt, gerechnet von dem Zeitpunkt, an dem die Temperatur auch im Innern des Sterilisiergutes, dem sog. Kaltpunkt, 120^0 C erreicht.

Werden *höhere Temperaturen als 120⁰ C* angewendet, so verkürzt sich die Abtötungszeit sehr rasch, um bei 134^0 C mit augenblicklicher Sterilisation ein Minimum zu erreichen. Diesem Vorteil stehen aber Nachteile gegenüber, die eine Steigerung der Dampftemperatur nicht geraten erscheinen lassen. An erster Stelle sind wirtschaftliche Gründe zu nennen, da die technische Gestaltung der Apparaturen den höheren Drucken angepaßt sein muß, was eine wesentliche Verteuerung bedingt. Ferner steht in den meisten Betrieben nur Dampf von 120^0 C zur Verfügung, so daß neue Dampfkessel erstellt werden müßten. Den Ausschlag bei der Ablehnung höherer Temperaturen gibt jedoch die Schädigung der Textilien, die über 120^0 C unvermeidlich ist. So schädigt Dampf von 134^0 C die Wäsche etwa 5—6mal stärker als Dampf von 120^0 C (KONRICH).

Niedrigere Dampftemperaturen als 120⁰ C anzuwenden, ist ebenfalls nicht empfehlenswert, da die Tötungskraft mit sinkender Temperatur rasch nachläßt und auch bei verlängerten Betriebszeiten eine sichere Vernichtung der resistentesten Formen nicht mehr gewährleistet ist. Dies kann aber in einem chirurgischen Betrieb nicht verantwortet werden.

Die *technische Ausführung der Autoklaven* ist verschieden. Im Prinzip handelt es sich um einen kubischen oder zylindrischen Raum mit einem Dampfzuleitungsventil am höchsten und einem Luftventil am tiefsten Punkt. An einem Manometer kann der im Gerät herrschende Druck und an einem Thermometer, das am Luftauslaß angebracht sein muß, die Temperatur abgelesen werden. Da bestimmte Temperaturen jeweils bestimmten Drucken entsprechen, ist damit eine doppelte Kontrolle des Sterilisiervorganges möglich. Da erfahrungsgemäß Manometer weniger zuverlässig sind als Thermometer, sind die an diesen abgelesenen Werte dem Arbeitsgang in erster Linie zugrunde zu legen.

Der Erfolg der Sterilisation ist bei jedem Autoklaven ebensosehr an die Konstruktion als auch an eine peinlich *exakte und gewissenhafte Bedienung* gebunden. Diese ist aber nur möglich, wenn die ziemlich komplizierten physikalischen Vorgänge im Innern der Apparatur in ihren Grundzügen bekannt sind und der Betrieb darauf abgestimmt wird.

Nachdem das Sterilisiergut je nach seiner Beschaffenheit lose, in Paketen oder in Metallbehältern und Trommeln, bei denen die Luftschieber geöffnet sein müssen, eingebracht ist, wird der Apparat sorgfältig geschlossen. Dann werden das Dampfventil und das Luftventil geöffnet. Durch den am höchsten Punkt des Raumes einströmenden Dampf beginnt von oben nach unten langsam fortschreitend die Erwärmung des Inhalts und die Vertreibung der schwereren Luft. Um den Sterilisationseffekt zu gewährleisten, muß sie möglichst vollständig entfernt werden, da schon geringe Luftbeimengungen die keimtötende Wirkung des Dampfes herabsetzen. Das Thermometer steigt während dieses Vorgangs langsam auf 100^0 C. Bei zu weitem Öffnen des Einlaßventils wird durch Wirbelbildung die Luftentfernung verzögert. Bis zum Erreichen des 100⁰-C-Punktes sollten deshalb mindestens 5 min vergehen. Jedoch richtet sich diese Zeit nach der zur Verfügung stehenden Dampfmenge, nach der Größe der Apparatur und nach der Beschickung. Um die unvermeidliche *Restluft* möglichst klein zu halten, eignen sich für die Beschickung aus strömungstechnischen Gründen besonders solche Behälter, bei denen die Entlüftungsschlitze im Boden und Deckel angebracht sind. Seitliche Öffnungen können zu unzureichender Entlüftung Anlaß geben. Trotz aller Vorsichtsmaßregeln ist jedoch beim Erreichen von 100^0 C und beim Erscheinen von Dampf am Luftventil die Luft restlos nur *im freien Dampfraum,* aber noch nicht ausreichend *im Innern des Gutes* entfernt. Es wäre deshalb ein Fehler, zur möglichst raschen Erzielung der Sterilisationsbedingungen das Luftventil vollkommen zu schließen. Nach Erreichen von 98—100⁰ C wird es so weit gedrosselt, daß etwa im Laufe von ¹/₂ h Thermometer und Manometer auf 120⁰ C bzw. 1 Atm. Überdruck steigen. Dies erreicht man am besten, indem man das Ventil zunächst schließt und dann um einen empirisch festzulegenden Wert, meist etwa ¹/₄—¹/₂ Umdrehung, öffnet. Aber auch bei ¹/₂stündiger *Steigezeit* wird, besonders bei dicht gepackter Kammer, die Temperatur an den ungünstigsten Stellen noch nachhinken. An die Steigezeit muß sich deshalb noch die *Ausgleichszeit* anschließen. Erst an deren Ende ist überall in der Kammer die vorgeschriebene Temperatur erreicht. Gleichzeitig ist auch die verbliebene Restluft auf ein unschädliches Minimum abgesunken. Die Einhaltung dieser Vorschrift ist für den Sterilisationserfolg unbedingt erforderlich, da bei raschem Temperatur- und Druckanstieg die durch die Meßinstrumente angezeigten und für die Sterilisation notwendigen physikalischen Bedingungen nur für den freien Dampfraum gelten, während das Innere des Gutes je nach seiner Durchlässigkeit unter ungünstigeren Bedingungen steht. Wird der Temperaturanstieg auf 120⁰ C dagegen langsam durchgeführt, so erfüllt dies den Zweck, einen möglichst weitgehenden Ausgleich zwischen der Temperatur des freien Dampfraumes und dem Inhalt der Trommeln und Pakete zu schaffen. Die Länge der Ausgleichszeit ist exakt nur durch Thermoelemente zu bestimmen; für die Praxis werden jedoch 30 min Steigezeit und 30 min Ausgleichszeit meist genügen, um die für die Sterilisation notwendigen physikalischen Daten zu erreichen. Erst von diesem Zeitpunkt an beginnt die *Abtötungszeit,* die *bei 120⁰ C mit mindestens 15 min,* also der doppelten kürzesten Abtötungszeit, *bei 110⁰ C mit etwa 120 min* anzusetzen ist. Während dieser Zeit kann das Luftventil zur Dampfersparnis geschlossen und das Dampfventil so weit gedrosselt werden, daß Druck und Temperatur gehalten werden. Moderne Apparate besitzen *selbsttätige Regler,* sei es, daß durch ein Gewichts- oder Federventil der überschüssige Dampf abgeblasen wird oder bei elektrischen Apparaten der Strom automatisch abgeschaltet und nach Absinken der Temperatur unter einen gewissen Wert wieder eingeschaltet wird. Aus Steigezeit, Ausgleichzeit und Sterilisationszeit, zu denen bei selbstbeheizten Geräten noch die *Anheizzeit* kommt, setzt sich die eigentliche *Betriebszeit* zusammen. — Nach *Beendigung der Sterilisation* wird die Dampfzufuhr gesperrt und das Luftventil zum Ausgleich des Überdrucks vorsichtig geöffnet. Nach Absinken der Meßinstrumente auf Atmosphärendruck und 100⁰ C kann der Apparat geöffnet werden. Bei richtiger Bedienung sollen die Kondenswassermengen gering sein und keine störende Durchfeuchtung der Wäsche hinterlassen.

Da sich die verschiedenen Fabrikate durch Besonderheiten der Konstruktion unterscheiden und der Sterilisationseffekt in hohem Maße von der Art der Beschickung und Bedienung abhängt, empfiehlt es sich, bei der Inbetriebnahme jedes Gerätes unabhängig von den Angaben der Herstellerfirma die günstigsten Betriebszeiten unter Wahrung eines gewissen Spielraumes festzulegen und nach jeder baulichen Veränderung und jedem Personalwechsel, aber auch ohne besonderen Anlaß mindestens zweimal jährlich, eine *umfassende Kontrolle* durchzuführen. Entsprechend der Forderung, daß *Sterilität auch unter den ungünstigsten Verhältnissen* erzielt werden muß, genügt es nicht, Proben aus dem laufenden Betrieb auf ihre Keimfreiheit zu untersuchen, da eine Verunreinigung von Wäsche, Verbandzeug, Handschuhen und ähnlichem Sterilisiergut mit hochresistentem Sporenmaterial nur in Ausnahmefällen gegeben ist und deshalb einwandfreies Arbeiten der Apparatur vorgetäuscht werden kann. *Zur Prüfung des Sterilisationserfolges sollte nur Sporenerde verwendet werden, die eine Resistenz von mindestens 20 h im strömenden Wasserdampf besitzt.*

Zur *Herstellung der Testobjekte* wird Erde aus gedüngtem Boden in flacher Schicht getrocknet und darauf im Mörser möglichst fein zerrieben. Durch ein engmaschiges Sieb gegeben, erhält man ein feines Pulver, dessen Brauchbarkeit durch Prüfung der Dampfresistenz erwiesen werden muß. Hierzu werden Mengen von 1—2 g in kleine Briefchen aus doppelt gelegtem Fließpapier verpackt und im Kochschen *Dampftopf* oder im Ohlmüllerschen *Apparat* dem strömenden Wasserdampf ausgesetzt. Der erste ist ein Metalltopf mit aufsetzbarem Deckel, in dem eine Öffnung zum Abzug des Dampfes angebracht ist. Über dem auf dem Boden des Topfes befindlichen Wasser ist ein Sieb angebracht, auf dem das zu entkeimende Gut liegt. Der Ohlmüllersche Apparat ist eine Kochflasche, auf der ein Glasaufsatz angebracht ist, in dem sich das auf seine Dampfresistenz zu prüfende Objekt und ein Thermometer befinden. In stündlichen Abständen werden Briefchen entnommen und ihr Inhalt in flüssigen Nährböden aerob und anaerob 10 Tage lang bebrütet. Erweist sich die Resistenz der Erdsporen größer als 20 h, so ist die Sporenerde als Testobjekt zu gebrauchen. In Flaschen trocken aufbewahrt, hält sich Sporenerde unbegrenzt lange.

Zur *Prüfung der Autoklaven* werden Briefchen mit 1—2 g Sporenerde so im Sterilisationsgut verteilt, daß sie die keimtötende Wirkung im freien Dampf und an den ungünstigsten Stellen ,im Innern des Sterilisiergutes, in Wäschepaketen und Verbandstofftrommeln, zu beurteilen gestatten. Bei größeren Autoklaven werden 10—20 Testobjekte eingelegt. Zur Erfolgsprüfung wird die Sporenerde 1—2 Wochen in Bouillon und Leberbouillon bebrütet und nach dieser Zeit mit den üblichen bakteriologischen Methoden Sterilität oder Wachstum festgestellt.

Bestehen Zweifel über die im Innern des Sterilisationsgutes erreichten Temperaturen, so können diese außer durch *Thermoelemente* durch *Maximal-* oder *Schmelzthermometer* kontrolliert werden. Die mit Substanzen verschiedener Schmelzpunkte (Phenanthren 98—100⁰, Brenzkatechin 104⁰, Resorcin 110⁰, Antipyrin 112⁰, Bernsteinsäureanhydrid 120⁰ C) beschickten STICHERschen *Röhrchen* werden so in das Sterilisationsgut eingelegt, daß sich ihre Füllung oben befindet. Wird die Schmelztemperatur erreicht, so findet sie sich nach beendetem Arbeitsgang im unteren Teil der Röhrchen. Brauchbar sind auch *Quecksilberkontaktthermometer* oder Thermometer, in denen bei bestimmten Temperaturen *schmelzende Metallegierungen* eine Alarmvorrichtung betätigen.

Den Dampfautoklaven ähnliche Apparaturen werden auch zur Sterilisation in *auf 120⁰ C erhitztem Wasser* benützt. Selbstverständlich eignen sie sich nur für Instrumente, nicht aber für Wäsche und Verbandstoffe. Bei Füllung mit 1%iger Sodalösung werden native Erdsporen bei 120⁰ C in etwa 4 min abgetötet. Um mehrfache Sicherheit zu erzielen, wird man, ähnlich wie beim Dampfautoklaven, die Sterilisationszeit, d. h. die Zeit nach Erreichen von 120⁰ C und 1 Atü, auf 10—15 min ausdehnen. Da jedoch bei dieser Art der Sterilisation keine Luftaustreibung stattfinden muß und bei Messung der Wassertemperatur ein thermisches Nachhinken nicht zu befürchten ist, kann die Sterilisationstemperatur schnellstmöglich erreicht werden. Dadurch wird der einzelne Sterilisationsgang stark verkürzt, besonders dann, wenn laufend sterilisiert wird und die Temperatur jeweils nur von etwa 100⁰ auf 120⁰ C erhöht werden muß.

Für die *Sterilisation mit heißer Luft* sind die bei feuchtem Milieu wirkungsvollen Temperaturen um 120⁰ C unzureichend. Um sichere Abtötung aller Mikroorganismen zu gewährleisten, also Sporenerde der Resistenzstufe 3 keimfrei zu machen, müssen 180—200⁰ C mindestens 20 min an jeder Stelle des Sterilisiergutes einwirken. Da dies wegen der schlechten Durchdringungskraft trockener Wärme technisch nicht leicht zu erreichen ist, wird die Sterilisierzeit meist auf etwa 1 h und mehr ausgedehnt.

Für die Anwendung trockener Hitze sind verschiedene Apparatetypen verfügbar. Die älteren, *gasbeheizten Geräte* haben den Nachteil, daß sie sich langsam erwärmen, und infolge ungünstiger Möglichkeiten der Wärmeführung eine gleichmäßige Lufterhitzung, besonders bei größeren Apparaten, nur schwer erzielt werden kann. Diese Unzulänglichkeiten sind durch die modernen, *elektrisch beheizten Geräte* weitgehend vermieden. Aber auch diese arbeiten um so besser und zuverlässiger, je kleiner der zu erhitzende Luftraum ist. Schwierigkeiten bereitet immer noch der Betrieb von größeren Typen, da hier die Temperaturverteilung ungleich ist und die Angaben der Meßinstrumente nicht für jeden Punkt des Sterilisationsraumes gelten. Wieweit sie sich in Zukunft durch Einbau einer kräftigen *Luftumwälzung*, die auch der rascheren Erwärmung des eingebrachten Gutes dienlich wäre, betriebssicher gestalten lassen, ist eine Frage der technischen Entwicklung.

Die *Anwendung der Heißluftsterilisatoren* beschränkt sich auf unverbrennbares Material, wie Glas, Porzellan, Emaille, sowie auf Injektionsspritzen, soweit sie ausdrücklich für die Sterilisation bei hohen Temperaturen als geeignet bezeichnet sind. Die Sterilisationsdauer beträgt je nach der Beschaffenheit des Sterilisiergutes und der Zuverlässigkeit der Apparatur nach Erreichen von 180—200° C $^1/_2$—2 h. Dieser Beanspruchung sind Verbandstoffe, Binden, Mull und Watte, ferner Wäsche, sowie Gegenstände aus Gummi nicht gewachsen. Auch können wäßrige Lösungen und Alkohol nicht auf diese Weise sterilisiert werden, da sie verdampfen würden oder die Behälter bei festem Verschluß dem Druck nicht standhalten würden. Dieser beschränkten Anwendungsmöglichkeit steht der Vorteil gegenüber, daß die sterilisierten Gegenstände beim Verlassen der Apparatur trocken sind und daß Spritzen, Nadeln und kleinere Instrumente in geschlossenen Behältern keimfrei gemacht werden können, so daß auch bei nicht alsbaldiger Verwendung eine sterile Aufbewahrung über längere Zeit möglich ist.

Die *ständige Überprüfung der Heißluftsterilisatoren* im laufenden Betrieb ist sehr einfach und billig: Bei jedem Sterilisationsgang werden an verschiedenen Stellen kleine Fließpapierstreifen deponiert. Sind sie nach beendeter Sterilisation leicht gebräunt, so sind erfahrungsgemäß alle Bakterien und ihre Sporen sicher abgetötet. Soll dies durch die biologische Probe bestätigt werden, können Briefchen mit nativer Sporenerde an verschiedenen Stellen in die Apparatur eingelegt und anschließend auf Sterilität untersucht werden (s. S. 761).

Temperaturen über 200° C können zur Keimabtötung nur verwendet werden, wenn es sich um wertlose Gegenstände handelt, deren Vernichtung keinen oder nur geringen wirtschaftlichen Schaden bringt. Für solche ist allerdings *die Flamme* das beste und sicherste Sterilisationsmittel. Strohsäcke, Verbandzeug, wertlose, von Infektionskranken benützte Bücher und Zeitschriften werden am besten verbrannt. Auch die Einäscherung der Leichen ist in Seuchenzeiten ein Schutz gegen eine Verbreitung der Krankheitserreger. Im bakteriologischen Laboratorium schließlich ist ohne das *Ausglühen* der Platinösen und -Nadeln und ohne das *Abflammen* der Öffnungen der Kulturgefäße ein einwandfreies Arbeiten undenkbar. Die weitverbreitete Methode dagegen, infizierte, unverbrennbare Gegenstände, wie Tischplatten oder Instrumente, mit Alkohol zu übergießen und anzuzünden, tötet nicht einmal vegetative Formen mit Sicherheit. Will man die Flamme als Sterilisationsmittel gebrauchen, so müssen infizierte Gegenstände etwa $^1/_2$ min mit dem Bunsenbrenner abgeflammt werden.

Temperaturen von 100° C und darüber werden auch zur *Haltbarmachung von Nahrungsmitteln* verwendet. Im Haushalt hat das *Weck-Verfahren* weite Verbreitung gefunden. Bei ihm werden mit Fleisch, Obst oder Gemüse gefüllte Gläser durch einen Deckel mit dazwischen gelegtem Gummiring verschlossen. Sie werden für eine bestimmte Zeit im „Weck-Apparat" in erhitztes Wasser gestellt, wobei sich die Luft in ihrem Innern ausdehnt und zwischen Gummiring und Deckel entweicht. Ein Eindringen von Luft ist wegen der Ventilwirkung des Verschlusses nicht möglich. Keimfreiheit, also Sterilität des Inhalts, läßt sich bei den 100° C nicht übersteigenden Temperaturen nicht erreichen, obwohl der Ausdruck „sterilisieren" für dieses Verfahren weit verbreitet ist. Doch zeigen die guten Erfolge des „Einweckens", daß die erzielte *Keimarmut* praktisch ausreicht, um über einige Monate hinweg die Haltbarkeit der Konserve zu gewährleisten. Kommt es infolge fehlerhafter, zu warmer Lagerung oder anderer Gründe zu einer stärkeren Vermehrung der Mikroorganismen, so „gehen die Gläser auf". Durch die beim Bakterienstoffwechsel entstehenden gasförmigen Produkte wird der Unterdruck ausgeglichen, wodurch sich die sonst nur schwer entfernbaren Deckel leicht abheben lassen. Oft, aber nicht immer, zeigt auch unangenehmer oder ausgesprochen stinkender Geruch die Verderbnis der Konserve an. Der Inhalt solcher Gläser darf unter keinen Umständen verzehrt werden, *auch nicht nach nochmaligem Erhitzen.*

Ähnlich in seiner bakterientötenden Wirkung ist das *„Einkochen"* oder *„Einmachen"* von Obst und Beeren. Auch hier handelt es sich um die Erzielung einer *Keimarmut,* die zu einem Gleichgewichtszustand zwischen der Vermehrungstendenz der Mikroben und den wachstumshemmenden Eigenschaften (Zucker, Säure) der Konserve führt. Bei hohen Ausgangskeimzahlen, durch zu kurzes Kochen oder durch Lagerung bei hohen Temperaturen wird das Gleichgewicht gestört, die Konserve gärt oder schimmelt. Nach Entfernung des zunächst oberflächlichen Schimmelbelags und nach erneutem Aufkochen ist die Genußfähigkeit dieser Nahrungsmittel meist wieder hergestellt. Gesundheitsschädigungen brauchen nicht befürchtet zu werden.

In der Konservenindustrie hat das *Eindosen,* schon im Jahre 1809 anläßlich eines Wettbewerbs zur Schaffung einer haltbaren Truppenverpflegung von dem französischen Koch *Nicolas Appert* erfunden, alle anderen Verfahren überflügelt. Die verwendeten Abtötungstemperaturen liegen meist über 100⁰ C und sind für die einzelnen Nahrungsmittel empirisch festgelegt. Sie sind so gewählt, daß bei möglichster Keimarmut Aussehen, Geschmack und Konsistenz nur in unvermeidbarem Maße beeinträchtigt werden. Wirkliche Keimfreiheit ist nur bei Konserven für Heereszwecke vorgeschrieben, bei allen anderen hängt der Grad der Keimarmut, ähnlich wie bei der medizinischen Sterilisation, von der Ausgangsverunreinigung der Konserve, von der Höhe der Temperatur, von der Länge der Einwirkungszeit und von der Beschaffenheit des Nahrungsmittels ab. Die gelegentlich getroffene Unterscheidung einer „praktischen Sterilität" und einer „absoluten Sterilität" ist zu verwerfen, da sie der Bedeutung des Begriffes Sterilität widerspricht und unklare Verhältnisse schafft.

Dosenkonserven, in denen Keimfreiheit nicht erzielt wurde, können nach unsachgemäßer Lagerung bei höheren Temperaturen durch die Vermehrung und biologische Tätigkeit der Mikroorganismen *„Bombagen"* aufweisen. Durch die gasförmigen Stoffwechselprodukte (Kohlensäure, Fäulnisgase) werden Boden und Deckel der Dosen uneindrückbar vorgetrieben. Meist findet man in ihrem Inhalt grampositive Sporenbildner, deren Dauerformen als Zeichen einer ungenügenden Wärmebehandlung den Sterilisationsprozeß überstanden. Zu niedrige Temperaturen, zu kurze Einwirkungszeiten oder bei großen Dosen das thermische Nachhinken ihres Inhalts können die Ursache sein. Werden dagegen Nichtsporenbildner angetroffen, so handelt es sich entweder um eine völlig unzureichend vorbehandelte Konserve oder die Keime sind nach dem Sterilisationsprozeß durch Undichtigkeiten der Dose eingedrungen. Die meist durch fehlerhafte Herstellung des Falzes bedingten, sehr kleinen Undichtigkeiten verkleben später und ermöglichen so die Bombage.

Mit Recht gefürchtet sind Verunreinigungen mit *Keimen aus der Salmonellagruppe,* die zu explosionsartig auftretenden Nahrungsmittelvergiftungen führen können (s. S. 482). Ein weit unglücklicheres Ereignis ist die Infektion mit dem sporenbildenden *Bacillus botulinus* (s. S. 540), der ein außerordentlich starkes Gift produziert, dessen Aufnahme vom Intestinaltrakt aus schwere Krankheit und in hohem Prozentsatz den Tod verursacht. Sowohl Fleisch- als auch Obst- und Gemüsekonserven sind einer solchen Infektion ausgesetzt, weil der Bacillus botulinus im Kot der Haustiere und in gedüngter Erde weit verbreitet ist. Auch von sonst verhältnismäßig harmlosen Keimen, wie Staphylokokken, Coli- und Proteusbakterien, können gelegentlich Vergiftungen ausgehen (s. S. 495).

Obwohl nicht jede Bombage eine gesundheitsschädigende Veränderung der Konserve anzeigen muß, *ist doch der Inhalt aller bombierten Dosen grundsätzlich vom Verzehr auszuschließen*, da mit den dem Verbraucher zur Verfügung stehenden Mitteln seine Unschädlichkeit nicht geprüft werden kann. Auch eine Verfütterung an Tiere ist unstatthaft, da diese ebenfalls erkranken können. Beim Botulismus können sogar sekundäre Massenerkrankungen auftreten, wenn in Geflügelbeständen in den Kadavern der primär befallenen Tiere Fliegenlarven (Chrysops) sich mit dem Botulinusgift beladen und von anderen Tieren gefressen werden.

Bombagen können allerdings auch ohne Zutun von Mikroorganismen durch *chemische Umsetzungen* entstehen. Besonders Schwarzblechdosen sind bei schlechter Vernierung (Einbrennen von Lack) der Korrosion durch Fruchtsäfte ausgesetzt. Hierbei entsteht Wasserstoff, der die Dose auftreiben kann. Die Verwendung von verzinnten Dosen („Weißblechdosen") oder von Schwarzblechdosen mit ausreichender Vernierung schützt weitgehend gegen diesen Fabrikationsfehler.

Von diesen echten Bombagen sind die durch mechanische Einwirkung zustande kommenden *Pseudobombagen* („Federn", „Flattern") zu unterscheiden. Durch unpflegliche Behandlung können die Dosen seitlich eingedrückt und dadurch Boden und Deckel vorgewölbt werden. Auch bei zu geringen Blechstärken und starker Luftfüllung kann bei höheren Temperaturen die Ausdehnung des Doseninhalts eine Bombage vortäuschen. Von den echten Bombagen sind die Pseudobombagen dadurch zu unterscheiden, daß sich die vorgewölbten Teile leicht eindrücken lassen, um dann eventuell wieder in ihre alte Lage zurückzufedern.

Sterilitätsprüfungen der Konserven werden mit den üblichen bakteriologischen Methoden, eventuell nach mehrtägiger Bebrütung der ungeöffneten Dose bei 37° C vorgenommen. Die *Leistungsfähigkeit der zur Herstellung verwendeten Apparaturen* wird am sichersten durch das künstliche Einimpfen von Keimen der drei Resistenzstufen in die Konserven und durch die bakteriologische Untersuchung nach dem üblichen Sterilisationsprozeß überprüft.

Filtration.

Ebenfalls ein rein physikalisches Verfahren, aber ungleich enger in seinen Anwendungsmöglichkeiten als die Hitzesterilisation, ist die *Filtration*. Meist findet sie bei Flüssigkeiten Anwendung, deren Zusammensetzung die weitaus einfachere und billigere Hitzebehandlung nicht verträgt. Sie ist die *schonendste Sterilisationsmethode*, läßt sich jedoch nur zur Entfernung von Bakterien gebrauchen. Viren gehen durch die Filter hindurch. Das Verfahren eignet sich deshalb auch zur Trennung dieser beiden Gruppen von Mikroorganismen.

Die technische Ausführung der Filter kann verschieden sein. Sie arbeiten jedoch immer nach dem Prinzip, daß in Flüssigkeiten suspendierte Teilchen von einer durch die *Porenweite des Filters* bestimmter Größe durch die Filtermasse zurückgehalten, kleinere Teilchen aber noch durchgelassen werden. Bei den viel gebrauchten BERKEFELD-*Filtern*, besteht die Filterkerze aus Kieselgur mit Magnesiumsilicat, bei den CHAMBERLAND-*Filtern* aus unverglastem Porzellan. Bei den SEITZ-*E.K.-(Entkeimungs-)Filtern* sind Platten aus Asbest, bei den SCHOTT-*Filtern* poröses Glas für die Zurückhaltung der Bakterien verantwortlich. Bei allen diesen Filtern werden die Bakterien zum größten Teil im Innern der Filtermasse absorbiert. Bei den ZSIGMONDY-*Filtern* dagegen wird die zu entkeimende Flüssigkeit durch dünne Nitrocellulosehäutchen gesaugt, während die corpusculären Elemente auf der Membran liegenbleiben. Hierin liegt ein Vorteil.

der sie z. B. zum Nachweis von Bacterium coli oder von pathogenen Keimen in Wasser und Abwasser geeignet macht (s. S. 493). Neben der Verwendung auf medizinischem Gebiet wird die Filtration in der Nahrungsmittelindustrie zur keimfreien Aufbewahrung von Getränken, wie Süßmosten und Bier, in großem Umfang verwendet.

Strahlende Energie.

Noch am Anfang der Entwicklung stehen Methoden, die Luft von Krankenräumen und Operationssälen durch *Ultraviolettbestrahlung* keimarm zu machen. Um Reizungen der Bindehäute zu vermeiden, dürfen die Lampen nur über Augenhöhe angebracht sein und nach oben strahlen. Durch die Luftbewegung, die in bewohnten Räumen immer vorhanden ist, werden nach und nach alle Luftpartien ihrer Wirkung ausgesetzt und die Keimzahlen erheblich vermindert. Ein besonderes Anwendungsgebiet ist die Erzeugung von „Ultraviolettschleiern" zur Verhinderung der „cross infection" (s. S. 773) auf Infektionsabteilungen von Krankenhäusern. Ohne besondere Isolierung des Patienten kann auf diese Weise eine aerogene Übertragung von Keimen weitgehend verhindert werden.

Trocknung.

Bei der Besprechung des Einflusses niedriger Temperaturen auf die Lagerfähigkeit von verderblichem Material war schon die Rolle der Feuchtigkeit für das Gedeihen von Mikroorganismen erwähnt worden. Diese benötigen zu ihrer Entwicklung eine Mindestwassermenge, die für Bakterien bei 96% und für Sproßpilze bei 77% relativer Feuchtigkeit liegt. Bei geringerem Wassergehalt ist Stoffwechsel und Vermehrung nicht mehr möglich. Auf dieser Beobachtung beruhen die *Konservierungsmethoden durch Wasserentzug*, die auch in primitiven Kulturen geübt werden. Das carne tessajo der Südamerikaner, der Pemikan der nordamerikanischen Indianer, der bei den ersten Polarexpeditionen (Fritjof Nansen) gesundheitserhaltende Dienste leistete, das in Graubünden als Spezialität hergestellte „Bündner Fleisch" mit eigenartigem, durch Bakterieneinwirkung hervorgerufenen Geschmack sind Beispiele für die Möglichkeit der *Trocknungskonservierung von Fleisch*.

Eine ungleich größere Rolle in der europäischen Ernährungswirtschaft spielt der *getrocknete Fisch*, der wegen der Gunst der klimatischen Verhältnisse vorwiegend in Norwegen für den eigenen Markt und in großem Umfang auch für den Export hergestellt wird. In der bewegten, bakterienarmen Luft der Küstengebiete waren es bis vor noch nicht langer Zeit kleinere Betriebe, die den *ungesalzenen Stockfisch* und den *gesalzenen Klippfisch* herstellten. Doch geht heute dieser Wirtschaftszweig immer mehr auf größere, mit modernen Maschinen ausgestattete Betriebe über. Um sich von der Witterung unabhängig zu machen, werden in steigendem Maße *künstliche Trocknungsverfahren* erprobt, die auch in Ländern angewendet werden können, in denen die klimatischen Voraussetzungen für die natürliche Trocknung fehlen.

Das Konservieren von *Obst, Gemüsen und Pilzen* durch Trocknen (Dörren) ist eine im Haushalt seit undenklichen Zeiten geübte Methode, die vegetabilienarme Winterzeit zu überbrücken. Auch dieses Verfahren wurde, bedingt durch die Notwendigkeiten der modernen Vorratswirtschaft im Frieden und im Kriege, industrialisiert und vervollkommnet.

In großem Maßstab werden heute aus *Eiern* und *Milch* haltbare Trockenprodukte hergestellt. Bezüglich ihrer gesundheitlichen Bedeutung sei auf die entsprechenden Kapitel verwiesen.

Eine Kombination physikalischer und chemischer Konservierungsmethoden ist das *Salzen* und *Pökeln*. Beide wirken durch osmotischen Wasserentzug ähnlich wie das Trocknen, indem sie der Konserve das für die Entwicklung der Mikroflora notwendige Wasser entziehen. Gleichzeitig wirkt der Salzgehalt wachstumshemmend und bis zu einem gewissen Grade bactericid.

Ähnliche Vorgänge spielen sich beim *Räuchern* ab. Die aus geschmacklichen und konservierungstechnischen Gründen gesalzenen oder gepökelten Fleischwaren und Fische können mit dem Kalträucherverfahren und dem Heißräucherverfahren behandelt werden. Die Konservierung beruht bei beiden Verfahren auf der wasserentziehenden Wirkung des Rauches, zu einem geringeren Teil auf der bakteriostatischen und bacteriden Wirkung der in ihm enthaltenen Verbrennungsprodukte, wie Kresol, Phenol und Formaldehyd. Sterilität wird nicht erzielt, eine Tatsache, die bei der Lagerung der Räucherwaren beachtet werden muß. Bezüglich der Einzelheiten muß auf die entsprechenden Kapitel verwiesen werden.

Chemische Mittel.

Säuerung.

Im weiteren Sinne zu den chemischen Konservierungsmitteln gehört die *Einsäuerung* bestimmter Nahrungsmittel. Sie beruht darauf, daß die meisten Mikroorganismen gegen Säuren empfindlich sind und entweder ihr Wachstum und ihren Stoffwechsel einstellen oder zum Teil sogar zugrunde gehen. Nur eine kleinere Gruppe von Säurebildnern verträgt hohe Aciditätswerte. Es sind diejenigen Keime, durch deren Stoffwechsel Milchsäure entsteht. Werden geeignete Nahrungsmittel durch ihre Tätigkeit gesäuert, so spricht man von natürlicher, *biologischer Säuerung*. Es ist bemerkenswert, daß Fleisch nicht durch diese Methode konserviert werden kann, da durch den unvermeidlichen Eiweißabbau giftige Produkte entstehen würden. Bei Warmblüterfleisch ist nur die künstliche Säuerung durch Essigzugabe im Haushalt gebräuchlich, um es wenige Tage zu konservieren und ihm einen besonderen Geschmack zu geben. Dagegen wird die *künstliche Säuerung* von Fischen und Fischzubereitungen industriell in großem Maßstab durchgeführt. Sie ist für die Versorgung weiter Bevölkerungskreise mit billigem tierischen Eiweiß unentbehrlich. Allerdings dient der Essigzusatz bei den je nach der Art der Zubereitung als Kalt-, Koch- oder Bratmarinaden bezeichneten Konserven nicht nur der Hemmung der Bakterienflora, sondern auch der Erzielung eines bestimmten Aromas. Dem Verderb sind am meisten die Kaltmarinaden ausgesetzt, während die bei der Zubereitung der Koch- und Bratmarinaden erzielten Temperaturen die Ausgangskeimzahlen bedeutend vermindern. Doch lassen sich auch hier bakterielle Verunreinigungen durch die nachträglich zugesetzten Gewürze kaum vermeiden. Nicht selten finden sich deshalb Bombagen, hauptsächlich durch aerobe und anaerobe Sporenbildner. Der Bacillus botulinus hat die Fähigkeit, noch bei verhältnismäßig hohen Säuregraden sein Toxin zu produzieren.

Vielseitig in ihrer Anwendung sind die *biologischen Säuerungen*. Bei ihnen entsteht unter besonderen Bedingungen als Stoffwechselprodukt von Mikroorganismen Säure, die das Wachstum unerwünschter Keime hemmt. Es liegt hier, ebenso wie bei der später zu erwähnenden alkoholischen Gärung, der interessante Fall vor, daß eine Konservierung nicht gegen die Kräfte der Natur, sondern mit ihnen selbst durchgeführt wird. Das bekannteste Beispiel ist die *Säuerung der Milch*, bei der durch die Tätigkeit von Milchsäurebakterien und der dadurch bedingten Entwicklungshemmung der Eiweißzersetzer ein besonders in der heißen Jahreszeit geschätztes, eiweißreiches Nahrungsmittel hergestellt wird. Jedoch ist Sauermilch unbekannter Herkunft nicht ganz ungefährlich, da in dem ungekochten Ausgangsprodukt mit dem Vorkommen pathogener Keime gerechnet werden muß. Diesen Nachteil vermeiden einige Sauermilchzubereitungen aus gekochter Milch, die in anderen Ländern seit undenklichen Zeiten üblich sind und auch zum Teil in Mitteleuropa übernommen wurden. Weite Verbreitung hat besonders der Genuß von *Yoghurt* gefunden. Zu seiner Herstellung wird Kuhmilch zunächst gekocht und dann mit Resten früherer Zubereitungen, oder, wie es heute meist geschieht, mit Reinkulturen von verschiedenen Säurebildnern beimpft. Unter diesen finden sich das Bact. bulgaricum, das Bact. Yoghurt und der Streptococcus thermophilus. Ähnliche Zubereitungen sind an vielen Orten, besonders im Orient, unter anderen Namen (Lebén, Huslanka, Mazun) bekannt.

Aus Kuh- oder Stutenmilch wird *Kefir* bereitet, eine Sauermilch, in der durch die Tätigkeit verschiedener Organismen Milchsäure, Kohlensäure und Alkohol entstehen. Ähnlich, jedoch aus roher Kuh- oder Stutenmilch hergestellt, ist *Kumys*, der durch einen bis zu 3% betragenden Alkoholgehalt berauschende Wirkung ausüben kann.

In der Gemüsevorratswirtschaft hat die *Einsäuerung vegetabilischer Nahrungsmittel* Bedeutung erlangt. Das für die menschliche Ernährung bekannteste Produkt ist das Sauerkraut, das sowohl im Haushalt als auch im Großbetrieb hergestellt wird. Das beim „Einschlagen" sich entwickelnde Bact. acetylcholini entwickelt Milchsäure und Acetylcholin. Die Fäulniskeime und Schimmelpilze werden dadurch gehemmt. In der Landwirtschaft werden durch *Silageverfahren*, die ebenfalls auf dem Prinzip der Einsäuerung aufgebaut sind, Futtermittel für mehrere Monate konserviert und ihr Nährwert erhalten.

Ebenfalls in die Gruppe der biologischen Schutzmaßnahmen gegen unerwünschtes Bakterienwachstum gehört die *alkoholische Gärung* zuckerhaltiger Getränke, eine seit ältesten Zeiten geübte Methode, deren Beliebtheit allerdings nicht nur aus Konservierungsgründen zu erklären ist. Der künstliche Zusatz von Alkohol wird kaum geübt. Nur zur Konservierung süßer Südweine (Portwein, Sherry), bei denen wegen des hohen Zuckergehaltes die Gärung unterbrochen werden muß, erweist er sich als notwendig. Die Konservierung von Früchten mit Alkohol ist auf wenige Delikatessen beschränkt.

Konservierungsmittel.

Die Überleitung zu den *chemischen Keimtötungsmitteln* im engeren Sinne, den Desinfektionsmitteln, bilden die Stoffe, die in manchen Zweigen der Nahrungsmittelindustrie den Dauerwaren zur Wachstumshemmung der Mikroben zugesetzt werden. Ihre Verwendung ist gesetzlich geregelt. Alle Mittel, die die menschliche Gesundheit schädigen, sind in Deutschland verboten, alle anderen unterliegen als verfälschende Zusätze der Kennzeichnungspflicht.

Viel gebraucht zur Konservierung von Fischkonserven und Eierkonserven ist die *Borsäure*, die eine recht gute Wirkung gegenüber Schimmelpilzen entfaltet, aber in den verwendeten Konzentrationen (0,5—0,75 g % bei Seetieren, 0,9—1,5 g % bei Eiern) Bact. coli, Bact. typhi und Bakterien der Enteritisgruppe höchstens hemmt, aber nicht abtötet. Dies ist im Hinblick auf die weite Verbreitung von Keimen der Breslau- und GÄRTNER-Gruppe in Enteneiern wichtig. Unter den organischen Konservierungsmitteln ist das *Hexamethylentetramin* beliebt. Es entwickelt seine bactericiden Eigenschaften durch die langsame Abspaltung geringer Mengen von Formaldehyd. Die *Benzoesäure* und ihre Derivate sind schon in geringen Mengen stark bakteriostatisch und werden vom Organismus, gepaart mit Glykokoll, leicht ausgeschieden. In saurem Milieu hemmen schon 0,1—0,3% das Wachstum von Salmonellen und anderen Darmkeimen. Auch die Entwicklung des Bac. botulinus wird hintangehalten. *Salicylsäure* ist ein im Haushalt zur Konservierung von Früchten verwendetes Mittel.

Desinfektionsmittel.

Unter den *Desinfektionsmitteln* im engeren Sinne werden diejenigen chemischen Agentien verstanden, die in der Seuchenbekämpfung und Infektionsverhütung zur Abtötung pathogener Mikroorganismen dienen. Leider gibt es keine universal wirkenden Präparate, die gleichermaßen bei allen vorkommenden Erregern und bei allen Fällen der Bekämpfung und Prophylaxe anzuwenden wären. Aber auch die für bestimmte Zwecke angepriesenen Mittel sind durchaus noch nicht als ideal zu bezeichnen. Es rührt dies daher, daß die *Anforderungen an ein wirksames Desinfiziens* mannigfacher Art sind und sich nur schwer miteinander in Einklang bringen lassen. Dies gilt besonders für die Eigenschaften, *daß es Mikroorganismen noch in starken Verdünnungen rasch und sicher abtöten, aber für den Menschen oder für Tiere nur wenig oder gar nicht giftig sein soll.* Leichter zu erfüllen sind die Anforderungen, daß es *leicht und klar löslich, möglichst geruchlos, licht- und luftbeständig und auch bei längerem Gebrauch nicht hautreizend sei.* Je nach dem stärkeren Hervortreten der einen oder anderen Eigenschaft eignen sich die Mittel für verschiedene Zwecke. So wird bei der *Grobdesinfektion* von Aborten, Gruben und Latrinen, von Müll und Mist, aber auch von Räumen, die nicht von Menschen bewohnt werden, der starke, ja sogar unangenehme oder die Schleimhäute reizende Geruch eines Mittels in Kauf genommen, wenn nur die Wirkung verbürgt ist und sich die Kosten eines solchen Grobdesinfektionsmittels niedrig belaufen. Höhere Ansprüche werden an die *Raumdesinfektionsmittel* gestellt, die zur Abtötung pathogener Keime in Krankenzimmern und auf Gebrauchsgegenständen aller Art, sowie in Stuhl, Urin und Erbrochenem dienen. Zur *Feindesinfektion* schließlich sind nur solche Chemikalien zu gebrauchen, die die Haut nicht reizen, die empfindliche Gegenstände, wie ärztliche Instrumente, Textilien, Leder und Pelze nicht schädigen, deren Geruch nicht über Gebühr als lästig empfunden wird, was bei der starken Haftfähigkeit vieler Mittel nicht unwesentlich ist, und schließlich, daß sie rasch und sicher wirken, so daß lange Einwirkungszeiten entbehrlich sind.

Die Zahl der chemischen Gruppen, die gute Desinfektionsmittel liefern, ist relativ klein. Oft sind es nur geringe Unterschiede, die die einzelnen Abkömmlinge auszeichnen. Groß ist die Zahl der *Phenolderivate*, die aus Steinkohlenteer destilliert werden. Wegen ihrer schlechten Löslichkeit in Wasser werden sie meist in Laugen oder Seifen gelöst. Ein billiges Entseuchungsmittel ist die 5%ige *Kresolseifenlösung*, die entweder durch Auffüllen von 50 cm³ konzentrierter Kresolseifenlösung auf 1 l Wasser hergestellt wird oder durch Auflösen von 25 Teilen Schmierseife in 950 Teilen heißen Wassers und Hinzufügen von 25 Teilen Rohkresol. Der unangenehme Geruch macht sie nur für die Grobdesinfektion geeignet. Chemisch verwandt mit ihr sind Äthrol, Alkalysol, Bactol und Bazillol, die, wie auch Parmetol, Sagrotan, Saprol, Tusputol u. a., durch die Einführung von Chlor wirksamer, weniger giftig und angenehmer im Geruch sind. Je nach den Ansprüchen werden diese Verbindungen für die Raum- oder Feindesinfektion verwendet. Für die Abtötung von Tuberkelbakterien eignen sich unter anderen Alkalysol, Bactol, TB-Bazillol und Sagrotan meist in 5%iger Konzentration.

Auf anderer chemischer Grundlage entstanden die *quarternären Ammonium-basen* Zephirol, Quartamon, Desogen. Ihre gute Bactericidie, ihr nicht unangenehmer Geruch und ihre Reinigungskraft machen sie zu beliebten Händedesinfektionsmitteln. Werden ärztliche Instrumente in Zephirol eingelegt, so müssen sie durch Zusatz von 2,5 g Natrium nitrosum zu 1 l gebrauchsfertiger Zephirollösung vor Rost geschützt werden. Bei Quartamon sind rostverhütende Stoffe bereits in der Lösung enthalten. Bei Anwesenheit von Seife büßen diese Desinfizientien jedoch ihre keimtötende Wirkung ein. Ebenso wirkt sich die Anwesenheit von Eiweißstoffen, von Blut oder menschlichen Ausscheidungen ungünstig aus. Ihre Verwendbarkeit wird dadurch erheblich eingeengt.

Die für die Grobdesinfektion geeignete *Kalkmilch* kann auf zwei Arten hergestellt werden. Entweder wird als Ausgangsprodukt *gebrannter Kalk* in einem geräumigen Gefäß vorsichtig mit der gleichen Menge Wasser besprengt, wobei darauf zu achten ist, daß keine Spritzer in die Augen gelangen. Von dem entstehenden Pulver wird 1 Teil mit 3 Teilen Wasser vermengt. Steht gebrannter Kalk nicht zur Verfügung, so leistet *Kalk aus der Grube* gleiche Dienste. Ein Teil davon wird mit 3 Teilen Wasser vermengt. Die Kalkmilch ist immer frisch zuzubereiten und vor Gebrauch zu schütteln. Sie ist überall anwendbar, wo ihre Farbe nicht stört: in gekalkten Wohnungen, Ställen und Kellern, auf Höfen und Straßen, in Abortgruben und Latrinen und schließlich für die Desinfektion von Badewässern, Stuhl, Urin und Erbrochenem. Sinn- und zwecklos ist es, Kalk in Pulverform trocken zu verstreuen, wie man es vielfach beobachten kann.

Ein starkes Desinfektionsmittel ist das *Chlor*, das in verschiedener Form verwendet wird. Billig und deshalb für die Grobdesinfektion geeignet ist der *Chlorkalk*, dessen leichte Zersetzbarkeit allerdings eine längere Lagerung ausschließt. Er muß dunkel und möglichst unter Luftabschluß aufbewahrt werden. Er ist nur bei stechendem Geruch zur Anfertigung der jeweils vor Gebrauch frisch herzustellenden *Chlorkalkmilch* geeignet, wobei man zu 1 l Chlorkalkpulver unter ständigem Rühren 5 l Wasser gibt. In Mengen von etwa 0,2% Abwasser, Badewasser oder Abortgruben zugesetzt, desinfiziert sie zuverlässig. Ebenso ist sie geeignet für die Entseuchung von Steinfußböden, Ställen und Höfen, also überall dort, wo die Gefahr einer Materialschädigung nicht besteht und der unangenehm stechende Geruch nicht stört.

Etwas höheren Ansprüchen genügt *Caporit*, ein weißgraues Pulver, das etwa 70% wirksames Chlor enthält. Es ist ebenso wie Chlorkalk jeweils frisch vor Gebrauch in Lösung zu bringen. Bei einer Konzentration von 0,2% bedarf es einer Einwirkungsdauer von mindestens 15 min. Sein Anwendungsgebiet entspricht etwa dem des Chlorkalks.

Haltbarere Handelspräparate sind *Chloramin*, *Clorina* und *Mianin* mit etwa 25% Chlorgehalt. Sie teilen mit *Caporit* und *Chlorkalk* die Ungiftigkeit, halten sich aber im Gegensatz zu diesen, in dunklen Flaschen aufbewahrt, als Stammlösungen längere Zeit. Ihre Wirkung ist etwas geringer. Wegen ihrer Ungiftigkeit können sie zur Entseuchung von Trinkwasser benützt werden. Billiger ist *Rohchloramin*, das etwa 20% Chlor enthält. Auch für diese Präparate bedeutet es sinnlose Vergeudung, wenn man sie trocken anzuwenden versucht.

Zur Aufbereitung von Trinkwasser und zur Desinfektion von Schwimmbädern wird meist das in Druckflaschen gelieferte *Chlorgas* verwendet, das dem Wasser mit besonderen Apparaten in Konzentrationen von etwa 0,05—0,2 g/m³ beigemengt wird. Dabei entsteht als wirksames Agens unterchlorige Säure, ferner Salzsäure, die sich mit den Härtebildnern des Wassers zu Chloriden umsetzt: $Cl_2 + H_2O = HOCl + HCl$ (s. S. 216).

Aus der Reihe der Alkohole ist der *Äthylalkohol* zur Desinfektion der Hände beliebt. Er wird allerdings in seiner Wirkung meist überschätzt. Die beste Bactericidie entfaltet er in einer Konzentration von 70% (70 Gewichtsteile = 77 Raumteile); 96%iger Alkohol ist unbrauchbar. Seine Vorteile sind die gute Durchdringungskraft für die Haut und die gerbende Wirkung. Außerdem verdunstet er restlos, ohne lästigen Geruch zu hinterlassen. Seine bactericide Kraft ist gegen vegetative Formen gut, gegen Sporen jedoch wirkungslos; noch nach Einwirkungszeiten von Monaten und Jahren bewahren diese darin ihre Keimkraft. Abzulehnen ist die Verwendung von Alkohol zur Keimfreimachung von Injektionsspritzen und Nadeln oder zu ihrer Aufbewahrung nach einwandfreier Sterilisation. Da er Gasbrandsporen enthalten kann, muß mit der Möglichkeit einer Infektion der Spritzen gerechnet werden. Zahlreiche Gasbrandinfektionen nach Einspritzungen werden auf die Unkenntnis dieser Zusammenhänge zurückgeführt (s. S. 535).

Formalin ist eine 35—40%ige Lösung des gasförmigen Formaldehyds in Wasser. Es riecht stechend. Zeigt die Flüssigkeit trotz Aufbewahrung in dunklen Flaschen weiße Niederschläge von Paraformaldehyd, so ist ihre Desinfektionskraft vermindert oder aufgehoben. Formaldehyd wird 1—2%ig (50 cm³ Formaldehydlösung mit Wasser auf 1 l aufgefüllt) zur Scheuerdesinfektion verwendet. Ferner dient er zur Raumdesinfektion (s. S. 772). Empfindliche Textilien, Lederwaren und Pelze können in *Formalinvakuumgeräten* entseucht werden, in denen bei richtiger Anwendung schonende Behandlung erzielt wird.

Jod ist ein starkes Desinfektionsmittel, wenn es als *Jodtinktur* in Alkohol 10%ig gelöst oder außerdem mit Wasser 1:1 verdünnt wird. Auch in Form der LUGOLschen *Lösung* (7% Jod + 3% Jodkalium in Alkohol) wird es zur antiseptischen Behandlung kleinerer Wunden und Verletzungen gern gebraucht. Beide Lösungen müssen in bakteriologischen Laboratorien zur *Infektionsverhütung* griffbereit vorrätig gehalten werden. Personen, die gegen Jod empfindlich sind, können *Sepsotinktur* benutzen, eine alkoholische Lösung von Brom und Bromverbindungen. Andere an Stelle von Jodtinktur verwendete Präparate sind Jodanatinktur, Dibromal, Jodomuc, Aquazid u. a.

Als Desinfektionsmittel kommt das *Sublimat* in Pastillen in den Handel, die gleiche Teile HgCl und NaCl enthalten und zur Unfallverhütung mit Eosin rot gefärbt sind. Es ist ein außerordentlich starkes Protoplasmagift, dessen bakterientötende Kraft durch die Anwesenheit von Eiweiß allerdings sehr beeinträchtigt wird. Sputum und eiweißhaltige Stoffe, Sekrete, Eiter, Stuhl und Blut, können deshalb nicht mit Sublimat entkeimt werden. In 1⁰/₀₀iger Lösung (1 Pastille zu 1 g auf 1 l Wasser) wird es zur Händedesinfektion verwendet.

Sind im Laboratorium durch einen Unglücksfall Krankheitserreger ins Auge gelangt, so wird wegen der geringen Reizwirkung zunächst mit 1⁰/₀₀igem *Quecksilberoxycyanid* (Hydrargyrum oxycyanatum) gespült und dann zur langanhaltenden Verstärkung der Wirkung 1⁰/₀₀ige *Oxycyanatvaseline* eingestrichen. Die bactericide Wirkung ist etwa gleich der von Sublimat.

Die *oligodynamische Wirkung* mancher Metalle, von Silber, Messing und Kupfer, d. h. ihre Fähigkeit, in geringen Spuren das Wachstum von Bakterien zu hemmen oder sie abzutöten, wird als Desinfektionsverfahren wenig angewandt. Auch zur Entkeimung von Trink- und Badewasser konnte es sich dem Chlor gegenüber wegen seines hohen Preises und der unsicheren Wirkung nicht durchsetzen. Doch dürfte die oligodynamische Wirkung mancher Metalle, wie Kupfer und Messing, unbeabsichtigt zur Selbstreinigung vieler, häufig durch Menschenhand berührter Gegenstände, von Handgriffen und Türklinken beitragen.

Mit Hilfe der chemischen Desinfektionsmittel lassen sich die *chirurgische Desinfektion* und die *Seuchendesinfektion* durchführen. Bei der erstgenannten werden die Hände des Operierenden und das Operationsfeld von pathogenen Keimen befreit und die Zahl der apathogenen Keime wesentlich vermindert. Sterilität der Haut kann nicht erzielt werden, da die Keime nicht nur oberflächlich, sondern in Spalten und Rissen, selbst in den Talgdrüsen sitzen. Da die Tiefenwirkung der meisten Desinfizientien beschränkt ist, werden diese Keime nicht geschädigt. Mit den Hautsekreten im Laufe der Operation herausgeschwemmt, können sie Anlaß zu gestörter Wundheilung geben. Sporen werden durch die üblichen Desinfizientien bei normalen Einwirkungszeiten nicht abgetötet.

Der Name SEMMELWEIS ist untrennbar mit dem Begriff der *Aseptik* verknüpft, *deren Ziel es ist, durch die Keimfreimachung von Händen, Instrumenten und Verbandstoffen jede Infektionsmöglichkeit einer Operationswunde zu vermeiden.* Er benützte dazu Chlorwasser. Für Instrumente und Verbandstoffe sind die Wege zu diesem Ziel die besprochenen physikalischen Verfahren, meist in Form des gespannten Wasserdampfes von 110—120° C, für geeignete Instrumente außerdem heiße Luft von 180—200° C, da diese allein mit der für chirurgisches Arbeiten ausreichenden Sicherheit Sterilität gewährleisten. Die durch die Unmöglichkeit der Sterilisation der Hände verursachte „Lücke in der Asepsis" wird durch den Gebrauch von *Gummihandschuhen* geschlossen, die mechanisch die keimhaltigen Sekrete der operierenden Hände vom Operationsfeld fernhalten. Trotz dieser Vorsichtsmaßnahme gilt für den Chirurgen die Regel, jede Infektion der Hände zu meiden und sie dadurch keimarm zu halten. Gegenüber der heute subtilst ausgebauten Aseptik tritt die von LISTER begründete *Antiseptik, die Behandlung der Wunden mit desinfizierenden Stoffen,* stark in den Hintergrund, dagegen erwacht die *Desinfektion der Raumluft,* die LISTER mit dem Carbolspray zu verwirklichen suchte, durch die Einführung der Aerosole (s. S. 773) und der Ultraviolettbestrahlung (s. S. 765) zu neuem Leben.

Seuchendesinfektion.

Die *Seuchendesinfektion* wird von Personen durchgeführt, die entweder hauptamtlich oder nebenamtlich den Beruf des *Desinfektors* ausüben. Ihre staatliche Anerkennung erhalten sie nach erfolgreicher Teilnahme an einem mehrwöchigen Desinfektorenkurs, wie sie an Hygienischen Instituten abgehalten werden. Ihre Tätigkeit ist an amtliche Vorschriften gebunden, deren Kenntnis durch den Pflichtbesuch regelmäßiger Wiederholungskurse erneuert wird. Dem behandelnden Arzt obliegen keine Desinfektionspflichten, doch hat er durch die vorgeschriebene Meldung beim Gesundheitsamt die Einleitung der notwendigen Maßnahmen zu ermöglichen. Die Desinfektoren sind für die *laufende Entseuchung* und die *Schlußentseuchung* verantwortlich. Die erste verfolgt das Ziel, alle Gegenstände, die das Krankenzimmer verlassen, ebenso alle *Absonderungen* und *Ausscheidungen* der Patienten, Blut, Eiter, Stuhl und Urin, Sputum und Erbrochenes, von pathogenen Keimen zu befreien und damit für andere Personen unschädlich zu machen. Suchen die Kranken *Aborte* auf, so sind auch diese ausreichend zu desinfizieren. *Abortgruben* werden mit den ihrer Größe entsprechenden Mengen von Desinfizientien versetzt. Es ist jedoch zu beachten, daß hierdurch die biologischen Vorgänge innerhalb der Abwässer empfindlich gestört werden, da die für den Abbau der organischen Substanz verantwortlichen Mikroben unter der Wirkung des Desinfektionsmittels ihre Tätigkeit einstellen. Die Stagnation des Abbaus, der sich normalerweise in einer weitgehenden Verflüssigung äußert, kann große Kosten verursachen. Dies ist auch der Grund, warum in Häusern mit Faulkammersystemen niemals Desinfizientien in die Aborte geschüttet werden dürfen. Solche gedankenlosen Handlungen haben oft weitreichende Folgen. Weiter werden von der laufenden Desinfektion die *Wäsche und Bettwäsche*, ferner Taschentücher, Handtücher und Verbandstoffe erfaßt. Vor dem Waschen sind sie zur Vermeidung jeglicher Gefährdung des Personals eine entsprechende Zeit in ein Desinfektionsmittel einzulegen. Ist der *Fußboden* aufwaschbar, so wird auch er in die laufende Entseuchung mit einbezogen. Täglich einmaliges Aufziehen mit einem guten Desinfektionsmittel genügt meist. Unter keinen Umständen darf der Boden trocken gekehrt werden, da der aufwirbelnde Staub zum Träger pathogener Keime wird. Ebenso sind alle *Gebrauchsgegenstände* der Kranken je nach ihrer Beschaffenheit mit einem geeigneten Verfahren zu behandeln. Daß zum persönlichen Schutz des Arztes und des Desinfektors das Tragen eines weißen, waschbaren *Schutzmantels* gehört, ist ebenso selbstverständlich wie die gründliche *Reinigung der Hände* nach Verlassen des Krankenzimmers in einer in unmittelbarer Nähe bereit gehaltenen, anerkannten Desinfektionsflüssigkeit.

Ist der Kranke genesen, gestorben oder in einen anderen Raum verlegt, so kann die laufende Entseuchung durch die *Schlußentseuchung* abgeschlossen werden. Ihr Ziel ist, das Krankenzimmer und alle Gegenstände, mit denen der Kranke in Berührung kam oder die sich in seiner Umgebung befanden, von pathogenen Keimen freizumachen. Die Schlußentseuchung kann in einfacher Form als *Scheuerdesinfektion* durchgeführt werden. In diesem Falle entspricht sie einer besonders gründlich durchgeführten laufenden Entseuchung. Sie ist ausreichend, wenn diese gewissenhaft durchgeführt wurde. Meist werden heute die Desinfektionsmittel durch *Sprühgeräte* auf alle zu entseuchenden Gegenständen fein verteilt. Zur Vervollständigung der Wirkung wird mit Lappen oder Bürste gründlich nachgerieben. Nur wenn besondere Gründe für die Notwendigkeit einer *erweiterten Schlußentseuchung* vorliegen, wird diese als *Raumentseuchung mit Formaldehyd-Wasserdampf* durchgeführt. In geeigneten Apparaturen (*Breslauer*-, FLÜGGE-, LINGNER-Apparaturen) werden Wasser und Formalin verdampft. Der Wasserdampf schlägt sich auf allen Gegenständen des Raumes nieder und bildet einen feuchten Film, in dem sich der Formaldehyd löst. Nach einigen Stunden Einwirkung sind die pathogenen Keime, die an den Gegenständen haften, vernichtet. *Gegen Tuberkelbakterien ist das Verfahren wirkungslos.*

Der Apparat wird möglichst frei im gut abgedichteten Raum aufgestellt, der Kessel mit der notwendigen Menge Wasser und Formalin beschickt und die Spiritusflamme entzündet. Da alle Einrichtungsgegenstände gleichmäßig der Dampfwirkung ausgesetzt sein müssen, sind vorher Schränke zu öffnen, Möbel von den Wänden abzurücken und Decken frei aufzuhängen. Eine Wärme von 20⁰ ist dem Desinfektionsvorgang am günstigsten. Gegebenenfalls sind deshalb die Räume vor der Entseuchung zu heizen. Doch müssen die Heizkörper bei Beginn der Desinfektion abgekühlt sein, da sich auf heißen Gegenständen die Dämpfe nicht niederschlagen. Auf 1 m³ Raum läßt man 30 g Wasser und 15 g Formalin verdampfen. An Stelle des in Wasser gelösten Formaldehyds (Formalin, Formol) können auch Formalinpastillen verwendet werden. Wie sehr die Güte der Abdichtung der Räume für den Erfolg der Entseuchung entscheidend ist, zeigt die Vorschrift, daß bei großer Infektionsgefahr, bei der dem Personal ein ausreichendes Abdichten des Raumes nicht zugemutet werden kann, die vierfache Menge Formalin verdampft werden muß.

Auch ohne Apparatur kann eine Raumentseuchung durch *chemische Entwicklung von Formaldehyd-Wasserdampf* durchgeführt werden. In einem weiten Gefäß aus Blech oder Ton werden für jeden Kubikmeter des zu entseuchenden Raumes 30 cm³ Formalin, 25 cm³ Wasser und 25 g Kaliumpermanganat gemischt. An Stelle des flüssigen Formalins wird auch Paraform verwendet, Formaldehyd in fester Form, dem zum besseren Ablauf der Reaktion 1% Soda beigefügt ist.

Zu 1 Teil Paraform-Soda gibt man 3 Teile kaltes Wasser und nach guter Vermengung $2^1/_2$ Teile Kaliumpermanganat. Nach etwa 10 min beginnt die Dampfentwicklung, während der ein Verspritzen der Flüssigkeit durch ein auf das Gefäß gelegtes, engmaschiges Sieb verhindert wird.

Ist die Entseuchung beendet, so wird der Formaldehyd, der sich durch stechenden Geruch bemerkbar macht, durch Ammoniakdämpfe neutralisiert. Es entsteht hierbei Hexamethylentetramin $[4\,NH_3 + CH_2O = (CH_2)N_4 + 6\,H_2O]$. Die Ammoniakdämpfe werden aus einem geeigneten Entwickler durch das Schlüsselloch eingeleitet. Für 1 m³ Raum rechnet man 25 g gebrannten Kalk, 15 g Salmiak und 15 cm³ heißes Wasser.

Noch im Stadium der Entwicklung ist die Raumluftdesinfektion mit *Aerosolen* von Propylenglykol, Triäthylenglykol oder Schwermetallen. Diese Stoffe werden zur Abtötung der in geschlossenen Räumen vorhandenen Keime in besonderen Apparaten bis zur Sättigung der Luft vernebelt. Unter Laboratoriumsbedingungen werden günstige Resultate erzielt, doch wird der Erfolg des Verfahrens in der Praxis noch zurückhaltend beurteilt. Auch gegen Viren scheinen Aerosole wirksam zu sein, da von Erfolgen bei der Masern-, Scharlach- und Windpockenbekämpfung berichtet wird. Die üblichen Desinfektionsmittel aus der Kresolreihe und die quarternären Ammoniumbasen eignen sich dazu nicht, da sie entweder zu giftig sind oder in Aerosolform nur geringe bactericide Wirkung entfalten.

Nach KLIEWE bewährt sich zur Abtötung von Staphylokokken und Streptokokken, von Diphtherie-, Coli- und Prodigiosumbakterien sowie von Milzbrandbacillen und ihren Sporen die Vernebelung einer Mischung von Äthylenglykol 35 cm³, Resorcin 25 g, 96%igem Alkohol 20 cm³ und Wasser 20 cm³ oder von Chloramin 3 g, Äthylenglykol 30 cm³, Alkohol 20 cm³, Wasser 50 cm³ oder Resorcin 25 g, Glycerin 35 cm³, Alkohol 20 cm³, Wasser 20 cm³.

Neben der Keimtötung für chirurgische Zwecke und für die allgemeine Seuchenbekämpfung gewinnen Bestrebungen immer mehr Raum, die *Verhütung der Superinfektion* in Krankenhäusern auf eine gesicherte theoretische Grundlage zu stellen. Leider ist es so, daß insbesondere Kinder, die auf Infektionsstationen verlegt werden, nicht selten zu ihrer Grundkrankheit eine weitere Krankheit erwerben. „cross infection" — ein Begriff, der sich aus dem englischen Sprachgebrauch herleitet und etwa so viel bedeutet wie Infektion aus verschiedenen Quellen — tritt unschwer ein, da auf Infektionsstationen kein Mangel an Keimträgern ist, empfängliche Individuen ebenfalls vorhanden sind und auch in einem gut überwachten Betrieb eine Vielzahl von Übertragungsmöglichkeiten besteht. Klinisch ist die „cross infection" nicht auf die Kinderkrankheiten beschränkt, sondern umfaßt Affektionen des Respirationstraktes und des Verdauungstraktes, sowie Wund- und Hautinfektionen. Durch den Ausbau der Typenlehre in der Mikrobiologie können heute Zusammenhänge zwischen den einzelnen Kranken unschwer geklärt werden.

Die Verhinderung der „cross infection", die eine genaue Kenntnis der Epidemiologie der Infektionskrankheiten, besonders aller Übertragungsmöglichkeiten zur Voraussetzung hat, ist nur zu einem kleinen Teil auf die physikalische und chemische Keimtötung aufgebaut. Wichtiger sind allgemeine hygienische Maßnahmen, die bei sinngemäßer Anwendung den Erfolg gewährleisten. Alles hängt deshalb davon ab, mit geschultem und erfahrenem Personal zu arbeiten, das die Grundbegriffe der Epidemiologie und Seuchenlehre beherrscht und aus diesem Wissen die Nutzanwendung zieht. Es muß strenge Regel sein, daß ohne Ausnahme alle mit Infektionskranken in Berührung kommenden Personen, Ärzte, Schwestern, medizinisch-technische Assistentinnen, gegebenenfalls auch Studenten sich in gleicher Weise an die gegebenen Regeln halten. Nichts wirkt gerade bei willigen Menschen entmutigender, als das schlechte Beispiel und die Nachlässigkeit anderer. Wie bei jedem hygienischen Handeln besteht der Lohn eines einwandfreien Arbeitens auch bei der Verhütung der Superinfektion darin, daß eben keine Zwischenfälle vorkommen, was allerdings meist nicht als Erfolg verbucht, sondern als selbstverständlich hingenommen wird.

Schrifttum.

BAUMANN, E.: Sterilisation und sterile Aufbewahrung von Spritzen und Hohlnadeln. Basel 1948. — DIEMAIR, W.: Die Haltbarmachung von Lebensmitteln und ihre Grundlagen. Stuttgart 1946. — HEISS, R.: Anleitung zum Frischhalten der Lebensmittel. Berlin 1945. — KIRSTEIN, F.: Leitfaden der Desinfektion. Berlin 1944. — KLIEWE, H.: Leitfaden der Entseuchung und Entwesung. Stuttgart 1943. — KONRICH, F.: Die bakterielle Keimtötung durch Wärme. Stuttgart 1938.

Öffentlicher Gesundheitsdienst.

Nur zögernd in großen Zeitabständen vorschreitend und mit langen Zeiten des Stillstandes entwickelte sich seit dem frühen Mittelalter aus dem *Heilwesen* ein *Gesundheitswesen*. Zu dem Bemühen, dem Erkrankten zu helfen, ihn zu heilen, den Siechen und Armen die Bürde ihres Daseins zu erleichtern, tritt spät erst ein Bestreben, dem *vorzubeugen*, daß die Gesundheit Schaden erleide. Der Gemeinschaft so günstige Lebensbedingungen zu schaffen, daß ein Höchstmaß von Gesundheit und eine hohe Lebenserwartung erreicht werde, dafür bringen die ersten Jahrhunderte der Neuzeit kaum mehr als vereinzelte Vorschläge, die gröbsten hygienischen Mißstände im öffentlichen Leben in Stadt und Land zu beseitigen. Zu ihrer Verwirklichung kommt es nur in bescheidensten Anfängen und selbst das „System einer vollständigen medizinischen Polizey" JOHANN PETER FRANKs (Mannheim 1779) blieb eine Predigt in der Wüste, zwar von einsichtsvollen Ärzten und Hochschullehrern der Medizin gerühmt und bewundert, von dem Gesetzgeber aber fast unbeachtet und schon nach wenigen Jahrzehnten so gut wie vergessen.

Gezwungen zu *hygienischem* Planen und Handeln wurde die Staatsführung der Kulturländer erst im 19. Jahrhundert, als in den unaufhaltsam wachsenden Industriestädten die darin sich lawinenartig zusammenballenden Menschenmassen, von Not und Elend ergriffen, auf ein menschenunwürdiges Niveau herabgedrückt wurden, und als in den gleichen Jahrzehnten eine von Asien hereinbrechende fremde Seuche, die Cholera, in diesen auf engem Raum zusammengepferchten Massen furchtbar wütete. Nun erst bedienten sich der „Public Health Service" Englands und der USA., der Dienst der „Santé publique" Frankreichs und der „Öffentliche Gesundheitsdienst" Deutschlands des wissenschaftlichen und technischen Werkzeugs, das dies Jahrhundert ihnen zur Verfügung stellte. Eine großartige, noch heute nicht haltmachende Entwicklung des Gesundheitswesens setzte ein, bei der sich schließlich die Kulturländer, in über alle Politik erhabenen Aufgaben zum Wohl der Menschheit wetteifernd, in großen internationalen wissenschaftlichen und staatlichen Organisationen zusammenfanden.

Es war ein weiter Weg bis hierher gewesen. An die Stelle der aus christlicher Nächstenliebe erwachsenden Verpflichtung, zu helfen, war im Mittelalter allmählich der soziale Gedanke getreten, der Obrigkeit liege die Sorge ob für die Kranken, Siechen und Armen, nun aber verknüpft mit der Auffassung, auch der Kranke selbst sei als Entgelt für die ihm gewährte Hilfe der Gemeinschaft verpflichtet. Früh erscheint die Forderung, die Gesellschaft dürfe von dem

Kranken einen Verzicht auf Rechte verlangen, die jedem zustehen, der keine Schuld auf sich geladen hat, auch den Verzicht auf eines seiner wertvollsten Rechte, seine persönliche Freiheit, falls nur so seine Mitmenschen von dem Los bewahrt werden könnten, das ihn selbst betroffen hatte.

Mit dem primitiven Versuch der Obrigkeiten, die gefürchteten Seuchen des Mittelalters, die *Lepra* und die *Pest*, einzudämmen, beginnt dies Eingreifen in die Rechte der Menschen im Belang der Gemeinschaft, das, was unter den später entwickelten Begriff der *Medizinalpolizei* fällt. Die Menschen hatten sich damit abzufinden, der Freiheit beraubt zu werden, sei es nur durch Isolierung während ihres Krankseins, sei es als Gesunde über 40 Tage durch die „Quarantäne", sei es für den Ablauf ihres Lebens, wenn ihr Leiden als unheilbar galt (Lepra).

Widerspruchslos haben sich die Menschen unter dem Eindruck der furchtbaren Leiden und Verheerungen, die jene großen Seuchen ihnen brachten, diesen Forderungen ihrer Obrigkeit unterworfen. Auch heute verwahrt sich kein Mensch etwa unter Berufung auf seine Menschenrechte, selbst wenn ihm durch Staatsverfassungen seine Freiheit als unantastbar verbürgt ist, gegen die national oder international geltenden Regeln der *Seuchenabwehr durch Isolierung der Kranken, der Ansteckungs- und Krankheitsverdächtigen*. Selbst eine so freiheitliche Verfassung wie die Deutsche Verfassung von Weimar bestimmte, daß zwar die Freiheit der Person unverletzlich sei, daß aber eine Beeinträchtigung und Entziehung der persönlichen Freiheit durch die öffentliche Gewalt auf Grund von Gesetzen zulässig sei.

Weit tiefgreifender und von unabsehbarer Bedeutung und Folgenschwere war die Entscheidung, daß unter dem Eindruck des Wütens einer seit Jahrhunderten die Menschen dezimierenden Seuche, der *Pocken*, es im vorigen Jahrhundert möglich wurde, durch Verordnungen und schließlich durch Gesetz die Menschen zu verpflichten, im Belang der Allgemeinheit einen *krankmachenden Eingriff* in ihren Körper zu dulden, sei es auch, um selbst dadurch vor einer Erkrankung geschützt zu sein, aber eben doch mit dem höheren Ziel, dem Wiedereinnisten der Seuche vorzubeugen. Bis dahin hatte, ebenso wie das Recht der Obrigkeit, den Schuldhaften an Leib und Leben zu strafen, das Recht des Schuldlosen als unantastbar gegolten auf die Unverletzlichkeit seines Leibes.

Diese Forderung aber blieb nicht unwidersprochen. Das Bestreben vieler Menschen, sie aufgehoben zu sehen, hat nie aufgehört und wird nie aufhören. Daß sie überhaupt unter dem frischen Eindruck der letzten großen Pockenepidemie von 1871—73 in Deutschland gesetzliche Kraft gewinnen konnte, lag einmal an diesem Zeitumstand, dann aber an der Einsicht des modernen, sozial fühlenden Menschen, hier werde eine Forderung an *alle* gestellt im Sinne der Verwirklichung des Wortes: „Einer für alle, alle für einen!"

Die Auffassung, der Staat habe ein Recht darauf, seinen Bürgern die Einimpfung von Krankheitserregern oder ihrer Produkte aufzuerlegen, erscheint so lange als gerechtfertigt, als diese Eingriffe in die körperliche Unverletzlichkeit keine andere Folge haben als bald vorübergehende, leichte Krankheitssymptome, „Reaktionen", die keine störenden Folgen hinterlassen. Stets aber zieht es weite Kreise und hat in einigen Ländern (Holland und England) die Staatsführung bewogen, so nicht geradezu gezwungen, den Impfzwang zu lockern oder sogar ganz aufzuheben, wenn an ein Impfverfahren schwere Krankheitszustände sich anschlossen oder gar der Tod als Folge der Impfung eintrat (Encephalitis post vaccinationem).

Nicht nur für die *Pockenschutzimpfung*, auch für die Schutzimpfungen gegen Zivilisationsseuchen (Scharlach und Diphtherie) ist also das Recht des

Staates nicht unbestritten, sie mit gesetzlichem Zwang durchzusetzen. Für das modernste dieser Impfverfahren, die *Tuberkuloseschutzimpfung mit dem BCG*, wird ausdrücklich die Freiwilligkeit anerkannt. Als freiwillig sind auch aufzufassen die Impfungen, die im internationalen Verkehr gefordert werden (Typhus, Ruhr, Cholera, Fleckfieber, Gelbfieber, Pocken). Für jeden besteht ja die Möglichkeit, auf den Grenzübergang zu verzichten. Wenn heute bei einem Seuchenausbruch eine Schutzimpfung gefordert wird, so kaum anders, als daß die *Gelegenheit angeboten* wird, sich impfen zu lassen. Dann findet sie in der Regel keinen Widerspruch, weil Furcht und Hoffnung die Bundesgenossen der staatlichen Autorität sind.

Über das Maß einer leichten Unpäßlichkeit hinaus sind die meisten Menschen nicht gewillt, einen Anspruch der Obrigkeit auf einen Eingriff in ihren Körper anzuerkennen. Eine Gefahr darf er nicht in sich schließen. Folgen, die ärztliches Handeln beanspruchen, soll er nicht haben. Eine Gefährdung des Lebens muß ausgeschlossen sein, selbst wenn von Tausenden Geimpfter nur einen dies Geschick trifft. Wird schon im Belang der Allgemeinheit das Recht auf Gesundheit und Unverletzlichkeit angetastet, das *Recht auf Leben* muß unangetastet bleiben. Zu diesem Recht aber gehört nach der Auffassung vieler Menschen auch das Recht auf ein Weiterleben über das individuelle Dasein hinweg in ihren Nachkommen.

Hier zieht das Fühlen und Rechtsempfinden der Menschen eine scharfe Grenze. Die Belange der Gemeinschaft mögen noch so schwerwiegend sein, mit dem erzwungenen Eingriff in das *Lebensrecht* überschreitet die Gemeinschaft, vertreten durch welche Staatsform es auch sei, ihren Auftrag, es sei denn, es gehe um das Weiterbestehen der Gemeinschaft als Ganzes. Wirtschaftlichen Belangen allein darf diese Bedeutung nie zugebilligt werden. Jene Grenze wird überschritten, wenn das uneingeschränkte Recht des Staates vertreten wird, über das Leben seiner Angehörigen zu entscheiden, und ganz gewiß, wenn als äußerste Konsequenz die Vernichtung lebensunwerten Lebens durch die sog. *Euthanasie* für rechtlich erzwingbar erklärt wird.

In nichts besteht aber eine Behinderung des Gesetzgebers, im Rahmen der kulturellen Gesamthaltung seiner Epoche die Möglichkeit zu schaffen zur Durchführung *freiwilliger Sterilisierung* unter den erforderlichen gesetzlichen Sicherungen, ja vielleicht auch unter gleichen Sicherungen der *freiwilligen* Beendigung des Lebens. Die Willensentscheidung in der Frage der Sterilisierung könnte bei Schwachsinnigen auf den Vormund oder das Vormundschaftsgericht übertragen werden.

Bis zu Beginn der Neuzeit sahen die Obrigkeiten es als ihre alleinige Pflicht an und glaubten sie zu erfüllen, wenn sie den Einzelnen und die Gesamtheit von Gefahren und Schädigungen zu bewahren sich bemühten, die *von Menschen für Menschen* ausgehen können. Erst die Neuzeit stellte sich die Aufgabe, den Einzelnen und die Gesamtheit auch zu schützen gegen *gefahrbringende Umstände ihrer Umwelt.* Die gesetzgeberische Tätigkeit der mittelalterlichen Obrigkeiten erschöpfte sich in Verordnungen über die Ausbildung, die Eigenschaften und die Pflichten der Ärzte, über die Abgrenzung ihres Arbeits- und Pflichtenkreises gegen den der Apotheker, über die Verhinderung der Kurpfuscherei.

Alle Medizinalordnungen des Mittelalters und der ersten Jahrhunderte der Neuzeit, das Edikt Karls d. Gr., die Medizinalordnung König Rogers von Sizilien von 1127, das venezianische Kapitulare für Ärzte von 1258, die Medizinaledikte Deutscher Kaiser, Karls IV., Sigismunds, Karls V., einzelner Fürsten und der großen Reichsstädte befassen sich so gut wie ausschließlich mit dem *Krankheitswesen.*

Erst mit dem Ende des 15. Jahrhunderts beginnt mit dem Erlaß von Hebammenordnungen die Fürsorge der Obrigkeit für gesunde Menschen, für Mutter und Kind, ein erstes Zeichen einer *vorbeugenden Gesundheitspflege*, eines Vorausdenkens für das Wohl der kommenden Generation. Die Stadtärzte jener Zeiten hatten aber noch keine anderen Aufgaben, als Kranke zu behandeln, in den Spitälern Dienst zu tun, die Armen und Siechen zu betreuen, die Apotheken zu besichtigen und die Hebammen zu überwachen.

Ein erstes frühes Aufleuchten hygienischen Denkens liegt in einer Verordnung des großen Hohenstaufenkaisers Friedrichs II. für sein Erbreich Sizilien vom Jahre 1231, worin der Verunreinigung der Luft vorgebeugt wird durch das Verbot, in den Gewässern Lein und Flachs faulen zu lassen, Leichen oberflächlich zu beerdigen, Tierkadaver unzureichend zu vergraben oder vergiftetes Fleisch zu verkaufen.

Was übrigens von früh an bis in die Neuzeit über *Nahrungsmittel* beschlossen wurde, betraf rein wirtschaftliche Verordnungen und Vorkehrungen zur Sicherstellung der nötigen Vorräte für den Fall einer Hungersnot, zur Sicherung von Maß, Gewicht und Qualität gegen unredliches Handeln. Auch die Einrichtung von Schlachthöfen diente nur diesen Zwecken. Nur einmal, schon 1278, bringt das Augsburger Stadtrecht die Bestimmung, *finniges Fleisch* dürfe nur auf *einer* Bank verkauft werden, also wie wir heute sagen, auf einer *Freibank*, von der jedem bekannt war, das dort verkaufte Fleisch sei minderwertig.

Erst das enge Zusammenleben der Menschen in den Städten, der Gewinn der Nahrung nicht aus der eigenen Produktion und aus erster Hand, sondern die Versorgung durch Verteilungsstellen und Handel zwang zu hygienischen Verordnungen. J. P. FRANK hat in seinem Werk alles ihm Bekannte über die Verordnungen und Gesetze seit 1350 bis zu seiner Zeit über Schlachthäuser, über die Verbote, Fleisch kranker oder gefallener Tiere zu verkaufen, und über die Anfänge der Fleischbeschau zusammengestellt. Damals 1790 wurde in Bruchsal eine neue Fleischbeschauinstruktion herausgegeben.

So tritt allmählich in den Gesetzen und Verordnungen über Lebensmittel neben die wirtschaftlichen Motive des Schutzes gegen Täuschung, Verfälschung der Ware und gegen Übervorteilung des Käufers das Motiv, ihn zu schützen vor Gefährdung seiner Gesundheit. Beide Motive standen noch bis in die neueste Zeit in der Nahrungsgesetzgebung in Konkurrenz, so noch in dem deutschen *Nahrungsmittelgesetz vom Jahre 1879.*

Noch zögernder entschlossen sich die Obrigkeiten im Laufe der Jahrhunderte zur Behebung aller sonstigen gesundheitswidrigen Umweltumstände. Zu beherrschend war die Lehre von den Miasmen als Ursache der Seuchen, als daß selbst das Wüten der Pest im 14. Jahrhundert den Anlaß dazu gegeben hätte, dafür die zahllosen Mißstände der täglichen Umwelt der mittelalterlichen Stadt verantwortlich zu machen, die Unsauberkeit der Straßen, die Viehhaltung innerhalb der Stadt, das Fehlen jeder geregelten Abwasser- und Abfallbeseitigung, die Lichtlosigkeit der eng zusammengedrängten Häuserzeilen, die Plagen durch Körper- und Vorratsungeziefer. Nur an Vergiftung der Brunnen wurde gedacht, und daß von den Leichen die Ansteckung ausgehe, stimmte mit der Miasmenlehre überein. So gab die Pest wenigstens den Anstoß dazu, etwas für die Reinhaltung der Gewässer zu tun, das Hineinwerfen von Tierkadavern und Gewerbeabfällen, das Hineinleiten von Abwasser einzuschränken und, zunächst in den Pestzeiten selbst, die Bestattung in der Stadt zu untersagen, dann allmählich überhaupt die Friedhöfe aus den Niederlassungen hinaus zu verlegen.

Es ist ein etwas zu großes Wort, wenn die Pest als die „Wiege der Sanitätspolizei des Mittelalters" bezeichnet wird. Denn wenn man von der Einführung der Quarantäne in Norditalien und in Venedig und den Gesundheitspässen absieht, die damals aufkamen, so blieb nach dem Rückgang der Pest, obwohl sie sich für Jahrhunderte einnistete, von dem Bestreben, die Mißstände in den Städten zu beseitigen, nicht allzuviel übrig. Was im 14. und 15. Jahrhundert in einzelnen Städten verordnet wurde, geschah mehr aus wirtschaftlichen und ästhetischen Gesichtspunkten als aus hygienischen Motiven.

Gesehen hat der Frankfurter Stadtarzt JOACHIM STRUPPIUS den Zusammenhang zwischen der Sauberkeit der Straßen, dem Lebensmittelhandel, zwischen einer Wasser- und Abwasserhygiene und dem Zustand der Stadtluft, also der natürlichen und kulturellen Umwelt, mit dem Gesundheitszustand der Bevölkerung. Er schrieb 1573 eine „Nützliche Reformation zu guter gesundheitlicher und christlicher Ordnung", eine Anleitung für die Obrigkeit für ein auf wissenschaftlichen Grundsätzen aufgebautes Gesundheitswesen, auf dem schmalen Umfang von 86 Seiten ein erstes Deutsches Lehrbuch der öffentlichen Hygiene. Aber auch in dieser Schrift behandeln neben den Fragen der Heilkunde von den 12 Kapiteln des Buches nur die Kapitel II und IX hygienische Probleme. Praktische Folgen in Hinblick auf gesetzliche Regelungen hat diese Schrift ebensowenig gehabt, wie das weit umfangreichere Werk des Tiroler Arztes HIPPOLITH GUARINONIUS, Stiftsarzt in Hall: „Die Greuel der Verwüstung menschlichen Geschlechts", ein Zeugnis tiefer Erfahrung und großen Weitblicks. Es behandelt sowohl die Individualhygiene in eingehenden Ratschlägen für eine gesundheitsgemäße Lebensführung wie das öffentliche Gesundheitswesen bis zu höchst modernen Auffassungen über Bevölkerungspolitik und Schulhygiene.

Wie weit die Öffentlichkeit noch von hygienischem Denken entfernt war und es noch auf lange blieb, beleuchtet eindeutig die Notwendigkeit, daß große Städte, wie Dresden, Hamburg und Berlin, noch in den 70er und 80er Jahren des 18. Jahrhunderts das Ausgießen der Nachtgeschirre auf die Straße und das Entleeren der Nachtstühle auf Gassen und Plätzen verbieten mußten.

Wäre das Wissen um die Zusammenhänge zwischen Umwelt und Krankheit weiter gefördert gewesen, der im 17. und 18. Jahrhundert unter dem aufkommenden Absolutismus ausgebildete *Polizeistaat* hätte über viele Möglichkeiten verfügt, das Gesundheitswesen zu großer Höhe zu entwickeln. An der Einsicht, der Staat sei verpflichtet, durch die *Polizei* das Glück und die Wohlfahrt seiner „Unterthanen" zu fördern und diene dadurch nur seinen eigenen Zwecken, fehlte es weder den Fürsten noch ihren Ratgebern. Die Rechte der Menschen mochten noch so eingeengt sein, daß sie in so großer Zahl wie möglich den größten Reichtum eines Landes ausmachten, darüber waren sich „aufgeklärte" Fürsten, die sich als „Diener des Staates" (Friedrich II.) oder als seine „Verwalter" (Joseph II.) fühlten, ebenso einig wie solche, denen eine hohe Untertanenzahl nur die Quelle der Mittel waren, die sie vergeudeten.

Die fast unbeschränkte Macht der Polizei, der die Untertanen sich vorbehaltlos zu unterwerfen hatten, war imstande, die Durchführung tief in das Privatleben eingreifender hygienischer Maßnahmen zu erzwingen. Das geschah auch, aber weitaus häufiger auf dem Gebiet der öffentlichen Moral, wie die Zeit sie verstand, und im Interesse einer angestrebten Bevölkerungspolitik.

Im Gesundheitswesen blieb es auch in diesen Jahrhunderten bei den gleichen, in Schriften von Philosophen, Wirtschaftlern und Ärzten sich wiederholenden Forderungen, für die *Güte der Luft* zu sorgen durch Reinhaltung der Straßen und Wasserläufe, das Nahrungswesen zu regeln und zu überwachen und die Seuchen abzuwehren mit den Mitteln, von denen man sich Erfolg versprach.

Neues brachte das 18. Jahrhundert mit den Anfängen der Medizinalstatistik (LEIBNITZ, SÜSSMILCH und BAUMANN) und mit den ersten Ortsbeschreibungen

(JAEGERSCHMID), Beschreibungen der Lage, der Luft, des Wassers, der Gewächse und der Lebensart der Bewohner eines geschlossenen Bezirks. Schon RAMAZZINI und LEIBNITZ hatten die Notwendigkeit betont, „die natürlichen Verhältnisse der jeweiligen Gegend, die Lebensweise der Einwohner, ihren Gesundheitszustand, die häufigsten Krankheiten, die bei Erwachsenen und Kindern vorkommen", zu beschreiben. Dies waren die Grundlagen für jede hygienische Arbeit. Von ihnen wurde die Medizinalstatistik seitdem stetig weiterentwickelt als ein Fundament der Bevölkerungspolitik des Staates und des gesamten Medizinalwesens. Die Ortsbeschreibung hat erst in unserer Zeit wieder ihre volle Würdigung gefunden. Neu war auch die Verbreitung wissenschaftlich begründeter Lehren zur Aufklärung des Volkes, wenn sie auch zunächst nur gebildete Kreise erreichten und die von abergläubischen Vorstellungen erfüllten Kalender nicht verdrängen konnten, in denen nach wie vor ausschließlich die geeigneten Termine für einen Aderlaß (Laßmännlein) und astrologische Voraussagen berichtet wurden.

Alles was die Jahrhunderte zuvor an Wissen über Gesundheitsfragen gefördert hatten und was davon in hygienischem Handeln verwirklicht worden war, faßte J. P. FRANK in seinem berühmten Werk zusammen, indem er damit dem in der Mitte des 18. Jahrhunderts auftauchenden Wort „Medizinalpolizey" Rahmen und Inhalt gab. Aber weder sein Werk noch der Entwurf einer „Gesetzgebung über die wichtigsten Gegenstände der medizinischen Polizey", den der Heidelberger Professor FRANZ ANTON MAI 1800 herausgab, trugen die Frucht, die ihre Verfasser erhofft hatten. Die weitschauenden hygienischen Werke dieser beiden Bahnbrecher für ein *Gesundheitsrecht* erregten wohl das Interesse der Staatsführung, auch der medizinischen Fakultäten und der Amtsärzte, zu irgendeiner Verwirklichung im Rahmen der Gesetzgebung kam es nicht. Sie wurden vergessen. In den ersten Jahrzehnten erst des 20. Jahrhunderts entdeckten Historiker der Hygiene, welche Schätze jene Zeit vor 100 Jahren nicht gehoben hatte.

In jenen Jahrhunderten hatte sich das *Heilwesen* sowohl in der ärztlichen Kunst wie im Krankenhauswesen zwar langsam, aber stetig vervollkommnet. Im *öffentlichen Gesundheitswesen* blieb es bei den seit dem Mittelalter geübten primitiven Versuchen der Abwehr der Seuchen, bei oberflächlichster Korrektur der schlimmsten hygienischen Mißstände in den Städten und dem Bemühen, den Kranken und Siechen so weit zu helfen, als befugte Ärzte zur Verfügung standen. Auf dem offenen Lande stand das Gesundheitswesen auf allertiefstem Niveau. Daran hatten auch die Medizinalordnungen und „Collegia medica" einiger Staaten und Städte nichts ändern können.

Einen Wandel konnte nur die *Ursachenforschung* des 19. Jahrhunderts bringen. Den Anstoß dazu gab die tiefgreifende Änderung der Gesellschaftsstruktur in den Kulturländern im 19. Jahrhundert als Folge einerseits einer Zunahme der Bevölkerung, wie sie keine Zeit zuvor gekannt hatte, andererseits der rasch fortschreitenden Industrialisierung Westeuropas und Nordamerikas.

Das kausale Denken über die Entstehung der Infektionskrankheiten hatte unter dem Einfluß der Aufklärung über alle magisch-mystischen Vorstellungen gesiegt. Die Ausbreitung der Seuchen innerhalb dicht zusammenlebender Menschenmassen, die Züge der Cholera von Indien her über ganz Europa hin befestigten immer stärker die Lehre von den Kontagien, obwohl sich die Lehre von einer auf Miasmen beruhenden „Constitutio epidemica" ebensowenig widerlegen ließ, wie es bisher möglich gewesen war, ein lebendes Contagium festzustellen.

Immer dringlicher wurde die Abstellung der schreienden Mißstände in der Wasserversorgung, der Abwässerbeseitigung, im Wohnungswesen und in der Nahrungsmittelversorgung. Bis zum Ende des 18. Jahrhunderts hatten sie bei der begrenzten Einwohnerzahl der Städte nur einen Bruchteil der Bevölkerung

betroffen und sich in ihrer Auswirkung einigermaßen beherrschen lassen. Für die
in den rasch wachsenden Industriestädten sich zusammendrängenden Menschenmassen wurden sie zu einer schweren Bedrohung ihres Gesundheitsstandes.
Brach jetzt eine Seuche herein, wie es die Cholera tat, so fehlte jede Möglichkeit der Abwehr. Typhus, Fleckfieber und Rückfallfieber wurden in den
wachsenden Großstädten zu endemischen Seuchen, die sich nicht nur in den
Massenunterkünften der Mietskasernen und in den eng gebauten Arbeitervierteln einnisteten, sondern, von dort sich ausbreitend, auch die begüterten
Schichten nicht verschonten, die noch innerhalb des Stadtinnern ihre Wohnungen
hatten. Die Tuberkulose stieg zu vorher ungekannten Erkrankungs- und Sterbeziffern an. Die Rachitis untergrub in den lichtlosen Häuserblocks und Mietskasernen der Industriestädte das Gedeihen der Kinder.

Es war die geringe Wasserführung der englischen Flüsse, die für die Industriestädte dieses Landes eine Lösung des Abwasserproblems erzwang. Dies aber
war wiederum nicht zu lösen ohne die Schaffung einer einwandfreien Trinkwasserversorgung. England schuf sich in seinem „*Public Health Service*", seinem
Öffentlichen Gesundheitsdienst, staatliche und kommunale Organe, die mit
Hilfe der Errungenschaften der modernen Technik und auf Grund der hygienischen Forderungen Wege suchten und fanden, die Gesundheit der Bevölkerung
vor den schwersten Gefahren zu schützen. Diese Erfolge wurden nicht ohne
Rückschläge und Fehlentwicklungen erzielt, wurden aber doch zum Vorbild für
die Entwicklung der technischen Hygiene überall. Soviel wurde in England
durch eine rationelle Abwässerbeseitigung schon in der Mitte des vorigen Jahrhunderts erreicht, daß das Land von den Choleraeinbrüchen, unter denen der
Kontinent noch schwer litt, fast verschont blieb. Die anderen Länder Europas
aber, deren industrielle Entwicklung sich alsbald in nicht geringerem Tempo
vollzog wie in England, hatten den Vorteil, aus den anfänglichen Fehlern, ebenso
aber auch aus den erfolgreichen Lösungen lernen zu können. Die meisten von
ihnen, unter anderen auch Deutschland, waren mit ihren reichlich wasserführenden Flüssen in weitaus günstigerer Lage. In dem Hauptindustriegebiet
Deutschlands, dem Ruhrgebiet mit seinen kleinen Flüssen, der Emscher, der
Ruhr und der Wupper, aber stand es bald nicht weniger schlimm als in England
wenige Jahre zuvor. So wurde das Ruhrgebiet zum Vorbild und Lehrmeister
Deutschlands auf diesen Teilgebieten des öffentlichen Gesundheitsdienstes.

Die Wasserversorgung der Großstädte aus Brunnen mußte immer zweifelhafter werden, je mehr ihr Boden durch die Aufnahme des Inhalts der Abortgruben „siechhaft" (PETTENKOFER) wurde. Der Antransport von Wasser in
Behältern aller Art von auswärts war eine vom hygienischen Standpunkt höchst
bedenkliche Lösung, vorteilhaft nur für die mit Wasser handelnden Unternehmer.

Erst 1840 bekam *Wien* eine zentrale Wasserleitung, 1848 *Hamburg* und
1852 *Berlin*. In Hamburg aber hatte man sich mit dem Einpumpen unfiltrierten
Elbwassers von einer Entnahmestelle flußaufwärts der Stadt in das Leitungsnetz
begnügt, bis die Choleraepidemie von 1892 ausbrach und der Wasserhygiene
eine seitdem unvergessene, furchtbare Lehre erteilte.

Mit zentralen *Wasserversorgungen* waren die Vorbedingungen geschaffen für
das Spülklosett und die Anlage von *Kanalisationssystemen*. Beide Lösungen
zur Behebung der schwersten gesundheitlichen Gefährdung des städtischen
Lebens konnten der *kommunalen Gesundheitspflege* überlassen bleiben. Gesetzgeberische Eingriffe des Staates konnten unterbleiben, weil der Eindruck, den
der Rückgang der Erkrankungen an Infektionen des Darms, vor allem der
Typhuserkrankungen, machte, die öffentliche Meinung so stark beeinflußte, daß

seit den 70er Jahren des vorigen Jahrhunderts zentrale Wasserversorgung und geregelte Abwasserbeseitigung in den Bereich unabweisbarer Pflichten einer verantwortungsbewußten Stadtverwaltung getreten waren. Die Kanalisationssysteme trugen dabei den Sieg davon über alle anderen Verfahren der Abwasserbeseitigung. Heute bemühen sich selbst kleinste Gemeinden um einwandfreie Lösungen dieser Aufgaben, wenn ihre Mittel es nur irgend zulassen. In jenem am dichtesten bevölkerten Industriegebiete Deutschlands aber, das wie England nur über Wasserläufe von geringer Wasserführung verfügt, haben staatlich geförderte und legalisierte *Zweckverbände* die Regelung der Wasserversorgung und Abwasserbeseitigung für den gesamten Einzugsbereich seiner Flüsse mit größtem Erfolg und in vorbildlicher Weise durchgeführt (s. S. 286).

Auch das *Wohnungswesen* ist zur Domäne des *kommunalen Gesundheitswesens* geworden, nachdem noch in der ersten Hälfte des 19. Jahrhunderts der Staat durch Polizeiverordnungen die Reinhaltung der öffentlichen Straßen, Plätze, Rinnsteine und Brücken hatte fordern müssen und noch der § 366 des Reichsstrafgesetzes von 1872 die Übertretung dieser Polizeiverordnungen mit Strafen bedroht hatte. Auch für das Bauwesen, unter anderem für die Innehaltung von Baufluchtlinien und gegen die Überfüllung ungesunder Wohnungen, hatte damals der Staat Verordnungen erlassen. Die Ergebnisse der hygienischen Umweltforschung sind zu so selbstverständlichem Kenntnisschatz geworden, daß eine pflichtbewußte Stadtverwaltung heute ein Eingreifen des Staates in ihre Befugnis, diese Dinge nach bestem Wissen selbst zu regeln, als eine unerträgliche Bevormundung empfinden würde. Aber noch entbehren wir wirksamer gesetzlicher Bestimmungen gegen Bodenspekulation und Bodenwucher, d. h. gegen eine ungerechte soziale Verteilung und Nutzung des Bodens gerade in den eng besiedelten Teilen des Landes.

Wie stark gegen Ende der ersten Hälfte des 19. Jahrhunderts die Einsicht geworden war, der Staat habe die Verantwortung für das Gesundheitswesen zu tragen, dafür zeugte der § 61 der Verfassung für das Deutsche Reich vom 28. 3. 1849, nach dem die Reichsgewalt befugt sein sollte, im Interesse des Gesamtvolkes allgemeine Maßregeln für die Gesundheitspflege zu treffen. Gemeint war die Bildung einer Zentralorganisation des gesamten Medizinalwesens des Reiches.

Die tragische innenpolitische Entwicklung Deutschland nach 1849 verhinderte die Verwirklichung der Idee, das gesamte Gesundheitswesen der Reichsgesetzgebung zu unterstellen. Die Verfassung des Norddeutschen Bundes vom 16. 4. 1867 resignierte insofern, als sie in § 4 Nr. 15 nur forderte, daß die Maßnahmen der Medizinalpolizei und Veterinärpolizei der Beaufsichtigung seitens des Bundes und der Gesetzgebung unterliegen sollten. Dieser Artikel wurde wörtlich in die Reichsverfassung vom 16. 4. 1871 übernommen. Man hatte sich damit abgefunden, daß die Landesgesetzgebungen der Länder des Bundesstaates einer einheitlichen Verwaltung der öffentlichen Gesundheitspflege entgegenstanden. Erst die Weimarer Verfassung sprach in Art. 7 eindeutig aus, daß dem Reich die Gesetzgebung über das Gesundheitswesen zustehe. Die Konsequenz dieser Entscheidung war zunächst der Erlaß einer ganzen Reihe von Reichsgesetzen betreffend die Bekämpfung einiger übertragbarer Krankheiten und betreffend den Nahrungsmittelverkehr, unter ihnen als wichtigstes das Milchgesetz vom Jahre 1930. Eine weitere Konsequenz war auch das *Gesetz zur Vereinheitlichung des Gesundheitswesens vom 3. 7. 1934,* nach dessen wesentlichen Grundsätzen auch zur Zeit die Landesregierungen Deutschlands verfahren.

Einen gesetzgeberischen Anspruch hatte allerdings das Reich bald nach seiner Neugründung geltend gemacht durch das Impfgesetz vom 8. 4. 1874 und später durch das in allen wesentlichen Punkten auf internationalen Vereinbarungen beruhende Gesetz betreffend die Bekämpfung gemeingefährlicher Krankheiten, der Lepra, der Cholera, des Fleckfiebers, des Gelbfiebers, der Pest und der Pocken, das *Reichsseuchengesetz vom 30. 6. 1900*. Aber noch das weit unmittelbarer das Seuchengeschehen behandelnde preußische Gesetz betreffend die Bekämpfung übertragbarer Krankheiten vom Jahre 1905 war, wie ähnliche Gesetze anderer Bundesstaaten, kein Reichs-, sondern ein *Landesgesetz*. Erst die Verordnung zur Bekämpfung übertragbarer Krankheiten vom 1. 12. 1938 ging vom Reich aus, nachdem schon am 3. 7. 1934 ein Reichsgesetz zur Bekämpfung der Papageienkrankheit erlassen worden war, das dem Reichsminister des Innern die Befugnis gab, die Bestimmungen des Reichsseuchengesetzes vom 30. 6. 1900 sowie des Psittakosegesetzes ganz oder teilweise, auch mit Einschränkungen oder Abänderungen, auf andere Krankheiten auszudehnen.

Mit dieser Verordnung war die gesetzliche Handhabe geschaffen, mit der über die gemeingefährlichen Krankheiten, die Psittakose und die in dem preußischen Gesetz von 1905 und ähnlichen Landesgesetzen aufgeführten Infektionskrankheiten hinaus der ganze Bereich der übertragbaren Krankheiten erfaßt wurde, soweit sie durch Neigung zu epidemischer Ausbreitung die Volksgesundheit gefährden können. Sie betrifft die BANGsche Krankheit, Diphtherie, übertragbare Gehirnentzündung, übertragbare Genickstarre, Keuchhusten, Kindbettfieber, Körnerkrankheit, bakterielle Lebensmittelvergiftung, Malaria, Milzbrand, Paratyphus, Rotz, Rückfallfieber, übertragbare Ruhr, Scharlach, Typhus, WEILsche Krankheit. Damit war die Auswertung aller Erkenntnisse der ersten 4 Jahrzehnte dieses Jahrhunderts auf dem Gebiet der Epidemiologie gesichert. Je nach den Besonderheiten des Übertragungsmodus und des Ablaufs der Infektion schreibt die Verordnung für die einzelnen Seuchen vor, ob Verdachts-, Erkrankungs- und Sterbefälle, oder sogar die Feststellung von gesunden Trägern der infektiösen Keime dem zuständigen Gesundheitsamt zu melden sind. Diese Meldungen sind der Ausgangspunkt jeder wirksamen Bekämpfung.

Eine weitere Befugnis hatte sich das Reich, unwidersprochen von den Landesregierungen, zugesprochen, die *gesetzliche Regelung des Nahrungsmittelwesens*, unzweifelhaft eine die Bevölkerung des gesamten Reichsgebiets gleichmäßig betreffende Lebensfrage. In ihr war eigenartigerweise die Initiative der kommunalen Behörden in der ersten Hälfte des 19. Jahrhunderts erlahmt und hinter den hygienischen Forschungen und Fortschritten der Zeit zurückgeblieben. Die Beobachtung von Laien, daß auch Fleisch kranker Tiere oft ohne Schaden genossen werden könne, hatte zu Lockerungen der Schlachtbestimmungen, selbst zur Aufhebung bestehender Schlachthäuser Anlaß gegeben.

Nun gaben ernste Epidemien von Trichinose und die Zunahme von Nahrungsmittelfälschungen um die Jahrhundertmitte den Anstoß zu gesetzgeberischem Eingreifen in die Nahrungsmittelversorgung durch das *Reichsgesetz betreffend den Verkehr mit Nahrungsmitteln, Genußmitteln und Gebrauchsgegenständen vom 14. 5. 1879*. Dieser Bereich der Gesetzgebung ist in der Folge immer in der Hand des Reiches geblieben und stetig weiterentwickelt worden, so durch das Gesetz betreffend die Schlachtvieh- und Fleischbeschau vom 3. 6. 1900 und durch das weitere umfassende Lebensmittelgesetz vom 5. 7. 1927 und dessen letzte Fassung vom 17. 1. 1936.

Auch die *gesetzliche Regelung der Gewerbe- und Arbeitshygiene* wurde in engstem Zusammenhang mit der sozialen Gesetzgebung zu einem Aufgabenbereich des Reiches.

An der Einsicht der befugtesten Ärzte und Hygieniker hat es nicht gelegen, wenn es der Gesundheitsgesetzgebung Deutschlands bis in die neueste Zeit an

Einheitlichkeit gemangelt hat und wenn, fast möchte man sagen, erst unter dem Zwang der Umstände und wissenschaftlichen Erkenntnisse ein zusammenfassendes Handeln zustande kam. Die Initiative zur Schaffung eines einheitlichen Gesundheitswesens ging, nachdem die in der Revolutionszeit von 1848 angestrebte deutsche Einheit nicht verwirklicht worden war und damit auch eine einheitliche Gesundheitsverwaltung nicht erreicht wurde, von einzelnen weitblickenden Ärzten (VIRCHOW) und von den in jenen Jahrzehnten entstehenden wissenschaftlichen Gesellschaften aus.

1852 war ein Verein für gemeinschaftliche Arbeit zur Förderung der wissenschaftlichen Heilkunde gegründet worden, der sich unter anderem für die Schaffung einer brauchbaren Morbiditäts- und Mortalitätsstatistik als eines Mittels zur wissenschaftlichen Begründung der Ätiologie der Krankheiten einsetzte. 1867 hatte die 1822 gegründete Gesellschaft deutscher Naturforscher und Ärzte eine Sektion für öffentliche Gesundheitspflege eingerichtet. 1869 erschien die deutsche Vierteljahrsschrift für öffentliche Gesundheitspflege, im gleichen Jahr wurde der niederrheinische Verein für öffentliche Gesundheitspflege gegründet, 1873 der deutsche Verein für öffentliche Gesundheitspflege.

Im Februar 1870 erreichte den Reichstag des Norddeutschen Bundes eine von 3700 Personen aus fast allen Staaten des Bundes und von mehreren ärztlichen Vereinen, deren Mitglied auch viele Städte waren, unterzeichnete Petition, der Reichstag wolle beim Bundesrat die Vorlage eines Gesetzes betreffend die Verwaltungsorganisation der öffentlichen Gesundheitspflege beantragen. Die Petition gelangte nach Beendigung des Krieges von 1870/71 an den Reichstag des neuen Reiches. Dessen Zentralisation der öffentlichen Gewalt reichte aber zur Schaffung einer Zentralbehörde mit exekutiver Kraft nicht aus. *Die Gesundheitsverwaltung blieb den Ländern.*

Glücklicherweise kam es zur Schaffung eines *Zentralorgans von beratendem Charakter*, das auf die Reichsgesetzgebung und Landesgesetzgebung im Gebiet des Gesundheitswesens einen entscheidenden Einfluß ausüben sollte, des *Reichsgesundheitsamtes*, dessen Tätigkeit am 16. 7. 1876 begann.

Das Amt sollte den Reichskanzler bzw. das Reichsamt des Innern „sowohl in der Ausübung des ihnen verfassungsmäßig zustehenden Aufsichtsrechts über die Ausführung der in den Kreis der Medizinal- und Veterinärpolizei fallenden Maßregeln, als auch in der Vorbereitung der weiter auf diesem Gebiet in Aussicht zu nehmenden Gesetzgebung unterstützen, zu diesem Zweck von den hierfür in den einzelnen Bundesstaaten bestehenden Einrichtungen Kenntnis nehmen, die Wirkungen der im Interesse der öffentlichen Gesundheitspflege ergriffenen Maßnahmen beobachten und in geeigneten Fällen den Staats- und Gemeindebehörden Auskunft erteilen, die Entwicklung der Medizinalgesetzgebung in außerdeutschen Ländern verfolgen, sowie eine genügende medizinische Statistik für Deutschland herstellen."

Wäre das Amt bei der ihm ursprünglich zugedachten beratenden und Tatsachenmaterial sammelnden Tätigkeit stehengeblieben, es hätte schwerlich so rasch die hohe Autorität gewonnen, die ihm alsbald von allen Reichs- und Landesbehörden, aber auch im Ausland zugebilligt wurde. Jene Aufgaben konnten nicht gelöst werden, ohne die Errichtung von Forschungsinstituten. Mit dem Namen des Reichsgesundheitsamtes verknüpften sich die Entdeckungen der wichtigsten Krankheitserreger, des Choleravibrios und des Tuberkulosebacteriums durch ROBERT KOCH, des Diphtheriebacteriums und Rotzbacteriums durch LÖFFLER, der Gewinn der Reinkultur des Typhusbacteriums durch GAFFKY in den 80er Jahren des vorigen Jahrhunderts und schließlich 1905 die Entdeckung des Treponema pallidum durch SCHAUDINN.

Begründeten diese Großtaten der Forschung die Autorität des Amtes im Blickfeld des Inlandes und Auslandes, so schufen andere Forschungsstellen des Amtes, wenn auch der Allgemeinheit weniger sichtbar, ebenso bedeutungsvolle Grundlagen auf den Gebieten der Lebensmittelchemie und der Pharmazie, hier besonders in bezug auf die Überwachung der Betäubungsmittel. Die natürliche Entwicklung des Amtes forderte weiter die Einbeziehung der Forschung über Ernährungsphysiologie, über Fabrik- und Gewerbehygiene, über Bevölkerungspolitik und die der Veterinärmedizin über die Tierseuchenbekämpfung und die Schlachtvieh- und Fleischbeschau.

So selbstverständlich wurde es, daß eine solche wissenschaftliche Zentralstelle Geltung gewinnen mußte für das gesamte Reich, daß auch die vom Preußischen Staat errichteten Forschungsanstalten im Laufe der Zeit den Charakter von Reichsanstalten gewannen, lange bevor sie rechtlich dem Reichsministerium des Innern unterstellt wurden. Das war das 1891 geschaffene *Institut für Infektionskrankheiten*, das heute den Namen ROBERT KOCHs trägt, seine letzte Arbeitsstätte und der Ruheplatz seiner Asche. Als eine Landeseinrichtung wurde auch begründet die *Landesanstalt für Wasser-, Boden- und Lufthygiene* in Berlin-Dahlem. Zu einer Prüfungsstelle für Heilseren, Impfstoffe, Tuberkuline und bestimmte Reagentien wurde für das ganze Reich das *Institut für experimentelle Therapie* in Frankfurt a. M., dem neuerdings der Name PAUL EHRLICHs gegeben wurde. Es wurde selbstverständlich, daß dieses Institut als Organ des Reiches fungierte, indem seine Vertreter auf internationalen Zusammenkünften an Beratungen und Entscheidungen über die Standardisierung und Bewertung jener Stoffe teilnahmen, und daß dies Institut auch bestimmte Aufgaben im Auftrag internationaler Kommissionen (Völkerbund) übernahm.

Gemäß § 43 des Reichsseuchengesetzes vom 30. 6. 1900 stützte noch eine zweite beratende Instanz die Autorität des Reichsgesundheitsamtes und der Staatsführung, der *Reichsgesundheitsbeirat*. In ihm hatten außer den Leitern der staatlichen Gesundheitsverwaltungen der Länder die führenden Hygieniker Deutschlands ihren Sitz. In einer der Zeit angepaßten Form erfüllte er die Aufgabe der Collegia medica früherer Zeiten. Er trat jeweils zur Beratung dringlicher Fragen auf dem Gebiet der Seuchenbewegung und der öffentlichen Hygiene (Wasser, Abwasser usw.) zusammen. Seine Aufgaben und Befugnisse umreißt folgende Instruktion: „Der Reichsgesundheitsrat hat das Gesundheitsamt bei der Erfüllung der diesem zugewiesenen Aufgaben zu unterstützen. Er ist befugt, den Landesbehörden auf Ansuchen Rat zu erteilen. Er kann sich, um Auskunft zu erhalten, mit den ihm zu diesem Zweck zu bezeichnenden Landesbehörden unmittelbar in Verbindung setzen, sowie Vertreter absenden, welche unter Mitwirkung der zuständigen Landesbehörden Aufklärungen an Ort und Stelle einziehen."

Einige Länder richteten für die Sonderaufgaben ihres Bereichs Landesgesundheitsämter und Landesgesundheitsräte ein.

Heute steht Deutschland erneut vor der Aufgabe, sein Gesundheitswesen zu ordnen. Das Staatsgrundgesetz für die Bundesrepublik Deutschland führt in Artikel 74 unter den der *konkurrierenden Gesetzgebung* unterliegenden Gebieten unter Ziffer 19 auf: „Die Maßnahmen gegen gemeingefährliche Krankheiten bei Menschen und Tieren, die Zulassung zu ärztlichen oder anderen Heilberufen und zum Heilgewerbe, den Verkehr mit Arzneien, Heil- und Betäubungsmitteln und Giften." Damit haben nach Artikel 72 die Länder die Befugnis zur Gesetzgebung, so lange und soweit der Bund von seinem Gesetzgebungsrecht keinen Gebrauch macht. Der Begriff „übertragbare Krankheiten" findet sich in dem Staatsgrundgesetz nicht.

Ebensowenig ist in dem Staatsgrundgesetz die Rede von einer Gesetzgebung über die Nahrungsmittelversorgung, über die Wasser- und Abwasser- und über die Gewerbehygiene.

Da Seuchen keine politischen und Ländergrenzen anerkennen, da die Erhaltung und Förderung der Volksgesundheit auf allen Gebieten der Hygiene im allgemeinen und unbezweifelbaren Belang der Staatsangehörigen aller Bundesländer liegt, ist zu hoffen, daß das Gesetzgebungsrecht des Bundes von diesem ausgeübt und ihm nicht bestritten werden wird.

Die Bedeutung des öffentlichen Gesundheitsdienstes wird in vielen Staaten so hoch eingeschätzt, daß in ihnen besondere *Gesundheitsministerien* geschaffen worden sind (England), ein Endziel der Entwicklung, das sich, vom Standpunkt der Hygiene gesehen, jede Staatsführung setzen sollte. Ebenso selbstverständlich erscheint es dem Hygieniker, daß das Haupt der Zentralinstanz des Gesundheitswesens ein Arzt sein muß, nicht ein Jurist.

Innerhalb Deutschlands waren in der Vergangenheit die Zentralinstanzen des Gesundheitswesens als Abteilungen im Rahmen des Verwaltungsapparats der Länder nicht einheitlich eingeordnet. So gehörte die Medizinalabteilung in Preußen bis 1910 zum Ministerium für Kultus-, Unterrichts- und Medizinalangelegenheiten und wurde erst dann sinngemäß dem Ministerium des Innern eingegliedert, mit dessen anderen Abteilungen sie durch zahlreiche Querverbindungen verknüpft war. Damals wurde auch zum ersten Male ein Arzt an ihre Spitze gestellt. Dabei ist es geblieben.

Die Aufgaben jeder Zentralinstanz, sei es eines Gesundheitsministeriums oder, wie überall heute in Deutschland, einer Medizinalabteilung des Innenministeriums, umfassen die allgemeinen Medizinalangelegenheiten, die öffentliche Gesundheitspflege, die Gesundheitspolizei, die Personalien der beamteten Ärzte, alle Angelegenheiten des Ärztestandes (unter anderem die Staatsprüfungen), der Zahnärzte, Apotheker, Nahrungsmittelchemiker und Zahntechniker, das Krankenhauswesen, Krankenpflege und Krankenfürsorge, Ehegesetzgebung, Irrenwesen, Hebammenwesen, Apothekenwesen, Rettungswesen, Seuchenbekämpfung, einschließlich Impfwesen und Impfanstalten, Wasserversorgung und Abwässerbeseitigung, Boden- und Lufthygiene, Nahrungsmittelwesen, Geheimmittel, Medizinaluntersuchungsämter, Leichen- und Begräbniswesen, das gesamte Gebiet der Fürsorge, Schulgesundheitspflege und Medizinalstatistik.

Unzweifelhaft wird Deutschland auch in der Zukunft einer zentralen Beratungsstelle bei der Vielfalt der Aufgaben der Landesinnenministerien nicht entraten können, die unter anderem dauernd die Seuchenbewegung im In- und Ausland beobachtet, Stellung nimmt zu den Problemen der Seuchenabwehr und ihrer Bekämpfung, unter anderem des Impfwesens. Ebenso hat eine Beratungsstelle das Ernährungswesen zu beobachten und zu überwachen, sowie das Apothekenwesen, den Verkehr mit Giften und die Fabrik- und Gewerbehygiene. Eine einheitliche Zusammenarbeit der medizinischen Zentralinstanz ist notwendig mit den Veterinärabteilungen der Landesministerien in Fragen der Seuchenabwehr und Seuchenbekämpfung, mit dem deutschen Roten Kreuz und mit dem internationalen Roten Kreuz. Für die Beziehungen zu internationalen Gesundheitsorganisationen werden sie sich zweckmäßigerweise der beratenden Fachmänner und der Forschungsinstitute des Landes bedienen. Kein größeres Staatswesen kann beratende Behörden und Gremien und zentrale Forschungsstätten entbehren.

Von der Größe eines Staatswesens und von seiner Verfassung hängt ab, ob zwischen die Zentralinstanz und ihre ausführenden Organe, in Deutschland die

Gesundheitsämter, noch Zwischeninstanzen eingeschaltet werden. In den kleineren Ländern Deutschlands fehlten solche Zwischeninstanzen. In Preußen. Sachsen und Bayern war ein Teil der Verwaltungsaufgaben der Zentralinstanz auf die Ämter der höheren Medizinalbeamten bei den Provinzialregierungen bzw. bei der Verwaltung der Regierungsbezirke übertragen.

Von der endgültigen Verfassung Deutschlands wird abhängen, inwieweit im Interesse des Bundes und seiner internationalen Beziehungen eine Zentralisierung oder eine Dezentralisierung seiner öffentlichen Gesundheitsverwaltung liegen und damit auch den Interessen der Weltgesundheitsorganisationen entsprechen wird.

Nichts Wesentliches wird sich voraussichtlich ändern in dem modernen organisatorischen Aufbau der ausführenden Organe des öffentlichen Gesundheitsdienstes, der *Gesundheitsämter*. Sie sind größten Teils staatliche Einrichtungen, können aber auch von Stadt- und Landkreisen als kommunale Ämter errichtet werden. Ihr Leiter, der Amtsarzt, kann daher Staats- oder Kommunalbeamter sein. Er untersteht entweder der übergeordneten Dienststelle des zuständigen Ministeriums oder den Leitern der Kreise oder Städte, den Landräten oder Oberbürgermeistern.

Noch ist die Organisation der Gesundheitsämter, seit sie zu ausführenden Verwaltungsorganen in allen Zweigen des öffentlichen Gesundheitsdienstes geworden sind, in voller Entwicklung. Die Breite der Anforderungen an die Vielseitigkeit des Wissens und der Erfahrung, die an die Amtsärzte gestellt werden, stehen noch in einem Mißverhältnis zu den Ausbildungsmöglichkeiten und Befähigungsnachweisen, die für diesen Beruf im Gegensatz zu der Zeit vor dem ersten Weltkrieg und zwischen den beiden Weltkriegen für notwendig erachtet wurden. Die Vielfalt und Ausdehnung ihrer Aufgabenbereiche fordert eine weitaus gründlichere Ausbildung auf allen Gebieten der Hygiene als sie zur Zeit vermittelt und gefordert werden *kann*.

Von dem Amtsarzt verlangt die *Dienstordnung*
1. die Beobachtung der gesundheitlichen Verhältnisse seines Amtsbezirks. Dies bedeutet, daß der Amtsarzt ein Urteil gewinnen und besitzen soll über die klimatischen, Boden-, Luft-, Trinkwasser-, Abwasser-, Wohnungs- und Gewerbeverhältnisse, daß er alle Gefahrenquellen im Nahrungsmittelwesen (Milchversorgung, Schlachthäuser, Mineralwasserfabriken) kennen und überwachen soll. Selbstverständlich ist diese Forderung unerfüllbar, wenn ihm nicht ein Fahrzeug zur freien Verfügung steht.

Zum Teil gehören diese Aufgaben zu der ihm
2. zur Pflicht gemachten Überwachung der Durchführung der Gesundheitsgesetzgebung, deren Hauptbereich die Verhütung, Feststellung, Abwehr und Bekämpfung der übertragbaren Krankheiten ist, Arbeitsgebiete, die ein vertieftes Wissen über die Epidemiologie dieser Krankheiten voraussetzen.

Nicht allzu viele und wohl nur ältere Amtsärzte werden
3. auf Grund langer Berufserfahrung imstande sein, der Regierung Vorschläge zu machen zur Behebung von Mißständen in der Lebenshaltung und zur Förderung des Gesundheitswesens.

4. Auf den Amtsärzten lastet zudem eine gewaltige Arbeit mit der Führung der Listen über alle im Bereich des Medizinalwesens, in den verschiedenen Heil- und Fürsorgeberufen, im Apothekenwesen und Hebammenwesen tätigen Personen, mit der Beaufsichtigung der Apotheken, der nichtstaatlichen Krankenanstalten, mit der Prüfung von Vorlagen zur Errichtung, Verlegung und

Veränderung gewerblicher Anlagen im Belang der Arbeiterschaft und zum Schutz der Anwohner und ähnliche gutachtliche Aufgaben.

5. Seit einigen Jahrzehnten ist zu einer der Hauptaufgaben die Schulhygiene geworden, ein Sondergebiet des öffentlichen Gesundheitswesens, das in immer stärkerem Maße ein spezialistisches Wissen voraussetzt.

6. Wo dem Gesundheitsamt die Fürsorgestelle für Tuberkulöse, die Fürsorgestellen für Schwangere und Säuglinge und die Beratungsstelle für Geschlechtskranke angegliedert sind, erwachsen den Amtsärzten weitere, schon allein eine volle Arbeitskraft und spezialistische Vorbildung fordernde Aufgaben.

7. Mehrere Wochen im Jahr nimmt die Durchführung der Pockenschutzimpfung, neuerdings in einigen Ländern auch der Diphtherie-Scharlachimpfung und der BCG-Impfung in Anspruch, höchst verantwortungsvolle Tätigkeiten, die mit zeitraubender Berichterstattung verbunden sind.

8. Hinzu tritt noch vielfach die Inanspruchnahme als Gerichtsarzt und die damit verbundene Gutachtertätigkeit.

Für alle größeren Gesundheitsämter, besonders für die städtischen Ämter, ist schon längst keine Rede mehr davon, daß der Leiter allein diese Fülle von Aufgaben bewältigen könnte. Diesen Gesundheitsämtern sind daher heute Schulärzte oder -ärztinnen, Tuberkulosespezialisten und ärztliche Hilfskräfte angegliedert. Jedoch hat sich die Zusammenfassung aller aufgeführten Arbeitsgebiete im Verwaltungsrahmen eines allein für einen Bezirk verantwortlichen Amtes und die Unterstellung auch des ärztlichen Personals unter einen leitenden Amtsarzt bewährt und wird hoffentlich auch bei einer etwaigen Neuordnung des Gesundheitswesens beibehalten werden. Nur wird es sich wahrscheinlich nicht umgehen lassen, außer der allgemeinen Vorbereitung auf den amtsärztlichen Beruf durch eine Sonderausbildung, nach deren Beendigung die erworbenen Kenntnisse durch eine Prüfung nachgewiesen werden müssen, noch eine Trennung innerhalb dieser Ausbildung nach Arbeitsgebieten vorzunehmen, etwa nach der allgemeinen Hygiene, der Epidemiologie oder der Schulhygiene.

Zu dem großen, kaum scharf abzugrenzenden Umfang der Aufgaben der Amtsärzte tritt ein ihre Verantwortung erhöhender Umstand. Bei zahlreichen Projekten der Wohnungs-, Wasser- und Abwasserhygiene sind sich die primär zuständigen Behörden und privaten Stellen allzu häufig dessen nicht bewußt, daß sie in erster Linie den *Amtsarzt einschalten müssen*, um Fehlentwicklungen zu verhüten. Wie oft wird er oder ein Hygieniker erst um Rat gebeten, wenn alles Kapital bereits investiert ist, eine Wasserversorgungsanlage, ein Abwasserbeseitigungswerk, ein Siedlungsbauvorhaben fertiggestellt sind und nun erst ihre hygienischen Mängel offenbar werden. Zum Überfluß haben Amtsarzt und Hygieniker, wenn sie dann kostspielige Abänderungen vorschlagen und fordern müssen, zu hören, sie seien nicht imstande, sich der praktischen Lage anzupassen.

Der Amtsarzt, als ausführendes Organ des öffentlichen Gesundheitsdienstes, darf daher nie aufhören, bei den zuständigen Stellen darauf zu drängen, daß er bei allen das Gesundheitswesen angehenden Maßnahmen rechtzeitig, schon während der Planung, gehört werden muß. *Er muß sich selbst einschalten, wenn die Behörden es vergessen.* Seinem Urteil unterliegt es, inwieweit er dann noch zur Einholung gutachtlicher Äußerungen von Fachmännern, etwa des Geologen, des Technikers oder Hygienikers, raten muß.

Unterstützt wird die Arbeit der Gesundheitsämter auf dem Gebiet der Seuchenbekämpfung durch die Medizinaluntersuchungsämter, die den zuständigen

Ministerien unmittelbar unterstehen. Einige von ihnen sind selbständige Staats-
anstalten. Die größere Anzahl ist den Hygienischen Instituten der Universitäten
angegliedert, deren Direktoren sie in Personalunion mit ihrem Hochschulamt
leiten. In den Leitern der selbständigen Untersuchungsämter oder den Direktoren der Hygienischen Institute finden die Amtsärzte gleichzeitig die befugten
Sachverständigen zu ihrer Beratung auf den Gebieten der allgemeinen Hygiene
und der Seuchenbekämpfung. Wo die Beziehungen zwischen Gesundheitsamt und
Medizinaluntersuchungsamt von beiden Seiten mit kollegialem Verständnis gepflegt wird, erwachsen auch für die Forschung wertvolle Möglichkeiten.

Die Erkenntnis, daß die Hygiene ein internationales Anliegen ist, daß die
Seuchen an keiner Grenze Halt machen, es sei denn, diese sei durch klimatische
oder geographische Bedingungen gezogen, ist seit den Forschungen des vorigen
Jahrhunderts ein Allgemeingut der forschenden und handelnden Hygieniker
aller Kulturländer. Außer auf nationalen Zusammenkünften ihrer Vereinigungen
innerhalb der einzelnen Staaten vereinigen sich seit Jahrzehnten die Gelehrten
und Medizinalbeamten aller Länder in regelmäßigen Zeitabständen zu internationalen Kongressen, so zu dem internationalen Kongreß für Hygiene und
Demographie, den internationalen Kongressen für Mikrobiologie, für Vererbungsforschung und Eugenik, für Leprabekämpfung und für Tropenmedizin, dieser
letzte verbunden mit dem Kongreß über Malaria.

Von größter praktischer Auswirkung für die Gemeinschaft des Handelns
im Kampf gegen die gemeingefährlichen Krankheiten wurde das 1907 gegründete
„Office Internatinal d'Hygiène publique" mit dem Sitz in Paris, zu dessen regelmäßigen Sitzungen jedes Kulturland Vertreter entsandte. Diesem Büro wurde
in den 20er Jahren eine Zweigstelle für den ostasiatischen Raum in Singapore
angegliedert. Seit 1908 gibt das Office ein Bulletin mensuel heraus, dessen
wichtigster Inhalt ein Bericht über die im voraufgegangenen Monat in allen
statistisch erfaßten Ländern der Erde aufgetretenen Fälle der gemeingefährlichen Krankheiten, der Cholera, der Pest, des Gelbfiebers, des Fleckfiebers und
der Pocken, enthält, also der Seuchen, die in fast allen Kulturländern und ihren
Kolonien grundsätzlich durch gesetzliche Bestimmung erfaßt werden, und für
die die gegenseitige sofortige Mitteilung des Vorkommens vereinbart ist.

Außerdem bringen die Bulletins den Abdruck sämtlicher in den Mitglieds-
ländern erlassenen Gesetze aus dem Gebiet des Medizinalwesens, wichtige
zusammenfassende Berichte über die Epidemiologie und Bekämpfung übertragbarer Krankheiten und Besprechungen der gesundheitlichen Lage in einzelnen
Staaten sowie der wichtigsten Veröffentlichungen aus dem Gebiet der Hygiene.

Der *Völkerbund* hatte sich mit seiner Gesundheitskommission bald nach
seiner Gründung die Aufgabe gestellt, die Erforschung einzelner weit verbreiteter Seuchen, in erster Linie der Malaria, durch Entsendung von Forschern oder von Arbeitsgruppen von Gelehrten in die gefährdeten Länder zu
fördern. Besonders fruchtbar war das Wirken dieser Kommissionen in der
Richtung der Vereinheitlichung der Standards für Seren, Vaccinen, Vitamine
usw. Hier kam es zur Beauftragung von Forschungsstätten verschiedener Länder
mit Spezialaufgaben, um auf Grund eigener oder gemeinsamer Arbeit mehrerer
Forschungsstätten zu Ergebnissen zu gelangen, die dem Völkerbund zur Empfehlung für ihre Annahme durch alle Länder des Bundes vorgeschlagen werden
konnten. Solche Aufträge haben zu erfreulichster internationaler Zusammenarbeit der befugtesten Spezialisten Anlaß gegeben und die Einheitlichkeit der
Bewertung der genannten Stoffe gesichert. Leider gelang es noch nicht, eine
internationale Einigung über die im Bereich der Wissenschaft gebräuchlichen
Maße und Gewichte herbeizuführen.

Bei alledem bleibt dem *Weltgesundheitsverband* (World Health Organisation, W.H.O.), einer Spezialabteilung der UN (United Nations), ein großer Bereich ungelöster Probleme auf dem Gebiet der Seuchenbekämpfung und anderer hygienischer Probleme vorbehalten. Seinen offiziellen Status erhielt er am 1. 9. 1948, nachdem eine Interimskommission schon seit 2 Jahren tätig gewesen war. Deren erste Leistung war die Eindämmung und Überwindung der Choleraepidemie in Ägypten im Herbst 1947, an der international bekannte Hygieniker beteiligt waren und zu der 11 Nationen die sanitären Hilfsmittel, vor allem die Vaccine beisteuerten. Große Erfolge erzielte auch eine Kommission bei der Bekämpfung der Malaria in Griechenland durch Anwendung der modernen Insektizide.

Die wichtigsten Grundsätze der W.H.O.-Charta lauten:

„Gesundheit ist ein Zustand vollständigen körperlichen, geistigen und sozialen Wohlbefindens." — „Der Anspruch auf den höchsten erreichbaren Gesundheitsstandard ist eines der Grundrechte jedes Menschen ohne Unterschied der Rasse, der Religion, der politischen Überzeugung und seiner wirtschaftlichen oder gesellschaftlichen Lebensbedingungen." — „Die Gesunderhaltung aller Menschen ist eine grundlegende Voraussetzung für Frieden und Sicherheit, sie ist abhängig von einer uneingeschränkten Zusammenarbeit aller Menschen und Staaten."

Im Rahmen der W.H.O. sind in Genf Ausschüsse gebildet worden zur Bekämpfung der Malaria, der Tuberkulose, der Geschlechtskrankheiten, für die Gesundheitsfürsorge für Mutter und Kind, für die Bekämpfung von Epidemien, für Quarantänefragen, Gesundheitsstatistik, für die biologische Standardisierung von Heilmitteln, für die Vereinheitlichung der Nomenklatur von Drogen, Suchtmitteln und Insektenbekämpfungsmitteln. Regionale Gesundheitsausschüsse sind für Südostasien in der indischen Hauptstadt Neu-Delhi, für den östlichen Mittelmeerraum in Kairo aufgestellt worden.

Geplant ist die Errichtung von Spezialforschungsinstituten, als ersten eines Brucelloseinstitutes zur Erforschung des Maltafiebers und der BANGschen Krankheit.

Schrifttum.

ESMARCH, E. v.: Hygienisches Taschenbuch, 6. Aufl. Berlin, Heidelberg, Göttingen: Springer 1950. — FISCHER, A.: Geschichte des Deutschen Gesundheitswesens. Berlin 1933. — FRANK, J. P.: System einer vollständigen medizinischen Polizey. Mannheim 1779. Frankenthal 1791/92. — FROMME, W.: Öffentlicher Gesundheitsdienst. In Naturforschung und Medizin in Deutschland 1939—1946, Band 56. Wiesbaden 1948. — GOETZE, F. u. H. MEESKE: Reichsgesundheitswesen. München—Berlin—Leipzig 1937. — GRUNDMANN, H.: Der Begriff der Medizinalpolizei. Leipzig 1934. — HAUBOLD, H.: Die internationale Zusammenarbeit der Gesundheitsbehörden. In FLÜGGEs Grundriß der Hygiene. Berlin 1940. — MÖBIUS, E.: Aufgabenkreis und Organisation des staatlichen Gesundheitsamtes. In Staatsmedizinische Abhandlungen. Leipzig 1936. — MÖLLERS, B.: Die Gesundheitsführung des Deutschen Volkes. In FLÜGGEs Grundriß der Hygiene. Berlin 1940. — Vorbeugung der übertragbaren Krankheiten (Seuchengesetzgebung). In FLÜGGEs Grundriß der Hygiene. Berlin 1940. — Gesundheitswesen und Wohlfahrtspflege im Deutschen Reich. Berlin 1930. — SPITTA, O.: Grenzen der hygienischen Anforderungen in der öffentlichen Gesundheitspflege. Gesundh.-Ing. 1932. — WOLLENWEBER, N.: Der Arzt des öffentlichen Gesundheitsdienstes. Leipzig 1950.

Zeitschriften.

Bulletin mensuel de l'office international d'hygiène publique, Paris, seit 1908. — Der Amtsarzt, Jena, seit 1936. — Der öffentliche Gesundheitsdienst, Leipzig, seit 1935/36. — Deutsche Zeitschrift für öffentliche Gesundheitspflege, Berlin u. Wien, seit 1924. — Öffentliche Gesundheitspflege, Braunschweig, seit 1916. — Société des Nations: Bulletin trimestrial de l'organisation d'hygiène, seit 1932; Organisation d'hygiène. Renseignements epidémiologiques, seit 1920.

Medizinische Statistik.

In vielen Arbeitsgebieten muß der Hygieniker bemüht sein, Heimatrecht zu gewinnen, in der Geologie, Geographie, Klimatologie, im Bauwesen, in der Anthropologie, in der Psychologie, um aus diesem Wissen heraus Aufschlüsse und einen kritischen Blick zu gewinnen für die Problematik der eigenen Aufgaben. Verkehrt aber wäre seine Einstellung, wollte er Pläne für Quellenerschließungen, für Abwasserverwertungsanlagen entwerfen, Planungen für Siedlungen, Entwürfe für Bauten anfertigen, sich für befugt halten, den Pädagogen zu belehren.

Auf ein besonders gefahrvolles, für ihn mit vielen Fußangeln besetztes Terrain begäbe er sich, wollte er ein Arbeitsrecht beanspruchen auf dem Gebiet der Statistik. Zwar kann er der Statistik nicht entraten. Ohne Zahl und Maß gibt es auch für ihn keine Sicherheit der Erkenntnis. Während aber auf vielen der obengenannten Gebiete ihm Fleiß und Beobachtung schließlich ein tieferes Eindringen möglich machen, ist es zweifelhaft, ob ihm das auf dem Gebiet der Statistik gelingen kann. Denn, um statistisch zu arbeiten, bedarf es einer speziellen Begabung, die aller Erfahrung nach der großen Mehrzahl biologisch interessierter Menschen nicht gegeben ist. Und auch wenn er so glücklich ist, diese Begabung zu besitzen, wird er selten neben seiner biologischen Arbeit die Zeit und Möglichkeit haben, den Fortschritten und der Entwicklung eines so ausgesprochenen Spezialgebietes wie der modernen Statistik, auch gerade der modernen *Biostatistik*, zu folgen.

Nur wenige Mediziner und Hygieniker werden es wagen können, medizinisch-biologische, also auch hygienische Probleme, statistisch *selbständig* zu behandeln. Zwar genügt für zahlreiche Einzelprobleme und für die Auswertung manchen Materials die Anwendung relativ einfacher Formeln, von Tabellen und graphischen Darstellungen, deren mathematische Ableitung verstanden zu haben, nicht notwendig ist. Aber schon, *ob* sie in einem vorliegenden Falle überhaupt anwendbar sind, bedarf der Kritik aus statistischer Erfahrung. Selbst mathematisch hochbegabte Mediziner sichern sich heute die Mitarbeit von Statistikern und unterwerfen die Ergebnisse ihrer Forschung deren Kontrolle. Solche Zusammenarbeit hat in den letzten Jahren reiche Frucht getragen in der Vererbungsforschung (GEPPERT), auf den Gebieten der Serenprüfung und bei der Auswertung von Impfstoffen (PRIGGE, v. SCHELLING).

Ist etwa damit der Anteil des Mediziners an der medizinischen Statistik auf ein niedriges Niveau des Sammelns von Rohmaterial an Tatsachen und Beobachtungen herabgedrückt, einer Kärrner-Arbeit, und hat er sich damit zu bescheiden, aus der Hand des Statistikers das Ergebnis seiner Bemühungen, sei es negativ oder positiv, als unanfechtbar und endgültig entgegenzunehmen? Muß er resignierend seinen Anteil daran als den geringeren, bescheideneren, subalternen empfinden? Keineswegs! Nur scheinbar ist die medizinische Statistik die alleinige Domäne des Mathematikers. Nur scheinbar trägt der Statistiker *allein* die Verantwortung für die Ergebnisse seiner Arbeit. Die Komplexität aller Lebenserscheinungen läßt sich in Zahlen nicht immer oder nur in begrenztem Maße darstellen. Übergeben der Biologe, der Mediziner, der Hygieniker dem Statistiker nicht ein *stichhaltiges Material* zur Auswertung, so entbehren alle *Mittelwerte* und *Hundertsätze*, die sie selbst festgestellt zu haben meinen, jeder Vergleich, den zu ziehen sie sich für berechtigt halten, der Gewißheit ihrer Realität. Aber auch die sorgfältigste Auswertung solchen Materials durch den Statistiker wird daran nichts ändern, weder die *Errechnung der mittleren Fehler der Hundertsätze*, noch die *mittleren Fehler der Differenzen zwischen ihnen*, noch der *Korrelationskoeffizienten*.

Von dem Genetiker JOHANNSEN stammt das kluge Wort, man müsse Biologie *mit* Mathematik, aber nicht *als* Mathematik betreiben. Das gilt auch für die Hygiene und besagt, daß auch die vollkommensten statistischen Methoden kein gültiges Ergebnis liefern können, wenn das der Prüfung unterliegende Material nicht *rein, einwandfrei erhoben, gesammelt, kritisch bewertet und gesichtet* ist.

Zwar völlige Homogenität des Materials ist selten erreichbar. Jedes Merkmal wird mit Nebenumständen verknüpft sein, die kaum jemals völlig gleich sein werden, und wird von ihnen beeinflußt. Absolut richtige und absolut einwandfreie Beobachtungen können selten erwartet werden. Aber, *was falsch beobachtet ist, ist unter allen Umständen auch statistisch falsch.* Die bekannten, unberechtigten Vorwürfe gegen die Statistik, alles ließe sich mit ihr beweisen, treffen nicht sie, sondern diejenigen, die ihr ein unzureichendes Material zur Auswertung übergeben. Besonders trifft das für den *Vergleich* zu, den man *die Seele der Statistik* nennt. Immer muß sorgfältig erwogen werden, ob überhaupt eine *Vergleichbarkeit* vorhanden ist. Für die Bewertung zweier klinischer Behandlungsmethoden ist z. B. ausgeschlossen, zwei Reihen zu vergleichen, die sich durch die Schwere des Krankheitsbildes oder das Alter der Patienten wesentlich unterscheiden. Die Grundforderung lautet also, daß *vor der zahlenmäßigen Kritik* des zur Berechnung gelangenden Materials eine *biologische* und *praktische Kritik* stehen muß. Dazu gehört „biologischer Takt" (JOHANNSEN). An dieser Forderung wird auch nichts geändert im Hinblick auf die Quantität des Materials, d. h. durch die Vermeidung des Fehlers der kleinen Zahl. *Unzweifelhaft richtig* ist, daß aus kleinen Zahlenreihen keine feineren Besonderheiten erkannt werden können, daß erst mit steigendem Beobachtungsmaterial die Möglichkeit wächst, in die Feinheiten einzudringen (KOLLER). *Völlig irrig* aber ist die Auffassung, Unvollkommenheiten eines Meßverfahrens, wie überhaupt jeder Erhebungsmethode, könnten dadurch ausgeglichen werden, daß die gleichen Werte in möglichst großer Zahl gewonnen werden, etwa bei flüchtigen anthropologischen Aufnahmen. *Quantität ohne Qualität* unterliegt dem gleichen Urteil, wie der bekannte Ausspruch Braesigs in Reuters „Ut mine Stromtid" zu seinem Freunde Karl über ihre Schulleistungen im Rechnen: „In der Richtigkeit warst Du mir über, in der Fixigkeit war ich Dir über!"

Überhaupt darf nicht vergessen werden, daß mit dem Sammeln eines großen Zahlenmaterials leicht der Nachteil verbunden sein kann, daß die Gleichartigkeit, die Homogenität des Materials weniger gesichert ist. Die Anwendbarkeit bestimmter statistischer Methoden aber ist in hohem Maße an diese Homogenität gebunden.

Am schwersten erfaßbar und deshalb eine ernste Fehlerquelle sind die bei Messungen oder bei Ablesung von Reaktionen irgendwelcher Art sich einstellenden *Beobachtungsfehler*, die durch die augenblickliche Stimmung, durch den Ermüdungszustand und durch den subjektiven Beobachtungsfehler, von dem niemand frei ist, verursacht werden. Hier liegt unter anderem einer der Gründe, warum es höchst bedenklich ist, Material zusammenfassend zu verwerten, das zwei oder mehr Beobachter unabhängig voneinander aufgenommen haben, selbst wenn das Material jedes einzelnen einwandfrei erhoben wurde. Änderungen in der Auffassung über die biologische Bewertung des Materials während der Zeit des Sammelns, die schon beim einzelnen Beobachter ein Störungsmoment bilden, verstärken sich hier wesentlich. Kein Beobachter mit Selbstkritik ist sich darüber im Unklaren, mit wieviel Subjektivität die bekannten Ablesungsnoten +, ++, +++ bei biologischen Reaktionen, etwa die Ablesungen von Agglutinationstitern behaftet sind. Nicht einmal die Feststellung des Fehlens oder der Anwesenheit einer Reaktion ist mit Sicherheit verbürgt.

Alle Sicherheiten eines Meßverfahrens fehlen, wenn die Frage auftaucht, ob ein Krankheitsverlauf als „leicht", „mittelschwer" oder „schwer" zu bezeichnen ist. Fälle, die in der Epidemie des einen Jahres als leicht bezeichnet werden, gelten vielleicht in einer leicht verlaufenden Epidemie des nächsten Jahres als schwer und umgekehrt. Und doch wird gerade auf Grund so subjektiver Urteile oft der Wert eines Therapeuticums bemessen, etwa eines Heilserums. Die Unsicherheit in der Beurteilung des Materials schränkt hier die Möglichkeit einer statistischen Auswertung stark ein. Der einzige zu einem zutreffenden Urteil verhelfende Weg ist die *alternierende Anwendung eines Heilverfahrens* bei großem Krankengut, d. h. die konsequente Durchführung der Behandlung nur bei den geraden Zahlen oder nur bei den ungeraden Zahlen der Krankenhauszugänge.

Ein kleines, aber etwa aus menschlichen Gründen sehr eindrucksvolles Material beeinflußt das Urteil des Beobachters, ihm selbst oft unbewußt, sehr erheblich, ganz zu schweigen von der „Eindrucksstatistik" auf Grund persönlicher „Erfahrung" an jahrelang beobachtetem, aber ausgelesenen Material. So kamen im Bereich der Tropenmedizin auf Grund poliklinischer Erfahrung die zahlreichen Fehlurteile zustande, farbige Völker litten nicht an Paralyse und Tabes, Carcinom sei bei ihnen eine seltene Erkrankung, Appendicitis käme kaum vor und, bezüglich der Europäerinnen, sie litten in den Tropen an Störungen der Menstruation. Nur wer sich durch scharfe Selbstkritik loslöst von einem autistisch-undisziplinierten Denken (BLEULER) wird der Gefahr entgehen, Schlüsse zu ziehen aus einem poliklinischen oder klinischen Material, das *nicht repräsentativ* ist für das Gesamtkollektiv der Bevölkerungsgruppe, innerhalb deren die Beobachtungen gemacht wurden. Unter *Kollektiv* wird hier, wie in den folgenden Abschnitten, die Gesamtheit gleichartiger Elemente eines Erscheinungsgebietes verstanden, die zum Zwecke einer statistischen Bearbeitung planmäßig gesammelt worden sind (WEBER), kürzer gefaßt, eine „statistische Gesamtheit" (KOLLER). Dabei darf aber nicht vergessen werden, daß diese praktische Anwendung des Wortes Kollektiv, die vor allem auch in der medizinischen Literatur gebräuchlich geworden ist, sich nicht deckt mit der mathematischen Definition dieses Begriffs.

Über die Güte eines Materials, über die Verwertbarkeit eines Mittelwertes oder eines Hundertsatzes, über die Realität des Unterschieds zweier zu vergleichender Kollektive kann die Statistik nur dann etwas aussagen, wenn das Material lediglich der Streuung echter Varianten unterliegt, d. h. all den zahlreichen, unkontrollierbaren und unlenkbaren Neben- und Umweltfaktoren, die einzelnen beobachteten Merkmalen und Ereignissen anhaften (GEPPERT) und die unter den Begriff des *Zufälligen* fallen. Niemals aber kann sie eine gültige Aussage machen, wenn die Streuung auf Abweichungen und Fehlern in den Methoden und ihrer Anwendung bei der Beobachtung und Erhebung beruht.

Jeder Hygieniker, jeder Arzt, dem daran gelegen sein muß, über die Beobachtung am Einzelfall hinaus aus der Massenbeobachtung Schlüsse zu ziehen, ist dazu *berufen und verpflichtet*, ein Beobachtungsmaterial zu sammeln, das durch die Sorgfalt seiner Erhebung, durch die Einheitlichkeit der angewendeten Methoden jeder Kritik in bezug auf die Vergleichbarkeit standhält. Auch wem Zahlen nichts zu sagen vermögen, wer dann richtiger die Finger fortläßt von statistischen Untersuchungen, ist keineswegs darin behindert, durch *sorgfältige Erhebungen* höchst wertvolles Material für statistische Auswertung zu sammeln und damit der Forschung und der angewandten Wissenschaft voll einzuschätzende Dienste zu leisten. JOHANNSEN mag selbst damit recht haben, wenn er annahm, hier habe der Biologe den schärferen Blick, nicht der Mathematiker. Dieser

Auffassung entspricht es, wenn man in Schriften von Statistikern nicht selten auf die Äußerung stößt: „Hier hat der Arzt das Wort!" Nur fragt es sich, welchen statistischen Wert dieses Wort des Arztes habe.

Ein besonders sprechendes Beispiel für den recht zweifelhaften Wert, den das Wort des Arztes oder seines Helfers haben kann, stellt das Material dar, das die Leichenschau dem Statistiker bietet. Darüber muß man sich klar sein, wenn man etwa in einer statistischen Schrift liest, das *Rückgrat* der medizinischen Statistik im engeren Sinne bilde die auf standesamtlichen Unterlagen beruhende *Statistik der Mortalität* und der *Todesursachen*. Ein schwaches Rückgrat! Zwar „tot" oder „nicht tot", das sind einwandfreie Werte für die statistische Festlegung der *Letalität* einer Krankheit. Aber nur bei einigen Epidemien mit hoher Letalität, bei der Cholera, der Pest, den Pocken, dem Gelbfieber, bei denen das klinische Bild sehr eindeutig ist, fußt die *Todesursachenstatistik* auf relativ sicherer Grundlage. Schon bei Infektionskrankheiten wie der Grippe und mehreren anderen Viruskrankheiten sind Zweifel an der Richtigkeit der Diagnose der Todesursache nicht selten. Daher ist ja auch das statistische Material über die Seuchenbewegung in der vorbakteriologischen Zeit von so zweifelhaftem Wert. Fleckfieber, Rückfallfieber und die typhösen Krankheiten wurden noch keineswegs sicher voneinander geschieden.

Mit einem hohen Grad von Unsicherheit sind die standesamtlichen Eintragungen der Todesursachen behaftet, am schlimmsten in Gebieten, in denen die Leichenschau noch nicht gesetzlich vorgeschrieben ist, aber auch dort, wo sie nicht durch den Arzt, sondern durch einen Leichenschauer vorgenommen wird. Selbst der Arzt wird seiner Sache nicht immer sicher sein, am wenigsten, wenn er den Kranken nicht selbst behandelt hat. Und selbst wenn in jedem nicht ganz sicheren Falle die polizeiliche Leichenöffnung erzwungen werden könnte, was bekanntlich nur unter bestimmten Voraussetzungen möglich ist, wird auch der Pathologe nicht immer imstande sein, die Todesursache mit Sicherheit festzustellen. Am unzuverlässigsten ist die Angabe „Altersschwäche" als Todesursache. Auch Fälle von Verschweigen der eigentlichen Todesursache aus Rücksichtnahme auf die Angehörigen sind nicht selten.

Die Todesursachenstatistik Deutschlands schließt sich seit 1932 dem internationalen Todesursachenverzeichnis an. Dies 1893 geschaffene Verzeichnis, das die Todesursachen in 18 Gruppen einteilt, wird in Abständen von 10 Jahren neu bearbeitet. Es enthält 200 Nummern, eine mittlere Ausgabe 85 Nummern, eine kurze 43 Nummern. Das Einteilungsprinzip geht zum Teil von ätiologischen, zum Teil von anatomischen Gesichtspunkten aus. Auf gesichertem Boden steht die Statistik nur, soweit es sich um akut verlaufende, als Seuchen auftretende Krankheiten handelt, bei denen über die Ätiologie kaum Zweifel bestehen können. Die heute geltende Aufgliederung der Todesursachen nach internationalen Übereinkünften erhöht die Sicherheit der Statistik keineswegs. Es bedeutet nur eine Scheinerhöhung ihres Wertes, wenn diese Aufgliederung immer weiter getrieben wird. Man sucht heute der Schwierigkeit, die Todesursache mit Sicherheit festzustellen, durch eine „kombinierte Todesursachenstatistik" zu begegnen, bei der durch Heranziehung der Begleitkrankheiten die Wahl zwischen 2 oder 3 Ursachenmöglichkeiten gegeben ist.

Nicht geringere Unsicherheiten bestehen in dem großen Bereich der *Morbiditätsstatistik*, soweit jene Bedingungen nicht erfüllt sind. Die Möglichkeit irriger Diagnosen ist groß, und allzu häufig wird in Krankenhäusern unterlassen, die *Aufnahmediagnose* zu ändern und die richtige *Entlassungsdiagnose* an ihre Stelle zu setzen. Am größten wird die Möglichkeit einer irrtümlichen Diagnose, wenn bei einigen Seuchen, z. B. bei der Grippe und bei der Diphtherie, andersartige Erkrankungen, fälschlich einbezogen werden. Das ist weit häufiger der Fall, als gemeinhin angenommen wird.

Gewisse unvermeidliche Schwächen ihres Erhebungsmaterials haften auch der so hochentwickelten *Bevölkerungsstatistik* an, die für viele Fragen der medizinischen Statistik eine unentbehrliche Grundlage und ihren Rahmen bildet. Es fehlt auch ihr nicht an banalen Fehlerquellen. Sie liegen in der Unzuverlässigkeit der Angaben der Familienangehörigen, die dem Standesbeamten gemacht werden. Jedem Genealogen ist bekannt, wie wenig zuverlässig die Angaben in den Totenregistern sind, nicht nur was Namen angeht, sondern besonders auch in den Geburtsdaten und der Angabe des Lebensalters. Groß ist die Neigung, aus Bequemlichkeit, d. h. um sich das Aufsuchen der genauen Daten zu ersparen, mitunter aus Unwissenheit, das Alter in durch 5 teilbaren Zahlen anzugeben. Darunter leiden unter anderem die Ergebnisse der standesamtlichen Erhebungen über eines der bedeutungsvollsten Phänomene der Biologie der europäischen Völker, die *Zunahme der Lebenserwartung*.

Wertvoll ist das *Material der Lebensversicherungsanstalten*. Sie haben ein finanzielles Interesse an der genauen Festlegung der Daten und bauen auf ihnen die für ihre Einschätzungen unentbehrlichen statistischen Grundlagen auf. Nur handelt es sich bei ihnen fast immer um ausgelesenes Material.

Bei alledem liefert die Bevölkerungsstatistik der Medizinalstatistik die unentbehrlichen Maßstäbe für die Bedeutung der Krankheits- und Todesfälle in der Gesamtbevölkerung und in ihren Gruppen, weiter die gut gesicherten Zahlengrundlagen über die Gliederung der Bevölkerung nach dem Geschlecht und nach Altersklassen. Ohne die Kenntnis dieser statistischen Zahlen wären alle Vergleiche zwischen den Ergebnissen der Medizinalstatistik verschiedener Staaten oder von Landschaften innerhalb eines Staates ausgeschlossen. Das gilt unter anderem für die „*Methode der relativen Intensität*". Beispielsweise dürfte sich die Pockensterblichkeit bei Geimpften und Ungeimpften in zwei Staaten nicht stärker unterscheiden als die Gesamtsterblichkeit, wenn die Impfung kein entscheidender Faktor wäre.

Die Medizinalstatistik Deutschlands umfaßt die *Todesursachenstatistik, die Statistik der anzeigepflichtigen Krankheiten*, also in der Hauptsache aller gemeingefährlichen und der meisten übertragbaren Krankheiten, die *Statistik der in Krankenanstalten aufgenommenen Kranken* nach Bestand, Zugang und Abgang und den Anteil der in den Anstalten Sterbenden, sowie die Zahl der Verpflegungstage, alles aufgegliedert nach der Zweckbestimmung, nach der Größe und dem Träger der Anstalten. Mit Ausnahme der Irrenanstalten wird hierbei *auf die Krankheitsdiagnose verzichtet*. Bei ihr, wenn man von den Infektionskrankheiten absieht, deren Ätiologie bakteriologisch erhärtet ist, wäre die Unsicherheit die gleiche, wenn nicht größer als bei der Todesursachenstatistik, besonders weil allzu häufig eine irrtümliche Aufnahmediagnose späterhin nicht berichtigt wird.

Fehlerquellen liegen hier auch vor im Hinblick auf die Beschäftigungsverhältnisse der Bevölkerung. So steigt unter anderem bei hoher Arbeitslosigkeit die Zahl der Krankmeldungen und Krankheitszugänge an. Mitunter liegt so infolge der beruflichen Verhältnisse ein ausgelesenes Material vor, das Schlüsse auf die Gesamtbevölkerung nicht zuläßt.

Bestimmte Sonderbetrachtungen innerhalb der Medizinalstatistik, besonders im Bereich der Arbeitshygiene, bedienen sich der *Krankenkassenstatistik* und der *Statistik der Invalidenversicherung*. Ihre Verwertbarkeit ist beschränkt, weil aus den Morbiditätsziffern dieser Versicherungen nicht hervorgeht, wie oft mehrere Krankheiten das gleiche Individuum betroffen haben. Wohl aber haben die Statistiken der Lebensversicherungsgesellschaften oder von Versicherungen

bestimmter Berufsgruppen der hygienischen Forschung wertvolle Hinweise geliefert, unter anderem auf dem Gebiet der Konstitutionsforschung im Hinblick
auf die Tuberkuloseanfälligkeit.

Sondererhebungen über die Häufigkeit der Geschlechtskrankheiten, von
Carcinom, von Abtreibung, über den Ernährungszustand der Bevölkerung
werden bei Schwankungen der politischen und sozialen Lage notwendig.

Für die Konstitutionsforschung und ihre Beziehungen zur Hygiene, besonders was Berufswahl, Berufsberatung und Berufswechsel betrifft, ist in den
letzten Jahrzehnten ein wertvolles Material durch schulärztliche Untersuchungen
gewonnen worden. Ihr Wert steigt, wenn sie durch exakte Untersuchungsverfahren, wie z. B. die Röntgenreihenuntersuchungen oder durch Anstellung
allergischer Reaktionen (PIRQUET, MORO, MENDEL-MANTOUX, DICK, SCHICK),
gestützt sind. Durch schulärztliche Untersuchung wurde unter anderem im
Jahr 1937 festgestellt, daß *sieben Krankheiten* am häufigsten vorkamen, nämlich
unter 100 männlichen Kindern bei 13,8% Platt-, Senk- oder Knickfuß, bei
6,2% Sehstörungen, bei 3,6% Herzstörungen und Herzkrankheiten, bei 3,1%
Wirbelsäulenverkrümmungen, bei 3,2% erhebliche Rachitisfolgen, bei 1,3% erheblicher Kropf und bei 1,6% Hautkrankheiten.

Die Anforderungen, die notwendigerweise an die Güte des Materials gestellt
werden müssen, wenn von seiner statistischen Bearbeitung wichtige Ergebnisse
erwartet werden sollen, sind glücklicherweise mit einem hohen Grade von Zuverlässigkeit erfüllbar auf dem Gebiet, das im Zentrum aller hygienischen Arbeit
steht, dem Gebiet der Seuchenbewegung.

Überall, wo ein gut organisiertes Gesundheitswesen besteht und wo mit einem
hohen Verantwortungsgefühl der Ärzte in bezug auf das Meldewesen gerechnet
werden kann, überall, wo in den Krankenhäusern korrekte Listen über Aufnahme-
und Entlassungsdiagnose und über die Todesfälle geführt werden, wird eine
zuverlässige *Erhebung* möglich sein. Der größte Teil der vorgekommenen Erkrankungen an einer bestimmten Infektionskrankheit, ihr Verlauf und Ausgang
gelangen zur Kenntnis der Gesundheitsbehörde und werden statistischer Bearbeitung zugänglich. Die Zuverlässigkeit der statistischen Aussage steigt mit
der Breite der Erhebungsbasis, vorausgesetzt, daß an der *Sorgfalt der Erhebungsmethode* keine Zweifel bestehen.

Sowohl bei Epidemien von kleinem wie von großem Umfang können dann
in *Listen* oder *Karteien* alle Daten gesammelt werden, die für die statistische
Auswertung von Wichtigkeit sind. Die Zahl der Erkrankten, die Zahl der
Todesfälle und ihre Verteilung z. B. auf 5jährige Altersklassen, ihre Verteilung
auf die Geschlechter, auf die Altersklassen im allgemeinen und bei den Geschlechtern, das zeitliche Auftreten der Erkrankungen innerhalb des Jahresablaufs, die Sicherung der Diagnose durch mikrobiologische Untersuchungsmethoden, damit die Ausschaltung von Verdachtsfällen, die Krankheitsdauer,
die Zahl der schutzgeimpften und nichtschutzgeimpften Personen, alle diese
Feststellungen werden sich mit annähernder Sicherheit und Genauigkeit treffen
lassen. Festzustellen wird unter anderem sein die Gesamtzahl der Zugänge, der
jeweilige Bestand an Kranken zu einem bestimmten Zeitpunkt, damit das Anschwellen und Absinken der Epidemie.

Für die Darstellung des *Epidemieverlaufs* ist dabei hinsichtlich der Zahl
der Neuerkrankungen innerhalb eines bestimmten Teilabschnittes wohl zu unterscheiden, ob es möglich ist, das *Datum der Erkrankungen* zur Grundlage der
Auswertung zu machen oder die Zahl der Zugänge nach dem *Datum der Meldung
bei der Gesundheitsbehörde.* Im ersten Falle gewinnt man die Einsicht in den
wirklichen Epidemieverlauf, im zweiten nur in den *gemeldeten Epidemieverlauf.*

Der Abstand zwischen der Kurve dieser beiden Zahlenreihen zeigt graphisch die Größe der *Verzögerungsdauer*. Diese wiederum läßt sich teilen in die *häusliche Verweildauer* und die *Diagnose- und Meldedauer*.

Stets muß angestrebt werden, durch genaue und vollständige *Ermittlung der Erkrankungstage* den wirklichen Epidemieverlauf festzustellen, womit gleichzeitig aufgeklärt wird, ob nicht etwa die Ausdehnung der Epidemie bereits viel größer geworden ist als nach den Meldungen angenommen wird. Jeder Erfolg von Bekämpfungsmaßnahmen sollte nur auf die Kurve des wirklichen Epidemieverlaufs bezogen werden.

Unsichtbar läuft den zwei Kurven eine dritte voraus, im Abstand der *Inkubationsdauer* mit der Festlegung der Tage der Ansteckung. Wenn sie feststellbar wären, würde der eigentliche Epidemieverlauf gegeben sein. Dieses Datum läßt sich aber bei den meisten Infektionskrankheiten kaum mit einiger Sicherheit, bei einigen, z. B. der Cholera (Inkubationszeit 5 Tage), aber wenigstens in einem guten Durchschnitt festlegen. Der Epidemiologe muß aber in der Praxis immer damit rechnen, daß, sobald ihm die Zahlen vorliegen, die ihm den wirklichen oder den gemeldeten Epidemieverlauf anzeigen, die Epidemie, einschließlich der stummen Fälle, bereits eine weit größere Zahl an Menschen erfaßt hat, als jene Daten erkennen lassen (RAETTIG).

Daraus erhellt, wie theoretisch die Ansicht ist, mit der Erfassung und Isolierung der ersten Fälle einer Epidemie sei die Möglichkeit gegeben, sie auszulöschen. *Wenn die ersten Fälle einer Epidemie erkannt werden, ist die Epidemie da und es muß mit einer gewissen Ausdehnung gerechnet werden.*

Leicht berechnen lassen sich aus den erhobenen Daten die *Morbidität*, die Zahl der an einer Seuche Erkrankten, die *Mortalität*, die Zahl der an einer Seuche Verstorbenen, beide bezogen auf die Zahl der untersuchten Bevölkerung, und die *Letalität*, die Zahl der an einer Seuche Verstorbenen, bezogen auf die Zahl der an ihr Erkrankten. Zwischen diesen 3 Verhältniszahlen besteht demnach die Beziehung: Mortalität = Morbidität × Letalität.

Möglich wird auch sein, statistische Vergleiche zu ziehen zwischen der Erkrankungshäufigkeit bei den beiden Geschlechtern und in verschiedenen Altersklassen, wobei, sofern die Größe des Materials es sinnvoll erscheinen läßt, die Berechnung des mittleren Fehlers nicht unterlassen werden darf. Denn nur er gibt einen Anhalt dafür, in welchem Maße der Zufall das statistische Ergebnis beeinflussen kann, wie groß also der Streuungsbereich ist. Seine Größe hängt ab vom Umfang der Erhebungsmasse. Er wird kleiner, wenn es möglich ist, die Erhebungsmasse zu vergrößern.

In der Praxis der Seuchenbekämpfung ist mit folgenden Möglichkeiten des Entstehens irriger Schlußfolgerungen zu rechnen: mit dem Zufall, wenn es sich um ein nur kleines, wenn auch exakt aufgenommenes Erhebungsmaterial handelt, aber auch, wenn bei einem sehr großen Erhebungsmaterial die Überprüfung, ob es vollständig, auswahlfrei und zuverlässig ist, auf Schwierigkeiten stößt, oder wenn das Material nicht geschlossen zur Verfügung steht.

Die Vermehrung eines *kleinen Materials* ist mit dem Ende einer Epidemie nicht mehr möglich. Besteht hinsichtlich einiger statistischer Ergebnisse nicht völlige Sicherheit, ist z. B. die Zahl der Erkrankungen zu klein, um Prozentzahlen zu errechnen und Vergleichszahlen zu gewinnen, deren Differenz kleiner ist als der dreifache mittlere Fehler dieser Differenz, so ist daran nichts zu ändern. Jedoch können dann wenigstens über den Verlauf der Epidemie, über ihre Letalität und andere epidemiologische Tatbestände, auch auf Grund kleinen

Materials wertvolle Daten gewonnen werden. Das gleiche gilt für klinisches und biologisches Material.

Bei *großem Material*, welcher Herkunft es auch sei, dessen vollständige Bearbeitung auf Schwierigkeit stößt oder an dessen Vollständigkeit Zweifel bestehen, ist die Möglichkeit gegeben, aus der Gesamtmasse eine *Stichprobe* (engl. sample) zu entnehmen. Die aus ihrer Auswertung gewonnenen Ergebnisse sind bis auf zufällige Fehler auch für die Gesamtmasse gültig, vorausgesetzt, daß die *Stichprobe groß genug* ist und als *repräsentativ* für das Gesamtmaterial anzusehen ist. Das heißt, dieses Stichprobenmaterial muß *auswahlfrei, einheitlich* und „zufällig" gesammelt sein, nicht etwa auf ein Geschlecht beschränkt oder etwa irgendwie gesichtet nach der Schwere der Erkrankungen, z. B. nach dem Aufnahmesystem bestimmter Krankenhäuser. Mit einer gewissen Sicherheit kann auslesefreies, „zufälliges" Material gewonnen werden, wenn aus einer bestimmten Menschenmasse, innerhalb derer ein Beobachtungsmerkmal statistisch ausgewertet werden soll, das Stichprobenmaterial nach bestimmten Anfangsbuchstaben von Familiennamen oder nach besonders häufig vorkommenden Familiennamen (Müller, Schulze, Cohn) zusammengestellt wird. Solcher Behelfe bedarf es recht oft, denn fast alle Beobachtungen an größerem biologischen, daher auch an fast allem hygienischen Material, beruhen auf Stichproben.

Ausgeschlossen ist bei Verwendung des Stichprobenmaterials von einer Seuche, sofern die Gesamtzahl der Erkrankungen nicht bekannt ist, eine Berechnung der Morbidität und Mortalität. Ihre Berechnung ist nur möglich, wenn *alle* Krankheitsfälle bekannt sind. Wohl aber gewinnt man aus einer repräsentativen Stichprobe den Prozentsatz der Letalität und damit die Möglichkeit, diesen Prozentsatz zu vergleichen mit dem Prozentsatz anderer gleichartiger Epidemien, bzw. mit dem Durchschnittswert der Letalität, der für gerade diese Seuche auf Grund vieljähriger Erfahrungen bekannt ist.

Für solche Vergleiche ist die Berechnung des mittleren Fehlers unentbehrlich. Nur wenn mit ihm der Streuungsbereich der Letalität gegeben ist, z. B. bei einer gefundenen Letalität von 19,3% und einem mittleren Fehler von $\pm 2,3\%$, ein Streuungsbereich von 26,2—12,4%, wird sich klar herausstellen, ob die oben erwähnten Vergleichswerte, etwa der Durchschnittswert, außerhalb dieses Streuungsbereichs liegen. Beträgt er z. B. 8% und sein mittlerer Fehler 1% (Streuungsbereich 11—5%), so ist der Unterschied der Letalität zwischen dem vorliegenden Material von 19,3% und jenem Durchschnittswert von 8% *statistisch nachgewiesen*.

In ähnlicher Weise wird hinsichtlich der Verteilung auf die Geschlechter, die Altersklassen, sowohl was die Morbidität wie die Letalität angeht, verfahren und ebenso können weitere Merkmale, z. B. die stattgehabte oder nicht erfolgte Schutzimpfung und andere für die Epidemie belangreiche Faktoren in den Bereich vergleichender Berechnung einbezogen werden.

Alle so gewonnenen Ergebnisse lassen sich sowohl in Tabellen wie in *Graphiken*, etwa *in Balkendarstellung* oder *in Kurven* innerhalb eines Koordinatensystems darstellen. Falls in ein und derselben graphischen Darstellung große und kleine Zahlen zur Darstellung gelangen müssen, lassen sie sich auf *logarithmischem Papier* unterbringen. Eine eindrucksvolle Darstellungsweise ist ferner die *flächenhafte Kreissektorendarstellung*, bei der die Kreisfläche die Größe der statischen Erhebungsmasse, die eingetragenen Sektoren die Teilmassen, z. B. die Morbidität oder die Letalität der Seuche, darstellen. Mit den gleichen graphischen Methoden ist es auch möglich, die Gesamtseuchenbewegung innerhalb eines bestimmten Raumes und Zeitablaufs für mehrere Seuchen gleichzeitig zur Darstellung zu bringen.

Eine klare, mathematische Kenntnisse nicht voraussetzende Einführung in dieses Teilgebiet der medizinischen Statistik gibt der Leitfaden „Grundlagen und Praxis der Seuchenstatistik" von H. J. RAETTIG und E. NEHLS, Berlin und Leipzig 1949.

So sehr der Staat an den Ergebnissen der Morbiditäts- und Sterblichkeits-
statistik interessiert ist, wieviel auch die Übersicht über den Gang einer Epidemie
und die Zahl ihrer Opfer für den Hygieniker bedeuten, für die hygienische
Forschung werden immer aufs neue Fragen gestellt, die sich beziehen auf den
Erfolg oder Mißerfolg bestimmter Maßnahmen, seien es Schutz- oder Heilmaß-
nahmen, oder Eingriffe in die Umweltumstände. In der Regel wird es sich
hierbei um die statistische Auswertung von Zahlenmaterial aus mehr oder
minder großen, mitunter zahlenmäßig sehr kleinen Kollektiven handeln. Alles
liegt dann daran, festzustellen, inwiefern vorliegende Ergebnisse als real bewertet
werden können, mit anderen Worten, inwieweit ein irriger Schluß vermieden
werden kann, weil das Ergebnis ein Zufallsergebnis sein könnte. Es ist stets die
gleiche Frage, „Kann es noch Zufall sein?", die der Biostatistiker v. SCHELLING
daher selbst zum Titel eines Buches gewählt hat.

Dem Hygieniker muß z. B. viel gelegen sein an statistischen Beweisen für die
Wirksamkeit einer passiven oder aktiven Immunisierung gegen die Einwirkung
eines Krankheitserregers. Gewiß *kann* die Auswertung eines umfangreichen
Materials, das annähernd alle Individuen eines großen Kollektivs, etwa einer
Armee oder einer geschlossenen Bevölkerungsgruppe umfaßt, die *Wertlosigkeit*
einer Maßnahme erweisen. Ein positives Resultat aber *kann* trügen, wenn nicht
auszuschließen ist, daß andere Faktoren für den Rückgang der Erkrankungen
oder für die Abschwächung der Schwere der Krankheitsfälle verantwortlich
gewesen sind. Hätte man z. B. anfangs 1918 in der Türkei ein Therapeuticum
in die Behandlung des Fleckfiebers eingeführt, so wäre sicherlich irrigerweise
die Verminderung der Bösartigkeit der Epidemie in jenem Jahre im Vergleich
mit den beiden vorhergehenden Jahren darauf bezogen worden. Solcher Beispiele wären viele zu nennen. Auch der Erfolg der Heil- und Schutzwirkung
des antitoxischen Diphtherieserums ist ja anfänglich überschätzt worden, weil
seine Anwendung in die Zeit eines Absinkens der Diphtheriewelle fiel. Neuerdings
wird mit statistischen Belegen sogar die Überlegenheit der Heilwirkung dieses
Serums gegenüber sog. Leerserum angezweifelt (BINGEL).

Wie bei vielen Formen der Chemotherapie *nur ein alternierendes Handeln*
Klarheit über die Möglichkeit eines Erfolges geben kann, indem wahllos von
allen Kranken z. B. alle ungeraden Nummern behandelt, alle geraden Nummern
nicht behandelt werden, so wird auch ein sicheres Ergebnis des Erfolgs von
Serumanwendung oder Vaccination nur bei ihrer alternierenden Anwendung gewonnen werden können. Jeder Vergleich größerer oder kleinerer, unter anderen
Gesichtspunkten gewonnener Kollektive kann eine solche Sicherheit nicht geben,
da notwendigerweise jedes Kollektiv unter dem Einfluß zahlreicher Korrelationen zu seiner Umwelt steht, die sich zum Teil jeder Feststellungsmöglich-
keit entziehen. An dieser Unsicherheit kann auch der sorgfältigste statistische
Vergleich nichts ändern und auch eine Vermehrung des Materials kann sie nicht
beseitigen. Allzuviele Schlüsse werden auf Grund scheinbarer mathematischer
Sicherung solcher Vergleiche gezogen. Dazu gehört in unseren Tagen z. B. die
positive Bewertung der BCG-Schutzimpfung, wenn sie sich auf den Vergleich
verschiedener Kollektive gründet.

In der Praxis ärztlich-hygienischen Handelns *darf* allerdings dieser Forderung
nicht immer entsprochen werden. Sind Arzt und Hygieniker von der Wirksamkeit
eines Vorbeugungs- oder Heilmittels zutiefst überzeugt, so wäre es ein Vergehen
gegen die ärztliche Ethik, ihre Anwendung der Hälfte der Betroffenen aus rein

wissenschaftlichen Erwägungen zu versagen. Auch die Begründung, es müsse Sicherheit für die Zukunft gewonnen werden, würde eine solche Unterlassung nicht rechtfertigen.

Zu den zweifelhaftesten Unterlagen der Statistik gehören, ähnlich den Ergebnissen der Leichenschau, die Ergebnisse von Messungen und Zählungen, anscheinend einfach zu beobachtender Merkmale durch Laien, die auf dem Wege des in Amerika sog. „field work" gewonnen werden. Bezüglich der Vererbung der Augenfarbe ist man z. B. dabei vor etwa 2 Jahrzehnten zu ganz irrigen Vorstellungen gekommen.

Stets, auch bei größter Sorgfalt der Beobachtung und der Erhebungsmethode, muß angestrebt werden, das Untersuchungsmaterial so groß wie irgend möglich zu machen. Es ist richtiger, auf seine Auswertung zu verzichten, wenn es zu klein ist und sich nach der Lage der Dinge nicht vermehren läßt, oder mit der Auswertung zu warten, bis eine Vermehrung möglich geworden ist. Zu zahllosen Veröffentlichungen kommt es, weil die Bearbeiter sich zu einem solchen Verzicht nicht entschließen können, ein Manko an wissenschaftlicher Ethik.

Von großer Sicherheit ist das *biologische Experiment* umgeben, aber auch dieses ist niemals ganz frei vom subjektiven Urteil des Experimentierenden. Zu jeder Mitteilung der Ergebnisse gehört daher eine offene, keine Fehlerquelle verschleiernde Darlegung, wie das ausgewertete Material gesammelt, wie gesichtet und klassifiziert es der statistischen Auswertung zur Verfügung gestellt wurde und welche Fehlerquellen ihm möglicherweise aus der Subjektivität des Beobachtenden oder der Methode des Beobachtens her anhaften. Nur wenn der Experimentator diese Forderung erfüllt, ist er der Verantwortung enthoben, die er gegenüber dem Statistiker für das zur Auswertung übergebene Material trägt.

Aber auch ein Statistiker, dem ein solches Material übergeben wird, sollte seine Arbeit nicht beginnen und jedenfalls sich hüten, aus den gewonnenen Zahlen weitgehende Schlüsse zu ziehen, bevor er nicht zuvor über die Art der Erhebung des Materials genaue Auskunft gefordert und erhalten hat. Nur wenn diese *beiderseitige Verpflichtung* anerkannt wird, kann die *Biostatistik* ihre Aufgabe als eines der wichtigsten Grenzgebiete der medizinischen Wissenschaft erfüllen.

Alle oben dargelegten epidemiologischen Daten bilden die Grundlage für die Gewinnung der Erkenntnisse, die aus jedem Epidemiegeschehen gezogen werden müssen im Hinblick auf alle zu treffenden Maßnahmen für die Bekämpfung und für die Verhütung eines erneuten Auftretens einer Seuche. Von fast noch größerer Bedeutung aber ist es, allen Beziehungen nachzugehen, die zwischen dem Seuchengeschehen und allen Umweltumständen vor und während des Ablaufs der Seuche bestehen und erkennbar werden. Alles kommt z. B. darauf an, die *Zusammenhänge und Abhängigkeiten* aufzuklären und zu sichern, die sich *möglicherweise* feststellen lassen mit den ergriffenen repressiven oder präventiven Maßnahmen und mit den therapeutischen Eingriffen durch Arzt und Hygieniker.

Diese *korrelativen Beziehungen* gilt es zu erfassen, wobei man sich aber grundsätzlich darüber klar sein muß, daß auch die mathematische Feststellung einer Korrelation noch nicht einen kausalen Zusammenhang beweisen muß, und daß mit biologischer Kritik die Klippe umschifft werden muß, einer *Scheinkorrelation* (spurious correlation) Wert beizumessen. *Korrelationen sind gegenseitige Abhängigkeiten von sich ändernden meßbaren Größen.* Die Beziehungen aufzudecken zwischen dem Eintreten oder Nichteintreten eines Ereignisses und bestimmten Umweltumständen, sei es statischer oder dynamischer Art, ist ein tiefes menschliches Bedürfnis. Die Welt des Aberglaubens und Wunderglaubens ist erfüllt davon.

Bekannt ist als historisches Beispiel der Korrelation aus der Zeit der Gegensätze zwischen PETTENKOFER und KOCH die von PETTENKOFER angenommene
Beziehung zwischen der Häufigkeit des Auftretens von Cholera und Typhus
abdominalis und einem bestimmten Zustand des Bodens. Sie galt ihm als
erwiesen, als die Kanalisation der Großstädte durchgeführt wurde, dadurch unstreitig der Zustand des Bodens sich verbesserte und gleichzeitig die Erkran-
kungskurve absank. Es hatte sich aber lediglich um ein *zeitliches Zusammenfallen* gehandelt. Der Zustand des Bodens besserte sich in der gleichen Zeit,
in der die Typhuskurve sank. Beide Beobachtungen bezogen sich auf einen
dritten Faktor, *auf einen Zeitabschnitt*. Wenn zwei Beobachtungsreihen zu einer
dritten, in diesem Falle dem Zeitablauf in Korrelation stehen, so müssen sie
notwendigerweise auch zueinander in Korrelation stehen. Solche Korrelationen
sind zwar statistisch echt, aber kein Beleg für eine wirklich bestehende gegenseitige Abhängigkeit und daher kausal nicht zu verwerten. Wohl aber bestand
eine echte Korrelation zwischen der sinkenden Typhuskurve und der Kanalisation
insofern, als mit deren Durchführung und der Einführung der Wasserklosetts
die Berührung des Menschen mit seinen Ausscheidungen auf ein Geringes vermindert wurde. Damit sank die Wahrscheinlichkeit, daß man auf fehlerhaft
angelegten Aborten in Berührung kam mit den Ausscheidungen eines Dauerausscheiders, oder daß solche Ausscheidungen in der Umgebung Gesunder zur
Verunreinigung von Wasser oder Lebensmitteln Anlaß gaben.

Ein immer wieder zur Bearbeitung und zu fürsorgendem Handeln auf-
forderndes Gebiet ist das der Korrelation zwischen Erkrankungen an Tuberkulose
und ungünstigen Wohnungsumständen. Niemand zweifelt ferner heute an der
Korrelation zwischen Tuberkulosemorbidität und -letalität und der Ernährungslage eines Volkes. Ein Korrelationsbegriff liegt auch in dem Wort ,,Hunger-
typhus''.

Bei zahlreichen Infektionskrankheiten geht es um die korrelative Abhängigkeit
ihres Auftretens von dem Vorkommen und Verhalten tierischer Virusreservoire
sowie der Dichtigkeit des Auftretens übertragender Insekten, von Flöhen, Läusen,
Mücken.

Eine einfache Korrelation, die wirtschaftliche Bedeutung hat, ist die Abhängigkeit des Fettgehaltes der Milch von der Viehhaltung. Bei Weidegang wird
viel Milch mit geringerem Fettgehalt, von arbeitendem Vieh geringe Milchproduktion mit höherem Fettgehalt erwartet.

Erkenntnisse auf den Gebieten der Immunbiologie und Chemotherapie können
nicht gewonnen werden, ohne die Abhängigkeiten zwischen dem Handeln des
Hygienikers oder des Arztes und den epidemiologischen Abläufen klarzulegen.

Die Mannigfaltigkeit der Einflüsse, durch die eine größere oder geringere
Abhängigkeit der aufeinander bezogenen Größen bedingt wird, eben die *zufall-
bedingte Mannigfaltigkeit*, darf jedoch nicht verwechselt werden mit einem *Mangel
an Homogenität* dieser Größen infolge Unzuverlässigkeit oder Unexaktheit der
bei der Erhebung der Zahlen angewendeten Methoden und ihrer Anwendung.
Objektive, jede Willkür ausschließende Maßstäbe sind nur gegeben, wenn die
zu vergleichenden Zahlenreihen auf einwandfreie Weise gewonnen wurden.
Ein Material, das auf Schätzungen beruht, ist von vornherein nur als bedingt
verwertbar zu betrachten.

Sinngemäßes hygienisches Handeln ist in hohem Maße davon abhängig, inwieweit zwischen zwei oder mehreren bestimmten, in Zahlenreihen erfaßten Faktoren eine Beziehung besteht, sei es eine positive oder eine negative oder ob jegliche
Beziehung zwischen ihnen fehlt. Die Voraussetzung dafür ist die statistische

Feststellung des *Grades* der Korrelation, durch die *Errechnung des Korrelationskoeffizienten.*

Was den praktischen Wert einer errechneten Korrelation angeht, so ist daran festzuhalten, daß auch eine positive Korrelation einen kausalen Zusammenhang nicht beweisen *muß*. Parallelität von Abläufen oder entgegengerichtete Entwicklungen müssen nicht auf ursächlichen Wechselwirkungen beruhen. Immer kann nur die *Tatsache* eines gleichzeitigen, gleichsinnigen oder gegensinnigen Verlaufs festgestellt werden. Es *könnten* außer dem vermuteten Zusammenhang verschiedene andere, gar nicht beachtete oder beobachtete Faktoren entscheidend gewesen sein. Die Feststellung des *Bestehens einer Korrelation* deutet lediglich auf die *Wahrscheinlichkeit* eines Zusammenhangs, wie eben überhaupt *ein Beweis für einen kausalen Zusammenhang mit statistischen Methoden nicht erbracht werden kann.*

Auch das *Fehlen einer statistischen Korrelation* schließt einen kausalen Zusammenhang nicht mit Sicherheit aus. Unter Umständen muß ein „non liquet" ausgesprochen werden.

Ein Versuch, die Methoden der Errechnung und Beurteilung statistischer Zahlen im Rahmen dieses Abschnitts zu bringen, liegt außerhalb der gestellten Aufgabe. Dem Leser wäre auch nicht damit gedient, wenn hier die zur Zeit gebräuchlichen Formeln angeführt würden und versucht würde, ihre Anwendung in kurzen Worten zu erläutern. Wer sich berufen fühlt, selbst die Auswertung des von ihm beigebrachten Materials zu übernehmen, nachdem er sich von seiner Stichhaltigkeit überzeugt hat, wird genötigt sein, sich in die von befugten Statistikern zur Verfügung gestellten Werke über Statistik, speziell über Medizinalstatistik, einzuarbeiten, falls er nicht vorzieht, die Mitarbeit eines Statistikers zu erbitten.

In den beiden letzten Jahrzehnten sind eine Reihe statistischer Werke erschienen, deren Verfasser sich ernstlich bemüht haben, ihr Arbeitsgebiet auch den mathematisch ungeschulten Medizinern und Biologen zugänglich zu machen. Von dem sehr verschiedenen Grade der Begabung der Benützer dieser Werke für die Deutung von statistischen Zahlen hängt es ab, ob es ihnen gelingt, die ihnen eröffneten Wege mit Erfolg zu beschreiten.

Aber auch eine in Hinblick auf ein unmittelbares Ergebnis solchen Bemühens erfolgloser Versuch wird insofern nicht fruchtlos sein, weil die dabei gewonnene Einsicht in die Notwendigkeit schärfster kritischer Betrachtung des zu verwendenden oder gewonnenen Materials dazu führen muß, schon an das Gewinnen des Materials mit *sorgfältig erwogener Planung* heranzugehen, womit viel nutzloses Arbeiten vermieden und die Heraushebung des Wesentlichen gesichert werden kann.

Schrifttum.

Czuber, E.: Die statistischen Forschungsmethoden, herausgeg. v. F. Burkhardt. Wien 1938. — Geppert, W. P.: Medizinische Statistik. In Naturforschung und Medizin in Deutschland 1939—1946. Bd. 66. Wiesbaden 1948. — Hosemann, H.: Die Grundlagen der statistischen Methoden für Mediziner und Biologen. Stuttgart 1949. — Johannsen, W.: Elemente der exakten Erblichkeitslehre. Jena 1913. — Kisskalt, K.: Einführung in die Medizinalstatistik. Leipzig 1919. — Koller, S.: Graphische Tafeln zur Beurteilung statistischer Zahlen. Dresden u. Leipzig 1943. — Niklas, H., u. M. Miller: Korrelationsrechnung. Leipzig 1940. — Pearl, R.: Introduction to medical biometry and statistics. Philadelphia u. London 1930. — Prinzing, F.: Handbuch der medizinischen Statistik. Jena 1931. — Raettig, H., u. E. Nehls: Grundlagen und Praxis der Seuchenstatistik. Dresden u. Leipzig 1949. — Weber, E.: Grundriß der biologischen Statistik. Jena 1948. — Yule, G. U.: An introduction to the theory of statistics. London 1937.

Namenverzeichnis.

Abbé 12, 459.
Abderhalden 155, 217, 333, 365.
Abel 217.
Achard 474.
Aitken 22, 418.
Amenophis IV 19.
Andrewes 474.
Anton 213, 217, 326, 332.
Aoki 721.
Appert 250, 458, 763.
Appleton 27.
Ardern 297.
Ascoli 456, 579.
Assmann 36.
Atzler 395, 443.
Augustus 78.
Aujetzky 696.
Aurelian 78.

Babes 517, 518.
Bach 297, 301, 312.
Bader 597, 721.
Bang 231, 232, 402, 426, 446, 456, 466, 469, 471, 472, 489, 523, 526f., 571, 575, 782, 789.
Barlow 229, 336.
Barton 663.
Basedow 348.
Basler 329, 332.
Bassi 458.
Baur 27.
Baumann 774.
Bayer 268, 647.
Beaufort 30.
Beccari 309.
Beck 82.
Becker 597.
Bédeaux 397.
Bedford 110.
Beger 195, 213, 217.
Behring, v. 13, 340, 509, 510, 512, 520.
Bensaude 474.
Berg 77.
Bergey 473.
Bergius 265.
Bérgolte 217.
Berkefeld 206, 764.
Bermann 597, 722.
Besredka 579.
Bieling 721.
Bignami 623.
Bilharz 11.
Bingel, A. 798.
— K. F. 588.

Bismarck 355.
Bitter 474.
Bjerknes 32.
Blair 214, 476, 493.
Blattner 721.
Bleuler 792.
Bleyer 270.
Blum 267.
Blunk 312.
Boecker 474, 482, 597.
Bömer 270.
Bollmann 206.
Bormann, v. 721.
Brand 155.
Breed 473.
Bretonnaux 508.
Brezina 77, 443.
Brill 679.
Brion 474.
Brix 169, 310, 311.
Brown 464.
Bruce 523.
Brückner 50.
Brug 360.
Brumpt 746.
Bruns 312.
Büdel 77.
Büning 139.
Bürger 179, 204, 217, 311.
Bürgers 109, 155, 182, 213, 217, 597.
Büssing 351.
Büttner 17, 61, 77, 110.
Burgdörfer 362, 363, 365.
Burkhardt 801.
Burri 164, 617.
Buttersack 337.

Callot 366.
Calmette 553f.
Cammerer 155.
Carlinfanti 597.
Carrel 15.
Carrion 663.
Casals 721.
Casten 70, 111.
Celli 622.
Chagas 469, 646, 651f., 749.
Chamberland 206, 764.
Chinchon 638.
Chumakov 721.
Cilento 62, 63, 65.
Clark 297.
Clauberg 517, 519, 677.
Coermann 270.
Cohn 458.

Columbus 269.
Corti 415.
Coué 356.
Craig 665, 746, 750.
Cranach 322.
Credé 591.
Curschmann 474.
Czaplewski 212.
Czuber 801.

Dalton 411.
Damaschke 9.
Davaine 458, 573.
Debye 418.
Deines 721.
Demeter 234.
Demy 422.
Dick 588, 795.
Diemair 270, 774.
Dieudonné 466, 506.
Doerr 448, 457, 721.
Doflein 665.
Dold 98, 155, 415, 447.
Dolman 495, 587.
Donath 227.
Donné 458.
Dornedden 365.
Dorno 110, 117.
Dorzekat 155.
Douwes 640.
Dresel 493.
Drigalski, v. 150, 470, 476.
Dubitscher 343, 365.
Dubos 473, 597.
Dudley 513.
Düll 75.
Dürer 322.
Dunbar 176, 280, 290, 294, 295, 297, 311.

Ebert 252.
Eberth 474, 670.
Echenaton 19.
Eckard 76.
Eckstein 750.
Economo, v. 690, 721.
Ehrlich 455, 467, 516, 521, 784.
Eichel 270.
Eickhoff 421.
Eickstedt, v. 63, 66.
Eijkman 16, 257.
Elek 520.
Elstadt 422.
Empedokles 4, 643.
Endo 470, 476.

Engel 413, 414, 423, 440, 443.
Erhardt 724, 746.
Ernst 517, 518.
Ertel 270.
Esmarch, v. 311, 789.
Eversbusch 376.
Eyer 721.

Fair 312.
Faust, B. C. 343.
— E. C. 665, 723, 746, 750.
Fechner 414.
Feder 154.
Fehrer 155.
Feletti 623.
Felix 456, 469, 474, 489, 674f., 682, 685f.
Fels 49.
Fermi 695.
Feulgen 464.
Fiebiger 746.
Finlay 712.
Fischer, A. 410, 789.
— B. 474.
Flechtner 17, 46.
Fleischmann 270.
Flexner 497, 500, 501.
Flössner 270.
Flohn 76.
Flügge 1, 77, 107, 108, 155, 217, 270, 312, 321, 333, 365, 551, 772, 789.
Flury 438, 443.
Fortner 465, 532, 534.
Fowler 297.
Fracastorius 10, 474, 670.
Fränkel 533, 534.
Francis 571.
Frank 6, 7, 15, 145, 343, 774, 777, 779, 789.
Frei 721.
Frenken 88.
Friedrich II. 7, 777, 778.
Friedrich Wilhelm I. 7.
— Wilhelm, Kurfürst 7.
Fritz 240.
Fröhlicher 410.
Fromme 606, 789.
Führer 443.
Fürst 365.
Funk 16.

Gärtner, A. 474, 477, 480, 482, 484, 767.
— H. 210, 217, 419, 443.
Gaffky 474, 670, 783.
da Gama 269.
Gegenbauer 513, 579.
Geiger 77.
Geissler 311.
Georgi 602.
Geppert 790, 792, 801.
Gerber 237.

Gerlach 458.
Giemsa 598, 604f., 610, 617, 627, 630, 647, 648, 652, 654, 656.
Giese 270.
Gildemeister 721.
Gins 721.
Gistl 154.
Gitter 52, 74.
Glässer 478.
Glatzel 270, 358, 364.
Glenny 521.
Goethe 355.
Götz 155.
Goetze 789.
Goldberger 16.
Golgi 622.
Gotschlich 154, 155. 333,
Gottlieb 513.
Gottstein 154, 365, 457.
Gradwohl 473, 597, 621, 721, 746.
Gram 463, 470, 471, 506, 525, 528, 534, 537, 586, 592, 671.
Grassi 13, 15, 623, 665, 712.
Griesinger 11, 474, 616, 670.
Grijns 16, 257.
Grill 217.
Grimm 156.
Grober 77, 154.
Groth 721.
Gruber 456, 468, 488, 507, 525, 566.
Grütz 595.
Grumbach 597.
Grundmann 789.
Guarinonius 778.
Guarnieri 703.
Guérin 554.
Gundel 203, 597, 621.
Gutsmuths 348.

Habs 449, 457, 473, 597, 721, 722.
Hagemann 549.
Hagen 721.
Hailer 579.
Haiser 227, 270, 354, 356f., 363, 365.
Hallauer 721.
Hann 17, 77.
Hansen 558.
Hartmann 55.
— von Aue 555.
Hase 750.
Haubold 789.
Haude 77.
Heavyside 27.
Heidegger 746.
Heidenhain 659.
Heilmann 187, 312.
Hein 723.
— R. 270.
Heine 746.

Hellich 270.
Heisler 220.
Heiss 754f., 774.
Hellige 216.
Hellpach 17, 18, 63, 64, 77, 312, 322, 365.
Hempt 695.
Hendricks 155.
Henle 11, 13, 459, 558, 696,
Henry 411.
Herakles 4.
Herb 298.
Herbst 11.
Herodot 52.
Herrlich 663.
Herrmann 476, 597.
Herter 217.
Hesse, E. 270.
— R. 77.
Hetsch 473, 597, 621, 665, 721.
Heubner 337.
Heupke 226.
Hey 217.
Heyd 169.
Heymann 110.
Heys 721.
Hildebrand 61.
Hill 110.
Himmel 270.
Hintze 270.
Hippodamos 84.
Hippokrates 4.
Hirsch 10, 12.
Hirschfeld 474.
Hirst 469, 668, 688.
Hitchens 473.
Hoche 352.
Högyes 668, 695.
Höring 474, 485.
Hoffmann, A. 12, 98.
— L. 145.
— P. 155, 217.
Hofmann 578.
Hohn 476, 550.
Holler 217.
Holthöfer 270, 312.
Holtzmann 443.
Holzberg 155.
Hosemann 801.
Huber 646.
Hübener 606.
Humboldt, v. 16, 19.
Hynes 498.

Ido 606.
Imhäuser 721.
Imhoff 217, 280, 285, 288, 289, 301, 306, 311, 312.
Inada 606.
Irwin 422.

Jaegerschmid 779.
Jahn 348.

Jansen 16, 227.
Jaspers 155.
Janssen, H. 457.
— Z. 457.
Jarcho 750.
Jenner 7, 572, 665, 696f.
Jewell 206.
Jochmann 457.
Jötten 418, 419, 421, 422, 443.
Johannsen 791, 792, 801.
Johne 549.
Jones 579.
Josef II. 778.
Joule 410.
Juckenack 270.
Jung 312.
Jusatz 76, 155.

Kaensche 474.
Kahlfeld 473.
Kahn 602, 605.
Kampe 198, 217.
Kaneko 721.
Karl d. Große 313, 776.
— IV. 776.
— V. 322, 776.
Kathe 217, 621.
Kauffmann 474, 477f., 597, 675.
Kaup 351, 365.
Kayser 474.
Keim 217.
Kelvin, Lord 129.
Kemper 155, 750.
Kenelly 27.
Kikuth 665.
Kircher 12, 457, 696.
Kirchner 550.
Kirstein 774.
Kisskalt 50, 112, 193, 194, 203, 204, 217, 306, 801.
Kitasato 537.
Kittel 270.
Klebs 509.
Kligler 476.
Klimmer 597.
Kliewe 154, 155, 773, 774.
Klut 186, 217.
Knorr 161, 200, 217.
Koch 7, 11, 12, 15, 231, 459, 474, 481, 503, 509, 510, 523, 535, 547, 550, 551, 558, 572f., 578, 639, 751, 758, 760, 783, 784, 800.
Köhne 217.
Koelsch 368, 369, 371, 374, 376, 393f., 400, 405, 407f., 416, 417, 429, 431, 432, 436, 439, 443.
König 270.
Köppen 17.
Körting 155.
Kohlmann 422.
Kohlschütter 312.

Kolkwitz 183, 286, 312.
Kolle 13, 473, 597, 621, 665, 721.
Koller, R. 597.
— S. 791, 792, 801.
Kollmar 119, 155.
Konrich 77, 217, 756, 759, 774.
Korff-Petersen 110, 154, 365.
Kourí 746.
Kreis 746.
Kremer 287, 301.
Kretschmer 345, 371.
Krumbiegel 597.
Kruse, H. 217.
— W. 211, 257, 472, 497f.
Kubilai Chan 239.
Kudicke 722.
Küster 139.
Kunze 312, 351.

Lamprecht 270.
Lancaster 70, 111.
Lancefield 587.
Landry 696, 748.
Lang 224, 226, 248, 270.
Lange 551.
Langer 519.
Large 497.
Laveran 13, 622, 627.
Leeuwenhoek, van 12, 457, 696.
Lehmann, B. 443.
— H. 312.
— K. B. 323, 417.
Leibnitz 778, 779.
Leifson 470, 476, 498.
Leishman 653.
Lembke 235.
Levaditi 601, 610.
Liebig 11, 290, 292.
Liebmann 663.
Liese 77, 119, 140, 154, 155.
Linde 754.
ter Linden 77, 155.
Lingelsheim 467.
Lingner 772.
Linke 69, 77.
Lister 11, 15, 509, 771.
Lockett 297.
Löffler 474, 508, 509, 512, 517, 665f., 694, 783.
Looss 733.
Lorinser 343.
Low 623.
Ludorff 270.
Ludwig 155.
Lugol 770.
Lutz 392, 403, 408, 417, 419, 423, 428, 431, 443.

Mahr 312.
Mai 779.
Malamos 665.
Malpighi 620.
Malthus 698.

Mansard 101.
Manson 15, 623.
Mantoux 795.
Manzoni 2.
Marchiafava 622.
Marner 70, 77, 111.
Marsh 434.
Martini 14, 77, 452, 453, 457, 625, 641, 665, 722, 749, 750.
Maurer 627, 628.
Mayer, L. 443.
— M. 746.
McCallum 16.
McConkey 476.
McCoy 108.
McCredy 8.
McHammon 722.
McNeal 655.
Mees 434.
Meeske 789.
Meinicke 529, 530, 605.
Menck 529.
Mendel 371, 795.
Merres 270.
Metschnikoff 239, 509, 534.
Meumann 348.
Mewes 270.
Meyer 119, 270, 338.
Miescher 253.
Miller 801.
Missenard 111.
Missiroli 642.
Mithridates 428, 433.
Möbius 789.
Moede 396, 443.
Möhle 312.
Möll 217.
Möller, H. 577.
— I. 229, 336, 339.
Möllers 321, 789.
Molina 597.
Mom 108, 117, 155.
Montague 697.
Mooser 468, 682, 722.
Moro 795.
Mørsch 597.
Morsmann 686.
Mose 1, 5.
Mühlens 457, 621, 665, 721, 746.
Müller 602.
— R. 77, 265, 473, 474, 597, 621, 665, 721.
— W. 312.
Münsterer 721.
Murchison 670.
Murray 473.
Muselmann 200, 217.

Nachtigall 217.
Nathusius 270.
Neal 722.
Needham 458.
Neelsen 464, 470, 471, 548f., 558, 577.

Negri 695, 696.
Nehls 798, 801.
Neill 468, 682.
Neisser 464, 517, 518.
Nelson 270.
Neufeld 589.
Neukirch 474.
Neumann 746.
Neveu-Lemaire 746.
Nicolaier 537.
Nicolle 655.
Niklas 801.
Nocht 633.
Noguchi 15, 664.
Nolte 217.
Nottbohm 270.
Novy 534, 655.

Oberdörffer 556f., 597.
Obermeier 11, 15, 474, 614, 670.
Oertel 509.
Östen 176.
Ohlmüller 312, 760.
Olszewski 186, 213, 217.
Olt 577.
Ornstein 209, 216.
Ortleb 312.
Otto 722.
Owens 418.

Paracelsus 367.
Paschen 700, 703.
Pasteur 7, 11f., 233, 458, 572, 578, 665, 668, 694f., 751.
Paul 468, 703.
Payer 485.
Pearl 801.
Perikles 670.
Perkins 12.
Petragnani 550.
Petri 459.
Pette 722.
Pettenkofer 10, 12, 87, 107, 323, 333, 458, 492, 503, 780, 800.
Peus 665, 750.
Peyer 415.
Pfaffenberg 722.
Pfaundler, v. 340.
Pfefferkorn 443.
Pfeiffer 13, 456, 507, 614, 618.
Pflaum 677.
Pfleiderer 110.
Philipps 27.
Pirquet, v. 795.
Planck 396.
Plaut 517, 597f.
Plenciz 10.
Ploetz 267.
Pollender 11, 458, 572.
Polo 23, 239.
Popp 217.
Prigge 490, 597, 790.
Prinz 163, 164, 165, 198, 217.

Prinzing 801.
Proskauer 467.
Prowazek 671.

Rabl 217.
Radetzky 457.
Raettig 796, 798, 801.
Ramazzini 367, 779.
Ramon 521.
Ranke 225, 246.
Raška 597.
Rauch 217.
Rayleigh 23.
Reeves 722.
Reichel 579.
Reichenow 665, 746.
Reichle 169.
Reichmuth 750.
Rein 414.
Reiner 248.
Reinhold 304, 312.
Reiter 606.
Reithmann 722.
Reploh 210, 422.
Rettig 151.
Reuter 791.
Ricketts 669, 671.
Riecke 326, 332.
Rieckenberg 614, 618.
Riemschneider 722.
Rimpau 621.
Rivers 721.
Robson 422.
da Rocha Lima 671.
Rockefeller 188, 642, 733.
Rodenwaldt 77, 366, 410, 443, 457, 473, 640, 665, 722, 746, 750.
Röhrer 191.
Roelcke 185, 217, 597.
Römer 520.
Röper 665.
Roger von Sizilien 776.
Ross 13, 15, 623, 665.
Rott 335, 336, 338, 366.
Roux 13, 509.
Rubner 280, 284, 305, 323, 333.
de Rudder 18, 51, 57, 58, 64, 69, 75f., 457, 510, 512, 513.
Ruge 457, 621, 665, 706, 721, 746.
Rybka 155.

Sabouraud 595.
Sachs 497, 602.
Sachweh 530.
Sahling 597.
Salmon 476.
Salzmann 348.
Sambon 623.
Schachner 113.
Schäfer 59, 61, 408.
Schall 220.

Scharlan 77.
Schaudinn 601, 632, 783.
Schelling, v. 790, 798.
Scherhag 50.
Scherrer 418.
Schick 514f., 795.
Schilling 155, 665.
Schirmer 166.
Schittenhelm 77.
Schlieper 746.
Schlossberger 473, 597, 621, 665, 721.
Schmidt, H. 473.
— P. 323, 328, 333.
Schmitz 497.
Schneider 217.
Schönberg 251.
Schönfeld 597.
Schönlein 11, 458, 696.
Schott 764.
Schottmüller 474.
Schouteden 561.
Schreber 82.
Schreiber 270.
Schroeter 270.
Schüffner 628f.
Schüler 378.
Schütt 665.
Schütz 333.
Schulz 270.
Schulze 696.
Schumacher 155.
Schwann 11, 458.
Schwarz 155, 308.
Schweinburg 722.
Sclavo 212, 213.
Seelemann 270, 597.
Seidel 107.
Seifert 312.
Seiffert 466.
Seitlenok 721.
Seitz 206, 764.
Selter 137, 155, 366.
Semmelhak 70, 111.
Semmelweiss 11, 15, 458, 771.
Semple 695.
Settele 155.
Seybold 77.
Seymour 579.
Shiga 457, 472, 497f.
Sierp 156, 162, 166, 167, 176, 198, 203, 210, 217, 288, 291, 306, 312.
Smith 476.
Sonne 497f.
Soper 665.
Sophokles 70.
Soxhlet 337.
Spallanzani 458, 696.
Spitta 9, 155, 186f., 217, 280, 306, 312, 326, 333, 789.
Splittgerber 217, 312.
Standfuss 481, 597.
Staudacher 746.
Stecher 271.

Stefansky 555.
Stepp 270.
Steuer 217.
Sticher 761.
Stitt 665.
Stockard 267.
Stoll 724.
Strabo 623.
Strauss, J. 582.
— W. 333.
Strohecker 270.
Strong 15.
Strughold 55.
Struppius 778.
Südmersen 521.
Süpfle 77, 98, 155, 217.
Süssmilch 778.
Supan 39.
Swellengrebel 634, 665, 728.
Szidat 746.

Tarozzi 465.
Tarvis 288.
Taute 646.
Taylor 396, 397.
Telemann 724.
Thiele 98, 155, 212, 415.
Tholuk 75.
Tillmans 270.
Tizian 322.
Tödt 234.
de la Tour 11, 458.
Townsend 69.
Trautmann 677.
Tromsdorf 237.
Tschingis Chan 239.
Tukydides 670.
Tyndall 464.

Uhlenhuth 606.
Ulmann 665, 750.
Unholtz 721.

Valenti 579.
Vaniek 386.
Verschuer, v. 547.
zurVerth 457, 621, 665, 721, 746.
Vick 155.
Viel 312.
Viesohn 211.
Vincent 517, 597f.
Virchow 670, 783.
Virgil 194.
Vitruv 88.
Vogel 665, 743, 746, 750.
Voges 467, 750.
Voigts 77.

Wagner 77, 165.
Waldmann 721.
Walkiewitz 252.
Wassermann 230, 456, 461, 529, 592, 601f., 605, 610.
Watson 634.
Weber 17.
— A. 378.
— E. 792, 801.
— E. H. 414.
— L. 136, 138.
— P. 312.
Weck 250, 762.
Weickmann 27, 33, 37, 38, 46, 77.
Weidner 217.
Weigert 12.
Weigl 669, 679, 687.
Weigmann 155, 270.
Weil, A. 185, 214, 286, 304, 445f., 452, 461, 464, 465, 468, 469, 473, 571, 606f., 782.
— A. J. 597.
— E. 456, 474, 489, 674f., 682, 685f.
Weiland 155.
Weiss 77.
Welch 533f.
Weldert 157, 217, 311, 312.

Welker 76.
Wernicke 13.
Westphal 660, 665.
Weyer 665, 722, 750.
White 474, 477f.
Widal 426, 456, 461, 469, 472, 484, 486f., 499, 507, 525, 528, 571, 581, 610, 674, 675.
Wieland 443.
Wierz 155.
Wigand 746.
Wilder 669.
Wilhelm I. 13.
Willis 723.
Wilson, D. B. 665.
— G. S. 214, 231, 270.
— W. J. 476, 493.
Winckel 249.
Windaus 16.
Winkle 722.
Winkler 270.
Winternitz 150.
Wohlfeil 597.
Wohlrab 722.
Wollenweber 789.
Wollmann 197.
Wolter 492.
Wolterek 77.
Wülker 746.
Wüstenberg 312.

Yersin 509.
Yule 801.

Zeiss 418, 721, 722.
Zeissler 465, 532.
Zenker 11.
Ziegelmeyer 270.
Ziehl 464, 470, 471, 548f., 558, 577.
Zschucke 724.
Zsigmondy 167, 205, 764.
Zumpt 665, 750.
Zuylen, v. 77.

Sachverzeichnis für Text und Abbildungen.

Alle Zahlen bedeuten Seitenzahlen; gewöhnlicher Druck: Texthinweise; fett: Haupthinweise; kursiv: Abbildungshinweise.

Abbaustoffe 185.
Abdeckerei 302, **310**, 578.
Abendintelligenz 355.
Abessinier 194.
Abfall **271**, 309.
Abfallrohr 278.
Abführmittel 357.
Abfuhrproblem 271, **273**.
Abkühlungsgröße 110.
Abkühlungsschäden 408.
Abluft 127, 148.
Abort 149, 154, 385.
Abortus BANG s. BANGsche Krankheit.
Absauglüftung 116.
Abschlaggerät 212.
Absetzbecken 287.
Absorbit 99.
Absorption 20.
Abstellraum 101.
Abwasser 271ff., *278*, 296.
—, Abbau 281.
—, Abwasserlast 285.
—, Belebtverfahren 297.
—, chemische Klärung 301.
— Emscher Brunnen 288.
—, Fischteiche 293.
—, Füllkörper 295.
—, gewerbliche Abwässer 302.
—, Grubensysteme 272.
—, Infektionsgefahr 303.
—, Kanalisation 274.
—, Kläranlagen 283, 287.
—, Landbewässerung 292.
—, Oxydationskörper 294.
—, Schäden 303.
—, Schlammverarbeitung 299.
—, Tropfkörper *295*.
—, Verregnung *291*.
—, Verrieselung 290.
—, Vorfluter 284.
Acanthocheilonema perstans 742.
Acarus scabiei 747.
Acetylenlampe 143.
Acetyl-Methyl-Carbinol 467.
Achorion Schoenleinii 11, **596**.
Acrichin 638.
Actinomyces bovis 593, *594*.
— israeli 593.
— muris ratti 585.
Adaption 141.
Adat-Haus 90.
Adenosintriphosphorsäure 410.

Adiabatische Abkühlung 26.
— Erwärmung **26**, 37.
Adipocire 318.
Advektionsregen 48.
Advokatbirne 264.
Aedes 690, 691.
— aegypti 710, **712**, *713*, 720.
Äquivalente Temperatur 36.
Aerobier 465.
Aeroplankton 108.
Aerosole 108, 347, **773**.
Ästuar 166, 202.
Äthiopisches Rückfallfieber 618.
Agar 459.
Agglutination 467.
Agranulocytose 439.
Agrostemma githago 259.
Airborn diseases 184.
AITKENscher Staubzähler 418.
Akiyami 613.
Akklimatisation 19, 30, 35, 66, **67**, 71.
Akkomodation 142.
AKO-Heizung 131.
Aktinomykose 593.
Aktivator 211.
Alastrim 704.
Albedo 135.
Aldehydreaktion 467.
Alete-Milch **238**, 263.
Aleuronatbrot 258.
Aleuronschicht 256.
Aluminiumstaub 421.
Aluminosis 421.
Algen 205, 216.
Alkaloide 441.
Alkohol 266, **267**, 353, 385.
—, Desinfektion **536**, 770.
Allergie 68, 373, **424**, 441.
Allgemeinbeleuchtung 140.
Alltagskleidung 329.
Alluvium **165**, 173.
Alphaverfahren 240.
Altersaufbau 369.
Altersgrenze 364.
Altersversicherung 399.
Altersversorgung 364.
Altmüllhalden 310.
Amerikanische Leishmaniose 656.
Amerikanischer Ofen *125*.
Amidobenzol 440.
Amme 230.

Ammoniumbasen, quarternäre 769.
Ammonreihe 476.
Amöbenruhr 657ff.
—, Epidemiologie 660.
—, Nachweis 658.
—, Prophylaxe 662.
—, Therapie 661.
—, Verbreitung 657.
Ampasit 93.
Amulett 321.
Amylacetatlampe 134.
Anaerobier 11, 281, **465**, **531**.
Analyse, epidemiologische 451.
—, limnologische 203.
Ananas 263.
Aneroidbarometer 21.
Aneurin 257.
Angina 28.
—, Plaut-Vincenti 597, *598*.
Anilin 440.
Animismus 2.
Anis 269.
Anklopferkrankheit 416.
Ankurbeln 386.
Ankylostoma braziliense **734**, 750.
— duodenale 11, 182, 272, 725, **727**, **731**, **732**.
Anopheles 13, 63, **623ff.**, *624*, *633*, 742.
— albimanus 634.
— culicifacies 634.
— elutus **634**, 643.
— funestus 634.
— gambiae **634**, 635, 642.
— maculatus 634.
— maculipennis 634.
— — atroparvus 634.
— — labranchiae **634**, 642.
— quadrimaculatus 634.
— sundaicus **634**, 643.
— superpictus 634.
Anreicherungsbecken 166.
Anthrakosis 418.
Anthrax 572.
Anthropobiologie 78.
Antiaris toxicaria 440.
Antiforminanreicherung 549.
Antigen 455.
Antiklopfmittel 432.
Antikörper 455.
Antimontest 655.
Antipassat 31.

Antisepsis 11, **771**.
Antivibrit 99.
Antizyklone 47.
Anurak 329.
Anwohnerschutz 442.
Appetitlosigkeit 61, 358.
APPLETON-Schicht 27.
Aquädukt 160.
Aquapurol 209.
Arachiden 261.
Araeometer 237.
Arbeit 366 ff.
—, Anwohnerschutz 442.
—, Arbeitszeit 367, **389**, 393.
—, Arsen 433.
—, Avitaminosen 441.
—, Beleuchtung **132**, 382.
—, berufliche Gliederung 369.
—, Berufsberatung 372.
—, Berufskrankheiten 400.
—, Blei 431.
—, Elektrizität 409.
—, Erschütterungen 416.
—, Fließarbeit 398.
—, geschichtliche Entwicklung 366.
—, Gifte **428**, **437**, **440**.
—, Infektion 426.
—, Kleidung 321.
—, Klima 407.
—, Knick 372, **378**.
—, Kohlenoxyd 435.
—, Konstitution 370.
—, Lärm 412.
—, laufendes Band 398.
—, Luftdruck 411.
—, Nachtarbeit 393.
—, Pausen 391.
—, Physiologie 396.
—, Platz **379**, 382, **385**.
—, Rationalisierung 395.
—, Raum 380.
—, Schäden **399**, **405**.
— im Sitzen 386.
— im Stehen 386.
—, Staub 417.
—, TAYLOR-System 397.
—, Übung 387.
—, Umwelt 379.
—, Unfälle 399.
—, Urlaub 394.
Arekanuß 268.
Argasinae *618*, **683**.
Argyrose 423.
Arier 64.
Armillaria mellea 199.
Armstütze 386.
Arsen 105, **178**, **433**.
Arsin 433.
Arteriosklerose 432.
Asbest 330, 418.
Ascaridol 734.
Ascaris lumbricoides 182, 291, 293, 725, *727*, **729**.
ASCOLIsche Reaktion 456.

Aseptik 771.
Aspirationslüftung 113.
ASSMANNsches Psychrometer 36.
Asthenischer Typ 372.
Asthma 68.
Astigmatismus 378.
Atebrin 638, 640.
Atemluft 57.
Atemorgane 336.
Athletischer Typ 373.
Atmosphäre 21.
Atmosphärilien 17.
Aufbereitung von Wasser 203.
Auffangdach 158.
Auffanggraben 89.
Aufgleitvorgänge 75.
Aufklärung, sexuelle 345.
Aufpeitschmittel 355.
Aufzug 102, **405**.
AUJETZKYsche Krankheit 696.
Ausatmungstemperatur 37.
Ausfaulung von Müll 309.
— von Schlamm 288, 298, **299**.
Ausgrabung von Leichen 317.
Auspuffgase 435.
Aussatz s. Lepra.
Ausspülklosett *277*.
Austern 253, **490**.
Auswanderung 363.
Autobahn 25, 60.
Autofahrer 388.
Autoklav 758.
Automatismen 387.
Autovaccine 586.

Bacillus anthracis 576, *577*.
— botulinus 250, **542**, *543*.
— cochlearius 538.
— histolyticus 534.
— mesentericus 260.
— oedematiens 534.
— oedematis maligni gracilis 534.
— panis viscosi 260.
— phlegmonis emphysematosae *533*.
— sporogenes 534.
— tertius 538.
— tetani *537*.
— tetanomorphus 538.
Backprozeß 259.
Backsteinblattern 583.
Bäder 4, 169, **214**, 384.
Bakterienruhr 496 ff.
—, Bakteriophagen 502.
—, Bekämpfung 499.
—, Diagnose 499.
—, Erreger 497.
—, Immunisierung 501.
—, Infektketten 500.
—, Serumtherapie 502.
—, WIDALsche Reaktion 499.
Bakterientoxine 12.

Bakteriophagen 494, 496, 502.
Balkanfieber 687.
Balsaholz 97.
Banane 263.
Bandicoot 687.
BANGsche Krankheit 231, 402, 426, 446, 456, 466, 469, 471, 489, 523, **526 ff.**, 571, 575, 782, 789.
— —, Bekämpfung 530.
— —, Diagnose 528.
— —, Erreger 528, *529*.
— —, Infektketten 526.
— —, WIDALsche Reaktion 528.
Barbiero 652.
Barium 179.
Barometer 21.
Bartonella bacilliformis 663.
— muris 663.
Basidiomyceten 94.
Basophile Tüpfelung 432.
Baugrund 88.
Baumaterial, organisches 97.
Baumratten 246.
Baumwolle 261.
Bauordnung 91.
Bayer 205 647.
BCG 553.
BEAUFORT-Skala 30.
Bebauung *81*.
Begräbnisturnus 313, **318**.
Beerdigungsfrist 314.
Beerenobst 263.
Beetbau 291.
Begräbnisordnung 317.
Behaglichkeit 109, 121.
Behaglichkeitszone 110.
Beiß 748.
Belebtverfahren 297.
Beleuchtung **132**, *137*, *138*, *139*, 147, 154, **382**.
Belüfter 113.
Benzin 431.
Benzoesäure 240, 768.
Benzol 439.
Bepflanzung der Straße 85.
Bergarbeiter 406.
Bergbahn 54.
Bergbau 381.
Bergkrankheit 55.
Bergtouren 361.
Bergwind 33, 60.
Beriberi 226, **257**, 442.
BERKEFELD-Filter 206.
Berliner Zimmer 80.
Berufliche Gliederung 369.
Berufsalter 553.
Berufsberatung 350, **370**.
Berufsethik 368.
Berufsgenossenschaften 399.
Berufshygiene 367.
Berufskleidung 322, *331*.
Berufskrankheiten 400.

Beschneidung 3.
Besiedlungsdichte 184.
Bestattung 312 ff.
—, Beerdigungsfrist 314.
—, Bestattungsformen 312.
—, Einsargung 315.
—, Feuerbestattung 319, *320*.
—, Friedhöfe 317.
—, Leichenschau 314.
Beta vulgaris 265.
Betei 268.
Bett 331.
Beulenpest 563.
Bevölkerungsdichte 369.
Bevölkerungsdruck 8, 79.
Bevölkerungszunahme 82, 369, **698**.
Bewetterung 112, **116**.
Bienenstich 441.
Bier 267.
Bilderschmuck 147.
Bilharzien 182, *727*, *739*, *740*.
Biliöses Typhoid 616.
Binnenwanderung 82.
Bioklimatologie 18, 32, **50ff.**, 63.
—, Feuchtigkeit 56.
—, Luftbewegung 56.
—, Sauerstoffpartialdruck 54.
—, Strahlung 51.
—, Temperatur 56.
Bithynia 744.
Blasenkatarrh 375.
Blastophthorie 267.
Blausäure 264, 678.
Blei 178, 431.
Bleichen des Mehls 258.
Blendung 141, 383, 406.
Blinde 376.
Blockmeer 189.
Blockmilch 238.
Blutarmut 374.
Blutdruck 358.
Blutegel 183.
Blutkultur 587.
Bodenfilter *166*, 289, **291**.
Bodengasintoxikation 492.
Bodenluft 54, 87, **492**.
Bodenprofil 195.
Bodenraum 101.
Bodenreform 9.
Bodenschall **99**, 415.
Bodenwucher 9, 79.
Bogenlicht 143.
Bohrkolonnen 417.
Bollmann-Filter 206.
Bombage **250**, 264, 541, **763**.
Bora 34.
Borrelien 619.
Borreliota variolae 700, **703**.
Borsäure 767.
Botulismus 540.
Bovine Tuberkulose 551.
Boxensystem 153.
Brandwunden 407.

Branntwein 268.
Brassica napus oleifera 260.
Braten 248.
Brauerei 174.
Brechdurchfall 62.
Bremsen 230.
— im Arbeitsgang 390, 397.
Brennstoffe 119.
Briekäse 241.
Brillenträger 375.
Brillsche Krankheit 679.
Brioni 167.
Brom 436.
Brotschneidemaschine 154, 404.
Brownsche Molekularbewegung 464.
Brucella abortus 523, **528**, *529*.
— melitensis 232, 243, 523, **528**, 528.
— suis 523, 528, **531**.
Brucellosen 522, *529*.
Bruchleiden 375.
Brunnen 149, **190**, *191*, *194*.
Brunnendrahtwurm 183, 199.
Brunnenflohkrebs 199.
Brunnenordnung 195.
Brunnenstube *198*, 199.
Brustkind 336.
Brustnahrung 229.
Buba 656.
Bubonenpest 563.
Bucheckernöl 261.
Buchweizen 255.
Büffelmilch 243.
Bügeleisen 435.
Bündner Fleisch 249, 765.
Bulgur 258.
Bunte Reihe 467, **476**, **519**.
Buntsandstein 189.
Burnus 60.
Buschgelbfieber 711.
Butter 239.
Butterfertiger 240.
Buttermilch 238, 241.
Butterschmalz 241.
Byssinosis 423.

Caisson-Arbeit 54, **411**.
Calabarbeule 742.
Calandria granaria 259.
Calciumcarbonat 173.
Calciumsulfat 173.
Calliphora 749.
Camembertkäse 241.
Canalis gynaecophorus 739.
Canabis sativa 261.
Caporit 195, 209, 769.
Caraté 605.
Carcinogene Stoffe 440.
Cardamon 269.
Carica papaya 264.
Caries 265, 360.
Carrionsche Krankheit 663.
Cellophanhüllen 250.

Cellulase 257.
Ceratophyllus fasciatus 562.
Cercarien 744.
Certuna 639.
Ceylon 34, 64.
Chagas-Krankheit 651.
Chamberland-Filter 206.
Charité-Angina 108.
Charon evagatus 711.
— vallis 721.
Chaulmograöl 557.
Chilesalpeter 180.
Chilomastix mesnili 183.
Chinin 638.
Chlor 209, 215, *216*, 301, 305, **436**, **769**.
Chloracne 437.
Chloramin 209, 216, 235, 241, **769**.
Chlorator 209.
Chlorbestimmung 216.
Chloride im Grundwasser 185.
Chlorkalkmilch 385, 769.
Chlorphenol 167, 172, 208.
Chloroquin 639.
Chlorüberschuß 209.
Chlorvinyldichlorarsin 437.
Chlorzehrung 209.
Cholera 9, 12, 62, 184, 274, **503ff.**, *506*.
—, Bekämpfung 507.
—, Diagnose 506.
— in Hamburg 160, 202.
—, Immunisierung 508.
—, Infektketten 503.
—, Klinik 505.
—, Pfeifferscher Versuch 507.
—, Widalsche Reaktion 507.
Chrom 423.
Chrysops 742, 764.
Cilional 639.
Cinchonia ledgeriana 638.
— succirubra 638.
Citrusfrüchte 263.
Claviceps purpurea 259.
Clonorchis sinensis 253, 726, *743*, **744**.
Clorina 769.
Clostridium botulinum 542, *543*.
— cochlearium 538.
— histolyticum 534.
— novyi 534.
— perfringens *533*.
— septicum 534.
— tertium 538.
— tetani *537*.
— tetanomorphum 538.
Coccidien 183.
Coccidioides immitis 596.
Coccidioidomykose 596.
Coccidiose 662.
Cocos nucifera 261.
Cocosnuß 261, 273.

Colanuß 268.
Colibakterien *475*.
Collegium medicum 7.
— sanitatis 7.
Colmatta 644.
Colocasia 262, **557**.
Color conditioning 383.
Comfort line 110.
— zone 110.
Coniophorenfäule 94.
Conorrhinus megistus 651.
Copra 261.
Coracidium 743.
Cordylobia anthropophaga 749.
Corpuscularstrahlung 49.
Corynebakterien *518*, 519.
Coxalflüssigkeit 447.
Coxiella burnetii 687.
Creeping disease 750.
— eruption 734.
Crenothrix 176.
Cross infection 108, 153, 447, **773**.
Cryolithe 179.
Culex *633*, 690, 742.
— pipiens 690.
— tarsalis 690.
Culicoides 749.
Culiseta 690.
Cuma-Verfahren 211.
Cuprex 678.
Cyclon B 437, **678**.
Cyclopskrebs 199.
Cyperus esculentus 261.
Cysticercose 736.
Cysticercus bovis 253, **735**.
— cellulosae 253, **735**.

Dach 100.
Dämmerung 28.
Dämpfe, giftige 438.
Dampfdruck 36.
Dampfheizung 129.
Dampfsterilisation 758.
Dampftopf 758.
Darmälchen 734.
Darmegel 746.
Darmprotozoen 183.
Dasselbeulen 749.
Dauerausscheider 160, 427, **486**, **489**.
Dauerbrandofen 124.
Dauererhitzung 234.
DDT 434, 566, 641, 642, **676**, **678**, 719.
DEBYE-SCHERRER-Kammer 418.
Decibel 98.
Deckenheizung 131.
Deckenlicht 141.
Deliciae 364.
Dengue 63, 73, **719**.
Depigmentation 66.

Dermacentor andersoni 69, **685**, 687, 690, 748.
— variabilis 685.
Dermatobia 750.
Dermatomykosen 595.
Desazon 209.
Desinfektion, Abwasser 301.
—, Seuchen 757, 771.
—, Wasser 207.
Desinfektionsmittel 768.
Diabetes 375.
Diätküche 375, 384.
Diagnose, bakteriologische 457.
Diaptomus 743.
Diathermie der Kleidung 323.
Dibothriocephalus latus 253, 726, **742**.
Dichlordiäthylsulfid 437.
Dichlordifluormethan 129.
Dichlordiphenyltrichloräthan 434, 566, 641, 642, **676**, **678**, 719.
Dicrocoelium lanceatum 726, *727*, *745*.
Dientamoeba fragilis 660.
Diluvium 165, 173.
Dinkel 255.
Dioscoraceen 262.
Dipetalonema perstans 742.
Diphtherie 12, 63, 73, 75, 341, 347, **508**ff.
—, Bekämpfung 520.
—, Diagnose 515, **516**.
—, Epidemiekurve 511.
—, Epidemische Wellen 510.
—, Erreger *518*.
—, Immunisierung 520.
—, Infektketten 512.
—, SCHICK-Test 514.
—, Tierversuch 519.
Diphyllobothrium latum 253, 726, *727*, **742**.
Diplococcus pneumoniae 589.
Dippen 684, 685.
Disposition zu Unfällen 403.
Dörren 218, 765.
Doline 161, *165*, 189.
DOLMAN-Test **495**, 587.
Dolomit 93, 175.
Domestikation 78, 116.
Dominanzwechsel 371.
Donauversickerung 164.
Doppelhaus 83.
Doppelschränke in Giftbetrieben 384, 433.
Dorsch 246.
Dosenbutter 240.
Dourine 646.
Dracunculus medinensis 183, 726, **738**.
Drehsprenger 295.
Dreispännersystem 104.
Dressur 341.
Druckausgleich 411, 412.
Druckgefälle 30.

Drucklüftung **113**, 116.
Druckluftraum 411.
Druckschleuse 411.
Druckwasserleitung 3.
Druse 590, 593.
Dünengrundwasser 160, *167*.
Dürkheimer Quelle 178.
DUNBARsches Faß 176.
Dunkelfeldmikroskop 464.
Dunstdom 30, 86.
Durchlässigkeitswert 161.
Durst 156, 307.
Dusche 103, 150, 359, 384.
Dust counter 418.
Dysenterie s. Bakterienruhr u. Amöbenruhr.

E 605f 268, 434.
Echinococcus 726, **737**.
Eczema vaccinatum 701.
Edelgase 22.
Effektive Temperatur 109.
Effluens der Faulkammer 277, 283.
E-Formen 631.
EHRLICHSches Reagens 467.
Eier 253, 254, 482, 753.
Eimeria falciformis 663.
— magna 663.
— perforans 663.
— stiedae 663.
— zürni 662.
Einäscherung 319.
Einäugige 376
Eindrucksstatistik 65.
Einfaktorenseren 468.
Einfamilienhaus 9, 81.
Einkochen 763.
Einkorn 255.
Einsalzen 218, **249**, 766.
Einsargen 315.
Einschleusen 411, 412.
Einsteigeschacht 192, 279.
Einwohnergleichzahl 285.
Einzelheizung 120.
Einzelkultur 467.
Eisen 175.
Eisenbakterien 176.
Eisenbeton 98.
Eisendepot 228.
Eisenocker 175.
Eisfabrik 168.
Eisheilige 35.
Eislauf 361.
Eisschrank 250, **754**.
Eiswasser 172, 357.
Eiweiß 225.
Elektrizität 409.
Elektro-Katadyn-Verfahren 211, 216.
Elektrolyse 301.
Elektronenmikroskop 404, 418, 464.
Elektroosmoseverfahren *174*.

Elektropurverfahren 234.
Elementarbewegungen 395.
Elephantiasis 742.
Elodea canadensis 294.
Elsterverband 157.
Elternsprechstunde 345.
Emetin 661.
Emmer 255.
Emscherbrunnen *288*.
Emscherfilter 297.
Emschergenossenschaft 286.
Encephalitis der Pferde 691.
— lethargica 690.
— post vaccinationem 701.
Encephalopathia saturnina 432.
Endemische Fleckfieber 680.
Endocarditis lenta 589.
Enriched flour 258.
Entamoeba coli 658.
— dispar 657.
— hartmanni 660.
— histolytica 183, **657**.
Entbluten 250.
Enteisenung 171, *176*.
Enteneier 254, *482*, 753.
Enteritis 448, 479, **482**, **495**.
Enterobius vermicularis 726, 727.
Enterokokken 588.
Enteroptose 357.
Entfettungskur 358.
Enthärtung 174.
Entlausung 677.
Entmanganung 177.
Entnahmegefäß 212.
Entpflichtung 365.
Entrahmen 232.
Entsäuerung 175.
Entstaubung 108.
Entwärmung 119.
Entwaldung 43.
Ephestia kühniella 269.
Epidemiologie, allgemeine 443.
— rechnende 452.
Epidemisches Fleckfieber s. Fleckfieber.
Epidermophytie 296.
Epileptiker 375.
Epizootische Lymphadenitis 588.
Erbgrind 596.
Erdbestattung 312, **317**.
Erdbohrer 88.
Erdfall **161**, 164, *165*, 189, 197.
Erdnuß 261.
Erdstrahlen 20, 51, 88.
Erfrierung **57**, 62, 407.
Ergometrin 259.
Ergosterin 52.
Ergotamin 259.
Erholung 345, 384.
Erkältungskrankheiten 58, 408.
Ermüdung 387, 388.

Ernährung **217ff.**, 336, 339, 356, 441.
—, Eier 253.
—, Fisch 245, 246.
—, Fleisch 243.
—, Gemüse 262.
—, Genußmittel 265.
—, Gewürze 269.
—, Grundnahrungsstoffe 219.
—, Hülsenfrüchte 260.
—, Knollenfrüchte 261.
—, Milch und Milchprodukte 227.
—, Nahrungsmitteltabelle 220.
—, Obst 262.
—, pflanzliche Fette 260.
—, Schäden 336, 339, 441.
—, Vitamine 263.
—, Zerealien 255.
—, Zucker 264.
Erntefieber 611.
Erosion 159.
Erro scelestus 690.
— equinus 691.
— japonicus 691.
— nili 690.
— silvestris 691.
Ersatzbauweisen 91.
Erschließung von Wasser 187.
Erschütterungen 416.
Erste Hilfe 385.
E-Ruhr 497.
Erwerbsperson 369.
Erysipeloid 583.
Erysipelothrix rhusiopathiae 584.
Erythrasma 596.
Erziehungswesen 343.
E-Schicht 27.
Eselmilch 243.
Espundia 656.
Etagenheizung *128*.
Etesien 44.
Ethylfluid 432.
Europäisches Rückfallfieber 614.
Evolution 67.
Exhaustor 425.
Explosion 405.
Explosionsmotor 435.
Exzesse 353.

Fabrikküche 384.
Fachwerkbau 386.
Fällungsverfahren 301.
Färbungen:
—, FEULGEN 464.
—, GIEMSA 627.
—, GRAM 464.
—, HEIDENHAIN 659.
—, LEVADITI 601.
—, MÖLLER 577.
—, NEISSER 464.
—, OLT 577.

Färbungen:
—, Polfärbung 464.
—, Polkörnerfärbung 464.
—, ZIEHL-NEELSEN 464.
Fahrrad 386.
Fallwind 33.
Familienfürsorge 335.
Farbenblindheit 378.
Farbeningenieur 383.
Fasciola hepatica 253, 726, *727*, *744*, 745.
Fasciolopsis buski 726, **746**.
Fastenkur 364.
Faulbecken 287.
Faulgas 296.
Faulraum 150, *276*, 287, *288*, 289, *298*, **300**.
Favus 458, **596**.
Fehting 159, 201.
Feldfieber 185, 427, **611**.
Felsengebirgsfleckfieber 684.
Fenster 98, 114, **138**, 148.
Fernheizung 132.
Ferrobicarbonat 175.
Fett 224, 226.
— im Abwasser 278, 287, 301.
Fettbestimmung, Milch 237.
Fettkäse 241.
Feuchtigkeit **36**, 93.
Feuerbestattung 319.
Feuerkamin 122.
Fièvre boutonneuse 681, 682.
Filaria bancrofti 742.
— malayi 742.
Filarien 73, 726, 738, **741**.
Filter 195, *204*, 207, **764**.
Filzlaus 671, **748**.
Finne 248, **735**, 743.
Firstbelüftung 115.
Fischbandwurm 742.
Fische 245.
Fischgift 252, 441.
Fischleberpaste 247.
Fischsterben 279.
Fischteich 293.
Flachdach 115.
Flachsröste 303.
Flächenheizung 131.
Flächenhelle 135.
Flaschenkind 348.
Fleckfieber 448, **670ff.**
—, Bekämpfung 675.
—, DDT 678.
—, Diagnose 674.
—, Entlausung 676.
—, Erreger 671.
—, Geschichte 670.
—, Immunisierung 679.
—, Infektketten 671.
—, Klinik 674.
—, Überträger 671.
—, WEIL-FELIXsche Reaktion 674.
Fleisch 243.
—, Beschau **244**, 736, 738.

Fleisch, Brühwürfel 245.
—, Konservierung 249.
—, Schäden 251.
—, Stempel 244.
—, Vergifter 253.
Fletschern 356.
FLEXNER-Ruhr 497.
Fliegen 73.
Fliegenlarven 749.
Fließarbeit 398.
Flöhe 562, 748.
Flugzeug 54.
Fluor 179, 357, 436.
Fluorescenz 135, 193, 252.
Fluorescenzmikroskop 418, 464, **549.**
Fluorochrome 464.
Flur 147.
Flußschwinde 146, *165.*
Föhn *33,* 48, **75,** 76.
Formalin 770.
Formido inexorabilis 693.
Formol-Gel-Reaktion 655.
Formoltoxoid 455, 521.
Fosse mouras 277.
Fortbildungsschulärzte 377.
FORTNER-Platte 465.
Frambösie 603.
Frankfurter Küche 103.
Frappieren 172.
Frauenarbeit 369.
Frauenmilch 229.
Freibäder 168.
Freiballon 54.
Freibank 244.
Freiluftschule 349.
FREISCHE Reaktion 721.
Freischwimmbecken 215, 359.
Fremdpflege 342.
Freon 129.
Friedhofsordnung 317.
Frigorometer 110.
Frontdurchgang 75.
Froschklappe 198.
Fruchtzucker 265.
Frühaufsteher 355.
Frühgeborene 335, 338.
Frühgymnastik 357.
Frühjahrsmalaria 52, 74.
Frühsterblichkeit 338.
Frutti di mare 247.
Fuadin 648, 654.
Füllkörper 277, 289, **295.**
Füllofen 124.
Fünftagefieber 686.
Fung Schui *87.*
Fürsorge **334,** 342, 345.
F-Schicht 27.
Furunkulose 423, **585.**
Fußball 361.
Fußboden *99,* 147, 154.
Fußbodenheizung 131.
Fusobacterium vincenti *598.*
Fusospirochätosen 597.

Gänsehaut 57.
Gärung 767.
Gärungsessig 270.
Gallionella 176.
Gambusien 643.
Gammastrahlen 20.
Garantol 255.
Garcinia mangistana 264.
Garnelen 252.
Gartenstadt 83.
Gasbrand *533,* 770.
Gasexplosion 144.
Gasflamme 143.
Gasofen 125.
Gastroenteritis durch Salmonellen 474, **482.**
— durch Staphylokokken 495.
Gastrophilus 750.
Gebiß 374.
Geburtenbeschränkung 361.
Geburtenverminderung 369.
Geburtshilfe 334.
Geflügel 246.
Gefriermilch 653.
Gegenstrahlung 25.
Gehörschädigung 413.
Gelatinase 467.
Gelatine 459, 465.
Gelber Galt 229, 232, **590.**
Gelbfieber 63, 73, 447, **710 ff.**
—, Bekämpfung 714.
—, Buschgelbfieber 711.
—, Erreger 711.
—, Immunisierung 715.
—, Infektketten 712.
—, Mäuseschutzversuch 711.
—, Stadtgelbfieber 711.
—, Überträger 712.
—, Verbreitung 710.
Gelbkreuzkampfstoffe 437.
Gelenkschädigung 416.
Gemeinschaftsheime 104.
Gemüse 262.
Generatorgas 435.
Genius epidemicus 6.
Genotyp 217.
Genußmittel 265.
Geologie 189, 190.
Geomedizin 63.
Geomorphologie 452.
Geophysik 190.
Geräuschmesser 415.
GERBERsches Butyrometer 237.
Gerousia 365.
Germanin 647.
Gerste 255.
Gerüstsklerose 421.
Gesarol 230, 268, 434.
Geschoßbauten 81.
Geschoßhöhe 98.
Gesetzgebung, soziale 368.
Gestühl 150.
Gesundheitsamt 786.
Gesundheitsbogen 345.

Gesundheitswesen, öffentliches 6, **774.**
Getreide *256.*
Gewerbeaufsicht 367.
Gewerbeordnung 380.
Gewerbliche Abwässer 302.
— Gifte 428.
Gewürze 269.
Gichtgase 435.
Gifte im Wasser 178.
—, gewerbliche 429.
Gix 230, 641.
Glanz 135.
Glasbläser 428.
Glashauswirkung 25, 42.
Glasscheiben 133.
Glaswolle 99, 421.
Glattform 465.
Gletscherbrand 24.
Gliadin 259.
Glossinen 63, 646, *649.*
Glühlicht 143.
Glutamin 259.
Glykogen 248.
Gobi 48.
Golfspiel 361.
Golfstrom 30, 43.
Golmer Luch 309.
Gonorrhoe 591.
Gordius aquaticus 183.
— chilensis 183.
Gorgonzolakäse 242.
Gossypium 261.
Gradationslehre 452.
Gradient 22, 30.
Gramfärbung 463.
Granuloma venereum 592.
Grape fruit 264.
Gravimeter 418.
Grillieren 248.
Grimaldigrotte 312.
Grippe 58, **688.**
Grönland 49.
Großbetrieb 380.
Großionen 22.
Großstadt 84, 369.
Ground itch 733.
— squirrel 561.
Grubensystem 272.
GRUBERsche Reaktion 456, **468.**
Gründerzeit 80.
Grünfläche 81, 86.
Grünkern 255.
Grünkreuzkampfstoffe 437.
Grünung 264.
Grundfläche 103.
Grundnahrungsstoffe 219.
Grundriß 103.
Grundwasser 156, 158, **161,** *162,* 166, *167,* 193, 279.
Grundumsatz 219.
Guano 180.
GUARNIERIsche Körperchen 703.

Gürteltier 651.
Guineawurm 255, 726, **738**.
Gully 278.
Gummikleidung 330.

Haarhygrometer 36.
Hackfleisch 245, 482.
Hämagogus 711.
Haemaphysalis humerosa 687.
— leporis 685.
Hämoglobin-Pseudooxydase-
  Probe 251.
Hämolysin 467.
Hämorrhagische Septicämie
  565.
Hängeboden 80.
Härte 161, **173**.
Hafer 255.
Haffkrankheit 303.
Hakenwurm 182, 272, 427, 725,
  731.
Hallenschwimmbad 168, **215**,
  359.
Halligen 166.
Halzun 253.
Handkäse 241.
Handleiste 102.
Handtuch **149**, 275.
Hanf 261.
Hangwind 33.
Harappa 3, 156, 274.
Harem 64.
Harmattan 35, 76, 173.
Harzerkäse 241.
Haschisch 266.
Haufenwerke 165.
Haus 78, **87 ff.**
—, Bau 89.
—, Baugrund 87.
—, Bauordnung 91.
—, Material 92.
—, Normierung 90.
—, Schallschutz 98.
—, Stockwerke 102.
—, Treppe 102.
—, Wärmeschutz 96.
Hausratte *561*.
Hausschlachtung 244.
Hausschwamm 94, *95*.
Haustein 92.
Haustrunk 268, 434.
Haut goût 251.
Hautleiden 376.
Hautmaulwurf 750.
Hautpest 563.
Hautpflege 376.
Hautschädigung 423.
Hebamme 334.
Hechelfieber 424.
Heerestrinkwasserbereiter
  207.
HEFNER-Kerze 134.
Heidemoorkrankheit 208.

Heilfasten 225.
Heimarbeit **380**, 391.
Heißluftsterilisation 761.
Heißmangel 154, 404.
Heißvergärung 309.
Heizung **118**, 382.
Helianthus annuus 261.
— tuberosa 262.
Helicella 745.
HELLIGE-Komperator 216.
Helminthenkrankheiten 722.
—, Nachweis 723.
Helvella esculenta 264.
Hemophilus ducreyi 592.
— influenzae 688.
HENRY-DALTONsches Gesetz
  411.
Hepatitis epidemica 704.
Heraklit 93.
Herbstfieber 613.
Herdheizung 120, **122**.
Hering 246.
Heufieber 68, 424.
Heuschrecken 247.
Hexamethylentetramin 767,
  773.
Hilfsklasse 345.
Himmelslicht 23, **136**.
HIRST-Test 469, 668, **688**.
Hitzearbeit 357, 408.
Hitzeerschöpfung 61, **408**.
Hitzekrampf **61**, 226, 357, 407,
  408.
Hitzschlag 52, **61**, 62, 112, 337,
  408.
Hochchlorierung 210.
Hochdruckdampfheizung 130
Hochdruckgebiet 22.
Hocherhitzung 234.
Hochstratosphäre 27.
Hochtroposphäre 27.
Hockabort 274, 385.
Hockey 361.
Hocklatrine 150.
Höhenklima, tropisches 41.
Höhenkollaps 55.
Höhenkrankheit 55.
Höhenstrahlung 19.
Höhentod 55.
Hörbereich 413.
Hörschwelle 413.
HOFMANN-Sporen 578.
Holzkohlenbecken 122.
Holzschutzmittel 96.
Honig 264.
Horizontalbeleuchtung 136,
  138.
Hornblendeasbest 421.
Hornisse 441.
Hülsenfrüchte 260.
Hülsenwurm 737.
Human factor 452.
Huminstoffe 171.
Hundeankylostomen 750.
Hundebandwurm 737.

Hungerödem 225.
Hungersnot 218.
Huslanka 767.
Hydnocarpus 557.
Hydrologie 189.
Hydrophobie 692.
Hydrostat 118.
Hygienefanatismus 333.
Hymenolepis diminuta *727*.
— fraterna 729.
— nana 725, *727*, 728.
Hyperthermie 56.
Hypochlorite 209.
Hypoderma 750.
Hypokaustum 126.
Hypovitaminose 84.
Hysterie 375.

Icterus infectiosus s. WEILsche
  Krankheit.
Idealküche 103.
Ilex paraguariensis 268.
Immunisierung, aktive 455.
—, passive 456.
Immunität, erworbene 454.
Indol 467.
Industrie 8, 79, 159, 168,
  366.
Inerte Staube 418.
Infektbahnung **433**, 481.
Infektketten, äußere 448.
— innere 449.
Infiltrate, eosinophile 730.
Infiltrationsbecken *166*.
Influenza 688.
Inhibine 447.
Initalverunreinigung 195.
Inkrustation 174.
Innereien 246.
Inokulation 697.
Insekten als Überträger 446.
Insektizide 179.
Insolation 52.
Installationszelle 103.
Integritätsgrenze 55.
Invalidenversicherung 399.
Inversion 26.
Ionengleichgewicht 61.
Ionenstufe 281.
Ionisation 76.
Ionosphäre 49.
Irischer Ofen *124*.
Islam 2, 358.
Isoagglutinine 76.
Isobaren 22.
Isochimenen 39.
Isolierschichten 99.
Isospora belli 183, **663**.
— hominis 663.
Isothermen 29.
Italchin 638.
Ixodes persulcatus 691.
— ricinus 682, 748.
Ixodinae *683*.

Jahreszeiten 45, 73.
Jalousie 139.
Japanische Encephalitis 691.
JEWELL-Filter 206.
Jod 180, 436, 770.
Jodamoeba bütschlii 660.
Jugendalter 350.
Jugendamt 342.
Julikälte 35.
Juveniles Wasser 155.

Kachelofen *123*.
Kälberaufzucht 231.
Kälteagglutination 688.
Kältekonservierung 249.
Kältereflex 58.
Kälteschädigung 57.
Käse 241.
Kaffee 266, 268.
Kaffernpocken 704.
Kahlschlag 597.
Kaimak 239.
Kakao 268.
Kala Azar 653.
Kalkformation 88.
Kalkhydratverfahren 175.
Kalkmangel 219.
Kalkmilch 385, **501, 769.**
Kalksandstein 92.
Kalksodaverfahren 174.
Kalmen 31.
Kaltfront 46.
Kaltmilchentkeimung 235.
Kamelmilch 243.
Kamerunbeule 742.
Kammerflimmern 144, 410.
Kanibalismus 246.
Kannenwäsche 235, 241.
Kanonenofen 122, 124, 435.
Kantine 384.
Kapaun 247.
Kaporit 195, 209, 769.
Kapseln 464.
Karst 157.
Kartoffel 261.
Kassave 262.
Katadynverfahren 210, 216.
Katathermometer 110.
Katella 262.
Katyang idju 260.
Kauen 284.
KAUFFMANN-WHITE-Schema
   477, 478.
Kedanifieber 685.
Keef 45.
Kefir 228, 239, 767.
Keimhemmung 750.
Keimmutation 406.
Keimtötung 750.
Keimzahl im Wasser 182.
—, Milch 235, 236.
KENELLY-HEAVYSIDE-Schicht
   27.
Keniazeckenfieber 684.

Kenotoxin 107.
Kerntemperatur 55, 62.
Kerstingiella geocarpa 260.
Kesselbrunnen 191.
Kesselexplosion 171.
Kesselschmiede 412.
Keuchhusten 337.
Kienspan 140.
Kieselbrunnen 161.
Kieselsäure 419.
Kinderelend 380.
Kindergarten 340.
Kippfenster 114.
Kjoeken-Moeddingers 252, 307.
Kläranlage 287.
Klappschuten 309.
Klassenkampf 367.
Klassenzimmer 146.
Klatschpräparat 464.
Klebsiella granulomatis 593.
Kleiderablage 147.
Kleiderlaus 671, 748.
Kleidung 17, **321 ff.**
—, Berufskleidung 330.
—, Eigenschaften 323, 325.
—, Rohstoffe 324.
—, Schuhe 332.
—, Ursprung 321.
Kleie 257.
Kleinbetrieb 380.
Kleinfilter 206.
Kleinkind 340.
Kleinklima 19.
Kleinsiedlung 83.
Kleinviehhaltung 83.
Klima 14, **16 ff.**
—, Akklimatisation 67.
—, Änderungen 49.
—, Atmosphäre 21.
—, Definition 16.
—, Feuchtigkeit 35.
—, künstliches 119.
—, Luftbewegung 30.
—, Schädigungen 62.
—, Schwankungen 49.
—, Strahlung 19, 23.
—, Temperatur 28.
Klimaanlage 112, **116,** 127.
Klimaelemente 17.
Klimagramm *70.*
Klimatisierung 35, **116,** 127,
   382.
Klimatobiologie 18.
Klimazonen und -typen 31,
   37 ff.
—, gemäßigte 43.
—, kontinentale 30, 48.
—, maritime 30.
—, ozeanische 45.
—, polare 49.
—, tropische 29.
—, warme 39.
Klippfisch 249, 765.
Klopferbrot 258.
Klosett 272.

Knäckebrot 258.
Knochenfett 245.
Knochenmehl 311.
Knollenfrüchte 261.
Kochsalz 61, 226.
KOCHsche Trias 11.
Körperbautypen 371.
Körpergewicht 358.
Körpergröße 227.
Körperpflege 359.
Körperschall 98.
Kohlenoxyd 122, 143, 435, 436.
Kohlensäure in der Luft 106.
— in Wasser 161, 162, **173,**
   199.
Kohlhernie 308.
Kokken *586.*
Koksofen 94.
Kombinationslüftung 113.
Kompostierung 309.
Kondensation 22, 26, 41, 60, 86.
Kondenswasser 161.
Konimeter 22, **418.**
Konserve 218, **250, 762,** 765,
   767.
Konstitution 14, **370.**
Kontagionisten 12.
Kontaktübertragung 446.
Konvektion 25, 57, 119.
Konvektionsregen 48.
Koog 166.
Kopfdüngung 264, 291, 729.
Korallenriff 88.
Kornrade 259, **557.**
Korngröße 87, 88.
Kornkäfer 259.
Korridorsystem 152.
Korrosion 175.
Korsett 323.
Kostform 227.
Krämerkrätze 747.
Krätze 11, 458, **747.**
Krakatau 20, 155.
Krankenhaus **152,** 404.
Krankenpflegedienst 394.
Krankenversicherung 399.
Krankheitsbereitschaft 373.
Krebshäuser 50.
Kreislaufstörungen 374.
KREMERscher Fettfang 287.
Kriebelmücken 742.
Kropf 180.
Krüppel 366.
KRUSE-SONNE-Ruhr 497.
Kruster 247.
Kubu 77.
Kühler 235.
Kühlkette 753.
Kühlraum 219, 251.
Kühlschrank 129, 219, 251, **754.**
Kuh, künstliche 238.
Kuhmilch 228, 230.
Kuhpocken 698.
Kumys 228, 239, 243, 767.
Kunstfett 226.

Kunststein 101.
Kurzerhitzung 234.
Kurzschluß 144.
Kurzsichtigkeit 275.
Kutanreaktion 469.

Lähmungswut 696.
Länderplanverband 84.
Lärm **98**, 376, **412**.
Läuse 73, **671**, 676, 748.
Lagune 157.
Lama 246.
Lamblia intestinalis 583.
LANCASTER-CASTENsche Kurve **70**, 111.
Landbewässerung 292.
Landerziehungsheim 349.
Landflucht 79, 369.
LANDRYsche Paralyse 748.
Landwind 60.
Langlebigkeit 364.
Langsamfiltration 203, *204*.
Langschläfer 355.
Lansing-Virus 692.
Larva migrans 734.
Laterit 88, 159.
Latrine 733.
Laubenkolonie 82.
Laxantia 358.
Lebén 767.
Lebenserwartung 363, 364.
Lebensführung 15, **333 ff.**
—, Alter 363.
—, Berufsalter 353.
—, Ernährung 356.
—, Geburtenbeschränkung 361.
—, Jugendalter 350.
—, Kleinkind 340.
—, Körperpflege 359.
—, Leibesübungen 360.
—, Mutter 334.
—, Säugling 334.
—, Schlaf 354.
—, Schulkind 342.
—, Sexualität 361.
—, Stillpropaganda 336.
Lebensmittelgesetz 244.
Leberabsceß 661.
Leberegel, chinesischer 745.
—, großer 745.
Lebertran 247, 239.
Lederindustrie 174.
Ledermantel 329.
Legio debilitans 692.
Leguminosen 260.
Lehmbau 290.
Lehrer 343, 345.
Leibesübungen 345, 348, 360.
Leichenfinger 416.
Leichenhalle 316.
Leichenöffnung 315.
Leichenpaß 316.

Leichenschau 314.
Leichentransport 316.
Leichenverbrennung 313.
Leichenwachs 318.
Leichtathletik 352.
Leichtbauplatten 390.
Leinen 260.
Leishmanien 653, 655, 656.
Leishmaniosen 63, 73, **653**.
Leistungsstandard 396.
Leitstaub 422.
Lelium temulentum 259.
Lepra 3, **554 ff.**
—, Bekämpfung 558.
—, Diagnose 558.
—, Infektketten 555.
—, Klinik 557.
—, Sapotoxine 557.
—, Verbreitung 554.
Leptomitus lactus 286.
Leptosome 372, 403.
Leptospira bataviae 613.
— grippo-typhosa 185, 611.
— icterohaemorrhagiae 185, 606, **610**.
— mezzano 613.
— pomona 613.
— sejroe 613.
Leptospirosen 606.
Leptothrix 176, 199.
Licht **132 ff.**
—, Dichte 135.
—, Einheiten 134.
—, Formel 139.
—, Güte 138.
—, Menge 135.
—, Stärke 134.
—, Strom 135.
Lieferungserklärung 399.
Likör 268.
Limnaea 741, 745.
Limonade 268.
LINGELSHEIMsche Reihe 467.
Linoleum 102.
Linum 260.
Liquoid 588.
L-Kulturen 666.
Loa Loa 742.
Lockflamme 114.
Lockwa 201.
Lösungsmittel 438.
Lokalisten 12.
Lorchel 269.
Lost 437.
Louping ill 691.
Low fever 66.
Lucilia 749.
Lüftung **106**, *113*, 127, 148, 154, 381.
Lüftungsbecken 297.
Luft 14, **106**, 143.
—, Bedarf 106.
—, Bewegung **30**, 55, 108, 110.
—, Druck 21, 53, 411.
—, Durchlässigkeit 326.

Luft, Erneuerung 106.
—, Feuchtigkeit **35**, 55.
—, Filter 117, 127.
—, Heizung 116.
—, Kubus 103, 115.
—, Mörtel 93.
—, Polster 99.
—, Schall **98**, 415.
—, Strömung 112.
—, Temperatur 28.
Luftfahrtmedizin 54.
Lumen 135.
Luminescenz 135.
Lungenegel 745.
Lungenmilzbrand 575.
Lungensanatorium 42.
Lungenschnecke 745.
Lungenverstäubung 418.
Lupine 260.
Lupus 231.
Lux 135.
Lymphatische Diathese 373.
Lymphe 700.
Lymphogranuloma inguinale 721.
Lyophilisation 753.
Lyssa 692.

Madurafuß 593.
Magengeschwür 375.
Magermilch 239.
Magethos 91.
Magnesium 173, 174.
Magno 175.
Mainzer Dom 279.
Mainzer Käse 241.
Mais 255.
Makadam 85.
Mal de caderas 646.
Maladie des porchers 613.
Malaria 13, 63, 70, 112, 157, **621 ff.**
—, Bekämpfung 635, 641.
—, Diagnose 627.
—, Entwicklungscyclus 624, 627.
—, Erreger *624, 628, 629, 631*.
—, Geschichte 621.
—, Prophylaxe 640.
—, Speziesassanierung 634, 643.
—, Therapie 638.
—, Überträger *633*.
—, Verbreitung 625.
Malayan scrub typhus 686.
Maleomyces mallei 582.
— pseudomallei 582.
Malleus 580.
Maltafieber 232, 243, **522 ff.**
—, Bekämpfung 525.
—, Diagnose 525.
—, Erreger 523.
—, Infektketten 523.
—, WIDALsche Reaktion 525.

Manga 264.
Mangal 122, 435.
Mangan 177, 422.
Mangelkrankheit 226, 308.
Mangifera indica 264.
Mangistan 264.
Mangrovengürtel 33.
Manhattan 85, 88.
Manihot utilissima 262.
Mannloch 174, 404.
Mansarde 101.
Manschurisches Fleckfieber 680, 684.
Mansonella ozzardi 742.
Margarine 245, **261**.
Markenbutter 240.
Markenmilch 229, 236.
Marmorkies 175.
Marschgetränk 61, 172.
MARSHsche Probe 434.
Maschinenbutter 240.
Masern 73.
Massai 228.
Mate 268.
Mauerfeuchtigkeit 87.
Mauersalpeter 87.
Maul- und Klauenseuche 232.
MAURERsche Flecken 627.
Mazun 767.
Mecaprin 638.
Medinawurm 183.
Medusenhaupt 577.
Meerzwiebel 568.
Mehlmilben 259.
Mehlmotte 259.
Mehlschäden 336.
Mehlstaub 423.
Mehltypen 259.
Melania 745.
Melioidosis 582.
Melkgerät 233, 237.
Membranfilter 214.
Meningitis epidemica 590.
Meningokokken 591.
Menschenfloh 562, 682.
Menschenhandmalaria 625, 643.
Merulius domesticus 95.
— lacrimans 94.
— minor 95.
Mesosaprobier 183, **286**, 290.
Metazoen 13.
Meteor 21.
Meteorobiologie 18, 32, **73**.
—, Föhn 75.
—, Fronten 75.
—, Jahreszeiten 73.
Meteorwasser 158.
Methan 54, 299, 300, 301.
Methylalkohol 268.
Metroxylon 262.
Mianin 769.
Miasma 5.
Micrococcus 586.
Microtus montebelloi 584.
— arvalis 612.

Mief 107, 115.
Miesmuschel 252.
Mietskaserne 9, 52, 79, *80*, 90.
Mietzins 104.
Mikroklima 19, 77, 106.
Mikromanipulieren 467, 532.
Mikropus 211.
Mikrosporidien 11.
Mikrosporie 596.
Mikrosporon audouinii 596.
Milch 227 ff.
—, BANGsche Krankheit 231.
—, Beurteilung 235, 236.
—, Butter 239.
—, Käse 241.
—, Kuhmilch 230.
—, Milchgesetz 228.
—, Molke 242.
—, Molkerei 233.
—, Muttermilch 229, 230.
—, Pasteurisierung 233.
—, Pulver 238.
—, anderer Säuger 243.
—, Sauermilch 238.
—, Tuberkulose 231.
—, Verfälschung 237.
—, Yoghurt 239, 243, 767.
Mild smalpox 704.
Millibar 21.
Milzbrand 11, 185, 303, 426, 458, **572 ff.**
—, Bekämpfung 576, 578.
—, Diagnose 576.
—, Erreger *577*.
—, Geschichte 572.
—, Infektketten 574.
—, Klinik 575.
Miracidium 744.
Mischling 65.
Mischsystem 279.
Miselsucht 5.
Mißbildung 376.
Mißernte 226.
Mistral 34.
Mittagspause 354, 392.
Mittelbetrieb 380.
Mittelmeerzeckenfleckfieber 681, **682**.
Miyagawanella lymphogranulomatis 721.
— psittacii 689.
MÖLLER-BARLOWsche Krankheit **229**, 336, 339.
Mörtel 93, 94.
Mohenjudaro 3, 156, 274.
Mohn 260.
Molekularbewegung 464.
Molke 242.
Molkereigrippe 613.
Mongoliden 66, 69.
Monokultur 228.
Monosporium apiospermum 595.
Monotonie der Arbeit 388, 389.
Monsun *34*, 40.

Montana-Apparat 234.
Montpelée 21.
Morchel 264.
Morgenintelligenz 355.
MORSMANN-Fieber 686.
Mottled enamel 179.
Müdigkeitsgefühl 388.
Müll 307.
Müllerasthma 424.
Mullit 419, 421.
Mumifikation 318.
Mundstreptokokken 589.
Murines Fleckfieber 681.
Muscardine 458.
Musikunterricht 349.
Muskat 269.
Mutterkorn 259.
Mutterschutz 334, 335.
Mycobacterium lacticola 548.
— leprae 558.
— lepraemurium 555.
— paratuberculosis 549.
— phlei 448.
— smegmatis 549.
— Stephansky 555.
— tuberculosis *548*.
Myiasis 749, 750.
Myopie 134, 151.
Myosin 248.
Mytilotoxin 252.
Mytilus edulis 252.

Nachklärbecken 298.
Nachmittagspause 392.
Nachsterblichkeit 338.
Nachtarbeit 380, 393.
Nachtblindheit 378.
Nachtruhe 443.
Nachtstuhl 272.
Nachtwache 394.
Nadelberufe 377.
Nähmaschine 154.
Nährböden 465, 466.
—, McCONKEY 776.
—, DRIGALSKI 776.
—, ENDO 776.
—, HOHN 550.
—, KIRCHNER 550.
—, LEIFSON 776.
—, PETRAGNANI 550.
—, WILSON und BLAIR 776.
Nährhefe 525.
Nagana 646.
Nahrungsbausteine 219.
Nahrungsmittelgesetz 6, **228**.
Nahrungsmitteltabelle 220.
Nahrungsspielraum 67, 358, 363.
Nanukayami 613.
Necator americanus *727*, 731.
Nebenräume 383.
Negerhirse 255.
Negerrasse 66.
NEGRISche Körperchen 695, 696.

Neigungswinkel 137.
NEILL-MOOSERsche Reaktion 468, **682**, 683.
Neisseria gonorrhoeae *586*, 592.
— menigitidis 591.
Nelke 269.
Neostibosan 648, 654.
Neunmeilenfieber 687.
Neuralgie 58.
Neurastheniker 375.
Neuropath 375, 373.
Nicotin 269, 441.
Nicotinsäure 258.
Niederdruckdampfheizung **129**, 148.
Niederkunft 394.
Niederländisch-Ostindien 65.
Niederschläge 171.
Nierenleiden 58, 357, 375.
Nirosan 268, 434.
Nitrate 185.
Nitrite 185, 186.
Nitritpökelsalz 245.
Nitrose Gase 437.
Nivaquin B 639.
NIH-Wischer 728.
N.N.N.-Agar 655.
Nocardiose 594.
Noma *599*.
Norm des Bodens 185.
Normalfeuchte 96.
Normierung 90.
Norwegische Krätze 747.
Nosophorismus 453.
Notauslaß 279.
Novadom-Bauweise 93.
Nudeln der Gänse 247.
Nylon 435.
Nystagmus 406.

Oase 43.
Oberflächenwasser 156, 158, **159, 201**.
Objektträgeragglutination 468.
Obstipation 356, 357.
Ölbaum 261.
Öle 177.
Ölfilter 117.
Ölheizung 126.
Öllampe 134.
Öffnungswinkel 137.
Ökologie 452.
Ofen 122, **123**.
OHLMÜLLERscher Apparat 760.
Ohrleiden 376.
Okklusion 46.
Olea europaea 261.
Oleum chenopodii 734.
Oligodynamische Wirkung 210, 770.
Oligosaprobier 286.
Oms-Brunnen 289.
Onchocerca caecutiens 742.
— volvulus 741, 742.

Opisthorchis felineus 253, 726, *743*, **744**.
Opium 266.
Opossum 651.
Organische Gifte 437.
Orientbeule 655.
Ornithodorus erraticus 621.
— moubata *618*, 748.
Ornithose 689.
Oroyafieber 663.
Orthostat 281.
Ortsbesichtigung 188, 196.
Osteomalacie 64.
Osteosklerose 179.
Otholith 424.
Oxydase 467.
Oxydation 281.
Oxydationskörper 294.
Oxyuris vermicularis 725, 726, 727.
Ozon 22, 24, 107, 208, 210, 216, 382.

Palmin 261.
Paludrin 639.
Panel heating 131.
Panstrongylus megistus 651.
Pantschen 233.
Papaver somnifera 260.
Papiertapete 105.
Pappatacifieber 63, 73, **717**.
Paraboiled rice 258.
Paragonimus westermani 253, 726, **745**.
Paratyphus A 63.
— B 63.
— C 63, **485**, 615, 707.
— K 485.
— N 615.
Park 80, 86.
Parmesankäse 242.
PASCHENsche Körperchen 700, 703.
Passat 31.
Pasteurella pestis *565*.
— pseudotuberculosis 565.
— tularensis 571.
Pasteurisierung 11, 231, **233**, *234*, 756.
Pat-Kwa 87.
PAULscher Versuch 468.
Pause 355, 387, **391**, 396.
Pavillonsystem 152.
Pax romana 78.
Pediculoides ventricosus 748.
Pediculus capitis **671**, 748.
— vestimenti **671**, 748.
Peitschenwurm 182, 725, **731**.
Pektinstoffe 174.
Pelamytoxin 252.
Pellagra 226.
Pelusium 53.
Pemmikan 249, 765.
Pergamon 3.

Pericarp 256.
Perihel 20.
Periodizität der Seuchen 455.
Peripneumonie 666.
Perlmutterkrankheit 418.
Permeabilität des Boden 88.
— der Kleidung 323, 327.
Permutit 174.
Peroxydase-Guajakprobe 235.
Persea gratissima 264.
Perspiratio insensibilis 59.
Perstoff 437.
Pervitin 355, 388.
Pest 4, 12, 63, **559**ff.
—, Bekämpfung 566.
—, Diagnose 565.
—, Erreger *565*.
—, Infektketten 563.
—, Überträger 562.
—, Verbreitung 560.
—, Virusreservoire 561.
Pebrine 11.
Petroleumlampe 125, 134, 143.
Petunia 217.
Pfahlmuschel 252.
Pfahlrost 88.
Pfeffer 269.
PFEIFFERscher Versuch 456, **507**, 614, 618.
Pferdefleisch 244.
Pferdeknochen 245.
Pflanzliche Fette 260.
— Gifte 440.
Pflasterung 85.
Phänotypus 217.
Pharyngitis variolosa 703.
Phasenkontrastmikroskop 464.
Phenolderivate 768.
Phlebotomus argentipes 653.
— intermedius 657.
— major 654.
— noguchii 664.
— pappatasii 656, 717, 718.
— perniciosus 654, 656.
— sergenti 656.
— verrucarum 664.
Phon **98**, 414.
Phosgen 437.
Phosphatasereaktion 235.
Phosphate 185.
Phosphatgestein 179.
Phosphorescenz 135.
Photometer 136.
Phreoryctes menkeanus 183.
Phtirius pubis 671, 748.
Physikalische Schädigungen 405.
Pickelflüssigkeit 579.
Pilaf 358.
Pilzprüfer 264.
Pilzvergiftung 264.
Pinta 605.
Piophila casei 243.
Piräus 84.
Pissoir 49.

Pityriasis versicolor 596.
Planorbis 741, 746.
Planschbecken 81, 215.
Plasmakoagulase 467.
Plasmochin 639.
Plasmodium cynomolgi 632.
— falciparum 628, 630.
— immaculatum 628, 630.
— malariae 631.
— ovale 629.
— vivax 629.
Plattenerhitzer 234.
Plattenheizkörper 131.
Plattfuß 332, 374.
Platzbeleuchtung 383.
PLAUT-VINCENTsche Angina 597, *598*.
Plerocercoid 743.
Pneumokokken 589.
Pneumokokkenperitonitis 590.
Pneumokoniose 418.
Pochtrübe 302.
Pocken 7, **696ff.**
—, Erreger 700, 703.
—, Geschichte 697.
—, Impfgesetz 699.
—, Infektketten 699, 703.
—, Klinik 702.
Pökeln 218, 244, **245**, 766.
Polarlicht 21.
Polarluft 32, 45.
Polarnacht 53.
Polarströmung 30.
Polder 166.
Polfärbung 565.
Poliomyelitis 63, 73, 233, **691.**
Polyporus 199.
— vaporarius 95.
Polysaprobier 183, **286.**
Pompeji 84.
Poor whites 72.
Porenvolumen, Boden 88, **163.**
—, Kleidung 323, 327.
Porosität 87.
Porridge 255.
Präsaturnismus 432.
Pressen 218.
Preßluft 416.
Proteus vulgaris 495.
— X_K 675, 686.
— X_2 675, 686.
— X_{19} **674**, 683, 685, 686.
Pseudodiphtheriebakterien *518.*
Pseudorotz 582.
Pseudotyphus von Deli 686.
Pseudowut 696.
Psittakose 462, **689.**
Psychische Hygiene 305, 347.
— Infektion 375.
Psychologie der Kinder 349.
Psychrometer 36.
Ptomaine 252.
Public Health Act 8.
Pulex irritans 562, 682.

Pultost 242.
Pumpe 192, 199.
Pumpenheizung 128.
Pumpwerk 278.
Purgiersucht 357.
Puru-Puru 605.
Pußta 191.
Pustula maligna 575.
Pygmäen 77.
Pykniker 372, 403.
Pyrethrum 641.

Q-Fieber 687.
Quadrantwaage 326.
Quadratgrade 138.
Qualmwasser *166.*
Quarantäne 5, 10.
Quark 239, 241.
Quecksilberbarometer 21.
Quecksilberdampflampe 143.
Quecksilberoxydcyanid 770.
Queenslandfieber 687.
Quelle 161, 163, *164*, *165*, 196, 198, 199.
Quellungsreaktion 589.
Querlüftung 112, 114, 148.

Rabies 692.
Rachitis 52, 64, 80, 339.
Radfahren 361, 392.
Radiatoren 127.
Radiant heating 131.
Radioaktiver Staub 422.
— Strahlen 406.
Radioecho 21.
Räuchern 218, 249, 766.
Räude 747.
Rahm 239.
Rahmkäse 241.
Raiva 696.
Ranzigwerden 240.
Raps 255.
Ratinbakterien 482.
Rationalisierung der Arbeit 385, 387, **395.**
Ratte 215, 304, *561*, 567.
Rattenbißkrankheit 584.
Rattenfleckfieber 681.
Rattenfloh 562, 682.
Rattenlaus 682.
Rauchen 352.
Rauchlatrine **272**, 500.
Rauhform 465.
Raumbedarf für Kranken-häuser 153.
Raumkühler 66, *117.*
Raumluft 120, 128.
Raumwinkel 137, *138.*
RAYLEIGHsches Gesetz 23.
Reagensglasagglutination 468.
Rebschädlinge 268.
Reconstituted Milk 238.
Recurrens 614.

Reduktionsvorgänge im Ab-wasser 281.
Reduktase 467.
Reflexion, Kleidung 323, 328.
—, Atmosphäre 135, 137.
Regelmäßigkeit der Lebens-führung 354.
Regenwasser **158**, 201, 279.
—, Kläranlage 279.
Regenzeiten 35.
Reichsgesetz für Jugendwohl-fahrt 342.
Reichsgewerbeordnung 367.
Reichsmilchgesetz **228**, 233, 235.
Reichssiedlungsgesetz 82.
Reichsunfallversicherung 399.
Reichsversicherungsordnung 399.
Reifrock 323.
Reihenhaus 83.
Reinigungsmittel 384.
Reinkultur 11, 459.
Reis 255.
Reisfelderleptospirose 613.
Reißwolf *423.*
Reistafel 269.
Reiten 360.
Reizkampfstoffe 437.
Reizschwelle für Schall 413.
Reizwäsche 322.
Rekordforderungen 360.
Rentenjägerei 368.
Rentnerideal 364.
Reserveluft 54.
Residualluft 54.
Resistenz, natürliche 454.
Resochin 639.
Retrovaccine 699.
RETTIG-Bank 151.
Revaccination 699.
Rezeptorenanalyse 468.
R-Form 465.
Rheuma 424.
Rhinopharyngitis mutilans 604.
Rhinolith 424.
Rhipicephalus sanguineus 621, **682**, *683*, 687, 748.
Rhodope 157.
Rhönkuppen 161.
Riboflavin 258.
Rickettsia akamushi 686.
— conori 682.
— burneti 670.
— diaporica 687.
— mooseri 682, 684.
— orientalis 686.
— prowazeki 671.
— psittaci 689.
— quintana 687.
— rickettsi 684.
— tsutsugamushi 686.
— typhi 682, 684.
— weigli 687.
Rickettsienagglutination 685.

Rickettsiosen 669.
RIECKENBERGscher Versuch 614, **618**.
Rieselfeld 290.
Rifttalfieber 720.
Rinderbandwurm 734.
Rindertuberkulose 231.
Rivanol 661.
Rockefeller foundation 15, 188, 272, 732.
Rocky mountain spotted fever 684.
Röntgenfeinstrukturmethode 418.
Röntgengeschwür 406.
Röntgenkater 406.
Röntgenreihenuntersuchung 420.
Röntgenstrahlen 20, 406.
Roggen 255, 256.
Rohkost 226.
Rohmilch 234.
Rohphenol 273.
Rohrbruch 210.
Rohrzucker 265.
Romadourkäse 241.
Roquefortkäse 241, 242.
Roßbreiten 31, 42.
Roßhaarkissen 331.
Rote Ruhr 662.
Roter Hund 172.
Rotes Meer 62.
Rotfluorescenz der Finnen 252.
Rotlauf 583.
Rotz 426, 580.
Rübenzucker 265.
Rüböllampe 134, 142.
Rübsamen 260.
Rückenbau 291.
Rückenstütze 386.
Rückfallfieber 614.
Rücklaufschlamm 298.
Rückstoß 416.
Rückstrahlung des Bodens 41.
Rudern 361.
Ruhr s. Bakterienruhr und Amöbenruhr.
Ruhrstauseen 289.
Ruhrverband 157.
Russische Encephalitis 691.
Rußlunge 418.

Saatzucht 256.
Sabethina 711.
Saccharum officinarum 265.
Sättigungsdefizit **36**, 59, 111.
Säuerung 766.
Säugling 334, 337.
Säuremantel 447.
Säurenekrose 437.
Safran 269.
Sago 262.
Sahara 60.
Salami 250.

Salmonellosen 252, **473ff.**
—, Einteilung 473.
—, Gastroenteritis 482.
—, Geschichte 474.
—, KAUFFMANN-WHITE-Schema 478.
—, Paratyphus 484.
—, Tiersalmonellosen 480.
—, Typhus abdominalis 484.
Salpetersäure 437.
Salzbedarf 357, 407.
Salzen 766.
Salzfleisch 250.
Sammelheizung 382.
Sammelmilch 232, 233, 236.
Samoapocken 704.
San Lazaro 5.
Sanagapocken 704.
Sandfang 287.
Sandfloh 249.
Sandstrahlgebläse 425.
Sao-Paulo-Fleckfieber 684.
Sapotoxine 557.
Saprobiontensystem 183, 286.
Saprol 273.
Sarcopsylla penetrans 749.
Sarcoptes canis 747.
— cati 747.
— equi 747.
— scabiei 747.
Sarg 319.
Satellitenstadt 82.
Saturnismus 432.
Sauermilch 238.
Sauerstoff, Partialdruck 22, 53.
Sauerstoffbedarf, biochemischer 299.
Sauerstoffgehalt 106.
Sauerstoffgerät 55.
Sauerstoffgleichgewicht 282.
Sauerstoffzehrung 282, 286.
Sauglüftung 113.
Saugkopf 115.
Sauna 5, 58.
Schabefleisch 245.
Schaben 749.
Schachtbrunnen 191, 160.
Schächten 251.
Schädlingsbekämpfung 441.
Schafmilch 243.
Schall 98, **413**.
Scharlach 64, 75, 341, 588.
Schattigkeit 142.
Scheibentropfkörper 295.
Schichtwechsel 390, 394.
Schiebefenster 114.
Schieferdach 101.
Schilaufen 361.
Schildkröte 247.
Schipperkrankheit 387, *395, 396.*
Schirokko 4, 35, 76, 173.
Schistosomen 11, 182, *739.*
Schizotrypanum cruzi 646, **651.**
Schlachthof 302.

Schlachthof, Abfälle 310.
Schlackensteine 92.
Schlaf 354, 393.
Schlafkrankheit 63, 70, 73, 448, **645ff.**
Schlaflosigkeit 355.
Schlafmittel 355.
Schlafsucht 57.
Schlagbrunnen 194.
Schlagschatten 383.
Schlagwerkzeuge 416.
Schlagwetterexplosion 435.
Schlammfieber 185, 300, **611.**
Schlammlagune 300.
Schlammprobe 212.
Schlammraum 289.
Schlammschnecke 745.
Schlammverarbeitung 299.
Schlangenfleisch 247.
Schleifer 419.
Schleifstein 425.
Schlinggrube 272.
Schlupfwespe 685.
Schmerzschwelle 413.
SCHMITZ-Ruhr 497.
Schmuckbedürfnis 322.
Schneeberger Lungenkrebs 422.
Schneeblindheit 24, 51.
Schneegestöberlunge 420.
Schnellfilter 205.
Schnitt der Kleidung 328, 329.
Schnürwirkung 329.
Schnuller 337.
Schnupfen 58.
Schock, anaphylaktischer 516.
Schoferkamin *114.*
Schotter 173.
SCHREBER-Garten 82.
Schrumpfniere 432.
SCHÜFFNERsche Tüpfelung 628.
Schüttbrunnen 195.
Schüttung 197.
Schützengrabenfieber 686.
Schularzt 343.
Schulbank 150.
Schule 144ff.
—, Aborte 149.
—, Bäder 150.
—, Beleuchtung 147.
—, Gebäude 144.
—, Heizung 148.
—, Hof 150.
—, Lage 146.
—, Lüftung 148.
—, Psychologe 349.
—, Stunde 349.
—, Zahnarzt 347.
—, Zwang 343.
Schulkindalter 342.
Schuttquelle 189.
Schutzkleidung 330, *331.*
Schutzzone 196, 200.
Schwachsinn 375.
Schwächlingsberufe 371.
Schwärmphänomen 464.

Schwangerschaft 359.
—, Beratung 334.
Schwarzwasserfieber 639.
Schwebestoffe 284.
Schwefeldioxyd 437, 678, 715.
Schwefeleisen 171.
Schwefelkohlenstoff 439.
Schwefelstaub 423.
Schwefelwasserstoff 171, 437.
Schweinebandwurm 734.
Schweinebrucellose 531.
Schweinehüterkrankheit 427, 613.
Schweinemast 261.
Schweiß 57, 59, 61.
Schweißfuß 376.
Schweißhand 376.
Schwemmkanalisation 8, **274**.
Schwemmstein 92.
Schwerhörigkeit 376, 415.
Schwimmbad **214**, 384.
Schwimmen 361.
Schwingungsthermometer 36.
Schwitzen 59, 357.
Schwüle 59, 70, 111.
SCLAVO-CZAPLEWSKYsches Abschlaggerät 212.
Scutellum 256.
Seefisch 219.
Seeklima 17.
Seewind 33, 60.
Segeln 361.
Sehfehler 137.
Sehvermögen 375.
SEITZ-Filter 206.
Selbstmord 75, 352, 408.
Selbstreinigungsvermögen 284.
Semen rapicicum 260.
Senat 365.
Senkfuß 191.
Senoi 77.
Sepoy-Aufstand 3.
Sepso 770.
Septic tank 277.
Sericit 419.
Serologische Reaktionen 468.
Serpentinasbest 421.
Serumhepatitis 707.
Serumkrankheit 516.
Serumprophylaxe 456.
Sesamöl 261.
Seuchendesinfektion 771.
Seuchenhafter Abort s. BANGsche Krankheit.
Sexualität 361.
S-Form 455.
Shedbau 383.
SHIGA-KRUSE-Ruhr 497.
Shigellen 497.
Shop typhus 681, 686.
Sibirische Encephalitis 691.
Sickeranlage 188, 196, **277**, 289.
Sickerbeete 300.
Sickerwasser 93.
Siderosis 418.

Siebenmonatskinder 339.
Siebentagefieber 613.
Siebrechen 272, *283*.
Siedlung 67, 77.
Sielarbeiter 304.
Sielsystem 277.
Silage 767.
Silikagel 117.
Silikat 419.
Silikose 419.
Silimanit 419.
Simulien 230, 606, 742.
Sinnesorgane 375.
Siphon 278.
Sitzbadewanne 104.
Skelettsystem 374.
Sklaverei 366.
Skorbut 226, 263, 441.
Sodoku 584.
Soil erosion 40.
Sojabohne 225, 260, 261.
Solanin 262.
Solarkonstante 20.
Sommerfieber 716.
Sommerinfluenza 613.
Sommersterblichkeit 62.
Sommerwärme 40.
Sonderunterricht 349.
Sonnenbad 52.
Sonnenblume 261.
Sonnenbrand 51.
Sonnenflecken 49.
Sonnenlicht 133, 141.
Sonnenscheindauer 28.
Sonnenstäubchen 22.
Sonnenstich 52, 405.
Sonnenstrahlung 19.
Sonntagsruhe 368, 393.
Sontochin 639.
Sorghum 255.
Sorptionskomplex 308.
SOXHLET-Gerät 336, 337.
Sozialhygiene 15.
Spätmanifestation der Malaria 74.
Spaltenwasser 156.
Spanisches Rückfallfieber 621.
Sparganum 253.
Spasmophilie 339.
Spatengang 2.
Speciesassanierung 4, 634, 643.
Specksteinlunge 418.
Speiseeis 753.
Spektrum 20.
Spelt 255.
Sperrstoffe 276, 283, 309.
Sperrstunden 270.
Sphärometer 326.
Sphaerotilus natans 286.
Spielplatz 81, 150.
Spirillum minus 584.
Spiritusofen 125.
Spirochaeta aegyptica 619.
— berbera 619.
— carteri 619.

Spirochaeta crocidura 619.
— duttoni 618, 619.
— hispanica 621, 619.
— neotropicalis 619.
— obermeieri 615, *617*, 619.
— pallida *601*.
— Plaut-Vincenti *598*.
— recurrentis 11, *617*, 619.
— sogdiana 619.
Spirochätosen 597.
Splenomegalia infantum 653.
Sporen 463.
Sporenbildner, anaerobe 531.
Sporenerde 756, 760.
Sporenfärbung 577.
Sport 71, 348, 352, 360.
Sportkleidung 323.
Sprengwasser 169.
Springler 149.
Spritzbagger 309.
Spritzensterilisation 535.
Spritzmittel 268.
Sprühelektrode 425.
Spülklosett 274.
Spulwurm 182, **729**.
Spurenelemente 308.
Stadtarzt 5.
Stadterweiterung 82.
Stadtklima 17, 86.
Stadtrandsiedlung 81.
Stäubmittel 268.
Stahlfenster 106.
Stahlquelle 171.
Standardstadt 82.
Standortgebundenheit 67, 445.
Staphylokokken 585, *586*.
Stassano-Apparat 234.
Statische Arbeit 386, *395*.
Statistik, medizinische 790.
Staub 108, 121, 148, **417**, *423*, *424*.
Staubexplosion 405.
Staubinfektion 427, 446.
Staubkammer 425.
Staublunge 418.
Staubmantel 330.
Staubmaske 425.
Staubsauger 105.
Staubverschwelung 127, 130.
Staubzellen 417.
Stearinkerze 142, 143.
Stechfliegen 749.
Stechmücken 749.
Stegomya fasciata **712**, *713*, 720.
Steinhauer 419.
Steinkohlenbenzin 439.
Steinkult 2.
Steinmetzbrot 258.
Steppengebiet 42.
Sterilisation 757.
Stichrohr 160, 170.
Stickstoffoxyd 437.
Stickstoffoxydul 76.
Stilb 135.

Stillen 230, 336, **394**.
Stinkfisch 247, 249.
Stirntemperatur 110.
St. Louis Encephalitis 690.
St. Maria di Nazareth 5.
Stockfisch 249, 765.
Stockwerk 102.
Störungsschwelle 55.
Strahlenbilanz *27*.
Strahlenzusammensetzung 142.
Strahlung **19**, *27*, 51, 57, 119, **131**, 135, 142, **405**.
Strahlungsheizung 119, 123, **131**.
Straßenführung 84.
Straßenvirus 694.
Stratosphäre 27.
STRAUSSsche Reaktion 582.
Streckmittel 259.
Streptobacillus moniliformis 285.
Streptobacterium Unna-Ducrey 592.
Streptococcus agalactiae 590.
— haemolyticus *586*.
— thermophilus 239, 767.
— viridans 589.
— zooepidemicus 588.
Streustrahlen 406.
Streuung 21.
Strohdach 100.
Strongyloides stercoralis 725, *727*, **734**.
Stutenmilch 243.
Stuttgarter Hundeseuche 611.
Sublimat 770.
Subtropen 39.
Süchtigkeit 373.
Süßrahmbutter 240.
Süßwasser 156.
Suezkanal 62.
Sulfate 186.
Sumatran mite fever 686.
Sumba 2.
Sumpfgas 299.
Su-ove-taurilia 243.
Superphosphat 186.
Surrah 646.
Sweater 329.
Swimmer's itch 741.
SZIGMONDY-Filter 167.
Sympathicotoniker 373.
Syphilis 600.

TAB-Impfstoff 495.
Tabak 266, 268, 408, 423.
Tabaklunge 418.
Tabardillo 680, 684.
Tache noire 683.
Taenia echinococcus 737.
— saginata 253, 726, *727*, **734**, *735*.
— solium 253, 726, **734**.
Tafelwasser 268.

Tageslicht 28, 132, **136**.
Tagesschlaf 394.
Tageswasser 158.
Talgigwerden der Butter 241.
Talk 421.
Talsperre 160, 202, *203*.
Talwind 60.
Tapete 105.
Tapioca 262.
Tarbagan 2, 561.
Taro 262, 557.
TAROZZI-Bouillon 465.
Tarpeia alpha 688.
— beta 688.
Tartarbeafsteak 248.
Tatu 651.
Taucherglocke 411.
Tauchkörper 297, 302.
Taufe 155.
Tauglichkeit von Fleisch 244.
Taumellolch 259.
Taupunkt 36.
TAYLOR-System 397.
T.C.P.-Gerät 677.
Tee 268.
Tekton 93.
Tel 89.
Tellurien 17.
Tempelschlaf 3.
Temperaturgefälle 57, 60, 104, 125, 127, 131, 132.
Temperaturoptimum für Bakterien 466.
Temperatursprung 58, 118.
Temperaturstrahlen 25, 53.
Teppichklopfen 105.
Termiten 95, 247.
Terpentin 441.
Terrassenbauten 153.
Testa 256.
Tetanus 12, *537*.
Tetrachloräthan 439.
Tetrachlorkohlenstoff 733.
Textilfabrik 370, 408.
Theobaldia 690.
Thermische Traumen 406.
Thermometerhütte 29.
Thermopräcipitation 579.
Thermoregulation 70.
Thermostat 118.
Thiamin 257.
Thiothrix 199.
Thomasmehl 186, 422.
Thoriumvergiftung 260.
Thorybometer 98, 415.
Thymonucleinsäure 464.
Tiefdruckgebiet 22.
Tiefkühlung 219, **753**.
Tieflandklima, tropisches 40.
Tiefspülklosett *275*.
Tierkadaver 310.
Tierkörperbeseitigungsanlage 310.
Tierkörpermehl 311.
Tiersalmonellosen 480.

Tierversuch 468.
Tigernuß 261.
Tilgungsverfahren 232.
Titancarbid 423.
Tobiafieber 684.
Tod durch Elektrizität 410.
Todesursache 314.
Tollkrätze 696.
Tollwut 692.
Toluol 439.
Tomate 263.
Tonnensystem 273.
Topinambur 263.
Torfitplatten 449.
Torfmull 273.
Tornisterfiltergerät 207.
Torula 225.
Totaquina 638.
Totemvorschriften 2.
Totenschein 315.
Totgeburt 338.
Toulonschiffsfieber 681.
Toxine 455.
Trachom 423.
Tracht 322.
Trägheitsmoment 387.
Tränengas 437.
Trapa natans 446.
Traß 93.
Traubenzucker 265.
Treber 434.
Treibhausluft 40, 111.
Treibstoffe 432.
Trennsystem 279.
Treponema carateum 605.
— herrejoni 605.
— pallidum 601.
— pertunue 604.
Treppe 98, **102**, 147.
Triatoma sanguisuga 691.
Trichinella spiralis 11, 244, 248, 253, 726, **737**.
Trichloräthylen 431.
Trichocephalus dispar 182, 725, **731**.
Trichomonas hominis 183.
— vaginalis 183.
Trichophytie 595.
Trichostrongylus *727*.
Trichuris trichiura 182, 725, *727*, **731**.
Trinkregime 408.
Trinkwasser 188, 384.
Trittschall 99.
Trockenapparat 275.
Trockenei 218, 255.
Trockeneis 754.
Trockenfäule 95.
Trockenfisch 247.
Trockenklima, gemäßigtwarmes 43.
—, tropisches 42.
Trockenlegung 267, 268, 358.
Trockenmilch 218, 238.
Trockenwohner 57, 80, 94.

Trockenzeit 35.
Trocknen 218, **765**.
Tröpfcheninfektion 58, 427, **446**.
Trombicula 685, 748.
TROMMSDORF-Skala 237.
Tropenhelm 41, 405.
Tropenkleidung 323.
Tropenklima 60.
Tropenkoller 71.
Tropenkrankheiten 454.
Tropfkörper 294.
Tropikluft 32, 45.
Tropopause 27.
Troposphäre 27.
Trübungsfaktor 23.
Trypanosoma 646, *648*, 651.
Tryparsamid 648.
Tsamasmelone 42.
Tsetsefliege 648.
Tsutsugamushifieber **685**, 748.
Tuberkelbakterien im Ab-
    wasser 305.
Tuberkulin 13, 231.
Tuberkulose 12, 341, 427,
    544 ff.
—, Alterstuberkulose 546.
—, Bekämpfung 552.
—, Diagnose 549.
—, Disposition 547.
—, Erreger 547, *548*.
—, Fürsorge 334, 347.
—, Infektketten 551.
—, Typen 550.
—, Umwelt 544.
Türen 98, 147.
Türme des Schweigens 312.
Tularämie 73, 185, **568**.
Tunga penetrans 749.
Tunnelanämie 732.
Tunnelkrätze 733.
Turnen 150, 347.
Tween 80, 550.
TYNDALL-Effekt 464.
Tyndallisation 758.
Tyndallometer 418.
Typhus abdominalis 12, 70, 73,
    160, 184, 190, 233, 305,
    447, 449, 474, **484 ff.**
—, Bekämpfung 493.
—, Dauerausscheider 485.
—, Diagnose 476, 486, 493.
—, Infektketten 490.
—, Klinik 485.
—, Milchepidemien 492.
—, Prophylaxe 494.
—, Schutzimpfung 495.
—, Seuchenkurve 492.
—, Wasserepidemien 490.
—, Wasserkrankheit 491.
—, WIDALsche Reaktion 488.
Tyroglyphus 242, 259, **747**.

Überdruck 411.
Überlauf 198, 279.

Übermüdung 388.
Überschußschlamm 299.
Überschwemmungsfieber 613.
Überstunden 391.
Überwärmung 56.
Übung 387, 403.
Uferfiltration 166.
Ulcus durum 602.
— molle 592.
— serpens 590.
— tropicum 599.
Ultramarinlunge 418.
Ultraschall 174, 210, 235.
Ultraviolett 20, **23**, 52, 64, 74,
    86, 140, 210, **765**.
Ultrazentrifuge 418.
Umbralgläser 141.
Umluft 113, 116, 127.
Umwälzung, Badewasser 217.
Uneheliche Kinder 342.
Unfälle 399, 403.
Unfallfaktor, persönlicher 403.
Unfallrisiko **399**, 429.
Unfallverhütung 380, **399**.
Ungeziefer 746.
Unstetigkeitszone 32.
Unterdruckkammer 54.
Untergrundverrieselung 291.
Unterkellerung 88.
Unterkühlung 56.
Unterrichtsstunde 146.
Urbarmachungskrankheit 308.
Urlaub 394.
Urnenfriedhof 319, 321.
Ursol 424.
Urstromtäler 165, 189, 290.
Urwaldklima 17.
Uta 656.

Vaginalsekret 447.
Vagotoniker 373.
Vakuumheizung 130.
Valleyfieber 596.
Vampir 696.
Variolisation 7.
Vegetabilische Lebensmittel
    255.
Vegetation im Wasser 197.
Venedig 5, 88, 157, 159.
Ventilationsofen 123.
Ventilator 115.
Ventilierbarkeit der Kleidung
    329.
Venüle 462.
Verbrennung 407.
—, nasse 281, 290.
Verbrennungsofen 311, *320*.
Verbrennungsprodukte 121.
Verbundfenster 98.
Verdaulichkeit 248.
Verdünnungsgrad des Ab-
    wassers 284.
Verdunstung 26, 57, 121.
Vergreisung 362.

Verkarstung 44.
Verkehrsbeleuchtung 383.
Verkehrsproblem 85.
Verrieselung 290.
Verrohrung 195.
Verruga peruana 663.
Versalzungsgrenze 303.
Verschulden bei Unfällen 403.
Versicherungswesen, soziales
    368.
Versitzgrube 272.
Verstaubung 415.
Versteppung 40.
Verwaltungssektion 315.
Verwurmung 264, 304, 347.
Vibrio comma 184, *506*.
Viehseuchengesetz 310.
Vierraumwohnung 82.
Vigantol 52, 339.
Villenbau 90.
Virus fixe 694.
Viruskrankheiten 13, 665.
Virusreservoir 445.
Viscosität, Abwasser 281.
Vitamine 15, 52, 74, 226, 238,
    258.
Völkerbund 15.
Völkerpsychologie 14.
Völkerwanderung 64.
VOGES-PROSKAUERsche Reak-
    tion 467.
Volksbad 150.
Volksbadewanne 104.
Volksvermehrung 8.
Vollbad 359.
Vollkornbrot 231, 257.
Vollmilch 236.
Vollreifewerte 351.
Vollsalz 181.
Vollziegelstärke, gleichwertige
    97.
Vorfluter 284.
Vormundschaft 342.
Vorzugsmilch 229, 236.

Wachskerze 142.
Wachsucht 355.
Wal 247.
Wald 48, 157, 160.
Waldschule 152, 349.
WALKIEWITZ-Probe 252.
Wandanstrich 137, 147.
Wandbelag 99, 105.
Wanderarbeiter 370.
Wanderfilarie 742.
Wanderratte *561*.
Wandheizung 131.
Wandschmuck 105.
Wandstärke 97.
Wannenbad 215, 384.
Wanzen 749.
Wärmeabgabe 59.
Wärmeäquator 29, 37.
Wärmedämmung 97.

Wärmedurchgangszahl 97, 326.
Wärmefühler 118.
Wärmehaushalt 55, 324.
Wärmeisolierung 120.
Wärmeleitzahl 96, 326.
Wärmepumpe 129, *130.*
Wärmeschutz 96, 119.
Wärmespeicherungsvermögen 97.
Wärmestauung 56, 58, 408.
Wärmestrahlung 405.
Wärmeübergangszahl 96.
Wäscherkrätze 596.
Warmfront 46.
Warmluft, trockene 149.
Warmluftschale 46.
Warmluftsektor 45.
Warmwasserheizung **127**, *129*, 148.
Warmgas 437.
Wascheinrichtung 149, 275, 384.
Wasser 155 ff.
—, Abbaustoffe 185.
—, Arsen 178.
—, artesisches 162.
—, Bedarf 168.
—, Beschaffenheit 158, **171**.
—, Bewertung 158, 171.
—, Blei 178.
—, Desinfektion 207.
—, Eisen 175.
—, Entnahme 211.
—, Erschließung 187.
—, Filtration 203.
—, Fluor 179.
—, Grundwasser 161.
—, Härte 173.
—, Kohlensäure 173.
—, Kondenswasser 161.
—, Mangan 177.
—, Meteorwasser 158.
—, Oberflächenwasser 159.
—, Öle 177.
—, Organismen 181.
—, Ortsbesichtigung 188.
—, Preis 170.
—, Quellen 163.
—, Temperatur 172.
—, Vorkommen 156.
—, Vorräte 156, 187, 189.
Wasserader 88, 163.
Wasserbüffel 246.
Wasserepidemie 182.
Wasserfeld 184, 207.
Wasserfieber 611.
Wassergas 435.
Wasserhorizont 162.

Wasserkrankheit 185, 491.
Wasserleitung 8.
Wassermenge 168.
Wasserpolizei 289.
Wasserträger 162.
Wasseruntersuchung 211.
Wasserwerke 169.
Wasserwert 293.
Waterborn diseases 184.
WEBER-FECHNERsches Gesetz 414.
Weberhusten 424.
WECK-Apparat 250, 762.
Weichselzopf 748.
Weidevieh 230.
WEIGLsche Krankheit 687.
WEIL-FELIXsche Reaktion 456, 469, **674**, 682, 685, 686, 687.
WEILsche Krankheit 214, 304, **606 ff.**
— —, Bekämpfung 608, 611.
— —, Diagnose 609.
— —, Erreger 610.
— —, Geschichte 606.
Wein 268.
Weißkreuz 437.
Weizen 69, 255.
Wellblech 101.
Wendeltreppe 102.
Westmonsun 64.
West-Nil-Encephalitis 690.
Wetter 14, 19.
Wetterelemente 17.
Wetterfronten 75.
Wetterfühligkeit 19, 76.
Wetterhaftigkeit 45.
Wetterschwankungen 43.
Wetterstationen 39.
WIDALsche Reaktion 456, 469, 472, **487**.
Wild 246.
Wind 30, 112.
Wissenschaft vom Schaufeln 395.
Witterung 19.
Wochengeld 394.
Wohnklima 17.
Wohnküche 103.
Wohnung 103 ff.
—, Beleuchtung 132.
—, Herdheizung 118.
—, Klimatisierung 116.
—, Lüftung 106.
—, Ofenheizung 123.
—, Strahlungsheizung 131.
—, Wohnraum 103.
—, Zentralheizung 126.
Wohnungsklima 35.

Wohnungsordnung 91, 105.
Wolframcarbid 423.
Wolhynisches Fieber 686.
Wuchereria bancrofti 742.
Wünschelrute 163.
Wüstenklima 17, 60.
Wurmeier 723, 727.
Wurst 249.

Xenodiagnose 469, 687.
Xenopsylla astia 562.
— brasiliensis 562.
— cheopis 562, 682, 684.
Xylol 439.

Yak 246.
Yams 262.
Yatren 661.
Yoghurt **239**, 243, 767.

Zahncaries 179.
Zahnpflege 360.
Zebrina 745.
Zementwerk 412.
Zentralheizung 120, **126**, 148.
Zentrifugenschlamm 242.
Zeolithe 174.
Zerealien 255.
Zerknall 143.
Zertifikatmilch 232.
Ziegeldach 101.
Ziegeldicke, gleichdämmende 97.
—, gleichspeichernde 97.
Ziegelstein 92.
Ziegenmilch 243.
ZIEHL-NEELSEN-Färbung 464, 548.
Ziesel 561.
Zimmerklosett 272.
Zimmertiefe 138.
Zimt 269.
Zinksarg 320.
Zonenbauordnung 92.
Zoogloea 199.
Zoonosen 451.
Zucker 264, 423.
Zuckerbäckercaries 360.
Zuckervergärung 467.
Züchtung, anaerobe 465, 532.
Zug 58, 114.
Zwangsverriegelung 405.
Zwischendecke 99.
Zyclops 739, 743.
Zyklone 45, *46*, 425.
Zyklopenbau 295.
Zysterne *159*, 201.

E. von Esmarch s

Hygienisches Taschenbuch.

Ein Ratgeber der praktischen Hygiene für Medizinal- und Verwaltungsbeamte, Ärzte, Techniker, Schulmänner, Architekten und Bauherren. Sechste, vollständig neu bearbeitete Auflage. Unter Mitwirkung von H. Kliewe-Mainz, W. Liese-Berlin, B. Schmidt-Frankfurt a. M., F. Schütz-Lübeck, R. Weldert-Berlin herausgegeben von Dr. H. Schlossberger, o. Professor der Hygiene an der Universität Frankfurt a. M., und Dr. G. Wildführ, o. Professor der Hygiene an der Universität Leipzig. Mit 36 Textabbildungen. V, 657 Seiten. 1950. Ganzleinen DM 29.70

Inhaltsübersicht: **Luft, Wetter, Klima.** Von Bernhard Schmidt. — **Allgemeine Bau- und Wohnungshygiene.** Von Walther Liese. — **Lüftung, Heizung, Klimatisierung.** Von Walther Liese. — **Licht und Beleuchtung.** Von Walther Liese. — **Wasserversorgung.** Von Georg Wildführ. — **Die Abfallstoffe und ihre Beseitigung.** Von Robert Weldert. — **Bau und Einrichtung von Krankenhäusern.** Von Franz Schütz. — **Schulhygiene.** Von Franz Schütz. — **Gewerbehygiene.** Von Georg Wildführ. — **Ernährung.** Von Georg Wildführ. — **Infektionskrankheiten.** Von Hans Schlossberger und Bernhard Schmidt. — **Desinfektion und Sterilisation.** Von Heinrich Kliewe. **Anhang zum Kapitel Gewerbehygiene.** Von Georg Wildführ. — **Sachverzeichnis.**

Die Entwicklung der Gesundheitsfürsorge.
Deutschland, England, USA.

Von Ludwig Teleky. Mit 1 Textabbildung. VI, 142 Seiten. 1950.

Steif geheftet DM 15.—

Repetitorium der Hygiene, Bakteriologie und Serologie in Frage und Antwort.

Von Professor Dr. W. Schürmann, ord. Honorarprofessor an der Universität Münster. Siebente, umgearbeitete und erweiterte Auflage. VII, 237 Seiten. 1949. DM 9.60

Praktischer Leitfaden der Parasitologie des Menschen.

Für Biologen, Ärzte, Tropenhygieniker und Studierende. Von E. Brumpt und M. Neveu-Lemaire. Zweite Auflage. Übersetzt und bearbeitet nach der vierten französischen Auflage von Dozent Dr. phil. habil. Albert Erhardt, Lehrbeauftragter für Parasitologie und Angewandte Zoologie an der Universität Münster i. Westf., Leiter der Parasitologischen Abteilung der Asta-Werke A.-G., Chemische Fabrik, Brackwede i. Westf. Mit 234 Abbildungen. X, 326 Seiten. 1951.

Ganzleinen DM 27.—

Klut-Olszewski

Untersuchung des Wassers an Ort und Stelle,
seine Beurteilung und Aufbereitung.

Von Dr. rer. nat. Wolf Olszewski†, approbierter Lebensmittel- und Dipl.-Chemiker, Leiter der chemisch-hygienischen Abteilung der Dresdener Wasserwerke. Neunte, vermehrte und verbesserte Auflage. Mit 10 Abbildungen. VII, 281 Seiten. 1945.

DM 15.—

Trinkwasser und Abwasser in Stichwörtern.

Mit einem Anhang: **Die wichtigsten fremdsprachlichen Fachausdrücke.**

Von August F. Meyer, ehem. Direktor der Chemnitzer Wasserwerke, Fritz Langbein, Oberbaurat a. D., ehem. Direktor der Berliner Stadtentwässerung und Hellmuth Möhle, Regierungsbaumeister a. D., Verbandsdirektor des Wupperverbandes. Mit 152 Abbildungen. IV, 487 Seiten. 1949. DM 24.—; Ganzleinen DM 26.—

Ergebnisse der Hygiene, Bakteriologie, Immunitätsforschung und experimentellen Therapie.

Herausgegeben von Professor Dr. **R. Doerr**-Basel, und Professor Dr. **H. Schlossberger**-Frankfurt a. M. **Sechsundzwanzigster Band.** Mit 45 Abbildungen und einem Porträt. VI, 393 Seiten. 1949. DM 68.—

Inhaltsübersicht: **Wolfgang Weichardt †.** Von Professor Dr. R. Doerr-Basel und Professor Dr. H. Schlossberger-Frankfurt a. M. — **Dichlordiphenyltrichloraethan als Insektizid und seine Bedeutung für die Human- und Veterinärhygiene.** Von Professor Dr. P. Müller-Basel, Dr. R. Domenjoz-Basel, Dr. R. Wiesmann-Basel und Dr. A. Buxtorf-Basel. — **Das serologische und biologische Verhalten der für den Menschen pathogenen Streptokokken.** Von Dr. G.-B. Roemer-Düsseldorf. — **Bacterium bifidum und seine Bedeutung.** Von Dr. K. Boventer-Düsseldorf. — **Die Typhus-Paratyphus-Enteritis-Gruppe.** (Die Salmonella-Gruppe.) Von Dozent Dr. R.-E. Bader-Heidelberg. — **Zum Problem des Bakterienzellkerns.** Von Professor Dr. G. Piekarski-Bonn. — Namen- und Sachverzeichnis.

Handbuch der inneren Medizin.

Begründet von **L. Mohr** und **R. Staehelin.** Vierte Auflage. In neun Bänden. Herausgegeben von **G. von Bergmann,** München, und **W. Frey,** Bern. Unter Mitwirkung von **H. Schwiegk,** Heidelberg. Band I: **Infektionskrankheiten.** Bearbeitet von R. Aschenbrenner-Hamburg-Altona, H. Baur-Basel, K. Bingold-München, G. Domagk-Wuppertal-Elberfeld, H. Eyer-Bonn, G. Fanconi-Zürich, L. Fischer-Kabul-Afghanistan, E. Glanzmann-Bern, O. Gsell-St. Gallen, M. Gukelberger-Bern, F. O. Höring-Worms, H. Hormann †-Hamburg, A. Hottinger-Basel, H. Kleinschmidt-Göttingen, F. Linder-Heidelberg, W. Löffler-Zürich, F. Lüthy-Zürich, R. Massini-Speiser-Basel, W. Minning-Hamburg, W. Mohr-Hamburg, D. Moroni-Zürich, E. G. Nauck-Hamburg, E. Reichenow-Hamburg, H. Schlossberger-Frankfurt a. M., H. Schulten-Köln-Merheim, H. Vogel-Hamburg, G. Walther-Westerstede, F. Weyer-Hamburg. Erscheint im Herbst 1951

Zeitschrift für Hygiene und Infektionskrankheiten.

Begründet von **Robert Koch.** Herausgegeben von **R. Doerr**-Basel, und **H. Schlossberger**-Frankfurt a. M. Erscheint nach Maßgabe des eingehenden Materials zwanglos in einzeln berechneten Heften, die zu Bänden von 40—50 Bogen vereinigt werden.

Zeitschrift für Lebensmittel-Untersuchung und -Forschung.

Organ für die gesamte Lebensmittel-Wissenschaft. Unter Mitwirkung von W. Diemair-Frankfurt a. M., F. Egger-Mannheim, R. Gistl-München, C. Griebel-Berlin, K. Lang-Mainz, A. F. Lindner-München, R. Plank-Karlsruhe, J. Schormüller-Berlin, F. Sierp-Essen, R. Strohecker-Gelsenkirchen, K. Täufel-Potsdam, H. Thies-München herausgegeben von **S. W. Souci**-München. Erscheint monatlich einmal mit der Beilage „Gesetze und Verordnungen betreff. Lebensmittel". Jährlich erscheinen 2 Bände. Der Preis beträgt für den Band DM 96.—

Arbeitsphysiologie.

Internationale Zeitschrift für die Physiologie des Menschen bei Arbeit und Sport. Unter Mitwirkung von A. Bethe-Frankfurt a. M., A. C. Burton-London (Canada), A. Durig-Schruns (Vorarlberg), O. Graf-Dortmund, W. R. Hess-Zürich, W. Knoll-Alpnachstad (Schweiz), H. Kraut-Dortmund, G. Liljestrand-Stockholm, R. Margaria-Mailand, E. A. Müller-Dortmund, O. Ranke-Erlangen, S. Robinson-Bloomington Indiana (USA), H. Strughold-Randolph Field Texas (USA) herausgegeben von **E. Hohwü Christensen**-Stockholm und **G. Lehmann**-Dortmund. Erscheint nach Maßgabe des eingehenden Materials zwanglos in einzeln berechneten Heften, die zu Bänden von 40—50 Bogen vereinigt werden.

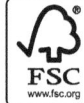